PORT-EULER

LEHRBUCH DER ZAHNHEILKUNDE

SECHSTE VERBESSERTE AUFLAGE

UNTER MITWIRKUNG VON

PROFESSOR DR. DR. **W. MEYER**
DIREKTOR DES ZAHNÄRZTLICHEN
INSTITUTS DER UNIVERSITÄT
GÖTTINGEN

PROFESSOR DR. **H. H. REBEL**
DIREKTOR DES ZAHNÄRZTLICHEN
INSTITUTS DER UNIVERSITÄT
TÜBINGEN

PROFESSOR DR. DR. **R. RITTER**
DIREKTOR DER UNIVERSITÄTSKLINIK UND POLIKLINIK
FÜR MUND-, ZAHN- UND KIEFERKRANKE, HEIDELBERG

HERAUSGEGEBEN VON

PROFESSOR DR. DR. **H. EULER**
EHEM. DIREKTOR DES ZAHNÄRZTLICHEN INSTITUTS
DER UNIVERSITÄT BRESLAU

MIT 794 ZUM TEIL FARBIGEN ABBILDUNGEN

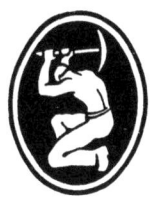

MÜNCHEN
VERLAG VON J. F. BERGMANN
1951

ISBN-13: 978-3-642-93729-3   e-ISBN-13: 978-3-642-93728-6
DOI: 10.1007/978-3-642-93728-6

Alle Rechte,
insbesondere das der Übersetzung in fremde Sprachen, vorbehalten.
Copyright 1934 and 1951 by J. F. Bergmann in München.
Softcover reprint of the hardcover 6th edition 1951
Satz: Wiesbadener Graphische Betriebe GmbH.

Vorwort zur sechsten Auflage.

Zeitbedingte Schwierigkeiten gaben die Veranlassung, daß die seit langem geplante Herausgabe der 6. Auflage des „Port-Euler" immer wieder hinausgeschoben werden mußte. In mancher Hinsicht wirkte sich die Verzögerung nicht so sehr als Nachteil aus. So ergab sich unter anderem dadurch für den Verlag die Möglichkeit, in verlagstechnischer Hinsicht die so lange vorhanden gewesenen Schwierigkeiten, die Druck-, Papier-, Reproduktionsfragen u. a. nun viel leichter zu bewältigen. Daß der Verlag in dieser Hinsicht keine Mühe gescheut hat, dafür sei ihm schon gleich an dieser Stelle gedankt.

Des weiteren ermöglichte die Verzögerung, daß auch die bis dahin erschienene ausländische Fachliteratur, die uns lange Jahre fast völlig verschlossen war, mehr berücksichtigt werden konnte. Was freilich die neuere *deutsche* Fachliteratur anlangt, so stehen wir gerade augenblicklich in einem solchen Fluß, daß hier von irgendwelcher abschließenden Darstellung heute noch weniger gesprochen werden kann, als in früheren Zeiten, in denen die Entwicklung der Zahnheilkunde doch wahrhaftig auch nicht still stand. Man braucht nur, um gleich das einschneidendste Beispiel herauszugreifen, an die neuerdings so lebhaft geforderte Abkehr von der VIRCHOWschen Zellularpathologie zu denken, die doch lange Jahrzehnte unsere Vorstellung beherrscht hat und nun durch die Relationspathologie ersetzt werden soll.

Sehr vieles bedarf bei all den neueren Darstellungen erst noch weiterer Nachprüfung, ehe es als gesicherte Erweiterung unseres Wissens gelten kann. Daraus ergibt sich auch, was bezüglich der Umgestaltung des Textes in der neuen Auflage gegenüber der letzten zu sagen ist: wo so umfangreiche anerkannte Änderungen schon in den Grundlagen des Teilgebietes vorliegen, wie bei der Prothetik oder der Kieferorthopädie, da mußte naturgemäß das Ausmaß der Umarbeitung ein viel größeres sein, während es bei anderen Teilgebieten mehr darauf ankam, *gesicherte* neue Forschungsergebnisse und Erfahrungen einzufügen, nicht aber durch eingehende Wiedergabe sich teilweise noch stark widersprechender Theorien Text und Verständnis zu sehr zu belasten.

Sehr fühlbar machten sich andererseits die zeitbedingten Schwierigkeiten bei dem klinischen Teil geltend durch den Verlust der reichen Breslauer und Königsberger Lehrmittelsammlung und Bücherei. Insbesondere wurde durch diesen Verlust der Plan sehr stark beeinträchtigt, die Bebilderung des klinischen Teiles weitgehend zu erneuern. Dank der Freundlichkeit der Heidelberger und der Kölner Universitätszahnklinik sowie der Heidelberger Universitätshautklinik und des früheren Breslauer Mitarbeiters Professor Dr. ASCHER war es zwar möglich, wenigstens teilweise einen Ersatz zu beschaffen, wofür allen genannten Stellen auch hier nochmals bestens gedankt werden soll, eine Anzahl Abbildungen aber, die man auch gerne ersetzt gesehen hätte, mußten aus der letzten Auflage doch beibehalten werden.

Der tiefste und schmerzlichste Verlust, der den Herausgeber des vorliegenden Lehrbuches — und ganz gewiß nicht nur ihn allein — seit dem Erscheinen der letzten Auflage betroffen hat, ist der Tod Prof. KARL GREVE's, der in den beiden letzten Auflagen die Abschnitte Prothetik und Orthopädie übernommen hatte.

Ein getreuester, in seinem wissenschaftlichen Forschen wie in seiner Lehrtätigkeit unbestechlicher Mitarbeiter ist mit ihm dahingegangen, dem ein ehrendes Angedenken allzeit gewahrt bleiben wird. In dankenswertester Weise hat sein ältester Schüler, Professor Dr. RITTER, Heidelberg, an seiner Stelle die Überarbeitung der Abschnitte der Prothetik und Orthopädie übernommen, so daß diese doch in seinem Sinne weitergeführt werden konnten und die Einheitlichkeit gewahrt geblieben ist.

Köln, im Frühjahr 1950.

H. EULER.

Vorwort zur fünften Auflage.

Die Grundgedanken, nach denen die vierte Auflage vollständig neu aufgebaut worden war, haben sich im ganzen als richtig erwiesen. Infolgedessen brauchte bei der inzwischen wieder notwendig gewordenen neuen Auflage an dem inneren Aufbau des Buches nichts Wesentliches geändert zu werden. Es galt in der Hauptsache nur, unter Berücksichtigung der seit 1929 erschienenen Literatur eine entsprechende Verbesserung und Ergänzung nach dem heutigen Stand unseres Fachwissens vorzunehmen. Freilich, wenn man von dieser Absicht ausgehend die Veröffentlichungen der letzten vier Jahre überblickt, insbesondere diejenigen auf dem Gebiete der Paradentoseforschung, der wissenschaftlichen Prothetik und der Orthodontie, — dann mußte in noch weit höherem Maße als 1929 die Frage sich zwingend einstellen, ob es denn überhaupt noch möglich sei, in einem einzelnen Bande alle hauptsächlichen Wissenszweige unseres Faches so einzubeziehen, daß alle wichtigen Punkte wenigstens kurz Erwähnung finden und die Vollständigkeit einigermaßen gewahrt bleibt. Hatte von solcher Überlegung aus schon die vierte Auflage nur als ein Versuch bezeichnet werden können, wieviel mehr denn jetzt, wo so vieles noch neu hinzugekommen ist. Wirtschaftliche Überlegungen hatten uns 1929 bestimmt, den Versuch zu machen. Überlegungen gleicher Art mußten uns veranlassen, bei der Neuauflage den Versuch noch einmal zu wagen. Möge auch diesmal der Versuch als ein gelungener bezeichnet werden können.

Breslau, im November 1933.

H. EULER.

Vorwort zur vierten Auflage.

Die Notwendigkeit einer Neuauflage hat zu der Frage geführt, ob bei der erforderlich gewordenen durchgreifenden Umarbeitung noch die alte Stoffeinteilung beibehalten werden solle oder ob nicht doch — ohne dabei die Pathologie irgendwie zu vernachlässigen — mehr dem Titel des Buches „Lehrbuch der Zahn*heil*kunde" Rechnung getragen werden können. Bei den ersten Auflagen war ja bewußt die Pathologie ganz und gar in den Vordergrund gestellt und die Therapie im allgemeinen nur gestreift worden. Es war dies damals insofern gerechtfertigt, als wenigstens in der deutschen Literatur zur Zeit des Erscheinens der ersten Auflage noch keine neueren umfassenden Darstellungen von der Pathologie unseres Spezialgebietes vorhanden waren, zum Teil auch deswegen gerechtfertigt, weil das Gebiet der Pathologie noch nicht den Umfang angenommen hatte wie heute. Heute liegen die Dinge insofern wesentlich anders, als nun wenigstens Spezialwerke über die Pathohistologie der Mundhöhle und der Zähne vorliegen und ein so wichtiges und großes Kapitel wie das der Parodontosen mit besonderer Berücksichtigung der Pathologie mehrfach monographisch behandelt worden ist. Gleichzeitig beweist aber auch diese spezialisierte Bereicherung unserer Buchliteratur, wie sehr das ganze Gebiet der zahnärztlichen Pathologie oder richtiger gesagt dessen, was der Zahnarzt heute von der allgemeinen und speziellen Pathologie gehört haben muß, angewachsen ist und wie schwierig, ja unmöglich es geworden ist, einem solchen Umfang im Rahmen eines knapp gefaßten Lehrbuchs der Zahnheilkunde ganz erschöpfend Rechnung zu tragen. Nun ist es aber nicht nur unsere spezielle Pathologie, die so erfreuliche Fortschritte gemacht hat, sondern in allen Zweigen der Zahnheilkunde hat die wissenschaftliche Grundlage eine ausgedehnte Erweiterung erfahren, die doch auch in einem Lehrbuch voll berücksichtigt werden muß.

Angesichts dieser Überlegungen gab es zwei Wege: entweder weit über den bisherigen Rahmen und Umfang hinauszugehen oder den Versuch zu machen, innerhalb des bisherigen Umfanges das wichtigste auf unserem Spezialgebiet in geschlossenem Rahmen zur Darstellung zu bringen. Natürlich konnte es sich bei der zweiten Möglichkeit, das sei schon hier mit allem Nachdruck betont, niemals um einen Ersatz von Unterrichtsstunden handeln, sondern nur um eine Niederlegung der Grundzüge dessen, was im theoretischen und praktischen Unterricht gelehrt wird. Der erstere Weg ist in unserer Literatur schon mehrfach begangen worden, ich brauche hier nur auf das Handbuch von PARTSCH-BRUHN-KANTOROWICZ oder auf das neuerdings auch in zwei Bänden erschienene Werk von KANTOROWICZ hinzuweisen: ein fühlbares Bedürfnis bestand also hier nicht mehr; so wurde schließlich die Entscheidung nicht mehr schwer, welcher Weg bei der neuen Auflage eingeschlagen werden sollte. Ich habe ihn voll bewußt als einen Versuch bezeichnet. Wenn ich so unbescheiden sein darf, zu hoffen, daß dieser Versuch nicht mißglückt ist, so habe ich das in erster Linie dem zu verdanken, daß ich für den konservierenden und prothetischen Abschnitt zwei bewährte Fachleute als Mitarbeiter gewinnen konnte, H. H. REBEL und K. GREVE und daß ich in W. MEYER, mit dem mich langjährige gemeinsame wissenschaftliche Tätigkeit verbindet, noch einen weiteren Mitarbeiter fand; er hat die Abschnitte Anatomie und Physiologie sowie die Kapitel Röntgenologie und Anästhesie übernommen.

Auf diese Weise ist an Stelle einer neuen Auflage eigentlich ein ganz neues Buch entstanden, und ich erfülle nur eine selbstverständliche Pflicht, wenn ich an dieser Stelle auch dankbar des Verlags *J. F. Bergmann* gedenke, der wie in anderer Hinsicht so auch bezüglich der Bilder auf das weiteste entgegenkam; über 700 Abbildungen der früheren Auflagen sind durch neue ersetzt worden. Das Material stammt zum größten Teil aus dem Breslauer zahnärztlichen Institut; zum Teil haben wir es Herrn Geheimrat JADASSOHN, dem Direktor der hiesigen Universitätshautklinik, dann dem hiesigen Krankenhaus Allerheiligen und den Herren Kollegen KONTANYI und SCHNITZER zu verdanken, während eine Reihe von Bildern bekannten Lehrbüchern entnommen ist.

Breslau, im Februar 1929.

H. EULER.

Inhaltsverzeichnis.

Erster Teil.
Anatomie.
Von W. MEYER-Göttingen.

	Seite
I. Bildung der Mundhöhle	1
II. Anatomie der Kiefer	6
1. Der Unterkiefer — Mandibula	6
2. Das Oberkieferbein — Maxilla	12
3. Das Gaumenbein — Os palatinum	19
III. Die Muskulatur des Mundes und seiner Nachbarschaft	19
A. Oberflächliche Muskeln	19
B. Tiefere Muskeln	21
C. Die Kaumuskeln	22
1. Die Öffner	22
2. Die Schließer	23
3. Der Vorwärtszieher	25
IV. Die Gefäße des Zahnsystems und seiner Nachbarschaft	25
1. Die Arterien	25
2. Die Venen	29
3. Das Lymphgefäßsystem	30
V. Die Innervation der Zähne, der Kiefer und der Mundhöhle	31
1. Nervus trigeminus	32
2. Nervus facialis	37
3. Nervus glossopharyngicus	38
4. Nervus hypoglossus	39
VI. Die Mundhöhle — Cavum oris	39
A. Mundvorhof — Vestibulum oris	42
1. Die Lippen — Labia oris	42
2. Die Backen — Buccae	43
B. Die eigentliche Mundhöhle — Cavum oris proprium	44
1. Der Gaumen — Palatum	44
2. Zunge — Lingua — und Mundboden	47
3. Zungendrüsen — Glandulae linguales	50
4. Die Zungenmuskulatur	50
5. Mundboden	51
C. Die Speicheldrüsen — Glandulae salivales	52
1. Drüsen des Mundvorhofes	52
2. Drüsen der eigentlichen Mundhöhle	53
D. Der lymphatische Rachenring	53
VII. Makroskopische Anatomie der Zähne	55
A. Allgemeines	55
B. Spezielle Anatomie der bleibenden Zähne — Dentes permanentes	58
1. Die Schneidezähne — Incisivi	58
2. Die Eckzähne — Canini	61
3. Die Prämolaren	62
4. Die Molaren — Mahlzähne	66
C. Spezielle Anatomie der Milchzähne — Dentes decidui	71
1. Die Milchschneidezähne	72
2. Die Milcheckzähne	72
3. Die Milchmolaren	73
D. Das Gebiß als Ganzes	73

Inhaltsverzeichnis.

VIII. Mikroskopische Anatomie der Zähne 75
1. Der Schmelz 75
2. Das Dentin 82
3. Die Pulpa 87
4. Der Halteapparat des Zahnes 91
   a) Zement 91
   b) Periodontium — Wurzelhaut 94
   c) Alveole 97
   d) Zahnfleischsaum 99

IX. Entwicklung der Zähne 101
A. Zahnentwicklung — allgemein — und Bildung der Milchzähne 101
B. Entstehung der Ersatzzähne und Schwund der Milchzähne 112
C. Bildung der Molaren 114
D. Histogenese 114
   1. Die Histogenese des Schmelzes 114
   2. Die Histogenese des Dentins 116
   3. Die Histogenese des Zahnhalteapparates 116
E. Dentitionen 118

Zweiter Teil.
Physiologie der Mundhöhle.
Von W. MEYER-Göttingen.

Allgemeines 121

I. Die Nahrungsaufnahme 121
A. Die Kaufunktion 121
   1. Das Kiefergelenk 122
   2. Die einfache Öffnungs- und Schließungsbewegung des Unterkiefers . . . 124
   3. Die Vor- und Rückschubbewegung des Unterkiefers 125
   4. Die Seitwärtsbewegung des Unterkiefers 129
   5. Das Ergreifen und Abbeißen der Nahrung 131
   6. Der Kauakt 131
   7. Die Kraftentfaltung des Kauapparates 133
   8. Der von den einzelnen Zähnen geleistete Kaudruck 134
B. Die Einspeichelung der Nahrung 135
C. Der Schluckakt 136
D. Die Aufnahme flüssiger Nahrung 137

II. Die Sprachbildung 137

III. Die Sinnesempfindungen in der Mundhöhle 140
1. Die Tastempfindung 140
2. Die Temperaturempfindung 141
3. Der Geschmackssinn 142
4. Die Schmerzempfindung 143
5. Die Reflexe 144

Dritter Teil.
Klinische Zahnheilkunde.

I. Spezielle Pathologie und Therapie der Zahn- und Mundkrankheiten
(mit Ausschluß der konservierenden und prothetischen Zahnheilkunde sowie der Orthodontie). Von H. EULER-Köln 145
A. Die Untersuchung der Patienten 145
   Röntgenologie (bearbeitet von W. MEYER-Göttingen) 146
   a) Technik der Röntgenaufnahmen 149
   b) Therapeutische und schädigende Wirkung der Röntgenstrahlen . . 158
B. Störungen des Durchbruchs der Zähne (bearbeitet von H. EULER-Köln) . . 162
Die Bedeutung der Ernährung 162
   1. Die Bedeutung der Vitamine für die Zahnentwicklung und den Zahndurchbruch 164

2. Die Bedeutung der inneren Sekretion für Zahnentwicklung und Durchbruch 168
3. Störungen des Durchbruchs während der ersten Dentition 171
    a) Abweichungen von den normalen Durchbruchszeiten. Allgemeines . . 171
    b) Dentitio praecox 171
    c) Dentitio tarda 172
    d) Die sogenannten Dentitionskrankheiten 172
4. Störungen des Durchbruchs während der zweiten Dentition 174
    a) Abweichung von den normalen Durchbruchszeiten 174
    b) Störungen im Befinden während der zweiten Dentition 175
    c) Dentitio difficilis des unteren Weisheitszahnes 175

C. Anomalien der Zähne 178
  1. Anomalien der Größe und Form 179
    a) Das ganze Gebiß oder einen großen Teil desselben betreffend 179
    b) Einzelne Zähne betreffend 179
        Krone 180
        Wurzel 180
  2. Anomalien der Zahnzahl 183
    a) Überzahl der Zähne 183
    b) Persistenz von Milchzähnen 185
    c) Unterzahl der Zähne 187
    d) Zahnretention 188
    e) Halbretention 191
    f) Dysostosis cleidocranialis 191
  3. Schmelztropfen 192
  4. Verwachsung. Verschmelzung, Zwillingsbildung 193

D. Schädigung der Zähne während der Entwicklungszeit 196
  1. Traumatische Schädigung 196
  2. Schädigungen durch entzündliche Prozesse 198
    Die HUTCHINSONschen Zähne 200
  3. Allgemeine Kalkstoffwechselstörungen und ihre Folgen für die Zähne . . 201
    Osteogenesis imperfecta 206

E. Erkrankungen der durchgebrochenen Zähne 206
  1. Traumatische Schädigung 206
    a) Das einmalige Trauma 207
        α) Die Zahnfraktur 207
        β) Behandlung der Zahnfraktur 210
        γ) Die Zahnluxation 211
        δ) Die rituelle Verstümmelung von Zähnen 213
    b) Das chronische Trauma 213
        α) Verstärkte Abkauung 213
        β) Abschleifung durch übertriebene Zahnpflege 215
        γ) Habituelle und professionelle Usuren 217
        δ) Chemische Schädigung der Zähne im Beruf 217
  2. Die Zahncaries 218
    a) Aus der Geschichte der Zahncaries 218
    b) Wesen der Caries 220
    c) Ätiologie 222
        α) Die kausalen Momente 222
        β) Die konditionalen Momente 223
    d) Statistisches 227
    e) Spezielle Pathologie und Pathohistologie der Caries 228
        α) Die akute Caries (Caries florida s. humida) 229
        Das Verhalten des Schmelzoberhäutchens 229
        Die Caries des Schmelzes 230
        Die Caries des Dentins 232
        Die Caries des Zementes 236
        β) Die chronische Caries 237

Inhaltsverzeichnis.

	Seite
3. Die Erkrankungen der Pulpa und ihre Ausgänge	237
a) Die Pulpitis auf infektiöser Grundlage	239
α) Hyperämie der Pulpa	240
β) Pulpitis acuta partialis	241
γ) Pulpitis acuta totalis	241
δ) Die chronischen Formen der Pulpitis	244
Pulpitis chronica clausa	244
Pulpitis chronica aperta	245
Pulpitisbeginn am foramen apikale	248
Hämatogen bedingte Pulpitis	248
Zur Bakteriologie der Pulpitis	248
b) Pulpitis auf traumatischer Grundlage	249
c) Schädigung der Pulpa auf chemisch-toxischer Grundlage	250
d) Die regressiven Veränderungen der Pulpa	252
α) Vacuoläre Degeneration	253
β) Verfettung	253
γ) Hyaline Degeneration	254
δ) Amyloide Degeneration	254
ε) Kalkige Degeneration	254
ζ) Metaplasie der Pulpa	255
η) Atrophie der Pulpa	255
e) Tumoren in der Pulpa	257
f) Cysten	259
g) Dentikel	259
4. Pulpatod	260
F. Pathologie des Parodontiums	264
Allgemeines	264
1. Pathologie des Zementes	264
a) Vitalität des Zementes	265
b) Abnorme Apposition	266
c) Verwachsung zwischen Zahn und Knochen	268
d) Zementikel	269
e) Resorption des Zementes	370
f) Wurzelresorption größeren Umfanges	273
2. Pathologie der Wurzelhaut	274
a) Chemisch-toxische Schädigung der Wurzelhaut	276
b) Traumatische Schädigung der Wurzelhaut	279
c) Bakterielle Schädigung der Wurzelhaut	280
α) Akute apikale Parodontitis	283
β) Akute marginale Parodontitis	288
γ) Chronische apikale Parodontitis und ihre Folgezustände	288
δ) Parodontitis marginalis progressiva, Parodontose	299
3. Pathologie des Alveolarfortsatzes (mit Ausschluß der Frakturen)	328
a) Chemisch-toxische Schädigungen	328
α) Phosphornekrose	328
β) Periostitis bei Perlmutterdrechslern	329
γ) Arsenikschädigung des Alveolarfortsatzes	329
b) Bakterielle Schädigung	330
α) Der paradentäre Absceß (WUNSCHHEIM)	331
β) Die paradentäre Ostitis (MELCHIOR)	331
c) Regressive Erscheinungen	332
α) Alveolaratrophie	333
β) Die diffuse Atrophie des Alveolarknochens (GOTTLIEB)	334
G. Chirurgische Behandlung der Erkrankungen der Zähne und des Parodontiums	335
1. Zahnextraktion	335
a) Indikation zur Zahnextraktion	335
b) Das Instrumentarium	337
c) Vorbereitung der Mundhöhle	340
d) Normale Extraktionswundheilung	340

Inhaltsverzeichnis.

	Seite
2. Üble Zufälle während und nach der Extraktion	341
a) Zahnfraktur	341
b) Kieferfraktur	342
c) Luxation des Unterkiefers	343
d) Luxation von Nachbarzähnen	343
e) Entfernung gesunder Nachbarzähne	343
f) Verletzung von Weichteilen	343
g) Plötzliches Verschwinden von Wurzeln aus Zange und Mundhöhle	344
h) Eröffnung der Kieferhöhle bei einer Extraktion	345
i) Entfernung des Zahnkeimes bleibender Zähne bei der Extraktion von Milchzähnen	345
k) Ohnmacht, Kollabieren des Patienten	346
l) Störungen im Heilverlauf	346
m) Nachblutung	346
n) Schwellung der Weichteile	347
o) Infektion	348
p) Nachschmerz	349
q) Sensibilitätsstörungen im Bereich des Nervus mandibularis und mentalis	350
r) Schwierige Extraktionen	350
3. Wurzelspitzenresektion	353
a) Indikation	353
b) Vorbereitung	355
c) Technik des Eingriffes	355
d) Nachbehandlung	358
e) Komplikationen	358
4. Replantation	359
a) Indikation	359
b) Vorbereitung	360
c) Technik der Replantation	360
d) Prognose	361
5. Operation fungöser Cysten	362
a) Operation nach PARTSCH II	362
b) Operation nach PARTSCH I	363
6. Chirurgische Behandlung der Parodontitis marg. progressiva	366
a) Allgemeines und Indikation	366
b) Vorbereitung	367
c) Technik der chirurgischen Behandlung	368
α) Die Gingivektomie	368
β) Die WIDMANsche und NEUMANNsche Methode	369
7. Lokalanästhesie (bearbeitet von W. MEYER-Göttingen)	370
Allgemeine Bemerkungen	370
a) Die Kälteanästhesie	371
b) Die Oberflächenanästhesie	371
c) Die Injektionsanästhesie	371
1. Die Injektionsflüssigkeit	371
2. Das Instrumentarium	375
Spritze und Kanüle	375
3. Technik der Injektion	376
a) Allgemeines	376
b) Die terminale Anästhesie	377
c) Die Leitungsanästhesie	380
α) Oberkiefer	380
Anästhesie der Äste	380
Anästhesie des Stammes des N. maxillaris am Foramen rotundum in der Flügelgaumengrube	381
β) Unterkiefer	383
Die Anästhesie der einzelnen Äste	383
Die Anästhesie des N. mandibularis am Foramen ovale	387
4. Dauer-Anästhesie	388
5. Indikationsstellung für terminale oder Leitungsanästhesie	389
6. Komplikationen	389

Inhaltsverzeichnis.

Seite

H. Erkrankungen des Mundhöhlenbereiches mit Ausschluß der Zähne und ihre Behandlung (bearbeitet von **H. Euler**-Köln) 391
  1. Mißbildungen 391
    a) Doppelmißbildungen 391
    b) Einzelmißbildungen 391
  2. Die Erkrankungen der Weichteile des Mundhöhlenbereichs 397
    a) Erkrankungen der Mundschleimhaut 400
      α) Verletzungen 400
      β) Unspezifische Entzündungen 401
      γ) Spezifische Entzündungen 411
      δ) Zu den Dermatosen gehörige oder ihnen nahestehende Erkrankungen 413
      ε) Sonstige Erkrankungen 416
    b) Erkrankungen der Zunge 424
      α) Verletzungen 424
      β) Entzündungen 424
      γ) Sonstige Erkrankungen und Anomalien 426
    c) Erkrankungen der Lippe 427
      α) Verletzungen 427
      β) Entzündungen und Dermatosen 427
    d) Einige besondere Mundkrankheiten des Kindesalters 428
    e) Erkrankungen der Speicheldrüsen 429
  3. Erkrankungen der Kieferknochen 432
    a) Traumatische Schädigungen 432
      α) Kieferbrüche 432
      β) Kieferschußverletzungen 438
      γ) Luxation des Unterkiefers 441
    b) Kieferentzündungen spezifischen und unspezifischen Charakters . . . 442
      α) Unspezifische Osteomyelitis der Kiefer 443
      β) Aktinomykose der Kiefer 447
      γ) Tuberkulose der Kiefer 450
      δ) Lues 452
        Anhang 453
          Osteodystrophia fibrosa generalisata Recklinghausen 453
          Ostitis deformans fibrosa Paget 454
    c) Erkrankungen der Kieferhöhle 456
      α) Traumatische Schädigung der Kieferhöhle 456
      β) Entzündliche Prozesse in der Kieferhöhle 457
    d) Erkrankungen des Kiefergelenkes 460
      Kieferklemme 462
  4. Die Tumoren im Mundhöhlenbereich 465
    Allgemeines. Granulationsgeschwülste 465
    a) Die nicht vom Zahnsystem ausgehenden Tumoren 472
      α) Reife Tumoren der Bindegewebsreihe 472
      β) Unreife Tumoren der Bindegewebsreihe (Sarkome) 477
      Anhang zu dem Kapitel Sarkome: Die Epulis bzw. Ostitis fibrosa . 477
      γ) Reife Tumoren der Epithelreihe 479
      Anhang: Die Dermoidcyste 480
      δ) Die unreifen Tumoren der Epithelreihe 480
      ε) Die Mischgeschwülste 483
    b) Vom Zahnsystem ausgehende Kiefertumoren 485
      α) Folliculäre Zahncysten 485
      β) Das Adamantinom 487
      γ) Die Odontome 490

J. Grenzgebiete 492
  1. Zähne und Nase 492
  2. Zähne und Ohr 493
  3. Zähne und Auge 493
  4. Trigeminusneuralgie 494
  5. Zähne und Allgemeinerkrankungen. Fokale Infektion 497

II. Konservierende Zahnheilkunde. Von H. H. REBEL-Tübingen 500

A. Caries und Cariesbeseitigung 500
   1. Klinik der cariösen Prozesse 500
      a) Primäre Retentionsstelle, sog. Grübchenretention, Grübchencaries . . 501
      b) Sekundäre Retentionsstellen, Flächencaries 501
      c) Klinische Erscheinungen des Beginns und der Ausbreitung des cariösen Prozesses in Zahnbein und Schmelz 501
   2. Die Präparation 503
      Die Behandlung der cariösen Defekte 503
      Das Instrumentarium 503
      a) Die schneidenden Handinstrumente 503
         Die Schmelzschneider 504
         Die Zahnbeinschneider 504
      b) Die schneidenden und schleifenden Maschineninstrumente zur Präparation 505
      c) Die Untersuchungsinstrumente 505
   3. Die allgemeinen Präparationsgesetze 505
   4. Die speziellen Präparationsregeln 507
      a) Die Eröffnung der Höhle und der Umriß (Begrenzungslinie nach BLACK) der definitiven Kavität 507
         α) Zentrale Fissuren- und Grübchenhöhlen, ausgehend von Fissur und Fovea 507
         β) Flächenhöhlen der Molaren, Prämolaren und Frontzähne 508
      b) Die Widerstandsform 510
         α) Die zentrale Stufe 511
         β) Die Zahnhalsschulter 511
      c) Die Retentionsform 512
         α) Die Schwalbenschwanzverankerung 513
         β) Die Hakenverankerung 513
         γ) Die unterminierende Verankerung 513
      d) Das Abschrägen und Finieren der Schmelzränder 514
      e) Die Reinigung der Kavität 514
      f) Interdentalraum. Approximalflächen, Kontaktflächen und Konturfüllung 514
         α) Die Lage der Kontaktflächen 515
         β) Folgen der fehlenden, horizontal gestellten Kontaktflächen bzw. der Kontaktpunkte 515
         γ) Die Form der aufzubauenden Kontaktfläche 516

B. Füllungskunde 516
   1. Die notwendigen Eigenschaften der Ersatzmaterialien 516
      a) Funktioneller Natur 516
      b) Kosmetischer Natur 517
      c) Füllungstechnischer Natur 517
   2. Die Füllungsmaterialien 517
      a) Die plastischen Massen 517
         α) Anorganische Massen 517
         β) Organische Massen 520
      b) Die nichtplastischen Füllungsmaterialien 521
         Goldersatzmetalle, Akrylate 522
         Die Bekämpfung der normalen und gesteigerten Dentinempfindlichkeit 522

C. Die Behandlung der Zähne mit erkrankten Pulpen 523
   Vorbemerkungen 523
   1. Klinik der verschiedenen Pulpitisformen 524
      a) Pulpitis acuta 524
      b) Pulpitis chronica 527
      c) Auf atypischem Wege entstandene entzündliche Prozesse in der Pulpa 529
      d) Ausgänge der Pulpitis 530
   2. Die tote Pulpa 530

Inhaltsverzeichnis. **XIII**

Seite

3. Die Therapie der Zähne mit erkrankten Pulpen 531
   Vorbemerkungen 531
   a) Desensibilisierung und Nekrotisierung der Pulpa 533
      α) Ausschaltung der Sensibilität mittels echter Anaesthetica 533
      β) Die Ausschaltung der Sensibilität durch Nekrotisierung der ganzen Pulpenmasse (definitive Ausschaltung) 534
      γ) Praktische Auswertung 535
      δ) Die Bedeutung der Nekrotisierung für die Exstirpation der Pulpa und für das gesamte Parodontium 536
   b) Die Exstirpationsmethode 536
   c) Die Amputationsmethode 539
   d) Die Überkappungsmethode 542
   4. Die Behandlung der Zähne mit nekrotischer Pulpa. Gangräna simplex . 543
D. Klinik und Therapie der Wurzelhauterkrankungen 545
   a) Parodontitis acuta apicalis 545
   b) Parodontitis acuta marginalis (unilateralis nach v. ARKÖVY) 546
   c) Parodontitis chronica apicalis 547
   Die konservative Therapie der apikalen Parodontitis 548
   a) Vorbemerkungen 548
   b) Grundsätze der Behandlung akuter apikaler Wurzelhauterkrankungen 548
   c) Grundsätze der konservativen Behandlung chronischer apikaler Prozesse 550
E. Zahn- und Mundpflege 552
F. Die konservative Therapie der Parodontitis marginalis progressiva (sog. Alveolarpyorrhoe) 556
   1. Die mechanische Behandlung bzw. Vorbehandlung 557
   2. Die lokal-medikamentöse Behandlung 559
   3. Lokale Reizbestrahlung 560
   4. Innere Behandlung 560
G. Die Therapie der nichtspezifischen katarrhalischen Schleimhauterkrankungen 561
   1. Die mechanisch-chemische Reinigung 562
   2. Die schmerzstillenden Maßnahmen 562
   3. Die lokal-irritierende Behandlung 563
   4. Innere Behandlung 563
   5. Zweckmäßige Nachbehandlung 563
H. Die Therapie der ulcerösen und gangräneszierenden Schleimhautentzündungen (Stomatitis ulcerosa, gangraenosa, Stomacace) 564

III. Zahnärztliche Prothetik. Von R. RITTER-Heidelberg 565
Umfang und Gliederung der zahnärztlichen Prothetik 565
A. Kronenersatz 568
   1. Systematische Stellung des Kronenersatzes 568
   2. Indikation des Kronenersatzes 568
      a) Wann ist der Kronenersatz bereits berechtigt? 569
      b) Wann ist der Kronenersatz noch möglich? 570
   3. Die Methoden des Kronenersatzes 572
      a) Hülsenkronen 573
         α) Bandkronen 574
         β) Bandlose Hülsenkronen 584
      b) Stiftkronen 587
         α) Die Anwendung des Stiftkronenersatzes 587
         β) Der allgemeine Behandlungsgang 589
         γ) Die Methoden des Stiftkronenersatzes 591
      c) Bandstiftkronen 593
         α) Die Anwendung des Bandstiftkronenersatzes 593
         β) Die Vorbereitung für die Bandstiftkrone 593
         γ) Die Modifikationen der Bandstiftkrone 594

	Seite
B. Zahnersatz	595
Der Zahnersatz des Lückengebisses	596
Indikation des Zahnersatzes	596
1. Brückenersatz	600
a) Die Elementarteile der Brücken und ihre Bedeutung für die Unterscheidung verschiedener Brückenarten	600
b) Indikation und Konstruktion des Brückenersatzes	603
α) Allgemeine Gesichtspunkte	603
β) Statische Gesichtspunkte	605
γ) Spezielle Indikation und Konstruktion des Brückenersatzes	611
δ) Der Behandlungsgang bei der Anfertigung von Brückenersatz	630
2. Die gestützte Prothese	632
a) Die Indikation der gestützten Prothese	632
b) Die Konstruktion der gestützten Prothese	637
α) Der Einfluß des Fundaments auf die Konstruktion der gestützten Prothese	637
β) Der Einfluß der Pfeiler auf die Konstruktion der gestützten Prothese	638
γ) Die Konstruktion des Prothesenkörpers	639
δ) Die Verankerung der gestützten Prothese	641
c) Der Behandlungsgang beim Ersatz von Zähnen durch gestützte Prothesen	649
α) Die Vorbereitung der Mundhöhle	649
β) Die Präparation der Pfeiler	649
γ) Das Abdrucknehmen	650
δ) Die Modelle	650
ε) Das Bißnehmen	651
ζ) Die Artikulation der gestützten Prothese	653
η) Die partielle Immediatprothese	653
3. Der totale Zahnersatz	654
Indikation des totalen Zahnersatzes	654
α) Die Untersuchung und Vorbereitung des Mundes	655
β) Das Abdrucknehmen	656
γ) Die Bißnahme	660
δ) Die Auswahl der künstlichen Zähne	662
ε) Die Artikulation	663
ζ) Die Aufstellung der Zähne	673
η) Die Einprobe und Ablieferung	674
ϑ) Die Funktion der totalen Prothesen	675
ι) Unterricht im Gebrauch der totalen Prothese	676
ϰ) Kautschuk-, Kunstharz- und Metallbasis des Plattenersatzes	677
C. Kieferersatz	679
1. Die Methoden des Kieferersatzes	679
2. Resektionsprothesen	680
a) Allgemeine Gesichtspunkte	680
b) Die Resektionsprothesen des Oberkiefers	681
c) Die Resektionsprothesen des Unterkiefers	683
3. Obturatoren	687
a) Allgemeine Gesichtspunkte	687
b) Obturatoren des harten Gaumens	689
c) Obturatoren für Defekte des weichen Gaumens	690
4. Gesichtsprothesen	693
D. Die Behandlung der Kieferfrakturen	694
1. Allgemeine Richtlinien für die Therapie	694
2. Die Behandlung von Brüchen des Alveolarfortsatzes	696
3. Die Behandlung der Unterkieferbrüche	696
4. Die Behandlung der Oberkieferbrüche	703
5. Die orthopädische Behandlung der Kieferklemme	705
6. Die orthopädische Behandlung der Luxation	708
E. Die prothetisch-orthopädische Behandlung gelockerter Zähne	708
1. Allgemeine Indikation für die Anwendung von Stützapparaten	708
a) Wann ist die Anwendung der Stützapparate bereits berechtigt?	709
b) Wann ist die Anwendung der Stützapparate noch möglich?	710
2. Die Methoden der Stützung gelockerter Zähne	712

Inhaltsverzeichnis.

	Seite
IV. Kieferorthopädie. Von R. RITTER-Heidelberg	716
Einleitung	716
A. Entwicklung und Aufbau des normalen Gebisses	717
B. Ätiologie und Genese der Okklusionsanomalien	720
1. Vererbung	721
2. Umwelteinflüsse	726
A. Konstitutionelle Momente	726
B. Lokale Momente	729
a) Intrauterine Einflüsse	729
b) Postembryonale Ursachen	729
α) Die sogenannte erschwerte Nasenatmung	729
β) Die vorzeitige Entfernung von Zähnen	734
γ) Die Kopfhaltung	739
δ) Das Lutschen	740
ε) Unterzahl und Überzahl von Zähnen	743
ζ) Persistenz von Milchzähnen	743
η) Retention von Zähnen	745
ϑ) Trauma	745
ι) Hemmungsmißbildungen, Osteomyelitis, Tumoren	745
C. Allgemeine Grundlagen der kieferorthopädischen Behandlung	746
1. Kieferorthopädischer Befund, Diagnose	746
a) Nach der Untersuchung des Patienten	746
b) Die Diagnose nach dem Modell	750
2. Das Behandlungsziel	757
3. Der Behandlungsplan	760
4. Die Therapie der Gebißanomalien, Behandlungsart	761
a) Die Behandlung mit dem Lingualbogen	762
b) Die Behandlung mit aktiven Plattenapparaten	766
c) Die Behandlung mit Apparaten der Funktions-Kieferorthopädie	771
d) Die Beseitigung von Stellungs- und Bißanomalien durch Extraktion von Zähnen	775
5. Der Zeitpunkt der kieferorthopädischen Behandlung	778
6. Die Dauer und Geschwindigkeit der kieferorthopädischen Bewegungen	780
7. Die Bedeutung von Muskelübungen für die kieferorthopädische Behandlung	781
8. Die Retention	781
D. Die spezielle Therapie der Okklusionsanomalien	783
Die Progenie	783
Spätbehandlung der Prognathie	786
Chirurgisch-orthopädische Therapie für retinierte Zähne	787
Der Deckbiß	788
Das Diastema	789
Der offene Biß	792
Kieferkompression mit konsekutiver Protrusion	793
Die Lutschprotrusion	798
Der obere Schneidezahnrückstand	799
Die Okklusionsanomalien nach vorzeitigen Zahnentfernungen	800
Sachverzeichnis	803

Erster Teil.

Anatomie.

I. Bildung der Mundhöhle.

Beim Embryo der 3. Woche ist am Vorderteil des Kopfendes eine tiefe Bucht entstanden. Das Ektoderm hat sich in die Tiefe gesenkt und gleichzeitig sind fünf Wülste oder Fortsätze um diese Einsenkung, auch *Mundbucht* genannt, vorgewachsen. Die Rückwand der Einsenkung hat sich rachenwärts dem Kopfende des entodermalen Urdarmes genähert, das auch Schlunddarm oder Kopfdarm genannt wird. Aus der schematischen Zeichnung (Abb. 1) wird die Situation

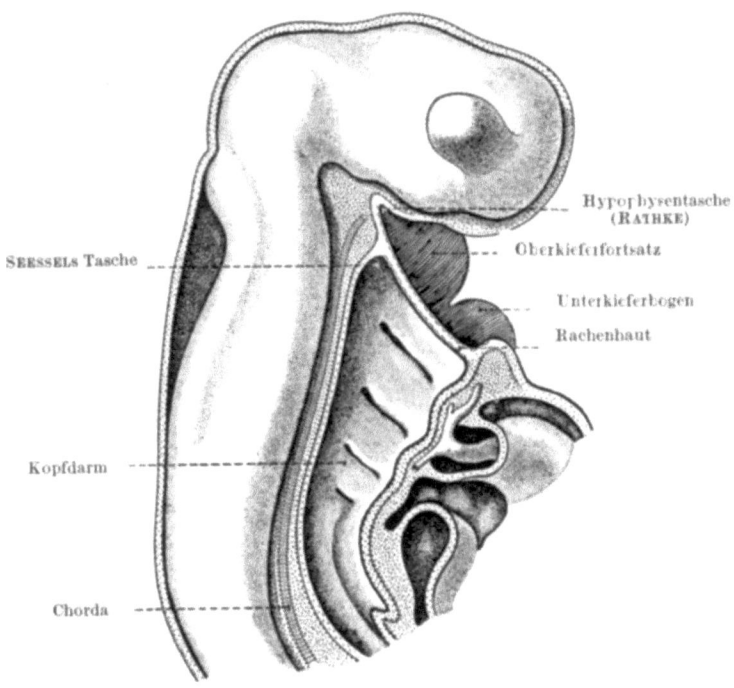

Abb. 1. Rachenhaut bei einem menschlichen Embryo von 4,2 mm, etwa 32 Tage, eingezeichnet. Sie ist um diese Zeit bereits eingerissen, dies wurde hier aber nicht berücksichtigt. (Nach KOLLMANN: Entwicklungsgeschichte des Menschen. Handatlas. Jena 1907.)

verständlich. Die Scheidewand zwischen Mundbucht und Kopfdarm besteht schließlich aus je einer einfachen Lage Ektoderm und Entoderm; diese dünne „Rachenhaut" geht nun bald im weiteren Verlauf der Entwicklung zugrunde bis auf einige Reste, die längere Zeit an der Rachenwand bestehen bleiben können. Mit dem Verschwinden der Rachenhaut ist die Verbindung von Mundbucht und Darmkanal hergestellt, die Zone, in der Ektoderm und Entoderm mit Schwund der Rachenhaut ineinander übergingen, ist bald verwischt. Die Rachenhaut beginnt schon am Ende der 3. Woche zu schwinden — die Daten werden verschieden angegeben. Die einst flache Mundbucht ist durch den Zugang zum Kopfdarm und durch die Weiterentwicklung der fünf Fortsätze zu einer Höhle geworden (primitive Mundhöhle). In Abb. 2 sehen wir, wie die fünf Fortsätze — Stirnfortsatz, zwei Oberkieferfortsätze und zwei Unterkieferfortsätze — sich um die Mundhöhle gruppieren. Der „Stirn"fortsatz wächst von der Stirn senkrecht herunter, die beiden Ober- und Unterkieferfortsätze umklammern gewissermaßen die primitive Mundhöhle von den Seiten und von unten. Die zunächst also noch weite Öffnung der primitiven Mundhöhle wird durch das Vorwachsen der Fortsätze mehr geschlossen. In Abb. 3 sind die beiden Unterkieferfortsätze zu einem Verschluß in der Mittellinie gekommen. Der Stirnfortsatz hat eine Differenzierung erfahren. Der mittlere Teil ist mit zwei Wülsten stärker gewachsen als die seitlichen Partien. Da diese Abschnitte des Stirnfortsatzes zunächst an der Bildung der Nase starken Anteil haben, nennt man sie Nasenfortsätze, und zwar innere und äußere Nasenfortsätze. Zwischen dem inneren und äußeren Nasenfortsatz jeder Seite bleibt eine Grube allmählich in der Entwicklung zurück, da, wo man

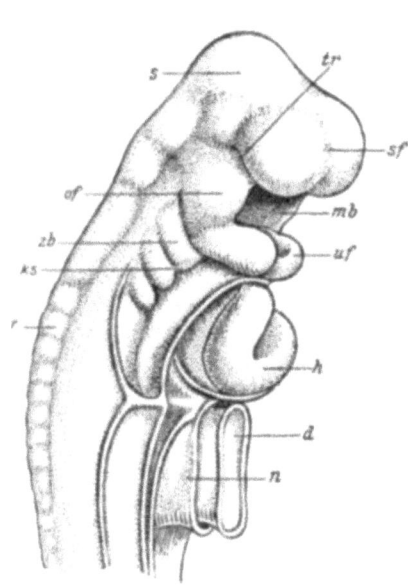

Abb. 2. Vorderteil eines menschlichen Embryo der 3. Woche. Originalzeichnung nach dem Modell von HIS. (Aus EIDMANN: Entwicklungsgeschichte der Zähne des Menschen. Berlin 1923.)
s Schädel, *of* Oberkieferfortsatz, *zb* Zungenbeinbogen, *ks* Kiemenspalte, *tr* Tränenrinne, *sf* Stirnfortsatz, *mb* Mundbucht, *uf* Unterkieferfortsatz, *h* Herzanlage, *d* Dotterstiel (Eingang zum Dottersack), *n* Hautnabel (Amnion), *r* Rückensegmente.

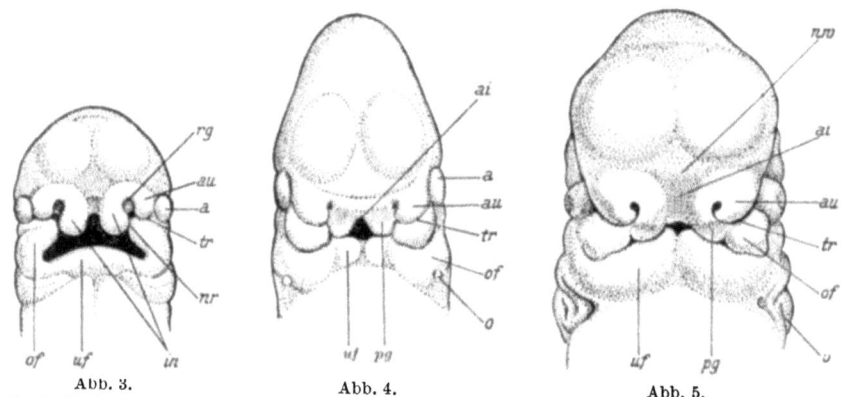

Abb. 3. Abb. 4. Abb. 5.
Abb. 3—5. Drei aufeinanderfolgende Stadien der Entwicklung des menschlichen Gesichtes, 6.—7. Woche. Abb. 3. Embryo von etwa 9 mm Länge. Abb. 4. Embryo von etwa 10,5 mm Länge. Abb. 5. Embryo von etwa 11,3 mm Länge.
a Auge, *au* äußerer Nasenfortsatz, *ai* Area infranasalis, *in* innerer Nasenfortsatz, *nr* Nasenrinne, *nw* Nasenwall, *o* Ohrenanlage, *of* Oberkieferfortsatz, *pg* Processus globularis, *rg* Riechgrube, *tr* Tränenrinne (Augennasenrinne), *uf* Unterkieferfortsatz. (Nach EIDMANN: Entwicklungsgeschichte.)

schon vorher eine besonders markierte Stelle auf dem Stirnfortsatz, das Riechfeld, erkennen konnte. Diese „Riechgrube" ist, wie Abb. 3 zeigt, von dem inneren und äußeren Nasenfortsatz und nach unten zu von dem Oberkieferfortsatz umgeben. Der Oberkieferfortsatz, der sich also unter dem äußeren Nasenfortsatz vorangeschoben hat, ist nur noch vom inneren Nasenfortsatz durch die Nasenrinne getrennt. Die beiden inneren Nasenfortsätze, die eine Rinne oder freie Stelle, die Area infranasalis, zwischen sich lassen, erhalten nach weiter unten zu noch je einen weiteren Vorsprung, den Processus globularis, dort, wo der Oberkieferfortsatz an den inneren Nasenfortsatz herangewachsen ist und sich mit ihm vereinigt hat (Abb. 4). Die Riechgruben der Abb. 3 — die späteren Nasenlöcher — haben sich weiter in die Tiefe gesenkt in Richtung auf die primitive Mundhöhle zu; schließlich geht auch hier wie bei der Rachenhaut die zuletzt ganz dünne Zwischenmembran zugrunde, so daß eine Verbindung von den nun äußeren Nasenöffnungen

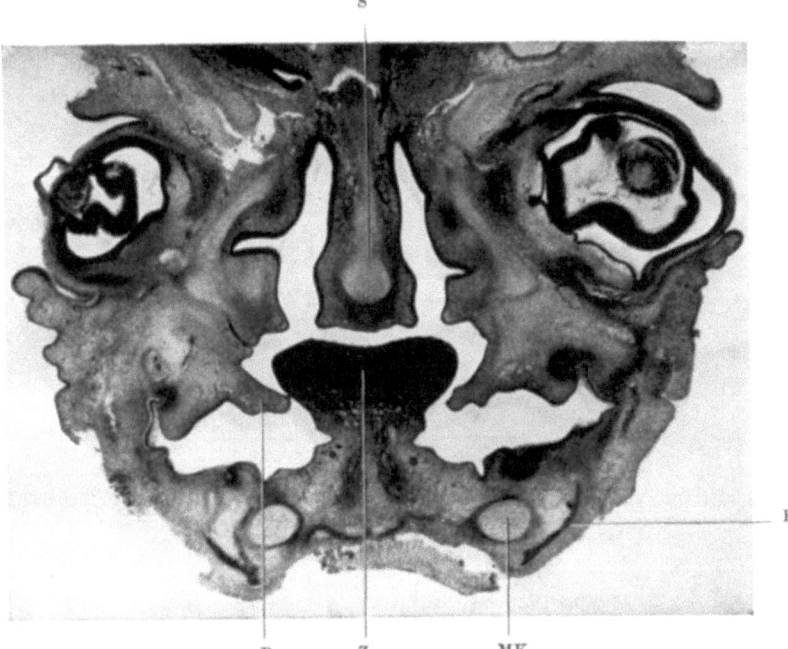

Abb. 6. Schnitt durch den Kopf des Embryos von 25 mm Sch.-St. Länge, 8 Wochen alt. S Nasenseptum, Z Zunge, P Processus palatinus, MK MECKELscher Knorpel, K Knochen.

nach der primitiven Mundhöhle hin vorhanden ist. Dort, wo sich der äußere Nasenfortsatz und der Oberkieferfortsatz aneinandergelegt haben, ist noch eine Rinne, die Tränenrinne, zu sehen. An ihrem oberen Ende entsteht das Auge, sie wird später zum Tränennasenkanal. Ferner verwächst die zunächst noch breite, fast horizontal verlaufende Rinne zwischen Oberkiefer- und Unterkieferfortsatz noch weiter nach der Mitte zu, so daß die Mundöffnung durch all diese Wachstumsvorgänge mehr und mehr geschlossen wird und äußerlich schon annähernd definitive Form erhält, wie das aus Abb. 5 im Vergleich mit Abb. 4 deutlich in Erscheinung tritt. Damit ist wenigstens die äußere Umhüllung der Mundhöhle nach $6^{1}/_{2}$ Wochen im Rohbau vollendet.

Aus den inneren und äußeren Nasenfortsätzen formt sich die äußere Nase langsam zu menschlicher Form. Ferner gehen aus den einzelnen Elementarstücken die Zähne und Kiefer hervor. Es liefern die beiden Unterkieferfortsätze den gesamten Unterkiefer. Der Oberkiefer wird in seinem Hauptteil von den Oberkieferfortsätzen gebildet, nur der mittlere Abschnitt, der sich auch später noch als gesondertes Gebilde, als Zwischenkiefer erhält, wird von den Processus

4 Bildung der Mundhöhle.

globulares gebildet, die aus den inneren Nasenfortsätzen des Stirnfortsatzes hervorgegangen sind.

Die primitive Mundhöhle hat in der Zeit, wo zwar das äußere Gefüge zusammengesetzt ist, noch kein *Gaumendach*, es münden vielmehr die Nasenöffnungen, die wir aus den Riechgruben entstehen sahen, mit den sog. primitiven Choanen in die primitive Mundhöhle, die jetzt erst nach 2 Monaten in Mundhöhle und

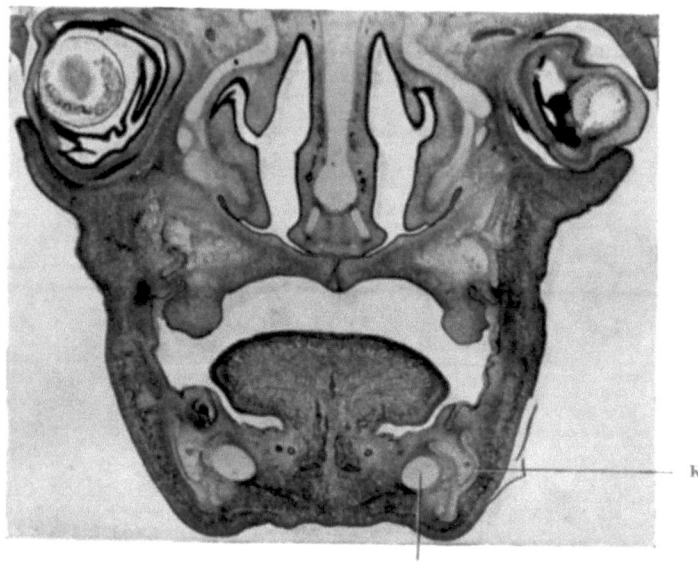

Abb. 7. Schnitt durch den Kopf des Embryos von 33 mm Sch.-St. = Länge, 9 Wochen alt. Die Gaumenfortsätze der Abb. 6 haben sich jetzt vereinigt. Das Septum ist heruntergewachsen. MK MECKELscher Knorpel, K Knochen.

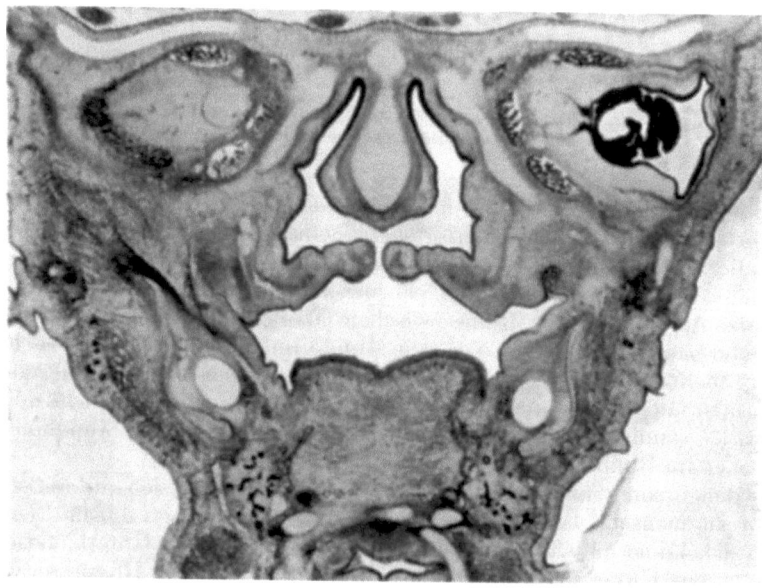

Abb. 8. Derselbe Embryo wie Abb. 7. Der Schnitt stammt aus einer Partie näher dem Rachen. Gaumenfortsätze und Septum stehen unmittelbar vor der Vereinigung.

Bildung der Mundhöhle.

Nasenhöhle unterteilt zu werden beginnt, und zwar dadurch, daß von der Innenseite der Processus globulares nach rückwärts und von den Oberkieferfortsätzen Vorsprünge nach der Mittellinie vorwachsen. In Abb. 6 sehen wir die Zunge noch hoch in dem Teil der primitiven Mundhöhle stehen, der später unterer Nasengang wird. Die beiden Processus palatini liegen seitwärts von der Zunge. Die Zunge berührt fast das aus dem mittleren Nasenfortsatz heruntergewachsene Septum. Allmählich beginnen sich die hier noch herunterhängenden Gaumenfortsätze aufzurichten. Einseitige Wachstumsvorgänge in den Gaumenfortsätzen selbst und Bewegungen der Zunge bewirken diese Umlagerung, die meist unsymmetrisch vor sich geht. Die Zunge verschiebt sich nach vorn unten, liegt dann unter den Gaumenfortsätzen, schließlich kommt es zur Vereinigung der Gaumenfortsätze in der Mittellinie, wie das in Abb. 7 zu sehen ist. Auch das Nasenseptum ist heruntergewachsen, um sich mit dem Gaumendach zu vereinigen. Man sieht hier im Bilde noch die Epithelnähte an den Vereinigungsstellen. Die Vereinigung der Gaumenfortsätze schreitet von vorn nach hinten zu fort. So findet man bei demselben Embryo, von dem die Abb. 7 stammt, weiter rückwärts z. B. in Abb. 8 Gaumenfortsätze und Nasenseptum noch nicht vereinigt. Abb. 9 zeigt einen Aufblick auf die Gaumenbildung beim Embryo von 2 Monaten.

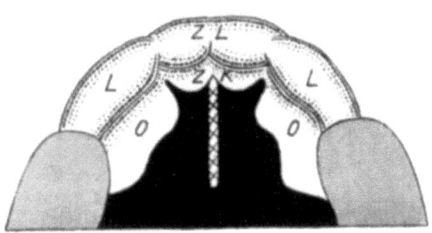

Abb. 9. Aufblick auf den Gaumen eines Embryos von 2 Monaten. *ZL* Zwischenkieferlippe, *L* Oberkieferlippe, *ZK* Gaumenfortsatz des Zwischenkiefers, *O* Gaumenfortsatz des Oberkiefers. Die kreuzweise gestrichelte Leiste ist der Vomer.

Der Hauptteil des Gaumendaches verknöchert, der rückwärtige Abschnitt bleibt unverknöcherter „weicher Gaumen". So ist die ehemals einheitliche, primitive Mundhöhle bis zum Rachen in Nasenhöhle und Mundhöhle nach 3 Monaten unterteilt. Am Ende des weichen Gaumens münden die Choanen, nicht zu verwechseln mit den primitiven Choanen, in den Rachen. Die Mundhöhle ist damit im Rohbau formiert.

Die *Verknöcherungen* der Kiefer beginnen etwa in der Mitte des 2. Monats. Der Oberkiefer verknöchert von einem Zentrum aus, das in der Gegend über dem Eckzahnkeim gelegen ist. Der Zwischenkiefer beginnt kurz nach dem Oberkiefer zu verknöchern. Der Unterkiefer erhält zunächst um die Mitte des 2. Monats eine knorpelige Stütze, den MECKELschen *Knorpel* (Abb. 6, 7, 8), der aber nicht verknöchert, sondern bald der Resorption anheim fällt. Die Verknöcherung vollzieht sich bis auf kleine Partien durch die Entstehung von Deckknochen, die sich hauptsächlich von buccal her an und um den MECKELschen Knorpel legen (Abb. 6, 7, 8). Die *Lippen* entstehen dadurch, daß sich parallel und nach außen zu an dem späteren Kamme des Alveolarfortsatzes ein zunächst geschlossener Epithelstrang im Oberkiefer wie im Unterkiefer in die Tiefe senkt, der sich dann zu einer immer tiefer werdenden Rinne auswächst. Im Bereich der Mundöffnung teilt diese Leiste — Vorhofleiste — die Lippen, weiter rückwärts die Wangen von den Kiefern. Im Kapitel IX, Entwicklung der Zähne, ist die Vorhofbildung ausführlich beschrieben.

Die *Zunge* entsteht schon sehr frühzeitig. Die ersten Anfänge sieht man beim Embryo von 3 mm Länge. Die Bildung der Zunge wird nicht einheitlich beschrieben. Auf die verschiedensten Ansichten hier einzugehen, ist nicht möglich. An der ausgebildeten Zunge können wir noch eine V-förmige Trennungslinie sehen, deren Spitze nach rückwärts gerichtet ist (Abb. 51). An dieser Trennungslinie sind die vordere und die hintere Zungenanlage zusammengewachsen, die ursprünglich getrennt waren. Die hintere Anlage ist paarig aus dem 2. Kiemenbogen hervorgegangen. Die vordere Anlage ist wahrscheinlich auf drei Höcker zurückzuführen, von denen die beiden seitlichen aus dem ersten Kiemenbogen stammen, während der mittlere dritte vom Tuberculum impar gebildet wird, das aus der Verbindung zwischen 1. und 2. Kiemenbogen hervorwuchs. Nach His soll die ganze vordere Anlage unpaarig aus dem Tuberculum impar entstanden sein.

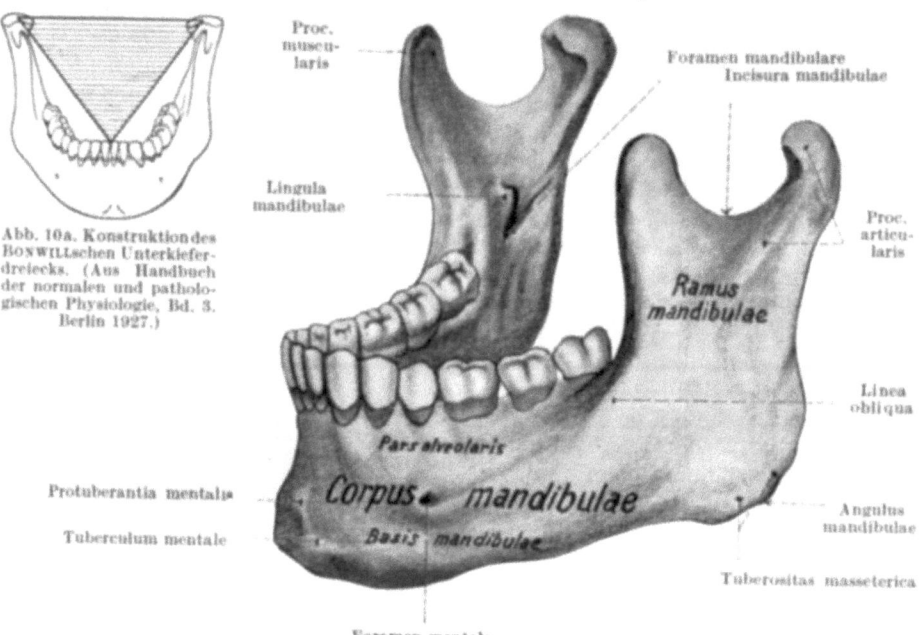

Abb. 10a. Konstruktion des BONWILLschen Unterkieferdreiecks. (Aus Handbuch der normalen und pathologischen Physiologie, Bd. 3. Berlin 1927.)

Abb. 10. Unterkiefer, Mandibula, eines 30 jährigen Mannes, von links und vorn gesehen. (Nach RAUBER-KOPSCH: Lehrbuch der Anatomie Abt. II. Leipzig 1919.)

II. Anatomie der Kiefer.
1. Der Unterkiefer-Mandibula.

Der Unterkiefer ist paarig entstanden aus den Unterkieferfortsätzen, die in der Mittellinie beim Menschen vollständig verschmelzen. Der Unterkiefer ist mit dem übrigen Schädel nur durch ein Gelenk verbunden (das Gelenk ist ausführlich auf S. 122 beschrieben). Der massige Hauptteil, aus dem sich der Alveolarfortsatz mit den 16 Zähnen erhebt, heißt Corpus mandibulae; aus dem Corpus mandibulae erhebt sich ferner im Winkel von 120—125° der Ramus mandibulae (Abb. 10). Das Corpus mandibulae stellt eine parabolisch gebogene, aufrechtstehende, etwa 2 cm hohe Platte mit wechselnder Dicke dar. Die äußere Fläche dieser Platte, Facies facialis, zeigt im Profil betrachtet in der Mittellinie einen Vorsprung, Protuberantia mentalis, an der Stelle, wo die beiden Unterkieferfortsätze zur Zeit der Entwicklung verwuchsen. Nach unten geht die Protuberantia mentalis jederseits in einen Vorsprung, Tuberculum mentale, über (Abb. 10). Weiter sehen wir in Abb. 10 unter den Prämolaren, etwa 12 bis 14 mm von deren unterem Kronenrande entfernt, das Foramen mentale, ein sich trichterförmig nach hinten oben öffnendes Loch, aus dem Nerven und Gefäße heraustreten. Häufig liegt das Foramen mentale beim rezenten Europäer näher dem 1. als dem 2. Prämolaren. Wo die rückwärtige Kante und die „Basis mandibulae" einen Winkel bilden — Angulus mandibulae —, findet man eine mehr oder weniger stark hervortretende kleine Rauhigkeit — Tuberositas masseterica. Der rückwärtige Teil des Corpus mandibulae, aus dem sich der Ramus erhebt, ist bedeutend dünner als der übrige Teil des Corpus. Der „aufsteigende Ast" setzt sich nach oben vorn in den Processus muscularis und nach oben rückwärts in den Processus articularis fort. An diesem Processus articularis unterscheiden wir noch ein Kieferköpfchen — Capitulum mandibulae — und einen Hals — Collum mandibulae. Die halbkreisförmige Einsenkung zwischen den beiden Fortsätzen heißt Incisura (semilunaris) mandibulae. Die rückwärtige Kante des aufsteigenden Astes ist leicht gekrümmt, sowohl im Profil (Abb. 10) als von rückwärts gesehen. Die vordere Kante des Ramus ist mehr scharf, auch gekrümmt, sie verläuft unter allmählicher Verbreiterung in die äußere Wand des Corpus mandibulae, wo sie dann Linea obliqua (externa) heißt, die sich fast bis in die Gegend des Foramen mentale unter immer stärkerer Verflachung hinzieht (Abb. 10). Neben dieser scharfen vorderen Kante des Ramus findet man beim Übergang auf die Innenfläche noch eine zweite mehr oder weniger scharf vorspringende Kante (Abb. 11), die nach oben zu allmählich verschwindet, sich nach unten zu aber gewissermaßen aufgabelt, um ein dreieckiges, sehr poröses Knochenstück hinter dem letzten Molaren — Trigonum retromolare — zu umschließen (Abb. 11). Man nennt diese beiden Kanten, die vordere und die mehr zurückliegende, auch „äußere" und „innere Kante" des aufsteigenden Astes. Weiter sehen wir an der Innenfläche des aufsteigenden Astes das Foramen mandibulare (Abb. 10, 11 und 12), das sich breit und flachtrichterförmig in Richtung auf den Hals des Processus articularis öffnet. Es ist durch eine dünne ausgezogene Knochenlamelle — Lingula — überdeckt. Dies Foramen mandibulare ist die Eingangspforte zum Canalis mandibularis, über den weiter unten noch zu berichten ist. Um den Angulus sehen wir, wie an der Außenfläche, nur hier innen in größerer Ausdehnung, rauhe Erhebungen, die Tuberositas pterygoidea, die nach vorn durch eine Vertiefung, den Sulcus mylohyoideus, begrenzt wird (Abb. 11 und 12).

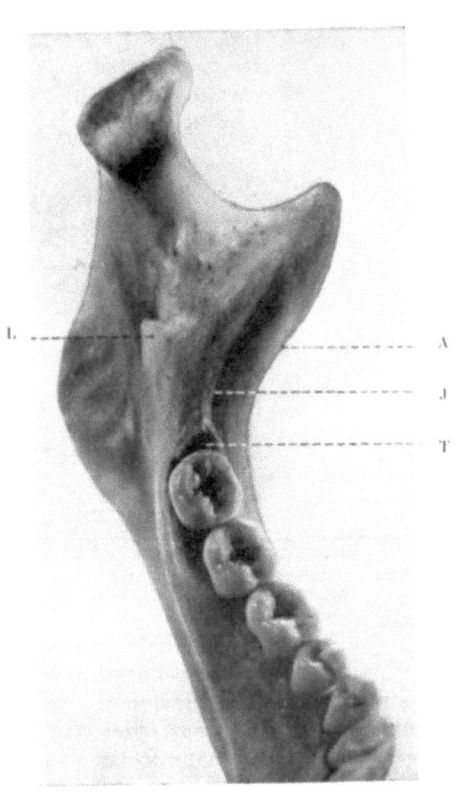

Abb. 11. Linke Unterkieferhälfte von vorn und oben gesehen.
A äußere, J innere Vorderkante des aufsteigenden Astes, T Trigonum retromolare, L Lingula, am Eingang des Foramen mandibulare.

Der Sulcus zieht vom Foramen mandibulare beginnend nach unten und vorn, der Nervus mylohyoideus verläuft in dieser Vertiefung. Die Zahnreihe steht nur in ihrem vorderen Bereich senkrecht über der Basis mandibulae, aber schon bei den Prämolaren beginnend weicht die Zahnreihe von der Parabelform der Basis mandibulae mehr oder weniger ab, um eine engere Parabelform zu beschreiben. Vor allem die Molaren stehen oft weit nach lingual zu herübergerückt über die Grundfläche des Kieferkörpers wie in einem balkonartigen Vorbau (Abb. 11). Die Vertiefung unter der Linea mylohyoidea heißt Fovea submaxillaris und eine kleinere Delle weiter vorn vor der Linea mylohyoidea unter dem Eckzahn, Fovea sublingualis, so benannt nach den Speicheldrüsen, die diesen beiden Vertiefungen anliegen. Nahe der Mittellinie am unteren Rande der Innenfläche des Corpus mandibulae liegt auf beiden

Seiten je eine kleine Grube, wo der Musculus digastricus s. biventer ansetzt— Fossa digastrica. Oberhalb der Fossa digastrica liegt an der Mittellinie die Spina mentalis, die aus vier kleinen Höckerchen gebildet wird. An den zwei oberen setzen die Musculi genioglossi, an den beiden unteren die Musculi geniohyoidei an.

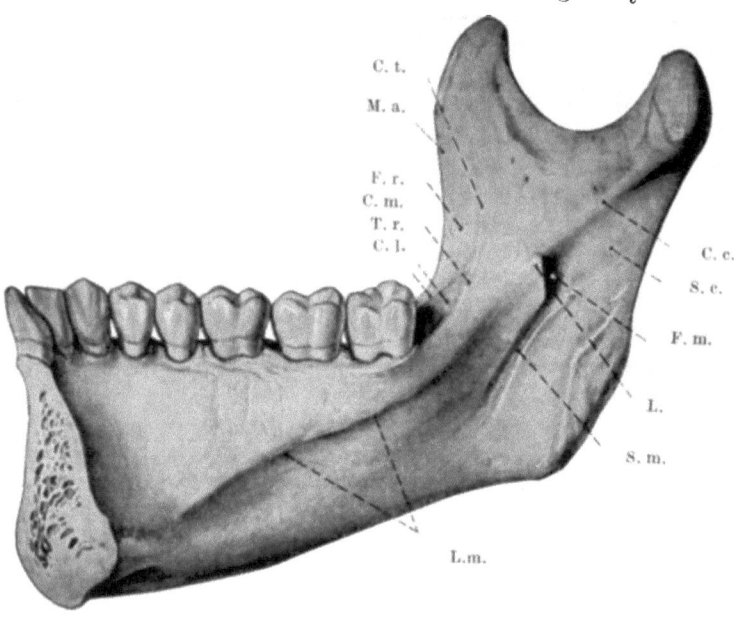

Abb. 12. Unterkiefer. Rechte Hälfte von innen gesehen.
C. c. Crista colli mandibulae, C. l. Crus laterale, C. m. Crus mediale der: C. t. Crista temporalis mandibulae, F. m. Foramen mandibulae, F. r. Fovea retromolaris, L. Lingula, L. m. Linea mylohyoidea, M. a. Margo anterior des Ramus mandibulae. S. c. Sulcus colli mandibulae. S. m. Sulcus mylohyoideus, T. r. Trigonum retromolare.
(Aus SICHER: Anatomie und Technik der Leistungsanästhesie, 2. Aufl. Berlin: Julius Springer 1925.)

Der Alveolarfortsatz erhebt sich mit den Zähnen aus dem Corpus mandibulae, er ist den Zähnen zugehörig, was man daraus ersehen kann, daß er nach Verlust der Zähne wieder schwindet. Im Bereich der Frontzähne ist er als dünne Platte um die Wurzeln gelegt, jeder Wurzel entspricht am Alveolarfortsatz eine Vorwölbung, Jugum alveolare genannt. Schon bei dem 2. Prämolaren, vor allem aber um die Molaren herum, wird der Alveolarfortsatz massiger, so daß sich hier keine Juga alveolaria mehr herausbilden können. Zwischen den Wurzeln der einzelnen Zähne befinden sich Scheidewände, Septa inter*dentalia*, die etwas höher stehen als der äußere Rand des Alveolarfortsatzes — entsprechend dem Verlauf des Zahnfleischrandes—es bekommt auch der Alveolarfortsatz dadurch ein girlandenförmiges Niveau.

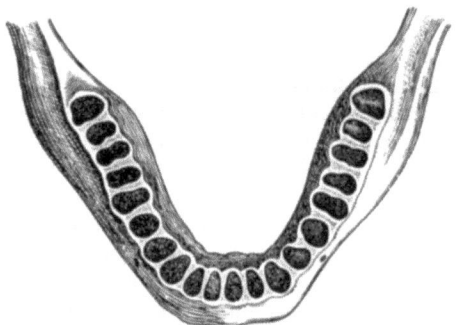

Abb. 13. (Nach MÜHLREITER: Anatomie des menschlichen Gebisses. Leipzig 1920.)

Die einzelnen Wurzeln jedes mehrwurzeligen Zahnes sind ebenfalls voneinander getrennt durch ein niedriges Septum inter*radicale* (Abb. 13). Jeder Zahn oder besser gesagt jede Wurzel erhält dadurch ihr eigenes Fach, Alveole genannt, die in ihrer Form ein um die Dicke der Wurzelhaut vergrößerter Abguß der Wurzel ist. Entsprechend der verschiedenen Dicke der Mandibula finden

Der Unterkiefer-Mandibula.

wir auch die Ausbildung der spongiösen Partien sehr verschieden, am einfachsten unterrichten uns darüber die Sagittalschnitte, die in Abb. 14 wiedergegeben sind.

Der Unterkiefer wird vom Foramen mandibulare ab von einem Kanal durchzogen, der bis zu der Stelle, wo der Canalis mentalis abzweigt, Canalis mandibularis heißt (s. Abb. 14 und 15). Der letzte steile Anstieg zum Foramen mentale erscheint aber oftmals wie ein Abzweig vom Mandibularkanal. Ein viel feinerer Kanal setzt sich in der ursprünglichen Richtung bis zur Mittellinie als Canalis incisivus mandibulae fort. Über die Weite und den Verlauf des Kanals im Profil betrachtet, gibt das Röntgenbild (Abb. 15) Aufschluß. Im Ramus ascendens liegt

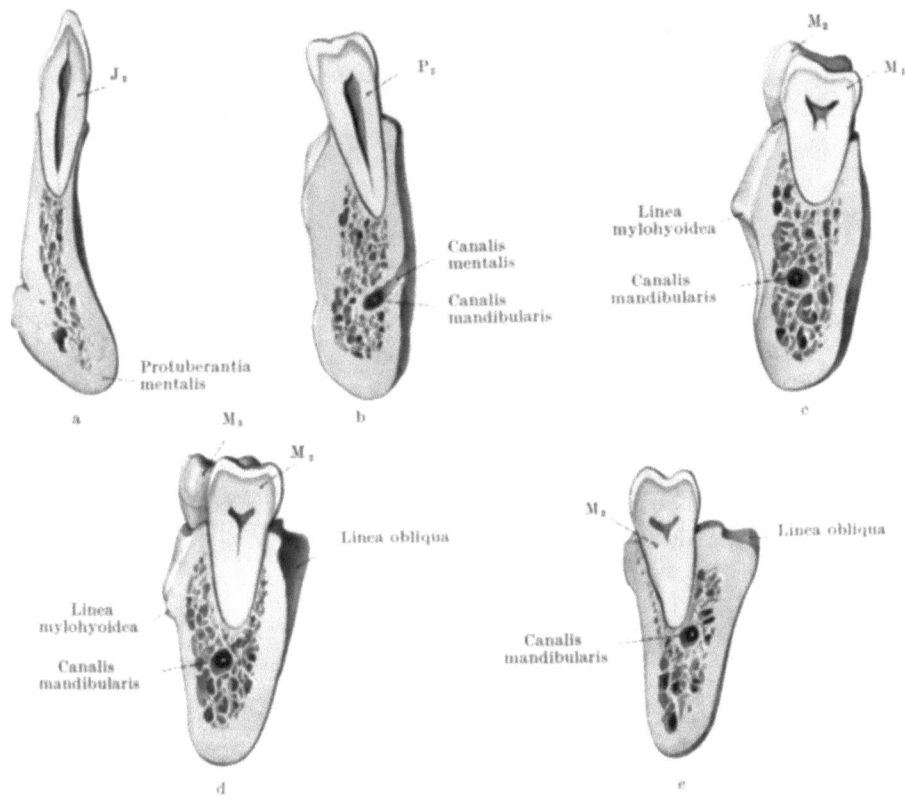

Abb. 14. Fünf Schnitte durch den Unterkiefer.
a durch den 2. Schneidezahn, b durch den 2. Prämolaren und den Canalis und das Foramen mentale, c durch den 1. Molaren, d durch den 2. Molaren, e Radiärschnitt durch den unteren Weisheitszahn.
(Aus SICHER, H. und J. TANDLER: Anatomie für Zahnärzte. Berlin: Julius Springer 1928.)

der Kanal noch der lingualen Corticalis nahe an, tritt aber im Corpus mandibulae mehr in die Mitte der spongiösen Partie. Die Lagebeziehungen der Zähne zum Mandibularkanal sind von großer praktischer Bedeutung, man kann sie aus dem Röntgenbilde erkennen. Es ist nur noch zu sagen, daß große Variationen vorkommen, so können z. B. die Alveolen des 3. und auch des 2. Molaren gar nicht so sehr selten unmittelbar mit dem Kanal kommunizieren, andererseits kann man große Abstände zwischen Kanal und Alveolen finden, die an der meist tiefsten Stelle des Kanals unter dem 1. Molaren bis zu 9 mm gemessen wurden.

Im Aufbau der Knochensubstanz ist bei allen Knochen, so auch beim Unterkiefer, eine architektonische Gesetzmäßigkeit, Zug- und Druckwirkungen entsprechend zu erkennen. Diese Bausysteme — Trajektorien — sind an Hand von

Röntgenaufnahmen zuerst von WALKHOFF beschrieben, schematisch sind sie in Abb. 16 dargestellt.

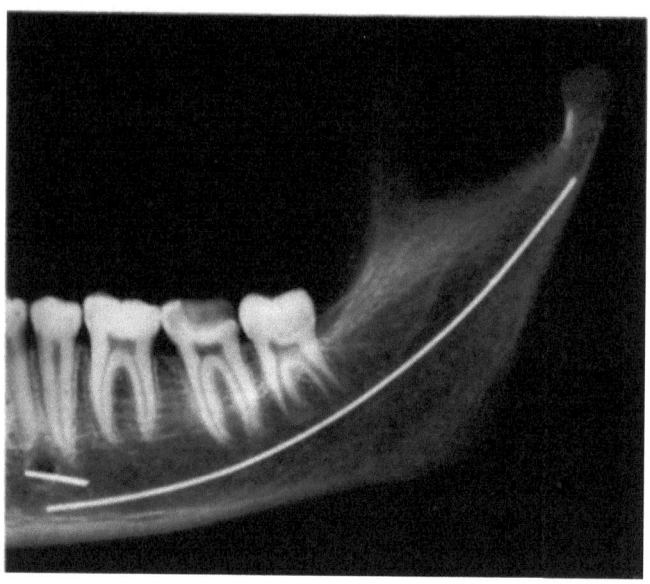

Abb. 15. Röntgenaufnahme (negativ) des halben Unterkiefers. Ein Draht ist in den Canalis mandibularis und ins Foramen mentale eingeführt.

Es ist noch kurz über die *Altersverschiedenheiten des Unterkiefers* zu berichten. Zur Zeit der Geburt stellt der Unterkiefer im Profil betrachtet noch fast einen

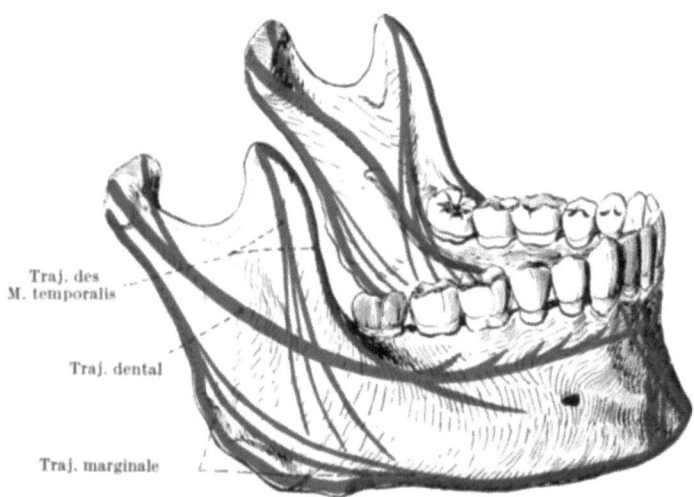

Abb. 16. Die wichtigsten Trajektorien des Unterkiefers. (Aus SICHER, H. und J. TANDLER: Anatomie für Zahnärzte. Berlin: Julius Springer 1928.)

geraden Balken dar (Abb. 17), ein Ramus „ascendens" ist noch nicht richtig ausgebildet. Erst mit Beginn der ersten Dentition, also um den 6. Lebensmonat, ändert sich diese Balkenform, der rückwärtige Teil hinter der Anlage des 2. Milchmolaren richtet sich auf, und wir finden am Ende des ersten Lebensjahres bereits einen Kieferwinkel von 140° gegenüber 160° beim Neugeborenen. Mit der weiteren Entwicklung ändert sich der Winkel noch mehr, und wir finden beim Erwachsenen dann einen durchschnittlichen Kieferwinkel von 120—125°. Diese Aufrichtung des aufsteigenden Astes hat die Zwischenschaltung der Zähne zwischen die zuerst zahnlosen Oberkiefer und Unterkiefer — bildlich gesprochen — zu kompensieren. Wenn die Zähne im Alter verlorengegangen sind, nähert sich die Form des Unterkiefers mit Verlust des Alveolarfortsatzes wieder der Balkenform des Neugeborenen unter

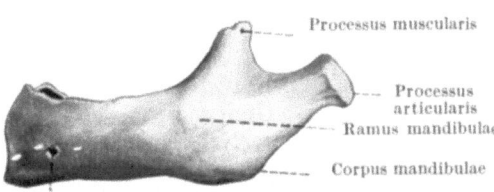

Abb. 17. Unterkiefer, Mandibula, vom Neugeborenen, von links gesehen. (Nach RAUBER-KOPSCH.)

oft starker Abflachung des Winkels (Abb. 18). Nach dem Schwunde des Alveolarfortsatzes liegt dann das Foramen mentale unmittelbar an der Oberfläche und auch über dem gesamten Mandibularkanal ist die Knochendecke oft nur sehr dünn.

Das Längenwachstum des Unterkiefers hält im allgemeinen Schritt mit der Dentition. Zur Zeit der Geburt reicht der vorhandene Platz schon fast aus für die Milchzähne. Es ist daher auch das Längenwachstum bis zu Beginn der 2. Dentition nicht erheblich. Etwa im 5. Lebensjahre beginnt ein deutliches Längenwachstum, um für die Ersatzzähne, die in ihrer Gesamtheit etwas mehr Raum benötigen als die Milchzähne, und für den 1. Molaren genügenden Platz zu schaffen. Man sieht den Raum zwischen dem 2. Milchmolaren und dem Ramus länger und breiter werden, und die Milchzähne treten aus der ehemaligen Kontaktstellung in die mehr oder weniger starke Lükkenstellung. Wir sehen dann, daß um das 12. Jahr hinter dem 1. Molaren der Platz für den 2. Molaren und dann später dahinter für den Emporstieg des 3. Molaren weiterer Raum entstanden ist. Dem Wachstum des Corpus mandibulae entsprechend ändern sich die Maße des Ramus.

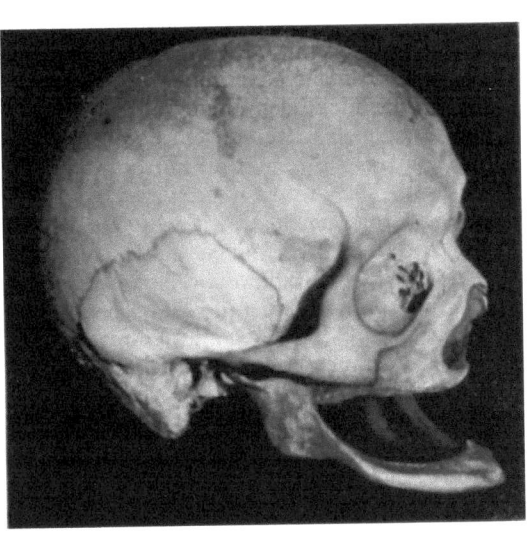

Abb. 18. Greisenschädel. Alveolarfortsätze im Ober- und Unterkiefer sind völlig geschwunden. Das Foramen mentale liegt unmittelbar an der Oberfläche.

Die *Rassenverschiedenheiten des Unterkiefers* sind sehr ausgeprägt. Starke Formverschiedenheiten zeigen außer anderen Merkmalen vor allem der Processus muscularis und das Kinn. Mit stets mehr nachlassendem Gebrauch der Kauwerkzeuge vor allem bei den rezenten Menschen wird der Processus muscularis immer zierlicher und schlanker, während er bei niederen Rassen und bei diluvialen Kiefern besonders breit und massig ist, entsprechend dem stärkeren Gebrauch des am Processus muscularis ansetzenden Musculus temporalis.

Ebenso bedeutsame Unterschiede sieht man am Kinn. Bei diluvialen Funden und auch bei niederen Rassen fehlt es entweder noch oder es ist nur schwach angedeutet, um mit dem Anstieg der Rassen immer stärker in Erscheinung zu treten. Es wurde über die Kinnbildung viel debattiert. In den Lehrbüchern der Anthropologie ist darüber nachzulesen.

2. Das Oberkieferbein-Maxilla.

Während sich beim Unterkiefer die Entwicklung aus den beiden Unterkieferfortsätzen zu einem unpaaren Knochen vollzog, so daß beim fertig ausgebildeten Unterkiefer keine Naht zwischen den beiden Seiten mehr gefunden werden kann, läßt sich vor allem in der Mittellinie das, was man allgemeiner als „Oberkiefer" bezeichnet, durch die Sprengung einer Naht in zwei Hälften teilen. Aber auch jede dieser Hälften ist kein einheitliches Gebilde. Man kann noch die Entstehung dieser paarigen Stücke aus Oberkieferfortsatz und Stirnfortsatz nachweisen, worauf später näher eingegangen werden soll. Betrachten wir zunächst ein Oberkieferbein, Maxilla, wie es aus Oberkieferfortsatz und Stirnfortsatz zusammenwuchs. Die Maxilla ist ein aus vier annähernd gleich großen Flächen gebildeter Körper mit vier Fortsätzen. Abb. 19 zeigt uns drei dieser Flächen: Facies anterior s. faciei, Facies infratemporalis und Facies orbitalis und drei Fortsätze: Processus zygomaticus, Processus frontalis und Processus alveolaris mit den Zähnen. Der Processus zygomaticus setzt sich in Gestalt einer Leiste, Crista zygomatico-alveolaris, in Richtung auf den Alveolarfortsatz fort (Abb. 20). Durch die Leiste werden die beiden Flächen Facies anterior und infratemporalis voneinander getrennt. Die Facies anterior hat vorwärts der Crista zygomaticoalveolaris eine mehr oder minder tiefe Einsenkung — Fossa canina — nach dem Eckzahn, der hier hoch oben während seiner Entwicklung liegt, so benannt; sie nimmt einen großen Teil der vorderen Wand ein. An der oberen Grenze der Fossa canina liegt das Foramen infraorbitale, der Ausgang des gleichnamigen Kanals. Dies Foramen liegt etwa $^3/_4$ cm vom oberen Rande der Vorderwand des Oberkieferbeines entfernt, den man in bezug auf die Augenhöhle als Margo infraorbitalis bezeichnet. Die Stelle, an der sich im unteren Augenhöhlenrand das Os zygomaticum und das Os maxillare treffen, ist die Sutura zygomatico-maxillaris, sie liegt annähernd senkrecht über dem Foramen infraorbitale. Bei den meisten Menschen kann man die Sutura zygomatico-maxillaris durchtasten und danach leicht die Lage des Foramen infraorbitale bestimmen. Das Foramen infraorbitale ist ein etwa 5 mm großer Trichter, der sich schräg nach der Nase und nach unten öffnet. Man kann also mit einer geraden Sonde oder Kanüle nur schräg von unten und von der Nase her ins Foramen eindringen. Mit anderen Worten: etwa aus der Gegend einige Millimeter über der Wurzelspitze des seitlichen Schneidezahnes her ist vom Munde aus ins Foramen infraorbitale zu gelangen. Der Canalis infraorbitalis, in dem schon wenige Millimeter vor dem äußeren Rande die Nervi alveolares superiores anteriores in den Knochen abzweigen, zieht dann mit einer Biegung mehr in die horizontale und sagittale Richtung übergehend nach rückwärts. Nach der Nase zu endet die vordere Fläche mit der scharfen Incisura nasalis. Die Facies infratemporalis stellt die hintere Seitenfläche dar, sie geht auf die stark abgerundete Rückseite über, die auch als Tuber maxillare bezeichnet wird. Wir finden dort mehr wangenwärts gelegene kleine Foramina etwa in halber Höhe der Fläche. Hier ziehen Nerven (Nn. alveolares superiores posteriores) und Gefäße in den Knochen und zu den Zähnen. An den Rauhigkeiten der Rückfläche des Tuber maxillare lagern sich das Gaumenbein und die Keilbeinflügel an. Die Rinne, die schräg von oben hinten nach vorn unten über das Tuber zieht — Sulcus pterygopalatinus — bildet mit dem gleichnamigen Sulcus des Gaumenbeins den Canalis pterygopalatinus.

Die Facies orbitalis stellt ein großes Stück des Augenhöhlenbodens, sie ist die kleinste der vier Flächen. Etwa 1 cm vom vorderen Rande der Facies orbitalis

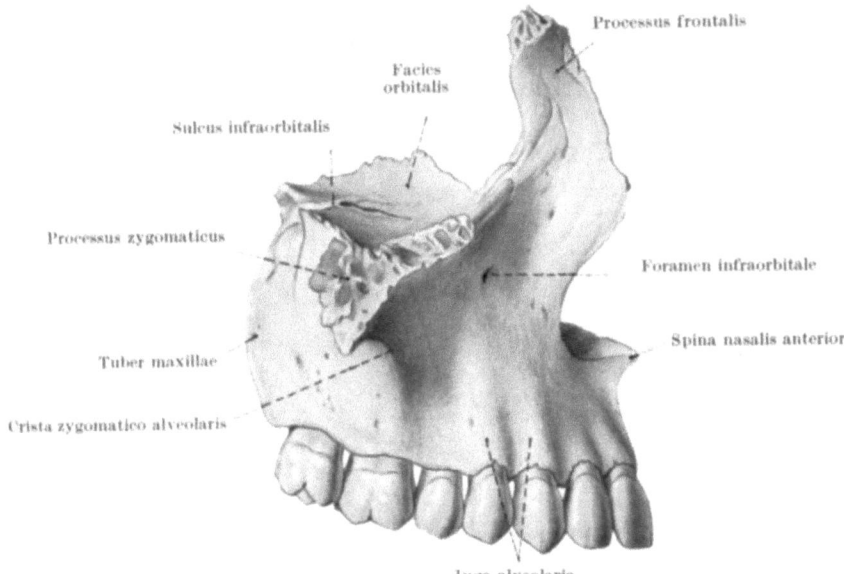

Abb. 19. Rechter Oberkiefer von außen gesehen. (Aus SICHER und TANDLER.)

entfernt finden wir hier den Infraorbitalkanal an die Oberfläche kommen und ohne knöcherne Decke als Sulcus infraorbitalis nach rückwärts ziehen (Abb. 19).

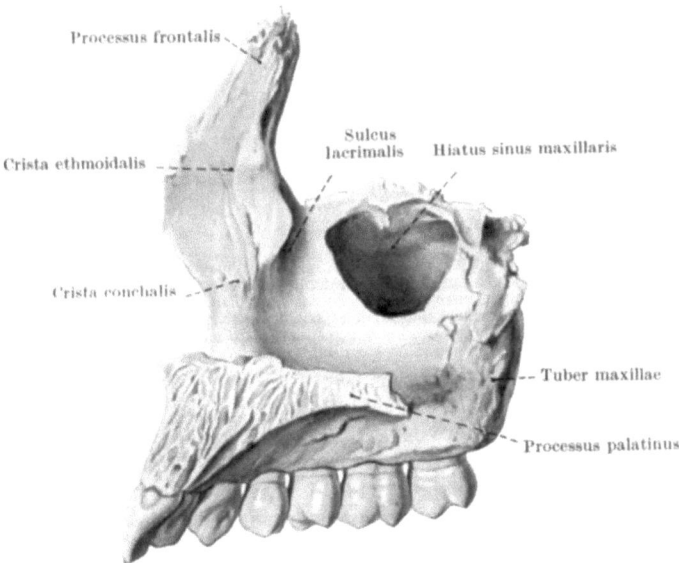

Abb. 20. Rechter Oberkiefer von innen gesehen. (Aus SICHER und TANDLER.)

Betrachten wir das Oberkieferbein von der Innenseite (Abb. 20), so sehen wir die große, glatte Fläche, Facies nasalis, die den größten Teil der seitlichen Nasenwand bildet. Wo die Facies nasalis in den Stirnfortsatz übergeht, finden wir eine annähernd horizontal verlaufende Leiste, Crista conchalis genannt, weil die untere Muschel hier ansetzt. Ferner sehen wir in der Facies nasalis ein hier in der Abb. 20 langgestrecktes, fünfseitiges Fenster, Hiatus maxillaris, als (knöchernen) Eingang in die Oberkieferhöhle, die das Innere des Corpus ossis maxillaris einnimmt. Der weite Eingang wird aber noch von der unteren Muschel, einem Teil des Siebbeines, des Gaumenbeines und des Tränenbeines überdeckt, so daß er nur hier am isolier-

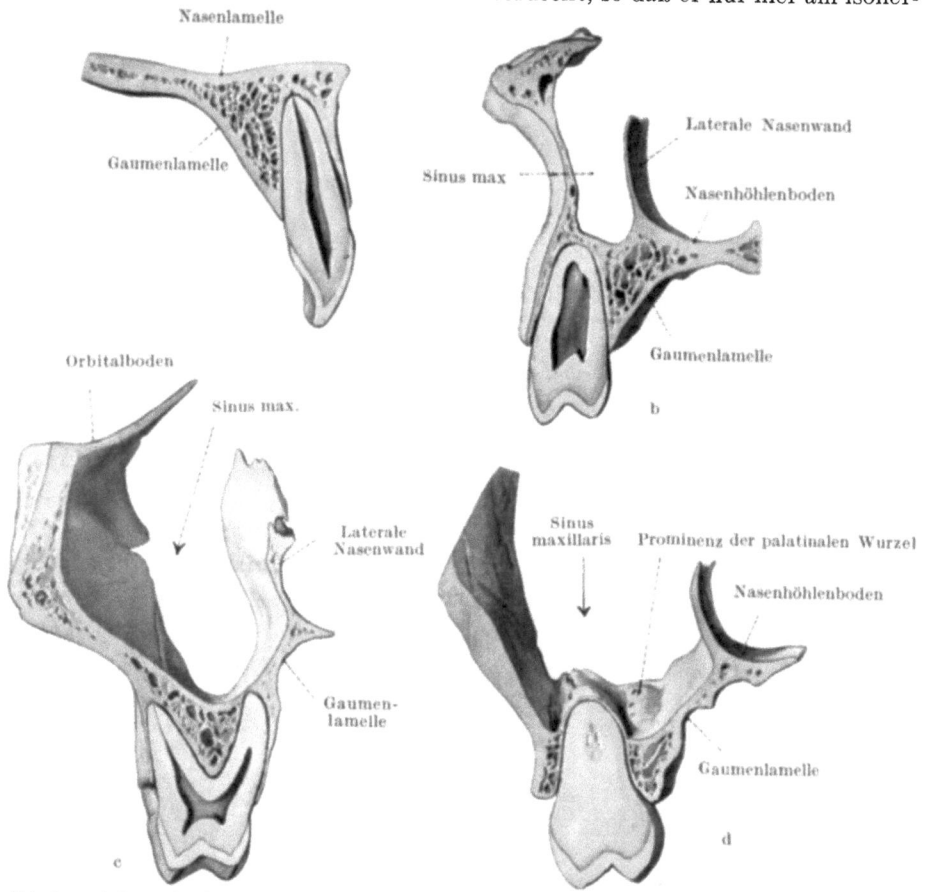

Abb. 21. a Schnitt durch den ersten oberen Schneidezahn. Die Wurzelspitze reicht bis knapp an den Nasenhöhlenboden. b Schnitt durch den zweiten oberen Prämolaren. Der Sinusboden reicht bei guter Entwicklung der Alveolarbucht bis an die Wurzelspitze des P^2. c Schnitt durch die distobuccale und palatinale Wurzel des oberen 1. Molaren. Die Spitze der palatinalen Wurzel reicht bis an den Antrumboden. Tiefe Alveolarbucht. d Schnitt durch die mesiobuccale Wurzel des oberen 2. Molaren. Sehr tiefe Alveolarbucht. Die Alveolenkuppen ragen als Vorwölbungen in das Antrum hinein. (Aus SICHER und TANDLER.)

ten Oberkieferbein so groß in Erscheinung tritt. Ein enger Zugang liegt sonst im mittleren Nasengang. In der Kieferhöhle (Sinus maxillaris — Antrum Highmori) sehen wir die äußere Form der Maxilla wieder angedeutet. Wie der Körper, so hat auch die Höhle den Fortsätzen entsprechende Ausläufer, Buchten, Recessus, nach den Fortsätzen, in denen sie liegen, bezeichnet. Der für die Zahnheilkunde wichtigste Recessus ist natürlich der Recessus alveolaris, der wie die gesamte Kieferhöhle sehr wechselnd in Gestaltung und Ausmaßen ist. In den meisten Fällen erstreckt er sich über die Wurzelspitzen des 2. Prämolaren und der Molaren. Die Wurzel des 1. Prämolaren steht nur mit ihrer distalen Wand der Kieferhöhle nahe (siehe auch die Röntgenbilder im Abschnitt Röntgenologie). Gelegentlich reicht die Kieferhöhle auch sogar bis an die Wurzel des Eckzahnes. In dem Boden des Recessus alveolaris sieht man oft leistenartige Erhebungen, die von buccal nach palatinal ziehen und damit eine gewisse Unterteilung andeuten. Vielfach senken sich auch grubenartige Vertiefungen des Bodens zwischen die Wurzeln der Molaren. Dort, wo die Wurzeln dem Antrum sehr nahe stehen, finden sich kuppelartige Erhebungen im Boden. Die Lagebeziehungen der Molaren- und Prämolarenwurzeln zur Kieferhöhle sind also sehr enge. Manchmal kann über einer Wurzel auch sogar die knöcherne Decke fehlen, am mazerierten Kiefer sieht man dann die Wurzelspitze frei in die Kieferhöhle ragen. Abb. 21 zeigt die topographischen Verhältnisse zwischen Zähnen und Oberkieferhöhle. Es bedarf kaum der Erwähnung, daß solch unmittelbare nachbarliche Beziehungen zwischen Zähnen und Kieferhöhle die größte Bedeutung für die Pathologie und Therapie hier haben müssen. Die Kieferhöhlenwandung in Gegend der Fossa canina und vor allem die nasale Wand ist sehr dünn. Oberhalb der Kieferhöhle liegen unter dem Boden der Orbita in der Wand der Facies orbitalis kleinere Höhlen, die Cellulae orbitales (HALLERI). Betrachten wir weiter die Facies nasalis der Maxilla, so ist noch der Tränennasenkanal — Sulcus lacrimalis — zu erwähnen,

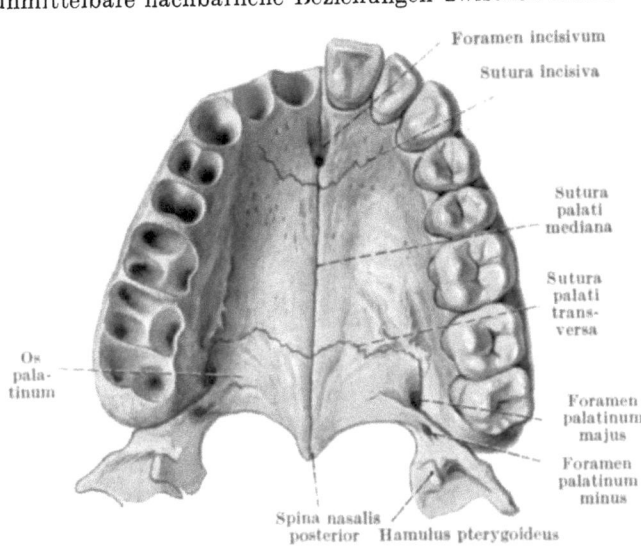

Abb. 22. Harter Gaumen. Rechts sind die Zähne entfernt, um die Alveolen des Oberkiefers zu zeigen. (Aus SICHER und TANDLER.)

der zwischen Processus frontalis und der Kante des Hiatus maxillaris herunterzieht. Er wird von vorn her durch eine Lamelle des Processus frontalis und auch von rückwärts her durch eine kleine Knochenumbiegung überdeckt.

Aus der Basis der Facies nasalis sehen wir den mächtigen Processus palatinus herausgewachsen, der einerseits den unteren Nasengang und andererseits den größten Teil des knöchernen Gaumens darstellt. Wo in der Mittellinie die Processus palatini der beiden Seiten durch eine Naht verbunden sind, erheben sie sich zu einer von vorn nach rückwärts niedriger werdenden, senkrechten Wand, die nach oben mit dem Vomer in Verbindung steht. Ein Kanal — Canalis insicivus (Abb. 20 22 und 29) — zieht zunächst gemeinsam für die beiden Oberkieferbeine, etwas rückwärts und parallel zu den mittleren Schneidezähnen vom Gaumen nach dem unteren Nasengange, in seinem oberen Abschnitt sich in einen rechten und linken Kanal verzweigend. Die gemeinsame Mündungsstelle am Gaumen ist das Foramen incisivum.

Der Alveolarfortsatz erhebt sich dünnwandiger als im Unterkiefer aus dem Körper, er legt sich vor allem im Bereich der Schneidezähne und besonders am Eckzahn mit seiner labialen Wand plastisch um die Wurzeln; die Wülste, die dadurch entstehen, heißen wie auch im Unterkiefer Iuga alveolaria. Die Wurzeln haben wieder wie im Unterkiefer je ihre eigene Alveole; die Zwischenwand zwischen je zwei Zähnen heißt Septum interdentale, die Wand zwischen den Wurzeln eines

Zahnes Septum interradicale. Der freie Rand des Alveolarfortsatzes wird wie im Unterkiefer als Limbus alveolaris bezeichnet (Abb. 22). Der Alveolarfortsatz der beiden Oberkieferbeine in seiner Gesamtheit hat, wie Abb. 22 zeigt, in der Aufsicht mehr die Form eines Hufeisens im Gegensatz zum Alveolarfortsatz des Unterkiefers, der die Form einer Parabel hat.

Betrachten wir weiter die Oberkieferbeine in ihrer Zusammensetzung von unten her in Abb. 22, so sehen wir, wie die beiden Processus palatini sich in einer markanten Naht, Sutura palatina mediana, vereinigen und wie die Pars horicontalis des Gaumenbeines das knöcherne Gaumendach, das in seiner größten Ausdehnung vom Oberkieferbein gestellt wird, noch um ein großes Stück nach rückwärts verlängert, so daß der harte Gaumen dadurch mit dem Tuber maxillare abschneidet. Der Processus palatinus der Maxilla selbst endet etwa in der Gegend des 2. Molaren. Die Sutura palatina mediana setzt sich zwischen den beiden Gaumenbeinen fort, wo sie rückwärts endet, sind die beiden Gaumenbeine zur Spina nasalis posterior ausgezogen. An der Berührungsstelle der Processus palatini und der Gaumenbeine finden wir die Sutura palatina transversa. Ferner findet man auch beim Erwachsenen wenigstens noch angedeutet eine gezackt verlaufende Naht vom hinteren Rande des Foramen incisivum zwischen 2. Schneidezahn und Eckzahn ziehen. Sie zeigt die Stelle an, wo mittlerer Nasenfortsatz mit seinen Processus globulares und Oberkieferfortsatz schon im embryonalen Leben zusammen-

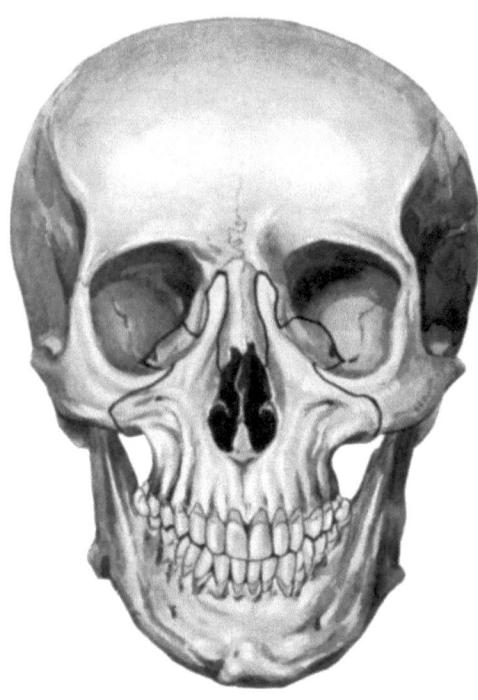

Abb. 23. Einbau der beiden Oberkieferbeine in den Gesamtschädel.

wuchsen. Der Teil der Maxilla, der vom mittleren Nasenfortsatz geliefert wurde, trägt also die beiden Schneidezähne, er bleibt bei vielen Tieren (und beim Menschen gelegentlich bei Mißbildungen) als gesonderter Knochen erhalten und wird als Zwischenkiefer, Os insicivum oder nach GOETHE, der ihn zuerst beschrieb, Os Goethei genannt. Die Naht, die von der Sutura mediana dicht hinter dem Foramen incisivum zwischen seitlichen Schneidezahn und Eckzahn zieht, heißt Sutura incisiva, nicht zu verwechseln mit der Sutura *inter*incisiva, die die Fortsetzung der Sutura palatina mediana über das Foramen incisivum ist und die zwischen den mittleren Schneidezähnen hinaufzieht zur Spina nasalis anterior. Der Teil des harten Gaumens, der zum Oberkieferbein gehört, ist außerordentlich rauh, von vielen, kleinen Foramina durchlöchert; in Gegend der Molaren ziehen Vertiefungen parallel zum Alveolarfortsatz — Sulci palatini. Zwischen den Sulci palatini erheben sich die flachen Spinae palatinae. Nahe dem Alveolarfortsatz liegt im Gaumenbein das Foramen palatinum maius, der Eingang zum Canalis pterygo-palatinus. Vom Foramen palatinum maius ziehen die hier austretenden Nerven und Gefäße in den Sulci palatini entlang nach vorn. Hinter dem großen Foramen liegen meist mehrere kleine Foramina palatina minora. Aus Abb. 20 erkennt man die Form des Gaumens, wie er sich hinter den Frontzähnen zunächst flach und an den rückwärtigen Zähnen immer steiler zu einem „Gewölbe" erhebt.

In der Praxis spricht man vielfach kurz vom „Oberkiefer" so wie man ja auch nur vom Unterkiefer in seiner Gesamtheit spricht. Das ist bis zu einem gewissen

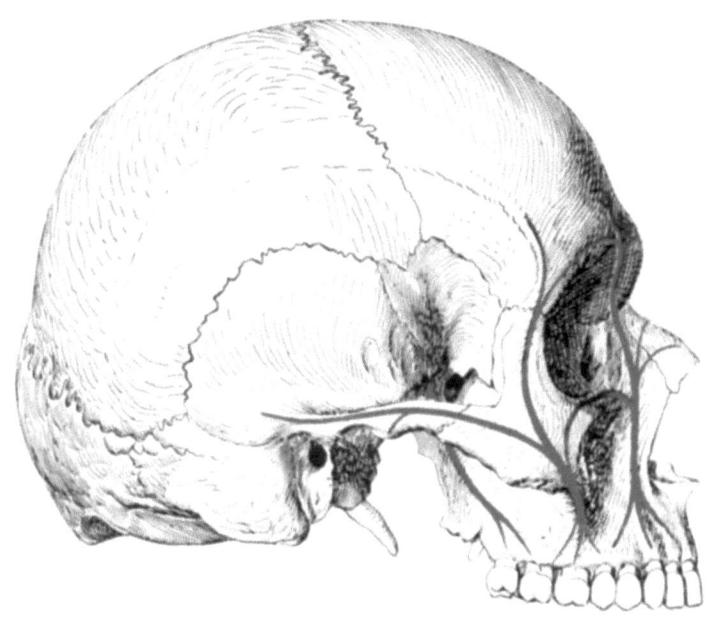

Abb. 24. Die Stützpfeiler des Obergesichtes (schematisch). (Aus SICHER, H. und J. TANDLER: Anatomie für Zahnärzte. Berlin: Julius Springer 1928.)

Grade vor allem deswegen berechtigt, weil „der Oberkiefer" genau wie der Unterkiefer funktionell mehr eine Einheit darstellt. Wie sich dieser „Oberkiefer" in seiner Zusammensetzung aus den beiden Oberkieferbeinen in das Schädelskelet einfügt, soll Abb. 23 demonstrieren.

Ähnlich den Trajektorien des Unterkiefers sieht man beim Oberkiefer im Röntgenbild strebenartige Strukturen, die den Oberkiefer gegen die Schädelbasis abstützen (Abb. 24).

Die *Altersverschiedenheiten des Oberkiefers* sind wie beim Unterkiefer sehr groß. Zur Zeit der Geburt ist der Oberkiefer noch sehr flach. Man kann an der Außenfläche erkennen, wo etwa die Milchzahnkeime liegen (Abb. 25). Die Keime der Milchzähne liegen unmittelbar unter dem Nasenboden und unter dem

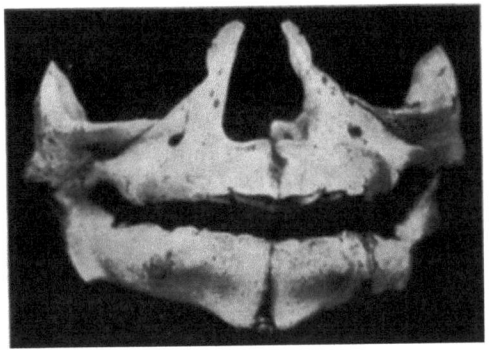

Abb. 25. Ober- und Unterkiefer eines Neugeborenen.

Boden der Orbita, eine Kieferhöhle ist noch gar nicht vorhanden, es ist nur in der seitlichen Nasenwand eine flache Rinne angedeutet, von wo aus im Laufe der Entwicklung eine Einsenkung in den Kieferkörper, die eigentliche Kieferhöhle entsteht. Deutlich wird die geringe Höhe des Oberkiefers beim Neugeborenen vor allem am Vergleich des unteren Augenhöhlenrandes mit dem unteren Rande der

Nasenöffnung, die etwa hier noch annähernd in einer Höhe liegen. Beim Erwachsenen haben sich diese beiden Punkte völlig verschoben, da besteht ein Niveauunterschied zwischen unterem Rand der Orbita und unterem Rand der Nasenöffnung von etwa $2^1/_2$ cm. Mit der Ausbildung des Wangenstückes und besonders mit dem Aufbau des Alveolarfortsatzes wird das bei der Geburt noch flache Gaumengewölbe steiler.

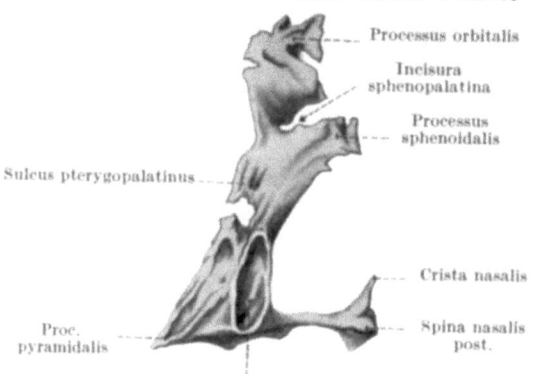

Abb. 26. Linkes Gaumenbein, Os palatinum von hinten.
(Nach RAUBER-KOPSCH: Anatomie.)

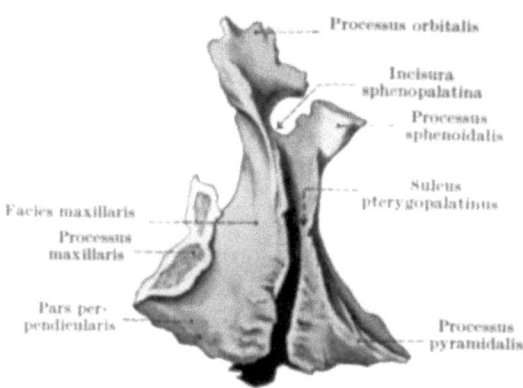

Abb. 27. Linkes Gaumenbein, Os palatinum von außen.
(Nach RAUBER-KOPSCH: Anatomie.)

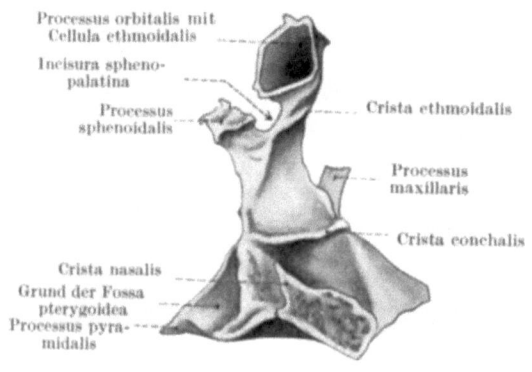

Abb. 28. Linkes Gaumenbein, Os palatinum von innen.
(Nach RAUBER-KOPSCH: Anatomie.)

Das Längenwachstum des Oberkiefers hält wie im Unterkiefer Schritt mit den Dentitionen. Die Länge reicht zur Zeit der Geburt schon annähernd aus für den Platz, den die Milchzähne benötigen, sie sind ja auch schon in ihrer Kronengröße im Kiefer gelegen, ein größeres Längenwachstum setzt erst vor der zweiten Dentition ein, genau so, wie wir es beim Unterkiefer besprochen haben. Nach Verlust der Zähne im Greisenalter schwindet wie im Unterkiefer so auch im Oberkiefer der Alveolarfortsatz oft sehr stark. Wie im Unterkiefer der Mandibularkanal und das Foramen mentale sehr nahe unter der Oberfläche liegen können, so stellt sich der gleiche Zustand im Oberkiefer ein in bezug auf Nasenboden und Kieferhöhle. Die Kieferhöhle vor allem kann so nahe unter der Oberfläche liegen, daß sie nur noch mit einer papierdünnen Knochenschale bedeckt ist.

Die *Rassenverschiedenheiten* des Oberkiefers fallen am stärksten durch die Form des zahntragenden Teiles im Bereich der Frontzähne auf. Die Profillinie die der subnasale Bezirk mit den Zähnen bietet, ist ursprünglich stark schräggestellt und wird allmählich steiler. Sie bildet mit der dazu angelegten Horizontalen einen Winkel von 62—86° im Mittel bei den verschiedensten Rassen (BRAUS). Die Profillinie bei niedrigen Winkelgraden erinnert noch an die Schnauzenform des Tiergesichts.

3. Das Gaumenbein — Os palatinum

haben wir schon zu einem Teil bei der Besprechung des harten Gaumens kennengelernt, dessen rückwärtigen Abschnitt es mit seiner Pars horicontalis – die dem Processus palatinus der Maxilla entspricht — bildet. Diese Pars horicontalis ist gleichzeitig, wie die Oberfläche des Processus palatinus der Maxilla, Nasenboden. Wo sich die beiden Gaumenbeine aneinanderlegen, erhebt sich eine scharfe Kante, Crista nasalis (Abb. 26). Der senkrechte Teil, Pars perpendicularis, stellt mit seiner nasalen Fläche den rückwärtigen Abschnitt der seitlichen Nasenwand, den Hiatus maxillaris von rückwärts her zum Teil überdeckend. Die Fläche der Pars

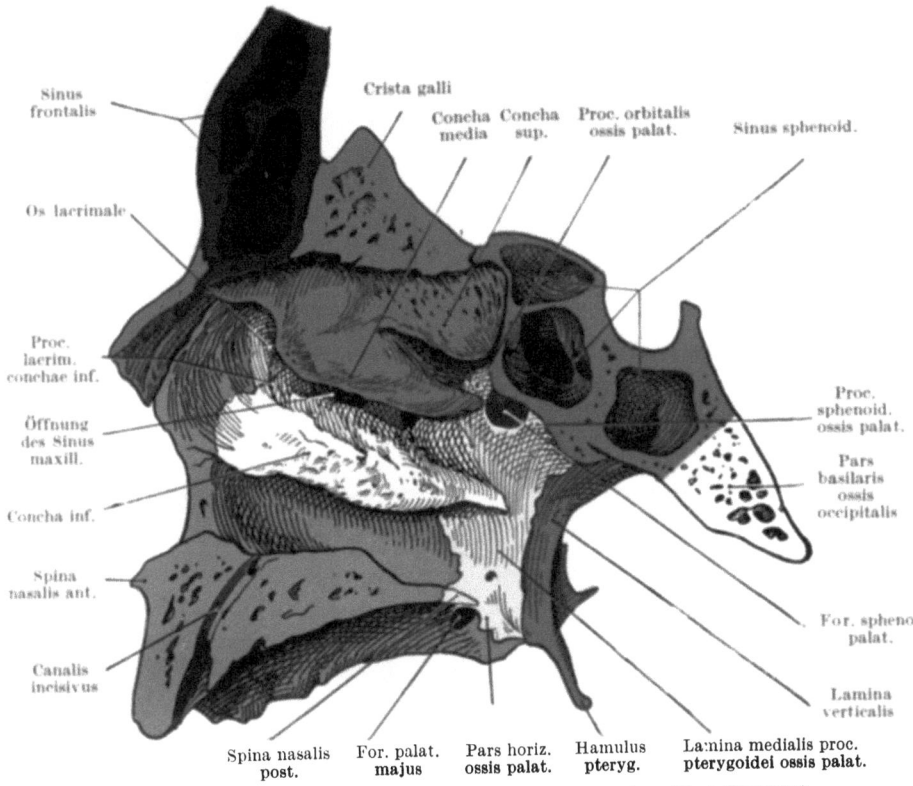

Abb. 29. Skelet der lateralen Wand der Nasenhöhle, von innen gesehen. (Nach CORNING.)
Os nasale orange. Maxilla blau. Os ethmoid. rot. Os frontale violett. Os palatinum gelb. Os sphenoid. grün. Os lacrimale weiß. Concha inf. weiß. Os basilare weiß.

perpendicularis, die sich der Maxilla am Tuber anlegt (Abb. 27), ist mit einer Furche durchzogen, Sulcus pterygopalatinus, die zusammen mit dem gleichnamigen Sulcus der Maxilla den Canalis pterygopalatinus bildet. Im übrigen zeigen die Abb. 26—28 die Gestalt des Gaumenbeines und seiner Fortsätze, es kann darauf hier nicht näher eingegangen werden. Abb. 29 soll noch demonstrieren, wie das Gaumenbein in das Schädelskelet eingefügt ist.

III. Die Muskulatur des Mundes und seiner Nachbarschaft.
A. Oberflächliche Muskeln (Abb. 30).

Das *Platysma* (besser M. subcutaneus colli) zieht als sehr flache, breite Muskelplatte von der Brust über Schlüsselbein und Hals an den Unterkieferrand und darüber hinaus. Wenn das Platysma gespannt ist, vor allem bei vorgestrecktem, erhobenem Kinn, ist es nicht möglich, die Gebilde unter der Basis mandibulae und unter dem Kinn durchzutasten, man muß dazu das Platysma durch Senken des Kinns nach der Brust zu entspannen lassen. Mit dem Platysma hängt mehr oder weniger zusammen der *M. triangularis*; er setzt an der Seite des Kinns an und läuft zum Mundwinkel. Er zieht den Mundwinkel herunter. Annähernd parallel zum Unterkieferrand liegt der *M. risorius* über dem Platysma, er ist oft eng verbunden mit dem M. triangularis, mit dem er am Mundwinkel zusammentrifft.

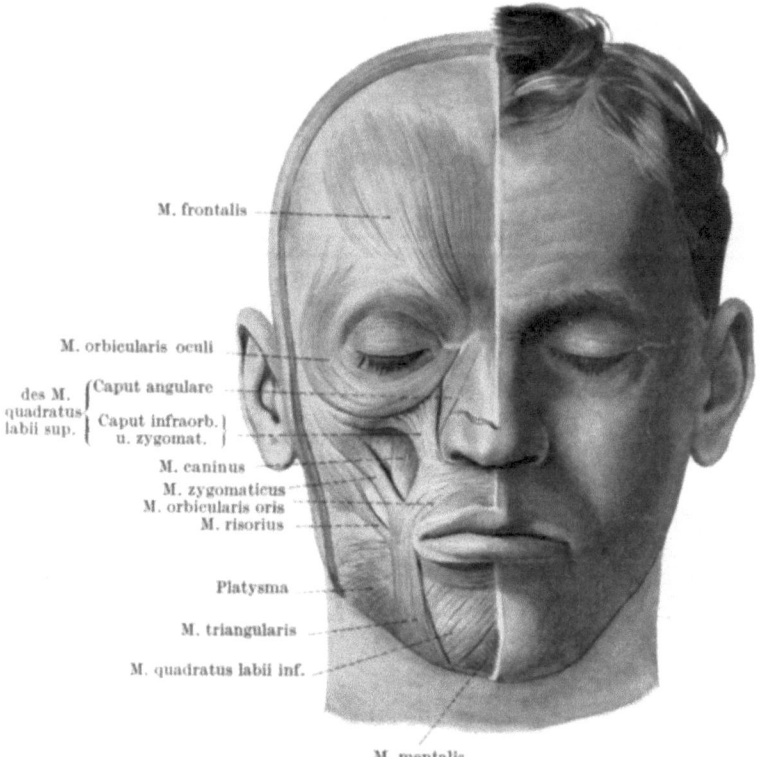

Abb. 30. Mimische Muskulatur; oberflächliche Schicht. (Aus SICHER und TANDLER.)

Er zieht den Mundwinkel nach rückwärts, er läßt das Grübchen in der Wange entstehen. Der *M. quadratus labii inferioris* ist zum großen Teil vom M. triangularis bedeckt, er setzt am Unterkieferrand unter dem Foramen mentale an und zieht die Unterlippe herunter.

Der *M. zygomaticus* setzt am Jochbein eng begrenzt an und teilt sich fächerig am Mundwinkel auf. Er zieht den Mundwinkel in die Höhe; er ist der eigentliche Lachmuskel.

Der *M. quadratus labii superioris* hat drei Köpfe, die nach ihrem Ursprung benannt sind: Caput angulare, Caput infraorbitale, Caput zygomaticum. Diese drei Ursprungsstücke vereinigen sich zwischen Nasenflügel und Mundwinkel zu einer viereckigen Platte, manchmal bleiben sie auch getrennt. Er hebt den Mundwinkel und Nasenflügel und markiert die Nasolabialfurche.

Unter dem Quadratus labii superioris liegt der Musculus caninus, der aus der Fossa canina kommt und zwischen Quadratus und Zygomaticus den Mundwinkel erreicht.

B. Tiefere Muskeln (Abb. 31).

M. orbicularis oris. Dieser kräftige Ringmuskel reguliert den Schluß der Mundspalte und spitzt den Mund. Er besteht nur zum geringen Teil aus selbständigen Fasern, er wird vielmehr von den Muskeln gebildet, die radiär zum Munde angeordnet sind und die sich gewissermaßen zu diesem Ringband zusammenschließen.

M. bucinator, Wangen oder Trompetermuskel. Er hängt sehr eng mit dem M. orbicularis zusammen, in den er nach vorn übergeht, durchsetzt die Wange, inseriert am Unterkiefer buccal neben den Molaren. Die Raphe pterygomandibularis verbindet seinen Unterkieferansatz mit dem Oberkieferansatz am Tuber

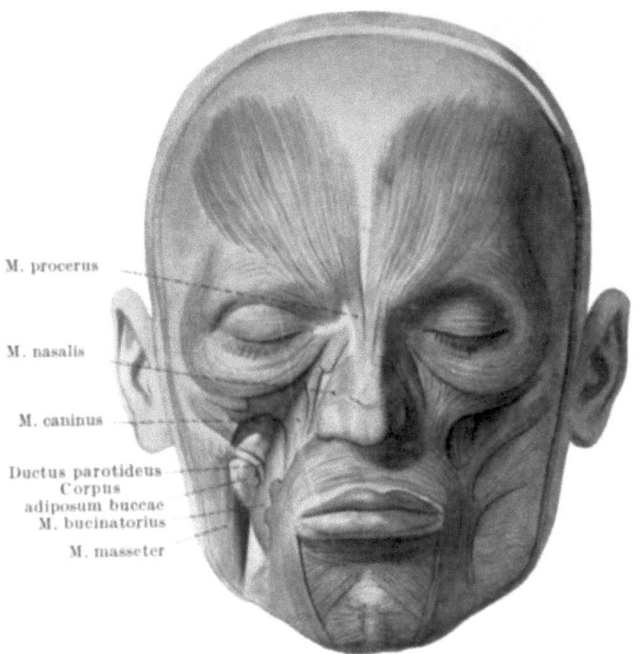

Abb. 31. Mimische Muskulatur; tiefe Schicht. (Aus SICHER und TANDLER.)

maxillare und am Keilbein. Der rückwärtige Teil des M. bucinator ist etwas bedeckt von der Außenkante des aufsteigenden Astes. Er ist an der Kaufunktion beteiligt. Bei maximaler Öffnung des Mundes legt sich der M. bucinator sehr straff an die Außenseite der oberen Molaren. Man darf deshalb den Mund nur wenig öffnen lassen, wenn man den rückwärtigen Teil des Mundvorhofes überblicken will.

Zu erwähnen sind ferner noch der *M. nasalis,* der über dem Eckzahn ansetzt und zum Nasenflügel und Nasenrücken aufsteigt, der *M. mentalis,* der von den Juga alveolaria der unteren Frontzähne zur Haut des Kinns zieht, um sie zu heben und die unter dem Orbicularis liegenden *Musculi incisivi labii superioris* und *inferioris.* Sie entspringen an den Juga alveolaria der Schneidezähne und gehen zur Schleimhaut der Lippen und des Mundwinkels, den sie vor allem medialwärts ziehen.

Die sämtlichen bis jetzt beschriebenen Muskeln werden vom Nervus facialis innerviert.

C. Die Kaumuskeln.

1. Die Öffner (Abb. 32).

a) M. geniohyoideus zieht von den beiden unteren Höckerchen der Spina mentalis unterhalb des M. genioglossus zum Zungenbein. Unter ihm liegt als ausgespannte Muskelplatte der

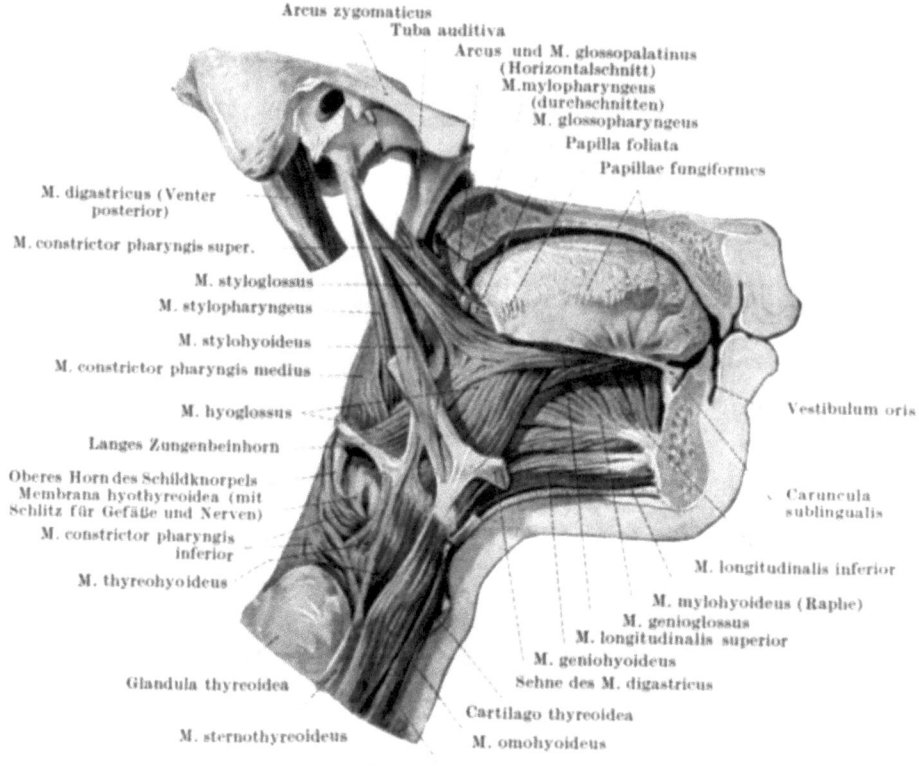

Abb. 32. Seitenansicht der Zunge, Muskeln der Zunge und des Schlundes. Die rechte Unterkieferhälfte entfernt, ebenso rechter Gaumen und Lippen. Die rechte Zungenseite und die rechtsseitigen Muskeln sind freigelegt. Vom Schädel der rechte Warzenfortsatz, äußere Gehörgang, die Gelenkpfanne für den Unterkiefer und der Griffelfortsatz gezeichnet. (Aus BRAUS: Anatomie des Menschen. Bd. 2. Berlin: Julius Springer 1924.)

b) M. mylohyoideus; er ist an der Linea mylohyoidea und vorwärts davon am Unterkiefer angeheftet und verläuft mit den rückwärtigen Fasern von der Innenseite des Unterkiefers zum Zungenbein. In seiner vorderen Partie verlaufen die Fasern mehr horizontal nach der medianen Raphe, die die Muskel der rechten und der linken Seite verbindet.

c) M. digastricus (biventer mandibulae). Der vordere Bauch zieht von der Fossa digastrica, die an der Innenseite des Kinns nahe dem Rande liegt, dicht unterhalb des M. mylohyoideus zum Zungenbein, hier durch ein Band befestigt, wo eine Zwischensehne den vorderen Bauch mit dem hinteren verbindet. Dieser hintere Bauch, der schlanker und länger ist als der vordere, hat seinen Ansatz am Processus mastoideus und in der Incisura mastoidea.

Alle drei Muskeln ziehen bei festgestelltem Zungenbein den Unterkiefer herab. Vor allem der M. mylohyoideus hat außerdem noch die Aufgabe, die Zunge wie in einer Hängematte zu heben oder zu tragen (siehe auch Abb. 46). Damit die hier genannten Muskeln, obere Zungenbeinmuskeln, den Unterkiefer herabziehen können, muß das Zungenbein von seinen unteren Muskeln, die wiederum am Rumpfskelet ansetzen, festgestellt sein. Die Mm. geniohyoideus, mylohyoideus und der Venter anterior digastrici werden vom Trigeminus innerviert.

2. Die Schließer.

a) M. temporalis (Abb. 33). Er entspringt in breiter, fächerförmiger Ausdehnung an der Schläfe, geht unter dem Jochbogen hindurch, um am Processus muscularis anzusetzen, über den er sich gewissermaßen hinüberstülpt. Der sehnige Ansatz reicht an der inneren Vorderkante des aufsteigenden Astes weit herab bis

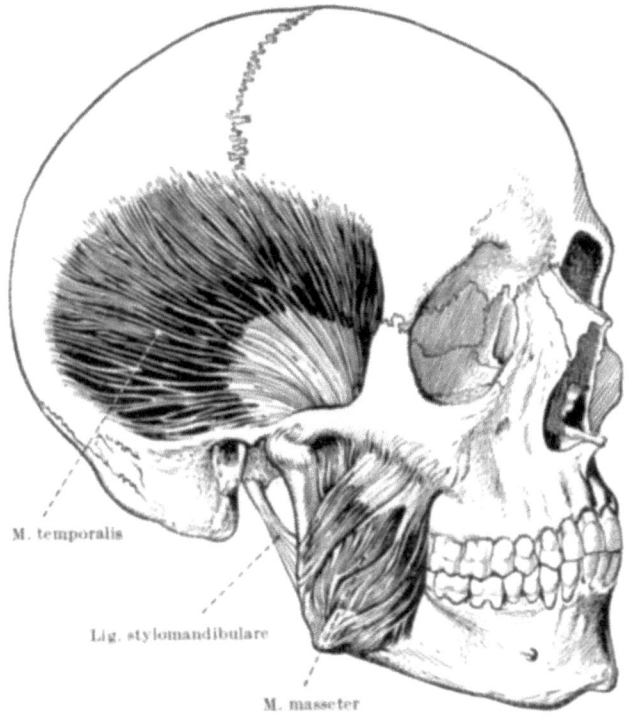

Abb. 33a. Kaumuskeln (Abb. 33a—d nach BENNINGHOFF).

nahe an das Niveau der Molarenkaufläche, jedenfalls bis zu der Stelle, an der man zur Anästhesierung am Foramen mandibulare einstechen muß. Der M. temporalis ist der kräftigste der Schließer. Ihm steht an Kraft sehr nahe der

b) M. masseter (Abb. 33), der am Jochbogen in breiter Ausdehnung (vom Processus zygomaticus maxillae bis vor dem Tuberculum articulare) entspringt und schräg nach unten und rückwärts nach der Außenseite des Ramus mandibulae verläuft. Dort ist sein Ansatz auf fast die ganze Außenseite und auch auf den Processus muscularis ausgedehnt. An der Basis des Unterkiefers findet sich unter seinem Ansatz die Tuberositas masseterica, die gelegentlich zu einer regulären Spina ausgezogen sein kann. Es laufen oft sogar Fasern um die Basis mandibulae herum zur Vereinigung mit dem

c) M. pterygoideus internus s. medialis (Abb. 33). Er kommt aus der Fossa pterygoidea, jedenfalls in seiner Hauptmasse, und setzt auf der Innenfläche der Mandibula auf der Tuberasitas pterygoidea an, die der Tuberositas masseterica gegenüberliegt. Es ist überhaupt der M. pt. i. das innere Gegenstück des äußeren Masseter, wenn man den Verlauf von oben-vorn nach unten-hinten betrachtet.

24 Die Gefäße des Zahnsystems und seiner Nachbarschaft.

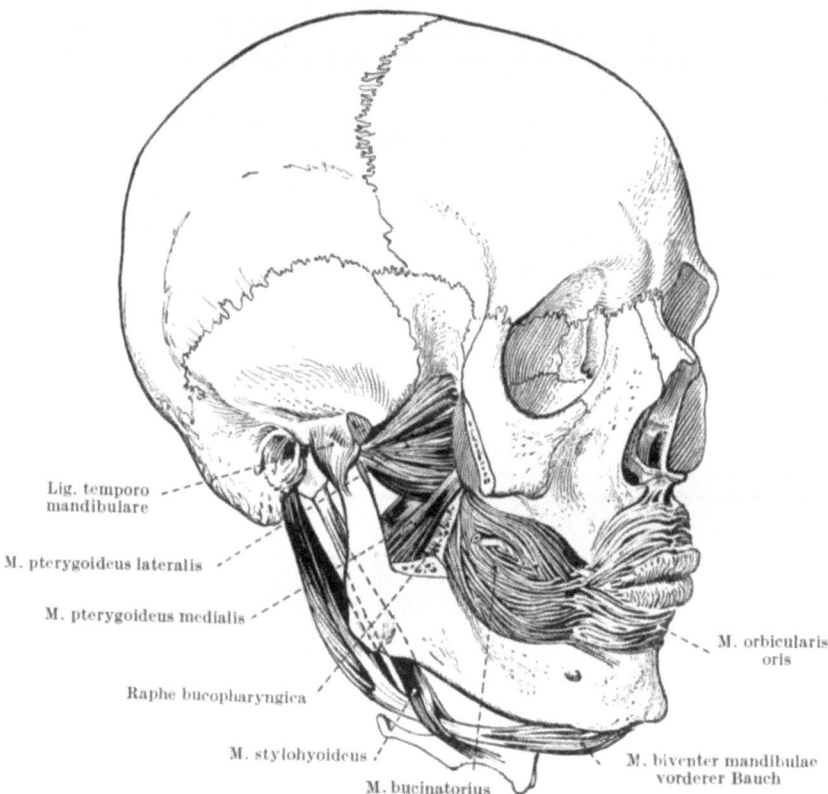

Abb. 33b. Kaumuskeln. Der Jochbogen ist entfernt und aus dem Kieferast ein Stück herausgehängt.

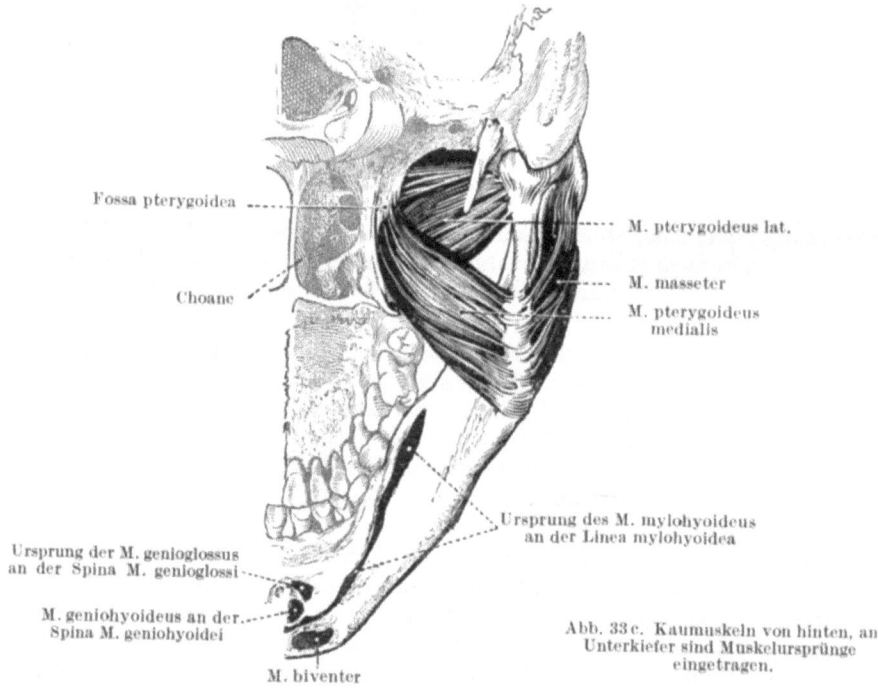

Abb. 33c. Kaumuskeln von hinten, am Unterkiefer sind Muskelursprünge eingetragen.

3. Der Vorwärtszieher.

M. pterygoideus externus s. lateralis (Abb. 33) entspringt an der Lamina lateralis des Processus pterygoideus und geht in horizontaler Richtung nach rückwärts und nach außen zu der kleinen Fovea pterygoidea des Processus articularis des Unterkiefers und zur Kapsel des Kiefergelenks.

Aus der obigen Einteilung in Schließer und Vorwärtszieher und aus den Abbildungen ist die Haupttätigkeit der Kaumuskeln im engeren Sinne zu erkennen. Temporalis, Masseter und Pterygoideus internus ziehen den Unterkiefer an den Oberkiefer heran, wenn sie beiderseitig wirken. Beiderseitige Funktion des M. pterygoideus externus zieht den Unterkiefer nach vorn bis auf das Tuberculum articulare, von wo der horizontal gelegene Anteil des Temporalis den Unterkiefer wieder zurückzieht.

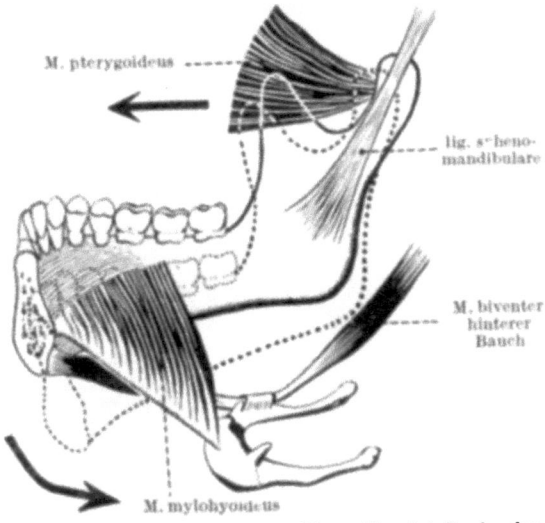

Abb. 33 d. Kieferöffnung durch Pterygoides lat. Raphe des Mylohyoideus u. Biventer. Die punktierte Kontur stellt die Lage des geöffneten Kiefers dar. (Schema.)

Einseitige Kontraktion des M. pterygoideus externus dreht den Unterkiefer um den Gelenkkopf der anderen Seite, wodurch die Mahlbewegung des Unterkiefers zustande kommt. Ausführlicher wird darüber bei der Funktion des Kiefergelenkes und beim Kauakt berichtet. Innerviert werden die Schließer und der Vorwärtszieher vom 3. Ast des Trigeminus.

IV. Die Gefäße des Zahnsystems und seiner Nachbarschaft.

1. Die Arterien.

Die sämtlichen Gebilde des Kopfes erhalten ihr arterielles Blut aus der Arteria carotis communis, die sich dicht unterhalb der Höhe des Zungenbeines in die Arteria carotis interna und in die Arteria carotis externa aufteilt (Abb. 34). Die *Carotis interna* versorgt vor allem Gehirn, Auge und deren Nachbarschaft, die Carotis externa führt das Blut zu den übrigen Teilen des Kopfes, und also auch zum Zahnsystem. Sie geht teilweise vom hinteren Bauch des M. digastricus und vom M. stylohyoideus bedeckt gerade in die Höhe; sie wird weiter eine Strecke weit von der Glandula parotis eingehüllt, wo sie dem hinteren inneren Rande der Mandibula entlang läuft. Nahe dem Collum mandibulae teilt sie sich in ihre Endäste. Die *Carotis externa* gibt der Reihe nach folgende Arterien ab, aus deren Namen die Versorgungsgebiete zu ersehen sind: A. thyreoidea superior, lingualis, sternocleidomastoidea, facialis, pharyngea ascendens, occipitalis, auricularis posterior, maxillaris, temporalis superficialis.

Wir wollen hier nur die für uns wichtigeren ausführlicher besprechen:

A. lingualis (Abb. 35). Sie entspringt in Höhe des großen Zungenbeinhornes, läuft nach kurzem Anstieg parallel dem oberen Rande des Zungenbeins, außen bedeckt vom M. hyoglossus, endlich zur Zunge herauf. Der Ramus hyoideus zieht zum Zungenbein. Der zweite Abzweig, Ramus dorsalis linguae (meist mehrere kleine Zweige) steigt zur Zungenwurzel auf, um am Zungenrücken bis zur Epiglottis sich auszubreiten. Der dritte Zweig, A. sublingualis, windet sich vorwärts zwischen M. genioglossus und mylohyoideus, um die Glandula sublingualis, den Mundboden und das linguale Zahnfleisch zu versorgen. Als Fortsetzung der A. lingualis sieht man nach Verlauf und Größe die A. profunda linguae an, die nahe der unteren Zungenfläche nach oben und vorn sich verfolgen läßt.

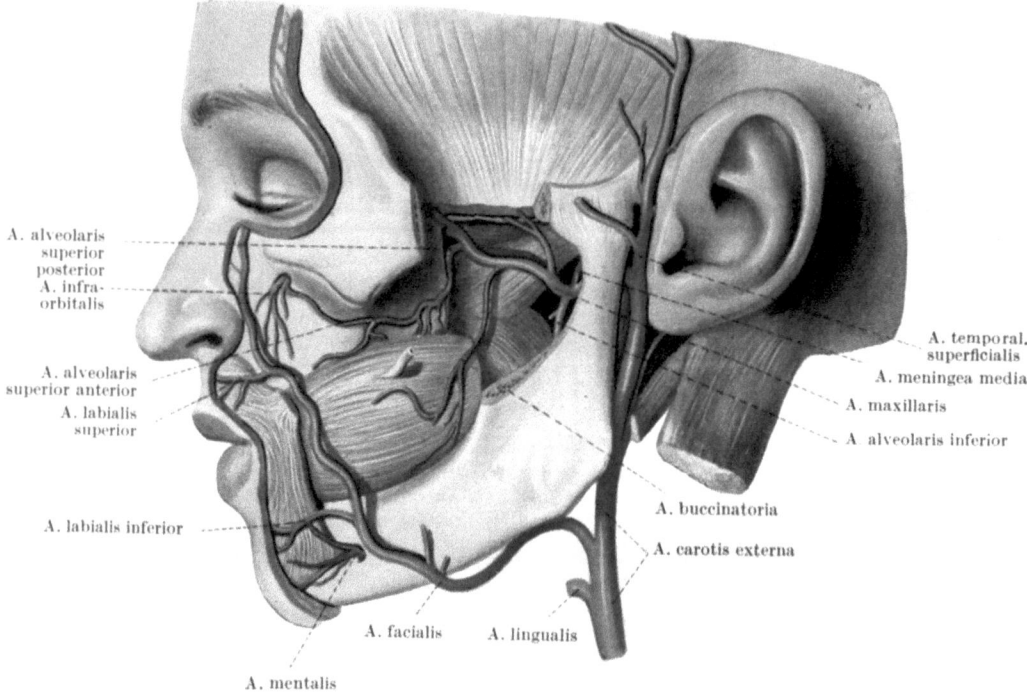

Abb. 34. Die Äste der A. maxillaris. Jochbogen und Processus coronoideus sind entfernt. (Aus SICHER und TANDLER.)

A. facialis (Abb. 34 und 35) zweigt eine kurze Strecke weit oberhalb der A. lingualis vom Hauptstamm ab; sie umgeht zunächst zungenwärts die Glandula submaxillaris s. submandibularis und erscheint wieder an deren oberem Rande; hier macht sie eine Biegung nach oben um die Basis mandibulae herum, unmittelbar vor dem Ansatz des M. masseter. Dort kann man sie unter der Fingerkuppe pulsieren fühlen. Sie geht weiter über den M. bucinator zum Mundwinkel, wo die Arteriae labii inferioris und superioris abgegeben werden. Weiter geht sie zum Nasenflügel, Nasenrücken und inneren Augenwinkel. Während ihres Verlaufs unterhalb der Basis mandibulae versorgt sie die Glandula submandibularis und deren Nachbarschaft, mit einem aufsteigenden Ast den Schlund, die Tonsillen und rückwärtige Seitenteile der Zunge. An der Kurve um die Basis mandibulae geht zur Versorgung der Unterkieferpartie die A. submentalis ab.

Im weiteren Verlauf der Carotis externa medial vom Ramus mandibulae werden die Pharyngea ascendens, Occipitalis und Auricularis posterior abgegeben.

Dicht unterhalb des Kiefergelenks, bedeckt von der Glandula parotis, verläßt die *Arteria maxillaris* im rechten Winkel nach vorn und medial das Stammgefäß

(Abb. 34). Die Fortsetzung der Carotis externa bildet nach dem Verlauf die A. temporalis superficialis, wie das Abb. 34 sehr deutlich zeigt.

Die *A. maxillaris* geht zwischen Collum mandibulae und Ligamentum sphenomandibulare zur Fossa sphenomaxillaris s. pterygopalatina, wo sie sich in ihre Endäste aufteilt. In bezug auf die Gebiete, die sie durchfließt, unterscheidet man an der Maxillaris interna eine Pars mandibularis, Pars pterygoidea und

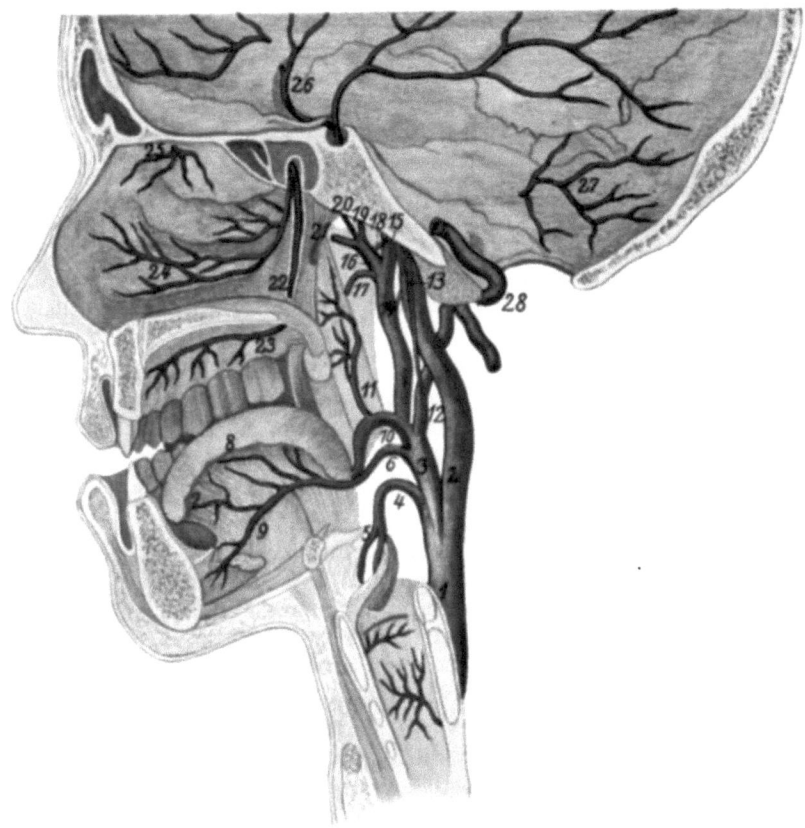

Abb. 35. Die Verzweigung der Arteria carotis externa, von der medialen Seite her gesehen. 1 : 2. Die Wirbelsäule samt hinteren und äußeren Halsmuskeln sowie der Schlund sind entfernt, die Gefäße sind möglichst in ihrer natürlichen Lage erhalten. 1 A. carotis communis; 2 A. carotis interna; 3 A. carotis externa; 4 A. thyreoidea superior; 5 A. laryngea superior; 6 A. lingualis; 7 A. profunda linguae; 8 A. dorsalis linguae; 9 A. profunda linguae; 10 A. facialis; 11 A. palatina ascendens; 12 A. occipitalis; 13 A. pharyngea ascendens; 14 A. auricularis posterior; 15 A. temporalis superficialis; 16 A. maxillaris; 17 A. alveolaris inferior; 18 A. temporalis profunda posterior; 19 A. meningea media; 20 A. temporalis profunda anterior; 21 Endast der A. maxillaris interna; 22 A. palatina descendens (Kanal aufgemeißelt); 23 A. palatina major; 24 Aa. nasales posteriores laterales; 25 A. ethmoidalis anterior; 26 A. meningea media; 27 R. mastoideus; 28 A. vertebralis, am Eintritt in die Schädelhöhle. (Nach RAUBER-KOPSCH: Anatomie.)

Pars spheno. maxillaris. In dem ersten Abschnitt, der *Pars mandibularis*, entspringen die A. auricularis profunda, tympanica anterior, meningea media und alveolaris inferior.

Die A. alveolaris inferior (auch mandibularis genannt) zieht zwischen M. pterygoideus internus und der Innenwand des Ramus mandibulae nach unten vorn zum Foramen mandibulare. Sie gibt noch einen kleinen Ast, Ramus mylohyoideus zum gleichnamigen Muskel vor ihrem Eintritt in das Foramen ab, er verläuft im Sulcus mylohyoideus. Die A. alveolaris inferior durchzieht vom Foramen mandibulare ab den Unterkiefer im Canalis mandibularis (Abb. 15). Durch das Foramen mentale wird ein großer Seitenzweig, A. mentalis, wieder nach außen geschickt, um sich dort aufzuteilen. Die A. alveolaris inferior läuft im Canalis incisivus als A. incisiva unter den Frontzähnen fort bis zur Mittellinie und mit der Gegenseite anastomosierend darüber hinaus.

Im Kanal zweigen sehr viele größere Stämmchen in den Knochen ab; von ihnen sind vor allem die Gefäße, die in die Interdentalsepten gehen — *Arteriae interalveolares* — oft von beträchtlicher Größe, denen gegenüber die kleinen Stämmchen, die die Zähne versorgen, *Arteriae dentales*, mikroskopisch fein sind. Die Arteriae interalveolares dringen perforierend in die Wurzelhaut ein und die Rami perforantes gingivales versorgen, wie ihr Name schon sagt, die Gingiva. Die Gefäße der Wurzelhaut entstammen in der Hauptsache den interalveolären Arterien, nur ganz kleine Abzweige verlassen vor dem Foramen apicale die Zahnarterien, um zur Wurzelhaut zu gehen. Bei Extraktionen oder anderen Operationen kommen stärkere Blutungen demnach vor allem aus den interalveolären Gefäßen, wenn nicht etwa eine Blutung aus der A. alveolaris inferior vorliegen sollte. Verletzungen dieser Arterie können natürlich bei den oft engen, topographischen Beziehungen zwischen Zähnen und Mandibularkanal (Abb. 14, 15) gelegentlich vorkommen.

Der zweite Abschnitt, *Pars pterygoidea*, gibt hauptsächlich den Muskelästen den Ursprung: A. masseterica, temporalis profunda posterior et anterior, Rami pterygoidei und A. buccalis; letztere versorgt außer der benachbarten Muskulatur noch Teile der Mundhöhlenschleimhaut und des Zahnfleisches im Oberkiefer.

Im dritten Abschnitt, *Pars sphenomaxillaris*, zweigt über dem Tuber maxillare zuerst die Arteria alveolaris superior posterior ab. Meist sind es mehrere kleine Stämme. Sie ziehen über den Knochen hinweg, um auf der Facies infratemporalis der Maxilla in die kleinen Foramina und in die Canales alveolares superiores posteriores einzutreten, die in der äußeren Wandung der Kieferhöhle nach vorn zu verfolgen sind. Diese Kanäle sind nach der Kieferhöhle zu oft nicht knöchern geschlossen, so daß man sie am macerierten Schädel sehr gut sehen kann. Von hier gehen die Abzweigungen in den Knochen zu den rückwärtigen Zähnen und auch zur Kieferhöhlenschleimhaut.

In der Zahnumgebung sehen wir wieder dieselbe Aufteilung, wie sie beim Unterkiefer beschrieben wurde; die größeren Stämme sind die Arteriae interalveolares, die auch die Wurzelhaut und das Zahnfleisch versorgen.

Vor dem Eintritt in die Foramina sieht man kleine Zweige zum Periost und zur Schleimhaut des rückwärtigen Kieferabschnittes und zum M. bucinator gehen. Das Stammgefäß zieht in dem Sulcus und Canalis infraorbitalis weiter als *Arteria infraorbitalis*. Schon im Kanal, nahe dem Foramen infraorbitale, ziehen die Arteriae alveolares superiores anteriores in der größeren Knochenwandung der Facies anterior maxillare zu den Vorderzahngebieten, zur Kieferhöhle, zum Periost und zur Gingiva. Mit den Arteriae alveolares superiores posteriores finden Anastomosen statt. Durch das Foramen infraorbitale verläßt die Arteriae infraorbitalis den Knochen, um sich in der benachbarten Gesichtsregion auszubreiten.

Die *Arteria palatina descendens* läuft von der Flügelgaumengrube aus im Canalis pterygopalatinus abwärts, tritt als A. palatina maior durchs Foramen palatinum maius und versorgt etwa parallel zum Alveolarfortsatz nach vorn ziehend die Schleimhaut des harten Gaumens und die palatinale Gingiva. Kleinere Äste ziehen zum weichen Gaumen.

Die *Arteria pterygopalatina* geht durchs Foramen pterygopalatinum, um Seitenwand der Nasenhöhle und Nasenseptum zu versorgen. Vom Nasenseptum gehen

Äste durch den Canalis incisivus, die am Gaumen mit der A. palatina maior anastomosieren.

2. Die Venen (Abb. 36).

Der Rückfluß des Blutes in den Venen geht annähernd denselben Weg, den der Zufluß in den Arterien gegangen ist. Es ist der Verlauf der Venen nur weniger konstant als der der Arterien. Meist entsprechen einer Arterie zwei oder gar mehr Venen. So sieht man auch aus dem Foramen apicale des Zahnes mehrere Venen austreten, die sich zu den Venae alveolares superiores und Venae alveolares

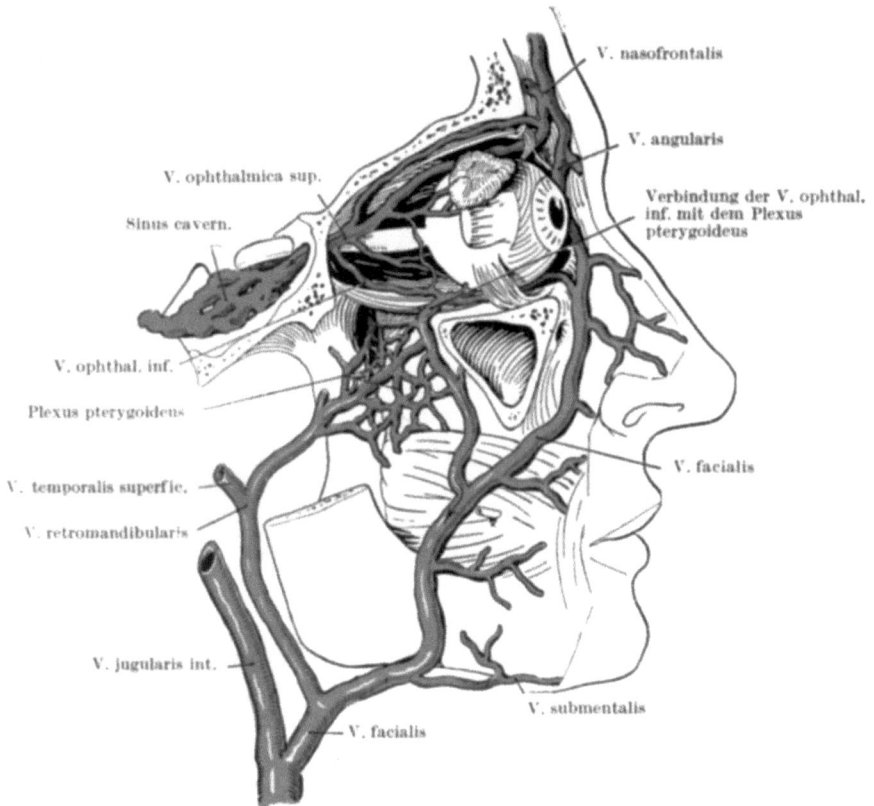

Abb. 36. Topographie der Vv. ophthalmicae und der Gesichtsvenen. Halbschematisch.
(Nach CORNING, zum Teil nach HENLE.)

inferiores mit den Venen aus der Nachbarschaft des Zahnes und aus dem Knochen vereinigen. Die Venen des Oberkiefers, jedenfalls des rückwärtigen Abschnitts und der inneren Partien, münden dann im Plexus pterygoideus, der sich aus vielen Rückflußgefäßen zwischen Kieferhals und Fossa pterygoidea gebildet hat (Abb. 36). Von dort gelangt das Blut zurück in der Vena maxillaris interna, in die dann noch die Vena alveolaris inferior aus dem Foramen mandibulare kommend einmündet. Weiter geht der Rückweg des Blutes in die Vena retromandibularis, die unterhalb der Basis mandibulae in die Vena facialis mündet, um schließlich in die Vena jugularis interna einzugehen (Abb. 36). Zu erwähnen ist noch die Verbindung des Plexus pterygoideus über die Vena ophthalmica inferior zum Sinus cavernosus, die gelegentlich zu schweren Komplikationen führt (Abb. 36).

3. Das Lymphgefäßsystem (Abb. 37).

In den Lymphgefäßen wird die aus den Blutgefäßen ins Gewebe gelangte Flüssigkeit wieder abgeführt. In die Bahnen des Lymphgefäßnetzes sind regionsweise Lymphdrüsen, besser gesagt: Lymphknoten eingeschaltet, durch die die Lymphflüssigkeit hindurchgehen muß. Dabei werden dem Flüssigkeitsstrome von der „Drüse" zellige Elemente für das Blut abgegeben, andererseits setzen sich in den Lymphknoten Verunreinigungen (Mikroorganismen u. a. m.) der

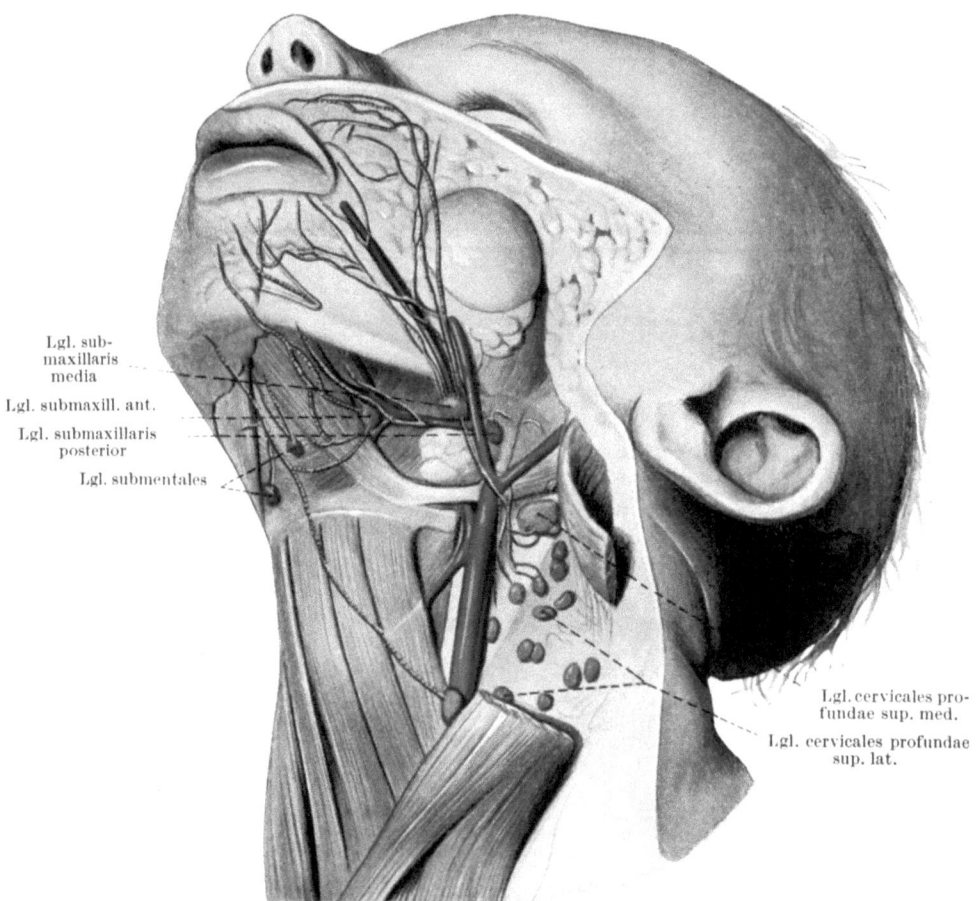

Abb. 37. Lymphgefäße und Lymphdrüsen des Kopfes und Halses. (Nach BARTELS.) (Aus SICHER, H. und J. TANDLER: Anatomie für Zahnärzte. Berlin: Julius Springer 1928.)

Lymphe wie in einem Filter ab. (Metastasen von Entzündungen, Geschwülsten in den zugehörigen Lymphdrüsen). Von den Zähnen und aus deren Nachbarschaft fließt die Lymphe zunächst zu den submentalen und zu den submandibulären Lymphknoten. Die Lymphonodi submentales (Abb. 37 und 46) (ihre Zahl ist inkonstant, 2—4 werden angegeben) liegen zwischen den Ansatzstellen der Musculi geniohyoidei nahe der Innenfläche des Kinns. Zu ihnen fließt die Lymphe von den vier unteren Schneidezähnen und aus der Umgebung. Von allen übrigen Zähnen einer Seite fließt die Lymphe zu den drei submandibulären Knoten (Abb. 37 und 46), die um die submandibuläre Speicheldrüse herum angeordnet sind. Nach

PARTSCH, der die Beziehungen zwischen Zahnsystem und Lymphknoten zuerst eingehender beschrieb, bezeichnen wir diese drei Lymphknoten mit a, b und c. Der vordere a liegt vor der submandibulären Speicheldrüse, der mittlere b liegt etwa mitten über der Speicheldrüse und der hintere c liegt am rückwärtigen Pol der Speicheldrüse. Vor allem die Beziehungen zur Speicheldrüse und auch zu der hier heraufziehenden A. facialis sind offenbar nicht konstant, sie werden sehr verschieden angegeben. Sie liegen, wie die submentalen, der Innenfläche der Mandibula nahe, lassen sich aber oft weit verschieben. Ihre Palpation ist am besten möglich, wenn man bei entspannter Halsmuskulatur mit gekrümmten Fingern um die Basis mandibulae nach oben greift; zweckmäßiger noch ist die bimanuelle Palpation vom Mundboden und von der Basis mandibulae her. Im normalen, nicht vergrößerten Zustande sind die weichen, mehr flachen klein

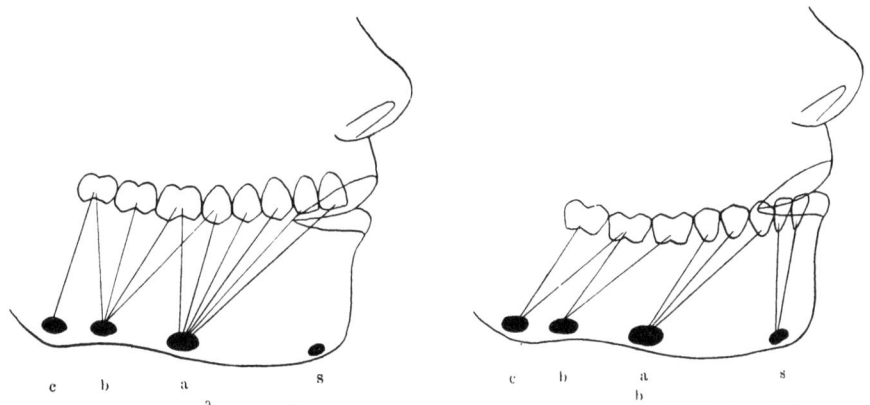

Abb. 38. Schema der Beziehungen zwischen Zähnen und Lymphknoten. s Nodi submentalis. a, b, c Nodi submaxillares. (Nach PARTSCH.)

bohnengroßen Lymphknoten meist schwer durch die Palpation nachzuweisen. Zu welchen Knoten die Lymphe aus der Umgebung der einzelnen Zähne fließt, zeigt das Schema von PARTSCH (Abb. 38). Diese Beziehungen zwischen Zähnen und Lymphknoten haben für Pathologie und Therapie größte Bedeutung.

Die submentalen und submandibulären Lymphknoten geben die Lymphe zu den oberflächlichen und zu den tiefer liegenden Halslymphknoten weiter. Erst aus den tiefen Halslymphknoten, die teils auch als supraclaviculäre Lymphknoten bezeichnet werden, fließt die Lymphe in den Truncus jugularis.

V. Die Innervation der Zähne, der Kiefer und der Mundhöhle.

Die Innervation der Gebilde der Mundhöhle, sowie deren Nachbarschaft wird von vier Hirnnerven besorgt, vom Trigeminus, Facialis, Glossopharyngicus und Hypoglossus. Von diesen ist der Trigeminus der sensible Nerv für das Bereich der Mundhöhle, zugleich aber auch der motorische Nerv für die Kaumuskulatur. Der Facialis ist der motorische Nerv für die Gesichtsmuskeln, der Glossopharyngicus ist der Geschmacksnerv und der Hypoglossus der motorische Nerv für die Zungenmuskulatur. Wenn wir, wie im folgenden gezeigt werden kann, auch andere Funktionen von diesen Nerven ausgeführt sehen, als ihrer *Hauptaufgabe* entspricht, so beruht das auf Verbindungen dieser Nerven untereinander und mit andern Nerven. Entweder läßt ein Nerv Fasern von sich in einem andern Nerven weiterlaufen oder aber es finden Anastomosen der Nerven untereinander oder anderweitige Verbindungen über Ganglien statt.

32 Die Innervation der Zähne, der Kiefer und der Mundhöhle.

1. Nervus trigeminus.

Der Trigeminus — in der Hauptaufgabe der sensible Nerv für die Mundgegend — (V. Gehirnnerv) erscheint mit zwei getrennten aber dicht nebeneinander liegenden Stämmen an der Gehirnbasis an der Seite der Brücke. Der kleinere vordere Stamm (Portio minor) ist motorisch, der hintere größere Stamm (Portio major) ist sensibel. In der Impressio trigemini des Felsenbeins schwillt der sensible Teil zum Ganglion semilunare (Gasseri) an, aus dem die drei Stämme, N. ophthalmicus, N. maxillaris, N. mandibularis entspringen. Dem letzteren Stamme schließt

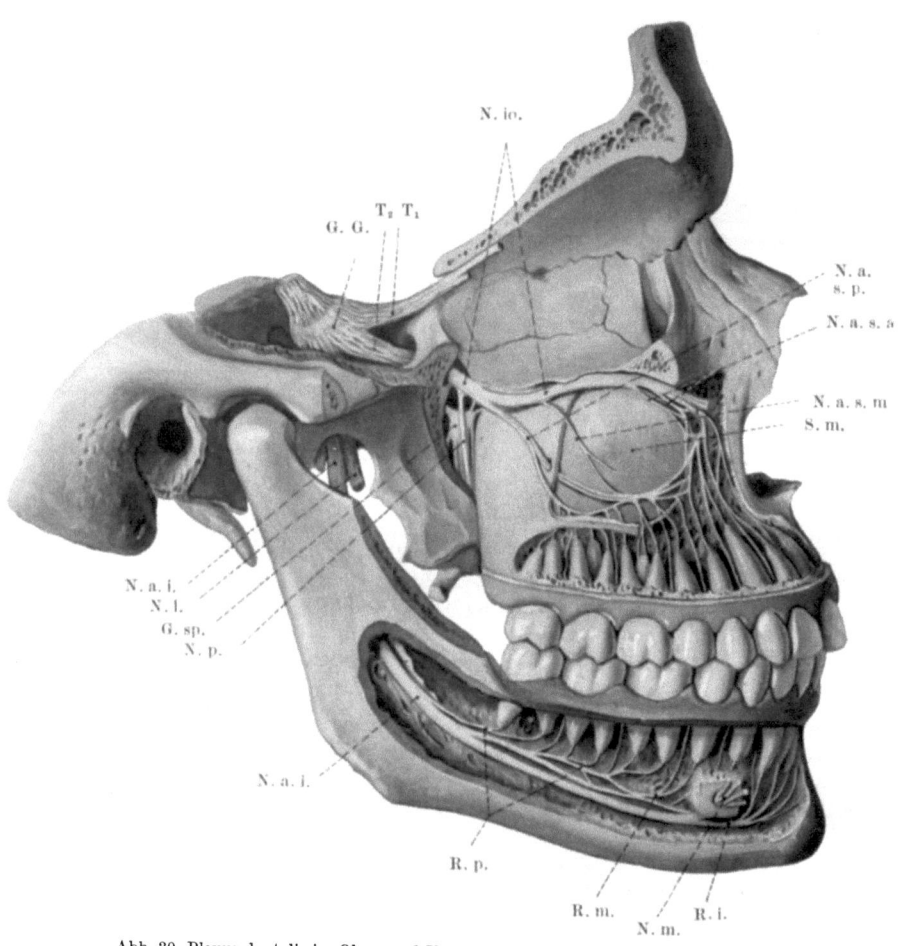

Abb. 39. Plexus dentalis im Ober- und Unterkiefer. (Zum Teil nach SPALTEHOLZ.)
(aus SICHER: Leitungsanästhesie. 2. Aufl.)

G. G. Ganglion Gasseri des Trigeminus, G. sp. Ganglion sphenopalatinum, N. a. i. Nervus alveolaris mandibalaris, N. a. s. a. Nervi alveolares maxillares anteriores, N. a. s. m. Nervus alveolaris maxillaris medius, N. a. s. p. Nervus alveolaris maxillaris posterior, N. io. Nervus infraorbitalis, N. l. Nervus lingualis, N. m. Nervus mentalis, N. p. Nervi palatini, R. i. Ramus incisivus des N. a. i., R. m. Ramus medius des N. a. i., R. p. Ramus posterior des N. a. i., S. m. Schleimhaut des Sinus maxillaris, T_1 I. Ast des N. trigeminus, T_2 II. Ast des N. trigeminus.

sich die Portio minor an, die das Ganglion umgeht; sie ist der motorische Anteil für die Kaumuskulatur, während die Äste des Ganglions, die im folgenden ausführlicher besprochen werden sollen, wie oben gesagt, rein sensibel sind.

a) Der *N. ophthalmicus* geht zur Fissura orbitalis superior und teilt sich in die drei Äste: Nervus lacrimalis, frontalis, nasociliaris.

b) Der *N. maxillaris* (Abb. 39) verläßt durch das Foramen rotundum die Schädelhöhle und gelangt in die Fossa pterygopalatina, wo er zuerst den N. zygomaticus sich abzweigen läßt, der in die Fissura orbitalis inferior eintritt, um von da aus in den Canalis zygomaticus zu ziehen, hier teilt er sich in den R. zygomaticotemporalis und in den R. zygomaticofacialis. Weiter werden einige Ästchen — Nn. pterygopalatini — noch in der Fossa pterygopalatina ins Ganglion pterygopalatinum entsandt, das dicht unter dem Maxillaris liegt. Die Fortsetzung des

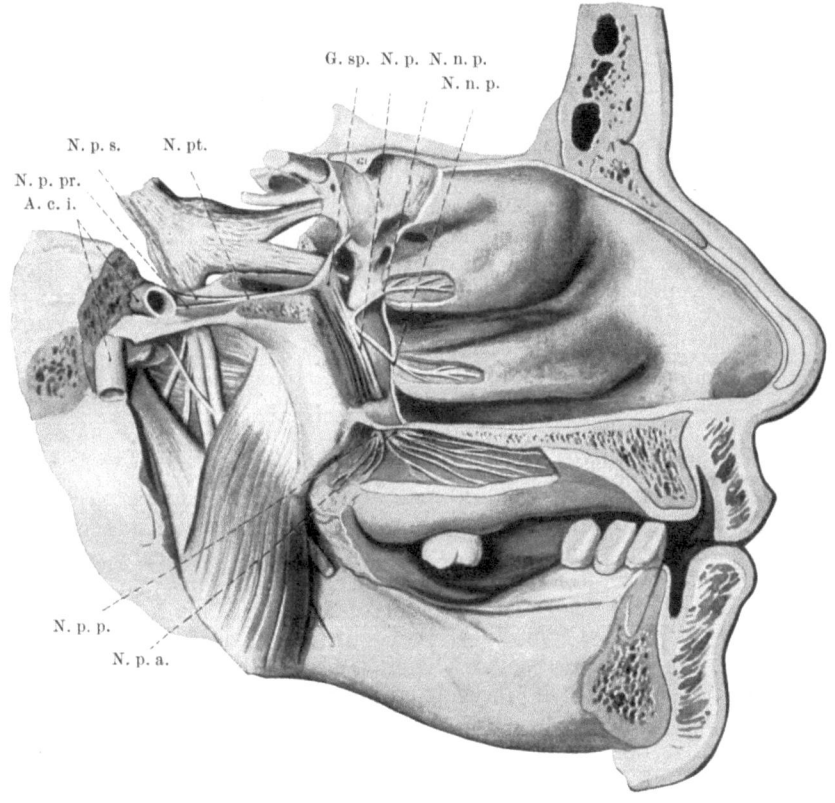

Abb. 40. Nervi palatini von innen her dargestellt. (Aus SICHER: Leitungsanästhesie. 2. Aufl.)
A. c. i. Arteria carotis interna, G. sp. Ganglion sphenopalatinum (verbunden durch die sensible Wurzel mit dem II. Ast des Trigeminus), N. n. p. Nervi nasales posteriores laterales, N. p. Nervi palatini, N. p. a. Nervus palatinus anterior, N. p. p. Nervus palatinus posterior, N. p. pr. Nervus petrosus profundus (sympathische Wurzel des Ganglion sphenopalatinum), N. p. s. Nervus petrosus superficialis maior (aus dem Facialis, motorische Wurzel des Ganglion sphenopalatinum), N. pt. Nervus pterygoideus Vidii (aus der Vereinigung der beiden vorhergehenden entstehend).

N. maxillaris ist der N. infraorbitalis. Er zieht wie der N. zygomaticus durch die Fissura orbitalis inferior und weiter in den Sulcus und Canalis infraorbitalis. Wo der Nerv in den Sulcus infraorbitalis sich legt, zweigen die Nn. alveolares maxillares posteriores ab. Sie gehen über die Facies infratemporalis der Maxilla hinweg, um mit einem Strang in der Schleimhaut in Gegend der Molaren zu enden. Die übrigen kleinen Stränge gehen etwa 1 cm und höher oberhalb der Wurzelspitze des letzten Molaren durch kleine Foramina in den Knochen, ziehen dicht unter der Außenwand des Oberkiefers zur Kieferhöhle, in den Knochen selbst und zu den Zähnen. Einzelne Endäste gehen wieder aus dem Knochen heraus und vor allem in den buccalen Teil der Gingiva.

Sehr inkonstant in seinem Verhalten ist der N. alveolaris maxillaris medius, der nach kurzem Verlauf des N. infraorbitalis im Sulcus in einen kleinen Kanal abzweigt, der ebenfalls in der Außenwand der Kieferhöhle nach vorn und abwärts zieht, um Verbindungen mit den Nn. alveolares maxillares posteriores einzugehen und um vor allem die Prämolaren und ihre Nachbarschaft zu versorgen. Kurz vor dem Foramen infraorbitale, also innerhalb des Canalis infraorbitalis sondern sich die Nn. alveolares maxillares anteriores ab, um auch dicht unter der Außenwand des Knochens zu den vorderen Zähnen und deren Umgebung zu gehen. Mit dem N. alveolaris superior medius bestehen wieder Verbindungen, so daß damit die hinteren, mittleren und vorderen Stämme der Nervi alveolares maxillares oberhalb der Wurzelspitzen zu einem engen Geflechtwerk — Plexus dentalis — untereinander verbunden sind, aus dem heraus dann die Endäste zu den Zähnen eigentlich erst wiederum entspringen (Abb. 39). Über die Mittellinie hinaus bis weit in die andere Seite werden übergreifende Äste geschickt, die Anastomosen mit dem Nerv dort eingehen.

Der N. infraorbitalis läuft aus dem Foramen infraorbitale heraus, um sich im unteren Augenlid, an der Nase und in der Oberlippe zu verbreiten.

Das dicht unter dem Nervus maxillaris in der Flügelgaumengrube gelegene Ganglion pterygopalatinum (Abb. 40) ist ein sog. sympathisches Ganglion, d. h. es hängt durch eine Wurzel mit dem Sympathicus zusammen. Seine Wurzeln sind die Nn. pterygopalatini des N. maxillaris — die wir oben schon erwähnten — und der N. Vidianus s. N. canalis pterygoidei. Dieser N. canalis pterygoidei setzt sich zusammen aus dem N. petrosus superficialis maior, der vom Ganglion geniculi des facialis stammt und aus dem N. petrosus profundus, der ein Abzweig des Sympathicus-Geflechtes der Carotis interna ist.

Aus dem Ganglion gehen folgende Äste hervor: *Rami nasales posteriores*, die sowohl zur Seitenwand der Nase als auch zum Septum ziehen. Von diesen Septumzweigen läuft einer schräg nach vorn und unten zuerst zum Nasenboden und von da durch den Canalis incisivus zur Gaumenschleimhaut und zur palatinalen Gingiva im Bereich der Schneidezähne. Dieser Zweig wird als Nervus nasopalatinus (Scarpae) bezeichnet (Abb. 41). Ferner entsendet das Ganglion die Nervi palatini — teilweise haben diese auch vom N. maxillaris her das Ganglion umgangen — sie ziehen im Canalis pterygopalatinus zu den Foramina palatina (maius und minora). Die aus den kleinen Foramina kommenden Ästchen, N. palatinus minor und medius, versorgen den weichen Gaumen und die Tonsillengegend. Der N. palatinus maior erscheint im Foramen palatinum maius und läuft parallel zum Alveolarfortsatz nach vorn (Abb. 40), wo er Verbindungen mit dem N. nasopalatinus (Scarpae) eingeht. Er versorgt die palatinale Gingiva und die Schleimhaut des harten Gaumens bis auf den vorderen Bezirk, der vom Nasopalatinus Scarpae innerviert wird.

Im Canalis pterygopalatinus werden kleine Ästchen in die untere Region der Nase abgegeben.

c) Der *N. alveolaris mandibularis*. Dieser dritte Ast des Trigeminus enthält sensible und motorische Fasern, wie oben erwähnt wurde. Die sensiblen Fasern kommen aus dem Ganglion Gasseri, während die motorischen die Fortsetzung der Portio minor sind, die das Ganglion umging. Beide Anteile verlassen die Schädelhöhle durch das Foramen ovale. Bald nach dem Austritt aus dem Foramen ovale zweigt sich der *N. meningicus* ab, der durchs Foramen spinosum in die Schädelhöhle zurückgeht.

Nach vorn zu zweigt dann der *N. masticatorius* ab, der Nerv für die Kaumuskulatur, der motorische Anteil, der der Portio minor entstammt. Es kann auch vorkommen, daß die Zweige für die einzelnen Muskeln sich einzeln vom

Stamm ablösen. Die Zweige des N. masticatorius sind nach ihrem Ausbreitungsgebiet benannt: N. massetericus durch die Incisura mandibulae zur inneren Fläche des M. masseter ziehend, N. temporalis profundus posterior, N. temporalis profundus anterior, N. pterygoideus externus, N. pterygoideus internus, N. bucalis. Dieser letztgenannte Nerv zieht an der Außenseite des M. bucinator bis zum Mundwinkel und geht schon mit Ästen durch den Muskel hindurch zur Wangen- und Kieferschleimhaut in Gegend der unteren Prämolaren und der unteren Molaren als *sensibler* Nerv.

Der *N. auriculotemporalis* geht vom Stamm aus unweit vom Foramen ovale zunächst nach rückwärts und dann um den Hals des Processus articularis nach außen; er versorgt die Parotis, das Kiefergelenk, den äußeren Gehörgang,

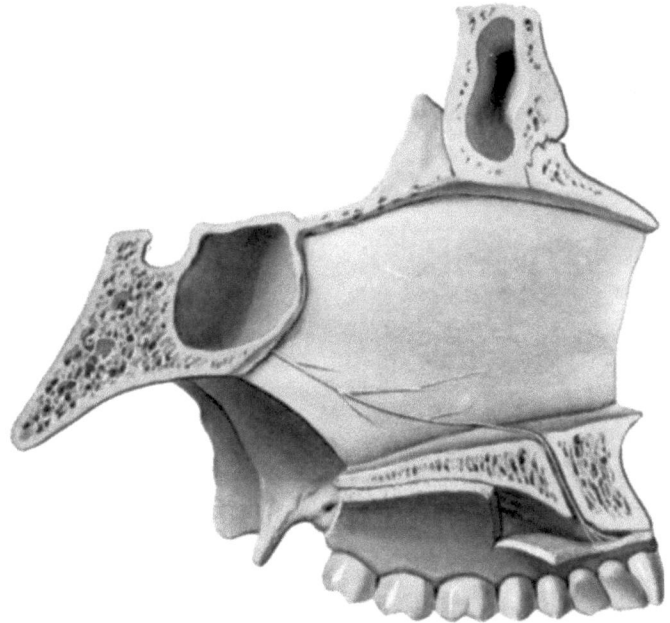

Abb. 41. Nervus nasopalatinus Scarpae in seinem Verlauf entlang der Nasenscheidenwand und durch den Canalis incisivus in die Gaumenschleimhaut. (Aus SICHER: Leitungsanästhesie. 2. Aufl.)

die Haut der Schläfe und des vorderen Abschnittes der Ohrmuschel. Außerdem geht er Anastomosen mit dem N. facialis und mit dem Ganglion oticum ein; hierüber weiter unten noch einige Worte.

In unmittelbarer Nähe des Abzweiges des N. auriculotemporalis gabelt sich der N. mandibularis in seine zwei Endäste auf, in den *Nervus lingualis* und den *Nervus alveolaris mandibularis* (Abb. 42). Beide ziehen zunächst gemeinsam abwärts zwischen dem M. pterygoideus externus und internus. Unterhalb des M. pterygoideus externus gelangt der N. alveolaris inferior zwischen das Ligamentum stylomandibulare und die Innenwand des Ramus mandibulae; er läuft weiter unter dem Ligament, das an der Lingula mandibulae inseriert, durchs Foramen mandibulare in den Canalis mandibularis. Im Verlauf des Kanals werden wie im Oberkiefer vom zweiten Ast des Trigeminus Nerven in den Knochen, in die Wurzelhaut und in die Zähne abgegeben (Abb. 39). Durch die äußere Wand des Knochens dringen einzelne Zweige zur Gingiva. Unterhalb der Prämolaren verläßt der Hauptstamm des N. alveolaris inferior durch das Foramen mentale den Knochen zur Innervierung der Unterlippe und der Kinngegend. Ein feinerer

Strang zieht im Canalis incisivus zur Mittellinie — und darüber hinaus — um den Abschnitt vorwärts des Foramen mentale — Knochen, Zähne und Gingiva — zu versorgen. Die über die Mittellinie hinausgehenden Endäste anastomosieren mit dem Nerv der Gegenseite. Diese Anastomosen wirken sich aus bis zu den

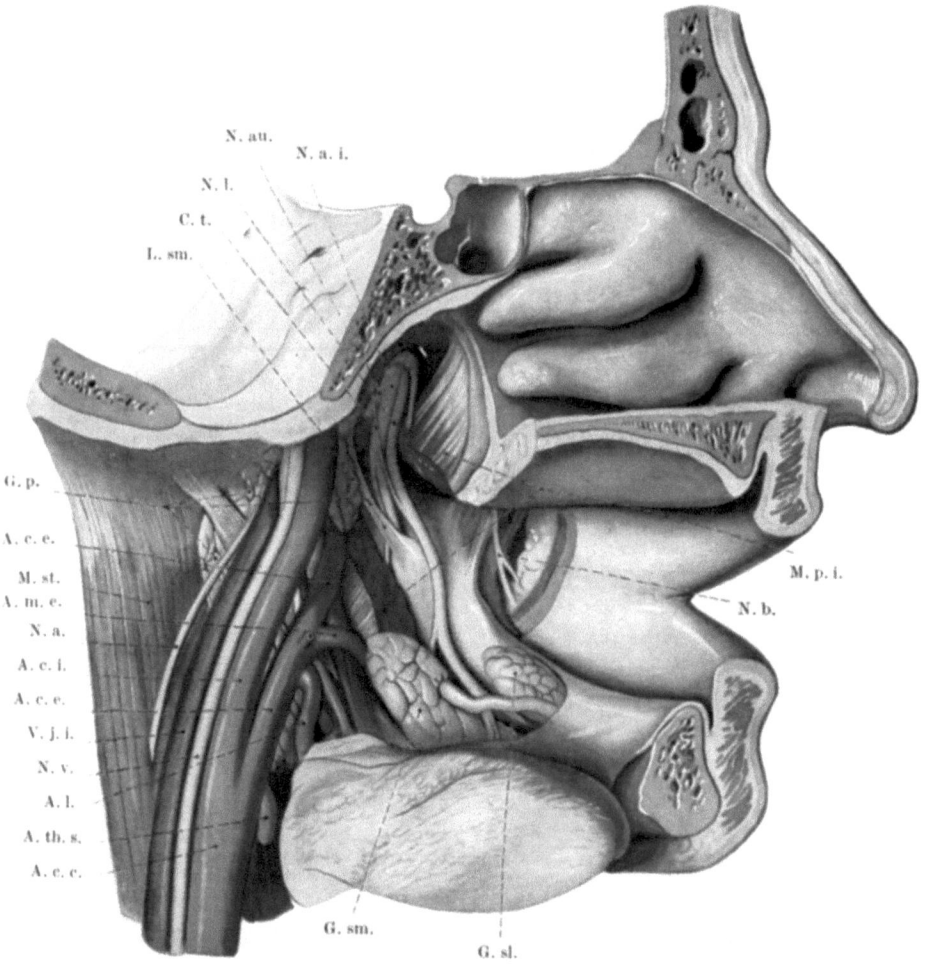

Abb. 42. An der linken Schädelhälfte wurde nach Entfernung des weichen Gaumens, des Pharynx und der Wirbelsäule mit ihren Muskeln die Verzweigung des III. Trigeminusastes und die benachbarten Gefäße und Nerven präpariert. Die Zunge ist abwärts geschlagen. Aus dem Musculus pterygoideus internus ist ein Stück ausgeschnitten, um die an seiner Außenfläche verlaufenden Nerven zu zeigen.
(Aus SICHER: Leitungsanästhesie. 2. Aufl.)

A. c. c. Arteria carotis communis, A. c. e. Arteria carotis externa, A. c. i. Arteria carotis interna, A. l. Arteria lingualis, A. m. e. Arteria facialis, A. th. s. Arteria thyreoidea superior, C. t. Chorda tympani, G. p. Glandula parotis, G. sl. Glandula sublingualis, G. sm. Glandula submaxillaris, L. sm. Ligamentum sphenomandibulare, M. p. i. Musculus pterygoideus internus, M. st. Musculus sternocleidomastoideus, N. a. i. Nervus accessorius, N. a. i. Nervus alveolaris inferior, N. au. Nervus auriculotemporalis, N. b. Nervus buccinatorius, N. l. Nervus lingualis, N. v. Nervus vagus, V. j. i. Vena jugularis interna.

Prämolaren der Gegenseite. Die zu den Zähnen ziehenden Zweige, Nervi dentales, gehen untereinander wie im Oberkiefer vielfache geflechtartige Verbindungen ein — Plexus dentalis, aus dem dann die eigentlichen Stämmchen zu den Zähnen und deren Nachbarschaft erst entspringen (Abb. 39).

Kurz vor seinem Eintritt in das Foramen mandibulare entsendet der N. alveolaris inferior den N. mylohyoideus im Sulcus mylohyoideus entlang und weiter unter dem gleichnamigen Muskel, um zunächst diesen und dann weiter den vorderen Bauch des M. digastricus mit motorischen Fasern zu versehen.

Wir hörten oben, daß der *N. lingualis* zunächst mit dem N. alveolaris inferior gemeinsam abwärts zieht. Bald aber läuft der Lingualis, der etwas medial vom Alveolaris liegt, mehr nach vorn und abwärts (Abb. 42). Er ist dann am Mundboden neben dem Alveolarfortsatz in Gegend des letzten Molaren dicht unter der Schleimhaut gelegen, oberhalb des M. mylohyoideus. Während seines Verlaufes unter dem M. pterygoideus internus hat sich dem Lingualis die Chorda tympani zugesellt (Abb. 42 und 44), die, aus der Fissura petrotympanica kommend, dem N. facialis und zum Teil dem Nervus intermedius entstammt; sie enthält Geschmacksfasern für die vordere Zunge und Sekretionsfasern für die Glandula submandibularis und sublingualis. Während seines Verlaufs im Mundboden gibt der N. lingualis über der Glandula submandibularis einige Zweige zu dem Ganglion submandubilare ab und an der Glandula sublingualis den Nervus sublingualis. Die Endäste des N. lingualis verbreiten sich in dem vorderen Abschnitt der Zunge, in der Schleimhaut des Zungenrückens, der Spitze und der Ränder und sie sollen vor allem in den Papillae fungiformes und filiformes endigen.

Der Nervus mandibularis steht mit zwei Ganglien in Verbindung: mit dem G. oticum und mit dem G. submandibulare. Beides sind sog. sympathische Ganglien.

Das *Ganglion oticum* liegt unmittelbar am Foramen ovale. Seine Wurzeln sind Abzweigungen des N. mandibularis, Verbindungszweige aus dem sympathischen Geflecht der A. meningea media, des N. petrosus superficialis minor und des Nervulus sphenoidalis internus. Von den Ästen des G. oticum sind als wichtigste zu nennen: Ramus anastomoticus cum N. auriculotemporale mit sekretorischen Fasern für die Parotis und eine Anastomose mit der Chorda tympani.

Das *Ganglion submandibulare* ist nach der Speicheldrüse so benannt, über der es liegt. Es erhält Fasern, wie schon erwähnt wurde, aus dem N. lingualis und damit aus der Chorda tympani und aus dem Plexus der Arteria facialis. Es entsendet seine Äste vor allem in die Glandula submandibularis.

2. Nervus facialis.

Der Facialis, der Nerv für die Gesichtsmuskulatur, ist der 7. Gehirnnerv. Er tritt am hinteren Rande der Brücke aus der Gehirnbasis hervor und verläuft im Meatus acusticus internus und von da im Canalis facialis entlang, macht darin eine scharfe Biegung (Geniculum nervi facialis), um schließlich durch das Foramen stylomastoideum das Schläfenbein zu verlassen. Von hier gelangt er sogleich in die Parotis, in der er nach außen und vorn läuft, den äußeren Gehörgang von rückwärts her mit einem nach oben offenen Bogen umgehend (Abb. 43). Über der Außenfläche des Ramus mandibulae, nahe der rückwärtigen Kante, in der Parotis, findet die Aufteilung für die einzelnen Gesichtsabschnitte statt (Abb. 43). Er versorgt vor allem die gesamte mimische Gesichtsmuskulatur mit motorischen Fasern, wie das aus Abb. 43 zu erkennen ist. Er versorgt aber außerdem noch eine Reihe anderer Gebiete. Im Canalis facialis werden schon kleinere Äste abgegeben, von denen hier nur die Chorda tympani erwähnt werden soll, die vom Canalis facialis ihren eigenen Weg über die Paukenhöhle zum N. lingualis geht (Abb. 44). Sie bringt dem Lingualis sekretorische Fasern, die aber nicht aus dem N. facialis selbst ursprünglich kommen, sondern aus dem N. intermedius, der sich im Canalis facialis durch das Ganglion geniculi dem Facialis beigesellte. Dieser N. intermedius wird als Abzweig des N. glossopharyngicus angesehen.

38   Die Innervation der Zähne, der Kiefer und der Mundhöhle.

Vielfach stehen die Endäste des N. facialis mit denen des N. trigeminus in Verbindung, so z. B. mit dem N. bucalis, der von sich aus sensibel ist, nur seine aus der Facialis Anastomose herübergekommenen Fasern versorgen den M. bucinator motorisch.

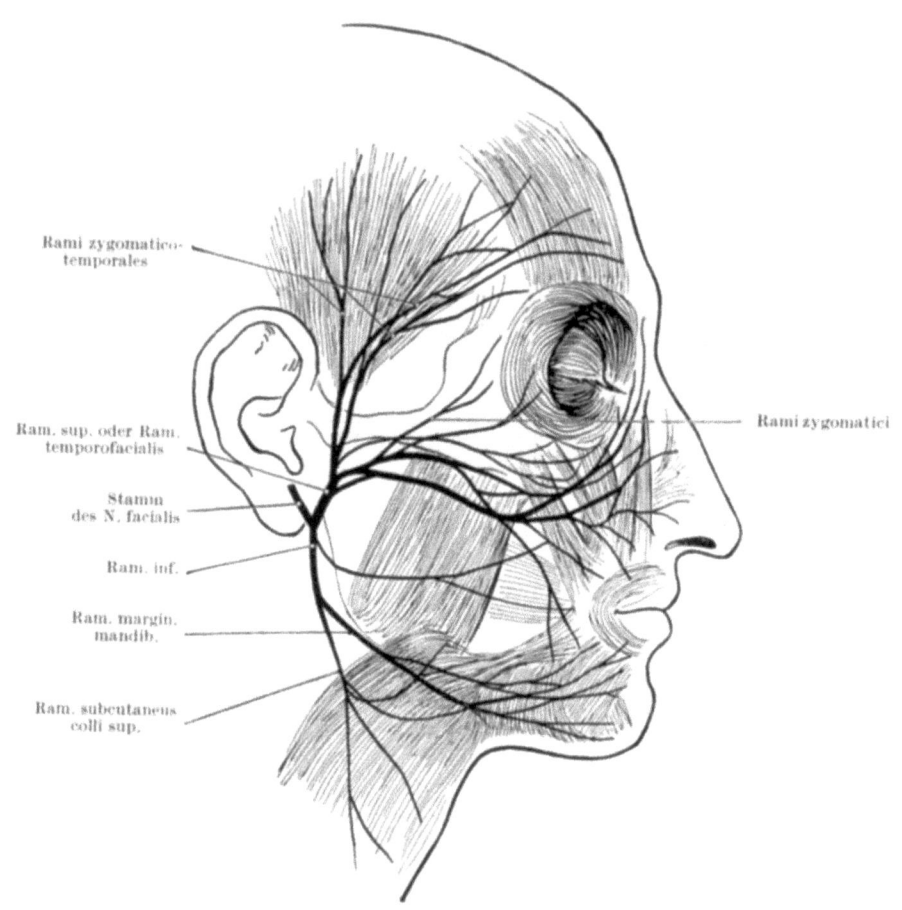

Abb. 43. Verzweigung des N. facialis.
(Nach CORNING, mit Benutzung der Figuren von FROHSE und PH. BOCKENHEIMER.)

3. Nervus glossopharyngicus.

Der N. glossopharyngicus ist der 9. Gehirnnerv. Er vermittelt in der Hauptaufgabe die Geschmacksempfindung. Er verläßt die Schädelhöhle durch das Foramen jugulare, zieht zwischen Arteria carotis interna und Musculus stylopharyngicus zunächst nach unten und dann in der Horizontalen nach vorn zur Zunge (Abb. 44). Er setzt sich aus drei verschiedenen Wurzeln zusammen, was seinen verschiedenen Funktionen entspricht; er enthält nämlich motorische, sensible und sensorische (Geschmack) Anteile. Während seines Verlaufs gibt er folgende Äste ab: N. tympanicus, Nn. pharyngici, N. stylopharyngicus und Rami tonsillares. Seine Endverzweigungen, Rami lingualis, gehen zur Schleimhaut der Zunge. Sie führen sensible und *sensorische* — Geschmacks- — Fasern. Die Zungenäste des N. glossopharyngicus stehen sowohl unter sich als auch mit den Endästen des N. lingualis in Verbindung.

4. Nervus hypoglossus.

Der N. hypoglossus ist der 12. Gehirnnerv. Er versorgt vor allem die Zungenmuskulatur mit motorischen Bahnen. Er setzt sich aus mehreren Fasern zusammen, die aus der Medulla oblongata hervortreten. Die Fasern gehen, zu zwei Bündeln vereinigt, zum Canalis hypoglossi, durch den sie die Schädelhöhle verlassen. Der Nerv verläuft zunächst rückwärts von der A. carotis interna abwärts, biegt im sanften Bogen nach vorn (Abb. 44) und etwas nach außen um, geht auf

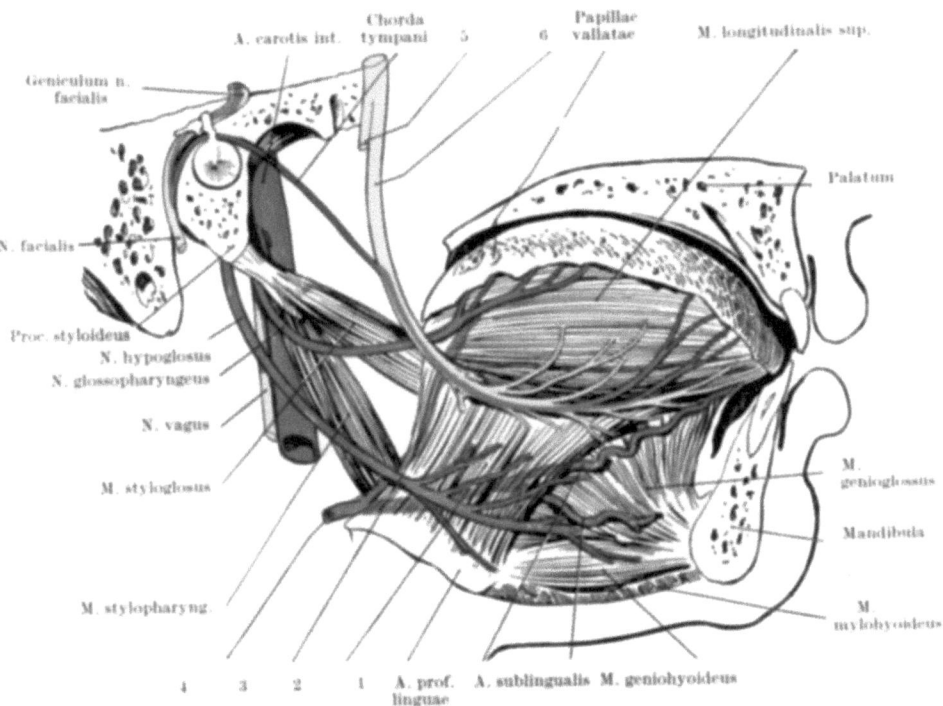

Abb. 44. Schema der Topographie der Zungenarterien und Nerven. (Aus CORNING.) Zum Teil nach HIRSCHFELD und LÉVEILLÉ. Gelb: N. lingualis (aus dem Ram. III n. trigem.). Grün: N. glosso-pharyngeus und Chorda tympani. Braun: N. hypoglossus. 1 Corpus ossis hyoidei. 2 M. hyoglossus. 3 Ram. dorsalis linguae. 4 A. lingualis. 5 N. alveolaris inf. 6 N. lingualis.

die Außenseite des M. hypoglossus und verzweigt sich oberhalb des Zungenbeins in seine Endäste zur motorischen Versorgung der Zungenmuskulatur. Absteigende Äste gehen Verbindungen mit den Cervicalnerven ein und versorgen hauptsächlich die untere Zungenbeinmuskulatur.

VI. Die Mundhöhle — Cavum oris.

Bei der Besprechung der Entwicklung sahen wir aus der primitiven Mundbucht die Mundhöhle hervorgehen. Sie ist nach außen durch die Wangen und die Lippen, nach oben durch den harten und weichen Gaumen, nach unten durch die Zunge und den Mundboden begrenzt. Nach rückwärts bilden die vom Gaumen zur Zunge und zum Pharynx ziehenden Schleimhautfalten und der weiche Gaumen einen kulissenartigen, verengernden Abschluß. Die Mundhöhle wird durch die Alveolarfortsätze und durch die Zahnreihen noch unterteilt in den *Mundvorhof, Vestibulum oris* und in die eigentliche *Mundhöhle, Cavum oris proprium.* Bei geschlossenem Munde in der Ruhestellung ist sowohl das Vestibulum, wie auch das Cavum proprium nur mehr ein spaltförmiger Raum (Abb. 45 und 46), und zwar ist das Vestibulum dabei ein vertikaler Spalt, der durch das Anliegen der Wangen und Lippen sehr eng gehalten werden kann. Der dichte Schluß der intakten Zahnreihen läßt nur Flüssigkeit zwischen Vestibulum und Cavum proprium passieren. Hinter den Weisheitszähnen zwischen der unteren, hinteren Ecke des Tuber maxillare und dem

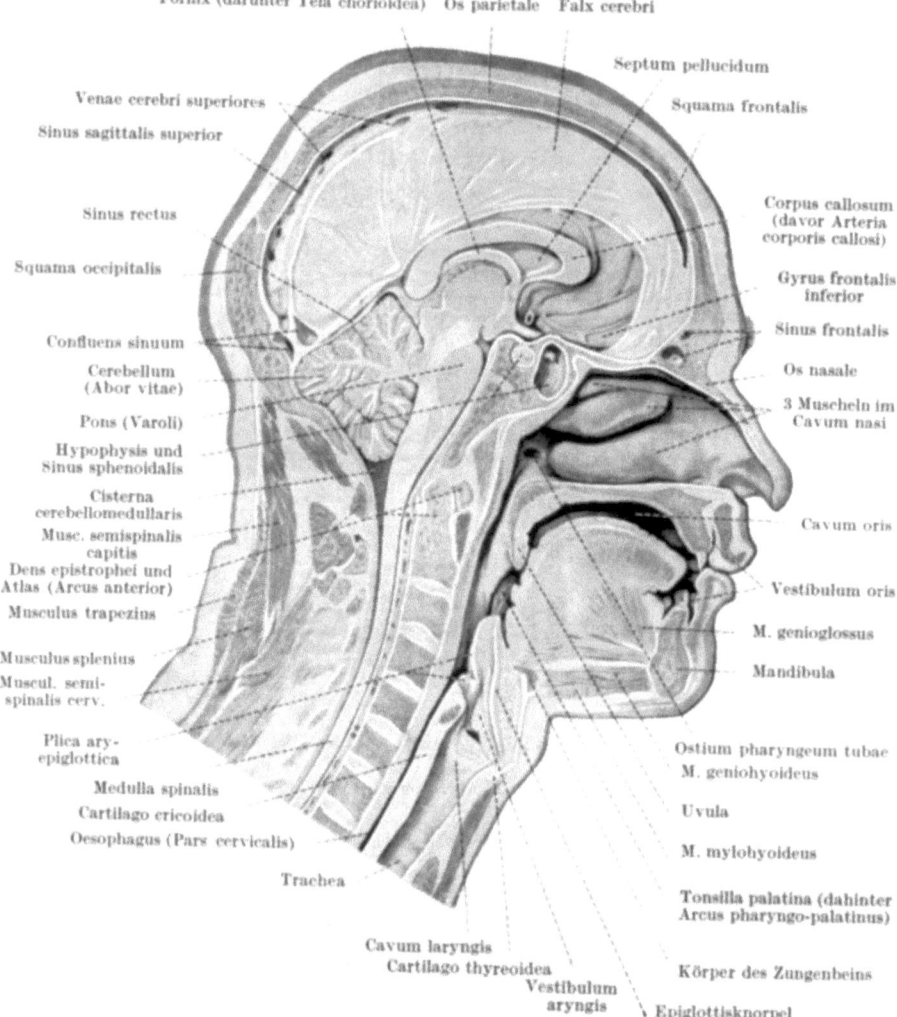

Abb. 45. Paramedianschnitt durch den Kopf eines erwachsenen Mannes. Selbstmörder durch Erhängen, die Strangulierung hat das Zungenbein in die Höhe gedrängt: Plica aryepiglottica gefaltet und Kehldeckel eingeknickt. Sonst keine Veränderung. Der Sägeschnitt ist so geführt, daß die unpaare Falx cerebri unverletzt geblieben ist. Zwischen Kehldeckel und Zungengrund ist die rechte Vallecula sagittal getroffen.
(Aus BRAUS: Anatomie, Bd. 2.)

Ansatz des Ramus mandibulare ist eine Verbindungsstelle vom Vestibulum zum Cavum oris bei geschlossenen Zahnreihen vorhanden. Das Cavum proprium wird bei geschlossenen Kiefern durch die Zunge fast völlig ausgefüllt, sie legt sich an den harten und weichen Gaumen unmittelbar an. Bei der Leiche kann dieser feste Anschluß der Zunge an den Gaumen natürlich nicht mehr bestehen, daher findet sich auch in den Abb. 45 und 46 mit dem Absinken des Unterkiefers der Raum zwischen Zunge und Gaumen.

Die Mundhöhle — Cavum oris.

Die Raumverhältnisse sowohl des Vorhofs wie der eigentlichen Mundhöhle lassen sich passiv und aktiv in mannigfacher Weise variieren, wie es für die Funktionen der Mundhöhle, Nahrungsaufnahme, Atmung, Sprache notwendig ist. Darüber ist unter Physiologie der Mundhöhle nachzulesen.

Die Mundhöhle ist mit Schleimhaut ausgekleidet; deren Epithel ist ein geschichtetes Pflasterepithel, an dem drei Lagen deutlich zu erkennen sind. Die

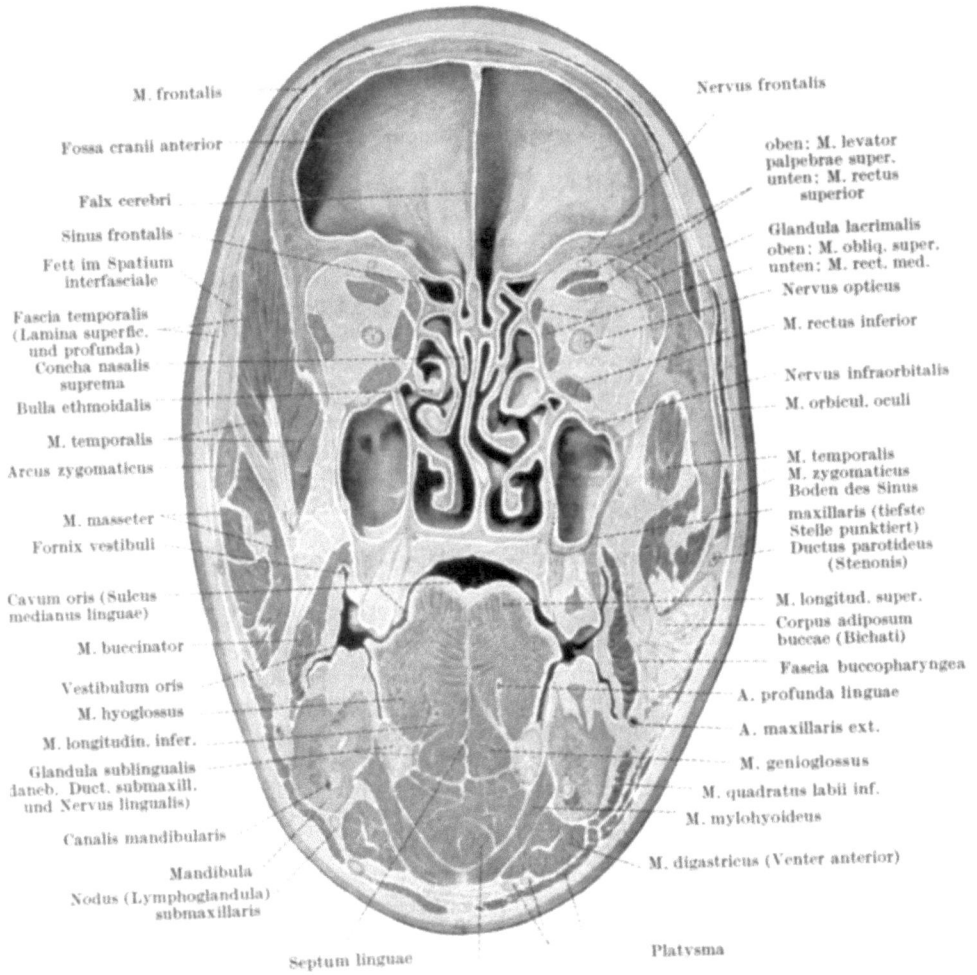

Abb. 46. Frontalschnitt durch den Kopf, in der Höhe der beiden mittleren unteren Molarzähne (M_2). Die Gesichtsmaske von hinten gesehen. Die linke Zungenseite ist zwischen die Zähne eingeklemmt. (Selbstmord durch Schläfenschuß.) (Aus BRAUS: Anatomie, Bd. 2.)

untere, das Stratum germinativum besteht aus mehr zylindrischen Zellen, die in der mittleren Lage, im Stratum medium kubische Gestalt annehmen, um in der oberflächlichen Schicht schließlich stark abzuflachen. Die abgeflachten Epithelzellen der obersten Lage können an den Stellen, wo das Epithel stark mechanisch beansprucht wird, so z. B. an der Gingiva, Verhornungen zeigen, während im allgemeinen eine richtige Verhornung der Mundhöhlenschleimhaut nicht gefunden wird — abgesehen vom Epithel der Zunge, das unten noch ausführlicher besprochen werden muß. Die Dicke des Epithels — wie die Verhornung

— ist sehr verschieden je nach der Region. Am dünnsten ist die Epithelschicht am Mundboden. Von der obersten Schicht werden dauernd Zellen abgestoßen, vor allem beim Kauakt, und gelangen so in den Speichel.

Die Bindegewebeschicht der Schleimhaut, die Lamina propia, hat eine papilläre Oberfläche; zwischen die Papillen des Bindegewebes senkt sich das Epithel mit Zapfen ein, so daß man die Oberfläche der Schleimhaut, abgesehen von der Zunge, überall glatt findet. Das Gewebe der Lamina propria ist in den oberen Lagen weniger exakt zu Bündeln angeordnet, es erscheinen die Fibrillen vielmehr wie ein dichtes Filzgeflecht, das in den Papillen längs deren Achse, sonst parallel zur Oberfläche verläuft. In den tieferen Lagen sind die Fibrillen zu größeren Bündeln zusammengefaßt. Weiße Blutkörperchen wandern vielfach vom Bindegewebe her durchs Epithel in den Speichel hinein, wo sie dann als sog. Speichelkörperchen gefunden werden.

Elastische Fasern durchziehen in großer Zahl geflechtartig die Lamina propria. Die Blut- und Lymphgefäße bilden in der Lamina propria fein verzweigte, enge Netze. Wo die Schleimhaut unverschieblich dem Knochen aufliegt, geht die Lamina propria unmittelbar in das Periost über. An den übrigen Partien liegt unter der Lamina propria die lockere Tela submucosa mit ihren größeren Bindegewebsbündeln und den größeren Gefäßen. In ihr liegen auch die Drüsen der Schleimhaut, Schleimdrüsen, seröse Drüsen und Talgdrüsen. Außer den Ausführungsgängen dieser kleinen Drüsen münden die Ausführungsgänge der paarig angeordneten, großen Speicheldrüsen, von denen es jederzeit drei gibt, in die Mundhöhle: Glandula sublingualis, Glandula submandibularis, Glandula parotis.

Betrachten wir jetzt die einzelnen Gebiete und Gebilde der Mundhöhle genauer:

A. Mundvorhof — Vestibulum oris.

1. Die Lippen — Labia oris.

Die Lippen — Ober- und Unterlippe — kann man als Verschlußklappen der Mundhöhle ansehen. Sie sind lappige Gebilde, deren Hauptmasse aus dem kräftigen Ringmuskel besteht, den wir auf S. 21 bereits ausführlich besprochen haben. An ihrer Übergangsstelle bilden die Lippen jederseits den Mundwinkel. Auf der Außenseite der Oberlippe zieht von der Nasenscheidewand her eine seichte Rinne herunter, das Philtrum, das unten mit einem sehr verschieden ausgebildeten Wulst, dem Tuberculum labii superioris, endigt. Diesem Wulst entspricht eine leichte Delle in der Unterlippe.

Die Lippen sind in ihrem facialen Abschnitt von Außenhaut bedeckt, die alle Eigenschaften der Haut hat. Mundwärts sind sie von Schleimhaut überzogen; zwischen diesen Abschnitten befindet sich das Übergangsgebiet, das teils Eigenschaften der äußeren Haut, teils Eigenschaften der Schleimhaut hat. Das Übergangsgebiet entspricht etwa dem bei leicht geschlossenem Munde sichtbaren „Lippenrot". Die rote Farbe des Übergangsteiles, der auch als Lippensaum bezeichnet wird, ist vor allem auf die starke Durchblutung dieser Partie und auf das nahe Heranrücken der Capillaren in den hohen Papillen an die Oberfläche zurückzuführen (Abb. 47). Vielfach findet man im „Lippenrot" Talgdrüsen. Ihr Vorkommen ist nicht konstant, beim Manne häufiger als beim Weibe. Man kann sie als gelblich weiße Pünktchen erkennen; wenn man die Haut ein wenig anspannt, treten sie deutlicher hervor. Im Schleimhautteil der Lippen sind viele kleine Drüsen gelegen, Glandulae labiales (Abb. 47). Sie sind zum Teil mit der Zunge oder mit dem Finger als kleine Knötchen zu fühlen. Es sind Drüsen vom Typus der gemischten Speicheldrüsen. Wo die Lippenschleimhaut in die Schleimhaut der Kiefer übergeht, entsteht die sog. Lippenumschlagsfalte. In der Mitte der Oberlippe und der Unterlippe zieht eine ins Vestibulum oris mehr oder weniger weit hineinragende sagittal gestellte Falte bandartig oder besser septumartig zum Alveolarfortsatz, Frenulum labii superioris et inferioris.

2. Die Backen — Buccae.

Die Backen — Wangen — bestehen aus einer äußeren Hautschicht, einer mittleren Muskelschicht und einer inneren Schleimhautschicht. Zwischen Haut und Muskulatur breitet sich ein mehr oder weniger stark entwickeltes Fettpolster (BICHATscher Fettpropf) aus. Die Ausbildung eines mächtigen, elastischen Geflechtwerkes verleiht den Wangen die große Dehnbarkeit. Die Muskulatur der Wangen ist oben bereits beschrieben worden. Wie die Lippen begrenzen die Wangen das Vestibulum oris nach außen. Mit der sog. Wangenumschlagsfalte geht die Wangenschleimhaut in die Schleimhaut der Kiefer über. Ähnlich dem Lippenbändchen sieht man noch im Bereich der Lippen und auch im Bereich der Wangen — an Größe und Zahl sehr variabel — kleine Stränge zu den Kiefern ziehen, die markant hervortreten, wenn man Lippen und Wangen straff abzieht. Sie gewinnen beim senilen Kiefer nach Schwund der Alveolarfortsätze bei der Anfertigung von Prothesen praktische Bedeutung. Nach rückwärts findet das Vestibulum oris seinen Abschluß dadurch, daß die Wangen am Oberkiefer und am Unterkiefer und zwischen beiden an der Raphe pterygomandibularis ansetzen.

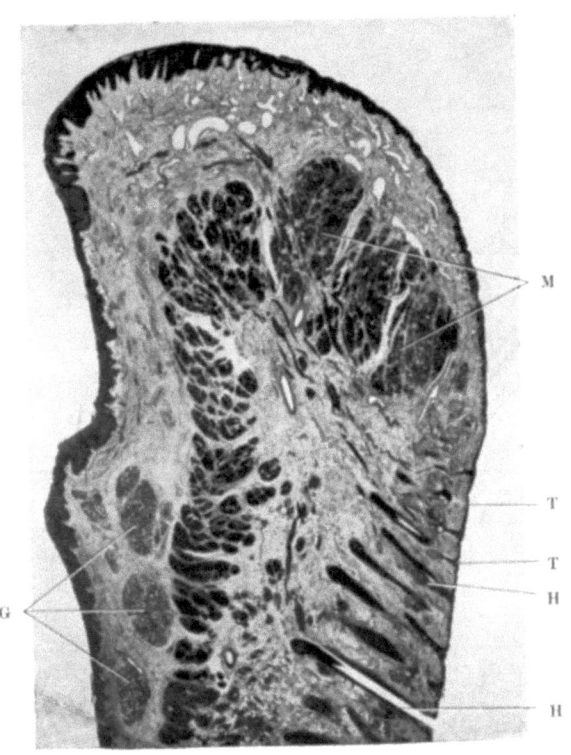

Abb. 47. Mikrophotogramm der Unterlippe eines Mannes. Rechts Außenhaut, links Schleimhaut, oben das „Lippenrot" mit seinen vielen weiten Gefäßen. M Musculus orbicularis oris, T Talgdrüsen, H Haare, G Glandulae labiales.

In der Wange gegenüber dem oberen 2. Molaren mündet der Ausführungsgang der Ohrspeicheldrüse. Die Ausflußöffnung liegt in einer kleinen warzigen Erhebung, der Papilla salivalis superior. Bei der Besprechung der Entwicklung des Kopfes ist gezeigt worden, wie sich durch das Zusammenwachsen von Oberkiefer- und Unterkieferfortsatz in der Linie der queren Gesichtsspalte die Wangen schließen, nur zwischen den Lippen, die also nicht zusammenwachsen, bleibt die Mundhöhle offen. Entsprechend dieser entwicklungsgeschichtlichen, engen Zusammengehörigkeit von Lippen und Wangen ist auch der Aufbau beider im Grunde sehr ähnlich. Die Verwachsungslinie von „Ober-" und „Unterwange" verläuft etwa in Höhe der Zahnreihen. Man kann oft noch eine Zusammenwuchslinie als weißliche Leiste in der Schleimhaut erkennen, sie sog. „Wangennaht" (SCHUMACHER). Beiderseits entlang der Wangennaht findet man nicht die Eigenschaften der Schleimhaut, sondern die der Übergangspartie der Lippe, des Lippenrotes. Wie im Lippenrot kommen hier oft Talgdrüsen entlang der Wangennaht vor, während Speicheldrüsen hier wie im Lippenrot fehlen. Wie die Lippen so enthalten im übrigen die Wangen verstreut (im vorderen Abschnitt) oder zu größeren Paketen zusammengenommen (im oberen-hinteren Abschnitt; hier als Glandulae molares bezeichnet) Drüsen vom Typ der gemischten Speicheldrüsen.

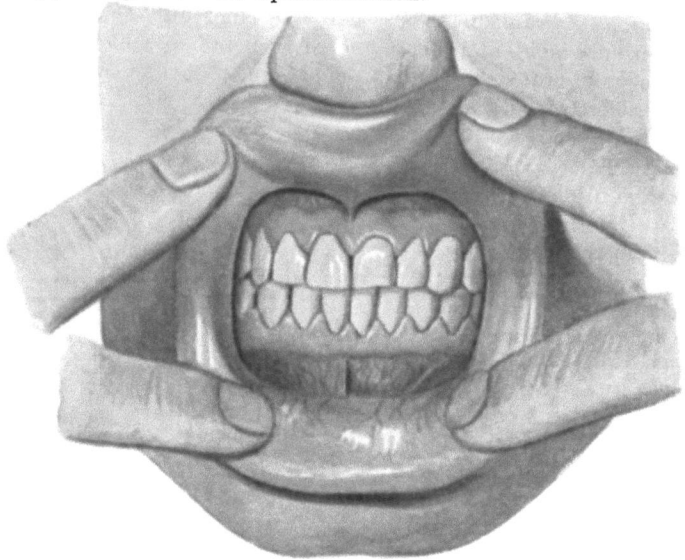

Abb. 48. Schleimhaut des Vestibulum oris des Lebenden. (Aus SICHER, H. und J. TANDLER: Anatomie für Zahnärzte. Berlin: Julius Springer 1928.)

Während die eine Seite des spaltenförmigen Vorhofes Lippen und Wangen darstellen, bilden die Alveolarfortsätze und die Zahnreihen die andere Seite. Von Lippen und Wangen geht die Schleimhaut mit Umschlag der Richtung (Lippen- und Wangenumschlagsfalte) auf die Alveolarfortsätze über. Nahe der Wangenumschlagsfalte ist die Schleimhaut locker, besitzt eine deutliche Submucosa, unter der die Muskeln am Kiefer ihren Ansatz haben. Dieser lockere Teil der Kieferschleimhaut ist von mehr roter Farbe (Abb. 48), ebenso wie die Schleimhaut der Lippen und der Wangen. Gegen die eigentliche Gingiva setzt sich diese lockere Partie oft girlandenförmig deutlich ab. Die Gingiva ist blaßrot, fast unverschieblich, da ihr die Submucosa fehlt, ihre Lamina propria vielmehr direkt in das Periost übergeht. Die Zähne werden girlandenförmig von ihr umsäumt, sie erhebt sich zwischen je zwei Zähnen zu einer Papille, die wiederum übergeht in die orale Partie der Gingiva. Auf der oralen Seite zeigt die Gingiva dann dasselbe Aussehen wie auf der vestibularen. Die blasse Farbe der Gingiva ist vor allem zurückzuführen auf die geringere Durchblutung gegenüber den lockeren Partien der Schleimhaut und auf die Verdickung und teilweise Verhornung des Epithels, das ja stark mechanisch beansprucht wird. Genauere Beschreibung der Gingiva ist bei der Histologie der Zähne S. 99 zu finden.

B. Die eigentliche Mundhöhle — Cavum oris proprium.

1. Der Gaumen — Palatum.

Der Gaumen ist einerseits das Dach der Mundhöhle, andererseits der Boden der Nasenhöhle. Er stellt eine gewölbte Platte dar, die von Seite zu Seite stärker gewölbt ist als von vorn nach hinten. Der vordere Abschnitt dieser Platte ist

Der Gaumen — Palatum.

durch seine Knocheneinlage, die bereits oben beschrieben wurde, starr; harter Gaumen, Palatum durum. Dem rückwärtigen Abschnitt des Gaumens fehlt die Knocheneinlage, seine Hauptmasse ist Muskulatur, durch die er aktive Beweglichkeit erhält: weicher Gaumen, Palatum molle, Velum palatinum. Bei der Betrachtung des harten Gaumens fallen vor allem leistenartige Erhebungen auf (Abb. 49). Eine mediane Leiste, die Raphe palati, kommt von der Uvula und endet vorn fast unmittelbar hinter den beiden mittleren Schneidezähnen in der Papilla incisivia. Unter der Papilla incisiva liegt das Foramen incisivum. Von der Raphe palati ziehen quer zum Alveolarfortsatz mehr oder weniger erhabene Leisten herüber, die Plicae oder Rugae palatinae. Man findet meist vier bis fünf

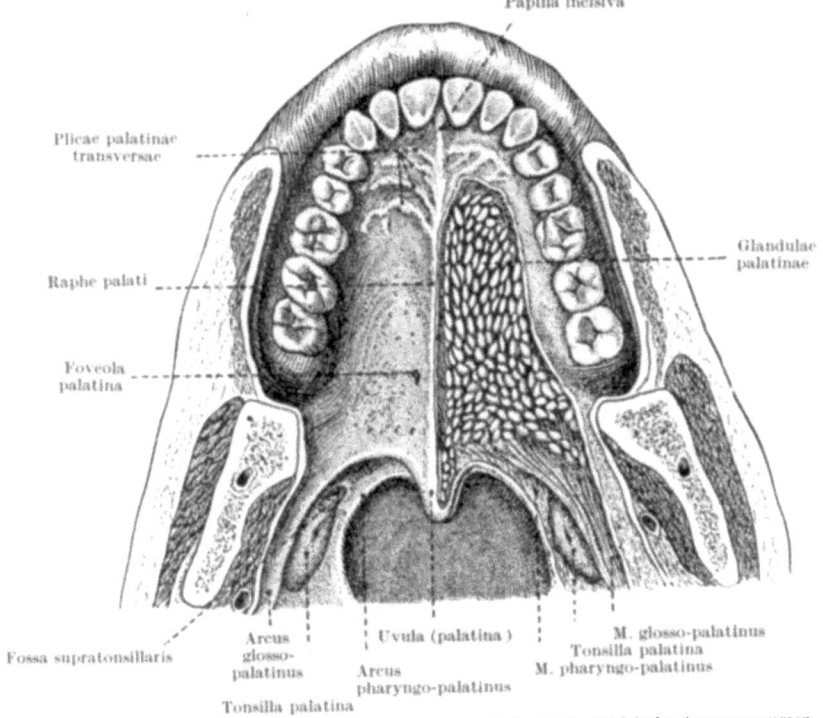

Abb. 49. Der harte und der weiche Gaumen (³/₄). Links ist die Schleimhaut weggenommen. (Nach RAUBER-KOPSCH: Anatomie.)

solcher Rugae jederseits. Die vorderen verlaufen langgestreckt von der Raphe zu den kleinen Schneidezähnen und zu den Eckzähnen, die rückwärtigen mehr im nach hinten offenen Bogen zu den Prämolaren. Im Bereich der Raphe und nahe dem Alveolarfortsatz geht die Lamina propria der Schleimhaut direkt ins Periost über. Zwischen Raphe und Alveolarfortsatz ist im vorderen Bereich des harten Gaumens eine Tela submucosa mit Fetteinlagerungen vorhanden, im hinteren Teil des harten Gaumens liegen in der Submucosa zahlreiche Schleimdrüsen, Glandulae palatinae. In der fetalen Zeit und auch noch in den ersten Lebensjahren kommen besonders in der Gegend der Raphe Epithelmassen in Bindegewebe eingeschlossen vor, die aus der Zeit des Zusammenwuchses der verschiedenen Gaumenfortsätze stammen. Sie verschwinden dann später restlos. Nur im Bereich der Papilla incisiva und im Canalis incisivus findet man noch größere Epithelmassen vor.

Der weiche Gaumen setzt sich unmittelbar aus dem harten Gaumen nach rückwärts fort (Abb. 49). In der Verlängerung der Raphe hängt dem weichen

Gaumen das Zäpfchen, Uvula, an. Von der Uvula ziehen zwei Falten in Bogenform seitwärts und abwärts. Die vordere, Arcus palatoglossus, zieht vom Zäpfchen zum Zungengrund, die hintere, Arcus palatopharyngeus, vom Zäpfchen zur Kehlkopfgegend; sie bildet den rückwärtigen, freien Rand des weichen Gaumens. Zwischen beiden Bögen, in eine Nische eingebettet, liegt beiderseits die Tonsilla palatina, über die auf S. 135 noch ausführlicher nachzulesen ist.

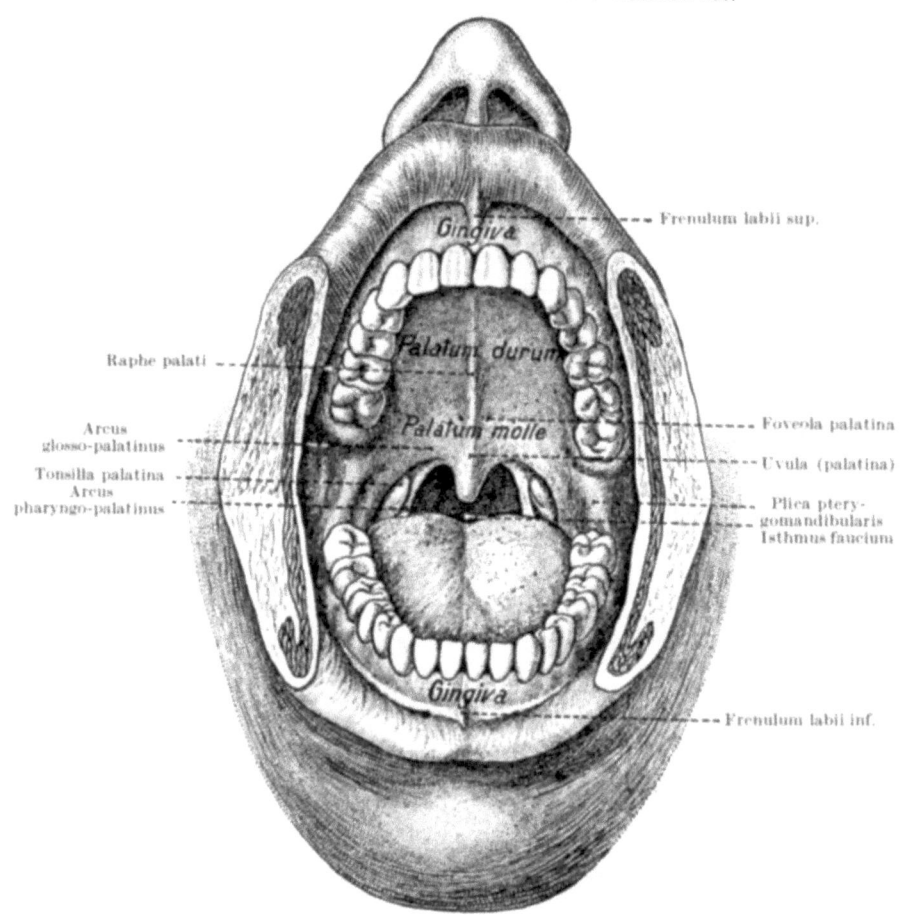

Abb. 50. Die Wände der Mundhöhle und die Rachenenge (¾). Nach Durchschneidung der Wangen in horizontaler Richtung (von den Mundwinkeln aus) und nach gewaltsamer Öffnung des Mundes.
(Nach RAUBER-KOPSCH: Anatomie.)

Die Schleimhaut des weichen Gaumens ist auf der oralen Fläche typische Mundschleimhaut, die Lamina propria ist von der Tela submucosa durch eine Schicht elastischer Fasern deutlich abgegrenzt. In der Submucosa, die auch größere Fettgewebekomplexe enthält, finden wir die Fortsetzung der Schleimdrüsen des harten Gaumens bis ins Zäpfchen hinein. Über den freien Rand nach der nasalen Fläche läßt sich die Mundschleimhaut oft noch eine Strecke weit verfolgen, um dann allmählich in typische Nasenschleimhaut überzugehen.

Die Muskeln des weichen Gaumens sollen hier kurz erwähnt werden (Abb. 55). Sie sind untereinander zu einer Art Muskelplatte eng verflochten. Ihre Namen deuten auf ihre Funktion und auf ihren Verlauf hin: *M. tensor veli palatini*. Er kommt vom Os sphenoidale herunter, wird schmäler, um schließlich mit einer

Sehne um den Hamulus pterygoideus herumzugehen und von hier aus den weichen Gaumen zu spannen. *M. levator veli palatini* kommt von der Unterfläche des Felsenbeins, um durch seine Kontraktion den weichen Gaumen zu heben. *M. uvulae* inseriert an der Spina nasalis posterior, um von da aus paarig oder einfach bis in die Spitze der Uvula zu gehen. Er hebt die Uvula. *M. palatoglossus* ist in seinem Verlauf durch den Arcus palatoglossus gekennzeichnet wie der *M. cephalopharyngicus* durch den gleichnamigen Gaumenbogen. Beide ziehen den weichen Gaumen durch ihre Kontraktion nach unten und verengern damit kulissenartig den Isthmus faucium, die Rachenenge (Abb. 49 und 50).

2. Zunge — Lingua — und Mundboden.

Die Zunge ist ein mit Schleimhaut überkleideter Muskelkörper, der im Ruhezustande und bei geschlossenem Munde das Cavum oris proprium nahezu völlig ausfüllt (Abb. 45 und 46). Ihr liegen wichtige Funktionen bei der Nahrungsaufnahme und bei der Sprache ob, sie ist sehr beweglich und außerdem noch in sich durch ihre Eigenmuskulatur sehr variabel gehalten. Man unterscheidet verschiedene Regionen an ihr (Abb. 51). Die vorderste Partie, die auch unterwärts von Schleimhaut überzogen über dem Boden der Mundhöhle frei beweglich liegt, geht ohne Grenze in die Hauptmasse, den Körper, über. Der Körper selbst sitzt der Zungenwurzel auf, die an den Schlund und an den Kehlkopf angrenzt. Die ganze Oberfläche wird als Zungenrücken, Dorsum linguae, bezeichnet. Dem Mundboden liegt die Unterfläche, Facies inferior, auf. Auf dem Zungenrücken nennt man die rückwärtige Partie auch Zungengrund, der sich von dem vorderen Teil des Rückens durch den Sulcus terminalis abgrenzt. Den vorderen Teil des Rückens, der auch vielfach als der eigentliche Rücken angesehen wird, teilt der Sulcus medianus linguae in zwei gleiche Hälften. Etwa an der Stelle, wo der Sulcus terminalis und der Sulcus medianus zusammentreffen, liegt das Foramen caecum, ein meist nur flaches Loch manchmal ein mehrere Millimeter tiefer Gang, Ductus lingualis, der Überrest des im embryonalen Leben noch vorhandenen Ductus thyreoglossus. Der Zungenrücken ist — makroskopisch gesehen — von samtartiger Oberfläche, was dadurch zustande kommt, daß die Schleimhaut dicht gedrängt mit Papillen besetzt ist. Die Hauptmasse der Papillen ist kegelförmig, spitz auslaufend auch als fadenförmig bezeichnet, Papillae filiformes (Abb. 52). Ihr Sitz ist der ganze Zungenrücken vorwärts des Sulcus terminalis. Sie bestehen aus einer bindegewebigen Hauptpapille, der das Epithel, an der Oberfläche stark verhornt und lang ausgezogen, gewissermaßen wie ein Trichter übergestülpt ist. Die bindegewebige Hauptpapille hat noch mehrere sekundäre Nebenpapillen. Die Papillae filiformes sind oft deutlich in Reihen angeordnet, die nahe dem Sulcus terminalis mit diesem parallel laufen. Nach der Spitze der Zunge wird der Winkel, den die Reihen untereinander bilden, immer spitzer. Sehr viel spärlicher sind die etwas größeren, pilz- oder kolbenförmigen *Papillae fungiformes* (Abb. 52). Sie stehen vereinzelt auf dem Zungenrücken und ragen etwas über die Papillae filiformes heraus. Ihre Oberfläche ist weniger stark epithelisiert, während die P. filiformes durch ihre dicke Epithelschicht das durchblutete Bindegewebe nicht hindurchscheinen lassen und mehr weißlich aussehen, kann man an den P. fungiformes oft eine hochrote Farbe beobachten. Der bindegewebige Grundstock weist auch verschiedentlich kleine Sekundärpapillen auf, die aber vom Epithel zu glatter Oberfläche ausgeglichen sind. An den Papillae fungiformes sind vereinzelte Geschmacksknospen gefunden worden. Der Hauptsitz der Geschmacksknospen sind jedoch die *Papillae vallatae* (Abb. 51 und 53) oder circumvallatae — ihre Zahl schwankt zwischen 7 und 12 —, die meist in einfacher Reihe vor dem Sulcus terminalis liegen. Nahe der Mittellinie kann man mehrere dieser

Papillen hintereinander liegen sehen. Es sind die größten der Zungenpapillen. Jede dieser umgekehrt flach-kegelförmigen Papillen ist von einem Wall und einem Graben umgeben. Nach dem Graben zu, sowohl in der Wand der Papille als auch in der Wand des Grabens sind viele Geschmacksknospen in der Epithelschicht gelegen. In den Graben hinein münden die Ausführungsgänge seröser Drüsen, sog. Spüldrüsen. Die blattartigen am Zungenrande gelegenen Papillae foliatae sind bei Menschen rudimentäre Gebilde. Bei Tieren kommen sie als sog. Randorgane vor.

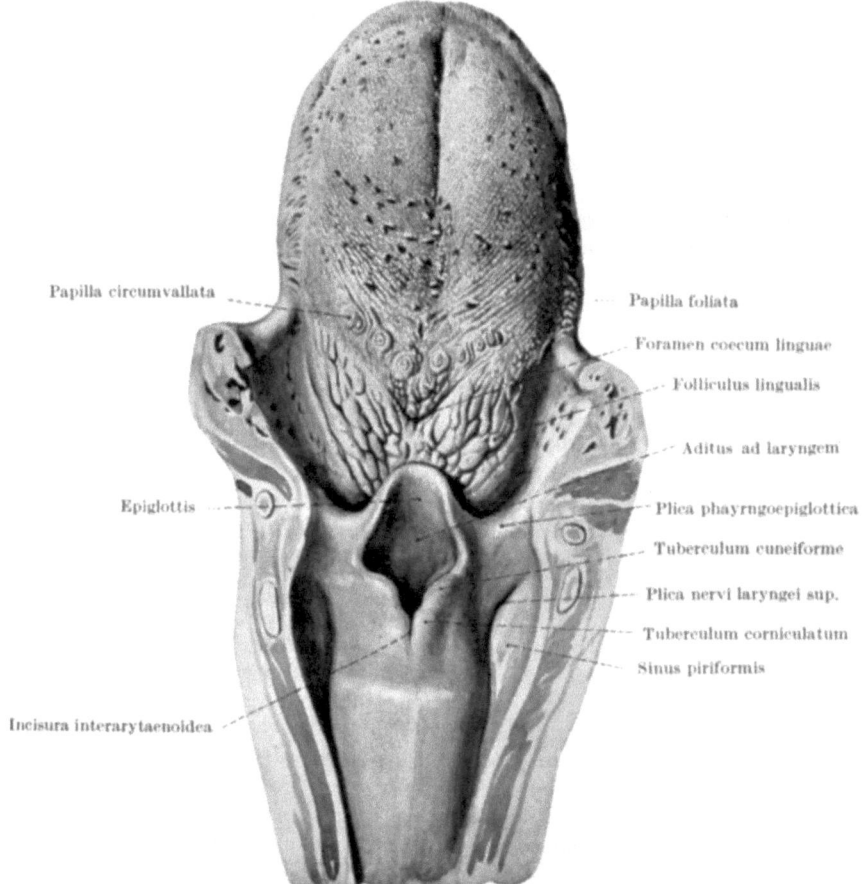

Abb. 51. Zunge und Kehlkopfeingang. (Aus SICHER und TANDLER: Anatomie.)

Sie sind beim Menschen, vor allem beim Erwachsenen, sehr variabel. Oft sieht man nur im rückwärtigen Teil des Randes, nahe dem Arcus palatoglossus flache Einkerbungen, aber keine blattartigen Ausbildungen mehr. Die P. foliatae sind wie die P. vallatae Sitz von Geschmacksknospen; sie können auch von einem Graben umgeben sein, in den ebenfalls seröse Drüsen münden. Zu erwähnen sind noch die vereinzelt vorkommenden *Papillae conicae und lenticulatae*, erstere sind größer als die P. fungiformes, letztere sind mehr platte P. fungiformes.

In der hinter dem Sulcus terminalis gelegenen Partie, dem Zungengrunde, findet man meist keine Papillen, es hat vielmehr der Zungengrund ein höckeriges Aussehen. Den Höckern oder Wülsten entsprechen Einlagerungen von Lymphknötchen in die Schleimhaut; sie werden als *Zungenbälge, Tonsilla lingualis*

Zunge — Lingua — und Mundboden.

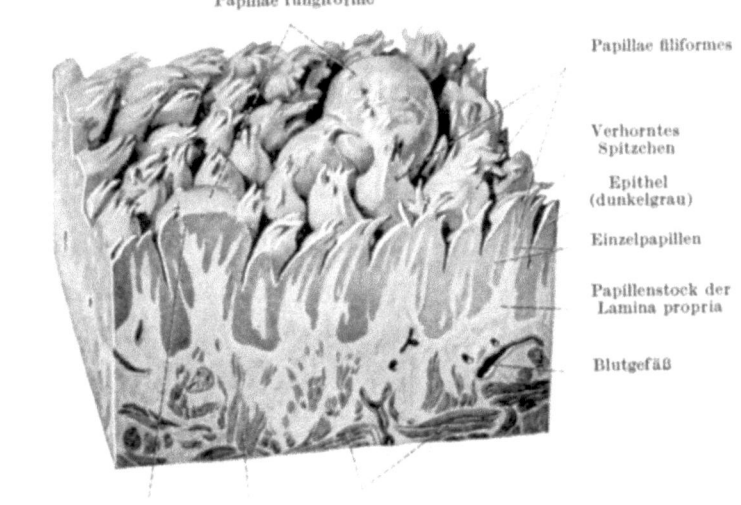

Abb. 52. Oberfläche des Zungenrückens bei starker Vergrößerung. Kombination aus der Betrachtung mit dem binokularen Mikroskop und von Schnittbildern. Die vordere Schnittfläche entspricht der Längsrichtung der Zunge, links vom Beschauer läge die Zungenspitze, rechts der Zungengrund. (Aus BRAUS: Anatomie, Bd. 2.)

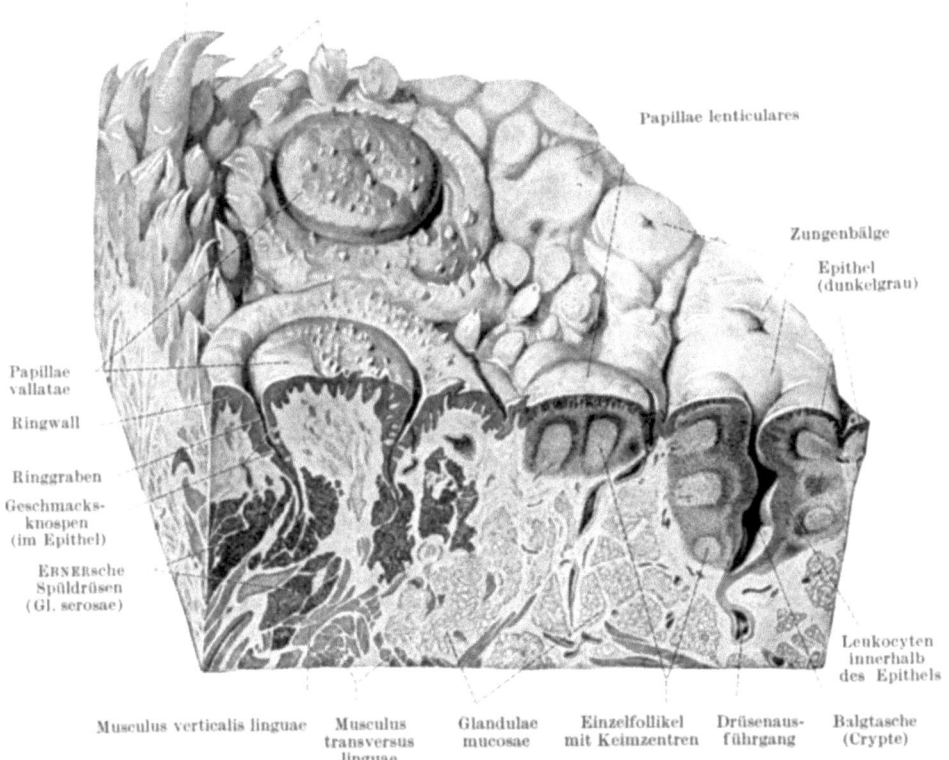

Abb. 53. Oberfläche der Zunge an der Grenze zwischen Zungenrücken und Zungengrund. Art der Darstellung und Richtung wie in Abb. 52. (Aus BRAUS: Anatomie, Bd. 2.)

bezeichnet und gehören wie die übrigen Tonsillen zum sogenannten lymphatischen Rachenringe.

Im Bereich des Zungenrückens ist die Lamina propria nur sehr dünn, es sitzt deshalb die Schleimhaut mehr unmittelbar dem Muskelkörper auf. An der *Unterseite* der Zunge ist die Schleimhaut lockerer und zarter. Makroskopische Papillen sind nicht vorhanden. Annähernd parallel zum Zungenrande zieht die sogenannte Plica fimbriata von vorn nach hinten (Abb. 54). Es ist eine oft lappige, gezackte Schleimhautfalte, das Rudiment einer bei manchen Tieren vorkommenden Unterzunge. Von der Mitte der Zungenunterseite zieht eine Schleimhautfalte, das Frenulum linguae — bei gehobener Zunge septumartig — durch den Mundboden zum Unterkiefer.

Nahe der Zunge, schon zum Mundboden gehörig, sieht man die Caruncula sublingualis s. salivalis (Abb. 54). Es ist eine Schleimhautfalte, die durch das Frenulum linguae in zwei Teile geteilt wird. Sie liegt über der Glandula sublingualis. In ihr münden die Ausführungsgänge sowohl der Glandulae sublinguales als auch der Glandulae submandibulares oft in jederseits gemeinsamer Ausflußöffnung.

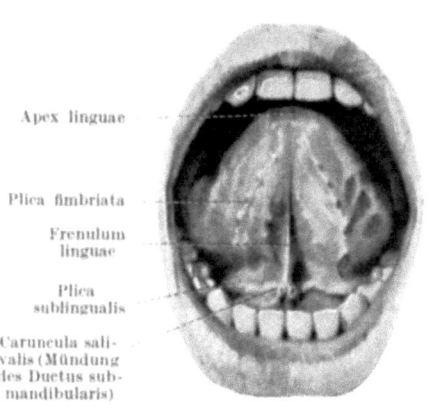

Abb. 54. Mundhöhle bei geöffnetem Mund und emporgehobener Zungenspitze Lebender. (Aus BRAUS: Anatomie. Bd. 2.)

Apex linguae
Plica fimbriata
Frenulum linguae
Plica sublingualis
Caruncula salivalis (Mündung des Ductus submandibularis)

3. Zungendrüsen — Glandulae linguales.

Im rückwärtigen Abschnitt der Zunge befinden sich vornehmlich reine Schleimdrüsen, ebenso am Zungenrande. Seröse Drüsen sind bereits bei der Besprechung der Pap. vallatae erwähnt, auf deren Bereich sie sich hauptsächlich beschränken. Einzelne seröse Drüsen kommen bei den Pap. foliatae vor. In der Zungenspitze nahe der Unterfläche liegen Drüsenteile oft zu größerer Masse zusammengefaßt, die sogenannte BLANDIN-NUHNsche Drüse oder Glandula lingualis anterior, sie ist eine gemischte Drüse. Alle Drüsen der Zunge liegen, da keine Submucosa ausgebildet ist, fast ausnahmslos innerhalb der Muskulatur.

4. Die Zungenmuskulatur.

Die Hauptmasse der Zunge ist, wie schon oben erwähnt wurde, Muskulatur. Teils inserieren die Muskeln am benachbarten Skelett — Außenmuskulatur —, um die Zunge nach allen Richtungen bewegen zu können, teils hat die Zunge Eigenmuskulatur, die die Zunge die verschiedensten Formen annehmen läßt. Eine Scheidewand, Septum linguae, zieht sich senkrecht aufgestellt durch die Länge der Zunge und teilt sie dadurch in sich in zwei Hälften. *Die Außenmuskulatur:* M. genioglossus. Er entspringt am Kinn jederseits an der oberen Spina mentalis und strahlt von hier aus fächerförmig in die Zunge ein (Abb. 32 und 45), um in der Nähe des Septums teils zu enden, teils bis zum Zungenbein und zum Kehlkopf weiterzuziehen. M. hyoglossus strahlt vom Zungenbein kommend seitlich des M. genioglossus in die Zunge ein. Zwischen beiden liegt der M. longitudinalis inferior (Abb. 32). M. chondroglossus kommt ebenfalls vom Zungenbein, ist sehr klein und nicht konstant und geht mehr nach der Gegend des Zungenrückens. M. styloglossus entspringt am Processus styloideus, zieht am Arcus palatoglossus in den Seitenrand der Zunge, in dem er bis nach vorn zieht (Abb. 32). Der Musculus palatoglossus ist beim Gaumen auf S. 46 besprochen. Aus der Ansatzstelle dieser Muskeln am Skelett und dem Ausbreitungsgebiet geht ohne weiteres hervor, welche Wirkung ihre Funktion haben muß.

Entweder in Gemeinschaft mit den Außenmuskeln oder für sich allein wirken die Eigenmuskeln der Zunge. Sie lassen sich nicht durch Präparation einzeln rein

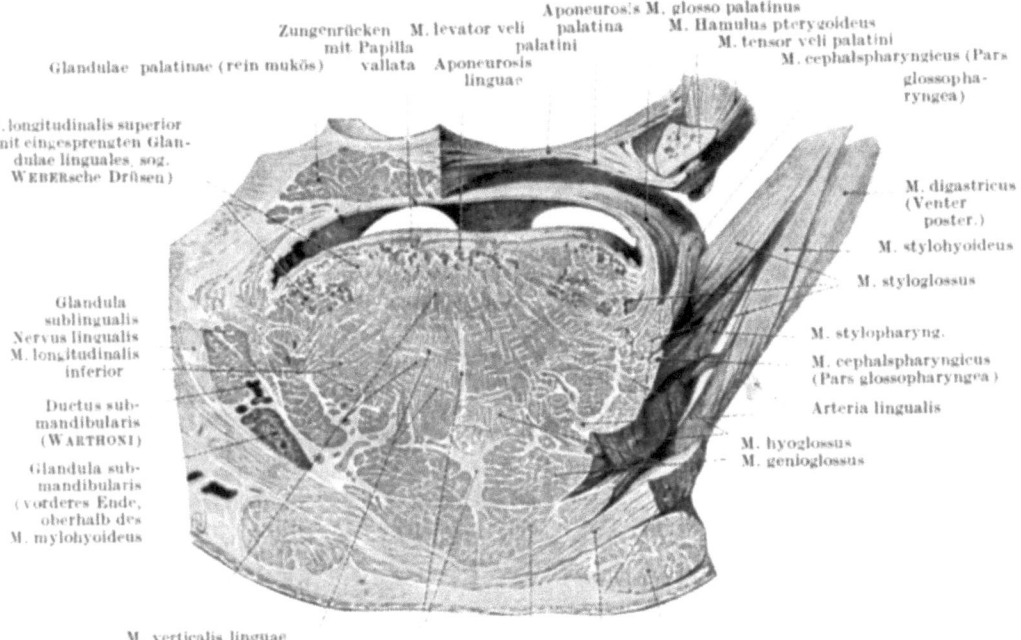

Abb. 55. Zunge, Mundhöhlenboden und Gaumen, neugeborenes Kind. Kombination aus einem Präparat und aus mikroskopischen Schnitten des gleichen Objekts. Ansicht von vorn. Vom Beschauer rechts: Namen der Außenmuskeln, links: Namen der Binnenmuskeln der Zunge. Zwischen M. genioglossus und M. hyoglossus tritt der Nervus hypoglossus in den Zungenkörper ein (beiderseits sichtbar, nicht bezeichnet).
(Aus BRAUS: Anatomie. Bd. 2.)

darstellen, weil sie wie ineinander verflochten sind. Nach ihrer Verlaufsrichtung, aus der auch ihre Wirkungsweise hervorgeht, sind sie benannt: M. longitudinalis superior et inferior linguae. M. transversus linguae. M. verticalis linguae. Die Eigenmuskeln der Zunge hängen vielfach innig mit den Außenmuskeln zusammen. Die Eigenmuskeln der Zunge werden am besten am Frontalschnitt der Zunge demonstriert (Abb. 55).

5. Mundboden.

Im Ruhezustande bedeckt die Zunge den Mundboden, Regio alveololingualis, völlig, indem sie mit der Spitze und mit den Rändern den Zähnen des Unterkiefers dicht anliegt. Bei hochgeschlagener Zunge sieht man auf das plane dreieckige Feld, das vom Alveolarfortsatz rechts und links und von der Zungenspitze bei ihrem Übergang in den Mundboden begrenzt wird (Abb. 54). Bei ruhender Zunge liegt die rückwärtige Begrenzung dieses Feldes etwa in Höhe der Prämolaren, bei zurückgeschlagener und zurückgezogener Zunge spannt sich das Feld bis in Höhe des 2. Molaren aus. Die Plica sublingualis und das Frenulum linguae sind oben schon bei der Besprechung der Zunge geschildert worden. Nach rückwärts setzt sich das dreieckige Feld des vorderen Mundbodens beiderseits fort in einer Rinne, die einerseits vom Alveolarfortsatz und weiter von der Innenseite des aufsteigenden Astes und andererseits von dem Seitenrande der Zunge eingefaßt ist (Abb. 46). In Gegend des Zungengrundes steigt die Rinne an und findet ihren Abschluß durch den Arcus palatoglossus. Die Gestaltung des Mundbodens ist variabel je nach der Stellung der Zunge und vor allem nach der Spannung der Unterzungenmuskulatur. Da ist es vor allem der M. mylohyoideus, von dem bereits oben gesagt wurde, daß er mit seiner Anordnung eine Art Traggurt für die Zunge und den Mundboden darstellt. Er hebt und senkt z. B. die gesamte Zunge mit dem Mundboden. Das Epithel der Mundbodenschleimhaut ist wie das der Unterzungenseite zart, da es mechanischer Beanspruchung nur weniger ausgesetzt ist als das der übrigen Mundhöhle. Über die Drüsen des Mundbodens siehe folgendes Kapitel.

C. Die Speicheldrüsen — Glandulae salivales.

Fast überall in der Mundhöhle, nur wenige Partien ausgenommen (Alveolarfortsatz, vorderer Gaumen, mittlere Wange), kommen Drüsen vor. Das Sekret von ihnen allen zusammen ist der Speichel. Sie sind also alle Speicheldrüsen, doch bezeichnet man nur die drei großen Drüsen, Parotis, Sublingualis, Submandibularis, als die Speicheldrüsen im engeren Sinne. Die Einteilung der Speicheldrüsen geschieht verschieden, je nach den verschiedenen Gesichtspunkten. Man kann sie nach dem Sekret, das sie liefern, gruppieren oder in bezug auf ihre Topographie. Wir wählen hier die topographische Gruppierung.

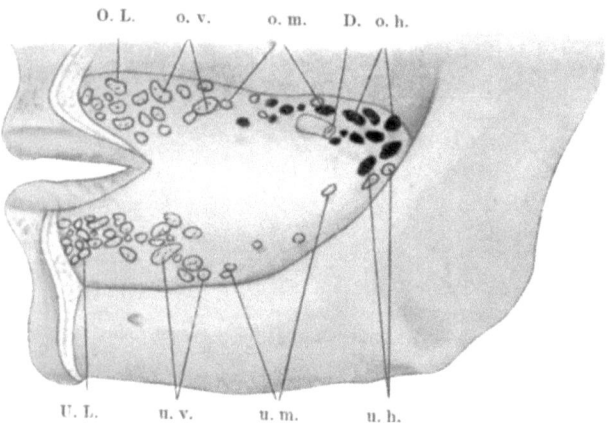

Abb. 56. Lippen- und Backendrüsen des Menschen von außen her (durch Abtragung sämtlicher Schichten mit Ausnahme der Schleimhaut) dargestellt. O. L. und U. L. Gland. labiales, o. v., o. m., o. h. obere (maxillare) vordere, mittlere und hintere Gland. buccales. u. v., u. m., u. h. untere (mandibulare) vordere, mittlere und hintere Glandulae buccales. o. h. und u. h. Gland. molares. D. Ductus parotidicus. Die außen auf dem M. bucinator gelegenen Drüsen sind schwarz dargestellt. (Aus v. MÖLLENDORF: Handbuch der mikroskopischen Anatomie des Menschen. Bd. 5. Berlin: Julius Springer 1927.)

1. Drüsen des Mundvorhofes.

Wir finden kleine Drüsen in den Lippen und in der Wange, wie das bei Besprechung der Lippen und Wangen beschrieben wurde, nur ein entwicklungsgeschichtlich bedingter, horizontaler Streifen der Wange ist frei von Speicheldrüsen. Wo rückwärts vor dem aufsteigenden Ast des Unterkiefers der Mundvorhof seinen Abschluß findet, stoßen die Drüsenreihen der oberen und der unteren Backen aneinander (Abb. 56). Die vorderen dieser Vorhofdrüsen heißen auch Glandulae labiales, die mittleren Gl. buccales, die rückwärtigen Gl. molares. Es sind alles kleine Drüsen bis etwa zur Erbsengröße; sie liegen im vorderen Bereich in der Submucosa, weiter nach rückwärts liegen sie immer tiefer in der Muskulatur. Die Gl. molares liegen außerhalb des M. bucinator. Hinter dem letzten Molaren an der Vorderseite des aufsteigenden Astes nahe dem Trigonum retromolare setzt sich die Reihe der Wangendrüsen nach der eigentlichen Mundhöhle zu fort, wo sie wiederum Anschluß haben an die kleineren Drüsen des Gaumens, des Mundbodens und des Zungenrandes. Meist liegen diese „retromolären" Drüsen disseminiert in der Submucosa, CHAIM und EULER konnten aber nachweisen, daß auch eine größere Drüse von Organcharakter hier vorkommen kann, die dann einen großen Ausführungsgang hat. Die Glandulae labiales sind gemischte Drüsen, nach hinten zu werden die Vorhofdrüsen mehr und mehr mukös. Die Glandulae molares können ganz mukös sein. Auch die retromolären Drüsen sind, wenn nicht rein, so doch im Grundcharakter überwiegend mukös.

Außer den kleinen Drüsen mündet die größte der Speicheldrüsen, *Glandula parotis* — Ohrspeicheldrüse — in den Vorhof. Ihr Ausführungsgang endet in der Papilla salivalis superior gegenüber dem oberen 2. Molaren. Der Ausführungsgang läßt sich von der Mündungsstelle her durch den M. bucinator auf den M. masseter verfolgen (Abb. 57), wo er seine Drüse verläßt. Hier auf dem Masseter liegt nur ein kleiner Teil der Drüse in Form eines Lappens, der sie nach hinten um die rückwärtige Kante des aufsteigenden Astes fortsetzt in die Hauptmasse der Drüse, die in dem Raum hinter der Mandibula, vor dem M. sternocleidomastoideus und vor dem Warzenfortsatz ihren Sitz hat. Die Parotis ist eine rein seröse Drüse.

2. Die Drüsen der eigentlichen Mundhöhle.

Die kleinen Drüsen des Cavum oris proprium sind schon bei der Beschreibung des Gaumens, der Zunge und des Mundbodens erwähnt. Rein seröse Drüsen kommen als sogenannte Spüldrüsen in der Geschmacksregion der Zunge vor, rein muköse Drüsen sind die Gaumendrüsen und die Drüsen im hinteren Teil des Zungenrückens und des Zungenrandes, während alle anderen Drüsen der eigentlichen Mundhöhle gemischtes Sekret liefern.

Dicht unter der Mundbodenschleimhaut unter der Plica sublingualis liegt die *Glandula sublingualis* (Abb. 57). Wenn nach Verlust der Zähne der Alveolarfortsatz des Unterkiefers geschwunden ist, kann man die Drüse nach der Mundhöhle sich vorwölben sehen. Sie liegt über dem M. mylohyoideus in einer Bucht des Unterkiefers, der Fovea sublingualis. Sie besteht aus einem größeren, einheitlichen Stück und aus einem Teil, der sich aus kleinen Einzeldrüschen zusammensetzt, die unter der Plica sublingualis nach rückwärts in Reihen angeordnet sind. Der größere Teil gibt sein Sekret in den Ductus sublingualis ab, der mit dem Ductus submandibularis in der Caruncula salivalis mündet. Der aus den Einzeldrüschen zusammengesetzte Teil läßt viele Ausführungsgänge, deren Zahl den Einzeldrüsen entspricht, in der Plica salivalis enden.

Die *Glandula submandibularis* (Abb. 57) ist etwa doppelt so groß wie die Sublingualis. Ihre Hauptmasse liegt unterhalb des M. mylohyoideus zwischen Unterkiefer — Fovea submandibularis — und M. digastricus. Ein kleinerer Lappen kann sich um die rückwärtige Kante des M. mylohyoideus herauf und nach vorn schieben in die unmittelbare Nachbarschaft der Gl. sublingualis. Ihr Ausführungsgang, der mehrere Zentimeter lang ist, vereinigt sich oft mit dem Ausführungsgang der Sublingualis, oder es münden beide dicht nebeneinander in der Caruncula salivalis. Bei bimanueller Palpation vom Mundboden und aus der Gegend des Unterkieferrandes her kann man die Drüse deutlich durchtasten.

Die Glandula sublingualis und die Glandula submandibularis liefern beide gemischtes Sekret, doch überwiegt bei der Sublingualis der muköse Anteil, während die Submandibularis vornehmlich seröses Sekret produziert.

D. Der lymphatische Rachenring.

In der Rachenschleimhaut ist lymphatisches Gewebe in großer Ausdehnung eingelagert, teils disseminiert, vor allem aber zu größeren Komplexen zusammengefaßt. Das lymphatische Gewebe ist ringförmig am Dach, an den Seiten und auf dem Boden des Rachens gelegen. An den Seiten des Rachens, zwischen dem Arcus palatopharyngicus und dem Arcus palatoglossus liegt jederseits die *Gaumenmandel*,

Tonsilla palatina. Normalerweise liegt sie versteckt in der Bucht, die die beiden Gaumenbögen zwischen sich bilden (Abb. 50 und 51). Äußerlich haben die Tonsillen eben mandelförmige Gestalt, sie erstrecken sich aber weiter in die Tiefe als man nach der oberflächlichen Form annehmen möchte. Sie haben an sich etwa die Gestalt einer Haselnuß. Die Tonsillen sind vom Pflasterepithel der Mundhöhle überzogen, das auch noch viele gangförmige Vertiefungen, Krypten, der Tonsillen auskleidet. Diesen Epithelgängen liegen die Lymphknötchen zumeist unmittelbar an. Im Prinzip gleich sind auch die anderen Tonsillen gebaut. Im oberen Teil des Schlundgewölbes findet man mehr flächenhaft ausgebreitet die *Rachenmandel,* Tonsilla pharyngica, etwa gegenüber der Mündung der Choanen gelegen. Am Zungengrunde haben wir die *Zungenmandel, Tonsilla lingualis,* bereits bei der

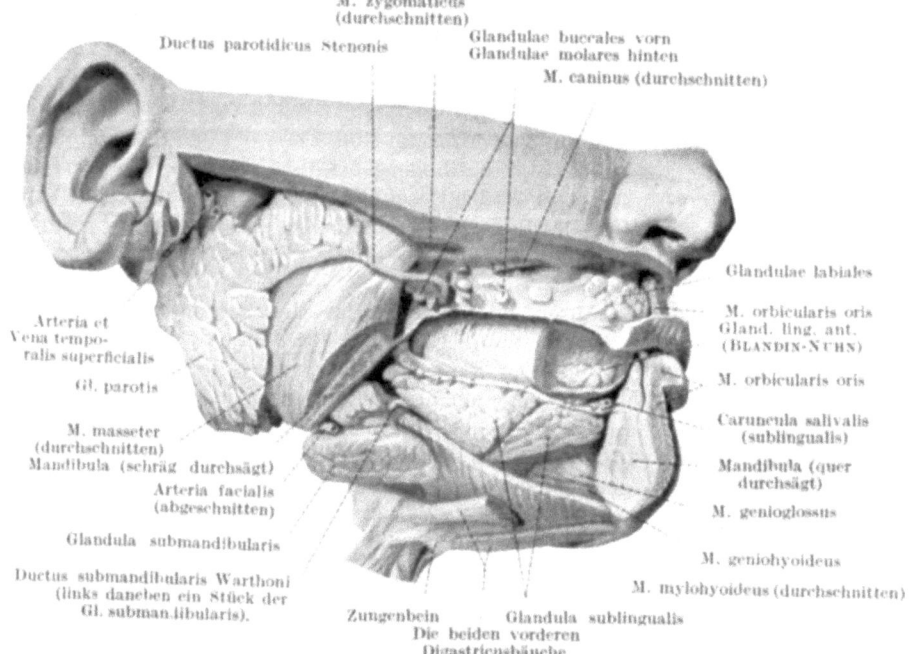

Abb. 57. Große und kleine Speicheldrüsen. Ein Stück der rechten Unterkieferhälfte ist herausgesägt, die Wangenhaut, zum Teil auch die Schleimhaut und der Mundhöhlenboden sind entfernt. Man sieht in die Mundhöhle hinein, auf den rechten Rand der Zunge und auf die rechte Glandula sublingualis. Ein Stück aus der Zungenspitze ist herausgeschnitten, um die BLANDIN-NUHNsche Drüse freizulegen. Ohrläppchen mit Haken in die Höhe gezogen. (Aus BRAUS: Anatomie, Bd. 2.)

Besprechung der Zunge kennengelernt. Es handelt sich, wie wir aus Abb. 51 und 53 sahen, um dicht nebeneinander liegende Knötchen, Folliculi linguales, deren ganzer Komplex als Tonsilla lingualis bezeichnet wird.

Welche Aufgabe die zu den fünf „Tonsillen" zusammengelegten und die sonst im Rachen angeordneten Adenoide haben, ist bis heute noch nicht festgestellt. Daß Lymphocyten in ihnen gebildet werden, ist unbestritten; ob aber dem lymphatischen Rachenringe Schutzfunktionen obliegen, ist nicht gewiß. Ein Teil der Autoren nimmt an, daß sie die Aufgabe haben, vor allem Mikroorganismen in sich aufzunehmen und sogleich unschädlich zu machen. Eine andere Theorie geht dahin, daß von den Tonsillen reichlich Lymphe und Lymphocyten abgegeben werden, die auf den Tonsillen und in ihrer Nachbarschaft bactericide Wirkung entfalten sollen. Eine andere Hypothese besagt, daß die Tonsillen dauernd Mikroorganismen in sich aufnehmen, um durch diese „Impfung" gewissermaßen die Abwehrkräfte des Organismus gegen diese Mikroorganismen ständig anzufachen. Noch andere Autoren glauben, daß das lymphatische Gewebe des Rachens eine günstige Eingangspforte für Infektionen ist und daß mangels geeigneter Abwehrkräfte die Infektionen sich von hier aus leicht im Organismus ausbreiten können, was ja offenbar auch häufig vorkommt. Die Zusammenhänge zwischen Tonsillenentzündungen einerseits und Nierenerkrankungen, Gelenksaffektionen, Endokarditis und anderen sogenannten „kryptogenen Infektionen" andererseits sind in vielen Fällen nachgewiesen.

Die Funktionen des lymphatischen Rachenringes sind also immer noch nicht einwandfrei nachgewiesen, es kommt seinen Gebilden aber zweifelsohne eine große klinische Bedeutung zu.

VII. Makroskopische Anatomie der Zähne.
A. Allgemeines.

Die Zähne des Menschen haben die Aufgabe, die Nahrung zu erfassen, abzubeißen und zu zerkleinern. Entsprechend den verschiedenen Funktionen sind auch die einzelnen Zähne verschieden geformt. Teils nach ihrer Funktion, teils nach ihrer Stellung unterscheiden wir Schneidezähne, Eckzähne, kleine und große Mahlzähne. Phylogenetisch werden die Zähne von den Placoidschuppen der Selachier abgeleitet, die sich dort von der äußeren Haut fortsetzen bis in die Mundhöhle hinein. Aus dem Hautgebilde sind in dem Aufstieg der Entwicklung dann die Zähne geworden, das Epithel der Haut lieferte den Schmelz, das Mesoderm das Dentin und das Zement.

Bei der rein äußerlichen Betrachtung unterscheiden wir am Zahn die Krone und die Wurzel (Abb. 58), bei den Molaren finden wir die ursprünglich einfache Wurzel wegen der Notwendigkeit des festeren Haltes in zwei oder drei Pfähle zerlegt. Wo Krone und Wurzel aneinander grenzen, liegt der Zahnhals. Die oberste Partie der Krone, dort, wo sie mit dem Gegenzahn zusammentrifft, heißt Schneidekante bei den Schneidezähnen, Höcker beim Eckzahn, Kaufläche bei den Prämolaren und Molaren. Die nach dem Vestibulum gerichtete Seite des Zahnes heißt bei den Frontzähnen labial und bei den Seitenzähnen buccal. Die entgegengesetzte Seite, die also nach dem Cavum oris proprium zeigt, heißt im Oberkiefer palatinal, im Unterkiefer lingual. Eine Vereinfachung (auch schon von anderer Seite vorgeschlagen) wäre es, wenn man die nach dem Vestibulum gerichtete Seite „vestibulär", die zum Cavum proprium gerichtete „oral" nennen würde. Die Seiten, mit denen die Zähne benachbart sind, heißen Approximalseiten, die nach der Mitte gerichtete ist die mesiale, die nach dem Ende der Zahnreihe die distale.

Die Hauptmasse des Zahnes besteht aus Dentin (Abb. 59), das, vergleichend anatomisch betrachtet, ein modifizierter Knochen ist. Die ganze Krone wird vom Schmelz überzogen, der beim bleibenden Zahn von meist weißgelblicher Farbe ist. Der Schmelz ist das härteste Gewebe des menschlichen Organismus, seine Härte wird der des Apatits gleichgestellt. Von der Dentinmasse umschlossen, inmitten des Zahnes liegt die Pulpa, im Bereich der Krone als Kronenpulpa, in der Wurzel als Wurzelpulpa bezeichnet, am Apex steht sie mit dem umgebenden Gewebe durch das Foramen apicis in Verbindung. Die Pulpa hat, um es ganz kurz zu sagen, die Miniaturform des Zahnes mit nur geringen Abweichungen. Man kann sich danach also ohne weiteres ein Bild von der Gestalt der Pulpa machen. Die gesamte Wurzel wird vom Zement bedeckt; in ihm inserieren die SHARPEYschen Fasern der Wurzelhaut, um im gegenüberliegenden Knochen der Alveole sich zum Halt des Zahnes zu verankern. Da der Zahn beim Menschen in einer Alveole steckt, spricht man von thekodontem Typ.

Die *heterodonte* Zahnform — die Differenzierung der einzelnen Zähne der Verschiedenheit ihrer Funktion entsprechend — wird abgeleitet von der homoiodonten Form der niederen Tiere, bei der die Zähne untereinander gleich oder ähnlich sind. Das zweimalige Erscheinen von Zähnen, wie es beim Menschen und den meisten Säugern der Fall ist, nennt man *Diphyodontie* (zweimalige Zahnung) im Gegensatz zur *Polyphyodontie* (vielfache Zahnung), *Monophyodontie* (einmalige Zahnung) oder *Anodontie* (Zahnlosigkeit). Wenn man allgemein von Diphyodontie beim Menschen spricht, so muß man klinisch streng genommen die Einschränkung dabei machen, daß nur ein Teil des Gebisses diphyodont ist (Milchzähne und Ersatzzähne), während die Molaren, die als Zuwachszähne bezeichnet werden, rein äußerlich betrachtet, die monophyodonte Reihe bilden. Im Kap. IX wird jedoch auseinandergesetzt werden, daß auch die Molaren der Diphyodontie zugerechnet werden müssen, da sie entwicklungsgeschichtlich betrachtet Milchzähne sind, deren Ersatzanlagen nur nicht zur Entwicklung kommen.

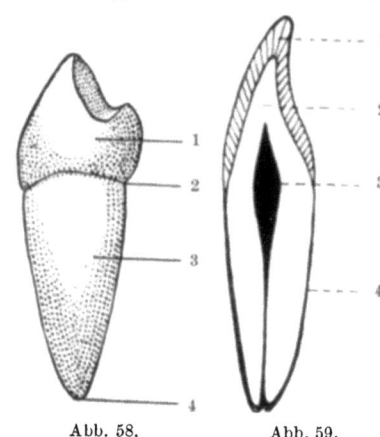

Abb. 58. Abb. 59.
Abb. 58. Einteilung des Zahnes. 1 Krone, 2 Zahnhals, 3 Wurzel, 4 Wurzelspitze.
Abb. 59. Durchschnitt des Zahnes. 1 Schmelz, 2 Dentin, 3 Pulpa, 4 Zement.

Das also als heterodont zu bezeichnende Gebiß des Erwachsenen besteht aus 32 Zähnen, 16 im Oberkiefer, 16 im Unterkiefer. In jedem Kiefer und auf jeder Seite unterscheiden wir 2 Incisivi (Schneidezähne), 1 Caninus (Eckzahn), 2 Prämolaren (kleine Backenzähne), 3 Molaren (Mahlzähne). Zur Vereinfachung der Signatur, um Gebißaufstellungen übersichtlicher zu gestalten und um nicht unübersichtliche, lange Worte schreiben zu müssen, hat man sogenannte Zahnformeln eingeführt, die verschieden gehandhabt werden.

Man schreibt z. B. in der Zoologie den Zahnbestand eines bestimmten Tieres so, daß man den Anfangsbuchstaben der Zahn„sorte" schreibt: $J\frac{2}{2} C\frac{1}{1} P\frac{2}{2} M\frac{3}{3}$. Die Zahl besagt, wieviel Zähne von der betreffenden Sorte im Oberkiefer und Unterkiefer auf einer Seite vorhanden sind. Bei der Bezeichnung menschlicher Zähne hat es sich als brauchbar erwiesen, jeden Zahn im Gebiß von der Mitte an gerechnet mit seiner Platznummer folgendermaßen zu kennzeichnen:

rechts | links
87654321 | 12345678
87654321 | 12345678

Man stellt das Kreuz also so auf, wie man in den Mund des Individuum hineinsieht. Wenn man einen einzelnen Zahn angeben will, schreibt man seine Platznummer, und der rechte Winkel an ihm ist die Ecke aus dem großen Kreuz, die den betreffenden Kiefer angibt, z. B. rechter, oberer, erster Prämolar: 4⏋ oder linker, unterer, erster Molar: ⎾6. Eine andere ebenfalls brauchbare Methode ist die Bezeichnung der Zahnart mit den Anfangsbuchstaben J C P M. Eine kleine arabische Ziffer an dem Buchstaben besagt, ob es sich um einen ersten, zweiten oder dritten Zahn des Typs handelt, und die Stellung der Zahl zum Buchstaben, ob an seiner rechten oder linken, oberen oder unteren Ecke, deutet auf den betreffenden Kiefer hin, z. B.: oberer, rechter, zweiter Schneidezahn: J^2; linker, unterer, dritter Molar: $_3M$.

An *Milchzähnen* hat der Mensch 20, in jedem Kiefer 10, und zwar auf jeder Seite 2 Schneidezähne, 1 Eckzahn und 2 Mahlzähne. Sie werden nach demselben Prinzip bezeichnet. Macht man das Kreuz, dann bekommen die Milchzähne römische Ziffern $\frac{\text{V IV III II I} \mid \text{I II III IV V}}{\text{V IV III II I} \mid \text{I II III IV V}}$, $\overline{\text{|III, IV|}}$. Bei der Benutzung der Anfangsbuchstaben werden für die Milchzähne kleine Buchstaben genommen: ^1i, $_2m$, c^1.

Wie der gesamte Körper des Weibes allgemein betrachtet kleiner ist als der des Mannes, so ist auch das Gebiß nicht absolut, sondern auch nur allgemein gemessen kleiner. Man kann jedenfalls nach MÜHLREITER unter 100 Individuen bei 50 deutlich den *Geschlechtsunterschied* im Gebiß nachweisen, nur bei wenigen ist er direkt umgekehrt, und 24% verhalten sich indifferent.

Daß auch *Rassenunterschiede* in ausgesprochener Weise vorhanden sind, sowohl in der Form und Größe der Zähne als auch in ihrer Stellung zueinander und zum Skelett, kann hier nur kurz bemerkt werden.

Altersunterschiede an den Zähnen machen sich äußerlich bemerkbar an der Abkauung und Abschleifung und innerlich an der Verkleinerung des Pulpacavum und Verengerung und Unterteilung des Wurzelkanals.

Die Abkauung findet natürlich in der Hauptsache an den Stellen statt, wo die Zähne sich beim Zusammenbiß treffen. Ein Abschleifen der Zähne beobachten wir ferner an den Approximalseiten, wo die Zähne sich berühren. Da die Zähne wie in einem Gelenk in der Alveole beweglich sind und beim Zusammenbiß sich stets, wenn auch nur in geringen Maßen,

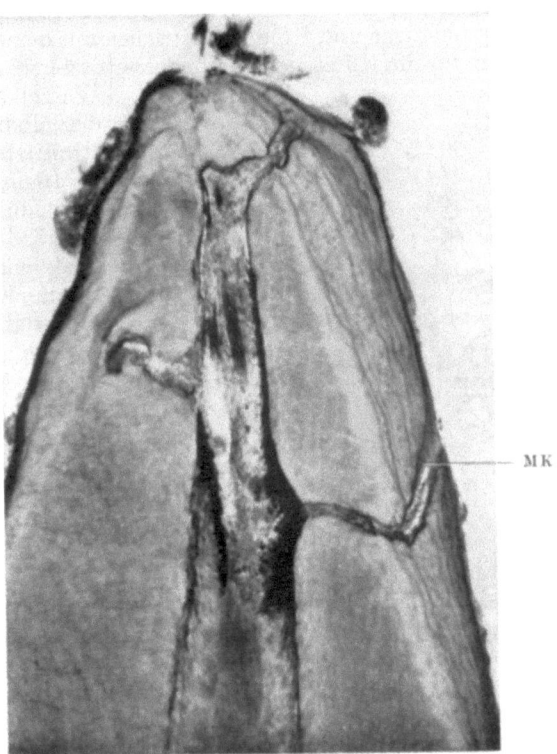

Abb. 60. Verzweigung des Wurzelkanals in einem oberen 2. Prämolaren. Das Bild ist charakteristisch für die Schwierigkeiten, die solche Verzweigungen bei der Wurzelbehandlung machen. MK Markkanälchen.

bewegen, müssen sie sich an den Kontaktpunkten oder -flächen abnutzen. Es entstehen dadurch die sogenannten interstitiellen Reibeflächen. Trotz dieser Abnutzungen bleibt der Schluß der Zahnreihe dadurch gewahrt, daß die Zähne die Tendenz haben, sich nach der Mitte der Zahnreihe zu fest aneinanderzuschließen (physiologische Wanderung der Zähne).

Die Verkleinerung des Pulpencavums und des Wurzelkanals findet nach einem zunächst vorläufigen, mehr scheinbaren Abschluß des Wachstums nach Ausbildung des Zahnes, wenn auch in minimalem, makroskopisch nicht immer feststellbarem Maße durch Anlagerung weiterer Dentinschichten (Sekundärdentin) statt. Das Cavum Pulpae wird vor allem niedriger, die Pulpenhörner verschwinden, besonders wenn die Abkauung größere Ausmaße erreicht. Die Wurzelkanäle verengern sich (vgl. Abb. 173 u. 174). Die Unterteilung des Wurzelkanals kommt durch Einbauten von Dentinzwischenwänden zustande. Besonders sind dazu die Wurzeln prädestiniert, die schon durch ihre äußere Form die Tendenz zur Zweiteilung erkennen lassen: untere Frontzähne, obere Prämolaren und mesiale

Wurzeln der Molaren. Bei den Molaren kommt die Zweiteilung des Kanals der mesialen Wurzel in mehr als 50% der Fälle vor.

Ferner sieht man das anfänglich ganz weite, einfache Foramen apicale sich in mehrere kleine Foramina aufteilen. Der Kanal mündet dann also nicht in glattem Verlauf ins Periodontium, sondern erfährt in der Regio apicis eine mehr büschelförmige Aufteilung (Abb. 60). Weniger häufig kommen kleine gefäßführende Verbindungskanälchen zwischen Wurzelkanal und Periodontium vor, sie werden als Markkanälchen bezeichnet (Abb. 60). Dies alles, die Verengerung des Kanals, seine Unterteilungen und Kommunikationen mit der Wurzelhaut durch Markkanälchen haben für die Klinik ganz besonderes Interesse, die wichtigsten Zweiteilungen des Wurzelkanals sind in ihrer typischen Form deshalb bei den einzelnen Zähnen in Durchschnittsbildern dargestellt.

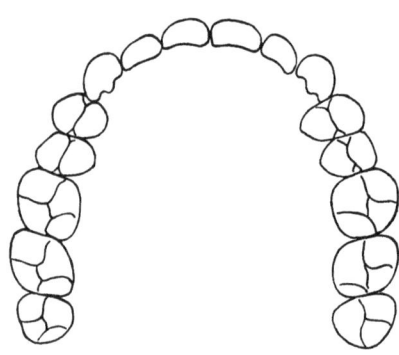

Abb. 61. Krümmung der vestibularen Kronenflächen. Krümmungsmerkmal MÜHLREITERS.

Im folgenden sollen nun die Zähne eines Individuums beschrieben werden, und zwar die 16 Zähne der rechten Seite. Eine erschöpfende Darstellung kann hier aus Raummangel nicht gebracht werden, es war daher unser Bestreben, möglichst getreue Abbildungen zu liefern, die viele Worte überflüssig machen. Außer der Betrachtung von den wichtigsten Gesichtspunkten aus bringen wir zu jedem Zahn ein Bild seines Durchschnittes schematisiert, um die Topographie der Pulpa zu zeigen. Für jeden Zahn werden ferner am Schluß die wichtigsten Maße angegeben.

Eine *Seiten*unterscheidung, das sogenannte Krümmungsmerkmal MÜHLREITERS, soll, da für alle Zähne zutreffend, hier nur noch vorausgeschickt werden, um nicht bei jedem Zahn besonders darauf aufmerksam machen zu müssen. Betrachtet man die Krone des Zahnes von der Schneidekante oder Kaufläche aus, so kann man sehen, daß die vestibulare Fläche mesial im wohl abgerundeten Bogen, distal aber zunächst mehr gradlinig mundwärts geneigt ist, um dann plötzlich mehr unvermittelt in die Approximalfläche einzubiegen. Dadurch wird die Krone mesial dick, nach rückwärts zu schlanker, zwischen je zwei Zähnen entsteht auf der Vestibularseite des Zahnbogens eine leichte stufenförmige Nische (Abb. 61).

Eine Ausnahme machen die oberen Prämolaren mit der Umkehrung dieses Merkmales.

B. Spezielle Anatomie der bleibenden Zähne — Dentes permanentes[1].

1. Schneidezähne — Incisivi.

Die Schneidezähne haben etwa schaufelförmige oder besser meißelförmige Gestalt. Ihre Krone ist am Ende zu einer Art Schneidekante ausgezogen, die parallel zum Zahnbogen gestellt ist. Lippen- und mundwärts ist die Krone flächenhaft breit und im Querschnitt ist die Fläche außen konvex und nach dem Munde zu konkav. Die Seitenflächen haben annähernd dreieckige Gestalt. Die Schneidekante des noch jungen Zahnes läßt deutlich zwei harte Einkerbungen erkennen, die ein mittleres und zwei seitliche Höckerchen abtrennen. Hat der Zahn einige Zeit in

---

[1] Über die genauen Maße der einzelnen Zähne siehe Tabelle auf S. 71.

Funktion gestanden, dann haben sich die Höckerchen abgeschliffen, und man kann meist nur noch Andeutungen davon erkennen. Die Wurzel der Schneidezähne ist einfach, und zwar die der oberen im Querschnitt mehr rundlich, die der unteren mehr flach geformt. Die Begrenzung der Krone gegen die Wurzel ist eine vierfach gewundene Bogenlinie, nach der Lippe und nach der Mundhöhle zu ist der Bogen nach der Schneidekante zu konkav, an den Seitenflächen ist die Begrenzungslinie nach der Wurzel zu konkav. Ohne scharfen Knick geht der eine Bogen in den anderen über. Bildlich gesprochen sitzt also die Krone sattelartig der Wurzel auf. Die Pulpahöhle zeigt wie bei allen Zähnen die Miniaturform des Zahnes. Vor allem sind die drei Divertikel der Kronenpulpa zu beachten, die den drei Höckern der Schneidekante entsprechen.

a) Der obere mittlere Schneidezahn (Abb. 62)

ist der größte der Schneidezähne; seine labiale Fläche ist sowohl in senkrechter als auch in horizontaler Richtung gewölbt. Während die Wölbung von der Schneidekante zum Zahnhals mehr gleichmäßig verläuft, nimmt die mesio-distale Wölbung nach dem Zahnhals ständig zu. Die Schneidekante zeigt nur geringe Biegung im

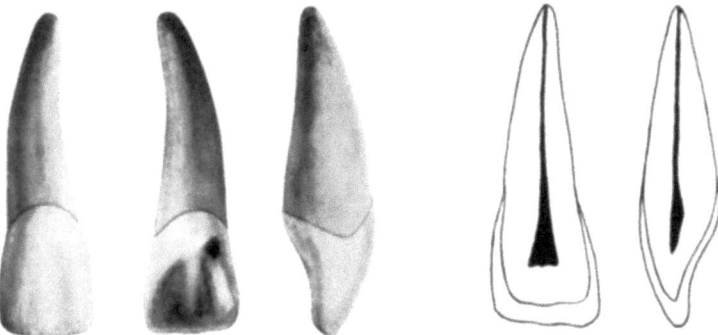

Abb. 62. Oberer rechter, mittlerer Schneidezahn von der labialen, palatinalen, distalen Seite und im Durchschnitt.

Querschnitt. Von den zwei seichten Einkerbungen der Schneidekante aus ziehen — nach dem Zahnhals zu schließlich verlaufend — zwei flache Rinnen über die labiale Fläche. Die Schneidekante geht mesial annähernd im rechten Winkel in die Seitenfläche über, distal ist dieser Übergang mehr sanft, bogenförmig. An dem mesial mehr unvermittelten, distal mehr abgerundeten Zusammentreffen von Schneidekante und Seitenfläche (Winkelmerkmal) erkennt man neben dem Krümmungsmerkmal, ob es sich um einen rechten oder linken mittleren Schneidezahn handelt. Die palatinale Fläche ist muldenförmig gestaltet. Die Mulde wird seitwärts von einem Wulst umgeben. Am oberen Ende der Mulde, die etwa von dreieckiger Gestalt ist, gehen die beiden Seitenwülste in einen mehr oder weniger ausgeprägten Höcker über. Von diesem Höckerchen aus ziehen oft ein oder zwei leichte Erhebungen durch die Mulde zur Schneidekante. Die Approximalseiten sind weniger flächenhaft. Sie sind durch die meißelförmige Annäherung der labialen und palatinalen Fläche von annähernd dreieckiger Gestalt. Die Basis des Dreiecks, die Kronen-Wurzelgrenze der Approximalseiten ist nach der Wurzel zu konkav. Die tiefste Stelle dieses Bogens liegt näher der labialen Fläche. Die mesiale und die distale Approximalseite weisen an der Basis keinen wesentlichen Unterschied auf. Die Wurzel hat annähernd die Form eines langgestreckten Kegels, sie ist etwas plump mit abgestumpfter Spitze. Der Querschnitt der Wurzel zeigt vor allem nahe dem Zahnhals nicht eine völlige Rundung, sondern stark abgerundete Dreiecksform, die sich nach der Spitze zu nicht ganz verliert. Die Längsachse der

Wurzel, von labial oder palatinal her betrachtet, steht etwas im Winkel zur Längsachse der Krone. Man hat den Eindruck, als ob dadurch die Wurzeln der beiden mittleren Schneidezähne dem Canalis incisivus, der ja zwischen ihnen liegt, gewissermaßen auswichen.

b) Der obere seitliche Schneidezahn (Abb. 63)

ist in seinem prinzipiellen Bau dem mittleren sehr ähnlich, er ist nur zierlicher, vor allem schlanker, sowohl in der Krone als auch in der Wurzel. Die labiale Fläche ist von mesial nach distal meist mehr gewölbt als die des mittleren und zeigt weniger deutlich die zwei Rinnen, die von der Schneidekante zum Zahnhals ziehen. Die palatinale Fläche ist durch die starke Erhabenheit der seitlichen Wülste ausgesprochen schaufelförmig. Wo die Mulde oben endet, laufen die Seitenwülste in ein stark hervortretendes Höckerchen zusammen, das oft sogar nach der Mulde zu sich vorwölbt, gleichsam als ob die Mulde hier in eine lochartige Vertiefung ausliefe. Man spricht dabei dann von einem Foramen coecum. Bei der seitlichen Betrachtung der Krone fällt das Höckerchen am oberen Ende der Mulde oft besonders auf. Die schlanke Wurzel hat, in sagittaler Richtung gesehen, eine fein ausgezogene Spitze, sie ist seitlich mehr oder weniger stark flachgedrückt und weist

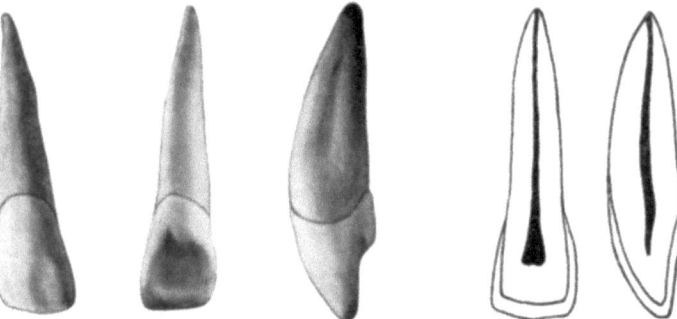

Abb. 63. Oberer rechter, seitlicher Schneidezahn von der labialen, palatinalen, mesialen Seite und im Durchschnitt.

manchmal — vor allem distal — sogar eine seichte Längsrinne auf. Von der hier gegebenen Darstellung findet man mannigfache Abweichungen zu minderer Gestalt. Der seitliche obere Schneidezahn ist beim rezenten Menschen in der Rückbildung begriffen, um wohl schließlich einmal ganz aus dem menschlichen Gebiß zu verschwinden, wie der Weisheitszahn. Zwischen dem jetzt schon nicht seltenen gänzlichen Fehlen und der Normalform sieht man alle Übergänge. Man findet oft die Krone nicht breit zur Schaufelform entwickelt, sondern unter Verkleinerung der Schneidekante zur Einhöckerform und sogar zur kümmerlichen Zapfenform nur ausgebildet.

c) Die unteren Schneidezähne (Abb. 64)

sind sich so ähnlich, daß sie zusammen besprochen werden können. Im Oberkiefer war der mittlere Schneidezahn bedeutend größer als der seitliche. Im Unterkiefer ist der mittlere Schneidezahn in der Mehrzahl der Fälle kleiner als der seitliche. Die beiden unteren mittleren Schneidezähne sind die kleinsten Zähne des Gebisses. Die Labial- und Lingualflächen sind glatt, ohne besondere Struktur. Die Labialfläche ist schwach gewölbt, während die Lingualfläche in Gegend nach der Schneidekante zu in der Längsrichtung leicht konkav ist. Die Wölbung der Labialfläche und die Höhlung der Lingualfläche sind bei dem seitlichen etwas ausgeprägter als beim mittleren. Die Schneidekante weist beim Durchbruch des Zahnes deutlich die drei Höckerchen auf, die sich aber bald abnutzen. Die Schneidekante geht mesial und distal fast im rechten Winkel in die Seitenflächen über, der distale Übergang ist beim seitlichen mehr abgerundet als beim mittleren, bei dem kein Unterschied zwischen dem mesialen und distalen Winkel zu sehen ist. Die Seitenbetrachtung der Krone weist zwischen mesial und distal und zwischen dem mittleren und seitlichen Zahne keine wesentlichen Unterschiede auf, nur daß vielleicht die Wölbung der Labialfläche und die Höhlung der Lingualfläche beim seitlichen mehr zum Ausdruck kommen können.

Die Wurzel ist, sagittal gesehen, schlank und zierlich, in ihrem unteren Drittel oft etwas nach distal geneigt. Seitlich betrachtet ist die Wurzel ausgesprochen platt; weniger mesial als vor allem distal sieht man eine Längsfurche in der Wurzel langlaufen, die manchmal beträchtliche Tiefe erreichen, ja sogar zur vollkommenen Zweiwurzeligkeit führen kann. Die Zweiteilung des Wurzelkanals sieht man besonders oft. Diese Längsfurche der Wurzel ist beim seitlichen stärker ausgeprägt

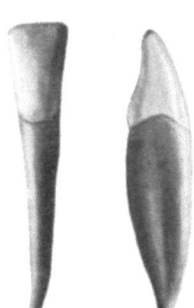
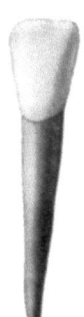
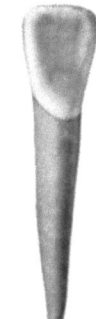
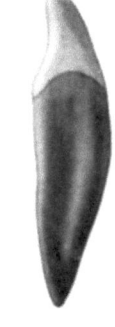
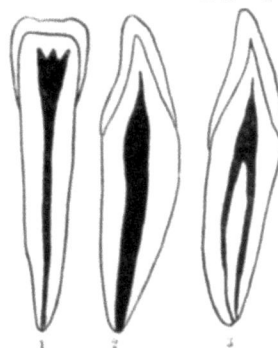

Abb. 64a. Unterer mittlerer, rechter Schneidezahn von der labialen und distalen Seite.

Abb. 64b. Unterer rechter, seitlicher Schneidezahn von der labialen, lingualen, distalen Seite.

Abb. 64c. Durchschnitt durch untere Schneidezähne. 1 mesiodistaler Schnitt, 2 labio-lingualer Schnitt, 3 häufig vorkommende Zweiteilung des Wurzelkanals.

als beim mittleren. Da die Furche aber bei beiden Zähnen distal tiefer ist als mesial, so haben wir darin ein sicheres Erkennungsmerkmal für einen rechten oder linken Zahn. Die Längsachse der Krone fällt mit der Längsachse der Wurzel zusammen, sagittal wie seitlich betrachtet. Das Krümmungsmerkmal ist beim seitlichen stark ausgebildet.

2. Eckzähne — Canini (Abb. 65)

sind die längsten Zähne des Gebisses. Sie sind nach der eckigen Form ihrer Krone und nach ihrer Stellung als Eckpfeiler im Zahnbogen benannt. Der obere Eckzahn heißt auch Augenzahn, weil er topographisch in naher Beziehung zum Auge steht — vor allem während seiner Entwicklung — und bei Erkrankungen oft das Auge und dessen Umgebung in Mitleidenschaft zieht.

Der obere Eckzahn hat wie die Schneidezähne eine breit entwickelte labiale und palatinale Fläche, nur läuft die Krone nicht in eine Schneidekante, sondern in eine Spitze aus. Dieser Übergang der Seitenfläche zur Spitze vollzieht sich distal ohne Absatz im sanften Bogen, mesial sieht man die Seitenfläche mehr im Knick und von da an fast geradlinig nach der Spitze zu gehen. Eine mehr oder minder deutlich ausgeprägte Leiste zieht auf der labialen Fläche von der Kronenspitze zum Zahnhals in die Höhe, nach oben zu sich allmählich verflachend. Dieser Wulst teilt, wenn er genügend ausgeprägt ist, die Labialseite in eine mesiale und eine distale Facette. Auf der palatinalen Fläche zieht ebenfalls eine Leiste von der Spitze nach oben. Sie nimmt nach dem Tuberculum an Stärke zu. Die Seitenränder der palatinalen Fläche sind wie bei den oberen Schneidezähnen leicht wulstartig erhaben, im Tuberculum fließen die drei Wülste, der mittlere und die beiden seitlichen, zusammen. Der mittlere Wulst teilt die palatinale Fläche in zwei seichte Mulden. Die labiale Kronenfläche ist etwas länger als die palatinale. Die Seitenansicht der Krone ist der des mittleren und seitlichen Schneidezahnes in der Form sehr ähnlich, die Begrenzung der Krone gegen die Wurzel ist nur mehr flach bogenförmig. Die Wurzel selbst ist sehr massiv und gerade, nur in ihrem obersten Teil oft leicht nach palatinal und distal abgebogen, sie ist palatinal stärker als labial gewölbt und seitlich flach. In ihren Seitenflächen beobachtet man meist eine seichte Längsfurche, die besonders distal zur Geltung kommt.

Der untere Eckzahn ist dem oberen sehr ähnlich, nur im ganzen etwas kleiner als der obere. Die Wurzel des unteren erscheint etwas kürzer und gedrungener vor allem im Verhältnis zur Krone, die besonders labial mit ihrem tiefliegenden Schmelzrand sehr lang und schlanker ist als im Oberkiefer. Ferner neigt sich die

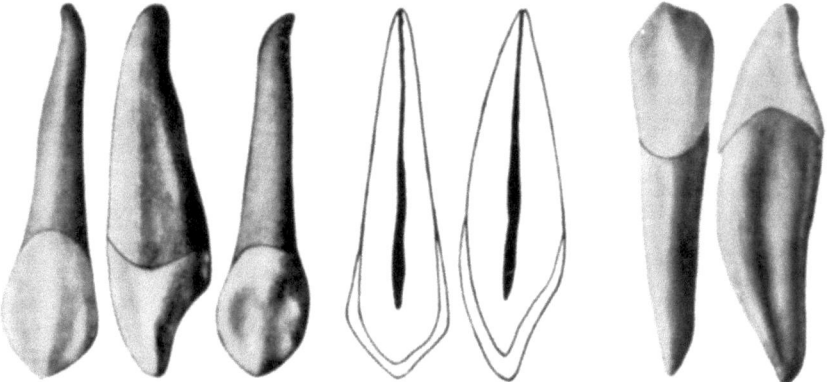

Abb. 65a. Oberer rechter Eckzahn.   Abb. 65b. Unterer rechter Eckzahn.

labiale Fläche der Krone auffallend stark oralwärts. Der Seitenrand geht distal wie beim oberen Eckzahn im sanften Bogen, mesial mehr unvermittelt zur Spitze über. Der Wulst, der längs über die labiale und linguale Fläche zieht, ist nur schwach ausgeprägt. Der Schmelzrand liegt auf der mesialapproximalen Seite immer höher nach der Spitze (etwa 1—1,5 mm) als auf der distalen Seite (ein deutliches Erkennungsmerkmal zwischen rechts und links). Die Wurzel erscheint vor allem in der seitlichen Betrachtung flach und hat auf der distalen Seite stärker ausgeprägt als auf der mesialen eine Längsrinne, die sich gar nicht selten zur Zweiteilung der Wurzel vertieft, die Zweiteilung des Wurzelkanals kommt sehr häufig vor, der Durchschnitt gleicht dann Abb. 64c, 3.

3. Die Prämolaren,

auch kleine Mahlzähne oder Backenzähne, Bicuspidaten, genannt. Die Prämolaren stehen mit ihrer Gestalt zwischen den Frontzähnen und den Mahlzähnen. Teils haben sie Eigenschaften der Frontzähne, ihre Form von der buccalen Fläche betrachtet, ähnelt recht stark der des Eckzahnes, das oral gelegene Tuberculum der Frontzähne hat sich aber zu einem richtigen Höcker ausgebildet, der bei den 2. Prämolaren nur um ein weniges dem buccalen Höcker an Größe nachsteht. Als das Tuberculum, wie wir es besonders beim Eckzahn sahen, sich beim Prämolaren zum Höcker erhob, nahm es den Längswulst mit empor, der nun bei den Prämolaren vom buccalen Höcker als Kamm zum oralen Höcker herüberzieht. Die Seitenwülste der Frontzähne, die die palatinale Grube umsäumen, sind ebenfalls mit dem oralen Höcker der Prämolaren emporgezogen und umranden so die

„Kaufläche" der Prämolaren. Vor allem beim unteren 1. Prämolaren kann man den Übergang aus der Eckzahnform sehr gut erkennen, weil der linguale Höcker hier meist noch klein ist, oft sogar nur die Ausbildung eines kräftigen Eckzahntuberkels erreicht. Mit dem Zustandekommen einer regulären Kaufläche ändern sich auch die Approximalseiten, weniger bei den 1. als vor allem bei den 2. Prämolaren bekommen sie annähernd viereckige Gestalt. Entsprechend dem Unterschiede im Bau der Krone gegenüber den Frontzähnen haben die Prämolaren auch eine andere Funktion, sie beteiligen sich am eigentlichen Kaugeschäft, während doch den Frontzähnen nur das Abbeißen und Abreißen der Nahrung als Hauptaufgabe zufällt. Bei der Betrachtung des Kronenquerschnittes fällt die Breite der Vestibularseite gegenüber der Oralseite entsprechend der Einfügung der Zähne in den Zahnbogen auf.

Die Wurzel ist bei allen Prämolaren einfach, nur der erste obere hat in mehr als 50% der Fälle eine palatinale und eine buccale Wurzel.

a) Der obere 1. Prämolar (Abb. 66).

Von der buccalen Seite her betrachtet weist die Krone große Ähnlichkeit mit der des Eckzahnes auf, nur daß die Spitze nicht so stark entwickelt ist und der Schmelzrand nicht so stark bogenförmig verläuft. Der Übergang von den Seitenflächen zur Spitze geht genau wie beim Eckzahn distal im sanften Bogen, mesial mehr mit einem Knick vor sich. Die Betrachtung der Approximalseite läßt den hohen buccalen und den wesentlich niedrigeren palatinalen Höcker erkennen und den Kamm, der vom buccalen Höcker zum palatinalen Höcker herüberzieht. Die palatinale Fläche ist wie die buccale glatt, ohne Furchungen, nur stärker gewölbt als die mehr flache buccale.

Bei der Betrachtung der Kaufläche fällt zunächst der große bucco-palatinale und geringere mesio-distale Durchmesser auf. Die Wangenseite ist breit. Die Gaumenseite schmal, aber mehr gewölbt. Zwischen dem buccalen und dem lingualen Höcker zieht von mesial nach distal eine Kaufurche, die im mesialen und distalen Begrenzungswulst in einer V-förmigen Gabelung endet, nur nach mesial zieht diese Rinne mit einer seichten Einkerbung über den Begrenzungswulst hinweg.

Wenn man den Umriß der Krone von der Kaufläche im ganzen ansieht, dann bemerkt man, daß die Buccalseite nicht gleichmäßig gewölbt ist, sondern von dem äußersten Punkte des Buccalumfanges nach mesial mehr in gerader Linie zur Seitenfläche verläuft; manchmal ist diese Linie sogar leicht gedellt, während der distale Anteil der Buccalseite mehr bogenförmig und kürzer in die längere Approximalseite übergeht, umgekehrtes Krümmungsmerkmal! (Abb. 61). Der palatinale Höcker ist gegenüber dem buccalen leicht nach distal verschoben. Die Krone ist ohne deutliche Bogenlinie gegen die Wurzel abgesetzt. Wenn die Zweiteilung der Wurzel durchgeführt ist und die oberen Partien gar noch verschieden stark abgebogen sind, kann man die Gabelung von buccal oder von palatinal her schon erkennen. Besonders stark tritt natürlich die Zweiteilung der Wurzel bei der Betrachtung der Approximalseite hervor. Von der wirklich ausgesprochenen Zweiteilung der Wurzel an sieht man alle Übergänge bis zur einfachen Wurzel, bei der dann nur noch die tiefe Furchung und die Teilung des Kanals in einen buccalen und einen palatinalen an die Tendenz zur Zweiwurzeligkeit erinnert.

b) Der obere 2. Prämolar (Abb. 66)

ist dem 1. Prämolaren sehr ähnlich, doch gibt es bestimmte Anhaltspunkte, an denen man ihn mit Sicherheit vom 1. Prämolaren unterscheiden kann. Die buccale Partie der Krone bietet gegenüber dem 1. Prämolaren keinen wesentlichen Unterschied. Charakteristisch für den oberen 2. Prämolaren ist die kräftige Gestalt des palatinalen Höckers, der gegenüber dem buccalen nur noch eine minimale Niveaudifferenz zeigt. Der buccale Höcker geht nicht so stark abfallend, mehr flach, zum palatinalen Höcker herüber, während der buccale Höcker des 1. Prämolaren mehr steil nach palatinal zu abflief. Bei der Kaufläche ist die Asymmetrie des Umrisses der Krone nicht so ausgeprägt wie beim 1. Prämolaren. Buccal ist überhaupt kein oder nur ein geringer Unterschied in der mesialen und distalen Partie der Fläche zu sehen. Der Breitenunterschied zwischen der palatinalen und der buccalen Fläche ist gering, und die Mesialverschiebung des palatinalen Höckers ist, wenn überhaupt, so nur schwach angedeutet. Das Relief der Kaufläche ist mehr markiert als beim 1. Prämolaren. Die V-förmige Endigung der Kaurinne ist prägnanter und der Kamm, der mitten durch die Kaufläche des buccalen und palatinalen Höckers zieht, erscheint mehr gegen seine Umgebung abgesetzt. Die Wurzel ist auch in

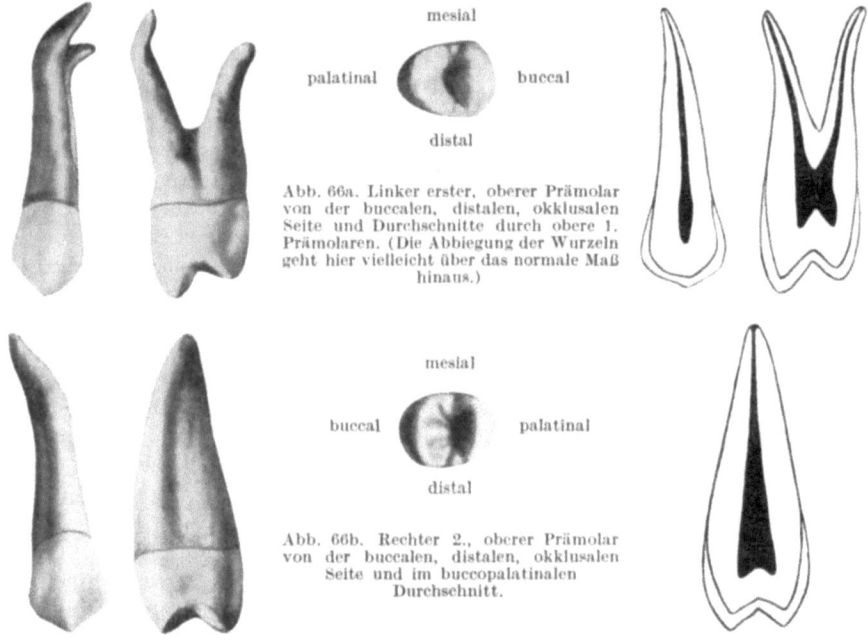

Abb. 66a. Linker erster, oberer Prämolar von der buccalen, distalen, okklusalen Seite und Durchschnitte durch obere 1. Prämolaren. (Die Abbiegung der Wurzeln geht hier vielleicht über das normale Maß hinaus.)

Abb. 66b. Rechter 2., oberer Prämolar von der buccalen, distalen, okklusalen Seite und im buccopalatinalen Durchschnitt.

ihrem oberen Ende oft leicht nach distal abgebogen, sonst aber meist massiver; wenn auch die Längsfurche der Wurzel in den meisten Fällen angedeutet oder ausgeprägt ist, so wird doch die Zweiteilung der Wurzel nur selten beobachtet.

c) Der untere 1. Prämolar (Abb. 67)

zeigt von der Wange gesehen große Ähnlichkeit mit der Buccalfläche der oberen Prämolaren. Die distale Begrenzung der Krone ist abgerundet, die mesiale verläuft im Winkel zur stumpfen Spitze. Das Charakteristikum des 1. unteren Prämolaren sehen wir am deutlichsten von der Approximalseite, das ist der auffallend kleine, linguale Höcker, der mehr einem starken Tuberculum ähnlich sieht. Die Profillinie der Buccalfläche führt vom Zahnhals aus stark gebogen nach der Spitze, die dadurch fast über der Mitte des Zahnes liegt. Die Zungenfläche verläuft ziemlich senkrecht nach unten. Wenn man die Kaufläche von oben her betrachtet, sieht man den mächtigen, buccalen Höcker etwa wie eine vierseitige Pyramide sich erheben. Seine Abgrenzung gegen den lingualen Höcker geschieht durch die im

Die Prämolaren.

stumpfen Winkel oder im Halbkreis verlaufende Kaufurche. Es legt sich dann der linguale Höcker wie ein mondsichelförmiger Wall um den buccalen Höcker herum. In dem lingualen Höcker sieht man kleine Rinnen, die von der Hauptfurche ihren Ausgang nehmen und mit dieser, wie bei den oberen Prämolaren, ein V-förmiges Bild abgeben. Der Kamm, der über die Lingualseite des buccalen Höckers zur Kaufläche geht, zieht oft wie eine Brücke zum Lingualhöcker hinüber. Aber dies Relief der Kaufläche ist wenig konstant, weil vor allem so große Variationen in der Ausbildung des lingualen Höckers vorkommen, die dann die Kauflächenform bestimmend beeinflussen. Die Wurzel ist seitlich leicht flach, distal mit einer flachen Rinne versehen, doch ist die Abflachung nicht so groß wie bei den oberen Prämolaren, oft neigt sie sogar mehr zur Rundung als zur Abflachung, in ihrem unteren Teil ist sie oft nach distal abgebogen. Gelegentlich kann man eine Zweiteilung der Wurzel beobachten.

d) Der untere 2. Prämolar (Abb. 67)

bietet, von der Wange her betrachtet, kaum einen Unterschied gegenüber dem 1. Prämolaren, seine Spitze ist nur meist abgestumpfter. Bei der seitlichen

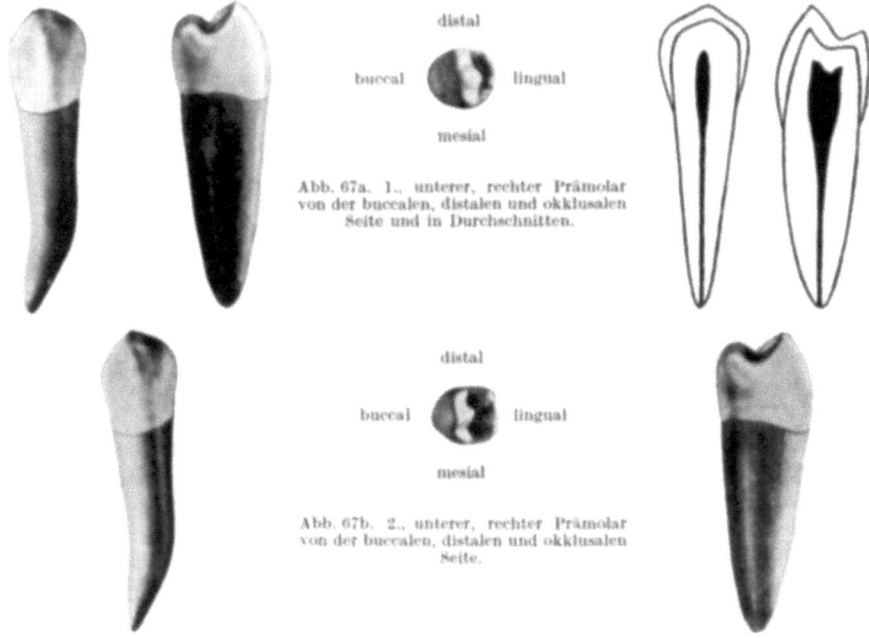

Abb. 67a. 1., unterer, rechter Prämolar von der buccalen, distalen und okklusalen Seite und in Durchschnitten.

Abb. 67b. 2., unterer, rechter Prämolar von der buccalen, distalen und okklusalen Seite.

Betrachtung fällt allerdings der Unterschied zwischen dem 1. und 2. Prämolaren stark ins Auge wegen der starken Ausbildung des lingualen Höckers, der dann oft noch besonders groß erscheint, wenn der buccale weniger hoch ausgezogen ist. Die Buccalfläche verläuft weniger stark gebogen zur Spitze, und die Lingualseite steht etwas nach der Zunge hin übergeneigt, so daß ein mehr oder weniger deutlicher Winkel zwischen Krone und Wurzel hier gebildet wird. Die Kaufläche weicht erheblich von der der übrigen drei Prämolaren ab, vor allem durch die Gestaltung des lingualen Höckers. Der buccale Höcker dagegen ist dem des 1. Prämolaren sehr ähnlich; der linguale Höcker ist vom buccalen wieder durch die oft winklige Kaufurche getrennt, die etwa in der Mitte der Krone nur wenig lingualwärts verschoben liegt. Der Lingualhöcker zeigt deutlich eine große Furche, die dem Lingualkamm des buccalen Höckers annähernd gegenüberliegt. Hierdurch wird der linguale Höcker nochmals unterteilt, und zwar in einen größeren mesialen und einen kleineren distalen. Die Seitenwülste der Krone sind hoch aufgerichtet, so daß dadurch die Kaufläche ein Relief von beträchtlicher Tiefe bekommt. Die Kontur der Krone über die Kaufläche betrachtet ist mehr rundlich als langgestreckt, die linguale Begrenzungslinie kann bei einem breiten Höcker weniger gewölbt, sondern mehr geradlinig verlaufen, um dann jederseits mit einem annähernd rechten Winkel in die Approximalflächen überzugehen. Auch die Approximalflächen können statt einer Rundung mehr flache Gestalt haben.

Die Wurzel ist der des 1. unteren Prämolaren so ähnlich, daß auf die Beschreibung dort verwiesen werden kann. Man sieht nur die Zweiteilung der Wurzel hier noch seltener als dort, ebenso wie die Längsfurche hier weniger stark ausgeprägt ist.

4. Die Molaren — Mahlzähne

unterscheiden sich wesentlich von den Frontzähnen und Prämolaren. Ihre Kaufläche ist breit und vielhöckerig, um die Nahrung zermalmen zu können. Dazu ist große Festigkeit der Verankerungsvorrichtung notwendig, die durch die Mehrwurzeligkeit gewährleistet wird. Im Oberkiefer haben die Molaren drei Wurzeln, eine palatinale und zwei buccale, im Unterkiefer zwei Wurzeln, eine mesiale und eine distale. Die Wurzeln haben alle die Tendenz nach rückwärts abgebogen zu sein, das ist deutlich zu erkennen, wenn man die Kaufläche waagerecht hält. Auch entwicklungsgeschichtlich zeigen die Molaren ein wesentlich anderes Verhalten als die Schneidezähne, Eckzähne und Prämolaren, die alle einen Vorläufer im Milchgebiß hatten, während sich die Molaren an das Wechselgebiß als sogenannte Zuwachszähne anschließen.

a) Der obere 1. Molar (Abb. 68)

ist der größte unter den Molaren, seine Kaufläche ist wie die aller oberen Molaren vierhöckerig. Zwei Höcker liegen palatinal, zwei buccal. Die buccalen Höcker sind sich ähnlich; sie haben etwa die Gestalt eines buccalen Prämolarenhöckers; über ihre palatinal zur Kaufurche abfallende Fläche läuft je ein Kamm oder First, der von der übrigen Fläche beiderseits durch eine Rinne mehr oder weniger deutlich abgesetzt sein kann. Die buccale Fläche dieser beiden Höcker ist glatt. Durch eine tiefe Furche sind die beiden buccalen Höcker voneinander getrennt. Diese Furche läuft auf die Buccalfläche der Krone hinüber, wo sie sich zum Schmelzrande allmählich verliert. Vom mesial-buccalen Höcker zieht ein Verbindungswulst zum größten der vier Höcker, dem mesial-palatinalen hinüber, ohne daß hier eine sichere Abgrenzung in jedem Falle zu finden wäre. Nur in der Tiefe der Kaufläche sehen wir eine kurze Rinne zwischen beiden Höckern, die einen stumpfen Winkel mit der Trennungsfurche der beiden buccalen Höcker bildet. Dieser große, palatinale Höcker ist weniger differenziert, hügelig. Gegen den distal-buccalen Höcker ist er zwar scharf durch eine Furche abgegrenzt, doch liegt diese Furche meist höher als die anderen Furchen, gleich als ob sie über einen Paß hinwegzöge. Den distal-palatinalen Höcker trennt die tiefste der Kauflächenfurchen von seinem Nachbarn. Er kann sogar bei sehr tiefer Furche wie ein Anhängsel der übrigen Krone erscheinen. Die Furche setzt sich schwach auf die distale Approximalfläche und scharf ausgeprägt auf die palatinale Fläche der Krone fort, hier geht sie in eine entsprechende Rinne der Wurzel über. Betrachtet man die Kaufurchen für sich, so geben sie zusammen das Bild eines schrägliegenden, großen, lateinischen H derart, daß der eine Vertikalstrich des H den mesial-buccalen Höcker umzieht, der Querstrich trennt den distal-buccalen Höcker vom mesial-palatinalen, und der zweite Vertikalstrich umgrenzt den distal-palatinalen Höcker. Die buccale Kronenfläche ist unterteilt in eine größere, mesiale und in eine kleinere, distale, zwischen beiden läuft die seichte Rinne von der Kaufläche her. Im ganzen betrachtet erscheint die buccale Fläche wie über dem Zahnhals nach mesial zu gedrückt. Die mesial approximale Fläche ist am breitesten; sie ist im allgemeinen glatt, nur gelegentlich ziehen mehrere kleine Furchen von dem Verbindungswulst zwischen dem buccalen und dem palatinalen Höcker nach der Außenseite. Die distal-approximale Fläche ist in ihrem oberen Drittel mit einer kurzen Furche versehen. Die palatinale Fläche der Krone ist wie die buccale ungleich in zwei Abschnitte geteilt, auch in einen größeren, mesialen und einen kleineren, distalen. An der großen, mesialen Partie der palatinalen Kronenfläche findet sich das sicherste Charakteristikum des 1. oberen Molaren, das Tuberculum Carabelli, das eigentlich immer,

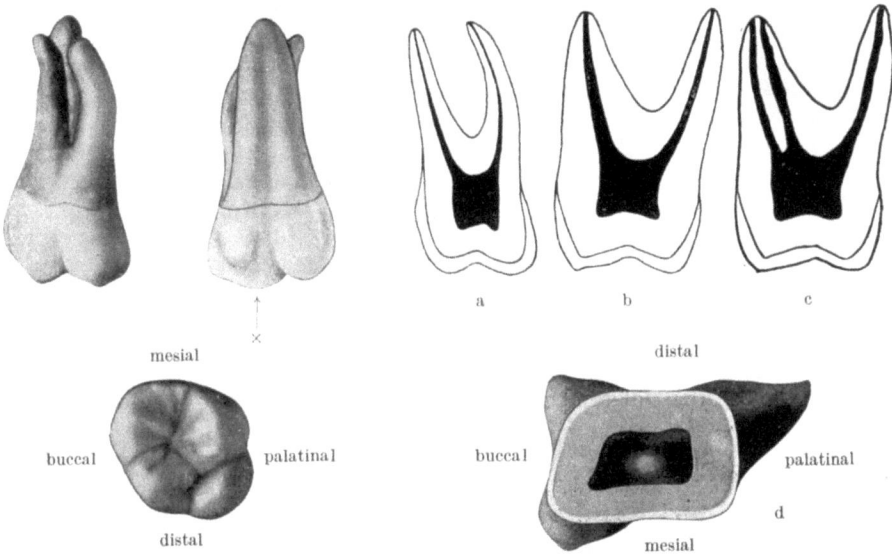

Abb. 68. Oberer, rechter, 1. Molar von der okklusalen, buccalen und palatinalen Seite und Durchschnitte durch obere Molaren. a durch die beiden buccalen Wurzeln, b durch die mesial-buccale (links) und die palatinale (rechts), c mesial-buccale Wurzel mit zwei Kanälen, d Einblick in die geöffnete Pulpakammer. (Abb. 68d aus SICHER, H. und J. TANDLER: Anatomie für Zahnärzte. Berlin: Julius Springer 1928.) × Tuberculum Carabelli.

wenn auch manchmal nur schwach angedeutet, vorhanden ist, oft aber zu respektabler Größe, wie aus der Fläche herausgewachsen sein kann, so daß es wie ein angewachsenes, kleines Zahngebilde dann aussieht.

Die beiden buccalen Wurzeln sind stark flach gedrückt, ihr bucco-palatinaler Durchmesser ist bedeutend größer als ihr mesio-distaler, besonders die mesiale Wurzel, die massiger ist als die distale, ist besonders flach und hat oft zwei Kanäle, während die distale gelegentlich mehr rundliche Form annehmen kann; über ihre Breitseiten laufen meist eine oder mehrere Längsfurchen, in ihrem oberen Abschnitt sind sie oftmals ganz besonders stark nach distal abgebogen. Die palatinale Wurzel, die stärkste und längste der drei, ist mehr gerade, pfahlförmig gebaut, im Querschnitt erscheint sie mehr rundlich, vor allem in ihrem Spitzenteil. Auf der Außenseite ist sie mit einer Längsfurche versehen. Von ihrer Innenfläche zieht eine Brücke zur distalen buccalen Wurzel hinüber, so daß die Gabelung dieser beiden Wurzeln höher liegt als die übrigen Gabelungen. Abweichend von den hier gegebenen Bildern der Wurzeln können besonders starke Spreizungen als auch stärkere Zuneigungen der Wurzeln zueinander beobachtet werden.

b) Der obere 2. Molar (Abb. 69)

zeigt, wenn er gut entwickelt ist, annähernd das gleiche Relief der Kaufläche wie der 1. Molar, so daß wir uns bei der Beschreibung kurz fassen können. Die Krone ist nur im ganzen etwas schmaler in mesio-distaler Richtung, und es überwiegen jetzt die beiden mesialen Höcker gegenüber den distalen stark, besonders der distalpalatinale Höcker ist bedeutend kleiner geworden, er kann sogar ganz mangelhaft ausgebildet sein, so daß er kaum oder gar nicht mehr in Erscheinung tritt; wir haben es dann mit einem dreihöckerigen Zahn zu tun. Es liegt dann den beiden kleineren, buccalen Höckern ein großer, palatinaler gegenüber. Wenn nur drei Höcker vorhanden sind, muß die palatinale Fläche der Krone natürlich ohne Längsfurche sein, da ja die Furche, die normalerweise den kleinen, palatinalen Höcker begrenzt, fehlt. Bisweilen nimmt die Krone aber auch ganz flachgedrückte Form an, die wenig oder gar nichts mehr von der ursprünglichen Gestalt erkennen läßt. Die Kontur ist dann von der Kaufläche betrachtet mehr ein längliches Oval.

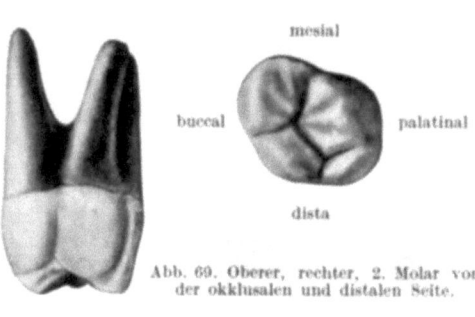

Abb. 69. Oberer, rechter, 2. Molar von der okklusalen und distalen Seite.

Auch die Wurzeln sind, wenn sie gut ausgebildet sind, denen des 1. Molaren sehr ähnlich, nur kleiner, zierlicher, wie es ja der ganze Zahn meist ist; doch kommt es außerordentlich oft vor, daß zwei oder alle drei Wurzeln teilweise oder ganz verwachsen oder verschmolzen sind. Vor allem fehlt die Tendenz zur Spreizung der Wurzeln, die beim 1. Molaren beobachtet wird, hier ganz.

c) Der obere 3. Molar (Weisheitszahn) (Abb. 70)

ist in seiner Form sehr variabel; er ist in der Rückbildung begriffen, ist häufig gar nicht angelegt oder retiniert und kleiner als der 2. Molar, nur ganz gelegentlich kann ein großer 3. Molar einmal den 2., ja sogar den 1. Molaren an Größe übertreffen. Sein Normaltyp ähnelt sehr dem dreihöckerigen 2. Molaren, wenigstens im Relief der Kaufläche. Doch sieht man die verschiedensten Abweichungen, die sich nicht in ein Schema recht einfügen lassen, sondern am zweckmäßigsten in Abb. 71 gezeigt werden.

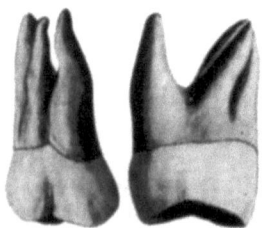
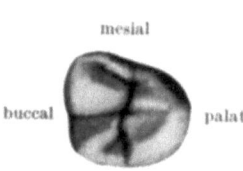

Abb. 70. Oberer, rechter 3. Molar von der okklusalen, buccalen und distalen Seite.

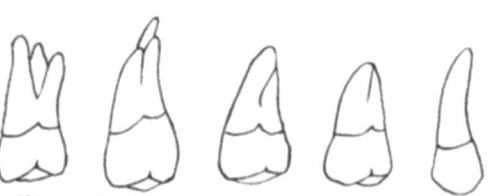

Abb. 71. Verschiedene Formen oberer linker Weisheitszähne von buccal betrachtet.

Wie die Krone so sind auch die Wurzeln sehr wechselnd in ihrer Gestalt. Sie sind vor allem kürzer und zierlicher als die der beiden anderen Molaren; wenn sie regulär ausgebildet sind, sind sie einfach die Verkleinerung der Wurzeln des 2. Molaren, doch findet man auch hier entsprechend der Vielgestaltigkeit der Kronen die verschiedensten Kombinationen, Formen und auch Überproduktionen an Wurzeln, so daß sich auch hier kein Schema geben läßt, sondern wieder, wie bei der Krone, auf die obenstehende Abb. 71 verwiesen werden muß.

b) Der untere 1. Molar (Abb. 72)

ist der größte der drei unteren Molaren. Seine Kaufläche ist normalerweise fünfhöckerig. Zwei Höcker stehen buccal, zwei lingual und zwischen die beiden großen, distalen Höcker ist ein kleiner Höcker zwischengeschaltet (oftmals findet man allerdings diesen fünften Höcker mehr nach buccal zu liegen, er wird deshalb von den Autoren auch als dritter buccaler Höcker bezeichnet). Die Kontur der Krone ist von oben betrachtet ein Fünfeck. Drei annähernd gleich große Seiten liegen buccal, mesial und lingual, zwei kleine liegen distal. Die vier größten Höcker werden durch ein Kaufurchenkreuz voneinander getrennt. Nach rückwärts zu gabelt sich die mesio-distale Kaufurche auf, um mit der Gabel den distalen Höcker

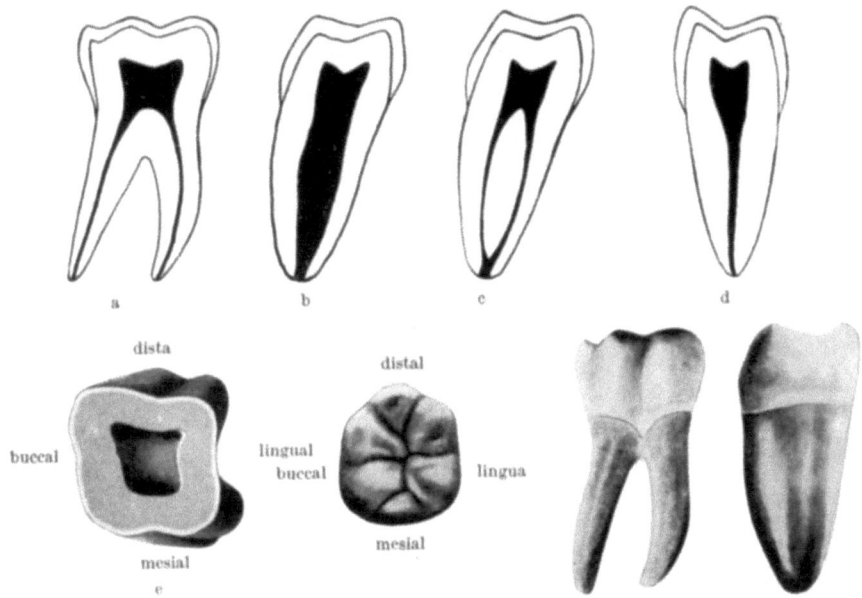

Abb. 72. Unterer, rechter, 1. Molar von der okklusalen, buccalen und mesialen Seite und Durchschnitte durch untere Molaren. a mesio-distal, b und c durch mesiale Wurzel ein- und zweikanälig, d durch distale Wurzel. e Einblick in die geöffnete Pulpakammer,
(Abb. 72e. Aus SICHER, H. und J. TANDLER: Anatomie für Zahnärzte. Berlin: Julius Springer 1928.)

zu umfassen. Die sagittale Kaufurche liegt etwas nach lingual zu verschoben, es werden dadurch die beiden buccalen Höcker etwas größer als die lingualen. Die Höcker sind an den Außenseiten glatt, auf der Kaufläche zieht von der Höckerspitze eine leistenartige Wulstung direkt in die Mitte des Kaufurchenkreuzes. Diese Wulstungen sind oft noch von einer gabelartig sie umschließenden, kleineren Wulstung umgeben. Die Kaufurchen ziehen zwischen ihren Höckern auf die Seitenfläche hinüber. Besonders die Rinne, die auf die buccale Seite geht, läßt sich oft bis nahe an den Schmelzrand verfolgen. Die buccale Seite der Krone wird dadurch deutlich in eine größere, mesiale und eine kleine, distale Partie eingeteilt. Die buccale Kronenfläche neigt, am Zahnhals beginnend, aber in der oberen Hälfte plötzlich stärker werdend, nach lingual zu, überhaupt erscheint die ganze Krone bei der Approximalbetrachtung nach lingual zu hinübergedrängt. Die mesiale Approximalseite ist groß und flach und ohne markante Gestaltung. Die linguale Fläche ist der buccalen sehr ähnlich, nur daß die Kaurinne weniger weit und weniger tief einschneidet als buccal. Die distale Fläche ist durch Ausbildung des distalen Höckers charakterisiert, der, wenn auch nicht immer gleich deutlich, so doch meßbar nach buccal verschoben ist. Vom Rande der Kaufläche aus betrachtet nimmt die Breite der Krone zunächst zu, um dann nach dem Zahnhalse hin bedeutend geringer zu werden. Die Begrenzung von Krone und Wurzel ist an den Approximalseiten annähernd glatt, buccal und lingual sieht man einen feinen Schmelzzapfen sich in die Bifurkation der beiden Wurzeln senken, der aber sehr verschieden stark entwickelt ist.

Die Wurzeln sind von buccal her betrachtet nach rückwärts gebogen, und zwar beginnt diese Biegung fast unmittelbar unter der Krone. Die distale Wurzel ist mehr nach distal gebogen als die mesiale, es kommt dadurch eine Spreizung der beiden Wurzeln zustande. Von mesial oder distal betrachtet, sind die beiden Wurzeln ausgesprochen flachgedrückt, die mesiale mehr als die distale. Auf beiden Breitseiten sind die Wurzeln mit einer verschieden stark ausgeprägten Längsfurche versehen, die besonders in der mesialen Wurzel tief einschneidet und da sogar doppelt sein kann, die mesiale Wurzel hat meistens zwei Kanäle.

e) Der untere 2. Molar (Abb. 73)

ist im großen und ganzen dem 1. Molaren gleich, nur bestimmte Merkmale an sich geringfügiger Natur lassen eine Unterscheidung vom 1. Molaren zu. Diese Merkmale wollen wir hier kurz besprechen, während im übrigen auf die Beschreibung des 1. Molaren verwiesen werden muß.

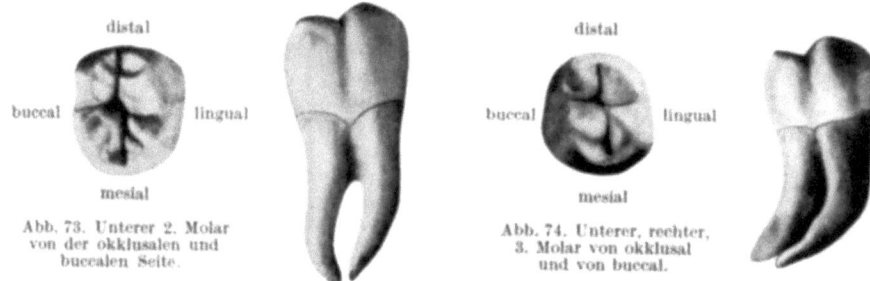

Abb. 73. Unterer 2. Molar von der okklusalen und buccalen Seite.

Abb. 74. Unterer, rechter, 3. Molar von okklusal und von buccal.

An Größe steht der 2. Molar dem 1. etwas nach. Die Kontur seiner Krone ist nahezu quadratisch. Er hat nur vier Höcker, so daß das Kaufurchenkreuz annähernd symmetrisch in die Kaufläche hineingelegt ist. Auch hier sind durch die Verschiebung der mesio-distalen Furche nach lingual zu die buccalen Höcker meist etwas größer; oft findet man aber auch, daß der mesial-buccale Höcker und der distal-linguale Höcker gleich groß sind, während die beiden andern etwas kleiner sind. Von der Wange her sieht man, daß diese Seite der Krone durch die von der Kaufläche herüberkommende Furche weniger deutlich in Hälften geteilt wird. Die Krone erscheint hier wesentlich kleiner in der mesio-distalen Richtung als die des 1. Molaren. Die rückwärtige Approximalseite der Krone ist gewölbt und mit einer kleinen Furche in der Mitte nahe dem Kauflächenrande versehen, es fehlt hier der distale Höcker, der den 1. Molaren charakterisiert.

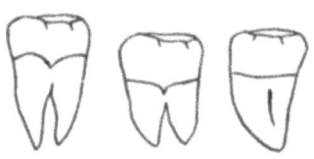

Abb. 74a. Verschiedene Formen unterer linker Weisheitszähne von buccal betrachtet.

Auch die Wurzeln sind zierlicher, sie sind nicht gar so flach gedrückt wie die des 1. Molaren, konvergieren mit ihren apikalen Anteilen eher, als daß sie Spreizungen zeigen. Oftmals findet man auch Verwachsungen der beiden Wurzeln oder sogar ihre Verschmelzung zu einem einheitlichen Wurzelmassiv, dem man allerdings immer noch die Tendenz zur Zweiteilung durch die Gestaltung der Furchen ansehen kann.

f) Der untere 3. Molar (Weisheitszahn) (Abb. 74)

befindet sich ebenso wie sein Antagonist in der Rückbildung, doch ist die Form des unteren Weisheitszahnes wesentlich konstanter, d. h. was die Krone betrifft. Er ist normalerweise der kleinste der unteren Molaren, es kommt auch vor, daß seine Krone so groß wie die der anderen unteren Molaren ist, ja es kann sogar die Größe seiner Krone die der beiden anderen übertreffen. Die Krone ist in der Mehrzahl der Fälle vierhöckerig. Zwei mesiale und zwei kleinere, distale Höcker sind vorhanden; dadurch ist die Kontur der Krone nicht quadratisch, sondern verjüngt sich nach rückwärts ganz merklich; und ferner sind die Ecken abgerundeter, so daß mehr eine rundliche Gestalt zustande kommt. Fast ebensooft wie den vierhöckerigen Typus findet man die Fünfhöckerform der Kaufläche. Der 5. Höcker kann ganz die Eigenschaften des entsprechenden Höckers beim 1. Molaren haben, häufiger erscheint er aber als eine mehr oder weniger markante Abtrennung des distalbuccalen Höckers. Wieder eine andere Form ist die nicht selten anzutreffende Vielhöckerigkeit der Kaufläche, wo dann viele Höckerchen oder Runzeln ohne deutlich erkennbares System angeordnet sind.

Bei den Wurzeln sehen wir alle möglichen Variationen vertreten, von den zwei regulären, isolierten Wurzeln bis zum kümmerlichen Rudiment. Und das Merkwürdige ist, daß oft gerade die großen Kronen kleine Wurzeln haben. Das häufigste Bild ist ja wohl die ursprüngliche Einzelanlage der beiden Wurzeln mit nachträglicher Verwachsung und mit mehr oder weniger stark nach hinten gerichteter Abbiegung. In anderen Fällen aber scheint es, als ob für jeden Höcker eine separate Wurzel vorgesehen sei, die alle zwar nicht gleichmäßig zur Entwicklung gelangten, aber doch teils als kleine Würzelchen isoliert stehen oder zu einem Wurzelmassiv vereinigt sind, dem man an den vielen Längsfurchen die einzelnen Anlagen der Wurzeln noch ansehen kann. Es kommt auch gelegentlich eine rundlich glatte Wurzel ohne besondere Furchung vor.

Tabelle 1. *Maße der Zähne im mm nach* MÜHLREITER.

Untersuchtes Material: Zähne der Bevölkerung von Salzburg und Umgebung	Totallänge		Kronenlänge		Kronenbreite mesio-distal		Durchmesser von der Gesichts- zur Zungenfläche	
	Min.	Max.	Min.	Max.	Min.	Max.	Min.	Max.
Oberer mittlerer Schneidezahn	18,0	32,0	8,5	14,5	6,9	10,6	5,6	8,8
,, seitlicher ,,	17,5	28,0	7,8	12,0	5,0	8,0	5,0	8,4
,, Eckzahn	19,0	37,0	7,5	13,0	6,3	9,0	6,4	10,0
,, 1. Prämolaris	16,2	28,2	7,0	10,8	6,2	8,2	7,8	11,0
,, 2. ,,	17,5	27,0	6,2	10,2	6,0	7,5	7,6	10,4
,, 1. Molaris	17,5	29,0	6,8	9,0	7,8	11,2	10,4	13,0
Unterer mittlerer Schneidezahn	18,0	27,0	7,9	11,5	4,7	6,3	5,2	6,8
,, seitlicher ,,	19,0	29,0	8,2	11,8	5,0	7,2	5,4	7,2
,, Eckzahn	20,0	34,0	8,5	14,5	5,5	8,0	6,9	9,5
,, 1. Prämolaris	18,5	27,0	7,5	11,0	6,0	8,0	6,7	8,9
,, 2. ,,	19,0	27,5	6,9	10,0	6,2	8,8	7,0	9,6
,, 1. Molaris	18,3	26,0	7,2	9,0	10,0	12,2	9,0	11,0

C. Spezielle Anatomie der Milchzähne — Dentes decidui.

Die Milchzähne (Abb. 75) bieten in vieler Beziehung die Miniaturbilder der bleibenden Zähne, nur eine Ausnahme machen die Milchmolaren, wie wir unten sehen werden.

Die Milchzähne unterscheiden sich von den bleibenden Zähnen in folgendem:
1. Sie sind bedeutend kleiner als die bleibenden Zähne desselben Individuums, nicht immer generell, denn es können die Maximalmaße der Milchzähne die Minimalmaße der bleibenden Zähne erreichen, sogar um ein geringes übertreffen.
2. Die Milchzähne haben eine im Verhältnis breitere Krone.
3. Ihre Farbe ist mehr bläulich und nicht gelblich.
4. Nahe der Schmelzgrenze ist ein zirkulär um den Zahnhals verlaufender Wulst zu sehen oder zu fühlen. Dieser Wulst verdickt sich bei den Milchmolaren an der buccalen Fläche nahe der mesialen Kante zu einem förmlichen Höcker, dem Tuberculum molare.

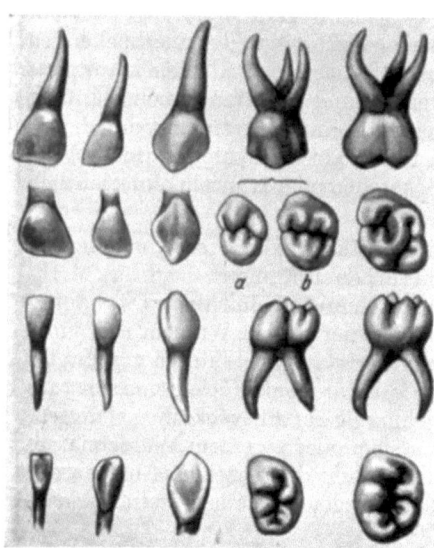

Abb. 75. (Nach MÜHLREITER: Anatomie.)

5. Sie sind, wenn sie zwischen bleibenden Zähnen stehen, an dem hohen Grade ihrer Abkauung zu erkennen.
6. Sie sind meist gelockert, wenn der normale Zeitpunkt ihres Ausfalls sich nähert oder gekommen ist.
7. Die Wurzeln der Milchmolaren sind auffallend stark gespreizt, da ja der Keim des Nachfolgers in ihrer Bifurkation sich entwickeln muß.
8. Die Wurzeln der Frontzähne stehen zur Krone mehr gerade, nicht nach der Mundhöhle zu geneigt, da dort der bleibende Zahn angelegt ist und die Wurzel also nach labial zu ausweichen muß.

1. Die Milchschneidezähne.

Die Schneidezähne des Milchgebisses haben wohl die charakteristische Schaufelform der Incisivi, doch sind sie einfacher gestaltet als die bleibenden Schneidezähne. Die orale Fläche ist ohne Struktur und die Schneidekante ist glatt, nur beim unteren mittleren sieht man häufig Dreihöckerform der Schneidekante, doch werden die Höcker schnell abgekaut. Die Krone des oberen mittleren Schneidezahnes ist kurz, fast quadratisch, und die distale Kante ist auffallend stark abgerundet. Diese starke Abrundung zeigt auch der seitliche Schneidezahn, der im übrigen dem permanenten Schneidezahn in seiner Form sehr gleicht. Die Wurzel des mittleren Schneidezahnes ist ausgesprochen flachgedrückt. Ihr mesio-distaler Durchmesser ist dann besonders nach der Spitze zu bedeutend größer als der labio-palatinale.

Bei den unteren Schneidezähnen ist auch der seitliche der deutlich größere, und seine distale Kante ist ganz besonders stark abgerundet. Die Wurzeln sind hier mehr rundlich, während sie doch bei den bleibenden mehr flach in sagittaler Richtung sind.

2. Die Milcheckzähne

sind im Vergleich zu den Schneidezähnen kräftig entwickelt. Besonders beim oberen fällt die Breite der Krone und der starke Längswulst auf, der von der Spitze über die labiale und palatinale Fläche zieht, er teilt diese Fläche deutlich in eine mesiale und eine distale Facette. Durch die Breite der Krone und durch den meist mehr unvermittelten Übergang der Approximalfläche zur Spitze bekommt er eine ausgesprochen eckige, gedrungene Form. Die Wurzel ist gerade, jedenfalls nur minimal nach distal abgebogen und im Querschnitt dreiseitig. Der untere Milcheckzahn ist in seiner Form so sehr das einfache Miniaturbild seines Nachfolgers, daß darüber nichts weiter zu sagen ist.

3. Die Milchmolaren

haben in ihrer Form mehr Beziehung zu den bleibenden Molaren als zu den ihnen nachfolgenden Prämolaren. Vergleichend anatomisch sind sie deswegen sehr interessant, weil sie wiederum den Prämolaren der Affen sehr ähnlich sind.

a) Der obere 1. Milchmolar

ist in seiner Form weniger konstant als alle anderen Milchzähne, man kann zwei Typen unterscheiden, unter denen natürlich Übergänge vorkommen. Der erste Typ ist dem Prämolaren ähnlich, was die Krone anlangt (Abb. 75a). Wir können einen buccalen und einen palatinalen Höcker mit tiefer Längsfurche erkennen. Der buccale Höcker ist nur breiter als der des Prämolaren und zeigt noch Ansätze zu mehr oder weniger tiefer Längsunterteilung auf seiner Kaufläche.

Beim zweiten Typ hat die Krone mehr Molarenform (Abb. 75b), sie ist langgestreckt dadurch, daß am distalen Abschnitt des palatinalen Höckers ein isoliertes Höckerchen emporgewachsen ist, so wie wir es bei den oberen Molaren in seiner Form kennenlernten. Es gleicht die Form nun der allgemeinen Form der oberen Molaren; die beiden buccalen Höcker sind hier nur bei den Milchmolaren zu einem mehr einheitlichen Massiv verschmolzen. Die drei Wurzeln entsprechen in ihrer Form abgesehen von der mächtigen Auslage ihrer Gabelung der Normalform oberer Molarenwurzeln.

b) Der untere 1. Milchmolar

ist keinem Zahn im bleibenden Gebiß sehr ähnlich. Seine Krone ist in mesialdistaler Richtung langgestreckt und nimmt mehr Raum ein als der nachfolgende Prämolar. Die Kaufläche ist sehr schmal, weil die buccale Wand der Krone sich von der Basis her stark nach lingual zu neigt, während die linguale Wand annähernd senkrecht steht. Das Relief der Kaufläche weist vier Höcker auf, zwei buccale und zwei linguale. Die beiden buccalen Höcker stehen etwas nach mesial zu verschoben. Die mesiale Approximalfläche ist stärker gewölbt als die distale. Die Wurzeln haben die typische Form der unteren Molarenwurzeln, nur die mesiale endet oft in zwei Spitzen.

c) Die oberen und unteren 2. Milchmolaren

sind bedeutend größer als die 1. Milchmolaren, so daß sie also ein auffälliges Mehr an Raum einnehmen als ihre Nachfolger; im übrigen sind sie aber, abgesehen von den allgemeinen Merkmalen der Milchmolaren, dem oberen und dem unteren 1. Molaren so ähnlich, daß auf eine weitere Beschreibung unter Hinweis auf die Abbildungen verzichtet werden kann.

D. Das Gebiß als Ganzes.

Die 32 Zähne des bleibenden Gebisses sind, wie oben bereits beschrieben wurde, in zwei Zahnreihen zu je 16 Zähnen im Oberkiefer und Unterkiefer aufgestellt. Normalerweise bildet jede Zahnreihe eine festgefügte Geschlossenheit, indem sich die Zähne an ihrer „Approximalseite" berühren. Entsprechend der Formung dieser

Approximalseite findet diese Berührung im Bereich der Frontzähne und Prämolaren durch Kontaktpunkte und -linien statt, während bei den Molaren des rezenten Europäers nach REBEL in der Mehrzahl der Fälle meist flächenhafte Kontakte bestehen. Die Kontakte liegen bei vestibulärer Betrachtung etwa parallel zum Verlauf der Zahnreihe in einer Linie, und zwar im oberen Drittel der Kronenhöhe. Unterhalb des Kontaktes, wo die Kronen sich wieder zum Zahnhals verjüngen, sieht man am macerierten Schädel die Interdentalräume, die beim Lebenden von der Zahnfleischpapille ausgefüllt sind.

Die *obere Zahnreihe* stellt in der Betrachtung auf die Kaufläche eine halbe Ellipse dar (Abb. 76), während *die untere Zahnreihe* eine Parabel bildet (Abb. 77). Dieses verschiedene Verhalten wird verständlich, wenn man den Zusammenbiß der beiden Zahnreihen betrachtet. Diesen Zusammenbiß oder Schlußbiß nennt man auch *Okklusion*, die Zusammenbißbewegung *Artikulation*.

Es übergreifen nämlich die Frontzähne des Oberkiefers die des Unterkiefers scherenartig um etwa 2 mm. Bei den Prämolaren und Molaren greifen die buccalen Höcker der oberen nach außen über die buccalen Höcker der unteren.

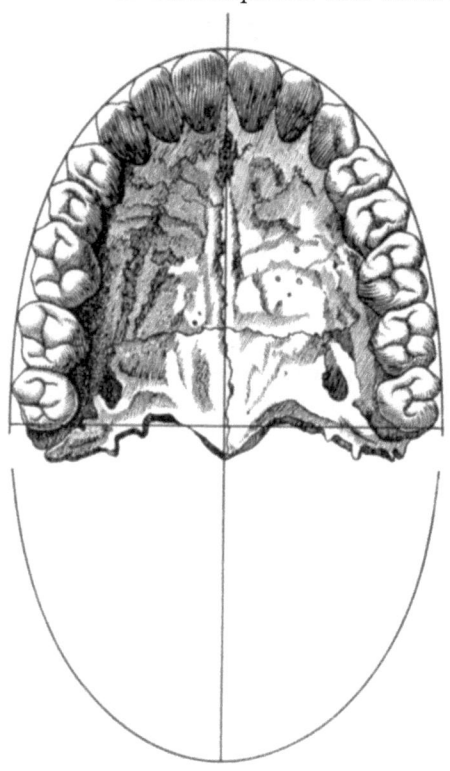

Abb. 76. Obere Zahnreihe. (Nach MÜHLREITER.)

Andererseits beißen die buccalen Höcker der unteren Zähne in die Kaurinne der oberen und die palatinalen Höcker der oberen Zähne umgekehrt in die Kaurinne der unteren. Es müssen sich also, wenn man das einmal mehr bildlich darstellen will, die unteren Frontzähne der palatinalen Fläche der oberen anpassen und die Prämolaren und Molaren des Unterkiefers in ihrer Aufstellung nach dem Verlauf der Kaurinnen im Oberkiefer richten. Ziehen wir in Abb. 76 eine Linie, die an den Frontzähnen 2 mm von der Schneidekante entfernt und dann durch die Längskaurinnen der kleinen und großen Mahlzähne läuft, dann erhalten wir den Stand der Schneidekanten und der buccalen Höcker des unteren Zahnbogens.

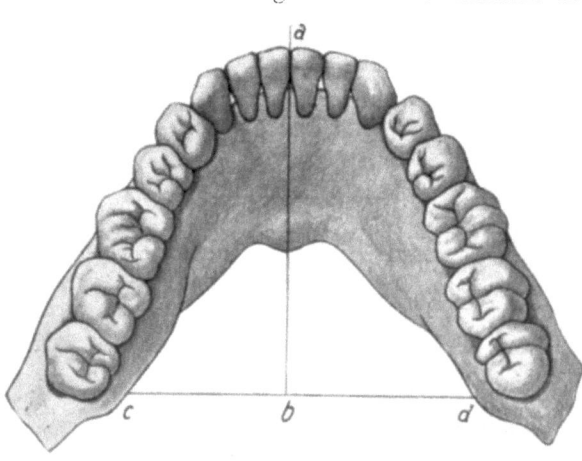

Abb. 77. Untere Zahnreihe. (Nach MÜHLREITER.)

Daß der untere Zahnbogen sich im rückwärtigen Teil nicht zur Ellipse formen kann, wird verständlich, wenn man beachtet, wie die Längskaurinne der

Der Schmelz.

oberen Molaren durch die Verschmälerung der buccalen Höcker von Zahn zu Zahn mehr nach außen verlegt wird. Es treffen nun aber beim Zusammenbiß nicht jeweils die Zähne des einen Kiefers mit den gleichnamigen Zähnen des anderen Kiefers zusammen, sondern es hat jeder Zahn, mit Ausnahme des unteren mittleren Schneidezahnes und des oberen 3. Molaren, derart zwei Gegenzähne, wie am einfachsten Abb. 78 veranschaulicht. Bedingt wird diese Art des Zusammenbisses vor allem durch die bedeutend geringere Breite der unteren Frontzähne gegenüber der der oberen. Den rückwärtigen, glatten Abschluß korrigiert die Kleinheit des oberen dritten Molaren.

Ferner sehen wir bei der Seitenbetrachtung der beiden Zahnreihen, daß sie nicht einfach in der Horizontalen stehen, sondern im Bogen verlaufen, und zwar

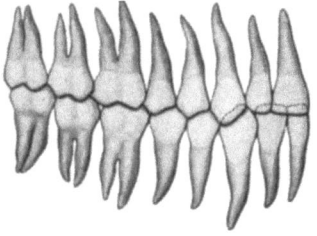

Abb. 78. (Nach MÜHLREITER.)

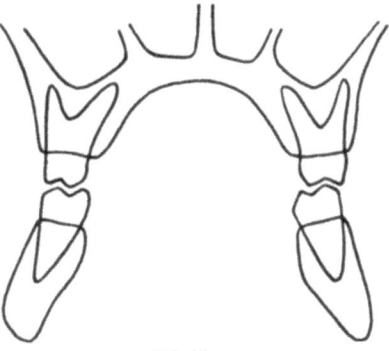

Abb. 79.

der tiefste Punkt des Bogens ist der 1. Molar, von da ab steigt die Linie nach vorn und rückwärts mehr oder weniger sanft an. Nach ihrem Entdecker wird diese Kurve SPEEsche Kurve genannt. Bei der Besprechung der Artikulation wird darauf ausführlicher eingegangen.

Wie sich die Zahnreihen mit den Wurzeln — vom Vestibulum betrachtet — in die Alveolarfortsätze einpflanzen, wird aus Abb. 78 klar. Zu besprechen ist nur noch die Stellung der Zähne zum Kiefer bei Betrachtung der Approximalflächen. Dabei ist kurz vorauszuschicken, daß der Bogen, den die Wurzeln der oberen Zähne in ihrem Kiefer bilden, kleiner ist als der Bogen der unteren Wurzeln. Und doch beißen die oberen Zähne nach außen über die unteren. Um das zu ermöglichen, sind die oberen Zähne schräg fächerförmig nach unten außen angeordnet, während die unteren Eckzähne, Prämolaren und Molaren sowohl mit ihrer Wurzel als besonders noch mit ihrer Krone nach lingual zu geneigt sind (Abb. 79). Die unteren Schneidezähne stehen senkrecht oder gar etwas nach vorn geneigt.

VIII. Mikroskopische Anatomie der Zähne.

1. Der Schmelz.

Der Schmelz ist das härteste Gewebe im menschlichen Organismus, seine Härte wird der des Quarzes etwa gleichgesetzt. Er enthält nur 2—4% organische Substanz. Von den anorganischen Salzen ist am meisten phosphorsaurer Kalk mit 90% vorhanden, die übrigen wenigen Prozente verteilen sich der Reihe nach auf kohlensauren Kalk, phosphorsaure Magnesia, Fluorcalcium und andere Salze. Er überzieht kappenartig das Dentin im Bereich der Krone (siehe Abb. 59). An der Schneidekante oder an den Höckern ist seine größte Dicke; nach dem Zahnhalse zu wird die Schmelzschicht dünner, um dort schließlich ganz fein auszulaufen. Auf den Kauflächen der mehrhöckerigen Zähne findet man im Schliffpräparat die Rinnen noch in einen feinen Spalt (Fissur) in die Tiefe fortgesetzt (Abb. 80).

Der bei der makroskopischen Betrachtung nahezu strukturlose Schmelz besteht aus Prismen und einer interprismatischen Substanz (im folgenden kurz I. P. S.

76 Mikroskopische Anatomie der Zähne.

genannt). Die Schmelzprismen sind beim Menschen etwa 4μ dick, sie wurden im Jahre 1835 von RETZIUS entdeckt. Die Prismen durchziehen den ganzen Schmelz in annähernd radiärer Anordnung, jedenfalls ist ihre Hauptrichtung radiär, vom Dentin aus zur Oberfläche. Sie verlaufen alle ohne Unterbrechung vom Dentin zur

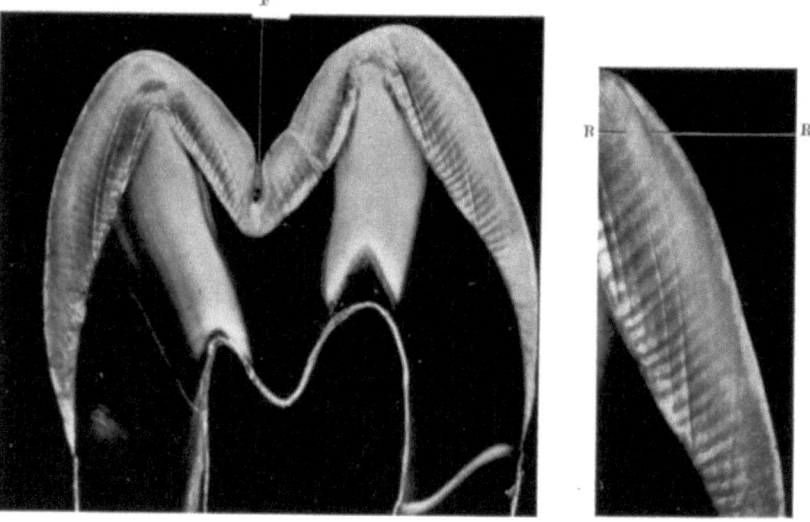

Abb. 80a. Abb. 80b.
Abb. 80. Schliff durch Prämolarenkrone (auffallendes Licht). Die helle Schmelzschicht hebt sich deutlich vom Dentin ab. F Fissur. Rechts stärkere Vergrößerung der rechten Seite. R Retziusstreifen. Die hellen und dunklen Bänder, die fast waagerecht zur Oberfläche ziehen, sind die Para- und Diazonien.

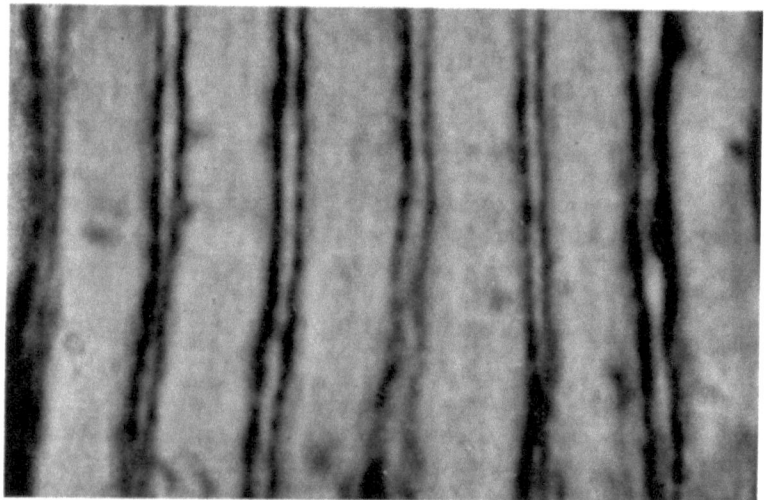

Abb. 81. Schmelzprismen. Längsverlauf. Mensch. Vergrößerung etwa 4000fach. Hämatoxylinfärbung.

Oberfläche, d. h. man findet nicht inmitten der Schmelzschicht das Ende eines Prisma, und es werden nicht irgendwo im Schmelz neue Prismen zwischengeschaltet, was man hätte denken können, weil doch der Raum, den der Schmelz einnimmt, vom Dentin bis zur Oberfläche sich vergrößert. Dieses Plus an Raum wird durch die Dickenzunahme der Prismen und der I. P. S. nach der Oberfläche zu ausgeglichen. Bei starker Vergrößerung sieht man eine zart angedeutete Längsfaserung in den Prismen (Abb. 81), die offenbar auf die Fasern des Ameloblastenfortsatzes zurückzuführen ist. Im Querschnitt gesehen hat das Prisma beim Menschen

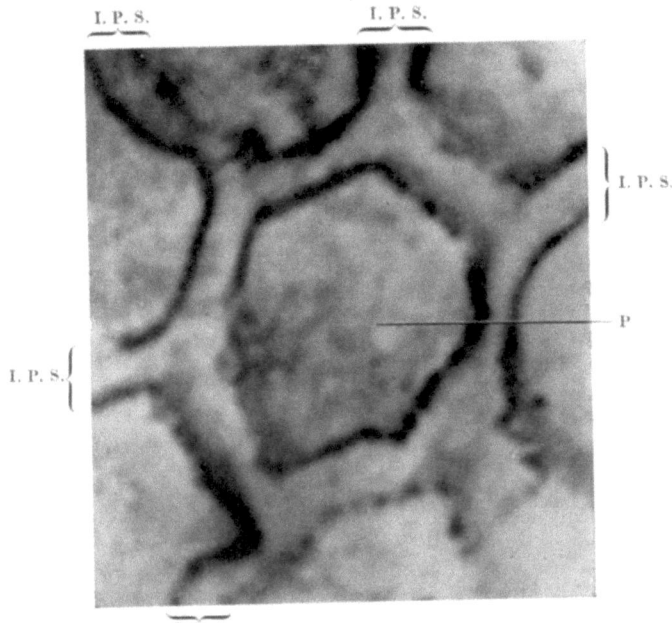

Abb. 82. Schmelzprisma vom Hund bei 9000 facher Vergrößerung im Querschnitt.
P Prisma. I. P. S. interprismatische Substanz.

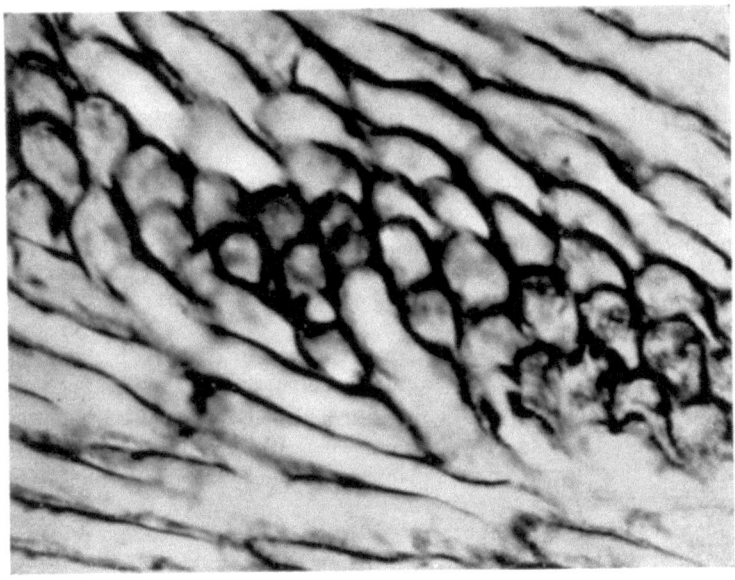

Abb. 83. Schmelzprismen längs und schräg angeschnitten. Hämatoxylinfärbung. Vergrößerung etwa 2000:1.
Wo die Prismen aus dem Längsverlauf in den Schrägverlauf übergehen, kommt es zur Überlagerung von Prismen.
Hierdurch werden Arkadenformen vorgetäuscht.

oft annähernd sechseckige Form — wenn auch nicht so ausgeprägt wie beim Hund, z. B. Abb. 82. Die oft beschriebene Arkadenform der Prismen wird offenbar vorgetäuscht durch Überlagerung und Schräganschliffe, wie sie dort vorkommen, wo die Prismen aus dem Längsverlauf in den Bogenverlauf übergehen (siehe Abb. 83). Die Prismen sind im Querschnitt deutlich von körniger oder schwammiger Struktur (Abb. 82). Diese Körnelung entspricht der Faserung beim Längsverlauf. Zwischen den Prismen liegt die I. P. S., deutlich von den Prismen durch die dunkle Grenzlinie getrennt. Die I. P. S. wird auch Kittsubstanz genannt, doch nennen wir sie so nicht, da wir nicht wissen, ob sie diese *Kitt*funktion tatsächlich hat.

Diese normalerweise auch verkalkende I. P. S. erscheint bei starker Vergrößerung deutlich von Fäden durchsetzt, die quer von einem Prisma zum anderen führen — Interkolumnarbrücken — sie zeigen dasselbe Bild, wie die Intercellularbrücken der Ameloblasten und dürften daraus sich ableiten lassen. An der Oberfläche finden Prismen und I. P. S. einen glatten gleichmäßigen Abschluß durch das Schmelzoberhäutchen (S. O. H.), das nach v. EBNER u. a. das letzte nicht fertig differenzierte Produkt der Ameloblasten ist. Es ist nur wenige Mikra dick

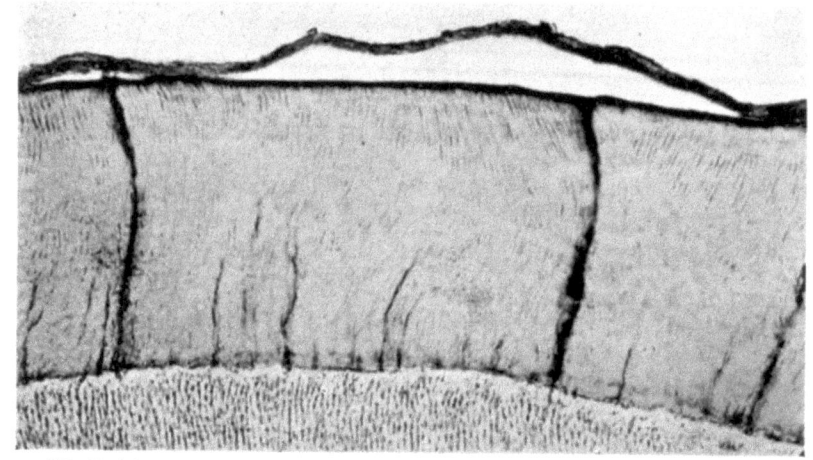

Abb. 84. Schmelzoberhäutchen in der Entkalkungsflüssigkeit sich abhebend vom Schmelz. S Schmelz. D Dentin.

und, wenn überhaupt, nur schwach verkalkt; es besteht vor allem aus organischer Substanz, die gegen Säuren und Alkalien sehr widerstandsfähig ist. Man kann das S. O. H. anschaulich darstellen, indem man einen Schliff unter dem Mikroskop entkalkt. Dann hebt sich das S. O. H. bald von dem entkalkenden Schmelz ab (Abb. 84). Wo das S. O. H. dem Biß des Gegenzahnes ausgesetzt ist, geht es schnell verloren. Im Bereich des Zahnfleischsaumes hängt das S. O. H., solange keine Zahnfleischtasche sich gebildet hat, mit dem inneren Saumepithel fest verwachsen zusammen. Unter pathologischen Zuständen sieht man nahe der Schmelzzementgrenze auf das eigentliche S. O. H. vom Epithel noch eine hornähnliche oder gar verhornende Membran abgelagert, die zuerst GOTTLIEB als ein sekundäres S. O. H. und normales Gebilde beschrieb. Sie gehört aber nach unserer Auffassung in das Bereich der Pathologie.

Wenn auch, wie oben erwähnt wurde, der Verlauf der Prismen annähernd in seiner Hauptrichtung radiär vom Dentin zur Oberfläche gerichtet ist, so sind doch noch Besonderheiten zu beachten, die markante Bilder hervorrufen.

An Längsschliffen durch die Krone des Zahnes sieht man, daß die Prismen von der Dentingrenze an schon neben der Hauptradiärstellung auch noch deutlich die Tendenz zum Anstieg nach der Schneidekante oder Kaufläche zu haben. Sieht man dieselbe Partie im Querschliff, dann kann man erkennen, daß hier auch wieder die Hauptrichtung dem Radius entspricht. Vor allem nahe der Oberfläche und bis etwa in die Mitte der Schmelzschicht sieht man reinen Radiärverlauf, von da an sieht man die Prismen aber lagenweise in Bogenverlauf übergehen, und zwar beschreiben sie ein großes S. So verlaufen die Prismen aber nur in einer einzigen Lage.

Betrachtet man die tieferen (oder höheren) Partien, so sieht man aus dem S-förmigen Verlauf der Prismen den Übergang in den geraden Radiärverlauf und in der nächsten Lage dann wieder den Bogengang der Prismen, aber nun in der umgekehrten S-Form. Wenn man zur Photographie ein Objektiv benutzt, das größere Tiefenzeichnung besitzt, dann kann man bei genügender Dicke des Präparats direkt eine Überkreuzung der Prismen in den übereinanderliegenden Partien zur Anschauung bringen. Durch diese abwechselnde Schichtung: bogenförmig, gerade, bogenförmig, kommt im Längsschliff ein Strukturbild zustande, das als SCHREGERsche *Streifen* oder als *Zonien* — Para- und Diazonien — bezeichnet wird. Und zwar erscheinen die Felder des geraden Verlaufs der Prismen hell, die des Bogenverlaufs dunkel. Die Partien, die im Längsschliff getroffen sind, heißen Parazonien, die im Querschliff getroffenen Diazonien (Abb. 85). Da der markante Bogenverlauf nur mehr in den tieferen Schichten, weniger an der Oberfläche sich befindet, so sieht man auch die Zonien nur in den tieferen Schichten.

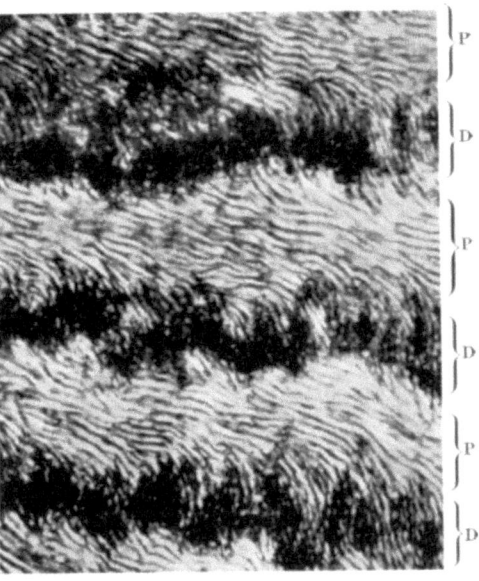

Abb. 85. SCHREGERsche Streifen oder Zonien des Schmelzes bei stärkerer Vergrößerung. P Parazonien. D Diazonien.

In den Prismen selbst ist noch die *Querstreifung* zu erwähnen, die für die Erklärung der RETZIUS-*Streifen* oder *Parallelstreifen* von Bedeutung ist. In jedem

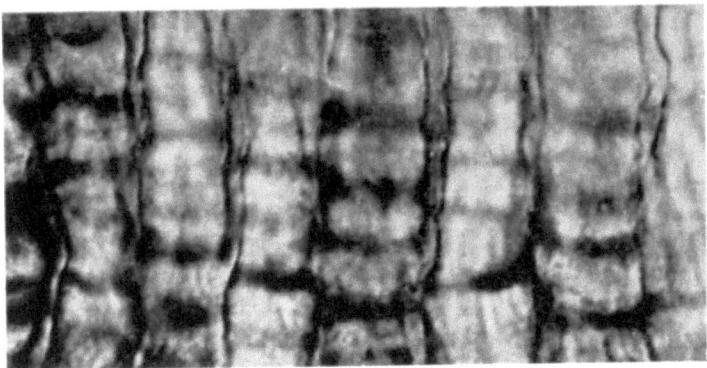

Abb. 86. Querstreifen der Schmelzprismen. Vergrößerung etwa 2500fach.

Prisma kann man Querstreifung erkennen oder sichtbar machen durch schwaches Anätzen mit Säuren; es schwinden nämlich die Querstreifenbilder bei völliger Verkalkung, und sie können durch geringe Entziehung von Kalksalzen wieder sichtbar gemacht werden (Abb. 86). Man nimmt heute an, daß die Querstreifung der Prismen der Ausdruck einer rhythmischen Verkalkung der Prismen ist. Wenn sie ohne besondere Präparation schon deutlich hervortreten, sieht man auch gleichzeitig ein starkes Hervortreten der Interkolumnarbrücken in der I. P. S. Die Querstreifen ziehen oft gehäuft und in gerader Linie oder stufenförmig abgesetzt über große Partien hinweg. Wo das der Fall ist, entstehen die RETZIUS-Streifen, die, im Querschliff betrachtet, genau parallel zur Oberfläche des Schmelzes verlaufen, daher Parallelstreifen genannt. In gefärbten Präparaten zeichnen sich die RETZIUS-Streifen dadurch aus, daß sie intensiver die Farbe annehmen als die umgebenden Partien. In ungefärbten Präparaten erscheinen sie dunkel, sie sind also weniger lichtdurchlässig als die übrigen, normal verkalkten Partien. Im Längsschliff gesehen ziehen sie vom Dentin stark ansteigend zur Oberfläche (Abb. 87). Wo sie an der Oberfläche münden, entsteht eine leichte Delle, die von zwei Wülsten eingefaßt wird (Perikymatien des Schmelzes).

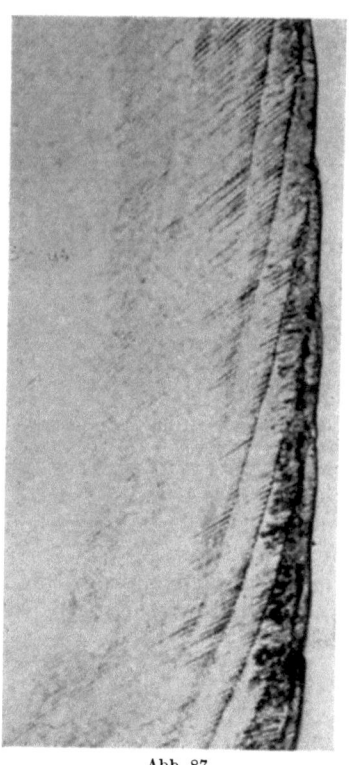
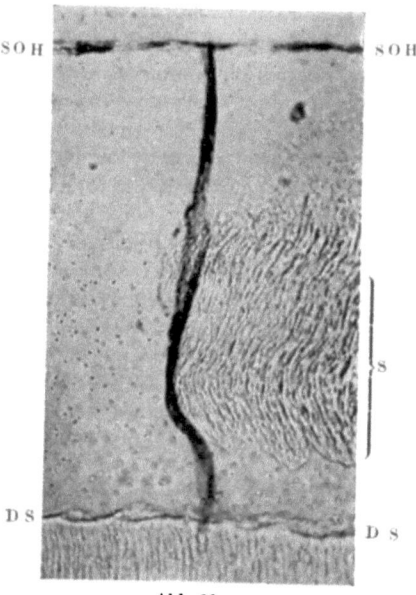

Abb. 87. Abb. 88.
Abb. 87. RETZIUSstreifen des Schmelzes. Vgl. Abb. 80.
Abb. 88. Lamelle im Querschliff, Molar während der Entkalkung. Vergr. etwa 125:1. D S Dentinschmelzgrenze, S noch nicht aufgelöste Prismenreste. (Aus MEYER, W.: Dtsch. Mschr. Zahnheilk. 1926.)

Normalerweise verkalkt auch die I. P. S., nur gewisse Bahnen bleiben weniger verkalkt zurück, und diese Partien präsentieren sich im Schliff anders als die benachbarten Züge normaler I. P. S. Diese Züge minder verkalkter I. P. S. stehen lamellenartig im Schmelz, und wir haben nachweisen können, daß sie sich als Wände darstellen lassen, die vom Zahnhals aus zur Kronenhöhe gewissermaßen in die übrige Schmelzschicht eingeschaltet sind. So müssen sie, da sie ja kein Gebilde sui generis sind, einfach als minderverkalkte I. P. S. zwischen den Prismen liegen; die Prismen selbst können in der Umgebung der Lamellen auch eine mindere Verkalkung aufweisen. Welche Aufgabe diese sogenannten *Lamellen* haben, wissen wir nicht, vielleicht haben sie als mehr elastische Partien mechanische Bedeutung. Außerdem ist es möglich, daß sie an der Ernährung des Schmelzes, worüber wir nichts Bestimmtes wissen, beteiligt sind. Da sie vom Zahnhals aus über die Krone

Der Schmelz.

ziehen, kann man sie am besten im Querschliff darstellen; am deutlichsten sind sie ausgeprägt in der Nähe des Zahnhalses. Vielfach sieht man in den Lamellen entlang Sprünge entstanden, doch auch Sprünge täuschen Lamellen vor. Auch können Sprünge ins Dentin hinein sich fortsetzen und sogenannte Dentinanteile der Lamellen vortäuschen. Diese Sprünge haben große praktische Bedeutung in bezug auf die Ausbreitung der Caries, wiewohl überhaupt schon die reine Lamelle einen Locus minoris resistentiae gegenüber der Caries bedeutet. Sehr drastisch kann man die Lamellen auch zur Darstellung bringen, indem man Schliffe unter Einschluß von Celloidin entkalkt. Die Lamellen, die aus minder- oder unverkalkter organischer Substanz bestehen, bleiben bei der Entkalkung, wenn der übrige Schmelz ganz verschwindet, als strangförmige Gebilde erhalten. Da sie minderverkalkte I. P. S. sind, müssen sie, wie überhaupt die I. P. S., mit dem S. O. H. im innigen Zusammenhange stehen. Das kann man besonders beobachten, wenn man Schliffe entkalkt, wo dann die Lamellen innig verbunden mit dem S. O. H. gefunden werden (Abb. 88.)

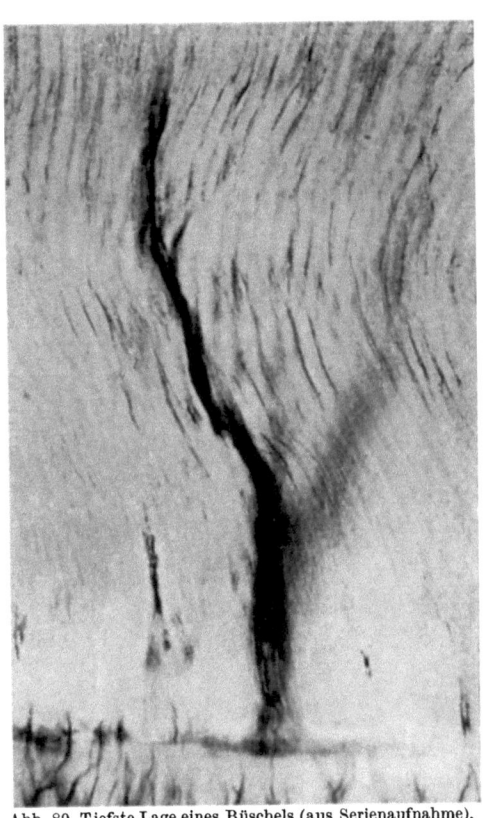

Nahe verwandt mit den Lamellen sind die sogenannten „Büschelbilder" (Abb. 89) des Schmelzes, die man wie vom Dentin ausgehend in den tiefsten Lagen des Schmelzes am besten an Querschliffen beobachtet. Sie sind früher für Fortsätze von Dentinkanälchen gehalten worden, haben damit aber sicher nichts gemein. Sie sind vielmehr, ebenso wie die Lamellen, Blätter minderverkalkter I. P. S.; sie lassen sich durch viele Lagen von Prismenzügen in dickeren Schliffen verfolgen. Dadurch, daß der Prismenverlauf und damit auch der Verlauf der

Abb. 89. Tiefste Lage eines Büschels (aus Serienaufnahme), Fuchsinfärbung. Vergr. etwa 500:1. Die Schmelzgewebselemente machen in dieser Lage einen rechts offenen Bogen. (Aus MEYER: Dtsch. Mschr. f. Zahnheilk. 1926.) Siehe auch Abb. 84 und 94.

I. P. S. einmal einen Linksbogen, dann wieder einen Rechtsbogen in den übereinanderliegenden Schmelzschichten beschreibt, muß durch die minder verkalkte I. P. S. hier das Bild eines Büschels zustande kommen, wenn man mit tiefzeichnender Optik die Gebilde betrachtet. Bei stärkerer Vergrößerung und in Serienaufnahmen durch die vermeintlichen Büschel konnten wir nachweisen, daß es sich nicht um „Büschel", die aus einzelnen „Halmen" bestehen, handelt, sondern um ein kontinuierliches Blattgefüge, das sich gewunden dem Schmelzverlauf anpaßt und durch die ganze Dicke der Schliffe hindurch zu verfolgen ist. Nur bei schwacher Optik und dadurch, daß die Partien des geraden Verlaufs der Prismen beim Übergang aus dem einen Bogen in den anderen sehr flach sind, kommt die Vorstellung zustande, als ob das „Büschel" aus rechts und links gebogenen Halmen bestände.

Es gibt aber auch wirkliche Fortsätze von Dentingebilden im Schmelz: die einfachen und die kolbenförmigen Fortsätze an der Schmelz-Dentingrenze. Bei den einfachen Fortsätzen handelt es sich um den Übergang von Odontoblastenfortsätzen des Dentins in den Schmelz (Abb. 90). Die kolbenförmigen Fortsätze bestehen wahrscheinlich aus Dentinsubstanz, sie enthalten aber meistens auch einen oder mehrere Odontoblastenfortsätze. Auf welche Weise sie in den Schmelz gelangen, ist nicht ganz sicher. Ein Teil der Autoren meint, sie wüchsen selbst während der Bildung des Zahnes in die Ameloblastenschicht hinein, andere wiederum nehmen an, daß vor der Anbildung des Schmelzes eine Resorption am schon bestehenden Dentinscherbchen stattfände — wodurch auch die Arkadenform der Dentingrenze gegen den Schmelz zustande kommen soll — und daß dabei eben Odontoblastenfortsätze einfach oder mit Dentinsubstanz umgeben der Resorption standhielten, um dann in den Schmelz eingebaut zu werden.

2. Das Dentin.

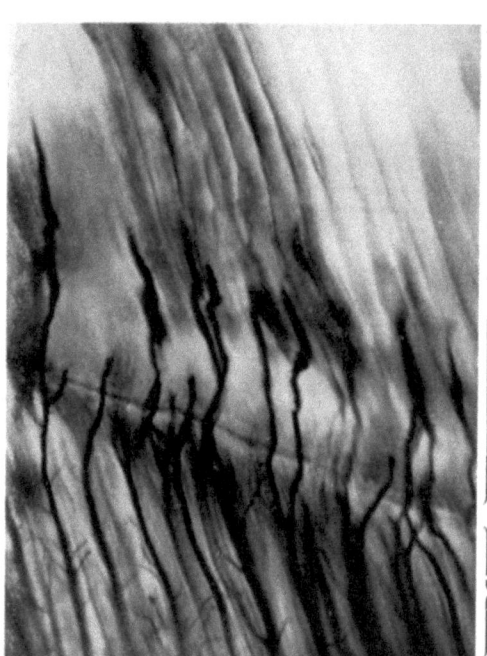

Abb. 90. Odontoblastenfortsätze im Schmelz.
S Schmelz, D Dentin.

Wie aus der Abb. 59 hervorgeht, ist die Hauptmasse des Zahnes das Dentin. Es ist an der Krone vom Schmelz, an der Wurzel vom Zement umschlossen und umschließt selbst wieder die Pulpa, von der es gebildet wurde. Das Dentin besteht aus einer verkalkten Grundsubstanz, die von feinsten Fibrillen, hauptsächlich parallel aber auch radiär zur Oberfläche angeordnet, durchzogen wird. Dies Flechtwerk kann man oft besonders gut in Interglobularbezirken und vor allem im cariösen Prozeß dargestellt sehen. Das Dentin ist nicht so hart wie der Schmelz, es enthält mehr organische Substanz, etwa 28%, und an anorganischen Substanzen vor allem phosphorsauren Kalk 67%, ferner wie der Schmelz kohlensauren Kalk, phosphorsaure Magnesia, Fluorcalcium und verschiedene andere Salze. Es steht seiner Zusammensetzung nach dem Knochen sehr nahe. Aber auch seinem Bau nach ist das Dentin — vergleichend anatomisch betrachtet — schon seit längerer Zeit als ein modifizierter Knochen aufgefaßt. Diese Definition findet eine neue Stütze in WEIDENREICH. Nach Entziehung der Kalksalze bleibt die Form des Dentinkörpers annähernd gewahrt und hat dann etwa knorpelige Konsistenz. Es läßt sich gut entkalken, gut schneiden und histologisch gut verarbeiten. Das Dentin ist von der Pulpa aus etwa radiär zur Oberfläche von Kanälchen durchzogen, die nahe der Oberfläche, also unter dem Schmelz und unter dem Zement sich vielfach aufgabeln und in ihrem übrigen Verlauf viele Seitenkanälchen abgeben (Abb. 91). In dem Kanälchen liegt der Dentinfortsatz — TOMESscher Fortsatz — des zugehörigen Odontoblasten. Bei der Besprechung der Dentinbildung werden wir sehen, wie bei Beginn der Dentinablagerung die Odontoblasten noch einschichtig und mit Abständen angeordnet waren, wie sie aber mit ständig zunehmender Verkleinerung des Pulpenraumes zuerst gedrängt stehen und schließlich hintereinandertreten müssen, um an der Dentinwand Platz zu haben. Dieselbe

Platzverminderung ist einfach rechnerisch zu erbringen an der Zahl der Dentinkanälchen, die an der Oberfläche weiter auseinander und nahe der Pulpa immer enger in der Grundsubstanz stehen.

Die feinere Histologie der Dentinkanälchen und ihres Inhaltes ist lange Jahre umstritten gewesen. Abb. 92 zeigt die verschiedenen Deutungen. In der Mitte des vorigen Jahrhunderts berichtete NEUMANN über die nach ihm benannten Scheiden des Dentins, die die Wandung des Kanals auskleiden und den Fortsatz der Odontoblasten umscheiden sollten. WALKHOFF ist auch der Ansicht, daß es tatsächlich eine NEUMANNsche Scheide im Dentin gibt und daß sich die NEUMANN-

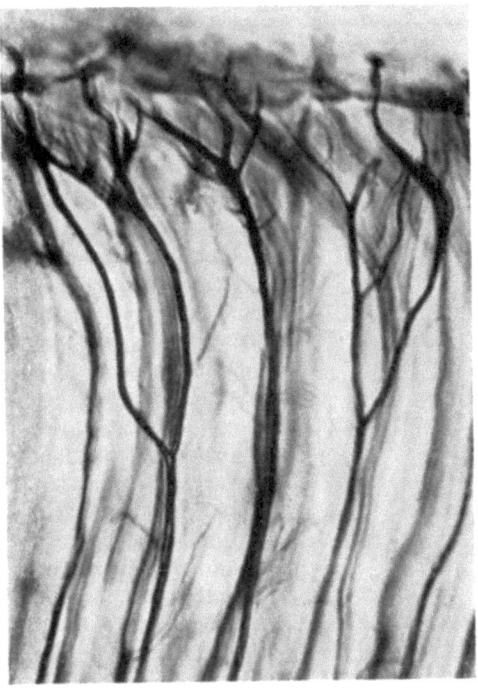 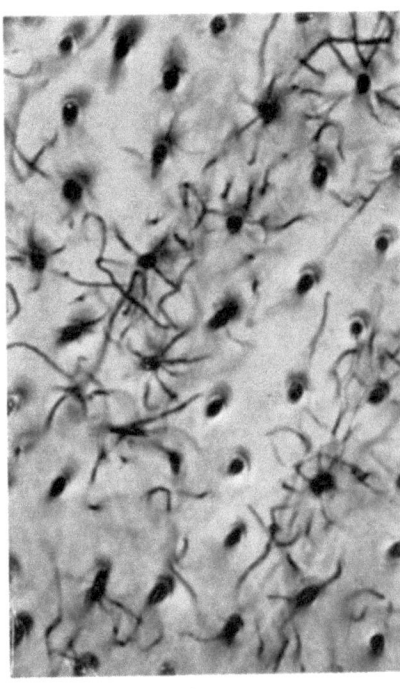

Abb. 91. Dentinkanälchen. a im Längsschnitt nahe dem Schmelz mit Aufgabelung und Seitenzweigen. b im Querschnitt, wo die große Zahl der Seitenzweige besonders hervortritt.

sche Scheide vom übrigen Dentin durch eine sich stark färbende Grenzzone absetzt. Beides, die NEUMANNsche Scheide und der Odontoblastenfortsatz, sollen nach WALKHOFF isolierbar sein. RÖMER hält das, was man aus dem Dentin isoliert, nur für den Odontoblastenfortsatz und sagt, die NEUMANNsche Scheide WALKHOFFs sei mangelhaft verkalkte Grundsubstanz. FLEISCHMANN konnte die NEUMANNsche Scheide WALKHOFFs als leeren Raum durch Schrumpfung des Odontoblastenfortsatzes feststellen, er hält die Grenzschicht WALKHOFFs für die isolierbare NEUMANNsche Scheide. HANAZAWA hat sich sehr weit RÖMER in seiner Ansicht angeschlossen, er fand, wie schon KÖLLICKER vor vielen Jahren, nur den Odontoblastenfortsatz isolierbar und sehr widerstandsfähig; er soll nach HANAZAWA ohne Zusammenhang mit der Wand frei im Kanal liegen. Die Kanalwandung färbt sich nach HANAZAWA stark z. B. mit Hämatoxylin, ist aber nicht isolierbar.

Unsere eigenen Untersuchungen haben ergeben, daß es eine NEUMANNsche Scheide im alten eigentlichen Sinne nicht gibt. Was WALKHOFF als solche ansieht,

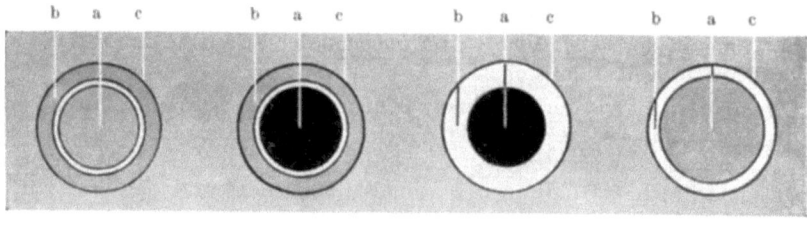

ROMER WALKHOFF FLEISCHMANN HANAZAWA

Abb. 92. a TOMEssche Faser. b RÖMER: Mangelhaft verkalkte Grundsubstanz. WALKHOFF: NEUMANNsche Scheide. FLEISCHMANN: Leerer Raum durch Schrumpfung der Faser entstanden. HANAZAWA: Leerer Raum in vivo. c RÖMER: Übergang der mangelhaft verkalkten in die verkalkte Grundsubstanz. WALKHOFF: Grenzschicht zwischen NEUMANNscher Scheide und Dentin. FLEISCHMANN: NEUMANNsche Scheide. HANAZAWA: Kanalwand (mangelhaft verkalkte Grundsubstanz). (Aus W. MEYER: Dtsch. Mschr. Zahnheilk. 1926.)

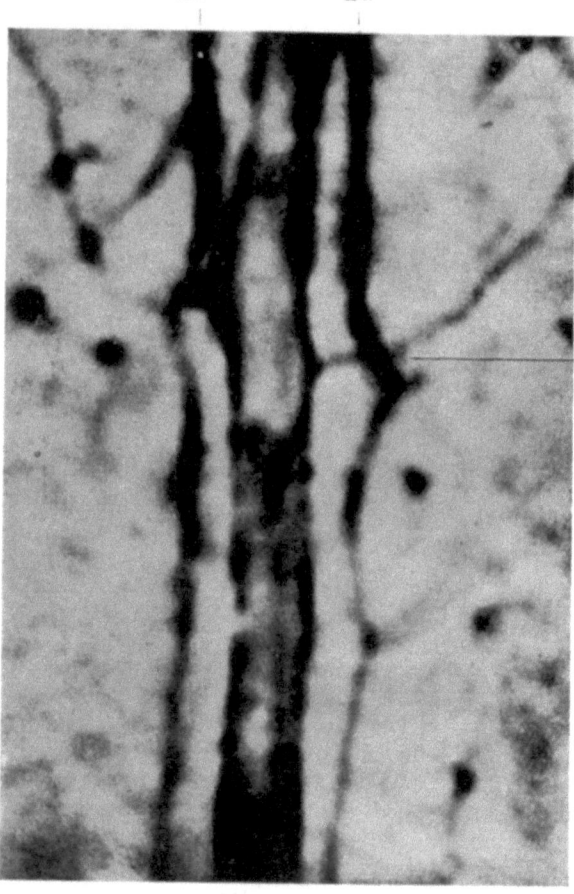

Abb. 93. Dentinkanal mit Inhalt. Vergr. 1:8000. Bei × ein Seitenzweig, der sich aufgabelt. Dem Seitenzweig entsprechend eine Bucht in der Kanalwand KW. Tf TOMEssche Faser. (Aus W. MEYER: Dtsch. Mschr. Zahnheilk. 1926.)

ist tatsächlich durch Schrumpfung der Faser entstandener leerer Raum. Die Grenzschicht WALKHOFFs, die FLEISCHMANN als die isolierbare Scheide betrachtet, kann als solche auch nicht angesprochen werden. Sie ist zwar etwas widerstandsfähiger als das übrige Dentin bei der Auflösung in hochprozentigen Säuren, aber letzten Endes bleibt bei solchen Isolationsversuchen doch nur die TOMEssche Faser allein übrig, und mechanisch kann man die Wandung des Kanals nicht aus dem Dentin befreien.

Ein klares Bild der Verhältnisse ist in Abb. 93 wiedergegeben. Die Faser liegt etwas geschrumpft in dem Kanal. Die Kanalwand ist dunkel gefärbt. Der Odontoblastenfortsatz liegt in vivo der Kanalwand dicht an und schrumpft bei der Präparation sehr leicht, so daß es nur selten gelingt, ihn in situ zu erhalten.

Von dem Odontoblastenfortsatz gehen viele Seitenzweige in entsprechend kleine Dentinkanälchen. Der Odontoblastenfortsatz macht den Eindruck einer Röhre, da er eine stark sich färbende Außenschicht hat und eine offenbar weiche, mehr farblos bleibende Innenschicht. Der Odontoblastenfortsatz läßt sich aus dem Dentinkanal ein kurzes Stück weit herausziehen, in größerer Länge ist dies nicht möglich, da er dann von den Seitenzweigen zurückgehalten wird und abreißt.

Bei schwacher Vergrößerung erscheint das Dentin wie aus einzelnen Lamellen aufgebaut.

Die Lamellen entstehen vor allem dadurch, daß die Kalksalze nicht gleichmäßig in die Grundsubstanz abgelagert werden — wie die RETZIUS-Streifen des Schmelzes. Da die Verschiedenheiten in der Ablagerung des Kalkes gewissermaßen schlagartig erfolgen, repräsentieren die Lamellen jeweils einen bestimmten Stand der Zahnentwicklung, und man kann an dem Verlauf der Lamellen sehr gut erkennen, wie an der Kronenspitze beginnend das Wachstum des Dentins konzen-

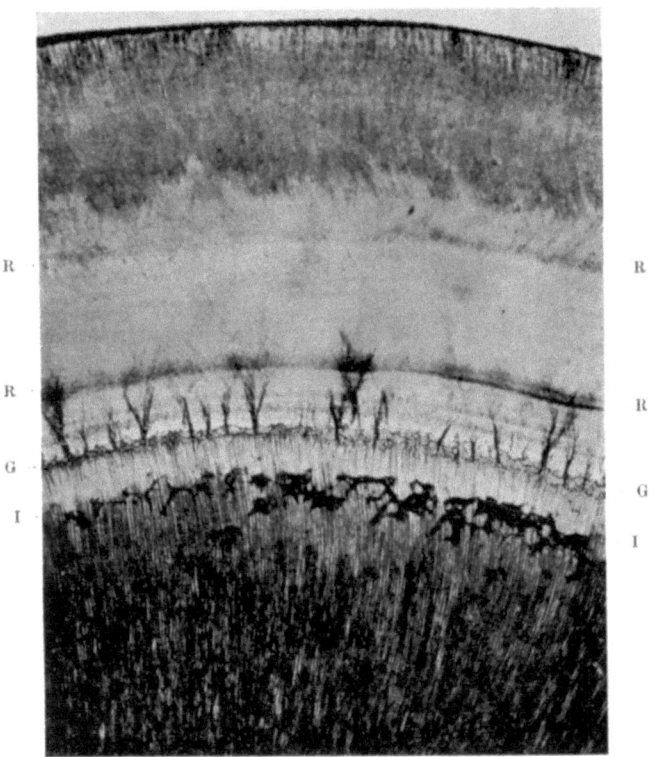

Abb. 94. I Interglobulardentin. G Schmelzdentingrenze. R RETZIUSstreifen.

trisch auf das Pulpencavum zu und später von der Peripherie der Wurzel nach dem Wurzelkanal zu stattfand. Diese Linien sind mit den Jahresringen der Bäume verglichen, nur daß hier beim Dentin die Anlagerung konzentrisch und bei den Bäumen exzentrisch stattfindet. Wenn diese Lamellenbilder durch die Verkalkungsverschiedenheiten zustande kommen, dann muß man auch die für die Dentinverkalkung eigentümlichen Einlagerungsbilder in diese Linienführung der Lamellen angeordnet sehen. Das ist auch der Fall. Man sieht die Kalkkugeln und Kalkstreifen, wie sie bei der Histogenese des Dentins beschrieben sind, in den Lamellenlinien angeordnet. Häufig bleiben zwischen den großen Kalkkugeln mehr oder weniger große ,,Zwischenkugelbezirke" unverkalkt. Sie geben dann ein charakteristisches Bild (Abb. 94).

Da man dies unverkalkte ,,Interglobulardentin" früher für Hohlräume ansah, nannte man es ,,Interglobularräume". Weil diese Bezeichnung zu Irrtümern Anlaß gibt, schlugen wir die Bezeichnung ,,Interglobulardentin" vor. Interglobulardentin kommt mehr oder weniger in jedem Zahn vor, es liegt meist nahe der Peripherie im Kronendentin in einer oder mehreren Lamellenlagen. Weniger ausgeprägt findet man es in der Wurzel und auch da meist in der Gegend des Zahnhalses. Mit dem Alter kann es nachträglich verkalken, die Erweiterung der Dentinkanälchen, die man regelmäßig im Interglobulardentin findet, bleibt auch nach der späteren Verkalkung bestehen.

In der Wurzel findet man ganz an der Peripherie des Dentins eine offenbar aus kleinsten Interglobularbezirken bestehende sogenannte Körnerschicht.

Die Frage, ob Nerven im Dentin vorhanden sind, ist lange Jahre umstritten worden. Die Schwierigkeit, die Frage zu klären, lag daran, daß es bis vor kurzem nicht möglich war, die Nerven elektiv darzustellen, ohne daß z. B. Bindegewebsfibrillen ähnliche oder gleiche Bilder zeigten. Während ein Teil der Autoren (DEPENDORF, FRITSCH, RÖMER) Nerven im Dentin nachgewiesen zu haben glaubten, bestritt vor allem WALKHOFF den Befund. WALKHOFF sieht in den Odontoblastenfortsätzen die Vermittler der so ausgeprägten Schmerzempfindung des Dentins. Erst die Odontoblasten sollen die aufgenommenen Reize an die Nerven der Pulpa weitergeben. Wenn schon vielen diese Deutung als ein Behelf erschien, andere unbedingt an Nerven im Dentin glaubten, da Schmerzempfindung immer an Nerven direkt gebunden sei, ist es neuerdings DIECK und TOJODA gelungen, Nerven im Dentin einwandfrei nachzuweisen. Die entkalkten Präparate wurden elektro-osmotisch gereinigt, und die Nerven durch Versilberung nach den üblichen Methoden dargestellt. Die Nerven ziehen von der Pulpa her durch die Odontoblastenschicht hindurch ins Dentin, um sich in der Mehrzahl in den Dentinkanälchen den Odontoblastenfortsätzen anzuschließen, die sie ranken- und sprossenartig umspinnen. Schließlich laufen sie als freie Nervenendigungen oder in Form von Endapparaten aus. Abb. 95 gibt zwei instruktive Bilder TOJODAS wieder.

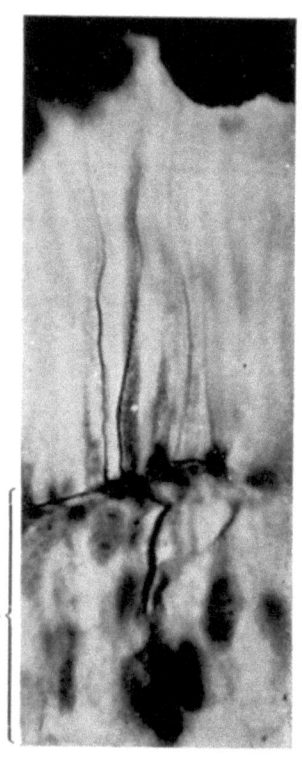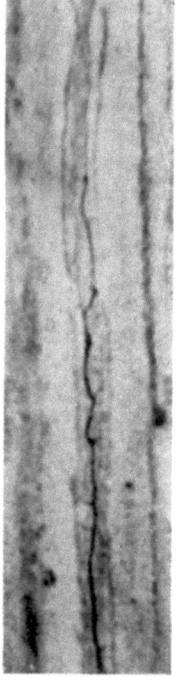

Abb. 95. Nervenfasern im Dentin. (Nach TOJODA.) Silberimprägnation. a Nervenfasern in der Odontoblastenschicht O und im Prädentin. b Nervenfaser umspinnt Odontoblastenfortsatz im Dentinkanal.

Bald nach dem Durchbruch des Zahnes erfährt die Anbildung von Dentin eine starke Verlangsamung, die aber, solange die Pulpa besteht, eigentlich nie zum Stillstand kommt. Die innerste, pulpawärts gelegene Zone des Dentins ist unverkalkt und wird Prädentinzone oder dentinogene Zone genannt, die erst mit weiterer Anbildung von Prädentin verkalkt. Zuerst unterscheidet sich dies später während der Gebrauchsperiode des Zahnes angebildete Dentin kaum von dem während der Entwicklungsperiode gebildeten. Später, offenbar mit regressiven Veränderungen der Pulpa einhergehend, wird das „sekundäre" Dentin unregelmäßiger. Der Verlauf der Kanälchen zeigt zuerst schwache Abbiegungen (nach REICH Irregulärdentin I. Ordnung), dann Wellenform, Vermehrung der Seitenzweige, Torsionen (nach REICH Irregulärdentin II. Ordnung), und schließlich werden die Kanälchen spärlicher, einzelne Odontoblasten können eingemauert werden in die Dentinmasse (nach REICH Irregulärdentin III. Ordnung) (Abb. 96). Wenn Abkauungen des Schmelzes und schließlich auch des Dentins stattfinden, wird die Anbildung von „sekundärem" Dentin beschleunigt, eine bedeutende Verkleinerung des

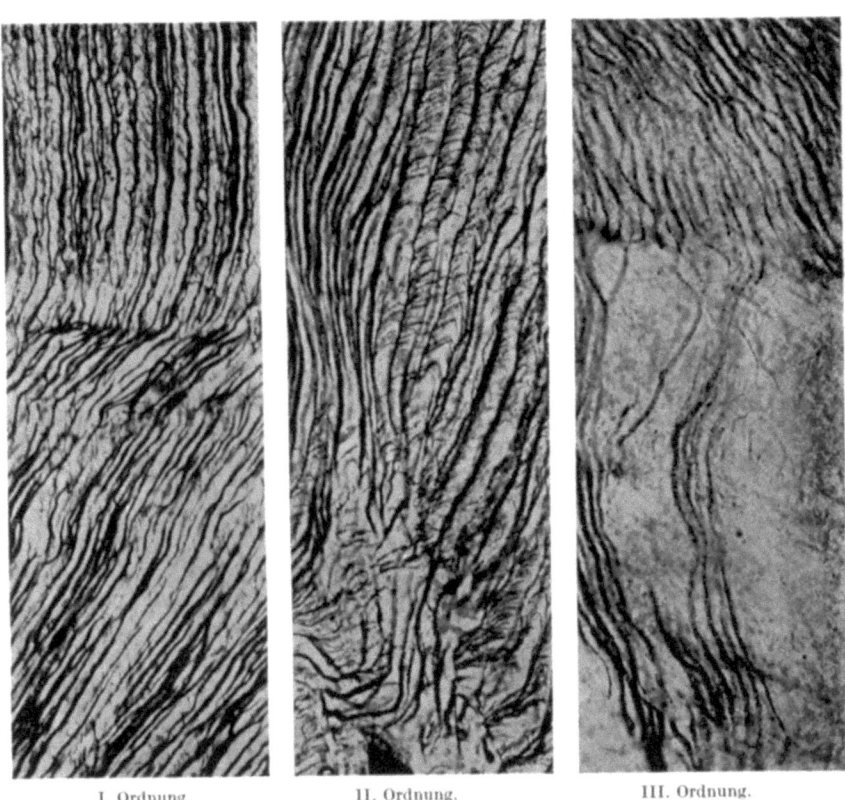

I. Ordnung. II. Ordnung. III. Ordnung.

Abb. 96. Sekundäres — irreguläres — Dentin. Schmorlfärbung.

Pulpencavum findet dabei statt. Die Anbildung ist nicht an allen Stellen gleichmäßig. Es gibt gewisse Prädilektionsstellen: am Eingang zum Wurzelkanal, bei mehrwurzeligen Zähnen am Boden der Kronenpulpa und vor allem am Pulpendach. Es wird, wenn die Abkauung stärkere Grade erreicht, eine Freilegung der Pulpa durch die Anbildung des „sekundären" Dentins verhütet. Man hat bei teleologischer Betrachtungsweise eine Zweckmäßigkeit in der Sekundärdentinbildung erblickt und von „Ersatz"-Dentin gesprochen, doch zu Unrecht, denn es findet gar kein Ersatz verlorengegangenen Materials statt. Man kann nur sagen, daß — wenn man überhaupt so teleologisch denken darf — der Verlust des Dentins auf der Kaufläche hier im Innern kompensiert wird.

3. Die Pulpa.

Die Pulpa liegt im Innern des Kronen- und Wurzeldentins, das sie in der Entwicklungsperiode des Zahnes unter eigener ständiger Verkleinerung um sich baute. Sie ist deshalb auch das verkleinerte Bild des Dentinmassivs. Man unterscheidet einen Kronen- und einen Wurzelteil. Sie besteht aus einer gallertigen, strukturlosen Grundsubstanz, in die Zellen und freie, kollagene Fasern eingelagert sind (Abb. 97). An der Peripherie der Pulpa liegt eng zusammengedrängt die Odonto-

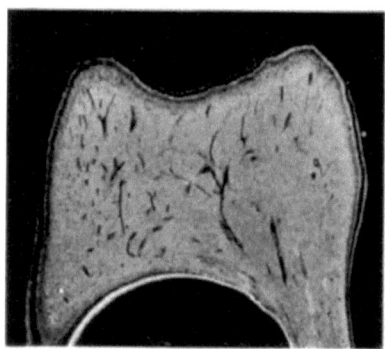 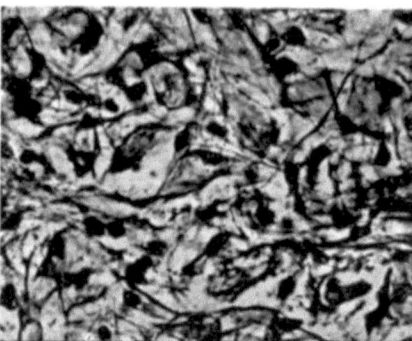

Abb. 97a und b. Pulpa in der Krone eines Molaren. a Übersicht, b starke Vergrößerung der Zellen und Fibrillen bei Silberimprägnation.

blastenschicht, teils walzenförmige, teils mehr birnenförmige Zellen, die gewichtigen Anteil an der Bildung des Dentins haben und deshalb so benannt sind. Sie stehen mit ihrer Längsachse senkrecht zur Oberfläche der Pulpa (Abb. 98). Schon bei schwacher Vergrößerung kann man sehen, daß sie nicht etwa eine einschichtige Lage bilden, sondern zu dreien oder mehr hintereinander liegen. Ursprünglich, als die Peripherie der Pulpa zu Anfang der Dentinbildung am größten war, lagen sie einschichtig und noch dazu räumlich voneinander getrennt. Mit der Bildung des Dentins, also mit der Verkleinerung des Pulpenraumes, mußten sie aneinanderrücken und sich dann schließlich in mehreren Reihen hintereinander gruppieren, denn es bleibt die Zahl der Odontoblasten ständig gleich. Durch die gegenseitige Bedrängung wird auch die Form verschieden, die reine Walzenform geht mehr verloren.

Abb. 98. Stärkere Vergrößerung der Randpartien einer Pulpa. O Odontoblasten. W Zellarme (WEILsche) Schicht. R Zellreiche Schicht. I Prädentin. II Dentin.

Jeder Odontoblast hat einen langen Fortsatz, den Dentinfortsatz, auch TOMESsche Faser genannt, der das zugehörige Dentinkanälchen ganz ausfüllt, also bis zur Peripherie des Dentins und zum Teil darüber hinaus bis in den Schmelz reicht. Dieser Dentinfortsatz ist beim Dentin ausführlich beschrieben. Er mündet etwa 2μ dick, am Ende des Dentinkanals, mehr oder weniger gegen den Zelleib abgesetzt, in den Odontoblasten ein. Bei starker Vergrößerung erkennt man, daß der Zelleib faserig oder körnig ist. Der Kern liegt an dem der Pulpa zugekehrten

Ende und ist je nach der Form der Zelle mehr länglich oder mehr rundlich. Nach der Pulpa zu entsendet der Odontoblast meist einen oder zwei kurze Fortsätze, oder man sieht die Zelle an diesem Ende mehr abgerundet. Seitliche Fortsätze sollen nur bei jugendlichen Zellformen vorkommen.

Unter der Zone der Odontoblasten liegt die zellarme Schicht, nach ihrem Entdecker auch WEILsche Schicht genannt (Abb. 98). Sie tritt erst deutlich hervor, wenn die Entwicklung des Dentins vorläufig abgeschlossen ist. Einige Autoren hielten sie für ein durch die Präparation entstandenes Kunstprodukt. Es sollte sich nach ihrer Meinung die Pulpa kontrahieren; da aber die Odontoblasten im Dentin verankert sind durch ihre Fortsätze, zöge sich die übrige Pulpa von den Odontoblasten ab. Das ist aber nicht richtig, denn man kann die zellarme Zone auch finden, wenn man die Pulpa frisch aus dem Zahn entfernt hat. An die zellarme

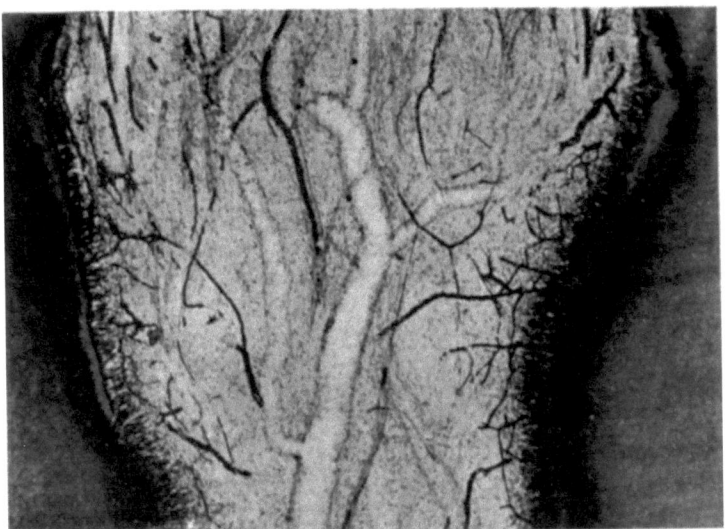

Abb. 99. Gefäße der Pulpa im Längsschnitt. Die Capillaren lassen sich bis in die Odontoblastenschicht verfolgen. Im Zentrum die großen Gefäße.

Zone schließt sich eine zellreiche Zone (Abb. 98), die aber nicht immer so markant in Erscheinung tritt. Welche Bedeutung diese beiden Zonen haben, wissen wir nicht. In der übrigen Pulpa liegen die Zellen nur mehr wie zerstreut, ohne irgendeine besondere Anordnung erkennen zu lassen.

In der Pulpa findet man wie überall im lockeren Bindegewebe vor allem Fibroblasten. Daneben kommen aber auch vereinzelt amöboide und ruhende Wanderzellen (Adventitiazellen) und undifferenzierte Mesenchymzellen vor, die alle bei der Entzündung eine große Rolle spielen. Von den Fibroblasten gehen teils mächtige und beträchtlich lange Fortsätze aus, die auch offenbar Verbindungen mit Fortsätzen der Nachbarzellen eingehen. Allein schon diese Fortsätze lassen die Grundsubstanz der Pulpa wie mit einem dichten Flechtwerk durchzogen erkennen (Abb. 97), es kommen aber auch außerdem noch viele selbständige, leimgebende Fibrillen in der Pulpa vor, die zusammen mit den Zellfortsätzen ein dichtes Filzwerk bilden. Die runden Zellen liegen ohne Fortsätze frei im Gewebe und dürften Wanderzellen sein. Sie sind klein, haben einen relativ großen Kern, der oft fast den ganzen Zelleib ausfüllt und sich intensiv mit Hämatoxylin färbt.

Die Arterien, die die Pulpa (Abb. 99) versorgen, ziehen vom Periodontium her durch das Foramen apicale hinein. Auch wenn nur ein Foramen vorhanden ist, sieht man doch meist schon mehrere Einzelstämme eintreten, die sich dann nach ihrem Eintritt bald noch mehrfach wieder teilen. Es gehen in sanftem Bogen kleine Gefäße und Capillaren gleich zu der Peripherie der Wurzelpulpa, doch die Hauptmasse der Gefäße wird nach der großen Kronenpulpa zu weiter geführt, wo die Endaufteilung dann stattfindet. Die Capillaren ziehen meist nur bis zur zellreichen Zone, um dort zu rückläufigen Schlingen umzubiegen; nur mehr vereinzelte Capillaren ziehen bis in die WEILsche Zone und sogar bis in die Odontoblastenschicht. Während die arteriellen Gefäße mehr im Zentrum der Kanal- und Kronenpulpa verlaufen, gehen die venösen Gefäße mehr in den äußeren Schichten zum Foramen zurück, um dort die Pulpa wieder zu verlassen. Bei stärkerer Vergrößerung erkennt man, daß die arteriellen Gefäße meist vom Typ der Präcapillaren sind.

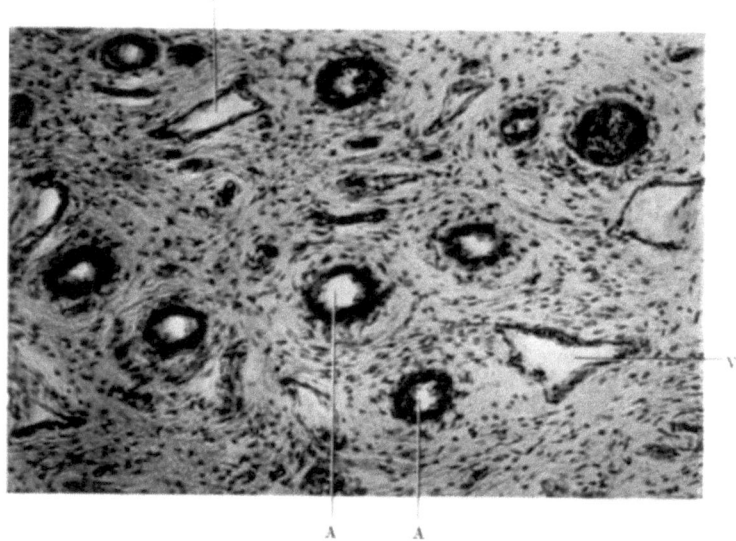

Abb. 100. Gefäße der Pulpa im Querschnitt. A Arterien. V Venen.

An die aus den zirkulären Muskelzellen bestehende Media dieser Präcapillaren schließt sich eine nur angedeutete Externa an. Man sieht jedenfalls die Zellen und Fibrillen in der Nachbarschaft zirkulär um das Gefäß angeordnet, und auch bei Längsschnitten kann man feststellen, daß sich einzelne Zellen und Fasern der Pulpa dem Längsverlauf des Gefäßes anschließen.

Die kleinen Venen der Pulpa sind ihrem Bau nach nicht von den Capillaren zu unterscheiden, ihr Lumen ist nur größer. Auch die stärkeren Venen besitzen in der Pulpa keine Muskelzellen, nur die Bindegewebszellen und die Fibrillen legen sich ihnen an. Besonders im Querschnitt kann man den Unterschied zwischen Arterien und Venen sehr deutlich erkennen. Nicht allein die schwächere Wandung der Venen fällt auf, sondern vor allem die mit der Schwächung der Wandung bedingte Form ist im histologischen Bilde so charakteristisch. Die Arterien behalten ihre runde Form bei, während die Venen bei der Präparation zusammengeklappt sind und mehr wie spaltförmige Aussparungen der Pulpa wirken (Abb. 100).

Die Frage, ob die Pulpa ein ausgebildetes Lymphgefäßsystem besitzt, ist noch immer nicht geklärt. Jedenfalls ist es noch nicht gelungen, den sicheren Beweis dafür zu erbringen. SCHWEITZER konnte Spuren eines Lymphgefäßnetzes in der Pulpa nachweisen, aber dies Netz nicht aus der Pulpa hinausgehen sehen. Damit spricht auch der klinische Befund überein, daß bei einer Entzündung der Pulpa die zugehörigen Lymphdrüsen nicht reagieren, erst wenn die Entzündung auch aufs Periodontium übergegriffen hat, findet man die zugehörigen Lymphdrüsen mitbeteiligt an dem Prozeß.

Die Nerven betreten die Pulpa auch meist in mehreren Bündeln und in Gemeinschaft mit den Gefäßen. Oft kann man die Gefäße direkt von Nervenbündeln umrahmt finden. Auch der weitere Verlauf der Nerven ist an den Verlauf der Gefäße angelehnt. Einzelne Bündelchen sondern sich natürlich schon im Wurzelkanal ab, während die Hauptaufteilung erst in der Kronenpulpa, ähnlich wie die der Gefäße, stattfindet (Abb. 101). Die die Bündel verlassenden Einzelfasern sind zunächst noch markhaltig, verlieren aber bald ihre Markscheide, um dann schließlich in der zellreichen Zone, in der WEILschen Schicht, in der Odontoblastenschicht und darüber hinaus im Dentin als freie Nervenendigungen auszulaufen. Auch nach der übrigen Pulpa hin werden im Vorübergehen schon Nerven abgegeben, doch findet die Hauptmasse ihr Ende in der Peripherie.

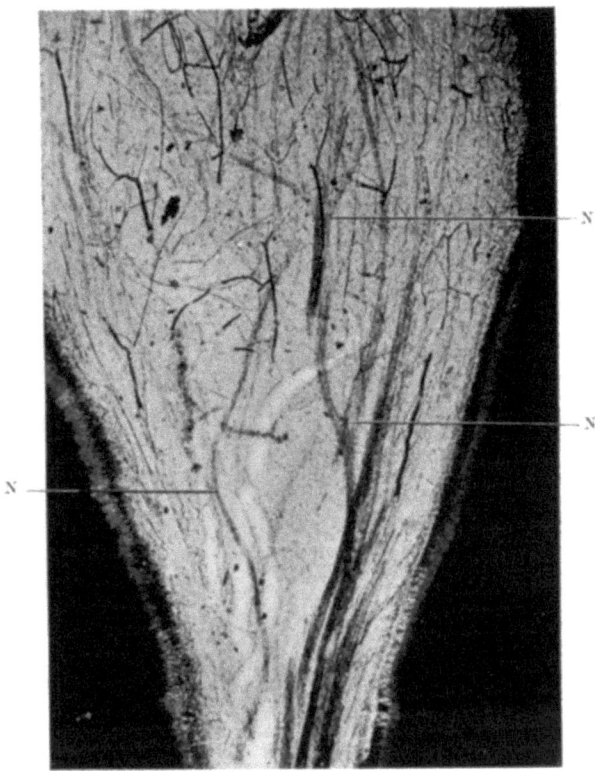

Abb. 101. Nerven treten zu mächtigen Bündeln angeordnet in die Kronenpulpa. N Nervbündel.

4. Der Halteapparat des Zahnes.

Der Zahn ist beweglich in seiner Alveole befestigt. Gehalten wird der Zahn durch das Periodontium, das im Zement einerseits und in der Alveole andererseits verankert ist, und durch das Zahnfleisch, das auch gleichzeitig den Abschluß des Periodontiums nach dem Munde zu darstellt. Diese Halteeinrichtung des Zahnes wird jetzt besonders in der Pathologie meist als Paradentium oder besser Parodontium bezeichnet. Das ist aber vom Standpunkt der deskriptiven Anatomie eine gewisse Ungenauigkeit insofern, als das Zement, das wir hier zum Zahn selbst rechnen, mit einbezogen wird in den Begriff *Par*odontium, der mehr vom Standpunkt der Biologie und Pathologie aus gewählt wurde und dort auch seine Berechtigung hat.

a) Zement.

Das Zement (Caementum) dient der Verankerung der haltenden Faserbündel an der Dentinoberfläche der Wurzel. Es ist dem Knochen teils im Bau, teils in seiner Zusammensetzung sehr ähnlich. Es enthält auch etwa 65% anorganische Substanz. Das Zement besteht also aus weniger anorganischen Substanzen als das Dentin; es ist deshalb auch weniger hart, das weichste der harten Zahngewebe. Wie schon chemisch so gleicht das Zement auch histologisch und noch mehr entwicklungs-

92 Mikroskopische Anatomie der Zähne.

geschichtlich sehr dem Knochen, und es wird mit Recht einfach als eine den besonderen Verhältnissen angepaßte Knochensubstanz angesehen. Es überzieht die

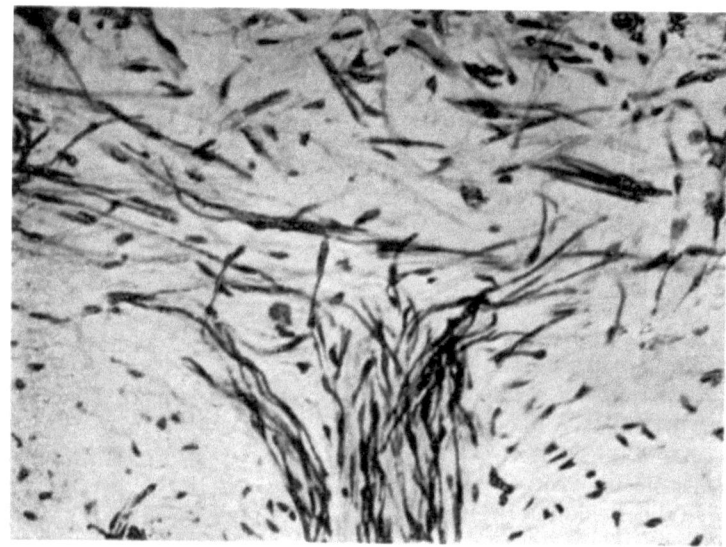

Abb. 101a. Aufteilung eines Nervbündels unterhalb der Odontoblastenschicht.

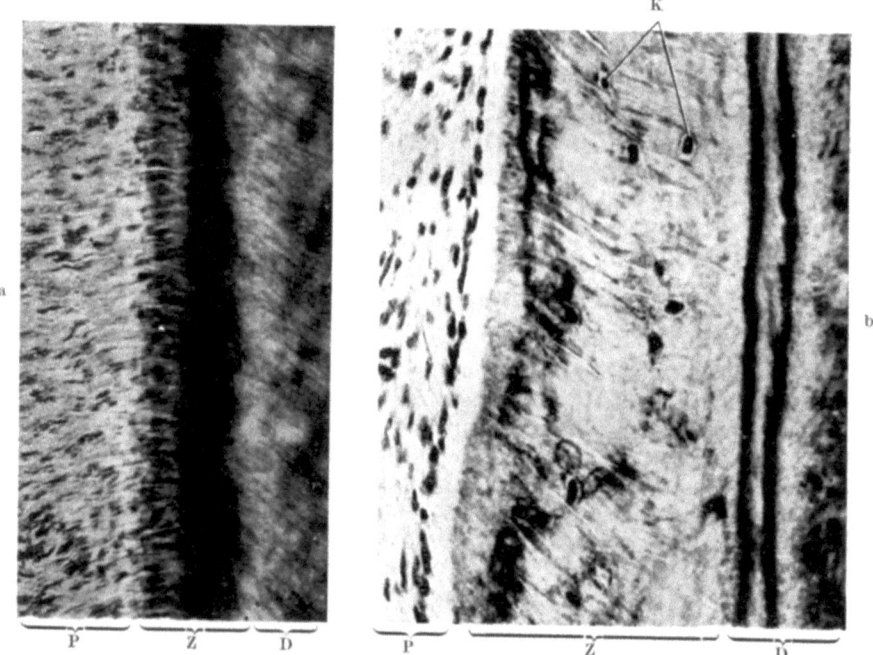

Abb. 102. Zement. a Zellfreies sog. gebündeltes Zement. b Zellhaltiges Zement. P Periodontium. Z Zement. D Dentin. K Zementkörperchen.

Wurzel vom Schmelzrande bis zur Wurzelspitze (Abb. 59) und ist sehr fest mit dem Dentin verbunden.

Wir müssen zwei verschiedene Arten von Zement unterscheiden, ein zellfreies und ein zellhaltiges. Das zellfreie Zement (Abb. 102a) wird zunächst einmal in

Der Halteapparat des Zahnes.

einer einschichtigen Lage der ganzen Wurzel aufgelagert. Im Bereich des Drittels der Wurzel, das am Halsteil liegt, bleibt dies Zement in dünner Schicht allein, oder es kommt im Laufe der Zeit noch zu einigen lagenweisen Auflagerungen gleichen Zementes. In den unteren zwei Dritteln, nach der Wurzelspitze zu, legen sich dem zellfreien Zement mehr oder weniger mächtige Lagen zellhaltigen Zementes auf (Abb. 102b), die besonders nahe dem Apex bedeutende Mächtigkeit erlangen können. Vielfach wird das zellfreie Zement auch als primäres bezeichnet, weil es meist zuerst aufgelagert wird, und das zellhaltige als sekundäres. Es wird dieses Schema aber zu oft von der Natur nicht innegehalten, so daß wir diese Bezeichnung nicht für geeignet halten und lieber von zellfreiem und zellhaltigem Zement reden. Betrachten wir zunächst das zellfreie Zement genauer (Abb. 102a). Man sieht, daß es von dicht nebeneinander stehenden SHARPEYschen Fasern durchzogen ist. Diese Fasern stehen annähernd senkrecht zur Oberfläche und wenig gegen den Zahnhals zu ansteigend. Umgeben sind die SHARPEYschen Faserbündel, die, wenn überhaupt, meist erst später verkalken, von der Zementgrundsubstanz, die die Trägerin der Kalksalze ist; sie ist außerdem auch noch von feinsten Fibrillen durchzogen, so wie der Knochen und das Dentin.

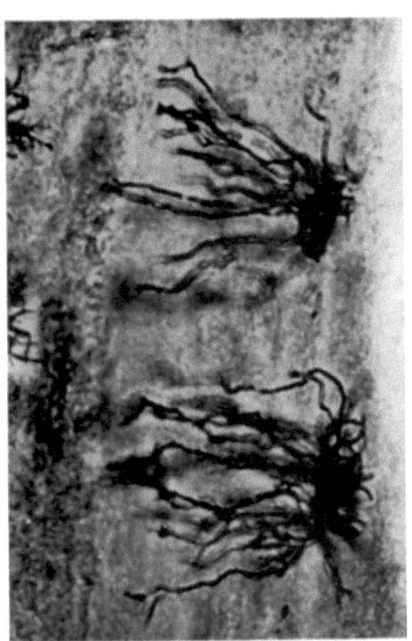

Abb. 103. Zementkörperchen bei starker Vergrößerung, die Fortsätze sind nach der Wurzelhaut zu gerichtet.

Das zellhaltige Zement (Abb. 102b) gleicht schon in vielem dem Faserknochen. Es ist ebenfalls von SHARPEYschen Fasern durchzogen wie das zellfreie Zement, es enthält aber, wie die Bezeichnung schon sagt, Zellen, die in Aussparungen der Grundsubstanz liegen wie die Knochenzellen. In Analogie zum Knochen spricht man hier von Zementkörperchen und Zementhöhlen. Diese Zementzellen haben einen meist großen Zelleib mit einem ihrer Form angepaßten Kern. Betrachtet man den Zelleib im Längsschnitt, so bietet er das Bild einer flachen Spindel, von der Fläche gesehen ist er etwa oval-scheibenförmig, und zwar ist die Scheibe mit den flachen Seiten zur Zementoberfläche und zum Dentin hin orientiert. Von dem Zelleib gehen viele Fortsätze aus, die in entsprechend feinen Kanälchen der Zementsubstanz liegen (Abb. 103); sie sind ausgesprochen nach der Wurzelhaut zu orientiert, von woher sie ja ihre Nahrung bekommen. Oft bilden die Fortsätze deutliche Anastomosen untereinander. Die Grundsubstanz ist ebenfalls von feinen Fibrillen durchzogen, die vielfach zur Oberfläche parallel angeordnet sind. Das zellhaltige Zement wird wie das zellfreie offenbar in größeren Schüben angelagert, denn man kann immer einen lamellären Aufbau feststellen, der die einzelnen Ausbildungsstadien baumringartig wiedergibt. Besonders in den Bifurkationen der mehrwurzeligen Zähne sieht man oft sehr starke Ausbildungen zellhaltigen Zementes ebenso wie an der Wurzelspitze. Wo hier die Grenze zwischen normalem Anbau und pathologischem Prozeß gezogen werden muß, ist sehr schwer zu sagen.

Während der Knochen durch Umbau zwar langsam aber stetig erneuert wird, kann man am Zement solche Umbauvorgänge normalerweise nicht feststellen. Resorptionserscheinungen, die häufiger gefunden werden, gehören zweifellos ins

Bereich der Pathologie. Man sieht im Zement in den tieferen Lagen die verschiedensten regressiven Veränderungen der Zementzellen, Pyknose der Kerne, Kernzerfall und völligen Kernschwund und im Zelleib vor allem degenerative Verfettungen. Es ist schwierig zu entscheiden, ob diese Veränderungen der Zementzellen mit Zementanbauten in Zusammenhang gebracht werden dürfen. Wenn überhaupt ein Zusammenhang besteht, dann gibt es nur zwei Möglichkeiten: es ist die Veränderung der Zementzellen eine Folge oder eine Ursache des Anbaues von Zement. Man könnte annehmen, daß die tiefliegenden Zellen diese Veränderung erfahren, weil die dicken, außen aufgelegten Zementlagen keine rechte Ernährung der Tiefe mehr gestatten. Oder man kann annehmen, daß die Anbauten neuen Zementes erfolgten, *weil* sich in der Tiefe die Veränderungen an den Zellen abspielten. Bestimmtes läßt sich darüber aber noch nicht sagen.

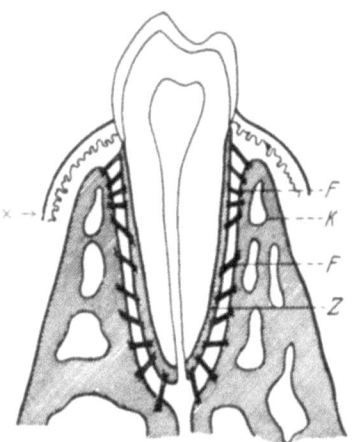

Abb. 104a. Längsschnitt von Zahn mit Wurzelhaut und Alveole. Schema.
F Sehnenbündel. K Knochen. Z Zement.

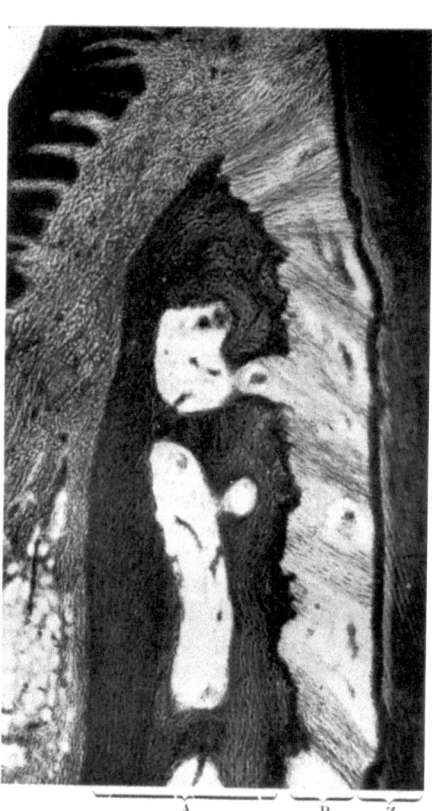

Abb. 104b. Stelle × aus Abb. 104a mikrophotographiert.
A Alveolenknochen. P Periodontium. Z Zahn.

b) Periodontium-Wurzelhaut.

Das Periodontium verbindet den Zahn mit seiner Alveole. Es füllt also den Raum zwischen Zahn und Alveolenwand aus. Es ist nicht überall gleich dick, man kann vielmehr an bestimmten Stellen Verengerungen und Verbreiterungen beobachten, die offenbar mit der Funktion des Zahnes — Kippung um einen bestimmten Drehpunkt — im Zusammenhang stehen. Es ist am weitesten am Eingang zur Alveole und am Apex und annähernd in der Mitte — etwas näher dem Apex — am engsten, als ob hier der ruhende Drehpunkt wäre, um den sich die Wurzel bewegt. Das ist in der Tat der Fall. Betrachtet man die gesamte Wurzelhaut im Längsschnitt (Abb. 104), so kann man deutlich die SHARPEYschen Fasern, die wir im Zement bereits inserieren sahen, zu großen Bündeln zusammengefaßt und in besonderer Richtung angeordnet erkennen. Sie sind bis auf wenige Ausnahmen so eingestellt, daß sie den Zahn gegen Druck in der Längsrichtung halten — der Zahn erscheint wie in der Alveole an Bändern aufgehängt — also von der

Alveolenwand schräg zum Zement hinab (im Unterkiefer gesehen). Am Apex finden wir die Bündel radiär zur Wurzelkuppe gestellt; die senkrecht zum Fundus der Alveole ziehenden Bündel haben die Aufgabe, den Zahn gegen die Bewegung aus der Alveole zu schützen. Am Rande der Alveole steigen Faserbündel, die vom äußeren Periost kommen, zum Zahnhals an, während die Bündel, die aus dem Rande selbst kommen, mehr sich in waagerechter Richtung einstellen, um dann schon eine kurze Strecke tiefer in die Abwärtsstellung überzugehen. Wie also diese Faserbündel im Längsschnitt betrachtet bis auf wenige Ausnahmen den Zahn gegen Bewegungen in der Längsrichtung halten, sehen wir im Querschnitt aus dem Verlauf der Bündel auch seine Befestigung gegen Kipp- und Drehbewegungen (Abb. 105). Die Kippbewegungen haben die rein radiär zur Wurzeloberfläche eingestellten Bündel aufzuhalten, während die tangential von der Alveole zur Wurzeloberfläche ziehenden Bündel die Drehbewegungen auffangen

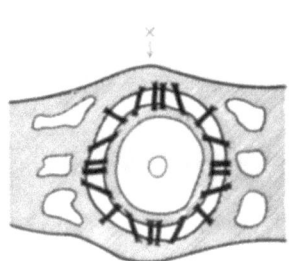
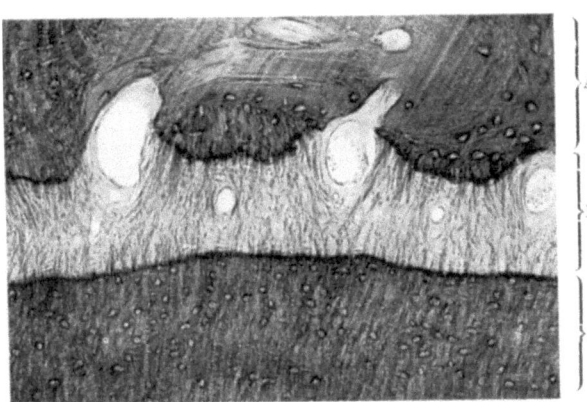

Abb. 105a. Querschnitt vom Zahn mit Wurzelhaut und Alveole (schematisch)

Abb. 105b. Stelle × aus Abb. 105a mikrophotographiert. A Alveolenknochen. P Periodontium. Z Zement.

müssen. Bei starker Vergrößerung aus dem horizontalen Querschnitt (Abb. 106) sieht man auch das dichte Faserwerk dieser SHARPEYschen Bündel. Sie bilden bei ihrem Austritt aus dem Zement mehr gleichmäßige, eng zusammengefaßte Stränge, die sich nach der Mitte des Periodontium zu auffasern, vielfach kreuzweise verlaufen und sich zu ihrem Eintritt in die Alveole wieder zu Strängen vereinigen. Die Stränge, die in den Knochen ziehen, sind weniger gleichmäßig in Größe, Form und Richtung als die, die aus dem Zement kommen. Die Zellen, die diesem Halteapparat im engeren Sinne zugehören, sind meist länglich spindelförmige Zellen, die sich dem Verlauf der Fasern entsprechend einstellen. Am Zement findet man, wenn gerade Anbau stattfindet, Zementoblasten und am Knochen entsprechend Osteoblasten. Am Knochen findet ja auch physiologischerweise Abbau durch Osteoklasten in geringen Grenzen statt.

Die Gefäße, die in großer Zahl das Periodontium versorgen, stammen vor allem aus dem Knochen der Alveole, nur kleinere Zweige ziehen von den ins Foramen apicale gehenden Gefäßen und von Zahnfleischgefäßen her in das Periodontium hinein. Auch an Lymphgefäßen ist das Periodontium reich. Sie ziehen, wie schon bei der Besprechung der Gefäßversorgung erwähnt wurde, zu den submentalen und submaxillären Lymphdrüsen. Die Gefäße liegen mit den Nerven gemeinsam in sogenannten Gefäßnervenspalten, in oval oder dreieckig im Querschnitt geformten Aussparungen der SHARPEYschen Fasern (Abb. 107). Die Gefäßnervenspalten sind so eingestellt, daß sie die Funktionen der SHARPEYschen Fasern möglichst wenig beeinflussen. Die Nerven enden dann, nachdem sich die Bündel zu einzelnen Fasern aufgelöst haben, meistens frei in der Nähe der Wurzel. Die Gefäße bilden noch eigenartig angeordnete Gefäßknäuel, von denen WEDL vermutete, daß sie mit der Funktion der Wurzelhaut im Zusammenhange ständen. Er verglich sie mit hydraulischen Bremsen, die auf plötzlichen Druck sich langsam entleeren und beim Nachlassen des Druckes sich wieder füllen. Die Gefäße unterstützen dadurch die SHARPEYschen Fasern in ihrer Funktion. Zu plötzlicher Druck wird gemildert, die Gewebe werden vor Schädigung bewahrt. Dieselbe Wirkung sieht EULER vor

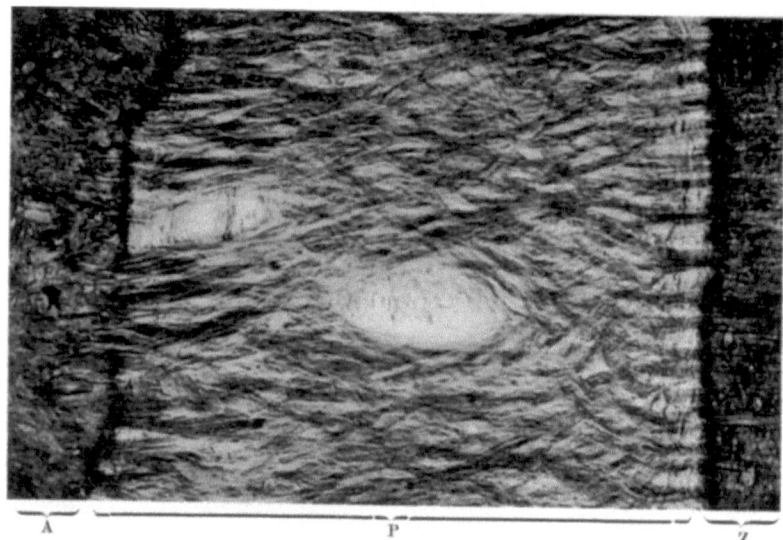

Abb. 106. Starke Vergrößerung von der Anordnung der SHARPEYschen Fasern des Periodontium. A Alveolenwand. P Periodontium. Z Zement-

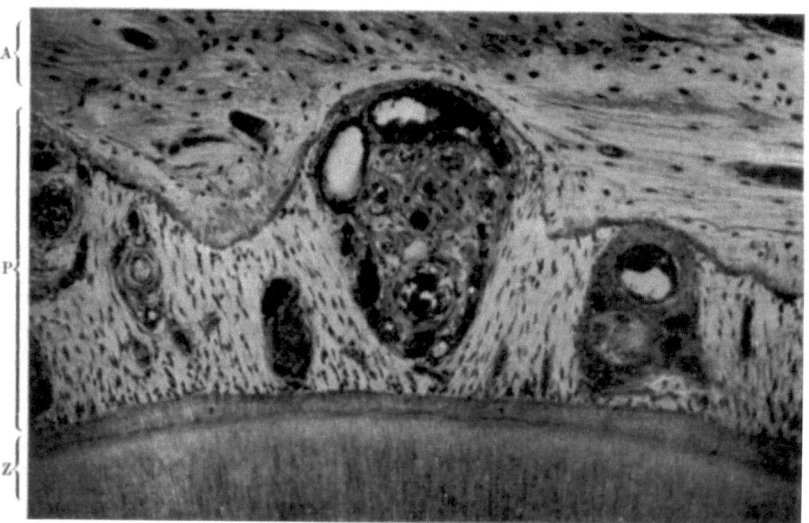

Abb. 107. Größere und kleinere Gefäßnervenspalten im Periodontium. A Alveolenwand. P Periodontium. Z Zahn.

allem in dem ausgedehnten Lymphspaltennetz entlang der Alveole, das er mit einem elastischen Kissen vergleicht. WESKI sieht das Periodontium als geschlossene Gelenkhöhle an.

Vor allem in den Gefäßnervenspalten nahe den Gefäßen findet man noch Wanderzellen im Periodontium. Außer all den dem Bindegewebe angehörenden Zellen sieht man im Periodontium nahe dem Zement kleine oder größere Haufen von Epithelzellen (Abb. 108). ,,Debris epithelieaux paradentaires" nach MALASSEZ, die aus der Zeit der Entwicklung hier liegengeblieben sind und später bei entzündlichen Prozessen durch Cystenbildung wieder eine große praktische Rolle spielen können. Sie sind die Überbleibsel der HERTWIGschen Epithelscheide, die vom Rande des Schmelzorgans aus als Epithelschlauch die Wurzel präformierte. Nach FISCHER sollen sie nicht in Haufen zusammenliegen, sondern Netze untereinander bilden, die sodann wieder mit dem Mundhöhlenepithel zusammenhingen. Wir können diese Darstellung FISCHERs nicht bestätigen. Andeutungen eines epithelialen Netzes sieht man nur in der Zeit kurz nach dem Zerfall der HERTWIGschen Scheide.

Man hat diese Epithelreste im Periodontium schon gelegentlich für Drüsen mit innerer Sekretion gehalten, was sie aber bestimmt nicht sind.

c) Die Alveole.

Die SHARPEYschen Faserbündel, die vom Zement aus durch den Periodontalraum hindurchziehen, sind in der knöchernen Alveolenwand verankert, um den Zahn dadurch in seiner Alveole zu befestigen (Abb. 104, 105, 106). Die Einstrahlung der Fasern in die Alveolenwand entspricht in ihrer Richtung natürlich der Funktionsrichtung. Auch der architektonische Aufbau der Alveole ist der Funktion entsprechend angelegt. Die Innenauskleidung der Alveole ist eine mehr kompakte Knochenlamelle, sie hebt sich auch im Röntgenbilde als solche recht deutlich ab. Nach den Untersuchungen WEIDENREICHS ist die Innenwand wie überhaupt die Alveole zunächst aus Faserknochen gebaut, der aber bald durch Schalenknochen in seiner Hauptmasse ersetzt zu werden pflegt. Nur die eigentliche Innenwand der Alveole bleibt längere Zeit als reiner Faserknochen noch bestehen. Aber auch hier wird schließlich wenigstens zum Teil reiner Schalenknochen gefunden, und zwar dann,

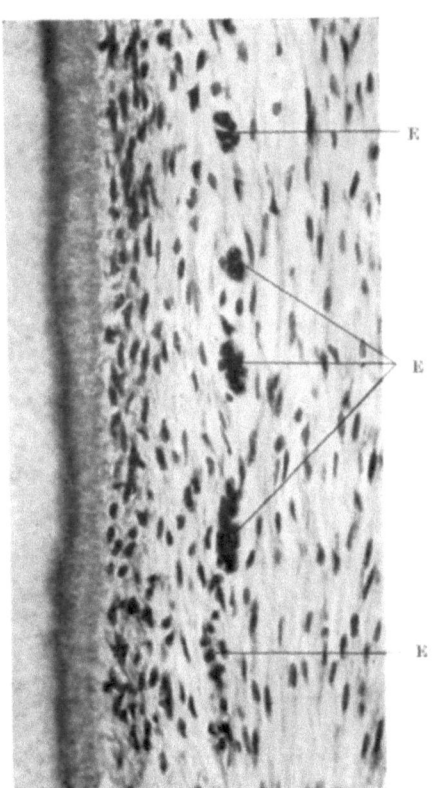

Abb. 108. E Epithelreste im Periodontium.

wenn die Zähne ihre sogenannte *physiologische* Wanderung begonnen haben. Daß die Zähne bei der Mahlbewegung vor allem sich an ihren Kontaktpunkten gegenseitig abschleifen (interstitielle Abschliffflächen), ist lange bekannt. Ferner wissen wir, daß trotz des Abschliffes keine Lücken entstehen, sondern daß das Gebiß als Ganzes geschlossen bleibt, weil die Zähne nach der Mittellinie hin wandern oder auch (zum Teil wenigstens) Kippbewegungen machen. Diese Wanderung der Zähne haben STEIN und WEIMANN zuerst am histologischen Präparat bestätigt, indem sie zeigten, wie bei dem Wandern nach der Mittellinie vor dem anrückenden Zahne die mesiale Innenwand der Alveole entsprechend abgebaut wird. Die dünne Faserknochenschicht geht dabei verloren, der Periodontalraum gelangt in das Bereich des Schalenknochens. Auf der Rückseite der Zahnwurzel, bildlich gesprochen: ,,im Kielwasser des wandernden Zahnes", wird wieder Faserknochen angebildet, so daß wir dann schließlich die mesiale Innenwand der Alveole rein aus Schalenknochen bestehen haben, während die distale Innenwand aus Faserknochen besteht (Abb. 109 und 110). Es kann aber auch zu Kippungen des Zahnes kommen, deren Drehpunkt nahe der Mitte der Wurzel liegt, so daß wir dann in der marginalen Hälfte der Innenwand mesial Schalenknochen, distal Faserknochen finden und umgekehrt in der fundalen Hälfte mesial Faserknochen und distal Schalenknochen.

Im Zusammenhange mit der Wanderung und Kippung der Zähne steht eine Veränderung im Foramen apicale des Zahnes selbst: Die Gefäße und Nerven, die ins Foramen einziehen, verhalten sich nämlich auffallend stationär gegenüber den Bewegungen des Zahnes. Man hätte denken sollen, es würden die Gefäße und Nerven einfach bei der Bewegung mitgenommen und der Knochenkanal, aus dem

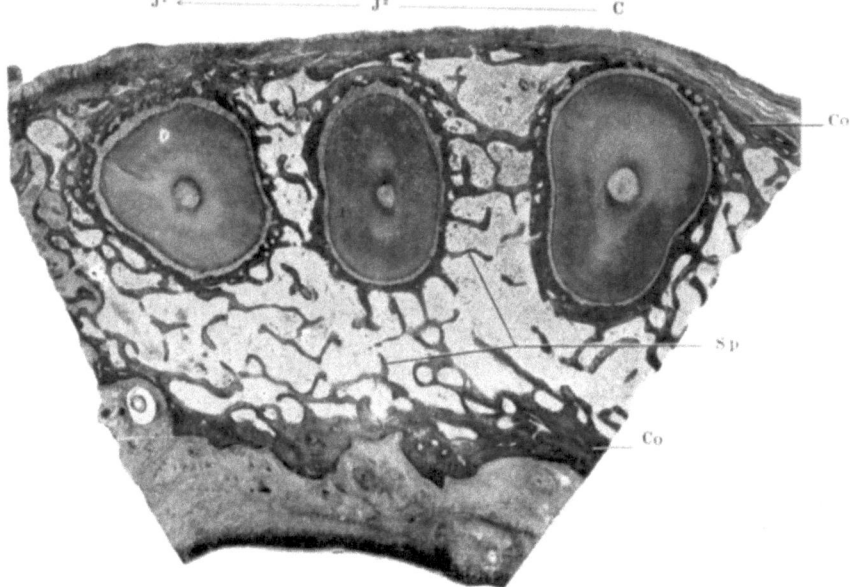

Abb. 109. J^1, J^2 und C in ihren Alveolen im Querschnitt. Die Zähne wandern nach der Mitte zu. Man findet deshalb die mesiale Alveolenwand aus Schalenknochen, die distale aus Faserknochen bestehend. Co Compacta. Sp Spongiosa.

sie ins Periodontium eintreten, entsprechend umgebaut. Das ist jedoch nicht der Fall, jedenfalls nicht im ausreichenden Maße, so daß nun gezwungenermaßen das Foramen sich selbst umbauen muß, damit die Gefäße und Nerven nicht einfach abgeknickt werden. Man findet im Foramen apicale auf der Seite, die im Rücken der Bewegungsrichtung liegt, Dentin und Zement abgebaut, während auf der entgegengesetzten Seite, die in der Bewegungsrichtung liegt, Zement angebaut wird. Mit anderen Worten: es wandert das Foramen apicale im Zahn, wie die Funktion es fordert.

In dem fundalen Abschnitt oral und auch nach dem interdentalen Septum hin geht die Compacta der Alveoleninnenwand in spongiösen Knochen über (Abb. 109). Vor allem vestibulär und auch oral nahe dem Limbus legt sich die Innenwand der Alveole unmittelbar an die äußere Compacta des Alveolarfortsatzes an. Dort, wo die Spongiosa gut ausgebildet ist, sehen wir auch die Markräume vielfach in den Periodontalraum einmünden, so daß also hier die Wurzelhaut mit dem Knochenmark in unmittelbarer Verbindung steht; hier sehen wir dann auch die größeren Gefäße ins Periodontium eintreten.

Der freie Rand der Alveole — Limbus alveolaris genannt — wo äußere und innere Corticalis sich treffen, hält sich normalerweise stets eine Strecke weit vom

Niveau des Zahnhalses entfernt. Es gehen hier Periodontium und äußere Schleimhautbedeckung des Alveolarfortsatzes in den Zahnfleischsaum über (Abb. 111).

d) Zahnfleischsaum.

Mit anderen Worten: es schließt der Zahnfleischsaum das Periodontium nach der Mundhöhle zu ab. Es bedeckt der Zahnfleischsaum aber auch noch einen Teil der Schmelzpartie. Die oberhalb des Limbus alveolaris im Zement inserierenden SHARPEYschen Fasern zeigen markanten Verlauf in deutlich abgrenzbaren Bündeln. Unmittelbar unter dem Schmelzrande entspringt ein Faserkomplex, der in

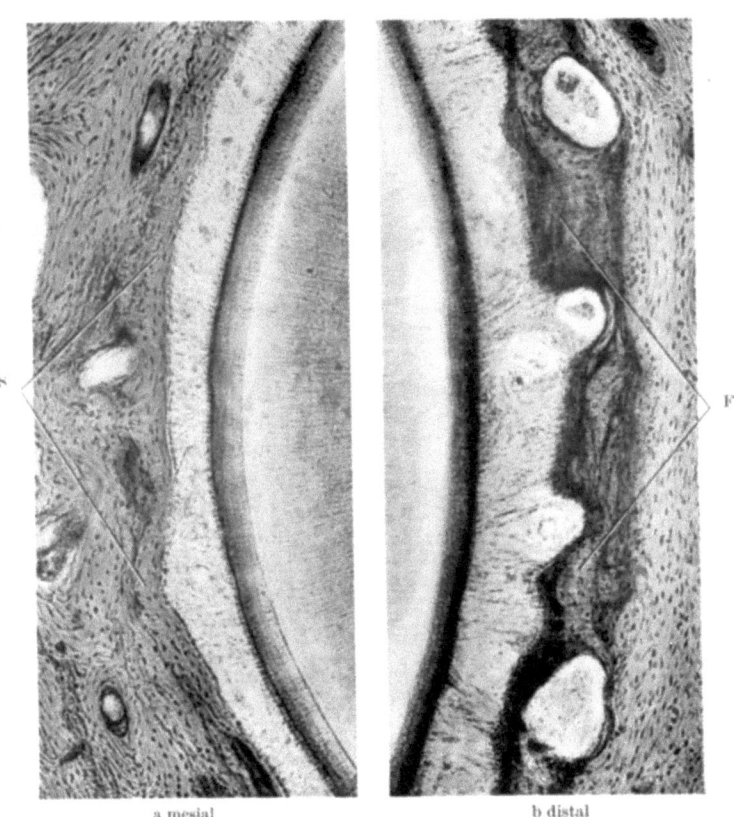

Abb. 110. Stärkere Vergrößerung aus der Alveolenwand des C der Abb. 109. Mesiale Alveole Schalenknochen S, distale Alveole Faserknochen F. Mesiales Periodontium eng, distales Periodontium weit.

die äußerste Spitze des Zahnfleischsaumes hinaufzieht. Eine andere Fasergruppe zieht geraden Weges zum äußeren Periost des Alveolarfortsatzes. Eine dritte Gruppe läuft zirkulär um den Zahnhals herum. Zwischen zwei Zähnen im Bereich der sogenannten Interdentalpapille ziehen die zum Alveolarfortsatz gehenden Faserbündel über das Interdentalseptum horizontal zum Zement des Nachbarzahnes hin. Diese außerhalb der Alveole vom Zahn in das Zahnfleisch und zum Knochen ausstrahlenden Faserzüge sind in ihrer Gesamtheit auch als *Ligamentum circulare* bezeichnet worden. Aber erstens läuft nur ein geringer Teil um den Zahn *herum*, und dann handelt es sich gar nicht um ein Band, sondern die Faserbündel stellen im ganzen betrachtet eine schirmartige Ausspannung vom Zahn zum Zahnfleisch dar. Es ist die Bezeichnung „Ligamentum" also recht unpassend. Man hat dem „Ligamentum circulare" früher besondere Schutzfunktionen gegen das Eindringen von Schädigungen in den Zahnhalteapparat nachgesagt, die es aber nicht hat. Es ist viel richtiger, statt von einem „Ligamentum circulare" einfach von „supraalveolären Faserbündeln" zu sprechen.

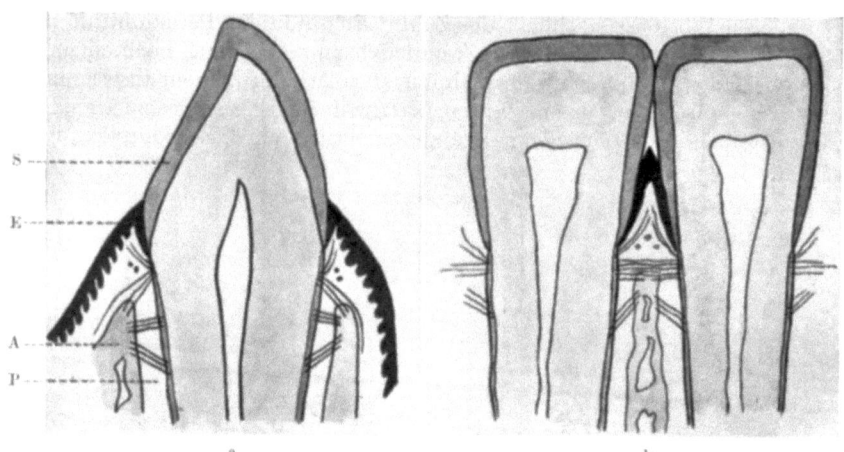

Abb. 111. Zahnfleischsaum. Schema. a bucco-lingual, b mesio-distal geschnitten. A Alveole, E Epithel, S Schmelz P Periodontium.

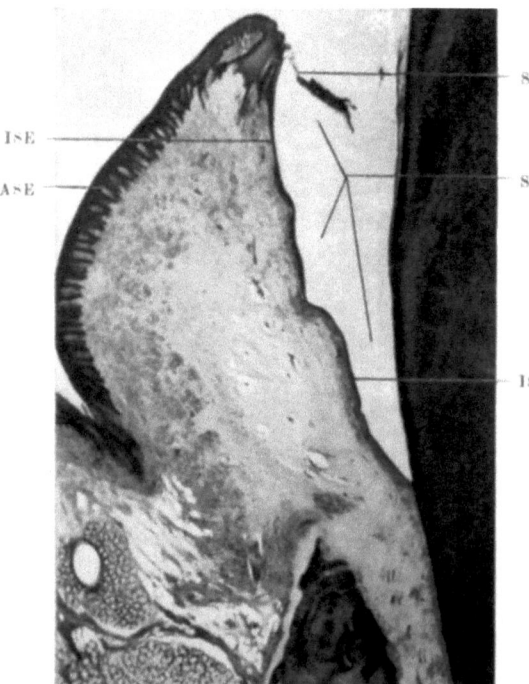

Abb. 112. Zahnfleischrand eines soeben durchgebrochenen Zahnes. Bei S ist der Schmelz in der Entkalkung verloren gegangen. ASE äußeres Saumepithel. ISE inneres Saumepithel. SOH Schmelzoberhäutchen.

Außer diesen deutlich ausgeprägten Faserbündeln befinden sich in der Randpartie des Zahnfleischsaumes noch ungeordnete Bündel mehr lockeren fibrillären Bindegewebes. Auch ist das Zahnfleisch im Gegensatz zum Periodontium reich an elastischen Fasern.

Der nach dem Schmelz zugekehrte Abschnitt des Zahnfleisches ist frei von Papillen (Abb. 111 und 112), während die äußere Partie Papillen von ansehnlicher Höhe erkennen läßt. Das Zahnfleisch ist nach außen wie auch gegen den Schmelz hin von Epithel bedeckt, das entsprechend dem unterliegenden Bindegewebe teils Zapfen in die Tiefe zwischen die Bindegewebspapillen einsenkt oder einfach glatt verläuft, wie das Bindegewebe dies vorschreibt. Das Epithel, das dem Schmelz zugekehrt ist, werden wir bei Besprechung der Entwicklung aus dem vereinigten Schmelzepithel weiter bestehen sehen. Diese Epithelschicht, jetzt als inneres Saumepithel bezeichnet, ist auch nach dem Durchbruch des Zahnes noch fest verwachsen mit dem Schmelz oder genauer gesagt:

mit dem Schmelzoberhäutchen. Die Loslösung des inneren Saumepithels vom Schmelz und die damit entstehende Zahnfleischtasche ist eine pathologische Erscheinung. GOTTLIEB hat diese Verhältnisse als erster richtig beschrieben und die alte Auffassung, daß mit vollendetem Durchbruch des Zahnes eine Zahnfleischtasche bis zur Schmelzzementgrenze reiche, widerlegt. Neuerdings konnten wir eine Blöße im inneren Saumepithel am untersten Schmelzrande jugendlicher Zähne beobachten. Es liegt dem Schmelz dann Bindegewebe direkt an. Diese Blöße muß — wenigstens für kurze Zeit — nicht so selten vorkommen, es sind die Untersuchungen darüber aber noch nicht abgeschlossen.

Das äußere Saumepithel, das sich auf der Höhe des Zahnfleischrandes mit dem inneren Saumepithel trifft, zeigt meist deutliche Verhornungen, die oft bis zum Übergang in das innere Saumepithel reichen (Abb. 112).

Alle Abweichungen von dem hier gegebenen Normalbild sind bei der Pathologie des Zahnfleischrandes ausführlich beschrieben. Auch über das angeblich im Zahnfleischrand vorkommende „Lymphadenoide Gewebe" wird dort nachzulesen sein.

Über die Gefäße und Nerven, die teils von der Schleimhaut des äußeren Alveolarfortsatzes, teils aus dem Knochen, teils aus dem Periodontium kommen, ist nichts Besonderes zu sagen. Gefäße und Nerven ziehen bis unmittelbar unter die Epithelschicht, einzelne freie Nervenendigungen werden sogar in den tiefsten Epithelschichten gefunden.

IX. Entwicklung der Zähne.

A. Zahnentwicklung — allgemein — und Bildung der Milchzähne.

Wenn die Mundhöhle äußerlich formiert ist, um den 40. Tag der Entwicklung, bei einer Länge des Embryos von 13—14 mm[1], beginnt die Zahnentwicklung. Um diese Zeit wächst das Epithel der Mundauskleidung dort, wo später die Zahnreihen stehen sollen, nach der Tiefe zu ins Bindegewebe hinein. Dies Tiefenwachstum ist mehr relativ gemeint vom Standpunkt der Schleimhautoberfläche aus, das Wachstum der Kiefer bleibt dabei unberücksichtigt. Man sieht das Epithel zuerst im Unterkiefer und dann im Oberkiefer anfänglich einen Wall in das Mesoderm hinein vorschieben. Aus diesem Wall wird bald eine Leiste, ein am Mundhöhlenepithel hängendes Band. An diesen beiden Epithelbändern, die Zahnleisten genannt werden, entstehen die Zähne. Jedenfalls spielt dies Epithel der Zahnleisten die Hauptrolle bei der Zahnentwicklung; es bestimmt die Form der Kronen, bildet direkt den Schmelz und veranlaßt die Dentinbildung zunächst für die Krone. Dann gibt es die Form der Wurzel an und veranlaßt auch hier die Bildung des Dentins. Das Epithel ist also formbestimmend für den ganzen Zahn, bildet den Schmelz und organisiert die Bildung des Dentins.

Zuerst entwickeln sich an den beiden Zahnleisten die Milchzähne. Es entstehen dazu an jeder Leiste 10 Knoten symmetrisch angeordnet. Aus den einfachen Knoten, die man auch Knospen nennt, werden Kappen und aus den Kappen Glocken. Diese Wachstumsvorgänge sind an der schematischen Zeichnung Abb. 113 für zwei Milchzahnkeime des Unterkiefers dargestellt. Erst wenn die wohlgeformte Epithelglocke zustande gekommen ist, beginnt die Bildung der Hartsubstanzen Dentin und Schmelz. Mit der Verlängerung der Zahnleiste über die Milchzahnkeime hinaus nach distal zu entstehen dann auch nach und nach noch die bleibenden Molaren. An den Milchzähnen hat sich bis dahin schon die generelle Zahnleiste von ihren Keimen abgesetzt und ist an jedem einzelnen Milchzahnkeim

---

[1] Alle Embryonenmaße sind in Scheitel-Steißlänge angegeben.

zungenförmig mundwärts weitergewachsen, um an diesem Vorwuchs, der Ersatzleiste, die Ersatzzähne zu bilden (Abb. 113). Diese Ersatzleisten findet man auch an den bleibenden Molaren, aber hier treten sie nicht in Funktion. An den bleibenden Molaren, die entwicklungsgeschichtlich betrachtet an sich Milchzähne sind, findet keine Ersatzzahnbildung statt.

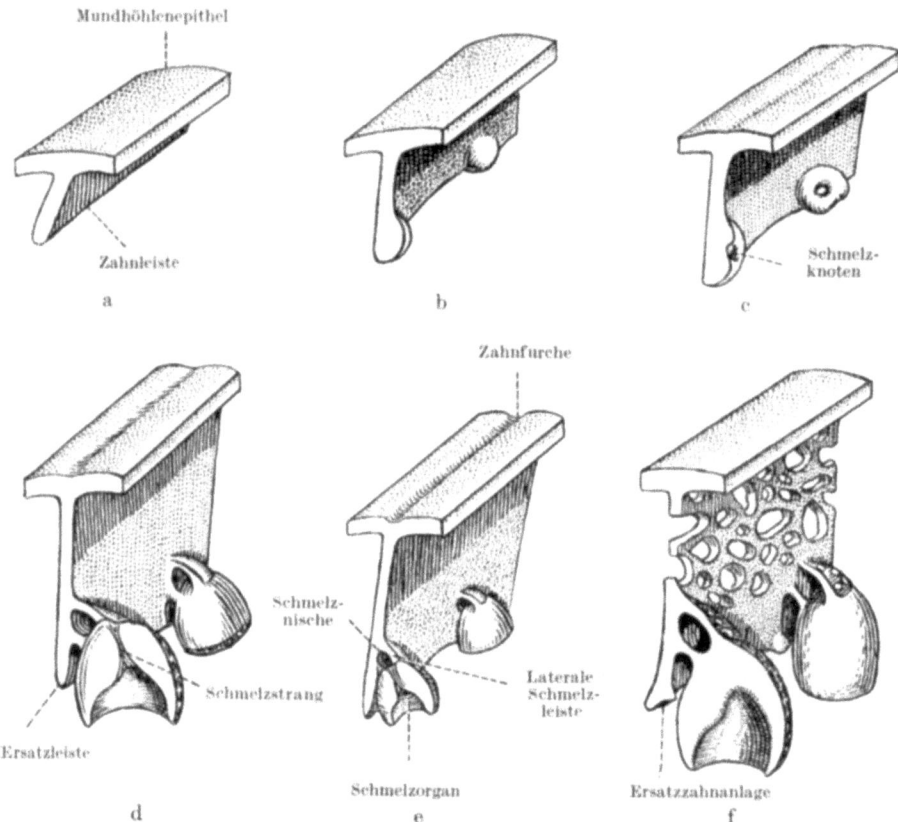

Abb. 113. Schematische Darstellung der Entwicklung des Schmelzorgans. Es sind jedesmal die Anlagen von zwei Zähnen, und zwar nur die ektodermalen Teile gezeichnet. Jede vorderste Zahnanlage ist der Länge nach durchschnitten. a Zahnleiste, noch ohne Zahnanlage. b Knospenförmiges Stadium. c Kappenförmiges Stadium. d—f Glockenförmiges Stadium. Bei f ist die Resorption der Zahnleiste in vollem Gange, die sich auch auf die laterale Schmelzleiste erstreckt hat.
(Nach EIDMANN: Entwicklungsgeschichte der Zähne.)

Welche Veränderungen an der Zahnleiste bis zu Beginn der Hartsubstanzbildung an allen Zahnkeimen sich abspielen, soll nun generell an einem unteren Milchschneidezahn beschrieben werden. Wo Abweichungen von dieser Darstellung bei den Keimen der oberen Zähne oder der Seitenzähne festzustellen sind, sollen sie kurz eingeflochten werden.

Fast unmittelbar nach dem Erscheinen der Zahnleisten sieht man auch schon an ihnen die Anfänge der Zahnkeime selbst. Bereits beim 7 Wochen alten Embryo, 1,7 cm lang, findet man am Rande der Zahnleisten zarte Knoten, und zwar zunächst 12, im Oberkiefer 6 und im Unterkiefer 6. Es sind dies die Keime für die Milchschneide- und Milcheckzähne. In Abb. 114 sehen wir den Schnitt durch solch einen Keim. Kurz danach, mit $7\frac{1}{2}$ Wochen etwa, erscheinen auch die Knoten für die 1. Milchmolaren. Die Knoten für die 2. Milchmolaren entstehen erst später beim $10\frac{1}{2}$ Wochen alten Embryo, 5 cm lang.

Aus dem Knoten der Abb. 114, der der schematischen Zeichnung (Abb. 113b) etwa entspricht, wird dann sehr bald die Kappenform der schematischen Zeichnung (Abb. 113c). Das Übergangsstadium aus dem Knoten zur Kappe ist in Abb. 115 am 8 Wochen alten Embryo dargestellt, und die Kappe sehen wir dann in Abb. 116 an einem 10 Wochen alten Embryo, 3.75 cm lang. Zahnleiste und Knoten sind, was ja auch schon in Abb. 115 auffiel, besonders nach lingual — im Oberkiefer nach palatinal — weitergewachsen. Die Kappe entsteht dadurch, daß sich um ein Zentrum herum das Epithel wulstartig vorschiebt. Dies Zentrum, um das sich das Epithel zur Kappe auswächst, zeigt eine eigentümliche Zellanhäufung, die als Schmelzknoten bezeichnet wird. Welche Bedeutung diese Zellanhäufung hat, weiß man nicht. Für die Schmelzbildung hat sie keine unmittelbare Bedeutung. sie verschwindet, bevor es zur Bildung des Schmelzes kommt. In dem Epithel der Kappe lassen sich jetzt schon deutliche Unterschiede zwischen der Hauptmasse

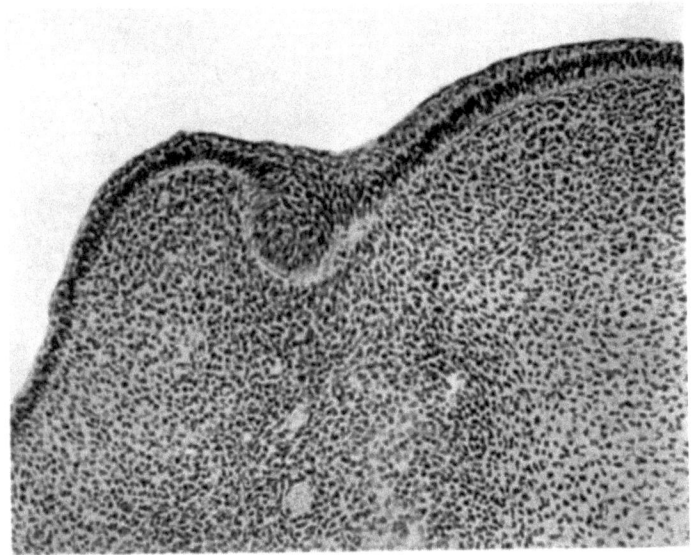

Abb. 114. Keim des unteren seitlichen Milchschneidezahnes eines 7 Wochen alten Embryos, 1,7 cm lang. Vergr. 160:1.

der Zellen und den Grenzschichten, die an das Bindegewebe stoßen, erkennen. In der Hauptmasse sind große Zellen locker gefügt, während in den Grenzschichten kleinere Zellen eng zusammenliegen.

Die Anfänge der Glockenform des Zahnkeimes bilden sich dann in den weiteren 4 Wochen heraus. Beim etwa 14 Wochen alten Embryo, 8,7 cm lang, können wir jedenfalls, wie Abb. 117 zeigt, die Glockenform schon erkennen. Der Keim selbst ist jetzt schon deutlich abgesetzt von der generellen Zahnleiste, und außerdem sehen wir jetzt auch die laterale Zahnleiste auftreten, deren Situation aus der schematischen Abb. 113 klarer wird als aus einem einzelnen Schnitt. Wir sehen hier, daß der Zahnkeim von einem gewissen Zeitpunkt ab mehr aus der generellen Zahnleiste sich heraushebt und daß in die zunächst kompakte Verbindung zwischen Zahnkeim und genereller Leiste von distal her eine Mulde sich hineinschiebt, die schließlich trichterförmige, nischenförmige Gestalt bekommt. Diese Einsenkung in dem Verbindungsstück zwischen Zahnleiste und Zahnkeim heißt Schmelznische. Macht man einen dünnen Schnitt durch den Zahnkeim und diese Nische, dann erscheint der Keim wie an zwei Bändern oder Leisten aufgehängt. Diese durch die Einsenkung der Schmelznische entstandene labialwärts gelegene Leiste wird als laterale Leiste bezeichnet im Gegensatz zu der ursprünglichen, generellen Leiste, aus der dies alles sich entwickelte. Das Verhalten zwischen dem Leistensystem

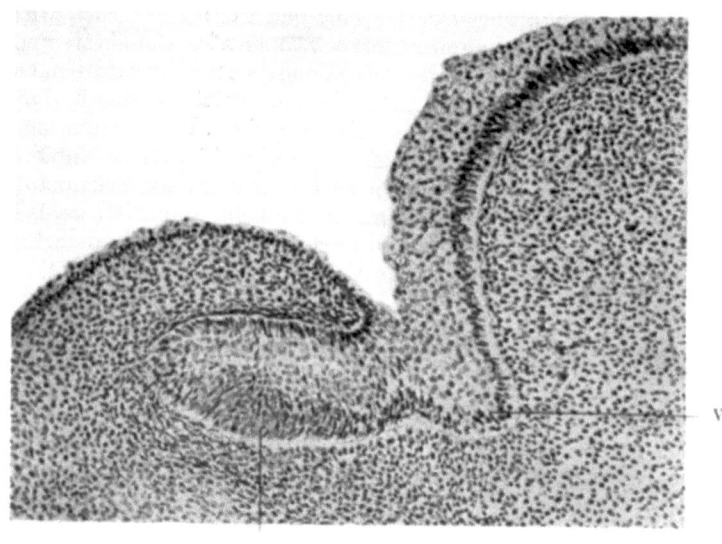

Abb. 115. Keim des unteren seitlichen Milchschneidezahnes eines 8 Wochen alten Embryos, 2,4 cm lang. Vergr. 160:1. V Vorhofleiste. SK Schmelzknoten.

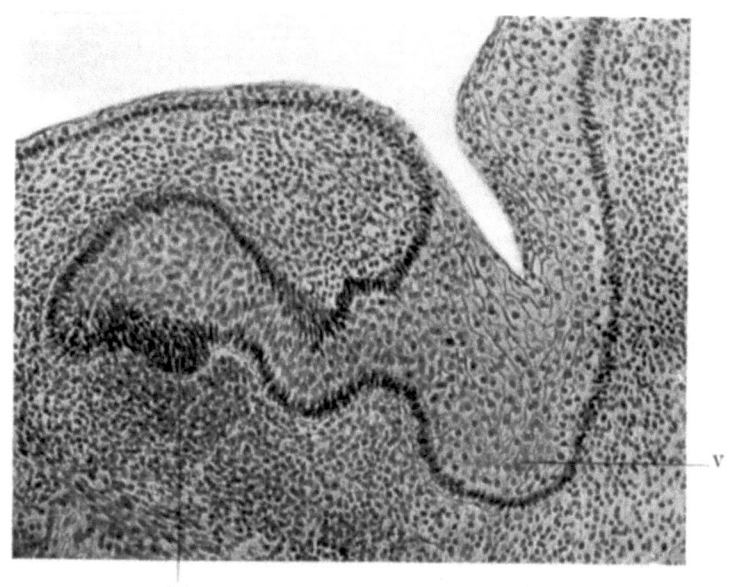

Abb. 116. Keim des unteren seitlichen Milchschneidezahnes eines 10 Wochen alten Embryos, 3,75 cm lang. Vergr. 160:1. V Vorhofleiste. SK Schmelzknoten.

und dem Keim selbst kann man aus einem einzelnen Schnitt wie der Abb. 117 kaum verstehen, es muß da vielmehr zum Verständnis das Modell der Abb. 113 mit herangezogen werden.

Wenn der Embryo fast 5 Monate alt und etwa 15 cm lang ist, hat die Gestalt der Milchzahnkeime die Hochform der Glocke erreicht (Abb. 118).

Die Verbindung des Keimes selbst mit den Leisten ist stark gelockert. Die generelle Zahnleiste hat nur noch durch dünne Epithelstränge Zusammenhang mit dem Keim, und die laterale Leiste ist in ihrer Gesamtheit sehr zart geworden. Sie scheint jetzt ohne Vermittlung der generellen Leiste aus dem Mundhöhlenepithel selbst zu entspringen.

Das Epithel der Glocke hat nun den höchsten Stand seiner Differenzierung erreicht. Die Hauptmasse des Glockenepithels ist noch mehr gelockert, als das schon in den Abb. 116 und 117 zu sehen war. Diese Zellen sind jetzt zu einem weit-

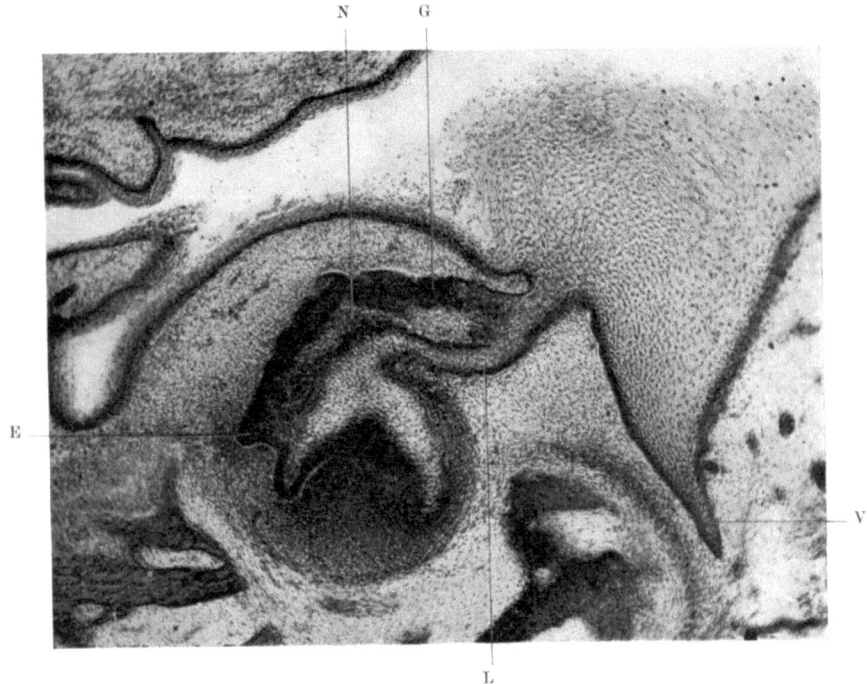

Abb. 117. Keim des unteren seitlichen Milchschneidezahnes eines 14 Wochen alten Embryos, 8,7 cm lang. Vergr. 60:1. V Vorhofleiste. L Laterale Leiste. G Generelle Leiste. E Ersatzleiste. N Schmelznische.

maschigen Netz auseinandergetreten, die Maschen sind mit einer schleimigen, eiweißreichen Flüssigkeit angefüllt. Man nennt diese lockere Epithelmasse Schmelzpulpa, da ihr Aussehen an das Bild der Pulpa des fertigen Zahnes erinnert. Die äußere Begrenzung des Glockenepithels ist noch fester gefügt, oft ausgesprochen einschichtig. Man nennt diese Außenschicht „äußeres Schmelzepithel". Die innere Begrenzung der Glocke, „inneres Schmelzepithel" genannt, ist ebenfalls sehr fest gefügt, hat aber noch weitere Differenzierungen durchgemacht. Die allerinnerste Schicht, die unmittelbar an das Bindegewebe angrenzt, besteht jetzt aus palisadenförmig angeordneten, sehr langen walzenförmigen Zellen, den sogenannten Ameloblasten auch Adamantoblasten, Ganoblasten genannt; diese Namen deuten alle auf ihre schmelzbildende Funktion hin. Zwischen den Ameloblasten und der Schmelzpulpa liegt noch eine Zellschicht, die dem äußeren Schmelzepithel ähnlich sieht. Sie wird, da sie zwischen Ameloblasten und Schmelzpulpa liegt, Stratum intermedium genannt. Abb. 119 zeigt eine stärkere Vergrößerung von diesen drei Schichten der Glocke, dem inneren Schmelzepithel, dem äußeren Schmelzepithel und der Schmelzpulpa.

106   Entwicklung der Zähne.

Zu erwähnen ist hier noch der sogenannte Schmelzstrang, der kurz vorher, ehe die Glocke ihre Höchstform erreicht, in jedem Zahnkeim zu finden ist. Wir haben in Abb. 115 und 116 den sogenannten Schmelzknoten kennengelernt. Von diesem Schmelzknoten aus zieht eine Zellverdichtung durch die Schmelzpulpa hindurch nach dem äußeren Schmelzepithel zu. Wo der Schmelzstrang mündet, befindet sich in dem äußeren Schmelzepithel eine kleine Einziehung, die ihrer Form wegen als Schmelznabel bezeichnet wird (Abb. 120).

Und ferner muß hier auf die sogenannte Vorhofleiste, auch Vestibularleiste oder Lippenfurchenleiste genannt, aufmerksam gemacht werden. Wie schon ihr Name sagt, bildet sie den Mundvorhof. Sie zeigt an den Frontzähnen ein anderes Verhalten als an den Seitenzähnen. Bei den Frontzähnen ist sie anfänglich ge-

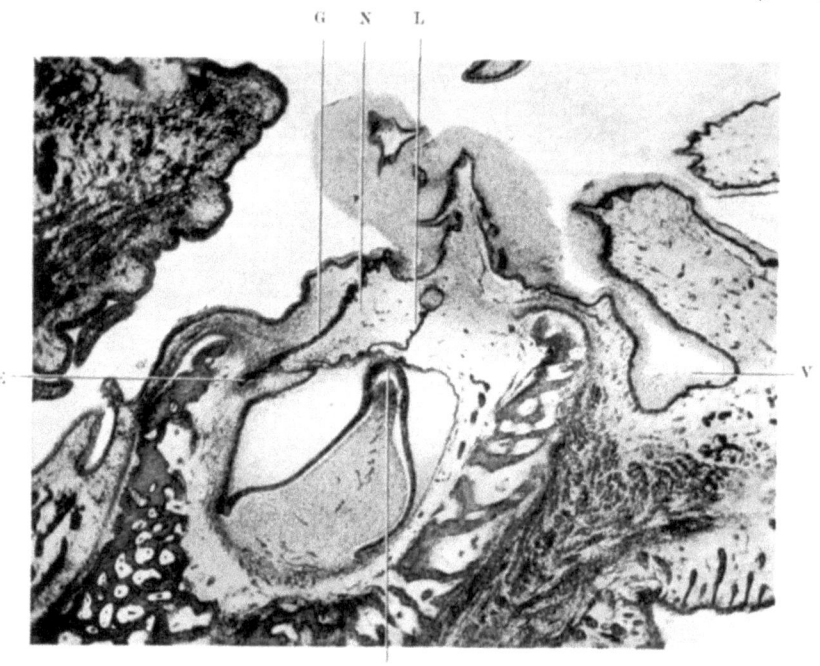

Abb. 118. Keim des unteren seitlichen Milchschneidezahnes eines 5 Monate alten Embryos, 15 cm lang. Vergr. 25:1. V Vorhofleiste. L Laterale Leiste. G Generelle Leiste. E Ersatzleiste. N Schmelznische. D Dentin.

wissermaßen mit in der Zahnleiste enthalten, erst beim 8 Wochen alten, 2,4 cm langen Embryo sehen wir die Vorhofleiste lippenwärts von der Zahnleiste nach dem Bindegewebe zu vorwachsen (siehe Abb. 115). Diese Vorhofleiste wird allmählich länger und stärker, und schließlich entsteht ein von oben nach unten im Sagittalschnitt V-förmiger Spalt in der Vorhofleiste, der damit dann den Kiefer von der Lippe immer mehr trennt (siehe Abb. 118), bis der Mundvorhof fertiggestellt ist. Bei den Seitenzähnen entwickelt sich die Vorhofleiste später als bei den Frontzähnen, auch hat sie hier nicht so enge Beziehungen zu der Zahnleiste, sie entspringt getrennt von der Zahnleiste von Anfang an als selbständiges Gebilde. Bei den Seitenzähnen mag dieser Abstand der Vorhofleiste von der Zahnleiste damit zusammenhängen, daß hier auf der Buccalseite aber mehr unmittelbar an der Zahnleiste die sogenannte Nebenleiste auftritt. Sie ist wahrscheinlich als Überbleibsel der Drüsenleiste der Reptilien anzusprechen. Sie besteht nur kurze Zeit, erreicht ihren Höhepunkt etwa, wenn der benachbarte Zahnkeim vom kappenförmigen ins glockenförmige Stadium übergeht und verschwindet dann bald wieder.

Zahnentwicklung — allgemein — und Bildung der Milchzähne.

Wenn die Glockenform des Zahnkeimes bis kurz vor Beginn der Hartsubstanzbildung ihre Vollendung erfahren hat, dann stellt ihr innerer Ausguß die Miniaturform des Zahnes dar, den sie zu bilden hat. Man kann dann also die Keime der Frontzähne von denen der Seitenzähne deutlich unterscheiden.

Vom Bindegewebe ist, da die Epithelveränderungen zunächst einmal im Zusammenhange beschrieben werden sollten, noch nicht die Rede gewesen. Es verhält sich anfänglich auch ganz passiv (Abb. 114). Man hat in frühen Stadien der Entwicklung nur manchmal den Eindruck, als fände eine gewisse Zusammendrängung des Bindegewebes dort statt, wo das Epithel in die Tiefe dringt. Später aber schon beim 9—10 Wochen alten Embryo (Abb. 116) kann man an den Milchzahnkeimen eine mehr diffuse Zellanhäufung im Bindegewebe feststellen. Beim 14 Wochen alten Embryo (Abb. 117) ist diese Zellanhäufung umschriebener geworden, sie hat die Form einer gut abgegrenzten Kugel angenommen, die das glockige Epithelgebilde in sich einschließt. Später verliert sich dieser Zellreichtum in den Außenschichten der Kugel wieder, um einer derben Fibrillenanordnung, dem Zahnsäckchen, Platz zu machen. Am Rande der Glocke aber und in dem Abschnitt, der von der Glocke überstülpt wird, bleibt der Zellreichtum bestehen (Abb. 118), aus dieser Zellanhäufung wird später die Pulpa dentis. Zunächst aber differenzieren sich aus den Zellen, die dem inneren Schmelzepithel anliegen, auf Veranlassung des Epithels offenbar, die sogenannten Odontoblasten, die, wie ihr Name sagt, an der Dentinbildung beteiligt sind.

Wenn der Embryo $4^{1}/_{2}$ Monate alt — 14 cm lang — ist, beginnt die Bildung der Krone bei den Milchfrontzähnen (Abb. 118). Bei

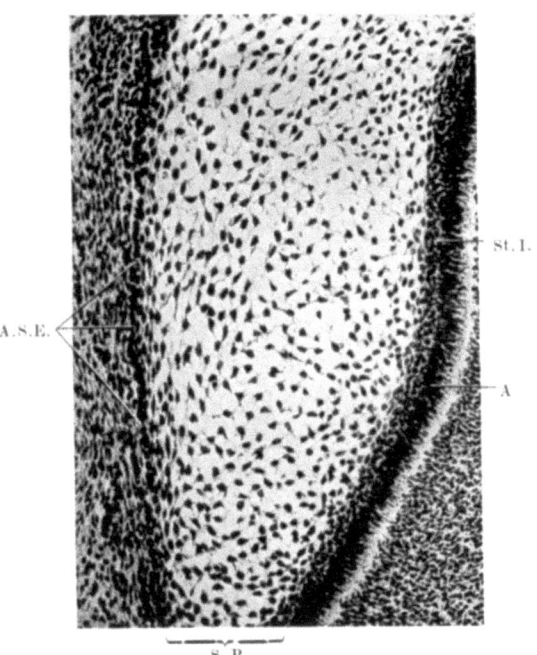

Abb. 119. Stärkere Vergrößerung aus einem glockenförmigen Zahnkeim. A.S.E. Äußeres Schmelzepithel. S.P. Schmelzpulpa. A Ameloblasten. St I. Stratum intermedium.

den Milchmolaren setzt die Kronenbildung noch etwas später ein, beim 1. Milchmolaren Ende des 5. und beim 2. Milchmolaren im 7. Monat. Und zwar geht die Dentinbildung der Schmelzbildung immer etwas voraus. In der Region der Kronenspitze beginnend und von dort wurzelwärts sich fortsetzend, wird immer erst eine dünne allerdings noch unverkalkte Dentinschale angelegt, auf die dann der schneller verkalkende Schmelz aufgebaut wird. (Abb. 121) Erst wenn schon verkalkter Schmelz diesem sogenannten Prädentin aufliegt, beginnt die Verkalkung auch des Dentins.

Wenn die Hartsubstanzbildung der Krone einsetzt, hat zwar schon der Ausguß der Epithelglocke die Form der späteren Krone angenommen, aber noch nicht annähernd ihre Größe erreicht. Das sehen wir aus der Gegenüberstellung von Zahnkeim und fertiger Krone in Abb. 122. Der Zahnkeim muß also von Beginn der Hartsubstanzbildung ab noch sehr stark wachsen, um schließlich der ganzen Krone die volle Form geben zu können. Dazu wächst an der Stelle, wo inneres und äußeres

108 Entwicklung der Zähne.

Schmelzepithel ineinander übergehen, der Keim wurzelwärts weiter aus, und immer noch entsteht zwischen diesen beiden Epithelien durch die Auflockerung des Epithelgefüges die Schmelzpulpa. So wird dann schließlich von den Odontoblasten und Ameloblasten zuerst einmal die ganze Krone gebildet. Der Raum der bindegewebigen Papille, über den sich die Epithelglocke stülpt, muß mit der zentripetalen Zunahme des Dentins, das sie ja selbst um sich baut, immer kleiner werden. Später nennen wir diese vom fertigen Zahn umschlossene Papille ja Pulpa. Und

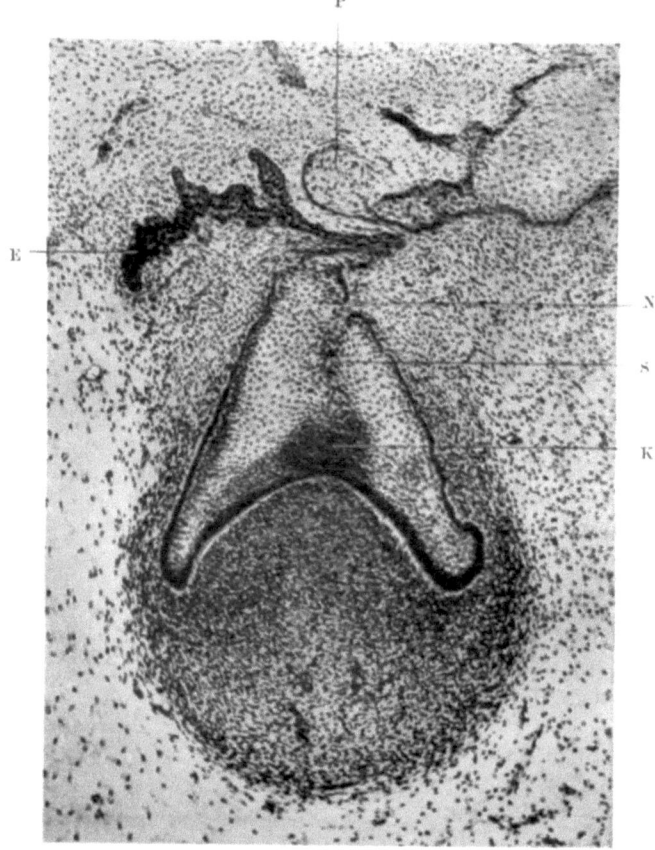

Abb. 120. Schmelzstrang S, Schmelzknoten K und Schmelznabel N im Keim eines unteren Milchschneidezahnes. Ersatzleiste E, SERREsche Perle P. Vergr. 160:1.

mit der zentrifugalen Dickenzunahme des Schmelzes nähert sich unter Schwund der Schmelzpulpa das innere Schmelzepithel immer mehr dem äußeren Schmelzepithel. Über den Kronenspitzen und Schneidekanten findet die völlige Annäherung des inneren Schmelzepithels an das äußere Schmelzepithel schon so frühzeitig statt, daß dann die Schmelzbildung dort noch nicht vollendet ist, vielmehr erst in den Anfängen steht (siehe Abb. 118). Wenn die Schmelzpulpa schon so früh schwindet, so muß man daraus schließen, daß sie für die Histogenese des Schmelzes nicht die Bedeutung haben kann, wie das vielfach seither angenommen wurde.

Die Verbindung zwischen dem Glockenepithel und der Mundschleimhaut wurde schon bei Beginn der Hartsubstanz lockerer. Dieser Lockerungsprozeß hat sich während der Kronenbildung fortgesetzt, so daß dann schließlich jede Verbindung zwischen Mundschleimhaut und Zahnkeimepithel fehlt.

Zahnentwicklung — allgemein — und Bildung der Milchzähne.

Die Zahnkeime der Milchzähne kommen früh in eine gemeinsame Rinne des Kieferknochens zu liegen. Die ersten Anfänge der Kieferknochenbildung beob-

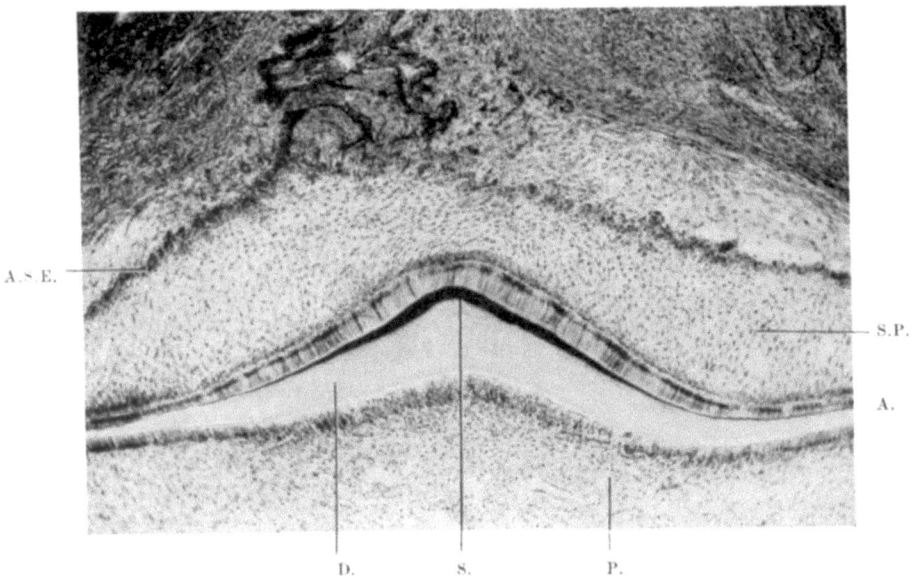

Abb. 121. Erste Anlage von Schmelz S, auf dem schon dickeren Dentinscherbchen D. A Ameloblasten. S. P. Schmelzpulpa. A. S. E. Äußeres Schmelzepithel. P. Pulpa mit deutlichem Odontoblastensaum.

achtet man schon beim 7—8 Wochen alten, etwa 1,7 cm langen Embryo. Im Oberkiefer wird der Knochen als reiner Bindegewebsknochen angelegt, im Unterkiefer krystallisiert sich der Knochen als Belegknochen um den MECKELschen Knorpel. Der MECKELsche Knorpel fällt aber schon bald der Resorption anheim. Er wird dann durch Knochen substituiert. Die knöcherne Rinne, in der anfänglich die Zahnkeime gemeinsam liegen, unterteilt sich dann in Alveolen für die einzelnen Zahnkeime. Nicht allein seitlich und am Boden werden die Keime vom Knochen umschlossen, sondern auch schneidekantenkauflächenwärts schließt sich der Knochen über den Keimen (bei den bleibenden Zähnen mehr als bei den Milchzähnen), so daß der zum Durchbruch sich anschickende Zahn zunächst keinen freien Austritt aus seiner Alveole hat.

In dieser knöchernen Kapsel, der Alveole, liegt der Zahnkeim, bis die Krone wenigstens äußerlich ganz fertig formiert ist, völlig still, erst nach Fertigstellung der Krone beginnt der Durchbruch, der durch das jetzt einsetzende Wurzelwachstum und durch das Wachstum der bindegewebigen Papille verursacht wird. Unter

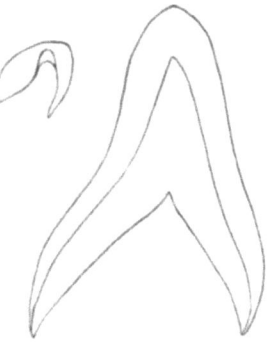

Abb. 122. Keim des unteren Milchschneidezahnes eines Embryos von 15 cm Länge und fertige Krone dieses Zahnes, beide Schnitte bei genau 15facher Vergrößerung.

dem Zahnkeim hat sich schon ein fester Fundus der Alveole gebildet (Abb. 118), und dieser setzt dem Vordringen der wachsenden Wurzel und dem Andrängen der wachsenden Papille Widerstand entgegen, so daß damit der Zahn kompensatorisch emporgehoben wird. Zunächst aber soll hier besprochen werden, wie die Bildung der Wurzel vor sich geht. Schon bei der Kronenbildung wurde beschrieben, wie die Epithelglocke an ihrem unteren Rande an der Übergangsstelle vom inneren zum äußeren Schmelzepithel immer noch weiter auswachsen muß, damit sie schließlich die volle Kronengröße erreicht (Abb. 121). Es entsteht dazu immer noch Schmelzpulpa zwischen innerem und äußerem Schmelzepithel, soweit Schmelz auf das Dentin abzulagern ist. Wenn die Krone dann ihre volle Größe unter dieser Glocke erreicht hat, wächst der untere Rand der Glocke noch weiter in die Tiefe — jetzt vom Standpunkt der Krone aus betrachtet —, aber es entsteht zwischen dem inneren und äußeren „Wurzelepithel" keine Schmelzpulpa mehr, da kein Schmelz auf die Wurzel abzulagern ist. An den Zähnen, die zwei oder drei Wurzeln haben, wächst für jede der Wurzeln ein gesonderter Schlauch in die Tiefe. Dieser Epithelschlauch — HERTWIGsche Epithelscheide — hat die

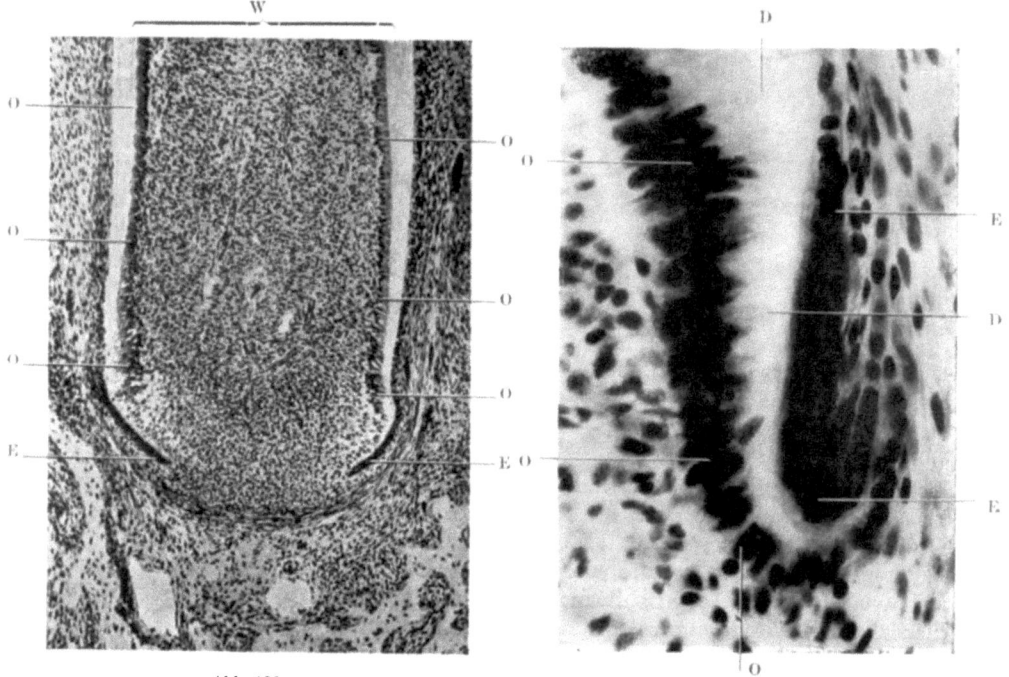

Abb. 123. Abb. 124.
Abb. 123. Wurzelbildung. E Epithelschlauch, der die Wurzel präformiert. W Wurzel mit noch dünnen Dentinwänden und geräumigem Wurzelkanal. O Odontoblastenschicht.
Abb. 124. Stärkere Vergrößerung des Epithelschlauches — unterstes Ende — wie in Abb. 123. E Epithel. O Odontoblasten. D Dentin.

Gestalt der Wurzel, und in seinem Innern krystallisieren sich wie in der Kronenglocke Odontoblasten zur Dentinbildung an (Abb. 123 und 124). Wenn die Länge der Wurzel erreicht ist, rundet sich der Schlauch, wie wenn er sich schließen wollte, ab (Abb. 123), um damit dem Apex, der Wurzelkuppe, die Form vorzuzeichnen. Aber er schließt sich nicht vollständig, ein kleines Loch läßt er als Foramen apicis s. apicale frei, um Gefäße und Nerven des Zahnes hier ein- und austreten zu lassen. Bevor aber noch die Wurzel zu ihrer vollen Länge ausgewachsen ist und ehe die Dentinschicht ihre normale Stärke erreicht hat, heben die Epithelzellen des Wurzelschlauches sich von der Dentinschicht außen ab, das Gefüge des Schlauches wird locker, es zerfällt zunächst in ein Netz aus dünnen Epithelsträngen, die dann schließlich nach weiterer Lockerung als kleine Epithelinseln, MALASSEzsche Epithelreste, dauernd in der Wurzelhaut nahe der Wurzel liegen bleiben (Abb. 108). Mit der Abhebung des Epithels aber treten Bindegewebszellen aus der Wurzelhaut an die Dentinoberfläche, Zellen, die den Osteoblasten analog sind, die hier nur wegen des speziellen Knochens, des Zementes, das sie ja zu bilden haben, Zementoblasten genannt werden. Sie lagern auf die ganze Wurzel zunächst das zellfreie Zement ab, das dann später in der apikalen Region und in der Bifurkation noch vom zellhaltigen Zement überlagert wird. Dies eben beschriebene Wurzelwachstum, dies Drängen nach der Tiefe — vom Standpunkt der Krone aus — über dem festen knöchernen Alveolenfundus und zugleich die Volumenzunahme der Papille treiben den Zahn empor. Oben wurde schon erwähnt, daß es mit der Bildung des Schmelzes gleichzeitig zum Schwund der Schmelzpulpa kommt und daß dann äußeres und inneres Schmelzepithel sich aneinanderlegen. So nähert sich also mit diesem Epithelmantel versehen der Zahn bei seinem Emporstieg dem Mundhöhlenepithel. Man sieht, wie zwischen

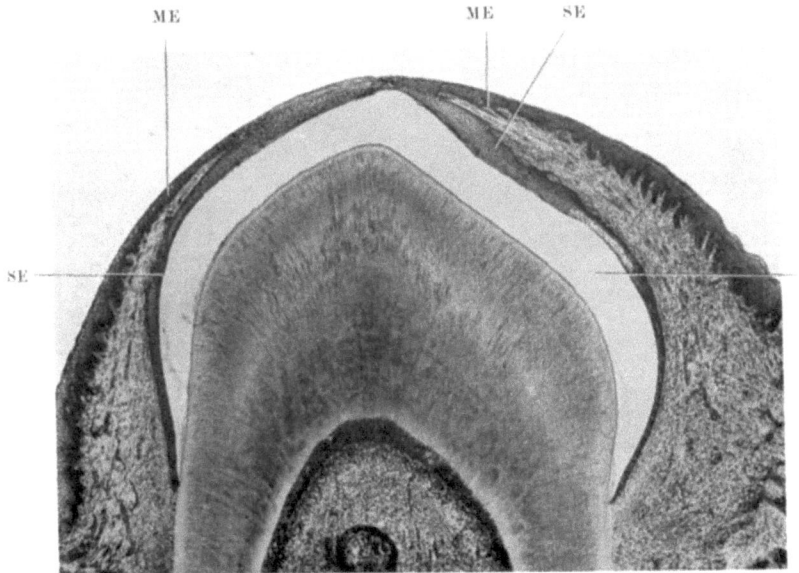

Abb. 125. Zahn unmittelbar vor dem Durchbruch. Vereinigtes Schmelzepithel SE und Mundhöhlenepithel ME sind über der Spitze bereits in breiter Fläche zusammengewachsen. S Schmelz bei der Entkalkung verlorengegangen.

dem „vereinigten Schmelzepithel" und dem Mundhöhlenepithel das Bindegewebe immer mehr zusammengeschoben wird. Über der höchsten Spitze des Zahnes werden die Schmelzepithelzellen flach gedrückt und dort, wo die Spitze des Zahnes sich dem Mundhöhlenepithel nähert, weichen, wie einem Druck nachgebend, die einst tiefen Zapfen dieses Epithels nach den Seiten aus. Das Schmelzepithel und das Mundhöhlenepithel zeigen seitlich der Spitze des Zahnes die Tendenz sich zu verdicken und schließlich, mit dem Fortschritt des „Durchbruchs" legen sich Schmelzepithel und Mundhöhlenepithel aneinander, um bald danach zu schwinden, da der Zahn immer weiter mundwärts drängt. Dort, wo das Epithel dann geschwunden ist, liegt der Schmelz, nur noch mit dem Schmelzoberhäutchen bedeckt, frei, die höchste Spitze ist „durchgebrochen". In Abb. 125 sehen wir, wie Schmelzepithel und Mundhöhlenepithel soeben zusammengewachsen sind. Über der höchsten Kronenspitze bereitet sich der Schwund des Epithels vor. Wenn der Zahn nun weiter sich hebt, wächst auch weiter Schmelzepithel mit Mundhöhlenepithel zusammen, um bald darauf in Richtung auf den Zahnhals zu zu verschwinden. So wird schließlich fast die ganze Krone frei von Weichgewebsbedeckung, nur der Zahnfleischrand bleibt als schmaler Saum um den unteren Rand der Krone bestehen. An der Spitze des Zahnfleischrandes stoßen Mundhöhlenepithel und vereinigtes Schmelzepithel zusammen. Das vereinigte Schmelzepithel nennt man nur jetzt, wenn der Zahnfleischsaum fertig gebildet ist, inneres Saumepithel, das Mundhöhlenepithel äußeres Saumepithel. In Abb. 126 sehen wir, wie der Zahnfleischrand sich formiert, eine große Strecke des Schmelzes liegt schon frei, bis in die Gegend der Stelle X muß der noch zu hohe Zahnfleischrand im Laufe des Durchbruchs schwinden. Immer aber geht der Durchbruchsprozeß so vor sich, daß zunächst das Bindegewebe schwindet, damit die beiden Epithelien sich vereinigen können; sie atrophieren dann an den äußersten Enden. Es ent-

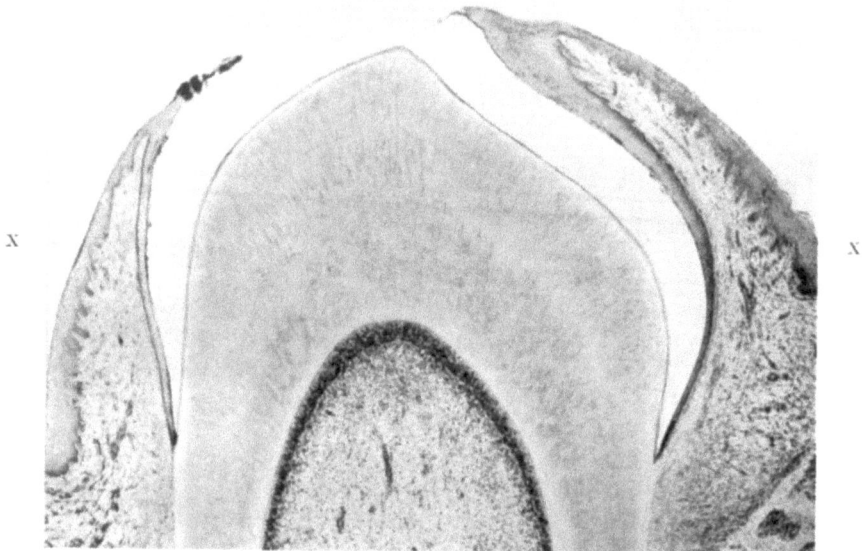

Abb. 126. Der Zahn ist mit seiner Spitze durchgebrochen. Mundhöhlenepithel und Schmelzepithel haben sich weiter vereinigt, um dann über der Spitze des Zahnes zu schwinden.

steht also im Verlauf des Zahndurchbruches normalerweise keine Wunde. Einen eigentlichen Alveolarfortsatz gibt es vor dem Durchbruch des Zahnes nicht, es ist vielmehr so, daß der Zahn mit seinem Durchbruch den Alveolarfortsatz sich selbst gewissermaßen emporzieht.

B. Entstehung der Ersatzzähne und Schwund der Milchzähne.

Schon an Hand der schematischen Zeichnung (Abb. 113) und an den Abb. 127, 128 und 130 ist ganz kurz auf die Entwicklung der Ersatzzähne hingewiesen. Die Ersatzleiste, die Fortsetzung der generellen Leiste, an der die Ersatzzähne entstehen, wächst nicht als zusammenhängende Leiste für alle Ersatzzähne gemeinsam weiter, sondern es ist vielmehr so, daß um jeden Milchzahn eine gesonderte zungenförmige Leiste nach lingual-palatinal sich abhebt. Die ersten deutlichen Ansätze zu dieser Leiste sehen wir beim Embryo von 12—14 Wochen und bei einer Länge von etwa 8 cm (siehe Abb. 117). Die Ersatzleiste bekommt dann größere Selbständigkeit, die Verbindung mit dem Milchzahnkeim wird lockerer und schließlich geht sie ganz verloren. Auch die Verbindung mit dem Mundhöhlenepithel ist dann unterbrochen. Die Leisten fingen schon frühzeitig an, nahe der Mundschleimhaut in einzelne Inseln zu zerfallen, die die Tendenz zur Verhornung zeigen. Diese kugeligen verhornten Reste der Leiste nennt man SERREsche Perlen (siehe Abb. 120). An den Ersatzleisten spielen sich nun dieselben Vorgänge ab wie ehemals für die Milchzähne an den generellen Leisten. Es bildet sich für jeden Ersatzzahn ein Knoten, aus dem Knoten wird die Kappe, aus der Kappe die Glocke und genau wie bei den Milchzähnen entstehen Kronen und Wurzeln. Anfänglich liegt der Ersatzzahnkeim mit in der Rinne und dann in der Alveole seines Milchzahnes. Dann aber bekommt er seine eigene Alveole, die sich allseitig also auch am Alveolarkamm um den Keim schließt.

Die Keime der Schneidezähne liegen ausgesprochen oral von ihren Milchzähnen, also dort, wohin die Ersatzleiste ursprünglich wuchs. Die Eckzahnkeime liegen zwar auch oral, aber doch weit aus dem Niveau der übrigen Zahnkeime herausgeschoben, die oberen Eckzähne nach dem Auge zu, die unteren nach der Basis mandibulae zu. Die Keime der Prämolaren stellen sich, anfänglich auch rein oral

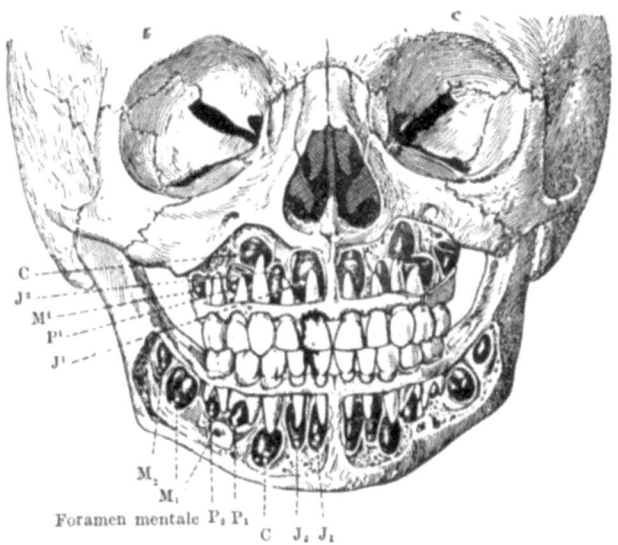

Abb. 127. Schädel eines 4jährigen Kindes. Die Wurzeln der Milchzähne und die Keime der bleibenden Zähne sind freigelegt. (Aus MEYER, W.: Lehrbuch der normalen Histologie und Entwicklungsgeschichte der Zähne des Menschen. München: J. F. Lehmann 1932. Abb. 310a.)

gelegen, in die Bifurkation ihrer Milchzähne, deren Wurzeln entsprechende Spreizungen haben. Über die Lage der Milchzähne unterrichtet Abb. 127. Aus diesen also ganz verschiedenen Stellungen schicken sich dann die Ersatzzähne, wenn ihre Kronen fertiggestellt sind, zum Durchbruch an. Zunächst liegt ihnen aber Knochen im Wege, ihre eigene eng geschlossene Alveole, diese wird durch Osteoclasten resorbiert. Und wo dann der Milchzahn dem vorrückenden Ersatzzahn am nächsten steht, wird auch der resorbiert (Abb. 128). Diese Resorptionen finden in Schüben statt. In den Resorptionspausen kann es häufig zu Anlagerungen von Zement und sogar zu Verwachsungen zwischen Milchzahn und Knochen kommen. Wenn die Wurzel des Milchzahns immer kürzer und der ganze Zahn dadurch locker geworden ist, dann sieht man das Zahnfleischrandepithel den Resorptionsstellen entgegenwachsen, und allein diese Epithelumwachsung, die an die Epithelumwachsung von Fremdkörpern erinnert, kann dann den Milchzahn ganz aus dem Kiefer eliminieren. Meist jedoch wird der stark lockere Milchzahn herausgebissen oder sonst gewaltsam entfernt und dann sieht man dort, wo er stand, ein hochrotes, leicht blutendes Granulationsgewebe, das früher als spezielles Resorptionsorgan der Milchzähne angesprochen wurde. Es handelt sich jedoch um nichts anderes, als um ein zell- und gefäßreiches Granulationsgewebe, wie man es bei jedem Resorptionsprozeß findet. Die Epitheldecke schließt sich schnell über diesem

114   Entwicklung der Zähne.

Granulationsgewebe, und dann findet der Ersatzzahn die gleichen Verhältnisse bei seinem Durchbruch vor wie ehemals der Milchzahn, so daß nur auf die Beschreibung des Milchzahndurchbruches verwiesen zu werden braucht.

C. Bildung der Molaren.

Hinter den 20 Milchzähnen, die durch ihre 20 Ersatzzähne ersetzt werden, entstehen dann noch die 12 bleibenden Molaren. Man hat sie auch als Zuwachszähne bezeichnet. Obgleich sie zum permanenten Gebiß gehören, sind sie, entwicklungsgeschichtlich betrachtet, jedoch Milchzähne. Sie entstehen an der generellen Zahnleiste, an der auch die Milchzähne entstanden. Diese generelle Leiste macht sich von der Verbindung mit dem Mundhöhlenepithel frei. Es ist kein Raum im Corpus mandibulae und Corpus maxillae, es muß deshalb der Platz für die Entwicklung der Molaren vorerst in den Ramus ascendens und ins Tuber maxillare verlegt werden (siehe Abb. 127). Dahin also wächst die generelle Zahnleiste hinter den Milchmolaren weiter, kann dabei aber den Zusammenhang mit dem Mundhöhlenepithel nicht aufrechterhalten. An dieser Leiste entstehen die Molaren einer nach dem andern. Hinter dem 1. wächst die Leiste weiter nach rückwärts zuerst für den 2. Molaren und dann hinter diesem für den 3. Molaren. Man kann an jedem der 3 Molaren in frühen Stadien der Keimentwicklung eine unverkennbare Ersatzleiste finden, die ein untrüglicher Beweis dafür ist, daß die Molaren Milchzähne sind. Diese Ersatzleiste verkümmert frühzeitig, sie bildet nicht einmal einen regulären Zahnkeim.

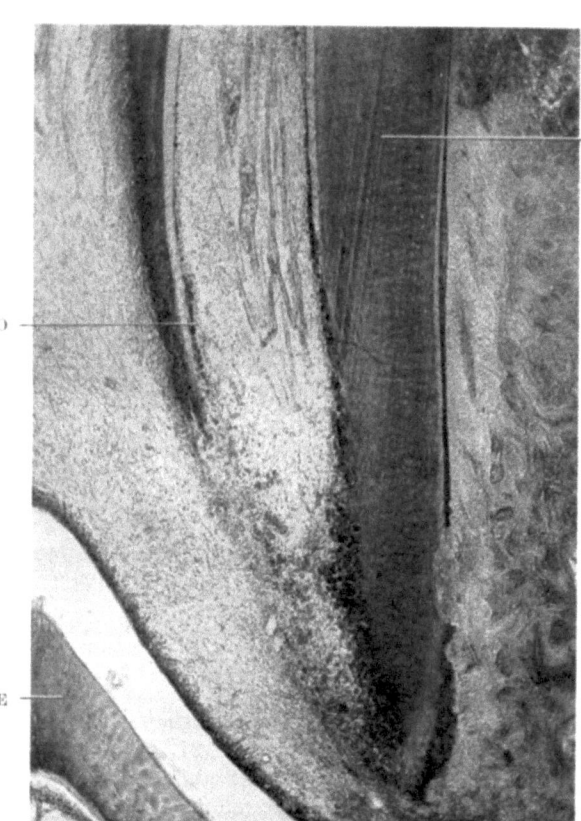

Abb. 128. Milchzahnresorption. Die Milchzahnwurzel ist dicht mit Osteoclasten besetzt O. M Milchzahn. E Ersatzzahn.

Mit dem Längenwachstum des Kiefers kommen die Molarenkeime nacheinander an die Stelle, von der sie dann zu ihrer Eingliederung in der Zahnreihe durchbrechen können.

D. Histogenese.

1. Die Histogenese des Schmelzes.

Es ist oben schon erwähnt worden, daß der Schmelz erst gebildet wird, wenn eine dünne Lage Dentin vorhanden ist. Die Ameloblasten sind zu langen, annähernd sechseckigen Zellen ausgewachsen. Der am peripheren Ende liegende

Bildung der Molaren. — Histogenese. — Die Histogenese des Schmelzes.

Kern ist entsprechend der Form der Zelle langgestreckt (Abb. 129). Die Ameloblasten sind gewissermaßen in eine Intercellularsubstanz eingebettet, die von Intercellularbrücken von einer Zelle zur anderen durchzogen ist. Nach dem Stratum intermedium zu ist die Intercellularsubstanz durch ein Schlußleistennetz abgeschlossen. Ebenso finden wir den Intercellularraum nach dem Dentin zu durch ein Schlußleistennetz verschlossen (Abb. 129). Ob die Schlußleisten eine besondere Bedeutung für die Entstehung des Schmelzes haben, wissen wir nicht. Nach dem Dentin zu bildet jeder Ameloblast zu Beginn der Schmelzentwicklung den sogenannten TOMESschen Fortsatz, der dieselbe Breite etwa hat wie die Zelle selbst (Abb. 129). Gleichzeitig mit der Ausbildung dieser Ameloblastenfortsätze tritt offenbar Intercellularsubstanz durch das Schlußleistennetz durch und umgibt die Ameloblastenfortsätze. In beides werden, soweit man das im Mikroskop erkennen kann, Substanzen abgelagert, die man als Präemail oder Vorschmelz bezeichnet und die nun zunächst diese beiden Elementarteile, die Ameloblastenfortsätze und die ehemalige Intercellularsubstanz nicht mehr recht voneinander unterscheiden lassen, jedenfalls bei den üblichen Färbemethoden und auch bei der Ultraviolettmikrophotographie nicht. Erst wenn der fertige Schmelz daraus hervorgeht, offenbar durch verschiedenes Auskrystallisieren der Kalksalze in den Ameloblastenfortsätzen zu den Schmelzprismen einerseits und in der ehemaligen

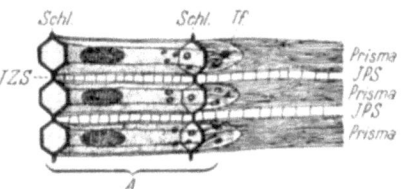

Abb. 129. Schematische Darstellung von der Histogenese des Schmelzes. Ameloblasten A, TOMESsche Fortsätze Tf, Schlußleistennetz Schl, Intercellularsubstanz IZS, Interprismatische Substanz IPS. (Aus MEYER, W.: Lehrbuch der normalen Histologie und Entwicklungsgeschichte der Zähne des Menschen. München: J. F. Lehmann 1932. Abb. 251.)

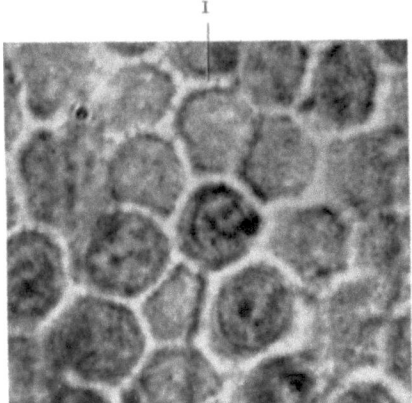 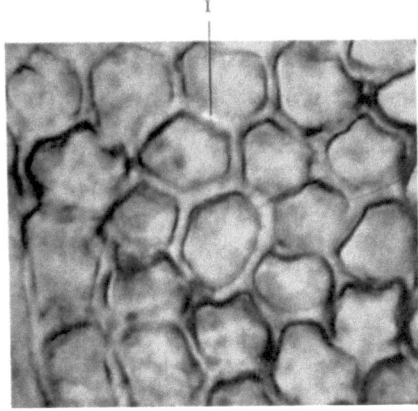

Abb. 130. Querschnitt durch Ameloblasten (links) und durch fertigen Schmelz (rechts) bei gleicher Vergrößerung. Der Intercellularsubstanz der Ameloblasten I entspricht die interprismatische Substanz des Schmelzes I.

Intercellularsubstanz, jetzt interprismatischen Substanz, andererseits, sehen wir wieder diese Elementarteile differenziert. Vor allem weist die interprismatische Substanz das so typische Bild der ehemaligen Intercellularsubstanz auf, daß über ihre Herkunft kein Zweifel bestehen kann (siehe die Bilder des fertigen Schmelzes). Drastisch ist die Gegenüberstellung von Querschnitten durch Ameloblasten und fertigen Schmelz (Abb. 130). Auf welche Weise die Kalksalze, überhaupt das Präemail in den Schmelz gelangen, weiß man noch nicht sicher. Man sieht nur während der Schmelzbildung in dem inneren Rande der Ameloblasten färberisch dieselbe Substanz, die auch das Präemail charakterisiert, in Kügelchen auftreten. Es ist

8*

möglich, daß dies Präemail also in den Ameloblasten gebildet und durch die Fortsätze in den Schmelz gelangt. Unter fortwährender Bildung von Schmelz wachsen die Ameloblasten peripherwärts, die Schmelzpulpa büßt dabei mehr und mehr an Raum ein, bis schließlich das Stratum intermedium an das äußere Schmelzepithel grenzt. Die Ameloblasten und die Schmelzprismen und auch die interprismatische Substanz nehmen nach außen an Umfang zu, um den entsprechenden Raumgewinn auszugleichen, es werden nicht etwa neue Ameloblasten zur Bildung weiterer Schmelzprismen im Verlauf der Schmelzbildung zwischengeschaltet. Der oft komplizierte Verlauf der Prismen wird natürlich von den Ameloblasten vorgezeichnet. Man kann z. B. in der Anordnung der Ameloblasten schon die Parazonien und Diazonien des Schmelzes erkennen. Jedes Prisma zieht von der Dentingrenze des Schmelzes bis zur Oberfläche. Zum Schluß liefern die Ameloblasten als cuticulares Gebilde dem Schmelz das sogenannte Schmelzoberhäutchen.

Vom Oberhäutchen und von dem vereinigten äußeren und inneren Schmelzepithel bedeckt, nähert sich die Krone dem Mundhöhlenepithel, worüber beim Durchbruch des Zahnes berichtet ist.

2. Die Histogenese des Dentins.

Über die feineren Vorgänge bei der Bildung des Dentins ist lange Jahre diskutiert worden. Man hielt zuerst das Dentin für ein Umwandlungsprodukt der Odontoblasten. KÖLLIKER dagegen bestritt diese Art der Bildung, er glaubt, daß das Dentin ein Sekretionsprodukt der Odontoblasten sei. Zu diesen Theorien kam dann später noch die Theorie VON KORFFS, die besagte, daß die Bildung des Dentins aus Fibrillen der Pulpa zustande käme, kollagene Fibrillen zögen von der Pulpa her zwischen den Odontoblasten hindurch ins Dentin hinein. In Abb. 131 sehen wir die VON KORFFschen Fibrillen aus der Pulpa her zunächst als Strang durch die Odontoblastenschicht hindurchziehen und sich dann zwischen Odontoblasten und Ameloblasten zu der hier dunkel gefärbten, ersten Anlage des Dentins zusammenschließen. Die Odontoblasten lassen ihre Dentinfortsätze, auch TOMESsche Fasern genannt, einfach vom Dentin in die sogenannten Dentinkanälchen einschließen. Diese Art der Dentinbildung durch VON KORFFsche kollagene Fibrillen findet man nur in den äußeren Bezirken des Dentins; in den mehr pulpawärts gelegenen Partien, die die Hauptmasse ausmachen, sehen wir keine fertigen kollagenen, sondern nur, wie ORBAN zeigte, präkollagene Fibrillen zwischen die Odontoblasten treten, erst im Dentin werden sie zu kollagenen Fibrillen. Die Odontoblasten liefern offenbar nur die Zwischensubstanz, in die die Fibrillen eingebettet werden. Diese Zwischensubstanz verkalkt, es bleibt nur immer eine jüngst von den Odontoblasten gebildete Zone längere Zeit unverkalkt liegen — man nennt diese unverkalkte Dentinsubstanz Prädentin.

Das Dentin verkalkt später als der Schmelz, obwohl doch die Anbildung der Dentinmasse eher beginnt als die des Schmelzes. Die Kalksalze werden nicht gleichmäßig, sondern teils in Kugelform, teils in rhythmischer Reihenanordnung in der Dentingrundsubstanz abgelagert, wie das Abb. 132 zeigt. Nahe dem Schmelz bleiben oft in markanter Anordnung Zwischenkugelbezirke unverkalkt, diese Bezirke wurden früher Interglobularräume genannt, da sie aber keine „Räume" sind, haben wir die Bezeichnung „unverkalktes Interglobulardentin" gewählt (siehe Abb. 95).

3. Die Histogenese des Zahnhalteapparates.
(Zement, Periodontium, Alveole.)

Wenn das Epithelgefüge der sogenannten Wurzelscheide sich gelockert hat, liegt das Zahnsäckchen der Dentinoberfläche an. Ähnlich wie die Odontoblasten stellen sich jetzt Zellen des Zahnsäckchens an der Dentinoberfläche in Reihe auf.

Diese Zellen sind mehr rundlich als die Zellen des Zahnsäckchens. Wir nennen diese Zellen Zementoblasten, weil sie zum mindesten gewichtigen Anteil an der Bildung des Zementes haben. Sie lassen Faserbündel zwischen sich an die Dentin-

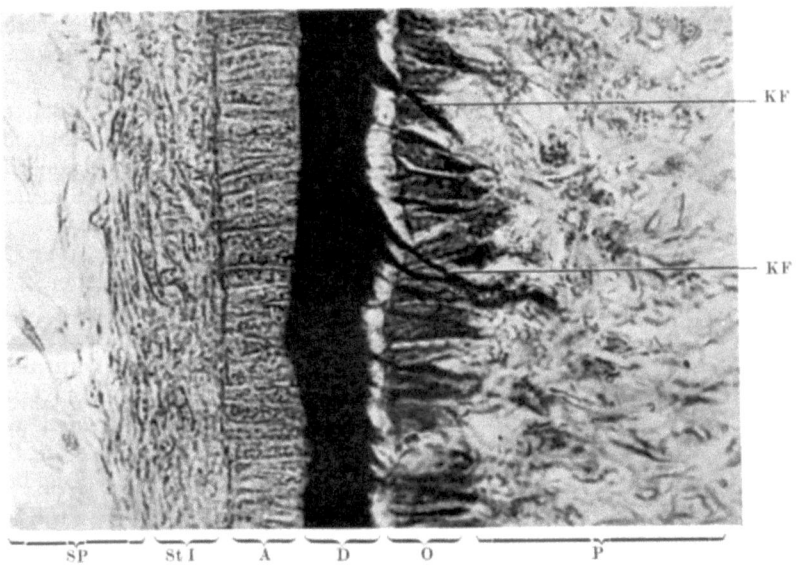

Abb. 131. Die von KORFFschen Fasern KF treten in Bündeln durch die Odontoblastenschicht hindurch.
O Odontoblasten. D Dentin. A Ameloblasten. SP Schmelzpulpa. StI Stratum intermedium. P übrige Pulpa.

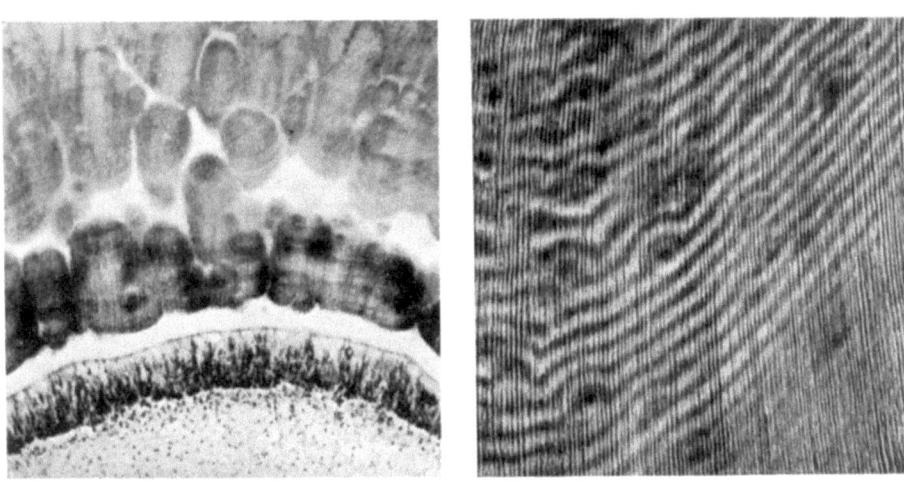

Abb. 132. Verkalkung des Dentins. a in Kugelform, b in Reihenform, die vielfach in Kugelform übergeht.

oberfläche herantreten, die dann in eine verkalkende Grundsubstanz eingebettet werden (Abb. 133). Wieweit die Zementoblasten an der Bildung der Zementgrundsubstanz beteiligt sind, ist bis heute noch nicht sicher festgestellt. Nach WEIDENREICH bilden sie selbst die verkalkende Grundsubstanz. WEBER sieht die Bedeutung der Zementoblasten für sekundär an, möchte vielmehr die Hauptbedeutung — in Anlehnung an die Arbeiten von HUECK — dem syncytialen Fasernetz geben.

118 Entwicklung der Zähne.

HÄUPL und LANG fanden das Protoplasma sich umwandeln in Grundsubstanz. In den ersten Lagen sehen wir nur die Faserbündel, SHARPEYsche Fasern, in das Zement eingebaut — primäres oder besser zellfreies Zement —, aber vor allem in dem apikalen Teil der Wurzel und in der Bifurkation der mehrwurzeligen Zähne werden weitere Schichten auf das zellfreie Zement aufgelagert, die vereinzelte Zementoblasten analog den Vorgängen bei der Knochenbildung mit einschließen in die Grundsubstanz. Diese eingeschlossenen Zementoblasten heißen dann Zementzellen oder Zementkörperchen. Das zellhaltige Zement nennt man auch sekundäres Zement.

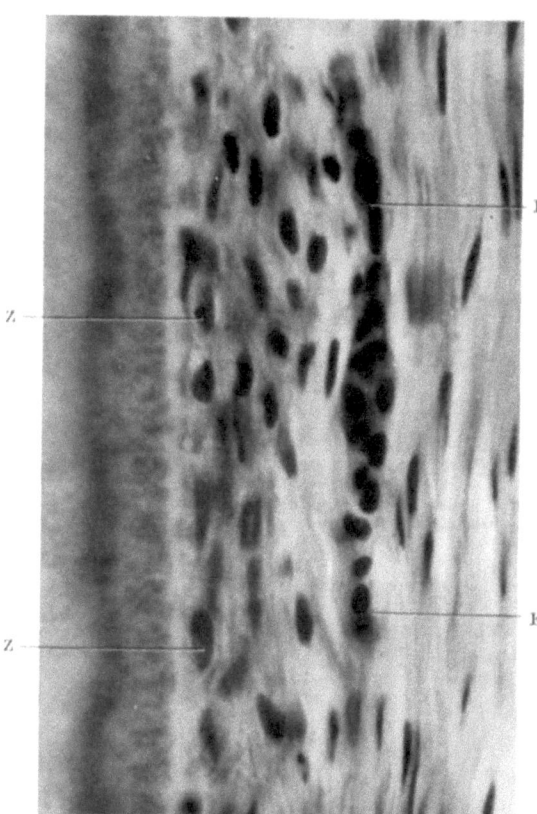

Abb. 133. Zementoblasten Z haben begonnen, zellfreies Zement zu bilden. Epithelreste E. Vergr. 1000:1.

Analog den Vorgängen bei der Bildung des zellhaltigen Zementes geht der Einbau der SHARPEYschen Fasern in der Alveole vor sich, die ja, wie wir sahen, zunächst als einfache Kapsel um den Zahnkeim herum angelegt wurde, der aber nach der Bildung der Wurzel die Aufgabe, den Halteapparat in sich zu verankern, zufällt. In den Abb. 117 und 118 sahen wir das Zahnsäckchen, aus dem Alveole und Zement hervorgingen, mit seinen Fasern parallel zur Oberfläche des Keimes und der Wurzel eingestellt. Dieser Aufbau ändert sich mit dem Beginn der Zementbildung. Da treten dann die Fasern senkrecht auf die Wurzel und auf die Alveolenwand zu, ordnen sich zu straffen Bündeln zusammen (Abb. 105), die nur kleine Spalträume zwischen sich lassen, um Gefäße u. Nerven darin einzubetten.

E. Dentitionen.

Mehrfach ist in den vorigen Kapiteln betont worden, daß das menschliche Gebiß nicht einheitlich ist, wir müssen die Milchzähne und Ersatzzähne von den Molaren, die auch Zuwachszähne genannt werden, unterscheiden. Der Teil des Gebisses, der die Milch- und Ersatzzähne in sich schließt, ist diphyodont, aber die Molarenreihe ist monophyodont, jedenfalls rein äußerlich betrachtet und vom klinischen Standpunkte, denn entwicklungsgeschichtlich läßt sich ja nachweisen, daß eigentlich auch die Molarenreihe diphyodont ist, daß die Molaren Milchzähne sind, deren Ersatzzähne nur nicht zur Ausbildung kommen.

Vom entwicklungsgeschichtlichen Standpunkte aus müssen wir also sagen, der Mensch hat 32 Milchzähne und 32 Ersatzzahnanlagen, von denen allerdings nur 20 zur Ausbildung kommen, die letzten 12 Anlagen an den Molaren, die eigentlich „permanente Milchmolaren" heißen müßten, verkümmern.

Dentitionen.

Das Schema eines so eingeteilten Gebisses sieht folgendermaßen aus:

```
 (8) (7) (6) 5  4   3  2  1     1  2  3   4  5 (6) (7) (8)  Ersatzzahnreihe
VIII VII VI V IV III II I       I II III IV V VI  VII VIII  Milchzahnreihe
─────────────────────────       ─────────────────────────
VIII VII VI V IV III II I       I II III IV V VI  VII VIII  Milchzahnreihe
 (8) (7) (6) 5  4   3  2  1     1  2  3   4  5 (6) (7) (8)  Ersatzzahnreihe
```

Die Anlagen 6, 7, 8 sind in Klammern gesetzt, da sie keinen Zahn bilden.

Diese Einteilung, so konsequent sie an sich sein mag, ist jedoch für die klinischen Belange unbrauchbar. Da müssen wir vielmehr streng zwischen dem vergänglichen Milchgebiß mit 20 Zähnen und dem permanenten Gebiß mit 32 Zähnen unterscheiden. Das permanente Gebiß wird dabei noch unterteilt in Wechselgebiß und Zuwachsgebiß, wie das im zweiten Schema dargestellt ist:

```
      Z            W
   ┌─────┐   ┌──────────────┐
            V  IV III II  I
   8 7 6   5   4   3   2  1
            V  IV III II  I
   8 7 6   5   4   3   2  1
   └─────┘   └──────────────┘
      Z            W


           W              Z
   ┌──────────────┐   ┌─────┐
   I  II III IV V
   1   2   3   4 5    6 7 8
   I  II III IV V
   1   2   3   4 5    6 7 8
   └──────────────┘   └─────┘
           W              Z
```

Milchzähne römische Zahlen. Bleibende Zähne arabische Zahlen.
W Wechselgebiß. Z Zuwachsgebiß.

Die Zahnungsperiode, die das klinische Milchgebiß mit seinen 20 Zähnen liefert, nennen wir erste Dentition und die Periode, die das bleibende Gebiß mit seinen 32 Zähnen hervorbringt, nennen wir zweite Dentition. Wir müssen nur im Auge behalten, daß dieses bleibende Gebiß bloß rein äußerlich betrachtet eine Einheit bildet.

Die erste Dentition wird mit dem Erscheinen des unteren mitt-

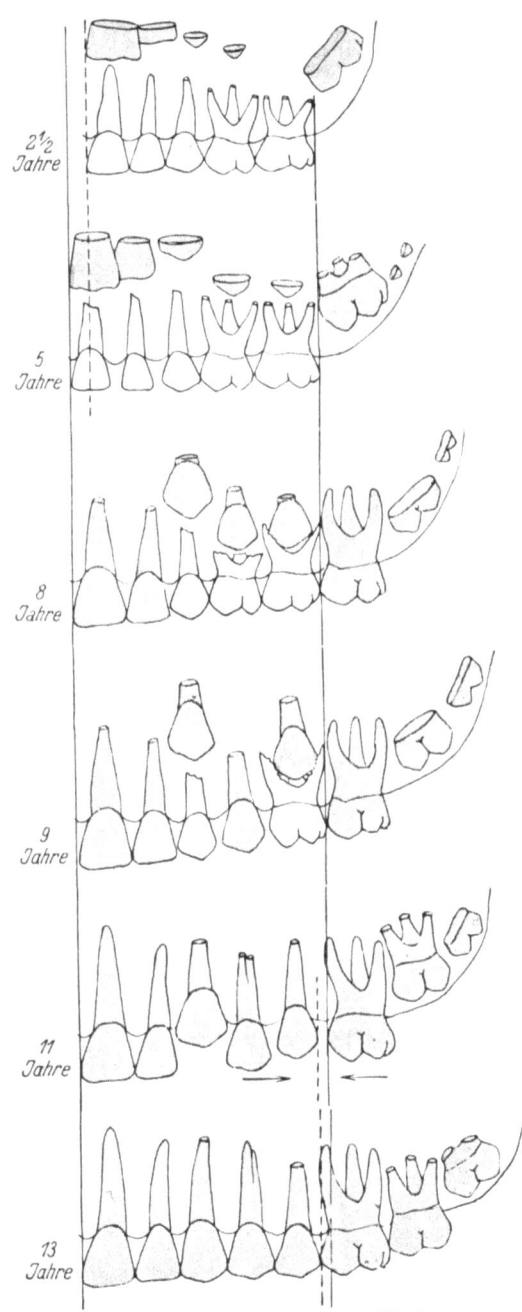

Abb. 134. Schematische Zeichnung vom Ablauf der Dentitionen, dargestellt an den wichtigsten Phasen. (Nach KORKHAUS.)

leren Milchschneidezahnes im 6. Lebensmonat eingeleitet und findet ihren Abschluß nach Durchbruch des 2. Milchmolaren mit etwa $2^{1}/_{2}$ Jahren. Die Durchbruchsdaten für die einzelnen Zähne sind nachstehend aufgeführt.

Durchbruch der Milchzähne			Reihenfolge	Durchbruch der bleibenden Zähne			Reihenfolge
i1	6.— 8.	Monat	1	J1	6.— 9.	Jahr	2
i2	8.—12	,,	2	J2	7.—10.	,,	3
c	15.—20.	,,	4	C	9.—14.	,,	6
m1	12.—16.	,,	3	P1	9.—13.	,,	4
m2	20.—30.	,,	5	P2	11.—14.	,,	5
				M1	6.— 8.	,,	1
				M2	10.—14.	,,	7
				M3	16.—30.	,,	8

Die zweite Dentition beginnt mit dem Durchbruch des 1. Molaren und dem etwas später erfolgenden Ausfall und Ersatz des mittleren Milchschneidezahnes. Sie endet mit der Einstellung des 3. Molaren nach dem 17. Lebensjahre. Auch hierfür sind die Daten in der zweiten Tabelle angegeben, zu der nur noch zu bemerken ist, daß mit Ausnahme des 1. Prämolaren jeweils der Zahn des Unterkiefers zuerst durchbricht.

Außerdem unterrichten über den Ablauf der beiden Dentitionen die schematische Zeichnung (Abb. 134) und die Übersichtstabellen.

Zweiter Teil.
Physiologie der Mundhöhle.

Allgemeines.

Die Mundhöhle des Menschen dient verschiedenen Aufgaben. Ihre wichtigste Aufgabe ist die Verdauungsarbeit, die sie einzuleiten hat. Sie nimmt die Nahrung auf und verarbeitet sie mechanisch und auch schon chemisch, um sie dann durch den Schluckakt dem Magen zuzuführen. In dem Geschmacks- und Temperatursinn und in dem Tastgefühl haben wir gleichzeitig eine gewisse Schutzvorrichtung für den weiteren Magen- und Darmtractus und überhaupt für den Organismus gegenüber Schädlichkeiten in der Nahrung zu erblicken. Mehr aushilfsweise dient die Mundhöhle auch der Atmung. Wenn die Nase nicht genügend Luft zu liefern imstande ist, muß die Mundhöhle mit als Atmungsweg herangezogen werden.

Mit der Atmung eng verbunden ist die Stimm- und Sprachbildung, an der die Mundhöhle mit ihren Gebilden gewichtigen Anteil hat.

Auch in den Zwischenzeiten, wenn gerade keine Verdauungsarbeit geleistet wird, findet, wenn auch stark abgeschwächt, eine Sekretion aus den Drüsen der Mundhöhle statt, so daß dadurch die Schleimhaut und die Zähne stets feucht sind oder gar mit Speichel direkt überspült werden. In dieser „feuchten Kammer", in der, wenn nicht Nahrungsaufnahme oder Atemluft für kurze Zeit die Situation ändern, meist eine gleichmäßige Temperatur von annähernder Höhe der Bluttemperatur herrscht, gedeihen Mikroorganismen unter den günstigsten Bedingungen. Vor allem sind die Bedingungen für das Wachstum der Mikroorganismen günstig, wenn Nahrungsreste in der Mundhöhle verbleiben und eine Reinigung (Selbstreinigung durch normalen Kauakt und künstliche Reinigung) unterbleibt. Die Mundhöhle beherbergt unter normalen Verhältnissen vor allem Kokken und Stäbchen und außerdem in geringerer Zahl Spirochäten, Aktinomyzeten, Vibrionen, Leptotrix- und Streptotrixarten, Amöben. Wenn auch ein großer Teil der Mikroorganismen, die in der Mundhöhle vorkommen, zu den pathogenen Keimen an sich zu rechnen ist, so muß jedoch mit Sicherheit angenommen werden, daß sie zumindest in ihrer Pathogenität normalerweise stark reduziert sind und nur mehr die Bedeutung von Saprophyten haben, aber sehr schnell ihre harmlose Natur ändern können. Sie können dann, wenn Wunden vorhanden sind, zu schweren Infektionen führen, während die intakte, gesunde Schleimhaut der Mundhöhle ein sicherer Schutz gegen die Mikroorganismen ist. Wenn sich trotzdem relativ selten die Infektionen der Wunden in der Mundhöhle — wir müssen jede Wunde, die nicht absolut vom Speichel freigehalten worden ist, als infiziert betrachten — zu nachweisbarer Schädigung auswirken, so liegt das nicht allein an der geringen oder fehlenden Pathogenität, sondern ist vor allem auf die außerordentliche Abwehrfähigkeit des Gewebes zurückzuführen (starke Durchblutung und hochentwickeltes Lymphsystem).

I. Die Nahrungsaufnahme.

A. Die Kaufunktion.

Die Bewegungen, die der Unterkiefer mit Hilfe des Kiefergelenkes beim Ergreifen und Zerkleinern der Nahrung ausführt, sind sehr kompliziert. Es ist notwendig, vor Beschreibung dieser Funktionen ganz kurz die Anatomie des Kiefergelenks und die elementaren Bewegungen zu besprechen.

1. Das Kiefergelenk.

Zum besseren Verständnis des komplizierten Mechanismus des menschlichen Kiefergelenkes sollen kurz die Kiefergelenke von Tieren mit mehr einfachem, elementarem Mechanismus beschrieben werden (Abb. 135).

Die Fleischfresser, die nur die Nahrung ergreifen und im Hackbiß zerschneiden, haben ein Scharniergelenk, das ein Öffnen und Schließen ohne Vorwärts- und Rückwärtsbewegung zuläßt.

Die Wiederkäuer machen außer den Öffnungs- und Schließungsbewegungen, die dem Ergreifen dienen, vor allem Seitwärtsbewegungen, ein konkaver Gelenkkopf funktioniert auf einem konvexen Gelenkhöcker.

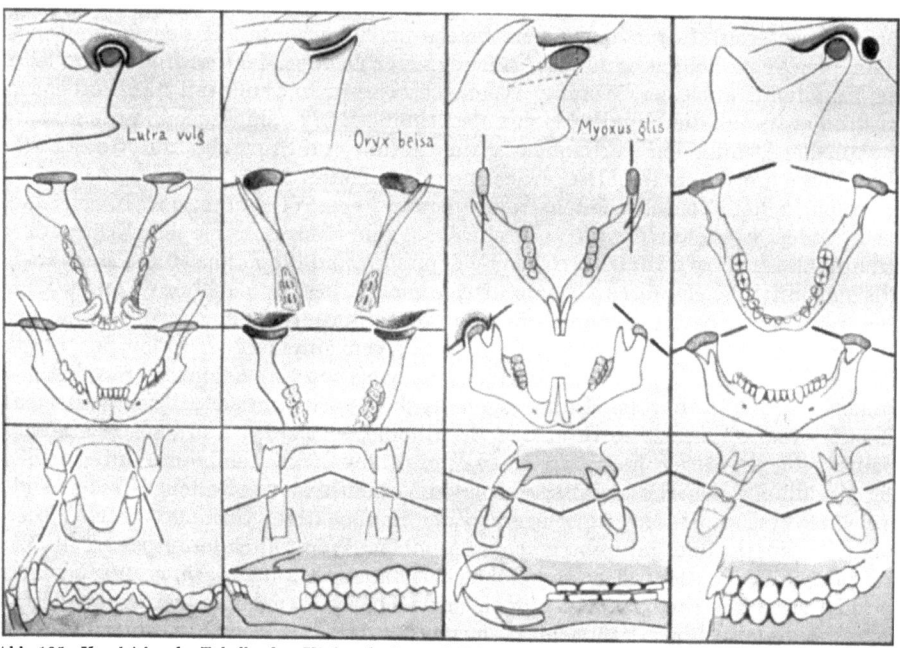

Abb. 135. Vergleichende Tabelle der Kiefergelenk- und Zahnverhältnisse bei Tieren und bei den Menschen. (Aus BRUHN: Handbuch der Zahnheilkunde. Bd. 3. 3. Aufl. München: J. F. Bergmann 1930.)

Die Nager führen außer den Öffnungs- und Schließungsbewegungen besonders Vor- und Rückwärtsbewegungen aus. Das Gelenkköpfchen ist deswegen sagittal gestellt, es ist meist mehr kammartig schmal und läuft in einer entsprechenden Rinne vorwärts und rückwärts.

Das Kiefergelenk des Menschen läßt alle die Bewegungen der Fleischfresser, der Wiederkäuer und der Nager zu. Allein daraus läßt sich schließen, daß der Mensch omnivor und nicht für einseitige Ernährung eingestellt ist (Abb. 135).

Am Kiefergelenk unterscheidet man 1. die Gelenkgrube mit dem Gelenkhöcker, in den sie sich nach vorn hin fortsetzt; 2. das Kieferköpfchen (Processus articularis) der Mandibula; 3. den Discus articularis, die Zwischenscheibe; 4. die Gelenkkapsel und die Gelenkbänder.

Die Gelenkgrube gehört dem Schläfenbein an (Abb. 136). Sie wird allseitig von Randerhebungen umgrenzt; die starke, vordere Erhebung, die dem Kieferköpfchen als Gelenkbahn dient, heißt Tuberculum articulare. Die Grube selbst ist flach und in ihrem langen, transversalen Durchmesser so eingestellt, daß die Verlängerung dieser Richtung den vorderen Rand des Foramen magnum trifft (Abb. 136). Der vordere Wulst, das *Tuberculum articulare*, fällt mehr oder weniger steil — mit individueller Verschiedenheit — nach unten vorn ab, um dann in eine mehr plane horizontale Fläche überzugehen. Der Winkel des Abfalles beträgt nach GYSI etwa 33° zur Kauflächenebene.

Das Kieferköpfchen ist bereits bei der Anatomie der Mandibula beschrieben worden. Die Querachsen der beiden Gelenkköpfchen stehen wie die Gelenkgruben nicht parallel, sondern im Winkel zueinander, der dem Winkel der Gelenkgruben entspricht, also auch am vorderen Rande des Foramen occipitale magnum liegt. Nur die vordere Fläche des Gelenkköpfchens ist mit Knorpel überzogen, da nur sie und nicht die hintere Fläche an der Artikulation beteiligt ist. Gleicherweise weist auch nur die Gelenkgrube in ihrem vorderen Abschnitt beim Übergang in das Tuberculum und das Tuberculum selbst Knorpelüberzug auf. Zwischen Gelenkgrube-Tuberculum einerseits und Gelenkköpfchen andererseits liegt die bewegliche Gelenkscheibe — Discus articularis — die das Kiefergelenk eigentlich in zwei Gelenke teilt (Abb. 137). Der Discus ist durch die schlaffe Gelenkkapsel sowohl an der Gelenkgrube und dem Tuberculum einerseits als auch am Gelenkköpfchen andererseits angeheftet. Außerdem steht der Discus in fester Verbindung mit dem M. pterygoideus lateralis. Bei Kieferschluß liegt der Discus mit seiner dicken Partie

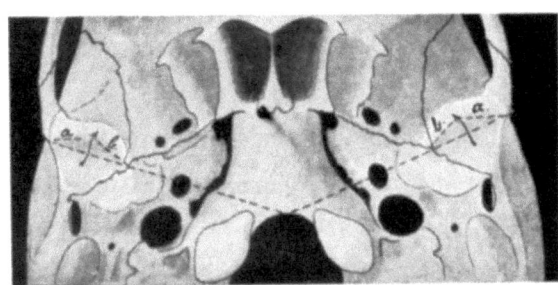

Abb. 136. Schädelbasis. Gelenkgrube hell bezeichnet, punktierte Linie die Schiefstellung zeigend. Pfeilrichtung zeigt die einwärtsgerichtete Kondylenbahn bei Seitbiß links und rechts.
(Aus BRUHN: Handbuch der Zahnheilkunde. Bd. 3. 3. Aufl.)

in der eigentlichen Gelenkgrube, während das Gelenkköpfchen mit seiner vorderen Fläche, der eigentlichen Artikulationsfläche, dem Tuberculum angelehnt ist, nur die dünne Partie des Discus trennt Tuberculum und Köpfchen. Wie der Discus bei den Vorwärtsbewegungen des Köpfchens mit diesem am Tuberculum nach vorwärts und unten wandert unter teilweiser Anspannung und teilweiser Erschlaffung der Kapsel, zeigt ebenfalls Abb. 137. So werden durch den transportablen Discus zwei Gelenke geschaffen. In dem einen bewegt sich das Gelenkköpfchen unter dem Discus, wenn es sich z. B. um die reine Scharnierdrehung handelt. In dem anderen schiebt sich der Discus selbst mit dem Kieferköpfchen nach unten vorn um das Tuberculum. Bei den Kieferbewegungen handelt es sich nur selten um eine dieser Elementarbewegungen, sondern man trifft fast immer Kombinationen zwischen Funktionen der beiden Gelenke an, wie bei Besprechung der Artikulation noch gezeigt wird.

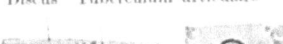
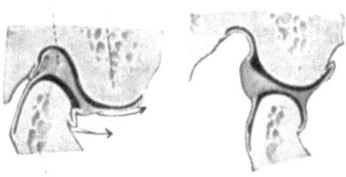

Abb. 137. Discus articularis des Kiefergelenkes, Flachschnitt durch Gelenk und Knochen. a bei geschlossenem, b bei geöffnetem Kiefer. Die Pfeile entsprechen der Zugrichtung des M. pterygoideus lateralis. In Stellung b kann der Discus um das Capitulum schalenförmig herumgebogen sein.
(Aus BRAUS: Anatomie. Bd. 1.)

Die Verstärkungsbänder des Kiefergelenks haben nur mehr untergeordnete Bedeutung, sie haben gewisse Bremsfunktionen, sind teilweise Antagonisten für die Muskeln, die aber in der Hauptsache selbst die Gelenksfunktion weitgehend beherrschen. Das *Ligamentum temporo-mandibulare* zieht mit seiner vorderen Partie vom Jochbogen nach rückwärts hinten zum Hals des Gelenkfortsatzes, um zu verhindern, daß das Köpfchen zu weit in die Gelenkgrube und noch weiter nach hinten zurücktritt. Der rückwärtige, mehr vertikale Anteil des Ligamentum temporo-mandibulare ist auch mit der Kapsel verwachsen und hindert diese und auch das Köpfchen zu weit auf dem Tuberculum nach vorn zu gleiten. Auch gegen übertriebene Seitwärtsbewegungen bietet es Schutz.

Das *Ligamentum stylo-mandibulare* zieht vom Processus styloideus zum hinteren Rande und zum Angulus mandibulae.

Das *Ligamentum spheno-mandibulare* entspringt an der Spina ossis sphenoidis und geht zur Lingula mandibulae. Die Funktion dieser beiden letztgenannten Bänder ergibt sich ohne weiteres aus ihrer Anordnung.

2. Die einfache Öffnungs- und Schließungsbewegung des Unterkiefers.

Außer den Mundbodenmuskeln hat vor allem der Musculus pterygoideus lateralis gewichtigen Anteil am Zustandekommen der Kieferöffnung. Würden nur die Mundbodenmuskeln den Unterkiefer zur Öffnung abwärtsziehen, so würde das Resultat hauptsächlich eine Rotation des Condylus sein, wie man das beispielsweise an der Leiche beobachten kann, wo durch seine Schwere der Unterkiefer hauptsächlich rotierend im Gelenk absinkt (Scharnierbewegung wie am Gelenk der Carnivoren). Am Lebenden kennen wir solche Bewegungen als alleinige Öffnungsbewegung normalerweise nicht. Da haben wir es mit der Kombination der Rotation und des Vorschubs zu tun. Die Rotation findet durch die Drehung des Köpfchens in der unteren Etage des Gelenkes statt, während die gleichzeitige Vorschubbewegung in der oberen Etage um das Tuberculum articulare erfolgt. Der Musculus pterygoideus lateralis leistet diese Vorzieharbeit, bei der er auch gleichzeitig den Discus, mit dem er ja durch einstrahlende Fasern verbunden ist, mit nach vorn nimmt. Beide elementaren Bewegungen verlaufen nun nicht etwa in Harmonie, sondern im Anfang der Öffnungsbewegung überwiegt die Rotation, in der mittleren Phase ist die Gleitbewegung stärker und am Schluß, wenn das Kieferköpfchen bis auf die plane Partie des Gelenkhöckers vorgewandert ist, tritt die Rotation wieder in den Vordergrund, um in der allerletzten Phase gänzlich vorzuherrschen.

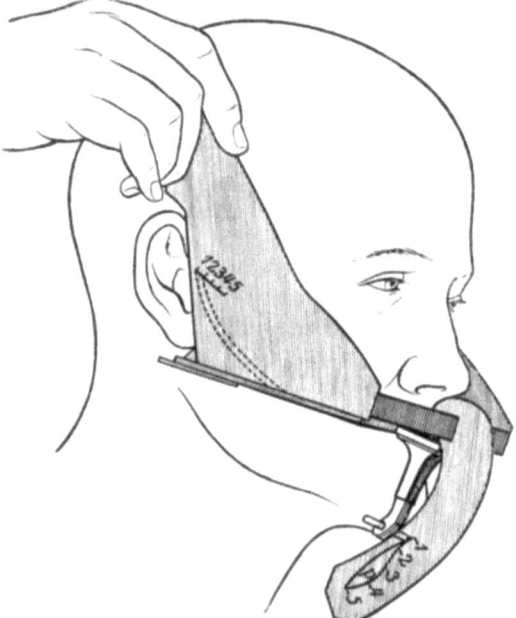

Abb. 138. Gleichzeitige Aufnahme der Bahn des Condylus und des Kinnpunktes auf sagittal eingestellten Ebenen nach GYSI. (Nach SCHRÖDER: Lehrbuch der technischen Zahnheilkunde. Bd. 1. Berlin 1925.)

Die Bahn, die der Condylus dabei beschreibt, ist natürlich abhängig von der individuell stark variierenden Gestaltung des Gelenkhöckers. Diese Bahn steht mehr oder minder im Winkel zur Kauflächenebene. Nach GYSI beträgt die Neigung der Gelenkbahn zur Kauflächenebene im Mittel etwa 33°. Dadurch, daß die Kieferköpfchen gleich bei Beginn der Öffnung neben der Scharnierbewegung eine — wenn auch zuerst geringe — Vorschubbewegung machen, weicht z. B. das Kinn oder die Schneide der unteren mittleren Incisiven von dem Kreisbogen, den man mit ihnen um das Zentrum des ruhenden Condylus beschreibt, nach vorwärts ab. Wenn die Gleitbewegung stärker hervortritt, muß die Abweichung von dem Kreisbogen stärker werden, und am Ende der Öffnungsbewegung, wo ja wieder die Rotation mehr vorherrscht, nähert sich die Bahn des Kinn- oder Schneidezahnpunktes wieder mehr dem vom Condylus aus gezogenen Kreisbogen. Die Drehachse, um die der Unterkiefer seine aus zwei Bewegungen kombinierte Öffnungsbewegung macht, muß also eine *während der Öffnung ständig wandernde sein*. Die Drehachse kann für die jeweilige Öffnungsphase gefunden werden, indem man die Senkrechten auf zeitlich einander entsprechenden Bahnstrecken des Condylus und des Kinnpunktes errichtet. Es ist dazu notwendig, die Bahn von Condylus und Kinn gleichzeitig aufzuzeichnen. Apparate dazu sind vor allem von GYSI und von SCHRÖDER konstruiert. Abb. 138 zeigt den Apparat von GYSI — ähnlich werden auch die übrigen Bewegungen des Kiefers registriert. Der Schreibstift zur Aufzeichnung der Condylusbahn ist zur besseren Demonstration hier nach der Registrierung abgenommen. Abb. 139 zeigt die Bahn von Condylus und Kinn auf den knöchernen Unterkiefer übertragen und auf den einzelnen Bahnstrecken die Senkrechten errichtet, deren Schnittpunkte die jeweilige Lage der Drehachse angeben. Je mehr die Vorschubbewegung gegenüber der Rotation in Erscheinung tritt, um so weiter fällt die Drehachse von dem Condylus fort. Auch muß die Drehachse bei steiler Kondylenbahn weiter rückwärts liegen als bei flacher.

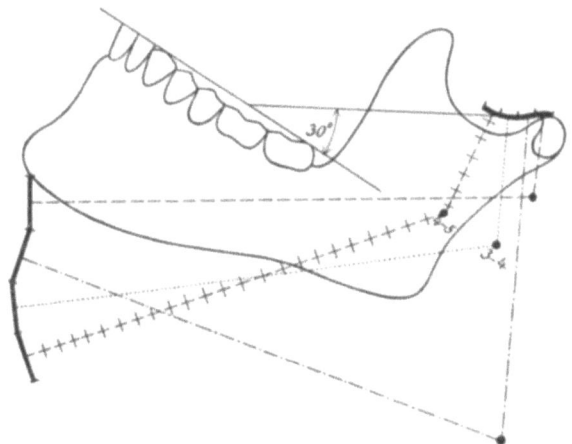

Abb. 139. Die Bahnstrecken des Condylus und des Kinnpunktes auf den knöchernen Unterkiefer übertragen nach GYSI. (Nach SCHRÖDER: Lehrbuch der Zahnheilkunde. Bd. 1.)

Die Schließungsbahn entspricht meist nicht der Öffnungsbahn. Je nachdem, ob im Anfang der Schließbewegung die Rotation oder Schubbewegung das Übergewicht hat, wird die Schließkurve nach rückwärts von der Öffnungskurve abweichen. SCHRÖDER neigt mehr der Annahme zu, daß die Schließungskurve meist vorwärts von der Öffnungskurve verläuft, es muß dazu dann die Rotation im Anfang der Schließbewegung die vorherrschende sein.

Die Schließbewegung führen der M. temporalis, der M. masseter und der M. pterygoideus medialis aus. Der Discus wird vom Condylus dabei wieder mit zurückgenommen. Dem M. pterygoideus lateralis kommt eine gewisse Bremsfunktion bei der Schließung zu.

3. Die Vor- und Rückschubbewegung des Unterkiefers.

Die Vor- und Rückschubbewegung hat weit größere Bedeutung als die einfache Öffnungs- und Schließungsbewegung. Während die Öffnung und das Schließen nur im ersten und letzten Moment im direkten Zusammenhange mit dem Zahnsystem stehen, verlaufen die Vor- und Rückschubbewegungen in stetem Kontakt mit den Zähnen, so daß außer dem Kiefergelenk hier die Zähne eine führende Rolle und zwar, wie wir sehen werden, eine überragend führende Rolle spielen. Die Vorschubbewegungen leisten vor allem der M. pterygoideus lateralis und auch vordere Anteile des Masseter und des pterygoideus medialis. Das Zurückziehen haben dann die hinteren Partien des Temporalis auszuführen.

Wir müssen grundsätzlich zwei Phasen der Vor- und Rückschubbewegungen unterscheiden. Nehmen wir jedenfalls den geringen Schneidezahnüberbiß als normal an, dann muß erst der Überbiß überwunden werden, bis die untere Zahnreihe nach vorn gezogen werden kann. Ist kein Überbiß vorhanden, dann ist erst die Höhe der Seitenzahnhöcker zu überwinden, bis die reine Vorwärtsbewegung einsetzen kann, die als zweite Phase bezeichnet wird. Funktionell wichtiger ist natürlich die erste Phase mit ihrem entsprechenden Rücklauf, bei dem die unteren

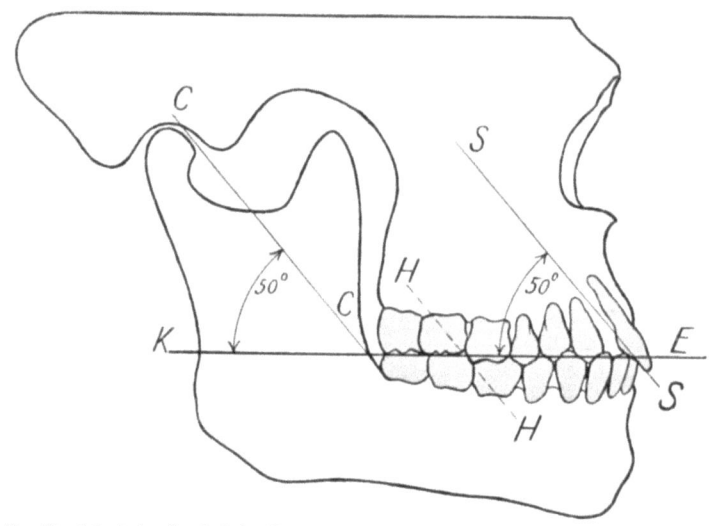

Abb. 140a. Kondylenbahn C—C, Schneidezahnbahn S—S und Höckerneigung H—H verlaufen parallel zueinander (Ausnahmefall). (Nach SCHRÖDER: Lehrbuch der Zahnheilkunde. Bd. 1.)

Schneidezähne mit ihren Schneiden die scherende Bewegung an den palatinen Flächen der oberen Schneidezähne vollziehen. Hierbei erfolgt das Abbeißen der Nahrung.

Im Idealfalle haben wir es bei der ersten Phase der Vorschubbewegung des Unterkiefers mit einer Parallelverschiebung zu tun, wobei die Schneidezahnführung und die Kondylenbahn parallel zueinander stehen, so daß auf diesen beiden Parallelen der Unterkiefer abwärts — vorwärts rücken kann, wie das in Abb. 140a dargestellt ist. Da betragen die Winkel, die die palatinale Fläche des mittleren Incisivus und die Gelenkbahn zur Kauflächenebene bilden, je 50°. Parallel dazu stehen außerdem noch die Höcker der Seitenzähne, so daß auch an denen dieselbe Führung für den Unterkiefer bei seiner Vorwärts- und Abwärtsbewegung gegeben ist. Mit diesem Idealfalle haben wir es aber vor allem beim rezenten Europäer selten zu tun. Da finden wir meistens Abweichungen in der Richtung, daß die Führung des Schneidezahnüberbisses steiler steht als die Kondylenbahn. Die Folge davon ist, daß wir es bei der ersten Phase der Vorschubbewegung nicht mehr mit einer einfachen Parallelverschiebung zu tun haben. Es muß zwangsläufig eine Drehung in dem Gelenk stattfinden, dessen Bahn zu flach ist, wenn der Schneidezahnüberbiß bei der Vorschubbewegung überwunden werden soll.

Das kann man sich ohne weiteres aus der Abb. 140b vorstellen, wo die Schneidezahnführung im Winkel mit 50° angenommen ist, während die Kondylenbahn hier nur 34° beträgt. Ein Rotationszentrum für diese Bewegung kann man finden, indem man auf den beiden Führungsbahnen, Schneidezahnbahn und

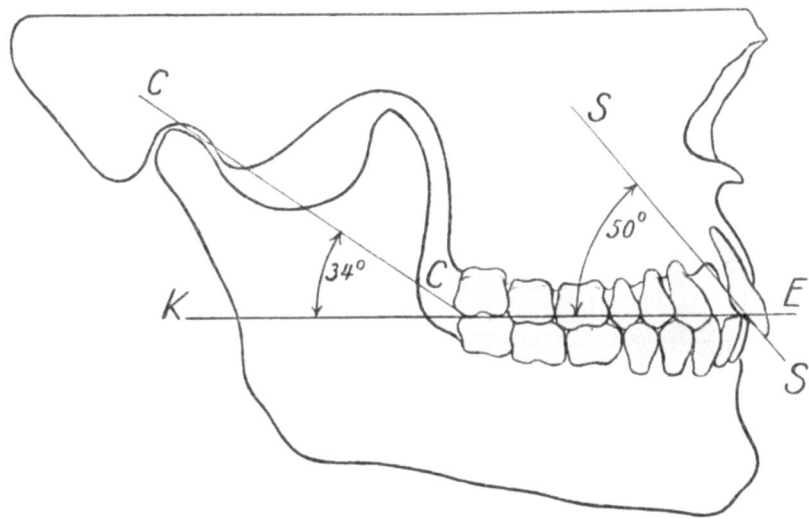

Abb. 140b. Kondylenbahn C—C und Schneidezahnbahn S—S in mittlerer Neigungsdifferenz zur Kauebene K—E.
(Nach SCHRÖDER: Lehrbuch der Zahnheilkunde. Bd. 1.)

Gelenkbahn, die Mittelsenkrechten errichtet, die sich nach GYSI meistens in Höhe des 6.—7. Halswirbels schneiden. Je steiler die Schneidezahnbahn ist im Verhältnis zur Kondylenbahn, um so mehr muß es zu einer Rotation im Gelenk im Sinne der Öffnungsbewegung kommen. Aber auch da bewirken hohe Höcker der

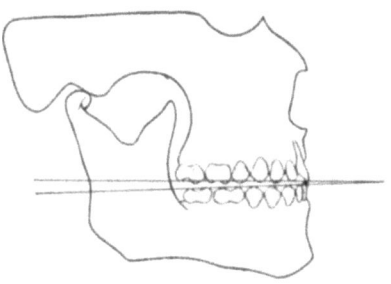
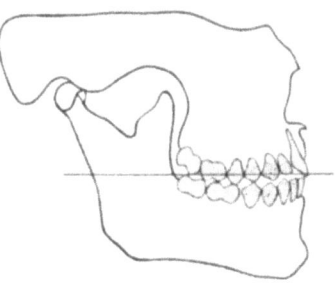

Abb. 141a. Frontzahnüberbiß, kompensiert durch hohe Höcker der Seitenzähne und gut ausgebildete Okklusionskurve.

Abb. 141b. Frontzahnüberbiß nicht kompensiert infolge niedriger Höcker und fehlender Okklusionskurve.

(Nach SCHRÖDER: Lehrbuch der Zahnheilkunde. Bd. 1.)

Seitenzähne, daß es trotz der Drehbewegung bei der ersten Phase des Vorbisses nicht zu einem Klaffen dort kommt, wenn die unteren Schneidezähne die Schneiden der oberen erreicht haben. Außerdem kommt normalerweise noch ein zweites Moment hinzu, welches verhindert, daß die Molaren bei der ersten Phase des Vorbisses ihre gegenseitige Fühlung verlieren, das ist die SPEEsche Kurve, in der die Zahnreihen stehen. Durch diese bogenförmige Anordnung wird es ermöglicht, daß die unteren Molaren bei ihrem Vorwärts-

Abwärtsgleiten mit den oberen Molaren in Fühlung bleiben können. Das geht eindeutig aus Abb. 141 hervor. Aus dem Verlauf der ersten Phase des Vorschubs wird der Rücklauf dieser Bewegung ohne weiteres verständlich.

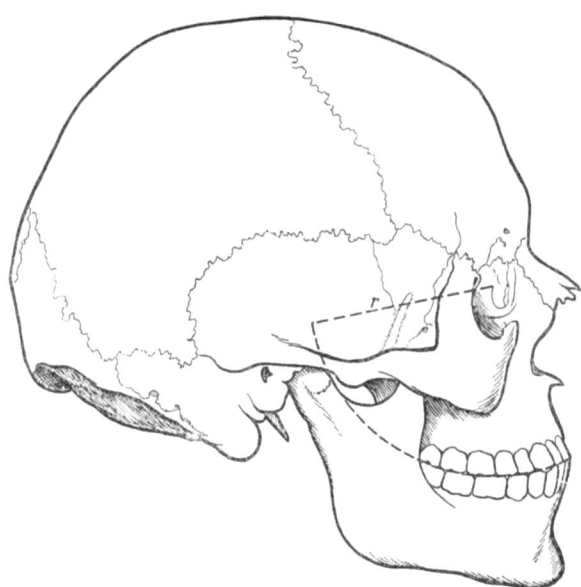

Abb. 142. Okklusionskurve. (Nach SPEE.)
(Aus SCHRÖDER: Lehrbuch der Zahnheilkunde. Bd. 1.)

Mit der Überwindung des Schneidezahnüberbisses ist der Unterkiefer für die zweite Phase der Vor- und Rückschubbewegung frei. Nach SPEE findet nun diese Vorwärtsbewegung derart statt, daß sich die Zahnreihe des Unterkiefers in ihrer bogenförmigen Aufstellung an der entsprechenden Bogenform des Oberkiefers vorschiebt. Da nach SPEE diese bogenförmige Anordnung der Zahnreihen derart gestaltet ist, daß ihre Fortsetzung durch die Gelenkbahn geht, also für Zahnreihenbogen und Gelenkbahn ein Rotationszentrum (siehe Abb. 142) besteht, so muß die Vorschubbewegung (2. Phase) der Zahnreihen zueinander unter ständiger Wahrung des Kontaktes vor sich gehen. Man kann also darin den Höhepunkt funktioneller

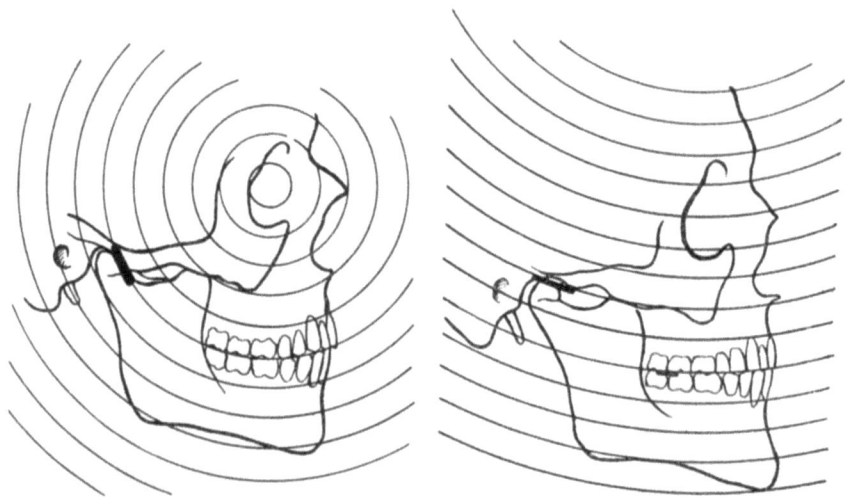

Abb. 143. Die Gelenkbahn als Fortsetzung der Okklusionskurve oder parallel mit ihr verlaufend.
(Nach CHRISTENSEN.) (SCHRÖDER: Lehrbuch der Zahnheilkunde. Bd. 1.)

Anpassung erblicken. Für die Anfertigung der Prothesen ist diese Erkenntnis von großer Bedeutung, worauf SPEE selbst schon hingewiesen hat. Im natürlichen Gebiß finden wir aber diesen Idealfall, wie er von SPEE beschrieben wurde, nur relativ selten, vor allem beim rezenten Menschen begegnen wir ihm nicht mehr häufig. Nach CHRISTENSEN ist aber auch derselbe funktionelle Effekt dadurch gegeben, daß Gelenkbahn und Zahnkurve einfach parallel zueinander verlaufen, ohne daß es notwendig wäre, die Lage von Zahnbogen und Gelenkbahn auf derselben Kurve zu verlangen (Abb. 143). Liegen die Verhältnisse nicht so, wie es SPEE und CHRISTENSEN angegeben haben, so müssen wir die verschiedensten Abweichungen der Zahnreihen von dem idealen Kontakt bei den Vorschubbewegungen finden, und das ist fast immer der Fall. Neuerdings hat FABIAN die SPEEsche Kurve in ihrer Entstehung und Bedeutung ganz anders erklärt. Er ist der Ansicht, daß die verschiedene Anordnung der Kieferschließmuskeln die Kurvenanordnung der Zahnreihen fordere, damit alle verschiedenen Zugrichtungen der Muskeln durch eine jeweils entsprechende Stellung der Zähne zu vollster Wirkung gelangen.

4. Die Seitwärtsbewegung des Unterkiefers.

Die Seitwärtsbewegungen führen vor allem das mahlende Kauen aus. Die Bewegung aus der Schlußstellung nach der Seite wird vom M. pterygoideus lateralis vollzogen, und zwar durch die einseitige Funktion. Wenn der Unterkiefer

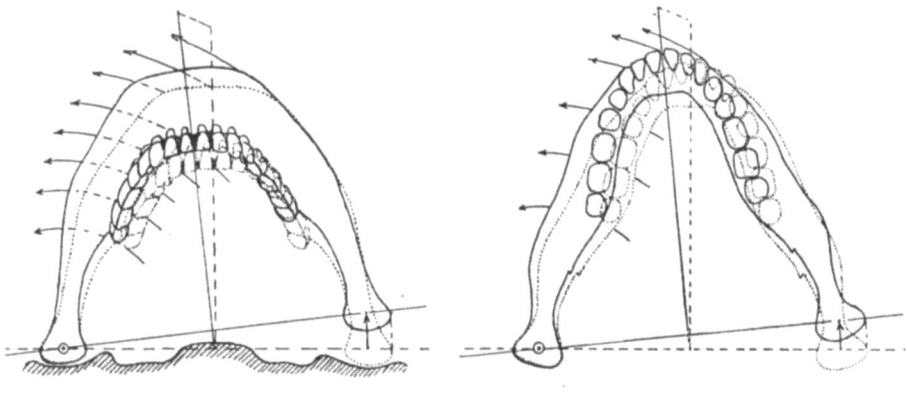

Abb. 144. Schematische Darstellung der Seitwärtsdrehung des Unterkiefers bei Annahme eines ruhenden Drehzentrums im linken Gelenkköpfchen. In a Horizontal-, in b Frontalprojektion. (In Anlehnung an FICK, 1911.) (Aus Handbuch der normalen und pathologischen Physiologie. Bd. 3.)

nach rechts bewegt werden soll, zieht der Muskel der linken Seite das Kieferköpfchen aus der Schlußstellung nach unten und innen aufs Tuberculum herab. Das Köpfchen der rechten Seite dreht sich dabei in der Fossa mandibularis und macht außerdem noch leichte Bewegungen oft nach rückwärts und seitwärts. Den Rücklauf dieser Bewegungen bewirken vor allem der M. temporalis und, wenn Kraftaufwand notwendig ist, beteiligen sich daran Masseter und Pterygoideus medialis beider Seiten ganz bedeutend.

Die Bewegungen sind jedenfalls sehr kompliziert, da sie sich aus drei Elementarbewegungen zusammensetzen und schwieriger zu registrieren sind als die einfache Öffnungs-Schließungsbewegung und die Vor-Rückschubbewegung.

Betrachten wir zunächst die *reine Seitenbewegung in der Horizontalen*, wie sie sich gestalten würde, wenn der Condylus der einen Seite sich nur in der Fossa um eine senkrechte Achse drehte. Wie sich dann die Zähne auf den Kreisen bewegen würden, die man um den linken Condylus legt, geht aus der Abb. 144 ohne weiteres hervor. Da wir es aber nicht mit diesen einfachen Drehbewegungen um einen sonst ruhenden Condylus zu tun haben, werden hier schon die Verhältnisse kompliziert. Oft macht im Anfang der Seitenbewegung der „ruhende", d. h. der sich hauptsächlich in der Fossa drehende Condylus eine kleine Außenbewegung, es kommen aber auch andere Verschiebungen des „ruhenden" Condylus vor. So z. B. leichte Verlagerung nach rückwärts und nach vorwärts. Wie sich das BONVILLsche Dreieck bei diesen einzelnen Abweichungen von der reinen Drehbewegung verändert, ist in Abb. 145 dargestellt. In A sehen wir die reine Drehbewegung um den linken

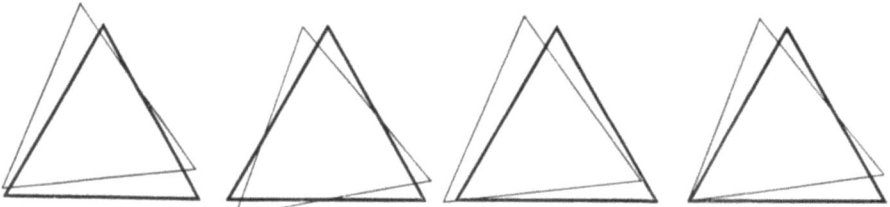

Abb. 145. Die vier Hauptmöglichkeiten der Unterkiefer-Seitenbewegungen, dargestellt am BONWILLschen Dreieck (modifiziert: nach WINKLER).

Condylus. In B hat mit der Drehbewegung eine leichte Verschiebung nach der Seite stattgefunden. In C hat sich der „ruhende" Condylus ein wenig außer der Drehung nach rückwärts verschoben. In D sehen wir die Drehbewegung des Condylus kombiniert mit einer leichten Vorverlagerung. Wie verschieden die Bahn ist, die die einzelnen Zähne beschreiben, kann man sich leicht jedenfalls für die

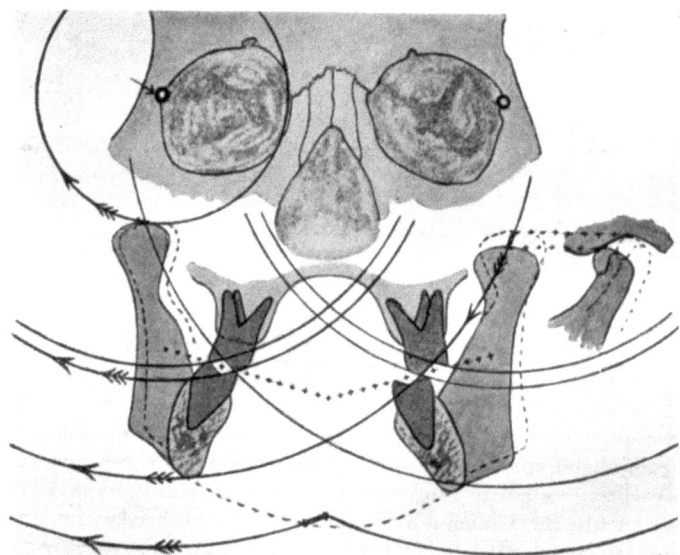

Abb. 146. Kauflächengestaltung der Molaren, so daß beim Seitbiß links und rechts der Kontakt erhalten bleibt. Die natürliche Neigung der Kaufläche läßt sich ebenfalls aus dieser Konstruktion gewinnen. (Aus BRUHN: Handbuch der Zahnheilkunde. Bd. 3. 3. Aufl.)

Anfangs- und Endstellung klarmachen. Wo das jeweilige Drehzentrum liegt, ist auch noch individuell verschieden, es muß sich natürlich ergeben aus den beiden Bahnen, die der rechte und der linke Condylus beschreiben, nur bei der reinen Rotation, Fall A, liegt das Drehzentrum in der Mitte des sich drehenden „ruhenden" Condylus (Abb. 144).

Betrachten wir die *Seitwärtsbewegung von vorn*, so können wir sehen, wie sich z. B. bei einer Bewegung nach links das rechte Köpfchen, das wir in der Horizontalen mehr oder weniger rein kreisförmig um den linken Condylus als Drehpunkt sich nach vorn verschieben sahen, nun in dieser Ebene nach abwärts bewegt, und zwar so weit abwärts, wie es nach dem Grade der Vorwärtsbewegung die geneigte Gelenkbahn des Tuberculum zwangsläufig vorschreibt.

Bei dem Abwärtsgleiten des Condylus, den wir um den „ruhenden" Condylus schwingen sahen, gleiten die unteren Molaren im Idealfalle (Abb. 146) in festem gegenseitigen Kontakt mit den oberen Molaren nach abwärts, bis die Spitze der buccalen Höcker der unteren Molaren den Spitzen der palatinalen Höcker der oberen Molaren gegenüberstehen. Fester ist allerdings noch der Kontakt auf der Seite, wohin die Bewegung erfolgt. Da sind die lingualen Höcker der unteren Molaren an den palatinalen Höckern der oberen Molaren und ebenso die buccalen Höcker oben und unten in fester Fühlung geblieben. Rückläufig geht es wieder in die Schlußstellung. Auf der Seite, wohin die Seitbewegung erfolgt, wird jedesmal die Hauptmahlarbeit geleistet, man nennt dann diese Seite die Arbeitsseite, während die andere Seite, bei der der Kontakt nicht immer so fest ist, wie im Idealfalle der Abb. 146, die Balanceseite heißt.

5. Das Ergreifen und Abbeißen der Nahrung.

Durch die Ausbildung von Eßwerkzeugen haben Lippen und Zähne beim Ergreifen der Nahrung nur noch wenig Arbeit zu leisten. Verarbeitbare Stücke und Mengen der Nahrung werden durch Instrumente oder von den Fingern direkt zwischen die Lippen in den Mund und auch zwischen die Zähne gegeben, die Lippen müssen von der Gabel oder von dem Löffel die Nahrung abstreifen. Bei festerem Haften des Bissens an der Gabel können sich auch die vorderen Zähne an dem Abstreifen beteiligen.

Zum Abbeißen der Nahrung aus größeren Stücken wird der Unterkiefer gerade so weit, wie es notwendig ist, geöffnet. Die Schneidezähne des Unterkiefers und des Oberkiefers dringen mit den Schneiden meißelartig in das Nahrungsstück ein. Dabei kann es, wenn es sich um eine spröde Masse handelt, schon nach kurzem Eindringen dieser Meißel zum Abspringen des Bissens kommen, auch kann dabei die Hand gleichzeitig durch Bewegung des Ganzen, aus dem herausgebissen wird, das Losbrechen des Bissens begünstigen, oder auch es kann das Losbrechen des Bissens vornehmlich mit der Hand erfolgen, wenn die Zähne nicht genügend in die Masse einzudringen vermögen. Ist die Masse jedoch gut schneidbar, dann macht der Unterkiefer in Richtung auf die Kopfbißstellung der Schneidezähne die Schließbewegung. Je nachdem, wie das abzubeißende Stück nachgibt, treffen entweder die Schneiden der unteren und oberen Zähne dann aufeinander, oder aber sie haben noch weitere Abbeißarbeit zu leisten, und es gleiten nun in scherender Bewegung die Schneiden der unteren Zähne an den palatinalen Flächen der oberen Zähne entlang, die Nahrung dabei gleichsam zerschneidend. Wie bei der mehr spröden Nahrung die Hand durch Abbrechen mithilft, so hilft sie hier bei der schneidbaren Nahrung durch Abreißbewegungen nach. Besonders beobachtet man das, wenn aus zäher Masse herausgebissen werden soll. Da werden dann auch mehr die Seitenzähne benutzt, und es kann sich außer der Abreißbewegung der Hand auch der Kopf durch die Nackenmuskulatur an der Abreißbewegung beteiligen. Bei den Raubtieren beteiligt sich der ganze Körper an dieser Abreißbewegung.

Beim Abbeißen der Nahrung ist also die reine Öffnungs- und Schließbewegung in Funktion und vor allem die Vor- und Rückschubbewegung. Besonders die Rückschubbewegung hat das eigentliche Abschneiden zu leisten.

6. Der Kauakt.

Das aus der großen Masse abgebissene Stück — gleichfalls der kaugerecht eingeführte Bissen — wird von der Zunge zwischen die Prämolaren zur Zerstückelung gegeben. Gleichzeitig schließen sich die Lippen. Im mehr oder weniger reinen Hackbiß, bestehend hauptsächlich aus einfachen Öffnungen und Schließungen,

132 Die Nahrungsaufnahme.

wird die erste Arbeit geleistet. Das Zerhacken soll zunächst eine grobe Zerlegung des Bissens herbeiführen, die einzelnen Stücke auch so klein gestalten, daß sie zu weiterer Verarbeitung leicht zwischen die weniger weit sich öffnenden Molarenreihen geschoben werden können. Es wird meist notwendig sein, daß die Prämo-

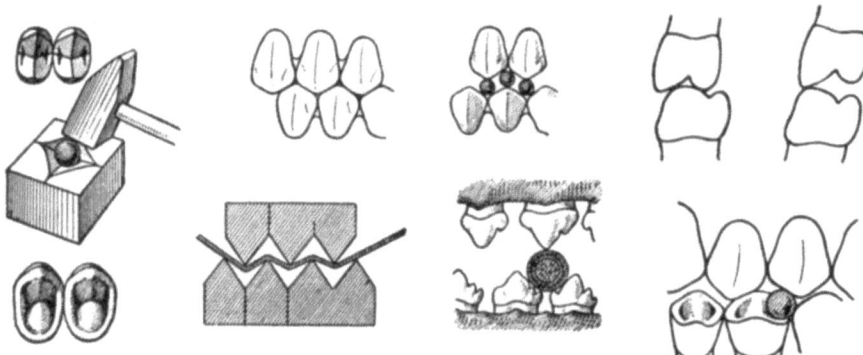

Abb. 147a. Funktion der Prämolaren als Körnerknacker und Fasernreißer. (Aus BRUHN: Handbuch der Zahnheilkunde. Bd. 3. 3. Aufl.)

Abb. 147b. Gruben in der Kaufläche der Prämolaren zum Halten körniger Nahrung.

laren mehrere Male zuhacken, bis die für den Mahlakt nötige Feinheit erreicht ist. Bei jedem Zubiß gleitet der eine Teil des Bissens nach dem Vorhof zu ab, der andere Teil ins eigentliche Cavum oris. Im Vorhof wird hauptsächlich aus der Parotis dem Bissen Speichel beigemengt, im Cavum oris vornehmlich aus der Mandibularis und der Sublingualis. Außer der Zerstückelung spröder oder leicht zerschneidbarer Nahrung

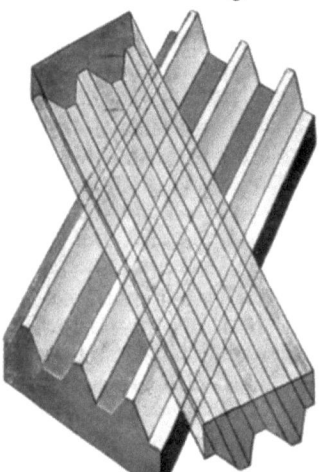
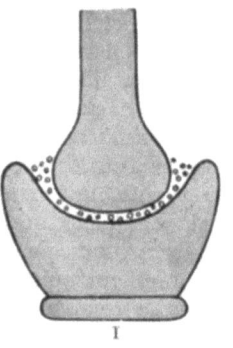
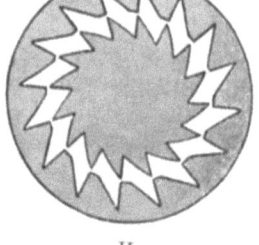

Abb. 148a.
I   II
Abb. 148b.

Abb. 148a. Schematische Darstellung der gegenseitigen Wirkung der Keilleistchen auf der Kaufläche der Anatoformmolaren. Die kreuzweise Lagerung sichert ein ruhiges Übereinandergleiten und große Schneidewirkung bei minimalem Kaudruck.
Abb. 148b. I Prinzip der Pulvermühle, wie es die menschlichen Molaren haben; II Prinzip der Pfeffermühle, wie es die menschlichen Molaren haben, infolge der Diagonalrillen auf der Kaufläche. (Aus BRUHN: Handbuch. Bd. 3.)

findet zwischen den Prämolaren auch das Zerreißen zäher, faseriger Nahrung statt. SCHRÖDER macht darauf aufmerksam, daß die zu zerreißenden Fasern von den Nachbarzähnen der Prämolaren geradezu über den Prämolarenhöckern in Spannung gehalten werden. Hacken nun die Prämolaren zu, dann müssen dabei die Fasern zerrissen werden. Auch Quetschwirkung zerrt die faserige Masse auseinander. Über die mechanische Wirkung der Prämolaren gibt Abb. 147 anschaulich Aufschluß.

Der zum Vorhof beim Zubiß abgeglittene Bissen wird von der Wangenmuskulatur wieder zwischen die Zahnreihen geschoben. Die Wange wird dabei auch passiv vom Luftdruck mundwärts bewegt; bei der Kieferöffnung entsteht ein luftverdünnter Raum in der Mundhöhle, daher der Eindruck der Wange von außen nach innen. Ferner hilft die Spannung der Wangenmuskeln bei der Kieferöffnung, den Bissenteil aus dem Vorhof wieder herauszuschieben. Im Cavum oris selbst besorgt diese Funktion die Zunge.

Die Arbeit der Prämolaren findet zunächst jedenfalls einseitig statt und bleibt auch weiter nur einseitig, wenn der Bissen sehr klein ist. Bei größeren Bissen findet zur Mahlarbeit aber eine Verteilung – normalerweise — auf beide Kieferhälften statt. Der schon einen gewissen Zusammenhang durch die Einspeichelung bekommende Bissen wird allmählich zwischen die Molaren zur Vermahlung gegeben. Außer dem Zermahlen findet auch weiter ein Zerschneiden der faserigen Bestandteile statt. Durch ihre Gestalt sind die Molaren eben in der Lage, alle Arten der Zerkleinerungsarbeit zu leisten. Das geht aus Abb. 148 wiederum klarer hervor, als viele Worte das zu sagen vermögen. Beim mahlenden Kauen gelangt auch ein Teil des Bissens in den Vorhof, ein Teil in die eigentliche Mundhöhle, aber im Gegensatz zum Hackbiß bleibt ein dritter Teil zwischen den Zähnen, um der intensiven Zerkleinerung anheimzufallen. Auch dabei findet noch weiter ein Abgleiten nach den Interdentalräumen zu statt, viel wird aber gerade durch die Randwülste der Molaren wie in einem Mörser festgehalten. Wange und Zunge sorgen nicht nur dafür, daß die Bissen immer wieder zwischen die Zahnreihen gelangen, sondern sie halten sie auch geradezu verarbeitungsgerecht zwischen den Zahnreihen.

Betrachten wir noch genauer die Kieferbewegungen des Kauaktes, wie sie sich aus den Aufzeichnungen mit den Registrierapparaten erkennen lassen. Der Hackbiß entspricht etwa den einfachen Öffnungs- und Schließungsbewegungen, jedenfalls in seiner reinen Form. Meist ist aber auch der Hackbiß mit geringen Seitbißbewegungen und auch mit Vor- und Rückschubbewegungen kombiniert. Werden vor allem die Seitbißbewegungen stärker, dann haben wir es mit dem mahlenden Kauen zu tun. Wie nun schema-

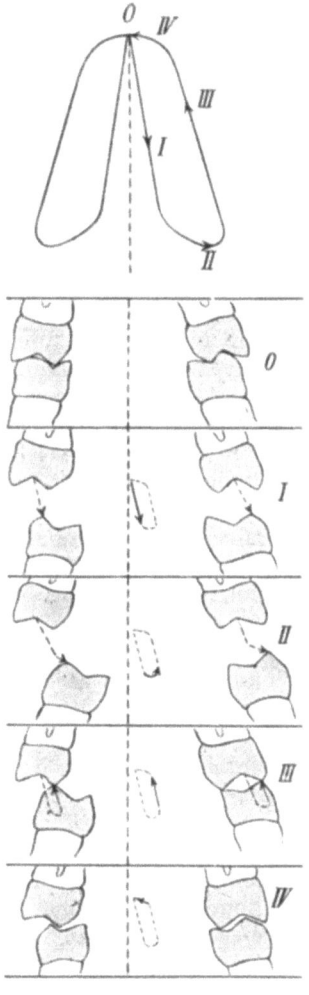

Abb. 149. Die 4 Phasen des Rundbisses nach GYSI. (Nach SCHRÖDER): Lehrbuch der Zahnheilkunde. Bd. 1

tisch dargestellt das mahlende Kauen abläuft, zeigt Abb. 149. Wir sehen hier die von GYSI bezeichneten 4 Phasen des Kauens rein frontal dargestellt. Zu diesem frontal betrachteten Verlauf der Unterkieferbewegung kommt noch eine, wenn auch geringe Vor- und Rückschubbewegung nach den Darstellungen HANAUS hinzu.

7. Die Kraftentfaltung des Kauapparates.

Die Kraft, welche die Kaumuskeln zu entfalten vermögen, hat man auf verschiedene Weise zu ermitteln versucht. So hat z. B. FICK aus dem Querschnitt der Schließmuskeln errechnet, daß diese in ihrer Gesamtheit einen Druck von 400 kg zu erzeugen vermögen. Da aber nicht alle die Muskeln, die als Schließmuskeln so allgemein bezeichnet werden, in der reinen Druckrichtung arbeiten, haben andere Autoren diesen von FICK errechneten Wert als zu hoch angesprochen, es kommen aber auch dann immer noch Werte heraus, die praktisch insofern nicht in Betracht kommen, als im allgemeinen die Sensibilität der Wurzelhaut eine so starke Belastung der Zähne nicht zuläßt, wie sie die Kaumuskulatur auszuführen imstande wäre. Leistungen, wie sie gelegentlich von sogenannten Zahnathleten hervorgebracht werden, die schon nachweislich eine Kaukraft bis zu 720 kg aufzubringen vermochten (wie HAUPTMEYER feststellen konnte), sind weniger von praktischem Wert. Von größerem Interesse für uns ist die Kauleistung der Zähne im einzelnen und des Gebisses in seiner Gesamtheit.

8. Der von den einzelnen Zähnen geleistete Kaudruck.

Auf verschiedene Weise hat man den Druck zu messen versucht, der zwischen den einzelnen Zähnen erzeugt wird. So haben BLACK, DIECK, HABER, MORELLI u. a. mit Apparaten gemessen, die nach dem Prinzip der Federwaage gebaut sind. Andere haben die Kraft gemessen, die notwendig ist, um die zusammenbeißenden Zahnreihen zu öffnen. BLACK, RIECHELMANN und SCHRÖDER haben aus der Festigkeit der Nahrung auf den Kaudruck geschlossen. Nach demselben Prinzip, aber doch exakter, haben KÖHLER und ETLING ihre Messungen gemacht. Sie lassen eine Stahlkugel von genau bestimmter Größe in weiches Metall von bestimmter Eindrückbarkeit einbeißen (BRINELLsches Kugeldruckverfahren). Aus der jeweiligen Tiefe des Einbisses wird der Kaudruck errechnet. Die Werte, die mit den verschiedenen Methoden gefunden wurden, weichen sehr voneinander ab. Man kann aber aus allen Aufzeichnungen herauslesen, daß der zwischen den letzten Molaren erzeugte Druck annähernd doppelt so groß ist wie der zwischen den Schneidezähnen. ECKERMANN erklärt das dadurch, daß der Unterkiefer ein einarmiger Hebel sei, und dann ist der mittlere Schneidezahn nach ECKERMANN doppelt so weit vom Drehpunkt entfernt wie der letzte Molar. Diese Darstellung ECKERMANNs hat viel Widerspruch gefunden. Immerhin sind die Druckwerte aber annähernd so, wie sie ECKERMANN angegeben hat. MORELLI kommt zu einer ganz anderen Erklärung. Wie wir oben schon erwähnten, ist die Druckleistung der einzelnen Zähne begrenzt durch die Schmerzreaktion der Wurzelhaut. (Bei ihrer Anästhesie erhält man höhere Werte bei der Kaudruckmessung.) Und zwar ist die Grenze der Toleranz bestimmbar nach Druck und Zeit. Hoher Druck löst schnell Schmerzen aus, geringer Druck nach längerer Einwirkung. Das Produkt aus Druck und Zeit ist nach MORELLI die Kaudruckkonstante. MORELLI registriert den Druck, der innerhalb einer Minute Schmerzen im Periodontium verursacht. Und dieser Wert ist nach MORELLI wiederum proportional zur Wurzeloberfläche des Zahnes. Nachstehend sind die beiden Tabellen MORELLIs wiedergegeben.

Tabelle 2. *Zahnwurzeloberflächen in mm^2.*

Obere Zahnreihe	117	139	181	205	181	376	363	mm^2
	1	2	3	4	5	6	7	
Untere Zahnreihe	136	124	158	142	136	266	278	mm^2

Die Kaudruckkonstanten der Tabelle 3 besagen uns also, wieviel Kilogramm Druck erzeugt würde, bis sich an den einzelnen Zähnen innerhalb einer Minute

Schmerzen einstellen. Von noch größerer praktischer Bedeutung sind die Untersuchungen CHRISTENSENS, der

die Leistung des gesamten Gebisses während der Kaufunktion

dadurch ermißt, daß er das erzielte Verarbeitungsresultat eines Bissens kontrolliert.

Ein Stück Nahrung wird während einer bestimmten Zeit gekaut und dann durch Siebe zunehmender Dichte aufgefangen. Dadurch läßt sich mit Genauigkeit der Grad der Feinheit, der erreicht wurde, feststellen. Daß natürlich eine möglichst feine Zerkleinerung der Nahrung für die gesamte Verdauungsarbeit von größtem Wert ist, kann hier nur kurz erwähnt werden.

Tabelle 3. *Kaudruckkonstanten.*

Obere Zahnreihe	12—15	14—17	18—23	20—26	18—23	40—50	37—46
	1	2	3	4	5	6	7
Untere Zahnreihe	13—17	12—16	16—20	14—18	13—17	27—34	28—35

Die Zähne selbst vermögen die Belastung, die sie bei ihrer Funktion trifft, auszuhalten, ohne daß es zum Zerspringen kommt. Man beobachtet erst ein Abspringen der Höcker, wenn darauf eine Stahlplatte mit 150 kg Druck zur Einwirkung gelangt.

B. Die Einspeichelung der Nahrung.

Es muß hier zunächst ganz kurz über den *Speichel* selbst das Allernotwendigste vorausgeschickt werden. Der Speichel ist eine leicht getrübte, mehr oder minder fadenziehende Flüssigkeit. Die leichte Trübung ist auf Schleimflocken und auf zellige Elemente zurückzuführen. Vor allem die sogenannten Speichelkörperchen, aus der Mundschleimhaut und aus den Tonsillen ausgewanderte weiße Blutkörperchen, sind im Speichel als Zellen enthalten. Außerdem findet man immer abgestoßene Epithelzellen der Schleimhaut und Zellen aus den Speicheldrüsen. Vielfach werden alle diese Zellen als Speichelkörperchen bezeichnet, während man ursprünglich nur die weißen Blutkörperchen darunter verstand. Ferner findet man, wie ja schon oben erwähnt wurde, alle Arten von Mikroorganismen ständig im Speichel.

Der Speichel enthält 0,6% feste Bestandteile. Davon sind 0,2% Salze (nach ROSEMANN Chlornatrium, Chlorkalium, doppelkohlensaure Alkalien, doppelkohlensaurer Kalk, phosphorsaure Alkalien und Erden u. a.) und etwa 0,3% organische Stoffe (Eiweiß, Mucin, die Diastase — auch Ptyalin genannt — und Maltase), ferner Rhodankalium in geringen Mengen und Gase, besonders Kohlensäure.

Die chemische Reaktion des Speichels ist in den letzten Jahren vielfach untersucht worden — sie ist ja auch so wichtig für das Verständnis des normalen und pathologischen Geschehens in der Mundhöhle. Nach den zahlreichen auf diesem Gebiet nun vorliegenden Arbeiten müssen wir annehmen, daß der Speichel in seiner Gesamtheit leicht sauer reagiert. Der Neutralpunkt liegt bei p_H 7,04, und die Wasserstoffionenkonzentration des Speichels wird mit etwa p_H 6,6—6,8 im Mittel angegeben. Nach amerikanischen Untersuchungen soll aber die Reaktion des Speichels in einer Mundhöhle an den verschiedenen Stellen verschieden sein, teils sauer, teils neutral, teils alkalisch. TÜRKHEIM vermutet, daß diese Unterschiede damit zusammenhängen könnten, daß an Retentionsstellen Speisereste und Mikroorganismen Zeit hätten, den Speichel zu säuern.

Der Speichel in seiner Gesamtheit ist das Sekretgemisch der verschieden nach Art und Menge produzierenden Speicheldrüsen. Die einen liefern nur seröses Sekret, die anderen nur muköses Sekret, und wieder andere sind muko-serös sezernierende Drüsen. (Je nach dem Vorherrschen mehr der mukösen oder mehr der serösen Anteile ändert sich die Viscosität.) Eine Aufstellung nach ZIMMERMANN zeigt die verschiedenen Funktionen der einzelnen Drüsen:

1. Rein oder fast rein serös: die Ohrspeicheldrüse, die Drüsen der Geschmackspapillen.
2. Hauptsächlich serös, nur wenig mukös: die Unterkieferdrüse, die zusammengesetzten Mundbodendrüsen, gelegentlich die große Unterzungendrüse.
3. Hauptsächlich mukös, nur wenig serös: die Lippendrüsen, die kleinen Wangendrüsen, die vorderen Zungendrüsen, die kleineren und die große Unterzungendrüse.
4. Rein oder fast rein mukös: einzelne kleine Unterzungendrüsen, die Schleimdrüsen des Zungengrundes und -randes, die Gaumendrüsen, die Isthmusdrüsen.

Hand in Hand mit dem Zerkauen der Nahrung geht die Einspeichelung vor sich, und damit kann der Speichel seine Verdauungsarbeit beginnen. Die Diastase des Speichels, das Ptyalin, spaltet die Stärke in Maltose, und diese wiederum wird von der Maltase des Speichels in Traubenzucker zerlegt. Diese Tätigkeit des Speichels findet im Magen unter der Einwirkung der Salzsäure ihren vorläufigen Abschluß, um dann im Darm unter der Einwirkung des Sekrets der Bauchspeicheldrüse wieder von neuem zu beginnen oder fortgesetzt zu werden.

Neben der chemischen kommt der Durchspeichelung vor allem mechanische Bedeutung zu. Der Speichel muß mit seinen schleimigen Anteilen den Bissen schlüpfrig, glatt, schluckbar machen und ihm dazu auch mit Hilfe der Klebrigkeit eine geeignete Form geben. Die Notwendigkeit der Durchspeichelung und Formierung des Bissens wird besonders deutlich, wenn man versucht, trockenes geriebenes Brot, das an sich also fein genug zermahlen ist, ohne Durchspeichelung und Gestaltung zu einem Bissen zu schlucken.

So wie das Zerkauen der Nahrung die Durchspeichelung besonders begünstigt, so darf aber auch andererseits nicht übersehen werden, daß wiederum die Durchspeichelung das Zerkauen erleichtert. SCHRÖDER fand z. B., daß trockenes Brot erst bei 80—120 kg Druck durchbissen wird, nach Durchspeichelung während einer halben Minute waren noch 20 kg Druck erforderlich und nach 3 Minuten nur noch 2,2 kg.

Auf die Speichelsekretion, vor allem ihre Innervierung, kann hier nicht näher eingegangen werden. Kurz erwähnt soll nur noch werden, daß die Speichelsekretion reflektorisch mit der Aufnahme der Nahrung, ja schon beim Anblick oder durch den Geruch der Nahrung beginnt und daß die Nahrung je nach Geschmack und Konsistenz verschieden wirkt. Ein jeder kennt die lebhafte Speichelsekretion, die momentan einsetzt, wenn man sich vorstellt, in eine recht saure Citrone beißen zu müssen.

Die Menge, die die Speicheldrüsen zu sezernieren haben, ist gewaltig. Die Drüsen liefern an Speichel während eines Tages mehr als das Zwanzigfache ihres eigenen Gewichtes. Die Speicheldrüsen wiegen etwa 50—60 g. Die Speichelmenge des Tages wird mit 1—2 Liter angegeben. Dazu kommt noch, daß diese Menge während der kurzen Mahlzeiten in der Hauptsache produziert wird, daß in den Zwischenzeiten die Sekretion aber nur gering ist. Küss beobachtete, daß die Parotis beim Kauen etwa das Fünfzigfache dessen liefert, was während der Ruhe abgesondert wird.

C. Der Schluckakt.

Wenn der Bissen gut zerkaut und durchspeichelt ist, formieren die Kiefer- und Zungenbewegungen einen für den Schluckakt geeigneten länglichen Kloß, der nun zur Beförderung in den Magen meist noch einmal auf dem vorderen

Abschnitt der Zunge bereitgestellt wird. Von hier wird er durch die Anpressung der Zunge an den Gaumen, die gleich einer Wellenbewegung von der Zungenspitze nach rückwärts läuft, nach hinten geschoben. Das Durchzwängen des Bissens durch die Rachenenge geschieht schließlich durch Zurückziehen der fest nach oben gewulsteten Zunge durch den Musculus styloglossus und hyoglossus beiderseits. Ist der Bissen durch die Rachenenge hindurchgeschoben, dann schließt sie sich; nach BRAUS kommt der Kontraktion der Rachenenge sogar die Bedeutung zu, einen schluckfähigen Bissen jeweils abzuteilen von dem Übrigen. BRAUS vergleicht den Vorgang mit einer Wurstmaschine, in der für jeweils eine Wurst ein bestimmtes Quantum durch eine Abteilvorrichtung in Schüben geliefert wird. Die Beförderung des Bissens bis in den Rachen geschieht willkürlich, von da aber läuft der weitere Vorgang reflektorisch ab. Damit nun nicht Speiseteile in den Luftweg gelangen, den sie beim Menschen direkt zu durchkreuzen haben, muß die Nase abgeschlossen werden. Dies geschieht dadurch, daß der weiche Gaumen sich der Rachenwand fest anlegt. Die Rachenwand selbst wulstet sich zu diesem Zwecke durch die Kontraktion des Musculus cephalopharyngicus vor (PASSAVANTscher Wulst). Der andere Eingang in den Luftweg, der Kehlkopf, versteckt sich gewissermaßen unter der Zunge, der Kehldeckel hat sich gleichzeitig heruntergeschlagen, um den Eingang zu verschließen. Außer dem Verschluß durch den Deckel findet noch eine Verengerung des Zuganges zum Kehlkopf durch den Musculus aryepiglotticus beiderseits statt. Wir finden also den Zugang zum Kehlkopf ganz besonders gesichert gegen fälschliches Eindringen von Speiseteilen. Ein „Verschlucken" kommt nur bei Unachtsamkeit zustande, wenn z. B. während des Schluckaktes der Kehlkopf zum Sprechen geöffnet wird.

Der Weg, den der Bissen nimmt, geht meist seitlich am Kehldeckel entlang. Wenn der Bissen in den Oesophagus eingetreten ist, kehren die Muskeln, die den Bissen bis dahin gebracht haben, in die Ruhestellung zurück.

D. Die Aufnahme flüssiger Nahrung.

Bei der Aufnahme flüssiger Nahrung müssen wir drei verschiedene Arten unterscheiden:

1. *Das reine Saugen.* Der Mund wird dabei nach rückwärts dadurch geschlossen, daß die Zunge sich fest gegen den Gaumen anlegt. Dann wird der Unterkiefer abwärts und der Vorderteil der Zunge nach abwärts und rückwärts gezogen. Dieses reine Saugen kann mit einem Druck geschehen von 400 mm Quecksilbersäule, beim Säugling 25 mm (nach den Angaben von SCHENK und GÜRBER).

2. *Das Schlürfen.* Hierzu wird die Nasenhöhle durch den weichen Gaumen von der Mundhöhle abgeschlossen und nun mit einem Atemzug Flüssigkeit meist halb eingeschlürft, halb eingegossen. Es kann aber auch reines Schlürfen geschehen.

3. *Das Eingießen* der Flüssigkeit in den Mund. Die Lippen werden dazu etwa trichterförmig gestaltet. Die Flüssigkeit wird in diesen Trichter eingegossen.

Die Weiterbeförderung der in die Mundhöhle gelangten Flüssigkeit geschieht meist momentan, so daß nur wenig Speichel im Gegensatz zur Durchspeichelung trockener und fester Nahrung beigemengt wird. Es sind zwar feine Unterschiede in der Weiterbeförderung der Flüssigkeiten im Gegensatz zur festen Nahrung zu konstatieren, die aber hier nicht wichtig sind.

II. Die Sprachbildung.

Am Zustandekommen der artikulierten Sprache hat die Mundhöhle mit ihren Gebilden ganz besonderen Anteil (Abb. 150). Durch die Veränderungen des „Ansatzrohres", als was wir Rachen, Mundhöhle und Nasenhöhle auf den Kehlkopf, die Erzeugungsstätte der Stimme, aufgesetzt denken müssen, entsteht die artikulierte Sprache. Die *Vokale* entstehen nach BRAUS dadurch, daß zu dem für alle Vokale gleichbleibenden Kehlkopfton das Ansatzrohr verkürzt bzw. verlängert wird. BRAUS vergleicht die Vokalbildung hier mit dem physikalischen Experiment, bei dem durch verschiedene Ansatzrohre die gleiche tonerzeugende Pfeife zur Oboe, zum Horn, zum Fagotte und zur Trompete gemacht werden kann. Das längste Ansatzrohr verlangt das U, das kürzeste das J. Alle Vokale verlangen einen Abschluß der Mundhöhle nach der Nase zu, sie klingen sonst „näselnd"; es ist also stets dabei das Gaumensegel gegen die rückwärtige Rachenwand mehr oder weniger stark angehoben, wie wir bei den einzelnen Vokalen noch besprechen werden. Der natürlichste Vokal ist das a. Der Kehlkopf ist ganz leicht angehoben, die Zunge liegt dem Boden fest, flach an. Das Gaumensegel ist gerade so viel gehoben, daß die Mundhöhle hier verschlossen ist. Die Lippen liegen ohne Zwang den Zahnreihen an. Durch Verlängerung des Ansatzrohres entsteht aus dem a das o. Der Kehlkopf senkt sich etwas, die Lippen runden sich, um sich

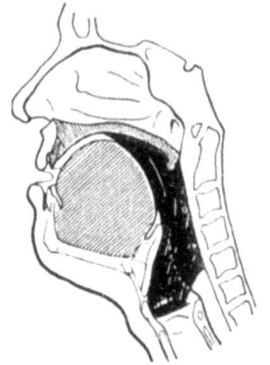

Abb. 150. Ansatzrohr beim Sprechen von Vokalen. Stellung des Gaumens und der Zunge (schraffiert) beim Sprechen des Vokals i. Luftstrom von der Stimmritze bis zum Gaumen schwarz. Mit Benutzung von BARTH, Menschliche Stimme, 1911. Abb. 188. (Aus BRAUS: Anatomie. Bd. 2.)

gleichzeitig etwas vorzuwulsten. Das Gaumensegel hat sich etwas fester dem Rachen angelegt. Die Zunge hat sich in der Mitte angehoben, die Zahnreihen sind einander genähert. Wenn diese Veränderungen, wie wir sie beim Übergang aus dem a zum o sahen, noch stärker werden, dann wird daraus das u. So sehen wir bei der a-o-u-Reihe aus dem Grundvokal a die anderen durch Verlängerung des Ansatzrohres hervorgehen. Wenn das Ansatzrohr verkürzt wird, entsteht die a-e-i-Reihe. Beim e steigt der Kehlkopf leicht empor, das Gaumensegel hebt sich, und die Zunge nähert sich mit der Mittelpartie ihres Rückens dem harten Gaumen. Die Lippen sind in die Breite gezogen und lassen die Zähne etwas hervortreten. Alle diese Veränderungen vom a zum e noch verstärkt ergeben das i. Zwischen den Vokalen liegen die sogenannten Zwischenlaute. Zwischen dem a und dem e liegt das ä. Wenn man das a ertönen läßt und geht aus der a- in die e-Stellung langsam über, dann hört man alle Variationen des ä, das teils mehr nach dem a hin, teils mehr nach dem e hin ausgesprochen wird. Aus dem i wird ein ü, wenn man bei der übrigen i-Stellung die Lippen in die u-Stellung gleiten läßt. Umgekehrt kann man, während das ü erklingt, durch Öffnen der Lippen das reine i hören. Es bekommt also mit anderen Worten beim ü das i den u-Vorsatz der Lippen. Ganz ähnlich verhalten sich e und o zu ö. Läßt man das e erklingen und ändert die Lippen zur o-Stellung, so wird daraus das ö.

Die Diphthonge werden durch den Übergang von einem Vokal zum anderen gebildet. Besonders klar wird das beim Versuch z. B., das au ganz lang gedehnt zu sprechen. Dann hört man das au deutlich in seine Bestandteile zerlegt.

Die *Konsonanten* sind Geräusche, die dadurch entstehen, daß dem Luftstrom an den verschiedensten Stellen des Ansatzrohres auf verschiedenste Weise Hindernisse in den Weg gelegt werden. Vom Standpunkte der Mechanik betrachtet, teilt man die Konsonanten ein in 1. *Verschlußlaute*, 2. *Reibungslaute*, 3. *Zitterlaute*, 4. *Resonanten* oder *Nasenlaute*. Und ferner muß man vier Stellen unterscheiden, wo die Konsonanten gebildet werden.

1. Die erste Artikulationsstelle zwischen den Lippen.

Die Verschlußlaute der ersten Stelle sind b und p. Beim b liegen die Lippen weich aufeinander. Sie lösen sich mehr vor dem andringenden Luftstrom, als daß sie gesprengt werden. Die Sprengung findet beim p statt. Da liegen die Lippen ein wenig gespitzt fest aufeinander und platzen förmlich. Die Reibungslaute der Lippen sind w, v und f. Sie werden nur meist nicht rein als Lippenlaute erzeugt, sondern zwischen Unterlippe und oberen Frontzähnen. Die Unterlippe läßt zwischen sich und den oberen Zähnen im engen Spalt die Luft reibend durchtreten, bei f im engeren Bezirk als bei w. Das v wird wie w oder f gesprochen. Ebenso kann man aber ein reines Lippen-w erzeugen, indem man in der u-Stellung die Lippen weiter schließt, bis das w daraus wird. Da haben wir also dann den fließenden Übergang vom Vokal zum Konsonanten.

Ein Zitterlippenlaut kommt in unserer Sprache wenig oder gar nicht vor. Der Resonanzlippenlaut ist das m. Die Lippen sind geschlossen wie beim b. Die tönende Stimme versetzt die Luft der Mund- und Nasenhöhle in Resonanz. Der Mund ist nach der Nase zu nicht verschlossen.

2. Die zweite Artikulationsstelle zwischen der Zunge und dem harten Gaumen.

Die Sprenglaute sind hier t und d. Die Lippen und die Zahnreihen sind leicht geöffnet. die Schneidekanten der oberen und unteren Frontzähne sind eben sichtbar. Die Zungenspitze ist meist an den vorderen Teil des harten Gaumens angelegt, fester und spitzer beim t, mehr breiter und weicher beim d. Gelegentlich liegt die Zungenspitze auch an der palatinalen Fläche der oberen Schneidezähne. Die Zungenränder liegen weiter rückwärts direkt den Prämolaren und Molaren an.

Die Reibungsgeräusche dieser Artikulationsstelle sind die s-Laute. Bei der Aussprache des s sind die Lippen wie beim e zurückgezogen, so daß man die einander nahestehenden Zahnreihen sehen kann. Die Zungenspitze liegt den unteren Frontzähnen an, der Zungenrücken ist gewölbt und mit einer Längskerbe versehen. Die rückwärtigen Seitenränder der Zunge liegen den Zähnen des Oberkiefers an. Durch die Längskerbe des Zungenrückens fließt die Luft gegen die palatinalen Flächen der oberen Schneidezähne, je konzentrierter der Luftstrahl geformt wird, desto schärfer, zischender der s-Laut, je breiter die Rinne um so weicher. Als Reibegeräusche entstehen weiter zwischen Zungenspitze und hartem Gaumen sch-Laute. Die Zungenspitze wird dazu vom reinen s etwa 1 cm weiter nach rückwärts verschoben. Die Lippen wölben sich schlauchförmig vor. Die Reibung der Luft geschieht dabei mehr an den gesamten Frontzähnen und auch am harten Gaumen, und das Geräusch wird durch den Lippenschlauch mannigfach variiert.

Ebenfalls in der zweiten Artikulationsstelle entstehen die l-Laute. Bei ihnen wird der tönende Luftstrom dadurch geteilt, daß die Zungenspitze sich dem **vorderen Teil des harten Gaumens** mehr oder weniger spitz anlegt und an beiden Seiten die Luft vorbeitreten läßt. Die l-Laute sind dialektisch sehr verschieden, und es ändert sich dabei die Stellung der Zunge sehr, sie kann mit ihrer Spitze sogar weit rückwärts dem harten Gaumen anliegen.

Der Zitterlaut der zweiten Stelle ist das Zungen-r. Die Zunge bewegt sich dabei am Vorderteil des harten Gaumens. Der Resonant der zweiten Stelle ist das n. Es wird dabei derselbe Verschluß gebildet wie beim t, nur die Nasenhöhle ist wie beim m geöffnet.

3. Die dritte Artikulationsstelle zwischen Zungenrücken und weichem Gaumen.

Als Sprenglaute entstehen hier k und g, analog p—b und t—d. Lippen und Zahnreihen sind mäßig weit geöffnet, die Zungenspitze liegt am Boden der Mundhöhle, ohne die Frontzähne zu berühren. Die rückwärtigen Zungenränder liegen den oberen Molaren an. Die Stelle, wo zwischen Zunge und Gaumen der Verschluß gebildet wird, ist sehr variabel. Sie kann vor der Grenze zwischen weichem und hartem Gaumen liegen und weit rückwärts am Rande des weichen Gaumens.

Als Reibegeräusche entstehen an der dritten Stelle ch und j. Das härtere von beiden, das ch, ist gewissermaßen das zum Reibegeräusch abgeänderte k, während das j dem g entspricht.

Der Zitterlaut ist das Gaumen-r, das durch Vibration des Gaumensegels (mehr vorn) oder durch Schwingen des Zäpfchens (weiter hinten) entsteht.

Außer mit dem weichen Gaumen kann der Zungenrücken mit der Rachenwand artikulieren.

Der Resonant der dritten Stelle ist das französische Gaumen-n.

4. Die vierte Artikulationsstelle ist der Kehlkopf selbst, wo das Reibegeräusch ein mehr oder weniger scharfes h hervorbringt.

III. Die Sinnesempfindungen in der Mundhöhle.
1. Die Tastempfindung.

Die Tastempfindung in der Mundhöhle ist bezirksweise außerordentlich verschieden, neben Stellen höchst ausgeprägten Tastsinnes haben wir Stellen der Schleimhaut, die der Tastempfindung sogar völlig entbehren sollen. Die Untersuchungen wurden teils mit dem elektrischen Strome, teils mit geeichten Reizhaaren ausgeführt. Nach den Berichten von KIESOW, KRÜGER und TÜRKHEIM kann man die verschiedenen Gebiete der Mundhöhle nach ihrer Tastempfindlichkeit folgendermaßen ordnen:

Zungenspitze,
Lippenrot (Mitte),
harter Gaumen,
Zungenrücken und -rand,
Wangenschleimhaut,
weicher Gaumen,
Gaumenbögen.

Die Zungenspitze weist also die größte Tastempfindlichkeit auf, die Gaumenbögen sind nur wenig, stellenweise gar nicht tastempfindlich. Das Zahnfleisch ist in der Tabelle nicht angegeben, es liegen über dessen Tastempfindlichkeit nur Untersuchungen von TÜRKHEIM vor, aus denen hervorgeht, daß nur eine geringe Tastempfindlichkeit vorhanden ist, und zwar ist sie im Unterkiefer noch geringer als im Oberkiefer und beschränkt sich hauptsächlich auf die Gegend der Papillen.

Analog ist es mit der Wahrnehmung getrennter Tastreize. Die Zungenspitze vermag noch zwei Reize als getrennt wahrzunehmen, wenn diese weniger als 1 mm auseinanderliegen. TÜRKHEIM konnte feststellen, daß die Grenze der Zweipunktwahrnehmung um 0,8 mm beim Erwachsenen liegt. Unter 0,8 mm haben die Versuchspersonen den Eindruck eines flächenhaften Reizes empfunden, und wenn die Spitzen des Tastinstrumentes noch enger lagen (0,3 mm), wurde erst die Empfindung einer Spitze hervorgerufen. Die *Zähne* selbst besitzen kein Tastempfindungsvermögen, sondern sind nur imstande, Tastreize als Bewegung ins Periodontium und in die Gingina weiter zu geben, wo sie von den dort sehr fein verteilten Nerven als Tastreiz aufgenommen werden. Wenn also auch das Parodontium gereizt wird, so verlegt man jedoch die Empfindung richtig zwischen oder an die Zähne. Bei der Besprechung der Histologie der Wurzelhaut wurde erwähnt, daß die Nerven hauptsächlich in der Nähe der Wurzeloberfläche endigen. Das wird für die Empfindung selbst minimaler Bewegungen, Erschütterungen von Bedeutung sein. Außerdem entstehen bei Berührung der Zähne vielfach Geräusche, die wiederum vom Ohr wahrgenommen werden, und so das Tastempfinden unterstützen. Das Tast- oder Druckempfinden durch die Zähne vermittelt, ist sehr stark ausgeprägt, man vermag z. B. noch ein Haar zwischen den Schneiden der oberen und unteren Incisiven wahrzunehmen.

Der hochentwickelte Tastsinn in der Mundhöhle ist einerseits für die Bearbeitung der Nahrung notwendig und ist andererseits eine Schutzvorrichtung für den Verdauungstraktus. Wir vermögen mit der Zunge sogar ganz kleine Fremdkörper aus der Nahrung herauszufinden. Beim Abtasten zwischen den Fingern beurteilen wir die Größe eines Gegenstandes aus der Zahl der jeweils gereizten Tastempfindungsreceptoren. Unbewußt legen wir die Erfahrung des Abtastens mit den Fingern auch beim Tasten mit der Zunge zugrunde. Da aber in der Zunge eine größere Zahl Tastreceptoren auf der gleichen Fläche gereizt wird, so erscheint uns alles, was die Zunge abtastet, viel größer als es in Wirklichkeit ist. Das fällt besonders bei nur minimalen Veränderungen an den Zähnen auf. Eine kleine Kavität wird oft als groteske Höhle empfunden.

Durch künstliche Gebisse wird das Tastvermögen wesentlich beeinträchtigt. Die Zunge findet bei Plattenersatz im Oberkiefer nicht die Unterstützung der Gaumenschleimhaut. Die noch stehenden Zähne können wesentlich in ihrem Tastgefühl behindert werden.

2. Die Temperaturempfindung.

Die Empfindung für kalt und vor allem für warm ist in der Mundhöhle weniger gut ausgebildet als an der äußeren Haut.

In der Mundhöhle ganz allgemein werden Temperaturen von 0—10° C als kalt empfunden ohne unangenehm zu sein, 20—30° als lau, 40° als das, was man im Volksmunde als „mundwarm" bezeichnet, 50—60° als heiß, ohne ein unangenehmes Gefühl auszulösen. Temperaturen von 70° und darüber werden als unangenehm heiß, schließlich schmerzend verspürt. Die Gewöhnung spielt hier eine große Rolle. Kinder können nur weit niedere Temperaturen vertragen als Erwachsene. Die höchste Grenze des Erträglichen dürfte für Erwachsene bei 75° C liegen. FRIEDMANN fand, daß im Orient, wo gewohnheitsgemäß die Getränke sehr heiß genossen werden, die Temperaturen dieser Getränke um 70—75° C lagen.

Kälte- und Wärmesinn sind nun in der Mundhöhle sehr ungleich verteilt. Man trifft, wie ja fast überall am Körper, den Kältesinn viel häufiger an als den Wärmesinn.

Am stärksten auf *kalt* reagiert die Zungenspitze. Die übrigen Regionen haben der Reihe nach immer geringeres Empfinden für Kälte (der Aufstellung von STRUGHOLD entnommen:)

Zungenspitze,
Lippen (Hautteil),
Lippen (Schleimhaut),
Zungenrücken vorn seitlich,
weicher Gaumen ⎫ seitlich der Raphe,
harter Gaumen ⎭
Wangenschleimhaut,
Zahnfleischpapillen,
übriges Zahnfleisch.

Wenn die Empfindlichkeit der Zungenspitze = 1 gesetzt wird, so sind die Werte an den Interdentalpapillen um 0,4, die des übrigen Zahnfleisches um 0,01 gelegen. Außerdem finden sich Stellen, die keine Kälteempfindlichkeit besitzen, z. B. der hintere Gaumenbogen lateral und die sogenannte Wangennaht.

Die Wärmeempfindlichkeit der Mundhöhle ist, wie oben schon gesagt wurde, sehr gering. Die Tabelle von GOLDSCHEIDER bringen wir umstehend.

Zu dieser Tabelle ist ergänzend noch zu bemerken, daß TÜRKHEIM im Zahnfleisch des Oberkiefers in Gegend der Schneidezähne einen Wärmepunkt fand, im Unterkiefer aber die Befunde GOLDSCHEIDERs bestätigen konnte.

Tabelle 4. *Topographie des Wärmesinnes in der Mundhöhle.* Nach GOLDSCHEIDER.

Unterlippe	Nur nach den Mundwinkeln zu, jedoch äußerst schwach entwickelt.
Oberlippe	Ebenso wie Unterlippe.
Unteres Zahnfleisch	Keine Wärmeempfindlichkeit vorhanden.
Oberes Zahnfleisch	Keine Wärmeempfindlichkeit vorhanden.
Backenschleimhaut	Sehr schwach entwickelter Wärmesinn.
Boden der Mundhöhle	Keine Wärmeempfindlichkeit vorhanden.
Zunge	Äußerst schwach und undeutlich.
Gaumen	Wärmeempfindlichkeit nicht vorhanden.

Die *Zähne* können weder kalt noch warm als solches wahrnehmen; sie reagieren nur auf große, weit entfernt von ihrer Eigentemperatur gelegene Kälte- und Wärmeapplikationen zunächst durch mehr oder weniger unangenehme Gefühle, dann durch Schmerzen, aber nicht im Sinne einer eigentlichen Temperaturempfindung. Die Temperaturgrenzen, bei denen ein normaler Zahn „reagiert", werden sehr verschieden angegeben. Nach den Angaben TÜRKHEIMS fanden die Autoren die Schmerzen auftreten bei $+ 90°$ C und darüber und bei $- 15°$ C.

Die vielfach besonders beim Laien vorhandene Ansicht, daß schnelle Temperaturschwankungen Risse im Schmelz verursachen, ist irrig, jedenfalls Temperaturdifferenzen, wie sie physiologischerweise in der Mundhöhle vorkommen, werden von den Zähnen anstandslos vertragen.

3. Der Geschmackssinn.

Geschmackswahrnehmungen sind auf ganz bestimmte Abschnitte der Mundhöhle beschränkt. Nach den Zusammenstellungen und eigenen Untersuchungen TÜRKHEIMS sind der Geschmacksempfindung fähig:

a) Beim Kinde: Zungenoberfläche, Zungenbasis, Unterseite der Spitze, weicher und harter Gaumen, Tonsillen, Uvula, hintere Rachenwand, innerer Kehldeckel, Wangenschleimhaut (fraglich).

b) Beim Erwachsenen: Zunge (mit Ausnahme der Mitte und der Unterseite der Spitze) und weicher Gaumen.

Wir unterscheiden vier verschiedene Geschmacksqualitäten: süß, sauer, salzig und bitter. Für diese vier verschiedenen Qualitäten ist die Perzeptionsfähigkeit auf der Zunge nicht gleichmäßig verteilt. Dies geht sehr deutlich aus einer Zusammenstellung von HÄNIG hervor:

    salzig, die meisten Schmeckorte an den Rändern und der Spitze
    bitter, „ „ „ „ der Wurzel
    süß, „ „ „ „ der Spitze
    sauer, „ „ „ „ Rändern.

Wie die Erregung der Geschmacksnerven zustande kommt, ist noch unbekannt. Notwendig zum Zustandekommen einer Geschmacksempfindung ist, daß der betreffende Stoff sich in der Mundflüssigkeit löst. „Es schmecken daher nicht Eiweiß, Fett, kolloidale Kohlehydrate, die überhaupt erst durch Zusatz von Schmeckstoffen bzw. Genußmitteln für die Aufnahme in den Verdauungstractus vorbereitet werden müssen; denn erst der Wohlgeschmack und der Wohlgeruch an der Speise ist imstande, die Sekretion von Verdauungssäften vom Speichel bis zum Darmsaft in Tätigkeit zu setzen. Und in dieser Tatsache liegt die außerordentliche physiologische Bedeutung der Schmeckstoffe" (TÜRKHEIM).

Aus den Worten TÜRKHEIMS geht schon hervor, daß der Geruch bei der Geschmacksempfindung eine Rolle spielt. Daß dies tatsächlich der Fall ist, wissen wir aus eigener Erfahrung. Aber es ist noch umstritten, ob es sich dabei um eine wirkliche, nasale Geschmacksempfindung oder mehr um eine erfahrungsmäßige Kombination von Geruchs- und Geschmacksempfindung handelt. Es liegen da die Verhältnisse sehr kompliziert. Daß die Nase beim „Schmecken" eine wichtige

Rolle mitspielt, kann man leicht durch Zuhalten der Nase feststellen und erfährt man stets beim Schnupfen, wo die „Geschmacksempfindung" hochgradig herabgesetzt ist durch den Ausfall der nasalen Komponente, mit der zusammen erst die volle Geschmacksempfindung zustande kommt, womit der Gesamteindruck gemeint ist, den Stoffe hervorrufen, die zum Schmecken in den Mund eingeführt werden. Daß bei dem Gesamteindruck auch Tast- und Temperatursinn, ferner der Anblick eine große Rolle mitspielen, ist aus dem täglichen Erleben bekannt.

Um die Geschmacksempfindung, besonders wo sie undeutlich ist, zu vertiefen, reibt die Zunge an den Unebenheiten des harten Gaumens die Geschmacksstoffe im wahren Sinne des Wortes in sich hinein. Das Verdecken dieser Rauhigkeiten des Gaumens beim Einsetzen einer Prothese mit Gaumenplatte beeinträchtigt das Geschmacksvermögen. Kautschukplatten sollen das Geschmacksvermögen stärker herabsetzen als dünne Metallplatten. Man hat durch Nachahmung der Rugae palatinae diesem Übelstand abzuhelfen versucht. Ob aber tatsächlich die fehlenden Rauhigkeiten schuld daran sind, daß die Geschmacksempfindung herabgesetzt ist, erscheint deshalb fraglich, weil die Patienten schon nach wenigen Tagen das Geschmacksvermögen zur Norm zurückkehren finden. Dies legt den Gedanken nahe, daß es sich hier vor allem um eine Ablenkung der Aufmerksamkeit handelt. Das Tastgefühl der Zunge empfindet bei seinem starken Perzeptionsvermögen das Fremde so immens groß, daß unter diesem Eindruck alles andere zurücktritt. Damit stimmt auch die Beobachtung überein, daß die dünnen, sich weniger fremd anfühlenden Metallplatten die Geschmacksempfindung weniger herabsetzen als Kautschukplatten.

4. Die Schmerzempfindung.

Nach den Darstellungen v. FREYS und seiner Schüler müssen wir heute annehmen, daß die Schmerzempfindung an besonders mit dieser Reaktion betraute freie Nervenendigungen gebunden ist. Im Gegensatz zu v. FREY ist GOLDSCHEIDER der Meinung, daß Schmerzreaktion ausgelöst wird, wenn irgendwelche Reize über eine gewisse Grenze gesteigert werden, daß also ein besonderer „Schmerzsinn" nicht existiert. Die vielen Nachprüfungen, vor allem die von SCHRIEWER, einem Schüler v. FREYS, sprechen so eindeutig für die besonderen Schmerzempfindungsreceptoren, daß wir auch hier damit rechnen wollen.

SCHRIEWER hat sehr eingehend die Mundhöhlenschleimhaut untersucht und dabei ältere Befunde zum großen Teil bestätigt gefunden. Auf Grund der Resultate SCHRIEWERS hat v. KRÜGER die einzelnen Gebiete nach ihrer Empfindlichkeit geordnet und eine Zusammenstellung darüber gebracht (S. 144).

Aus dieser Zusammenstellung geht klar hervor, daß alle die Gebiete der Schleimhaut, die beim Kauakt stark mechanisch in Anspruch genommen werden, eine auffallend geringe oder gar keine Schmerzempfindung haben. — Natürlich betrifft dies nur die eigentliche Schleimhaut, nicht die tiefer liegenden Gewebsabschnitte. — Absolut nicht parallel mit dieser Schmerzempfindlichkeit laufen Tast- und Temperaturempfindlichkeit. Dies ist vor allem ein Argument gegen die Ansicht GOLDSCHEIDERS und für die Theorie v. FREYS.

Daß die Zähne nur einer Schmerzempfindung fähig sind, ist bereits oben gesagt. In dem Abschnitt „Histologie" ist ausführlicher beschrieben, wie sich die Ansicht über die Schmerzreceptoren des Dentins in der letzten Zeit entscheidend wieder gewandelt hat, d. h. nur für einen Teil der Autoren. Mangels des sicheren Nachweises von Nervenendigungen im Dentin vertrat WALKHOFF die Ansicht, die Odontoblastenfortsätze empfingen die Reize, um sie in der Pulpa an die Nerven zum Weitertransport abzugeben. Nachdem es DIECK und TOJODA gelungen ist, Nerven im Dentin einwandfrei darzustellen, erscheint die Frage

Vollempfindlich	Hypalgetisch	Analgetisch
Oberes Lippenrot Vorderer Gaumenbogen Hinterer Gaumenbogen Weicher Gaumen Hintere Rachenwand Frenula labiorum Übergangsfalten der Lippen zum Zahnfleisch Mundboden Zungenunterfläche innerhalb der V. subling. Uvulaansatz Zungenspitze Unteres Lippenrot Zungenunterfläche, außerhalb der V. subling. Frenulum linguae Übergangsfalte der Wangenschleimhaut zum Zahnfleisch Schleimhaut der Oberlippe	Schleimhaut der Unterlippe Gaumenmandel Zungenrand, zwei Finger breit von der Spitze Harter Gaumen, hinterer Teil Zungenoberfläche, zwei Finger breit von d. Spitze Vorderer oberer Teil der Wangenschleimhaut Vorderer unterer Teil der Wangenschleimhaut Zahnfleisch, Außenseite	Zahnfleisch, Außenseite Harter Gaumen, vorderer Teil Uvulaspitze Hinterer oberer Teil der Wangenschleimhaut Hinterer unterer Teil der Wangenschleimhaut Zahnfleisch, Innenseite KIESOMSCHE Zone

gelöst zugunsten derjenigen Autoren, die stets der Meinung waren, die Schmerzempfindung sei auch im Dentin an Nerven gebunden. Die hochgradige Empfindlichkeit des Dentins wird mit der großen Zahl der Dentinkanälchen, die neben den Odontoblastenfortsätzen die Nerven führen, ohne weiteres erklärt. Der Schmelz ist nicht schmerzempfindlich, nur in seiner Schicht nahe dem Dentin wäre eine Schmerzreaktion denkbar, weil hier Odontoblastenfortsätze konstant vorhanden sind, die womöglich von Nerven begleitet sein können.

5. Die Reflexe.

Zarte Berührungen des weichen Gaumens bewirken dessen Hebung. Werden die Reize stärker, so treten Würgereflexe ein. Ebenso löst man Würgereflexe aus durch Berührung der Gaumenbogen, der Zungenwurzel und der Rachenwände. Vielfach kann das bei Untersuchungen und Behandlungen störend in Erscheinung treten, so z. B. beim Abdrucknehmen, bei Anfertigung von intraoralen Röntgenaufnahmen in den rückwärtigen Abschnitten und bei Ausführung der Mandibularanästhesie. Oberflächenanästhesierung der Schleimhaut schafft sofort Abhilfe.

Dritter Teil.

Klinische Zahnheilkunde.

I. Spezielle Pathologie und Therapie der Zahn- und Mundkrankheiten
(mit Ausschluß der konservierenden und prothetischen Zahnheilkunde sowie der Orthodontie).

A. Die Untersuchung des Patienten.

Aus allen wissenschaftlichen Arbeiten der letzten Jahrzehnte, gleichviel auf welchem Teilgebiet der Zahnheilkunde sie verfaßt worden sind, geht immer klarer hervor, wie außerordentlich eng die Wechselbeziehungen zwischen Zähnen und Gesamtorganismus sind. Ebenso wie eine große Anzahl von Allgemeinerscheinungen auf pathologische Verhältnisse an den Zähnen zurückgeführt werden muß, sind umgekehrt die Krankheitserscheinungen an den Zähnen und ihrem Halteapparat häufig genug der sichtbare Ausdruck irgendwelcher Allgemeinstörungen. Allein schon aus diesem Grunde muß heute eine ausschließliche Betrachtung der Zähne allein, gewissermaßen losgelöst von dem übrigen Organismus, als vollkommen unzureichend betrachtet werden. Nicht bloß das Verständnis für die Vorgänge an den Zähnen würde dabei außerordentlich erschwert sein, es könnten sich unter Umständen sogar recht unangenehme forensische Weiterungen anschließen. Es ist also heutzutage eine selbstverständliche Pflicht für den Zahnarzt geworden, daß er bei jedem neu hinzukommenden Patienten *nicht nur die Zähne allein ansieht, sondern auch deren nähere und weitere Umgebung einer systematischen Untersuchung unterwirft.* Für den Anfänger bedeutet es zweifellos eine Erleichterung, wenn er sich dabei möglichst genau an ein umfassendes Schema hält; deshalb sei im folgenden ein derartiges Schema wiedergegeben.

Daß der Untersuchung eine genaue Aufnahme einer *Anamnese*, einer Vorgeschichte der Erkrankung, wie überhaupt der Gesundheitsverhältnisse des Patienten vorauszugehen hat, ist selbstverständlich. Man darf sich aber hierbei nicht zu einer vorschnell gefaßten Meinung von dem Falle verleiten lassen; man darf auch nicht die ergänzenden Fragen einseitig nach einer solchen Richtung hin stellen, sondern muß stets bemüht sein, die volle Objektivität sich zu wahren und dementsprechend die Fragen zu wählen.

Die *Untersuchung* selbst hat damit zu beginnen, daß man sich — zunächst wenigstens — nach dem äußeren Eindruck eine ungefähre Vorstellung von dem Allgemeinzustande des Patienten macht. Dann wird das Gesicht des Patienten eingehend geprüft, wobei er den Mund noch geschlossen hat. Hierbei sind vor allem neben dem Ernährungszustand zu berücksichtigen die Gesichtsfarbe (Blässe, starke Rötung!) sowie alle von dem normalen Bilde abweichenden Erscheinungen. Nehmen wir an, es ist dabei eine Schwellung zu konstatieren, so ist es jetzt Sache der *Inspektion*, auf folgende Punkte zu achten: Sitz und Umfang der Schwellung, Oberflächenbeschaffenheit, Hautfarbe und eventuell Hautveränderung. Dann kommt die *Palpation*, die zu berücksichtigen hat: Temperatur, Konsistenz, Schmerzhaftigkeit, Verschieblichkeit a) der Haut über der Schwellung, b) der Schwellung über der Unterlage. Mit diesem Teil der Untersuchung verbindet man zugleich die *Prüfung der submentalen und submaxillären Lymphdrüsenverhältnisse*, wie sie uns PARTSCH gelehrt hat.

Jetzt erst kommt die *intraorale Untersuchung*, wobei vorerst der Spiegel als Hilfsinstrument vollauf genügt; nur muß er auch richtig angelegt werden, d. h. er soll nicht etwa nur dazu dienen, das Lippenrot nach außen zu rollen, denn dann wird man nie eine klare Übersicht über die Schleimhautverhältnisse bekommen; der Spiegel muß vielmehr Lippen und Wangen so abziehen, daß auch das ganze Vestibulum oris überblickt werden kann. Nun wird die Schleimhaut von Lippen, Wangen, Zunge und Gaumen besichtigt und dann facial und oral das Zahnfleisch sehr genau geprüft (Vorwölbungen, Verdickungen, Entzündungsherde, Fisteln usw.!). Dann kommt die Betrachtung der Zahnbogen, der Artikulation und der Zähne im allgemeinen an die Reihe; bei dem letzten Punkt ist namentlich auf Zahnbestand, Zahnstellung, Beläge, Wurzeln, besondere Erscheinungen an den Kronen und Cariesfrequenz (Cariesprädilektionsstellen!) zu achten.

Nur auf solchem Wege, der sich noch in manchen Punkten verbreitern läßt, gelangt man zu einer klaren Übersicht über die vorliegenden Mund- und Zahnverhältnisse, nur so vermeidet man die Gefahr, Wichtiges zu übersehen, und nur so kann man den Patienten über das aufklären, was zu einer Sanierung notwendig ist. Wer diesen Untersuchungsgang ein paarmal geübt hat, wird bald merken, wie wenig Mühe damit verbunden ist und wie gering die zeitliche Mehrbelastung ist, wie viel er aber auch andererseits an wichtigen Beobachtungen sammeln kann, die ihm sonst entgangen wären.

Über die spezielle Untersuchung der einzelnen Zähne sowie über die weiteren diagnostischen Hilfsmittel wie faradischer Strom, Thermometrie usw. wird an anderer Stelle berichtet, nur das *Röntgenbild* als diagnostisches Hilfsmittel soll gleich anschließend noch eingehender besprochen werden.

Röntgenologie.

Die Röntgenstrahlen — Schwingungen des Äthers — haben eine außerordentliche Durchdringungsfähigkeit. Sie vermögen die Materie je nach deren Dichte verschieden zu durchdringen. Außerdem ist das Durchdringungsvermögen der Röntgenstrahlen um so höher, je kürzer ihre Wellenlänge ist. Auf der Verschiedenheit der Materiendichte beruht die Möglichkeit, die Röntgenstrahlen für die Diagnostik zu verwerten. Für das Auge sind die Röntgenstrahlen ja nicht sichtbar. Wir können sie erst sekundär dadurch sichtbar machen, daß wir Fluorescenzschirme unter dem Einfluß der Röntgenstrahlen aufleuchten lassen (kommt für uns nicht in Frage) oder dadurch, daß wir die Röntgenstrahlen auf eine photographische Schicht einwirken lassen. In jedem Falle, auf dem Fluorescenzschirm und auf der photographischen Platte, erzeugen wir uns ein Schattenbild von dem zu untersuchenden Gegenstand. Je nach der Dichte des Objektes und je nach dem Durchdringungsvermögen der Strahlen erzielen wir dann entweder einen vollen Schatten — bei größter Dichte und geringer Durchdringungsfähigkeit — oder nur entsprechend abgestufte Schattierungen. *Es muß also die Durchdringungsfähigkeit der Strahlen dem Objekt jeweils angepaßt sein.* Je kürzer die Wellenlänge der Strahlen ist, desto größer ist das Durchdringungsvermögen und umgekehrt. Das wurde schon oben erwähnt. Man bezeichnet die kurzwelligen Strahlen als hart, die langwelligen als weich. Je höher die strahlenerzeugende Spannung (in 1000 Volt = = Kilovolt) ist, desto härter ist die Strahlung. Die Härte der Strahlung, wie sie für die gewöhnlichen, intraoralen Aufnahmen notwendig ist, wird von etwa 30 Kilovolt bei 10—15 Milliampere erzeugt. Für extraorale Aufnahmen und Schädelaufnahmen muß man mit größerer Durchdringungsfähigkeit der Strahlen arbeiten, mit Strahlen, die von 40—50 Kilovolt erzeugt werden. Arbeitet man z. B. bei gewöhnlichen, intraoralen Aufnahmen mit so harter Strahlung, wie sie von 40—50 Kilovolt erzeugt wird, dann durchdringen diese kurzwelligen Strahlen die Zähne und den Knochen zu stark, es entstehen nicht mehr Schatten von genügender Tiefe, die Aufnahme erscheint nicht kontrastreich schwarz und weiß, sondern mehr allgemein grau. Von einem Röntgenapparat muß man also verlangen, daß er wenigstens Strahlen von 30—50 Kilovolt je nach Schaltung liefert. Es ist unmöglich, mit einer festgelegten Kilovoltspannung alle vorkommenden Aufnahmen lege artis zu machen.

Fängt man das Schattenbild auf einem Fluorescenzschirm

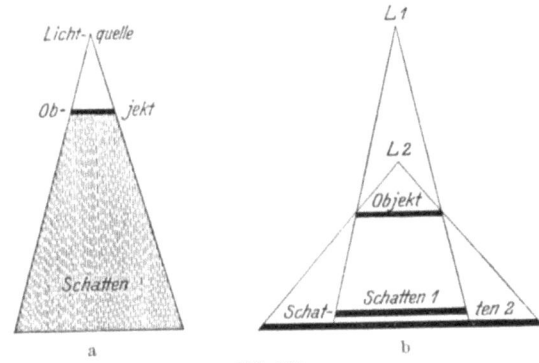

Abb. 151.

auf, dann sieht man natürlich dies Bild gleich positiv, d. h. dort, wo ein Schatten hinfällt, ist die Stelle dunkel und umgekehrt. Beim Auffangen des Schattenbildes auf der photographischen Schicht müssen auf dem *Negativ* selbstverständlich die Schatten im Durchblick hell sein, weil diese Stellen ja nicht belichtet wurden. Wo das Licht in größter Fülle auffiel, muß die Schicht geschwärzt werden, dazwischen liegen alle Abstufungen im Grau. Man wird wohl immer direkt aus dem Negativ die Diagnose stellen, muß sich aber stets bewußt sein, ein *Negativ* vor sich zu haben. Was also auf dem Negativ dunkel ist, ist Licht und nicht Schatten. Verwirrungen entstehen bei Ungeübteren dadurch, daß in Abhandlungen vielfach Positive statt der ursprünglichen Negative gebracht werden, und daß mit den Ausdrücken nicht

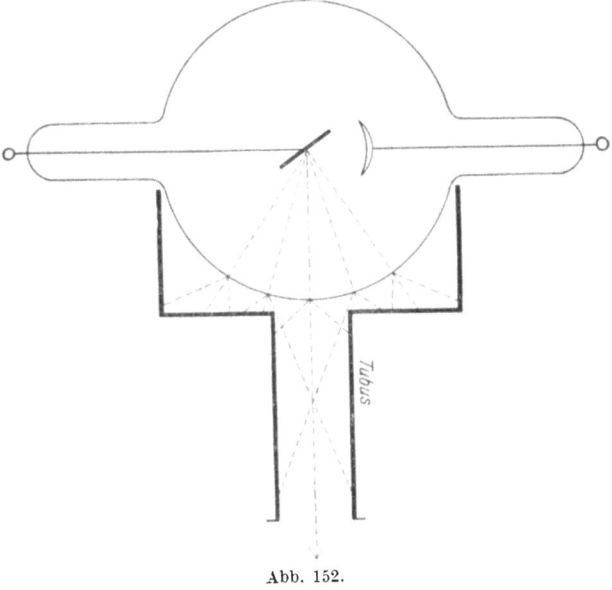

Abb. 152.

korrekt verfahren wird; so findet man oft bei Beschreibungen eines Negativs eine dunkle Stelle einfach als Schatten bezeichnet, was in Wirklichkeit Licht ist. Man erkennt am sichersten, ob es sich um ein Negativ oder Positiv handelt, an dem freien Raum um das Objekt, der beim Negativ schwarz und beim Positiv weiß ist.

Bei der Anfertigung der Röntgenaufnahme, die ja nur ein detailliertes Schattenbild eines für die Röntgenstrahlen mehr oder minder durchgängigen Objektes ist, müssen natürlich die elementaren Gesetze der Schattenprojektion in Anwendung

148   Spezielle Pathologie und Therapie der Zahn- und Mundkrankheiten.

gebracht werden. Das Bild ist abhängig von der Stellung der Lichtquelle zum „Schirm" (Platte) und von der Stellung des Objektes zwischen Lichtquelle und Schirm. Am einfachsten liegen die Verhältnisse, wenn die Lichtquelle senkrecht zum Schirm und das Objekt parallel zum Schirm steht.

Bleiben Lichtquelle und Objekt gleich weit voneinander entfernt, so muß das Schattenbild um so größer werden, je weiter der Schirm vom Objekt entfernt ist; und umgekehrt muß mit zunehmender Nähe des Schirmes zum Objekt das Schattenbild immer mehr der natürlichen Größe sich nähern, bis der Schirm schließlich unmittelbar dem Objekt anliegt (Abb. 151a).

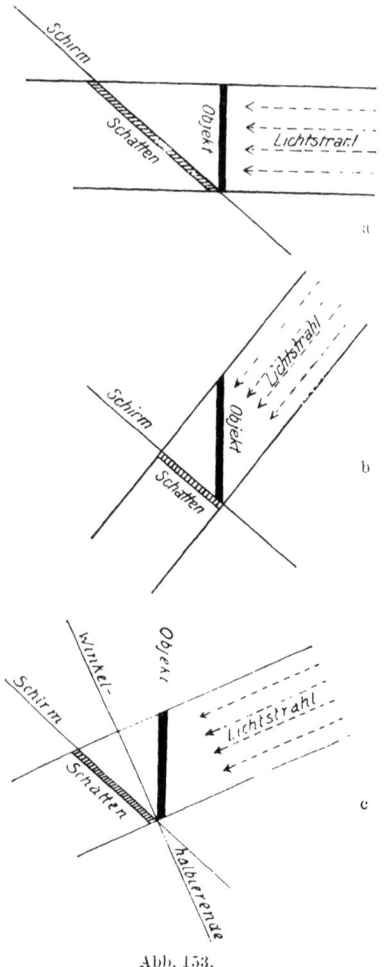

Abb. 153.

Daraus ergibt sich die praktische Nutzanwendung, daß wir den Film, auf dem wir bei unseren Aufnahmen das Schattenbild auffangen wollen, möglichst in die unmittelbare Nähe des Objektes heranbringen müssen, um ein exaktes Schattenbild zu erhalten. Es ist aber natürlich auch die Stellung der Lichtquelle zum Objekt bei sonst gleichbleibender Entfernung des Schirmes vom Objekt von Einfluß auf das Schattenbild; je näher die Lichtquelle dem Objekt steht, um so größer muß das Schattenbild werden (Abb. 151b). Das Schattenbild wird also um so schärfer, je weiter wir mit der Lichtquelle vom Objekt entfernt bleiben. Praktisch genügt es, wenn wir mit dem Fokus der Röntgenröhre etwa 35 cm vom Objekt uns entfernt halten. Diese Entfernung zeigt uns meist der *Tubus* an, der der Röntgenröhre aus verschiedenen Gründen aufgesetzt wird. Seine Hauptaufgabe besteht darin, sekundäre Röntgenstrahlen, die an der Glaswand der Röhre entstehen und die die Bildschärfe beeinträchtigen würden, abzufangen (Abb. 152). Ferner ist es mit dem Tubus sehr einfach, die Richtung der Röntgenstrahlen zu bestimmen und beliebig einzustellen.

Es bleibt noch zu besprechen, wie sich die Projektionsverhältnisse ändern, wenn Objekt und Schirm im Winkel zueinander stehen. Die Lichtquelle soll so weit vom Objekt entfernt sein, daß wir hier der Einfachheit wegen annehmen können, es kommen die Strahlen aus dem Unendlichen, sie verlaufen also parallel zueinander. Objekt und Schirm sollen den Winkel bilden, wie das in Abb. 153a gezeichnet ist. Die Lichtstrahlen fallen senkrecht auf das Objekt, dann muß der Schatten auf dem Schirm in die Länge gezogen sein. Fallen dagegen die Strahlen senkrecht zum Schirm auf das Objekt (Abb. 153b), dann muß der Schatten verkürzt werden. Die Verzeichnungen lassen sich nach der Verlängerung und Verkürzung hin noch verstärken, das ist ohne weiteres aus den Abb. 153a und b zu ersehen, es braucht in 153a die Lichtquelle nur mehr nach unten und in 153b nach oben verschoben zu werden. Und wiederum liegt auf der Mitte zwischen der Lichtquellenstellung 153a und 153b der Punkt, aus dem der Lichtstrahl kommen muß, um auf dem Schirm einen größengetreuen Schatten zu erzeugen (Abb. 153c).

Mit anderen Worten: *Man muß den Strahl senkrecht auf die Winkelhalbierende zwischen Objekt und Schirm einstellen, um einen natürlich großen Schatten des Objektes auf dem Schirm zu erzeugen.* Dieses Gesetz (nach CIESZYNSKI-DIECK) ist

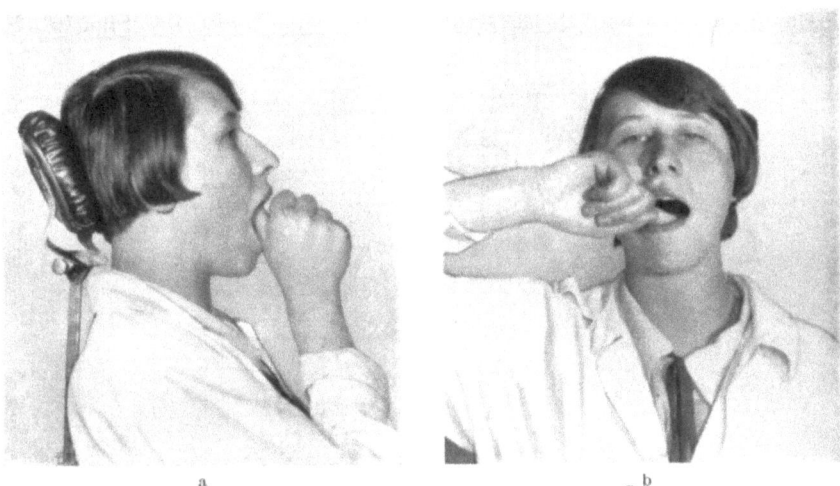

Abb. 154. Halten des Films im Oberkiefer und Unterkiefer.

außerordentlich wichtig für die gesamte Einstelltechnik bei unseren Röntgenaufnahmen, denn bei fast allen Aufnahmen bilden Objekt und Schirm einen Winkel miteinander, nur bei den unteren Molaren kommt es vor, daß Objekt und Schirm zueinander parallel stehen.

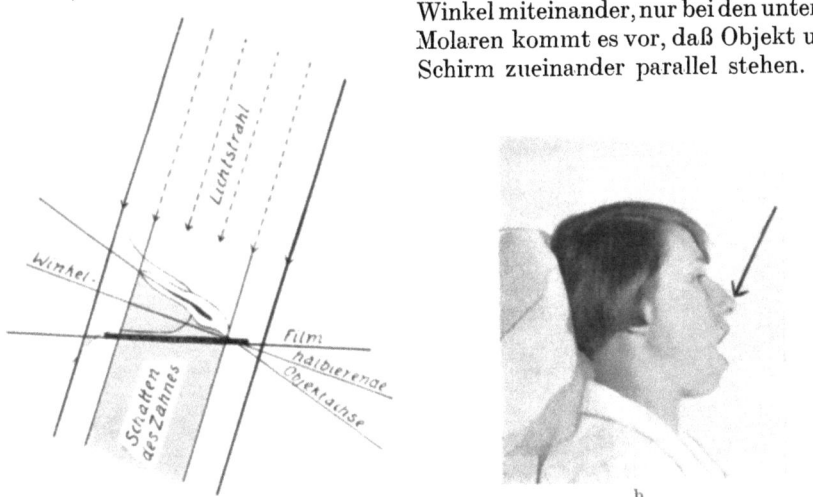

Abb. 155. Einstellung der Röntgenstrahlen zur Aufnahme der oberen Frontzähne.

a) Die Technik der Röntgenaufnahme.

Um den photographischen Film, den wir zur Darstellung des Schattenbildes verwenden, nahe an das Objekt bei einfachen Zahn- und Kieferaufnahmen heranzubringen, müssen wir ihn den Zähnen und dem Kiefer oralwärts anlegen, vom Patienten halten lassen (Abb. 154) und dann die Röntgenstrahlen von außen her durch das Objekt hindurchschicken, und zwar so, *daß der Hauptstrahl senkrecht auf der Winkelhalbierenden zwischen Zahn und Film steht.*

150 Spezielle Pathologie und Therapie der Zahn- und Mundkrankheiten.

Oberkiefer. Im Bereich der oberen Frontzähne liegt der Film so an, wie aus Abb. 155a hervorgeht. Um auf der Winkelhalbierenden zwischen Zahn und Film senkrecht zu stehen, müssen die Röntgenstrahlen ziemlich stark von oben her kommen (Abb. 155b). Der vordere Abschnitt des Gaumens ist ja stark abgeflacht. Bei den Prämolaren wird das Gaumengewölbe schon höher, der Film liegt hier

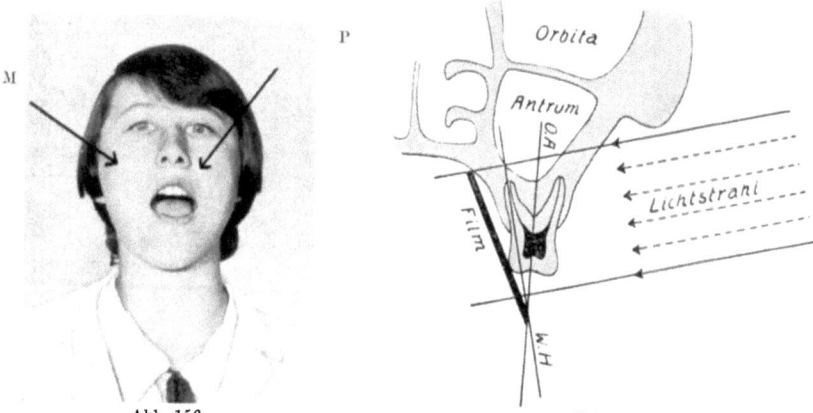

Abb. 156. Abb. 157.
Abb. 156. Einstellung der Röntgenstrahlen zur Aufnahme der Prämolaren P und der Molaren M im Oberkiefer.
Abb. 157. Aufnahme der oberen Molaren. O.A. Objektachse. W.H. Winkelhalbierende.

dem Kiefer schon steiler an, es darf deshalb das Strahlenbündel hier nicht mehr so steil von oben kommend eingestellt werden wie bei den Frontzähnen. Das geht aus Abb. 156 hervor. Bei den Molaren wird das Gaumengewölbe noch steiler, der Film liegt dem Kiefer entsprechend steiler an, und deshalb muß das Strahlen-

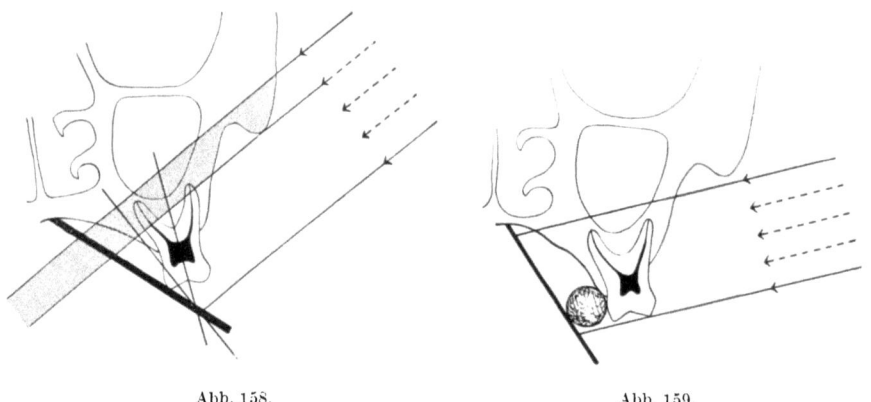

Abb. 158. Abb. 159.
Abb. 158. Der Jochbogenschatten (dunkel) liegt auf den Molarenwurzeln.
Abb. 159. Durch Einlegen einer Watterolle zwischen Zahn und Film liegt der Film fast parallel zum Zahn, dadurch vermeidet man den Jochbogenschatten.

bündel noch weniger steil von oben her kommen (Abb. 156, 157 und 158). Würde man zu steil mit den Röntgenstrahlen von oben her kommen, dann wäre der Schatten des Jochbogens mit auf der Aufnahme und würde störend die Molarenwurzeln überlagern (Abb. 158). Bei flachem Gaumen läßt sich dieser Übelstand nicht ohne weiteres vermeiden. Man hilft sich dann dadurch, daß man nach LE MASTER eine Watterolle zwischen die Zahnkrone und den Film legt, dann steht der Film fast senkrecht, und nun kann man die Molarenwurzeln ohne Jochbogenschatten aufnehmen (Abb. 159). Bei all diesen Aufnahmen im Oberkiefer richtet man den Kopf des Patienten zweckmäßig so, daß die Zahnreihe waagerecht steht.

Ebenso soll auch die Zahnreihe bei den Aufnahmen im *Unterkiefer* nach Einlegen des Films waagerecht stehen. Für Oberkiefer und Unterkiefer ist also die

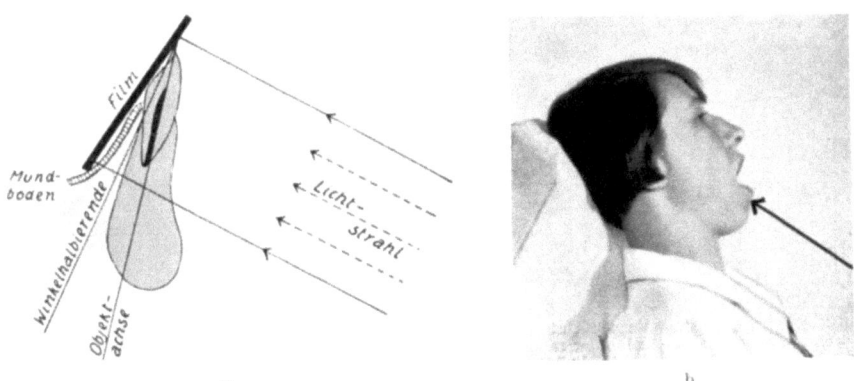

Abb. 160. Einstellung der Röntgenstrahlen zur Aufnahme der unteren Frontzähne.

Kopfhaltung verschieden. Auch im Unterkiefer bilden Zahn und Film im Bereich der Frontzähne und der Prämolaren jeweils einen Winkel miteinander, nur an den Molaren, besonders beim 2. und 3. Molaren, liegt der Film parallel zur Zahnachse. Da bei den Frontzähnen ein Winkel zwischen Zahn und Film gebildet wird, muß das Strahlenbündel, um auf der Winkelhalbierenden senkrecht zu stehen, etwas von unten kommen (Abb. 160). Bei den Molaren wird das Strahlenbündel annähernd senkrecht auf die Zahnachse zu eingestellt, also horizontal, weil Zahn und Film hier fast parallel liegen (Abb. 161).

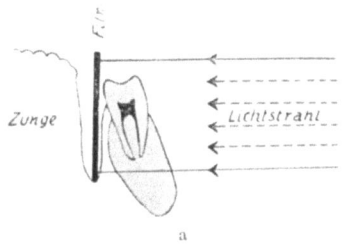
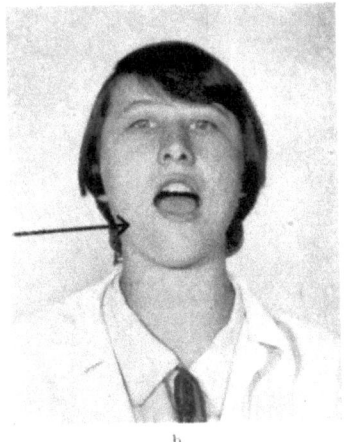

Abb. 161. Einstellung der Röntgenstrahlen zur Aufnahme der unteren Molaren.

Die Röntgenstrahlen müssen natürlich jeweils so gerichtet werden, daß sie den aufzunehmenden Bogenabschnitt des Kiefers radiär schneiden und nicht tangential. Wir sprechen dann von orthoradiärer Einstellung. Bei dieser Einstellungstechnik decken sich jedoch mitunter die Wurzeln des 1. Prämolaren im Oberkiefer, so daß bei der Aufnahme dieses Zahnes eine mesial- oder distalexzentrische Einstellung vorzuziehen ist.

Oben wurde gesagt, daß man den Film durch den Patienten halten lassen soll. Wir selbst dürfen den Film nicht halten und auch durch das Personal nicht halten

152   Spezielle Pathologie und Therapie der Zahn- und Mundkrankheiten.

lassen, wegen der großen Gefahr der Röntgenschädigung bei *häufiger* Bestrahlung — auch in großen Zeitabständen. Die kurze Bestrahlung zur Aufnahme schadet natürlich dem Patienten nicht, darüber werden wir am Schluß noch ausführlicher berichten.

Im allgemeinen macht es dem Patienten keine Schwierigkeiten, den eingelegten Film zu halten. Die Filmhalter haben sich fast alle nicht recht bewährt, nur die ganz einfachen

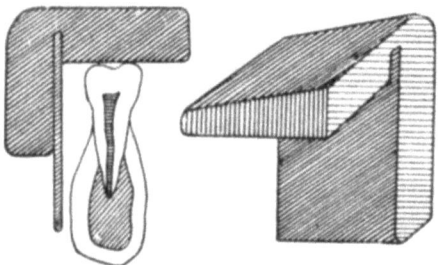

Abb. 162a. Filmhalter für Unterkiefer.
(Aus SCHINDLER: Leitfaden der zahnärztlichen Röntgentechnik. Leipzig 1927.)

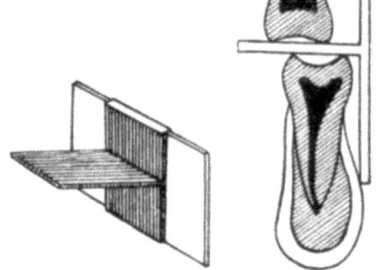

Abb. 162b. Filmhalter nach RAPER.
(Aus SCHINDLER: Leitfaden.)

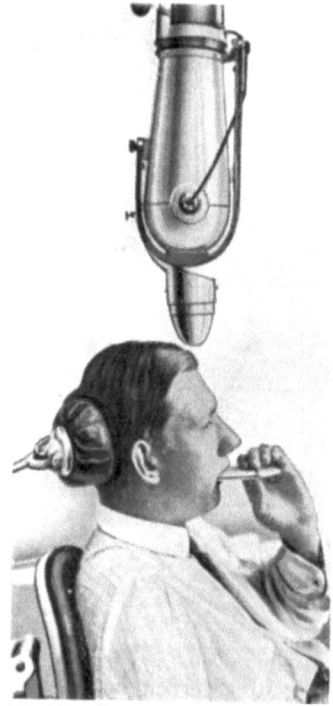

Abb. 163. Übersichtsaufnahme oberer Frontzähne.
(Aus MÜNZESHEIMER u. KUPPENHEIM: Leitfaden der systematischen Röntgenuntersuchung in der Zahnheilkunde. Berlin 1931.)

Halter sind zu empfehlen, die man sich selbst aus Kork oder Holz zurechtschneidet (Abb. 162a). Man legt den Halter mit dem Film ein und läßt zubeißen. Verhindert eine Kieferklemme das Einbringen eines Filmhalters, so verwenden wir zum Halten eine Arterienklemme, die den Film an seiner oberen vorderen Ecke faßt und ihn vom Vestibulum oris aus waagerecht durch die Zahnreihe einführen läßt, durch entsprechende Drehung des Klemmengriffes erfolgt dann die Vertikaleinstellung.

Will man nicht die Wurzeln in ihrer ganzen Länge auf dem Film haben, kommt es vielmehr auf die Krone, auf die Interdentalräume an, dann ist die einfache Haltervorrichtung nach RAPER sehr zweckmäßig zu verwenden. Man legt Papier oder Band um das Filmpaket, läßt die freien Flügel des Bandes zwischen den Zahnreihen heraussehen, zieht straff an und läßt zubeißen (Abb. 162b). Dabei erhält man, wenn man senkrecht auf Zahn und Film, die ja nun parallel stehen, einstellt, scharfe Aufnahmen von den Kronen beider Kiefer zugleich.

Größere Kieferabschnitte kann man mit der intraoralen Aufnahme darstellen, wenn man einen größeren (4:5 cm) Film zwischen die geschlossenen Zahnreihen legt und nun wieder auf die Winkelhalbierende zwischen Zahn und Film senkrecht einstellt (Abb. 163). Es kommt jedoch dies Verfahren nur für die Frontzähne und Prämolaren im Oberkiefer praktisch in Frage, weiter rückwärts wird in die Molaren der Jochbogenschatten zu stark hineinprojiziert. Eine gute Hilfe bei dieser Aufnahmetechnik ist die Methode von SIMPSON, die die Verwendung der HEYDENschen enoralen Kassette vorsieht. Man erreicht damit sehr schöne Übersichtsbilder, die z. B. bei retinierten Eckzähnen bis zu einem gewissen Grad sogar die nachher noch zu besprechende Stereoaufnahme entbehrlich machen. Auch bei Steilaufnahmen von unten kann dadurch eine exaktere Lagebestimmung des retinierten Weisheitszahnes ermöglicht werden.

Zu Übersichtsaufnahmen muß man sich vor allem der *extraoralen Methoden* bedienen. Sie kommen mehr für den Unterkiefer als für den Oberkiefer in Betracht, weil man im Oberkiefer, wie oben gesagt wurde, schon intraoral größere Bezirke im Übersichtsbild darstellen kann und dann, weil die Erkrankungen des Unterkiefers häufiger die Indikation zu Übersichtsaufnahmen geben; da sind vor allem die Kieferbrüche zu nennen, die im Unterkiefer weit häufiger sind als im Oberkiefer, und ferner verhindert oft die Kieferklemme, ausgehend von pathologischen Prozessen des Unterkiefers, die Ausführung der intraoralen Aufnahme.

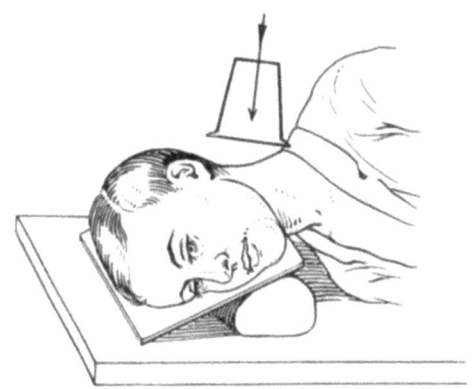

Abb. 164. Aufnahme des rechten Unterkiefers am „hängenden Kopf".

Im *Oberkiefer* ist die Einstelltechnik für die extraorale Aufnahme relativ einfach. Auf einem entsprechend großen Film wird bei Aufnahme der Front das Gesicht auf die Kassette gelegt, die Strahlen werden von rückwärts her durch den Kopf hindurchgeschickt. Die seitliche Aufnahme wird analog gemacht. Die Seite, die man aufnehmen will, liegt auf dem Film. Bei diesen Aufnahmen des Oberkiefers — die Aufnahmen enthalten, wenn der Film groß genug ist, auch natürlich den Unterkiefer — wirken aber die übrigen Teile, die notgedrungen mit auf das Bild projiziert werden, sehr störend. Bei der sogenannten „Occipito-Frontalaufnahme" sind es Schädelknochen oder die Wirbelsäule, bei den seitlichen Aufnahmen sind es die anderseitigen Kiefer, die das Bild störend beeinflussen. Für den *Unterkiefer* (und auch für die rückwärtigen Abschnitte des Oberkiefers) kann man die störende Gegenseite bei seitlichen Aufnahmen aus dem Bilde fernhalten durch die Aufnahme am „hängenden Kopf". Der Kopf wird schräg nach abwärts geneigt gelagert (Abb. 164). Man läßt die Röntgenstrahlen leicht von rückwärts her — so wie man in den Abb. 165a und b in den Unterkiefer innen hineinsieht — durch den Kiefer auf den Film fallen.

Will man den Kiefer ohne aufsteigenden Ast darstellen — also die Prämolaren und Molaren — dann wird mehr die Stirnkante auf den Film gelegt. Es verdeckt dann die Wirbelsäule den aufsteigenden Ast (Abb. 165a). Soll der aufsteigende Ast mit den letzten Molaren deutlich herauskommen, dann muß man mehr die Schläfenpartie auf den Film legen (Abb. 165b). Es wird dann der Unterkiefer unter der Wirbelsäule „hervorgedreht".

Bei all den einfachen, intra- und extraoral gemachten Aufnahmen wird aus vielen Ebenen ein planes Schattenbild erzeugt, aus dem wir nur erfahrungsmäßig einige Schlüsse über die Lage der Gebilde im Raum ziehen können. Nach den obigen Ausführungen entsteht der schärfste Schatten, wenn das Objekt dem Film am nächsten liegt. Je weiter das Objekt vom Film entfernt ist, desto verschwommener muß die Schattenkontur werden. Daraus können wir z. B. manchmal den Schluß ziehen, ob ein verlagerter Zahn palatinal — nahe dem Film — oder

154   Spezielle Pathologie und Therapie der Zahn- und Mundkrankheiten.

buccal — entfernt vom Film — liegt. Doch sind das nur unsichere Schlüsse. Man kann zur Lagebestimmung im Raum zwei Aufnahmen aus verschiedenen Richtungen machen und aus der Verschiebung der Teile in zwei Aufnahmen gegeneinander die Lage in jedem einzelnen Falle — aber auf umständliche Weise — bestimmen.

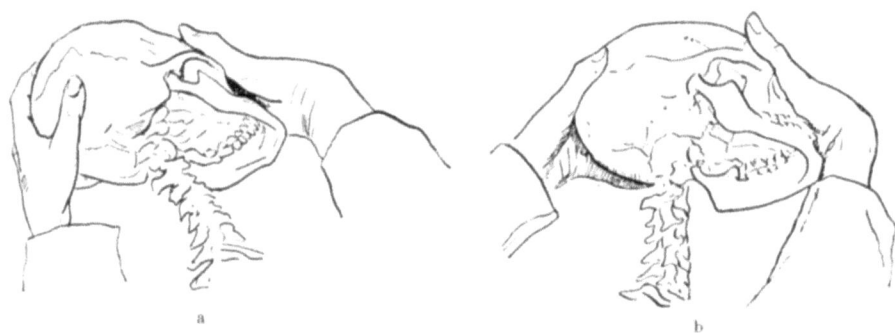

Abb. 165. Hilfsdrehgriff nach PORDES.
(Aus CIESZYNSKI: Zahnärztliche Röntgenologie. Leipzig 1926.)

Am besten geben die räumlichen Verhältnisse die *stereoskopischen* Aufnahmen wieder, die höchst einfach herzustellen sind, sich aber bis heute noch nicht recht eingebürgert haben, weil fast überall von Schwierigkeiten in der Herstellung und bei der Betrachtung gesprochen wird. Oder die Stereoaufnahmen werden nur nebensächlich erwähnt, und damit wird der Methode nicht die genügende Würdigung angetan. *Es sei deshalb ausdrücklich hier betont, daß man weder zur Aufnahme noch zur Betrachtung eine spezielle Apparatur benötigt, und daß das Resultat ein außerordentlich gutes ist.*

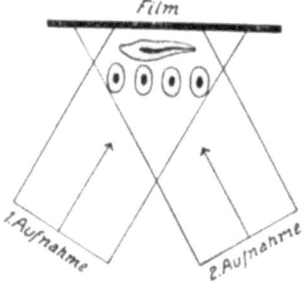

Abb. 166. Technik der stereoskopischen Aufnahme.

Man verfährt folgendermaßen: Zunächst wird die Röhre eingestellt, als ob es sich um eine einfache Aufnahme handeln würde. Die Röntgenstrahlen werden radiär zu dem betreffenden Bogenabschnitt des Kiefers gerichtet. Von dieser Stellung aus geht man mit der Röhre um halben Augenabstand, etwa 33 mm, nach der einen Seite und richtet die Röhre so, daß der Strahl auf die fragliche Stelle trifft: 1. Aufnahme! Nun geht man mit der Röhre um ganzen Augenabstand nach der anderen Seite, richtet die Röhre wieder auf die fragliche Stelle: 2. Aufnahme! Es muß also mit anderen Worten der Brennfleck der Röntgenröhre einmal das eine und dann das andere Auge gewissermaßen darstellen (Abb. 166).

Die Aufnahme, die von links gemacht ist, wird vor das linke Auge gebracht, die von rechts vor das rechte Auge — nicht vertauschen, sonst findet Umkehrung der Verhältnisse statt! — Man kann ohne Apparat einfach die beiden Aufnahmen mit den Händen vor die betreffenden Augen halten und so einstellen, bis die zwei Aufnahmen zu einem Bilde in unserer Vorstellung zusammenfallen, und sofort ist der stereoskopische Effekt da. Das gewöhnliche Stereoskop nach BREWSTER erleichtert die Betrachtung. Man schiebt dabei im Stereoskoprahmen auf einer Glasplatte die beiden Filme so gegeneinander, daß sie zum räumlichen Bild vereinigt werden, in dieser Stellung werden sie dann auf der Glasscheibe festgeklebt. Es ist aber, wie gesagt, die Verwendung des Stereoskops nicht notwendig. *Die ganze Methode ist höchst einfach.* Es genügt auch, daß man die Röhre bei den zwei

Aufnahmen um ungefähren Augenabstand verschiebt, es ist nicht einmal nötig genau zu messen, denn wir wollen ja nur feststellen, ob z. B. ein Eckzahn labial oder palatinal liegt u. a. m. Will man den räumlichen Effekt noch erhöhen, direkt übertreiben, dann muß man den Abstand der Röhre bei den beiden Aufnahmen größer als Augenabstand nehmen, die Tiefenwirkung ist dann ganz besonders drastisch.

Im folgenden soll zunächst das normale Röntgenbild der Zähne und ihrer Umgebung gezeigt werden. Je nach der Dichte der Materie ist der entstehende Schatten verschieden dicht. Von den Zähnen selbst ist das dichteste Gewebe der Schmelz, der einen sehr intensiven Schatten verursacht, es bleibt diese Stelle auf dem Negativ dann rein weiß oder annähernd weiß, wo der Schmelz auch in dickerer Schicht den Röntgenstrahlen als Hindernis im Wege stand. In Abb. 167 sehen wir solch mächtige Schmelzschichten sich fast weiß abzeichnen auf der Kaufläche der hier dargestellten Zähne und an den Rändern der Kronen. Wo der Schmelz nur in dünner flächenhafter Schicht zu durchwandern war, war er kein nennenswertes Hindernis, es ist also von diesen dünnen Schmelzschichten kein deutlicher Schatten entstanden. Schon mehr durchlässig als der Schmelz sind Dentin und Zement, die also einen weniger intensiven Schatten werfen und die Graufärbung des Films für die Hauptmasse des Zahnes veranlassen. Dort, wo die Pulpa im Zahn eingeschlossen ist, haben die Röntgenstrahlen leichten Weg. Die Strahlen, mit denen wir arbeiten, finden in der Pulpa praktisch kein Hindernis, es müssen also dort, wo die Pulpa sich befindet, in der Krone und im Wurzelkanal noch schwächere Schatten entstehen. Im Negativ bedeutet dies fast eine Schwärzung, besser gesagt ein Dunkelgrau, herrührend von den dünnen

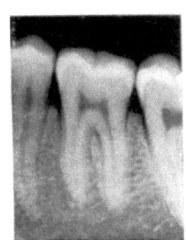

Abb. 167. Röntgennegativ eines unteren 1. Molaren und seiner Nachbarschaft im Knochen. Die Hartsubstanzen des Zahnes, Schmelz und Dentin, sind deutlich zu erkennen, auch der Knochen ist in seiner Zeichnung unverkennbar. Der Wurzelhautspalt ist unter gesunden Verhältnissen, wie hier, sehr schmal. Man kann ihn an der dunklen Linie im Negativ entlang der Wurzel zum Teil deutlich erkennen. Die den Wurzelhautraum umgebende corticale Knochenschicht ist im Negativ hell. Der Kronenpulparaum und die Wurzelkanäle lassen vermehrt das Röntgenlicht durchscheinen, im Negativ zeichnet sich ihr Bild entsprechend dunkel ab.

Dentin- u. Zementschichten. Ebenso zeichnet sich das Periodontium um die Kontur der Wurzel deutlich dunkelgrau ab (Abb. 168ff.). Der Knochen ist in seinen kompakten Partien fast so dicht in der Schattenwirkung wie das Dentin, man sieht aber immer feine Kanäle und Foramina bei genauer Betrachtung dargestellt. In den spongiösen Knochenpartien sieht man die Knochenbälkchen als helles Maschenwerk im Negativ, während die Markräume mit ihrem Weichgewebe sich verhalten wie die Pulpa, also tiefes Grau entstehen lassen. Das Zahnfleisch hebt sich nur bei weicher Strahlung, die noch genügend vom Weichgewebe absorbiert wird, ganz schwach von dem völligen Schwarz der Umgebung des Objektes ab. Es ist der Unterschied gegenüber dem völligen Schwarz aber so minimal, daß der Druck diese Feinheit nicht wiederzugeben vermag.

Intensiv dunkel werden natürlich auf dem Negativ die Partien, wo die Strahlen Hohlräume zu passieren hatten, die nur von Weichgewebe und dünnen Knochenschichten gedeckt werden, so z. B. die Nase und die Kieferhöhle. Diese Partien lassen viel Röntgenlicht auf den Film fallen, so daß er dort stark dunkelgrau werden muß. Die Abb. 168—173 zeigen die Zähne im Kiefer unter normalen Verhältnissen. Man stelle sich die Sagittalschnitte durch Zähne und Kiefer vor, wie sie in der normalen Anatomie beschrieben wurden. Daraus läßt sich ohne Schwierigkeiten das Schattenbild ableiten, das entstehen muß, wenn man Röntgenstrahlen und Film so verwendet, wie das im technischen Teil dargestellt wurde.

Alle Abweichungen von diesen Normalbildern (Abb. 167—173) kann man rein vom Standpunkt der Röntgenologie in zwei Gruppen teilen:

1. Schatten treten auf, wo sie nicht entstehen dürften oder Schatten, die nur schwach sein sollten, sind intensiver geworden.

2. Schatten werden schwächer oder verschwinden gänzlich, wo Kalksalze verlorengehen, Zähne entfernt sind u. a. m.

Das typische Beispiel für die Ursache von abnormer Schattenbildung sind Fremdkörper, z. B. Metalle (Füllungen, Kanülen im Gewebe usw.) oder Gebilde des Organismus (verlagerte Zähne, Verdichtung des Knochens u. a. m.).

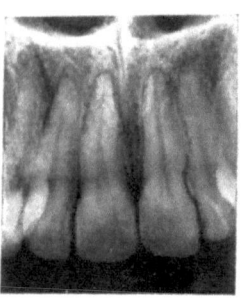
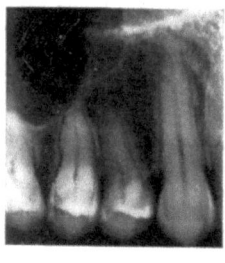
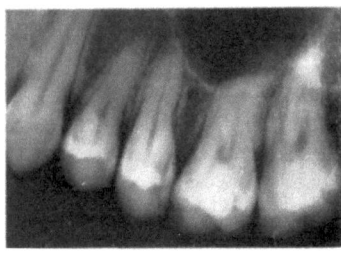

Abb. 168. Abb. 169. Abb. 170.

Abb. 168. Die beiden mittleren und seitlichen Schneidezähne des Oberkiefers. Um die Zähne herum sieht man die mehr oder minder breite dunkle Linie, das Periodontium, und dies wieder umsäumt von der Compacta der Alveoleninnenwand, die hier im Negativ sich hell abheben muß. Aber nur dort hebt sich die Corticalis so hell ab, wo sie sich in großer Masse den Röntgenstrahlen als Hindernis in den Weg stellt, also dort, wo man sie „über die Kante" betrachtet wie bei der Alveole mesial und distal vom Zahn, während sie bei flächenhafter Betrachtung wenig oder gar nicht markiert. In der apikalen Hälfte sieht man in der Wurzel noch eine feine Netzzeichnung, die Spongiosa, die vor allem palatinal schon in großer Masse vorhanden ist. Die Crista nasalis inferior ist hell im Negativ, da ist wieder corticaler Knochen mehr über die Kante getroffen. Darüber ist die Nasenhöhle mehr intensiv geschwärzt. In der Mitte des Bildes läuft eine dunkle Linie senkrecht von oben nach unten, die Sutura interincisiva. Zwischen den beiden mittleren Schneidezähnen eine deutlich langgezogene dunkle Linie, hier ist also mehr Licht durchgetreten, das Foramen incisivum; vielfach hat dies Foramenbild schon zu Verwechslungen Anlaß gegeben, wenn es höher liegt und die Aufnahme etwas von der Seite her gemacht ist. Dann liegt das Foramen nahe der Wurzelspitze des einen mittleren Schneidezahnes, wo es ein Granulom vortäuschen kann.

Abb. 169. Eckzahn und Prämolaren im Oberkiefer. An den Zähnen selbst fällt vor allem die Abzeichnung der beiden Kauhöcker auf, wo ja durch die Projektion Schmelzschichten der beiden Höcker hier im Bild zum Teil in eine Ebene verlegt werden und sich dort, wo sie gemeinsam als Hindernis den Röntgenstrahlen im Wege standen, als starke Schatten markieren müssen. Über die nächste Umgebung des Zahnes ist nichts Besonderes zu erwähnen. In der Gegend der Wurzelspitze des 2. Prämolaren sieht man schräg im Bogen von oben nach unten die helle Linie herunterziehen; die Corticalis des Kieferhöhlenbodens. Sie erscheint auch dort nur als intensiver Schatten, wo sie „über die Kante" betrachtet wird. Mehr parallel zum oberen Rande des Bildes zieht als helle Linie, aber breiter als der Kieferhöhlenboden, der Boden der Nasenhöhle.

Abb. 170. Prämolaren und Molaren im Oberkiefer. Hier ist das Bild jetzt schwieriger zu entwirren, die Vielgestaltigkeit der Molaren ist es, die die klare Deutung oft erschwert. Man muß sich immer vorstellen, wie das Schattenbild zustande kam. Vielfach ist es so, daß durch die Einstellung auf die Mittelachse des Zahnes die buccalen Wurzeln etwas verkürzt, die palatinale etwas verlängert dargestellt werden. Durch die Einstellung muß auch zwangsläufig die palatinale Wurzel vor allem beim 1. und 2. Molaren mit in die Kieferhöhle projiziert werden. Bei den Molaren, wo die Wurzeln eng stehen, oft zu einem Massiv vereinigt sind, ist ein deutliches Bild von den Wurzelverhältnissen, vor allem auch von den Kanälen nicht zu erhalten, die helle Linie des Kieferhöhlenbodens, die wir in Abb. 169 schon sahen, setzt sich in Abb. 170 zuerst noch nach unten fort, um dann, am 1. Molaren beginnend, wieder anzusteigen.

Für die zweite Gruppe sind z. B. charakteristisch die Caries, in deren Bereich die Strahlen leichter durchtreten können als im gesunden Dentin, weil die Kalksalze verlorengegangen sind und die Cysten, die den Knochen zum Schwund brachten und eine Flüssigkeit enthalten, welche den Strahlen kein wesentliches Hindernis bedeutet, und endlich die Frakturspalten.

Nach diesen Gesichtspunkten sollen hier typische Bilder gebracht werden, und zwar 1. die Zähne allein; 2. Zahn und Umgebung; 3. die Umgebung allein betreffend (Abb. 174—189).

Auf eines sei zum Schlusse noch erneut aufmerksam gemacht: die Gefahr, daß das Röntgenbild auch eine irrtümliche Deutung erfahren kann, ist nie ganz von der Hand zu weisen! Eine der häufigsten Ursachen für die sogenannte Röntgentäuschung ergibt sich aus anatomischen Verhältnissen, so kann das Foramen incisivum oder das Foramen mentale leicht ein Granulom vortäuschen; auch die Abgrenzung eines apikal-ostitischen Herdes an unteren Molaren kann durch den Mandibularkanal erschwert werden. Besonders schwierig ist mitunter die Auseinanderhaltung von Cysten an oberen Prämolaren und Molaren einerseits und Ausbuchtungen der Kieferhöhle andererseits, wie überhaupt die Lagebeziehung der Wurzelspitzen oberer Zähne zum Antrum im Röntgenbild leicht falsche Vorstellungen erwecken kann. Sehr weitgehenden Täuschungen kann man aber auch

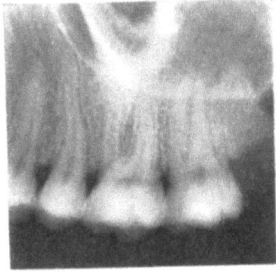 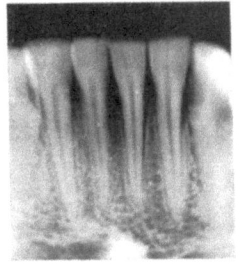 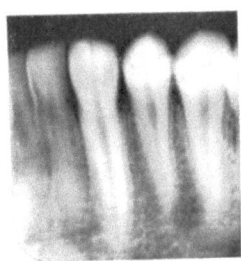

Abb. 171. Abb. 172. Abb. 173.

Abb. 171. Während in Abb. 170 so gut wie nichts zu sehen war von dem Jochbogenschatten, die Aufnahme war mit Watterolle gemacht, ist bei gewöhnlicher Filmlage und hoher Einstellung hier der Jochbogenschatten über die Wurzeln des 1. Molaren gelegt, so daß die Lot t als durch diesen intensiven Schatten nicht mehr hindurchscheinen.

Abb. 172—173. Mittlere und seitliche Schneidezähne im Unterkiefer. Über die Zähne selbst ist nichts Besonderes zu sagen. Nach Betrachtung der Zähne des Oberkiefers macht die Deutung der Aufnahmen der unteren Zähne kaum noch Schwierigkeiten. Im Gegensatz zu der Knochenzeichnung des Oberkiefers fällt die Größe der Spongiosamaschen besonders auf. Unmittelbar um die Mittellinie, etwa 5 mm von der Wurzelspitze des mittleren Schneidezahnes, sehen wir die Knochenzeichnung dichter werden: „Spinae mentales."

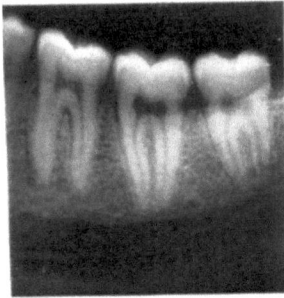 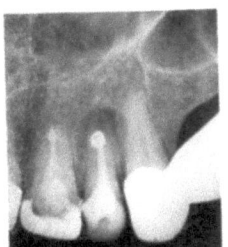 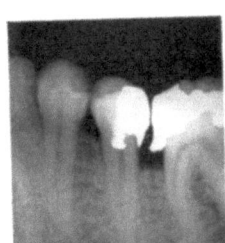

Abb. 174. Abb. 175. Abb. 176.

Abb. 174. 3 Molaren im Unterkiefer. Den Mandibularkanal sieht man unter den Molaren entlanglaufen. Das ist in Abb. 15 bei der normalen Anatomie ausführlich beschrieben. Über die Molaren ist nichts zu sagen. Ihr Bild ist eindeutig. Zwischen dem 1. und dem 2. Molaren fällt die Spongiosaanordnung auf. Unter dem 2. Prämolaren und dem 1. Molaren wird das Spongiosanetz sehr weitmaschig. Gelegentlich kann diese Spärlichkeit an Knochenbälkchen, die ganz normal ist, zu Verwechslung mit Rarefizierung der Knochensubstanz führen, vor diesem Irrtum muß man sich hüten. Man betrachte bei der Beurteilung des Röntgenbildes stets die Querschnitte durch die Kiefer, wie sie in der normalen Anatomie gezeigt sind. Aus diesen Sagittalschnitten ist ohne weiteres das Schattenbild der Röntgenstrahlen zu erklären. Am 2. und 3. Molaren sehen wir das Bild der Wurzeln schon stärker von dem Schatten überlagert, den der corticale Knochen buccal und lingual verursacht, die Gegend der Linea obliqua und Linea mylohyoidea.

Abb. 175. Wurzelspitzenresektion an zwei Schneidezähnen. Der mittlere Schneidezahn wurde vor 17 Jahren operiert, der seitliche Schneidezahn am Tage der Röntgenaufnahme. Man sieht Füllung und Wurzelfüllungen und die Amalgamabschlüsse an den Resektionsstellen. Die Verknöcherung an der Resektionsstelle am mittleren Schneidezahn ist vollständig. Die frische Resektionsstelle am seitlichen Schneidezahn ist deutlich aufgehellt. Der Eckzahn ist mit einer Metallkrone Brückenpfeiler.

Abb. 176. Füllungen aus Metall im 2. Prämolaren und 1. Molaren. Beide Füllungen stehen über, am meisten die Füllung im 1. Molaren. Sie reicht weit in den Interdentalraum. Der Kontaktpunkt ist verlorengegangen. Beides, die überstehenden Füllungen und der fehlende Kontaktpunkt, hat zu einer marginalen Parodontitis des Interdentalbezirkes geführt. Der Schwund des interdentalen Septum ist deutlich im Vergleich zu dem gesunden Septum zwischen den beiden Prämolaren. Im 2. Prämolaren ist die Pulpa tot, eine Füllmasse, die einen deutlichen Röntgenschatten gibt, ist im Pulpencavum und im Eingang zum Wurzelkanal zu sehen, um den Apex herum eine rundliche Aufhellung. Der Knochen ist hier verlorengegangen, Granulationsgewebe an seine Stelle getreten.

verfallen, wenn man etwa die Ausdehnung eines Krankheitsherdes nur nach dem Röntgenbild beurteilen wollte. Und so ließe sich noch eine ganze Anzahl von Röntgentäuschungsmöglichkeiten aufzählen. Mit Rücksicht auf den hier verfügbaren Raum mag aber der kurze Hinweis genügen. Ausführlicheres darüber ist in der Speziallteratur nachzulesen.

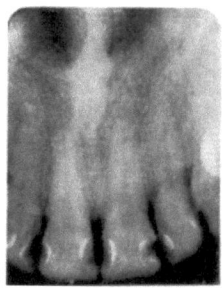 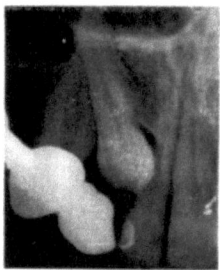

Abb. 177.   Abb. 178.

Abb. 177. Gefüllte Kavitäten in den vier oberen Schneidezähnen. In jedem dieser Zähne war approximal eine Caries entstanden. Die Caries wurde beseitigt, jeweils eine Unterfüllung gemacht, diese Unterfüllung hat einen deutlichen Röntgenschatten gegeben. Darüber liegt an allen Zähnen eine Füllung, die nur einen schwachen Röntgenschatten ergab.

Abb. 178. Verlagerter Eckzahn im Oberkiefer. Oben im Bilde sieht man die große Aufhellung der Nasenhöhle und links im Bilde die Aufhellung der Kieferhöhle. Unmittelbar unter dem Boden der Nasenhöhle und vor der vorderen Wand der Kieferhöhle liegt die Wurzel des verlagerten Eckzahnes, der hier fast diagonal im Bilde steht. Die distale Wand seiner Wurzel fällt in der Projektion unmittelbar zusammen mit der mesialen Wand der Wurzel des 1. Prämolaren. Die Krone des verlagerten Eckzahnes fällt mesial ein wenig mit dem Bilde des seitlichen Schneidezahnes zusammen. Der seitliche Schneidezahn erscheint durch den Eckzahn unmittelbar an den mittleren Schneidezahn hingedrängt. In der Krone des seitlichen Schneidezahnes befindet sich eine Füllung mit Unterfüllung, wie sie in Abb. 177 ausführlich beschrieben wurde. Auf dem 1. Prämolaren befindet sich eine Krone. An dieser Krone ist nach mesial zu der freie Anhänger zum Ersatz des Eckzahnes zu sehen und nach distal zu der Ansatz zu einer Brückenkonstruktion.

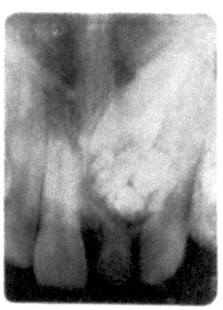 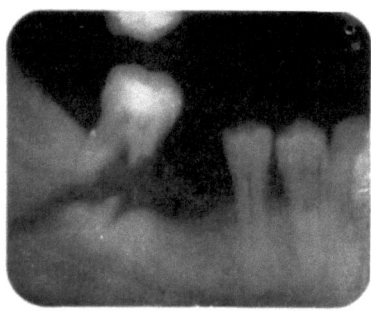

Abb. 179.   Abb. 180.

Abb. 179. Odontom im Oberkiefer. Dort, wo der mittlere Schneidezahn stehen müßte, sieht man noch den Milchzahn stehen. Im Alveolarfortsatz dieser Gegend ein rundes, unregelmäßiges Gebilde, das einen intensiven Schatten ergab. Bei genauer Betrachtung sieht man, daß sich dieser Schatten aus einzelnen kleinen Zahngebilden zusammensetzt, die teils ganze Zähne, teils nur Kronen in Miniaturform darstellen. Umgeben ist dieser Konglomeratschatten von einer scharf abgegrenzten Aufhellung, ein Zeichen dafür, daß hier eine weichgewebige Kapsel vorhanden ist. Der zuständige mittlere Schneidezahn ist verlagert. Er liegt diagonal im Bild unmittelbar unter dem Boden der Nasenhöhle.

Abb. 180. Fraktur des 2. Molaren in einem Kieferbruch. Der Bruchspalt mit seiner intensiven Schwärzung hier im Negativ ist unverkennbar. Im rückwärtigen Bruchstück steht die Hauptmasse des 2. Molaren, die Krone, die distale Wurzel bis auf deren Wurzelspitze und von der mesialen Wurzel ein kleines Stück. Im mesialen Bruchstück steht die Hauptmasse der mesialen Wurzel und die äußerste Spitze der distalen Wurzel.

b) Therapeutische und schädigende Wirkung der Röntgenstrahlen.

Ein Teil der Röntgenstrahlen wird vom Gewebe absorbiert — eben dadurch entstehen ja die Schatten, — und zwar sind es vornehmlich, wie wir oben auseinandersetzten, die weichen Strahlen, die absorbiert werden. Dies ist nun nicht ohne Wirkung auf die Zellen. Vor allem wird der Zellkern von den Röntgenstrahlen beeinflußt, es kommt zu pyknotischen Veränderungen und schließlich zum Kernzerfall. Aber auch das *Protoplasma* wird von den Röntgenstrahlen beeinflußt. Bestrahlt man z. B. die Speicheldrüsen lange genug, dann tritt nach kurzer Zeit Verminderung des Speichelflusses ein: Wirkung auf das Protoplasma. Diese Reaktion geht bald vorüber; nach Tagen setzt nochmals eine Verminderung der Sekretion ein, die anhaltender ist: Reaktion des Kernes. Ein *Wachstumsreiz* auf die Zellen findet keinesfalls statt, er kann nur gelegentlich vorgetäuscht sein, es handelt sich dann aber immer nur um den beschleunigten Lebensablauf der einzelnen Zellen, mit anderen Worten: die Lebensuhr einer röntgenbestrahlten Zelle läuft schneller ab. *Funktionsreiz* im wahren Sinne ist nicht festgestellt. Nur indirekt

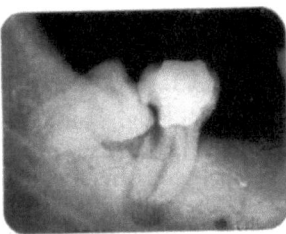 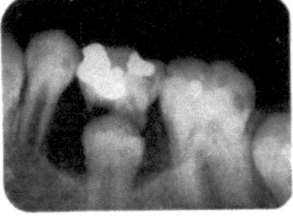 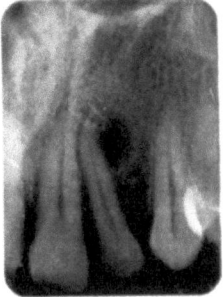

Abb. 181.   Abb. 182.   Abb. 183.

Abb. 181. Halbretinierter Weisheitszahn. Dieser Weisheitszahn ist halb nach vorn gekippt, die mesiale Partie seiner Krone hat sich in die distale Halsregion des 2. Molaren geschoben. Diese Halsregion ist cariös, zu erkennen an der Aufhellung. Der 2. Molar ist mit einer großen Metallfüllung versehen, die weit in den Pulpenraum hineinreicht. Die Wurzeln sind ungefüllt, ihre Spitzen sind von einem erbsengroßen Granulom umgeben.

Abb. 182. Follikuläre Cyste an einem 2. Prämolaren. Über diesem tief im Bilde stehenden 2. Prämolaren ist noch die mehrfach gefüllte Krone des 2. Milchmolaren vorhanden. Unter dem Reiz einer chronischen apikalen Parodontitis an diesem Milchmolaren hat sich die Cyste aus dem Schmelz-Epithel des Prämolaren entwickelt. Die Cyste ist an der breiten Aufhellung um die Krone des Prämolaren zu erkennen. Die Expansionskraft dieser Cyste hat den 1. Prämolaren bereits deutlich an den Eckzahn hingedrängt.

Abb. 183. Radikuläre Cyste am seitlichen Schneidezahn. Die Krone des seitlichen Schneidezahnes weist einen Defekt auf, der auf eine Fraktur schließen läßt. Um die Wurzelspitze und von da um den distalen Teil der oberen Wurzel eine deutliche runde Aufhellung mit scharfer Begrenzung. Diese runde Aufhellung, eine Cyste, hat den seitlichen Schneidezahn mit seinem apikalen Teil ganz nahe an den mittleren Schneidezahn hingedrängt, der ganze Zahn steht deshalb schräg.

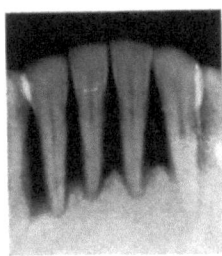 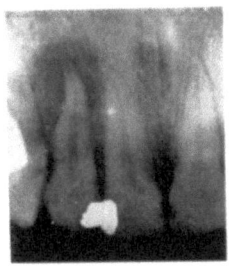 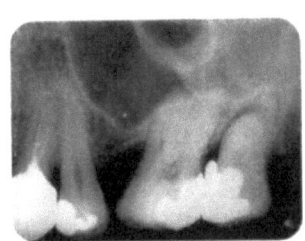

Abb. 184.   Abb. 185.   Abb. 186.

Abb. 184. Parodontitis marginalis chronica progressiva an den unteren Schneidezähnen. Der Alveolarfortsatz ist weitgehend geschwunden, die an sich intakten Schneidezähne stehen nur noch mit ihren Wurzelspitzen in einer flach-muldenförmigen Alveole.

Abb. 185. Granulom am seitlichen Schneidezahn. Der mittlere und der seitliche Schneidezahn haben approximale Metallfüllungen. Die Pulpa des seitlichen Schneidezahnes ist offenbar abgestorben, an der Wurzelspitze ist das Bild hier im Negativ in Übererbsengröße dunkel, weil das Granulom mehr Röntgenlicht durchließ als der gesunde Knochen — Aufhellung! Also nicht Granulomschatten, wie es fälschlich so oft heißt!

Abb. 186. Der 1. Molar fehlt in der Reihe, er ist offenbar frühzeitig entfernt. Der 2. Prämolar und der 2. Molar haben sich im Kronenteil einander genähert. Die Kieferhöhle hat sich in die Bucht des fehlenden 1. Molaren gesenkt. Durch eine solche Ausbuchtung der Kieferhöhle kann eine Cyste vorgetäuscht werden. Im übrigen zeigt das Bild eine Metallkrone auf dem 1. Prämolaren und mangelhafte Füllung seiner Wurzelkanäle, Metallfüllungen im 2. Prämolaren und in den beiden Molaren. Die Füllungen der beiden Molaren stehen nach dem Interdentalraume zu über. Schwund des Interdentalseptum über diesen überstehenden Füllungen.

160 Spezielle Pathologie und Therapie der Zahn- und Mundkrankheiten.

durch Beeinflussung der Durchblutung z. B. kann Funktionsreiz vorgetäuscht werden. Es handelt sich bei der Röntgenbestrahlung immer um destruierende Wirkung.

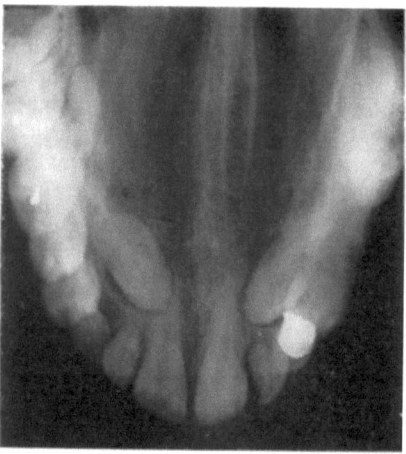

Abb. 187. Verlagerte Eckzähne. Es handelt sich um eine Übersichtsaufnahme im Sinne der Abb. 163. Man sieht die Nasenhöhle, das Nasenseptum. Die Seitenzähne sind nahezu in ihrer Längsachse projiziert, die Schneidezähne sind etwas verkürzt. Beide Eckzähne liegen schräg im Bild unmittelbar unter dem Nasenboden, auf beiden Seiten sind die Milcheckzähne stehengeblieben, weil die bleibenden Zähne nicht an der richtigen Stelle erschienen sind.

Man hat die Wirkung der Röntgenstrahlen weitgehend für die Therapie herangezogen. So z. B. bestrahlt man mit mehr oder weniger gutem Resultat Geschwülste, vor allem Sarkome. Spezifische und unspezifische Entzündungen werden bestrahlt. Ich nenne hier vor allem die Aktinomykose, die ausgezeichnet auf die Röntgenstrahlen reagiert. Unspezifische Entzündungen werden bestrahlt, um sie zu beseitigen, wenn sie sich noch im Anfangsstadium befinden oder, wenn ihre Entwicklung nicht mehr aufzuhalten ist, um die Einschmelzung zu beschleunigen. Bei der Parulis z. B. machen wir gelegentlich von der Röntgenbestrahlung Gebrauch. Besonders erwähnt werden muß dabei die sofortige Schmerzlinderung durch die Bestrahlung. Ferner ist die Trigeminusneuralgie hier zu nennen, die auf Röntgenstrahlen in einer großen Zahl von Fällen völlig geheilt wurde.

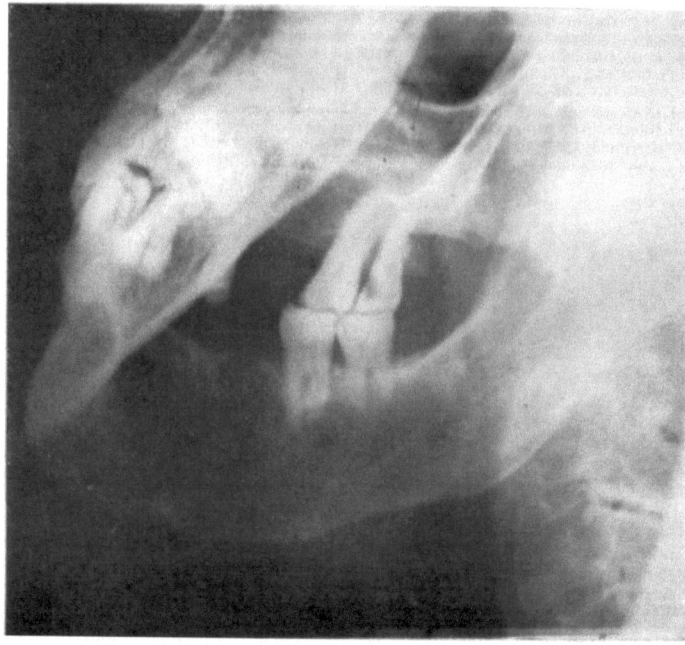

Abb. 188. Große radikuläre Cyste im Unterkiefer. Man sieht eine große Aufhellung, die das gesamte Corpus mandibulae einnimmt. Sie reicht vom aufsteigenden Ast (dicht am Foramen mandibulare) bis ins Gebiet der Schneidezähne. Der 2. und 3. Molar stehen gesund über der Cyste, die offenbar vor vielen Jahren vom 1. Molaren ausgegangen ist und nach dessen Extraktion im Kiefer zurückblieb. Ihr Wachstum hat sich nach der Extraktion des Ausgangszahnes noch fortgesetzt. An der Basis ist der Kiefer aufgetrieben, in der Gegend der bereits fehlenden Prämolaren könnte man an eine Mehrkammerigkeit der Cyste denken. Es handelt sich jedoch nur um Knochenstreben in der Wand, die Einkammerigkeit der Cyste wurde bei der Operation am 6. Januar 1949 bestätigt.

Nach den Beobachtungen, die man naturgemäß vor allem an der äußeren Haut machte, unterscheidet man 1. die Frühreaktion; 2. die eigentliche Röntgenreaktion und 3. die Spätreaktion. Und die Dosis an Röntgenstrahlen, die gerade imstande

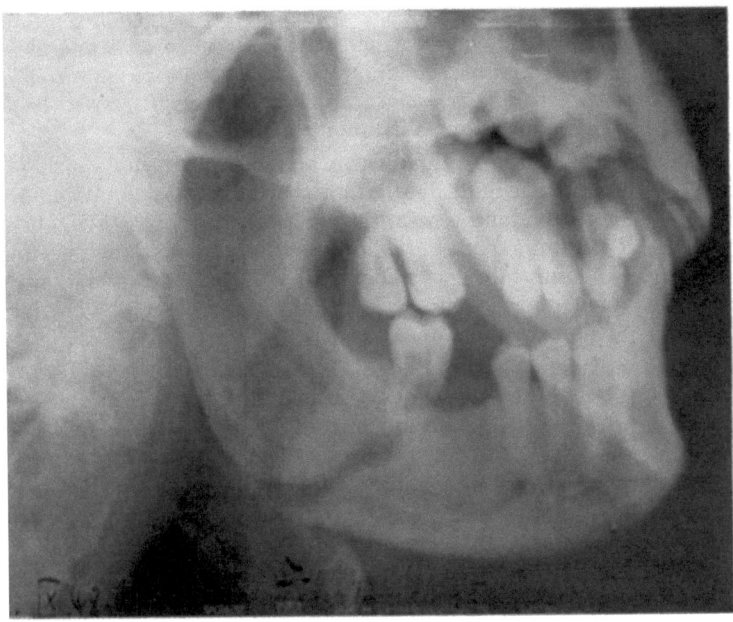

Abb. 189. Fraktur des Unterkiefers. Die Fraktur, zu erkennen an der großen spaltförmigen Aufhellung, läuft vom Kieferwinkel schräg nach vorne und oben durch die Alveole des 2. Molaren. Die Mundschließer haben das rückwärtige Bruchstück nach oben gezogen, der in sich fraktuierte 2. Molar beißt auf seine Antagonisten. Das vordere Bruchstück ist besonders durch den Musculus mylohyoideus nach unten gezogen. Die entstandene Dislokation ist deutlich an dem versetzten Mandibularkanal zu erkennen.

ist, ein Erythem der Haut hervorzurufen, bezeichnet man als H. E. D. (Haut-Erythem-Dosis).

Auf eine solche H. E. D. zeigt sich zunächst die *Frühreaktion:* Erythem von etwa 3 Tagen, Ödem (Wirkung auf Protoplasma der Endothelien). Die *eigentliche Röntgenreaktion* setzt nach 3 Wochen ein: Rötung, Pigmentierung, Haarausfall, Abschilferung der Haut (Wirkung auf den Zellkern). In der *Spätreaktion* geht Erweiterung der Capillaren zurück. Gefäße bleiben leichter erregbar. Pigmentierung kann mehrere Monate bestehen bleiben. Haare sind nach einem Vierteljahr wieder gewachsen. In der Tiefe kann ein chronisch induriertes Hautödem sich einstellen, dann können Schwellung und Derbheit lange oder immer bestehen bleiben.

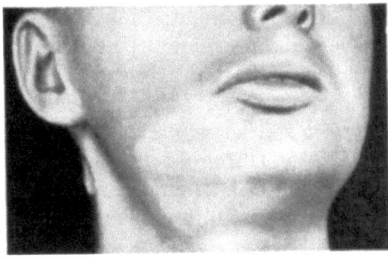

Abb. 190. Röntgenschädigung nach unsachgemäßen Zahnaufnahmen. (Aus KARL GREVE: in Vjschr. Zahnheilk. Berlin 1923.)

Mengen über eine H. E. D. rufen, wenn sie groß genug sind, schwere und schwerste Röntgenverbrennungen hervor, die schließlich zu schweren Ulcera führen, deren Heilungstendenz eine außerordentlich schlechte ist.

Bei Einwirkung selbst kleinster aber immer wiederkehrender Röntgenbestrahlung kommt es zur chronischen Dermatitis. Die Haut wird zunächst blaurot und juckt. Dann setzt Atrophie der Haut ein, sie wird spröde, rissig, borkig. Die Fingernägel wachsen mit tiefen Rillen und unregelmäßig. Es kommt zu Hyperkeratosen, atypischen Epithelwucherungen. Auf solchem Boden können sich Carcinome entwickeln, die wegen ihrer Bösartigkeit gefürchtet sind.

Diese Schädigungen trafen früher vor allem den Röntgenologen und das Personal. Nachdem aber die Schutzvorrichtungen der neueren Apparate gegen Hochspannung und Strahlung vor Schädigung schützen und *da wir auf alle Fälle ein wiederholtes Halten der Filme vermeiden und es auch dem Personal keinesfalls erlauben,* sind diese Schädigungen wohl kaum noch möglich.

Aber auch vor wiederholten Aufnahmen, womöglich noch der gleichen Stelle und in kurzen Zeitabständen muß der Patient bewahrt werden. Wenn wir uns auch bei der einzelnen Aufnahme weit unter der Grenze einer H. E. D. befinden, so könnte doch die Häufung von Bestrahlungen durch mehrfache Aufnahmen gelegentlich zur Schädigung führen, wie der Fall von K. Greve zeigt, wo durch wiederholte Aufnahmen einer Stelle Haarausfall und Schwund der normalen Pigmentierung beobachtet wurde (Abb. 190).

Man sei sich stets bewußt, daß jede Röntgenaufnahme, jede Bestrahlung eine biologische Reaktion zur Folge hat, und hier gilt auch wie in der Pharmakologie die Regel: ,,Dosis sola fecit venenum." Die Röntgentherapie, die ungeheure Gefahren in der Hand des Ungeübten in sich birgt, überlasse man nur dem erfahrenen Röntgentherapeuten.

B. Störungen des Durchbruchs der Zähne.

Der Mensch ist ,,diphyodont", d. h. er erfährt einen einmaligen Zahnwechsel oder anders ausgedrückt: er bekommt zweimal Zähne, zuerst die Milchzähne (,,dentes decidui") und dann die bleibenden Zähne (,,dentes permanentes"). Gegenüber Angaben von einer dritten Dentition (meist nur einzelne Zähne oder eine Zahngruppe betreffend) wird man stets sehr skeptisch sein müssen; denn gewöhnlich handelt es sich dabei nur um einen verspäteten Durchbruch retinierter normaler Zähne oder um eine Überproduktion der Zahnleiste, die aber nicht in phylogenetischem Sinne gedeutet werden darf. So können z. B. im Oberkiefer nach dem Durchbruch der bleibenden Frontzähne gaumenwärts noch mehrere überzählige Zahngebilde erscheinen. Auch gewisse Odontomformen können mit der Produktion von Zahngebilden eine dritte Dentition vortäuschen. Nur ganz wenige Berichte, so z. B. einer von Mayrhofer erscheinen einigermaßen verbürgt und lassen an eine seltene Rückschlagserscheinung denken.

Über die normalen Durchbruchszeiten ist in dem ersten Abschnitt dieses Buches schon berichtet worden. *Den Durchbruch selbst muß man als einen physiologischen Vorgang auffassen, welcher, eben weil er physiologisch ist, an sich ohne Störung des Allgemeinbefindens ablaufen sollte.* Wenn nun hier in einem eigenen Kapitel von Durchbruchsstörungen die Rede sein wird, so handelt es sich dabei entweder um Abweichungen von dem normalen zeitlichen Ablauf des Prozesses oder um Erkrankungserscheinungen während der 1. bzw. 2. Dentition.

Die Bedeutung der Ernährung.

Wie die ganze Entwicklung des Zahnorganes in allen seinen Teilen, wie die spätere Leistungs- und Widerstandsfähigkeit des Gebisses, so ist auch der zeitliche Durchbruch in hohem Maße abhängig von einer richtigen Ernährung. Darunter verstehen wir heute nicht mehr nur die ausreichende Zufuhr von Eiweiß, Fett, Kohlenhydraten und Mineralsalzen, sondern auch eine ausreichende Zufuhr von feineren Aufbaustoffen, von ,,Wirkstoffen" der verschiedensten Art. Dazu sind zunächst die akzessorischen Nährstoffe, Vitamine, sowie die Wuchsstoffe, Spurenelemente, nahrungseigenen Fermente zu rechnen. Hat man ursprünglich gemeint, daß jeder dieser Stoffe eine selbständige Wirkung besitze und daß es vor allem auf die nötige Menge ankomme, so weiß man heute, daß fast noch wichtiger als diese Seite die sogenannte „Eukorrelation" ist, d. h. die richtige qualitative und quantitative Beziehung der Aufbau- und Wirkstoffe zueinander. Also nicht nur um die Beziehung der einzelnen Vitamine zueinander, sondern auch um die richtige Korrelation der Vitamine zu den Hormonen, den Fermenten, Wuchsstoffen usw. geht es.

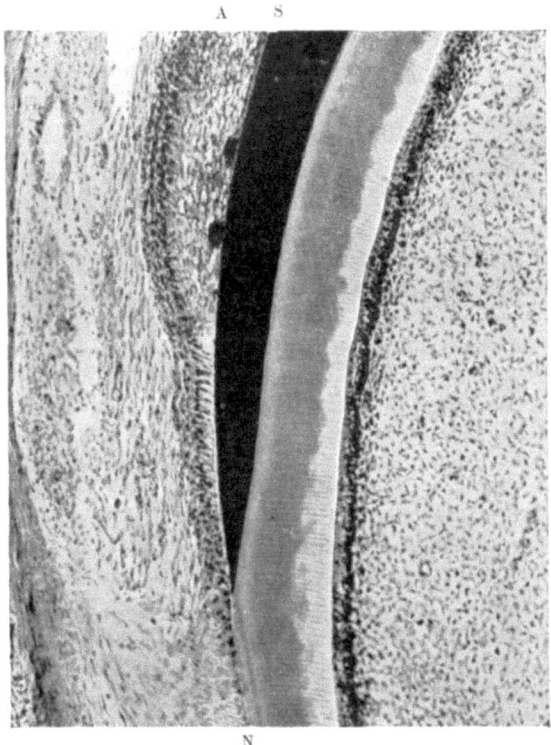

Abb. 191. Störung in der Schmelzbildung (aplastische Form) bei einer Ratte, die mit synthetischer vitaminfreier Kost ernährt worden war. Bei N: Die Ameloblasten liegen dem Schmelz S auf und erinnern in der Form noch an normale Verhältnisse. Bei A: Die stark degenerierten Ameloblasten sind vom normalen Schmelz weit entfernt; im Zwischenraum zwei Stellen (dunkle Punkte) mit abortiver Schmelzbildung. (Dtsch. zahnärztl. Wschr. 1933, 297.)

Man versteht das ganze Geschehen am besten, wenn man sich darunter einen komplizierten Mechanismus wie etwa ein feines Uhrwerk vorstellt, in dem jeder einzelne Teil, jedes Rädchen regulierend, fördernd, hemmend wirken kann. So fast unvorstellbar gering die benötigten Mengen namentlich der „Spurstoffe" (daher der Name!) sind, so haben doch auch sie die volle Bedeutung eines Rädchens im Uhrwerk oder auf den Körper übertragen im Ablauf des Reduktions-Oxydationsgeschehens im einzelnen und des Gesamtzustandes im allgemeinen. Nicht vergessen darf hier ein wichtiges Ferment werden, die „Phosphatase". Sie bewirkt eine Erhöhung der Phosphatkonzentration am Ort, fördert die einleitende Kalkbindung und liefert die für die definitive Mineralisation notwendigen anorgan. Phosphate (KRANZ).

Ein kleines Beispiel davon gibt die Mineralisation der Zähne: zunächst die richtige Aufnahme der nötigen Kalksalze aus dem Darm, wobei das Vitamin D eine große Rolle spielt, seinerseits aber in enger Beziehung zum Vitamin A steht, dann die Verankerung und eventuelle Mobilisierung der Kalksalze am Zahn, wobei neben den Enzymen, besonders der Phosphatase das Hormon der Nebenschilddrüse eine maßgebliche Rolle spielt, die ihrerseits wieder mit anderen Drüsen mit innerer Sekretion eng zusammenhängt. Als eine Art Wächter stehen andere Stoffe (Wuchsstoffe, Auxone ?) dabei. Fehlt es an Vitamin D oder am „Parathormon", weil die Nebenschilddrüse mangelhaft funktioniert, so bekommen wir weitgehende Entwicklungsstörungen; fehlen die Wuchsstoffe, so treten andere krankhafte Erscheinungen am Zahn auf. Daneben kommt es aber noch auf die absolute Zufuhr von Calcium und Phosphor, auf die richtige Beziehung der beiden zueinander, auf die chemische Natur der aufgenommenen Kalksalze, das Säure-Basen-Gleichgewicht bei der Ernährung und auf die Anwesenheit von

Vitamin C an (SANDOZ) — alles das zu dem Ziel, die Aufnahme, Verwendung und Fixierung des Phosphor- und Calciumions zu sichern!

In ähnlicher Weise gestaltet sich der Einfluß auf den Kieferknochen, und nun wird man auch den Zusammenhang mit dem augenblicklich in Rede stehenden Thema, der Dentition zeitlich gesehen, leicht verstehen, denn sowohl die Folgen der Entwicklungsstörung am Zahn wie am Kiefer können die Durchbruchszeit stark beeinflussen. Etwas umstritten sind teilweise noch die feineren Wirkstoffe, während die Vitamin- und Hormonforschung verhältnismäßig weit gediehen sind. Soweit beide auch vom zahnärztlichen Gebiet aus besonders interessieren müssen, seien im folgenden noch einige Einzelheiten gebracht.

1. Die Bedeutung der Vitamine für die Zahnentwicklung und den Zahndurchbruch.

Die Zahl der Vitamine ist noch immer im Steigen begriffen. Anfänglich waren es nur 5, die allgemein anerkannt wurden, nämlich das Vitamin A (der antixerophthalmische Faktor), B (antineuritischer Faktor), C (antiskorbutischer Faktor), D (antirachitischer Faktor) und das Vitamin E, (der Antisterilitätsfaktor). Die Zahl, die heute rund 20 beträgt, wuchs dadurch, daß einmal neue Vitamine festgestellt wurden, so das Vitamin K (ursprünglich als der antihämorrhagische Faktor angesprochen), dann vor allem aber auch deshalb, weil sich erwies, daß die erstgenannten 5 zum größten Teil gar nicht einzelne Vitamine darstellten, sondern Komplexe von Vitaminen. So kennt man jetzt z. B. bei Vitamin B allein sechs verschiedene Arten als B_1 bis B_6 bezeichnet, und davon umfaßt das B_2 wieder eine eigene Gruppe, die B_2-Gruppe. Ob das Vitamin P (Permeabilitätsvitamin) als ein Teil von C oder als selbständiges Vitamin, das die Capillardurchlässigkeit regelt, angesprochen werden muß, wird nicht einheitlich beurteilt. Neuerdings neigt man mehr dazu, es als selbständiges Vitamin anzuerkennen.

Die alte Einteilung, die auch heute noch meist beibehalten wird, ist die in die fettlösliche Gruppe („Vitasterin"), zu der A, D und E gehören, dann auch F, dessen Mangel Hautnekrosen erzeugt, und L_1 sowie L_2, zwei Laktationsvitamine, und anderseits die wasserlösliche Gruppe, die vor allem die B- und C-Vitamine umfaßt. Man braucht bei den fettlöslichen nur an den Lebertran als besonderen Träger zu denken.

Was die Wirkung anlangt, so hat KOLLATH unterschieden zwischen einer aplastisch-konsumptiven und einer paraplastisch-produktiven Form. Gerade bei den Zähnen kann man die unterschiedliche Form sehr gut verfolgen. So hört z. B. bei der aplastisch-konsumptiven Form die Schmelzbildung unter Aufhebung der Ameloblastenschicht mehr oder minder vollständig auf (Abb. 191); die Ameloblasten verlieren ihre langgestreckte zylindrische Gestalt und werden mehr kubisch. In ähnlicher Weise kann unter Formveränderung der Odontoblasten die Dentinbildung eingestellt werden. Abbauvorgänge sind hierbei nichts Seltenes — daher die Bezeichnung aplastisch-konsumptiv. Bei der paraplastisch-produktiven Form dagegen ist die Dentinproduktion eher überreichlich, aber das Ergebnis ist nicht normales Dentin, sondern irreguläres oder Osteodentin, oder es wird eine sehr breite Prädentinschicht gebildet; sie wird aber nicht regulär verkalkt (Abb. 192). Die Ameloblastenform und die Schmelzgerüstentwicklung erfährt bei der zweiten Form im allgemeinen keine Änderung, nur die Verkalkung kann ausbleiben, und so kommt es letzten Endes ebenfalls zu Schmelzhypoplasien. Im übrigen ist bei all diesen Entwicklungs- und sonstigen Störungen als Mangelfolge nicht immer gesagt, daß es sich um eine spezifische Mangelwirkung des betreffenden Vitamins handelt. Es kann unter Umständen auch so sein, daß die übrigen vorhandenen Vitamine sich ungünstig auswirken, weil mit dem fehlenden

Vitamin sozusagen auch der Regulator für die physiologische Wirkung der anderen Vitamine fehlt. Andererseits sprechen für eine spezifische Wirkung sehr nachdrücklich die günstigen Erfolge, die bei der neuerdings wieder mehr in Aufschwung gekommenen lokalen Anwendung einzelner Vitamine (Vitalamputation der Pulpa!) erzielt wurden.

Vitamin A. Es wird als solches nur in geringem Maße dem Körper zugeführt, so mit Butter oder leberhaltigen Nahrungsmitteln, am reichlichsten mit Lebertran. Die Hauptzufuhr erfolgt mit dem Provitamin Carotin, das sich vielfach in der pflanzlichen Nahrung findet und vom Organismus in der Leber zum Vitamin A

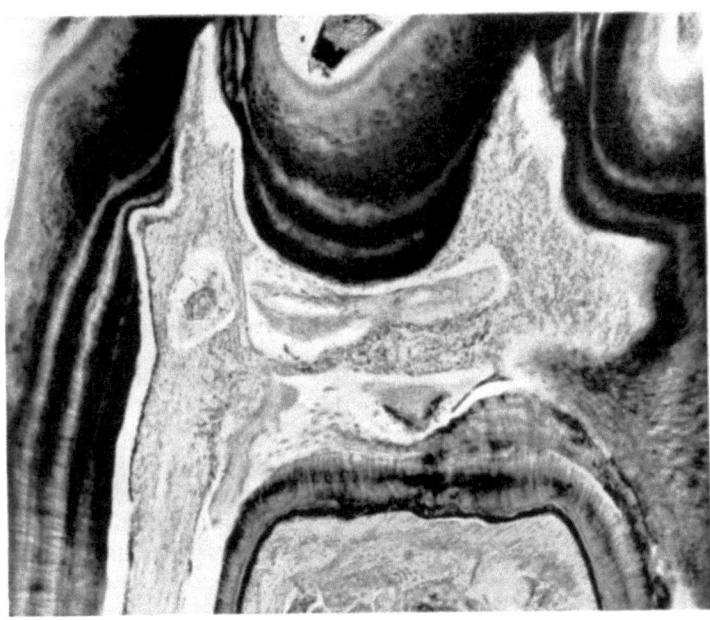

Abb. 192. Schwund der Odontoblasten und Osteoidbildung in der Pulpa (paraplastische Form). Die betreffende Ratte hatte Rachitisvordiät mit MacCollum 3143 und dann kalkarme Kost mit Anwesenheit aller Vitamine erhalten. (Dtsch. zahnärztl. Wschr. **1933**, 298.)

umgewandelt wird. Die unzureichende Aufnahme von A führt zu einem als Hypovitaminose A bezeichneten Krankheitsbild, zu dessen Merkmalen Appetitlosigkeit Gewichtsabnahme, schlechte Heilungstendenz bei oberflächlichen Wunden gehören, während der völlige Mangel, die Avitaminose A, zu charakteristischen Augenleiden führt. Man schreibt dem A, abgesehen von dem bereits erwähnten Zusammenwirken mit Vitamin D, vor allem einen Einfluß auf das Epithelwachstum wie überhaupt auf die ektodermalen Anlagen zu, aber auch das Skeletwachstum im ganzen wird mit ihm in Zusammenhang gebracht. Daneben gilt es als Infektionsschutzvitamin („antiinfektiöses Vitamin"), was übrigens mehr oder minder auch für andere Vitamine gilt. Therapeutisch wird es in Form von Vogan innerlich verabreicht. Die äußere Anwendung geschieht unter anderem in Form von Lebertransalben z. B. bei Parodontose oder in Substanz bei Vital-Pulpaamputation.

Vitamin B-Gruppe. Von dieser stehen im Vordergrund für uns B_1 (Aneurin, das eigentlich antineuritische Prinzip), B_2 (besonders wichtig wegen seiner Beziehung zum Antianämieprinzip) und B_6 (der Anti-Pellagra-Faktor). B_1 und B_2 sind lebenswichtig!

Das Vitamin B_1 (der Anti-Beri-Beri-faktor) ist in Form des Betaxin oder Betabion das bevorzugte Mittel bei Neuritiden. Es wird noch besonders in Beziehung gebracht zum Kohlehydratstoffwechsel und teilweise auch zum Wasserhaushalt (Ödeme!). Wenn die Kohlehydrate aus der Nahrung ausgeschaltet werden, soll der B-Mangel unschädlich sein. Ein sehr günstiger Einfluß wird dem B_1 auch bei der Heilung von Knochenbrüchen und bei Knochenregeneration zugeschrieben.

Vitamin B_2 umfaßt — wie bereits erwähnt — seinerseits wieder verschiedene Vitamine, von denen der Wachstumsfaktor und der Anämiefaktor ganz besondere Beachtung beanspruchen. Bei dem ersteren spielt das Laktoflavin und seine Beziehung zur Phosphorsäure die entscheidende Rolle. Neben der Hefe ist die Leber eine Hauptbezugsquelle für B_2, und die Lebertherapie bei perniciöser Anämie ist heute ja etwas allgemein Bekanntes. Als charakteristisch für B_2-Mangel gelten Veränderungen an der Zunge und der Mundschleimhaut, dann auch Magen-Darm-Störungen. Nach GRIEBEL ist das Entstehen der MÖLLER-HUNTERschen Glossitis mit Mangel an Vitamin B und C zu erklären und dementsprechend die Therapie einzustellen.

Vitamin B_6, eine Nikotinsäureverbindung, führt bei Mangel zu Pellagra, gilt als das Dermatitis-verhütende Vitamin. Nach KRANZ sollen Glossitis und Stomatitis auf Gaben von Vitamin B_6 (Hexodrin Merk) besonders gut ansprechen.

Vitamin C. Es ist das Vitamin, das in der Zahnheilkunde — abgesehen von Vitamin D — wohl am häufigsten genannt und angewendet wird. In der Tat ist sein Wirkungskreis gerade auf unserem Spezialgebiet außerordentlich groß und keineswegs mit dem Schlagwort Skorbut oder MÖLLER-BARLOW als Ausdruck völligen C-Mangels erschöpft. Sowohl der Zahn selbst wie das Parodontium reagieren sehr stark auf ungenügende C-Zufuhr. Das macht sich ebensogut in der Entwicklungszeit wie in der Funktionszeit des Zahnes geltend. Ein besonders charakteristisches Beispiel liefern die Zähne älterer Hirsche aus der freien Wildbahn. Schon bei schwacher Vergrößerung sind im Ersatzdentin dieser Zähne deutliche Unterschiede zu erkennen zwischen dem schlechter gezeichneten und verkalkten „Winterdentin" aus der Vitamin-, besonders C-armen Zeit und dem normalen „Sommerdentin" der an frischem Grünfutter reichen Zeit. Der Einfluß auf die Odontoblasten kommt besonders in der Entwicklungszeit zur Geltung, wobei allerdings auch die schweren Blutungen, die in der Pulpa bei C-Mangel auftreten können, erheblich mitspielen. Auch im Gebiete des Parodontiums können die Blutungen eine große Rolle spielen. Wie weit das schon früher erwähnte Permeabilitätsprinzip (Vit. P) dabei mitbestimmend ist, ist noch nicht ganz geklärt.

Sehr interessante Aufschlüsse haben die Untersuchungen von TONUTTI gebracht, der eine Methode fand, das Vitamin C färberisch im Gewebe nachzuweisen. Dabei hat sich gezeigt, daß besonders dort vom Organismus eine Anhäufung von C vorgenommen wird, wo Keimgewebe zur Entwicklung angeregt werden soll. Es ist sehr gut möglich, daß ein Teil der günstigen Wirkung des Vadurils (REISSNER) das aus Keimgewebe gewonnen wird, darauf zurückzuführen ist. Es besteht allerdings die begründete Vermutung, daß neben dem hohen C-Gehalt bei dem Vaduril noch gewisse Gewebshormone zur Wirkung gelangen. Daß auch das Allgemeinbefinden bei unzureichender C-Zufuhr in Mitleidenschaft gezogen werden kann, wird mit der „Frühjahrsmüdigkeit" bewiesen, dem Zustande, wie er auf länger anhaltenden Mangel an Frischgemüse, Salaten und Früchten während des Winters zurückgeführt wird. Diese sind die Hauptlieferanten des C für den menschlichen Bedarf. Als besonders reich an C gelten die Citronen, Paprika, Tannennadeln, Hagebutten, Vogelbeeren.

Mit der Erkennung des Vit. C als einer Ascorbinsäure war auch die synthetische Herstellung gesichert und das Vitamin unter der Bezeichnung „Cebion" oder

„Redoxon" in den Handel gekommen. In der zahnärztlichen Therapie erfolgt die Verwendung auch gerne lokal in Form der Cebionpaste zur Massage des Zahnfleisches. So segensreich die Erkennung und Gewinnung des Vitamin C war, *das Heilmittel für Parodontose*, das man zuerst in ihm sah, ist es indessen doch nicht.

Vitamin D. Den stärksten Einfluß auf die Entwicklung der Zähne und den Ablauf des Zahndurchbruchs übt das Vitamin D aus, der antirachitische Faktor, wenigstens kann man ihn im Tierexperiment am unmittelbarsten verfolgen. So läßt sich nachweisen, daß beim Tierversuch schon am 5. Tag nach Beginn einer D-freien Kost die ersten Anzeichen der beginnenden Rachitis in Form von osteoiden Säumen am Alveolarrand und den Alveoleninnenwänden auftreten. Dies zu einer Zeit, wo sonst am Skelet noch keine Veränderungen im Mikroskop erkennbar sind. Sehr rasch macht sich dann auch die Störung in der Schmelzentwicklung und die Verbreiterung der Prädentinzone bemerkbar. Mit fortschreitender D-Mangel-Wirkung kann auch der bereits verkalkt gewesene Kieferknochen zur Abgabe von Kalksalzen veranlaßt werden.

Ob es auch schon intrauterin eine Rachitis gibt infolge D-Mangels in der mütterlichen Nahrung, ist umstritten. Wahrscheinlicher ist, daß es dabei zu einem „prärachitischen" Zustand (KOLLATH) kommt, der nach der Geburt den Säugling in erhöhtem Maße für D-Mangel empfindlich macht. Geht beim Sterilisieren der Milch, einer Hauptlieferantin für Vit. D, dieses verloren, so sind bei solchen Flaschenkindern besonders schwere rachitische Veränderungen zu erwarten.

Neben der Milch sind aus tierischen Quellen besonders wichtig für Vitamin D Butter, Eidotter und vor allem Lebertran. Mit der pflanzlichen Nahrung wird nur die Vorstufe von D, das Provitamin Ergosterin, aufgenommen, das dann im Körper oder auch künstlich mittels Ultraviolettbestrahlung in D umgewandelt wird. Im Unterhautfettgewebe wird ebenfalls die Vorstufe angenommen, die dann durch Sonnenbestrahlung aktiviert werden kann. Die künstliche Form des Vitamin D ist das Vigantol, das durch Bestrahlung von Ergosterin gewonnen werden kann und ein ausgedehntes Anwendungsgebiet, namentlich auch nach der prophylaktischen Seite hin besitzt.

Besonders wichtig für das Verständnis der starken D-Mangelwirkung an den Hartsubstanzen der Zähne und am Knochengewebe ist die enge Beziehung zum Phosphor-Kalkstoffwechsel einerseits, zu dem an der Regulierung des Kalkstoffwechsels ebenfalls stark beteiligten schon früher erwähnten Parathormon andererseits. Dabei spielt eine große Rolle das richtige Verhältnis von Kalk und Phosphor zueinander. Je optimaler das Verhältnis ist, um so geringere Mengen D sind nötig.

Nicht weniger wichtig ist zu wissen, daß ebenso wie ein Mangel an D auch ein Übermaß an D-Zuführung schädlich ist. Es entsteht eine „Hypervitaminose" D, die auch Störungen im Knochenbild herbeiführt und eine Kalzinose veranlaßt.

Vitamin E. Bei aller Bedeutung, die zweifellos dem Vitamin E im Rahmen des ganzen Geschehens — vielleicht in Verbindung mit den Sexualhormonen — zukommt, liegen doch sichere Meldungen über einen deutlich erkennbaren Einfluß auf unser Spezialgebiet, auf Bau und Entwicklung sowie Durchbruch der Zähne nicht vor. Es kann deshalb hier davon abgesehen werden.

Vitamin K. Das „antihämorrhagische" Vitamin hat einen speziellen Einfluß auf die Blutgerinnung. Nach RIECKE soll sich seine Wirkung gegen die herabgesetzte Blutgerinnung richten, hervorgerufen durch mangelhafte Prothrombinbildung. K-Mangelerscheinungen seien gelegentlich beim Neugeborenen zu beobachten, wenn die Mutter während der letzten Zeit ihrer Schwangerschaft eine Vitamin K-arme Kost zu sich genommen hat. Differentialdiagnostisch ist an echte Hämophilie zu denken, die sich aber gut abgrenzen läßt. Für die Zahnheilkunde scheint das K von geringerer Bedeutung oder nur insofern beachtenswerter als bei gewissen Erkrankungen der Gallenblase größere chirurgische Eingriffe auch im Kiefergebiet von lebenbedrohenden Blutungen frei bleiben können, wenn Vitamin K verabreicht wird.

Das neueste Vitamin ist das von GOETSCH entdeckte Vitamin T, das ein ausgesprochenes Wachstumsvitamin sein soll und von GOETSCH für den Formenreichtum der sozial lebenden Tiere verantwortlich gemacht wird.

2. Die Bedeutung der inneren Sekretion für Zahnentwicklung und Durchbruch.

Nach unserer heutigen Vorstellung stellt sich die innere Sekretion nicht mehr nur als eine Leistung einer sehr begrenzten Zahl von Drüsen dar, die ihr Sekret in die Blutbahn abgeben, der Kreis der in Betracht kommenden Absonderungsgebiete ist vielmehr wesentlich erweitert worden. So spricht man u. a. auch von bestimmten Gewebshormonen, wie schon bei Erwähnung des Vaduril angedeutet wurde, von pflanzlichen Follikelhormonen usw. ROBINSON (zitiert nach KRANZ) nimmt z. B. an, daß dem Zahnbildungsepithel (Zahnleiste, Epithelscheide, Epithelknospe) eine hormonale Leistung innewohne, die sich auf die nächste Umgebung auswirke. Dieses während der Zahnentwicklung gebildete Hormon stehe in Fernbeziehung zu den innersekretorischen Drüsen, wodurch die örtliche und zeitliche Harmonie der Form- und Größenentwicklung der Zähne und des Kiefers sowie des Zahndurchbruchs geregelt werde. Eine Bestätigung für diese Annahme konnte KRANZ allerdings nicht finden. Daß aber auch ohne solche Theorien starke Einflüsse von der inneren Sekretion her auf Zahnentwicklung und Zahndurchbruch bestehen müssen, geht allein schon aus der engen Verbindung zwischen den Vitaminen und Hormonen, dann auch aus der wohl eben so engen Verbindung — im synergistischen wie im antergistischen Sinne — der innersekretorischen Organe untereinander hervor. So ist ähnlich wie bei den Vitaminen aber anzunehmen, daß die Wirkungsäußerungen mehr der Leistung des ganzen Systems als der eines einzelnen drüsigen Organes oder Gewebsabschnittes entsprechen und daß nur jeweils, wie KRANZ sagt, die Leistung eines bestimmten Gewebsabschnittes, einer inkretorischen Drüse im Vordergrund steht und das äußere Bild bestimmt. So steht z. B. die Thymusdrüse mit ihrem das Wachstum anregenden Sekret bis zu einem gewissen Alter im Vordergrund; sie verschwindet mit Abschluß der Entwicklung. Wenn sie dann noch weiter existiert und Hormon produziert, kann sie unter Umständen nun sogar schädlich wirken (der sogenannte Thymustod!).

In diesem Zusammenhang sei auch einer eigentümlichen Beobachtung gedacht, die MOJ und BASSI machten. Sie sahen eine ganze Anzahl Fälle mit Dysfunktion der Hypophyse, bei denen es unter dem Einfluß der hormonalen Störung zu einem weitgehenden Abbau von Schmelz an Zähnen kam, die schon lange in Funktion gestanden hatten. Mit Caries hatte dieser Schmelzverlust nichts zu tun.

Wie sehr auch andere inkretorische Drüsen bei der Entwicklung Einfluß haben, zeigt der angeborene Riesen- und Zwergwuchs, wobei pathologische Verhältnisse in der Hypophyse und Schilddrüse als Erklärung herangezogen werden. Auch die Fettsucht der Kastraten z. B. wird mit der Hypophyse in Zusammenhang gebracht. Was speziell die Zähne anlangt, so braucht nur an das erinnert zu werden, was früher bereits über die Wirkung des Nebenschilddrüsenhormons gesagt worden ist. Wenn man weiter bedenkt, wie groß die Bedeutung des Keimdrüsenhormons für die ektodermalen Gebilde ist und daß auch die Zähne, zum mindesten mit ihrem Schmelz zu den ektodermalen Gebilden gehören, so fällt es nicht schwer, auch die Keimdrüsenhormone in Beziehung zu den Zähnen zu bringen.

Die Zentrale, die wohl als die eigentliche Steuerungsstelle für alle diese Zusammenhänge und Zusammenwirkungen anzusprechen ist und auf deren fundamentale Bedeutung erst wieder SPERANSKY hingewiesen hat, ist im Zwischenhirn zu suchen, wo auch die Zentrale für die Stoffwechselregulierung zu finden ist, also vor allem eine nervöse Steuerung! Die unmittelbar nachgeordnete Stelle für das hormonale Geschehen dürfte im Hypophysenvorderlappen zu finden sein. Dazu kommt die Verbindung mit dem Sympathikussystem. Immer wieder muß aber daneben auf die enge Beziehung zu den Vitaminen hingewiesen werden, für die RIECKE eine präzise Fassung gefunden hat mit den Worten: ,,Hormone und Vitamine sind heute nicht mehr zu trennen, da sie sich gegenseitig aktivieren, unterstützen und die Stoffwechselvorgänge im Organismus zu steuern vermögen!" Einzelne Autoren gehen sogar noch weiter und erblicken in manchen Vitaminen eine Art Rohstoff für die Inkrete.

Für die Zahnentwicklung und den Durchbruch kommen neben dem Thymus hauptsächlich in Betracht: Thyreoidea, Parathyreoidea, Hypophyse und Keimdrüsen. Nach BIEDL kommt dabei das Zahnsystem in dreifacher Richtung für die inkretorische Beeinflussung in Frage: zunächst für den morphogenetischen Einfluß der Blutdrüsen auf den Bau und die Entwicklung des die Zähne tragenden Skelets, dann für Ausbildung, Entwicklung und Aufbau der Zähne selbst und schließlich für die richtige Beschaffenheit der die Zähne umgebenden und sie beeinflussenden Schleimhautpartie der Mundhöhle.

Was zunächst die glandula *Thyreoidea, die Schilddrüse* betrifft, so geht ihre lebenswichtige Bedeutung schon daraus hervor, daß sie zu allen Teilen des Stoffwechsels wie Eiweiß-, Fett-, Kohlenhydrat-, Kalkstoffwechsel, zum Wasserhaushalt und zum Sauerstoffverbrauch in Beziehung steht. Ihre Bedeutung für das Zahnsystem tritt nach BIEDL sowohl bei Überfunktion (Thyreotoxikose, Basedow!) durch ein auffallend regelmäßiges Gebiß und schöne Zähne wie auch bei Unterfunktion (Myxödem, Kretinismus!) durch generelle Wachstumshemmung und mangelhafte Zahnentwicklung in Erscheinung. KRANZ konnte allerdings bei Kaninchen, die in der Jugend thyreoidektomiert waren, nur wenig Veränderungen an den Zähnen feststellen. Dagegen war das Wachstum der Nagezähne erheblich verzögert. Speziell für den Kretinismus hat KRANZ bezüglich der Zähne folgende Feststellungen gemacht: Zahn- und Kieferanomalien sind sehr häufig, die Zahnung ist verlangsamt, Stellungsanomalien sind sehr zahlreich; der Bau der Zähne ist meist sehr mangelhaft und deshalb wohl auch die Caries so häufig. Auch bei den Myxödematösen ist eine erhebliche Verlangsamung und Unregelmäßigkeit in der Durchbruchsfolge die Regel.

Glandulae parathyreoideae. Am längsten bekannt und am eingehendsten studiert ist der Einfluß, den die Nebenschilddrüsen, die Epithelkörperchen (glandulae parathyreoideae) mit ihrem Inkret, dem Parathormon auf den Stoffwechsel besitzen. Die Untersuchungsergebnisse, die ERDHEIM an den Zähnen von parathyreopriven Ratten, d. h. Tieren, bei denen die Epithelkörperchen entfernt worden waren, gefunden hat, sind so oft nachgeprüft und bestätigt worden (so von TOYOFOKU, PREISWERK, GOTTLIEB usw.), daß kein Zweifel mehr aufkommen kann. Die Wegnahme der glandulae parathyreoideae führt, wie weiter oben schon erwähnt, zu Veränderungen an den Zähnen, die den rachitischen sehr ähnlich sind. Die FELDMANNsche Theorie, daß die rachitischen Zähne auf Tetanie zurückzuführen seien, wird damit verständlich, besonders wenn man sich die ESCHERICHsche Auffassung zu eigen macht, daß die Ursache der Tetanie in einer Funktionsstörung (organischen Erkrankung?) der Epithelkörperchen zu suchen sei. Den Schluß in der Beweiskette brachten Arbeiten von COLLIP und SCHULTEN, nach denen es möglich ist, die Ausfallserscheinungen (Tetanie, Kalkstoffwechselstörungen) bei den parathyreopriven Tieren durch Darreichung von Epithelkörperchenextrakt zu beseitigen oder wenigstens erheblich zu mildern. Von einzelnen Autoren wird übrigens auch die Ostitis fibrosa generalisata in Beziehung zu Erkrankungen der Epithelkörperchen gebracht, die ja am Kiefer auch vorkommen kann.

Die Hypophyse mit ihrem Vorderlappen und seinen drei verschiedenen Zelltypen (Chromophile, eosinophile, basophile Zellen) und dem Hinterlappen ist die Entstehungsstätte für eine ganze Reihe von Hormonen wie sie ja überhaupt als das Hauptsteuerungs- und Regulationszentrum für die innere Sekretion gilt. Die von der Hypophyse gelieferten Hormone haben teils eine hemmende, teils eine fördernde Wirkung auf die verschiedenen Organe (so das gonadotrope, thyreotrope, kortikotrope, kontrainsuläre Hormon). Für uns besonders wichtig sind das Wachstumshormon und das Vasopressin, ein Stoff, der auf die glatte Muskulatur der Gefäße einwirkt, das erstere neben anderen vom Vorderlappen ausgehend, das zweite vom Hinterlappen ausgehend. Die Hypophysektomie führt nach BIEDL zu einer wesentlichen Verlangsamung der Dentition. STEIN glaubte, bei bestimmten Formen von Parodontose röntgenologisch Veränderungen an der Hypophyse beobachten zu können. Bei der Überfunktion des Vorderlappens (Tumor der eosinophilen Zellen) kann eine eigentümliche Krankheit, die Akromegalie auftreten, die auch an den Kiefern als Riesenwuchs in Erscheinung tritt und hier durch das Auseinanderrücken der Zähne ein charakteristisches Bild schafft. Sind es die basophilen Zellen, von denen der Tumor ausgeht, so tritt als Folge die CURSHINGsche Erkrankung mit Fettwuchs, Blutdrucksteigerung usw. auf. Auf Unterfunktion der Hypophyse ist auch die SIMMONDsche Kachexie zurückzuführen verbunden mit Diabetes insipidus, Parodontose, Haar- und Zahnausfall usw.

Keimdrüsen. Daß zwischen den Keimdrüsen und dem Zahn- und Mundgebiet Zusammenhänge bestehen müssen, hat man schon lange angenommen und die erhöhte Cariesanfälligkeit der Schwangeren sowie die Gingivitis gravidarum als Beweis dafür angesehen. Die weitgehende Bedeutung der Keimdrüsen ist allerdings erst richtig klar geworden, als man ihre außerordentlich enge Beziehung zu der Schilddrüse und Nebenschilddrüse, zur Hypophyse und den Nebennieren erkannt hatte. So ist daraus u. a. ein Einfluß auf den Kalkstoffwechsel zu erklären wie auch die Keimdrüsenhormone mit den Wachstumsvorgängen am Gebiß in Zusammenhang zu bringen sind. Entsprechend den neueren Erkenntnissen macht man jetzt auch in der Zahnheilkunde von den Keimdrüsenhormonen viel stärkeren therapeutischen Gebrauch.

Von sonstigen Drüsen mit innerer Sekretion, die einen deutlichen Einfluß auf Entwicklung und Durchbruch der Zähne haben, wäre schließlich noch die Thymusdrüse besonders zu erwähnen. KRANZ fand bei thymektomierten Hunden verzögerte Zahnung, und sehr schwach angelegte Zähne, die schon makroskopisch quantitative Veränderungen aufweisen. BIEDL konnte mit einer länger dauernden Zufuhr von Thymusextrakt eine Zunahme des Gesamtcalciums und eine Kalkanreicherung in den Knochen feststellen. Andererseits ist bei Mangel an Thymushormon eine charakteristische Veränderung die, daß die Knochen atrophisch und brüchig werden. So steht der Einfluß auf den Kalkstoffwechsel und das Knochensystem außer Zweifel, doch bleibt die Frage offen, wieviel davon auf das Konto der engeren Verbindung des Thymus mit der Hypophyse, der Schilddrüse und Nebenschilddrüse geht.

Soweit außerdem noch inkretorische Drüsen in Betracht kommen, mag es an dieser Stelle mit der Aufzählung sein Bewenden haben. Es sind hier noch zu nennen: Pankreas, Milz, glandulae suprarenales.

Neuerdings befaßt man sich viel mit den „Antihormonen". Während man unter Hormonen Stoffe von funktionsspezifischer, biologischer Wirkung versteht, die in prädestinierten Organen gebildet werden und auf dem Blutwege den Körper passieren, werden unter Antihormonen die Gegenspieler der Hormone verstanden.

Die erste Stufe der Antihormone sind Antikörperbildungen, über die das Gegenspiel sehr häufig nicht hinausgeht. Nur wenn die Antihormonbildung ganz zu Ende geführt wird, dann entsteht auch ein stoffliches Endprodukt „Antihormon" (GNANN). Abschließendes läßt sich dazu noch nicht sagen.

3. Störungen des Durchbruchs während der ersten Dentition.

a) Abweichungen von den normalen Durchbruchszeiten. Allgemeines.

Abweichungen sind hier an sich nichts Seltenes. Ein französischer Autor behauptet sogar: Unregelmäßigkeiten seien die Regel bei der ersten Dentition. Vor allem werden Abweichungen insofern beobachtet, als ein ungewöhnlich frühes Erscheinen (Dentitio praecox), aber auch stark verspätetes Erscheinen (Dentitio tarda) vorkommen kann. *Pausen in der Durchbruchsfolge brauchen nicht ohne weiteres Anzeichen pathologischer Prozesse zu sein, solange sie nicht ein erhebliches Maß annehmen.* Nach dem Durchbruch der $_1i_1$, der $^2i^2$ und der $|m|$ sind sogar etwas längere Pausen derart häufig, daß man geradezu von bestimmten, physiologischen Pausen in der ersten Dentition sprechen und überbesorgte Mütter leicht beruhigen kann. Gewöhnlich erscheinen nach einer solchen Pause die Zähne der folgenden Serie um so rascher hintereinander, so daß die Gesamtdurchbruchszeit keine nennenswerte Verlängerung zu erfahren braucht. Immerhin ist es zweckmäßig, solche Kinder in der Kontrolle zu behalten, da sich ja am Anfang einer Pause in der Dentition nicht übersehen läßt, ob sie noch in der physiologischen Breite bleibt oder ob ein pathologischer Prozeß die Ursache ist; erst die Dauer der Pause entscheidet und macht eventuelle Allgemeinuntersuchung und Lebertrankur erforderlich (auch Bestrahlung mit Höhensonne kann sehr vorteilhaft im Sinne einer Beschleunigung bei Dentitionsverzögerung wirken).

b) Dentitio praecox.

Der Begriff ist insofern weiter zu fassen, als man auch die sogenannten dentes connatales hinzurechnet. Es kommt nämlich gelegentlich vor, daß bereits bei der Geburt zwei oder mehr Schneidezähnchen im Munde sichtbar sind. Man nimmt an, daß in solchen Fällen der Keim sehr oberflächlich, dicht unter der Schleimhaut, zur Entwicklung gelangte und das Fehlen der ersten Knochenhülle sowie der kurze Durchbruchsweg das Erscheinen in dem Munde beschleunigte. Meist handelt es sich um die regulären Milchschneidezähne, hin und wieder wohl auch um überzählige Zähne; in einem Falle, der eine größere Zahl „angeborener" Zähne umfaßte, soll es die erste von drei Dentitionen gewesen sein (MAYRHOFER). Charakteristisch für diese Zähnchen ist stets die hochgradige Lockerung, das Fehlen jeglicher Wurzelbildung und die Anzeichen mangelhafter Strukturbildung und Verkalkung.

Klinische Bedeutung. Durch die scharfen Kanten dieser dentes connatales kann beim Sauggeschäft eine Verletzung der Brustwarze erfolgen, was immer die Gefahr einer Mastitis in sich schließt. Als Schutz dagegen kommen Warzenhütchen in Betracht. Vielfach wird auch die Entfernung der Zähnchen empfohlen, was bei ihrem oberflächlichen Sitz sehr leicht vor sich geht; allerdings ist dabei die Gefahr einer lange anhaltenden Blutung nicht ausgeschlossen, auch muß man mit den Lücken rechnen, die aus der Entfernung für das spätere Milchgebiß erwachsen und die sich infolge Wegfalles des funktionellen Wachstumsreizes auf den Kiefer auch noch im Platzmangel für die bleibenden Incisivi auswirken können. Etwaige Blutung wird man durch Auftragen eines der neueren Blutstillungsmittel in Verbindung mit längerer Kompression mittels Mull- oder Wattebausches bekämpfen. Stehen solche Zähnchen bei der Geburt kurz vor dem Durchbruch, so kann die entsprechende Verdickung des Alveolarkammes zur irrtümlichen

Annahme eines angeborenen Tumors führen, wie wir das in einem Falle zu beobachten Gelegenheit hatten.

c) Dentitio tarda.

Der Beginn der ersten Dentition kann sich gelegentlich außerordentlich verzögern, oder aber der Beginn erfolgt rechtzeitig, es setzt aber dann eine Pause ein, die weit über den Rahmen der vorhin besprochenen, physiologischen Pausen hinausgeht und eine größere Zahl von Monaten betragen kann. Ja selbst ein Stillstand von Jahresdauer und mehr wird mitunter beobachtet, ebenso wie der Beginn der ersten Dentition manchmal derartig verzögert ist, daß er erst einsetzt, wenn normalerweise die erste Dentition bereits abgeschlossen sein sollte. Auch die Reihenfolge der Zähne pflegt in so schweren Fällen eine sehr willkürliche zu sein; erhebliche Unterschiede können hier bei den Kiefern bestehen.

Klinische Bedeutung. Ganz ausnahmsweise kommt Vererbung als ausschließlicher Grund in Betracht; gewöhnlich ist die Ursache in irgendwelchen allgemeinen Störungen zu sehen. Daran muß man denken, auch wenn sonst keinerlei Krankheitsanzeichen vorhanden sind. Für den Zahnarzt erwächst daraus die Pflicht, in allen Fällen von ausgesprochener Dentitio tarda auf eine gründliche ärztliche Untersuchung zu dringen. Oft kann dadurch die frühzeitige Erkennung des Grundleidens herbeigeführt und eine Behandlung mit um so besserem Erfolge vorgenommen werden. Sind Avitaminosen die Ursache, so wird meist durch entsprechende Umstellung der Diät und vor allem durch eine Lebertrankur der Stillstand in der Dentition bald behoben, bei Rachitis, einem überaus häufigen Anlaß zu Verzögerung der Bezahnung, ist ebenso wie bei einer Reihe anderer Erkrankungen (Myxödem, Spasmophilie usw.) auch an Störungen in der inneren Sekretion zu denken und die Behandlung dementsprechend einzustellen. Endlich ist noch auf die hereditäre Lues als eine mögliche Ursache für zeitliche Störungen bei der ersten Dentition hinzuweisen. Differentialdiagnostisch kommt eine Unterzahl von Milchzähnen in Betracht, d. h. es wird deshalb vergeblich auf das Erscheinen einzelner Zähne gewartet, weil diese gar nicht angelegt zu sein brauchen. Hier muß das Röntgenbild Aufklärung geben.

d) Die sog. Dentitionskrankheiten.

Ungemein häufig treten in der gleichen Zeit, in welche die erste Dentition fällt, Störungen allgemeiner und lokaler Natur auf. Es ist daher wohl verständlich, daß sich der Gedanke an einen ursächlichen Zusammenhang (wobei die Zahnung das Primäre sein soll) derartig festgesetzt hat und die Theorie der ,,Dentitionskrankheiten'' auch heute noch in Laien-, ja selbst in Ärztekreisen ihre große Anhängerschar besitzt. Erstaunlich ist nur, was alles von der Entzündung der Mundschleimhaut an bis zu Krämpfen, Fieber und hartnäckigen Durchfällen auf das Konto der Zahnung gesetzt wird. Gewisse Reaktionen sind ja wohl tatsächlich vorhanden, was aus einer größeren Unruhe selbst ganz gesunder Kinder und aus ihrem Bedürfnis, auf allen möglichen Gegenständen herumzukauen, hervorgeht; doch dürften diese Erscheinungen sehr wohl noch innerhalb einer physiologischen Breite liegen und zum Teil wenigstens damit begründet sein, daß die Umstellung des zahnlosen, straffen und knorpelähnlichen Kieferwalles in ein weiches, lockeres Gewebe mit dem Zahndurchbruch nicht ganz Schritt zu halten braucht und so ein deutliches Spannungsgefühl entstehen kann. Im ganzen aber bleibt die Dentition doch ein rein physiologischer Vorgang!

Mit den letzten Worten stimmt auch der histologische Befund überein. Unter normalen Verhältnissen finden wir vor dem Zahndurchbruch als einzige besondere Erscheinung eine Hyperämie im Alveolarrandgebiet verbunden mit dem Auftreten von Osteoklasten am Eingangsring in die Alveole. Die Osteoklastentätigkeit an dieser Stelle kurz vor dem Durchbruch des Milchzahnes ist notwendig, weil der Durchmesser des Zugangs zur Alveole bis kurz vor dem Durchbruch enger ist als der Stärke der Milchzahnkrone entspricht. Die Hyperämie kann ziemlich beträchtlich sein, und so ist es durchaus denkbar, daß das Spannungsgefühl, das dadurch ausgelöst werden kann, von empfindlichen Kindern als sehr lästig empfunden wird und die Reaktion seitens des Kindes entsprechend lebhaft ausfällt. Hat der Zahn den Engpaß durchschritten, und ist er bis unter die Schleimhaut des Alveolarfortsatzes gelangt, dann allerdings erhebt sich, wie sehr schöne neuere Untersuchungen gezeigt haben, eine andere Gefahr. Es ist nämlich sehr gut möglich, daß bei oberflächlicher Schädigung der Mukosa über der noch unsichtbaren Zahnkrone auch ohne vollständige Kontinuitätstrennung Bakterien aus der Mundhöhle in den perikoronären Raum des anrückenden Milchzahnes gelangen und hier das Bild einer lokalen Infektion hervorrufen. Mikroskopisch ändert sich dann insofern das Bild, als im Infektionsgebiet reichlich Rundzellen auftreten und das äußere Schmelzepithel dem Schmelz nicht mehr fest aufliegt. Sicher wird damit eine große Zahl von ,,Dentitionskrankheiten" lokaler und allgemeiner Art erklärt werden können, aber die Dentition als solche bleibt deshalb doch ein physiologischer Vorgang!

Sehr zu begrüßen war, daß die berufensten Beurteiler, die Kinderkliniker, in neuerer Zeit auch mehr der Frage der Dentitionskrankheiten nachgegangen sind. Vor allem ist hier FEER zu nennen, der über ein besonders großes Beobachtungsmaterial verfügt. Auf Grund einer 14 jährigen Beobachtungszeit kam er zu der Ansicht, daß es höchst *wahrscheinlich überhaupt keine Zahnungskrankheiten gibt*. ,,Berücksichtigt man, wie rasch in den letzten 50 Jahren die Dentitionskrankheiten zusammengeschrumpft sind, und wie sie jetzt meist nur noch per exclusionem ein bescheidenes Dasein fristen, so braucht es keine Prophetengabe, um vorauszusehen, daß sie in der wissenschaftlichen Medizin in 50 Jahren verschwunden sein werden". Recht interessant sind auch die Angaben eines französischen Arztes, der seine beiden Söhnchen während der ersten Dentition sehr genau beobachtete und immer wieder untersuchte. Wohl wurden bei den Kindern Allgemeinstörungen wie Reizbarkeit, Bronchitis, Diarrhöe usw. in dieser Zeit gesehen, aber nie ließ sich ein Zusammenhang mit der Zahnung konstatieren!

Ungeachtet dieser Feststellungen bringt gerade die Literatur der letzten 2 Jahre wieder besonders zahlreiche Arbeiten zu dem viel umstrittenen Thema. Man begegnet in diesen Veröffentlichungen den verschiedenartigsten Erklärungen, wieso die erste Dentition das Befinden unmittelbar beeinflussen könne oder müsse. LANDSBERGER z. B. nimmt an, daß die starke Spannung der Weichteile, insbesondere die der Schleimhaut, beim Emporwachsen der Alveole Dehnung und Zerrung der in ihr gelagerten Nervenendigungen (Trigeminus!) erzeuge und infolgedessen alle möglichen nervösen Erscheinungen zeitige.

Klinische Bedeutung. Da nach der Ansicht kompetenter Autoren ein Zusammenhang zwischen Dentition und dem, was man alles unter die Dentitionskrankheiten rechnet, nicht die Regel ist, so *müssen alle während der Zahnung auftretenden Störungen Anlaß geben, auf ärztliche Allgemeinuntersuchung zu dringen.* Die Störungen sind nicht ein Zeichen, daß das Kind eben zahnt, sondern daß in der Zeit der Zahnung eine Erkrankung eingesetzt hat! Was die örtlichen Erscheinungen anlangt, so müssen gewisse Schädigungen der Schleimhaut ausgeschaltet werden, dann dürfte sich auch die Zahl lokaler Störungen bald verringern. Zu diesen Schädigungen gehören: übereifrige Mundpflege durch die Mütter oder Pflegerinnen, Auswischen der kindlichen Mundhöhle mit grobem Stoff, schmutzige Kauringe, Lutscher usw., dann auch die sogenannten ,,Erweichungsmittel" alter Ammen usw. Man bedenke stets, wie zart und empfindlich die Mundschleimhaut in der ersten Lebenszeit noch ist. Das früher übliche Spalten des Zahnfleisches über der vorrückenden Krone ist ebenfalls zu verwerfen; es ist nicht nur zwecklos, sondern kann sogar gefährlich werden, indem die Wunden zu Eingangspforten für Bakterien werden und eine Osteomyelitis oder „Folliculitis expulsiva" sich anschließt.

4. Störungen des Durchbruchs während der zweiten Dentition.
a) Abweichung von den normalen Durchbruchszeiten.

Gelegentlich wird auch bei der zweiten Dentition ein besonders frühes Erscheinen einzelner Zähne beobachtet, doch ist dies fast durchweg bedeutungslos. Um so mehr Aufmerksamkeit erfordert eine abnorm starke Verzögerung im Durchbruch bleibender Zähne. Allerdings kann man hier noch leichter wie bei der ersten Dentition einer Täuschung verfallen, da die Unterzahl von Zähnen im bleibenden Gebiß eine viel häufigere Erscheinung ist als im Milchgebiß; auch ist die sogenannte Retention, das Ausbleiben des Durchbruchs infolge von Verlagerung oder aus anderen Gründen im bleibenden Gebiß etwas keineswegs Seltenes. Über die beiden Begriffe Unterzahl und Retention wird an anderer Stelle noch ausführlicher gesprochen. Sache eines Röntgenbildes ist es, erkennen zu lassen, ob eine dieser beiden Möglichkeiten vorliegt, oder ob unter sonst normalen Verhältnissen, wie ausreichender Platz, normale Anlage und Durchbruchsrichtung, das Erscheinen bleibender Zähne ungewöhnlich lange auf sich warten läßt. Es ist wohl möglich daß *Vererbung* im letzteren Falle gelegentlich eine Rolle spielen mag; wenigstens sahen wir in der Breslauer Poliklinik einmal eine ausgesprochene Dentitio tarda bei mehreren Geschwistern, und die Anamnese ergab, daß auch bei dem Vater die gleiche Erscheinung vorgelegen hatte; doch ist in solchen Fällen immer der Verdacht auf eine *Dysostosis cleidocranialis* naheliegend.

Die weitaus häufigste Ursache für ein verspätetes Erscheinen bleibender Zähne ist in den schon besprochenen Avitaminosen und in Störungen der inneren Sekretion (KRANZ) zu suchen. Namentlich die Rachitis spielt hier eine große Rolle. Früher hatte man die reichlich naive Vorstellung, daß die rachitischen Zähne infolge ihrer unebenen Kronenoberfläche nicht glatt durchbrechen könnten und daher die Verzögerung rühre. Heute weiß man, daß die Entwicklung und Verkalkung des Skelets (Kieferknochen!) gleichen Gesetzen unterworfen ist wie die Entwicklung und Verkalkung der Zähne und daß Verkalkungsstörungen hier wie dort sich bemerkbar machen müssen, ferner daß Störungen im Kalkstoffwechsel mit der mangelhaften Verkalkung an sich angelegter Gewebe auch auf die Durchbruchszeiten von Einfluß sind.

Nach der Aufzählung von HOCHSINGER wird, abgesehen von der Rachitis, eine erhebliche Verzögerung in der zweiten Dentition beobachtet bei einfacher Idiotie, angeborenem Myxödem und mongoloider Idiotie, also Krankheiten, die in erster Linie mit Störungen im endokrinen System in Beziehung gebracht werden. So ist in solchen Fällen der Beginn der zweiten Dentition erst im 9. oder 10. Lebensjahr statt im 6.—7. nichts Seltenes. Schließlich sind hier noch Skrofulose und hereditäre Lues zu nennen.

Klinische Bedeutung. Von wenigen Fällen abgesehen ist also auch hier wie bei den vorausgegangenen Abschnitten eine erhebliche Verzögerung stets ein Fingerzeig dafür, daß eine allgemeine Störung zugrunde liegen dürfte, und deshalb ist auch hier auf eine ärztliche Untersuchung hinzuwirken. Gelingt es mit entsprechender Ernährung, ausreichender Zufuhr etwa fehlender Vitamine, bei endokrinen Störungen auch mit Organpräparaten usw., die eigentliche Ursache wirksam zu erfassen, dann kann auch mit einem rascheren Ablauf der zweiten Dentition gerechnet werden. Das bisher Besprochene schließt nicht aus, daß mitunter auch *lokale Ursachen* für einen verspäteten Durchbruch vorliegen können. Manche glauben z. B., daß Milchzähne ungewöhnlich lange stehen bleiben können und dadurch den nachfolgenden bleibenden Zahn am Erscheinen verhindern oder ihn abdrängen; sie empfehlen deshalb die Beseitigung solcher ,,persistierender" Milchzähne. Indessen ist es doch wohl nicht richtig, hier in dem Verhalten der Milchzähne das primäre Moment zu suchen; eine in jeder Hinsicht normale Entwicklung eines bleibenden Zahnes muß auch das Schicksal seines Vorgängers im Milchgebiß mitbestimmen.

b) Störungen im Befinden während der zweiten Dentition.

Beschwerden sind im allgemeinen mit der zweiten Dentition nicht verbunden; eine Ausnahme können die Weisheitszähne, und zwar besonders häufig die unteren, selten die oberen, machen, wobei aber auch nicht die Dentition an sich, sondern ungünstige lokale Verhältnisse, Raummangel usw. zu der sogenannten ,,Dentitio difficilis" führen. Darüber wird nachher noch mehr zu sagen sein. Eine andere gelegentlich zu beobachtende Erscheinung, die aber auch nur mittelbar mit der zweiten Dentition zusammenhängt, ist folgende: durch Pulpatod und Parodontitis ist die Wurzel des Vorgängers im Milchgebiß nicht vollständig resorbiert worden; der nachrückende bleibende Zahn drängt die nekrotische Wurzel heraus, und diese veranlaßt ein Dekubitalgeschwür in den bedeckenden Weichteilen (Abb. 193). Die Behandlung ist natürlich sehr einfach; man geht mit einem Hebel über die Wurzelspitze des betreffenden Milchzahnes und luxiert den Milchzahnrest heraus.

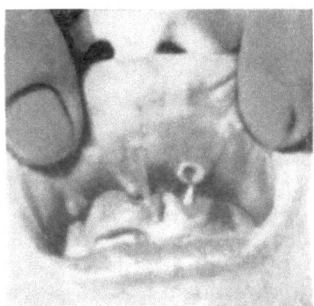

Abb. 193. Dekubitalgeschwür in der Oberlippe durch die nekrotische Wurzel eines oberen Milchschneidezahnes.

Das Dekubitalgeschwür heilt dann rasch von selbst; eventuell kann man für kurze Zeit einen Jodoformgazestreifen zwischen Alveolarfortsatz und äußere Weichteile legen.

c) Dentito difficilis des unteren Weisheitszahnes.

Um die Verhältnisse, die zu einem erschwerten Durchbruch des unteren Weisheitszahnes führen, richtig verstehen zu können, ist notwendig, sich folgendes zu vergegenwärtigen: Die Anlage des Weisheitszahnes erfolgt (ebenso wie vorher die der anderen Molaren) in dem an den Kieferwinkel sich anschließenden Teil des aufsteigenden Kieferastes. Mit dem Wachstum des horizontalen Kieferastes in sagittaler Richtung entwickelt sich — genügende Wachstumsenergie vorausgesetzt — auch der Raum am Ende des bisherigen Zahnbogens, in den der Weisheitszahn zur normalen Stellung einrückt. Der Raum muß so groß sein, daß das *Hintereinander* von Vorderseite des aufsteigenden Kieferastes, Schleimhautüberzug derselben und distalem Rand des Weisheitszahnes gewährleistet wird. Leider ist aber beim rezenten Menschen ein Nachlassen der Wachstumsenergie für das Bereich des 3. Molaren oder anders ausgedrückt: eine allmählich fortschreitende Reduktion der Kiefer festzustellen, was dann notwendig zu einer Disharmonie zwischen Zähnen und Kiefer führen muß. Ist die Wachstumsenergie ganz mangelhaft, dann kommt der Weisheitszahn aus dem Raume des Kieferwinkels überhaupt nicht ganz heraus und die distale Kronenhälfte ist noch teilweise von Knochen bedeckt; ist die Wachstumsenergie etwas besser, aber doch nicht ganz ausreichend, dann tritt zwar die Krone aus dem Knochenbereich des aufsteigenden Astes heraus, aber für ein Hintereinander von Knochenrand, Schleimhaut und Krone reicht der Platz nicht aus, die Schleimhaut der Vorderseite des aufsteigenden Kieferastes ruht vielmehr wie eine Wand auf der distalen

Partie der Kaufläche und läßt sich von da nicht verdrängen; an der Berührungsstelle von Schleimhaut und Kaufläche entwickelt sich in der Folge bald eine Nische, in der wir gewöhnlich den Ausgangspunkt für pathologische Prozesse zu suchen haben. Einen Ausweg aus dieser Kollision sehen wir dann, wenn der Weisheitszahn sich mehr lingual einstellt, wobei die *Zahnbogenform statt der Parabel sich mehr elliptisch gestaltet.* Das lang ausgezogene Dreieck der Vorderseite des

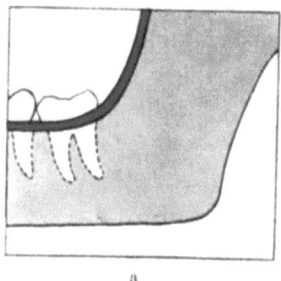 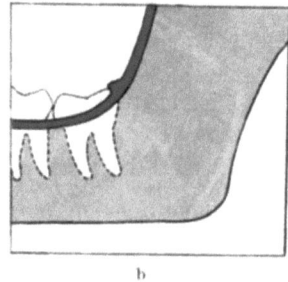 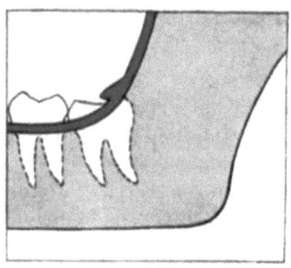

a b c

Abb. 194. Schematische Darstellung der Raumbeziehung des unteren Weisheitszahnes zur Vorderseite des aufsteigenden Kieferastes. (Die Schleimhaut ist mit rot angedeutet.) a optimales Verhältnis; das Hintereinander von Zahn, Schleimhaut und Knochen. b die Schleimhaut der Vorderseite des aufsteigenden Kieferastes ruht auf der distalen Kronenkante des Weisheitszahnes auf. c stärkster Raummangel: die distale Kronenkante kann nicht aus dem Ramus heraustreten, die Schleimhaut bedeckt einen Teil der Kaufläche.

aufsteigenden Kieferastes ist ja selten rein frontal, sondern eher halb median gestellt. Dadurch ergibt sich etwas mehr Spielraum, da die innere Kante des Ramus ascendens entsprechend weiter nach rückwärts liegt. In diesen Fällen

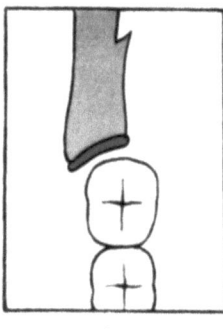 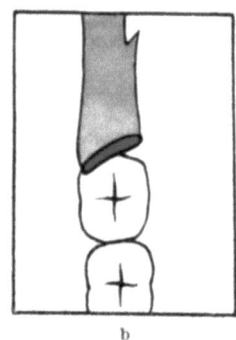 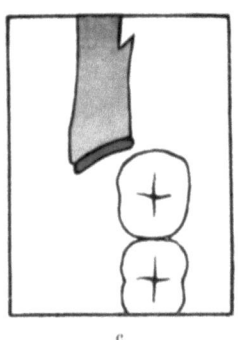

a b c

Abb. 195. Schematische Darstellung der Lagebeziehung des unteren Weisheitszahnes zur Vorderseite des aufsteigenden Astes. a normale, günstige Verhältnisse. b der Weisheitszahn bricht mehr buccal durch, ungünstig wegen der weiter vorspringenden äußeren Kante. c der Weisheitszahn bricht mehr lingual durch: günstiger wegen der mehr zurücktretenden inneren Kante.

besteht dann eher die Möglichkeit, mit dauerndem Erfolg und entsprechender Nachhilfe die Schleimhaut von der Kaufläche abzudrängen. Nach HAMMER besteht ein *absoluter* Raummangel für den Durchbruch des Weisheitszahnes *nicht*, wohl aber finden sich ungünstige Raumverhältnisse. Je früher der Weisheitszahn sich anlegt und je früher er seine Wanderung antritt, mit um so mehr Wahrscheinlichkeit wird er an die richtige Stelle gelangen. Je spitzer der Winkel ist, in dem er auf die distale Seite des 2. Molaren trifft, um so leichter kann er sich hier aufrichten und vertikal einstellen; je stumpfer der Winkel ist, um so größer die Gefahr, daß er sich am 2. Molaren unterhalb der distalen Kronenwölbung desselben „fängt".

Ein paar schematische Zeichnungen mögen das bisher Gesagte veranschaulichen. In Abb. 194a haben wir normale Einstellung des 3. Molaren mit dem Hintereinander von distalem Kauflächenrand, Schleimhaut und Knochenrand; bei b besteht das Hintereinander nur aus Kauflächenrand und Knochenwand, die Schleimhaut liegt auf dem distalen Höckerpaar auf; bei c konnte der Weisheitszahn aus Platzmangel überhaupt nicht ganz aus dem aufsteigenden Ast heraustreten. Natürlich gibt es auch alle möglichen Übergänge zwischen diesen drei im Schema festgehaltenen Möglichkeiten! Die Lageverhältnisse in bucco-lingualer Richtung gehen aus der folgenden Serie von Schemata hervor. Bei Abb. 195a wieder normale Verhältnisse, bei b Durchbruchsrichtung zu nahe der äußeren Kante des aufsteigenden Astes (ungünstig!). bei c Durchbruchsrichtung mehr lingual gelegen (günstig!).

Klinische Bedeutung. In der Unmöglichkeit, die Kaufläche des Weisheitszahnes von Schleimhaut frei zu bekommen und in der sich zwischen Kaufläche und Schleimhaut entwickelnden Nische ist also die unmittelbare Gefahr zu sehen. Vor allem führen Bißverletzungen und *Druckgeschwüre an der Innenseite der Zahnfleischkappe* zur Invasion von Bakterien, und nun kann sich ein Bild von wechselnder Schwere entwickeln: in leichteren Fällen mäßige, lokale Entzündung und Schwellung mit geringer Kieferklemme, aber immerhin sehr beträchtlichen, subjektiven Erscheinungen, auf die auch die stets beteiligten, submaxillären Lymphdrüsen (vor allem c, aber auch b) von Einfluß sind, in schweren Fällen neben der Mitleidenschaft aller, auch der weiter entfernt liegenden Weichteile einschließlich Wange und Gaumen eine hochgradige Periostitis mit subperiostaler Eiteransammlung an der buccalen Seite des Unterkiefers, die sich nach vorn bis zum Foramen mentale erstrecken kann und dadurch gelegentlich zu Fehldiagnosen führt; die Kieferklemme ist hierbei eine hochgradige, was die Untersuchung erheblich erschwert; zur Lymphadenitis tritt bald eine Perilymphadenitis, und eine eitrige Einschmelzung der Drüsen ist oft nicht mehr hintanzuhalten. Selbst ein letaler Ausgang unter den Erscheinungen der Sepsis kommt gelegentlich vor.

Bei der Ausbreitung des Prozesses von der Schleimhautkappe aus erreicht die Infektion zunächst, und zwar meist auf der buccalen Seite der Krone, das Ligamentum circulare; dieses erweist sich bei der Dentitio difficilis wirklich als der beste Schutz der Wurzelhaut; es verhindert in den meisten Fällen das sofortige Eindringen der Entzündung in den Periodontalraum, lenkt sie vielmehr *zum äußeren Alveolarrand*, wo das Periost ergriffen wird und sich nun in der oben angegebenen Weise ein subperiostaler Absceß zu entwickeln pflegt. Statt nunmehr nach außen hin durchzubrechen, kann der Absceß sich auch noch weiterhin zwischen Knochen und Knochenhaut um die Basis mandibulae herum nach der lingualen Seite zu ausdehnen. So entsteht das schwere Krankheitsbild des *perimandibulären Abscesses*. Noch bedrohlicher wirkt der Zustand, wenn die Absceßausbreitung nach rückwärts zwischen Periost und aufsteigendem Kieferast vor sich geht. Die Beteiligung des Knochens ist in diesen Fällen fast stets eine sekundäre, hervorgerufen durch die Abhebung des Periosts und den Eiter.

Therapeutisches. Fast das Wichtigste für die Behandlung einer Dentitio difficilis des unteren Weisheitszahnes ist, sich ein *ganz genaues Bild von den jeweiligen topographischen Verhältnissen am inneren Kieferwinkel zu verschaffen*. Gibt es die Möglichkeit eines Hintereinander oder nur Übereinander in der Lagebeziehung von Knochen, Schleimhaut und Zahn? Ist die Durchbruchsrichtung mehr buccal oder lingual? Je nach der Beantwortung dieser beiden Fragen fällt die zu wählende Therapie aus. Besteht die Möglichkeit eines Hintereinander und ist die Lage des 3. Molaren mehr lingual, dann konservierende Behandlung, d. h. allmähliches Abdrängen, gelegentlich auch einmal Excision der Schleimhautkappe! In allen anderen Fällen garantiert nur die Extraktion Dauererfolg und Verhütung von Rezidiven oder schweren Erkrankungen! Liegen bei der ersten

Untersuchung schon schwere Störungen vor, dann sind zunächst diese zu behandeln, d. h. bei nachweisbarer Fluktuation an der Umschlagsfalte oder von außen je nachdem intraoral oder extraoral weite Eröffnung des Eiterherdes, sonst vorerst heiße Umschläge und möglichst Bettruhe. Sehr gute Dienste kann zur Beschleunigung der Incisionsreife eine einmalige kurze Röntgenbestrahlung leisten; sie empfiehlt sich besonders da, wo der Gesamtzustand ein baldiges Eingreifen wünschenswert macht. Nach Rückgang der akuten Entzündungserscheinungen anschließend Extraktion. Vor allem dann, falls irgend möglich, die Extraktion hinausschieben, wenn ausgedehnte Ulcerationen sich in der Umgebung des Zahnes finden; erst müssen diese unter Bißerhöhung, Spülungen, Mundbädern und Betupfung mit milden Mitteln zum Schwinden gebracht werden. Die erforderliche Anästhesie erhält man mit der üblichen Leitungsanästhesie am Foramen mandibulare, wenn die Schleimhauteinstichstelle nicht druckempfindlich, und wenn sie frei von Infiltration ist. Bei stärkerer Kieferklemme kann die extraorale Mandibularanästhesierung gewählt werden, wenn die Passage nahe dem äußeren Kieferwinkel nicht durch Perilymphadenitis der Drüse c verlegt ist, sonst bleibt nur eine kurze Narkose. Vorsicht bei Anwendung der instrumentellen Mundöffner, sonst kann man damit leicht schwere Schädigungen setzen! Die Bekämpfung der Kieferklemme kann nicht früh genug und nur mit den schonendsten Mitteln (Korkplättchen, die allmählich stärker gewählt werden) erfolgen.

Die chronische Entzündung, wie sie sich gerne am unteren Weisheitszahn und zwar an seiner distalen Kronenseite entwickelt, wenn eine Halbretention vorliegt. hat in neuerer Zeit im Rahmen der Fokalinfektion wieder besondere Beachtung gefunden. Dadurch, daß der Infektionsherd an der distalen Kronenseite durch die darüber gelagerte Schleimhaut nach außen hin einen gewissen Abschluß besitzt, kann er durchaus den Voraussetzungen für einen ,,Fokus" entsprechen und Bakterien sowie Giftstoffe in die Blut- und Lymphbahn ,,streuen". —

Über den oberen Weisheitszahn ist im augenblicklichen Zusammenhang nicht viel zu sagen. Er macht nur sehr selten die Erscheinungen einer dentitio difficilis, schon weil er bei Raummangel die Möglichkeit hat, nach rückwärts auszuweichen. besonders wenn die starre Verbindung des tuber maxillare mit dem processus pterygoideus nicht weit herunterreicht. Wohl kann aber vorkommen, daß der obere Weisheitszahn Beschwerden, eventuell auch Druckgeschwüre hervorruft. wenn er aus Raummangel oder anderen Gründen nach buccal durchbricht und nun mit der Wange in Konflikt gerät.

C. Anomalien der Zähne.

Unter dieser Überschrift sollen im folgenden nur diejenigen Abweichungen von der Norm besprochen werden, die *nicht* auf eine erkennbare Ursache, wie etwa eine nachweisbare Erkrankung während der Zahnentwicklungszeit zurückzuführen sind. Es scheiden damit namentlich Abweichungen in der Struktur aus, die in den früheren Auflagen des Lehrbuches auch hier eingereiht waren; trotzdem bleibt noch eine Fülle von Anomalien übrig, die bekannt sein müssen. Sie betreffen hauptsächlich die Größe und Form der Zähne, dann die Zahl; die Anomalien der Zahnstellung bilden ein Kapitel für sich, das dann auch gesondert behandelt werden wird.

Genetisch werden die reinen Anomalien nicht immer leicht zu erfassen sein. Am klarsten scheinen noch die Verhältnisse bei der Abweichung von der normalen Zahnzahl zu liegen, wenn man die Begriffe ,,Rückschlag" und ,,Rückbildung" so uneingeschränkt gelten läßt, wie das von Seiten mancher Autoren geschieht. Der Begriff *Rückschlag* käme für gewisse Fälle von Überzahl von Zähnen in Betracht: die Deutung wäre dann: gelegentliches Wiederauftauchen einer früheren

Stufe der Gebißentfaltung in der phylogenetischen Reihe, für die die Grundformel angenommen wird: 3 J, 1 C, 4 P, 4 M jederseits in jedem Kiefer. Es darf aber nicht verschwiegen werden, daß es auch an energischen Protesten gegen eine zu weitgehende Anwendung des Begriffes Rückschlag nicht fehlt, so steht z. B. ADLOFF auf dem Standpunkte, daß für die überzähligen Zähne in der Schneidezahngegend ein Atavismus zur Erklärung nur in den seltensten Fällen herangezogen werden darf. Teilweise findet wohl auch das Auftreten überzähliger Zähne seine Erklärung in der Spaltung normaler Zahnanlagen. Als Beweis dafür werden überzählige, seitliche Incisivi bei Kiefergaumenspalten angeführt.

Unbestritten ist dagegen die Deutung der meisten Fälle von Zahnunterzahl als einer *Rückbildungs-*(Reduktions-)*erscheinung*, namentlich soweit der seitliche Schneidezahn, der Weisheitszahn und mitunter auch der 2. untere Prämolar in Betracht kommen. Es kann keinem Zweifel unterliegen, daß gegenüber der heute noch als normal geltenden Formel 2 J, 1 C, 2 P, 3 M die Zahnzahl beim rezenten Menschen in Abnahme begriffen ist — auch eine Kulturerscheinung, Folge der verringerten funktionellen Inanspruchnahme der Zähne durch die „verfeinerte" Art der Nahrungszubereitung.

Was die Anomalien der Zahnform und -größe anlangt, so mögen teilweise auch Reduktionserscheinungen vorliegen, sofern es sich um Übergangsformen von der Norm zum völligen Verlust handelt; wenigstens werden so die Verkümmerungsformen des Weisheitszahnes und des oberen seitlichen Schneidezahnes häufig erklärt. Daneben spielen aber sicherlich auch *Veränderungen im Wachstumsdruck* während der Entwicklungszeit eine Rolle, obwohl wir in diesem Punkte bezüglich der Einzelheiten noch nicht viel über Vermutungen hinausgekommen sind. Auch der *Erbfaktor* wird des öfteren bei Zahnanomalien in Berücksichtigung zu ziehen sein.

1. Anomalien der Größe und Form.

a) Das ganze Gebiß oder einen großen Teil desselben betreffend.

Im allgemeinen pflegt eine gewisse Korrelation zwischen dem ganzen Skeletbau und der Größe der Zähne zu bestehen in der Weise, daß große, kräftig entwickelte Gestalten über ein kräftig entwickeltes Gebiß verfügen, während beim Zwergwuchs ein mehr zierliches Gebiß vorliegt. Ebenso steht fest, daß die Zähne beim weiblichen Geschlecht durchschnittlich kleiner sind als beim männlichen. Ab und zu bekommt man aber doch auch Kiefer zu sehen, die im Verhältnis zu ihrer Größe auffallend zierliche Zahnreihen zeigen. Ungewöhnlich große Zähne von vollkommen normaler Form kommen als Einzelerscheinung wohl gelegentlich vor; im allgemeinen aber pflegt auch bei großen Gestalten der Zahnumfang nicht über ein gewisses Maß hinauszugehen. Daß die Zähne noch wachsen können (abgesehen von einer Verdickung des Wurzelzementes), wenn ihre Entwicklung erst einmal abgeschlossen ist, ist natürlich undenkbar; es scheint aber doch, als ob gewisse Krankheiten wie die halbseitige Gesichtshypertrophie, die bereits in der Zeit der Zahnentwicklung einsetzen, auch von Einfluß auf die Größenentwicklung der Zähne sein können; so liegen gerade für die halbseitige Gesichtshypertrophie einwandfreie Beobachtungen von ungewöhnlicher Zahngröße auf der befallenen Seite vor (PORT, PAGENSTECHER und CLERC). Um welches Grundleiden es sich bei der halbseitigen Gesichtshypertrophie handelt, steht noch nicht ganz fest. Am wahrscheinlichsten ist, daß eine Erkrankung der Hypophyse (in unseren Fällen wohl angeboren) die eigentliche Ursache ist; doch ist auch schon an eine Erkrankung der Epithelkörperchen gedacht worden.

Klinische Bedeutung. Von einer solchen kann man nur sprechen, wenn der kräftigen Entwicklung der Zähne nicht auch eine ebensolche der Kiefer entspricht:

denn dann entsteht ein Platzmangel, der zu Stellungsanomalien der verschiedensten Form, auch zu Halb- und Ganzretentionen führen muß. Ein Ausgleich kann nur durch orthodontische Behandlung oder durch systematische Extraktionen geschaffen werden. Genaueres darüber ist in den Kapiteln über Orthodontie und Stellungsanomalien nachzulesen.

b) Einzelne Zähne betreffend.

Krone. Bei den Milchzähnen ist über diesen Punkt wenig zu sagen, da sie eine wesentlich größere Konstanz auch in der Form haben als die bleibenden Zähne. Ungewöhnlich große Milchzahnkronen erweisen sich fast stets als eine Folge der Vereinigung zweier Nachbarzähne. Bei den bleibenden Zähnen kann auf die gleiche Weise oder durch unvollständige Zwillingsbildung eine besonders große Krone entstehen; viel häufiger sind aber hier Beobachtungen nach der entgegengesetzten Seite, d. h. die Zahnkrone — besonders des oberen seitlichen Schneidezahnes und des 3. Molaren — ist auffallend verschieden von der Normalform; sie ist mehr oder minder verkümmert und bietet dann sehr oft das Bild des sogenannten Zapfenzahnes.

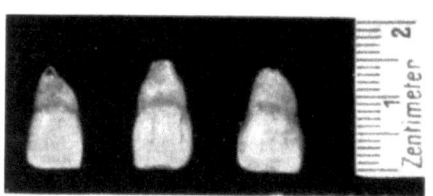

Abb. 196. Abnorm kurze Wurzel des mittleren oberen Schneidezahnes. (Aus EULER: Anomalien, Fehlbildungen und Verstümmelungen der menschlichen Zähne.)

Eine sehr eigentümliche Wahrnehmung macht man gelegentlich bei oberen mittleren Incisivi und unteren Weisheitszähnen: die Krone ist bemerkenswert groß und gut entwickelt, die Wurzel aber ist auffallend klein, kurz und stumpf (Abb. 196). Es könnte fast den Anschein erwecken, als ob zuungunsten der Wurzel eine gesteigerte Entwicklung der Krone stattgehabt habe, was aber doch wohl nicht als Erklärung gelten kann.

Die meisten Variationen trifft man bei den Kronen überzähliger Zähne; von der getreuen Nachbildung normaler Formen bis zum schmelzlosen Zahnrudiment kann jede Möglichkeit vertreten sein.

Eine Abweichung von der normalen Zahnkronenform kann dadurch zustande kommen, daß physiologische Höcker abnorm stark entwickelt sind oder überzählige Höcker hinzutreten; im letzteren Falle ist freilich erst zu prüfen, ob der neue Höcker nicht infolge von Vereinigung mit einem überzähligen Zahngebilde (bei den Molaren mit sogenannten Paramolaren) hinzugetreten ist. Sehr variabel kann die Höckerzahl bei Weisheitszähnen sein.

Klinische Bedeutung. Sie ist im allgemeinen nicht sehr groß. Abnorm große Kronen können unter Umständen die Stellung der Nachbarzähne ungünstig beeinflussen oder geringfügige Verschiebungen in der Artikulation mit sich bringen; abnorm kleine Zähne bedeuten mitunter eine Lückenstellung, die kosmetisch etwas stören mag. Verschiebungen im Höckerbild können je nach der Furchenbildung der Entstehung von Caries Vorschub leisten.

Wurzel. Die Anomalien der Zahnwurzeln können sich erstrecken auf die Zahl, die Größe und die Form, bzw. den Verlauf der Wurzeln.

Anomalien der Wurzelzahl. Im Milchgebiß sind als gelegentlich vorkommend zu registrieren 2 Wurzeln an unteren Eckzähnen, 3 Wurzeln an unteren und 4 Wurzeln an oberen Milchmolaren. Im bleibenden Gebiß kann eine *Überzahl von Wurzeln* schließlich an jedem Zahn vorkommen; doch sind es manche Zähne, bei denen die Überzahl besonders häufig beobachtet wird; vor allem sind da zu nennen der Weisheitszahn (mit sehr variabler Wurzelzahl), dann der untere Eckzahn (2 Wurzeln) (Abb. 197), die unteren Prämolaren (2 Wurzeln), der obere

1. Prämolar (3 Wurzeln) (Abb. 198), die unteren Molaren (3 Wurzeln), die oberen 1. Molaren (4 Wurzeln) (Abb. 199). Die dritte Wurzel, die bei unteren Molaren öfter beobachtet wird, kann zweierlei Erklärung haben: entweder es handelt sich um eine Art Spaltung der mesialen Wurzel entsprechend den beiden hier vorhandenen Wurzelkanälen, oder die 3. Wurzel ist ganz neu hinzugekommen — akzessorisch! Die Größe der „akzessorischen" Wurzeln kann schwanken zwischen einem zierlichen Rudiment und voller Ausbildung wie eine normale Wurzel (Abb. 200).

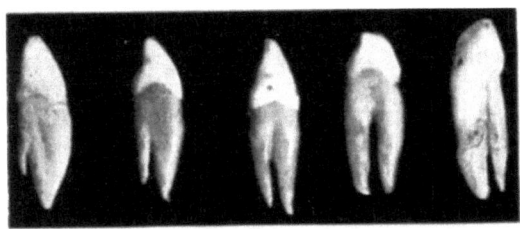

Abb. 197. Zweiwurzelige bleibende untere Eckzähne. (Aus EULER: Anomalien.)

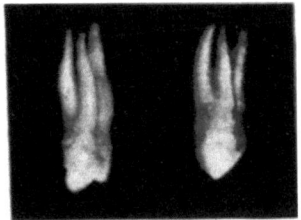

Abb. 198. Dreiwurzelige obere 1. Prämolaren. (Aus EULER: Anomalien.)

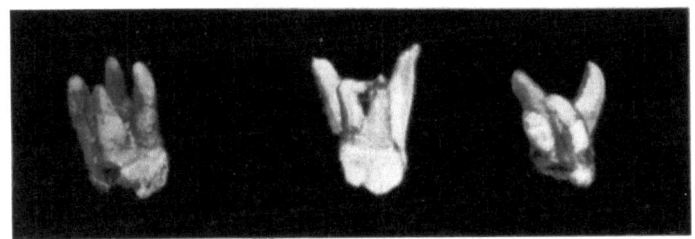

Abb. 199. Vierwurzelige obere Molaren. (Aus EULER: Anomalien.)

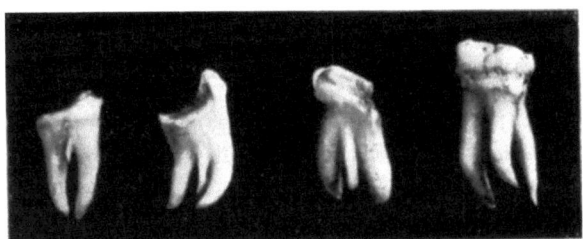

Abb. 200. Accessorische Wurzel an unteren 1. und 2. Molaren. (Aus EULER: Anomalien.)

Bei den Molaren kann man allerdings insofern noch leicht einer Täuschung verfallen, als die Überzahl auch durch Vereinigung mit einem anderen Zahn während der Entwicklungszeit entstehen kann.

Das Gegenteil — *Unterzahl von Wurzeln* — ist im Grunde immer nur eine scheinbare. Die Wurzeln sind zu einem einzigen Stock vereinigt, die Zahl der Wurzelkanäle, die ja entscheidend ist, bleibt aber doch die normale.

Anomalien der Wurzelgröße. Vorweg muß bemerkt werden, daß ebenso wie an Milchzahnwurzeln auch an den Wurzeln bleibender Zähne ein Abbau stattfinden kann, für den nur wesentlich andere Gründe maßgebend sind; abnorm kleine oder kurze Wurzeln sind daher nicht ohne weiteres als Anomalien zu bewerten, sondern erst auf das Vorhandensein von Resorptionserscheinungen hin zu prüfen. Doch gibt es auch echte Anomalien in Form von ungewöhnlich kleinen Wurzeln bei den Zähnen der zweiten Dentition, während das Milchgebiß auch hier seine größere Konstanz wahrt. Auffallend klein können gelegentlich die Wurzeln oberer mittlerer Schneidezähne, unterer Weisheitszähne und unterer Prämolaren sein. Viel häufiger wird freilich eine über die Norm hinausgehende Wurzellänge beobachtet, so z. B. beim oberen Eckzahn (F. und W. LUX haben einen oberen Caninus mit einer Gesamtlänge von 4,3 cm beschrieben!), dem oberen und unteren 1. Molaren und gelegentlich auch beim oberen seitlichen Schneidezahn.

Anomalien des Wurzelverlaufes. Soweit die Anomalien des Wurzelverlaufes mit einer einmaligen Gewalteinwirkung von außen her zusammenhängen, finden sie nachher noch weitere Besprechung; augenblicklich soll nur der Fälle gedacht werden, die aus völlig unbekannter Ursache oder aus *Druckwirkungen* heraus entstanden sind, welche mit der Entwicklung des Gesichtsskelets zusammenhängen. Zu den letzteren Fällen sind z. B. die rechtwinkligen Knickungen der Wurzeln oberer Weisheitszähne zu zählen, bei denen zweifellos die Druckverhältnisse in der Kieferhöhle eine Rolle spielen (Abb. 201). Wie weit gelegentlich zu beob-

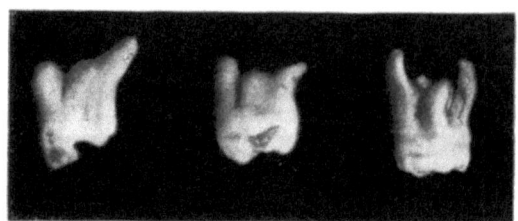

Abb. 201. Abnormer Wurzelverlauf bei oberen Weisheitszähnen. (Aus EULER: Anomalien.)

achtende abnorm starke Spreizungen beim oberen 1. Molaren auf die gleiche Ursache zurückzuführen sind, läßt sich nicht ohne weiteres entscheiden. Manche Wurzeln, namentlich einwurzeliger Zähne, können im Laufe ihrer Entwicklung auch eigentümliche Drehungen erfahren, so daß geradezu eine Korkzieherform entsteht. Solche Torsionen sieht man mitunter an oberen seitlichen Schneidezähnen und Eckzähnen, seltener an unteren Prämolaren. Vorübergehende Druckverschiebungen beim Kieferwachstum, namentlich bei gleichzeitiger Störung im Kalkstoffwechsel, dann weiterhin Raummangel sind sicher auch nicht unbeteiligt an der Entstehung von Anomalien des Wurzelverlaufes, ebensowenig besondere funktionelle Inanspruchnahme vor Abschluß des Wurzelwachstums.

Klinische Bedeutung. Die Wurzelanomalien haben eine recht erhebliche praktische Bedeutung. Starke Wurzelspreizungen, Abknickungen und Torsionen stellen eine wesentliche Erschwerung bei der Extraktion dar und eine Fraktur ist hier oft trotz der größten Vorsicht nicht zu vermeiden. In gleicher Weise kann die konservierende Behandlung der Kanäle solcher Wurzeln große Schwierigkeiten bereiten, ja mitunter ganz unmöglich werden. Instrumentelle Erweiterung derartiger Wurzelkanäle schließt immer die Gefahr einer „fausse route", einer seitlichen Perforation in sich. Eine *ungewöhnliche Wurzelkürze verführt bei der Behandlung leicht zu Fehlschlüssen*; man glaubt noch im Wurzelkanal zu sein, während die Sondenspitze bereits das Foramen apicale passiert hat und durch Verletzung des Periodontiums Schmerzen auslöst, die auf das Konto lebender Pulpastümpfe gesetzt werden; etwaige erneute Arsenikeinlagen können unter solchen Umständen sehr unangenehme Folgen nach sich ziehen. Wurzelknickungen und abnorme Kürze von Wurzeln können sich aber auch in der prothetischen Zahnheilkunde ungünstig auswirken. Ein Stiftzahn z. B., der auf die besonders kurze Wurzel eines oberen mittleren Incisivus gesetzt wird, dürfte bald die Existenz des ganzen Zahnes in Frage stellen, wenn das Längenverhältnis zwischen künstlicher Krone und Wurzel gar zu ungleich ist. Der beste Ausweg ist natürlich immer, sich vor Einleitung einer Behandlung oder bei geringstem Verdacht durch ein Röntgenbild eine klare Vorstellung von der Wurzelform zu sichern.

2. Anomalien der Zahnzahl.

Die Anomalien der Zahnzahl können sich sowohl auf eine Vermehrung wie eine Verminderung der normalen Zahnzahl erstrecken; im ersteren Falle spricht man von Überzahl, im letzteren von Unterzahl der Zähne. Beide Formen kommen wohl auch im Milchgebiß vor, sind hier aber wesentlich seltener als im bleibenden Gebiß.

a) Überzahl der Zähne.

Der Art nach können alle Zahngruppen vertreten sein; nur bei den Eckzähnen stellt eine Überzahl eine sehr große Seltenheit dar. Der Form nach kann der Typus der betreffenden Zahngruppe genau wiedergegeben sein. Es kommen aber auch alle Übergänge von der normalen Zahnform bis zu winzig kleinen Zapfenzähnchen oder zu monströsen Gebilden vor. Der Stellung nach treten sie sowohl *im* normalen Zahnbogen wie außerhalb desselben auf; hier entscheidet meist die Platzfrage und die Zeit der Entwicklung, bezogen auf die regulären Entwicklungszeiten. Der

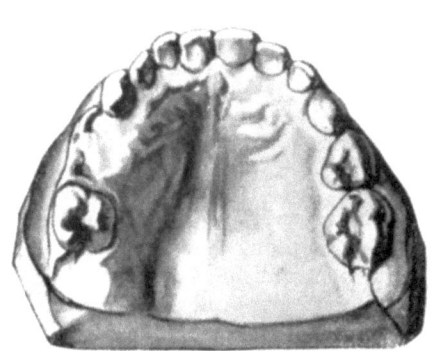

Abb. 202. Sechs Schneidezähne im Oberkiefer eines Milchgebisses.

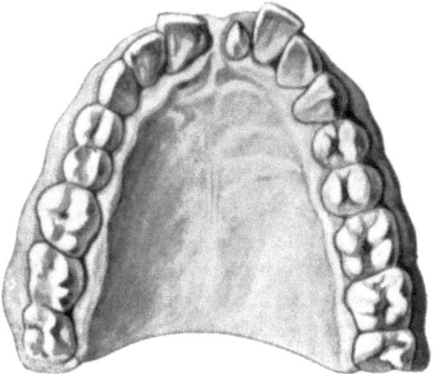

Abb. 203. Überzähliger kegelförmiger Zahn zwischen den oberen mittleren Schneidezähnen.

Entstehung nach sind sie zum Teil als Zwillingsbildungen (siehe daselbst) zum Teil als Überproduktionen der Zahnleiste aufzufassen. Bei der Überproduktion sehen wir bestimmte Zeiten bevorzugt: einmal die Zeit zwischen Entwicklung der Milchzähne und der bleibenden Zähne und (noch häufiger) die Zeit nach Abschluß der Anlage der bleibenden Zähne. Bei dem ersteren Zeitpunkt erscheinen die überzähligen Zähne — meist handelt es sich dabei um Zahngebilde im Medianabschnitt des Oberkiefers, sogenannte mesiodentes — vor den normalen bleibenden Zähnen; sie stehen deshalb immer *im* Zahnbogen, da sie ja den Platz noch frei finden. Bei dem zweiten Zeitpunkt erscheinen die überzähligen Zähne *nach* den normalen Zähnen. Sie stehen aber dann regelmäßig außerhalb des Zahnbogens, da die verfügbaren Plätze im Kieferbogen bereits von den normalen Zähnen eingenommen sind. Auch bei dem zweiten Zeitpunkt ist der Oberkieferfrontabschnitt bevorzugt. Die überzähligen, nachträglich noch von der Zahnleiste gelieferten Gebilde brechen dann fast immer am Gaumen durch. Sie haben oft sehr bizarre, gefaltete Kronenformen und sind deshalb von HERBST als Odontoide bezeichnet worden. Mitunter erscheinen bis zu 6 solcher Gebilde am Gaumen.

Im Milchgebiß kommen überzählige Zähne fast nur im Schneidezahngebiet vor, im Oberkiefer vielleicht etwas häufiger als im Unterkiefer. Doch geht die Gesamtschneidezahnzahl wohl nie über 6 hinaus (Abb. 202). Bemerkenswert ist, daß bei der 1. Dentition die überzähligen Zähne stets eine genaue Kopie der normalen Zähne darstellen. Manchmal tritt bei den betreffenden Individuen dann auch im bleibenden Gebiß an der gleichen Stelle ein überzähliger Zahn auf.

Beim bleibenden Gebiß gehören — wie schon erwähnt — überzählige Zähne im Frontbereich besonders des Oberkiefers keineswegs zu den Seltenheiten. Sie kommen hier teils vor in Zapfenzahnform als BOLKscher Mesiodens (in der Einzahl, (Abb. 203) manchmal auch in der Doppelzahl), ferner in genauer Einhaltung der Schneidezahnform und endlich als HERBSTsche Odontoide (Abb. 204). Wenn eine Überzahl oberer seitlicher Schneidezähne vorliegt, stimmen diese Zähne meist in

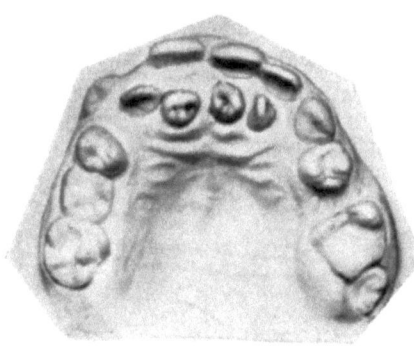

Abb. 204. Drei überzählige Zahngebilde („Odontoide" nach HERBST) im vorderen Gaumenabschnitt; man beachte die fehlende Ähnlichkeit mit den regulären Schneidezähnen.

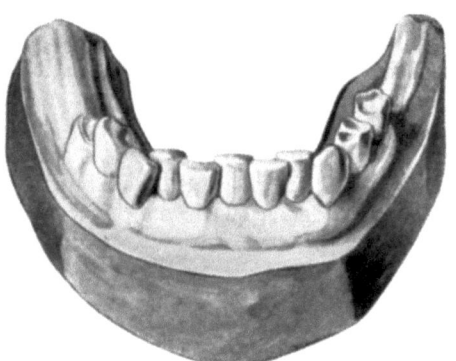

Abb. 205. Überzahl im Bereich der unteren bleibenden Schneidezähne.

der Form mit den normalen seitlichen Incisivi vollkommen überein, wie man denn auch annimmt, daß es sich dabei fast immer nur um Zwillingsbildungen handelt. Bei den unteren Schneidezähnen ist das Bild des überzähligen Zahnes stets das gleiche wie bei den regulären Incisivi (Abb. 205). Für eine Überzahl von Eckzähnen sind bis jetzt nur sehr spärliche Belege erbracht worden. Dagegen ist eine Überzahl

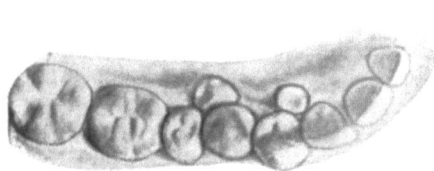

Abb. 206. Überzahl unterer Prämolaren.

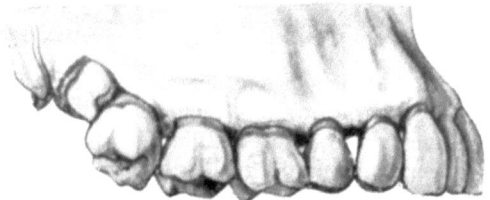

Abb. 207. 4. Molar im Oberkiefer.

von Prämolaren, besonders im Unterkiefer nichts Seltenes; bis zu 5 Prämolaren statt 2 sind schon in einer Kieferhälfte beobachtet worden, die natürlich nicht alle Platz im Zahnbogen haben, sondern zum Teil lingual erscheinen (Abb. 206). Überzählige Molaren finden wir wiederum häufiger im Oberkiefer als im Unterkiefer (Abb. 207). In der Mehrzahl der Fälle handelt es sich um kleine Zahngebilde, die entweder seitlich vom 1. und 2. Molaren durchbrechen (Paramolaren nach BOLK) oder hinter dem Weisheitszahn als „Distomolaren" erscheinen.

Klinische Bedeutung. Die klinische Bedeutung der Zahnüberzahl darf man nicht zu gering einschätzen. Selten ist der Zahnbogen groß genug, um sie durchtreten zu lassen, ohne in räumlichen Konflikt mit den regulären Zähnen zu kommen. Sind die überzähligen Zähne vor den regulären bleibenden angelegt, so nehmen sie den Platz weg und verursachen bei ihnen Stellungsanomalien, erscheinen sie erst nach ihnen, so entstehen bei dem Durchbruch facial oder oral vom normalen Zahnbogen vielfach Retentionsstellen für Speisereste mit erhöhter

Cariesgefahr. Oft tritt der Kampf um den Platz schon vor dem Durchbruch in Erscheinung, und die überzähligen Zähne werden zu einem wirksamen Durchbruchshindernis für die regulären Zähne. Dazu kommt die kosmetische Störung, die mit den durch die überzähligen Zähne hervorgerufenen Stellungsanomalien zusammenhängt.

Dens in dente: Lange Zeit wurde zu den überzähligen Zahngebilden das Produkt einer Mißbildung gerechnet, die in der Literatur unter dem Namen dens in dente bekannt wurde. Man glaubte anfänglich nicht anders, als daß in solchen Fällen in

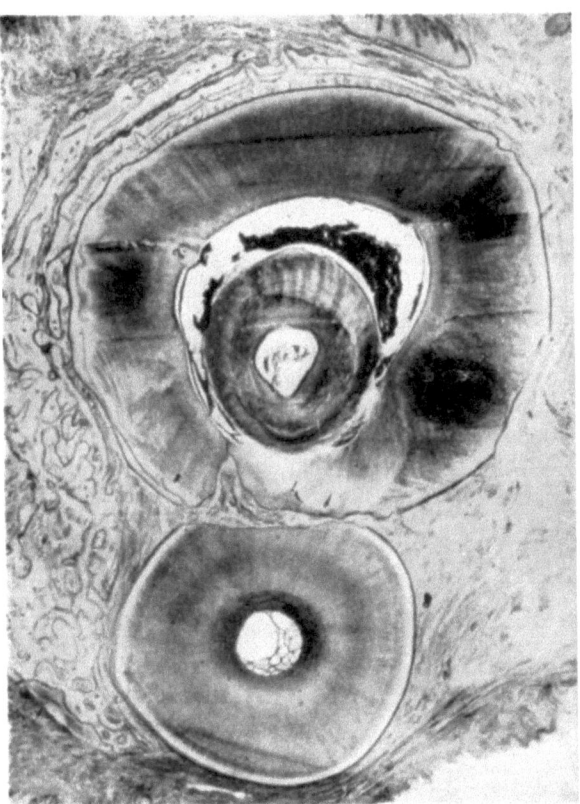

Abb. 208. Dens in dente (r. ob. mittlerer Schneidezahn).

einem regulären Zahn ein überzähliger Zahn entstanden sei. Durch die Arbeiten von WUSTROW, DE JONGE, HOEPFEL, FISCHER, ZILKENS, HAMMER usw. ist aber heute endgültig erwiesen, daß es sich dabei nur um eine mehr oder minder tiefe Einstülpung der Schmelzanlage in den Dentinkeim handelt, also um eine Invagination, wie es REBEL ausdrückt.

b) Persistenz von Milchzähnen.

Sehr oft ist eine wirkliche Überzahl gar nicht vorhanden; sie wird nur vorgetäuscht durch das Stehenbleiben von Milchzähnen — *Persistenz*. Die häufigsten Ursachen für eine Persistenz von Milchzähnen sind folgende: 1. der zugehörige bleibende Zahn ist nicht angelegt; infolgedessen verzögert sich die Resorption der Milchzahnwurzel ganz außerordentlich oder sie sistiert überhaupt; ja es kann

186 Spezielle Pathologie und Therapie der Zahn- und Mundkrankheiten.

sogar zu einer Verwachsung des Milchzahnes mit dem Kieferknochen kommen (besonders wenn der betreffende Milchzahn dauernd energisch zur Kaufunktion herangezogen wird), womit gewissermaßen die Permanenz gesichert ist; so erklärt sich auch das Vorhandensein von funktionstüchtigen Milchzähnen noch in einem Alter von 40 und mehr Jahren. 2. Der zugehörige bleibende Zahn ist verlagert und im Kiefer retiniert. Je weniger er dabei in Kontakt mit der Milchzahnwurzel war, um so geringer ist deren Resorption. 3. Die Durchbruchsrichtung des zugehörigen bleibenden Zahnes ist eine

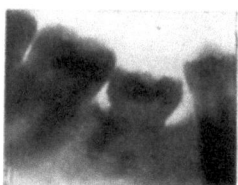
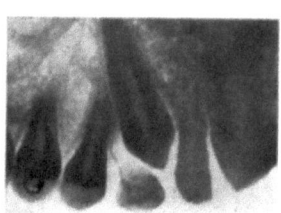
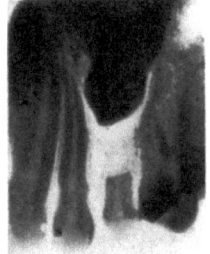

Abb. 209. Röntgenbild von Persistenz eines Milchmolaren bei Nichtanlage des betr. Prämolaren.

Abb. 210a und b. Persistenz des Milcheckzahnes bei verzögertem Durchbruch des bleibenden Eckzahnes.

abnorme (nach innen oder außen vom Zahnbogen); erfolgt sie nicht zu nahe bei dem betreffenden Milchzahn, dann kann letzterer ebenfalls lange Zeit noch stehen bleiben. Was die falsche Durchbruchsrichtung veranlaßt hat, ist hinterher meist nicht festzustellen; daß aber der Milchzahn selbst daran schuld sein soll, wie von einigen Autoren angenommen wird, ist höchst unwahrscheinlich. 4. Der Kieferbogen ist ungewöhnlich groß, so daß sich der bleibende Zahn, z. B. der Eckzahn neben seinem Vorgänger im Milchgebiß einstellen kann. Gerade beim oberen Eckzahn ist das gut vorstellbar, da ja seine erste Entwicklung hoch oben in der Fossa canina vor sich geht, und er von da sich den Weg geringsten Widerstandes nach unten suchen kann.

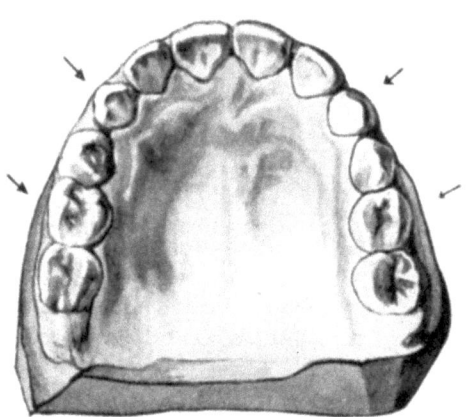

Abb. 211. Stehenbleiben von mehreren Milchzähnen (dieselben sind durch die Pfeile gekennzeichnet).

Die Persistenz der Milchzähne ist nicht bei allen Zahnsorten gleich häufig; sie tritt verständlicherweise am meisten da auf, wo Unterzahl oder Retention auch am häufigsten sind, also bei oberen seitlichen Schneidezähnen, bei unteren Prämolaren (Unterzahl!) (Abb. 209) oder bei oberen Eckzähnen (Retention!) (Abb. 210). Eine gehäufte Persistenz in ein und demselben Munde kann da vorkommen, wo aus irgendwelchen Gründen die zweite Dentition stark reduziert ist (Abb. 211).

Klinische Bedeutung. Die klinische Bedeutung persistierender Milchzähne ist nicht zu gering einzuschätzen; das zeigt sich besonders, wenn ein solcher seinen Platz gut ausfüllender Zahn cariös wird. Ihn deshalb ohne weiteres zu entfernen, da es „ja doch nur ein Milchzahn" ist, das ist falsch. Es kann dabei sehr leicht der Fall eintreten, daß nun eine störende Lücke vorhanden ist, oft zu klein, um einen Ersatz leicht zu beschaffen und doch zu groß, um nicht aufzufallen. Es sollte daher in allen solchen Fällen ein Röntgenbild gemacht werden, wo Verdacht auf

Milchzahnpersistenz besteht. Der Verdacht selbst stützt sich auf die Farbe, die Form und Größe des Zahnes, auf buccale Schmelzrandwülste und eventuell geringe Festigkeit sowie endlich auf die Abkauung. Da, wo die Persistenz auf eine Retention des bleibenden Zahnes zurückzuführen ist, wäre zu überlegen, ob der letztere nicht durch orthodontische Maßnahmen an seinen natürlichen Platz gebracht werden kann; ist dies möglich, dann besteht natürlich die Extraktion des Milchzahnes zu Recht. Ist es aber nicht möglich, oder ist Unterzahl der Grund für die Persistenz, dann muß unbedingt die Erhaltung des Milchzahnes angestrebt werden. Freilich kann schon die Arsenikeinlage mit ihrer Tiefenwirkung, noch mehr aber die Wurzelbehandlung, je nach dem Grade der Wurzelresorption, erhebliche Schwierigkeiten bereiten.

c) Unterzahl der Zähne.

Als wichtigste Ursachen für die Unterzahl von Zähnen werden von DEPENDORF folgende angegeben: Zerstörung des Zahnes durch ein Trauma; Dystrophien infolge chronischer Entzündung der Kiefer; allgemeine Störungen in der Entwicklung und Ernährung des gesamten Organismus (in jüngster Zeit sind auch Störungen der inneren Sekretion als Ursache herangezogen worden); spezielle Störungen in der Knochen- und Zahnentwicklung, Ursachen in Form trophoneurotischer Störungen. Außerdem muß man bei der Ätiologie aber auch die ganze Reduktionsbestrebung und den Erblichkeitsfaktor, auf den neuerdings KORKHAUS wieder besonders hingewiesen hat, noch schärfer hervorheben. Am häufigsten sind von der Unterzahl betroffen: der Weisheitszahn im Ober- und Unterkiefer (nach MORAMARCO in 25%), der 2. Prämolar im Unterkiefer, der

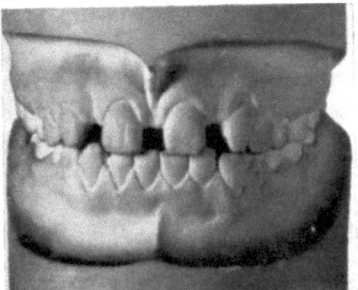

Abb. 212. Unterzahl der oberen seitlichen Schneidezähne. (ASCHER.)

seitliche Schneidezahn im Oberkiefer. Etwas seltener ist die Unterzahl beim 1. und 2. Prämolaren im Oberkiefer, beim mittleren Schneidezahn im Unterkiefer. An den übrigen Zähnen wird eine Unterzahl nur ausnahmsweise beobachtet. Eine Unterzahl des Eckzahnes gehört zu den großen Seltenheiten, wie ja dieser sich überhaupt durch größere Konstanz auch in der Form auszeichnet, doch sind gerade in den letzten Jahren mehrere Fälle von Eckzahnunterzahl berichtet worden. Im Milchgebiß ist im ganzen die Konstanz ausgeprägter. Wir begegnen deshalb auch hier viel weniger oft der Nichtanlage eines Zahnes; nur die seitlichen Schneidezähne im Oberkiefer fehlen gelegentlich einmal (Abb. 212), schon viel seltener die seitlichen Schneidezähne im Unterkiefer; ganz ungewöhnlich ist die Nichtanlage einer größeren Anzahl von Milchzähnen in ein und demselben Munde.

Klinische Bedeutung. Sie ergibt sich in erster Linie aus den Lücken, die bei Unterzahl entstehen müssen. Meist sind diese Lücken allerdings dadurch vermindert, daß die benachbarten Zähne, z. B. beim Fehlen der oberen seitlichen Schneidezähne vor allem die mittleren Schneidezähne etwas auseinanderrücken und dadurch die Ersatzfrage nicht so dringend wird; eine gewisse kosmetische Störung wird aber doch meist damit verbunden sein. Für die Artikulation spielt die Unterzahl, solange sie sich nur auf einen Zahn oder ein Zahnpaar beschränkt, keine so große Rolle. Vielfach ist ja auch mit der Unterzahl eine Persistenz von Milchzähnen verbunden; für diese gilt dann, was im vorigen Abschnitt bezüglich der Erhaltung gesagt wurde.

d) Zahnretention.

Man nennt häufig auch die Retention die scheinbare Unterzahl von Zähnen; es ist deshalb wohl gerechtfertigt, gleich anschließend über sie noch das Wichtigste zu sagen. Unter Retention hat man die völlige Verhaltung eines Zahnes im Kiefer zu verstehen, d. h., daß auch die Zahnkrone allseitig von Knochen und Weichteilen oder nur von Weichteilen umgeben bleibt. Wenn ein Zahn nur mit einem kleinen Teil seiner Krone im Munde erscheint und dauernd in dieser Stellung verharrt, so bezeichnet man das als *Halbretention* (Abb. 213 und 214).

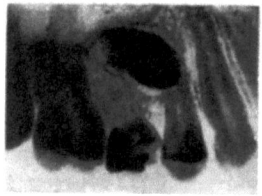
Abb. 213. Retention eines oberen 2. Prämolaren mit Milchzahnpersistenz.

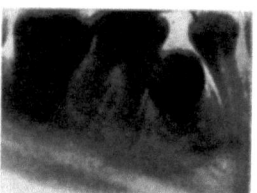
Abb. 214. Halbretention eines unteren 2. Prämolaren.

Als wesentlichste Punkte in der Ätiologie der Retention werden von LUNIATSCHEK folgende angeführt: primäre Verlagerung des Zahnkeimes, Behinderung des Zahndurchbruches (z. B. durch Verbildung des Zahnkeimes oder Störung während der Zahnbildungsperiode, dann, wie SCHWEITZER hervorhebt, durch überzählige Zähne besonders im oberen Frontabschnitt), Verdrängung der Zahnanlage durch Geschwülste, dann ferner Heredität und Verwachsung zwischen Zahn und Knochen. Indessen ist auch an die Möglichkeit umfangreicher Entwicklungsstörungen zu denken.

Im Milchgebiß wird höchst selten eine Zahnretention beobachtet, im bleibenden Gebiß dagegen kann schließlich jeder Zahn retiniert bleiben, wenn die Voraussetzungen gegeben sind; bei einigen Zähnen aber ist die Retention eine recht

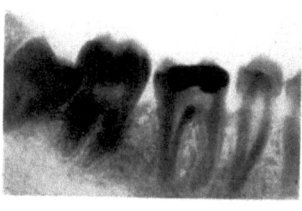 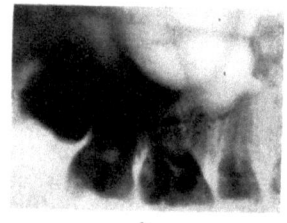

a   b

Abb. 215 a und b. Halbretention eines unteren und oberen Weisheitszahnes.

häufige Erscheinung; obenan stehen hier die oberen Eckzähne, dann folgen der Häufigkeit nach die unteren Weisheitszähne (Abb. 215, 216) und in größerem Abstand die unteren Prämolaren und unteren Eckzähne. Bei den unteren Weisheitszähnen spielt sicher der Platzmangel, der sich aus einem ungenügenden Längenwachstum des horizontalen Unterkieferabschnittes ergibt, eine erhebliche Rolle. Bei den oberen Eckzähnen nimmt man als Erklärung für die Häufigkeit der Retention an, daß die Entwicklungsrichtung bei den topographischen Verhältnissen des Eckzahnkeimes leichter durch die verschiedensten Faktoren beeinflußt werden könne. ECKERMANN sieht „in der Modernisierung des Gebisses zum Zwecke der Elimination des seitlichen Schneidezahnes" die Ursache der Eckzahnretention.

Anomalien der Zahnzahl.

Klinische Bedeutung. Retinierte Zähne führen zu den verschiedensten Erscheinungen. Sie vermögen die Stellung der benachbarten, bereits durchgebrochenen Zähne zu beeinflussen, sie können aber auch den Anstoß zu weitgehender Wurzelresorption an diesen anstoßenden Zähnen geben. Weiterhin sieht man in retinierten Zähnen eine der Ursachen der Trigeminusneuralgie. Bei zahnlosem Kiefer kann eine hartnäckige Fistel durch einen retinierten Zahn unterhalten werden, wenn die bedeckenden Weichteile etwa durch das Tragen einer Prothese in einen chronisch-entzündlichen Zustand versetzt worden waren. Auch bei Entstehung von Geschwülsten mag gelegentlich die Zahnretention als Ausgangspunkt in Betracht kommen. Nicht allzu selten ist mit der Zahnretention eine (folliculäre) Cystenbildung verbunden, doch dürfte hierbei die Entstehung der Cyste das Primäre und die Retention nur eine Folge der Cystenbildung sein. Mit dem Gesagten soll aber nicht ausgedrückt werden, daß jeder retinierte Zahn notwendig Erscheinungen machen muß, vielmehr können solche jahrzehntelang, ja manchmal völlig fehlen.

Diagnose. Die zuverlässigste Form der Feststellung ist natürlich die röntgenologische (Abb. 216a und b), und hier wiederum ist am idealsten das Röntgenstereogramm, das zugleich den besten Aufschluß über die genaue Lage und die

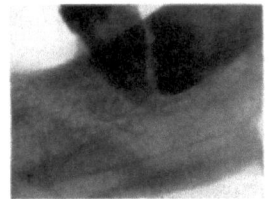
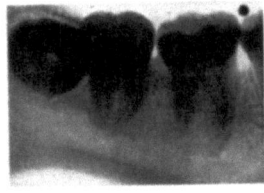

Abb. 216a und b. Retention von unteren Weisheitszähnen.

Beziehungen zur Nachbarschaft gibt. Doch ist auch die Diagnose leicht, wenn der betreffende Zahn in der Reihe fehlt und statt dessen facial oder oral eine umschriebene, sehr derbe kleine Vorwölbung am Kiefer sich findet; freilich können dabei auch Fehlschlüsse unterlaufen. Bei Fistelbildung sichert die Diagnose eine sorgfältige Sondierung, die in der Tiefe einen mehr oder minder glatten, glasharten Widerstand fühlen läßt. Grundsätzlich sollte aber in allen Fällen eine Röntgenaufnahme verlangt werden.

Therapeutisches. Eine umstrittene Frage ist die, ob man prinzipiell eine Zahnretention angehen soll, sobald sie überhaupt einmal festgestellt ist. Manche Autoren verlangen dies, doch läßt sich meines Erachtens wohl verantworten, daß man davon absieht, wenn mit Bestimmtheit deutliche Folgeerscheinungen auszuschließen sind und auch kosmetische Gründe nicht dazu drängen. Die Art der Therapie muß sich nach dem einzelnen Falle richten; sie kann eine konservative insofern sein, als man den betreffenden Zahn erhält, ihn aber mit orthodontischen Maßnahmen an seine normale Stelle zu bringen sucht. Eine entscheidende Rolle spielen hierbei die Lage des retinierten Zahnes und die Platzfrage. Näheres hierüber findet sich im orthodontischen Teil dieses Buches.

In den meisten Fällen aber wird die Behandlung der Retention doch auf eine Entfernung des Zahnes hinauslaufen. Planlos angegangen kann eine solche Ausmeißelung erhebliche Schwierigkeiten bereiten, nicht aber, wenn man sich gute Röntgenbilder (von verschiedenen Seiten her gemacht!) anfertigt und eine sichere Vorstellung von der genauen Lage des Zahnes verschafft. Wenn es angeht, wird man die faciale Seite des Kiefers für den Zugang zum Zahn bevorzugen, doch soll dies natürlich kein starres Prinzip sein. Man legt sich mit Sklapell, Raspatorium und Meißel den Zahn so weit bloß, daß er wirksam mit Hebeln gelockert werden kann (Achtung auf die Nachbarzähne beim Hebeln!). Guter Überblick über das Operationsfeld ist höchst wichtig; man scheue sich gelegentlich auch nicht vor der Resektion einer im Wege stehenden Wurzelspitze. Mitunter wird schonendes Vorgehen dadurch unterstützt, daß man den retinierten Zahn in situ quer durchschneidet und ihn nun in zwei Hälften heraushoIt. Nur keine zu brüske Gewaltanwendung!

Zur Pathohistologie. Sehr häufig wird man die Wahrnehmung machen, daß auch bei leichter Auslösung eines retinierten Zahnes dieser keineswegs eine ganz glatte Oberfläche aufweist, und namentlich im Kronenabschnitt schon mit bloßem Auge eigentümliche Buchten zu erkennen sind. Früher glaubte man wohl, daß dies cariöse Höhlen sind: die histologische Untersuchung belehrt aber sofort, daß es sich um Abbauerscheinungen handelt, denen freilich teilweise schon wieder Anbauvorgänge gefolgt sind. So entstehen Bilder, wie sie Abb. 217 zeigt, mit dem charakteristischen Wechsel von Resorption und Apposition. Meist überwiegt der Abbau, doch kann auch ein exzessiver Anbau vorkommen, der gelegentlich zu einer Verwachsung zwischen Zahn und Kiefer führt und die Ausmeißelung sehr erschwert.

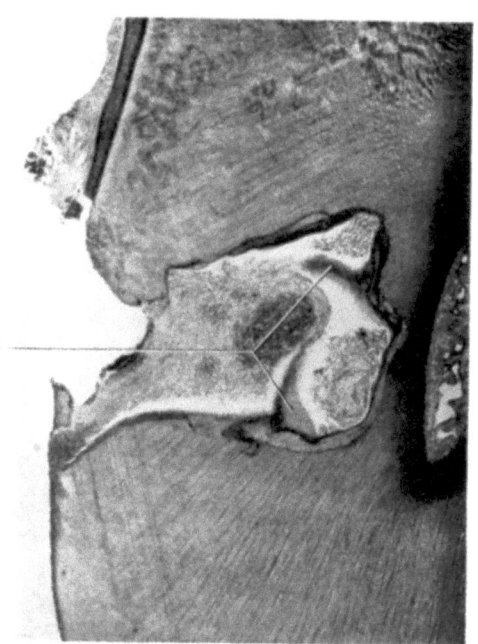

Abb. 217. Resorption und Apposition (a) an einem retinierten Zahne.

Beim Bestehen einer chronischen Entzündung in der Umgebung des retinierten Zahnes ist die Resorption leichter verständlich; umstritten dagegen sind die Fälle, in denen der Zahn in einem scheinbar gesunden Gewebe eingebettet liegt. SIEGMUND und WEBER nehmen freilich an, daß auch in diesen Fällen der Abbau mit einer Reaktion des Gefäßbindegewebeapparates zusammenhängt, die wir eben Entzündung nennen. GOTTLIEB und KOTÁNYI fassen den Zahn als Plantat auf, dessen Verhältnis zur Umgebung abhängt von der Qualität des Plantates und dem Zustand des Bindegewebes. Das Verhältnis kann ein indifferentes sein, dann bleibt der retinierte Zahn unverändert; es kann aber bei Änderung des Verhältnisses das Plantat je nachdem auch zu Bildung von Osteoclasten (Resorption!) oder Osteoblasten (Apposition!) anregen; Voraussetzung wäre, daß keine Isolierschicht — Eiter oder Epithel — vorhanden ist. Eine dritte, viel verbreitete Ansicht ist mit dem Schlagwort Fremdkörpertheorie gekennzeichnet: es wird dabei angenommen, daß der Organismus den retinierten Zahn als Fremdkörper empfindet und ihn abzubauen sucht, nachdem die normale Erledigung, d. h. der Durchbruch des Zahnes nicht erfolgt.

Da, wo eine Fistel bestanden hat, beobachten wir an dem retinierten Zahn häufig mehr oder minder reichliche Beläge, die äußerst fest sitzen, von großer Härte sind und eine dunkelgraue bis graugrünliche Färbung aufweisen. Es handelt sich um eine Art Zahnstein, der sehr arm an organischen Bestandteilen ist und dessen Herkunft sich zum Teil dadurch erklärt, daß der Speichel durch die Fistel Zugang zu dem retinierten Zahn gefunden hat.

Anomalien der Zahnzahl.

e) Halbretention.

Was man darunter zu verstehen hat, erhellt am besten aus einem Beispiel, wie es Abb. 214 illustriert. Der Grund, warum eine Krone nicht zum vollständigen Durchbruch und zur normalen Einstellung in der Kauebene gelangt, ist in den meisten Fällen im Platzmangel zu suchen. Wird z. B. ein 2. Milchmolar verhältnismäßig sehr frühzeitig gezogen, also etwa im 7. Lebensjahr, so verkleinert sich der Abstand zwischen dem 1. Milchmolaren und dem 1. bleibenden Molaren durch Narbenbildung; der bleibende Molar rückt außerdem etwas weiter nach vorn, und das Knochenwachstum in der Lücke bleibt zurück, weil der funktionelle Reiz des 2. Milchmolaren fehlt. Der bestehende Raum reicht dann nur, um die Höcker des 2. Prämolaren, nicht aber seine ganze Krone durchtreten zu lassen. Andere Ursachen für die Halbretention sind ungünstige Durchbruchsrichtung, namentlich bei unteren Weisheitszähnen, dann ferner Trauma und Verwachsungen.

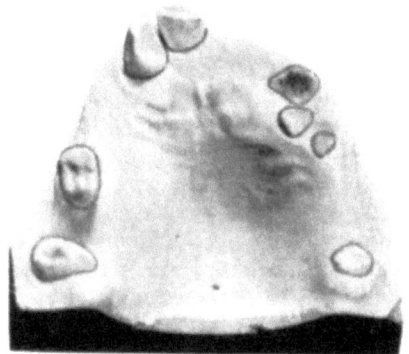
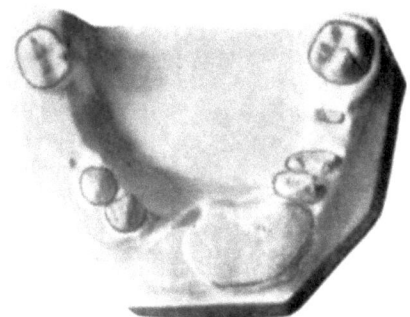

Abb. 218. Dysostosis cleidocranialis. Ober- und Unterkiefer. (Alle fehlenden Zähne sind retiniert.)

Klinische Bedeutung. Sie liegt hauptsächlich in der Behinderung einer natürlichen Reinigung, woraus für die angrenzenden Zähne eine besondere Cariesgefahr resultiert. Dazu kommt die funktionelle Beeinträchtigung und — bei vorderen Zähnen — auch die kosmetische Störung. Die Behandlung der Halbretention richtet sich nach der Ursache. Wo Platzmangel der Grund ist und die Möglichkeit einer Raumgewinnung besteht, wird die orthodontische Behandlung vorzuziehen sein; in anderen Fällen ist die Entfernung des halbretinierten Zahnes zu erwägen. Nach neueren Erfahrungen kann ebenso wie von infizierten retinierten Zähnen auch von halbretinierten Zähnen durch Bildung verdeckter chronischer Entzündungsherde eine Fokalinfektion ausgehen.

f) Dysostosis cleidocranialis.

Man versteht darunter den Folgezustand einer frühzeitigen Wachstumshemmung, die sich hauptsächlich auf die Deckknochen (Schädel und Schlüsselbein) beschränkt, aber auch Zahndurchbruch, Zahnzahl und Zahnstellung in hohem Maße beeinflußt (ZILKENS, HESSE). Sie ist sowohl auf männliche wie auf weibliche Nachkommen vererblich. Mit der Dysostosis cleidocranialis sind in der Hauptsache jene rätselhaften Fälle geklärt, in denen oft ganze Zahngruppen mit normaler Durchbruchsrichtung im Kiefer stehen, ohne sich je zum Durchbruch anzuschicken. Die Milchzähne sind längst verlorengegangen, die retinierten Zähne sind deutlich am Alveolarkamm durchzutasten, oft ist die Kaufläche nicht einmal mehr von Knochen bedeckt, und doch wird man vergeblich auf das Erscheinen warten. Auch im hiesigen Institut hatten wir mehrfach solche Fälle gesehen

192   Spezielle Pathologie und Therapie der Zahn- und Mundkrankheiten.

(Abb. 218), davon einmal bei einem Vater und dreien seiner Kinder; zweimal war das Schlüsselbein auffällig kurz; in einem weiteren Falle (HERRMANN) fehlte das Schlüsselbein vollständig, und es bestand die abnorme Schulterbeweglichkeit, wie sie Abb. 219 wiedergibt. Derartige Massenretentionen können den Zahnarzt vor recht schwierige Fragen stellen; die Patienten drängen mit Rücksicht auf die großen Lücken auf Ersatz, dieser führt aber dann bald zu Störungen, wenn die Zähne dicht unter der Schleimhaut stehen. Man wird sich deshalb überlegen müssen, ob man nicht von vornherein an die Entfernung aller retinierten Zähne gehen soll. Orthodontisch sind hier leider auch nur schwer Erfolge zu erzielen. An sich pflegt übrigens bei dieser Erkrankung eine Beeinträchtigung des Gesamtzustandes nicht vorzuliegen.

3. Schmelztropfen.

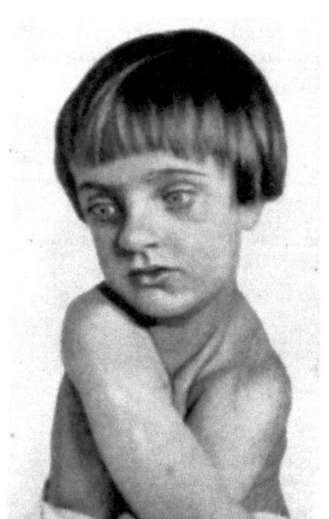

Abb. 219. Fehlen der Schlüsselbeine, infolgedessen abnorme Beweglichkeit der Schultern. (Vjschr. Zahnheilk. 48, 472, 1932).

Eine Sonderstellung unter den an den Zähnen zu beobachtenden Anomalien nehmen die sogenannten Schmelztropfen ein. Unter diesem Sammelnamen werden die verschiedenen Möglichkeiten des Vorkommens von Schmelz an atypischer Stelle zusammengefaßt; dabei hat dieser Schmelz keineswegs immer Tropfenform, auch bestehen die Gebilde häufig gar nicht aus Schmelz allein, sondern sie können oft auch einen Dentinanteil aufweisen. Zweckmäßig trennt man daher zwischen Fällen, bei denen *auf normal verlaufendem Dentinkörper* an ungewöhnlicher Stelle Schmelz aufgelagert ist und den Fällen, bei welchen *außer Schmelz auch noch ein eigener Dentinkegel* vorhanden ist. Eine dritte Gruppe, die außer Schmelz und Dentin *auch noch ein Pulpacavum* enthält, gehört wohl nur zum kleinsten Teil hierher, da es sich dabei meist um eine andere Anomalie, nämlich um eine „Verschmelzung" handelt, soweit nicht seine stärkere Ausstülpung der Zahnanlage oder eine unvollständige Zwillingsbildung vorliegt.

Die erste Gruppe, die man die „*echten Schmelzperlen*" nennen könnte, findet sich mit Vorliebe unterhalb der Schmelzzementgrenze (Abb. 220 und 221) und in der Bifurkation mehrwurzeliger Zähne (Abb. 222). Sie entgehen leicht der Untersuchung, zumal sie selten größere Ausdehnung annehmen und (namentlich in der Bifurkation) nachträglich von Zement überlagert werden können. Sie sind darauf zurückzuführen, daß an gewissen Stellen des vereinigten äußeren und inneren Schmelzepithels eine Vermehrung des Zellmaterials aus unbekannten Gründen eintritt und so eine Art Schmelzpulpadivertikel entsteht. Irgendwelche praktische Bedeutung kommt ihnen nicht zu. Nach PFLÜGER ist dem Fortbestehen des inneren Blattes des Schmelzepithels die Hauptbedeutung für die Entstehung der Schmelzperlen zuzumessen.

Die zweite Gruppe (Abb. 220, 221) fällt um so mehr ins Auge, je größer der Dentinanteil ist. Die hierher gehörigen „Schmelztropfen" haben meist halbkugelige Gestalt und schwanken an Umfang zwischen Stecknadelkopf- und Hanfkorngröße. Auch für sie gilt als Lieblingssitz die Gabelungsstelle mehrwurzeliger Zähne. Die Schmelzprismenzeichnung ist meist eine gute, doch ist mangelhafte Verkalkung recht häufig; die Dentinkanälchen strahlen vom Hauptkörper aus in den Schmelztropfen ein und sind mehr oder minder abgeknickt. Die Entstehung dieser Art von Schmelztropfen ist wohl darauf zurückzuführen, daß besondere, ungewöhnliche Druckwirkungen in der Zeit des Zahnkeimwachstums zu umschriebener Einschnürung führen, oder daß spontan kleine Ausstülpungen in dieser Zeit entstehen. Auch der zweiten Gruppe von Schmelztropfen kommt keine wesentliche Bedeutung bei, höchstens, daß sie unter Umständen eine Taschenbildung begünstigen können.

Die wenigen Fälle der dritten Gruppe, die hierher gehören, sind wohl auf ähnliche Kräfte zurückzuführen, nur daß die Ausstülpung bzw. Abschnürung auch noch einen Teil des normalen Pulparaumes erfaßt und so das Gebilde zu einem eigenen, mit dem Hauptcavum kommunizierenden Markraum gelangt.

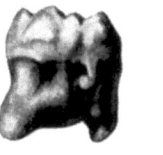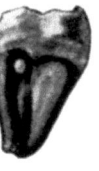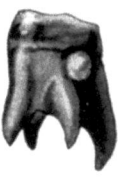

Abb. 220. Schmelztröpfchen.
Bei c Übergang zum überzähligen Zahn.

Die meisten Fälle aber, die man früher auch hierher gerechnet hat, entsprechen mehr der frühzeitigen Vereinigung zweier getrennter Zahnanlagen, von denen nur die eine nicht über eine geringe Größe hinausgeht und so die Ähnlichkeit mit Schmelztropfen vortäuscht.

4. Verwachsung, Verschmelzung, Zwillingsbildung.

Diese drei Begriffe haben wohl unter sich eine gewisse Verwandtschaft, weshalb es auch gerechtfertigt ist, sie in einem gemeinsamen Absatz zu besprechen; doch dürfen sie keineswegs miteinander identifiziert werden. Ganz kurz ausgedrückt läßt sich jede der drei Anomalien in folgender Weise charakterisieren:

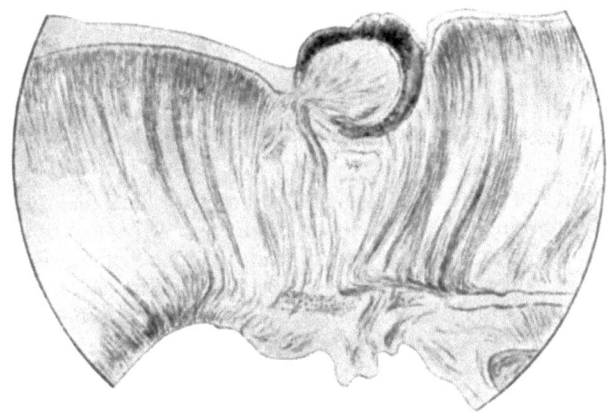

Abb. 221. Schliff durch ein Schmelztröpfchen.

Unter *Verwachsung* versteht man die Vereinigung zweier Zähne von einem Zeitpunkt ab, in dem bereits jeder der beiden Zähne seinen eigenen Dentinkörper gebildet hat. Die Pulpen sind dabei vollkommen getrennt voneinander, nur der Zementmantel ist ein gemeinsamer. Zu den Verwachsungen werden auch die Fälle gezählt, bei denen die Zementmäntel zweier selbständiger Zähne sich infolge enger Nachbarschaft und weiterer Apposition allmählich berühren und ineinander übergehen.

Unter *Verschmelzung* versteht man die Vereinigung zweier Zahnanlagen zu einem Zeitpunkt, in dem die Bildung der Kronen noch nicht abgeschlossen ist. Daher ist mindestens die Wurzelpulpa eine gemeinsame; gewöhnlich aber wirkt die Kronenpulpa des zweiten Zahnes nur als ein Pulpahorn der Gesamtpulpa (Abb. 223).

Unter *Zwillingsbildung* wird teilweise in der Literatur in erweiterter Anwendung der Bezeichnung jede einfache Zahnüberzahl verstanden, gleichgültig ob die Entwicklung aus getrennter selbständiger Zahnanlage hervorging oder aus der Abspaltung von einem regulären Zahnkeim, wenn sie nur den Typus der entsprechenden Zahngruppe wahrte. Im engeren Sinne haben wir unter Zwillingsbildung folgendes zu verstehen: Bei ein und demselben Zahnkeim hat aus den verschiedensten Gründen eine Spaltung und dementsprechend die mehr oder minder vollständige Entwicklung zu gleichzeitig zwei oder auch mehr Zähnen eingesetzt.

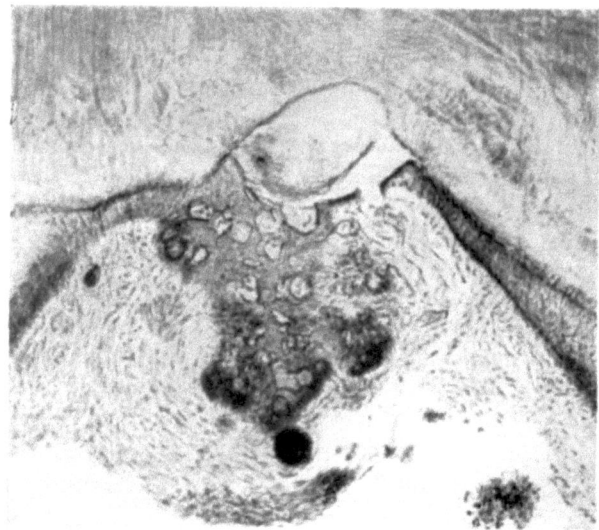

Abb. 222. Schmelztropfen in der Bifurkation der Wurzeln eines Molaren.

Vom Grad der Spaltung wird abhängen, ob dabei äußerlich das Bild von einer Verwachsung oder von einer Verschmelzung oder von zwei selbständigen Zähnen erscheint. Beschränkt sich die Spaltung z. B. nur auf einen Teil der Schmelzanlage eines Schneidezahnes, so ist neben der besonderen Breite der Krone lediglich eine Kerbe an der Schneidekante als charakteristisch vorhanden — das Bild einer Verschmelzung. Geht die Spaltung durch den ganzen Zahnkeim, dann bekommen wir zwei völlig getrennte Zähne.

Klinisches. So konstant sonst im allgemeinen die Zähne der ersten Dentition sind, so sind doch gerade die in Rede stehenden Anomalien, die man wohl richtiger *Mißbildungen* nennen wird, im Frontabschnitt des Milchgebisses nichts Seltenes; dabei sind sie im Unterkiefer häufiger als im Oberkiefer. Im bleibenden Gebiß werden hauptsächlich die Molaren betroffen, und zwar handelt es sich gewöhnlich um Zwillingsbildungen, d. h. Vereinigung eines der 3 Molaren mit einem Paramolaren; die betreffende Krone fällt äußerlich dann dadurch auf, daß sie einen besonders kräftig entwickelten überzähligen Höcker besitzt. Sonst, d. h. bei den Schneidezähnen, ist die Vereinigung äußerlich meist nur an einer mehr oder minder tief einschneidenden Kerbe erkennbar. Ob Zwillingsbildung vorliegt, muß die Abzählung ergeben. Bisweilen bekommt man Fälle zu Gesicht, bei denen sämtliche 8 Schneidezähne eine tiefe Furche in der Mitte der Schneidekante besitzen, die auf Zwillingsbildung in gehäuftem Maße hinweist. In der Regel läßt sich die

Furche auch noch, allmählich seichter werdend, die ganze labiale Fläche entlang bis zum Zahnhals verfolgen.

Eine gewisse Schwierigkeit kann sich dann ergeben, wenn Verwachsungen eine Wurzelbehandlung erforderlich machen, da ja hierbei noch ein weiterer

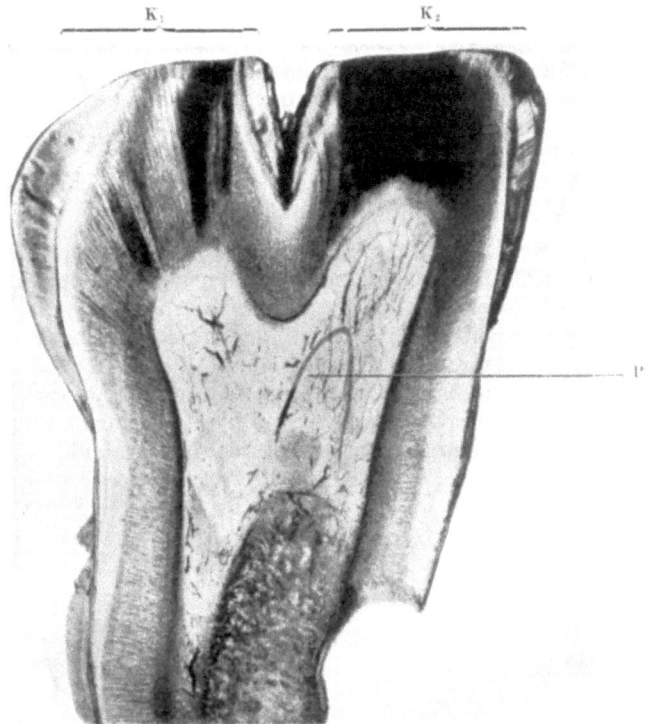

Abb. 223. Verschmelzung zweier Milchschneidezähne. Schliff ungefärbt. Übersichtsbild. K_1 und K_2 die noch erkennbaren zwei Kronen. P gemeinsame Pulpa. (Optik: Winkel Luminar 70 mm.)
(Aus EULER-MEYER: Pathohistologie der Zähne. München: J. F. Bergmann 1927.)

Wurzelkanal hinzukommt, mit dem man gerade bei den Schneidezähnen nicht zu rechnen pflegt. Es empfiehlt sich in solchen Fällen immer eine Röntgenaufnahme zur Sicherung des Kanalbildes.

Sehr viel unangenehmer machen sich Verwachsungen, wie sie in Abb. 224 wiedergegeben sind, dann bemerkbar, wenn extrahiert werden soll. Die Überraschung ist nicht gering, wenn statt des einen erkrankten Zahnes noch ein zweiter, gesunder Zahn mit herausbefördert wird. Dabei kann man noch von Glück sagen, wenn die Extraktion überhaupt glatt vonstatten ging; meist aber ist durch die Vereinigung der beiden Zähne der Widerstand so groß, daß eine Fraktur des ersten Zahnes erfolgt, oder aber es wird bei gesteigerter Kraftaufwendung ein beträchtliches Stück Kiefer-

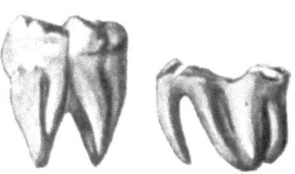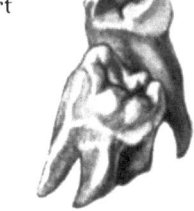

Abb. 224. Verwachsungen u. Verschmelzungen von Molaren.

knochen mit abgesprengt. Deshalb kann auch hier nur dringend eine Röntgenaufnahme empfohlen werden, wenn ein Zahn dem Zuge der Zange gar zu großen Widerstand entgegengesetzt.

D. Schädigung der Zähne während der Entwicklungszeit.

Wurden in dem Kapitel „Anomalien der Zähne" nur diejenigen Abweichungen von der Norm besprochen, die nicht auf eine erkennbare Ursache, nachweisbare Erkrankung usw. zurückzuführen sind, so wären nunmehr diejenigen Schädigungen und ihre Folgen zu besprechen, die sich an ganz bestimmte pathologische Vorgänge während der Entwicklungszeit anknüpfen. Die wichtigsten derartigen Schädigungen ergeben sich aus dem Trauma, aus lokalen entzündlichen Prozessen und allgemeinen Kalkstoffwechselstörungen. Auch der Lues congenita und ihres Einflusses auf die Zähne wird hier zu gedenken sein. Ebenso gehört noch die Osteogenesis imperfecta hierher.

1. Traumatische Schädigung.

Die Milchzähne werden in ihrer Entwicklungszeit, die ja größtenteils in den intrauterinen Abschnitt fällt, wohl selten von Traumen betroffen, häufiger dagegen die bleibenden Zähne, wobei allerdings die Milchzähne meist das Trauma vermitteln, d. h. der Stoß, Schlag oder Fall trifft zuerst den Milchzahn, dieser wird in den Kiefer hineingetrieben und schädigt dabei die Anlage des bleibenden Zahnes. Die Auswirkung des Traumas hängt ab von dem Zeitpunkt (Entwicklungsstadium), der Gewalt des Traumas, der Richtung der Gewalteinwirkung und selbstverständlich auch davon, ob mit dem Trauma eine Infektion verbunden ist oder nicht.

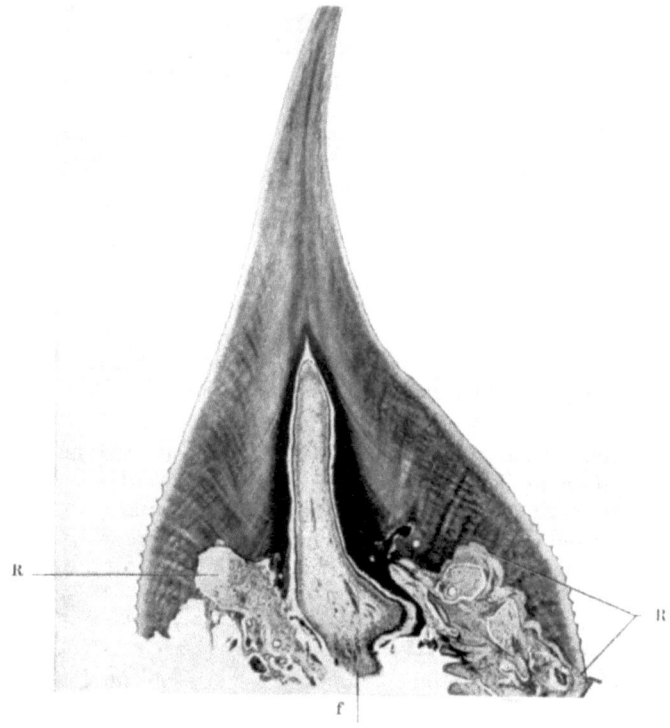

Abb. 225. Traumatische Zahnkeimschädigung. Oberer 1. Schneidezahn. Hämatox.-Eosinfärbung. Übersichtsbild. Eine Wurzel fehlt. An der Krone haben Resorptionen (R) und nachträgliche Appositionen stattgefunden. Provisorisches Foramen apicale (f). (Optik: Winkel Luminar 50 mm.) (Aus EULER-MEYER.)

Was den Zeitpunkt anlangt, so ist im allgemeinen die Prognose um so schlechter, je frühere Entwicklungsstadien vorliegen. Eine schwere Verletzung der Schmelzpulpa z. B. schafft meist irreparable Zustände. Wird der Keim im ganzen nicht ausgestoßen, so tritt bei der Heilung an Stelle des Schmelzes Osteozement, das die verkümmerte Zahnanlage dauernd im Kieferknochen festhält, sofern sie nicht noch nachträglich abgebaut wird. Ist dagegen die Schmelzentwicklung schon weiter fortgeschritten, so braucht unter Umständen nur ein hypoplasieähnliches Bild zu resultieren. Nicht ganz so schlecht scheint die Prognose für den Dentinkeim zu sein; wenigstens haben wir in einem Falle eine vollständige Regeneration der Odontoblastenschicht beobachtet. In einem noch späteren Entwicklungsstadium ist als Folge des Traumas gewöhnlich eine Verkürzung oder Verkrümmung der Wurzel zu beobachten.

Die Gewalt des Traumas, das, wie gesagt, meist ein indirektes zu sein pflegt, spielt selbstverständlich auch eine erhebliche Rolle. Je nach der Schwere schwanken die Folgen zwischen vollständiger Verkümmerung der Zahnanlage und

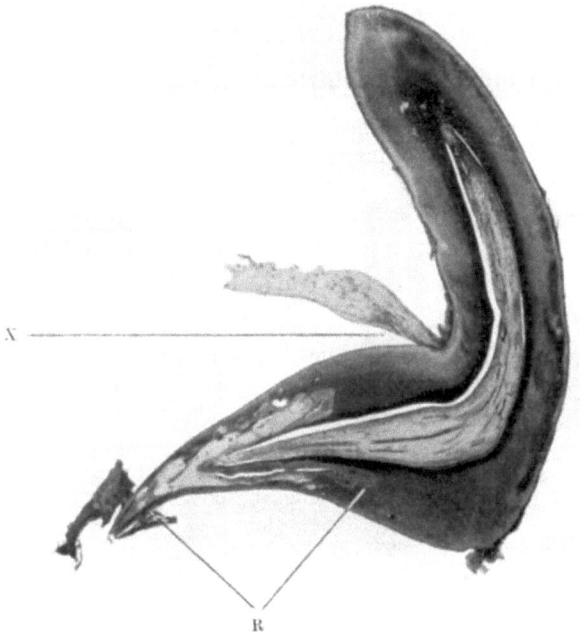

Abb. 226. Traumatische Zahnkeimschädigung. Oberer 1. Schneidezahn. Schmorlfärbung. Übersichtsbild. Wurzel und Krone sind voll ausgebildet; es hat aber das Trauma zur Abknickung der Krone geführt. Bei R starke Resorptionen mit nachträglicher Apposition von Osteozement. (Optik: Winkel Luminar 70 mm.) (Aus EULER-MEYER.)

ganz geringfügigen Formveränderungen. Die Richtung der Gewalteinwirkung ist insofern von großer Bedeutung, als der durch den Milchzahn vermittelte Stoß oder Schlag entweder eine Stauchung oder eine Luxation der Krone des bleibenden Zahnes herbeiführt. Im ersteren Falle ist eine Verkrüppelung der Wurzel, ja selbst ein völliges Ausbleiben der Wurzelbildung die Folge (Abb. 225) und die Retention unvermeidlich, im zweiten Falle kommen die bizarren Zahnformen zustande, bei denen die ganze Wurzel oder — je nach dem Zeitpunkte des Traumas — ein Teil derselben im stumpfen oder rechten Winkel zur Zahnkrone steht (Abb. 226). Ist der Zeitpunkt ein sehr früher, so kann gelegentlich auch die rechtwinkelige Abknickung noch im Kronenabschnitt selbst liegen. Daß in allen Fällen das Hinzutreten einer Infektion eine schwere Komplikation bedeutet, liegt klar auf der Hand. Auch das Maß der Schädigung des Kieferknochens beim Trauma spielt selbstverständlich eine große Rolle.

Klinische Bedeutung. Fast in allen Fällen einer stärkeren Gewalteinwirkung, namentlich, wenn das Trauma in einem frühen Stadium der Entwicklung stattfand, kann der Zahn praktisch als verloren gelten, da er doch nicht zum Durchbruch und keinesfalls zur Funktion gelangt. Es ergibt sich daraus eine kosmetische Störung und ein funktionelles Minus. Darauf beschränkt sich aber die weitere Folge des Zustandes nicht; es können die retinierten, verkümmerten Zähne später noch Anlaß zu Neuralgien, zu hartnäckiger Fistelbildung bei sekundärer Infektion geben. Auch die Entwicklung einer Cyste auf traumatischer Grundlage ist nicht ausgeschlossen. Jedenfalls wird früher oder später die Entfernung des schwer geschädigten Zahnes nicht zu umgehen sein. In ganz anderer Richtung liegt die Bedeutung des Traumas dann, wenn es die rechtwinkelige Abknickung der Wurzel im ganzen oder teilweise zur Folge hatte. Solche Zähne können sehr wohl durchbrechen, aber eine etwa notwendige Wurzelbehandlung wird bei ihnen stets auf unüberwindliche Hindernisse stoßen, außerdem ist die Gefahr, eine „fausse route" zu schaffen, nicht gering.

2. Schädigungen durch entzündliche Prozesse.

Hier ist in erster Linie der Folgen zu gedenken, welche die apikale Parodontitis an Milchzähnen für die Keime der entsprechenden bleibenden Zähne haben kann.

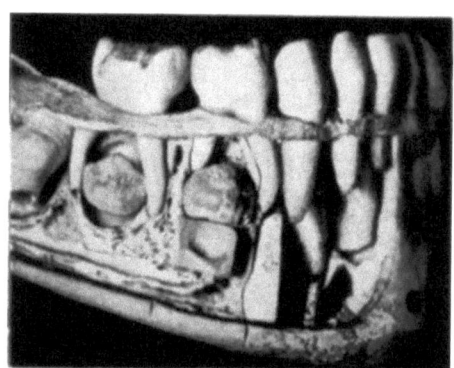

Abb. 227. Lagebeziehung der Milchmolarenwurzel zum Prämolarenkeim.
(Aus MEYER: Dtsch. Mschr. Zahnheilk. 1927.)

Wohl vermag auch eine in den ersten Lebensjahren sich abspielende Kieferosteomyelitis zu einer schweren Gefahr für die Anlagen der bleibenden Zähne zu werden; doch ist dies immerhin ein selteneres Ereignis, das gewöhnlich zu Nekrose und Ausstoßung der betroffenen Keime führt. Dagegen gehört der Pulpazerfall und die anschließende apikale Parodontitis auch bei Milchzähnen zu den alltäglichen Erscheinungen. Damit ist natürlich nicht gesagt, daß hieraus jedesmal eine Schädigung der Anlage des entsprechenden bleibenden Zahnes erfolgen muß; Voraussetzung hierzu ist vielmehr, daß der Keim sehr nahe der erkrankten Wurzelspitze liegt und in seiner Entwicklung noch nicht bis zum Abschluß der Schmelzbildung gediehen ist; auch scheint nur der akute Entzündungszustand zu einer wirklichen Gefahr zu werden, während Prozesse, die von Anfang an chronisch verlaufen, wesentlich weniger schädigen. Am häufigsten zeigen die unteren Prämolaren Spuren einer solchen Nachbarschaftsentzündung, und das ist leicht verständlich, wenn man sich vergegenwärtigt, daß die unteren Milchmolaren in der Parodontitis-Statistik besonders hoch stehen und die weitere Entwicklung des Prämolarenkeimes sich in der Hauptsache in dem Raum zwischen den beiden stark gespreizten Wurzeln abspielt (Abb. 227). Ja, man kann an der Bicuspiskrone geradezu ablesen, ob an beiden Milchmolarenwurzeln ein Entzündungsherd vorhanden gewesen war oder nur an einer Wurzel; im letzteren Falle ist der Schmelz halbseitig intakt, im ersteren Falle zeigt der ganze Schmelzüberzug die nachher noch genauer zu besprechenden Veränderungen. Wenn Schneidezahnanlagen unter einer derartigen Schädigung zu leiden haben, so sind die Spuren stets nur an der labialen Kronenfläche zu sehen — entsprechend der Lage der Keime hinter der Wurzel der gleichnamigen Milchzähne.

Früher rechnete man die Schädigungen durch entzündliche Prozesse mit zu den Hypoplasien, wie sie bei allgemeiner Kalkstoffwechselstörung vorkommen, und in der Tat ist auch eine Ähnlichkeit im Bilde vorhanden; seitdem aber TURNER die Besonderheit dieser Gruppe nach ihrer Ätiologie genauer beschrieben hat, und es leicht gelingt, experimentell die Schädigungen an den bleibenden Zahnkeimen hervorzurufen, ist die Abtrennung von den ,,rachitischen" Zähnen selbstverständlich geworden.

Gegenüber den Folgen der allgemeinen Stoffwechselstörung sind die ,,TURNERzähne" vor allem auch dadurch kenntlich, daß gewöhnlich nur ein einziger Zahn befallen ist, während die übrigen Zähne vollkommen normalen Schmelzüberzug aufweisen können: bei der Rachitis dagegen weisen mindestens die gleichnamigen

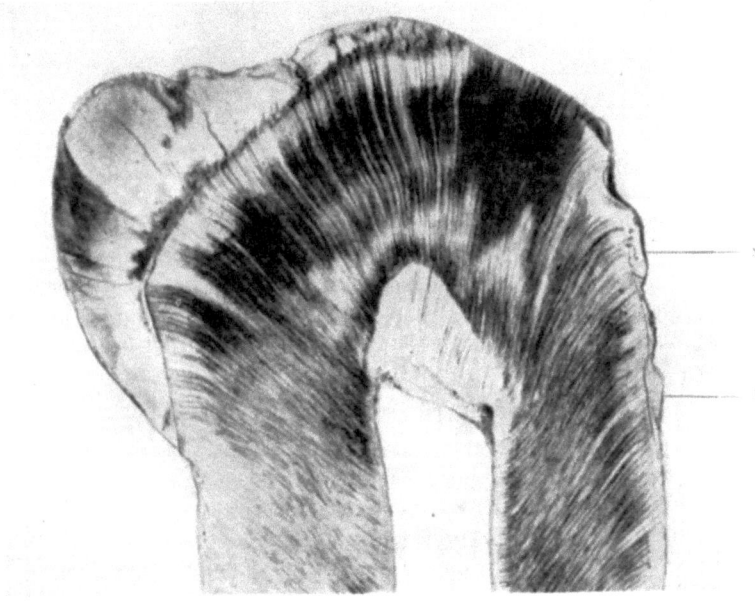

Abb. 228. Unterer 1. Prämolar. ,,TURNERzahn", Schliff ungefärbt. Auf der linken Seite normaler Schmelz. Auf der rechten Seite ist nur bei y eine dünne Lage Schmelz vorhanden, bei x finden wir statt Schmelz Zement. (Optik: Winkel Luminar 26 mm.) (Aus EULER-MEYER.)

Zähne rechts und links an derselben Stelle Hypoplasien auf; auch laufen diese Hypoplasien rings um den ganzen Zahn, bei der lokalen entzündlichen Schädigung hinwiederum braucht nur eine Seite oder ein kleiner Bezirk geschädigt zu sein (Abb. 228). Nur in schweren Fällen sehen wir auch beim TURNER-Zahn ringförmige Absätze und Einschnürungen (Abb. 229). Wo das Dentin freiliegt, erscheint es hart und braun gefärbt. Im Mikroskop ist die Eigenart des TURNER-Zahnes noch viel schärfer ausgeprägt. Hier ist mindestens in den leichteren Fällen das Dentin an den Störungen ganz unbeteiligt, während bei der allgemeinen Kalkstoffwechselstörung die Verkalkung des Dentins ebenso leiden muß wie diejenige des Schmelzes. Das überraschendste im Mikroskop aber ist, daß nach der lokalen entzündlichen Schädigung die Krone an den Stellen, an denen die Schmelzanlage ganz oder teilweise zerstört worden war, *einen Zementüberzug erhält.* Die Herkunft des letzteren ist nicht schwer zu erklären: heilt nach Entfernung des schuldigen Milchzahnes die Entzündung aus, dann tritt an Stelle der entzündlichen Granulationen ein Gewebe, das nach seiner ganzen Genese aus dem Kieferrest zur

Knochenbildung befähigt ist. Wo sich eine solche Knochenschicht auf dem Dentin auflagert, tritt sie uns dann als (Osteo-) Zement entgegen und bleibt beim Durchbruch des geschädigten Zahnes auch erhalten. Unebenheiten an der Oberfläche des Dentinkörpers der Krone sind damit zu erklären, daß hier nach Zerstörung der Schmelzanlage Resorptionen an dem schon verkalkten Zahnbein stattgefunden haben.

Klinische Bedeutung. Sie liegt zunächst einmal nach der kosmetischen Seite hin: durch den völligen oder teilweisen Wegfall des Schmelzes erscheinen die TURNER-Zähne meist sehr unansehnlich, was allerdings nicht hindert, daß sie

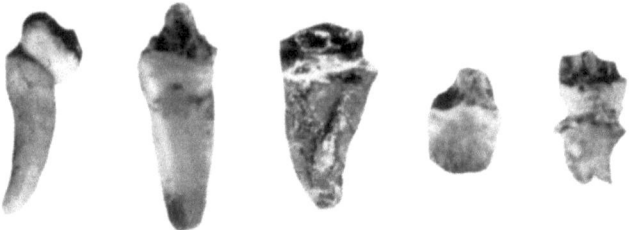

Abb. 229. „Turnerzähne". Verkrüppelte Kronen von Prämolaren.

funktionell doch durchaus leistungsfähig sind. Weiterhin setzen sich in den Gruben leicht Speisereste fest, die nicht gründlich genug jedesmal beseitigt werden können; dadurch wird der Entstehung von Caries Vorschub geleistet. Endlich fällt an den TURNER-Zähnen häufig eine sehr starke Verkürzung der Wurzel auf, was bei technischen Maßnahmen und Pulpabehandlung zu berücksichtigen ist.

Die HUTCHINSONschen Zähne.

Die im vorstehenden Absatz geschilderten Schädigungen sind das Produkt einer infektiösen Entzündung, die nicht auf spezifische Erreger zurückzuführen ist: es spielen da die verschiedensten Kokkenarten eine Rolle, wie sie sich eben in einem parodontitischen Herde finden. Nun liegt nahe, dazu in Gegensatz zu bringen die Veränderungen am Zahne, wie sie sich bei einem spezifischen Erreger einstellen können. Hier kommt nur die Spirochaeta pallida in Betracht. In der Tat beobachten wir häufig bei konnataler Lues eine von der Norm erheblich abweichende Form des oberen Schneidezahnes, die unter dem Namen HUTCHINSONscher Zahn bekannt ist. Es fehlt auch nicht an Autoren, die eine unmittelbare Schädigung des Zahnkeimes durch den Syphiliserreger annehmen, da es ihnen gelungen ist, im Zahnkeim abgestorbener Feten die Spirochaeta pallida nachzuweisen. Es fehlt auch nicht an Autoren, ZINSSER an der Spitze, die geneigt waren, *alles gehäufte Auftreten von Hypoplasien auf das Konto der Syphilis* zu setzen, wenn es mit sonstigen Stigmata hereditärer Lues zusammenfiel. Andererseits vertraten verschiedene Autoren den Standpunkt, daß auch die HUTCHINSONsche Form nichts anderes darstellt, als eine gewöhnliche Hypoplasie, wie sie z. B. bei Rachitis vorkomme.

Nun wird ja über die Erscheinungen der Lues in der Mundhöhle noch an anderer Stelle ausführlicher gesprochen, soweit aber die Zähne in Betracht kommen, mag gleich hier das Wichtigste gesagt werden, zumal durch manche Arbeiten der letzten Zeit, so z. B. von DE JONGE doch eine wesentliche Klärung im Widerstreite der Ansichten erfolgt ist. Darnach ist festzustellen, daß der HUTCHINSONsche Zahn in der Tat als eine ganz besondere pathologische Form zu gelten hat, der ein symptomatischer Wert für hereditäre Lues zuzuschreiben ist, wenn sie in Verbindung mit Keratitis parenchymatosa und Rindentaubheit (HUT-

CHINSONsche Trias) auftritt. Die Besonderheit der Form liegt einmal in der halbmondförmigen Aussparung an der Schneidekante und zweitens in der Konvergenz der approximalen Flächen gegen die Schneidekante hin. Dadurch kommt die charakteristische Tonnenform zustande, die noch unterstützt werden kann durch eine Verdickung und stärkere Abrundung der approximalen Randwülste (Abb. 230).

DE JONGE führt die halbmondförmige Aussparung auf eine Aplasie des mittleren Randtuberkels (der mittleren der drei kleinen Spitzen, die die Schneidekanten beim Durchbruch aufweisen) zurück und meint, daß diese Aplasie nicht schwer zu erklären sei, wenn man die innigen Beziehungen zwischen der Funktion des endokrinen Systems einerseits und der Struktur- und Formentwicklung des Zahnsystems andererseits sowie die Vorliebe berücksichtige, die die Lues für Organe mit innerer Sekretion hat. Die letztere Ansicht vertritt auch KRANZ. Von der Vorstellung einer unmittelbaren lokalen Schädigung rücken beide Autoren damit vollständig ab. Es ist auch nicht einzusehen, warum die Spirochaeta pallida gerade den Keim der oberen mittleren Schneidezähne, die ja hauptsächlich das Bild des HUTCHINSON-Zahnes bieten, als Ansiedlungsplatz bevorzugen soll; man nimmt vielmehr an, daß ein gelegentlicher Nachweis der Erreger im Zahnkeim nur darauf zurückgeführt werden muß, daß vor dem Absterben des Fetus der ganze Organismus mit Spirochäten überschwemmt worden ist.

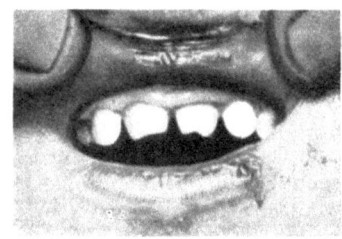

Abb. 230. HUTCHINSONsche obere Schneidezähne.

Bei den oberen seitlichen Schneidezähnen sind die beiden Merkmale — Konvergenz der Approximalflächen und halbmondförmige Aussparung — häufig nicht so gut ausgeprägt wie bei den mittleren Incisivi, aber doch wenigstens angedeutet. Bei den unteren Schneidezähnen ist von den Merkmalen höchstens die Aplasie des mittleren Höckerchens wahrnehmbar. In allen Fällen von HUTCHINSON-Form der oberen mittleren Schneidezähne sind auch die Kronen der ersten bleibenden Molaren nicht ganz normal gestaltet; die Höckerbildung ist meist nur schwach ausgeprägt, der Schmelz fehlt zum Teil auf der Kaufläche, oder er ist in Form zerstreuter kleiner Inselchen vorhanden; auch beim 6-Jahr-Molaren pflegen in derartigen Fällen die Seiten der Krone stärker gegen die Kaufläche hin zu konvergieren, woraus auch eine als charakteristisch geltende Form, die „Knospenform" entstehen kann. Im übrigen verschwinden infolge der funktionellen Abnutzung im Laufe der Jahre die Zeichen an Kaukante bzw. Kaufläche. Manche Autoren beschreiben auch besondere Veränderungen am Dentin bei den HUTCHINSON-Zähnen; solche sind an sich ja durchaus zu erwarten, da es sich doch um eine allgemeine Störung handelt, sie weichen aber in nichts von den Bildern beim rachitischen Zahn ab, d. h. es sind lediglich mehr unverkalkte Interglobularbezirke vorhanden als beim normalen Zahn.

3. Allgemeine Kalkstoffwechselstörung und ihre Folgen für die Zähne.

Die Besprechung der HUTCHINSONschen Zähne hat bereits von dem Kapitel „lokale Schädigungen" zu den Folgen von Allgemeinerkrankungen für die Zähne übergeführt. Während man aber in der Tat der konnatalen Lues unter gewissen Verhältnissen einen spezifischen Einfluß auf manche Zahnformen zuschreiben muß, handelt es sich bei den nunmehr zu beschreibenden Störungen in der Zahnentwicklung um etwas ganz Unspezifisches, an keinen bestimmten Morbus Gebundenes. Vielmehr ist jeder Krankheitsprozeß, sofern er zu einer Dysfunktion des Kalkstoffwechsels führt, imstande, die recht unzulänglich als Schmelzhypoplasien bezeichneten Strukturmängel herbeizuführen. Man nennt derartige Zähne mit Vorliebe *rachitische* Zähne, da sie besonders häufig nach überstandener Rachitis beobachtet werden; wir haben aber schon früher gehört, daß die Genese der Rachitis keineswegs eine einheitliche ist, daß der Mangel an Vitamin D im Tierexperiment das Bild der Rachitis herbeiführen kann, ebensogut wie die Exstirpation der Glandulae parathyreoideae, ferner, daß auch Licht- und Luftmangel in den ersten Lebensjahren von Einfluß sein können. Desgleichen kann man aber auch beim Hunde und an seinen Zähnen rachitische Erscheinungen erzeugen, wenn man dem Tier Serumbouillonkulturen von Streptokokken einspritzt (KOCH). Oft genug wird man bei Patienten mit stark hypoplastischen Zähnen vergeblich nach sonstigen Anzeichen einer überstandenen Rachitis am Skelet fahnden, vergeblich auch die entsprechenden Fragen nach der ersten Jugend stellen; das einzige, was anamnestisch eruiert werden kann, ist, daß die Betreffenden in den ersten Lebensjahren besonders schwer unter irgendeiner Kinderkrankheit, namentlich einer Infektionskrankheit gelitten haben; manchmal wird auch als einzige gesundheitliche Störung jener Zeit eine hartnäckige sogenannte Sommerdiarrhöe angegeben. Jedenfalls wird man gut tun — das soll mit den vorstehenden Sätzen dargetan werden — den Begriff Schmelzhypoplasien in genetischer Hinsicht möglichst weit zu fassen und daran festzuhalten, daß *alles, was den normalen Ablauf des Kalkstoffwechsels auf einige Zeit zu stören vermag, entsprechende Spuren an den Zähnen hinterlassen kann.* Das schließt nicht aus, daß es auch für die Disposition zu Kalkstoffwechselstörungen eine Vererbbarkeit gibt, wie KORKHAUS aus Beobachtungen bei seinen Zwillingsstudien folgert. Den normalen Ablauf des Kalkstoffwechsels aber vermögen ebensogut Momente zu stören, die mit der Hormonbildung als solcher zusammenhängen, wie auch Momente, die in der Mineralsalzzufuhr im ganzen oder ihren Zusammensetzungen (Ca; P; Magnesiumanteil) oder endlich in der Vitaminzufuhr zu suchen sind. Für die Zufuhr ist noch wichtig zu merken, daß vielfach ein Zuviel ebenso schädlich sein kann wie ein Zuwenig. Als Formen der Störungen werden insbesondere in Hinsicht auf die Tetaniegenese (alte FLEISCHMANNsche Theorie von Zusammenhang zwischen Tetanie und Hypoplasieentstehung!) von ROMINGER, MEYER und BOMSKOW angegeben: *P-Stauung* (primäre Störung im P-Haushalt, sekundäre im C-Haushalt): *Alkalose* (Störung der Wasserstoffionenkonzentration und Änderung des Bicarbonatgehaltes); *Kalkhaushaltstörung* (absoluter Kalkmangel oder Blockierung der Kalkionen durch toxische Substanzen). Alle drei treffen sich in der Verminderung des ionisierten Calciums.

Warum die Bezeichnung Schmelzhypoplasien vorhin unzulänglich genannt wurde, ergibt sich aus folgender Überlegung: Da die ursächliche Kalkstoffwechselstörung eine allgemeine ist, so muß auch von ihr gleichmäßig alles betroffen werden, was an Hartsubstanzen zur Zeit der Störung in Bildung begriffen war; beim Zahne gehört dazu aber nicht nur der Schmelz, sondern auch das Dentin. und in der Tat weist auch das Dentin charakteristische Merkmale ungenügender Verkalkung auf; nur sehen diese Merkmale anders aus, da das Zahnbein über genügend organisches Stützmaterial verfügt, um trotz des Mangels an Kalk die Form zu bewahren (BERTEN, GOTTLIEB u. a.).

An der Tatsache der allgemeinen Kalkstoffwechselstörung vermag auch die eigentümliche Beobachtung nichts zu ändern, daß gelegentlich einmal ein Zahn, mit Vorliebe ein oberer seitlicher Schneidezahn, als einziger von allen Frontzähnen von Hypoplasien verschont erscheint. Sonst aber ist klar, daß ebenso wie am einzelnen Zahn Schmelz- und Dentinverkalkung von der Störung betroffen werden, auch *sämtliche Zähne darunter leiden müssen, die zur Zeit der Störung in der Verkalkung begriffen sind.* Da nun, wie das Verkalkungsschema zeigt, die verschiedenen Zähne einer Seite verschiedene Verkalkungszeiten haben, für rechts und links aber die gleichen Zeiten gelten, so muß sich einerseits für rechts und links eine Symmetrie ergeben, andererseits für die Spuren der Störung eine Zone herausstellen, die mit den Verkalkungslinien übereinstimmt. Für die Breite der Zone ist maßgebend die Dauer der Verkalkungsstörung, für die Lokalisierung der Hypoplasien an der Krone ist maßgebend der Zeitpunkt der Störung.

Nehmen wir zwei Extreme als Beispiel: Die Dysfunktion des Kalkstoffwechsels setzte bald nach der Geburt ein, dauerte aber nicht sehr lange, dann wird von Hypoplasien nur etwas nachzuweisen sein an den Höckern der 6-Jahrmolaren und den Schneidezahnkanten der mittleren Schneidezähne. Schematisch dar-

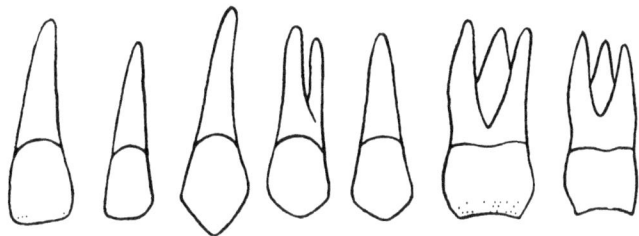

Abb. 231. Einfluß einer sehr frühen und kurzen Verkalkungsstörung (schematisch).

gestellt würde unter Anlehnung an die sehr instruktiven Zeichnungen von KANTOROWICZ sich das Bild Abb. 231 ergeben, oder aber: die Störung setzt zwar auch sehr früh ein, dauert aber sehr lange, dann werden sämtliche Zähne mit Ausnahme des 2. Molaren umfangreiche Hypoplasien erkennen lassen (Abb. 232), und es ergibt sich eine starke Mißgestaltung der Kronen.

An Milchzähnen sehen wir nur selten Hypoplasien, denn die Verkalkung ihrer Kronen fällt hauptsächlich in die intrauterine Zeit, und der Fetus nimmt sich rücksichtslos aus dem mütterlichen Organismus, was er braucht, oder aber er geht zugrunde, wenn die Mütter zu tief einschneidende Stoffwechselstörungen treffen.

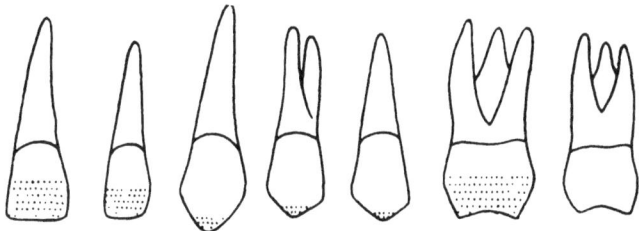

Abb. 232. Einfluß einer früh einsetzenden und lange anhaltenden Verkalkungsstörung (schematisch).

So sehen wir im allgemeinen nur Hypoplasien an den wenigen Milchzahnkronenabschnitten, die nach der Geburt erst verkalkt werden, also vor allem die cervicale Hälfte der Krone des 2. Milchmolaren.

Wie kommen nun die eigentümlichen Veränderungen an der Zahnkrone zustande? Hierüber geben uns die Arbeiten von GOTTLIEB, SIEGMUND und WEBER usw. Aufschluß. Beim Schmelz folgt unter normalen Verhältnissen der Bildung des feinen, organischen Gerüstes die Verkalkung auf dem Fuße; bei leichten Kalkstoffwechselstörungen wird das organische Gerüst zwar genügend versteift, um im ganzen erhalten zu bleiben, die Verkalkung ist aber keine gleichmäßige, vielmehr sehen wir überall Spuren der unzulänglichen Mineralisierung, teils an dem Bilde der Querstreifung, teils an den Lücken kenntlich, die im Schliff schwarz (mit Luft gefüllt) erscheinen, oder aber statt der gleichmäßigen Prismenbahn ist körniger Kalkniederschlag zu sehen. Bei schwerer Störung des Kalkstoffwechsels bleibt mit den Kalksalzen auch die Versteifung des organischen Schmelzgerüstes aus, und dieses stürzt haltlos ein. An solchen Stellen entsteht dann eine feine Furche im Schmelz, wenn die Störung nicht lange anhielt und die koronalwärts anschließenden Prismen sich mit guter Verkalkung dem älteren, gesunden Schmelz auflagern. Bleibt aber die Kalkzufuhr lange Zeit aus, dann können auch die stets nach der Kronenspitze umbiegenden neuen Prismen nicht mehr den Anschluß an älteren Schmelz finden, und wir haben Gruben, ja selbst breite Bänder, die die Kontinuität des Schmelzes unterbrechend bis zur Oberfläche des Dentinkörpers reichen. Zur Schmelzlosigkeit auf größere oder kleinere Strecken hin kann es auch dadurch kommen, daß die Ameloblastenschicht, die bei dem

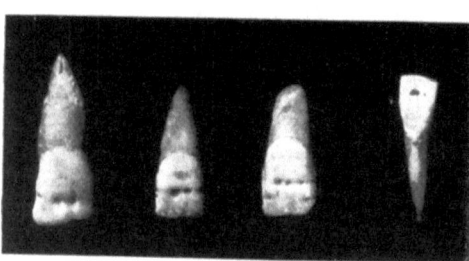

Abb. 233. Punktförmige und grübchenförmige Hypoplasien an den Schneidezähnen, bei den beiden ersten Zähnen einreihig, bei dem dritten Zahn mehrreihig.
(Aus EULER: Anomalien.)

Ausbleiben des Kalkes schließlich doch auch in ihrer Funktion gehemmt wird, degeneriert und sich in Blasenform von der Unterlage abhebt. Einen zunehmenden Abstand zwischen Ameloblastenschicht und erstgebildetem Schmelz kann man namentlich bei avitaminotischen Ratten verfolgen. Auch hier ist eine abortive Schmelzbildung in Gestalt von Schmelzkugeln häufig zu beobachten.

Beim Dentin ist das organische Grundgerüst fester gefügt; es wird bei mangelhafter Verkalkung nicht einstürzen, sondern zunächst wird die Prädentinzone viel breiter ausfallen als normal, und wenn dann in das Prädentin die Kalkglobuli eingelagert werden, so bleibt als Ausdruck der ungenügenden Kalkzufuhr der Prädentinbezirk zwischen den Globuli, das sogenannte Interglobulardentin, kalkfrei und es entstehen Bilder, wie sie Abb. 235 zeigt.

Das *klinische* Bild. Das Bild, das die Zähne nach dem Durchbruch bieten, die in ihrer Entwicklungszeit eine Dysfunktion des Kalkstoffwechsels durchgemacht haben, ist ein ungemein sprechendes. Wenn man auch hinsichtlich der Ätiologie oft nicht über Vermutungen hinauskommt, so können wir um so mehr über Zeitpunkt des Beginns, über die Dauer und Schwere der Störung aus der Oberflächenbeschaffenheit der Krone herauslesen. Dazu geben uns die verschiedenen Formen der Hypoplasien wertvolle Anhaltspunkte. Als Ausdruck

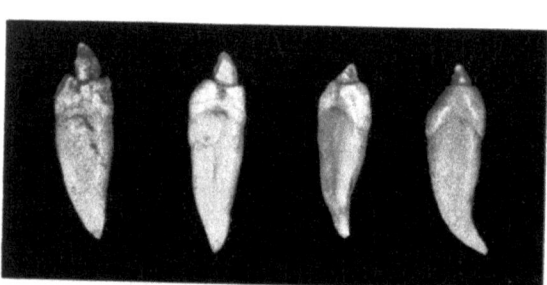

Abb. 234. Die Schmelzdecke fehlt auf kürzere oder längere Strecke völlig.

der relativ leichtesten Störung gilt der *wellige Schmelz*; hierbei bleibt die Schmelzoberfläche immerhin noch glatt, wenn auch ringförmig um die Krone angeordnet seichte Täler und mäßige Erhebungen abwechseln (Abb. 236). Als nächst schwerer Grad gelten die *Punkte und Grübchen* (Abb. 233), die manchmal nur linienartig rings um den Zahn herum angeordnet sind, manchmal auch in breiter Zone unregelmäßig zerstreut über die Schmelzoberfläche beobachtet werden; sie können die ganze Dicke des Schmelzes durchdringen und so eine beträchtliche Tiefe erhalten. Bei der *Furchenbildung* sehen wir eine oder mehrere mehr oder weniger tiefe Furchen horizontal um die ganze Peripherie des Zahnes verlaufen; sie können glatt sein oder ihrerseits noch Punkte und Grübchen aufweisen. Als schwerste Form von Störungsfolgen gilt der *völlige Schmelzmangel* an einem Teil der Krone; so bekommt man manchmal Schneidezähne zu sehen, bei denen zwei Drittel der Zahnkrone nur aus einem kleinen braunen Dentinkörper bestehen und erst gegen den Zahnhals zu ein Schmelzüberzug erkennbar ist (Abb. 234).

Die Bedeutung dieser Kalkstoffwechselstörungsfolgen liegt zunächst wieder auf dem kosmetischen Gebiete. Ein Blick auf Abb. 237 lehrt schon, wie weit die Beeinträchtigung im Aussehen der Zähne gehen kann. Zu dem ungünstigen Aussehen der Hypoplasien an sich kommt noch der Eindruck der Verkümmerung

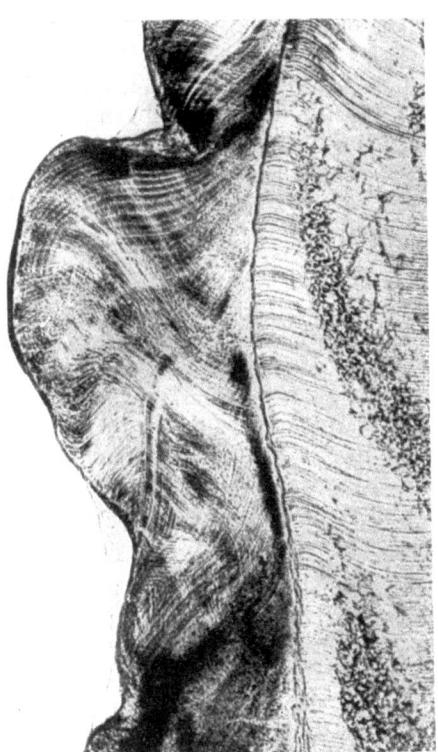
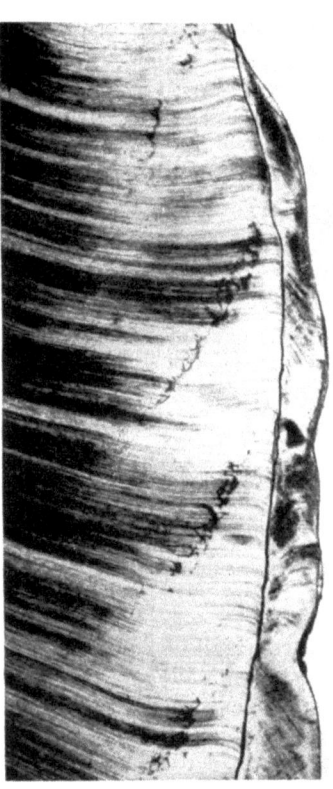

Abb. 235. Mikroskopisches Bild einer Hypoplasie. Zu beachten die breiten Interglobulardentinzonen, die jeweils den tiefen Furchen im Schmelz entsprechen.

Abb. 236. Welliger Schmelz. Mikroskopisch. Auch hier wieder die stark hervortretenden Zonen von Interglobulardentin.

da die Schmelzhülle nicht die normale Dicke besitzt. Dieser Eindruck wird weiterhin verschärft, wenn die Hypoplasien sich auch an der Schneidezahnkante finden und der geschwächte Schmelzrand beim Benutzen der Zähne unregelmäßig ausbricht. Mindestens ebenso wichtig wie die kosmetische Störung ist aber die Bedeutung der Hypoplasien als ein cariesprädisponierendes Moment. Die Vertiefungen im Schmelz, namentlich in Gestalt von Punkten und Grübchen sind nur schwer von gärungsfreien Speiserückständen zu befreien, und haben erst einmal die Bakterien den Weg in den Schmelz gefunden, so fällt dort ihre Ausbreitung leicht, da sich ja reichlich größere und feinere Lücken in der Verkalkung finden. Aber auch im darunterliegenden Dentin wird der Vormarsch der Mikroorganismen auf viel weniger Hindernisse stoßen, weil die breiten Linien von unverkalkten Interglobularbezirken einer Häufung von organischen Substanzen entsprechen, bei denen nicht erst der langwierige Prozeß der Entkalkung nötig ist. Nach verschiedenen Statistiken ist allerdings die Cariesfrequenz der „rachitischen" Frontzähne nicht viel höher als die anderer Frontzähne.

Zur *Therapie.* Gegen die Ursache der Hypoplasien läßt sich natürlich *hinterher* nichts mehr tun, denn das, was wir im Munde an den durchgebrochenen Zähnen sehen, sind ja Folgen einer längst überstandenen Störung. Immerhin wird schon das unschöne Aussehen dieser Folgen oft genug den Wunsch nach einer kosmetischen Besserung laut werden lassen; außerdem macht der Beginn der Caries in den Vertiefungen meist bald eine Behandlung nötig. Durch Verbindung benachbarter Grübchen miteinander und Ausfüllen mit einem möglichst zahnähnlichen Material (Silicat, gebrannte Porzellanfüllungen) läßt sich in leichteren Fällen schon sehr viel erreichen. Für schwerere Fälle dürfte die Jacketkrone wohl den besten Erfolg versprechen.

Erscheint nach dem Gesagten die Therapie der Hypoplasien am durchgebrochenen Zahn im ganzen wenig befriedigend, so hat nach dem heutigen Stande der Kalkstoffwechselforschung eine um so größere Bedeutung die *Prophylaxe.*

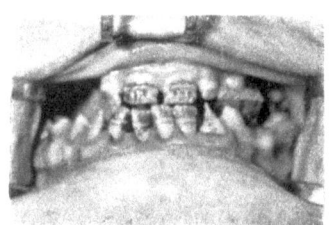

Abb. 237. Klinisches Bild von Schmelzhypoplasien.

Bemerkenswert ist hier die Übereinstimmung neuerer Autoren in der Auffassung, daß die Zufuhr von Kalkpräparaten allein nicht genügt zu günstiger Beeinflussung des Kalkstoffwechsels, sondern daß auch gleichzeitig Vitamine (Vitamin D) verabreicht werden müssen. Handelt es sich um die Bekämpfung einer schon manifest gewordenen Störungskrankheit, so sind eventuell noch Hormonpräparate (Parathormon) und ultraviolette Bestrahlung vorzusehen. Das Wichtigste ist, daß die vorbeugenden Maßnahmen Einfluß auf den *werdenden* Zahn nehmen, denn hier ist zweifellos ein Erfolg zu erwarten, während ja die Beeinflussung beim fertig entwickelten Zahn doch sehr fraglich ist.

Osteogenesis imperfecta.

Anhangsweise soll hier noch eine Erkrankung kurz erwähnt werden, die auch eine schwere Störung in der Entwicklung von Hartsubstanzen bedeutet, aber nur von solchen Hartsubstanzen, die aus der *mesenchymalen* Gewebsreihe hervorgehen. Der Schmelz als epitheliales Gebilde wird in seiner Entwicklung nicht von der Störung betroffen, um so mehr jedoch das Dentin (ebenso wie der Knochen). Die Odontoblastenzone wird unter dem Einfluß der Erkrankung hochgradig verändert, die Odontoblasten verlieren ihre gestreckte Form und lassen die Dentinfortsätze vermissen; an Stelle der regelmäßigen Anordnung findet man einen wirren Haufen von Zellen der mannigfachsten Gestalt. Das Produkt solcher Zellen ist dann auch kein gleichmäßig kanalisiertes Dentin, sondern eine grobschollige, zum Teil unregelmäßig faserige Masse, die stellenweise Zelleinschlüsse aufweist. Von WILTON wird die Osteogenesis imperfecta mit intrauterinem Vitamin C-Mangel erklärt.

E. Erkrankungen der durchgebrochenen Zähne.

Die beiden wichtigsten Momente, die zur krankhaften Veränderung am durchgebrochenen Zahn führen, sind das Trauma und die Zahncaries.

1. Traumatische Schädigung.

Um das gleich vorweg zu bemerken: der Begriff Trauma ist hier im allerweitesten Sinne aufzufassen. Die Betonung dieses Satzes ist deshalb notwendig, weil einerseits namentlich das chronische Trauma uns am Zahn in den verschiedensten Formen entgegentreten kann und andererseits die Abgrenzung gegenüber der physiologischen Abnutzung nicht immer ganz leicht ist. Verhältnismäßig einfach liegen die Dinge beim einfachen — akuten Trauma; dieses wird je nachdem zu Luxation und Fraktur des Zahnes, manchmal auch zu beiden gleichzeitig führen; die Frakturen allerdings können je nach Form und Sitz auch recht verschiedene Bilder liefern. Beim chronischen Trauma dagegen wird allein schon die funktionelle Inanspruchnahme, sobald sie über das physiologische Maß hinausgeht, eine Reihe charakteristischer Veränderungen hervorrufen; hierher gehören z. B. übermäßige Abkauung, habituelle und professionelle Usuren. Zu den chronischen Traumen gehört ferner eine übertriebene Bearbeitung mit Bürste und groben Zahnputzmitteln (Zahnschwund, keilförmige Defekte!). Chronische Insulte stellen weiterhin die Schädigungen dar, welche mit dem Einatmen von Säuredämpfen in gewissen Fabriken verbunden sind (Nitrierergebnisse!).

Um kein Mißverständnis aufkommen zu lassen: Bei all den eben aufgezählten traumatischen Schädigungen, wie sie nun im folgenden ausführlicher besprochen werden sollen, ist hier nur die Folge für den Zahnkörper berücksichtigt, die ja letzten Endes meist auf eine Volumenminderung hinausläuft. Die Wirkung der verschiedenen Traumen auf das Parodontium ist hier dagegen ganz außer acht gelassen, da ihrer bei dem Abschnitt „Parodontitis" noch eingehender gedacht werden wird. Erscheinungen wie Lockerung, Taschenbildung, entzündlicher Abbau des knöchernen Zahnfaches, die ebenfalls bei dauernder Überlastung sich einstellen können, werden daher jetzt nicht weiter erwähnt. Dagegen sei gleich an dieser Stelle der „*Schmelzsprünge*" gedacht, nachdem ihre Entstehung vielfach auf traumatische Einwirkung zurückgeführt worden ist. FABER hat indessen gezeigt,— und eigene Untersuchungen bestätigen es uns vollauf — daß man von wirklichen Sprüngen nur in seltenen Fällen sprechen kann. Fast durchweg handelt es sich um Täuschungen, entstanden in der Weise, daß besonders kräftig entwickelte Schmelzlamellen (Spaltlamellen nennt sie FABER) an ihrem peripheren Ende Farbstoffe und anderes (Raucher!) aufnehmen und dadurch stark sichtbar in Erscheinung treten. Oberflächlich kann später der (braunen) Linie entsprechend ein feiner Riß sondierbar werden. Eine Erleichterung für die Bakterieneinwanderung ist hierbei gut vorstellbar.

a) Das einmalige Trauma.
α) Die Zahnfraktur.

Zur *Ätiologie*. Eine Zahnfraktur kann herbeigeführt werden durch direkte oder indirekte Gewalteinwirkung. Zu den direkten Gewalten gehören vor allem Stoß, Schlag und Fall auf die Zähne, wobei naturgemäß die Frontzähne als am stärksten exponiert auch am häufigsten betroffen werden; je nach Ausdehnung der Gewalteinwirkung wird nur ein einzelner Zahn oder eine größere Zahl von Zähnen frakturiert. Ein Hufschlag z. B. wird gleichzeitig im Ober- und Unterkiefer an einer ganzen Reihe von Zähnen schwere Schädigungen herbeiführen können. Dabei pflegt allerdings auch der Kieferknochen und das ihn bedeckende Weichgewebe entsprechend stark in Mitleidenschaft gezogen zu werden. Bei der indirekten Gewalteinwirkung handelt es sich in erster Linie um Fall oder Schlag auf das Kinn, wobei die Zähne unerwartet heftig miteinander in Berührung kommen. Neben den Verletzungen durch äußere Gewalteinwirkung können auch Frakturen beim Kauakt vorkommen, namentlich wenn plötzlich auf etwas sehr Hartes wie ein Schrotkorn, ein Stückchen Knochen oder Stein gebissen wird; hier sind *ganz besonders solche Prämolaren und Molaren gefährdet, die an beiden Approximalseiten tiefer einschneidende Füllungen haben.*

Der *Frakturform* nach können wir unterscheiden Längs-, Schräg- und Querbrüche. Es kann eine einzige Bruchlinie vorliegen oder auch eine Häufung von Bruchlinien; im letzteren Falle spricht man von Splitterbrüchen. Eine besondere Form stellen die sogenannten Zementrißfrakturen dar, wie sie sich gelegentlich bei starker Torsion eines Zahnes während der funktionellen Inanspruchnahme einstellen (Abb. 238). Recht vielgestaltig sind auch die Frakturbilder, wie sie bei einer mißglückten Extraktion entstehen können; als ein typisches derartiges Frakturbild ist die Dachfirstform des Kronenstumpfes zu bezeichnen, die zu immer neuem Abgleiten der Zange führt.

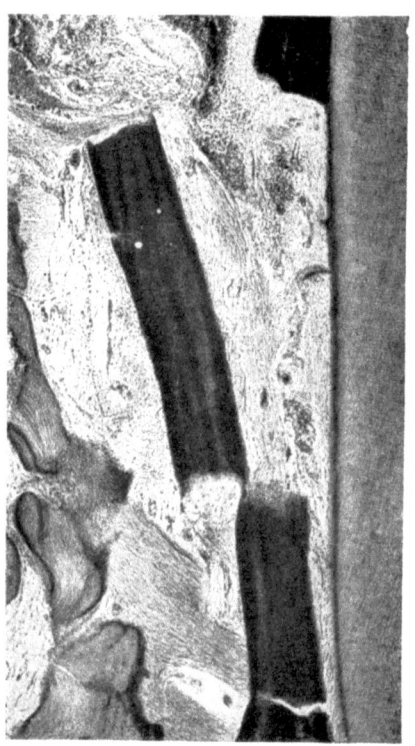

Abb. 238. Histologisches Bild einer sog. Zementrißfraktur.

Von größter Bedeutung für das spätere Schicksal ist der *Sitz der Fraktur* am Zahne. In ganz leichten Fällen braucht sich die Schädigung nur auf das Absprengen eines Stückchens Schmelz zu beschränken. Auch Frakturen im *Bereich der Krone*, bei denen neben dem Schmelz etwas Zahnbein mit abbricht, gelten noch als „einfache Brüche", obwohl die Eröffnung der Dentinkanälchen auch schon eine Weichteilverletzung, nämlich der TOMESschen Fasern darstellt und eine Infektionsgefahr bedeutet. Weit ungünstiger liegen die Dinge, wenn durch die — „komplizierte" — Fraktur im Kronenbereich das Pulpacavum eröffnet wird, weil dann fast stets die Infektion der Pulpa auf dem Fuße folgt. Geht die Frakturlinie quer durch den *Zahnhals*, so ist natürlich die Krone verloren, aber gewöhnlich die Wurzel selbst noch erhalt- und verwertbar. Endlich kann die Fraktur auch im *Bereiche der Wurzel* selbst liegen, wobei die weitere Gestaltung des Krankheitsbildes abhängt von der Lebensfähigkeit der Pulpa, dem Sitz der Frakturlinie nahe dem Zahnhals oder der Wurzelspitze, dem Ausmaß der Verletzung von Schleimhaut und Knochen, der Zahl der Frakturlinien und anderem mehr. Bei den Längsbrüchen sind Krone und Wurzel zugleich beteiligt; reine Längsbrüche, die die Krone und Wurzel in zwei Hälften teilen oder bei mehrwurzeligen Zähnen durch die Bifurkation gehen und so die Wurzeln trennen, sind relativ selten; viel häufiger sind lang ausgezogene Schrägbrüche z. B. an Prämolaren, wobei die Höcker voneinander getrennt werden, und nun die Bruchlinie nach buccal oder palatinal weiterläuft, um hier mehr oder weniger nahe dem Zahnfleischrande zu endigen.

Diagnose der Zahnfraktur. Soweit die Fraktur im Kronenbereich liegt und nur zum Substanzverlust geführt hat, wird schon der äußere Anblick die Diagnose nahelegen; zu ihrer Sicherung ist die pathologische Fläche auf ihr Aussehen hin zu prüfen; sieht die Fläche glatt, wie poliert aus, dann liegt eine habituelle „Usur" vor; bei leichter Rauhigkeit, großer Härte und auffallend frischem Aussehen, oftmals auch eigentümlich seidigem Glanz (sekundäres Dentin) ist eine Fraktur wahrscheinlicher. Wurde die Kronenpulpa freigelegt, dann treten heftige Schmerzen auf, besonders beim Berühren, beim Einatmen oder beim Aufnehmen von Nahrungsmitteln, Getränken usw., deren Temperatur selbst nur wenig über oder unter der Mundhöhlentemperatur liegt. Außerdem ist eine mehr oder minder heftige Blutung mit dem Freilegen der Pulpa verbunden, die sich bei unvorsichtiger Berührung der Pulpa leicht wiederholt.

Empfiehlt sich schon bei Frakturen der Krone zur Kontrolle der Wurzelbeschaffenheit eine Röntgenaufnahme zu machen, so ist die letztere ganz unerläßlich, wenn der geringste Verdacht auf eine Wurzelfraktur vorliegt. Einen gewissen äußeren Anhaltspunkt kann ja die auffallende Beweglichkeit der Krone beim Fehlen von Zahnfleischtaschen geben, und je größer die Exkursionen sind, die dabei, etwa an einem Incisivus, die Schneidezahnkante machen kann, um so wahrscheinlicher ist eine Fraktur, und zwar nahe dem Zahnhals, auch eine sonst nicht vorhandene Bewegungsmöglichkeit in der Längsrichtung des Zahnes ist verdächtig. Ein genaues Bild aber von Sitz, Zahl und Verlauf der Bruchlinien vermag doch nur das Röntgenogramm zu geben (Abb. 239). Eine Ausnahme gibt es allerdings, bei der das Bild im Stiche lassen kann, nämlich, wenn die Bruchlinie nicht quer verläuft, sondern mesial-distal in schräger Richtung gegen die faciale oder orale Wurzelseite hin, weil wir hier zu viel Deckung im Bilde haben. Indessen sind diese Fälle ohnehin leicht zu diagnostizieren, weil die Beweglichkeit eines einzelnen Höckers oder der Zahnwand bei vollständig festem Sitz des übrigen Zahnes etwas ungemein Charakteristisches ist; gewöhnlich besteht auch auf der Seite, wo die Bruchlinie an der Wurzeloberfläche endet, eine deutliche Druckempfindlichkeit.

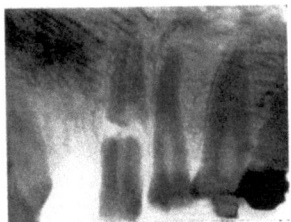

Abb. 239. Röntgenbild einer Fraktur eines oberen Incisivus.

Prognose der Zahnfraktur. Auch die Prognose richtet sich naturgemäß sehr nach dem Sitz und Umfang der Zahnfraktur sowie den Begleiterscheinungen. Besonders ungünstig liegen die Verhältnisse bei starker Einwirkung von stumpfer Gewalt, da hiermit meist auch eine Zerquetschung der Weichteile und Splitterung des Alveolarfortsatzes verbunden ist. In der Regel kommt dann noch eine Infektion hinzu, die Zahnfragmente wie auch ein Teil der Knochenstücke werden als Fremdkörper ausgestoßen. Ungünstig liegen natürlich auch von vornherein die Verhältnisse für größere oder kleinere abgesprengte Kronenstücke, da diese ja nicht mehr anheilen können. Was dagegen die intraalveolär gelegenen Wurzelquer- oder -Schrägbrüche anlangt, so braucht die Prognose nicht von vornherein infaust zu sein, besonders dann nicht, wenn die knöchernen Alveolarwände erhalten sind und die Bruchlinie nicht zu nahe dem Zahnhalse liegt.

Es ist sehr interessant, die Frage zu verfolgen, was die Natur selbst dazu tun kann, um die Prognose wenigstens für Weiterexistenz und Funktionstüchtigkeit der Wurzel günstiger zu gestalten. Die Hauptarbeit bei der Konsolidierung nach Wurzelfrakturen leistet das Periodontium: die Kontinuitätstrennung der Wurzel bedeutet auch für die Wurzelhaut selbst eine Schädigung und Schaffung abbaureifer Gewebsteile; der Reiz der letzteren genügt allein schon, um eine resorptive Entzündung herbeizuführen; dieser entzündliche Abbau braucht sich nun keineswegs auf die Wurzelhaut allein zu erstrecken, er kann sich auch auf die traumatisch geschädigten Frakturränder von Zement und Dentin ausdehnen, indem das periodontale Gewebe Granulationen in den Bruchspalt hineinschickt. Wenn nun nach Beseitigung der dem Abbau verfallenen Partien das Granulationsgewebe ausreift und nunmehr den *regenerativen Anbau* besorgt, kann auf die Bruchränder und den Bruchspalt so viel Zement gelagert werden, daß dabei eine sehr dauerhafte und feste Verbindung der Bruchstücke erfolgt (Abb. 240). Etwas kann wohl auch die Pulpa zur Minderung der Frakturschäden beitragen durch Bildung eines dem Dentin nahestehenden Callus, der hauptsächlich zum Verschluß des freigelegten

Pulpacavums dient, wobei vorhandene Dentinsplitter von der neu gebildeten Hartsubstanz vollständig umschlossen werden. Es erscheint fast so, als ob das Vorhandensein von Dentinsplittern den Vorgang der spontanen Heilung begünstigt. Zunächst allerdings wird als Folge der traumatischen Schädigung jede Pulpa neben parenchymatösen Blutungen starke Degenerationserscheinungen besonders der Odontoblastenzone aufweisen, weshalb das von solchen Pulpen gebildete Hartgewebe wohl als dem Dentin nahestehend, nicht aber ihm in der Struktur (Kanalisierung) ähnlich bezeichnet werden kann. Jugendliche Pulpen freilich können eine vollständige Wiederherstellung der Odontoblastenzone durch Bildung

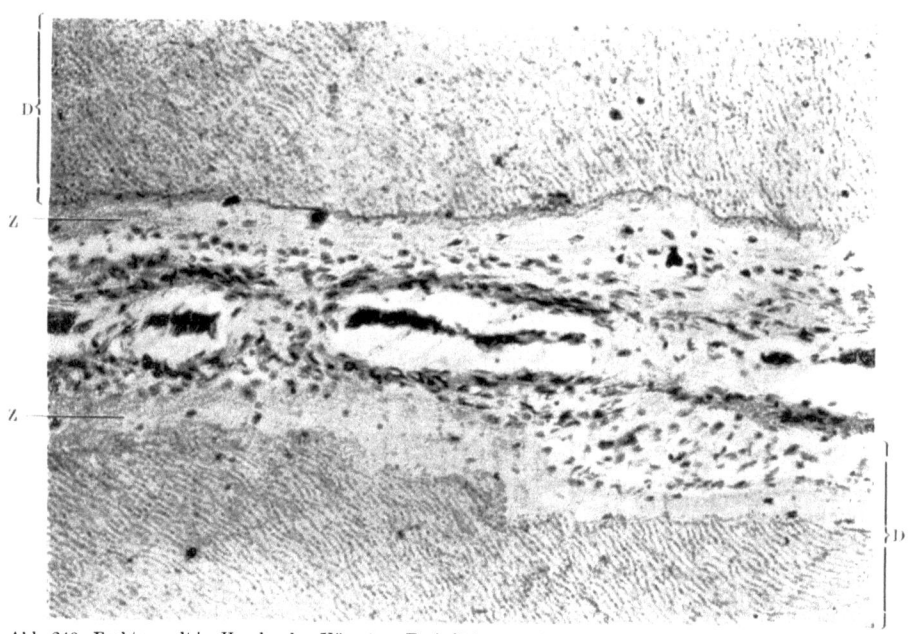

Abb. 240. Frakturspalt im Hundezahn. Hämatox.-Eosinfärbung. Schwache Vergr. Vor der Apposition der Zementschicht (Z) haben Resorptionen am Dentin stattgefunden, erkennbar an den ehemaligen Resorptionslacunen. Dentin (D). (Optik: Winkel Achrom. 16 mm, Kompl. Ok. 4.) (Aus EULER-MEYER.)

neuer Zellen erfahren und dann auch wieder regulär gezeichnetes Dentin liefern Voraussetzung bei derartig günstig verlaufenden Fällen, die Spontanheilungen genannt werden können, ist freilich: gesunde Wurzelhaut und gesunde Pulpa beim Eintritt der Fraktur, dann Ausbleiben von Infektion und endlich möglichste Ruhigstellung der frakturierten Zähne; daß außerdem der Kiefer selbst nicht geschädigt sein darf, ist bereits erwähnt worden. Ein derartig günstiges Zusammentreffen ist allerdings selten, und so muß man im ganzen die Prognose bei der Zahnfraktur doch eher als ungünstig bezeichnen.

Zu einem eigenartigen Störungsfaktor bei der Heilung kann das Mundschleimhautepithel werden, wenn die Fraktur nahe dem Zahnhals liegt; denn dann wuchert das Epithel von der Schleimhaut in die Tiefe, bedeckt die Bruchfläche und verhindert so die Anlagerung von Zement; *selbst bis weit in die Bruchspalten hinein kann das Epithelwachstum vordringen.*

Behandlung der Zahnfraktur.

Kronenfrakturen. Es ist zweckmäßig, bei der Therapie die Kronen- und Wurzelfrakturen auseinanderzuhalten, weil für die Behandlung zu große Verschiedenheiten bestehen können. Handelt es sich bei der Kronenfraktur nur um die Absplitterung eines kleinen Stückchens, dessen Verlust kosmetisch nicht allzusehr ins Gewicht fällt, dann wird man sich mit einer Glättung scharfer Bruchränder begnügen können, um Verletzungen an Zunge oder Lippe zu verhüten. Ist ein größeres Stück Krone, jedoch ohne Freilegung der Pulpa, also etwa die approximale Ecke eines Incisivus abgesprengt worden, so werden gebrannte Porzellanfüllungen oder Goldguß in erster Linie für den Ersatz in Betracht kommen. Wenn jedoch bei der Fraktur das Pulpacavum eröffnet worden ist, so wird allem anderen die Wurzelbehandlung vorausgehen müssen, denn ein sicheres Mittel um eine freigelegte Pulpa zur Ausheilung zu bringen, haben wir leider immer noch nicht, wenn auch nach den Erfahrungen bei den neuesten Pulpaamputationsmethoden die Aussichten für die Zukunft sich *wesentlich gebessert* haben. Der Patient selbst wird in erster Linie darauf dringen, daß seine Schmerzen behoben werden. Das einfachste Mittel hierzu ist die Injektion eines Lokalanaestheticums, unter dessen Wirkung vielfach gleich die Entfernung der freigelegten Pulpa vorgenommen wird. Bei einwurzeligen Zähnen kann das letztere Verfahren unter Umständen eine erhebliche Verkürzung der Behandlungszeit bedeuten: bei mehrwurzeligen Zähnen, besonders älterer Individuen, ist die sofortige „hohe Amputation" in Lokalanästhesie nicht sehr empfehlenswert, weil dabei Pulpareste zurückbleiben, deren gesteigerter Sensibilität nur sehr schwer beizukommen ist; hier ist die Arsenikeinlage, mit Gips, Fletscher oder Zement auf der Bruchfläche fixiert, meist vorzuziehen.

Wie nach Abschluß der Wurzelbehandlung der Kronendefekt zu decken ist, wird von Fall zu Fall entschieden werden müssen. Viele ziehen es bei Frontzähnen vor, wenn ein beträchtlicher Teil der Krone fehlt und eine Wurzelbehandlung ohnehin gemacht werden muß, auch noch den Rest der Krone abzutragen und einen Stiftzahn anzufertigen; daneben kommen natürlich auch andere Ersatzkronenformen in Betracht. Bei Prämolaren und Molaren wird eine Goldvollkrone die meist gewählte Behandlungsmethode sein. Bei den schon mehr-erwähnten mesio-distalen Brüchen, die schräg nach facial oder oral verlaufen, ist man immer wieder versucht, durch Ringe die Kronenhälften fest aneinanderzuschließen; ein Dauererfolg ist aber dabei kaum je beschieden. Sicherer ist schon, das kleinere Bruchstück zu entfernen und die restliche Kronenhälfte mit einer schrägen Füllung zu versehen oder einen gegossenen Aufbau zu machen.

Bei *Wurzelfrakturen* ist die Extraktion das einzige, was zu tun ist, wenn Splitterbrüche vorliegen oder Infektionserreger in den Bruchspalt gelangen oder wenn auch der Alveolarfortsatz stark zertrümmert ist; sonst aber braucht man mit der Entfernung des Zahnes nicht zu eilig zu sein, namentlich dann nicht, wenn die Bruchlinie in genügender Entfernung vom Zahnhals liegt und der Alveolarfortsatz nicht an der Verletzung beteiligt ist. Wichtig ist nur, daß der Zahn vollkommen ruhig-gestellt wird und von den Antagonisten nicht mehr getroffen werden kann. Gestanzte oder gegossene Schienen, die weit genug nach rückwärts gehen, um den Biß genügend zu sperren, sind beliebte Mittel zur Ruhigstellung des Zahnes. Nach etwa 4 Wochen kann im Röntgenbild schon etwas von der beginnenden Konsolidierung zu sehen sein und die Schiene allmählich entbehrlich werden. In den Fällen, bei welchen die Frakturlinie sehr nahe der Wurzelspitze verläuft, und sonst günstige Verhältnisse vorliegen, läßt sich auch unter Anlehnung an die Technik der Wurzelspitzenresektion der abgesprengte Apex entfernen und der Zahn selbst funktionstüchtig erhalten. — Über die Technik der Entfernung frakturierter Wurzeln wird noch an anderer Stelle berichtet (siehe Zahnextraktion).

β) Die Zahnluxation.

Von der Zahnluxation machen wir bewußt den ausgiebigsten Gebrauch bei der Entfernung von Zähnen. Alle die hebelnden Bewegungen, die auf eine Lockerung der natürlichen Befestigung des Zahnes (meist unter gleichzeitiger Dehnung der Alveole) hinauslaufen und zu einer Lageverschiebung der Wurzel innerhalb der Alveole führen, sind nichts anderes als ein Luxieren. Während aber diese Luxationen etwas Gewolltes und Planmäßiges darstellen, gibt es gelegentlich — freilich nicht so häufig wie Frakturen — auch sehr ungewollte Luxationen.

Ätiologie. In erster Linie sind stumpfe Gewalteinwirkungen von außen zu erwähnen. Kinder mit ihrem nachgiebigeren Kieferknochengefüge stellen hierbei das Hauptkontingent von Luxationen, besonders im Bereich der Frontzähne. Die Milchzähne können in toto gekippt oder auch in den Kiefer hineingetrieben werden, wobei sie mitunter den darüberliegenden Keim des bleibenden Zahnes schädigen. Bei Erwachsenen kann wohl auch eine äußere Gewalteinwirkung zur Zahnluxation führen; bei der größeren Festigkeit des Kieferknochens aber ist hier doch die Fraktur, wie sie auf den vorhergehenden Seiten geschildert wurde, das Häufigere. Dagegen sind Luxationen bei Erwachsenen als unerwünschte Begleiterscheinungen von zahnärztlichen Maßnahmen nichts Seltenes. Recht gefährlich in dieser Hinsicht sind die verschiedenen Hebel, vor allem der Lekluse und der BERTENsche Spieß. Wer sich nicht genau überzeugt hat, daß der als Stützpunkt für den Hebel dienende Nachbarzahn wirklich größere Widerstandsfähigkeit besitzt als der zu entfernende Zahn, darf sich nicht wundern, wenn unter der Hebelgewalt der falsche Zahn sich aus seiner Alveole bewegt. Sehr viel Vorsicht erfordert ferner das Heraushebeln von retinierten Zähnen, da hier durch Meißeldrehungen usw. ebenfalls leicht Luxationen an den Nachbarzähnen vorkommen können. Schließlich sei noch darauf hingewiesen, daß *in der Orthodontie durch Überstürzung oder mangelnde Technik auch gelegentlich Luxationen verursacht werden.*

Diagnose. Die Erkennung einer Zahnluxation ist nicht schwer; vielfach machen die Patienten selbst darauf aufmerksam, weil ihnen plötzlich beim Kieferschluß ein Zahn im Wege ist, der sich vorher glatt in die Biß- und Mahlbewegungen eingefügt hatte. Die Nachprüfung ergibt Lockerung und Veränderung der Stellung des Zahnes. Gerade der letztere Punkt wird schon auf den ersten Blick einen Verdacht auf Luxation erwecken. Häufig zeigen sich auch Quetschungserscheinungen am Zahnfleisch sowie leichte Blutungen. Die Abgrenzung gegen eine Fraktur wird durch eine Röntgenaufnahme gesichert.

Prognose. Die Prognose der Zahnluxation kann man im ganzen als sehr günstig bezeichnen; nur in den Fällen, bei denen nicht eine Dehnung, sondern eine Zertrümmerung der Alveolarwände zur Lageverschiebung des ganzen Zahnes geführt hat, ist die Prognose zweifelhaft, wenn eine Infektion hinzutritt oder auch die letzte Haltmöglichkeit zerstört wurde. Hier wird man den Versuch der Zahnerhaltung meist bald als nutzlos aufgeben müssen und zur völligen Entfernung schreiten.

Therapie. Die Behandlung lautet im Prinzip einfach: Zurückbringen in die natürliche Stellung (Reposition) und Fixierung in dieser Stellung für einige Wochen. Die Reposition geschieht mit sauberen Händen oder einer Zange; für die Fixierung kann mitunter eine Drahtligatur, die zu den Nachbarzähnen führt, ausreichend sein; von unkundiger Hand ausgeführt, können freilich Ligaturen das Übel nur noch verschlimmern. Sicherer ist jedenfalls die Anfertigung einer Schiene, die aufzementiert wird und dem Zahn Unbeweglichkeit bis zur Wiedereinheilung auch tatsächlich gibt. Die spätere Existenz solcher Zähne, die zunächst wieder vollkommen brauchbar wurden, kann insofern in Frage gestellt werden, als mitunter umfangreiche Resorptionen an der Wurzel sich nach Jahren einstellen. Nicht vergessen werden darf eine Wurzelbehandlung, wenn bei der Luxation die Pulpa am Foramen apicale abgerissen war!

γ) Die rituelle Verstümmelung von Zähnen.

Rituelle Zahnverstümmelungen sind bei Völkern niedrigerer Kulturstufe wohl immer noch sehr verbreitet. Der Zeitpunkt der Verstümmelung entspricht meist dem Eintritt in die Mannbarkeit, bei manchen Stämmen auch dem Eintritt in die Ehe. Besonders häufig finden sich Verstümmelungen im Gebiß der Australier, asiatischen Malayen und mancher Negerstämme sowie bei den Polynesiern. Je nach dem Kulturzustande des Volksstammes und der Berührung, in welche er mit den Europäern gekommen ist, geschieht die Verstümmelung mit Steinen oder Klingen, ist also mehr ein Behauen der Zähne, oder es werden Meißel und Feile dazu verwendet.

SCHRÖDER teilt die Zahnverstümmelung in 7 Gruppen:
1. die einfache Zuspitzung der Zähne;
2. die Zacken- und Lückenfeilung;
3. das Ausbrechen der Zähne;
4. die Horizontalfeilung bzw. Amputation der Zahnkrone;
5. die Färbung der Zähne;
   a) die einfache Färbung der Zähne;
   b) in Verbindung mit Farbenfeilungen:
      Flächenfeilung, Furchenfeilung, Dellenfeilung, Relieffeilung;
6. das Ausschmücken der Zähne mit Metall- und Steineinlagen;
7. das Verdrängen der Zähne aus ihrer Stellung.

Fast ausschließlich handelt es sich bei den Verstümmelungen um die 6 Frontzähne; selten werden auch die Prämolaren mit einbezogen, kaum je die Molaren. Die Pulpa wird bei den Bearbeitungen entweder unmittelbar freigelegt, oder sie befindet sich mindestens in nächster Nähe der neuen ungeschützten Zahnoberfläche. Die Folge davon ist, daß sehr bald eine Infektion der Pulpa erfolgt mit nachfolgendem Tod und anschließender Wurzelhautentzündung. So ist es nicht verwunderlich, wenn an macerierten Schädeln von Individuen mit verstümmelten Zähnen über jeder Wurzelspitze Defekte im Alveolarfortsatz zu sehen sind.

b) Das chronische Trauma.

Es sei nochmals wiederholt, daß der Begriff „chronisches Trauma" hier im weitesten Sinne aufzufassen ist, denn sonst dürfte gleich die erste Unterabteilung „verstärkte Abkauung" gar nicht hier eingereiht werden. Die Abkauung stellt sich im Laufe der Jahre in jedem Gebiß ein, ist deshalb auch um so mehr eine physiologische Erscheinung, weil sie sich schon bei der in physiologischen Grenzen gehaltenen funktionellen Inanspruchnahme allmählich herausbildet. Freilich ist dabei die Form der Abkauung stets so ziemlich die gleiche: Abschleifen der Höcker, Abnutzen der Schneidekanten und im Zusammenhang damit schließlich eine Senkung des Gebisses. Was dagegen jetzt hier als verstärkte Abkauung besprochen werden soll, weicht von der physiologischen Abnutzung nach Form und Maß ganz erheblich ab, und man darf es insofern als das Produkt eines chronischen Traumas ansprechen, als abnormer Biß und abnorme Belastung manche Zähne so über Gebühr beanspruchen, daß es sich nicht mehr um physiologische, sondern um pathologische Vorgänge bei der Okklusion und Funktion handelt.

α) Verstärkte Abkauung.

Der weitaus wichtigste Grund ist in Bißanomalien zu sehen. Je nach der Art der Bißanomalie ergeben sich besondere Formen von Abkauungen. Beim Kopfbiß z. B., bei dem die Schneidekanten und die Höcker der Ober- und Unterkieferzähne senkrecht aufeinandertreffen, stellt sich häufig folgendes Bild heraus:

Die Kaufläche selbst wird nach Verlust des Schmelzüberzuges nur von Dentin gebildet und erscheint als eine flache Mulde, die an der Peripherie eingefaßt wird von dem Schmelz der Kronenseitenflächen; die Mulde kommt dadurch zustande, daß sich das an organischer Substanz reichere Dentin zentral schneller abnutzt als die härtere Schmelzperipherie. Beim Kreuzbiß bilden sich gerne verstärkte Abkauungen an der Schneidungsstelle der beiden Zahnbogen. Beim sogenannten tiefen Biß sehen wir oft weit über die Wurzeloberfläche an der labialen Seite der unteren Zähne ausgedehnte pathologische Abnutzung, sogenannte Schliffacetten. Bei der Progenie erhalten wir das gleiche Bild, nur entsprechend dem Vorbiß der unteren Schneidezähne an der labialen Seite der oberen Schneidezähne.

Die mannigfaltigsten Bilder verstärkter Abkauung finden sich dann, wenn z. B. die Molaren im Ober- oder Unterkiefer oder überhaupt alle Molaren fehlen und nun die ganze Belastung die vorderen Zähne trifft; natürlich muß in solchen Fällen der Kieferknochen sowie der betreffende Zahn selbst eine sehr hohe Lebens- und Funktionsfähigkeit besitzen, denn sonst würde sich als Folge der Überlastung sehr bald eine Erkrankung des Parodontiums mit Taschenbildung und Lockerung einstellen. Auffallend ist dabei, wie viel mehr sich die Zähne des einen Kiefers abnutzen können wie die des anderen.

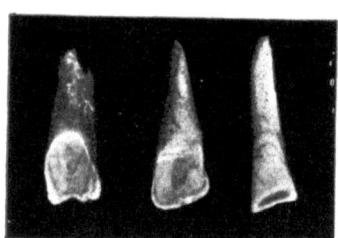

Abb. 241. Abkauung stärkeren Grades. Das Gebiet des Reizdentins ist hier deutlich an der scharf abgesetzten dunkleren Farbe im Zentrum zu erkennen. (Aus EULER: Anomalien.)

Die *Erkennung* der verstärkten Abkauung ist sehr leicht, auch wenn man nicht den Biß prüft, sondern nur die einzelnen Zähne betrachtet. Die Schliffacetten sind ganz glatt und von spiegelndem Glanze, so daß sie wie poliert erscheinen. Die Farbe des freigelegten Dentins ist meist nicht ganz gleichmäßig; vielmehr erscheint das sekundäre, während des Gebrauchs gebildete Zahnbein etwas mehr bräunlich gegenüber dem helleren Dentin aus der Zahnentwicklungszeit; es hängt das teils mit der veränderten Struktur und dem höheren Kalkgehalt, teils auch mit Pigmentierung zusammen (Abb. 241).

Die *Bedeutung* der verstärkten Abkauung liegt einmal in der kosmetisch ungünstig wirkenden Formveränderung der Zahnkronen und dann vor allem in der übermäßigen Beanspruchung der Pulpa. Eine gesunde und leistungsfähige Pulpa vermag ja sehr lange den Verlust an der Oberfläche auszugleichen durch Anlagerung von Reizdentin an der korrespondierenden Pulpenkammerwand (Abb. 242), wobei das Kronenpulpacavum immer mehr eingeengt und schließlich ganz obliteriert werden kann. Nur so erklärt sich auch, warum bei verstärkter Abkauung nicht sehr bald die Pulpa freigelegt wird. Aber schließlich mehren sich doch in der Pulpa die Degenerationserscheinungen als Folge der zu starken Inanspruchnahme: die innere Apposition von Reizdentin hält nicht mehr Schritt mit der äußeren Abnutzung, die Schliffacetten nähern sich infolgedessen immer mehr der Pulpa, und nun kann es, auch ohne daß die Pulpa selbst schon nachweislich frei liegt, zur Einwanderung von Bakterien durch die kurzen und nicht mehr genügend verkalkten Kanälchen kommen. Daraus entwickelt sich in der erschöpften Pulpa sehr rasch eine diffuse Entzündung der Pulpa und — wenn nicht sofort eine Behandlung eingeleitet wird — auch eine Entzündung der Wurzelhaut.

Die *Behandlung* muß in erster Linie die primäre Ursache, d. h. die Bißanomalie, den Verlust von Mahlzähnen usw. beseitigen und eine Hebung des Bisses anstreben. Wenn möglich, sind die abgeschliffenen Kronen wieder aufzubauen, sonst durch künstliche Kronen zu ersetzen, eventuell muß, namentlich bei Wurzelschlifffacetten, extrahiert werden. Die Pulpa- und Wurzelhautentzündung ist nach den dafür geltenden Regeln anzugehen.

β) Abschleifung durch übertriebene Zahnpflege.

Wenn man früher als typische, hierher gehörige Erscheinung den sogenannten *keilförmigen Defekt* (Abb. 243, 244) angesehen hat, so wird das heute keine uneingeschränkte Geltung mehr haben dürfen. Unter keilförmigen Defekten versteht man

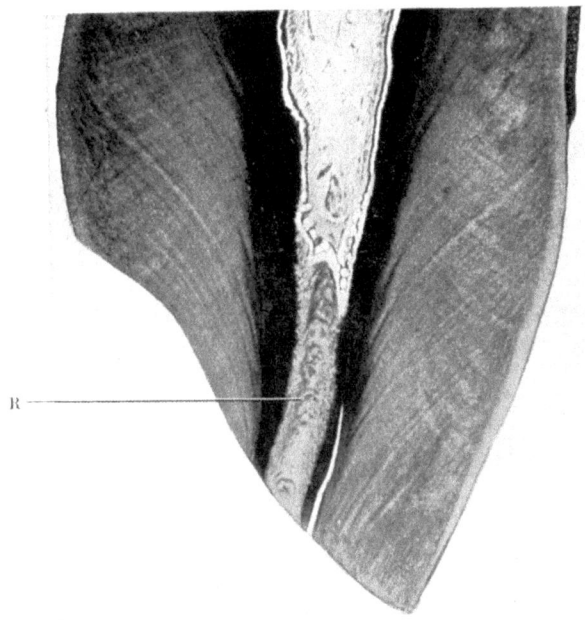

Abb. 242. Abkauung mit Reizdentinbildung (R).

einen charakteristischen Substanzverlust an der labialen Seite der Zähne, der in fortgeschrittenen Stadien von einer kürzeren, nach der Krone zu liegenden und mehr horizontal verlaufenden und von einer längeren, nach dem Zahnhals zu ziehenden und an dem Zahnfleischrande endigenden Fläche begrenzt wird. Die beiden Flächen stehen etwa in einem Winkel von 45° zueinander geneigt (Abb. 244) In Frühstadien handelt es sich mehr um eine rauhe Rinne im Schmelz, an der der darübergleitende Fingernagel hängenbleibt. Diese Defekte gelangen am stärksten zur Entwicklung bei den Frontzähnen (speziell des Unterkiefers), während bei den Molaren sich aus der anfänglichen Rinne nahe dem Zahnfleischrande gewöhnlich eine Zahnhalscaries entwickelt. Weshalb die keilförmigen Defekte heute nur bedingt unter die Abschleifungen durch Zahnpflege zu rechnen sind, hängt damit zusammen, daß sozusagen das Grundleiden bei ihnen eine chronische Caries ist; die Abschleifung wird ja in der Tat meist durch die Zahnbürste herbeigeführt; aber was abgeschliffen wird, fällt viel weniger der zu harten Bürste oder zu groben Zahnpulvern zum Opfer; es wird vielmehr deshalb abgeschliffen, weil die chronische Caries zu einer oberflächlichen Erweichung von Dentin nach Schmelzzerstörung führt (s. das Kapitel Zahncaries).

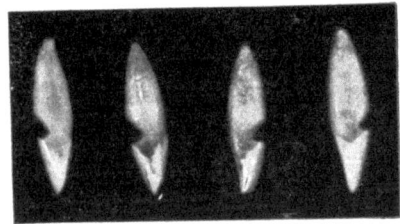

Abb. 243. Typische keilförmige Defekte an unteren Schneidezähnen.

In ähnlicher Weise sind die Defekte zu erklären, welche unter Mitwirkung von Prothesenklammern sich am Zahnhalse von Stützzähnen entwickeln. Auch hier ist das Grundleiden eine chronische Caries und Schnittpräparate lassen, selbst wenn die der Klammer entsprechende Rille beim Sondieren sehr hart erscheint, deutlich die Einwanderung von Bakterien in den freigelegten Dentinkanälchen erkennen, wenn auch die Invasion nie sehr weit in die Tiefe reicht. Die Rille entspricht in ihrer horizontalen Ausdehnung der Größe der Klammer, in ihrer Breite dem Spielraum, den die Prothese bei Bewegungen in vertikaler Richtung hat. Meist erweist sich übrigens die „Klammerusur" an der Oberfläche als weicher wie der keilförmige Defekt, und dadurch ist auch das Grundleiden leichter zu erkennen.

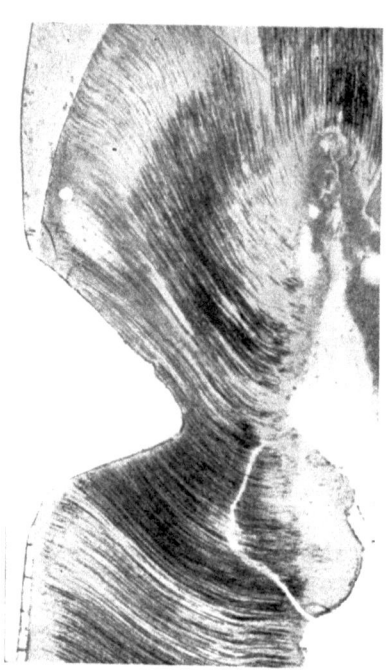

Abb. 244. Keilförmiger Defekt im histologischen Bilde.

Einzelne der keilförmigen Defekte sind aber doch auch *nur das Ergebnis mechanischer, chronischer Insulte.* Sie sind makroskopisch daran zu erkennen, daß die Oberfläche genau so glatt und spiegelnd erscheint wie bei den Schliffacetten durch Abkauung. Auch hat man beim Überfahren mit der Sonde das Gefühl, als ob die Sondenspitze über eine polierte Fläche gleite. Mikroskopisch findet sich nur transparentes Dentin bis zur Oberfläche hin und keine Bakterieninvasion.

Ganz das gleiche Bild, wie es soeben geschildert wurde, findet man auch in größerer Ausdehnung über die labiale Fläche oberer und unterer Frontzähne ausgebreitet, entstanden ebenso wie die zuletzt geschilderte Gruppe von keilförmigen Defekten durch übermäßiges Putzen mit zu harten Zahnbürsten, oder durch Verwendung von Pasten, Zahnpulvern usw., denen zu scharfe Poliermittel, z. B. gemahlener Bimsstein, Austernschale, Koralle usw. beigefügt waren. Alle diese Mittel besitzen nicht nur große Härte, sondern auch noch in den feinsten Stäubchen sehr scharfe Kanten und Bruchflächen, die sie zwar bei vereinzeltem Gebrauch die Zahnoberfläche sehr schön reinigen, bei regelmäßigem Gebrauch aber auch stark abschleifen lassen. Eigenartige Bilder können entstehen, wenn die labiale Fläche mit einer Füllung von besonderer Härte versehen war; diese nützt sich nicht so schnell ab und ragt schließlich über die Schliffebene hinaus.

Zur Behandlung. Bei keilförmigen Defekten wird man ebenso wie bei den durch Klammern geschaffenen Usuren am sichersten gehen, wenn man die Häufigkeit einer chronischen Caries als Grundleiden berücksichtigt und bei der Ausfüllung des Defektes darauf bedacht ist, die oberflächlichen Schichten wegzunehmen, soweit sie infiziert sein könnten. Im übrigen wird wohl hauptsächlich die gebrannte Porzellanfüllung oder die Goldgußfüllung zum Ersatz des Substanzverlustes in Betracht kommen. Gegenüber den mehr flächenhaften Abschleifungen (sogenannter Zahnschwund) ist man, was die Wiederherstellung normaler Konturen anlangt, ziemlich machtlos. Es ist nur zu wünschen, daß man solche Patienten möglichst früh zu Gesicht bekommt, um sie nachdrücklich vor zu harter Zahnbürste zu warnen und ihnen statt der groben Schleifmittel nur mildeste Zahnpulver, Pasten usw. zu empfehlen.

γ) Habituelle und professionelle Usuren.

Langjährige Gewohnheit, einzelne Zähne — und zwar immer die gleiche Stelle der Zähne — zu einer Funktion heranzuziehen, welche außerhalb des üblichen Gebrauchsrahmens liegt, vermag allmählich besondere, in ihrer Art typische Abnutzungen oder besser gesagt Usuren herbeizuführen. Man müßte sie wohl alle als habituelle Usuren bezeichnen; doch hat sich die Gepflogenheit herausgebildet, den Ausdruck „habituelle Usuren" nur für die Fälle zu verwenden, bei denen irgendeine Liebhaberei zur Abnutzung geführt hat, also z. B. bei Zigarrenrauchern das Festhalten der Zigarrenspitze mit den Zähnen oder bei Pfeichenrauchern das Aufbeißen auf die Pfeifenspitze (Abb. 245). Im Gegensatz dazu werden als „professionelle Usuren" diejenigen bezeichnet, welche aus bestimmten, mit dem Beruf zusammenhängenden Gewohnheiten heraus entstanden sind. Beispiele dafür sind die Schneidezahnusuren bei Schustern, wenn der Pechdraht immer mit den Zähnen angezogen wird, oder die feinen Einkerbungen an der Schneidezahnkante bei Näherinnen, die gewohnheitsgemäß den Faden abbeißen oder zwischen den Zähnen sehr oft eine Stecknadel festhalten. Etwas größer sind die Einkerbungen bei Polsterern und Tapezierern, die einen Nagel ständig zwischen den Zähnen festklemmen. Erheblich größere, dem Pfeifenraucherloch ähnliche Usuren sieht man mitunter bei Heimarbeitern der Zigarrenindustrie, die die Gewohnheit haben, nach dem Drehen der Einlage einer Zigarre, des sogenannten Wickels, das Ende dieses Wickels mit den Zähnen abzubeißen.

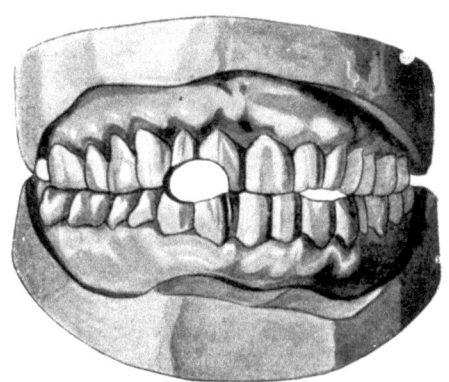

Abb. 245. Sog. „Pfeifenloch" rechts und links.

Auch bei Klarinettisten und bei Bläsern sonstiger Instrumente sowie bei manchen Arbeitern in Glasbläsereien kann man gelegentlich professionelle Usuren beobachten. Eine ganz eigenartige professionelle Usur findet sich bei Bergarbeitern beiderseits in der Prämolarengegend des Unterkiefers, wenn die Grubenlampe gewohnheitsmäßig im Munde festgehalten wird (ZILKENS).

Bezüglich der Behandlung kann nur wiederholt werden, was über die Therapie der bereits besprochenen Arten von stärkerer Abnutzung gesagt worden ist. So unbedeutende Usuren wie die berufsmäßigen der Näherinnen kommen für eine Behandlung überhaupt nicht in Betracht. Die anderen habituellen und professionellen Usuren größeren Umfanges werden meist erst dann der Behandlung zugeführt, wenn die Leistungsfähigkeit der Pulpa erschöpft ist und die Infektion derselben erfolgt.

δ) Chemische Schädigung der Zähne im Beruf.

Neben mechanischen Ursachen, wie sie bisher behandelt wurden, können auch chemische Einflüsse, insbesondere die Einwirkung von Säuredämpfen eine beschleunigte Abnutzung der Zähne bewirken. Wohl gibt es gewerbehygienische Vorschriften, die einer solchen Schädigung entgegenwirken; wo diese Vorschriften aber von den Arbeitern nicht genügend eingehalten werden, werden oft eigenartige, ziemlich rasch fortschreitende Verkürzungen an den Frontzähnen, zum Teil auch an den Prämolaren beobachtet. Die Zähne, welche übrigens wenigstens makroskopisch fast nie eine Spur von Caries zeigen, verlieren ihren Glanz und erscheinen auf der labialen Seite vom Zahnfleischrand gegen die Kronenhöhe hin deutlich abgeschrägt in glatter harter Fläche. Mit dem Fortschreiten des Prozesses werden die Zähne in einer Weise verkürzt, wie es aus Abb. 246 hervorgeht.

Am deutlichsten ist diese Schädigung bei den sogenannten Nitrierern zu sehen, und die Erklärung für die eigenartige Zahnverkürzung dürfte hier folgende sein: die Nitriergefäße enthalten salpetrige Säure; die Dämpfe derselben werden von den Arbeitern, die die Schutzvorrichtungen nicht benutzen, eingeatmet und kommen zunächst mit der Vorderseite der Frontzähne in Berührung. Hier rufen sie eine ganz oberflächliche Entkalkung hervor: die entkalkte Zahnsubstanz wird dann rasch durch den Kauakt und eventuelle Zahnpflege wieder abgeschliffen, und so fehlt der Fläche zwar der Glanz, nicht aber eine beträchtliche Härte. Der Pulpa bleibt hinreichend Zeit, auf den äußeren Reiz mit innerer Apposition von Dentin zu antworten, so daß man trotz oft stärkster Verkürzung selten eine freiliegende Pulpa zu sehen bekommt. Mit der Innenseite der Zähne treten die Säuredämpfe nicht in so unmittelbare Berührung; auch ist hier viel mehr Speichel vorhanden, und so hält sich die orale Zahnseite länger als die faciale; daher die Abschrägung. Dagegen ist von HÜBNER eine sehr weitgehende chemische Schädigung an der oralen Seite der Zähne bei einem Patienten beschrieben worden, der jahrelang wegen Anacidität Salzsäuretropfen durch ein Glasröhrchen genommen hatte.

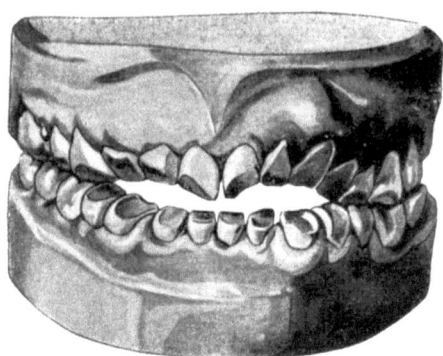

Abb. 246. Zahnusur bei Nitrierern.

Zur Vermeidung dieser Art Schädigungen reichen wohl die bestehenden Schutzvorrichtungen und gewerbehygienischen Vorschriften aus, nur muß auch auf eine strenge Einhaltung gedrungen werden.

2. Zahncaries.

Die Zahncaries stellt diejenige Erkrankungsform dar, die für sich oder mit ihren Folgezuständen weitaus am meisten die Tätigkeit des Zahnarztes in Anspruch nimmt. So erscheint es gerechtfertigt, wenn dieses Kapitel nicht nur nach der therapeutischen, sondern auch nach der pathologischen und klinischen Seite hin etwas ausführlicher behandelt wird. In abgeschlossener Form heute schon das Thema zu behandeln, ist leider nicht möglich trotz der Summe von Forschungsarbeit, die dauernd auf diesem Gebiete geleistet wird. Es gibt hier immer noch eine Reihe von Problemen, die ihrer endgültigen Lösung harren. Doch ist in unserer Kenntnis von dem ganzen Fragenkomplex wenigstens so weit eine Klärung eingetreten, daß nun schon eher eine einigermaßen umfassende Darstellung möglich ist, ohne sich zu sehr in widerstreitende Ansichten zu verlieren.

a) Aus der Geschichte der Zahncaries.

Man liest nicht selten, die Caries sei wenigstens in ihrem heutigen gehäuften Auftreten eine ausgesprochene Zivilisationskrankheit. Bis zu einem gewissen Grad ist das auch sicher richtig, nur darf dadurch nicht die Meinung aufkommen, als ob es nicht schon früher Zeiten gegeben hätte, in denen die Caries stärker verbreitet war. Das Studium der Verhältnisse, unter denen dies der Fall war, wie überhaupt das in den letzten zwei Jahrzehnten eifriger betriebene Studium der Geschichte der Zahncaries hat eine Fülle wertvoller Aufschlüsse über das Wesen der Caries gebracht. Als das wohl überraschendste Ergebnis des Studiums ist die Tatsache zu verzeichnen, daß es eine Caries der Zähne schon gegeben hat, lange ehe die ersten Menschen existierten. BRAUER konnte dies an den Zähnen einer Baumtierart nachweisen, die vor über 35 Millionen Jahren gelebt hat, allerdings zu der Zeit, aus der die Zahnfunde stammen, bereits im Aussterben begriffen war. Eine Parallelerscheinung haben wir bei dem Höhlenbären, bei dem ebenfalls die Zahncaries häufiger wurde, als sich der Höhlenbär auf der Aussterbelinie befand. Ähnlich verhält es sich mit ausgestorbenen Menschenrassen (Neanderthaler!). Schon in vorangegangenen Jahrtausenden hat sich auch gezeigt, daß die Caries um so verbreiteter wurde, je höher der Kulturstand und die Verfeinerung der Ernährungsweise unter Abkehr von der Bodenständigkeit war (bei den alten Ägyptern z. B.). Auf der anderen Seite aber hat sich gezeigt, wie spärlich das Vorkommen von Zahncaries war, wenn die Lebens- und besonders die Ernährungsweise eine einfache und natürliche sowohl, was die Zusammensetzung wie die Zubereitung der Nahrung betraf, gewesen ist. Diesen Zustand hatten wir z. B. im heutigen Deutschland am Ende der Jungsteinzeit. Die Cariesfrequenz belief sich damals bei den bleibenden Zähnen auf nur 2% und bei den Milchzähnen gar nur auf 0,75%! Diesen Zahlen stehen heute gegenüber 82 bis 92% (Abb. 247)!

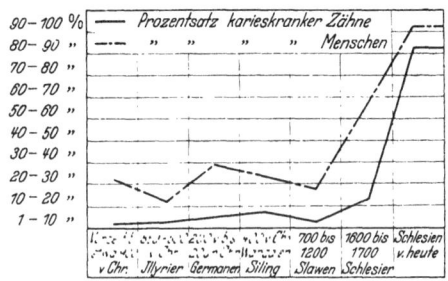

Abb. 247. Entwicklung der Caries in Schlesien seit Ende d. Jungsteinzeit. — Carieskurve nach dem Prozentsatz zahnkranker Zähne, — . — . — . Carieskurve nach dem Prozentsatz zahnkranker Menschen.

Forscht man nach den Gründen einer so gewaltigen Zahnverschlechterung, so fallen beim Vergleich zwischen einst und jetzt folgende Unterschiede besonders auf: 1. Die Milchzahncaries erfaßt heute rund 90% der Kinder; infolgedessen brechen bei $9/10$ der Kinder die ersten bleibenden Zähne in ein cariesverseuchtes Gebiet durch und erkranken dementsprechend sehr viel leichter. 2. Die früheren Menschen haben sehr viel energischer gekaut und dabei alle cariesprädisponierenden Kauflächenfurchen abgekaut, ehe eine Fissurencaries entstand, während sich heute eine Fissurencaries fast in jedem Munde einstellt. 3. Die Schneidezähne haben auch früher wirklich das geleistet, was ihr Name besagt, während ihnen jetzt Messer und Gabel die Funktionen abnehmen. Durch die Funktion waren früher die Schneidezähne vor Erkrankung bewahrt geblieben. Heute bilden sie rund 30% des Kontingentes carieskranker Zähne.

Mögen diese Feststellungen auch zunächst mehr der formal-genetischen Erklärung dienen, so führen sie uns doch mit großer Sicherheit zur letzten kausalen Genese — zur veränderten Ernährung, veränderten Lebensweise und veränderten Umwelt. Heute besteht denn auch kaum ein Zweifel mehr darüber, daß im Rahmen der zahlreichen ätiologischen Momente die Ernährungsfrage die Schlüsselstellung einnimmt. Näheres darüber wird noch zu sagen sein, nur kurz sei hier erwähnt, daß Zusammensetzung, Zubereitungsweise und Konsistenz dabei entscheidende Faktoren sind. Zu gleichen Resultaten sind auch ausländische Autoren wie PEDERSEN-Kopenhagen gekommen, die sich mit gleichlaufenden Forschungen befaßt haben. Besonders eindringlich konnte PEDERSEN den Einfluß der erhöhten Kohlenhydratzufuhr auf die Cariesfrequenz zeigen bei vergleichenden Untersuchungen an der Ost- und Westküste Grönlands. An der Ostküste, die nur kurze Zeit im Jahr eisfreie Häfen hat und dementsprechend auch eine geringere Einfuhr an Feinmehl, Zucker usw. aufwies, ging die Cariesfrequenz kaum wesentlich über unsere Jungsteinzeitzahl hinaus, während an der Westküste, deren Häfen fast immer eisfrei sind, und die dementsprechend eine viel größere Einfuhr hat, die Häufigkeit cariöser Zähne schon recht nahe an unsere heutigen Ziffern herankommt. Einen sehr eindrucksvollen Beleg konnte GRETH bei frühgeschichtlichen Untersuchungen in rheinischen Städten erbringen, in denen seinerzeit die Römer große Garnisonen unterhalten hatten. Wo sie sich ihre Köche nachkommen ließen und die verfeinerte Kost einführten, dauerte es nicht allzulange, bis die Cariesfrequenz bei der Bevölkerung der Garnisonen anstieg. Nach Abzug der Römer und Rückkehr zur einfacheren Kost dauerte es fast 2 Jahrhunderte, bis die Cariesfrequenz wieder absank.

Natürlich ist es nicht die Kost allein, die verantwortlich gemacht werden muß, es spielen da auch zahlreiche andere Faktoren mit, wie sie z. B. die Umwelt ausmachen. Die Erfahrungen in einem Umsiedlerlager (Schossin) illustrieren das sehr sinnfällig. Die Insassen kamen aus östlichen Gebieten mit hervorragend guten Gebissen. Nach etwa einem Vierteljahr Lageraufenthalt begann Caries aufzutreten und recht häufig zu werden. Offenbar unter dem Einfluß einer Akklimatisierung ließ dann allerdings später die Carieshäufigkeit wieder nach. Daß aber doch die Ernährung wie gesagt die Schlüsselstellung unter all diesen Faktoren einnimmt, dafür diene als schlüssigster Beweis die Tatsache, daß es KOLLATH bei einer bestimmten Mangelkost gelang, bei den Versuchstieren künstlich die Bedingungen für eine Caries zu schaffen und damit vermehrte Zahncaries herbeizuführen.

b) Wesen der Caries.

So viel dürfte aus den bisherigen Ausführungen insbesondere geschichtlicher Art jedenfalls klar geworden sein, daß das Wesen der Zahncaries keineswegs erschöpft wird, wenn man dabei nur die *lokalen* Vorgänge und Faktoren im Auge hat, so wichtig diese auch sein mögen und so viel auch über diese zu sagen sein wird. Der Zusammenhang zwischen den allgemeinen Faktoren wie Ernährung, Umwelt usw. einerseits und den lokalen Erscheinungen, dem „Loch im Zahn" anderseits ist leicht zu verstehen: *die allgemeinen Faktoren schaffen zu einem großen Teil die Bedingungen, unter denen die lokalen, das sind die im Munde befindlichen Faktoren, den Zerstörungsprozeß an der Zahnhartsubstanz herbeiführen. Daher die Bezeichnung „Konditionale Momente"!* Mit anderen Worten: die allgemeinen Faktoren machen nicht direkt das „Loch im Zahn", aber sie können je nachdem begünstigen oder verhüten helfen, daß ein Loch im Zahn entsteht, wie eben jeweils die Bedingungen gelagert sind.

Das, was nach der auch heute noch zumeist vorherrschenden Ansicht die Zahnsubstanz bei dem Cariesprozeß *unmittelbar angreift*, also die „*kausalen Momente" im engeren Sinne, sind Bakterien* und *Säuren*. Teils wirken sie nebeneinander, teils bedingen sie sich gegenseitig, doch steht über beiden der Satz: ohne Bakterien keine Caries! Gewiß können Säuren allein auch den Zahn schädigen, das ist vorhin am Beispiel der Nitrierer dargelegt worden, aber mit echter Caries hat eine solche Schädigung nichts zu tun. Das gleiche gilt z. B. auch von dem postlactalen Schmelzverlust infolge von Störungen im endokrinen System, wie ihn MAJ und BASSI beschrieben haben. Die Säuren, die bei der Caries mit ihrer entkalkenden Wirkung den Schmelz oder das Dentin angreifen, sind *immer* auf Bakterien zurückzuführen, sei es, daß diese die Säuren unmittelbar produzieren oder einen Gärungsprozeß mit Bildung von Gärungssäuren veranlassen. Bei dieser dominierenden Rolle der Bakterien in dem lokalen Geschehen ist verständlich, wenn von vielen Autoren die Zahncaries als eine (atypische) unspezifische Infektionskrankheit angesehen wird. Bei Annahme eines spezifischen Erregers (z. B. durch GINS) wird auch von der Caries als einer spezifischen Infektionskrankheit gesprochen.

Die Vorstellung vom Wesen der Caries hat im Laufe vieler Jahrhunderte mancherlei Wandlungen erfahren. Die eigenartigste war wohl die „Würmertheorie" besonders in ihren Auswüchsen auf den Jahrmärkten des Mittelalters. Die Definition, die wenigstens bei uns heute noch mit als die verbreitetste gelten kann — trotz mancher Angriffe, denen sie immer ausgesetzt war, geht in der Hauptsache auf W. D. MILLER zurück und lautet: *die Zahncaries ist ein chemisch-parasitärer Zerstörungsprozeß an den Zahnhartsubstanzen, zu dessen Entwicklung mehrere Faktoren rein örtlicher oder aber örtlicher und allgemeiner Art zusammenwirken müssen.* Diese gegenüber der ursprünglichen MILLERschen Fassung etwas erweiterte Definition trägt nicht nur den praktischen Erfahrungen und den Lehren der Cariesgeschichte Rechnung, sie läßt auch die zweckmäßigste Einteilung des gesamten ätiologischen Fragenkomplexes finden. Wir müssen nämlich, wie das im vorstehenden schon teilweise geschehen ist, hierbei auseinanderhalten: einerseits die unmittelbar an der Zahnsubstanz ansetzenden kausalen Momente (Säuren und Bakterien) und andererseits die zur Entwicklung erforderlichen konditionalen Momente a) lokaler Art am Zahn selbst und seiner Umgebung, b) allgemeiner Art mit den konstitutionellen Momenten im weitesten Sinne, c) aus der Umwelt.

Die geschilderten Vorzüge der MILLERschen Theorie lassen es zum Teil verständlich erscheinen, warum sie sich immer wieder durchsetzen konnte. Es läßt sich aber nicht in Abrede stellen, daß die Gegner dieser Theorie in den letzten Jahren ganz erheblich an Boden gewonnen haben und für ihre abweichenden Ansichten bemerkenswerte Gründe anzuführen wissen. Es sind hauptsächlich drei Einwände, die gegen die Lehre MILLERS erhoben werden: 1. daß er die lokalen Momente, d. h. die excitierenden Ursachen zu sehr in den Vordergrund stelle und dabei die endogenen Faktoren zu sehr vernachlässige, 2. daß seine Auffassung von der Caries in gewissem Sinne zu mechanistisch sei und am biologischen Geschehen vorübergehe, und 3. daß seine Darstellung vom Initialstadium der Caries falsch sei. Nun darf man aber nicht glauben, daß etwa die Gegner der MILLERschen Lehre untereinander einig sind. Die Vorschläge, was an die Stelle der Lehre MILLERS zu setzen sei, sind vielmehr ebenso zahlreich wie verschieden. Einigermaßen Einigkeit herrscht nur in dem Punkte, daß eine abschließende Klärung des ganzen Cariesproblems erst möglich sein wird, wenn die Frage der Schmelzgenese und der Schmelzvitalität völlig geklärt ist. Stärkstes Aufsehen haben die Beiträge von FORSHUFVUD zu diesen Fragen erregt. Er vertritt mit fein-anatomischer Begründung besonders nachdrücklich die Vorstellung von belebten und an den allgemeinen Stoffwechsel angeschlossenen Bahnen im Schmelz und spricht sogar von „Ultracapillaren" im Schmelz, die an der Ernährung des Schmelzes von der Pulpa und dem Dentin her beteiligt seien. Die außerordentliche Bedeutung der Schmelzvitalitätsfrage liegt klar auf der Hand: wenn man den endogenen Faktoren bei der Cariesgenese überhaupt eine wichtige Rolle zubilligen will — und man wird dies tun müssen! — dann kann der Weg außer über den Speichel nur über organische Bahnen im Schmelz und Dentin führen. Die Untersuchungen mit radioaktivem Phosphor, wie sie z. B. von WANNENMACHER und ERBACHER durchgeführt wurden, sowie die vitalen Färbeversuche sprechen zwar im großen und ganzen nicht für einen Stoffwechsel, besonders nicht für einen Phosphor-Stoffwechsel auch in den zentralen Schmelzabschnitten; von der enzymatischen Seite her gesehen, wie sie namentlich von EGGERS LURA und CSERNYEI vertreten wird, läßt sich trotzdem manches dafür anführen. Jedenfalls: die Ansicht WALKHOFFS von der Avitalität des Schmelzes wird neuerdings immer stärker abgelehnt; statt dessen greift die Vorstellung mehr und mehr Platz, daß dem Schmelz physiologischerweise eine gewisse, wenn auch träge Reaktionsfähigkeit (LEIMGRUBER) innewohnt, ferner daß die Bedeutung der organischen Bahnen im Schmelz (besonders die der „Hauptlamellen") in physiologischer wie pathologischer Hinsicht doch größer ist, als man bisher annahm, und endlich, daß die rein passive Rolle, die MILLER beim Cariesgeschehen dem Schmelz zuteilt, mit der Wirklichkeit nicht übereinstimmt.

Verhältnismäßig groß ist die Zahl neuerer Autoren, die der von MILLER so stark betonten Säurewirkung bei der Carieseinleitung jede nennenswerte Bedeutung absprechen. Da andererseits nicht zu leugnen ist, daß die Gärungssäuren (in Verbindung mit Acidobakterien) zu dem Bilde der Schmelzcaries führen können, so ist man teilweise dazu übergegangen, zwei der Genese nach ganz verschiedene Arten von Caries oder auch eine ,,echte" und eine ,,Pseudocaries" zu unterscheiden. Einer der schärfsten Gegner der ,,Säuretheorie" ist GOTTLIEB, der im Einwandern von Proteolytikern in die organischen Schmelzbahnen den Beginn der ,,echten" Caries erblickt. Andere Autoren wollen weder den Säuren noch den Bakterien die entscheidende Rolle bei der Einleitung der Caries zugestehen. So bezeichnet EGGERS LURA die Schmelzläsion als eine pathologische *enzymatische* Wirkung, durch allgemeine Störung des Phosphorstoffwechsels und anormale Anhäufung von synthetisierenden Phosphatasen im befallenen Gebiet hervorgerufen. Ebenso tritt CSERNYEI sehr eifrig für die entscheidende Rolle der Enzyme, speziell der Phosphatasen ein.

So viel vorweg zum Wesen der Caries nach dem augenblicklichen Stande der Forschung.

c) Ätiologie der Zahncaries.

Die kausalen Momente.

Man hat, wie schon aus dem Vorstehenden ersichtlich, viel darüber diskutiert, von wem der erste Angriff auf den Schmelz erfolgt, ob von der Säure oder von den Bakterien. Beide Ansichten werden auch heute noch vertreten. Wahrscheinlich hat indessen die vermittelnde Ansicht am meisten für sich, die dahin geht, daß beide Möglichkeiten — Angriff auf den Schmelz durch Gärungssäuren und durch unmittelbare Bakteriensäureproduktion — zutreffen können.

Gärung und Gärungssäuren. Zwei Formen der Gärung als Säureproduzenten kommen in der Mundhöhle in Betracht: Milchsäuregärung und alkoholische Gärung. Die letztere, hauptsächlich von WOHINZ herausgestellt, soll schärfer und rascher entkalken, ist aber an die Anwesenheit von Hefesporen gebunden. So wird auch die größere Cariesgefahr bei Genuß von Hefegebäck in der größeren Bereitschaft zur alkoholischen Gärung erblickt und teilweise auch die sogenannte Bäcker- oder Konditorcaries damit erklärt. Bei der Milchsäuregärung ist der Vorgang der, daß die Stärke über die schon vergärungsfähige Glucose zur Brenztraubensäure und weiter zur Milchsäure um- bzw. abgebaut wird. Dabei ist die Anwesenheit von Phosphor von großer Bedeutung für den Gärungsprozeß. Im übrigen kann auch schon die Vorstufe Brenztraubensäure, wie MATHIS, SCHRÖDER und WOHINZ gezeigt haben, eine schädigende Wirkung enthalten. Die schädigende Wirkung selbst aber wird immer — gleichviel um welche Säure es sich handelt — darin bestehen, daß zunächst die Kalksalze der harten Zahnsubstanzen aufgelöst werden. Da der Schmelz zu rund 94% aus anorganischen Substanzen besteht, so bedeutet die Entziehung der Kalksalze durch Auflösung allein schon den Verlust des befallenen Schmelzes, während beim Dentin so viel organische Substanz vorhanden ist, daß nach der Kalksalzentziehung noch ein knorpelartiger Rückstand bleibt, der dann aber auch durch besondere Bakterien- und Zelltätigkeit der Auflösung verfällt. Ähnlich ist es mit dem Zement.

Bakterien. Die Suche nach den belebten Erregern der Caries geht schon sehr weit zurück und hat im Laufe der Zeit die mannigfaltigste Beantwortung erfahren. W. D. MILLER, der wohl als Begründer der heutigen Cariesbakteriologie bezeichnet werden darf, hat zwischen säureproduzierenden gleich entkalkenden und den die Rückstände auflösenden Mikroorganismen unterschieden. Die HEIMsche Schule mit SCHLIERF hat unterschieden zwischen den Bakterien bei akuter und bei chronischer Caries. Bei der ersteren sollen die säurebildenden Streptokokken im Vordergrund stehen. Sie hat mit anderen weiter unterschieden zwischen den die Caries einleitenden Bakteriengruppen, in der Hauptsache Säurebildner wie die Fusobakterien (Cladotrix, Leptotrix usw.) sowie oberflächliche Streptokokken, ferner den die Caries in die Tiefe tragenden Bakteriengruppen, in der Hauptsache facultativ anaerobe Streptokokken und Acidobakterien, und endlich den die Rückstände auflösenden Gruppen mit Fusobakterien, Spirillen usw. Bei der Wirkung dieser letzteren Gruppe ist allerdings auch die fermentative Leistung von Leukocyten mit in Rechnung zu stellen.

Nach Ansicht der Autoren englisch sprechender Länder ist der wichtigste Mikroorganismus bei der Caries der bacillus acidophilus. Dazu liegen amerikanische Untersuchungen gewaltigen Ausmaßes vor, die indessen von deutscher Seite keine rechte Bestätigung gefunden haben. So berichteten erst 1946 wieder amerikanische Autoren auf Grund von Untersuchungen an 12 000 Fällen akuter Caries, daß sie dabei immer den bacillus acidophilus gefunden haben, nie aber bei Cariesimmunität. Von deutschen Autoren hat neuerdings besonders GINS die Ansicht vertreten, daß bestimmte Erreger, anaerobe Streptokokken in Frage kämen. Er zieht aus seinen Forschungsergebnissen sehr weittragende Folgerungen in Bezug auf Übertragung der Erreger, auf Therapie (Vaccine!) und Prophylaxe. Es fällt indessen nicht leicht, seine Ansicht in Einklang mit den Lehren aus der Geschichte der Caries besonders bei Tieren der Tertiärzeit zu bringen. Auch was bisher über die Rolle der Ernährung und vor allem, was neuerdings von SPERANSKY über die Caries als Kettenleiden auf der Basis der Neurodystrophie gesagt wurde, scheint zunächst nicht so recht mit den Ausführungen über die Cariesbakteriologie übereinzustimmen. Neuere Untersuchungen haben aber einleuchtende Möglichkeiten eines Zusammenhangs zwischen Ernährung und Cariesbakteriologie erbringen können, so z. B. durch den Einfluß der Ernährung auf die Mundhöhlenflora überhaupt und auf das Verhältnis zwischen Symbionten und Antibionten, dann durch den Einfluß auf den Gehalt an Milchsäurebakterien im Magen-Darmtractus. Was dabei speziell den bacillus acidophilus betrifft, so berichten BECKS und andere, daß es ihnen bei über tausend Fällen gelungen sei, durch Diätänderung innerhalb weniger Wochen den B.-A.-Index weitgehend oder ganz zu reduzieren, womit eine drastische Abnahme der Carieshäufigkeit verbunden war.

Die konditionalen Momente.

Lokale Gruppe. Die Bedingungen, unter denen die Entstehung der Caries erfolgt, können zunächst am Zahn selbst zu suchen sein. So ist z. B. die *Zahnform* umso mehr cariesdisponierend, je mehr Haftstellen für gärungsfähiges Material eine Zahnkrone aufweist. In erster Linie sind hier die Fissuren zu nennen, aber auch foramina coeca, hypoplastische Schmelzdefekte können ebenso gut in diesem Sinne wirken, wie überstehende Füllungen oder abstehende Kronenränder. In gleicher Weise bedeutet eine eng gedrängte oder winkelige Zahnstellung eine Gefahr. Immer kommt es als entscheidend darauf an, ob die Kronenoberfläche möglichst allseitig von der natürlichen und künstlichen Reinigung erfaßt wird. Energisches Kauen fester Nahrungsbestandteile mit einer energischen Friktion des Speisebreies wird ein längeres Verweilen von gärungsfähigem Material oder von Bakterienplaques am besten bekämpfen, besonders wenn es von einer richtig betriebenen künstlichen Zahnreinigung unterstützt wird — vorausgesetzt eben, daß keine der Reinigungsmöglichkeit entzogenen Schlupfwinkel oder Retentionsstellen vorhanden sind oder aber die normale Okklusion nicht gestört ist.

Nächst der Zahnform spielt die *Zahnstruktur* als die Caries begünstigend oder nicht begünstigend eine große Rolle. Ein gut entwickelter und gut mineralisierter Zahn wird den die Caries auslösenden Bakterien und Säuren gegenüber eine größere

Widerstandsfähigkeit entgegensetzen wie ein schlecht verkalkter Zahn. Es sei hier nur an das erinnert, was über die Entwicklungsstörungen, bedingt durch Vitaminmangel oder Dysfunktion der endokrinen Drüsen gesagt wurde. Wie weit bei schlecht verkalkten Zähnen noch nachträglich eine Mineralisation des Schmelzes stattfinden kann, ist umstritten, dagegen scheint eine lokale Behandlung mit Fluor den Schmelz widerstandsfähiger zu machen. Daß die Freilegung von Wurzelzement an diesem das Auftreten von Caries begünstigt, kann uns bei dem relativ hohen Gehalt des Zementes an organischen Substanzen und damit an reichlicherem Nährboden für die Bakterien nicht überraschen. Auch vom Zahnfleischrande her können Gefahren drohen. Die von GINS angegebene neue Untersuchungsmethode mit einem Abklatschverfahren hat über die Bakteriensiedlungen am Zahnfleischrand mancherlei wichtige Aufschlüsse gebracht.

Ein Faktor, dessen Bedeutung nicht hoch genug eingeschätzt werden kann, sind *die Speichelverhältnisse*. Kann doch der Speichel in ganz besonderem Maße zur Entwicklung oder Verhütung von Caries beitragen. Da ist es zunächst die Speichelmenge, die eine erhebliche Rolle spielt. Je mehr Speichel, um so stärker auch im allgemeinen die Verdünnung der im Munde entstandenen Gärungssäuren, um so stärker aber auch der mechanische, reinigende Effekt des Speichels. Neben der Aufgabe, als Spül- und Reinigungsmittel sowie zur Säurenverdünnung zu dienen, hat der Speichel weiterhin die Fähigkeit, als Pufferungsmittel für Säuren und Alkalien aufzutreten. Diese letztere Aufgabe hängt eng mit dem p_H-Wert des Speichels zusammen. Als normalen Durchschnittswert für den p_H-Wert des gemischten Tagesspeichels nimmt MATHIS $6{,}75 \pm 0{,}2\ p_H$ an. Doch gibt es eine Reihe von Schwankungen. In der Regel liegt die Reaktion im Mittel nahe dem Normalpunkt. Eine gewisse Bedeutung mißt man auch der Viscosität des Speichels zu, die im wesentlichen durch den Gehalt an Mucin bestimmt wird. Stark viscöser Speichel kann nach WANNENMACHER u. a. cariesfördernd wirken, doch kann gelegentlich auch starker Mangel an Mucin nachteilig sein. Bemerkenswert sind beim Speichel vor allem noch sein Gehalt an Calcium und Phosphor, an Magnesium und an Rhodan. Nicht zu vergessen ist natürlich die Beziehung des Speichels zur Mundhöhlenflora, die sich je nachdem in cariesbegünstigendem wie verhütendem Sinne äußern kann. Man ersieht allein schon aus dieser kurzen Aufzählung, wie außerordentlich vielseitig die Rolle des Speichels beim Cariesgeschehen ist, und so kann es nur begrüßt werden, wenn man neuerdings derselben wieder mehr Aufmerksamkeit schenkt. Es sind hier sicher noch wertvolle Aufschlüsse, auch im Bezug auf die Bakteriologie der Mundhöhle zu erwarten. So findet neuerdings der Ammoniakgehalt des Speichels erhöhte Beachtung, weil man in ihm ein wichtiges Vorbeugungsmittel gegen Caries glaubt gefunden zu haben.

Allgemeine Gruppe. Hierher gehören außer den schon früher erwähnten Fragen der Ernährung und der inneren Sekretion noch Fragen wie die nach Lebensalter, Geschlecht, Konstitution, Rasse, Vererbung, Psyche, Umwelt.

Bei der *Ernährung* haben wir schon den Einfluß kennengelernt, den sie auf die Entwicklung des Zahnes nimmt und damit seine größere oder geringere strukturelle Widerstandsfähigkeit gegen Caries bestimmen kann. Es besteht aber kein Zweifel, daß auch für den fertig entwickelten Zahn die richtige Zusammensetzung der Nahrung mit Sicherung des nötigen Wirkstoffbedarfs ein endogener cariesverhütender Faktor von großer Bedeutung ist. Das geht ebenso aus dem Tierexperiment wie aus der Geschichte der Caries hervor. — Über die Bedeutung des *endokrinen Apparates* und seiner Produkte für das Cariesproblem ist das Wesentlichste schon gesagt worden. — Was das *Lebensalter* im Rahmen der konditionalen Momente anlangt, so ist ein Anstieg der Cariesfrequenz in der Pubertätszeit eine sehr häufig gemachte Beobachtung. Sie findet ihre Erklärung wohl am leichtesten mit dem Hinweis auf die hormonale Seite. Dieser Welle geht schon eine erste voraus in den Jahren des Wechselgebisses, was mit der hohen Cariesziffer im heutigen Milchgebiß zusammenhängt. Eine dritte Welle ist sehr oft bei einem Alter von 45—50 Jahren zu konstatieren, offenbar auch mit hormonalen Fragen zusammenhängend. Bemerkenswert ist, wie hoch die Cariesfrequenz heute schon bei Kleinkindern ist. Rund 40% dreijähriger Kinder sind nach einer Statistik bereits carieskrank, wenigstens soweit Stadtkinder in Betracht kommen.

Was das *Geschlecht* anbelangt, so wird allgemein angenommen, daß das weibliche Geschlecht mehr von Caries befallen wird als das männliche. Früher war dieser Unterschied wohl noch stärker ausgeprägt als heute, wo die ungeheure Verbreitung der Caries kaum mehr einen Unterschied aufkommen läßt. Als Gründe hat man u. a. angegeben: das frühere Einsetzen der Pubertät, den Einfluß der Gravidität und nicht zuletzt auch eine erhöhte konstitutionsbedingte Aufgeschlossenheit für die Caries beim weiblichen Geschlecht. Die letzteren Worte führen über zu der Frage, wie weit die *Konstitution* überhaupt als endogener Faktor bei der Caries in Betracht kommt. Die Antwort auf diese Frage lautet sehr verschieden. Im großen und ganzen kann man die heutige Lehrmeinung dahin zusammenfassen, daß Beziehungen von der Cariesfrequenz zu den bekannten Konstitutionstypen (KRETSCHMER) ohne weiteres denkbar sind, darüber hinaus können wohl auch angeborene und erworbene besondere konstitutionelle Eigenschaften Einfluß auf die Cariesfrequenz gewinnen. Daß die schädigenden Faktoren jedoch bereits zu einer allgemeinen Konstitutionskrankheit geführt hätten, wie neuerdings vielfach behauptet wird, deren Symptom die Caries ist, dafür fehlt es an ausreichenden Beweisen. Wie weit die *Rasse* einen Einfluß auf die Carieshäufigkeit hat, wird wohl in erster Linie davon abhängen, wie weit eine Rasse sich ihre Ursprünglichkeit bewahrt hat, sei es durch geringere Berührung mit der Zivilisation, sei es durch größere Widerstandsfähigkeit gegen deren Einflüsse verbunden mit der Beibehaltung einer strengeren Auslese. E. HOFFMANN kam auf Grund einer neuen Zusammenstellung zu folgendem Ergebnis: Die Cariesresistenz gewisser Rassen ist keine unbedingt feststehende Eigenschaft, sondern ein von Umwelteinflüssen abhängiger Zustand. Die große Anfälligkeit unserer Rassen gegenüber der Caries ist zwar durch eine vererbbare Disposition bedingt, die aber durch ein der Natur wieder angepaßtes Leben zum Verschwinden gebracht werden kann. — Was die Rolle der *Vererbung* anlangt, so ist natürlich klar, daß es sich dabei nur, wie wir auch eben gehört haben, um die Vererbung einer erhöhten Cariesdisposition handeln kann, nicht aber der Caries selbst. Nach GINS sollen ja die carieserregenden Mikroorganismen erst durch Eltern, Ammen usw. in die Mundhöhle des Säuglings übertragen werden. Eine Dispositionsvererbung ist ohne weiteres denkbar auf dem Wege über cariesbegünstigende konstitutionelle Verhältnisse, über ererbte Kieferformen, Zahnstellungen, Bißformen usw. Wie weit ganz allgemein als Ursache für die heutige Cariesausbreitung die Vererbung einer biologischen Minderwertigkeit in den letzten Generationen angesehen werden darf, darüber gehen die Ansichten sehr auseinander. Noch stärker allerdings gehen die Ansichten auseinander hinsichtlich der Bedeutung des *seelischen Faktors* für die Zahncaries. Jedoch mehren sich in der letzten Zeit die Stimmen, die eine, wenn natürlich auch nur indirekte Beeinflussung des Gebißgesundheitszustandes vom seelischen Faktor her für möglich halten. Man denkt dabei u. a. an den psychischen Einfluß auf die Reaktionsfähigkeit und Abwehrfähigkeit gegenüber vielen physischen Reizen, dann weiter an den Weg von der psychischen Seite her über das vegetative Nervensystem zu dem hormonalen Geschehen usw. Jedenfalls: eine Ablehnung des seelischen Faktors erscheint doch wohl nicht mehr gerechtfertigt.

Zum Schlusse noch ein paar Worte über die *Umwelt* in ihrer Bedeutung für die Zahncaries. Hier ist es eine ganze Reihe von Momenten, die Berücksichtigung verdienen. Dazu gehört z. B. das Klima, besonders im Zusammenhang mit der Sonnenbestrahlung, dann der Boden mit den Früchten, die er hervorbringt, dann das Wasser mit seinem größeren oder geringeren Kalkgehalt. Anderseits ist bei dem Begriff Umwelt im vorliegenden Zusammenhang auch an die Verstädterung zu denken mit dem ganzen nervenbelastenden Verkehr, mit dem beruflichen Hetzen, der unzweckmäßigen Lebensweise usw. Man braucht als Gegenstück dazu sich nur an die wesentlich günstigeren Cariesziffern bei Landkindern zu erinnern! Natürlich spielen dabei auch wieder die Ernährungsverhältnisse herein. Die Industrialisierung, wie sie bei der Städteernährung (Brot!) nachgerade Selbstverständlichkeit geworden ist und wie sie zur größten Gefahr für die ausreichende Zufuhr von Wirkstoffen wurde, ist von der Großstadt nicht zu trennen. Letzten Endes wird ja immer ein wichtiger Grund für eine Cariesbegünstigung der bleiben, daß die Harmonie zwischen Klima, Boden und Lebensweise aufgehoben wurde und der Mensch „Zentralheizungsstubenmensch" (SCHULTZ) mit „unorganisch gewordener Lebensordnung" (KLUSSMANN) geworden ist. —

Kurz sei hier noch einmal des neuen Werkes von GOTTLIEB über die Zahncaries gedacht. In diesem Werke werden Gedanken und Ansichten entwickelt, die sich sehr weit von den bisherigen Lehren entfernen. So hat nach GOTTLIEB die oben beschriebene Säurewirkung nichts mit Caries zu tun. Diese (die Caries) breitet sich vielmehr zuerst entlang den organischen Komponenten des Schmelzes (Lamellen und Prismenschläuche) aus in ähnlicher Weise wie die färbende Wirkung des Argentum nitricum: dabei werden diese Komponenten schließlich aufgelöst. Nunmehr werden auch die besser verkalkten Prismen befallen und nekrotisch. Die cariöse Höhle, das „Loch im Zahn", ist das Endresultat der nekrotisierenden oder vielmehr proteolytischen Wirkung, einer Wirkung, die wahrscheinlich ausgeht von spezifischen Organismen (Pyogenes aureus), welche ein gelbes Pigment liefern. Man darf gespannt sein, wie weit diese neuen Gedanken bestätigt werden und sich durchzusetzen vermögen.

Die allgemeinen Betrachtungen über die Caries und ihre Ätiologie sollen nicht geschlossen werden, ohne noch kurz auf den vorhin erwähnten Autoren SPERANSKY einzugehen. Nach seiner Lehre wird das Nervensystem in den Vordergrund krankhaften Geschehens gestellt und entscheidend beteiligt. Wird das Nervensystem durch irgendwelche periphere Reize in Gang gebracht, so organisiert es nach dem Zentrum zu Herde weiterer kumulativer Reizung innerhalb seines Systems, nach der Peripherie zu aber die äußeren Erscheinungen der Krankheit (nach einem Referat von ROQUES). Als solche äußeren Erscheinungen fand SPERANSKY neben der Paradentose bei seinen Tierversuchen auch die Caries! Sonach könnte mindestens für das gehäufte Auftreten von Caries in einem Munde auch an die Neurodystrophie SPERANSKYs als bedingend gedacht werden. In Analogie zu der Fokalinfektion müßten dabei allerdings die bakteriellen Carieserreger dann auch mehr die Rolle von Indikatoren wie von Initiatoren spielen.

Schon vor SPERANSKY hat RIECKER in seiner „Relationspathologie" den Neuralfaktor beim Krankheitsgeschehen betont und auf die hohe Bedeutung des zwischen Nervensystem und Gewebe vermittelnden Gefäßnervensystems hingewiesen. Aber indem er, wie SUTERMEISTER es formuliert hat, dem Neuralfaktor nur eine zeitliche und keine wirkliche Vorrangstellung zubilligt, läßt er der Peripherie doch gewissermaßen eine relative Selbständigkeit. Bei SPERANSKY verlockt zunächst die experimentell erzeugte Cariesentstehung; daß es sich bei ihm aber doch um eine Überbewertung des Zentralnervensystems handeln dürfe, hat TONUTTI durch neue Experimente gezeigt. Danach kann, vom Ganzheitsstandpunkt aus gesehen, auch für die Caries der Satz von TONUTTI Geltung haben, wonach *sowohl zentraler Impuls wie örtlich auslösender Reiz oder Erreger Bedingung sind, damit überhaupt eine Krankheit entstehe.*

Vielleicht hilft ein Wort von SIEGMUND das Verständnis für die Beziehung von den Bakterien zum Gesamtorganismus erleichtern, das lautet: ,,Jede Änderung in den Geweben des Makroorganismus bedeutet für die Mikroorganismen eine Änderung ihres Nährbodens und damit ihrer Lebensbedingungen und Lebensäußerungen."

c) Statistisches.

Schon seit langem war aufgefallen, daß nicht alle Zähne gleichmäßig häufig von Caries befallen werden, und es existiert auch hierüber eine große Zahl von Statistiken, deren umfangreichsten eine diejenige von KLÖSER ist. Darnach verfällt der 1. Molar weitaus am häufigsten der Caries; dann folgen die 2. Molaren. die oberen Prämolaren und Schneidezähne, hierauf die unteren 2. Prämolaren. die Weisheitszähne und die oberen Eckzähne. Zuletzt kommen der Häufigkeit nach die unteren 1. Prämolaren, die unteren Eckzähne und als scheinbar am widerstandsfähigsten die unteren Schneidezähne. Neuere Statistiken, die sich auch auf großes Material stützen, so von BREKHUS und HYATT bestätigen im wesentlichen die vorstehenden Ziffern. Besonders auffallend ist das *Überwiegen der Caries beim 1. Molaren.* LIPSCHÜTZ fand, daß das Verhältnis der kariösen 1. Molaren zu den 2. etwa 4 : 1 beträgt. Man hat natürlich nach Gründen für ein so auffälliges Verhalten des 1. Molaren gesucht. Als solche gibt KANTOROWICZ an: daß er am ehesten durchbricht, daß er eine sehr furchenreiche Oberfläche hat und vor allem, daß er meist längere Zeit neben cariösen Milchmolaren steht, so daß eine sogenannte Kontaktcaries möglich ist. Interessant ist in diesem Zusammenhang, daß neuerdings die Zahl der Autoren, welche den 1. Molaren überhaupt noch zum Milchgebiß rechnen, immer größer wird.

Aus den vorerwähnten Statistiken geht ferner hervor, daß die *Zähne des Oberkiefers viel häufiger von Caries heimgesucht werden als diejenigen des Unterkiefers.* Bei den Schneidezähnen z. B. stellt sich nach den Untersuchungen von MAGITÔT das Verhältnis zwischen Cariesfrequenz im Ober- und Unterkiefer wie 20 : 1 (1. Schneidezahn) und 24 : 1 (2. Schneidezahn). Bei den übrigen Zähnen ist das Mißverhältnis nicht so schroff, aber doch auch unverkennbar. Eines der interessantesten Ergebnisse bei den neueren Statistiken ist der *Unterschied zwischen rechts und links* in den beiden Kiefern. Im Oberkiefer überwiegt in bezug auf Cariesfrequenz nach Untersuchungen der Gebr. LUX die linke Seite, im Unterkiefer die rechte Seite.

Eine alte Beobachtung ist auch, daß die Cariesfrequenz bei ein und demselben Individuum im Laufe der Jahre wechselt. Auf Grund der Statistiken von RÖSE. KLÖSER, PORT u. a. ergibt sich eine Kurve, die im Laufe eines Lebens drei stärkere Anstiege aufweist; der erste fällt in das 5.—8. Lebensjahr, der zweite in das 15. bis 20. (Pubertätszeit!) und der dritte in die Zeit nach dem 45. Lebensjahre.

Im *Milchgebiß* ergibt sich nach den Statistiken eine annähernde Übereinstimmung mit den Verhältnissen im bleibenden Gebiß; nur der Milcheckzahn scheint häufiger der Caries zu verfallen als der bleibende Eckzahn. Ob im ganzen die Caries im Milchgebiß häufiger oder seltener ist als im bleibenden Gebiß, darüber gehen die Ansichten etwas auseinander. Eine auffällige Erscheinung ist die ungewöhnlich frühe und starke Ausbreitung von Caries bei manchen Kindern; so sieht man mitunter Gebisse von Drei- und Vierjährigen, bei denen bereits an sämtlichen Zähnen der Schmelz zerstört ist und überhaupt nur noch Stummeln stehen, die allerdings oft noch überraschend gut funktionieren. Gerade in diesen Fällen kann man nicht umhin. an konstitutionelle Faktoren zu denken.

Lokalisation der Caries.

Auf den vorhergehenden Seiten ist mehrfach von Prädilektionsstellen die Rede gewesen, Stellen, an denen Speisereste besonders hartnäckig haften können. Diesen

228 Spezielle Pathologie und Therapie der Zahn- und Mundkrankheiten.

Prädilektionsstellen entspricht auch in erster Linie die Lokalisation der Caries. Man hat danach unterschieden:
1. Beginn der Caries von den Furchen und Grübchen aus (Abb. 248).
2. Beginn der Caries an den Approximalflächen (Abb. 249).
3. Beginn der Caries an der freien Zahnoberfläche (Zahnhals) (Abb. 250).
4. Beginn der Caries unterhalb der Schmelzgrenze (Abb. 251).
5. Beginn der Caries unter pathologischen Verhältnissen (Zahnstellung) (Abb. 252).

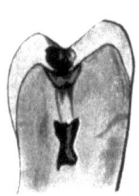 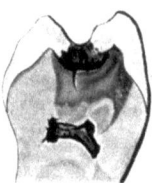 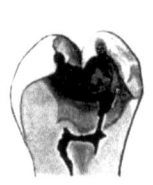 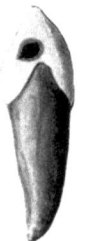 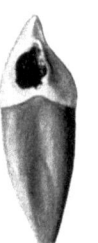 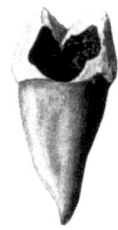

Abb. 248. Beginn der Caries von Furchen aus.

Abb. 249. Beginn der Caries von der Approximalfläche aus.

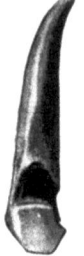 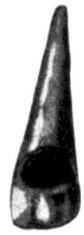 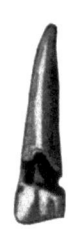 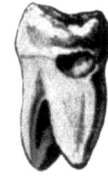 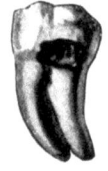 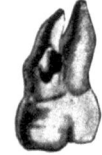

Abb. 250. „Bäckercaries". Beginn der Caries am Zahnhals.

Abb. 251. Caries unterhalb der Schmelzgrenze, weiter fortgeschritten mit sekundärer Schmelzcaries.

Abb. 252. Caries an der freiliegenden Wurzel eines M.

d) Spezielle Pathologie und Pathohistologie der Caries.

Als gesonderte Form wird mitunter die sogenannte zirkuläre Caries (FEILER) geführt. FEILER glaubt, sie in Zusammenhang mit rachitischen Knochenveränderungen bringen zu sollen und nimmt eine zonenförmige Schwächung des Schmelzes und Dentins von innen heraus an — wahrscheinlich infolge einer verminderten Kalksalzablagerung. Ein Zusammenhang mit Tuberkulose, wie er von einzelnen vermutet wurde, ist für die ringförmige Caries nicht anzunehmen (Abb. 253).

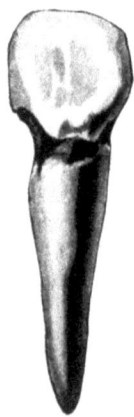

Allein schon die Verschiedenartigkeit der Struktur und der organischen Bestandteile bringt es mit sich, daß das feinere Bild der Caries in den verschiedenen Hartsubstanzen des Zahnes sehr verschieden ausfallen muß. Verfolgen wir den Weg, den die Caries etwa an der Approximalseite einer Krone von der Oberfläche bis zum Pulpacavum zurückzulegen hat, so ist zunächst das Schmelzoberhäutchen (in der Folge mit SOH bezeichnet) zu berücksichtigen, dann der Schmelz selbst und endlich das Dentin in seiner regulären und irregulären Form. Der Weg kann von dem Prozeß in sehr kurzer Zeit zurückgelegt werden, dann sprechen wir von *akuter Caries*; er kann aber auch sehr lange Zeit beanspruchen; ja oft genug scheint es, als ob der Prozeß überhaupt zum Stillstand

Abb. 253. Zirkuläre Caries.

gekommen wäre, dann sprechen wir von *chronischer Caries*. Die Bilder bei der akuten und bei der chronischen Form sind unter sich ebenfalls wieder verschieden genug, um gesondert besprochen zu werden.

α) **Die akute Caries (Caries florida s. humida).**
Das Verhalten des Schmelzoberhäutchens.

An den der natürlichen und künstlichen Reinigung schwer oder gar nicht zugänglichen Stellen findet sich auch in gepflegtem Munde auf dem Schmelzoberhäutchen ein dichter Belag von Fusobakterien und Streptokokken — das sogenannte Bakterienhäutchen (Abb. 254). Bei Cariesimmunität erträgt das SOH diesen Belag dauernd, ohne eine Veränderung aufzuweisen. Wird aber eine Caries

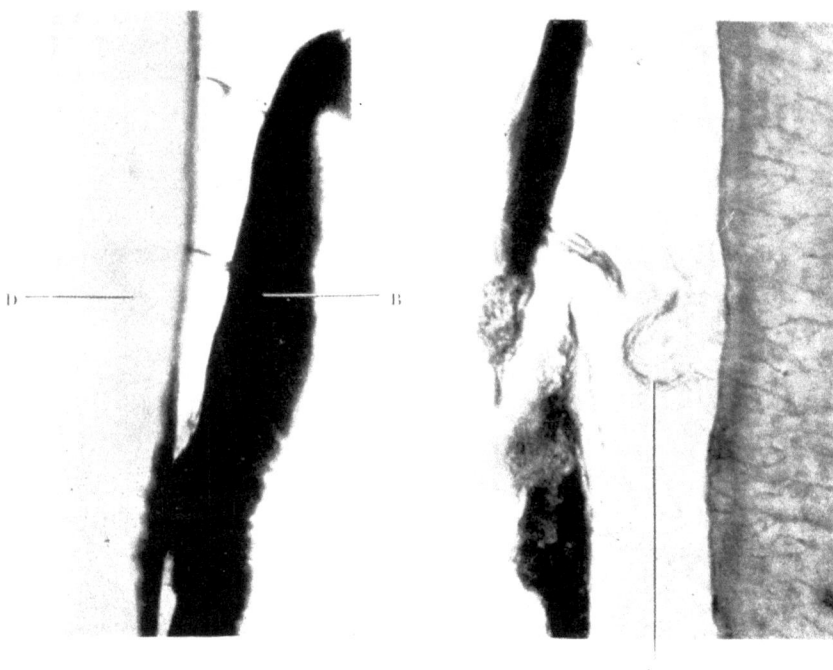

Abb. 254. „Bakterienhäutchen". Schmelzoberhäutchen mit Belag. B Belag. D Dentin.

Abb. 255. Zerstörung des Schmelzoberhäutchens durch Mikroorganismen. L Lamelle.

vorbereitet, dann setzt der Prozeß damit ein, daß unter der Säure- und Toxinwirkung der Bakterien das SOH in seinen oberen Lagen quillt und die Mikroorganismen sich in der aufgelockerten Schicht ausbreiten. Von hier aus wird die tiefer liegende Schicht des SOH zur Quellung und Aufnahme von Bakterien gebracht, bis schließlich das ganze SOH von Bakterien durchsetzt ist. Sobald die Mikroorganismen bis zum inneren Rand des Häutchens vorgedrungen sind, setzt auch bereits die Veränderung an der Peripherie des Schmelzes selbst ein. Besonders leicht gelingt anscheinend das Durchdringen des SOH an den Stellen, an denen die Schmelzlamellen in das Häutchen übergehen (Abb. 255).

Die Frage, wie steht es aber mit den vielen Stellen der Zahnkrone, an denen durch den Kauakt das SOH längst abgeschliffen worden ist, ist dahin zu beantworten, daß derselbe Faktor Kauakt stets hier für eine so gründliche Reinigung sorgt, daß im allgemeinen solange keine Caries möglich ist, als die Antagonisten in Funktion sind.

230 Spezielle Pathologie und Therapie der Zahn- und Mundkrankheiten.

Die Caries des Schmelzes.

Makroskopisch ist das Bild in den Anfangsstadien dadurch gekennzeichnet, daß die gleichmäßige Transparenz des Schmelzes unterbrochen wird und ein umschriebener Fleck entsteht, der entweder eine mehr *weißliche Farbe* hat (bei der akuten Caries) oder bräunlich *pigmentiert* erscheint (chronische Form). Beim Überfahren der Stelle mit der Sonde ist eine deutliche Rauhigkeit zu spüren. Die Veränderung der Transparenz hängt mit der eingetretenen oberflächlichen Entkalkung der Schmelzprismen zusammen. Der weitere Verlauf kann sich auch makroskopisch etwas verschieden gestalten, je nachdem ob der Prozeß sich an der glatten Zahnoberfläche abspielt — *Oberflächencaries* — (Abb. 256) oder in einer Fissur — *Fissurencaries* — (Abb. 257). Namentlich bei der letzteren sehen

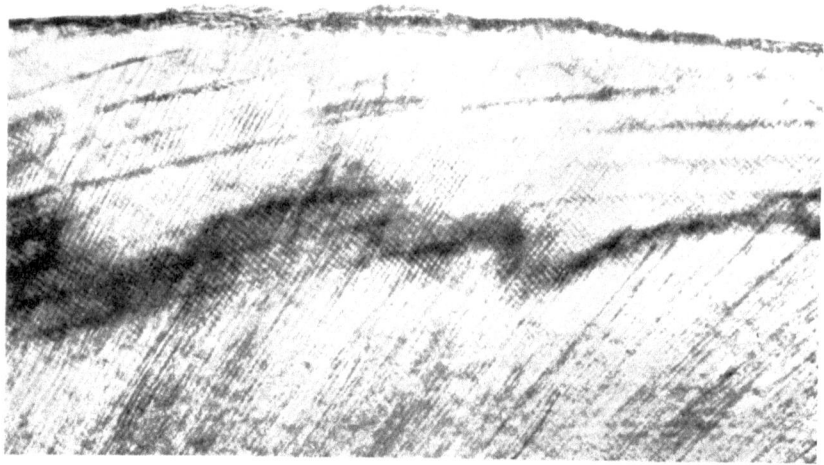

Abb. 256. Approximalseite eines 2. unteren Molaren. Oberflächliche Schmelzcaries. Schliff ungefärbt. Schwache Vergr. Deutliche Querstreifung der Prismen und Auftreten von Retziusstreifen im cariösen Schmelz. Dunkle Grenze G zwischen gesundem und cariösem Schmelz. Optik: Winkel Achrom. 12,6 mm. Kompl. Ok. 4.
(Aus EULER-MEYER.)

wir auch häufig das Bild der sogenannten *unterminierenden* Caries (Abb. 258) sich entwickeln. Dieses Bild ist um so eher zu erwarten, je besser die äußerste Schicht des Dentins verkalkt ist und damit dem Übergreifen der Bakterien und der Bakterienwirkung auf das Zahnbein Widerstand bietet.

Noch deutlicher tritt allerdings der Unterschied zwischen der Oberflächen- und Fissurencaries zutage, wenn man die Vergrößerung bei der Betrachtung zu Hilfe nimmt. Bei der Oberflächencaries ist das Fortschreiten entweder ein gleichmäßiges nach der Tiefe zu, oder es macht sich mehr die Kegelform — die Spitze nach dem Dentin zu gerichtet — bemerkbar. Bei der Fissurencaries dagegen ist entsprechend der Prismenanordnung auch die Tendenz zur seitlichen Ausbreitung meist unverkennbar. Manches ist allerdings auch beiden Formen gemeinsam, so das Auftreten der Querstreifung der Prismen, das stärkere Hervortreten der Retziusstreifen und das auffallend rasche Vordringen der Bakterien in den Schmelzlamellen.

Wenn die Caries auf ihrem Vormarsch die Schmelzdentingrenze erreicht hat, sehen wir sehr häufig eine Ausbreitung der Bakterien auch zwischen diesen beiden Substanzen, so daß eine regelrechte Unterminierung des Schmelzes eintritt (unterminierende Caries). Von der Unterminierungsstelle oder -spalte aus kann die Caries sich nun wieder im Schmelz weiter ausdehnen, diesmal aber von zentral nach peripher verlaufend (sogenannte rückläufige Schmelzcaries). Die unterminierten Stellen werden bei Druck leicht einbrechen.

Die Ausbreitung der Caries wird um so mehr begünstigt, je mehr organische Substanzen vorhanden sind, bzw. je mehr Teile des Schmelzgerüstes unverkalkt geblieben sind. Außer den bereits erwähnten Schmelzlamellen spielen in dieser Hinsicht noch die sogenannten Büschelformen (unverkalkte Prismen und Prismenzwischensubstanz) sowie teilweise noch die Retziusstreifen eine Rolle. Sprünge im Schmelz können wohl auch als besonderer Weg für die Bakterien dienen.

Was die *feinen Vorgänge bei der Schmelzcaries* anlangt (Abb. 259), so ist als erste Wirkung der in die tieferen SOH-Schichten gedrungenen Bakterien zu verzeichnen eine Entkalkung der periphersten Prismenabschnitte sowie der hier befindlichen interprismatischen Substanz, soweit auch in diese Kalksalze eingelagert werden; gleichzeitig tritt eine sehr deutliche *Querstreifung der Prismen* auf, auch erscheinen zunächst noch die Prismenränder schärfer konturiert, was

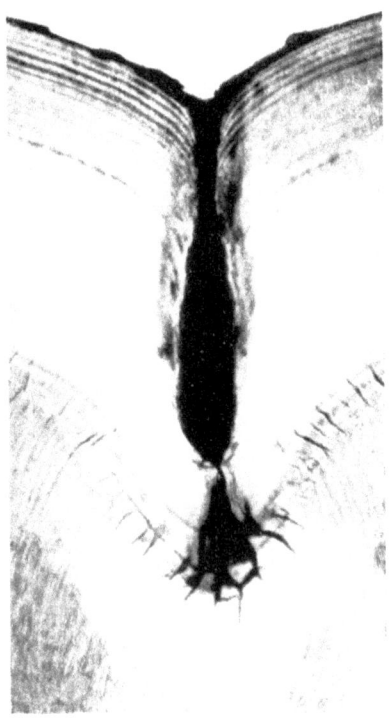

Abb. 257. Schmelzfissurencaries.

teilweise als Quellung der „Prismenhüllen" aufgefaßt wird. Allmählich verwischt sich aber die Zeichnung: es macht sich in den Prismen selbst an Stelle der Quer-

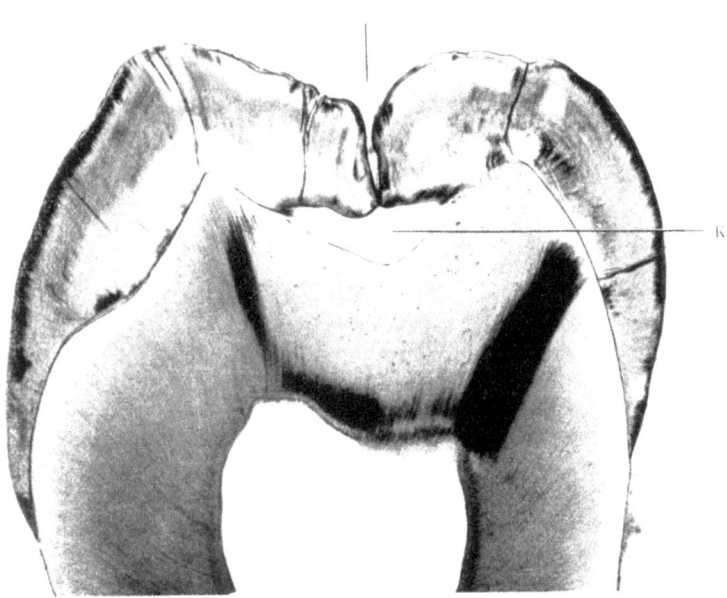

Abb. 258. Oberer 2. Prämolar. Unterminierende Schmelzcaries (K) von einer Fissur (F) ausgegangen. Schliff ungefärbt. Übersichtsbild. Optik: Winkel Luminar 26 mm. (Aus EULER-MEYER.)

232 Spezielle Therapie und Pathologie der Zahn- und Mundkrankheiten.

streifung eine Körnelung bemerkbar, die schließlich in eine wolkige Trübung übergeht, in welche nun auch die interprismatischen Bahnen einbezogen werden. Kleinste Partien am Rande geraten vollständig in Verlust, und so entstehen vielfach feinste V-förmige Zacken, die der Sonde als Rauhigkeit erscheinen. Die Einwanderung der Bakterien vollzieht sich in erster Linie in den entkalkten interprismatischen Bahnen, und von hier aus gelangen sie in das Prisma selbst, in dessen Zentrum sich anscheinend auch nach der Entkalkung wieder günstige Aus-

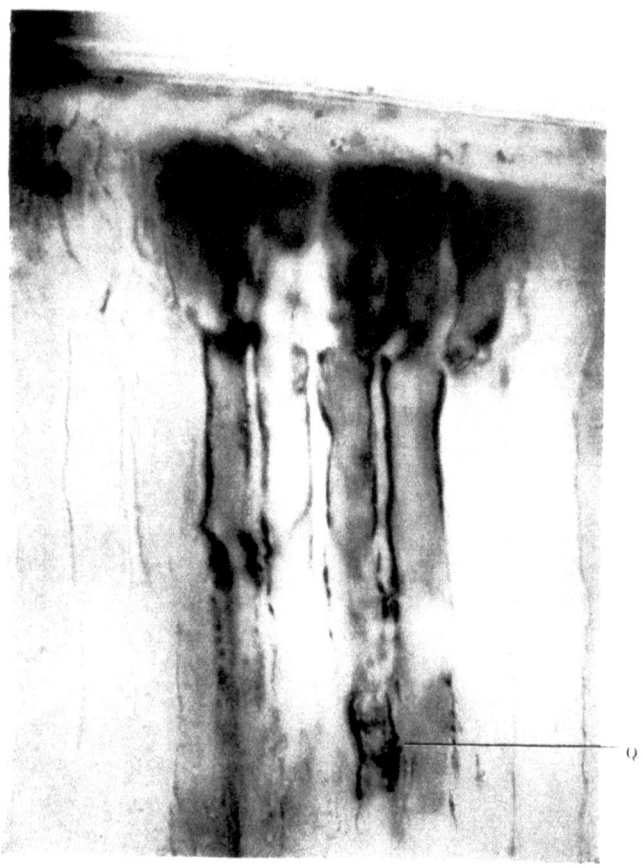

Abb. 259. Unterer 1. Molar. Weitere Entwicklung der Schmelzcaries. Schliff, Fuchsinfärbung. Sehr starke Vergr. Im oberen Teil des Bildes sind die Grenzen der Prismen verloren gegangen. Darunter beginnen die Konturen bereits zu verschwimmen. Bei Q Querstreifen in dem Prisma und Körnelung. Optik: Winkel Fluor. 1,4 mm. Kompl. Ok. 4. (Aus EULER-MEYER.)

breitungsbedingungen finden. Ob es auch im Schmelz eine transparente Zone als Grenze gegen den cariösen Herd hin gibt, wie dies neuerdings von einigen angenommen wird, ist nicht sicher; eine Grenzzone ist wohl vorhanden, doch könnte sie auch durch Sinterung gelöster Kalksalze und durch Pigmente entstehen.

Die Caries des Dentins.

Ist man im Schmelz mehr auf das morphologische Bild beim Studium der Caries angewiesen, so ist man beim Dentin um so leichter in der Lage, sich auch vom *biologischen* Ablauf des Prozesses eine klare Vorstellung zu machen, da uns ja hier die Beobachtung der einwandfrei belebten Dentinfortsätze der Odontoblasten zur Verfügung steht. Dadurch wird das Verständnis für die Ausbreitung der Caries wesentlich erleichtert. Daß wie beim Schmelz die Ausbreitung um so mehr begünstigt wird, je mehr unverkalkte Partien vorhanden sind, ist selbstverständlich: beim Dentin spielen hier die interglobulären Bezirke eine erhebliche Rolle. Wenn beim Schmelz über die Berechtigung, bei der Caries an eine Infektionskrankheit zu denken, auch gewisse Zweifel noch möglich sind, so fallen diese Zweifel um so mehr weg beim Dentin, das in den Kanälchen die Bahnen mit geordneter Ernährung enthält.

Der *biologische Ablauf der Dentincaries*. Er beruht, ganz kurz ausgedrückt, zuerst in einer *Stoffwechselstörung* in den Kanälchen als Fernwirkung der andringenden Bakterien, weiterhin in einer *Zerstörung der* TOMES*schen Fasern* durch die Durchsetzung mit Bakterien, dann von hier aus in einer *Entkalkung und Erweichung der Dentingrundsubstanz*, wodurch auch diese aufnahmefähig für die Bakterien wird. Den Schluß des Prozesses bildet endlich die *Auflösung der Dentinknorpelrückstände*.

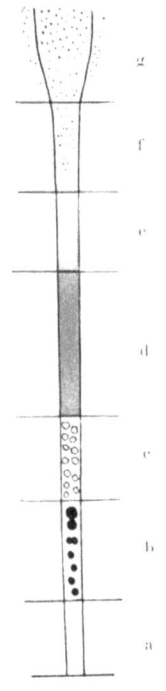

Abb. 260. Schematische Darstellung der Vorgänge im Dentinkanälchen bei Caries (unter teilweiser Benutzung der schematischen Zeichnung von FURRER). a Zone geringster Störung. b Zone der Fettspeicherung. c Zone der beginnenden Kalkausfällung. d Zone der Transparenz. e Auflösung der Transparenz. f Zone der Pionierpilze. g Pilzreiche Zone.

Die erste Fernwirkung — eine toxische — der Bakterien auf den Stoffwechsel der TOMESschen Fasern beruht darin, daß das angebotene Fett nicht mehr verarbeitet werden kann; es tritt infolgedessen eine *Anreicherung mit Fett* in den Kanälchen ein. Hier muß indessen darauf hingewiesen werden, daß vor allem nach den Untersuchungen von WEBER eine Verfettung der Odontoblastenfortsätze auch bei degenerierter Pulpa und ganz besonders bei eitrigen Prozessen sowie Pulpanekrose auftreten kann. Ebenso fand WEBER Verfettung an abgekauten Zähnen entsprechend den abgekauten Zahnteilen. WEBER sieht in dieser Verfettung ebenso wie bei der Caries ein Zeichen der Schädigung der protoplasmatischen Substanz. An die Verfettung schließt sich eine *Ausfällung von Kalksalzen*, zunächst in mehr körniger Form — Vorstufe des transparenten Dentins; die Kalksalzausfällung steigert sich, und es kann zur völligen Obliteration der Kanälchen kommen — *transparentes Dentin*. Inzwischen sind aber die Bakterien weiter vorgerückt, und nun macht sich die Nahwirkung auch der Säure geltend: die neuen Kalksalze in den Kanälen werden wieder aufgelöst (wobei auch wieder eine Zwischenstufe mit dem Bilde der Körnelung möglich ist). Nach Auflösung dieser Salze *treten nun die Bakterien in die betreffenden Kanalabschnitte selbst ein* und machen von hier aus ihre entkalkende und zerstörende Wirkung auch nach den Seiten hin über die Kanalwandungen hinaus geltend. — Der Prozeß spielt sich in dem befallenen Gebiete nicht in allen Kanälchen gleichmäßig und gleichzeitig ab, vielmehr können die Bakterien in einzelnen Kanälchen schneller vorrücken, und so entsteht eine Zone, die man mit FURRER als die *Zone der Pionierpilze* bezeichnen kann: die Bakterienzahl ist hier noch recht spärlich (Abb. 260 f).

Der von den Bakterien ausgehende Reiz macht sich aber nicht nur am peripheren Ende der Odontoblastenfortsätze geltend, *sondern auch an dem zentralen Ende*, d. h. im Odontoblastenbereich selbst, und hier sehen wir dann als Folge des Reizes erhebliche *Neuanlagerungen von meist irregulärem Dentin*. Auf die Dauer aber vertragen die Odontoblasten doch nicht den ständigen Reiz, und so ergibt sich als weitere Folge eine *Degeneration der Zellen*.

Mit der vorstehenden Darstellung ist vor allem FISH nicht einverstanden. Nach seinen Beobachtungen am Tier wie am Menschen wäre der Dentinabschnitt, dessen

Kanälchen durch irgendeinen Vorgang (mechanischer Insult, Caries) peripher geöffnet worden sind, *als tot anzusprechen*, und zwar von der Läsionsstelle ab, bei der Caries vom Kavitätenboden ab bis zur Appositionslinie des sekundären Dentins am primären Dentin. In diesem Gebiet sollen sich dann auch zunächst die Pionierpilze ausbreiten. An der Verbindungsstelle zwischen primärem und sekundärem Dentin ist nach FISH das erste Hindernis für die Cariesausbreitung zu sehen, da die Verbindungszone eine mehr oder weniger homogen verkalkte Zone darstellt, die zum mindesten keinen physiologischen Zusammenhang zwischen den Dentinkanälchen des primären und sekundären Dentins bestehen läßt.

Das *makroskopische* Bild. Hier tritt der Unterschied zwischen der chronischen und der akuten Form ganz besonders scharf zutage. Während bei der chronischen Form die Oberfläche oft von einer solchen Härte und scheinbaren Glätte sein kann, daß geradezu eine Verkennung des Bildes möglich ist, und der früher gebrauchte Ausdruck „ausgeheilte Caries" durchaus verständlich wird, stellt sich das makroskopische Bild bei der akuten Form wesentlich anders dar. Bei versteckten Kavitäten, wie z. B. an der Approximalseite bei dichtem Zahnstand, erscheint der bedeckende Schmelz an der Kaufläche je nach Ausdehnung der Kavität weißlichgrau bis dunkel, und erst sorgfältiges Sondieren oder eine Röntgenaufnahme klären über die wahre Ursache der Verfärbung des Schmelzes auf; auf alle Fälle müssen solche Farb- oder Transparenzveränderungen an den Approximalabschnitten von Kauflächen sehr verdächtig auf vorhandene Caries sein.

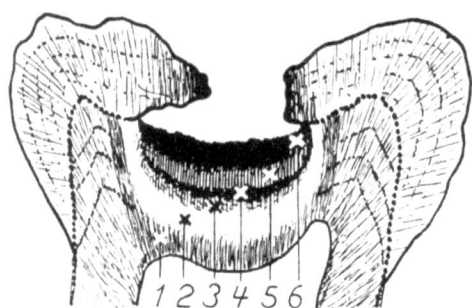

Abb. 261. Schematisches Übersichtsbild der Carieszonen nach FURRER.

Bei freiliegenden Kavitäten haben wir zunächst fast stets einen kleineren Zugang im Schmelzmantel als er der wirklichen Ausdehnung des Herdes entspricht. Als oberste Schicht des Herdes selbst haben wir gewöhnlich eine schmierige, säuerlich oder übelriechende Masse vor uns, die aus Speisepartikeln, in Auflösung begriffenen Dentinrückständen und gewaltigen Mengen saprophytischer Bakterien besteht. Die Farbe ist dunkel, schwankt aber etwas je nach der Nahrung und der Art der Pilze. Wischt man die schmierige Masse weg, so erscheint eine konsistentere, im ganzen aber doch noch sehr weiche Schicht von bräunlicher Farbe, die dem erweichten, aber noch nicht aufgelösten Dentin entspricht und für spitze oder scharfe Instrumente ohne weiteres durchgängig ist. Darunter kommt eine härtere Zone von hellerem Braun, in der wir teils die Zone der Pionierpilze, teils diejenige der beginnenden Erweichung zu sehen haben. Endlich schließt sich über dem normalen Dentin noch an eine sehr harte, hellbraune bis weißliche Schicht — diejenige des transparenten Dentins. Makroskopisch ist die letztere allerdings nicht ohne weiteres zu entscheiden. Selbstverständlich braucht der Befund bei einer cariösen Höhle nicht immer genau nach diesem Schema zu sein; namentlich die sich mehr flächenhaft als tief ausbreitenden Cariesherde können auch makroskopisch Abweichungen vom Schema mit sich bringen (Abb. 261).

Das *histologische Bild*. Aus Mangel an Raum kann hier nicht auf alle Einzelheiten eingegangen werden; wer sich für diese interessiert, findet eine erschöpfende Darstellung in den Lehrbüchern der Zahnpathohistologie. Über die Anreicherung mit Fett in den Kanälchen orientiert Abb. 262. Hier erscheint das Fett zunächst nur in Tröpfchenform; im weiteren Verlauf aber wird die Verfettung eine voll-

Zahncaries.

ständige, was sehr schön mit Scharlach- oder Sudanfärbung zum Ausdruck gebracht werden kann. Als weitere Folge der Stoffwechselstörung haben wir die Häufung von Kalksalzniederschlag in den Kanälchen kennengelernt, die sich auch auf die unverkalkt gebliebenen Interglobularbezirke erstrecken kann und zur Bildung von transparentem Dentin führt (Abb. 263). Neuere Untersuchungen haben übereinstimmend gezeigt, daß die transparente Zone ein ganz besonders geringes Maß von Durchlässigkeit besitzt. Die Transparenz erklärt sich aus dem veränderten optischen Verhalten infolge der Kalksalzanreicherung. Bei der späteren Auflösung dieser neuen Kalksalze beobachtet man mitunter Schrumpfung der Fasern und Segmentierung derselben, womit die sogenannten WELLAUERschen Blitzfiguren erklärt sind; die Segmente bestehen dann in der Hauptsache nur noch aus der fester gefügten Wandschicht der TOMESschen Fasern (NEUMANNsche Scheide).

Nunmehr rücken in einzelnen Kanälchen die ersten Bakterien vor (Abb. 264); je näher der Pulpa zu, um so spärlicher sind sie; peripher liegen sie dichter, und eine größere Zahl von Kanälchen erscheint infiziert; meist ist es nun ein Komplex von Kanälchen, zwischen welchen und dem nächsten Komplex noch reichlich bakterienfreie Partien sein können, bis auch diese völlig mit Bakterien durchsetzt sind. Mit der nun auch einsetzenden Entkalkung der Kanalwände und Zwischensubstanz und dadurch entstandenen Nachgiebigkeit derselben können sich einzelne Kanalabschnitte unter dem Wachstumsdruck der Bakterien stark ausdehnen; die Zwischensubstanz verschwindet, und durch Konfluieren entstehen sogenannte Kavernen, die zuerst mehr Rosenkranzform annehmen und sich später zu großen Lücken ausdehnen. (Abb. 265).

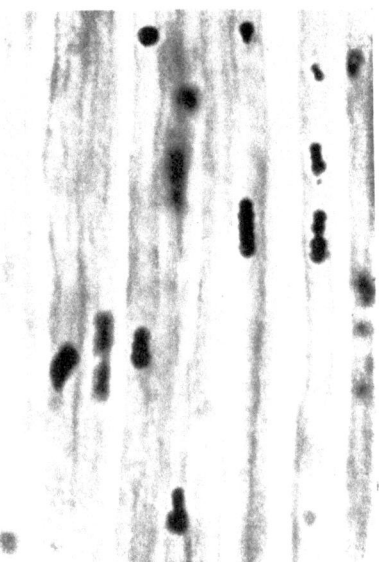

Abb. 262. Anreicherung mit Fett in den Dentinkanälchen.

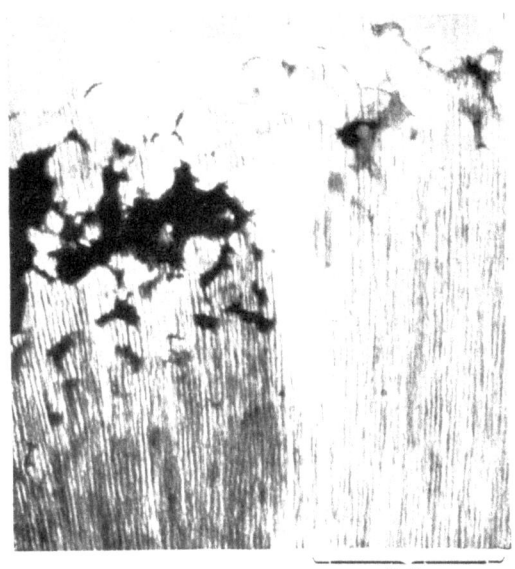

Abb. 263. Transparentes Dentin (T. D.).

Bei der Entkalkung der Zwischensubstanz zwischen den Kanälchen tritt nach und nach das Fasergerüst der Dentingrundsubstanz immer deutlicher zutage; zuerst werden die ringförmig verlaufenden Fasern und später auch die zu den Kanälchen parallel ziehenden Fasern gesondert färbbar. Gleichzeitig entstehen auch Spalten, die senkrecht oder im Winkel zu den

236 Spezielle Pathologie und Therapie der Zahn- und Mundkrankheiten.

Kanälchen stehen und auf die bei der Dentinentwicklung schichtweise erfolgende Kalkanlagerung sowie einen besonderen Faserverlauf zurückzuführen sind. Sie sind mit den vorhin erwähnten Kavernen nicht zu verwechseln und tragen die Bakterieninvasion auch in die seitlichen Partien.

Das erweichte und in Auflösung begriffene Dentin überrascht oft durch merkwürdig gut erhaltene Röhrchen, und gerade dieser Befund ist bei dem alten Streite, ob die Odontoblastenfortsätze in isolierbaren Röhren, den NEUMANNschen Scheiden, ruhen, oder ob es die resistenten Kanalwände selbst sind, die wir vor uns sehen, immer hervorgehoben worden. Es kann aber heute kaum mehr einem Zweifel unterliegen, daß die Röhrchen nichts weiter sind als die verdichtete Corticalschicht der Odontoblastenfortsätze selbst, die eine erstaunliche Wider-

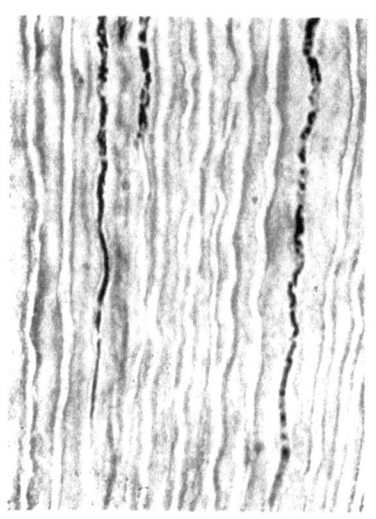

Abb. 264. Zone der Pionierpilze.

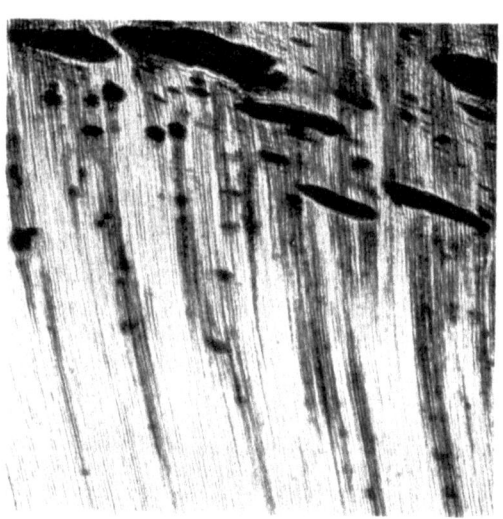

Abb. 265. Kavernenbildung.

standsfähigkeit gegen Säuren besitzen kann. Im übrigen sieht man in dem erweichten Teil ungeheure Mengen von Bakterien und namentlich von dicken langen Fäden; auch eingepreßte Speiseteile finden sich.

Das vorstehend geschilderte histologische Bild kehrt im allgemeinen ziemlich regelmäßig wieder. Gewisse Abweichungen beobachten wir nur bei der *Caries des irregulären Dentins*, da hier die Gleichmäßigkeit der Kanalbahnen fehlt; statt dessen spielen die Spaltbildungen eine größere Rolle. Auch bei der sogenannten *Wurzelcaries* ist das Bild nicht das gleiche; hier erfolgt die Infektion der Dentinkanälchen hauptsächlich in zentrifugaler Richtung vom Wurzelkanal aus.

Die Caries des Zementes.

Eine Zementcaries entwickelt sich meist dann erst, wenn die Wurzeloberfläche schon frei gelegen war. Der Freilegung geht aber zumeist eine Überwucherung mit Epithel voraus, und aus diesem bildet sich auf dem Zement *eine Cuticula*, die in ihrem Verhalten der Caries gegenüber dem Schmelzoberhäutchen gleichgestellt werden kann. Auch hier findet erst eine Quellung und Durchsetzung mit Bakterien statt, dann wird der Zementmantel selbst angegriffen. Im *Bereich des Faserzementes* macht sich die Entkalkung in erster Linie in dem Ansatz der SHARPEYschen Fasern bemerkbar, und hier sowie in den Saftlücken erfolgt auch die Einwanderung der Bakterien. Haben diese auf solchem Wege die Oberfläche des Dentinkörpers erreicht, dann breiten sie sich zunächst mehr zwischen Zement und

Dentin aus; das Faserzement wird förmlich abgehoben und bricht dann leicht ab, ohne völlig zerstört zu sein (Abb. 266).

Im Osteozement vollzieht sich das Tiefenwachstum der Bakterien *in den Zementkanälchen*, die bis zur Oberfläche reichen und nach der Tiefe zu miteinander zusammenhängen; schließlich sind Zementhöhlen und Zementkanälchen ganz vollgepfropft mit Mikroorganismen, die sich nun auch seitlich nach der Zementgrundsubstanz hin durch Entkalkung auswirken können und dabei ähnlich wie beim Dentin das Fasergerüst der Grundsubstanz deutlich hervortreten lassen. Sobald beim Tiefenwachstum der Bakterien im lamellären Zement eine Lamellenzwischenschicht erreicht wird, die ja meist wenig oder gar nicht verkalkt ist, erfolgt ein ausgedehntes Wachstum in dieser Zwischenschicht, wobei ein Stück Lamelle nach dem anderen *abblättern* kann. Daneben kommt es aber auch zu völliger Erweichung und Auffaserung der Grundsubstanz, wodurch ebenfalls ein Teil Zement verlorengeht.

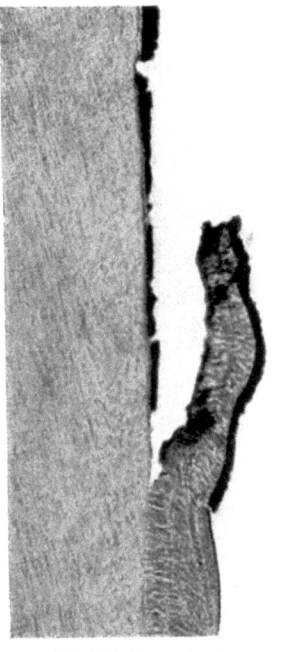

Abb. 266. Zementcaries.

β) Caries chronica.

Wesentlich größer ist der Unterschied im histologischen Bild bei der *chronischen Caries*. Um die mikroskopischen Befunde hier zu verstehen, ist notwendig, sich die Bedingungen klarzumachen, unter denen eine chronische Caries sich entwickelt. Wenn z. B. auf der Kaufläche eines Molaren eine akute Fissurencaries eingesetzt hat, die bald zur Unterminierung des Kauflächenschmelzes führt, so findet gärungsfähiges Material in den Unterminierungsnischen einen ausgezeichneten Schlupfwinkel, und die Ausbreitung der Caries nach der Tiefe zu kann rasch vor sich gehen; bricht aber der unterminierte Schmelz vollkommen ab, namentlich durch den Kaudruck, dann liegt die ganze Oberfläche des Krankheitsherdes bloß und wird durch die Friktion des Speisebreies fortan ständig gescheuert; auch das längere Verweilen von gärungsfähigem Material hat aufgehört. Damit entfällt der Säure- und Bakteriennachschub; es entfallen aber auch die bakterienreichen erweichten Dentinpartien, da sie dem Kaudruck nicht standhalten, und so vollzieht sich an der gleichen Krankheitsstelle der Übergang von der akuten Form der Caries in die chronische. Im Mikroskop sehen wir nur eine ganz kurze Strecke, in der die Bakterien in die Tiefe dringen. Darunter befindet sich reichlich transparentes Dentin (Abb. 267).

Eine gesonderte Rolle hat früher bei der Besprechung der Caries die sogenannte *rezidivierende Caries* gespielt. Es erübrigt sich aber, hier weiter darauf einzugehen, weil diese Form, von verschwindend wenig Fällen abgesehen, nichts weiter ist als ein Beweis dafür, daß bei der Behandlung der „primären" Caries nicht im gesunden Zahnbein gearbeitet wurde oder bei der Füllung der exakte Randschluß fehlte.

3. Die Erkrankungen der Pulpa und ihre Ausgänge.

Ehe auf die Erkrankungen der Pulpa selbst eingegangen wird, seien vorher ein paar Sätze über ihre Biologie eingeschaltet. Es ist ein besonderes Verdienst von G. FISCHER, daß er diesem Thema eine umfangreiche Bearbeitung hat angedeihen lassen. Unter anderen Ergebnissen seiner Forschung verzeichnet er, daß die Stauung in der Wurzelpulpa, die wir dort fast regelmäßig finden, eigentlich das Schicksal aller intakten Zähne ohne Ausnahme sei, ferner, daß die Stauung bereits in der Jugend als physiologischer Stoffwechselvorgang einsetzt und während des Lebens anhält; mit Beginn der Stauung stellt sich nach FISCHER sofort ein veränderter Mineralstoffwechsel in der Pulpa ein, wobei es zum Kalküberschuß kommt. Diese *Alkalose* erscheint FISCHER als eine Art Selbstschutz sehr wichtig.

In der Kronenpulpa tritt diese Stauung wenig oder gar nicht in Erscheinung, und daran mag es zum Teil wenigstens liegen, daß hier auch sonst noch *Unterschiede im biologischen Verhalten gegenüber der Wurzelpulpa* bestehen. Dazu gehört unter anderem, daß man nachträglich entstandene, höher organisierte Dentikel in der

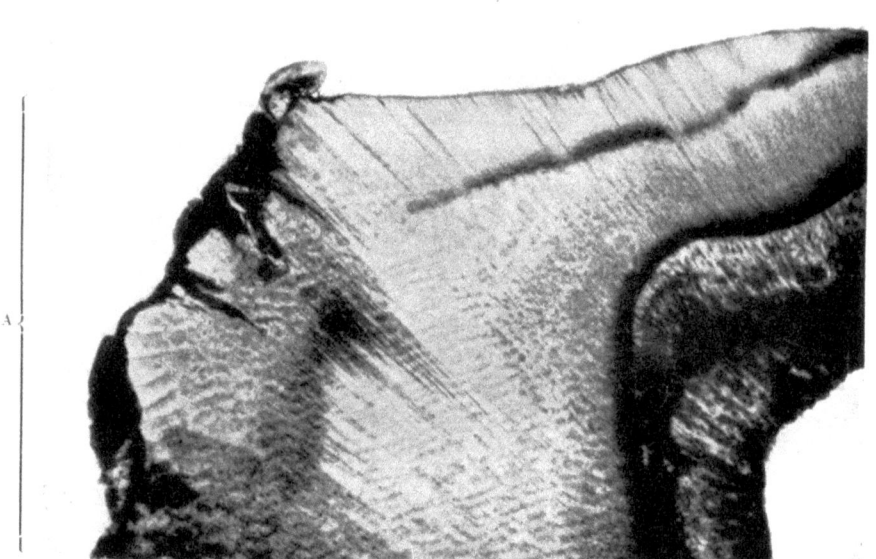

Abb. 267. 1. Molar. Caries chronica auf der Kaufläche (K), Caries humida an der Approximalseite (A). Hämatox.-Eosinfärbung. Ganz schwache Vergr. Optik: Winkel Achrom. 37 mm, Kompl. Ok. 4. (Aus EULER-MEYER.)

Kronenpulpa massenhaft finden kann, in der Wurzelpulpa dagegen fast nie; um so reichlicher treffen wir hier amorphe Kalkausfällungen, die nun wiederum in der Kronenpulpa viel seltener sind. Ferner: Im Wurzelkanal sind Resorptionsvorgänge an der Kanalwandung durch das Pulpagewebe etwas recht Häufiges, im Kronenpulpacavum dagegen ein sehr seltenes Vorkommnis. Und endlich: Die an eine Resorption der Wandung sich anschließende Apposition besteht im Kronenpulpaabschnitt gewöhnlich aus recht gut gezeichnetem Dentin nach sekundärer Odontoblastenbildung; nur ausnahmsweise wird im Kronenpulpaabschnitt nach Resorption Zement apponiert; im Wurzelkanal dagegen ist die Zementapposition nach Resorption durchaus die Regel, eine Dentinapposition mit sekundärer Odontoblastenbildung hinwiederum eine Seltenheit.

Die weitgehende Fähigkeit der Wurzelpulpa zur Bildung von neuer, wenn auch atypischer Hartsubstanzbildung hat man sich (MÜNCH, REBEL u. a.) in den letzten Jahren bei der Pulpaamputation zunutze gemacht, wobei die Applikation von Vitaminen in Substanz in Verbindung mit Dentinsplittern oder Mineralsalzgemischen sich noch als besonderes Stimulans für die Hartsubstanzneubildung erwiesen hat.

Für die Erkrankungen der Pulpa gelten naturgemäß die Gesetze der allgemeinen Pathologie: eine gewisse Verschärfung tritt nur insofern ein, als die Pulpa eingeschlossen ist in ein starrwandiges Gehäuse und nur durch eine einzige größere Öffnung, die gleichzeitig auch als Abflußöffnung dienen muß, ihre Gefäßversorgung erhält. Außer dem Wegfall des kollateralen Systems ist auch das Fehlen eines gut ausgeprägten Lymphsystems sehr nachteilig. Dies alles wirkt zusammen, um bei Erkrankungen der Pulpa die Prognose von vornherein ungünstiger zu gestalten. Davon aber abgesehen entspricht der Verlauf z. B. der Entzündung durchaus den Lehren der allgemeinen Pathologie. Es entwickelt sich zuerst eine aktive Hyperämie, die bald in die passive Form übergeht mit Stauung, Quellung und seröser Durchtränkung. Daran kann sich dann anschließen die eitrige Einschmelzung. Der weitere Verlauf richtet sich nach Umfang und Dauer des schädigenden Momentes, nach der Widerstandsfähigkeit des geschädigten Organes und den äußeren Umständen. Zu den letzteren ist im besonderen die Frage zu rechnen, ob die erkrankte Pulpa freigelegt wurde (Pulpitis aperta) oder ob die Pulpenkammer verschlossen blieb (Pulpitis clausa).

Die wichtigsten krankhaften Zustände der Pulpa sind:
a) die auf infektiöser Basis beruhenden,
b) die auf traumatischer Basis beruhenden,
c) die auf chemisch-toxischer Basis beruhenden,
d) regressive Veränderungen. e) Tumoren in der Pulpa. f) Dentikelbildung.

a) Die Pulpitis auf infektiöser Grundlage.

Der Anfang wird bei allen Formen gewöhnlich der gleiche sein: Hyperämie und partielle Entzündung der Pulpa. Wie sich der Prozeß aber weiter entwickelt, das hängt ganz von den Eigenschaften der drei bereits vorhin erwähnten Faktoren ab, nämlich der infizierenden Keime, der infizierten Gewebe und der äußeren Umstände. Hochvirulente Bakterien, zumal wenn sie auf eine schon geschwächte Pulpa stoßen, werden in raschem Ablauf über die totale Entzündung zum Gewebstod führen, umgekehrt: Bakterien von geringer Virulenz, zusammen mit einer sehr widerstandsfähigen Pulpa begünstigen einen mehr chronischen Verlauf. Oder: Bei geschlossener Pulpenkammer, die jeden Sekretabfluß verhindert, ist die Gefahr eines baldigen Gewebstodes größer als bei offenem cavum pulpae, das bei leistungsfähiger Pulpa sogar weitgehende regenerative Vorgänge (Pulpapolyp) zuläßt. Legt man diesen biologischen Maßstab zugrunde, so ergibt sich für die infektiöse Pulpitis folgende Einteilung, die aber auch nicht zu schematisch aufgefaßt werden darf, *weil die Grenzen zwischen den einzelnen Formen zu sehr fließend sind:*

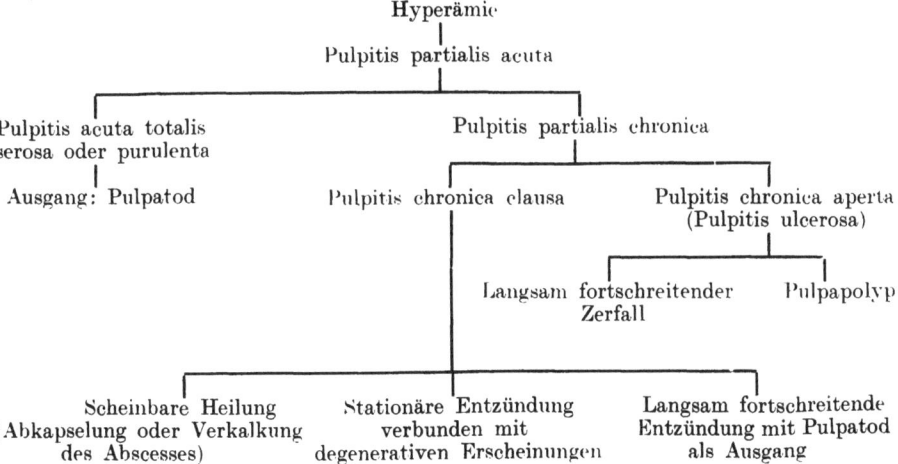

α) Hyperämie der Pulpa.

Sehen wir uns nun die einzelnen Formen, die aber sämtlich, das sei ausdrücklich nochmals erwähnt, nichts weiter als eine *Fixierung von Zustandsbildern darstellen*, etwas genauer an, so wäre vom pathologisch-anatomischen und klinischen Standpunkt aus zunächst über die Hyperämie der Pulpa folgendes zu sagen: sie kann einem größeren oder kleineren Bezirk der Pulpa entsprechen, ist aber zunächst meist oberflächlich und im unmittelbaren Bereich der Schädigungsstelle. Sie findet ihren Ausdruck in der prallen Füllung der Gefäße und vor allem in dem starken Hervortreten auch der kleinsten Capillaren, namentlich im Bereich der Odontoblastenzone (Abb. 268). Sie tritt namentlich in dem Moment stark in Erscheinung, in dem ein verstärkter Reiz die Pulpa trifft. In der aktiven Form besteht die Hyperämie bei der Pulpa meist nur sehr kurze Zeit.

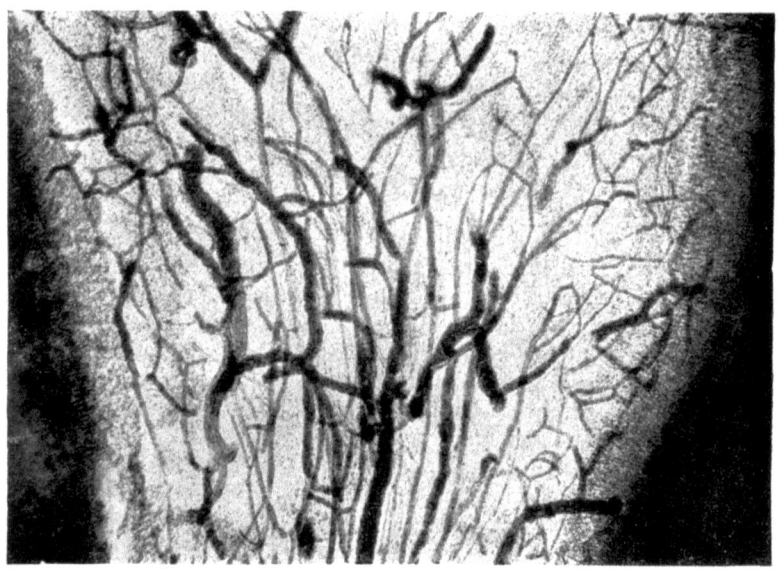

Abb. 268. Hyperämie der Pulpa.

Klinisches. Unter „Klinisches" werden im folgenden bei den verschiedenen Zustandsbildern der Pulpitis vor allem auch die subjektiven Erscheinungen gebracht. Dazu muß aber gleich bemerkt werden, daß keineswegs in allen Fällen die von seiten der Patienten angegebenen klinischen Erscheinungen auch die gleichen anatomischen Bilder bedingen. Nach den Untersuchungen von GRETH muß vielmehr gesagt werden, daß die Diagnose der Pulpitisformen, wenigstens soweit sie mit derzeitigen klinischen Hilfsmitteln erfolgt, noch sehr im Argen liegt. Ausführlicheres darüber wird ja wohl an anderer Stelle noch gebracht; hier soll nur noch erwähnt werden, daß WEBER glaubt, in der Chronaxiebestimmung ein zuverlässigeres diagnostisches Hilfsmittel gefunden zu haben. Allzu großer diagnostischer Wert ist demnach den im folgenden angegebenen subjektiven Erscheinungen nicht beizumessen!

Was nun speziell die klinische Seite der Hyperämie betrifft, so ist für sie charakteristisch, daß sie subjektiv in dem Moment sich bemerkbar macht, in dem Temperaturreize (kalt und warm) die Pulpa treffen und daß die Beschwerden schon nach wenigen Minuten wieder ganz abklingen. Die Prognose kann im allgemeinen noch als günstig gelten, wenn sofort eine Behandlung der Caries eingeleitet und jeder Reiz ausgeschaltet wird.

β) Pulpitis acuta partialis.

Hier handelt es sich in der Regel um eine exsudative Form der Entzündung, und zwar kann das Exsudat ein seröses oder ein eitriges sein; dadurch kann sich das klinische Bild verschieden gestalten. Bei der serösen Form steht die seröse Durchtränkung des betreffenden Pulpaabschnittes und die Quellung sowie die Anreicherung mit Rundzellen (vor allem histiozytären Zellelementen) im Vordergrund (Abb. 269 und 269a). Bei der eitrigen Form beherrschen bald die polynukleären und polymorphkernigen Leukocyten das Bild (Abb. 270). Die Odontoblastenzone weist gewöhnlich schon bei Beginn der partiellen Pulpitis regressive Veränderungen auf, die entweder in Vakuolisierung, in Kernpyknose oder in fettiger Degeneration bestehen können. Die Gefäße im Entzündungsbereich zeigen eine starke Erweiterung.

Die Tendenz zur eitrigen Einschmelzung kann sehr frühzeitig einsetzen; es kann aber auch späterhin ein Übergang von der serösen zur eitrigen Entzündungsform stattfinden. Bei der eitrigen Entzündung kommt es zur völligen Zerstörung von Gefäßwänden, von Pulpaparenchym und auch von Nerven im umschriebenen Bezirk. Es entsteht dabei das, was man als Pulpaabsceß bezeichnet.

Klinisches. Die hervorstechendsten Merkmale der akuten partiellen Pulpitis sind das längere Anhalten von Schmerzattacken bei Reizverstärkung sowie das spontane Auftreten von Schmerzen, d. h. auch ohne Temperatur- und sonstige neue Reize kommen recht heftige Schmerzanfälle, die eine halbe Stunde und länger

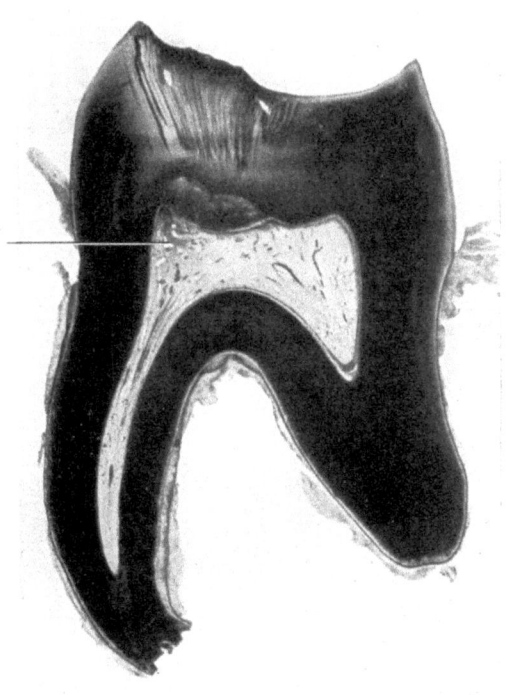

Abb. 269. Pulpitis acuta partialis. Anfangsstadium; Rundzelleninfiltration (J).

anhalten können. Bei der serösen Form wird kalt und warm als gleicherweise quälend empfunden; bei der eitrigen Form wird oft über größere Empfindlichkeit Wärme gegenüber geklagt als Kälte gegenüber; auch können bei der eitrigen Form sich die spontanen Schmerzanfälle in der Nacht besonders häufen; außerdem ist bei der serösen Form der partiellen Pulpitis eine Beteiligung der regionären Lymphdrüsen nicht ohne weiteres nachzuweisen, während man bei der eitrigen Form oft schon *deutliche Vergrößerung und Druckempfindlichkeit der submentalen bzw. submaxillären Lymphdrüsen* beobachtet.

Die Prognose ist für das Leben der Pulpa durchweg ungünstig. Es gilt geradezu als feststehender Satz: *Sind erst einmal spontane Schmerzen aufgetreten, dann ist die Pulpa verloren.*

γ) Pulpitis acuta totalis.

Die Pulpitis acuta totalis ist nur gradweise unterschieden von der akuten partiellen Pulpitis. In Wirklichkeit besagt die Diagnose weiter nichts, als daß die

242 Spezielle Pathologie und Therapie der Zahn- und Mundkrankheiten.

Entzündung sich nicht mehr auf ein Pulpahorn erstreckt, sondern weitere Ausdehnung gewonnen hat. Das gilt sowohl für die seröse, wie die eitrige Entzündung: handelt es sich wieder um die letztere Form, dann kann entweder die Pulpa im ganzen eitrig eingeschmolzen werden (phlegmonöse Form), oder es bilden sich multiple Abscesse, die teilweise konfluieren. Histologisch ist das Bild bei fast gleicher Symptomatik denn auch recht verschieden. Bald steht scheinbar nur eine starke totale Hyperämie im Vordergrund, bald beherrscht kleinzellige Infiltration durch die gesamte Pulpa oder deren größten Teil hindurch das Bild, während in anderen Fällen ein sehr großer Absceß zu beobachten ist (Abb. 271).

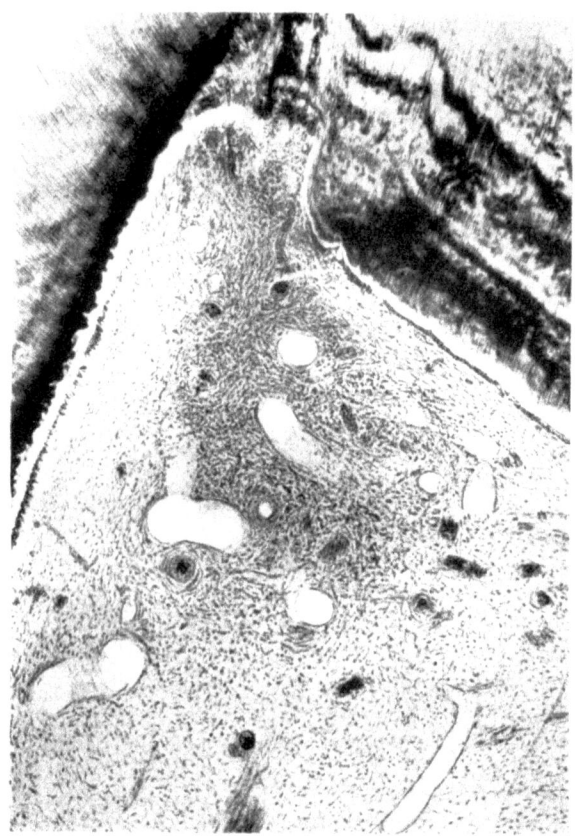

Abb. 269a. Stärkere Vergrößerung der Partie J aus Abb. 269.

Ausgang. Das rasche, oft schon nach 2 Tagen erreichte Ende der akuten totalen Pulpitis führt gewöhnlich zu der fauligen Nekrose. Bei der serösen Form ergibt sich daraus, daß anscheinend die sekundär hinzugetretenen Fäulnisbakterien in der überaus saftreichen, abwehrunfähigen toten Pulpa ein sehr günstiges Ausbreitungsfeld finden; aber auch bei der eitrigen Einschmelzung, deren Erreger (Streptokokken zumeist) nichts mit der Gangrän zu tun haben, kann nachträglich eine faulige Zersetzung des Eiters durch Fäulnisbakterien stattfinden. Dazwischen findet man gelegentlich noch nekrotische Gewebsfetzen mit verwaschener Strukturzeichnung.

Klinisches. Auf der Höhe der akuten totalen Entzündung, so wie sie namentlich die seröse Form darbietet, sehen wir oft recht gut eine charakteristische

Trias von Symptomen ausgeprägt: die *Kontinuierlichkeit der Schmerzen*, die *Irradiation* und die *sekundäre Hyperämie des Periodontiums*. Das erste dieser Symptome besagt, daß in den Schmerzen überhaupt keine freien Intervalle mehr auftreten und verstärkte Reize nur eine bis ins Unerträgliche gehende Schmerzsteigerung herbeiführen. Bei dem zweiten Symptom handelt es sich um eine von den Nervi dentales aus fortgeleitete Hyperämie des Perineuriums des betreffenden Trigeminusastes (nicht selten der Ausgangspunkt einer symptomatischen Trigeminusneuralgie); bei dem dritten Symptom ist die Erklärung mit einem Übergreifen der Hyperämie der Pulpa auf das Periodontium gegeben, was bei den

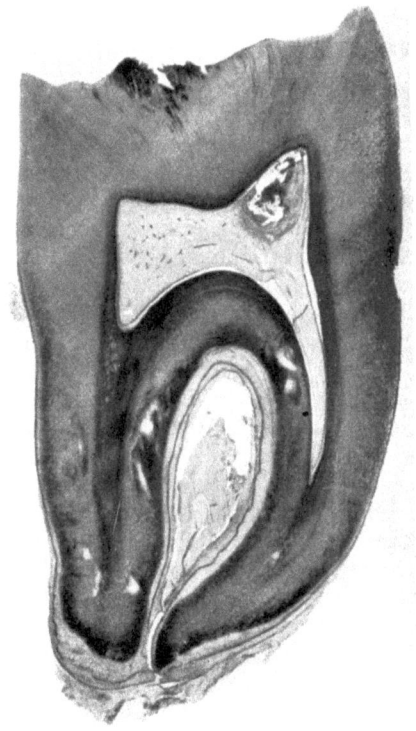 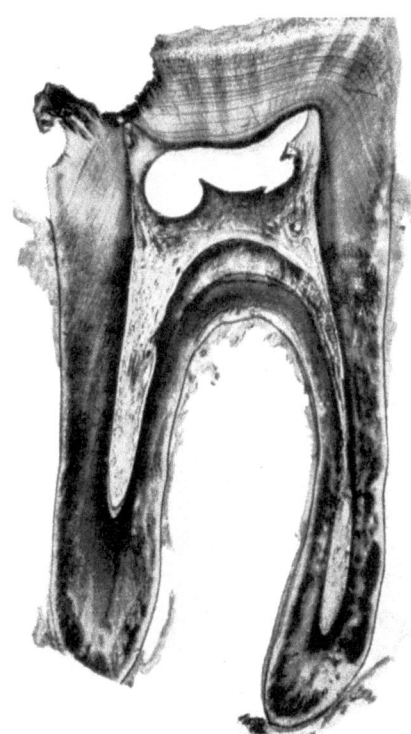

Abb. 270. Pulpitis acuta partialis mit eitriger Einschmelzung.

Abb. 271. Pulpitis acuta totalis. Ausgedehnte Abscedierung.

arteriellen und venösen Zusammenhängen am Fundus alveolaris leicht verständlich wird. Diese sekundäre Hyperämie des Periodontiums genügt vollkommen, um die Erscheinungen einer wahren infektiösen Periodontitis herbeizuführen: also Klopfempfindlichkeit. Schmerzen beim Kauakt usw.; daß es sich aber doch um einen viel harmloseren Zustand handelt, geht daraus hervor, daß die Erscheinungen von Seiten des Periodontiums in allerkürzester Frist verschwinden, wenn die Pulpahyperämie ihrerseits unter dem Einfluß der eingeleiteten Behandlungen ausgeschaltet wird.

Sind schon die Schmerzen bei der serösen Form der Pulpitis acuta totalis sehr groß, so werden sie als noch quälender empfunden bei der eitrigen Form; sie nehmen dabei einen klopfenden Charakter an, entsprechend dem Rhythmus des Pulses, verbunden mit einem sehr starken Druckgefühl. Flüssigkeiten, deren Temperatur auch nur um wenige Grade höher liegt als die Mundhöhlentemperatur, steigern die Schmerzen auf das heftigste; an Schlaf ist kaum zu denken, da die von den Kissen reflektierte Wärme im gleichen Sinne wirkt. Dagegen wird nunmehr Kälte eher als schmerzlindernd empfunden und deshalb gerne von den Patienten ein Schluck kalten Wassers zur Linderung in den Mund genommen. Diese Erscheinungen, die für die purulente Form charakteristisch sind, gehen fast schlagartig zurück, wenn mit Eröffnung der Pulpenkammer das gestaute Sekret einen Abfluß findet. Der Druck, mit dem der Eiter dann herausquillt, gibt einen Begriff von der starken Spannung, die im Pulpacavum geherrscht haben muß, und damit ist zum Teil auch die Hochgradigkeit des Schmerzes erklärt. Zum anderen Teil sind die Schmerzen auf toxische Reizung des Nervus dentalis zurückzuführen. Prognostisch ist die Pulputis acuta totalis in beiderlei Form absolut infaust.

δ) **Die chronischen Formen der Pulpitis.**

Nicht immer verläuft die infektiöse Entzündung so rasch und so deletär: die pathobiologischen Bedingungen können vielmehr auch günstiger liegen, die Virulenz der Erreger kann geringer, die Widerstandsfähigkeit der Pulpa eine sehr erhebliche sein. Daraus resultiert dann eine Art Stellungskrieg im Kampfe zwischen Bakterien und dem befallenen Organ. Es kann dabei freilich jederzeit das Verhältnis der Kräfte zuungunsten der Pulpa verschoben werden *und nun doch sich das Bild einer akuten totalen Pulpitis entwickeln*. Es kann aber auch umgekehrt die Pulpa in ihrer Widerstandsfähigkeit die Oberhand gewinnen und nun für kürzere oder längere Zeit ein relativ günstiger Zustand eintreten; freilich: eine Restitutio ad integrum kennen wir leider bei der Pulpitis nicht! Sehr wesentlich wird auch das Bild dadurch beeinflußt, ob sich der weitere Prozeß bei geschlossener oder geöffneter Pulpakammer abspielt, und danach pflegt man gewöhnlich mit KANTOROWICZ die chronischen Pulpitiden auch einzuteilen.

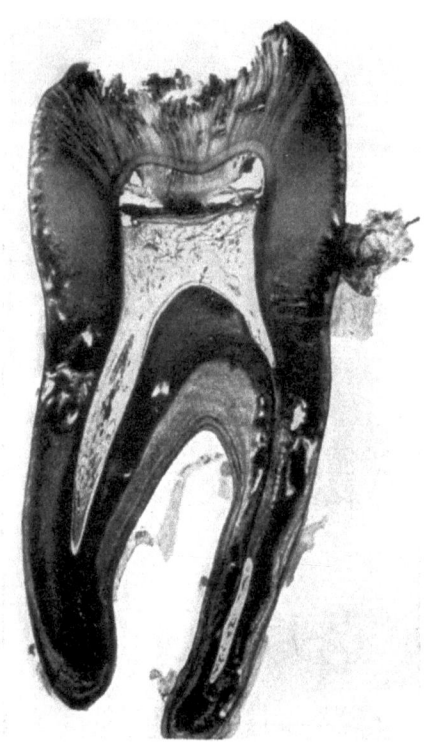

Abb. 272. Chronische Pulpitis clausa mit kalkiger Abgrenzung zweier Pulpahornabscesse.

Pulpitis chronica clausa.

Wie aus dem Übersichtsschema hervorgeht, kann man nach dem Grade der Pulpaleistungsfähigkeit einerseits und der Art und Virulenz der Bakterien andererseits drei Gruppen unterscheiden, die aber auch wieder ineinander übergehen können, nämlich:

1. Der geschädigte Pulpabezirk wird für mehr oder minder lange Zeit bindegewebig oder kalkig abgekapselt.

2. Der geschädigte Pulpabezirk befindet sich in einem chronisch entzündlichen Zustand von stationärem Charakter; hier tritt dann besonders die degenerative Fettinfiltration sowie die resorptive Verfettung in Erscheinung.

3. Der geschädigte Bezirk breitet sich gleichmäßig langsam oder mit Pausen verschiedener Länge aus und führt schließlich zum völligen Pulpazerfall.

ad 1. Eine bindegewebige Abkapselung beobachtet man unter den oben erwähnten Voraussetzungen hauptsächlich da, wo sich im Stadium der akuten partiellen Entzündung in einem Pulpahorn ein Abszeß gebildet hatte. Nachdem die Virulenz der eingedrungenen Erreger stark zurückgegangen war, konnte sich am Abszeßrand eine ziemlich derbe und verhältnismäßig widerstandsfähige bindegewebige Zone bilden: die sogenannte *Abszeßmembran*. Solange die Virulenz der eingeschlossenen Bakterien nicht wieder ansteigt und nicht daneben ein neuer Einbruch von Erregern erfolgt, kann die Abszeßmembran sehr lange standhalten und so zu einer Art Schutz für das übrige Pulpagewebe werden.

Es können aber im Laufe der Zeit im weiteren Bereiche der bindegewebigen Abkapselung degenerative Veränderungen eintreten, die zu Verkalkungsherden führen. Durch Neuanlagerung von Kalk an diese letzteren Herde vergrößern sich dieselben, bis sie aneinanderstoßen und schließlich zu einer kontinuierlichen Barre werden, die nun als kalkige Abgrenzung des primären Herdes im gleichen Sinne einen Schutz bedeuten kann wie die Abszeßmembran (Abb. 272).

ad 2. Zu dieser Gruppe gehören hauptsächlich die Fälle, bei denen das Stadium der akuten partiellen Pulpitis überhaupt kaum ausgeprägt war und jedenfalls keine eitrige Einschmelzung stattgefunden hatte. Die geschädigten Partien sind aber deswegen doch nicht frei von Bakterien, und deren Einfluß auf den Stoffwechsel reicht aus, um ihn ungünstig zu gestalten. Aus der Stoffwechselstörung resultieren dann die Unfähigkeit, das angebotene Fett zu verarbeiten, und die gesteigerte Aufnahmefähigkeit für ausgefällte Kalksalze. Infolgedessen sehen wir bei dieser Gruppe ausgedehnte Fettinfiltrationen und zahlreiche niedrig stehende Dentikel. Von den Degenerationserscheinungen bleiben auch die Gefäße und Nerven nicht verschont.

ad 3. Hier sind vor allem die Fälle einzureihen, bei denen die Vitalität der Pulpa doch nicht mehr auf der vollen Höhe stand. Infolgedessen gewinnt der Zerstörungsprozeß langsam aber sicher an Boden. Schnitte durch solche Pulpen lassen im Kronenabschnitt weitgehenden Zerfall, im Bereich der noch lebenden Pulpa zahlreiche Anzeichen von Atrophie erkennen. In den zerstörten Teil können Fäulniserreger eindringen und so zu partieller Gangrän führen.

Klinisches. Das klinische Bild weicht von den akuten Formen vor allem durch die Geringfügigkeit der subjektiven Erscheinungen ab. In besonders günstigen Fällen werden sich die Individuen überhaupt nicht der erkrankten Pulpa bewußt. In anderen Fällen machen sich nur zeitweilig mäßige Schmerzen bemerkbar, die aber bald wieder von selbst verschwinden können und mit kleinen akuten Nachschüben zu erklären sind. Nur bei der dritten Gruppe kommen länger anhaltende Gefühle von Spannung oder Druck vor, die bei Erkältungen zunehmen können.

Pulpitis chronica aperta.

Ähnlich wie die chronische, geschlossene Pulpitis umfaßt auch die offene Form gewisse Untergruppen, die mit dem Schlagwort „destruktive" bzw. „proliferative" Form der Entzündung gekennzeichnet sind. Betrachten wir uns zunächst die letztere Form etwas näher.

Proliferative, chronische Entzündung der freigelegten Pulpa — Pulpapolyp. Hier ist die Voraussetzung einerseits eine leistungsfähige Pulpa, andererseits eine Minderung der schädigenden Faktoren. Die Entwicklung des Prozesses und die zugehörigen histologischen Bilder sind leicht verständlich, wenn man sich folgendes überlegt: In einem Pulpahorn hat sich ein Absceß gebildet zu einer Zeit, als noch das Cavum geschlossen war. Die Dentincaries ist aber dann weiter fortgeschritten, hat die Decke über dem Absceß zerstört und so diesem zum Abfluß verholfen; dadurch nimmt der bisherige Absceßboden den Charakter eines Geschwüres an: dieses reinigt sich allmählich, und auf der gereinigten Geschwürsfläche können frische Granulationen entstehen. Diese, im Grunde ausgesprochen reparatorischen, dem Bilde nach chronisch entzündlichen Wucherungen füllen allmählich das Kronenpulpacavum und zuletzt auch die Kavität aus (Abb. 273).

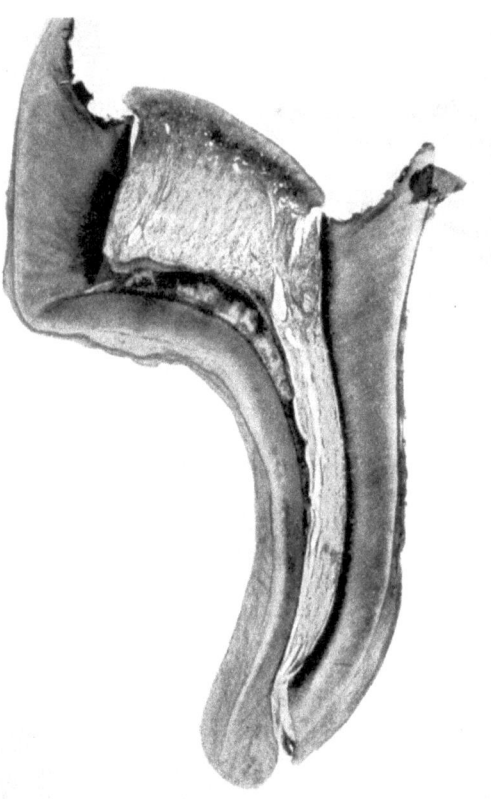

Abb. 273. Pulpapolyp bei Pulpitis chronica aperta.

An einem solchen größeren Pulpapolyp lassen sich vier Schichten unterscheiden: zu oberst eine Lage nekrotischen Gewebes, darunter eine sehr zellreiche Schicht mit reichlichen Capillaren, deren Intima meist starke Verdickungen aufweist; darunter eine Schicht, bestehend aus fibrillären Zügen, abwechselnd mit Reihen von Rundzellen und endlich als Übergang zur normalen Pulpa eine Zone von Pulpagewebe, durchsetzt ebenfalls mit Rundzellen. Kommt ein solcher Pulpapolyp bei seinem Wachstum mit dem Mundschleimhautepithel in Berührung, so übernimmt er von der Schleimhaut durch Kontakttransplantation Epithel und kann so zu einem vollständigen Epithelüberzug gelangen, unter dessen Schutz eine weitere Organisierung der Granulationen möglich ist. Vereinzelt kann das Epithel bei Pulpapolypen auch aus anderen Quellen wie die Mundschleimhaut stammen.

Klinisches. Bei der makroskopischen Betrachtung erscheint ein Pulpapolyp als eine rötliche Fleischwarze von großer Zartheit und starker Neigung zu Blutungen (namentlich wenn die Epitheldecke fehlt), die in der Kavität ruht. Dabei ist allerdings zu beachten, daß ähnliche Gebilde auch von der wuchernden Wurzelhaut und dem entzündeten Zahnfleischrand geliefert werden können. Zur Sicherung der Diagnose ist also notwendig der Nachweis, daß das Fleischwärzchen nicht aus der Kavität herausgewälzt und nicht von der Wurzelpulpa getrennt werden kann. Da der Pulpapolyp kaum sensible Nervenfasern enthält, ist seine Verletzung an sich unempfindlich. Erst wenn man in die tiefen Schichten mit der Sonde gelangt, werden Schmerzen ausgelöst.

Destruktive chronische Entzündung der freigelegten Pulpa. Für diese Form gilt so ziemlich alles, was bei der 3. Gruppe der Pulpitis chronica clausa gesagt wurde, nur daß eben hier die Pulpenkammer offen ist. Infolgedessen gelangen auch dauernd Speisereste in das Cavum der Pulpa, wobei sich dann im mikroskopischen Bilde mancherlei Überraschungen ergeben. Für das Verständnis des ganzen Prozesses ist noch folgendes zu sagen: Zunächst haben wir nach Eröffnung der Pulpenkammer durch die Caries eine geschwürige Oberfläche vor uns — daher der Name Pulpitis ulcerosa. Infolge der geringeren Vitalität der Pulpa und unter dem Einfluß der ständig eindringenden Fremdkörper rückt allmählich die Geschwürsfläche näher an die Wurzelkanäle heran, während die Kronenpulpa geschwürig zerstört wird (Abb. 274); schließlich befindet sich nur noch ein kleiner Pulparest im Wurzelkanal, bis auch dieser zerstört ist. Zu beachten ist noch, daß von der Ulcerationsfläche aus gelegentlich *metastatische Abscesse* sich in der Tiefe bilden können. Sehr häufig findet man namentlich da, wo die Widerstandsfähigkeit der Pulpa doch immerhin noch ziemlich groß ist und die äußeren Bedingungen günstiger liegen, auch eine Art von Zwischenform zwischen der proliferativen und der destruktiven Form, die man als die *stationäre Form der Pulpitis aperta* bezeichnen kann. Sie ist hauptsächlich dadurch charakterisiert, daß zwar die Kronenpulpa bis auf mehr oder minder kleine Reste zerstört ist, die Wurzelpulpen jedoch sich lange Zeit in ihrer vollen Ausdehnung erhalten finden. Bei Verschlechterung des Gesamtzustandes oder der äußeren Bedingungen geht diese stationäre Form dann in die destruktive über, soweit nicht ein akutes Zustandsbild zustande kommt, wie ja, das muß nochmals betont werden, alle unter „Pulpitis" angegebenen Unterdiagnosen letzten Endes nur Zustandsbilder sind, die leicht wechseln können.

Klinisches. Die Pulpitis ulcerosa stellt eine sehr häufig vorkommende Form der infektiösen Pulpenentzündung dar. Sie verursacht im allgemeinen wenig Beschwerden; nur wenn der Sekretabfluß behindert wird dadurch, daß die Kavität mit Speisebrei vollgepfropft wird oder durch die Speisepartikel ein starker Druck auf die Pulpa ausgeübt wird, entstehen Schmerzen, die aber bald wieder abklingen,

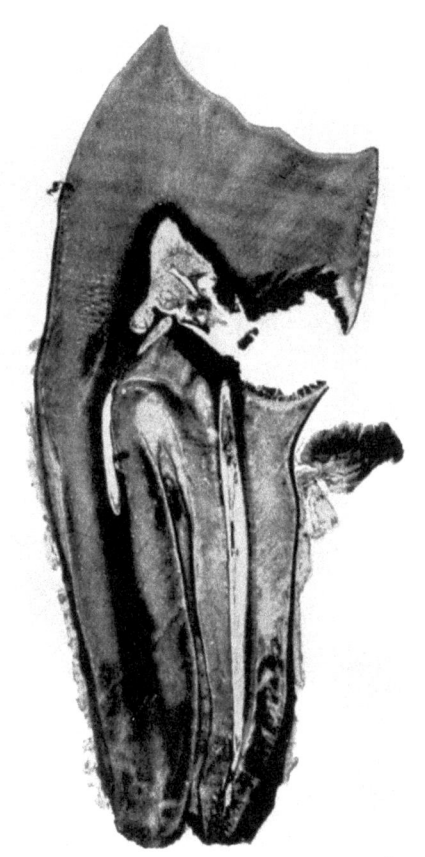

Abb. 274. Destruierende Form der Pulpitis chronica aperta. Eine Reinigung der Geschwürsfläche ist nicht möglich, da dauernd neue Speisepartikel eindringen, die nach Lage der Kavität nicht entfernt werden können.

wenn die Höhle über der Geschwürsfläche von den Fremdkörpern befreit wird. Treten länger anhaltende Schmerzen (spontan!) auf, so ist dies meist ein Zeichen, daß sich ein metastatischer Abszeß in der Tiefe gebildet hat.

Die Speisepartikel, welche durch die Kavität in die Pulpenkammer gelangen, bleiben auch teilweise zurück, werden zersetzt und können so zu den Erscheinungen einer Gangrän beitragen, während in den tieferen Abschnitten des Pulpacavums sich noch lebende Pulpa befindet. Solche Fälle hat man mit dem ungeschickten Namen Pulpitis gangraenosa belegt. Je kleiner übrigens der noch lebende Pulparest ist, um so schwieriger kann sich die Behandlung gestalten.

Bei den *Milchzähnen*, auf die im großen und ganzen alles übertragen werden kann, was bisher über Pulpitis überhaupt gesagt wurde — auch dort akute und chronische, offene und geschlossene Formen — ist im Verhältnis die Pulpitis chronica aperta häufiger zu beobachten als bei älteren Zähnen der zweiten Dentition. Es mag dies damit zusammenhängen, daß die Pulpenkammer bei der ersten Dentition relativ größer ist und deshalb von der Caries leichter freigelegt wird.

Pulpitisbeginn am Foramen apicale.

Für alle bisher besprochenen Fälle gilt die Annahme, daß die Infektionserreger von einer Kavität im Kronenbereich oder auch im Wurzelbereich nahe dem Zahnhalse aus in die Tiefe gelangt sind. Nun kommt es aber ausnahmsweise auch vor, daß bei primärer Entzündung des Parodontiums, die am Zahnfleischrande ihren Anfang genommen hat und allmählich gegen den Fundus alveolaris hin vorgerückt ist, sekundär die Pulpa am Foramen apicale infiziert wird und sich nun die Entzündung im Wurzelkanal zentrifugal ausbreitet. Die Beschwerden sind dabei meist relativ gering, da die Pulpa in solchen Fällen fast immer schon weitgehende Degenerationserscheinungen aufweist. Der Verlauf der „rückläufigen" Pulpitis ist meist ein chronischer (Abb. 275).

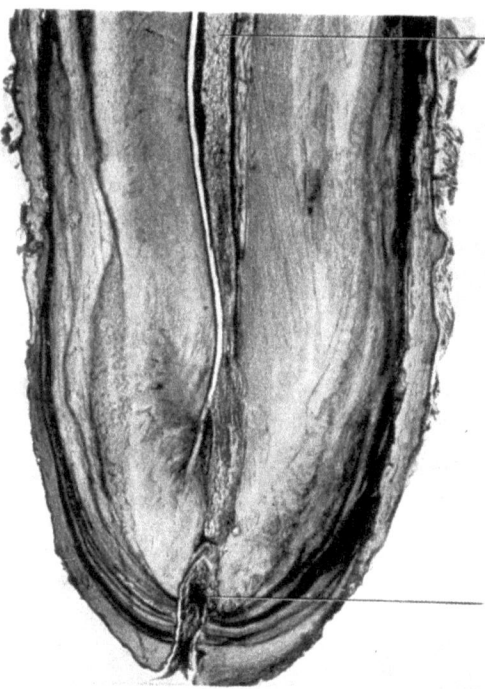

Abb. 275. Unterer 1. Prämolar. Übergreifen der Entzündung des Periodontiums auf die Pulpa. Hämatox.-Eosinfärbung. Übersichtsbild. In der Regio apicalis eitrige Einschmelzung (E). Nach der Krone zu wird die zellige Infiltration geringer, bei A haben wir das Bild einer nicht entzündeten atrophischen Pulpa. Optik: Winkel Luminar 26 mm. (Aus EULER-MEYER.)

Hämatogen bedingte Pulpitis.

Nachdem schon früher GRÄFF gezeigt hat, daß bei Septicämie sich auch in der Pulpa äußerlich intakter Zähne Entzündungsherde finden können, die hämatogen bedingt sind, hat in neuerer Zeit unter anderen auch ADRION bestätigt, daß man mit der Möglichkeit einer *hämatogenen Pulpitis* rechnen müsse. Da, wo diese infolge Ansiedlung von Bakterien entstanden ist, kann es natürlich ebenso gut zur Abscedierung kommen wie bei den bisher beschriebenen Formen von purulenter Pulpitis. Da, wo es sich um die Folgen von Stoffwechselstörungen handelt, kann teilweise Verkalkung, teilweise Degeneration die weitere Folge sein. In neuerer Zeit hat man, teilweise im Zusammenhang mit dem Begriff „Anachorese" (= Anlockung) wieder mehr von dem hämatogenen Infektionsweg bei der Pulpa gesprochen; ob mit gutem Recht, wird sich erst noch erweisen müssen.

Zur Bakteriologie der Pulpitis.

Als ganz abgeschlossen können die Untersuchungen über die Erreger der Pulpitis heute noch nicht gelten. In den Anfangsstadien der Pulpitis überwiegen

ja in den weitaus meisten Fällen neben Stäbchen die Streptokokken, und zwar scheinen die grünwachsenden, die sogenannten Viridansformen vorzuherrschen. Wenn die neueren Lehren namentlich amerikanischer, aber auch deutscher Autoren wie MORGENROTH von der Permutabilität der Streptokokken sich als richtig erweisen sollten, würde das Suchen nach besonderen Streptokokkenarten mehr in den Hintergrund treten, vielmehr je nach der Auswirkung und Virulenz eine gewisse Verwandlungsphase der Streptokokkengruppe vorherrschend sein. Zum Teil könnte damit auch die starke oder fehlende Tendenz zu eitriger Einschmelzung ihre Erklärung finden, ohne daß man deshalb verschiedene Streptokokkenarten — in einem Falle hämolytisch-hochvirulente, im anderen Falle die grünwachsenden, wenig virulent bis avirulent — zu vermuten hätte. Vielfach wurde bisher angenommen, daß bei den chronisch verlaufenden Pulpitisformen, die keine stürmischen Erscheinungen machen,
auch die Staphylokokken eine große Rolle spielen. Jedenfalls findet man sehr häufig neben Streptokokken auch Staphylokokken bei der Pulpitis. Ob auch obligatorische Anaerobier eine Pulpitis verursachen können, ist umstritten (Abb. 276). GINS, der sich auch in dankenswerter Weise mit der Bakteriologie der Pulpitis befaßte, fand bei der Untersuchung einer akuten Pulpitis nicht weniger als 12 verschiedene Bakterienarten, unter denen auch ein streng anaerob wachsendes, fadenbildendes Stäbchen war, das zur Gruppe der Actinomyceten gehört. *Ein abschließendes Urteil über die Bakteriologie der Pulpitis glaubt aber auch GINS noch keineswegs finden zu können.* HARNDT fand bei der Pulpitis totalis und partialis serosa im akuten Stadium keine Mikroorganismen. Als Infektionser-

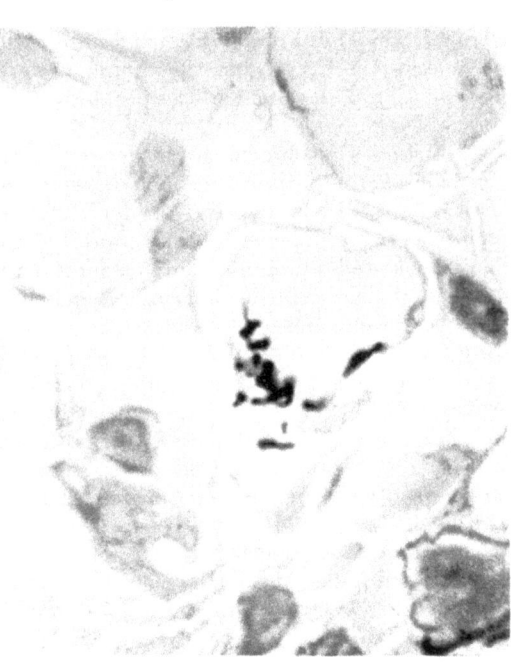

Abb. 276. Oberer 2. Molar. Stäbchen und Kokken in entzündeter Pulpa. Lithioncarmin-Gramfärbung. Sehr starke Vergr. Optik: Winkel Fluor. 1,4 mm, Kompl. Ok. 5. (Aus EULER-MEYER.)

reger bei purulenter Pulpitis fand er besonders sehr kleine, grampositive Kokken. Bei chronischer Pulpitis sah er Bakterien nur an der Oberfläche, nie im Gewebe selbst.

Ganz ausnahmsweise können auch spezifische Erreger wie der Strahlenpilz in eine freiliegende Pulpa gelangen und hier ihrerseits eine Entzündung unterhalten. Ob das gleiche auch für den Tuberkelbacillus gilt, ist nicht sicher.

b) Pulpitis auf traumatischer Grundlage.

Die Berechtigung, von einer Pulpitis auf traumatischer Grundlage zu sprechen, ergibt sich aus folgender Überlegung; jedes stärkere Trauma — gemeint sind augenblicklich nur die akuten Formen — führt zu Stoffwechselstörungen; die Stoffwechselstörungen ihrerseits schaffen abbaufälliges Zell- und Gewebsmaterial. Dieses wiederum bewirkt eine reaktive Entzündung, die in der Hauptsache resorptive Aufgaben hat (SIEGMUND und WEBER). Von diesem Ablauf des Geschehens ist auch die Pulpa nicht frei. Leider machen sich aber gerade hier die Besonderheit der Gefäßversorgung im Zahn und das Fehlen des kollateralen Kreislaufs sehr ungünstig bemerkbar. Infolgedessen bedeutet eine traumatische Entzündung der Pulpa immer ein bedenkliches Ereignis. Man kann es noch als einen recht günstigen Ausgang bezeichnen, wenn die geschädigten Pulpaabschnitte, nachdem ihr fälliger Abbau aus den erwähnten Gründen auf Schwierigkeiten stößt, verkalken und so unschädlich werden. Weniger günstig ist eine totale Degeneration der Pulpa, wie sie sich ebenfalls an ein Trauma anschließen kann. Leider aber kommt es doch häufiger zu einer Nekrose der Pulpa, wahrscheinlich infolge von größeren Blutungen bzw. Stauung, und dann ist es meist nur eine Frage der Zeit, wann Mikroorganismen eindringen, die dann aus der sterilen Nekrose einen Fäulnisherd machen. Je enger ein Pulpacavum ist, um so größer die Gefahr des Gewebstodes. Darum sehen wir z. B. bei unteren Schneidezähnen, die äußerlich scheinbar intakt sind, des öfteren eine tote Pulpa. Die Anamnese ergibt meist einen unglücklichen Biß oder einen Stoß, der nicht weiter beachtet wurde, weil der Zahn ja ganz blieb und die Schmerzen bald verschwanden.

Klinisches. Gewöhnlich ist mit der traumatischen Reizung der Pulpa auch eine solche des Periodontiums verbunden, und die von dem letzteren ausgehenden Beschwerden überdecken die von der Pulpa ausgehenden Erscheinungen, bis in den ungünstigen Fällen später eine dunkle Verfärbung der Zahnkrone, eine Parulis oder eine Fistelbildung auf den Ausgangspunkt hinweist. In den günstiger verlaufenden Fällen verschwinden die subjektiven Erscheinungen bald völlig. Von der Rolle, die eine nekrotische Pulpa, auch wenn sie nicht infiziert ist, heute in der Lehre von der Fokalinfektion spielt, wird an anderer Stelle die Rede sein.

Ist durch das Trauma die Pulpa freigelegt worden, dann läßt die Infektion gewöhnlich nicht lange mehr auf sich warten, und aus der traumatischen wird eine infektiöse Pulpitis. Ausnahmsweise verkalkt auch die freigelegte Pulpenoberfläche, wenn sie gut geschützt war, und die Existenz der restlichen Pulpa bleibt erhalten. Anscheinend wird die Bildung eines neuen Kalkabschlusses erheblich begünstigt, wenn noch Dentinsplitter die durch das Trauma freigelegte Pulpaoberfläche bedecken. Handelt es sich bei der freigelegten Pulpa um den Kronenabschnitt, so werden in den Fällen, die einen neuen Abschluß von Hartsubstanzen erhalten, neue Odontoblasten gebildet und von diesen eine frische Dentindecke geschaffen, in welche die von der Fraktur herrührenden Dentinsplitter verbacken werden. An Stelle von neuen Odontoblasten treten Zementoblasten, und an Stelle von neuem Dentin tritt Zement, wenn die freiliegende Pulpa zum Wurzelpulpenabschnitt gehört.

c) Schädigung der Pulpa auf chemisch-toxischer Grundlage.

Die wichtigste hierher gehörige Schädigung ist zweifellos diejenige, welche wir gewollt mit der Arsenikapplikation herbeiführen. Daß sie allerdings nicht immer nur auf die Pulpa beschränkt bleibt, geht aus den entsprechenden Ausführungen bei der Parodontitis hervor. Versuche, an Stelle des Arsenik ein Mittel von gleicher Stärke, aber besserer Begrenzung der Wirkung zu finden, sind bisher noch nicht voll befriedigend gewesen; sie haben allerdings gezeigt, daß noch eine große Anzahl Medikamente imstande ist, die Pulpa zu nekrotisieren, doch sind diese hier ohne Bedeutung. Dagegen verdienen einige Mittel aus der konservierenden Zahnheilkunde noch Erwähnung, so z. B. die Phenolreihe, die weniger totale Nekrosen als Verschorfung und lebhafte partielle Entzündung hervorruft. Formalinlösungen machen meist vereinzelte Zellnekrosen und lebhafte reaktive Entzündung. Dagegen ist Paraformaldehyd imstande, die Pulpa im ganzen zu nekrotisieren, wozu es mindestens 5 Tage benötigt. Eine umstrittene Frage ist, ob die zunächst noch nicht vollständig gebundene Phosphorsäure bei Silicatfüllungen auch zum Tode der Pulpa führen kann, oder ob es sich dabei um die Wirkung bei der Kavitätenpräparation zurückgebliebener Bakterien handelt. Daß Phosphorsäure an sich, auf die Pulpa selbst gebracht, diese schwer schädigt, ist klar; die Zweifel beziehen sich hauptsächlich auf die Durchwirkung durch erhaltene Dentinschichten hindurch. (Näheres darüber siehe Abschnitt Konservierende Zahnheilkunde.)

Für das Arsenik, wie überhaupt für die Arsenikpräparate dagegen steht außer allem Zweifel, daß eine Durchwirkung durch Dentin (auf dem Wege über die TOMESschen Fasern) schon nach einer geringen Zahl von Stunden erfolgt, im übrigen hängt Schnelligkeit und Umfang der Wirkung sehr ab von der Quantität und der Art der Arsenverbindung. Scherbenkobalt z. B. wirkt schonender und langsamer als Acid. arsenicos. Kolloiddisperses Arsenik soll nach BALTERS reiz-

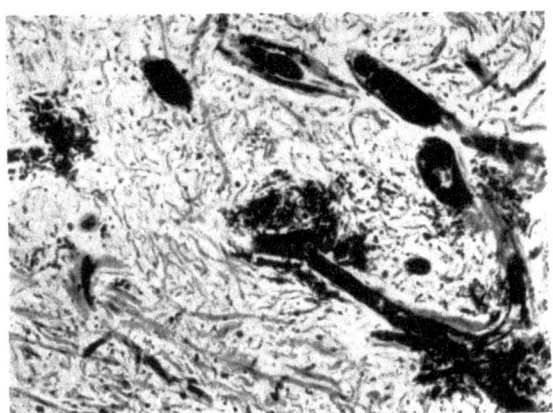

Abb. 277. Arsenikwirkung auf die Pulpa. Einreißen der Gefäßwände und Blutung in das Parenchym.

loser wirken wie kristalloides Arsenik. Das Wesentliche bei der Tiefenwirkung ist aber die Lösung und der Tiefentransport bzw. die Diffusion der gelösten Arsenverbindung. Wie wenig Lösung notwendig ist, geht aus der Durchwirkung durch das Dentin hervor; denn hier steht ja nur die Flüssigkeit in den TOMESschen Fasern für die Lösung zur Verfügung.

Die Wirkung des Arseniks setzt sich zusammen aus: a) stärkster Hyperämie, b) Veränderung der Nervenfasern, c) Veränderung der Odontoblasten und der übrigen Pulpazellen. Man nimmt an, daß Arsenik oxydationshemmend wirkt und dadurch die Schädigung hervorgerufen wird. BALTERS formuliert: der Tod der Pulpa beruht auf Sauerstoffmangel, der auf die Beschlagnahmung von für die Gewebsatmung wichtigen Fermenten zurückgeführt werden kann, und nicht auf einem Chemismus, den die Zelle mit dem Arsenik eingeht. Zum Teil aber ist die unmittelbare Todesursache in einer übermäßigen starken Stauung der Blutgefäße in der Pulpa und dadurch bedingten Sistierung einer geordneten Ernährung zu sehen. Die Einwirkung auf den Gefäßapparat kann geradezu als schlagartig bezeichnet werden. Fast unmittelbar mit der Berührung von Arsenik setzt auch schon eine gewaltige Hyperämie in der ganzen Pulpa ein: an die abnorme Dilatation der Gefäße schließt sich bald ein Einreißen der Gefäßwände, und so gehören Blutungsherde im Pulpaparenchym zum typischen Bilde der Arsenikpulpa (Abb. 277). Die Lähmung der contractilen Fasern in den Gefäßwänden vervollständigt die Unmöglichkeit der Rückkehr zur normalen Zirkulation. Was die Pulpanerven anlangt, so ist oft als erste Wirkung eine starke Fettspeicherung in den Fasern zu sehen, dann setzt der schollige Zerfall der Markscheiden ein. Das übrige Pulpagewebe ist gequollen, die fibrillären Fasern sind stark geschlängelt; bei den Zellen, besonders den Odontoblasten macht sich Kernzerfall bemerkbar.

Eine sehr eindrucksvolle Darstellung von der Wirkung einer Arseneinlage auf das lebende Gewebe hat SIEGMUND nach den Ergebnissen neuer von ihm angestellter Versuche gebracht. Ich möchte sie eben wegen ihres Wertes für uns als die Ansicht eines Fachpathologen im Wortlaut folgen lassen: ,,Als erster Erfolg einer Arsenapplikation tritt eine rasch einsetzende Erweiterung der Capillaren und Venen mit starker Verlangsamung der Strömung bei fast vollständigem Verschluß der Arterie und mit schnellem Übergang in eine komplette Stase ein, die sich nur schwer löst und die während ihres Bestehens praktisch eine Unerregbarkeit des Strombahngebietes durch andere Reize bedeutet. Meist kommt es dabei zu ausgedehnten Diapedeseblutungen und zum Bilde der hämorrhagischen Infarzierung mit Nekrose der Gewebsbestandteile in den zentralen Teilen des veränderten Durchblutungsgebietes. Das Absterben der Gewebe ist Folge einer meist mit Diapedeseblutungen einhergehenden Dauerstase, deren Ausdehnung von der Größe des einwirkenden Reizes bzw. von der Menge des zur Resorption gelangenden Arsenpräparates abhängig ist. Die häufigen Blutungen im Parodontium sind Folge einer peristatischen Hyperämie im Hofgebiet des zentralen Nekroseherdes, gelegentlich eintretende Nekrosen der Alveolarwand und des Alveolengrundes Folgen einer übermäßig ausgedehnten Dauerstase."

Klinisches. Die Schädigung durch Formalin ist oft von einem länger anhaltenden dumpfen Schmerz gefolgt. Die (fragliche) Schädigung durch Phosphorsäure bei Silicatfüllungen kann ganz unbemerkt vor sich gehen; es können aber auch für längere Zeit ruckartige Schmerzen auftreten. Bei der Arsenikapplikation ohne Zusatz eines Anaestheticums sind heftige Schmerzen eigentlich die Regel. Sie erklären sich vor allem dadurch, daß eine enorme Drucksteigerung innerhalb der geschlossenen Pulpenkammerwände durch die Hyperämie einsetzt, noch ehe unter der Arsenikwirkung die Leitungsfähigkeit der Nervenbahnen erlischt; daneben ist aber auch mit einem direkten chemischen Reiz der Nervenfasern als Schmerzquelle zu rechnen. Ganz besonders qualvoll gestalten sich die Schmerzen, wenn eine akut-totale Entzündung der Pulpa vorliegt, die ohnehin schon mit außerordentlicher Drucksteigerung einhergeht, weshalb in solchen Fällen gern in der ersten Sitzung etwa eine Chlorphenoleinlage gemacht und den Arsenikpasten durchweg ein Lokalanaestheticum zugesetzt wird.

d) Die regressiven Veränderungen der Pulpa.

Daß bei der chronischen Pulpitis als Ausdruck der Stoffwechselstörungen regressive Veränderungen auftreten können, ist bereits erwähnt worden. Die gleichen regressiven Veränderungen beobachten wir aber auch gar nicht selten, ohne daß an dem betreffenden Zahn eine Caries und Pulpitis aufgetreten sind (vgl. das auf S. 238, 239 über die Biologie der Pulpa Gesagte). Im wesentlichen handelt es sich um folgende Formen: vacuoläre Degeneration, Verfettung, hyaline Degeneration, amyloide Degeneration, kalkige Degeneration, Atrophie in ihren verschiedenen Formen und endlich die Metaplasie der Pulpa. Der Häufigkeit nach sind sie nicht alle gleichwertig; amyloide Degeneration und Metaplasie sind selten; vacuoläre Degeneration dagegen, Verfettung und Atrophieerscheinungen etwas ungemein Häufiges.

Als Ursache wird man letzten Endes auch bei den selbständig auftretenden regressiven Veränderungen *Stoffwechselstörungen* annehmen müssen, die teils von außen bedingt sind, teils mit Allgemeinerscheinungen im Körper zusammenhängen. Zu den äußeren Bedingungen gehören sicher auch starke funktionelle Inanspruchnahme der Zähne, Überlastung, Abkauung, Erschöpfungserscheinungen, wie sie ja auch mit dem Alter auftreten können. Zu den inneren Bedingungen gehören

z. B. allgemeine Gefäßwandveränderungen, die sich auch bei den Pulpagefäßen bemerkbar machen; für sich betrachtet sind diese Wandveränderungen ja auch schon der Ausdruck degenerativer Prozesse, die hier nur eine primäre Rolle spielen und sekundär Veränderungen im Pulpaparenchym und an den Nervi dentales zur Folge haben. Daß auch echte arteriosklerotische Veränderungen im Zusammenhang mit dem Gesamtleiden an den Pulpagefäßwänden vorkommen, und zwar offenbar gar nicht selten, haben die Untersuchungen von KOKUBUN an Pulpen von Arteriosklerotikern gezeigt. Auf dem Boden der primär entstandenen Gefäßwandschädigungen erfolgte Kalkeinlagerung in die Pulpagefäßwand zeigt Abb. 278.

Klinisch pflegen die regressiven Veränderungen der Pulpa, um dies gleich vorwegzunehmen, nicht in Erscheinung zu treten. Trotzdem kann ihnen eine erhöhte praktische Bedeutung dadurch zukommen, daß die Widerstandsfähigkeit gegen Caries herabgesetzt zu werden vermag, daß die Fähigkeit, Reizdentin zu liefern, speziell bei Atrophie aufhört und so z. B. bei Abkauungen das Pulpacavum freigelegt werden kann. Bei hochgradiger degenerativer Verkalkung kann die Wurzelbehandlung erschwert werden. Auch die Wirkung einer Arsenikeinlage läßt in solchen Fällen oft zu wünschen übrig. — Im einzelnen ist zu den verschiedenen Formen der regressiven Metamorphose noch kurz folgendes zu sagen.

α) **Vacuoläre Degeneration**.

Sie betrifft in erster Linie die Odontoblasten, während sie bei anderen Zellarten der Pulpa viel seltener ist. In der Odontoblastenzone ist sie eine überaus häufige Erscheinung, die z. B. auch in retinierten Zähnen, die doch gewiß keiner funktionellen Inanspruchnahme ausgesetzt sind,

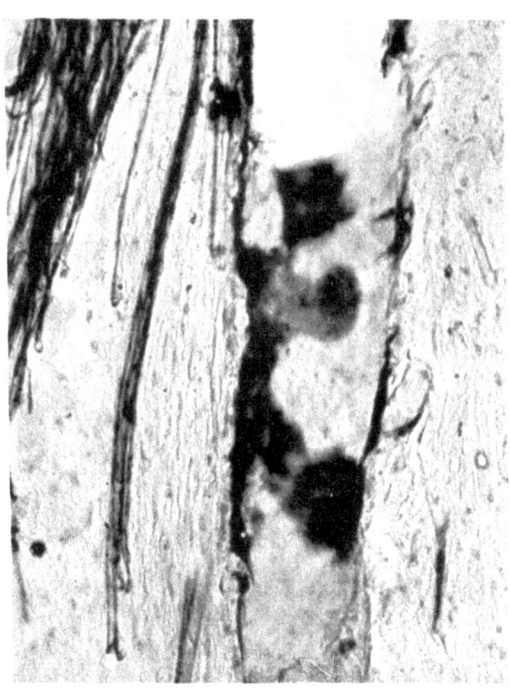

Abb. 278. Kalkeinlagerung in eine Venenwand nach vorausgegangener Wandschädigung. (Nach EULER: Kalkeinlagerungen der Pulpagefäße. Paradentium. 1932, Nr. 4.)

fast regelmäßig beobachtet wird. Anfänglich nur in kleineren Bezirken der Odontoblastenschicht auftretend, breitet sie sich schließlich über die ganze Zone der Zahnbeinbildner aus und läßt diese nur noch durch feine Fäden mit der Dentinwand zusammenhängen (Abb. 279).

β) **Verfettung**.

Auch die Speicherung von Fett in den Pulpazellen ist eine sehr häufige Erscheinung, die man vorübergehend schon in jugendlichen Pulpen beobachten kann. Wiederum sind es die Odontoblasten, bei denen die Fettfärbung sehr häufig positiv ausfällt; bald sind es dabei nur allerfeinste Tröpfchen, bald ergeben sich durch Konfluieren derselben Tropfen von beträchtlicher Größe. Ähnliche Beobachtungen kann man in den Neurilemmzellen und in den Wänden der Pulpagefäße machen. Mitunter nimmt die Verfettung in der Pulpa einen sehr erheblichen Umfang an.

254   Spezielle Pathologie und Therapie der Zahn- und Mundkrankheiten.

γ) Hyaline Degeneration.

Diese tritt vor allem in der unmittelbaren Umgebung kleinster Gefäße und Capillaren und in der Wandung größerer Gefäße auf. Auf dem Längsschnitt erscheint ein solch kleines Gefäß von einer breiten homogenen Schicht umkleidet, die sich mit den gewöhnlichen Färbemethoden nur schlecht färbt. In den Anfangsstadien kann das Hyalin auch in mehr scholliger Form beobachtet werden. Ausgedehnte Hyalinisierung finden wir öfter in den Wurzelkanälen. Im ganzen aber ist die hyaline Degeneration doch mehr eine Folgeerscheinung chronischer Entzündung der Pulpa (Abb. 280). Vielfach werden die hyalinen Gebiete später verkalkt.

δ) Amyloide Degeneration.

Sie steht der hyalinen sehr nahe und kann sich an diese anschließen. Von GRÄFF ist ein Fall von allgemeiner Amyloidose beschrieben worden, bei dem auch in der Pulpa intakter Zähne das Auftreten von Amyloid festzustellen war.

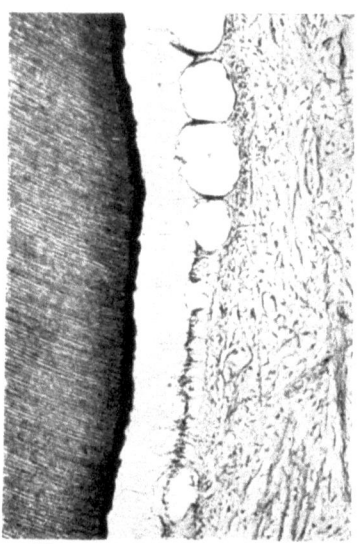 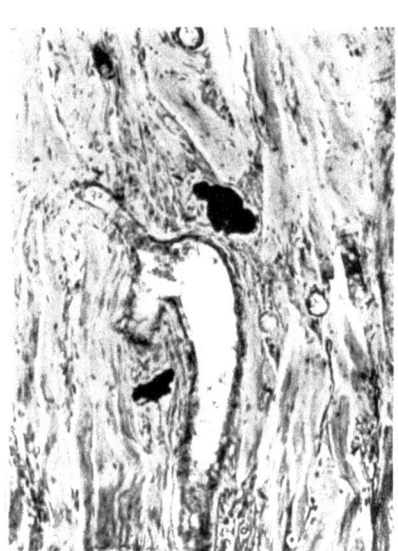

Abb. 279. Vacuoläre Degeneration in der Odontoblastenzone.   Abb. 280. Hyaline Degeneration der Pulpa.

ε) Kalkige Degeneration.

Darunter ist zu verstehen das Auftreten von meist länglich geformten Kalkniederschlägen, die für sich betrachtet vollkommen homogen sind, d. h. keinerlei Zeichnung aufweisen. Sie treten zunächst im bindegewebigen Stützapparat der Gefäße und Nerven der Pulpa auf; mit der weiteren Zunahme finden sie sich dann auch an den Gefäßwänden selbst sowie zwischen den einzelnen Fasern eines Nerven und frei in den Zellinterstitien des Pulpagewebes. Allmählich kann sich das Auftreten häufen, die benachbarten Konkremente treten miteinander in feste Verbindung, und schließlich kommt es zur Bildung von mächtigen Schollen mit charakteristisch gezackten Rändern. Aber auch dann noch bleibt die Strukturlosigkeit gewahrt. Es ist deshalb wichtig, dies zu betonen, weil diese Konkremente von manchen Autoren mit zu den Dentikeln gerechnet werden, wo sie als „niedrigstehende Dentikel" eingereiht sind. Tatsächlich haben sie aber mit Dentikeln nicht das Geringste zu tun, da jede Beziehung zu dem Begriff Dentin fehlt. Es handelt sich vielmehr um Ausfällung von Kalk in amorpher Form (Abb. 281), die, wie wohl anzunehmen ist, mit den Stauungsverhältnissen in der Wurzelpulpa zusammenhängen dürfte.

ζ) Metaplasie der Pulpa.

Das Wesen dieser Erscheinung wird am besten charakterisiert, wenn man von folgender Vorstellung ausgeht: die Bildung von Dentin stellt eine relativ hohe Differenzierung dar, die ein entsprechend organisiertes Gewebe mit einer besonderen Zellart, den Zahnbeinbildnern, voraussetzt, und das ist eben die Pulpa. Nun kann sie aber durch Trauma oder eine einschneidende lokale Stoffwechselstörung von diesem hohen Niveau herabgedrückt werden und auf einer etwas niedrigeren Stufe stehenbleiben, die sie nur noch zur Bildung von knochenähn-

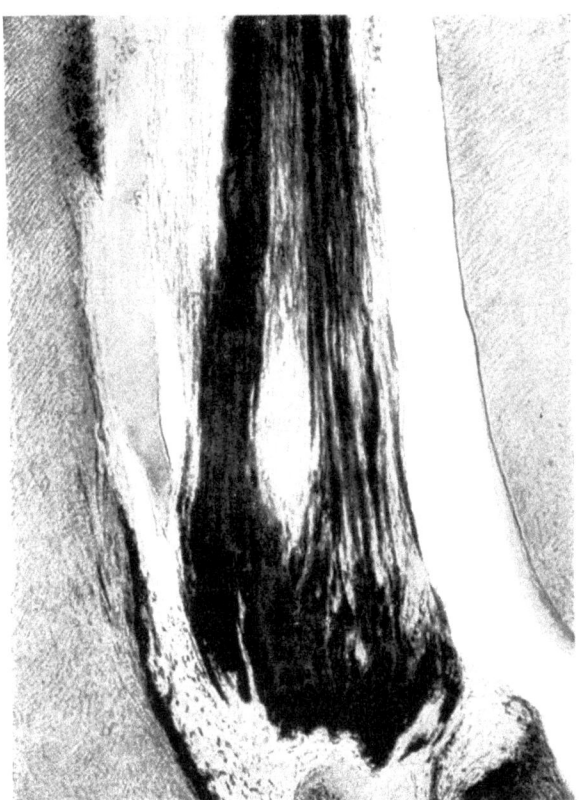

Abb. 281. Kalkige Degeneration der Wurzelpulpa.

lichem Zement befähigt, wie das der Wurzelhaut zukommt. Im Gegensatz zu den sonstigen Zementbildungen in der Pulpa handelt es sich bei der Metaplasie aber nicht um den vorausgehenden Verlust der Odontoblastenschicht; diese wird vielmehr — an den Konturen noch in ihrer früheren Form erkennbar — ganz in das neu apponierte Zement eingeschlossen. Die Zementbildung kann so weit gehen, daß das Kronenpulpacavum davon vollständig ausgefüllt wird (Abb. 282), während die Wurzelpulpa von der Metaplasie noch gar nicht so stark betroffen zu sein braucht. Im ganzen ist die echte Metaplasie eine sehr seltene Erscheinung.

η) Atrophie der Pulpa.

Die bisher besprochenen Formen, die verschiedenen Degenerationserscheinungen, lassen sich zusammenfassen als die Gruppe der *qualitativen regressiven Metamorphose*. Ihr gegenüber steht die *quantitative regressive* Veränderung, wie sie in der Atrophie ihren Ausdruck findet. In praxi finden wir freilich Degeneration

256   Spezielle Pathologie und Therapie der Zahn- und Mundkrankheiten.

und Atrophie oft genug in einer Pulpa vertreten. Die Pulpenatrophie kann sich auf einzelne Zellen und Zellgruppen beschränken und dabei mehr als *partielle Atrophie* wirken; sie kann aber auch das Organ im ganzen betreffen als *totale Atrophie*.

Im ersteren Falle sind wieder die Odontoblasten die meist betroffenen, und zwar die Odontoblasten der Wurzelpulpa in stärkerem Maße wie diejenigen der Kronenpulpa. Den Übergang zum vollständigen Schwund stellt häufig die Pyknose der Zellkerne dar. Im zweiten Fall (totale Atrophie) ist das häufigste Bild die sogenannte retikuläre Atrophie der Pulpa (Abb. 283). Meist beginnt diese an der Peri-

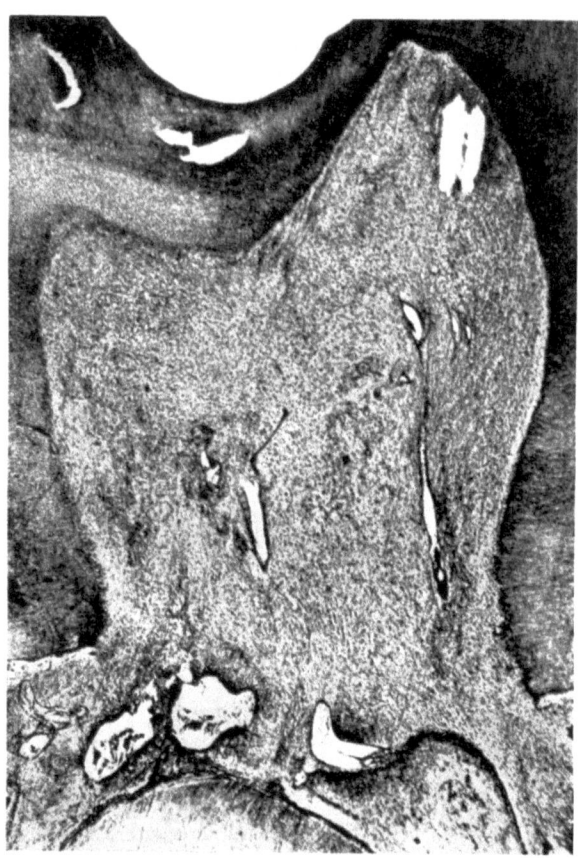

Abb. 282. Oberer 3. Molar. Metaplasie der Pulpa. Schmorlfärbung. Übersichtsbild. Das ehemalige Pulpacavum ist ausgefüllt mit einer dichten, gleichmäßigen Osteo-Zementmasse, die nur wenige gefäßführende Kanäle aufweist. Optik: Winkel Luminar 26 mm. (Aus EULER-MEYER.)

pherie und dehnt sich dann über das ganze Gewebe aus. Der Name rührt von dem netzartigen Bild her, das eine derartige Pulpa bietet. Das Organ selbst schrumpft nur in den allerseltensten Fällen wirklich zusammen, fast immer erscheint es förmlich ausgespannt zwischen den Dentinwänden, da feine Fäden, vielleicht Reste der v. KORFFschen Fasern, zum Teil auch Reste der Odontoblasten, doch für eine letzte Fixierung an der Pulpenkammerwand sorgen. Neben dem Auftreten allmählich größer werdender Maschen wird die retikuläre Atrophie noch charakterisiert durch das Schwinden auch der polygonalen Zellen und der Zellen des bindegewebigen Stützapparates sowie durch das stärkere Hervortreten von Faltersträngen, die zugleich die Wandung der Maschen bilden und manchmal eine überraschende Stärke aufweisen (Abb. 284).

Sehr viel seltener ist eine andere Art der Atrophie, bei der die Tendenz zur Maschenbildung fehlt und neben der Pyknose fast sämtlicher Zellkerne ohne Unterschied der Zellart auch noch das Abnehmen der Capillaren und feineren Gefäße vorherrscht. Nur noch spärliche größere Gefäße, häufig erweitert, sind in der Pulpa erkennbar.

Neuerdings hat man auch den Veränderungen der Pulpa mehr Beachtung geschenkt, die im Zusammenhang mit Bestrahlung auftreten können. Hier ist vor allem LEIST zu nennen. In der Hauptsache handelt es sich dabei um Odontoblastenschädigung und Pulpadegeneration neben Schädigung der Hartsubstanz.

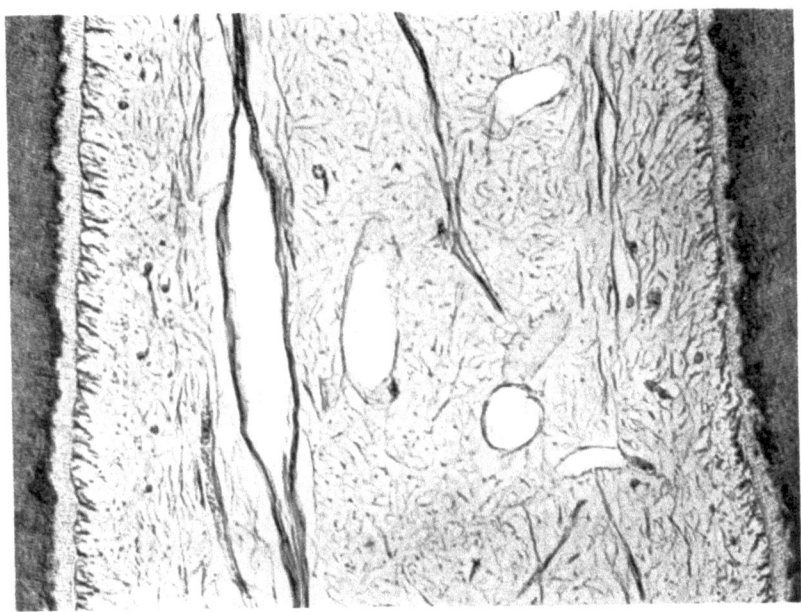

Abb. 283. Retikuläre Atrophie der Pulpa. Leichterer Grad.

Erscheinungen der Atrophie sind es auch in erster Linie, denen wir neben manchen qualitativen Veränderungen in der Pulpa alter Menschen begegnen. Die Odontoblastenzone ist auf weite Strecken hin völlig geschwunden, das Pulpaparenchym zeigt vielfach starke Schrumpfung, die Gefäßversorgung bzw. Durchblutung ist sichtlich herabgesetzt.

e) Tumoren in der Pulpa.

Zu diesem Punkte ist nur wenig zu sagen, da einwandfrei bisher nur ein einziger Fall, und zwar von REBEL beschrieben worden ist. Es handelt sich bei dem betreffenden Zahn um ein Lymphom in der Pulpa, das auf einer Seite gut abgegrenzt war, an einer anderen Seite aber Tendenz zur weiteren Ausbreitung durch Umklammerung eines Gefäßes zeigte.

Bei malignen Tumoren der Kiefer hatten wir dagegen mehrfach Gelegenheit, das Eindringen von Tumorzellen durch das Foramen apicale in den Wurzelkanal zu verfolgen.

Etwas häufiger als echte Neoplasmen in der Pulpa finden sich kleine Granulationsgeschwülste, die unter dem Namen „interne Granulome" gehen. Sie führen — meist in kugeliger Form — zu einem mitunter sehr weitgehenden Abbau im

258 Spezielle Pathologie und Therapie der Zahn- und Mundkrankheiten.

Innern des Zahnes und liefern dabei ein sehr charakteristisches Röntgenbild (Abb. 285 a u. b). Der Abbau kann schließlich zum Durchbruch nach außen führen,

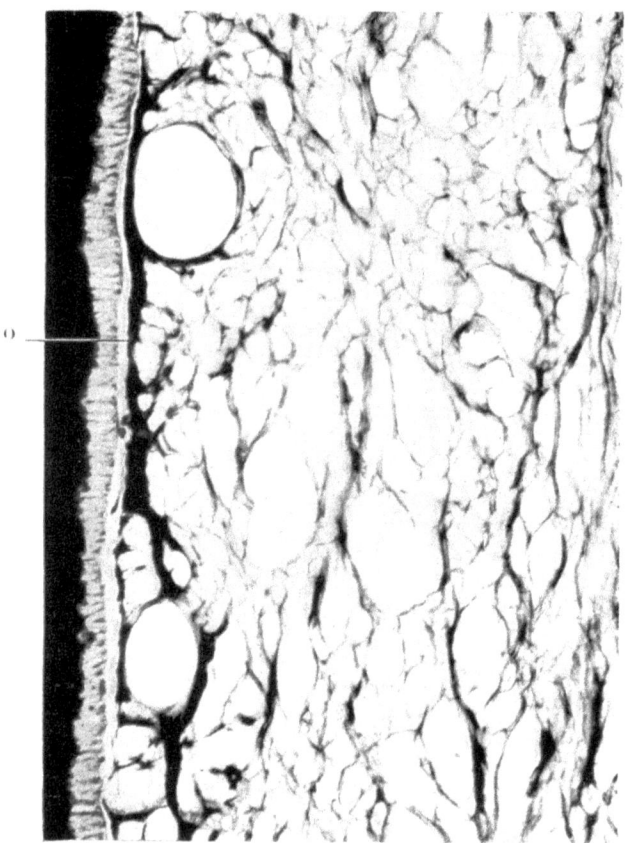

Abb. 284. Oberer 1. Schneidezahn. Großmaschige, retikuläre Atrophie der Pulpa. Hämatox.-Eosinfärbung. Mittlere Vergr. Bei O ehemalige Odontoblastenzone. D Dentin. Optik: Winkel Achrom. 6 mm, Kompl. Ok. 2. (Aus EULER-MEYER.)

womit das Schicksal des befallenen Zahnes meist besiegelt ist. Die internen Granulome können vereinzelt oder auch in größerer Zahl in einem Munde vorkommen. In einem Falle sahen wir nicht weniger als 28 Zähne in ein und demselben Munde

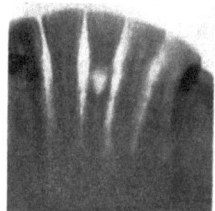 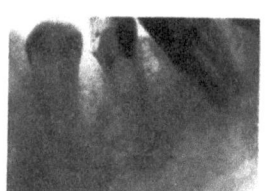

Abb. 285 a u. b. Internes Granulom.

von internen Granulomen betroffen. Gerade in diesem Falle gelang es in keiner Weise, eine Ursache für das multiple Auftreten zu finden; sonst nimmt man gerne mit SCHWEITZER an, daß irgendein lokaler Reiz, hauptsächlich traumatischer

Art zu einer Gewebsschädigung führt, und in Reaktion hierauf eine umschriebene proliferative Entzündung von resorptivem Charakter entsteht. MEZL gibt die Häufigkeit interner Granulome mit 1,64%, SCHWEITZER nur mit 2⁰/₀₀ an. Nach unsern eigenen Untersuchungen dürfte die letztere Zahl den tatsächlichen Verhältnissen am nächsten kommen. Der Zahnsorte nach liefern die oberen Schneidezähne das größte Kontingent, dann untere Molaren und relativ am wenigsten die Prämolaren. Die ,,Pink Spots" der Engländer, die ,,Rosafleckenkrankheit" ist nichts anderes als das Durchscheinen blutreicher interner Granulome durch die Zahndecke.

f) Cysten.

Gelegentlich findet man in entzündungsfreien Pulpen einen großen Hohlraum mit verdichteter Gewebsgrenze. Zum Teil mögen solche Hohlräume artifiziell ent-

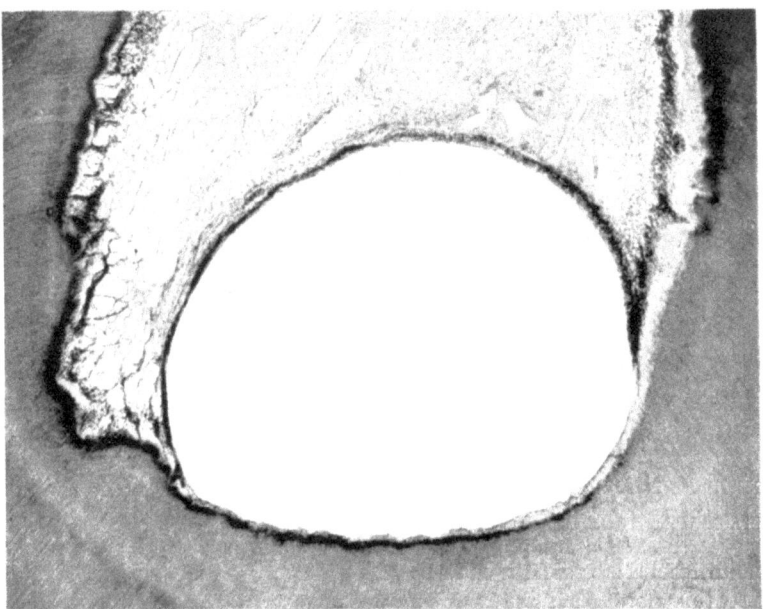

Abb. 286. Bindegewebscyste in der Pulpa eines unteren Weisheitszahnes. Übersichtsbild. Optik: Objekt 25 mm: Ok. 4. (Nach EULER: Über Cystenbildung in der Pulpa. Z. Stomat. *1930*. H. 7, 1025.)

stehen, zum Teil aber sind sie zweifellos als *echte Bindegewebscysten* anzusprechen. Über die Entstehung lassen sich meist nur Vermutungen aussprechen. Da sie fast nur im Kronenpulparaum zur Beobachtung gelangen, ist eine traumatische Genese nicht von der Hand zu weisen. Das Bild einer solchen Cyste sehen wir in Abb. 286.

g) Dentikel.

So spärlich die Beobachtungen zu den Punkten e und f sind, so häufig ist das Vorkommen von Dentikeln. und auch die Literatur ist entsprechend umfangreich. Freilich ist schon auf einer früheren Seite betont worden, daß man den Begriff Dentikel nicht zu weit ausdehnen darf, und daß mindestens die amorphen Kalkniederschläge, wie sie bei der sogenannten kalkigen Degeneration vorkommen, auch wenn sie durch Zusammenschluß größeren Umfang angenommen haben, nicht hierher gerechnet werden sollten. Auch ohne das bleibt noch eine Trennung in wahre Dentikel, die von vornherein aus Keimgewebe hervorgegangen sind, und in Hartgebilde, die nachträglich entstanden sind und sich auf einer umschriebenen Stoffwechselstörung aufbauen.

1. Wahre Dentikel. Man hat unter ihnen zu verstehen *Anomalien der Primärdentinbildung*; sie besitzen keine Wachstumstendenz und üben keinerlei Reiz auf die Umgebung aus. Sie sind als entstanden zu denken aus einer Abschnürung von Odontoblastenzellen. Wenn diese Abschnürung eine vollständige ist, liegen solche Dentikel frei in der jugendlichen Pulpa: *freie Dentikel*; mit der Verdickung der Wurzelkanalwand tritt eine Vereinigung von Dentikel und Wand ein — die Dentikel werden *adhärent*; durch fortgesetzte Dentinanlagerung werden die Dentikel schließlich ganz von der Dentinwand umschlossen — *interstitielle Dentikel* (Abb. 287). Die echten Dentikel können kanalisiert sein oder nur aus Grundsubstanz bestehen, wodurch eine Homogenität im Aussehen bedingt wird.

2. Nachträglich entstandene Hartgebilde. Bei ihnen ist gewöhnlich das Zentrum von geschädigtem und dann verkalktem Pulpagewebe gebildet und die Weiterentwicklung durch die Leistungsfähigkeit der Pulpa bestimmt. In ganz besonders günstig gelagerten Fällen führt der Reiz des primären Verkalkungsherdes zu einer *metabolischen Bildung von Odontoblasten aus jungen Pulpazellen*. Solche Dentikel können dadurch eine ziemlich regelmäßige Kanalisierung erhalten. Allerdings sind diese neugebildeten Odontoblasten jeder Schädigung gegenüber sehr empfindlich, weshalb ihr Nachweis nicht leicht zu erbringen ist.

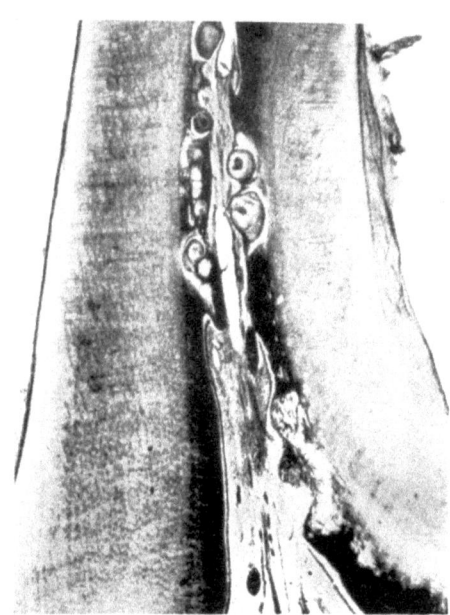

Abb. 287. Wahre Dentikel im Wurzelkanal.

Bei Pulpen, die nicht mehr eine so hohe Zelldifferenzierungsfähigkeit besitzen, ist eine andere Form von Dentikeln zu beobachten, deren Charakteristikum das sogenannte Zwiebelschalenmuster ist. In exzentrischem Wachstum werden schalenartig immer neue Schichten aufgelegt, deren Grenzen auch später noch gut erkennbar sind und so den Vergleich mit dem Schnitt durch eine Zwiebel verständlich machen (Abb. 288).

Eine dritte Gruppe findet sich in Pulpen mit mehr oder minder umfangreichen degenerativen Erscheinungen (hyaline Entartung usw.). Bei dieser Gruppe von Hartgebilden, die schon mehr nach der degenerativen Verkalkung hinneigen als daß sie noch zu den Dentikeln gehören, ist das meist gesehene Bild das einer unregelmäßigen Faserzeichnung (Abb. 289).

Auf die vierte Gruppe endlich ist schon bei der chronischen Pulpitis (clausa) hingewiesen worden. Es handelt sich hier um die Verkalkung von Gewebsgebieten, die durch die lange bestehende Entzündung in ihrem Stoffwechsel nachteilig beeinflußt worden sind. Sie können als Abgrenzung des primären Entzündungsherdes den Anschein von Schutzmaßnahmen der Pulpa erwecken. Ein Beispiel für die Größe, die die Dentikel erlangen können, ergibt sich aus Abb. 290.

4. Pulpatod.

Vorweg muß das eine hier ausdrücklich hervorgehoben werden: Damit, daß die Pulpa einer der zahlreichen, im vorstehenden beschriebenen Krankheiten vollständig zum Opfer gefallen ist, findet das krankhafte Geschehen niemals ein Ende! Dafür sind die anatomischen, physiologischen und biologischen Beziehungen der Pulpa zum anschließenden Periodontium viel zu enge! Gewisse Veränderungen im apikalen Periodontium müssen daher selbst da eintreten, wo wir im Verlaufe einer

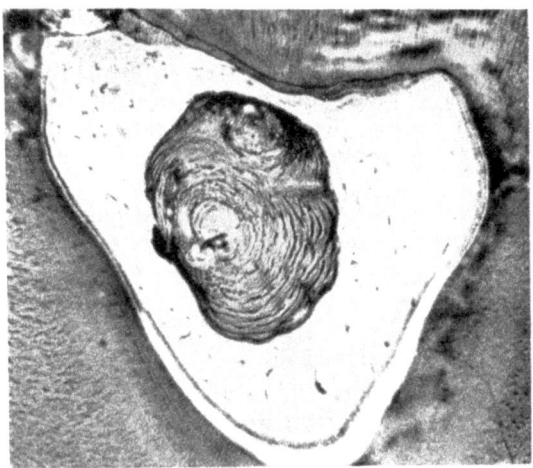

Abb. 288. Freies Dentikel mit Zwiebelschalenmuster.

Wurzelbehandlung gewollt den Pulpatod durch Arsenik usw. herbeiführen. Wenn wir also von einem Pulpatod als Ausgang einer Pulpaerkrankung sprechen, so ist hier immer nur an den Ausgang für die Pulpa selbst gedacht. Über den Übergang der Pulpaerkrankungen in Wurzelhauterkrankungen wird an anderer Stelle noch weiter gesprochen!

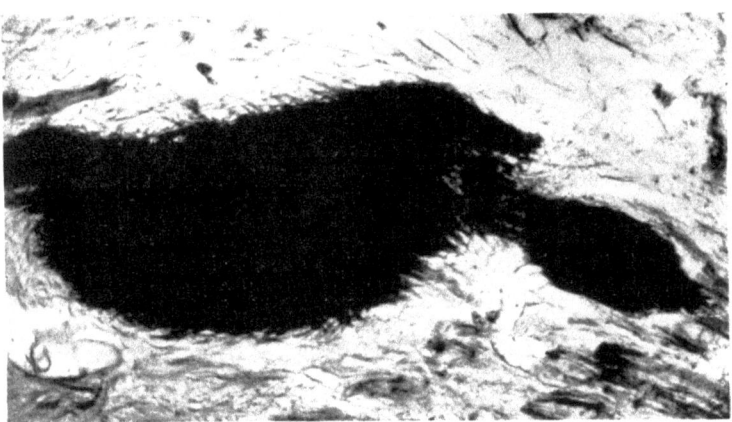

Abb. 289. Niedrig stehende Form von Dentikel. Verkalkung der Grundsubstanz und ihrer Fasern.

Daß der Ausgang für die Pulpa in einer vollständigen eitrigen Einschmelzung des Organs bestehen kann, haben wir bereits bei den eitrigen Formen der Pulpitis gehört. Andere Ausgänge sind die feuchte, faulige Nekrose — *Gangrän* — und die feuchte, nicht faulige Nekrose. Ob außerdem auch noch eine trockene, nicht faulige Nekrose — *Mumifikation* — ohne medikamentöses Zutun vorkommt, ist an sich sehr wohl vorstellbar, scheint im ganzen aber doch recht selten zu sein; die Pulpa würde dabei etwa einem trockenen (geschrumpften) Faden entsprechen.

Die weitaus häufigste Form ist jedenfalls die faulige Nekrose, die Gangrän, mit ihrem charakteristischen Geruch. Der Inhalt des Pulpacavums besteht dabei aus strukturlosen schmierigen Massen, die je nach der Art der Fäulniserreger und etwaiger Blutreste einen schmutziggrauen bis bräunlichen Farbton haben und meist reichlich Fäulnisfette enthalten (Abb. 291). Bei Fettfärbung kann man das Rot vom Wurzelkanal aus meist noch weit in die Dentinkanälchen hinein verfolgen als Beweis dafür, das auch die TOMESschen Fasern in die faulige Nekrose mit einbezogen sind, ein Befund, der bei einer exakten Wurzelbehandlung sehr wohl berücksichtigt werden muß, da Reinfektion von dem Kanälchen aus möglich ist.

Die feuchte, nicht faulige Nekrose kommt viel seltener vor und besteht gewöhnlich als solche nicht sehr lange, *da früher oder später doch Fäulniserreger ein-*

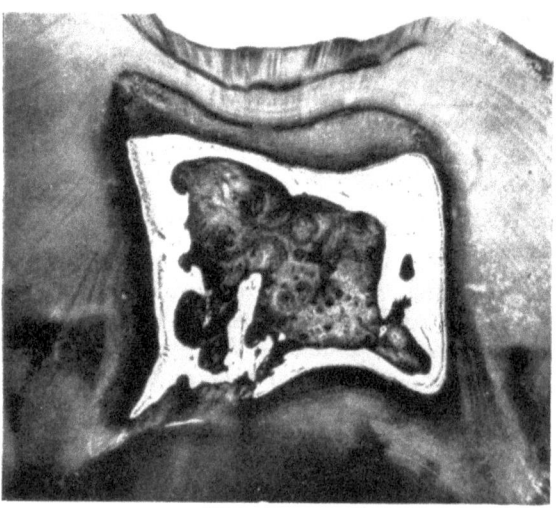

Abb. 290. Ein Dentikel füllt den größten Teil der Pulpakammer aus.

zudringen pflegen. Die häufige Ursache für diese Art Nekrose ist das Trauma. Die Pulpamasse ist hier kompakter, die Farbe weißlich, das Ganze geruchlos. Die Gewebszeichnung ist verwischt.

Klinisches. In den Fällen, in welchen das Pulpacavum frei liegt und die eingeführte Sonde keinerlei Schmerzen auslöst, auch keine Blutung zur Folge hat, ist die Erkennung des Pulpatodes sehr leicht. Schwieriger sind die Fälle, bei denen die Zahnkrone anscheinend intakt ist oder vorhandene Kavitäten durch Füllungen verschlossen sind. Hier liefert die Verfärbung der Krone einen äußerst wichtigen Anhaltspunkt. Man sollte sich bei der Untersuchung eines Gebisses zum Grundsatz machen, jeden Zahn, dessen Krone sich durch eine dunklere Tönung von den anderen abhebt, auf das genaueste zu prüfen. Dazu steht uns einmal die Thermometrie zur Verfügung; wenn sehr hohe und sehr niedrige Temperaturen keine Reaktion auslösen, so ist das ein weiteres wichtiges Verdachtsmoment. Ferner hätte die Prüfung mit dem Induktionsstrom zu erfolgen: keine oder nur sehr schwache Reaktion selbst bei stärkstem Strom spricht auch wieder für Pulpatod. Bohrt man dann den Zahn an und das Bohren wird ohne jede Empfindung vertragen, so ist dies ein weiteres Zeichen. Endlich empfiehlt sich noch die Prüfung der regionären Lymphdrüsen: sie werden bei Pulpatod stets eine Veränderung tastbar aufweisen. Im übrigen werden früher oder später auch seitens des Periodontiums sich deutliche Anzeichen einstellen.

Was der Pulpatod für die Stellung des „toten" Zahnes im Kiefer bedeutet, hat WEBER in mehreren Arbeiten eingehend behandelt. Er stellte zunächst an Zähnen, die aus dem Kieferverband herausgelöst waren, fest, daß autolytische Prozesse stattfinden, die *alle* Hartsubstanzen des Zahnes betreffen, wobei der Hauptteil des Ammoniaks, der abgeschieden wird und nach dessen Bestimmung WEBER seine Schlußfolgerungen aufgebaut hat, wohl von dem an organischen Bestandteilen reicheren Dentin stammt. Weiter stellte WEBER fest, daß der gleiche Vorgang sich auch am Zahn abspielt, wenn er noch im Kieferverband steht und daß die Abgabe quer durch Dentin und Zement erfolgen kann. Eine vollständige

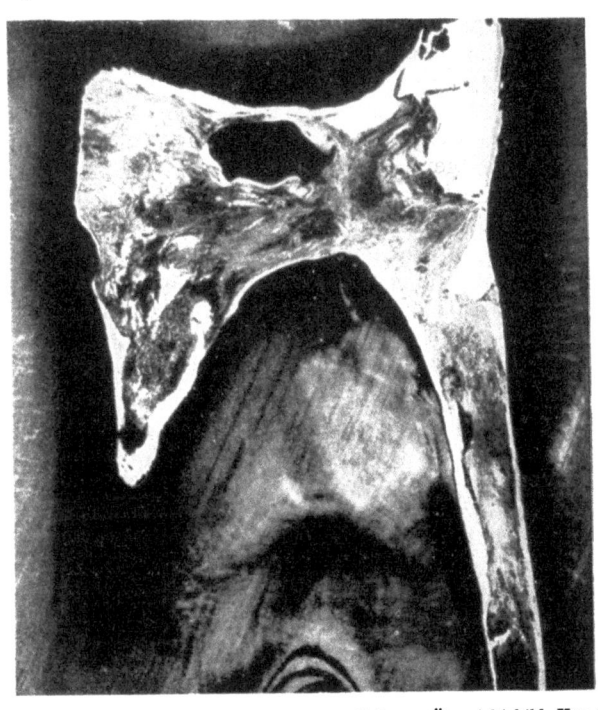

Abb. 291. Oberer 1. Molar. Nekrose der Pulpa. Hämatox.-Eosinfärbung. Übersichtsbild. Von Zell- und Gewebsstrukturen ist nur noch wenig zu erkennen. Bereits vollkommen verflüssigtes Gewebe im rechten Pulpahorn ist bei der Präparation ausgefallen. (Gefrierschnitt). Optik: Winkel Luminar 26 mm. (Aus EULER-MEYER.)

Unterdrückung der Autolyse durch die bei der Wurzelbehandlung eingeführten Medikamente ist nicht möglich, wohl aber eine Hemmung durch Fixierung der Eiweißkörper im Dentin. Die Beobachtung, daß eine Stoffabgabe quer durch die Kanalwand stattfinden kann, muß bei der Auswahl der in den Kanal einzuführenden Medikamenten entsprechend berücksichtigt werden.

In der neueren Literatur hat die „sterile" Nekrose der Pulpa im Zusammenhang mit „sterilen" apikalen Granulomen, andererseits mit der Fokaltoxikose wieder mehr Beachtung gefunden. Der Grundgedanke war, wie das im Abschnitt Fokalinfektion noch weiter ausgeführt wird, der, daß die Eiweißzerfallsprodukte der toten Pulpa namentlich bei Menschen mit veränderter Reaktionslage nach Streuung auf dem Blut- oder Lymphwege eine Reihe sekundärer allergischer Leiden hervorrufen können.

Auch im Zusammenhang mit dem von ASCOLI geschaffenen Begriff der „Anachorese" ist die sterile Pulpanekrose wieder stärker hervorgehoben worden.

Man nimmt dabei an, daß gerade solche toten Gewebsabschnitte eine besondere Anlockungskraft für im Organismus kreisende oder an anderen Stellen vorhandene Bakterien besitzen. Ob das besonders für die „Syphonospora polymorpha" von BREMER gilt, wie es APPEL behauptete, ist mindestens fraglich.

F. Pathologie des Parodontiums.

Allgemeines.

Eingehende Arbeiten der letzten Jahrzehnte von WESKI, GOTTLIEB und vielen anderen haben gezeigt, wie eng in physiologischer wie auch in pathologischer Hinsicht die Beziehungen der Wurzelhaut zu ihren beiden Insertionsstellen Zement und Alveolarknochen sind. Eine vollkommen gesonderte Betrachtung der Wurzelhautpathologie für sich, wie sie früher in den Lehrbüchern üblich war, ist danach gar nicht möglich, ohne das Verständnis für die pathobiologischen Vorgänge zu zerstören. Nur im Gesamtrahmen von Geweben, die so innig zusammenhängen, kann die Auswirkung krankhafter Vorgänge im Periodontium erfaßt werden. WESKI hat für diesen Gewebskomplex den Namen Paradentium eingeführt; sprachlich richtiger ist es aber wohl, *Parodontium* zu sagen, welches Wort in der Folge auch gebraucht werden soll. Der Begriff Parodontium ist verschieden weit gefaßt worden; hier soll er in erster Linie so weit Geltung haben, als sich aus dem untrennbaren funktionellen und biologischen Zusammenhang ergibt (Wurzelhaut mit dem Zement als Insertionsstelle am Zahn, mit der knöchernen Alveolarinnenwand als Insertionsstelle am Kieferknochen und dem zugehörigen Zahnfleischrandabschnitt).

Schmelz und Dentin gehen aus der Zahnkeimanlage unmittelbar hervor; die Apposition von Zement aber beginnt im allgemeinen erst, wenn der Keim anfängt vorzurücken (ORBAN), und sie erreicht unter normalen Verhältnissen ihre volle Höhe erst dann, wenn der frisch durchgebrochene Zahn in Funktion tritt; etwas ähnlich liegen die Verhältnisse beim Zahnfortsatz des Kiefers; *ohne Zahn und dessen Funktionsreiz gibt es auch keine knöchernen Alveolarwände.* Beweis: Abbau des Alveolarfortsatzes nach Verlust der Zähne. Die Funktionsvermittlung zwischen Zahn und Knochen aber ist Aufgabe des Periodontiums, das zugleich in vollkommener Weise als beweglicher Teil des Aufhängeapparates für den Zahn dient. Die Funktionsvermittlung mit all ihren Reizen ist auch in erster Linie der Anstoß für die Wurzelhaut, nach Bedarf nach der einen Seite hin Zement, nach der anderen Seite hin Knochen zu bilden oder auch abzubauen. *An keiner dieser drei Komponenten des Parodontiums kann eine Störung eintreten, die sich nicht auch irgendwie auf die beiden anderen auswirkt* (WESKI u. a.). In dieser Beobachtung liegt zugleich der Kern für das Verständnis dessen, was man früher als Alveolarpyorrhöe bezeichnet und mit den widersprechendsten Theorien zu erklären versucht hat.

Also nur unter der ständigen Voraussetzung des engsten Zusammenhanges und nur in Form von Unterabschnitten des Kapitels Parodontium ist es noch durchführbar, von einer Pathologie des Zementes, der Wurzelhaut, der knöchernen Alveolarwand zu sprechen, und im wesentlichen wird eine solche Besprechung auch mehr auf eine Fixierung der *jeweiligen Zustandsbilder* hinauslaufen.

1. Pathologie des Zementes.

Abgesehen von der eben erwähnten Voraussetzung bedarf diese Überschrift noch in anderer Beziehung einer gewissen Einschränkung. Zunächst mag es nicht konsequent erscheinen, wenn die Caries des Zementes bereits früher besprochen wurde, statt hier eingereiht zu sein; tatsächlich kommt aber die Caries des Zementes nur an freiliegenden Stellen der Wurzel zur Entwicklung, die jeden Zusammenhang mit Wurzelhaut und Knochen verloren haben. Und die zweite Einschränkung: es gibt nicht viele Stellen am Zahn, wo es so schwer ist, die Grenze zwischen physiologisch und pathologisch zu ziehen, so daß man leicht darum streiten könnte, ob ein Zustandsbild am Zement schon pathologisch ist oder nur besonderem funktionellen Bedarf entspricht.

a) Vitalität des Zementes.

Wenn man die Schnitte durch einen dickeren Zementmantel auf die Beschaffenheit der Zementzellen hin sorgfältig durchmustert, die wir ja als wichtigen Teilausdruck der Vitalität des Gewebes ansehen dürfen, dann ergibt sich die überraschende Tatsache, daß *die in den tieferen Zementschichten liegenden Zellkerne meist eine viel schlechtere Färbbarkeit besitzen, als die mehr peripher* gelegenen. Ob

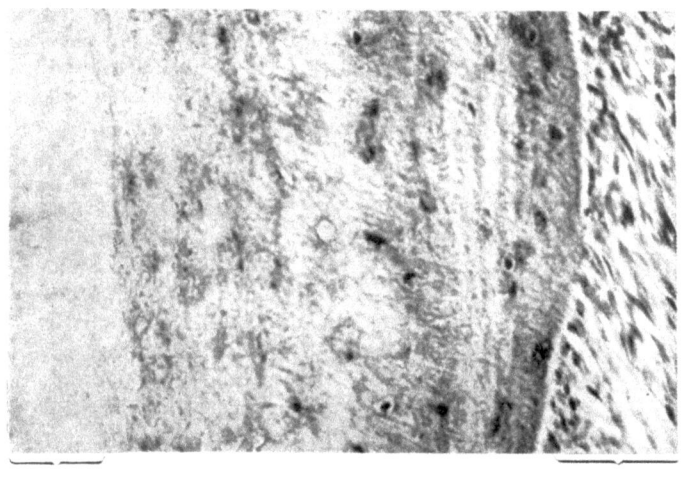

Abb. 292. Abnahme der Färbbarkeit der Zementzellen gegen das Dentin (D) hin. W Wurzelhaut.

dies bei dem Fehlen der HAVERSischen Kanäle und der Spärlichkeit der VOLKMANNschen Kanäle im Zement als sekundäre Erscheinung zu bewerten ist, oder ob sie primär ist und die weitere Zementanlage bedingt hat, kann nicht mit Sicherheit gesagt werden. Eine Ansicht (GOTTLIEB) geht dahin, daß die fortschreitende Verkalkung der Insertionsstellen von SHARPEYschen Fasern es ist, die weitere Zementanlagerungen notwendig mache. Im ganzen aber scheint für die weitere Funktion von geringerer Bedeutung zu sein, daß sich die tief gelegenen Zementzellen in ihrer Färbbarkeit und Vitalität ungünstig verändert haben. Um so bedeutungsvoller kann werden, wenn sich pathologische Veränderungen in den oberflächlich gelegenen Zementzellen einstellen. Sie sind schon deswegen von Bedeutung, weil sie gleichzeitig der Ausdruck von *Abbaureife des Zementes* werden können, und weil hier teilweise der Grund für Resorptionserscheinungen am Zement gesehen werden kann.

Ihren schroffsten Ausdruck findet die Veränderung im Zellbild der zentralen Zementpartien in dem *völligen Schwinden des Zellkernes oder in einer Art körnigen Zerfalls*. Hier fehlt die Färbbarkeit eigentlich ganz, und man müßte ein solches Zement wohl zum mindesten als nekrobiotisch ansprechen (Abb. 292). Für die Ausbreitung des Mundschleimhautepithels nach der Tiefe zu und damit auch für die Ausbreitung der chronischen marginalen Parodontitis dürften, wie GOTTLIEB gezeigt hat, solche Befunde von großer Wichtigkeit sein. Als Übergang zu solchen

Endstadien sehen wir des öfteren eine ausgesprochene Pyknose des Zementzellkernes. Mit der Pyknose verbunden oder auch selbständig auftreten kann eine Fettspeicherung in den Zementzellen, die schließlich bis zur völligen Ausfüllung der Zelle mit Fettropfen führen kann. Derartige Bilder sind namentlich von W. MEYER beschrieben worden.

b) Abnorme Apposition.

Darunter wird im vorliegenden Zusammenhang eine über das gewöhnliche Maß der Zementschicht hinausgehende Anlagerung verstanden, wobei die Frage vermutungsweise beantwortet werden soll, ob es sich dabei um besondere funktionelle Bedürfnisse oder pathologische Zustände handelt.

Für *funktionelle Anpassung* spricht manches bei folgenden Formen: *diffuse Hyperzementose, apikale knopfförmige Verdickung* und *laterale Hyperzementose* (Abb. 293, 294). Die funktionelle Vermehrung des Zementes kann auf besonderen Belastungsverhältnissen des Zahnes beruhen, vielleicht auch der Theorie GOTTLIEBS entsprechen, nach der bei Abbau des Alveolarknochens unter guten vitalen Verhältnissen vikariierend eine Zementvermehrung eintritt, die die Funktion des Zahnes aufrecht erhält. Eigenartig ist die Beobachtung, daß Zähne ohne Antagonisten eine breite Zementschicht haben können. Das würde nicht gerade für die Funktionstheorie oder die Belastungseinwirkung als Ursache (HÄUPL) sprechen; eher könnte man sich denken, daß auch hier die Zementverbreiterung einen Ausgleich für den Knochenabbau darstellt. Sonst aber sieht doch die größere Mehrzahl der Autoren in besonderer funktioneller Beanspruchung die Hauptursache. BÖDECKER u. a. fanden, daß in der 5. Lebensdekade Hyperzementosen besonders häufig auftreten. Gänzlich unklar ist in einem Teil der Fälle die Entstehung der sogenannten *Zementexostosen*, unregelmäßiger umschriebener Erhabenheiten; in einem anderen Teil der Fälle sind sie zurückzuführen auf Vereinigung der Zementoberfläche mit Zementikeln.

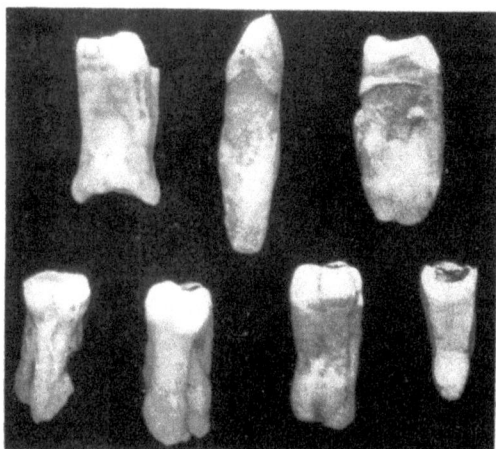

Abb. 293. Verschiedene Formen von Hyperzementose. Makroskopisch.

Die diffuse Hyperzementose weist fast durchweg das Bild der lamellären Zementapposition auf, wobei die interlamelläre Schicht die Ernährung mit zu vermitteln hat. Die einzelnen Zementlamellen sind ungleich dick, aber stets vom Typus des Knochenzementes (Abb. 295). Die Apposition erstreckt sich ziemlich gleichmäßig auf die ganze Wurzeloberfläche, während bei der *„lateralen Hyperzementose"* nur eine Wurzelseite stärker verdickt ist, die andere einen dünnen Zementmantel hat. Auch bei der *knopfförmigen Verdickung* herrscht die lamelläre Zeichnung vor, nur daß sich hier die Apposition ganz und gar auf den apikalen Teil der Wurzel beschränkt und gegen den übrigen Zementmantel von normaler Dicke scharf abgesetzt erscheint. Bei den reinen Zementexostosen dagegen fällt im histologischen Bilde mehr eine Sklerose des Hartgewebes auf, d. h. eine von spärlichen Fasern durchzogene Grundsubstanz überwiegt, die Zahl von Zellen dagegen ist bemerkenswert spärlich. Dadurch können solche (meist kleine)

Exostosen makroskopisch eine auffallend helle Farbe bekommen und bei flüchtiger Betrachtung auf dem Gelb des übrigen Zements fast wie Schmelztropfen wirken. Über Zementikel wird nachher noch gesondert ausführlicher berichtet.

Unter den pathologischen Zuständen als Ursache für stärkere Zementapposition ist in erster Linie die *Entzündung* zu nennen. Namentlich Wurzeln mit einem Granulationsherd am Apex lassen den Einfluß sehr gut verfolgen. Natürlich ist es

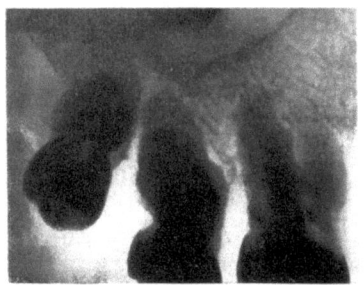
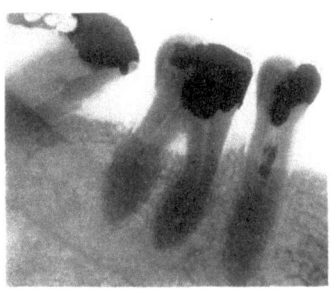

Abb. 294 a u. b. Hyperzementose im Röntgenbild.

nicht der zentrale Herd der Entzündung, der zu weiterer Zementanlagerung führt — hier finden wir im Gegenteil meist umfangreichen Abbau —, sondern die peripherste Zone einer chronischen Entzündung, wo die entzündliche Hyperämie

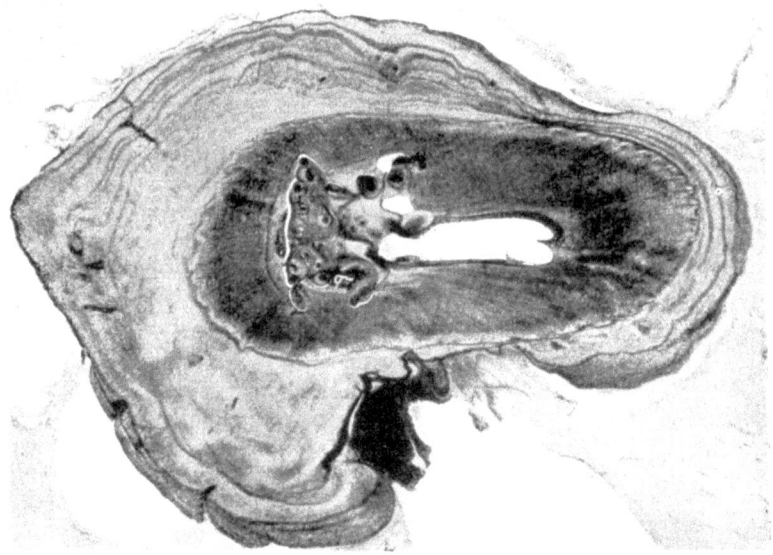

Abb. 295. Mikroskopisches Bild von Hyperzementose. Querschnitt.

und mit ihr der Stoffwechsel mehr zu produktiver Leistung führen, d. h. für die Wurzelhaut: zu weiterer Zementanlagerung. Dabei kann eine Art treppenförmigen Absatzes aus Zement entstehen, dem die entblößte Wurzelspitze aufsitzt.

Klinische Bedeutung der Hyperzementose. Von den aufgezählten Formen beanspruchen die apikalen knopfförmigen Verdickungen größere Bedeutung insofern, als sie sehr erhebliche *Extraktionshindernisse* werden können und beim Extraktionsversuch gerne zur Fraktur führen. Die Alveole paßt sich im ganzen doch ziemlich genau der Wurzeloberfläche an, infolgedessen wird auch wie bei der Wurzel so bei der Alveole der Querdurchmesser coronalwärts von der Verdickung wesentlich enger und aus der Schwierigkeit, den apikalen größeren Durchmesser durch den coronalen kleinen Durchmesser hindurchzuführen, erklärt sich leicht die Hemmung. Dabei ist die Wurzel wegen der annähernd kugeligen oder ovalen Form der Hyperzementose scheinbar gut beweglich — aber nur nicht in der Richtung nach dem Alveolarrand zu. Die Beweglichkeit führt dann gerne zu größerer Gewaltaufwendung und dadurch zur Wurzelfraktur. Manchmal bleibt nichts anderes übrig als die Wurzelspitze für sich mit dem Meißel herauszuholen. — Durch Hyperzementose an mehreren Wurzeln eines Zahnes kann schließlich die äußere Vereinigung der ursprünglich getrennt gewesenen Wurzeln zu einem Wurzelstock erfolgen, was ebenfalls bei der Extraktion dann eine gewisse Bedeutung gewinnen kann, wenn bei der Extraktion die Krone abbricht: ist es doch oft leichter, nach solcher Fraktur getrennte Wurzeln gegeneinander auszuspielen als einen einzigen frakturierten Wurzelstock hinauszubefördern. Praktisch noch viel unangenehmer kann sich auswirken, wenn durch Hyperzementose der Wurzeln *zwei benachbarte* Zähne miteinander in Berührung treten und schließlich *starr verbunden werden*. Ob Hyperzementose zu Trigeminusneuralgie führen kann, wie oft angenommen wird, ist möglich, aber nicht ganz sicher erwiesen.

Eine ganz neue klinische Bedeutung der Hyperzementose hat KLUSSMANN gefunden mit der Feststellung, daß bei dentogenen Herderkrankungen, insbesondere bei Rheumatismus, Ischias, Gelenksaffektionen Hyperzementose so häufig wäre, daß sie geradezu als diagnostisches Merkmal bewertet werden könnte. KLUSSMANN erklärt die Erscheinung damit, daß der Zahn ja auch gelenkig mit dem Kiefer verbunden sei. Von uns durchgeführte Nachprüfungen haben die Beobachtungen KLUSSMANNS als begründet erscheinen lassen.

e) Verwachsung zwischen Zahn und Knochen.

Die Tatsache, daß gelegentlich durch Hyperzementose auf Kosten des Periodontalraumes eine starre Vereinigung zwischen Zahn und Kieferknochen herbeigeführt wird, gibt Anlaß dazu, hier noch etwas näher auf die „Verwachsung" einzugehen. Vorweg sei betont: so oft, wie die Verwachsung als Ausrede dann angeführt wird, wenn eine Extraktion große Schwierigkeiten bereitet, oder ein mehr oder minder großes Stück Alveolarknochen zugleich mit dem Zahne dem Zuge der Zange folgt, kommt sie ganz gewiß nicht vor. Andererseits aber deckt es sich nicht mit den wirklichen Verhältnissen, wenn von vielen Autoren noch heute die Möglichkeit überhaupt in Abrede gestellt wird. Um eine klare Übersicht über die vorkommenden Fälle zu gewinnen, ist es nötig, zu trennen zwischen scheinbarer und wirklicher Verwachsung. Die *scheinbare Verwachsung* liegt meist vor, wenn auch bei vorsichtigstem Extrahieren das gleichzeitige Abbrechen und Loslösen eines Stückes Alveolarfortsatz unvermeidlich ist. Im Mikroskop ergibt sich dann als Erklärung eine ungemein dünne und besonders straff gefügte Wurzelhaut, die die knöcherne Insertionsstelle zum Mitgehen zwingt; manchmal liegt auch eine geringere Widerstandsfähigkeit des Knochens vor, die zur Trennung statt im Periodontalraum im Knochen selbst führt.

Wahre Verwachsungen sehen wir unter den verschiedensten Umständen zustande kommen, so vor allem nach Trauma, also Wurzelfraktur, Wurzelspitzenresektion und ähnlichem mehr. Eine eigenartige Form der Verwachsung beobachten wir gelegentlich bei persistierenden Milchzähnen, wenn die Wurzelresorption in Apposition umschlägt und dadurch die Vereinigung von Wurzel und Knochen herbeigeführt wird; dies mag namentlich da sich ereignen, wo der Milchzahn noch zu energischer Funktion herangezogen wird. In einer anderen Gruppe von

Fällen vollzieht sich die starre Vereinigung dadurch, daß sich entweder der Zementmantel oder die knöcherne Alveolarwand auf Kosten des Periodontalraumes so lange verdickt, bis schließlich Zement und Knochen sich berühren und ineinander übergehen (Abb. 296). Bei einer weiteren Gruppe von Fällen ist die primäre Ursache in einer Degeneration (namentlich hyaline Degeneration) der Wurzelhaut zu suchen, an die sich die völlige Verkalkung anschließt, die dann zum starren Band zwischen Zahn und Knochen wird. Endlich können auch Tumoren gelegentlich zu Verwachsungen führen. Eine Sondergruppe bei den wahren Verwachsungen können retinierte Zähne und Zähne in follikulären Cysten bilden. Verwachsungen bei Odontomen wären zur Tumorengruppe zu rechnen. Auffallend oft fanden GOTTLIEB, ORBAN und STEIN Verwachsungen im Tierexperiment, wenn Hundezähne nach erfolgter Pulpaextraktion *mit Diathermie behandelt* wurden, und zwar fand sich die Verwachsung hauptsächlich in den Seitenabschnitten und nicht etwa am Apex. Etwas ähnliches hat übrigens FELDMANN bei Verwendung von Formaldehyd zur Wurzelbehandlung gesehen.

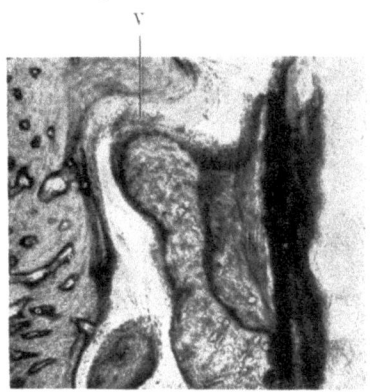

Abb. 296. Beginnende Verwachsung (V) bei Hyperzementose.

Klinisches. Über die klinische Bedeutung der Verwachsungen braucht nicht viel gesagt zu werden, da sie ohne weiteres einleuchtet. Auch hier sind es wieder die Extraktionsschwierigkeiten, die im Vordergrunde stehen. Gerade bei retinierten Zähnen kann dabei die Entfernung sich zu einem zeitraubenden Eingriff gestalten, der nur Stück um Stück unter den Meißelschlägen fallen läßt. Übergroße Gewaltanwendung führt in solchen Fällen nur zum Unheil und kann unter Umständen im Unterkiefer sogar eine komplette Fraktur zur Folge haben; nur genaue Orientierung und systematisches Vorgehen führen zum Ziele. Leider läßt uns das Röntgenbild dabei manchmal im Stich, wenn sich der Zahn selbst und die Verwachsungsstelle bei der Aufnahme decken. Jedenfalls ist wichtig, daß man überhaupt *an die Möglichkeit einer Verwachsung denkt* und rechtzeitig die Zange weglegt, um zum Meißel zu greifen.

d) Zementikel.

Bei der Hyperzementose ist auch der Zementikel gedacht worden, die mitunter sekundär zu Zementexostosen führen. Ihre Entstehung ist mit verschwindend wenig Ausnahmen auf Stoffwechselstörungen im Wurzelhautgewebe zurückzuführen, wobei die betreffenden Zellen oder kleinen Gewebsabschnitte zu sogenannten Kalkfängern werden. In manchen Fällen läßt der zentrale Grundstock der Zementikel noch deutlich die Konturen des betreffenden Zellabschnittes erkennen — *strukturierte Zementikel;* in anderen Fällen fehlt jede Zeichnung — *strukturlose Zementikel.* In fast allen Fällen aber zeigen die Zementikel eine ausgesprochene Wachstumstendenz, die sich aus der weiteren peripheren Kalkanlagerung ergibt; es macht eben doch ganz den Eindruck, als ob die Anwesenheit verkalkter Gebiete oder von Kalkkonglomeraten einen gewissen Reiz auf die umgebenden Gewebe ausübt, wenn dies auch im Mikroskop nicht morphologisch leicht erfaßt werden kann. Wie bei den Dentikeln unterscheidet man auch bei den Zementikeln je nach ihrer Lagebeziehung zur Wurzeloberfläche: *freie Zementikel* (frei im Wurzelhautgewebe liegend). *adhärente Zementikel* (mit der Wurzeloberfläche in Verbindung getreten) und *interstitielle Zementikel* (vom Wurzelzement nachträglich eingeschlossen): doch sind ursprünglich alle Zementikel frei gewesen (Abb. 297). Hin und wieder beobachtet man schon im Endstadium der Zahnentwicklung ein außerordentlich gehäuftes Auftreten von strukturlosen Zementikeln, ohne daß eine Erklärung dafür beizubringen wäre. Die von einigen Autoren vertretene Ansicht, daß diese Häufung von Zementikeln auf Rachitis zurückzuführen sei, hat besonders dann etwas für sich, wenn man an den Einfluß der Avitaminosen denkt. Eine starke Zunahme von Dentikeln finden wir im Periodontium älterer Leute und zwar mit solcher Regelmäßigkeit, daß man fast von einer typischen Alterserscheinung sprechen kann. Die Erklärung ist im Hinblick auf die ungünstiger gewordene Ernährung und das „Altern" stark beanspruchten Gewebes nicht schwierig.

Eine besondere Rolle bei der Entstehung von Zementikeln spielen die *Reste des Schmelzepithels*, und zwar sowohl die bekannten MALASSEZschen Nester in der Wurzelhaut als auch die zerstreuten Epithelzellen, die den kleinen Schmelztröpfchen in der Bifurkation mehrwurzeliger Zähne gegenüberliegen. Anscheinend ist eine degenerative Veränderung solcher Schmelzepithelreste, an die sich dann die Verkalkung anschließt, kein sehr seltenes Vorkommnis. GOTTLIEB meint, daß solche Epithelzellen, wie sie sich im Zusammenhang mit Schmelztröpfchen finden, unter Umständen schädigend wirken können und nun durch die Einkapselung im Zement unschädlich gemacht werden sollen. RYWKIND glaubt,

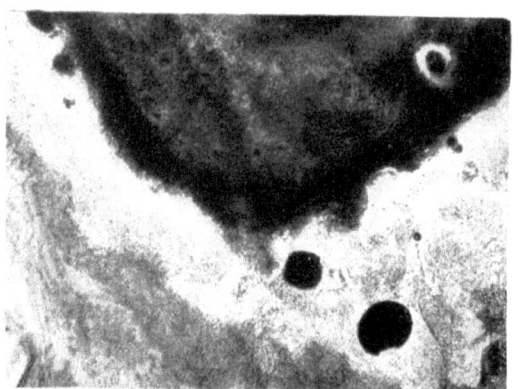

Abb. 297. Freie, adhärente und interstitielle Zementikel.

daß die Ursache für die Verkalkungsbereitschaft der MALASSEZschen Epithelreste in einer Störung ihres Kolloidzustandes zu suchen sei. Eine Reihe von Autoren nimmt an, daß die Zementikel oder zum mindesten ein Teil derselben *verkalkte Thromben in Wurzelhautgefäßen* seien. Für einzelne Fälle mag dies auch zutreffen; die größere Mehrzahl der Gebilde aber ist sicher als Verkalkung von Zellen oder Gewebsabschnitten anzusprechen. Interessant ist, daß freie Zementikel die Wanderung des zugehörigen Zahnes nicht mitzumachen brauchen und dadurch gelegentlich sogar mitten im Alveolarknochen beobachtet werden können.

Über eine *klinische Bedeutung* ist wenig zu sagen, da die Zementikel wohl durchweg Zufallsbefunde sind und praktisch nicht in Erscheinung treten. Höchstens dadurch können sie eine gewisse Bedeutung erlangen, daß sie als adhärente Zementikel dazu beitragen, die Wurzeloberfläche uneben zu gestalten. Bei sehr rasch wachsenden Zementikeln ist wenigstens theoretisch die Möglichkeit gegeben, daß sie durch mechanischen Druck eine Trigeminusneuralgie herbeiführen.

e) Resorption des Zementes.

Ebenso wie wir nach Abschluß der eigentlichen Zahnentwicklung noch recht beträchtliche Zementapposition beobachten, können wir umgekehrt häufig auch mehr oder minder weitgehende Resorption an dem Zementmantel sehen (Abb. 298). Ja man kann sogar sagen, das sich *schon normale Zähne kaum finden, in deren Zementmantel nicht Spuren einer gelegentlichen Resorption zu erkennen wären;* allerdings handelt es sich dabei fast nie um einen Dauerzustand, sondern meist ist die Abbaustelle durch nachträgliche Zementapposition wieder ausgeglichen worden.

Noch umfangreicher sind die Resorptionserscheinungen unter pathologischen Verhältnissen, wobei die spätere Apposition völlig fehlen kann (Abb. 299 u. 300).

Ätiologie. Die tieferen Ursachen der Abbauerscheinungen am Zahn haben zu einer lebhaften Diskussion namentlich zwischen der Wiener und Innsbrucker Schule geführt, ohne daß eine Einigung zustande gekommen wäre. Es ist auch hier nicht der Platz, auf diese Diskussion näher einzugehen; ganz allgemein kann man wohl nur mit SIEGMUND sagen: Aus sich heraus ist die Wurzelhaut nicht imstande, resorbierende Leistungen am Zement auszuüben, es bedarf dazu einer *Aktivierung, die wohl hauptsächlich durch das Angebot abbaufähigen Materials zustande kommt.* Vereinzelt kann allerdings auch der Anstoß aus der weiteren Umgebung in die Wurzelhaut hineingetragen sein und in seltenen Fällen ist (bei anscheinend normalen Verhältnissen) die Herkunft des Anstoßes ganz unbekannt. In gewissem Sinne verschiebt sich also die Erforschung der Ätiologie in der Richtung der Frage: Was führt zur Abbaufähigkeit des Zementes? Antwort: *Störungen im Stoffwechsel,* die bis zu dessen völliger Einstellung und zur Nekrotisierung von Zementabschnitten führen. Andererseits können aber auch durch die verschiedensten Reize Steigerungen im Stoffwechsel der Wurzelhaut eintreten, denen selbst ein an sich nicht abbaureifes Zement zum Opfer fällt.

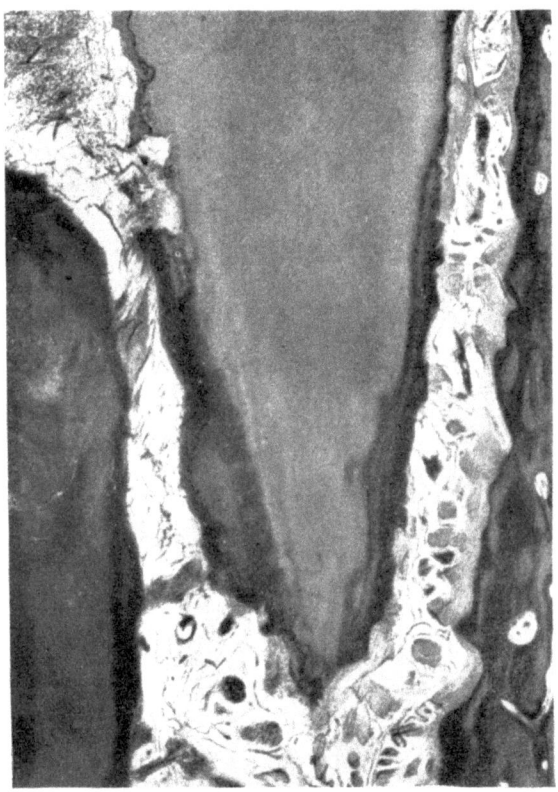

Abb. 298. Zementresorption an sonst intaktem funktionierendem Zahn.

Ein wichtiger Faktor ist im Trauma zu sehen, wohin man auch bis zu einem gewissen Grad manche funktionelle Inanspruchnahme rechnen muß. Je stärker das Trauma, um so größer kann das Maß der Resorption sein, also z. B. nach Entfernung und Replantation eines Zahnes, dann nach Frakturen und Wurzelspitzenresektionen. Weiterhin kommen in Betracht medikamentöse Schädigungen des Zementes bzw. medikamentöse Reizung des Periodontiums, z. B. bei Durchpressen von Wurzelfüllungsmaterial, das differente Mittel enthält, durch das Foramen apicale hindurch. Ferner kann eine entzündliche Reizung der Wurzelhaut auch auf infektiöser Basis zum Abbau führen (vgl. Abb. 300). Endlich ist noch des Reizes zu gedenken, der durch besondere Druckverhältnisse (andrängenden verlagerten Zahn usw.) geschaffen wird. Über die vielfach sehr umfangreichen

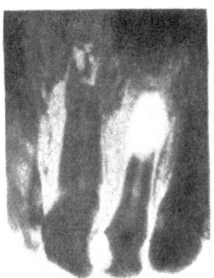

Abb. 299. Röntgenbild von Wurzelresorption bei apikalem Entzündungsherd.

Resorptionen an retinierten Zähnen ist ätiologisch schwer etwas zu sagen, ohne sich in Hypothesen zu verlieren. Leichter verständlich sind die mitunter recht erheblichen Resorptionserscheinungen an Zähnen, die orthodontischen Maßnah-

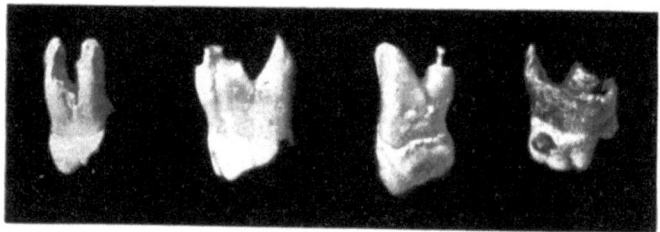

Abb. 300. Resorptionserscheinungen an Molarenwurzeln mit apikaler Parodontitis. (Aus EULER, Anomalien.)

men ausgesetzt sind, namentlich, wenn dabei stärkere Kräfte zur Anwendung gelangen und das Tempo der Regulierung überstürzt wird (KORKHAUS, KETCHAM. ORBAN, WALKHOFF u. a.). Allerdings kann dabei nach ORBAN auch das Alter des Patienten und eine gewisse individuelle Neigung bzw. Empfindlichkeit der Wurzeloberfläche gegen Druck eine Rolle spielen. Nach HARNDT sind es besonders die festsitzenden Apparate, die wegen der Resorptionsgefahr zur Vorsicht mahnen, während bei den herausnehmbaren Platten bzw. bei der Funktionskieferorthopädie als der zarteren Methode die Gefahr geringer ist.

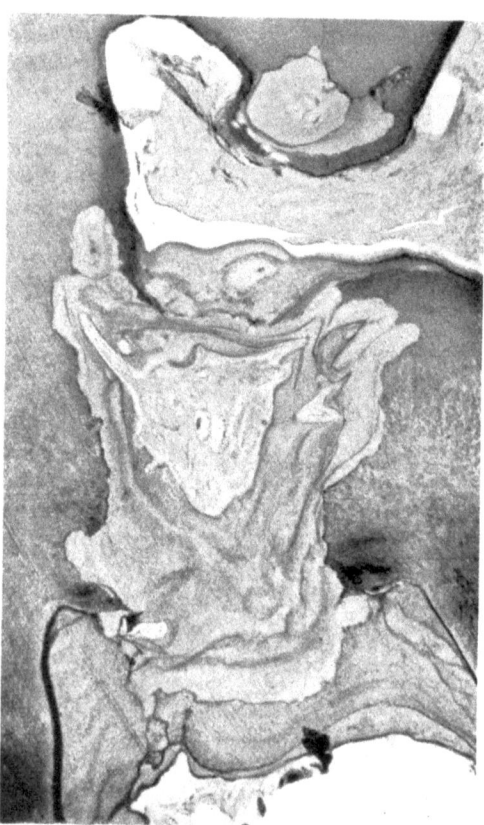

Abb. 301. Resorption auch im Dentin mit nachträglicher Zementapposition.

Klinisches. Die kleinen Resorptionsstellen im Zement sind makroskopisch meist überhaupt nicht erkennbar; größere Stellen erwecken den Eindruck kleiner Grübchen oder flacher Mulden (Abb. 300), die aber später auch wieder völlig durch Zementapposition ausgeglichen werden können. Manche Resorptionsstellen sind dadurch beachtenswert, daß sie scheinbar nur eine kleine Fläche einnehmen, *im Innern des Zahnes aber sich finger- oder kanalförmig weit ausbreiten*, um ebenfalls später — auch im Dentinbereich! — durch Zement obliteriert zu werden (Abb. 301). Makroskopisch sichtbarer sind die Resorptionen an der Wurzelspitze, die hier zu stärkerer Rauhigkeit führen und doch wohl in dieser Form auch ihrerseits einen gewissen Reiz auf das apikale Gewebe ausüben können; jedenfalls ist sicherer, bei Wurzelspitzenresektionen die Abtragung auf die ganze rauhe Partie auszudehnen.

f) Wurzelresorption größeren Umfanges.

Bisher war im wesentlichen nur der Resorptionen gedacht worden, die sich als fast alltägliche Erscheinung hauptsächlich am Zement abspielen. Nun gibt es aber auch Resorptionen an Wurzeln bleibender Zähne, selbst bei lebender Pulpa, die sich keineswegs auf das Zement allein erstrecken, sondern auch auf das Dentin und *dabei die Wurzellänge ganz erheblich verkürzen können*. Damit wächst aber auch die praktische Bedeutung solcher Wurzelresorptionen, und deshalb sollen sie in einem eigenen Abschnitt jetzt anhangsweise besprochen werden.

Dem Verständnis nahe liegen diejenigen Fälle, bei denen z. B. ein gröberes Trauma als sinnfällige Ursache festgestellt werden kann. So erleben wir meist nach Replantationen, daß im Verlaufe von 5—8 Jahren die Wurzel vollständig abgebaut wird. Ähnliches ist bei Entzündungen größeren Umfanges der Fall, dann

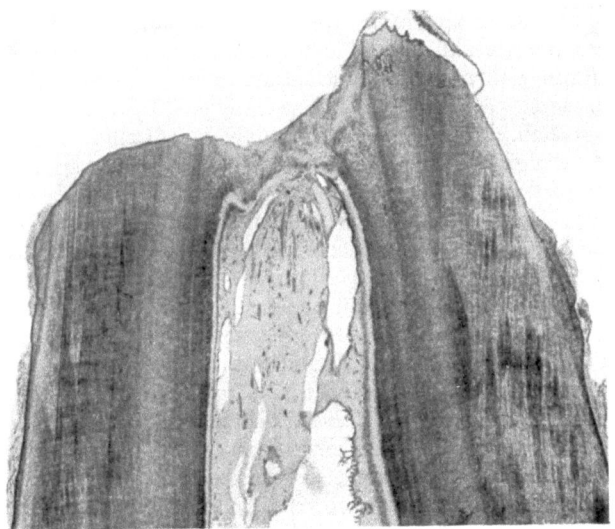

Abb. 302. Hochgradige Wurzelresorption bei lebender Pulpa.

besonders auch bei Osteodystrophia fibrosa. Auch bösartigen Geschwülsten können ganze Wurzeln im Abbau zum Opfer fallen. Ein retinierter Eckzahn, dessen Krone stark auf die Wurzel eines seitlichen Schneidezahnes drückt, kann diese ebenfalls zur vollständigen Resorption führen. Ätiologisch noch recht unklar sind dagegen solche Fälle, bei denen alle diese Faktoren wegfallen, die Pulpa selbst auch keine besonderen Veränderungen aufweist und doch — manchmal an mehreren Zähnen desselben Mundes zugleich — in ausgedehntem Maße ein Wurzelabbau erfolgt (Abb. 302). Für diese letztere Gruppe ist charakteristisch, daß sich der Periodontalraum gewöhnlich trotzdem nicht verbreitert, vielmehr die Knochenapposition in der Alveole Schritt hält.

Gerade in den letzten Jahren sind die Berichte über weitestgehende Resorptionen an bleibenden, klinisch sonst intakt erscheinenden Zähnen immer zahlreicher geworden. ZILKENS unterscheidet zwei Gruppen von Fällen: bei der einen Gruppe wird der Prozeß offenbar durch im Körper befindliche schädigende Stoffe hervorgerufen und dementsprechend nicht ein einzelner Zahn, sondern eine größere Zahl von Zähnen befallen (hierher gehören unter anderem die Fälle von ZILKENS, KRONFELD und MÜLLER, MUELLER und RONY, ferner wohl auch der von GÖLLNER); bei der anderen Gruppe ist die Ursache am Zahn selbst oder in seiner nächsten Nachbarschaft zu suchen und dementsprechend auch nur ein einzelner Zahn befallen.

Praktische Bedeutung. Diese liegt in den schwersten Fällen darin, daß der betreffende Zahn allmählich seinen Halt verliert und dadurch in Verlust gerät. In den weniger schweren Fällen tritt die Bedeutung besonders dann zutage, wenn eine Wurzelbehandlung an einem derartigen Zahn notwendig wird; denn zunächst pflegt man doch mit einer normalen Wurzellänge zu rechnen: wenn aber schon nach kurzer Strecke die Nadel bereits das Foramen apicale passiert hat und im Periodontium Schmerzen auslöst, ist der näherliegende Verdacht der, daß die Wurzelpulpa in ihrem Endabschnitt noch lebe; dabei fehlt aber bereits der ganze Endabschnitt; so kommt es leicht zu Arsenik- und anderen Periodontitiden. Die Röntgenaufnahme ist das einzig sichere Mittel, sich Klarheit zu verschaffen.

So groß in quantitativer Hinsicht die Unterschiede zwischen der einfachen Zementresorption und der Wurzelresorption sind, in einem anderen Punkte sind sie einander völlig gleichgestellt, nämlich in der Art der Resorption; es handelt sich durchweg um einen *resorptiven Prozeß auf entzündlicher Grundlage*. Freilich sind die Stigmata der Entzündung bald ungemein stark ausgeprägt, bald selbst im Mikroskop kaum wahrnehmbar. Die letzteren Fälle haben mir auch hauptsächlich Veranlassung gegeben, dabei von einer „*idiopathischen*" *Wurzelhautwucherung* zu sprechen, denn hier ist nicht nur von Entzündung kaum etwas zu erkennen, auch alle greifbaren Ursachen für eine Entzündung können vollständig fehlen. Am prinzipiellen Vorgang vermag dies natürlich nichts zu ändern. Stets geht der aktive Resorptionsprozeß von dem Weichgewebe Wurzelhaut aus; der Anstoß zu dem aktiven Vorgehen kann trotzdem eine Senkung der Vitalität im Hartgewebe bleiben. Vom Gefäßapparat der Wurzelhaut aus erfolgt auch die Lieferung der resorbierenden Zellen, der Osteo- bzw. der Zementoclasten; ob diese Zellen nur von verpufften Endothelsprossen stammen oder auch aus dem adventitiellen Zellgebiet oder von Keimzellen im Wirkungsbereich der Gefäße, soll hier nicht weiter untersucht werden. Dagegen ist wichtig zu wissen, daß wir *zwei Arten solcher Hartsubstanz resorbierenden Zellen* unterscheiden: die großen, vielkernigen — die sogenannten Riesenzellen — und eine kleinere, flache, mehr spindelförmige Art mit nur einem Kern. Die ersteren schaffen tiefe Buchten mit charakteristischen Begrenzungszacken, die anderen besorgen den Abbau etwas gleichmäßiger. Immer aber handelt es sich um *reine Osteoklase*. Die Ansicht, daß die Rauhigkeit mancher Wurzelspitzen, die in alten, zum Teil eingeschmolzenen Entzündungsherden stecken, auf eine Arrosion durch Eiter zurückzuführen sei und daß so ein Unterschied zwischen Resorption und Arrosion (durch Eiter) zu machen sei, ist heute nicht mehr haltbar.

Die naheliegende Frage, wieso Weichgewebszellen mit einer Hartsubstanz derartig aufräumen können, ist mit LIESEGANG vielleicht dahin zu beantworten, daß die Zellen infolge des gesteigerten Stoffwechsels auch mehr Kohlensäure ausscheiden und daß ihnen das zur Auflösung der Kalksalze zu dienen vermag.

2. Pathologie der Wurzelhaut.

Auch bei diesem für den Zahnarzt so überaus wichtigen Kapitel sei eingangs noch einmal mit allem Nachdruck betont, daß eine Besprechung der Wurzelhautpathologie *nur einen Teilausschnitt des biologisch und funktionell untrennbaren Ganzen „Parodontium" darstellt*. Möglich, daß eine Entzündung z. B., die primär die Wurzelhaut trifft, sich wirklich für einige Stunden nur auf die Wurzelhaut beschränkt; viel länger aber dauert es bestimmt nicht, bis wir im Mikroskop die Wirkung dieser Entzündung in den Spongiosamaschen des angrenzenden Alveolarknochens nachweisen können. Es würde also unter allen Umständen ein ganz falsches Bild geben, wenn wir uns das Wesen einer Wurzelhauterkrankung mit dem erschöpft denken, was sich in der Wurzelhaut abspielt. *Also nur um die*

Besprechung des auf die Wurzelhaut entfallenden Anteils an der Erkrankung des Parodontiums kann es sich im folgenden handeln, und so ist es auch zu verstehen, wenn auf den folgenden Seiten es gelegentlich heißt „Periodontium" und „Periodontitis".

Dieser Anteil ist freilich so umfangreich und so vielgestaltig, daß es schon deshalb gerechtfertigt ist, ihn in einem Unterkapitel gesondert zu besprechen. Die Vielgestaltigkeit rührt einmal davon her, daß speziell bei der Entzündung sich die akuten Formen anatomisch und klinisch so sehr abheben von den — viel häufigeren — chronischen Formen und weiter davon, daß die chronischen Formen in der weiteren Entwicklung (auf Kosten des Kieferknochens!) zu den verschiedenartigsten Bildern führen können. Die meist gebrauchte Einteilung richtet sich, abgesehen von dem zeitlichen Ablauf, nach dem Ausgangspunkt, der teils am Apex, teils am Alveolarrand zu suchen ist, und weiterhin nach der Art der Schädigung, die zunächst den Wurzelhautanteil des Parodontiums erfaßt. Diese drei Gesichtspunkte, für die Einteilung in sinngemäßer Weise miteinander verbunden, sollen auch die Disposition für die folgende Besprechung abgeben. Was die Art der Schädigung dabei anlangt, so kommen hauptsächlich drei Formen in Betracht: die *chemisch-toxische,* die *traumatische* und die *bakterielle.* Die beiden ersteren spielen zahlenmäßig eine untergeordnete Rolle, so sehr überwiegt der Häufigkeit nach die bakterielle Schädigung, die sich gelegentlich auch auf einer traumatischen aufbauen kann, gewöhnlich aber eine primäre ist. Ihre Häufigkeit wird schon dadurch verständlich, daß sie am Apex ja nur die anatomisch bedingte Fortsetzung der Pulpitis ist.

Wenn im übrigen das Parodontium und speziell die Wurzelhaut hinsichtlich der Auswirkung von Schädigungen eine gewisse Sonderstellung einnimmt, so hängt das einmal damit zusammen, daß das Parodontium letzten Endes einem Gelenk entspricht und die Verbindung des Zahnes mit dem Kiefer eine gelenkige ist. Wohl handelt es sich dabei um ein Gelenk mit sehr beschränkter Excursionsmöglichkeit; aber die Tatsache, daß – freilich bei geringem Aktionsradius – sieben verschiedene Bewegungen bzw. Bewegungsrichtungen und deren Komponenten physiologischerweise vorgesehen sind, zwingt doch zuzugeben, daß wir es bei der Funktion des Parodontiums auch mit einer Gelenkfunktion zu tun haben. Das bedeutet aber gleichzeitig, daß Schädigungen, die insbesondere die Wurzelhaut treffen, Gelenksschädigungen gleichkommen, ferner, daß Entzündungen, die sich hier abspielen, in gewissem Sinne dann auch den Gelenksentzündungen nahestehen und endlich, daß die dauernde funktionelle Beanspruchung in der Erkrankungszeit sich besonders nachteilig auswirken kann. Dazu kommt, daß die Hebelwirkung, die am Zahne ungeachtet des parodontalen Gelenkscharakters bei der Funktion zur Geltung kommt, um so verhängnisvoller werden muß, je kürzer der parodontiumbedeckte Teil der Wurzel wird. Das Zweite, das zu einer Sonderstellung beiträgt, sind die anatomischen Verhältnisse. Der Raum, den die Wurzelhaut einnimmt, ist außerordentlich eng und begrenzt von zwei starren, unnachgiebigen Wänden, die ein etwas ähnliches Bild schaffen wie die Pulpakammerwände, d. h. daß für eine akute Ausdehnung des Periodontiums wie etwa bei einer verstärkten serösen Durchtränkung kein Raum bleibt, und schließlich ist auch das noch zu berücksichtigen, daß jeder der vier Gewebsabschnitte des Parodontiums eine andere Struktur aufweist mit entsprechend verschiedener Reaktion auf die eingetretenen Schädigungen.

An sich entspricht natürlich die Entzündung des Parodontiums, und um diese handelt es sich hier in erster Linie, den Lehren der Pathologie, wenn auch aus den angegebenen Gründen der Symptomenkomplex in seinen verschiedenen Erscheinungen sehr verschieden zur Geltung kommt. Daß dabei der Dolor und damit zusammenhängend darüber hinaus die functio laesa sehr stark in den

Vordergrund treten können, darf bei dem Nervenreichtum der Wurzelhaut und ihrem beengten Raume nicht verwundern. Vom rubor können wir uns leicht überzeugen, wenn wir nach der Extraktion einen Zahn abspülen und damit von dem anhaftenden Blut befreien. Soweit die Wurzelhaut nach dem Abspülen noch rot bleibt, müssen wir sie als entzündet ansprechen. Von tumor kann entsprechend der Raumenge wie gesagt zunächst noch kaum die Rede sein; etwas anderes ist es, wenn auf Kosten des umgebenden Knochens mehr Raum geschaffen ist, wie das namentlich bei der chronischen Parodontitis zutrifft (Granulom!). Der calor wird wenigstens als lokale Erscheinung am wenigsten hervortreten.

Liegt nach der Raumenge eine gewisse Ähnlichkeit mit den Verhältnissen bei der entzündeten Pulpa vor, so ist auf der anderen Seite ein um so größerer Unterschied in anderer Hinsicht zu beachten: die Pulpa war als reines Endorgan mit allen Nachteilen des fehlenden Kollateralkreislaufes usw. bezeichnet worden: das Parodontium dagegen, das ja *die* Brücke zum übrigen Organismus darstellt, ist dafür um so unmittelbarer an den Blutkreislauf, das Lymphsystem usw. angeschlossen und dementsprechend natürlich auch den gegebenen Gesamtverhältnissen wie Reaktionslage direkt unterworfen. Von dem letzteren Punkte wird später noch, so bei dem Kapitel Fokalinfektion weiter die Rede sein. Hier sei nur daran erinnert, daß wir im Gegensatz zur Pulpa mit einem Kollateralkreislauf. und zwar für den Zahnfleischrand von der umgebenden Schleimhaut her, für das Periodontium vom umgebenden Knochen her zu rechnen haben. Allerdings bedeutet das letztere insofern wiederum einen Nachteil, als damit die rasche Einbeziehung des Knochens in das Krankheitsgebiet fast zwangsläufig wird. Was das Lymphsystem betrifft, so bedeutet das vorhin Gesagte, daß wir namentlich bei infektiöser Schädigung der Wurzelhaut regelmäßig mit einer Beteiligung der zugehörigen Lymphdrüsen zu rechnen haben, wie das von Partsch in klassischer Weise gelehrt worden ist.

Im übrigen spielt sich auch in der Wurzelhaut die durch die Schädigungen am Parodontium hervorgerufene reaktive Entzündung in der üblichen Weise ab, beginnend mit der aktiven Hyperämie, die nur hier im Gegensatz zur Pulpahyperämie nicht gar so rasch in die passive, die Stauungshyperämie übergeht. Näheres darüber ebenso wie über die anschließende seröse Durchtränkung, die Mobilisierung der Uferzellen, die Bedeutung des redikulo-endothelialen Systems und den Aufmarsch der Zellen aus dem Lymph- und Gefäßsystem wird bei der speziellen Betrachtung der akuten Parodontitis noch zu bringen sein. Ebenso wird über neuere Anschauungen von den Verhältnissen bei den *chronischen* apikalen Entzündungsherden und der Rolle des vegetativen Nervensystems an anderer Stelle gesprochen werden.

a) Chemisch-toxische Schädigung der Wurzelhaut.

Ätiologie. Reicht eine Wurzelfüllung bis unmittelbar oder auch nur nahe an die Wurzelhaut heran, so bedeutet sie stets einen Reiz für dieselbe; man darf ja nicht vergessen, daß die Übergangsstelle der entfernten Pulpa in die Wurzelhaut zunächst immer eine Wunde bedeutet. Die Folge des Reizes ist meist eine Entzündung mit ziemlich reichlicher Exsudation: das Exsudat führt zur Auflösung von medikamentösen Bestandteilen der Wurzelfüllung, und diese Lösung verschärft nun die Entzündung und macht sie recht eigentlich zur medikamentösen. Der Umfang der Schädigung des Periodontiums richtet sich nach Art und Konzentration der Lösung. Sehr wirksam sind z. B. die Lösungen aus der Phenolreihe und von Formalin. Trotzdem besitzen diese Schädigungen insofern keine allzugroße praktische Bedeutung, als einerseits die Lösung sich allmählich erschöpfen muß und andererseits dabei bakterielle Schädigungen hintangehalten werden. Der weitere Gang ist gewöhnlich der, daß das geschädigte Periodontalgewebe nach Abklingen der Lösung abgebaut wird und nun eine beachtenswerte Regenera-

Pathologie der Wurzelhaut.

tion erfolgt, was übrigens für Arsen von FELDMANN bezweifelt wird. Eine solche ist z. B. von HÜBNER beobachtet worden, auch wenn er die Triopaste unmittelbar auf die Wurzelhaut brachte. Jedenfalls muß „*Gewebsfreundlichkeit*" als eine wichtige Eigenschaft des Wurzelfüllungsmaterials gefordert werden.

Die „wirkliche Gewebsfreundlichkeit" stellt auch ein stark umstrittener Autor der neueren Zeit als Hauptforderung heraus, SPINNER, der die Diskussion über die Gefährlichkeit vieler in der Wurzelbehandlung verwendeter Mittel für das Parodontium verschärft hat. Um bei gleichzeitiger erfolgreicher Bekämpfung der vorliegenden Schädigung im parodontalen Gewebe keinen Schaden anzurichten, verlangt er, daß die Mittel, die in den Wurzelkanal kommen, neben Fettlöslichkeit und bakteriostatischer statt bactericider Eigenschaft größte Schonung für das Eiweiß mitbringen. Der Eiweißzerfall, sagt er, hat sogar einen den Bakterien übergeordneten Rang! Alles, was für die Regeneration wichtig ist, vor allem die Fibroplastenproduktion, darf im Gewebe nicht geschädigt werden. Von diesem Gesichtspunkt aus verwirft er auch neben der alkoholischen Lösung von Chlorphenol-Kampfer, Eugenol, Jodtinktur so ziemlich alles, was bisher bei der Behandlung der apikalen Parodontitis Geltung hatte. Eine gewisse Stützung seiner Ansicht erhielt er durch die Untersuchungen von WIRTH, der u. a. zeigte, daß die beiden Acridinfarbstoffe Rivanol und Trypaflavin, die bisher als besonders gewebsfreundlich galten, noch in einer Verdünnung von 1 : 3 000 000 eine Proliferation der Fibroblasten aufhoben. Trotz dieser Stützung durch WIRTH begegnet SPINNER aber mehr und mehr scharfer Ablehnung.

Die *klinischen* Erscheinungen bei den hier genannten Formen chemisch-toxischer Schädigung haben ganz den *Charakter einer akuten apikalen Parodontitis:* leichte bis stärkere kontinuierliche Schmerzen, Druckempfindlichkeit in der Wurzelspitzengegend, Klopfempfindlichkeit des betreffenden Zahnes. Dagegen sind die regionären Lymphdrüsen — im Gegensatz zur bakteriellen Schädigung — nur wenig beteiligt.

Eine besondere und leider auch sehr unangenehme Rolle spielt unter den chemisch-toxischen Schädigungen die Arsenikwirkung, die zur apikalen *Arsenparodontitis* führt. Daß eine solche vorkommt, steht heute außer allem Zweifel. Die zahlreichen Tierexperimente haben stets eine Bestätigung dafür erbracht. Sie haben vor allem auch die einzelnen Phasen, in denen sich durch Wochen hindurch der Prozeß abspielt, genauer erkennen lassen. Natürlich kommt es hier auch auf die Art der Arsenverbindung und vor allem auf die Dauer der Wirkung an. Scherbenkobalt wirkt viel milder und langsamer, reines Arsenik um so heftiger. Dies ist auch der Grund, warum man immer noch nach einem Ersatz dafür sucht — freilich bisher nur mit mäßigem Erfolg.

Die marginale Arsenparodontitis kann nach BALTERS dadurch entstehen, daß von der Einlagestelle aus quer durch die Zahnwand eine Diffusion gelösten Arseniks erfolgt; er verlangt deshalb auch, daß die Einlagestelle möglichst weit vom Zahnfleischrand entfernt liegen soll. Die Untersuchungsergebnisse von WEBER schließen in der Tat eine solche Möglichkeit nicht aus. Meist aber kommt die marginale Arsenparodontitis dadurch zustande, daß eine As-Einlage nicht genügend verschlossen wird und nun durch den Speichel dauernd etwas von der Substanz gelöst wird, das dann mit der Papille des Zahnfleisches auch bald den Wurzelhautrand schädigt. Im Vordergrunde stehen allerdings hier die Schädigungen des Alveolarknochens, so daß auf das dort Gesagte (S. 329) verwiesen werden muß. Bei der apikalen Arsenparodontitis handelt es sich um das Durchtreten arsenhaltiger Lösungen durch das Foramen apicale, übrigens auch die weitaus häufigste Form der Arsenschädigung. Oft ist schon nach 24, spätestens nach zweimal 24 Stunden der Anfang der Schädigung im histologischen Bilde zu erkennen; HEINZE ist es auch gelungen, nach dieser Zeit den chemischen Nachweis von Arsen in der

Wurzelhaut zu erbringen. Die ersten Erscheinungen bestehen in einer ausgedehnten Hyperämie, die sich über den Raum des apikalen Periodontiums bis in die Spongiosamaschen hinein erstreckt; daran schließt sich eine rasch zunehmende Infiltration, bei der anfänglich die histiocytären Elemente überwiegen; mit der Vertiefung der Wirkung und Nekrotisierung von Wurzelhautgewebe stellen sich bald auch Leukocyten ein und es kann zu Abscedierung kommen. Nach einigen (etwa 4) Wochen werden die Regenerationsbestrebungen deutlich, vor allem in dem Auftreten von fibrillären Fasern.

Das oben geschilderte Bild tritt hauptsächlich auf, wenn das Arsenik auf die freigelegte Pulpa gebracht wurde. Etwas verschieden davon kann sich der Verlauf — wenigstens im Tierexperiment — gestalten, wenn noch eine Dentindecke zwischen Einlage und Pulpa bestanden hatte. Dann bildet sich im Parodontium am Foramen apicale weniger ein Absceß als eine hochgradige Auflockerung des Gewebes in umschriebenem Bezirk. Es entstehen weite Maschen, mit seröser Flüssigkeit gefüllt, die ineinander übergehen können und so manchmal geradezu das Bild einer kleinen Cyste vortäuschen.

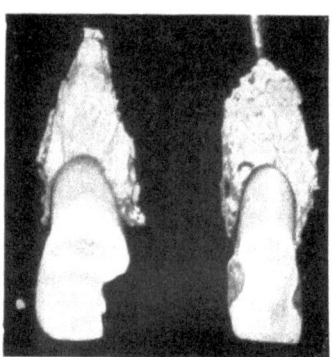

Abb. 303. Nekrose der knöchernen Zahnumgebung nach Arsenikparodontitis.

Klinisches Bild. Die Erscheinungen ähneln sehr denjenigen, wie sie vorhin für die Schädigung durch Chlorphenol usw. aufgezählt wurden, nur ist alles stärker ausgeprägt, namentlich die subjektiven Erscheinungen sind außerordentlich heftig. Die Hochgradigkeit der Schmerzen, ihr Einsetzen etwa 24—36 Stunden nach der Einlage, das Fehlen von stärkeren objektiven Erscheinungen, wie sie die bakterielle Schädigung rasch herbeiführt, und endlich das refraktäre Verhalten gegenüber der üblichen Parodontitistherapie erleichtern wesentlich die Diagnose.

Therapeutisches. Frühzeitige Entfernung des Zahnes kann die Erscheinungen coupieren; Versuche, das Arsenantidot in den Wurzelkanal einzuführen, nachdem man möglichst rasch die Einlage und alle Teile der Wurzelpulpa entfernt hat, sind anzuraten, aber in ihrem Erfolg zweifelhaft. Antidolorosa sind in reichlichem Maß notwendig! — Viel wichtiger ist eigentlich die Prophylaxe: vor allem keine lange Liegedauer! O. MÜLLER hat Tabletten angegeben, die nur die minimalste notwendige Menge von Arsenik enthalten und darüber gleich das Antidot beigefügt zeigen. Auch Borsäure ist imstande, die Arsenikwirkung einzudämmen. Bei jugendlichen Zähnen sieht man am besten ganz von Arsenik ab und verwendet Scherbenkobalt. HUTTINGER empfiehlt, nach Einlage auf die geschlossene Pulpakammer möglichst bald aufzubohren, weil die sich in der geschlossenen Pulpenkammer entwickelnde reaktive Entzündung mit ihrem Druck den Durchtritt von arsenhaltiger Lösung durch das Foramen apicale begünstigen kann.

Nach der Darstellung von SIEGMUND, wie sie auf S. 252 im Wortlaut gebracht wurde, haben wir uns allerdings das Zustandekommen einer „Arsenparodontitis" weniger in direkter als in indirekter Form vorzustellen, indem nicht das Auftreten von Arsen im Periodontium erforderlich wäre, um die Erscheinungen auch der Nekrose auszulösen, vielmehr eine übermäßig ausgedehnte Einwirkung von der Depotstelle her auf das Gefäßsystem, vor allem eine übermäßig ausgedehnte Dauerstase als Erklärung genüge. Die subjektiven Erscheinungen werden durch die Verschiedenheit der Erklärung nicht berührt, wohl aber könnten die therapeutischen Überlegungen dadurch beeinflußt werden.

In jüngster Zeit hat übrigens die Weiterwirkung der in das Pulpacavum gebrachten Arseneinlage außerordentlich an Beachtung gewonnen, nachdem

SPERANSKY mit seinen Tierversuchen bewiesen hat, daß von einer durch Arsen-, Formalin- und ähnliche Einlagen geschädigten Pulpa aus auf neuralem Wege über die „Neurodystrophie" eine ganze Kette von Leiden, darunter auch eine Parodontose ausgelöst werden kann. Dadurch ist die Bedeutung des neuralen Geschehens in der Pathologie in ein ganz anderes Licht gerückt worden. Vor SPERANSKY war schon RICKER dafür eingetreten (vgl. das, was am Schlusse des Abschnittes Cariesätiologie gesagt wurde).

b) Traumatische Schädigung der Wurzelhaut.

Ätiologie. Traumatische Schädigungen der Wurzelhaut sind schon wegen der exponierten Stellung der Zähne etwas recht Häufiges. Stoß, Schlag und Fall z. B., die namentlich leicht die Frontzähne treffen können, spielen in der Ätiologie eine erhebliche Rolle. Je nach der Gewaltrichtung wird dabei der eine Teil des Periodontiums gequetscht, der andere übermäßig gezerrt werden müssen. *In beiden Fällen aber werden Zellen und Fasern geschädigt und abbaufällig;* dies sowie die Blutungsherde führen zu resorptiver Entzündung. Eine unter Umständen schädliche Überlastung mit der gleichen Entzündungsfolge kann in rein axialer Richtung erfolgen, wenn unvermutet auf einen besonders harten Gegenstand (Knochen, Schrotkorn usw.) gebissen wird. Von solchen akuten Traumen, die sich aus der Funktion ergeben, sind wohl zu trennen diejenigen, die als *chronische Kaudrucküberlastung,* z. B. bei Schiefstand eines Antagonisten, aufgefaßt werden müssen und dementsprechend auch eine langsam einsetzende und chronisch verlaufende Entzündung herbeiführen. Alle die bis jetzt aufgezählten Ursachen haben das gemeinsam, daß stets größere Wurzelhautabschnitte geschädigt werden.

Eine andere Gruppe traumatischer Parodontitiden ist auf instrumentelle Verletzungen zurückzuführen; hier handelt es sich dann meist um kleinere Entzündungsherde als Folgeerscheinung. Solche instrumentelle Verletzungen entstehen beispielsweise, wenn Sonden, glatte oder gezahnte Nadeln durch das Foramen apicale gestoßen werden — apikale traumatische Entzündung (vorausgesetzt, daß die apikale Wurzelhaut nicht schon vorher infektiös entzündet war). Eine andere, nicht ganz seltene instrumentelle Verletzung ergibt sich, wenn ein Bohrer vom ordnungsmäßigen Weg abweicht und *seitlich die Kanalwand perforiert* — Fausse route, seitliche traumatische Entzündung; besonders gefährlich sind in dieser Beziehung die Bemühungen, den Kanal einer stark abgebogenen Wurzel zur Aufnahme eines Stiftes zu erweitern.

Eine andere Gruppe wiederum umfaßt die Fälle, bei denen das Trauma am Alveolarrand einwirkt — marginale traumatische Parodontitis. Derartige Schädigungen kommen ebenfalls im Zusammenhang mit zahnärztlichen Maßnahmen vor, z. B. wenn ein Kronenring zu weit wurzelwärts geschoben wird oder ein Regulierungsring sich stark verschiebt.

Das *klinische Bild* richtet sich ebenso wie die Prognose in erster Linie danach, ob gleichzeitig eine Infektion stattgefunden hat oder nur eine sterile traumatische Entzündung vorliegt. Im letzteren Falle sind die Erscheinungen verhältnismäßig leicht und klingen nach einigen Tagen meist von selbst ab. Die Symptome sind die üblichen einer Parodontitis. Bei einer mehr diffusen Schädigung ist die Berührungsempfindlichkeit im ganzen stärker; bei lokalisierten Verletzungen wird hauptsächlich Druck auf den Zahn in der Richtung der Verletzung als schmerzhaft empfunden. Bei den Randverletzungen ist stets auch eine mehr oder minder starke Reaktion am Zahnfleischrande zu beobachten. Lockerung des Zahnes kommt bei allen traumatischen Entzündungen vor; am stärksten ist sie ausgeprägt bei diffuser und bei Randentzündung, am wenigsten stark dagegen gewöhnlich bei apikaler Verletzung.

Pathologisch-histologisches. Im Vordergrund steht die Hyperämie und ausgedehnte Mobilisierung von Uferzellen: namentlich Makrophagen kann man bei der infektionsfreien traumatischen Parodontitis in großen Reihen aufmarschieren sehen, wie überhaupt auch das mikroskopische Bild ganz auf Resorptionsvorgänge eingestellt ist. Größere oder kleinere Blutungsherde sind ein regelmäßiger Befund. Stärker geschädigte Gewebspartien zeigen bald regressive Erscheinungen, sie können hyalinisiert, gelegentlich auch ohne Infektion eingeschmolzen werden: das üblichere ist der Ersatz durch Granulationsgewebe, das dann organisiert wird.

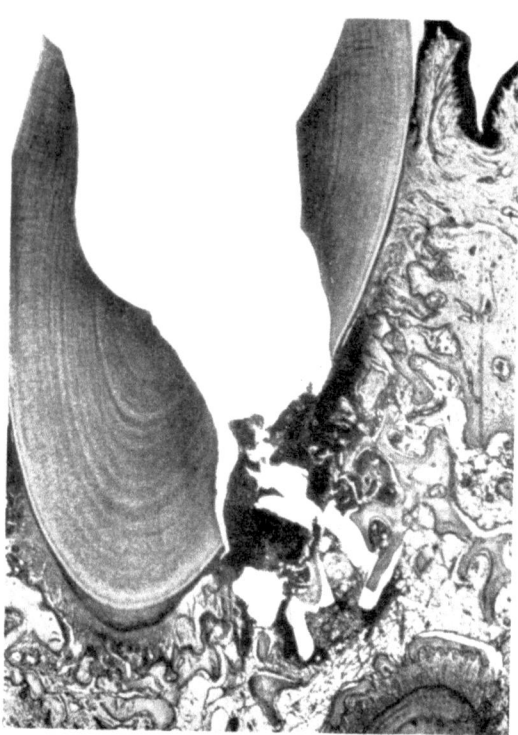

Abb. 304. „Fausse route".
Perforation einer Wurzel mit Infektion.

Ganz anders und ungleich schwerer gestaltet sich das Bild, wenn mit dem Trauma auch Infektionserreger eingeschleppt wurden; hier sind Abszedierungen die Regel, ebenso aber auch eine weitgehende Beteiligung des Knochens. Der Prozeß kann akut verlaufen unter einem Bilde, das der Parulis gleicht, oder er wird bald chronisch mit geringer Neigung zur Heilung. So fanden wir bei experimenteller, infizierter Perforation noch nach einer großen Zahl von Wochen Absceßherde. Auch die Ausbreitung auf nicht verletzte Wurzelhautabschnitte gehört dazu (Abb. 304).

Therapeutisches. Das erste Augenmerk wird man zweckmäßig der Ruhigstellung des Zahnes durch Erhöhung des Bisses usw. zuwenden. Dabei verliert sich bald die Lockerung und leichte, nicht infizierte Verletzungen heilen ohne weiteres Zutun aus. Auch die akuten Randschädigungen haben bei Entfernung der Ursache eine sehr gute Heilungstendenz. Eine Fausse route behandelt man zweckmäßig nach chirurgischen Grundsätzen (z. B. vorsichtiges Einführen von Jodoformemulsion), bis die akuten Erscheinungen abgeklungen sind. Die definitive Heilung ist manchmal durch Ausfüllung mit reizlosen Substanzen wie Chloropercha zu erzielen, sonst bleibt nur der blutige Eingriff übrig. *Perforationen nahe dem Foramen apicale kann man durch Wurzelspitzenresektion beseitigen*; liegt die Fausse route nahe dem Zahnhals, dann sorgt man am besten für dauernde Freilegung und Abfüllung eventuell von außen her. Ist bei der instrumentellen Verletzung der Wurzelhaut das Instrument abgebrochen, so muß die Nadelspitze, Beutelrockbohrer oder um was es sich sonst handelt, blutig entfernt werden.

c) Bakterielle Schädigung der Wurzelhaut.

Wie schon in der Einleitung betont, überwiegen die infektiösen Parodontitiden bei weitem alle anderen Formen. Hier zeigt sich wieder ganz besonders deutlich die Richtigkeit des alten pathobiologischen Satzes: Der Verlauf der Erkrankung wird bestimmt durch die Eigenschaften des infizierenden Keimes, des infizierten Organs und der äußeren Umstände. Andererseits darf aber gerade hier nicht vergessen werden, daß der Begriff „infiziertes Organ" nicht erschöpft ist mit der Wurzelhaut, sondern daß untrennbar dazu vor allem auch der Alveolarknochen gehört. Wer das außer acht läßt, wird nie zu vollem Verständnis für die marginale progressive Parodontitis („Alveolarpyorrhöe") gelangen. Die Worte „Eigenschaften des infizierten Organismus" sind in weitestem Sinne aufzufassen, d. h. es ist *nicht nur an die lokal bedingten, sondern auch an die allgemein bedingten Eigenschaften* zu denken. Hier ist nicht nur alles zu berücksichtigen, was einer verschlechterten Immunitätslage entspricht, sondern auch darüber hinaus alles, was mit einer veränderten Reaktionslage zu tun hat, gleichviel ob es sich um eine angeborene oder erworbene „Allergie" handelt. Denn auch die Bakteriengifte können als „Antigene" auftreten (Näheres darüber siehe Abschnitt Fokalinfektion). Die „äußeren Umstände" hängen unter anderem mit Belastungsfragen, dann aber auch mit den topographischen Verhältnissen zusammen. Die Eigenschaften des infizierenden Keimes beziehen sich in erster Linie auf die Virulenz. Hochvirulente Bakterien (Streptokokken) werden einen stürmischeren Verlauf bedingen; herrscht *von Anfang an* geringere Virulenz vor, so ist mit einem schleichenden Verlauf zu rechnen; plötzlicher Umschlag in Hochvirulenz oder plötzliches Sinken der örtlichen Widerstandsfähigkeit schafft eine *akute Exacerbation auf chronisch-entzündlicher Basis.*

Wirkliche Ausheilung ist — ohne Behandlung — namentlich bei der apikalen Parodontitis etwas ungemein Seltenes; der gewöhnliche Ausgang auch der ganz akuten Formen ist der Übergang in die chronische Entzündung. Dabei wird der Kampf zwischen dem schädigenden Agens und dem Organismus je nachdem mehr zu einem Stellungskrieg, oder das schädigende Agens gewinnt Schritt für Schritt an Boden: Knochen, Periost, Zahnfleisch und Haut werden allmählich einbezogen und eine Fistelbildung kann schließlich das äußere Zeichen des bestehenden chronischen Prozesses werden. Oder aber das schädigende Agens tritt fast völlig zurück, dafür kann Epithel, das in den chronischen Entzündungsherd eingewandert ist, bestimmend werden für den weiteren Verlauf, der zur fungösen Cyste führt. Über die fortlaufende Entwicklung der Erkrankung bei der progressiven marginalen Form eine ähnliche gedrängte Übersicht in der Einleitung zu geben, ist wegen der komplizierten Vorgänge nicht möglich. Hier muß auf die ausführliche Besprechung dortselbst hingewiesen werden.

Mit ein paar Worten sei hier noch des Verhaltens der *Lymphdrüsen* gedacht, wobei bezüglich der normalen Beziehung der einzelnen Zähne zu den submentalen bzw. submaxillären Lymphdrüsen auf das verwiesen wird, was im anatomischen Teil dieses Buches gesagt wurde. Daß die pathologischen Beziehungen zu diesen Drüsen hier besonders hervorgehoben werden, ist dadurch gerechtfertigt, daß es keine infektiöse Parodontitis gibt, die nicht klinisch erfaßbare Erscheinungen an der zugehörigen Drüse bewirkt; ja wir können *das Verhalten der Drüsen geradezu als wertvolles diagnostisches Merkmal bezeichnen, und kein Zahnarzt sollte versäumen, bei der Untersuchung der Mundhöhle auch der Beschaffenheit der regionären Lymphoglandulae sein Augenmerk zu schenken.* Noch mehr: Ein gut Teil, oft sogar der überragende Teil der subjektiven Beschwerden rührt bei einer Parodontitis von der konsekutiven Lymphadenitis her. Davon ausgehend, daß unter ganz normalen Verhältnissen die zu den Zähnen gehörigen Lymphdrüsen nicht durchtastbar (palpabel) sind, können wir unter pathologischen Verhältnissen hauptsächlich drei Formen unterscheiden: 1. Die Drüse ist erheblich vergrößert, sehr weich und druckempfindlich: akuter Entzündungsprozeß im Wurzelbereich; 2. Die Drüse ist klein, derb und nicht druckempfindlich: chronischer Entzündungsprozeß im Wurzelbereich; 3. das Bild ist verwischt und gemischt: subakuter Entzündungszustand. Das chronische Zustandsbild der Lymphdrüse ist stationär, solange kein akuter Nachschub im Quellgebiet eintritt. Das akute Zustandsbild der Drüse geht über das subakute meist allmählich in das chronische über, doch kann bei schweren Fällen der Ausgang zunächst ganz anders sein: Schwellung und Druckempfindlichkeit nehmen weiter zu, die erst noch verschiebliche Drüse wird unverschieblich und ist mit dem Periost des Unterkiefers fest verbunden; zur Lymphadenitis ist damit noch eine *Perilymphadenitis* getreten. Trotzdem kann bei rechtzeitiger Behandlung (vor allem trockene Wärme!) sich das Ganze zurückbilden; andernfalls wird bald auch die Haut über der Drüse nicht mehr verschieblich, sie rötet sich und nimmt einen leichten Glanz an: es vollzieht sich die eitrige Einschmelzung, die entweder mit einem spontanen Hautdurchbruch ihre Entspannung findet oder auch auf andere Drüsen übergreift (Abb. 305). In ganz schweren Fällen entwickelt sich von da aus eine allgemeine Sepsis, und diese kann zum Tode führen. Die Bedeutung der Lymphdrüsen und ihres Verhaltens geht u. a. daraus hervor, daß, wie RITTER gezeigt hat, die submaxillären Lymphdrüsen die von den apical-parodontitischen Zähnen aufgenommenen Bakterien (in der Hauptsache Streptokokken) auch noch enthalten können, wenn der schuldige Zahn schon längere Zeit entfernt war. Die Lymphdrüsen sind zu „Sekundärfoci" geworden, eine für das Problem der Herderkrankungen sehr wesentliche Feststellung!

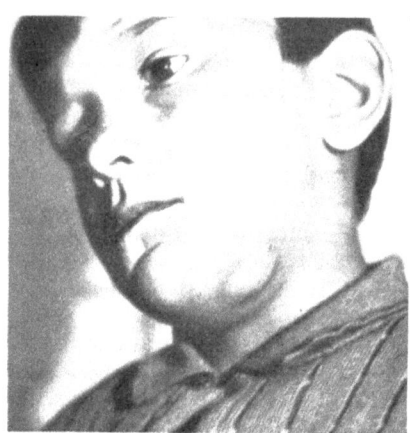

Abb. 305. Lymphadenitis mit eitriger Einschmelzung kurz vor dem Durchbruch bei apikaler Parodontitis.

Was die *bakteriologische* Seite anlangt, so kann bei ganz akuten Prozessen die Streptokokkeninvasion überwiegen, sonst aber hat man es meist mit einer Mischinfektion zu tun (nach den Untersuchungen von BULLEID unter 80 Fällen 70mal). Namentlich wenn die Pulpenkammer offen ist und ein unbehinderter Weg von der Mundhöhle zum Herd im Periodontalraum führt, können die verschiedensten Mikroorganismen gefunden werden. Übelriechender Eiter weist auf Fäulniserreger hin, die von der verjauchten Pulpa aus in die Wurzelhaut gelangt sind. Auch spezifische Erreger wie Tuberkelbacillen und der Strahlenpilz können durch den offenen Wurzelkanal das Periodontium erreichen. Die bakteriologische Seite ist nicht nur wegen der örtlichen Reaktion, sondern auch wegen der Gefahr einer fokalen Infektion von größter Wichtigkeit. Es wird deshalb bei dem betreffenden Abschnitt (S. 497) nochmals darauf zurückzukommen sein.

Spezielle Einteilung. Es ist schon vorhin betont worden, daß die Verhältnisse doch sehr ungleich liegen bei den am Apex beginnenden und den am Zahnfleischrand beginnenden Entzündungen. Schon daraus ergibt sich die Notwendigkeit einer Trennung der beiden Formen bei der Besprechung. Da besonders bei den apikalen Formen auch die Unterschiede zwischen dem akuten und dem chronischen Verlauf sehr stark zutage treten und endlich die Folgezustände sehr variabel sind, so ist damit die Einteilung bereits einigermaßen umschrieben. Man könnte wohl noch eine „umschriebene seitliche, infektiöse Parodontitis" hinzunehmen: aber soweit sie auf ein Trauma zurückzuführen ist, wurde ihrer an anderer Stelle gedacht und soweit sie aus der Infektion eines Seitenkanals der Wurzelpulpa hervorgeht, bietet sie prinzipiell nichts anderes als die apikale Parodontitis. Es bleibt also die Einteilung in apikale und marginale Form und bei beiden

Pathologie der Wurzelhaut.

wieder der akute und der chronische Verlauf. Dazu die verschiedenen Arten von Folgezuständen.

α) **Akute apikale Parodontitis.**

Zur *Ätiologie.* Über das kausale Moment braucht natürlich nichts weiter gesagt zu werden, das sind selbstverständlich die Bakterien; aber die Form, in der sich ihr Übergang in die Wurzelhaut vollzieht, kann verschieden sein. Am leichtesten verständlich ist ein Vorrücken im Wurzelkanal unter gleichzeitiger Vernichtung der Pulpa, bis das Periodontium erreicht ist; aber auch dann, wenn noch der apikale Teil der Wurzelpulpa erhalten ist, können die Bakterien bereits im Periodontium auftreten, wobei die feinen Lymphspalten entlang den Nervenscheiden und die Saftlücken im Gewebe den Weg bilden. Eine weitere Möglichkeit

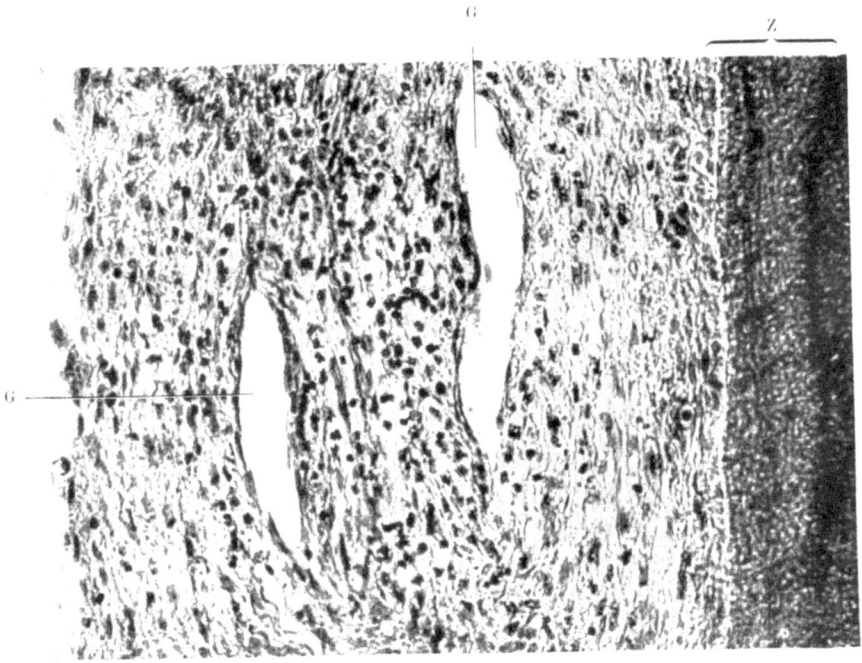

Abb. 306. Unterer 1. Molar. Periodontitis acuta. Hämatox.-Eosinfärbung. Mittlere Vergr. Beginnende Infiltration. G Gefäß. Z Zement. Optik: Winkel Achrom. 6 mm, Kompl. Ok. 4. (Aus EULER-MEYER.)

der Übertragung ergibt sich *bei unvorsichtiger Handhabung der Sonden und gezahnten Nadeln,* die durch den infizierten Kanal bis über das Foramen apicale hinaus verschoben werden und dabei die Wurzelhaut mit Bakterien förmlich impfen. Bei geschlossener Pulpenkammer und Gangrän soll der Druck der Fäulnisgase ebenfalls den Durchtritt von Bakterien beschleunigen. Einen weiteren Grund gibt noch KANTOROWICZ an: Die Spritzenstempelwirkung eines großen Rosenbohrers, der zur Eröffnung der Pulpenkammer benutzt wird und dabei in den Wurzelkanal gleitet.

Pathologische Anatomie und *Histologie.* Mindestens in den ersten Stunden haben wir das Bild der Hyperämie: pralle Füllung und Erweiterung der Gefäße im apikalen Bereich der Wurzelhaut sowie starkes Hervortreten der Capillaren. Ganz auffallend ist dabei das frühzeitige und *multiple Auftreten von feinen Blutungen in das Gewebe* (Hämorrhagien), und wenn ein in diesem Stadium gezogener Zahn an seiner Wurzelspitze so stark gerötet aussieht, so ist das mit auf die zahlreichen Blutungsherde zurückzuführen. Fast unmittelbar mit der Hyperämie geht die seröse Durchtränkung und Quellung des Gewebes einher, zugleich macht sich eine lebhafte Zellvermehrung entlang den Gefäßwänden bemerkbar (Abb. 306).

Erfolgt in diesem Stadium bereits eine sachgemäße Behandlung, so können die aufgezählten Erscheinungen schnell verschwinden. Andernfalls erscheinen bald massenhaft polymorphkernige Leukocyten, und die eitrige Einschmelzung des Gewebes beginnt. Sehr rasch dehnt sich dann die Abszedierung weiter aus, und nun kann der Prozeß verschiedene Wege einschlagen. Dabei ergeben sich in der Weiterentwicklung gewisse Unterschiede zwischen Ober- und Unterkiefer, wie sie durch die topographisch-anatomischen Verhältnisse bedingt sind. Nehmen wir zunächst den Oberkiefer, so ergeben sich folgende Wege: 1. durch den Alveolarknochen hindurch zur facialen Schleimhaut des Alveolarfortsatzes (Parulis). 2. durch den Alveolarknochen hindurch zur palatinalen Schleimhaut (Gaumenabsceß), 3. zu den Nachbarhöhlen (im Frontabschnitt zum Nasenboden, im Seitenabschnitt zur Kieferhöhle), 4. Ausbreitung im Knochen selbst (Osteomyelitis), 5. Ausbreitung oberhalb der Umschlagsfalte nach buccal (Phlegmone, Durchbruch durch die Wangenhaut). Im Unterkiefer haben wir als Hauptmöglichkeit: 1. Weg durch den Alveolarknochen nach der buccalen Schleimhaut des Alveolarfortsatzes (Parulis), 2. Weg durch den Alveolarknochen nach der lingualen Schleimhaut des Alveolarfortsatzes (*lingualer Zahnfleischabsceß*). 3. Ausbreitung der Eiterung zwischen Periost und Knochen um den Unterkieferkörper herum (perimandibulärer Absceß), 4. Ausbreitung unterhalb der Umschlagsfalte nach facial (*Wangen, Kinnabsceß*, Phlegmone), 5. Ausbreitung unterhalb der Umschlagsfalte nach lingual (*Mundbodenphlegmone*). 6. Ausbreitung vorwiegend im Kieferknochen (*Unterkieferosteomyelitis*).

Nicht berücksichtigt ist bei der vorstehenden Aufzählung ein Weg, der von der Entzündung bzw. Eiterung noch eingeschlagen werden kann, nämlich die Ausbreitung vom Apex zum Alveolarrand innerhalb des Periodontalraumes, die sogenannte diffuse eitrige Periodontitis. Sämtliche Ausbreitungsmöglichkeiten sind sowohl in einer von vornherein akut verlaufenden Entwicklung wie auch im Verlaufe einer akuten Exacerbation der einfachen chronischen apikalen Parodontitis möglich. Der letztere Fall, die akute Verschlimmerung eines chronischen apikalen Herdes, führt dabei zweifellos häufiger zu einem der vorgenannten Bilder als etwa eine akute totale purulente Pulpitis. Das ist ohne weiteres verständlich, wenn man sich vergegenwärtigt, wie viele Faktoren jederzeit das Kräfteverhältnis zwischen dem infizierten Organismus und dem infizierenden Keim zugunsten des letzteren verschieben können. Wenn aber verschiedene Autoren die Meinung vertreten, daß z. B. eine Parulis *nur* auf dem Boden einer chronischen apikalen Parodontitis entstehen könne, so widerspricht das so manchen klinischen Beobachtungen. Im allgemeinen wählt ja die (eitrige) Entzündung den Weg geringsten Widerstandes und größerer Kürze, und von der Wurzelspitze aus führt der kürzeste Weg quer durch den Alveolarfortsatz. So sehen wir denn auch als häufigstes Bild den Marsch der Bakterien durch die Spongiosamaschen unter die bedeckenden Weichteile, bis auch diese von dem sich ansammelnden Eiter durchbrochen werden. Schon vorher macht sich ein umfangreiches Ödem in der Schleimhaut und weiterhin in der bedeckenden Gesichtshaut bemerkbar; es entwickelt sich das Bild der „dicken Backe", der *Parulis* (Abb. 307). Ein so fortgeschrittener Prozeß wird natürlich längst nicht mehr mit dem Begriff „Parodontitis" erschöpft, sondern er stellt eine akute umschriebene Osteomyelitis und Periostitis dar, weshalb man zu der Bezeichnung „*Panostitis*" gekommen ist. Nach den einzelnen Etappen des an sich ja kontinuierlichen Weges kann man aneinanderreihen: periodontale, intraostale, subperiostale und submuköse Phase. Wenn vorhin von dem starken entzündlichen Ödem der Weichteile gesprochen wurde, so bedarf dies einer Einschränkung insofern, als das Ödem ganz fehlen kann, wenn der kürzeste Weg von der Wurzelspitze aus nicht quer nach außen, sondern quer nach innen zum Gaumen geht; dort bildet sich vielmehr ein scharf umschriebener Gaumenabsceß (Abb. 308). *Differentialdiagnose: Cyste und Parotismischtumor.* Das gilt für einen hohen Prozentsatz der seitlichen oberen Schneidezähne und für die palatinalen Wurzeln von Prämolaren und Molaren.

Ein anderer Weg für die Ausdehnung der eitrigen Parodontitis führt im Wurzelhautraum zwischen Zement und Alveolarrand nach dem Zahnhals zu; in diesem Falle wird die seitliche Wurzelhaut in großem Umfang in die Einschmelzung einbezogen, und schließlich kommt es zu einer Entleerung des Eiters in die Mundhöhle zwischen Zahn und Zahnfleischrand, nachdem auch das sogenannte Ligamentum circulare zerstört worden ist.

Seltener als die beiden eben beschriebenen Verlaufsmöglichkeiten ist folgende: ohne stärkere äußere Schwellung, nur begleitet von einer lebhaften Rötung und Druckempfindlichkeit der Schleimhaut im apikalen Bereich breitet sich der Absceß im Knochen selbst weiter aus, und der ursprünglich sehr kleine Eiterherd kann dabei in kurzer Zeit auf Kosten des Kieferknochens einen sehr beträchtlichen Umfang annehmen: es entsteht ein sogenannter *dentaler Markabsceß*, der durch besonders große Schmerzhaftigkeit ohne stärkere Schwellung charakterisiert ist.

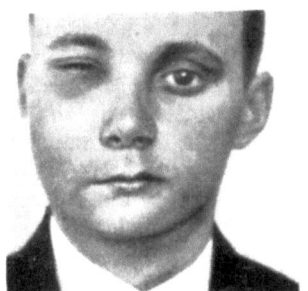

Abb. 307. Parulis im Oberkiefer mit Ödem des unteren Augenlides.

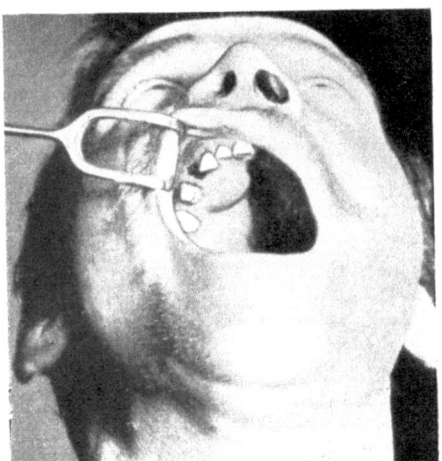

Abb. 308. Gaumenabsceß.

Bei den *Milchzähnen* ist für den Verlauf wichtig der Zeitpunkt, in dem die akute apikale Parodontitis einsetzt. Geschieht es in einem relativ frühen Alter, wenn die Milchzahnwurzel noch keine stärkere Resorption erfahren hat, dann kann auch bei der ersten Dentition sich das oben beschriebene Bild der Parulis entwickeln; geschieht es erst später, bei Milchmolaren z. B. nach dem 7. Lebensjahr, so ist die äußere Schwellung nicht so beträchtlich, statt dessen macht sich gar nicht sehr weit entfernt vom Rande am Zahnfleisch eine Vorwölbung bemerkbar, es kommt zum *Zahnfleischabsceß*.

Klinische Erscheinungen. Zum größten Teil ergeben sich die klinischen Erscheinungen schon aus dem eben geschilderten Verlauf; nur einiges ist zur Abrundung des Bildes noch hinzuzufügen. Was zunächst die Hyperämie anlangt, so genügt sie bereits vollkommen, um die charakteristischen Symptome der Wurzelhautentzündung auszulösen, nämlich: ein Gefühl, als ob der Zahn länger werde, starke Beschwerden bei Benutzung und Beklopfen des Zahnes, Gefühl von Lockerung des Zahnes. Geht die Hyperämie in die eitrige Form der Entzündung über, dann steigern sich die genannten Beschwerden außerordentlich, dazu kommen nun noch ständige, sehr quälende Schmerzen, die anfänglich als dumpf, später oft deutlich als pulsierend empfunden werden, und außerdem die von der beteiligten Lymphdrüse ausgehenden Beschwerden. Die Berührungsempfindlichkeit des erkrankten Zahnes ist so hochgradig geworden, daß die Patienten jedes Zubeißen vermeiden. Warme Getränke verschärfen die Schmerzen, kalte Getränke, Eisstückchen usw. schaffen dagegen vorübergehende Linderung (wegen der gefäßkontrahierenden Wirkung der Kälte). Die heftigen Beschwerden zusammen mit Schlaflosigkeit und ungenügender Nahrungszufuhr, ferner die mehr oder minder gesteigerte Temperatur vermögen selbst kräftige Patienten zu zermürben. Am schlimmsten sind die Schmerzen in der enostalen Phase bei der Parulis und bei dem dentalen Markabsceß; ein starkes Nachlassen der Schmerzen erfolgt bei der Parulis, wenn das submuköse Stadium erreicht ist.

Objektive Symptome sind außer dem Lymphdrüsenbefund die Lockerung und die Schwellung, sowie bei den Endphasen der Parulis und beim Zahnfleischabsceß der Milchzähne die deutliche Fluktuation. Die Lockerung braucht allerdings nur sehr geringfügig zu sein; in starkem Maße ist sie lediglich bei den Fällen vorhanden, bei denen der Eiter entlang der Wurzel seinen Weg zum Alveolarrand findet, dann natürlich auch bei Milchzähnen. Die Schwellung äußert sich zunächst am Periost und am Zahnfleisch, wobei die Wangenumschlagsfalte im Bereich des erkrankten Zahnes verschoben werden kann; die Schwellung der äußeren Haut, die sich im Oberkiefer auch auf das Augenlid erstreckt, ist zunächst als *rein ödematöse* zu bewerten, kenntlich an der teigigen Konsistenz und an dem vorübergehenden Verbleiben des Fingereindruckes; sie geht mit der Entleerung des Eiters in die Mundhöhle rasch zurück. Nur wenn sich der Eiter zum *Durchbruch durch die äußere Haut* anschickt, was öfter im Unterkiefer als im Oberkiefer vorkommt, verwandelt sich das Bild der ödematösen Schwellung: die Haut wird stark gerötet und glänzend und läßt nun auch Fluktuation erkennen, was fast immer auf Flüssigkeit (Eiter) nahe der Oberfläche schließen läßt.

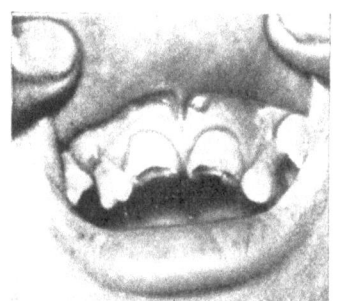

Abb. 309. Zahnfleischfistel, ausgehend von ¹J.

Erfolgt auch in den Spätstadien noch keine Behandlung, so ist der gewöhnliche Verlauf der, daß der Eiter spontan durchbricht. In den weitaus meisten Fällen geschieht dieser Durchbruch nach der Mundhöhle zu. Das Resultat ist dann eine Fistel am Alveolarfortsatz, eine sogenannte *Zahnfleischfistel* (Abb. 309). Es kann aber auch, wie wir eben gehört haben, ein Durchbruch nach außen durch die Gesichtshaut erfolgen, wovon dann ebenfalls Fisteln zurückbleiben können, die man zusammenfaßt als *dentale Gesichtsfisteln* und im einzelnen bezeichnet je nach der Lage: als Wangen-, Unterkiefer- oder Kinnfistel; namentlich die letzteren sind keine so sehr seltene Erscheinung.

Therapeutisches. Die Frühbehandlung, bei der oft die unblutigen Methoden vollständig ausreichen, wird im Abschnitt konservierende Zahnheilkunde besprochen. Hier sollen nur die blutigen Methoden Erwähnung finden, wie sie bei stärkerer Abszedierung notwendig werden. Kleine Abscesse, die unmittelbar am Foramen apicale ihren Sitz haben, finden oft genügende Entleerung, wenn es gelingt, den Wurzelkanal dafür frei zu machen, sonst aber ist ohne das Messer nicht auszukommen. *Lediglich der Zeitpunkt der Incision bedarf der Überlegung.* Solange nur eine serös-entzündliche Schwellung und eine Infiltration ohne nachweisbare Fluktuation vorliegt, *kann von einem Einschnitt kein wirksamer Erfolg erwartet werden*; es sind im Gegenteil unter Umständen Gefahren damit verbunden. Viel zweckmäßiger ist, vorerst nur mit ausgiebiger Wärmeapplikation vorzugehen (heiße Tücher, Säckchen, elektrisches Heizkissen, Solluxlampe usw.; ausgezeichnet bewährt haben sich auch Fissan- und Enelbinumschläge). In besonders günstigen Fällen können dabei die äußeren Erscheinungen ganz zurückgehen; wo aber die Einschmelzung doch unvermeidlich ist, wird sie unter dem Wärmeeinfluß beschleunigt. Das Symptom der Fluktuation stellt sich viel rascher ein, und jetzt ist der richtige Zeitpunkt für die Incision auch gekommen. Als ganz besonders wirksam hat sich uns in solchen Fällen die *Röntgenbestrahlung* erwiesen; meist genügt schon eine einzige Sitzung, und am nächsten, mitunter schon gleichen Tage ist die Incisionsreife eingetreten. Die Wärmeapplikation hat auch noch den Vorzug, daß die von der Lymphdrüse ausgehenden Beschwerden sich rasch vermindern. Neuerdings werden Ultraschallwellen für die Beschleunigung empfohlen.

Natürlich muß man durch geeignete innere Mittel den Patienten über die Wartezeit bis zur Incisionsreife hinweghelfen; da es sich um ganz akute Prozesse handelt, scheue man sich nicht, lieber größere Dosen, diese aber nicht zu oft zu geben (z. B. Pyramidon 0,4 2—3mal täglich), bei Kindern sind die Dosen entsprechend geringer zu wählen. Will man für den Eingriff selbst Schmerzlosigkeit erzielen, so wäre es mindestens bedenklich wollte man zu diesem Zwecke in den Entzündungsherd selbst einspritzen; hier kommt nur Leitungsanästhesie in Betracht. Hat die periphere Infiltration und Schwellung auch die Kaumuskeln ergriffen, und es liegt eine stärkere Kieferklemme vor, so bestehen gegen eine kurze Rauschnarkose keine Bedenken, falls die inneren Organe in Ordnung sind. Als Narkoseform kann z. B. in Betracht kommen die Chloräthyltropfnarkose. Die auch vorgeschlagene Lachgasnarkose reicht nicht immer aus. Um nur eine Incision zu machen, genügt meist ausgiebiges Bestreichen der fluktuierenden Stelle mit Psicain, das in einer sehr zweckmäßigen Verbindung mit Paraffin für diese Zwecke im Handel ist, oder mit 2%igem Perkain oder einem ähnlichen Mittel.

Die Extraktion kommt nur bei nicht mehr erhaltbaren Zähnen in Betracht, sonst aber ist nach Incision und Abklingen der akuten Erscheinungen die Wurzelspitzenresektion ein sehr wertvolles Mittel, die Zähne zu erhalten. Die sofortige Freilegung des Herdes um die Wurzelspitze ist ganz unerläßlich beim dentalen Markabsceß, da hier ja keine äußere Fluktuation und Incisionsmöglichkeit zu erwarten steht und nur mit Messer und Meißel dem Patienten sofort geholfen werden kann. In besonders dringenden Fällen und als *vorläufige* Maßnahme, um den gequälten Patienten wenigstens rascheste Erleichterung zu schaffen, ist die „Lüftung" der Wurzelspitzengegend (SCHROEDER) in der Praxis ein sehr brauchbarer Weg. Der kleine Schleimhautbogenschnitt und die Trepanierung der Alveolarwand mit dem Bohrer oder einem spitzen Instrument, das Ganze ein Werk weniger Minuten, kann wahre Wunder wirken.

Zu den sonstigen Ausbreitungswegen im Oberkiefer ist hier nicht viel zu sagen. Sie werden an anderer Stelle noch ausführlich besprochen. (S. 442) Nur bezüglich der „odontogenen Sinusitis", d. h. der von einer apikalen Parodontitis oberer Prämolaren oder Molaren ausgehenden Entzündung der Kieferhöhlenschleimhaut mit oder ohne Empyem sei schon hier entgegen der anders lautenden Anschauung einzelner Rhinologen bemerkt, daß sie keineswegs zu den Seltenheiten gehört. Wir haben uns sowohl klinisch wie mikroskopisch immer wieder davon überzeugen können. Dagegen werden zum Glück schwere phlegmonöse Prozesse, teilweise mit Ausbreitung nach Auge und Schläfe zu im Oberkiefer selten beobachtet. Im Unterkiefer treten sie freilich häufiger in Erscheinung, und zwar ebenso nach der Wange wie nach dem Mundboden zu, auch die Ausbreitung nach der Schläfengegend und den Pharyngealräumen gelangt zur Beobachtung, namentlich wenn die odontogene Periostitis auf den aufsteigenden Ast übergreift. Noch häufiger ist im Unterkiefer eine andere schwere Komplikation, wie sie auch bei der dentitio difficilis des unteren Weisheitszahnes vorkommt: *der perimandibuläre Absceß*. Der Eiter breitet sich dabei auf große Strecken hin zwischen Knochen und Periost aus. Das letztere wird weitgehend abgehoben, die bedeckenden Weichteile sind stark geschwollen und fühlen sich derb an. Der Unterkieferrand ist nicht mehr durchzutasten, das Allgemeinbefinden leidet sehr, zumal mit der Ausbreitung auf die linguale Seite des Unterkiefers auch das Schlucken und die Nahrungsaufnahme erschwert werden. Krankenhausaufnahme ist ebenso unerläßlich wie zeitige, breite Incision von außen am Unterkieferrande. Ist das Periost sehr lange vom Kieferknochen abgehoben gewesen, so kann es zu ausgedehnter Nekrose der Unterkiefercorticalis kommen.

Endlich sei noch einmal daran erinnert, daß sich wie bei allen eitrigen Prozessen so auch bei der akuten Parodontitis mit ihren lokalen Weiterungen frühzeitig septische Allgemeinerscheinungen einstellen können, weshalb Herz und Puls wie überhaupt der Allgemeinzustand ständig sorgfältigster Kontrolle bedürfen. Bei der Therapie ist ausgiebig Gebrauch von den Sulfonamiden, eventuell auch Penicillin zu machen.

β) Akute marginale Parodontitis.

Über diese Form ist nur wenig zu sagen. Sie schließt sich meist an ein Trauma an, das durch Infektion kompliziert ist. Besonders zu erwähnen sind Verletzungen durch Kronenringe, Regulierungsringe und Kofferdamfäden. Dagegen ist eine relativ sehr seltene Erscheinung das Auftreten einer akuten marginalen Parodontitis im Anschluß an die ja so überaus oft vorkommende chronische marginale Gingivitis. Wenn nicht ein rein progressiver Prozeß vorliegt, kann nach Beseitigung der Ursache die akute marginale Parodontitis ganz von selbst ausheilen. Kleine, nahe dem Rande liegende Abscesse brechen bald spontan gegen das Zahnfleisch zu auf; es genügt eine kleine Incision. Eine Beschleunigung der Heilung wird erzielt durch sorgfältige Reinigung des betreffenden Zahnes und Pudern mit Jodoformstaub oder Pinseln des marginal parodontitischen Herdes mit nicht zu scharfen Mitteln, so z. B. mit 10%igem Trypaflavinglycerin oder mit Jodpregl. Ein Ätzen darf nicht zu oft wiederholt werden.

γ) Chronische apikale Parodontitis und ihre Folgezustände.

Weitaus die meisten akuten Parodontitiden gehen in die chronische Form über. Daneben gibt es aber zahlreiche Fälle, bei denen die infektiöse Entzündung von Anfang an einen schleichenden Verlauf nimmt und erst eine gelegentliche akute Exacerbation den Patienten auf das Bestehen des Leidens aufmerksam macht oder eine Herderkrankung den Verdacht erweckt und dadurch Anlaß zur Röntgenkontrolle gibt. Der Röntgenfilm zeigt eine mehr oder minder große, mehr oder minder scharf begrenzte Verschattung an der Wurzelspitze. Er kann aber, das muß ausdrücklich betont werden, keine zuverlässige Vorstellung von dem pathologisch-anatomischen Zustandsbild vermitteln, das jeweils vorliegt. Es wird zwar in der Diskussion um die Fokalinfektion immer nur von „Granulomen" gesprochen. In Wirklichkeit aber kann das Bild außerordentlich verschieden sein. Soweit man unter Granulom eine durch Bindegewebshülle gegen die Umgebung scharf abgegrenzte kleine Granulationsgeschwulst versteht, wie sie gelegentlich beim Extrahieren zusammen mit der Wurzel herausbefördert wird, ist dieses Bild sogar das allerseltenste. Es ist nur neben dem sogenannten Eitersäckchen das einzige, was wir makroskopisch gewöhnlich zu sehen bekommen. Relativ am häufigsten entspricht der Röntgenverschattung ein kleiner chronischer, der Wurzelspitze aufsitzender Absceß. Das nächst häufige Zustandsbild ist eine chronische, unscharf gegen die Umgebung abgegrenzte Entzündung, die sich in die benachbarten Spongiosamaschen hineinerstrecken und diese zum Schwund bringen kann. In

Pathologie der Wurzelhaut. 289

zahlreichen Fällen ist das Auftreten von Epithel zu konstatieren (siehe Weiteres unter Cysten).

SIEGMUND weist darauf hin, daß die verschiedenartige morphologische Ausgestaltung der apikal-ostitischen Herde nicht so sehr von der Art der einsetzenden Reize als von der Intensität derselben abhängig sei, wobei noch im besonderen zu berücksichtigen wäre, daß sich hier infolge des ständigen Angebotes von abbaufähigen Stoffen resorptive Vorgänge in einem Gewebe abspielen, das sonst normologisch nicht auf Resorption beansprucht wird. An sich sind ja die Reize, um die es sich bei der chronischen apikalen, klinisch oft völlig latenten Parodontitis handelt, durchaus den leichteren Reizen zuzurechnen, und diese ihrerseits führen im wesentlichen mehr zu einer peristatischen Hyperämie. Es sind auch keineswegs nur direkte bakterielle Reize. Diese selbst können sogar bis zur Avirulenz herabsinken. In Betracht kommen vielmehr auch alle toxischen Stoffe und Abbauprodukte, die von den pulpatoten Zähnen ausgehen. Es ist das ebenso wichtig als Erklärung für die keimfreien Granulome wie für die Fokaltoxikose. Stets ist zu berücksichtigen, daß sowohl Bakterien wie körpereigene Zerfallsprodukte zu Reaktionsergebnissen führen, die in anatomisch nachweisbarer Form an das

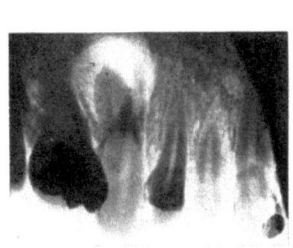 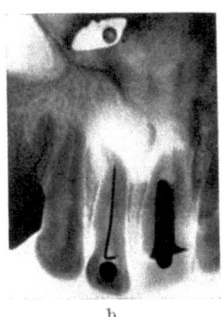 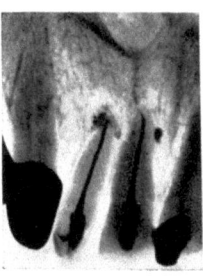

a b c

Abb. 310. Röntgenbilder bei apikaler chronischer Parodontitis. a Fehlende Wurzelbehandlung. b Ungenügende Wurzelbehandlung. c Durchgepreßtes Füllungsmaterial.

vegetative Nervensystem gekoppelt sind. Solange diese Reize bestehen, wird auch eine Dauerreizung von der Peripherie her in zentraler Richtung unterhalten (SIEGMUND).

Innerhalb der Verlaufsmöglichkeiten der chronischen apikalen Parodontitis lassen sich, wenn wir von der Möglichkeit der akuten Exacerbation absehen, drei Haupttypen unterscheiden, die aber in gewissem Sinne auch nur Zustandsbilder erfassen. Es sind das 1. ein relativ günstiger Zustand, der, wenn auch nicht anatomisch, so doch wenigstens klinisch eine Art Ausheilung darstellt und histologisch als eine Art schwieliger Verdickung erscheint, 2. eine mehr stationäre Form der chronischen Entzündung, wie sie z. B. durch das klassische Granulom illustriert wird, 3. eine langsam fortschreitende Form, die ,,chronisch granulierende Periodontitis nach PARTSCH". Zu diesen 3 Typen tritt dann noch die fungöse Cyste, wie sie aus dem epithelisierten Granulom entstehen kann.

Ätiologisches. Der Hauptgrund für Bildung und Bestand einer chronischen apikalen Entzündung ist natürlich, daß das schädigende Agens nicht restlos beseitigt wird. Wie sich in unbehandelten Fällen aus der akuten die chronische Form der Parodontitis entwickelt, ist bereits besprochen worden; aber auch in überaus vielen behandelten Fällen zeigt das Röntgenbild eine chronische apikale Entzündung. Zum Teil liegt das an Fehlern in der Technik (Abb. 310), wenn z. B. der Wurzelkanal nur mangelhaft gefüllt wurde oder das Füllungsmaterial über das Foramen apikale hinausgestoßen wurde oder wenn bei mehr-

290   Spezielle Pathologie und Therapie der Zahn- und Mundkrankheiten.

wurzeligen Zähnen ein Wurzelkanal übersehen wurde usw.; zum Teil liegt es aber auch an gewissen Schwierigkeiten, die im Zahn selbst liegen: stark gekrümmte Wurzeln, Kanäle, die durch Kalkgebilde mehr oder minder verlagert sind, überzählige kleine Wurzelkanäle und ähnliches mehr. Daß auch eine Wurzelfüllung sich erschöpfen oder daß sie ausgelaugt werden kann, und nun von den bakterienhaltigen Dentinkanälchen der Wurzelkanalwand ein Bakteriennachschub erfolgt, ist mindestens theoretisch nicht von der Hand zu weisen. Am klarsten liegen die Verhältnisse, wenn die Füllung der Krone verlorenging oder die Krone allmählich

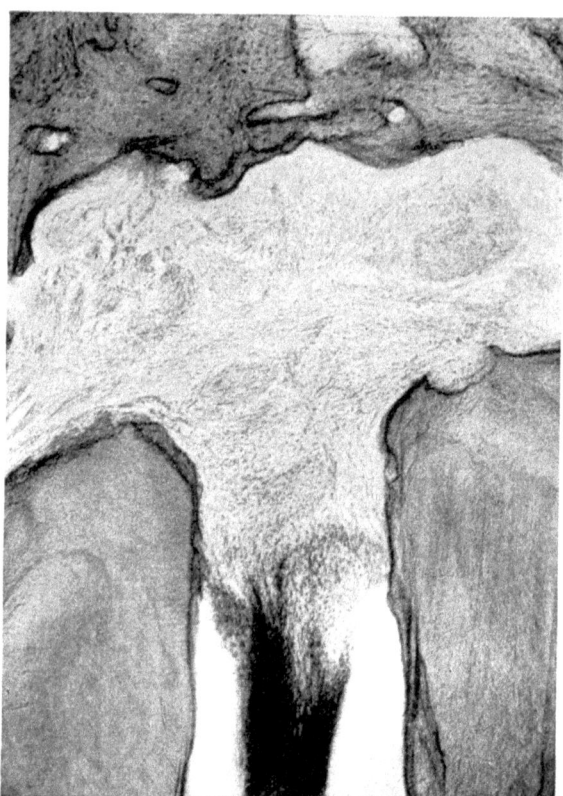

Abb. 311. Schwielige Verdickung im apikalen Parodontium.

abbrach und nun der Speichel auch noch Zutritt zum Wurzelkanal und seiner Füllung erhielt. Darum kann man mit verschwindend wenig Ausnahmen derartige Wurzeln, *auch wenn sie sich noch so reaktionslos verhalten, als infiziert betrachten* und pathologische Veränderungen an ihrer Wurzelspitze nachweisen.

Natürlich darf über den aufgezählten örtlichen Momenten nicht vergessen werden, daß es auch sehr auf den gesamten Organismus, auf seine Reaktions- und Immunitätslage ankommt. Sie spielen ebenso sehr eine Rolle wie die lokalen, nerval bedingten Durchblutungsstörungen.

Die schwielige Verdickung.

Sie stellt eigentlich ein verhältnismäßig günstiges Resultat unserer Wurzelbehandlung dar, *wenn auch die Spuren chronischer Entzündung in Form von größeren oder kleineren Infiltrationsherden nie vollständig fehlen.* Das überwiegende sind aber doch derbe, sich kreuzende Bindegewebsfaserbündel, zwischen denen die Lymphocytenherde eingestreut liegen können (Abb. 311). Dadurch kommt ein relativ guter Abschluß am Foramen apicale zustande, was für einen eventuellen Nachschub von Wichtigkeit ist. Ist die Schwiele nicht sehr dick, so findet sich im Röntgenbild nur eine geringfügige Verbreiterung des apikalen Periodontalraumes. Am besten kann man den Zustand als eine partielle Vernarbung des apikalen Herdes kennzeichnen, wie sie sich nach einigermaßen gelungener Wurzelbehandlung einzustellen pflegt. Äußerlich ist in solchen Fällen überhaupt nichts nachzuweisen, wie ja auch derartige Wurzeln sich gewöhnlich ganz reaktionslos verhalten. Nur bei ausnahmsweise erfolgender sehr starker Inanspruchnahme des Zahnes kann vorübergehend eine Empfindlichkeit auftreten. Eine Therapie ist im allgemeinen nicht erforderlich; nur wenn Empfindlichkeit beobachtet wird, ist an eine Erneuerung und Verbesserung der Wurzelbehandlung heranzugehen.

Man darf mit einem solchen Ergebnis der konservativen Behandlung um so zufriedener sein, als ja eine restitutio ad integrum genau genommen gar nicht möglich ist, denn immer wird ein Fremdkörper, das Wurzelfüllungsmaterial, mit mesenchymalem Gewebe in unmittelbarer Berührung bleiben. Um so mehr kommt es darauf an, daß das Wurzelfüllungsmaterial möglichst reizlos ist und doch seine sonstige Bestimmung erfüllt, kurz gesagt, daß es biologisch einwandfrei ist.

Die progressive Form der apikalen chronisch-granulierenden Entzündung.

Es handelt sich dabei um einen gut umschriebenen besonderen Verlauf, für den PARTSCH, der ihn zum ersten Male genauer geschildert hat, die Bezeichnung „*chronisch granulierende Periodontitis*" wählte. Gegen diese Bezeichnung ist nur einzuwenden, daß sich der Prozeß allmählich viel mehr im Knochen und den ihn bedeckenden Weichteilen abspielt, so daß das Wort Periodontitis ihn nur unvollständig erfaßt. Die Unterhaltung des Prozesses freilich erfolgt ganz und gar vom Periodontium bzw. der betreffenden Wurzelspitze her. Die Besonderheit des Verlaufes ist dadurch gekennzeichnet, daß die Infektion in verhältnismäßig schmaler Bahn sich ganz allmählich einen Weg durch den Kieferknochen nach außen sucht, wobei im Bereich der Bahn selbst alles in Granulationsgewebe umgewandelt wird. „Nach außen" heißt in diesem Falle fast stets: gegen die Außenhaut hin; ist diese erreicht, so bildet sich im Laufe längerer Zeit eine scharf umschriebene, etwa markstückgroße, gerötete Stelle, die Haut wölbt sich allmählich halbkugelig vor, wird verdünnt und läßt

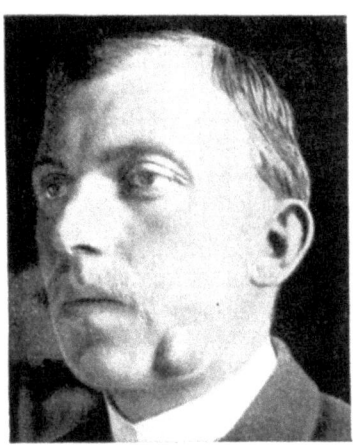

Abb. 312. Chronisch granulierende Periodontitis nach PARTSCH vor dem Durchbruch nach außen.

nun in täuschendster Weise das Gefühl von Fluktuation für den tastenden Finger erkennen (Abb. 312). Wenn man aber in diesem Stadium die Incision in die Haut macht, so *entleeren sich höchstens Spuren von Eiter*, um so reichlicher tritt Blut aus, und als Inhalt der Vorwölbung ergeben sich ganz schlaffe Granulationen. Unterbleibt die Incision, so erfolgt in der Regel ein spontaner Durchbruch, der im weiteren zur Bildung einer Gesichtsfistel (Abb. 313—315) führt, wie sie bei den klinischen Erscheinungen der akuten apikalen Parodontitis schon erwähnt wurde; doch sind Gesichtsfisteln nach Parulis weit seltener als bei der chronisch-granulierenden Entzündung. Mitunter ist der Sitz einer solchen

Fistel ein recht eigenartiger, z. B. am medialen Augenwinkel, an der Nase, dem Jochbogen usw. Beim sorgfältigen Palpieren in der Wangenumschlagsfalte wird man aber stets einen derben Strang feststellen können, der von dem schuldigen Zahn aus in der Richtung nach der Fistel führt. Für die Diagnose ist dies außerordentlich wichtig. Hört man nun noch eine Anamnese im Sinne des vorhin geschilderten Verlaufes und stellt man außerdem am Zahn, von dem der Strang ausgeht, im Röntgennegativ einen apikalen dunklen Schatten fest, so braucht an der Diagnose meist kein Zweifel mehr zu sein, zumal auch der schuldige Zahn kaum je Wurzelschwirren und Veränderung im Klopfschall vermissen läßt.

Wird der als schuldig erkannte Zahn extrahiert, oder gelingt es, seine Kanäle sorgfältig zu reinigen, so tritt überraschend schnell ein Versiegen der Fistel ein. Bei anschließender exakter Wurzelfüllung kann ohne besonderen blutigen Eingriff eine vollständige Heilung erfolgen. Aus der Fistel wird dabei eine trichterförmige adhärente Narbe, die durch Massage viel von ihrem kosmetisch störenden Ein-

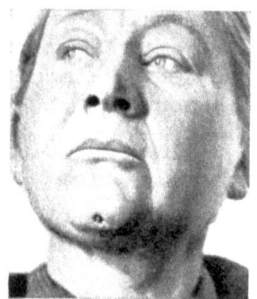
Abb. 313. Kinnfistel von einer Parodontitis ausgehend.

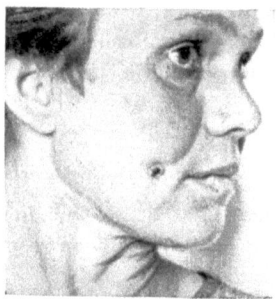
Abb. 314. Wangenfistel von einer Parodontitis ausgehend.

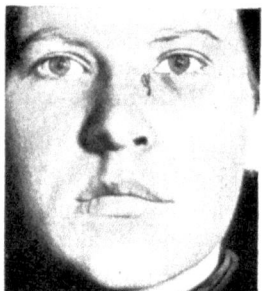
Abb. 315. Odontogene Fistel am linken medialen Augenwinkel.

druck verliert; eventuell ist die Narbe zu excidieren. *Mitunter ist man aber doch gezwungen, von der Fistel aus noch eine gründliche Auskratzung bis in den Knochen hinein anzuschließen.*

Stationäre Form. Granulom.

Das wesentliche dieser Gruppe ist, daß sich zunächst wohl eine chronischgranulierende Entzündung, teilweise unter Einschmelzung in der periapikalen Region entwickelt; die Ausbreitungstendenz ist indessen entsprechend der gegebenen Reizform und Reizstärke relativ gering, die Gesamtimmunitätslage wohl auch günstig; infolgedessen stellt sich früher oder später ein gewisser Ausgleich zwischen dem Reiz bzw. den vom Zahn her zur Resorption angebotenen Stoffen einerseits und der Größe der örtlichen Reaktionszone andererseits ein — das Entzündungsgebiet ist „stationär" geworden, ein Zustand, der jahrelang bestehen, aber wie schon mehrfach betont, jederzeit durch veränderte exogene wie endogene Einflüsse geändert werden kann. Er findet auch im anatomischen Bilde seinen bestimmten Ausdruck, sei es durch Bildung einer derbbindegewebigen Hülle um den Granulationsbezirk herum wie beim Granulom, sei es durch Bildung eines Epithelüberzuges auf der Abszeßwand wie häufig beim chronischen apikalen Abszeß.

Granulom. Unter dem „klassischen" Granulom ist also nach dem Vorstehenden zu verstehen ein gegen die Umgebung durch eine Bindegewebskapsel abgegrenzter Granulationsbezirk, entstanden auf dem Boden einer chronischen resorptiven Entzündung. Die Bindegewebshülle, von kleinen Infiltrationsherden durchsetzt, geht seitlich vom Apex in das Periodontium über, mit dem sie fest genug zusammenhängt, um bei der Extraktion der Wurzel ebenfalls dem Zuge der Zange folgen zu können. Im Innern der Kapsel herrscht zunächst das Bild des Granulationsgewebes vor: starker Saftreichtum, große Mengen von Resorptionszellen, von Makrophagen, Mikrophagen, Schaumzellen, von Lymphocyten, Leukocyten, Fibroblasten. Die Leukocyten können an einzelnen Stellen vermehrt auftreten und das ganze Gesichtsfeld beherrschen; dabei kann es an dieser Stelle zu Einschmelzung kommen. An andern Stellen können die Schaumzellen, die Fettspeicherungszellen, vorherrschen; es kann dabei zu Freigabe von Fett (Cholesterinesther) in das Gewebe kommen und die charakteristische Spieß- oder Wetzsteinformzeichnung der Cholesterinkristalle auftreten. Der Bakteriengehalt im Innern des Granuloms ist wechselnd (weiteres darüber siehe unter Fokalinfektion). Dagegen findet man regelmäßig Bakterien an der Berührungsstelle des Granuloms mit dem Foramen apikale, von dem es durch einen feinen, mit Exsudat gefüllten Spalt getrennt ist. Die Wurzelspitze selbst kann Resorptionsbuchten, aber auch Hyperzementose aufweisen. Tritt eine akute Exacerbation ein, werden plötzlich stärkere

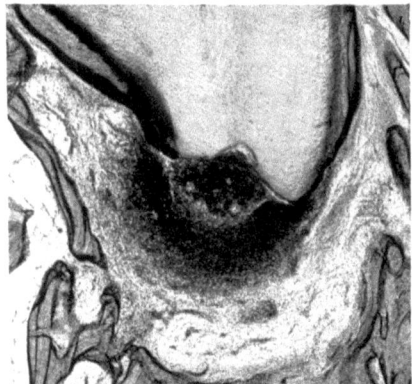

Abb. 316. Granulom an einer Wurzelspitze, teilweise bindegewebig umschlossen.

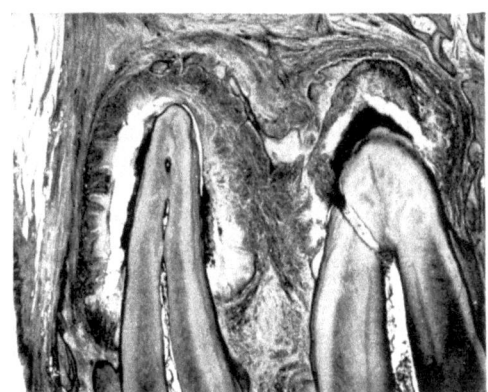

Abb. 317. Epithelisiertes Granulationsgewebe an den Wurzelspitzen.

Resorptionsaufgaben gestellt, so macht sich das nicht nur im Innern des Granuloms, sondern auch an seiner Peripherie bemerkbar. Die an die Bindegewebshülle angrenzenden Partien werden ebenfalls in Granulationsgewebe umgewandelt. Soweit es sich dabei um Knochen handelt, wird dieser resorbiert. Später aber entwickelt sich wieder, günstige Verhältnisse vorausgesetzt, eine abgrenzende Bindegewebshülle, diesmal nur eben dem erweiterten Granulationsbezirk entsprechend. Von der vorstehenden Darstellung, die im wesentlichen noch auf der VIRCHOWschen Cellularpathologie aufgebaut ist und die direkte Schädigung bzw. Reaktion der Zelle als das Entscheidende ansieht, weicht grundsätzlich die Reizleitungslehre ab, wie sie von SPERANSKY („Neuralpathologie"), von RIECKER („Relationspathologie") und auf unserem Spezialgebiet vor allem von SIEGMUND vertreten wird. Hier wird das vegetative Nervensystem in den Mittelpunkt der Krankheitsauslösung und der kausalen Geschehensfolge gestellt. So ist nach Ansicht von SPERANSKY das Nervensystem primär für jedes pathologische Geschehen verantwortlich; jeder Reiz, der das Nervensystem trifft, versetzt es in einen pathologischen Zustand, der selbständig werden kann. Solche Reize, die dem Organismus eine andere Reaktionsart und eine neue Aktivität geben, gehen nach SPERANSKY auch vom pulpatoten Zahn aus. RICKER und mit ihm SIEGMUND heben besonders die Störung der Blutzirkulation als Reizleitungsfolge hervor, mit der dann die Gewebsänderungen verbunden sind. Gerade die kleinen Reize, wie sie von einem stationären apikalen Granulom ausgehen — auch die nichtbakteriellen

Reize! — sind es, die imstande sind, das Nervensystem pathologisch zu beeinflussen und dadurch die Blutzirkulation in Unordnung zu bringen sowie das durchströmte Gewebe zu schädigen. Mit solchen neuralgesteuerten Durchblutungsstörungen hängen auch die chronischen apikalen Entzündungsherde zusammen, die danach also nicht mehr als die *Ursache* vom Abbau und Resoption anzusprechen sind, sondern lediglich den Ausdruck dafür darstellen, daß das ganze Schwergewicht des Geschehens nach der neurovegetativen Seite verschoben ist. In der Weiterwirkung erscheint ein Zahngranulom auch als ein neurovegetativer Störungsherd.

Soweit das Bild des *epithelfreien Granuloms*. Unter den vielen Veränderungen, die sich dauernd im Innern der Granulomkapsel abspielen können, muß aber noch eine besonders erörtert werden, weil sie von ganz besonderer Bedeutung werden kann. Es ist das das Auftreten von Epithel im Granulom. Wenn man sich erinnert, daß die Kapsel die Verbindung mit dem gesunden Periodontium besitzt und in diesem Periodontium sich zahlreiche Epithelnester als Reste der MALASSEzschen Epithelscheide finden, so wird leicht verständlich, wie aus einem „einfachen" Granulom ein „epithelisiertes" werden kann. Soweit nämlich die Epithelnester ihre Wucherungsfähigkeit behalten haben, werden sie durch die benachbarte Entzündung oder wie GAYLER es ausdrückt: durch Ernährungsstörungen infolge von (entzündlichen) Gefäßstörungen zur Lockerung und Vermehrung angeregt. Die Vermehrung erfolgt in Richtung des stärkeren Stoffwechsels, also nach dem Granulationsherde zu, bis dieser erreicht ist und — vorausgesetzt, daß sich kein Nachschub virulenter Bakterien seit längerer Zeit ereignet hat — von den Epithelzügen durchdrungen werden kann. Die Epithelzüge, die zunächst mit Vorliebe dem Innern der Kapselwand entlang wandern, bilden schließlich eine Art Netz, das kleine Granulationsherde in die Epithelmaschen einschließt. Bei geeigneter Bodenbeschaffenheit im Granulom ist die Epithelisierung nichts Seltenes. Wir fanden sie in rund 23% chronischer apikaler Herde; FREEMANN gibt sogar 45% an.

Chronischer apikaler Absceß. Häufiger wie das Bild des Granuloms tritt uns im Mikroskop das Bild des chronischen Abscesses, ebenfalls von stationärem Charakter und gut abgegrenzt, am Apex entgegen. Entstanden kann er sein entweder beim ersten Übergreifen der Wurzelpulpitis auf das apikale Parodontium oder durch Einschmelzung eines größeren Granulationsbezirkes innerhalb der Granulationsbindegewebshülle (das „Eitersäckchen" des Volksmundes). Was ihn an dieser Stelle nochmals mit nennen läßt, ist das völlige Fehlen der Ausbreitungstendenz, solange kein akuter Nachschub erfolgt oder, um mit SIEGMUND zu reden, der Nährboden für die Bakterien im Granulom nicht wieder günstiger geworden ist, ferner die klare Abgrenzung gegen die Umgebung, das ungemein häufige Vorkommen und endlich die Tatsache, daß auch die Wandung eines solchen Abscesses innen von Epithel eingefaßt und durchsetzt werden kann. Eine solche Epitheldecke als Abgrenzung gegen die nekrotische Wurzelspitze könnte sogar als ein besonderer Schritt in Richtung einer Heilungstendenz oder mindestens als besonderer Schutz bewertet werden.

Klinische Erscheinungen. Im sogenannten Latenzstadium pflegen weder die einfachen noch die epithelhaltigen Granulome subjektive Erscheinungen zu machen. Allerdings bleiben sie stets ein locus minoris resistentiae; stärkere Belastung z. B. kann sehr lebhafte Empfindungen auslösen, daß an dem betreffenden Zahn nicht alles in Ordnung sei. Alles, was dem Faktor „schädigendes Agens" das verlorengegangene Übergewicht wieder zurückgibt, muß zu stärkeren subjektiven und objektiven Erscheinungen führen, so unter anderem Erkältungen, Manipulieren in den Wurzelkanälen mit Durchstoßen von Kanalinhalt in das Granulombereich usw. Starke, länger anhaltende Beschwerden, verbunden mit Klopfempfindlichkeit und Drüsenschmerzen sind in der Nachschubphase die Regel.

Objektiv ist in der Latenzzeit oft eine leichte Vorwölbung in der Wurzelspitzengegend durchzutasten. Rötung braucht damit nicht unbedingt verbunden zu sein. Die zugehörige Lymphdrüse ist wenig vergrößert, derb, nicht druckempfindlich. Das entscheidende *objektive Bild liefert aber doch stets die Röntgenaufnahme*, ohne die man nie an die Behandlung eines solchen Zahnes herangehen sollte; sie gibt auch annähernd Aufschluß über Sitz, Größe und bei mehrwurzeligen Zähnen über die Zahl der Granulome sowie über deren Beziehung zur Nachbarschaft. In der Nachschubphase sind die objektiven Erscheinungen am Kiefer und der Lymphdrüse wesentlich stärker ausgeprägt; sie ähneln dann den Symptomen der akuten apikalen Parodontitis, wie ja die Nachschubphase nichts anderes als eine akute Exacerbation ist. Wertvolle klinische Symptome sind aber auch *Wurzelschwirren* und *Veränderung des Klopfschalles*.

Zur Therapie. Zur Verfügung stehen die konservative und die chirurgische Behandlung bzw. die Kombination von beiden. Welche Methode die empfehlenswerteste ist, muß von Fall zu Fall entschieden werden. Die radikalste Methode, die Extraktion, muß dann Platz greifen, wenn der Zahn bzw. die Wurzel nicht mehr erhalten werden kann; die Granulome pflegen dabei freilich am promptesten auszuheilen, doch kommen gelegentlich auch Fälle vor, wo sie zurückbleiben und nun ein selbständiges Wachstum erfahren können (*Paradentäre Ostitis nach* MELCHIOR). Gerade im Latenzstadium wird, besonders bei kleinerem Röntgenschatten, im allgemeinen die konservative Behandlung da vorangestellt werden, wo die Kanäle passierbar sind oder gemacht werden können; eventuell wird nur zur Ergänzung dieser Therapie noch die blutige Ausräumung des Herdes herangezogen. Es muß das deshalb besonders erwähnt werden, weil mit der zunehmenden Erkenntnis von der Bedeutung solcher apikaler Herde als Infektionsquelle für den gesamten Organismus auch bei uns die Neigung zu radikalstem Vorgehen anscheinend außerordentlich groß wurde. Sind die Wurzelkanäle aus irgendeinem Grunde nicht passierbar (Stiftzahn usw.), so ist die *chirurgische Behandlung des apikalen Herdes*, abgesehen natürlich von der Extraktion, immer noch die einzige Methode — trotz aller Vorschläge über Diathermie, Röntgenbestrahlung usw. Diese letzteren mögen als Ergänzung zur Wurzelbehandlung ihren Wert besitzen, wo aber mit ihnen nicht eine sorgfältige Wurzelfüllung verbunden werden kann, liefern sie günstigen Falles nur Scheinerfolge.

Die fungöse Cyste.

Vorhin wurde gesagt, daß die eingewanderten Epithelzüge das Granulom durchsetzen und in Maschenform die Granulationsbezirke einschließen. Vorausgesetzt, daß kein akuter Nachschub die weitere Entwicklung stört, beobachten wir nun sehr oft ganz eigenartige Veränderungen in diesen Granulationsbezirken wie auch in den allmählich dicker werdenden Epithelzügen: Es tritt nach und nach *auf dem Wege über die Verfettung eine Verflüssigung in dem Granulationsgewebe wie auch in einzelnen Teilen des Epithelgebietes ein*, wobei Leukocytenfermente eine wesentliche Rolle spielen (Abb. 318). So bildet sich allmählich ein vom Epithel umgebener Verflüssigungsherd etwa im Zentrum des Granuloms aus; ähnliche Vorgänge vollziehen sich im weiteren in der Nachbarschaft dieses ersten Herdes; die trennenden Epithelzüge zwischen den einzelnen Herden werden immer dünner, schwinden schließlich ganz, und die Vereinigung mehrerer kleiner verflüssigter Partien zu einem größeren — aber stets vom Epithel umgebenen! — Herde kann erfolgen; er nimmt nunmehr kugelige Form an, und die cystische Entartung des Granuloms ist Tatsache geworden (Abb. 319).

Ob das Epithel in den Granulomen, ohne das eine cystische Entartung nicht möglich ist, wirklich nur von den MALASSEzschen Zellnestern stammt, wurde früher

296   Spezielle Pathologie und Therapie der Zahn- und Mundkrankheiten.

viel diskutiert. GRAWITZ vertrat den Standpunkt, daß wohl mehr das Mundhöhlenepithel in Betracht komme. Wie neuere Untersuchungen gezeigt haben, kann man kurz sagen, daß *jedes Epithel, das in das Wirkungsbereich des entzündlich*

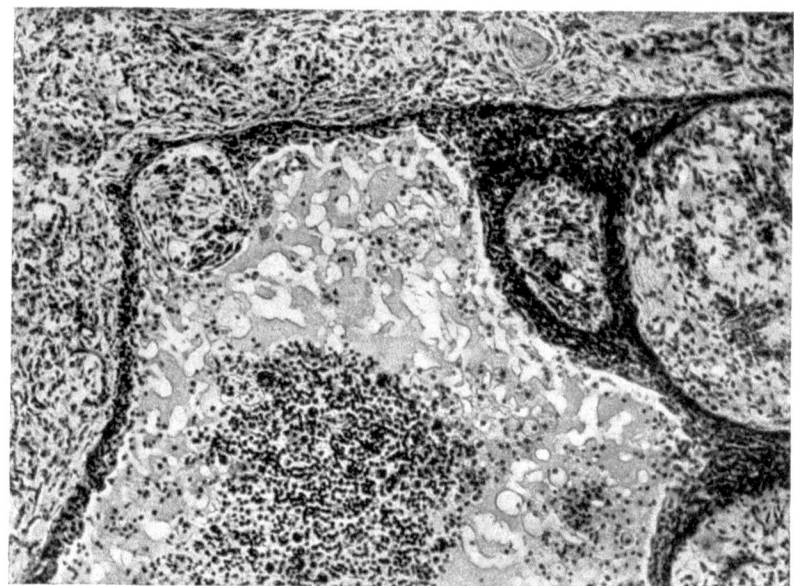

Abb. 318. Umwandlung von epithelisiertem Granulationsgewebe in einer Cyste.

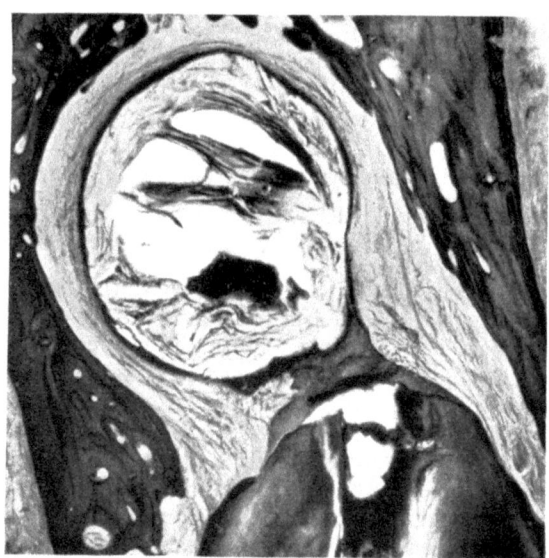

Abb. 319. Mikroskopisches Übersichtsbild einer kleinen fungösen Cyste.

gesteigerten Stoffwechsels gelangt, zur Cystenbildung im Granulom zu führen vermag, also Flimmerepithel von der Kieferhöhlenschleimhaut her, Mundschleimhautepithel, Keimepithel, wenn nur die Epithelvermehrung nicht durch akut entzündliche Erscheinungen gestört wird. Übrigens kann auch nach bereits eingetretener Cystenbildung stets eine Bakterieninvasion vom Wurzelkanal aus erfolgen, der bisher seröse Inhalt in der Cyste verwandelt sich dann sehr schnell in eitrigen Inhalt; gleichzeitig treten erhebliche Schwellung und Schmerzhaftigkeit ein.

Den ursprünglich ja sehr kleinen Cysten wohnt meist eine bemerkenswerte Wachstumstendenz inne, zumal sich am Rande immer wieder kleine ,,Tochtercysten" bilden können, die in die ,,Muttercyste" übergehen. Die Wachstumsrichtung ergibt sich zum Teil aus der Lage des Ausgangspunktes. Bei den oberen

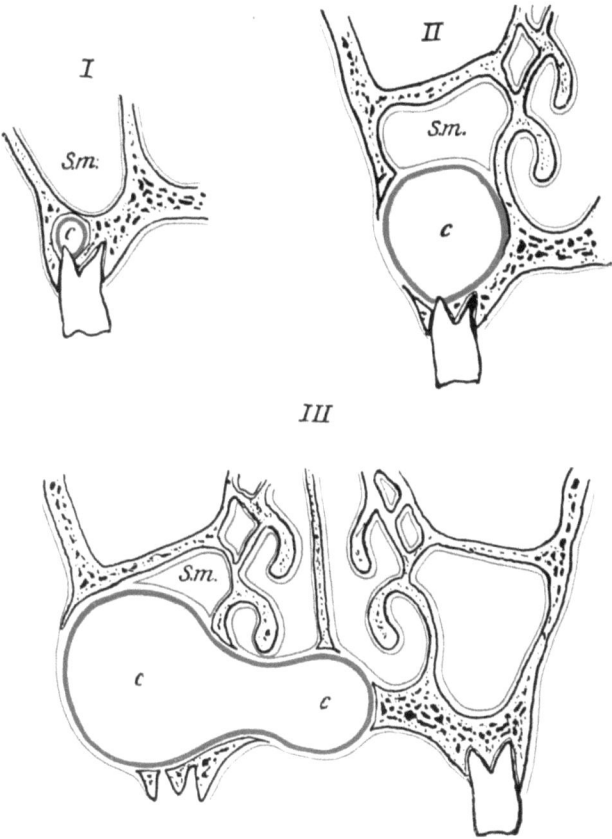

Abb. 320. Schema für die Cystenausdehnung in die Kieferhöhle hinein (nach PERTHES).
S. m. Sinus maxillaris; c Cyste.

Backzähnen ist der *Weg nach der Kieferhöhle* zu kurz und zu widerstandsunfähig, als daß er nicht regelmäßig bevorzugt würde (Abb. 320). Das bedeutet aber keineswegs einen Durchbruch durch die Kieferhöhlenschleimhaut! Diese wird vielmehr durch den Cystenbalg vom Boden der Kieferhöhle abgehoben und immer mehr nach oben gegen das Kieferhöhlendach (den Orbitalboden) gedrängt; eine Kommunikation des cystischen Hohlraumes und des von Kieferhöhlenschleimhaut umschlossenen Hohlraumes tritt bei normaler Entwicklung nicht ein! Trotzdem behält die Cystenentwicklung nach dem Antrum zu so viel Spielraum, daß die Oberkiefercysten, bis wir sie zu sehen bekommen, meist schon eine sehr respektable Größe angenommen haben. Die seitliche Entwicklung im Oberkiefer wie auch im Unterkiefer kann nur auf Kosten des Knochens vor sich gehen, der dabei stark verdünnt und schalig nach außen vorgewölbt wird. Die Knochenverdünnung kann so weit gehen, daß schließlich nur noch Papierstärke vorhanden ist und ein geringer Druck genügt, die Schale einzudrücken; gelegentlich beobachtet

298 Spezielle Pathologie und Therapie der Zahn- und Mundkrankheiten.

man dabei ein knitterndes Geräusch, das als „*Pergamentknittern*" bezeichnet wird. Im Unterkiefer, wo die dicke Corticalis einen stärkeren Widerstand entgegensetzt, erfolgt oft eine Ausbreitung zuerst im Corpus mandibulae nach dem aufsteigenden Aste zu, ja selbst bis in diesen hinein, ehe die äußere Vorwölbung stärker in Erscheinung tritt.

Klinisches. Mit der Vorwölbung, ganz langsam und schmerzlos gewachsen (Abb. 321) ist schon ein wichtiges Erkennungszeichen gegeben, wenn die Vor-

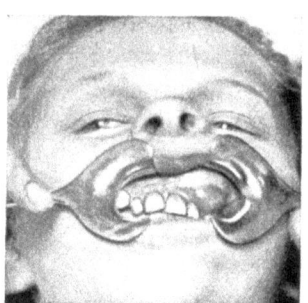 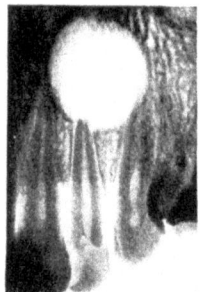

Abb. 321. Fungöse Cyste im linken Oberkiefer.   Abb. 322. Röntgenbild einer fungösen Cyste.

wölbung eine prall-elastische Konsistenz verrät; gestützt wird noch die Diagnose durch den Nachweis eines Zahnes mit nekrotischer Pulpa oder schlecht gefülltem Wurzelkanal, durch das Röntgenbild mit der charakteristischen *scharfen Konturierung der dem Cystenlumen entsprechenden Aufhellung* (Abb. 322), eventuell auch

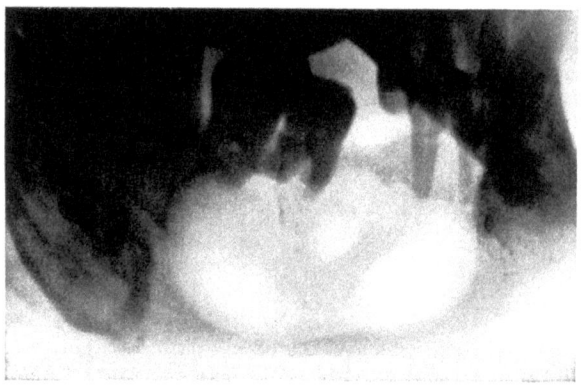

Abb. 323. Sehr große fungöse Cyste im Unterkiefer.

durch Änderung einer Zahnstellung. Bestehen trotzdem noch Zweifel, so ist eine Punktion zu empfehlen, die meist eine ziemlich klare gelbliche Flüssigkeit mit feinen, glitzernden (Cholesterin-) Kristallen herausbefördert. Allerdings können die Kristalle so zahlreich werden, daß der Cysteninhalt mehr breiig wird, und dann kann die Punktion negativ ausfallen. Zur Differentialdiagnose ob Kieferhöhle oder Cyste sowie auch zur Feststellung der Cystenausdehnung in der Kieferhöhle selbst liefert die Verwendung von Jodipinlösung oder Jodipintamponade nach WASSMUND oft sehr wertvolle Anhaltspunkte als Röntgenkontrastmittel.

Therapeutisches. Für die Behandlung wird zwar, namentlich bei kleinen Cysten, von einzelnen Autoren auch die konservative Methode empfohlen, im allgemeinen kommt aber mehr die chirurgische Form in Betracht, die entweder bei kleineren Cysten in der Ausschälung des ganzen Balges (PARTSCH II) oder in Wegnahme der äußeren Wand besteht unter Umwandlung der Cystenhöhle in eine Nebenhöhle der Mundhöhle (PARTSCH I). *In geeigneten Fällen ist im Oberkiefer auch die Operationsmethode nach* LUC-CALDWELL *die gegebene Therapie.*

δ) **Parodontitis marginalis progressiva. Die Parodontose in ihrer entzündlichen Form.**

Mit der Besprechung der cystisch entarteten Granulome sind die wesentlichsten Krankheitsbilder der chronisch-apikalen Parodontitis und ihre Folgezustände zu Ende geführt; wir kommen nunmehr zu den chronisch-entzündlichen Krankheitsformen des Parodontiums, die am Zahnfleischrand ihren Anfang nehmen und in mehr oder minder langsamem Ablauf unter verschieden starkem Gewebsschwund sich in Richtung nach dem Kieferkörper und der Wurzelspitze zu ausbreiten. Dem Ausgangspunkt und der Ausbreitungstendenz entsprechend ist für den vorliegenden Abschnitt die Überschrift *Parodontitis marginalis progressiva* beibehalten worden; sie deckt sich vielfach mit dem, was man früher — und zum Teil auch heute noch — mit Alveolarpyorrhöe bezeichnete; doch bringt die Endsilbe itis schon zum Ausdruck, daß bei den nachstehenden Ausführungen die entzündlichen Vorgänge des vielseitigen Komplexes „Parodontose" oder „Paradentose", wie er heute auch schon in weiten Laienkreisen genannt wird, vornehmlich behandelt werden sollen. Das Erschwerende in dem ganzen Fragegebiet liegt darin, daß *die progressive marginale Parodontitis ebensogut als eine selbständige, rein lokale, (z. B. durch chronische Belastungstraumen bedingte) Erkrankung auftreten kann wie sie auch eine überwiegend symptomatische Bedeutung gewinnen oder das unvermeidliche Endglied eines ursprünglich rein regressiven Prozesses darstellen kann.* Und das Komplizierendste ist, daß diese dreifache Bedeutung nicht in sich klare Abgrenzungen zuläßt, sondern *auch hier zahlreiche Übergänge bestehen.* Vom Standpunkt der Ganzheitsbetrachtung aus gesehen überwiegt zweifellos die Bedeutung der progressiven marginalen Parodontitis als Symptom für irgendwelche pathologischen Zustände im Gesamtorganismus, mögen sie nun rein neuraler oder mehr degenerativer oder sonst irgendwie konstitutioneller Art sein. Zu dieser Überzeugung gelangt man vor allem, wenn man der Geschichte der Parodontose etwas nachgeht. Wie durch Mumienfunde einwandfrei bewiesen ist, fand sich die progressive marginale Parodontitis bereits in gehäuftem Maße bei den alten Ägyptern — allerdings nur, soweit es sich um die wohlhabende, in Luxus lebende Bevölkerung handelte. Im Gebiet des heutigen Deutschland war reichliche Zahnsteinablagerung und in Verbindung mit ihr die Parodontitis marginalis superficialis (die „Schmutzpyorrhöe") außerordentlich weit verbreitet, ein Tiefergreifen des Prozesses aber mit Lockerung, Knochentaschenbildung, subgingivaler Zahnsteinbildung usw., also die progressive Form, fehlte indessen gänzlich. Was unter dem Druck und Reiz des angelagerten Zahnsteins am Alveolarrand abgebaut wurde, war durch leistenförmige Verbreiterung des übrigen Alveolarfortsatzes kompensiert worden. Erst seit dem 2. Jahrhundert n. Chr. ließ sich vereinzelt an den Grabfunden die progressive Form feststellen, um dann in den letzten Jahrhunderten immer häufiger zu werden. Es sind dabei hauptsächlich drei Punkte, die sich beim Vergleich mit der vorgeschichtlichen Zeit zum Nachteil der jetzigen Generation aufdrängen: 1. die heutigen Parodontien sind einer stärkeren Belastung, soweit sie außerhalb der optimalen Richtung liegt, vielfach nicht mehr gewachsen; 2. die Kompensation für einen marginalen Schwund im übrigen Parodontalgebiet ist — soweit sie überhaupt noch besteht — nicht mehr genügend; 3. die mesenchymale Widerstandsfähigkeit gegenüber der Ausbreitungstendenz marginaler Entzündungen ist gesunken.

Mit Recht steht das ganze Fragegebiet mit seiner überragenden Bedeutung schon seit einer langen Reihe von Jahren im Mittelpunkt eifrigster wissenschaftlicher Forschung und Diskussion; von einer einheitlichen Auffassung des ganzen Gebietes sind wir aber leider heute noch ziemlich weit entfernt. Hat sich doch noch nicht einmal eine einheitliche Nomenklatur durchzusetzen vermocht. Um wenigstens im internationalen wissenschaftlichen Verkehr eine Verständigung hinsichtlich der Bezeichnungen zu erreichen, hat die Nomenklaturkommission der Fédération dentaire internationale vorgeschlagen, man solle sich auf folgende Unterscheidung einigen: 1. Gingivitis marginalis suppurativa; 2. Paradentose mit den Unterabteilungen Paradentitis profunda suppurativa simplex, Dystrophia diffusa, Paradentitis dystrophicans complicata; 3. Atrophia alveolaris praecox. — Es ist nicht gerade wahrscheinlich, daß sich diese Ausdrücke rasch einbürgern werden; immerhin geben sie, die doch allen Formen auch inhaltlich gerecht werden wollen, eine gute Vorstellung davon, *wie vielseitig der ganze Erscheinungskomplex ist*. Sehen wir von diesem internationalen Bemühen um die Nomenklatur ab, so ist für die Bezeichnungen, die die einzelnen Autoren gewählt haben, vielfach maßgebend die jeweilige Einstellung entweder zur Erscheinungsform (Entzündung — Schwund — Kombination von beiden) oder zu den Hauptursachen (exogene — endogene Faktoren). Es ist hier nicht der Raum, auf Einzelheiten in den Bezeichnungen allzuweit einzugehen, nur ein paar Stichproben mögen folgen. LANG und HÄUPL z. B. stellen die Entzündung ganz in den Vordergrund, und so trennt HÄUPL zwischen Paradentitis marginalis superficialis und profunda. WESKI dagegen legt ein Hauptgewicht auf die Erscheinungen der Atrophie und spricht von einer totalatrophischen und partialatrophischen Paradentose. Loos unterscheidet — ebenfalls unter Berücksichtigung der Pathogenese — eine primär atrophische Gruppe und eine primär entzündliche Gruppe mit konsekutiver Atrophie, vom Standpunkt der Ätiologie aus eine idiopathische, traumatische, konsekutive, symptomatische Form. Ebenfalls vom ätiologischen Standpunkt aus unterscheidet DRUM zwischen einer spasmogenen, spirillogenen, somatogenen (sekundären) und traumatischen Parodontopathie. Und zum Schluß GOTTLIEB noch, auf dessen Einteilung mehrfach zurückzukommen sein wird: Schmutzpyorrhöe, Paradentalpyorrhöe, diffuse Atrophie des Alveolarfortsatzes, letztere in späteren Stadien in Verbindung mit der Paradentalpyorrhöe.

In Deutschland hat sich in Verbindung mit dem von WESKI geprägten Wort Paradentium (Parodontium) der, wie schon oben erwähnt, auch von Laien jetzt vielfach gebrauchte Ausdruck *Paradentose* (Parodontose) durchgesetzt. Von diesem Ausdruck soll auch auf den folgenden Seiten ausgegangen werden, und zwar mag, um dem Lernenden wenigstens etwas Führung durch die schwierige Materie zu geben, dabei folgendes gelten: Der Ausdruck Parodontose, besser Parodontopathie, soll zunächst *ein Sammelbegriff für alles krankhafte Geschehen im Bereiche des Parodontiums* bedeuten, also ebensogut wie die entzündlichen Formen auch die regressiven Erscheinungen im Alveolarfortsatz umfassen, die im nächsten Kapitel besprochen werden und zu denen unter anderem die Atrophia alveolaris praecox, senilis sowie die GOTTLIEBsche diffuse Alveolaratrophie gehören. (In der Praxis hat sich denn auch das Wort Parodontose oder Paradentose als erste allgemein gehaltene Diagnose längst eingebürgert!) Sache der genaueren Untersuchung wird dann sein festzustellen, ob die Entzündung das wesentliche ist — *Parodontitis*, oder aber der regressive Prozeß — *Parodontose im engeren Sinne*, oder endlich ob die *Mischform von beiden* vorliegt. Wir werden also unterscheiden zwischen Parodontose im weiteren Sinne, Parodontopathien als Sammelbezeichnung, Parodontitis als der augenblicklich ja in Rede stehenden entzündlichen Form und Parodontose im engen Sinn als Bezeichnung für bestimmte regressive Vorgänge. In Wirklichkeit ist der Verlauf gewöhnlich der, daß zu fast allen „Parodontosen im engen Sinne" früher oder später auch noch ein entzündliches Geschehen hinzutritt und in praxi es sich nun *meist um eine Mischform dreht*. Jedenfalls muß man sich, wie später noch einmal in einer Zusammenfassung gezeigt werden soll, doch *davor hüten, die Rolle der Entzündung gar zu gering einzuschätzen, wenn sie natürlich auch nicht imstande ist, den Begriff Parodontose völlig zu erfassen.*

Versucht man nun von dem Begriff Parodontose (im weiteren Sinne) eine erschöpfende *Definition* zu geben, so stößt man auf die gleichen Schwierigkeiten wie bei der Nomenklatur und der Einteilung, d. h. je nach Einstellung der Autoren zur Pathogenese lauten auch die Auslegungen des Begriffes sehr verschieden und zur Zeit muß man schon noch mit Loos sagen: ,,Die Paradentose mit ihrer mannigfaltigen Genese und Ätiologie wie den vielartigen Krankheitsbildern im Ablauf ihres Prozesses zu einem Begriff zusammenzufassen ist bis jetzt noch nicht gelungen. Nur ein gemeinsames Stigma existiert: das Endergebnis des Schwundes.'' Als eine Definition, die allen Punkten gerecht zu werden versucht, sei die von CHIAVARO angeführt, der für ,,Alveolarpyorrhöe'' den Ausdruck ,,Peririzoklasia'' vorgeschlagen hat. Seine Definition lautet: ,,Peririzoklasia ist eine fortschreitende infektive, nicht infektiöse, oft eitrige Destruktion der die Zahnwurzel umgebenden Gewebe, wenn diese ihre Widerstandskraft unter Wirkung lokal prädisponierender Ursachen, die durch konstitutionelle Störungen oder Körperkrankheiten unterstützt wurden, verloren haben. Wird nicht rationell und zeitig eingegriffen, endet sie mit dem Verlust der angegriffenen Zähne, dem spontane Heilung ihrer Alveolen folgt.'' Anhänger des Atrophiegedankens werden nicht mit Unrecht bei dieser Definition einwenden, daß hier das Hauptmerkmal des Schwundes doch zu wenig Erwähnung findet. Eine der jüngsten Definitionen ist die von STÄRKE, wie er sie in der 2. Auflage seines Paradentosebuches bringt. Sie lautet: ,,Die Paradentose ist nicht eine Erkrankung in dem sonst üblichen Sinne des Wortes, sondern die Ausdrucksform einer großen Anzahl verschiedenartiger Störungen innerhalb des Organismus, deren Niederschlag an Kiefer und Zähnen durch ein Zusammentreffen begünstigender Einflüsse an diesem Orte bedingt ist.'' Nur um an einem Beispiel zu zeigen, wie auch absolut andere Gedankengänge bei dem Studium des Wesens der Parodontose Platz gegriffen haben, sei hier noch HEINRICH zitiert: ,,Die Parodontose ist eine Organneurose. Hinter dem Symptom der Zahnlockerung steht immer der ganze Mensch, nicht nur in seiner Abhängigkeit von seiner Konstitution, sondern auch dem Druck der Summe seines Gemüts- und Affektlebens gehorchend.'' Die Auffassung HEINRICHS von der Parodontose als einer Neurose weist auf die Neuralpathologie SPERANSKYS hin. Er konnte im Tierexperiment eine Parodontose durch periphere Nervenreize künstlich erzeugen. Nach seiner Ansicht ist dies dadurch möglich, daß kleine chronische Reize jeder Art auf dem Wege über das vegetative Nervensystem und den Liquor im Mittelhirn sich steigernde Reize wachrufen, die sich peripherwärts als neurodystrophische Störungen in erkennbaren Erscheinungen wie eben die Parodontose auswirken (PROELL).

Die Schwierigkeit, ja *Unmöglichkeit einer alle Einzelheiten im Wesen der Parodontosen erfassenden Definition liegt darin, daß zu vielerlei und zu verschiedenartiges zusammengefaßt werden müßte,* wie das Loos schon richtig angedeutet hat. Andererseits aber hat GOTTLIEB nicht ganz unrecht, wenn er meint: solange würde eine Einigung unter den Autoren nicht zu erzielen sein, als nicht zuerst mit der *Frage der Taschenbildung* die *Frage des Epithelansatzes* gelöst sei. In der Tat sind dies zwei Fragen, mit denen man selbst bei einer kurzen Besprechung der Parodontosen sich eingehender befassen muß.

Zum Verständnis der Begriffe ,,Epithelansatz'' und ,,Taschenbildung'' müssen zunächst einige *anatomische Vorbemerkungen* eingeschaltet werden. Man wird sich von der Darstellung des Zahndurchbruches in Teil I dieses Lehrbuches her erinnern, daß beim Eintreten in die normale Okklusion nicht die ganze — anatomische — Krone eines Zahnes im Munde sichtbar geworden ist, sondern nur der größere Teil derselben — die klinische Krone; den übrigen cervicalen Teil der Krone bedeckt normalerweise das Zahnfleisch, das, wenn streng physiologische Verhältnisse vorliegen, *organisch mit dem darunterliegenden Schmelz verbunden ist* und nur am Rande eine geringfügige Einsenkung beim Übergang auf die Schmelzoberfläche erkennen lassen darf. Die organische Verbindung zwischen Zahnfleisch und bedecktem Schmelz besorgt das vereinigte Schmelz-Mundschleimhautepithel, das sich in dieser Zeit gewöhnlich bis zur Schmelzzementgrenze verfolgen läßt — hier seinen Ansatz hat. MEYER hat allerdings gezeigt, daß das Schmelz und Zahnfleisch verbindende Epithel auch schon früher aufhören kann, in welchem Falle eine Zementauflagerung auf den Schmelz die Verbindung mit dem Weichgewebe bewerkstelligt. Immerhin mag, um dem Studierenden das Verständnis für die ganze Frage zu ermöglichen, davon ausgegangen werden, daß zu einem gewissen Zeitpunkt nach dem Durchbruch die Epithelansatzstelle physiologischerweise an der Schmelzzementgrenze zu finden ist. Dabei sei ausdrücklich vermerkt, daß dies nicht bedeutet, daß zu diesem Zeitpunkt nun auch das vereinigte Schmelz-Mundhöhlenepithel bis zu dieser Ansatzstelle von der cervicalen Schmelzunterlage sich abgelöst haben müßte, wie man früher glaubte, denn das würde dann schon über den Begriff der *„physiologischen Tasche"*, wenn man von einer solchen überhaupt reden kann, hinausgehen. Streng physiologischerweise müßte zu dem gedachten Zeitpunkt vielmehr ein gut entwickeltes Stratum corneum kontinuierlich sich dem Zahnfleischrand entlang fortsetzen bis zur Grenze zwischen klinischer und anatomischer Krone und hier in das Schmelzoberhäutchen übergehen.

Wir nehmen also, um das nochmals zu wiederholen, als physiologisches Zustandsbild zu einem Zeitpunkt bald nach Einstellung des Zahnes in die Okklusion an: Epithelansatzstelle an der Schmelzzementgrenze, keine Tasche zwischen Krone und Zahnfleischrand. Nun kann folgendes geschehen: der Epithelansatz schiebt sich über die Schmelzzementgrenze hinaus auf der Wurzeloberfläche nach apikal zu vor, wobei der Zahnfleischrand in gleichem Schritt mitwandern kann und der Abstand zwischen Epithelansatz und Deckepithel der Gingiva annähernd gewahrt bleibt. In diesem Falle braucht es überhaupt nicht zur Taschenbildung zu kommen. Solche Bilder haben wir, wenn der Zahn etwa bei fehlendem Antagonisten aus dem Alveolarfortsatz „heraussteigt", oder wenn der Alveolarfortsatz mitsamt dem Parodontium einer reinen Atrophie unterworfen ist (reine Altersatrophie z. B.). Solche Bilder weisen auch auf die Annahme von GOTTLIEB hin, daß jeder Zahn physiologischerweise einem permanenten Durchbruch unterworfen sei. Gerade diese Erscheinung, daß Epithelansatz und Zahnfleischrand unter annähernder Wahrung ihres Abstandes voneinander sich gleichmäßig und ohne Taschenbildung langsam apikalwärts vorschieben, sehen wir aber nur selten in typischer Form. Das häufigere ist ein anderer Entwicklungsgang: der Epithelansatz wandert über die Schmelzzementgrenze hinaus und entfernt sich, da der Zahnfleischrand bei der Wanderung nicht gleichen Schritt hält, zunächst mehr und mehr von dem letzteren. Auch dieser Vorgang ist an sich eine Zeitlang noch denkbar ohne Entzündung, z. B. dann, wenn die diffuse Alveolaratrophie von GOTTLIEB vorliegt. GOTTLIEB selbst weist auf biologische Minderwertigkeiten an der Zementoberfläche hin als einen der Impulse zum Epitheltiefenwachstum. Stets aber ist es auch in all diesen Fällen *nur eine Frage der Zeit*, wann beginnend am Zahnfleischrand eine *Ablösung der Weichteile von der Zahnunterlage erfolgt* — eine pathologische Tatsache entsteht, wobei der Abstand des tiefsten Punktes der Ablösung (Taschenfundus) von dem Zahnfleischrande die „Taschentiefe" angibt. Taschenfundus und Epithelansatz dürfen demnach nicht miteinander identifiziert werden, sondern können sich in erheblicher Entfernung voneinander bewegen.

In diesem Stadium der Taschenbildung sind nun in allen Fällen umfangreichere entzündliche Erscheinungen im Gewebe nachzuweisen, die sich mehr minder rasch vom Rande her nach der Tiefe zu ausbreiten — sofern nicht schon von allem Anfang die Entzündung vorherrscht und gewissermaßen den Verlauf dirigierte! Hier muß nämlich gleich noch auf etwas anderes hingewiesen werden: so ideal, wie vorhin als streng physiologisch der Übergang vom Stratum corneum zum Schmelzoberhäutchen angegeben wurde, *liegen in Wirklichkeit die Dinge fast nie!* Die täglichen kleinen mit der Zahnfunktion zusammenhängenden Insulte, die ständige Anwesenheit von Bakterien in dem Winkel zwischen Zahn und Zahnfleischrand, gärungsfähige Partikel von Speisen, inkrustierte Beläge — das alles lockert schnell genug die oberste Schicht der epithelialen Verbindung der Schleimhaut mit dem Zahn und so sehen wir eigentlich als Norm, *daß das Stratum corneum entweder gegen den Schmelz hin ganz fehlt oder aufgefasert erscheint.* Dieser Schwächung des natürlichen Schutzes entspricht eine *Zellanreicherung aus Lymphocyten, Plasmazellen, Rundzellen und vereinzelten Leukocyten im subepithelialen Gewebe;* ihr so häufiges Vorkommen hat manchen Autor früher dazu verführt, davon als einer physiologischen Erscheinung zu sprechen, während es sich tatsächlich schon um eine ganz *leichte Form chronisch-entzündlichen Reizes* handelt.

Aus dem bisher Gesagten ergibt sich folgendes: *Wir müssen trennen zwischen einem Prozeß, bei dem von Beginn an die Entzündung im Vordergrund steht, und einem Prozeß, bei dem die Entzündung erst als sekundäres Moment im Laufe der Entwicklung auftritt.* Im ersteren Falle fördert die Entzündung unmittelbar das Tiefenwachstum des Epithels und die Taschenbildung. Im zweiten Falle treten krankhafte, nicht entzündliche Zustände im Parodontium, seiner näheren oder weiteren Umgebung auf, die nun entweder zunächst mit anderen Veränderungen im Gewebe ein Epitheltiefenwachstum zustande kommen lassen und erst von dem Zeitpunkt der Taschenbildung ab Entzündungsbilder liefern, oder aber durch Senkung des natürlichen Widerstandes im Parodontium die Ausbreitung der Randentzündung in besonderem Maße begünstigen und so doch wieder das entzündliche Geschehen in den Vordergrund rücken.

Die sämtlichen Fälle, bei denen die Entzündung im Vordergrund steht, bezeichnen wir entsprechend der unter Nomenklatur gegebenen Einteilung als Parodontitis marginalis progressiva, und zwar handelt es sich hier um eine Entzündung mit vorwiegend rarefizierendem Charakter (SIEGMUND und WEBER, HÄUPL), was im Hinblick auf die umfangreichen Schwunderscheinungen betont werden muß. Sie ist die Paradentose im banalen Sinne, wie sie der Praktiker fast ausschließlich zu sehen bekommt. Für diese kann als Definition gelten: *eine chronische Erkrankung des Zahnhalteapparates, die seltener durch lokale Ursachen allein, häufiger durch lokale und allgemeine Ursachen zusammen ausgelöst wird, auf prädisponiertem Boden unter dem Bilde einer destruktiven Entzündung mit Taschenbildung und Zahnlockerung verläuft und mit dem Verlust des Zahnes endet.* Um die weitere Entwicklung der Parodontitis marginalis progressiva verständlich zu machen, muß nochmals kurz auf die anatomischen Verhältnisse zurückgegriffen werden. Von der Schmelzzementgrenze ab entspricht die Verankerung der periodontalen Faserbündel im Zement entlang der ganzen Wurzeloberfläche dem normalen Bild — mindestens zu dem in Rede stehenden Zeitpunkt. Die Faserbündel sind besonders gehäuft in dem Abschnitt, der zu dem marginalen Teil des Zahnhalteapparates gehört, und werden hier mit dem Namen *Ligamentum circulare* zusammengefaßt, wobei die Bezeichnung Ligamentum allerdings nur bedingt richtig ist; denn es handelt sich ja nicht um etwas absolut Stationäres, vielmehr ist ein Wandern des Ligamentum mit dem „Längerwerden" des Zahnes anzunehmen. Wenn sich nun der Epithelansatz apikalwärts über die Schmelzzementgrenze hinaus verschiebt, dann nimmt er den Platz ein, an dem Wurzelhautfasern inserierten. Es ergibt sich also nun die Frage: Was geschieht *vor* dem Tieferwachsen des Epithels mit diesen Fasern, die den Platz räumen müssen? Antwort: Entweder sie schwinden (das gilt für die Erkrankungen, bei denen erst sekundär die Entzündung einsetzt) oder aber sie fallen der vom Zahnfleischrande her fortschreitenden Entzündung zum Opfer! Im letzteren Falle, der ja im Augenblick hier besonders betrachtet werden soll, bedeutet die Häufung der marginalen Fasern eine gewisse Erschwerung für die sofortige Ausbreitung der Entzündung in gerader Richtung nach der Tiefe zu. Es folgt denn auch die fortschreitende Entzündung zuerst der gewundenen Gefäßlückenbahn, die um die verschiedenen Faserbündel der Wurzelhaut und das Ligamentum circulare herum vom Apex her gegen den Rand hin verläuft. Auf einem einzelnen Schnitt betrachtet, auf dem immer nur die gerade in der Schnittebene liegenden Windungsstücke der Bahn getroffen sind, hat man natürlich nicht den Eindruck einer fortlaufenden Bahn, sondern den einzelner isolierter Saftlücken, und eine Entzündung, die hier vordringt, erweckt dementsprechend auf dem Schnitt den Anschein nicht zusammenhängender Infiltrationsherde; ergänzt man sich aber in Gedanken die anderen Schnitte und verfolgt durch sie hindurch die Bahn, so wird ihre Kontinuierlichkeit, wenn auch in gewundener Form, klar. Sonst aber wirken gerade diese scheinbar zerstreuten zellulären Infiltrationsherde recht wie eine Illustration zur BUSSE-GRAWITZschen „Molekularpathologie". Nach dieser Lehre sind die aufgetretenen Zellen nicht oder nur teilweise zugewandert; in der Hauptsache stammen sie an Ort und Stelle aus der Bindegewebsgrundsubstanz bzw. aus hier vorhandenen Molekülen. BUSSE-GRAWITZ nimmt an, daß der Reiz bei den benachbarten Gefäßen eine Reaktion mit Kongestion und Plasmaaustritt hervorruft, dadurch eine Überernährung im Reizgebiet entsteht, die zur Bildung einer Art Ferment, dem „Abbaufaktor" führt. Unter dem Einfluß dieses Abbaufaktors vollziehe sich dann die Bildung der Abwehrzellen an Ort und Stelle. Nun ist aber noch etwas anderes zu berücksichtigen: in die eben geschilderte gewundene Gefäßbahn münden vom Knochen her noch eine Menge anderer Bahnen, die ebenfalls Gefäße enthalten. Also dürfen wir korrekterweise nicht mehr von einer Gefäßlückenbahn sprechen, sondern von einem *weit verzweigten Gefäßlückennetz, das sich sowohl in der Wurzelhaut wie im Knochen ausbreitet*. Die Zusammenhänge in diesem Netz sind so enge, daß z. B. ein auch nur etwas stärkerer Reiz, der auf einen Gefäßlückenabschnitt oberhalb des Ligamentum circulare einwirkt, noch weit in das Periodontium und den Knochen hinein an den Gefäßwänden eine Mobilisierung von Uferzellen hervorrufen kann, während die dazwischenliegenden Faserbündel noch einen ganz unversehrten Eindruck machen.

Die weitere Entwicklung der Parodontitis marginalis progressiva geht aus den weiter unten folgenden Darlegungen im Absatz: „Spezielle Pathologie und Pathohistologie" hervor. Hier sei zunächst nur im Rahmen der allgemeinen Übersicht noch erwähnt, daß sich vielfach schon vor der Ablösung des Zahnfleisches von der Wurzeloberfläche die Entzündung auch seitlich weiter ausgebreitet hat und ein *Granulationsgewebe* entstehen läßt, das durch sprossenförmige Fortsätze von der Epitheloberfläche her bald von Epithelzügen ganz durchsetzt wird. Die seitliche Ausbreitung kann, bis zum Nachbarzahn sich erstreckend, vom Limbus alveolaris her breit flächenhaft nach der Tiefe zu vorrücken (wenn mit Schwund verbunden, dann zum Teil WESKIS Horizontalatrophie entsprechend); sie kann aber auch sich auf den zum betreffenden Zahn gehörigen Knochenabschnitt des Processus alveolaris beschränken und so das Bild einer vertikalen Knochentasche entstehen lassen (WESKIS Vertikalatrophie). Der Prozeß kann sich je nach Gründen und Bedingungen auf einzelne Zähne, eine einzelne Zahngruppe oder auf mehrere Zahngruppen erstrecken. Der ganze Prozeß findet von selbst seinen Abschluß, wenn der Zahn, der infolge der Zerstörungs- oder auch Schwundvorgänge im Halteapparat immer mehr gelockert wird, ausgefallen ist. Auf eines sei hier noch besonders hingewiesen: aus dem bisher Gesagten könnte vielleicht der Eindruck entstehen, als ob das Tieferwachsen des Epithels entlang der Wurzeloberfläche gleichmäßig ringförmig geschehe. Das ist aber wohl so gut wie nie der Fall. Stets werden wir *an den verschiedenen Seiten einer Wurzel auch verschieden tiefes Epithelwachstum*, verschiedene Taschentiefe usw. finden, wie ja auch die biologischen Verhältnisse an der Wurzeloberfläche nicht in allen Abschnitten der letzteren sich gleich sind.

Ätiologie. Es versteht sich von selbst, daß bei der ungeheuren Verbreitung der Parodontosen mit besonderem Eifer den Ursachen nachgeforscht wird, die zu den verschiedenen hierher gehörigen Erkrankungsformen führen. In jüngster Zeit hat sich die Aufmerksamkeit in einem Maße konstitutionellen bzw. internistisch-chemischen Fragen zugewendet, daß die lokalen Momente fast zu kurz zu kommen scheinen. Insofern war es ein Verdienst von WESKI, daß er auf einer großen Tafel alle ätiologischen Faktoren zusammenzustellen versuchte; sehr gut kommen auf dieser halbgraphischen Darstellung der Tafel auch die Überschneidungen der Wirkung der einzelnen äußeren und inneren Faktoren zum Ausdruck. Einige der wichtigsten Gruppen aus der Aufstellung WESKIS mögen nachstehend wiedergegeben werden:

A. Exogene auslösende Reize. Artikulationsstörungen (Karolyieffekt), Wanderung, Infektion, Zahnstein, Viscosität des Speichels, Intoxikationen, akzidentelle mechanische Reize.

B. Allgemeine konstitutionelle Faktoren. Vegetatives Nervensystem, endokrines System, elektrolytisches Milieu, psychische Konstitution, hämatopoetisches System, Stickstoff- und Lipoidstoffwechsel, Gefäßapparat, Immunitätslage, Avitaminosen, Tabes.

Man sieht aus dieser Liste B, daß in der Tat schon Beziehungen zu fast allen konstitutionellen Möglichkeiten hergestellt worden sind, womit aber noch nicht gesagt ist, daß alle diese Möglichkeiten für die Parodontosen in gleicher Häufigkeit und gleicher Wichtigkeit in Betracht kommen. Speziell vom Standpunkte der entzündlichen Formen aus, die ja hier in erster Linie erörtert werden sollen, wird man in Anbetracht der großen Zahl ätiologischer Momente gut tun, dreierlei auseinanderzuhalten: 1. Die schon früher aufgezählten kleinen Schädigungen, die dauernd den Zahnfleischrand treffen und hier einen chronisch-entzündlichen Reizzustand von relativ geringer Ausdehnung schaffen; 2. die von außen kommenden (exogenen) Faktoren, die in unmittelbarer örtlicher Einwirkung und Schädigung aus dem marginalen Reizzustand eine fortschreitende Entzündung (Parodontitis marginalis *progressiva*) werden lassen; 3. die von innen kommenden (endogenen) Faktoren, die entweder eine Bereitschaftsstellung (LOOS) im Gewebe für eine später einsetzende Entzündung schaffen oder durch Herabsetzung des normalen Gewebswiderstandes die Ausbreitung der Randentzündung begünstigen.

ad 1. Hierzu ist wenig mehr nach den früheren Ausführungen zu sagen; es muß nur immer wieder auf das fast hundertprozentige Vorkommen des Reizzustandes hingewiesen und die große Bedeutung unterstrichen werden, die diesem Reizzustand als erstem Anfang der Entzündung zukommen kann.

ad 2. Hierher sind alle lokalen Momente zu rechnen, die den Zahnfleischrand unmittelbar schädigen, sei es auf mechanischem Wege, wie z. B. durch Gebißklammern, durch die scharfen Ränder einer nicht sehr festsitzenden Prothese, sei es auf chemischem Wege durch Begünstigung der Retention und Zersetzung von Speiseresten, also z. B. überstehende Approximalfüllungen, abstehende Kronenränder, tiefgehende Approximalkavitäten usw. Wie dabei schon die Gärung an sich erst durch Mikroorganismen möglich wird, so wird auch sonst in allen diesen Fällen die verstärkte Ansiedlung der Bakterien zu erhöhter bakterieller Schädigung führen. Weiterhin wird unter die lokalen Momente gerechnet der Zahnstein, wenn ihm auch heute von manchen nicht mehr die große ätiologische Bedeutung zugesprochen wird wie früher. Und endlich ist als sehr wichtig noch zu nennen die falsche Zahnbelastung, was im wesentlichen der „traumatischen Okklusion" entspricht.

Unter den vorstehend bei 2. aufgezählten ätiologischen Momenten bedürfen noch einer etwas eingehenderen Besprechung folgende drei: a) Bakterien, b) Zahnstein, c) traumatische Okklusion.

a) *Bakterien.* Die Rolle der Bakterien bei der progressiven marginalen Parodontitis ist gerade in der letzten Zeit wieder Gegenstand besonders lebhafter Diskussion gewesen. Anlaß dazu gab GINS mit der Lehre: die Parodontose ist eine Spirillose! Weitere Punkte aus seiner Lehre sind: die Parodontose ist als Spirillose übertragbar; Gingivitis (auch die ulceröse Form) und Parodontitis sind nur dem Grad nach unterschieden, an sich aber die gleiche Erkrankung; die Parodontose (Spirillose) ist heilbar durch spezifische Behandlung und vermeidbar u. a. durch Bekämpfung der Infektion in der Familie! Die Lehre von Gins fand ziemlich einmütige Ablehnung, soweit es sich um die Übertragbarkeit und die Gleichstellung von Gingivitis, ulceröser Stomatitis und Parodontitis als ein und derselben Krankheit handelt. Aber auch der Kernpunkt der Lehre, daß *die* Erreger der parodontalen marginalen Entzündungen die Spirillen seien, fand nur sehr wenige Anhänger. Ein Teil der Autoren sprach sich, wie auch schon früher, grundsätzlich dagegen aus, daß für die Parodontose ein spezifischer Erreger in Betracht käme; ein anderer Teil gab zu, daß die Spirillen in einzelnen Fällen vorherrschend sein könnten, wenn die Verhältnisse darnach angetan sind, daß es aber genau so gut auch andere Mikroorganismen sein könnten, die in förmlicher Reinkultur auftreten. Eine dritte Gruppe von Autoren lehnt es überhaupt ab, den Bakterien eine so ausschlaggebende Bedeutung zuzusprechen, wie es die andern tun. BEHNKE schreibt dazu: „Am Anfang steht nicht die Infektion, sondern die aus verschiedenen Gründen entstehende Gewebsläsion, die zu kleineren oder größeren Gewebsdefekten führt; hier siedeln sich dann die Mikroorganismen an." Den Lehren aus der Geschichte der Parodontose kommt diese Auffassung schon wesentlich näher als die GINSsche, namentlich wenn man den Ausdruck „Gewebsläsion" nicht nur in buchstäblichem Sinne auffaßt, sondern mehr verallgemeinert. Die kürzeste und zugleich prägnanteste Form hat SPERANSKY gefunden, wenn er sagt: „Die Bakterien sind hier nicht mehr die Initiatoren, sondern die Indikatoren", d. h. sie zeigen lediglich an, daß im Parodontium gewisse pathologische Zustände eingetreten sind, welche unter anderem auch eine Bakterienausbreitung begünstigen.

Sicher ist natürlich, daß das klinische Bild der progressiven marginalen Parodontitis, wie es uns in der Praxis als banale „Paradentose" entgegentritt, *ohne Bakterien nicht denkbar ist.* Die richtige Vorstellung von der Rolle der Bakterien im Krankheitsgeschehen bekommen wir aber u. E. nur, wenn wir folgende Überlegung anstellen: 1. In jedem, auch dem gepflegten Munde finden sich im Winkel zwischen Zahnfleischrand und Zahn zahlreiche Bakterien ververschiedenster Art. 2. Solange bei dem gingivalen Epithel, speziell seinem stratum corneum im Parodontium physiologische Verhältnisse, besonders auch hinsichtlich der Ernährung und der funktionellen Leistung, bestehen und nicht neue, hochvirulente Bakterien von außen hinzutreten, können die vorhandenen Mikroorganismen als einfache Saprophyten gelten. 3. Wird durch mechanische oder chemische Reize (z. B. Gärungssäuren) das Stratum corneum ganz zu Verlust gebracht oder mindestens durch Lockerung für Bakterien durchgängig, herrschen aber sonst im Parodontium physiologische Verhältnisse, so reicht die Abwehrreaktion am Zahnfleischrand aus und es kann bei einer stationären Gingivitis marginalis chronica bleiben. 4. Treten nun aber im Zustande des Zahnhalteapparates Änderungen ein, die das parodontale Gewebe sozusagen in einen günstigen Nährboden für Bakterien umwandeln, dann fallen die Voraussetzungen für den stationären Zustand weg, und der Bakterienausbreitung im Sinne der marginalen Parodontitis ist das Tor geöffnet. 5. Die Zustandsänderung im Parodontium kann durch die allerverschiedensten Momente herbeigeführt werden, so u. a. durch rein lokale mechanische Schädigung oder durch zentral-neurale Störung oder sonst irgendwie durch konstitutionelle Momente, durch Mangelnahrung, Dysfunktion des endokrinen Apparates, durch toxische Stoffe, wenn diese Momente nur *den entsprechenden Einfluß auf das Gefäßsystem* und damit auf die Durchblutung und Ernährung des Parodontiums haben. Es erscheint aber nicht ausgeschlossen, daß die verschiedenen ätiologischen Momente für die verschiedenen Mikroorganismen auch den Nährboden verschieden günstig gestalten. So könnte es geschehen, daß in dem einen Falle die Spirillen, in einem anderen die Amöben, in einem dritten die Mischinfektion das bakteriologische Bild beherrschen.

Mit den vorstehenden Überlegungen werden wir wohl auch der Auffassung des Fachpathologen SIEGMUND am meisten gerecht, wenn er sagt: „Jede Änderung in den Geweben des Makroorganismus bedeutet für die Mikroorganismen eine Änderung ihres Nährbodens und damit ihrer Lebensbedingungen und Lebensäußerungen. Die Herauszüchtung einer bestimmten Bakterienflora (etwa mit Vorherrschen der GINSschen Spirillen) ist ebenso eine Folge veränderter Nährbodenverhältnisse des Zahnfleischs (nach Änderung von dessen Durchblutung und der damit zusammenhängenden Exsudation) wie das Unsichtbarwerden . . ." Und an anderer Stelle: „Derartige Durchblutungsstörungen im terminalen Strombahngebiet mit einer veränderten Erregbarkeit der vasomotorischen Nerven, Erweiterung der Kapillaren und Venen mit erhöhter Durchlässigkeit der Gefäßwände bei Verengerung der zuführenden Arterien sind eine pathische Grundreaktion ersten Ranges und bedürfen auch für die Zahnheilkunde ihrer gebührenden Berücksichtigung."

Daß die Bakterien erst sekundär in Betracht kommen, ändert nichts an ihrer großen Bedeutung, sobald sie erst einmal eingewandert sind. So mehren sich auch in der deutschen Literatur Berichte, nach denen eine oral-fokale Infektion, ausgehend von Parodontitis marginalis progressiva als gesichert gelten kann, was ja schließlich auch nicht weiter verwunderlich sein darf. Vor allem aber läßt aufmerksamere Beobachtung immer wieder akut entzündliche Zustandsbilder in dem an sich ja chronischen Prozeß erkennen, die unter dem Bilde eines gingivalen oder paradentären Abscesses verlaufen, sofern sie nicht noch umfangreichere entzündliche Erscheinungen setzen. Diese akuten Zustandsbilder sind meist durch sehr starke subjektive Erscheinungen und lebhafte Lymphdrüsenbeteiligung gekennzeichnet.

b) *Zahnstein*. Beim Zahnstein handelt es sich nach TÜRKHEIM und URBANTSCHITSCH nicht um eine chemische Verbindung, sondern um ein „chemisches Gemenge". Was die Entstehung anlangt, so hat heute die sogenannte Kolloidtheorie, die zwar auf Arbeiten von LIESEGANG fußt, von diesem selbst aber für den Zahnstein durchaus nicht uneingeschränkt zugestanden wird, die meisten Anhänger. KORSAKOW, der sich besonders eingehend mit der Zahnsteinbildung beschäftigt hat, geht davon aus, daß der Speichel eine kolloidale Lösung sei und als solche immer der Entwicklung verschiedener Momente ausgesetzt wäre, die zu Ca-Ausfall führen können; zu diesen Momenten rechnet er Mikroorganismen, Reaktionsänderungen, Änderungen im kolloidalen Zustand, Verkalkung des vorgebildeten organischen Stromas, Verbindungsänderungen des Ca-Eiweiß. Interessant ist dabei die Beobachtung von KORSAKOW, daß *im Ca-Gehalt des Speichels kein Unterschied zwischen Leuten mit viel Zahnstein und solchen ohne Zahnstein bestehe;*

wohl aber soll die Zahnsteinablagerung nach FRANK dann steigen, wenn der Ammoniakgehalt des Speichels zunimmt. Der Gedanke, daß Mikroorganismen eine erhebliche Rolle bei der Zahnsteinbildung spielen, geht auf GALIPPE zurück, hat aber gerade in der letzten Zeit wieder viel Anhänger gefunden. Man denkt dabei vor allem an Aktinomyces- und Leptothrixanwesenheit. Die Gesamtheit der organischen Bestandteile wird beim weicheren Zahnstein mit rund 25% angegeben, denen 75% anorganischer Substanz gegenüberstehen. Unter den letzteren überwiegen die Calciumphosphate die Karbonate um das 6—7fache. Unter den

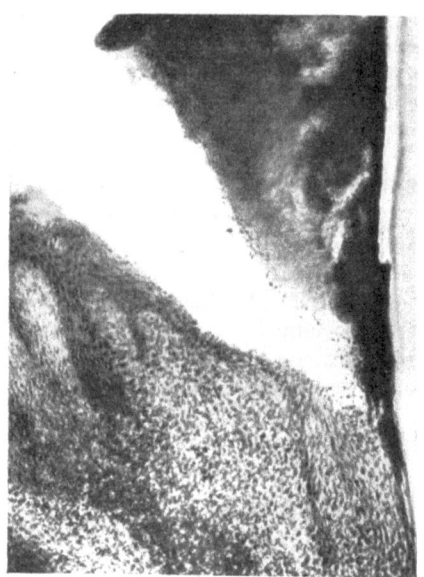
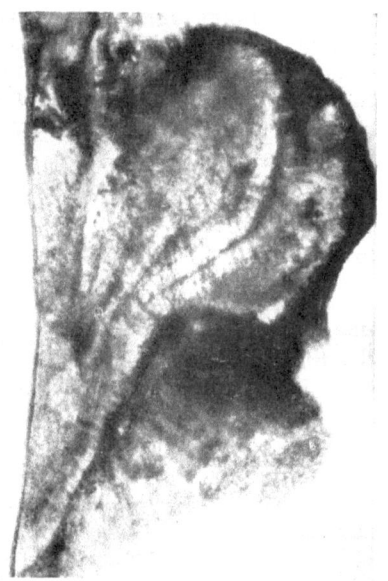

Abb. 324.
Supragingivaler Zahnstein, fast ganz strukturlos.

Abb. 325.
Subgingivaler Zahnstein mit lamellärer Strukturierung.

Karbonaten sind zu nennen: Anargonit, Kalkspat, unter den Phosphaten verschiedene Glieder der Apatitreihe, außerdem Kalium- und Natriumsalze, Spuren von Eisen und Mangan.

Klinisch lassen sich zwei Formen von Zahnstein unterscheiden: eine etwas weichere, meist strukturlose, mehr *supragingival sitzende Form* von gelber bis gelblich-bräunlicher Farbe, der nicht allzu fest auf der Unterlage, d. h. am Zahn haftet (Abb. 324) und eine sehr harte, *subgingival sitzende Form* von graugrünlicher bis dunkelgrauer Farbe, die außerordentlich fest auf der Unterlage haften und häufig eine gewisse lamelläre Struktur zeigen kann (Abb. 325). Der Unterschied zwischen beiden Formen ergibt sich in erster Linie aus dem verschiedenen Gehalt an Kalksalzen (phosphorsaurem und kohlensaurem Kalk, Spuren von phosphorsaurer und kohlensaurer Magnesia) sowie aus dem Gehalt von wasserunlöslichen organischen Substanzen. Bei der weicheren Form ist der Gehalt an wasserlöslichen organischen und anorganischen Substanzen größer; der unentbehrliche Grundstock aus organischer Materie setzt sich hier zusammen aus Bakterienrasen, Speichelkörperchen, Epithelzellen, Speisepartikelchen. Dieser Grundstock wird dann mit Kalksalzen inkrustiert, die sich ja im Speichel gelöst finden oder ausgefällt werden, wenn das Lösungsmittel Kohlensäure abgespalten wird; Maß und Zeitpunkt der Abspaltung können sehr schwanken; doch spielt daneben auch die natürliche und künstliche Reinigung der Zähne eine große Rolle. Weniger übereinstimmend sind die Ansichten der Autoren über den harten, subgingivalen allem in horizontaler und vertikaler Richtung an umschriebenen Stellen abgebaut wird. Als prädisponierende Momente für die Belastungsparodontose bezeichnet er unter anderem: kongenital entstandene Stellungsanomalien, frühzeitiger Verlust einzelner Zähne mit Wandern und Kippen der Nachbarn, Verwendung von hartem, nicht gleichmäßig abschleifbarem Füllungsmaterial, übertriebene Modellierung von Kronenkauflächen, Brücken, dann Gebrauch von Klammern, wenn diese die Zähne in abweigiger Richtung beanspruchen. BAUER bezeichnet als Hauptursache der Parodontitis die Störung oder Aufhebung des funktionell-mechanischen Reizes; das Epitheltiefenwachstum wird von BAUER in der Hauptsache auf die entzündliche oder durch die funktionelle Überlastung bedingte Auflockerung des Gewebes zurückgeführt. GOTTLIEB bestreitet durchaus nicht, daß auch Entzündung und Überlastung zum Knochenschwund führen können, eine Zahnlockerung aber konnte er selbst bei sehr starker Belastung auf experimentellem Wege nicht herbeiführen, weshalb nach seiner Meinung *eine Zahnlockerung bei diffuser Atrophie auch nicht in primären kausalen Zusammenhang mit Überlastung und Entzündung gebracht werden dürfte.*

Wie man sich nun auch zu den einzelnen Autoren stellen mag, sicher bleibt, daß die Kaufunktion ebenfalls eine unmittelbare Schädigung des Parodontiums herbeiführen kann, doch muß man natürlich trennen zwischen einer funktionellen Schädigung, die an sich nicht über das physiologische Maß hinauszugehen braucht und doch als pathologischer Reiz mit entsprechender Entzündungsfolge empfunden wird, weil das Parodontium als solches oder Teile desselben nicht mehr voll leistungsfähig waren, und andererseits solchen funktionellen Schädigungen, die als pathologsche Überlastung oder als Belastung in abweigiger Richtung zu bewerten sind. Doch hat auch KRONFELD, ein GOTTLIEB-Schüler, recht, wenn er sagt, daß man bei all diesen Fragen wie Überfunktion nicht das Gesamtbild aus dem Auge verlieren dürfe; denn was im „wehrfähigen" Gebiß keinen Schaden mache, rufe im „wehrlosen" Gebiß bereits Lockerung hervor.

ad 3. Hierunter waren bei der ätiologischen Einteilung eingereiht worden die endogenen Faktoren, die entweder durch morphologisch unmittelbar erfaßbare Veränderungen eine Bereitschaftsstellung im Gewebe für eine später einsetzende Entzündung schaffen oder aber die Ausbreitung einer Entzündung durch Herabsetzung des normalen Gewebswiderstandes begünstigen. Im einzelnen kann man hier all das aufzählen, was einleitend zu dem Absatz Ätiologie unter B, allgemeine konstitutionelle Faktoren der WESKIschen Einteilung, genannt worden ist. Allerdings ist auch die Länge der Liste bis zu einem gewissen Grad ein Beweis für die Unsicherheit und Fülle von Problemen, die hier noch vorliegen, und wenn manche Autoren schon in bestimmten Konstitutionstypen [„hypertonisch-spastischer Typ" (CHAIM), „arthritisch-allergischer Typ" (LOOS)] eine Grundlage für die Entstehung von Parodontose sehen, so wendet COHEN demgegenüber mit guten Gründen ein, daß das wohl eher eine Problemverschiebung als eine Lösung sei. Auf die zahllosen Streitfragen, die hier noch offen sind, einzugehen, verbietet sich schon mit Rücksicht auf den verfügbaren Platz von selbst, nur die wichtigsten Punkte seien im folgenden gestreift.

Blutbeschaffenheit. Im mikroskopischen Blutbild sind wohl mehrfach Abweichungen gefunden worden, die aber doch auch zu viele andere Ursachen haben konnten, als daß man von etwas Spezifischem reden könnte. Was die chemische Blutuntersuchung anlangt, so liegen zum Teil recht beachtliche Prozentsätze von Abweichungen bei Parodontose vor, so kommen z. B. LANDGRAF und BANHEGYI zu dem Ergebnis, daß von 80 Parodontosefällen 50 abnorme Kalium- und Calciumwerte hatten; trotzdem glaubten diese beiden Autoren nicht, daß die Ermittlung des Blutkalium- und -calciumspiegels sichere Schlüsse hinsichtlich der Parodontose-

Zahnstein, der nach der Meinung vieler als „Serumstein" durch Ausfällung aus dem Serum gebildet wird und an organischen Substanzen sehr arm ist. Früher glaubte man, daß dieser subgingivale Zahnstein die Alveolarpyorrhöe (als Krankheit wie als Symptom) überhaupt erst veranlasse, doch ist das in dieser Form sicher nicht richtig, obwohl neuerdings vereinzelt wieder daran gedacht wird. Zuerst muß ein Raum, also die Tasche, entstehen, nach der zu das Serum abgesondert wird, dann kann in der Tasche die Ablagerung der Kalkkonkremente erfolgen. Will man die Rolle dieser Art von Zahnstein charakterisieren, dann muß man sagen: er ist ein bedeutsames Glied im Circulus vitiosus: zuerst Entzündung und Taschenbildung, dann harter Zahnstein; dann von diesem aus wieder Unterhaltung eines entzündlichen Reizes, eventuell mit Geschwürsbildung an der Weichteiltaschenwand und Eiterabsonderung (= Symptompyorrhöe).

GOTTLIEB nimmt in der Bewertung des Zahnsteins eine besondere Stellung ein. Nach seiner Ansicht ist das Vorhandensein von Zahnstein zunächst einmal als unhygienischer Zustand zu bewerten, der ein Entzündungsbild schaffe, das GOTTLIEB als „*Schmutzpyorrhöe*" bezeichnet. Erst wenn nach Behebung des unhygienischen Zustandes die Entzündung bestehen bleibt und weiter geht, spricht er von *Paradentalpyorrhöe*.

c) *Traumatische Okklusion*. Hier muß zunächst kurz an die physiologischen Verhältnisse erinnert werden; diese sind im Zahnhalteapparat dann gegeben, wenn er sich, wie der Ausdruck lautet, im physiologischen Gleichgewicht befindet. Dazu gehört neben physiologischer Belastungsrichtung und physiologischem Belastungsmaß eine gute Insertion der Fasern in Zement und Knochen. Dabei darf man sich aber das Bild des Zahnhalteapparates nicht als ein absolut starres vorstellen; der Zementmantel wird verstärkt, der Zahn wandert, der Knochen ist einem ständigen Umbau unterworfen; trotzdem bleibt normalerweise das funktionelle Gleichgewicht gewahrt, solange die Veränderungen im Bilde sich im Rahmen des Physiologischen bewegen, die Vitalität der drei Komponenten Zement, Wurzelhaut und Knochen eine gute ist und *die funktionelle Inanspruchnahme nicht längere Zeit der Norm zuwiderläuft*. Wo aber einzelne dieser Momente nicht mehr zutreffen, und eine irreparable Störung durch längere Beeinträchtigung des funktionellen Gleichgewichtes herbeigeführt wird, da sind sofort auch die Ausbreitungsbedingungen der Randentzündung nach der Tiefe zu günstig geworden. Zu Funktionstraumen, zu Beanspruchungs- und Belastungsschädigungen kann es hauptsächlich kommen: 1. wenn das parodontale Gewebe infolge entzündlicher, dystrophischer, degenerativer Prozesse auch die einfache physiologische Belastungsbeanspruchung nicht mehr ohne Schaden zu ertragen imstande ist, 2. wenn die Belastung und funktionelle Beanspruchung zu sehr oder zu lange das physiologische Maß überschreitet, 3. wenn das Parodontium zu lange der Inaktivität unterworfen war, 4. wenn die Belastung und funktionelle Beanspruchung zu nachdrücklich in falscher Richtung erfolgt, 5. wenn das Verhältnis zwischen Lastarm und Kraftarm sich verschlechtert, 6. wenn schädliche Gewohnheiten (Pressen, Knirschen, Gebißmißbrauch im Beruf wie z. B. bei den Glasbläsern, Schustern usw.) und Spasmen vorliegen, 7. wenn sich keine Abrasion einstellt.

Als typisches Beispiel für eine „traumatische Okklusion" führt WEBER den *tiefen Biß* an, da eine auf der Gegenseite ausbalancierte Bewegung unmöglich sei; bei normalem Biß dagegen erzielen nach WEBER die Druckkräfte nur dann eine schädliche Beeinflussung des Parodontiums, wenn — wie beim nächtlichen Knirschen — Gebißteile in abwegiger Richtung und zu lange belastet würden; die Folgen seien nachteilige Veränderungen der Blutversorgung mit konsekutiven Ernährungsstörungen des Bindegewebes und des Knochens und eine mechanische Überlastung des Zahnbettes. GRACEY sieht eine Belastungsparodontose da, wo als Zeichen einer unphysiologischen Belastung der Zähne die Alveolarwand vor einem „hypophysären Typ". Mehrfach wird auch die Bedeutung der Keimdrüsen für die Parodontoseätiologie hervorgehoben (CHAIM, CITRON). Auch ist Vergrößerung der Schilddrüse relativ oft gefunden worden. BECKS weist darauf hin, daß die Nebenschilddrüsen zu erhöhter Mobilisation der Kalksalze anregen und damit Abbau der Hartsubstanzen bewirken, welch letzterer ja gerade bei der Parodontose eine erhebliche Rolle spielt. In neuerer Zeit hat sich das Interesse wieder mehr den Keimdrüsenhormonen zugewendet, nachdem HAUENSTEIN, SCHUBERT u. a. über günstige Erfolge bei der Verwendung von Progynon berichten konnten.

Vitamine. Daß die Vitaminfrage auch eine Frage der Parodontoseätiologie sein kann, steht heute um so mehr außer Zweifel, als sich, wie uns auch eigene Untersuchungen gezeigt haben, im Tierexperiment unschwer der Beweis dafür erbringen läßt; außerdem sprechen die günstigen Erfolge bei Vigantolkuren — geeignete Fälle vorausgesetzt — durchaus dafür. Offen bleibt vorläufig noch die Frage, ob ein bestimmtes Vitamin (und welches) dafür verantwortlich zu machen ist, oder ob mehrere Vitamine einen solchen Einfluß haben können. Frau M. MELLANBY möchte in erster Linie das Vitamin A in ätiologische Beziehung bringen; das groß angelegte Werk von WESTIN „Über Zahnveränderungen in Fällen von Skorbut bei Tier und Menschen" rückt das Vitamin C in den Vordergrund, während die Erscheinungen, die BECKS bei Vitaminmangel D sah und von ihm als dystrophisch-osteopathische Form bezeichnet wurden, eine auffallende Ähnlichkeit mit der diffusen Atrophie nach GOTTLIEB erkennen lassen.

Am häufigsten ist wohl, soweit Vitaminmangel in Betracht kommt, an Vitamin C gedacht worden. Das ist auch verständlich, wenn man im Tierexperiment beobachtet, in wie kurzer Zeit bei Avitaminose C schwerste Veränderungen im Parodontalbild eintreten. Heute nimmt die Mehrzahl der Autoren an, daß C-Mangel gewiß eine ätiologische Rolle zu spielen vermag, daß dies in stärkerem Maße aber nur der Fall ist, wenn eine wirkliche *A*-Vitaminose vorliegt, während die *Hypo*-Vitaminose C nicht immer in dem Umfang gelten kann, wie man das früher dachte. Wenn in Verbindung mit der sogenannten Hungerkrankheit, den Hungerödemen ein verstärktes Auftreten von progressiver marginaler Parodontitis zu beobachten war, so wird dabei wohl auch der Vitaminmangel mitspielen, entscheidend ist aber doch der Eiweißmangel in der Nahrung mit seinem weitgehenden Einfluß auf den Wasserhaushalt usw.

Zu den übrigen Punkten allgemeiner Natur, die man mit der Parodontose ätiologisch in Zusammenhang gebracht hat, ist nicht mehr viel zu sagen. Was die Rolle der *Vererbung* betrifft, so ist klar, daß die Erkrankung als solche nicht vererbt werden kann, sondern eventuell nur die Disposition dazu — wenigstens ist das die Meinung, die von den meisten Autoren vertreten wird. Eine zweite Gruppe von Autoren nimmt allerdings an, daß auch Zahnlockerung bis zum vollständigen Ausfall der Zähne ohne Entzündung vererbt sein könnte. Eine dritte Gruppe endlich sieht in einer vererbten mesenchymalen Schwäche, Allergie usw. die eigentliche im Erbgang festgelegte Parodontose, zu der die mehr oder minder unvermeidbar die excitierenden Momente auslösend hinzutreten. Im ganzen ist man aber heute doch geneigt, die Rolle der Vererbung wesentlich höher einzuschätzen, als dies früher geschah.

Hinsichtlich der *Rasse* als Faktor gehen die Meinungen ebenfalls etwas auseinander, doch besteht auch hier heute eine größere Neigung, die Bedeutung anzuerkennen. Es ist das nicht zum wenigsten Arbeiten wie der von HRUSKA zu verdanken, der z. B. in Tirol feststellte, daß dort die Vertreter der dinarischen Rasse frühzeitigen Zahnausfall haben, der alpine Typ dagegen bei geradem Biß und Abrasion nicht. Recht überzeugend wirken auch Berichte von EINLOS aus Persien, teilweise auch die von DAPPERT aus Abessinien. Jedenfalls spricht manches dafür, daß auch die Rasse nicht ohne Einfluß zu sein braucht.

ätiologie zulassen. Harnsäure fand sich nach LANDGRAF in 33 von 100 Fällen pathologisch erhöht. Der Cholesterinspiegel wurde teils erhöht, teils gesenkt gefunden.

Im Anschluß an den knappen Überblick über Ergebnisse von Blutuntersuchungen sei kurz noch eines anderen Zweiges der Parodontoseforschung gedacht, der *Capillarmikroskopie* am Zahnfleisch. Einer der bekanntesten Autoren auf diesem Gebiet ist STURM, der sich die Entstehung der gewöhnlichen chronischen Alveolarpyorrhöe mit Störungen im intermediären Stoffwechsel erklärt, wobei sich gefäßschädigende Capillargifte bilden, die dann wiederum in erster Linie sich schädlich im Gewebe auswirken. BACK und REDISCH haben bei der klinischen Parodontose nicht weniger als 5 verschiedene Bilder festgestellt, die dann sekundär zum Knochenabbau und dem klinischen Bilde der Alveolarpyorrhöe führen können. Von ,,capillarer Hemmungsentwicklung" sprechen noch verschiedene Autoren. O. MÜLLER sieht wohl mit Recht wenigstens bei Vasoneurotikern die Bedeutung der Capillarveränderung darin, daß der anormale Infekt der Gingiva ein bereits geschädigtes Gewebe trifft. Im übrigen fehlt es auch nicht an Autoren, die den Wert der Capillarmikroskopie für die Parodontose nicht recht anerkennen wollen.

Stoffwechselstörungen sind schon seit langem in ätiologische Beziehungen zur Parodontose gebracht worden, insbesondere wurde in diesem Zusammenhang immer der Diabetes genannt als diejenige Form, die in geradezu typischer Weise die Entwicklung der Parodontose begünstige. Erst neuerdings sind Zweifel an der Richtigkeit dieser Auffassung, soweit sie speziell den Diabetes betrifft, aufgetaucht; wenigstens den sozusagen zwangsläufigen Zusammenhang wollen heute die meisten Autoren, insbesondere die Internisten unter ihnen nicht mehr anerkennen. BÖNHEIM gibt dem mit folgenden Worten Ausdruck: ,,Zusammenfassend läßt sich sagen, daß wir in der Parodontose nicht ein diabetogenes Symptom sehen dürfen. Auch eine diabetogene Anlage oder auch ein Diabetes latens läßt sich mit Hilfe genauer hyperglykämischer Kurven nach Dextrosebelastung nur ausnahmsweise bei Parodontose feststellen.

Grundumsatz und spezifisch dynamische Eiweißwirkung. Was man darunter zu verstehen hat, hat WEBER wie folgt kurz definiert: Grundumsatz entspricht der Größe der Oxydationen eines seit mindestens 12 Stunden nüchternen vollkommen ruhenden Menschen. Durch die Nahrungsaufnahme und andere Faktoren wird der Grundumsatz gesteigert, wobei Eiweiß besonders steigernd wirkt, was man als seine spezifisch-dynamische Wirkung bezeichnet. Abweichungen um mehr als 10% des Umsatzes gelten stets als pathologisch. WEINMANN hat nun gefunden, daß bei der diffusen Atrophie die spezifisch-dynamische Eiweißwirkung herabgesetzt ist, während der Grundumsatz normal bleibt. COHEN bestätigte, daß in 90% seiner Fälle von diffuser Atrophie tatsächlich eine Herabsetzung der spezifisch-dynamischen Eiweißwirkung vorliege. Auch andere Autoren kamen, wenn auch nicht mit gleich hohen Ziffern, zu ähnlichen Ergebnissen. Umgekehrt fehlt es natürlich auch hier nicht an gegenteiligen Meinungen, so vor allem von NOTHMANN und VOIT, die von 12 Patienten 11 mal normale Steigerung des spezifisch-dynamischen Eiweißeffektes feststellten; den Unterschied erklären beide Autoren damit, daß WEINMANN seine Untersuchungen zu früh nach den Mahlzeiten vorgenommen habe.

Innere Sekretion. Wie sehr die Meinungen über die ätiologische Bedeutung solcher Faktoren noch auseinandergehen, zeigt am besten die Literatur über die Beziehungen der inneren Sekretion zur Parodontose. Auf der einen Seite bringt ROSENTHAL eine Statistik, nach der sich in 12 Fällen von endokriner Störung 0% Parodontosefälle fanden. Andererseits hebt WEINMANN die relative Häufigkeit von Störungen der Hypophysenfunktion bei diffuser Atrophie des Alveolarfortsatzes hervor; verschiedentlich fand er auch Veränderungen im Röntgenbild (Sella turcica), die er in diesem Sinne deutete; er spricht deshalb geradezu von

Was die *internen Erkrankungen* und ihre Beziehungen zu der Parodontose betrifft, so hat sich eine *sichere* Verbindung nicht erkennen lassen, wenigstens nicht in dem Sinne, daß bestimmte innere Erkrankungen *allein* für die progressive marginale Parodontitis verantwortlich zu machen wären. Bei vielen fehlt die Beteiligung des Parodontiums vollkommen; verhältnismäßig am häufigsten lassen die Stoffwechselerkrankungen eine Verbindung erkennen; doch wäre es falsch, z. B. bei jedem Falle von Diabetes eine Parodontose zu erwarten. Das Gesagte gilt im speziellen für die *chronische* parodontale Beteiligung, dagegen hat SIEGMUND von einer akuten, stürmisch verlaufenden Parodontitis bei Agranulocytose, akuter Myeloblasten-Leukämie, Typhus, Wismut- und Quecksilbervergiftung berichtet. Ganz Ähnliches sahen wir im Tierversuch bei Hyperfluorose.

Schließlich hat man sich in neuerer Zeit noch eingehender mit der Bedeutung des *psychischen Faktors* für die Parodontose befaßt. Als Autoren sind hier unter andern zu nennen: RAWENGEL, HEINRICH, STEINER, STÄRKE, CLEEF. Der zuletzt genannte faßt seine Ansicht in folgende Punkte zusammen: „1. die pathologischen körperlichen Begleiterscheinungen (oder Ausdrucksformen) der Psychosen mit depressivem Charakter sind zum großen Teil vegetativer Natur. 2. Die Paradentose entsteht häufig durch Zirkulationsstörungen als Trophoneurose, herrührend von vasomotorischen Anomalien. 3. Die Paradentose kommt beim depressiven Typ bedeutend häufiger vor als beim Schizophrenen oder andern Nichtdepressiven. 4. Die Paradentose ist beim Depressiven als vegetale Störung genau wie die übrigen vasomotorischen Krankheitserscheinungen eine somatische Manifestation des depressiven Typs." Die andern genannten Autoren drücken sich meist etwas zurückhaltender aus, im ganzen aber besteht heute sicher eine sehr viel weitergehende Bereitschaft, dem psychischen Faktor eine beträchtliche konditionale Bedeutung in Genese und Verlauf der Parodontose zuzugestehen, als dies wohl bei der Caries der Fall ist.

Letzten Endes verweisen Fragen wie die der Vererbbarkeit, der Rasse usw. immer wieder auf die *Konstitution*, und so ist es leicht verständlich, wenn auch immer wieder versucht wird, das ganze Problem der Ätiologie überhaupt von der konstitutionellen Seite her einer Klärung zuzuführen. Nach LAMBERTS Konstitutionslehre soll seine Reaktionstype A, mehr nach der alkalotischen Seite neigend, eine höhere Parodontoseanfälligkeit besitzen, während seine Reaktionstype B, mehr nach der azidotischen Seite neigend, auf eine stärkere Cariesanfälligkeit hindeute. Nach MATHIS erscheint allerdings ein sicherer Zusammenhang zwischen Parodontose und Alkalose nicht wahrscheinlich. Die konstitutionelle Seite ist besonders von BOBER betont worden, der die Parodontose geradezu als Stigma konstitutions-biologischer Anfälligkeit bezeichnet. In jüngster Zeit vertreten mehrere Autoren so vor allem ALBANESE die Meinung, daß die Parodontose der Ausdruck einer bestehenden Allergie sei.

Zusammenfassung. Die lange Liste ätiologischer Momente läßt vor allem eines klar erkennen, nämlich daß man wie vom Standpunkt der Therapie so auch vom Standpunkt der Ätiologie aus niemals schematisch vorgehen darf, wenn man zum Ziele kommen will, sondern daß *jeder Fall gesondert für sich hinsichtlich seiner letzten Ursachen zu betrachten ist.* Des weiteren dürfte hinreichend klar geworden sein, was auch auf den vorstehenden Seiten mehrfach betont wurde, daß man auch bei der genetischen Betrachtung klar wissen muß, was man im Einzelfalle als „Paradentose" anspricht, denn es ist, wenn auch von anderer Seite bestritten, ein großer Unterschied, ob eine „Parodontose im engeren Sinne" oder eine progressive marginale Parodontitis vorliegt. Und drittens dürfte klar geworden sein, daß man *mit einem einzigen ätiologischen Moment wohl nur in den allerseltensten Fällen auskommt;* fast immer läuft es auf ein Zusammenwirken mehrerer Faktoren hinaus, die in einem gewissen Abhängigkeitsverhältnis zueinander stehen können. Viel-

314 Spezielle Pathologie und Therapie der Zahn- und Mundkrankheiten.

leicht wird eben im Hinblick auf dieses Verhältnis der einzelnen Faktoren zueinander (man denke nur an die enge Beziehung vieler exogener Faktoren zu den endogenen) das Verständnis noch leichter, wenn man nicht wie schon seit 1908 unterscheidet zwischen „Lokalisten", „Konstitutionalisten" und „Fusionisten", sondern zwischen den kausalen und konditionalen Momenten, wie sich das auch in der Cariesätiologie bewährt hat. In dieser Form ließen sich alle die einzelnen

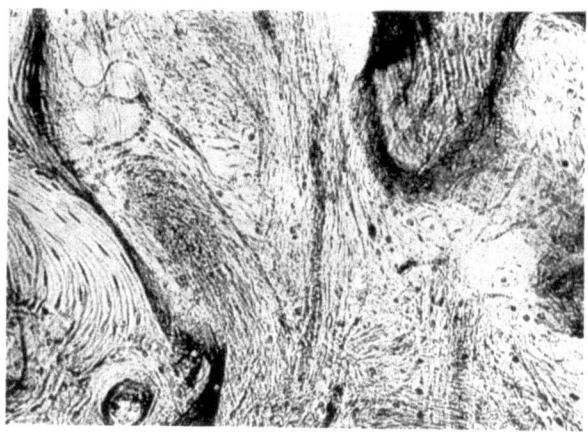

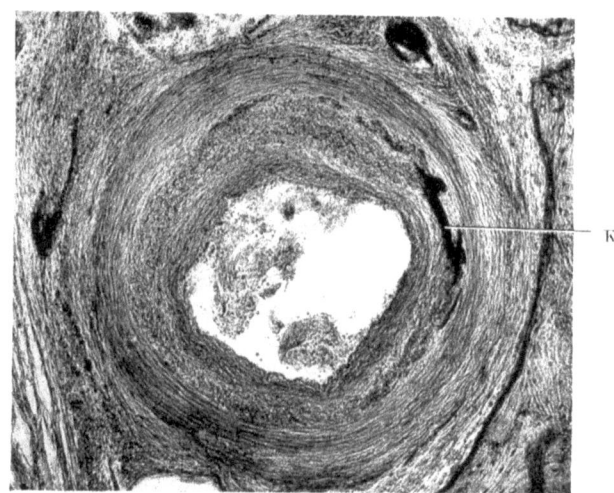

Abb. 327. Kalkeinlagerung (K) in der Wandung eines Kiefergefäßes.

Faktoren nach ihrer Rolle zwanglos unterbringen, und der wichtigste Grundgedanke bliebe am besten gewahrt: es handelt sich nicht um kranke Parodontien, sondern um parodontiumkranke Menschen!

Spezielle Pathologie und Pathohistologie. Wir gehen aus von der fast unvermeidlichen Zahnfleischrandentzündung; doch muß dabei betont werden: es ist durchaus nicht nötig, daß diese auch makroskopisch vorher in Erscheinung tritt mit dem bekannten girlandenförmigen roten Saum usw.; wir finden vielmehr eine große Anzahl von Fällen, wo makroskopisch überhaupt nichts zu sehen ist und nur mikroskopisch die Anzeichen der Entzündung nachgewiesen werden können. Trotzdem muß man sogar sagen: Die Fälle, bei denen anscheinend gar keine Randentzündung vorliegt, sind wesentlich heimtückischer als die anderen, weil hier nicht die überwiegenden Eigenschaften des schädigenden Faktors, sondern die *minderwertiger gewordenen Eigenschaften des geschädigten Organs, die viel schwerer anzugehen sind, den Verlauf der Krankheit bestimmen*. Manches von diesen minderwertigeren Eigenschaften findet auch einen mikroskopisch nachweisbaren Ausdruck, so z. B. am Zement, Verfettung oder Nekrobiose der Zementzellen, dann mehr oder minder ausgedehnte Resorptionserscheinungen als Beweis für die Abbaureife. Am Knochen sind histologisch feststellbar als Zeichen von Minderwertigkeit Umwandlung des Fettmarks in gallertartige oder faserige Massen (Abb. 326); an den Wänden der Knochengefäße finden sich Anzeichen von fettiger, hyaliner und kalkiger Degeneration (Abb. 327). Im Röntgenbild ist außerdem öfter das Bild einer Osteoporose zu erkennen, dem im Mikroskop eine auffällige Erweiterung der Spongiosamaschen bzw. Rarefizierung der Bälkchen entspricht. Diese Verschiedenheit in der Wertigkeit des betroffenen Parodontiums ist natürlich nicht ohne Einfluß auf den Verlauf, und wenn man dazu noch den Unterschied in dem Maß der Randentzündung hinzurechnet, so kann man sehr wohl mit Anlehnung an GOTTLIEB zwei Hauptformen unterscheiden: *eine reine Randentzündung des Parodontiums mit stark ausgeprägten entzündlichen Erscheinungen* (die ,,Schmutzpyorrhöe'' GOTTLIEBS) und *eine diffus sich ausbreitende Form, bei der die äußeren Entzündungserscheinungen stark in den Hintergrund treten, dafür aber die Eigenschaften des betroffenen*

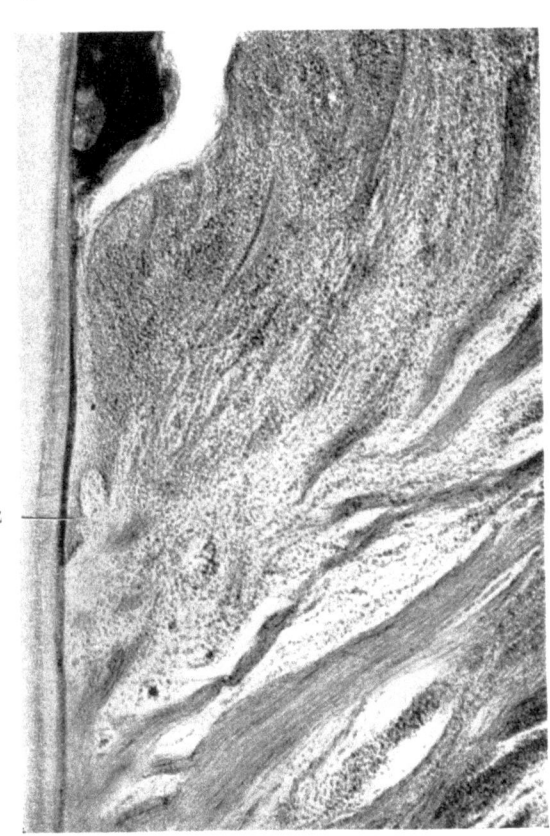

Abb. 328. Ausbreitung der Infiltration zwischen den Faserbündeln des Ligamentum circulare und Zerstörung der Faserbündel. E in die Tiefe wachsendes Epithel.

Parodontiums in ihrer Minderwertigkeit die Ausbreitung begünstigen. Der Ausdruck Randatrophie und diffuse Atrophie wird unbeschadet dessen, was bereits über die Krankheit ,,diffuse Atrophie'' gesagt ist und auf S. 315 noch weiter ausgeführt wird, im vorliegenden Zusammenhang nur insofern mit Vorsicht zu gebrauchen sein, als es sich bei der Parodontitis ja um metastatisch entzündlichen Abbau handelt und etwaige regressive Vorgänge am Knochen nur krankheitsbegünstigende Bedeutung haben. Man kennt wohl auch eine Atrophie des Alveolarfortsatzes (bei vorhandenen Zähnen!), die im höheren Alter vorkommt und Atrophia senilis genannt wird, die gelegentlich auch in jüngeren Jahren schon vorkommen kann und dann Atrophia alveolaris praecox heißt. Das ist aber kein entzündlicher Abbauvorgang! Deshalb findet man bei den reinen Formen der Alveolaratrophie auch keine Taschenbildung und bis in die letzte Zeit hinein auch keine Lockerung! Freilich bekommt man solche reinen Formen nur verhältnismäßig selten zu Gesicht; gewöhnlich gesellt sich zu ihnen bald eine Entzündung, und so wird das Bild völlig verwischt. Namentlich dann läßt die Entzündung meist nicht mehr lange auf sich warten, wenn mit dem Schwund des Alveolarfortsatzes die Wurzelbifurkationsstelle mehrwurzeliger Zähne freigelegt wird, und so eine Nische sich bildet, in der Speisereste haften können.

Der Unterschied der Parodontitis gegenüber der reinen Atrophie geht im histologischen Bilde unter anderem klar aus dem Verhalten des Ligamentum circulare hervor. Bei der reinen Atrophie wandert das gut ausgeprägte Ligamentum circulare mit dem Limbus alveolaris, zu dem es bis zuletzt die funktionellen Beziehungen aufrechterhält. Bei der Parodontitis dagegen ist das Bild folgendes: Geht die oberflächliche Gingivitis marginalis in die Parodontitis progressiva über, so vergrößern sich zunächst die früher erwähnten Infiltrationsfelder in den Gefäßlücken des subepithelialen Gewebes; sie breiten sich auch in den lockeren Bindegewebspartien zwischen den Faserbündeln des Ligamentum circulare aus (Abb. 328); schließlich werden diese durchtrennt und vom Zement abgelöst; nun rückt das Mundschleimhautepithel rasch über die Schmelzzementgrenze hinaus nach der Tiefe zu vor, und mit seiner Loslösung von der Zementoberfläche ist bereits eine erhebliche Taschenbildung vollzogen. So wenigstens gestaltet sich der Verlauf bei den Formen mit stark vorherrschender Entzündung. Dafür können hier die tieferen transversalen Fasern der Wurzelhaut gut erhalten sein und wie eine fibrilläre Grenzzone zwischen Entzündungsgebiet und Tiefe wirken

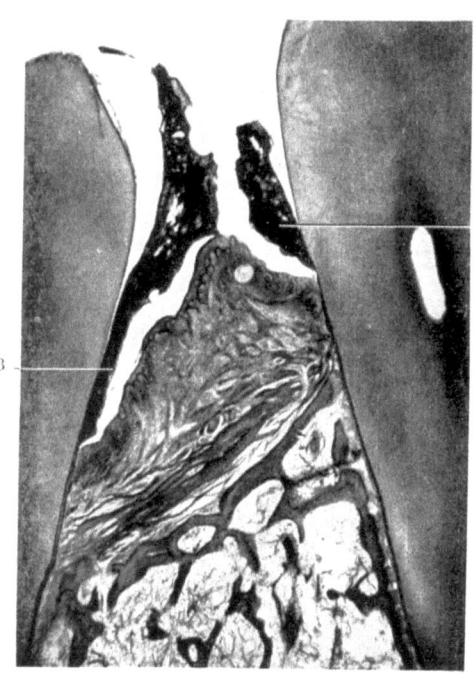

Abb. 329. Marginale Parodontitis, am rechten Zahn Beginn, am linken Zahn vorgeschritteneres Stadium. (B Belag.)

(Abb. 329). Die über der Zone liegenden Partien werden in Granulationsgewebe umgewandelt, das *vielfach vom Epithel durchsetzt* ist. Aus dem gleichen Bilde geht auch die *Loslösung des Epithels vom Zement unter Bildung einer Cuticula* hervor. Die Entstehung der letzteren denkt man sich zum Teil so, daß die dem Zement unmittelbar aufliegenden Epithellagen hyalinisiert werden und dann verhornen. Die Cuticula kann außerordentlich fest auf der Unterlage haften, und bei der Taschenbildung können auf ihr Lagen unverhornten Epithels zurückbleiben.

Bei den anderen Formen der Parodontitis, bei denen die Entzündung nicht so sehr im Vordergrunde des Bildes steht, vollziehen sich die Dinge etwas anders. Man könnte hier eher von einem schleichend entzündlichen Schwunde des Ligamentum circulare reden, und schleichend vollzieht sich hier auch das Tieferwachsen (zunächst nur am Zement!) eines gut geordneten Epithelzuges, aus dem dann allmählich die Bildung der Cuticula hervorgeht. Dadurch ergibt sich auch ein etwas anderes Bild für die Taschenwand: Bei der stark entzündlich betonten Form ist die Taschenwand ein schlaffes, auch *zu Zerfall neigendes Granulationsgewebe*, das trotzdem nicht frei von chronisch-entzündlicher Wucherung zu sein braucht

Pathologie der Wurzelhaut.

und dadurch noch zu einer Zeit bis zum Schmelzrand reichen kann, zu der der Prozeß schon die halbe Wurzellänge überschritten hat. Der Capillarreichtum ist sehr groß und entsprechend auch die Neigung zu Blutung. Bei der anderen Form mit weniger stark betonter Entzündung ist keine entzündliche Wucherung zu sehen, die Zähne werden vielmehr gewöhnlich mit dem Fortschreiten des Prozesses immer weiter entblößt, „länger". Das Granulationsgewebe, in das schließlich auch hier das Parodontium umgewandelt wird, ist weit weniger schlaff, kaum zu Einschmelzung neigend; die Epithelzüge, die es durchziehen, weisen einen relativ guten Bau auf, und ähnlich steht es mit dem Epithelüberzug des ganzen Gewebes (Abb. 330).

Beim Knochen sehen wir bei der ersteren Form oft *massenhaft Riesenzellen*, die vom Rande und den peripheren Hohlräumen her den Abbau besorgen (Abb. 331), während die tieferen Schichten des Knochens ein relativ gutes Aussehen bewahren (Abb. 332). Bei der zweiten Form ist das Bild viel wechselreicher. Wohl gibt es auch hier gelegentlich vielkernige Osteoclasten zu sehen; in der Hauptsache aber scheinen doch einkernige Zellen den Abbau durchzuführen, auch ist es nicht nur ein Abbau vom Rande her, sondern auch in den Knochenhohlräumen selbst sehr tiefer Schichten, also *von innen heraus*. Endlich ist der Abbau kein gleichmäßiger,

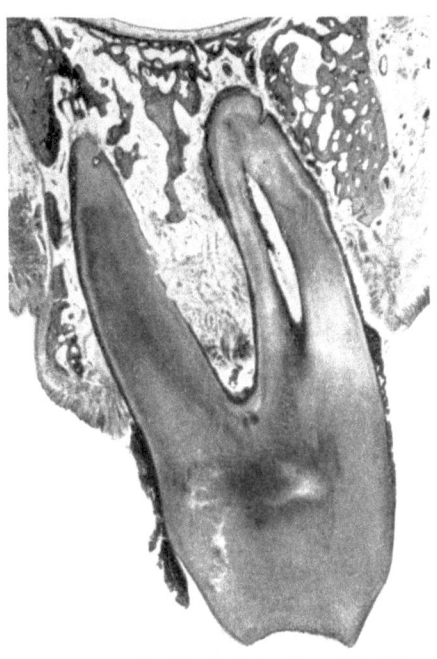

Abb. 330. Parodontitis, bei der die entzündlichen Erscheinungen etwas mehr zurücktreten (2. Form). Der Zahn erscheint länger. Zu beachten die Rarefizierung des Knochens, besonders im interradikalen Raum!

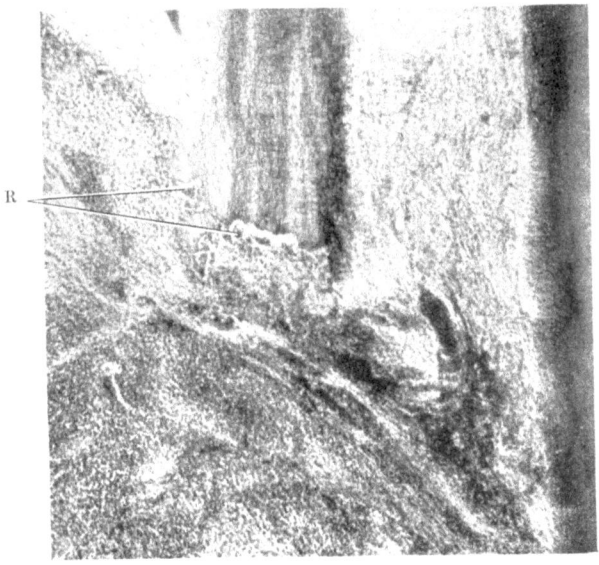

Abb. 331. Osteoclastischer Knochenabbau am Alveolarrand bei Parodontitis der 1. Form. (R Riesenzellen.)

318   Spezielle Pathologie und Therapie der Zahn- und Mundkrankheiten.

sondern wir sehen dazwischen immer wieder aus der Funktion heraus entstandene neue Anbauversuche, die freilich nie bis zur völligen Bildung guten Knochens gedeihen. Der mangelhafte Anbau kann im histologischen Bilde mit einem

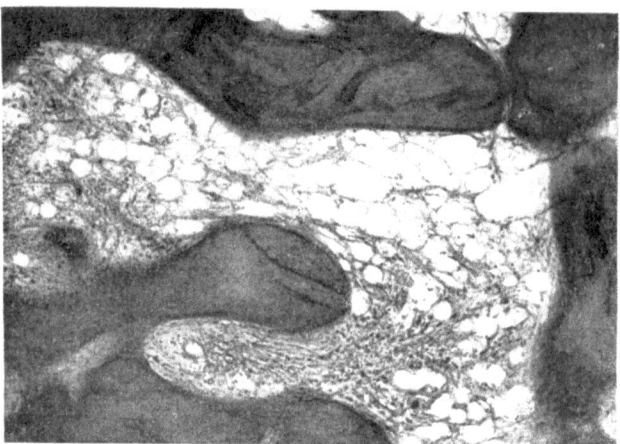

Abb. 332. Geringe (beginnende) Infiltration im Fettmark der Knochentiefe.

halisteretischen Abbau große Ähnlichkeit besitzen und so leicht zu falscher Vorstellung über die Art des Abbaues führen. Mit den Veränderungen im Knochen ist zum Teil das Bild gegeben, wie es HAUPL und LANG als ,,Paradentitis marginalis profunda" geschildert haben.

Nun wäre es allerdings falsch anzunehmen, daß die eben geschilderten Bilder in ihren charakteristischen Unterschieden sich stets im Mikroskop gleich scharf abheben; es gibt vielmehr Übergänge aller Art. So sorgen schon die zahlreichen Fremdkörper, die allmählich in die Zahnfleischtaschen hineingepreßt werden, die Mikroorganismen, die manchmal geradezu in Reinkultur hier gedeihen, und dann ferner der Zahnstein dafür, daß die Entzündung auch da in den Vordergrund treten kann, wo *erst lange Zeit die zweite Form bestanden hatte;* damit verwischt sich natürlich das histologische Bild. Umgekehrt wird eine Entzündung, die von Anfang an überwogen hatte, mit der Zeit *auch nicht ohne Einfluß auf die tieferen Schichten bleiben;* sie wird entsprechend dem chronisch-veränderten Stoffwechsel degenerative Gewebsveränderungen herbeiführen und so die weitere Ausbreitung begünstigen. In einem Punkte sind sich jedenfalls beide Formen gleich: sie erfassen, die einen schneller, die anderen langsamer, nach und nach das ganze Parodontium; damit ist der ganze Halteapparat zerstört (Abb. 333),

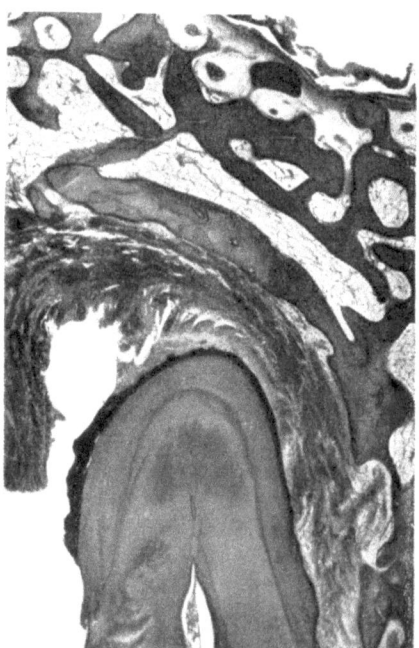

Abb. 333. Endstadium bei einer Parodontitis. Weitestgehende Zerstörung des Parodontiums.

und der Zahn fällt heraus, wenn er nicht schon vorher wegen der störenden Lockerung gezogen worden war. Zurück bleibt eine mehr oder minder tiefe, mit Granulationen ausgekleidete und mit Epithel überzogene Mulde, die nun nach dem Verlust des Zahnes rasch ausheilt. Die tiefere Ausbreitung vollzieht sich im übrigen, wie schon früher ausgeführt, keineswegs gleichmäßig; an einer Seite der Wurzel kann die Tasche bzw. das Epithel schon bis nahe an die Wurzelspitze sich erstrecken, während sie an anderen Seiten des Zahnes noch kaum bis zur Wurzelmitte vorgedrungen ist. Zur Illustration der letzten Sätze wie auch — in Anbetracht der außerordentlich großen Wichtigkeit des Themas — zur Ermöglichung einer abgerundeten Vorstellung der Verhältnisse möge mit Abb. 334—341 eine Serie von Bildern folgen, die gewonnen wurden aus Horizontalschnitten durch

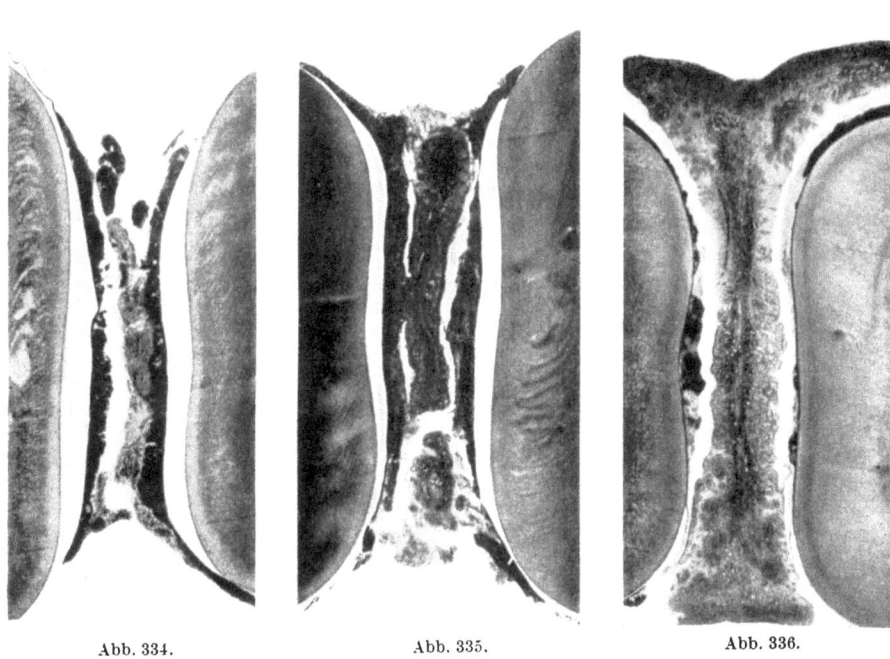

Abb. 334.   Abb. 335.   Abb. 336.

zwei obere Prämolaren mit Parodontitis. Abb. 334: Der Schnitt geht durch den Belag der Interdentalpapille. Abb. 335: Der Rand der Interdentalpapille ist eben getroffen. Abb. 336: Etwas tieferer Schnitt durch die Interdentalpapille. Diese ist in ein mit Epithel durchsetztes Granulationsgewebe umgewandelt; der Zahnstein nimmt ab. In der nächst tieferen Lage (Abb. 337) auch noch ausschließlich Granulationsgewebe; der Taschenspalt interdental ist sehr eng geworden, an einigen Stellen ist bereits der Boden der Tasche erreicht, nur palatinal ist die Taschenbreite noch erheblich. Im folgenden Schnitt (Abb. 338) ist interdental fast nichts mehr von der Tasche zu sehen, das Gewebe besteht aus Bindegewebszügen mit Infiltrationen durchsetzt; buccal und palatinal ist der Taschenboden noch nicht erreicht. Erst in der nächst tieferen Lage (Abb. 339) erreicht man hier den Taschenboden. Interdental einige spärliche gezackte Knocheninseln. In der nun folgenden Schicht (Abb. 340) tritt im Interdentalraum und an dem einen Prämolaren auch palatinal eine bessere Zeichnung und Abgrenzung des Periodontiums hervor. Die Spongiosamaschen des Interdentalseptums lassen aber noch jedes Fettmark vermissen. Erst ganz in der Tiefe (Abb. 341) gelangen wir zu normaleren Verhältnissen.

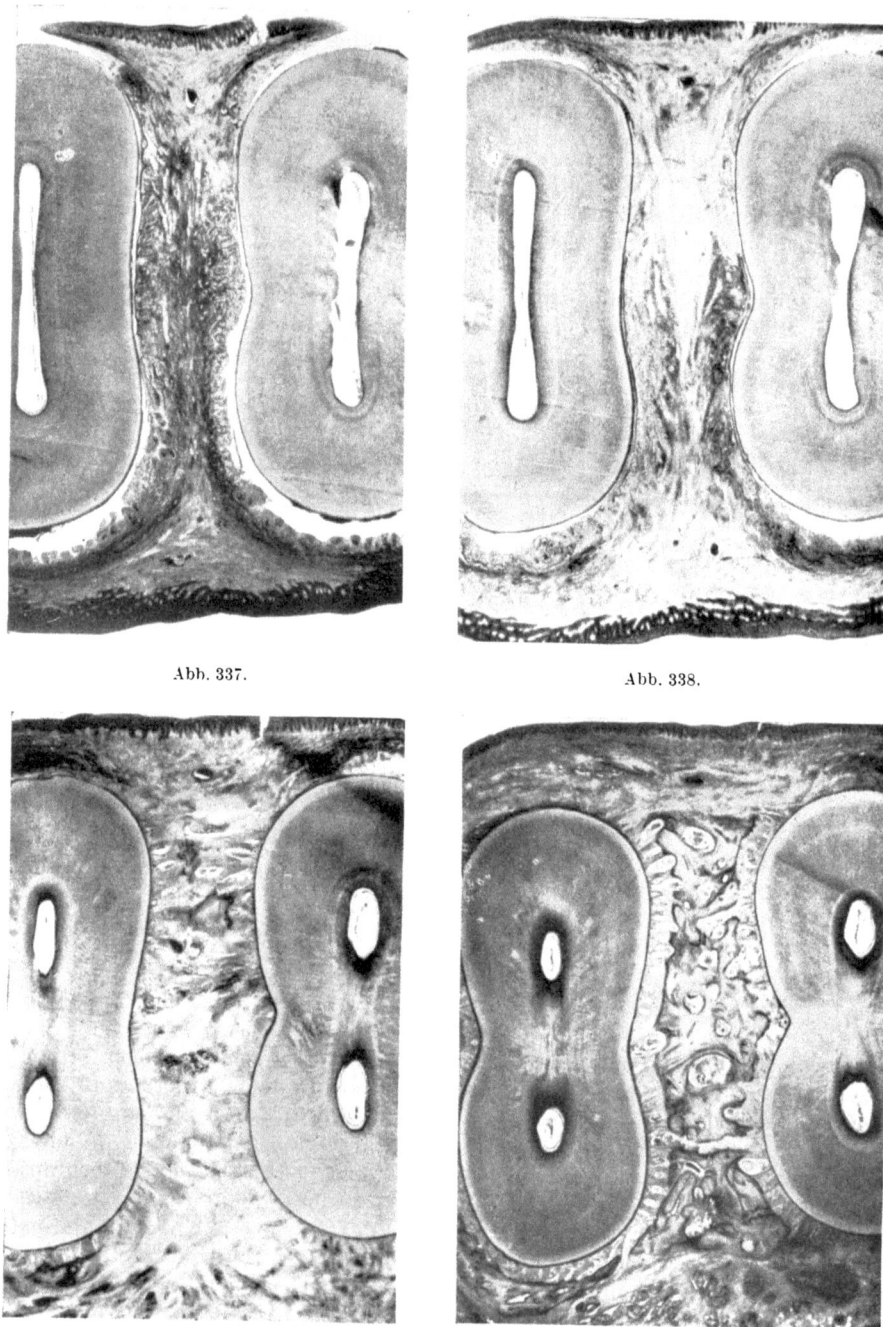

Abb. 337.   Abb. 338.

Abb. 339.   Abb. 340.

Klinische Seite und Diagnose. Die wichtigsten Punkte des klinischen Bildes, auf denen sich auch die Diagnose aufbaut, sind unschwer aus dem vorstehenden Berichte über die Pathologie zu entnehmen; es sind das vor allem die Zahnfleischrandentzündung in ihren verschiedenen Graden, dann die Taschenbildung mit oder ohne eitrige Absonderung, die Lockerung der Zähne und das „Längerwerden" der Zähne. Ehe auf diese Erscheinungen vom klinischen und diagnostischen Standpunkte aus weiter eingegangen wird, zunächst noch ein paar allgemeine Bemerkungen. Die Unterschiede, die man früher nach dem *Geschlecht* hinsichtlich der Häufigkeit gemacht hat, gelten zum Teil auch heute noch; so fand CITRON als Verhältnis 65% Frauen zu 35% Männer, BOENHEIM sogar 82% Frauen zu 18% Männer; damit kommt er sogar noch über die Angabe von ARKÖVY mit 14:5 erheblich hinaus. Nach unserer Beobachtung sind die von CITRON angegebenen Zahlen wohl am meisten zutreffend. Die Vorliebe einzelner *Zahngruppen* für die Erkrankung ist umstritten; behauptet wird von PREISWERK u. a., daß die Frontzähne öfter befallen werden als die rückwärtigen Zähne. Dagegen ist sicher, daß nicht von vornherein an einer größeren Zahl von Zähnen zugleich die Krankheit beginnen muß, sondern daß entsprechend lokalen Ursachen auch einzelne Zähne betroffen werden. Allerdings pflegt in solchen Einzelfällen die stark entzündliche Form zu überwiegen, während bei konstitutionellen Störungen und allgemeiner Überlastung nach GOTTLIEB mehr die „diffuse" Form ohne besondere Betonung der Entzündung Platz greift. Auffällig ist, daß solche Zähne eine gewisse Resistenz zeigen können, deren Pulpa nekrotisiert und sachgemäß ersetzt worden ist. Bezüglich des *Alters* ist früher schon erwähnt worden, daß das höhere Alter mehr prädestiniert erscheint, daß die Erkrankung aber auch bei jüngeren Individuen nicht so selten ist, ja sogar häufiger zu werden scheint.

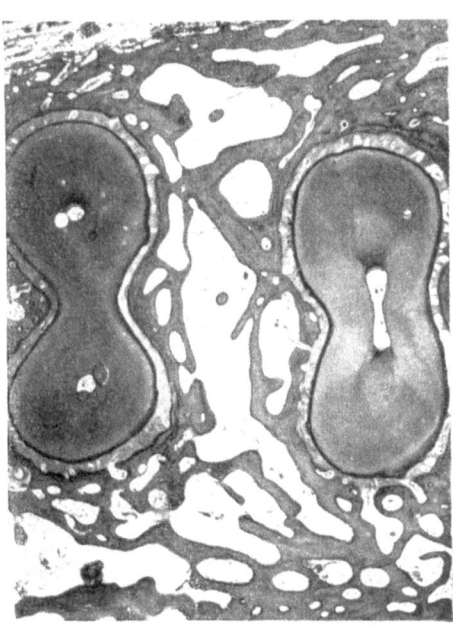

Abb. 341.

Nun zu den wichtigsten Symptomen selbst: Die *Gingivitis marginalis chronica* in ihrer reinen Form ist ohne weiteres kenntlich an dem gut abgegrenzten, stark roten, schmalen Saum, der girlandenförmig dem Zahnfleischrande folgt und von teils schmierigem, teils hartem Zahnbelag bekleidet ist (siehe auch die spätere Abb. 397). Der rote Saum stellt zugleich eine leichte, entzündliche Verdickung dar. Aber nur da kann man von der reinen Form der Gingivitis sprechen, wo die Sonde zwischen Zahn und Zahnfleisch nicht tiefer dringt als diesem schmalen, hypertrophischen und leicht blutenden Saume entspricht. Auch die Tatsache, daß in solchen Fällen bei Entfernung der Beläge ohne weiteres Zutun die minimale Tasche *schon nach wenigen Tagen* ganz verschwunden ist, kann für die Diagnose verwertet werden. Aber schon wenn der Saum stärker verbreitet ist und namentlich, wenn die hellrote Farbe mehr in eine bläulich-rote überging, dann auch, wenn die Sonde nicht bloß eben mit der Spitze verschwindet, sondern noch ein wenig tiefer geschoben werden kann, darf man nicht mehr von einer ausschließlichen Gingivitis sprechen, es liegt vielmehr schon das vor, was HÄUPL und LANG eben noch als „Paradentitis marginalis superficialis" bezeichnen. Die Neigung zu Blutungen bei der geringsten Verletzung ist hier eher noch erhöht. Jetzt wird eine einfache Zahnreinigung nicht in wenigen Tagen zum restlosen Schwinden aller Erscheinungen führen, wohl aber wird — und das gleiche gilt auch für die weiteren Stadien aller der stark entzündlich betonten Formen —

322　Spezielle Pathologie und Therapie der Zahn- und Mundkrankheiten.

eine ganz bestimmte Abnahme der Taschentiefe erfolgen, nämlich soweit, als sie auf der Zunahme des Zahnfleischrandvolumens infolge entzündlicher Wucherung beruht. Soweit aber schon ein Teil des Zahnhalteapparates vom Zahn abgelöst worden ist, bleibt die Tasche bestehen.

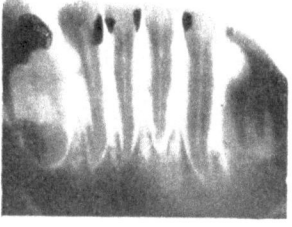 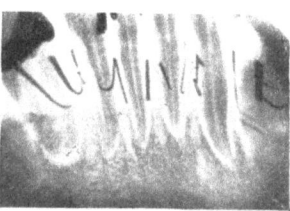

Abb. 342. Röntgenbild bei Parodontitis mit und ohne Guttaperchasondierung. Das untere Ende des Guttaperchapoints entspricht der sondierbaren Taschentiefe. Der Boden der Knochentasche liegt erheblich tiefer.

Man darf sich aber nicht vorstellen, daß alle durch die Beläge bedingten Zahnfleischrandentzündungen zu chronischer Wucherung führen; man sieht im Gegenteil oft auch eine *rarefizierende Wirkung*, wobei es den Anschein erweckt, als ob der harte Belag gewissermaßen das Zahnfleisch und die darunterliegenden

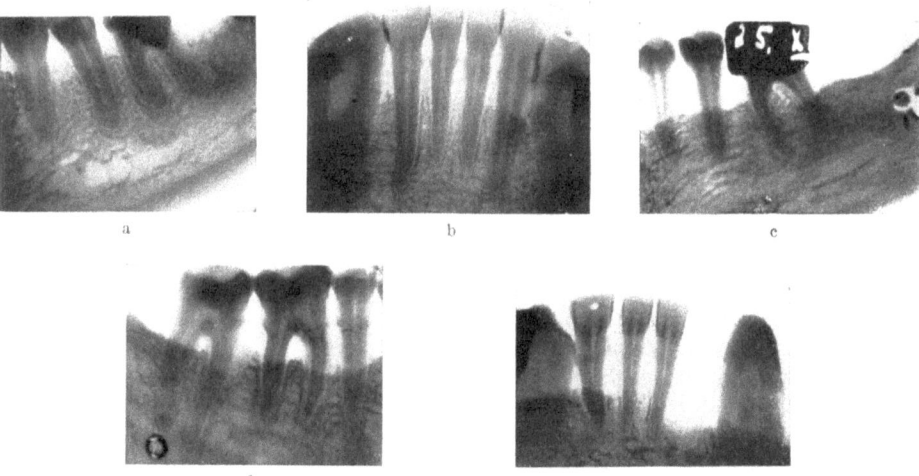

Abb. 343. Röntgenbilder von Parodontitis verschiedenen Grades.

Gewebe vor sich her schiebe; dadurch können namentlich bei den unteren Frontzähnen labial wie lingual große Strecken der Wurzeloberfläche freigelegt werden; eine erhebliche Taschentiefe braucht aber nicht unbedingt damit verbunden zu sein.

Was nun die *Taschenbildung* selbst anlangt, so kann ich mich hier ziemlich kurz fassen, da die Art ihrer Entstehung ja schon früher ausführlich erörtert wurde; nur über die klinische und diagnostische Seite ist noch einiges zu sagen. Das einfachste Hilfsmittel, sich über das Vorhandensein von Taschen und deren Tiefe zu informieren, besteht darin, daß man eine rechtwinkelig abgebogene spitze Sonde, leicht gefaßt, zwischen Zahn und Zahnfleisch einführt und nun darauf achtet, wieviel von dem abgebogenen Teil der Sonde ohne wesentlichen Druck in die Tiefe geschoben werden kann. Dabei ist aber notwendig, das abgebogene Sondenstück stets in einem spitzen Winkel zur Wurzellängsachse zu führen. Wird diese Sondierung richtig gemacht, so darf keine Blutung entstehen. Auftretende Empfindung seitens der Patienten zwingt zum Einhalten. Man darf sich nicht darauf beschränken, nur eine Seite in dieser Weise zu sondieren, sondern man *muß alle Seiten vornehmen*; dabei ergeben sich oft sehr erhebliche Unterschiede.

Wesentlich klarer ist freilich das Bild, wenn man den Röntgenapparat zu Hilfe nimmt und nach dem Vorschlag von WESKI vorgeht: Guttaperchapoints werden an den vier Seiten soweit als angängig in die Tasche eingeführt; was dann noch von dem Point über den Zahnfleischrand hinausragt, wird mit einem heißen Instrument abgetragen oder rechtwinklig umgebogen, und nun wird das Röntgenogramm hergestellt; der Guttaperchastift hebt sich dabei gut ab und

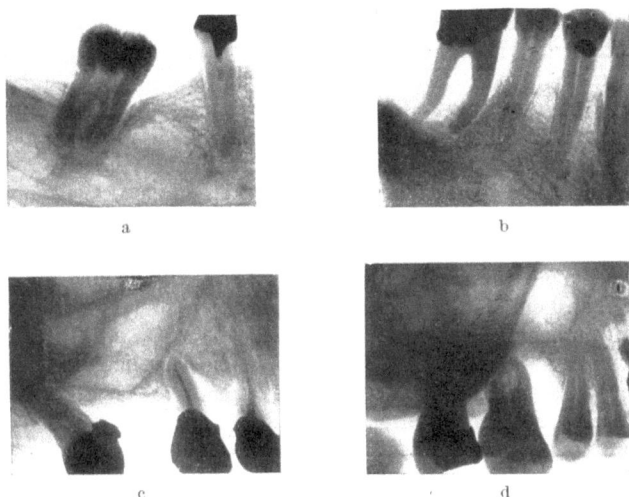

Abb. 344. Vertikale (einseitige) Knochentaschen bei Parodontitis.

läßt einen exakten Schluß zu (Abb. 342). Überhaupt kann nicht nachdrücklich genug betont werden, daß *eine wirklich gute Übersicht über die Verhältnisse bei Parodontitis ohne Röntgenaufnahme schlechterdings unmöglich ist*, und daß deswegen grundsätzlich bei jedem Falle Aufnahmen gemacht werden sollen, wie das ja auch jetzt von einem Teil der Versicherungsträger bereits anerkannt worden ist. Wohl läßt der Grad der Zahnlockerung gewisse Schlüsse auf die Ausdehnung des Prozesses zu, wieweit aber z. B. eine Wurzel überhaupt noch sich im Knochenbereich befindet, das kann uns nur der Film lehren. Einige Abbildungen sind hier als Beleg beigefügt. Abb. 343a, b und c zeigen verschiedene Grade des gleichmäßig fortschreitenden Randabbaues, d und e zeigen Endstadien, bei denen die Beziehung zwischen Zahn und Knochen nahezu oder ganz aufgehoben ist. Abb. 344 zeigt das, was man als eine vertikale Knochentasche bezeichnet.

Was nun die *Absonderung aus der Zahnfleischtasche* anlangt, so schwankt diese außerordentlich. Etwas seröse Exsudation wird ja wohl immer stattfinden, und von einer „trockenen" Parodontitis zu sprechen, ist mindestens etwas gewagt. Die seröse Exsudation kann mit der Entzündung anwachsen; sie geht in eine eitrige hauptsächlich dann über, wenn die Taschenwand ulceriert wird oder mit einer Virulenzsteigerung der Streptokokken reichlichere Massen der torpiden Granulationen eingeschmolzen werden. Fehlt dabei der Abfluß nach dem Zahnfleischrande zu, so kann sich eine Sekretstauung entwickeln und das

Bild eines Abscesses entstehen. Auch bei Schwankungen im Gesamtzustand beobachtet man mitunter eine starke Zunahme von Eiterabsonderung, anscheinend, weil hierbei die Bakterien ein Übergewicht bekommen. Der Eiter selbst ist dabei gelblich, dünnflüssig.

Die *Lockerung der Zähne* ergibt sich ohne weiteres aus der Schwächung und endlichen Vernichtung des Zahnhalteapparates. Wenn GOTTLIEB bei der „Randatrophie" mit „Schmutzpyorrhöe" die Lockerung als ein Spätsymptom, bei der „diffusen Atrophie" dagegen als ein Frühsymptom bezeichnet, so kann sich das durchaus mit dem histologischen Befund decken; im ersteren Falle sind die tieferen Abschnitte des Halteapparates noch lange Zeit funktionstüchtig, im letzteren haben wir oft eine Schwächung des ganzen Halteapparates schon in frühen Stadien. Wenn überhaupt erst einmal eine Lockerung begonnen hat, so kann damit auch wiederum ein Circulus vitiosus geschlossen sein: der Krankheitsprozeß führt zur Lockerung; die funktionelle Inanspruchnahme eines solchen Zahnes führt infolge der Lockerung zu abnorm großen Exkursionen des Zahnes; dadurch wird ein stärkerer Reiz auf das Parodontium ausgeübt, und die Weiterentwicklung der Entzündung wird begünstigt. Eine charakteristische Eigenschaft der *durch allgemeine Momente* bedingten Parodontitis ist übrigens, *daß das Maß der Lockerung, namentlich solange die Taschen noch nicht sehr tief sind, schwanken kann*. Bessert sich der Allgemeinzustand, so werden auch die Zähne wieder fester; umgekehrt nimmt die Lockerung stark zu bei Verschlimmerung.

Nach dem *Ausmaß der Lockerung* kann man verschiedene Grade unterscheiden: einen leichten Grad, bei dem schon etwas stärkerer Druck notwendig ist, um die pathologische Beweglichkeit ad oculos zu demonstrieren; einen mittleren Grad, bei dem der Bewegungsradius der Krone größer ist, minimaler Druck zur pathologischen Bewegung genügt und der Zahn einen erheblich veränderten Klopfschall aufweist, und endlich einen schweren Grad der Lockerung, bei dem schon das einfache Anlegen des Zungenrandes genügt, den Zahn weit nach außen über die Zahnreihe hinaus zu kippen. Bei dieser schwersten Form kann man schließlich noch etwas anderes beobachten: Bei Druck auf die Schneidekante oder Kaufläche gibt der Zahn deutlich sichtbar in der Richtung nach dem Fundus der Alveole nach, um in seine frühere Stellung zurückzukehren, wenn der Druck wieder wegfällt. Dies Symptom ist praktisch wichtig, weil es nur vorhanden sein kann, wenn die Umwandlung des Parodontiums in Granulationsgewebe sich bereits bis zur Wurzelspitze erstreckt, und weil ein solcher Zahn jede Hoffnung auf Erhaltung ausschließt.

Hand in Hand mit der zunehmenden Lockerung geht gewöhnlich auch das *„Längerwerden"* der Zähne; von einem wirklichen Längerwerden ist hierbei natürlich nicht die Rede; der Zahn bzw. seine Wurzel wird nur in größerer Ausdehnung sichtbar und erweckt so den Anschein, als ob er länger geworden wäre. Das Symptom wird um so deutlicher ausgeprägt sein, je ausgesprochener der Charakter der Entzündung ein rarefizierender ist.

Eine sehr merkwürdige Erscheinung, die auch als ein Symptom krankhafter Veränderungen im Parodontium bewertet werden kann, ist nun noch zu erwähnen: die *Wanderung der Zähne*. Daß im Kieferknochen normalerweise ein Umbau stattfindet, und daß dabei auch die Zähne wandern können, ist ja eine bekannte Tatsache; mit dieser Art Wanderung kann aber die Stellungsveränderung der Zähne, wie sie augenblicklich in Rede steht, nicht ohne weiteres verglichen werden: bei ihr wirkt das scheinbar Unmotivierte besonders auffällig, namentlich, wenn z. B. ein Schneidezahn allmählich über die Normalebene hinaustritt und eine fortschreitende Kippung etwa nach labial erfährt, auch wenn seine Antagonisten gar nicht mehr mit ihm in Berührung stehen. Eine andere Art der Stellungsveränderung ergibt sich aus der zunehmenden Lückenbildung zwischen den einzelnen

Zähnen des Frontabschnittes (Abb. 345). Dabei braucht weder eine Taschenbildung noch eine Lockerung vorhanden zu sein, so daß man die Zahnwanderung sehr wohl als ein *Frühsymptom* bezeichnen darf (GOTTLIEB). Röntgenologisch läßt sich mitunter in dem betreffenden Abschnitt des Alveolarfortsatzes eine deutliche *Osteoporose* feststellen; letzten Endes müssen wir ja überhaupt die Erklärung für den Vorgang darin suchen, daß *weitgehende Umstellungen im Knochen sich vollziehen*, die mit Zunahme von Hohlräumen und Erweiterung der vorhandenen Hohlräume einhergehen und dabei auch Druckerscheinungen zeitigen, die in der Stellungsänderung des Zahnes ihren Ausdruck finden. Teilweise wird angenommen, daß diese weitgehenden Umstellungen nichts anderes seien als Umwandlungen in Granulationen in der Tiefe.

Ein Wort noch über *das Verhalten der Zähne selbst* im Erkrankungsbereich. Daß sie nicht nur seitlich an der Zementoberfläche, sondern auch an der Wurzelspitze *umfangreiche Resorptionen* durchmachen, kann man immer wieder beobachten. Die Wandung im Wurzelkanal weist fast immer erhebliche Anlagerungen von irregulärem Dentin auf; die Pulpa unterliegt im Verlauf des Prozesses weitgehenden regressiven Veränderungen. Gelegentlich dringt die Entzündung von der Alveole aus auch durch das Foramen apicale in den Wurzelkanal ein, namentlich, wenn die Taschenbildung sich nur einseitig so tief erstreckt; doch pflegen stärkere subjektive Erscheinungen nicht immer damit verbunden zu sein, da die Pulpa meist schon vorher zu stark degeneriert war.

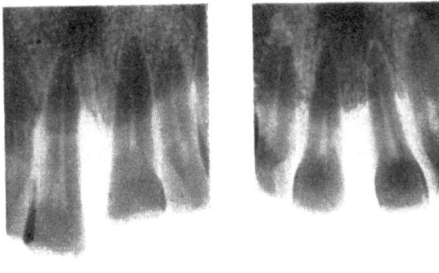

Abb. 345. Röntgenbilder von der Stellungsänderung oberer mittlerer Schneidezähne bei Parodontitis (Lückenbildung!).

Was sonst die *subjektiven Erscheinungen bei der Parodontitis marg.* betrifft, so sind sie im Verhältnis zur Schwere der Erkrankung sehr gering; es erklärt sich dies ohne weiteres aus dem chronischen Verlauf. Recht lästig wird die Unsicherheit beim Kauen empfunden, wenn erst einmal die Zahnlockerung Fortschritte gemacht hat. Wo reichliche Eiterabsonderung vorliegt, klagen die Patienten öfter über einen unangenehmen Geschmack, der namentlich morgens beim Erwachen stark empfunden wird. Von sehr sensiblen Kranken wird auch manchmal ein unbestimmtes Brennen am Kiefer angegeben, das mit der Intensität der sonstigen Erscheinungen schwankt. Störend ist endlich auch die große Neigung zu Blutungen, wie sie bei den Formen mit stärkeren Entzündungserscheinungen gegeben ist, wo oft schon die Friktion des Speisebreies genügt, um ein länger anhaltendes Bluten herbeizuführen. Die stärksten subjektiven Erscheinungen treten natürlich da auf, wo bei reichlicherer Eiterbildung der Abfluß stockt und das Bild eines Abscesses entsteht; bis er endlich seine Entleerung gefunden hat, können die Beschwerden durchaus denen einer akuten Parodontitis gleichen. In dieser Hinsicht hat sich überhaupt die Meinung etwas geändert. Früher nahm man an, daß die „Alveolarpyorrhöe" sozusagen der typische Vertreter einer rein chronisch verlaufenden Krankheit sei. Schärfere Beobachtung der letzten Jahre hat aber gezeigt, daß *akute Zustandsbilder gar nicht so sehr selten* sind; sie werden hauptsächlich hervorgerufen, abgesehen von der eben erwähnten Abflußbehinderung, durch umschriebene Verschärfung des infektiösen Prozesses in entsprechender Virulenzsteigerung oder durch allgemeine Verschärfung infolge plötzlicher Verschlechterung der ganzen Immunitätslage. Auf allgemeine Ursachen sind meist auch jene zum Glück seltenen Fälle zurückzuführen, bei denen man geradezu von einem „rapiden" Verlauf sprechen muß: an dieser Annahme ändert die Tatsache nichts, daß häufiger einzelne Zähne (z. B. obere seitliche Schneidezähne) von dem erschreckend schnellen Verlauf befallen werden wie größere Zahngruppen. Die subjektiven Erscheinungen sind natürlich durchweg stärker bei den akuten Zustandsbildern als bei den chronischen.

Einen von dem sonstigen etwas abweichenden Verlauf, ebenfalls sehr häufig mit akuten, äußerst schmerzhaften Zuständen verbunden, nimmt die progressive marginale Parodontitis gerne dann, wenn sie die Bifurkation mehrwurzeliger Zähne erreicht hat. Es kommt dabei mit Vorliebe zu Abscessen — *den sogenannten interradikulären Abscessen*. Die Ursache ergibt sich ohne weiteres aus den besonderen topographischen Verhältnissen, die mit Bildung einer Nische im Bifurkationsbereich der Wurzel geschaffen werden. Interessant ist der Unterschied, der hier zwischen Ober- und Unterkiefer besteht. Im Unterkiefer ist ein akutes Zustandsbild fast die Regel und das Ausmaß der subjektiven Erscheinungen sehr groß; im Oberkiefer sind akute Exacerbationen seltener und in ihren Symptomen nicht so stürmisch.

Schon mit Rücksicht auf die Wichtigkeit der „differentiellen Therapie" (ÖSTMAN) ist es dringend notwendig, sich bei der Diagnosestellung in jedem Falle genau zu überlegen, ob etwa das Bild vorliegt, wie es GOTTLIEB unter Schmutzpyorrhöe versteht, oder ob die Anzeichen mehr darauf hinweisen, daß konstitutionelle Momente bzw. Gewebsminderwertigkeiten an der Ausbreitung der Entzündung die Hauptschuld tragen. Das mag zum Schlusse nochmals besonders hervorgehoben werden.

Therapeutisches. Die Behandlung der Parodontitis wird je nach der Lage des Falles sein eine konservative, eine blutige oder eine Kombination von beiden; dazu treten dann noch die eventuellen prothetischen Maßnahmen. Genaueres hierüber ist in den betreffenden Abschnitten (konservierende, prothetische, chirurgische Zahnheilkunde) nachzulesen. Hier sollen nur die allgemeinen Richtlinien kurz erörtert werden.

Das erste ist natürlich, den *kausalen Momenten* nachzugehen und für deren gründliche Beseitigung zu sorgen. Darunter fallen in erster Linie alle entzündungserregenden Ursachen am Zahne selbst, die Beläge, besonders harter Konsistenz, abstehende Kronenränder, überstehende Füllungen usw. Das zweite ist, den *Belastungsverhältnissen* ein sehr genaues Augenmerk zu schenken; hier ist namentlich auch zu berücksichtigen, daß allein schon die Höckerform der Backenzahnkauflächen eine sehr komplizierte Belastung darstellt, während glatte Kauflächen eine gleichmäßigere Druckverteilung über die ganze Zahnreihe hin ermöglichen. Nach GOTTLIEB ist der „Abrasiotypus" das Ideale, und wo er sich nicht von selbst einstellt, solle durch Abschleifen der Höcker und Herstellung einer *Schlittenartikulation* nachgeholfen werden. Neben der sorgfältigen Prüfung der Bißverhältnisse im ganzen ist jede einzelne Lücke in den Zahnreihen in ihrer weittragenden Bedeutung bei einer Parodontitis zu bedenken und tunlichst zu beseitigen. Was speziell noch die bakteriologische Seite anlangt, so sind von GINS in Erweiterung seiner Lehre von der Parodontose als Spirillose ganz konkrete Vorschläge für die bakteriologische Behandlung gemacht worden, die da, wo die Spirillen in der Tat zum dominierenden Faktor geworden sind, sicherlich volle Beachtung verdienen.

Daß die *konditionalen* Momente bzw. die *endogenen* Faktoren in dem bei jedem Parodontosefall aufzustellenden Behandlungsplan *genau so gründlich berücksichtigt werden müssen wie die lokalen kausalen Momente*, ist nach unserer ganzen heutigen Einstellung selbstverständlich. Sie müssen für die Therapie um so größere Bedeutung gewinnen, je ausgebreiteter die Erkrankung auftritt und je weniger sinnfällig lokale Ursachen in Erscheinung treten. Eine Nichtbeachtung dieser einfachen Überlegung kann selbst die sorgfältigste lokale Therapie zum Mißerfolg verurteilen. So hat die grundsätzliche Forderung mancher Autoren, mindestens *jeden Fall von schwererer Parodontose unbedingt auch einer genauen internistischen Untersuchung zuzuführen*, ihre wohlbegründete Berechtigung. Je nach dem Ausfall dieser Untersuchung ergibt sich dann das Weitere bezüglich der eventuellen gemeinsamen Behandlung. Vielfach wird die ja heute schon sehr weit ausgebaute Konstitutionstherapie zur Anwendung gelangen müssen. Soweit man in der Parodontose eine allergische Erkrankung erblicken will, sind die therapeutischen Möglichkeiten allerdings noch eines weiteren Ausbaues bedürftig. Wesentlich günstiger liegen die Dinge, wenn bestimmte Stoffwechselerkrankungen vorliegen, wenn hinter der lokalen Erkrankung Mangel an bestimmten Wirkstoffen, Dysfunktion des endokrinen Apparates u. ä. steht, wenn Störungen im hämatopoetischen System die Bereitschaftstellung herbeigeführt haben. In allen diesen Fällen wird die enge Zusammenarbeit mit dem Internisten — und nur unter dieser Voraussetzung! — noch am ehesten gute Erfolge erwarten lassen. Neuerdings dürfte auch der Neurologe mehr und mehr als Helfer in Betracht kommen. Wie weit allerdings die Behandlung der Neurodystrophie im Sinne SPERANSKYS heranzuziehen wäre, ist eine Frage für sich. In Unterstützung der zahnärztlichen und der sonstigen internistischen Therapie kommt auch der Besuch von Bädern in Betracht. Empfohlen werden u. a. Ems und Tölz; doch gilt auch hiefür wie für jede Parodontosetherapie überhaupt: nur nicht schematisieren sondern individualisieren! Mögen sich in der Praxis die Fälle bei der reinen Gebißuntersuchung auch scheinbar lediglich dem Grad nach unterscheiden, was dahinter steckt, kann dafür um so wechselreicher und verschiedener sein!

Man verlasse sich auch nie auf die Wirkung eines einzigen Mittels, sondern berücksichtige unter allen Umständen auch die Beseitigung aller lokalen kausalen Momente und versuche auch, die Widerstandsfähigkeit des Gewebes durch örtliche Beeinflussung zu heben. Hier hat sich die *Zahnfleischmassage* als äußerst wertvolles Mittel erwiesen. Es kommt dabei nicht so sehr auf die Art der Fingerarmierung oder die Wahl eines Einreibungsmittels an, sondern auf systematische Ausnutzung des mechanischen Effektes. Man muß den Patienten nachdrücklich auf die Wichtigkeit der regelmäßigen Massage und auf die drohende Gefahr für die Existenz der Zähne bei mangelhafter Befolgung der Ratschläge hinweisen; man muß ihn auch förmlich unterrichten in einer zweckmäßigen Form der Massage. Unseren Patienten wird folgende anderwärts erprobte Verordnung für die Massage gegeben: 1. eine horizontale Bearbeitung; 2. eine vertikale Massagerichtung und zum Schluß 3. eine kreisförmige Bearbeitung; alles natürlich am Alveolarfortsatz außen und innen, im Ober- und Unterkiefer; für jede Form wenigstens 2 Minuten, und das Ganze früh und abends. Die Fingerkuppe genügt dabei vollkommen. Kräftiger ist ja wohl der mechanische Effekt, wenn nach dem Vorschlag von GOTTLIEB eine Zahnbürste dazu verwendet wird; doch scheuen dabei die Patienten oft die Schmerzen während der ersten Tage.

Zusammenfassend ist also über die Therapie der Parodontitis folgendes zu sagen: vorauszugehen hat natürlich eine genaue Prüfung des Falles nach Grad der Erkrankung und Form der Parodontitis sowie den kausalen und konditionalen Momenten; dabei ist auf gute Röntgenbilder besonders Wert zu legen (Aufnahme des Status). Nun wird ein *exakter Heilplan* aufgestellt, dessen Durchführung unter allen Umständen eine genaue Reinigung des Krankheitsgebietes vorauszugehen hat. Soweit damit allein die kausalen Momente nicht behoben sind, muß auch baldigst für deren restlose Beseitigung gesorgt werden. Der Heilplan hat zu berücksichtigen: die konservative Behandlung, zu der auch die innere Behandlung, Diät, Massage usw. gerechnet werden können, dann die blutige Behandlung, die ganz besonderer Indikationsstellung bedarf, und endlich die tech-

328 Spezielle Pathologie und Therapie der Zahn- und Mundkrankheiten.

nischen Maßnahmen einschließlich der Artikulationsanpassung. Dabei ist stets zu bedenken, daß es leider eine Restitutio ad integrum nicht gibt, daß also vor allem der Stillstand der Krankheit herbeigeführt und mit einer tunlichsten Ausgleichung der entstandenen Schäden gerechnet werden muß.

Prophylaktisches. Den Hauptwert für die Zukunft wird man in der Prophylaxe zu sehen haben. Dazu gehören u. a.: die Zahnbeläge und die Gingivitis marginalis chronica nicht mehr als etwas Unwesentliches, weil Alltägliches, zu betrachten, sondern in jedem Falle sofort dagegen anzugehen. Dazu gehört auch sorgfältigstes Studium der Zahnbelastungsverhältnisse und weitgehende Aufklärung des Laienpublikums und der Ärzte sowie der Krankenkassen und noch vieles andere mehr. In allen diesen Beziehungen ist die Gründung der Arbeitsgemeinschaft für Paradentoseforschung („Arpa") sehr zu begrüßen gewesen, die sich nicht nur die Forschung und Therapie, sondern auch die Aufklärung zum Ziele gesetzt hat.

3. Pathologie des Alveolarfortsatzes
(mit Ausschluß der Frakturen).

Zum Teil hat die Pathologie des Alveolarfortsatzes schon auf den vorhergehenden Seiten eine Besprechung gefunden, wie das ja bei den untrennbaren Zusammenhängen der Komponenten des Parodontiums unvermeidlich ist. Es kann sich also jetzt nur noch darum handeln, einige Ergänzungen zu bringen sowie auch auf einige besondere Krankheiten einzugehen, die sich in erster Linie am Knochen abspielen. Frakturen sollen dabei nicht berücksichtigt werden, da sie später in einem eigenen Abschnitt im Zusammenhang mit den am Kieferkörper vorkommenden Frakturen ihre Besprechung erfahren. Im wesentlichen handelt es sich bei den folgenden Zeilen um chemisch-toxische Schädigungen, bakterielle Schädigungen und regressive Erscheinungen.

a) Chemisch-toxische Schädigungen.
α) Phosphornekrose.

Wenn auch das Krankheitsbild, das mit dem Namen Phosphornekrose belegt wird, keineswegs nur auf den Alveolarfortsatz beschränkt ist, so mag es doch hier gleich erörtert werden, zumal die eigentliche Phosphornekrose nicht unmittelbar von dem chemischen Agens herbeigeführt wird, sondern mit erkrankten Zähnen oder Zahnbelag kausal eng zusammenhängt. Die Phosphorwirkung an sich äußert sich am Knochen speziell des Unterkiefers, seltener des Oberkiefers, in einer vermehrten Knochenapposition und Knochensklerosierung; gleichzeitig tritt allerdings nach PERTHES auch eine verminderte Widerstandsfähigkeit im Knochen namentlich gegenüber bakteriellen Schädigungen ein, die auch dann noch jahrelang bestehen kann, wenn der Patient längst den Phosphorschädigungen nicht mehr ausgesetzt ist.

Leute mit durchweg gesunden Zähnen und einem sorgfältig gepflegten Gebiß können wohl die charak-

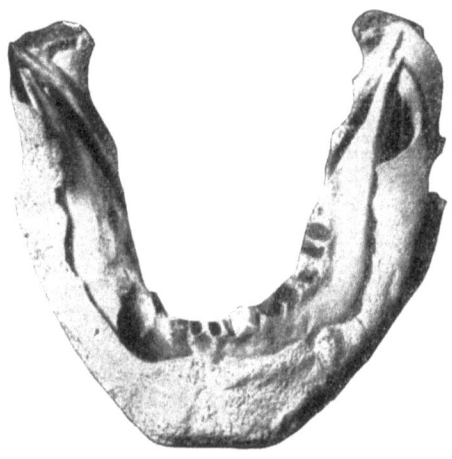

Abb. 346. Phosphornekrose des Unterkiefers mit ausgiebiger Ladenbildung (nach PARTSCH).

teristische Veränderung des Knochens erfahren, brauchen aber nicht eine Phosphornekrose durchzumachen. Um so mehr gefährdet sind solche Leute, die infizierte Pulpen, apikale Herde oder starke Beläge an den Zähnen haben. Von hier aus erfolgt nämlich die Infektion des chemisch geschädigten Knochens, bzw. breiten sich selbst vorher gut abgekapselte Herde des apikalen Periodontiums aus; auch die marginale Parodontitis kann in gleichem Sinne wirken. Die Infektion führt bei der verminderten Vitalität des Knochens zu einer ausgedehnten, meist langsam verlaufenden Osteomyelitis, und im Zusammenhang mit der letzteren entwickelt sich nunmehr die Nekrose, wobei große Teile des Kiefers sequestiert werden können (Abb. 346). Die Erkrankung ist heute äußerst selten geworden, da seit dem Jahre 1907 die Verwendung von weißem Phosphor gesetzlich stark eingeschränkt worden ist und strenge gewerbehygienische Vorschriften bestehen, so z. B. die stete Kontrolle der Zähne usw.

Therapeutisches. Die allgemeine Behandlung richtet sich nach den für die Osteomyelitis gegebenen Lehren; insbesondere ist stets für gründlichen Abfluß entstandener Eiterherde zu sorgen; auch der Allgemeinzustand bedarf bei der Schwere des Leidens weitgehender Berücksichtigung; bewegliche Sequester sind baldigst zu entfernen. Über den Zeitpunkt eingreifender chirurgischer Behandlung gehen allerdings die Ansichten auseinander; die einen sind für möglichst frühzeitiges radikales Vorgehen, die anderen treten für ein Abwarten ein, bis sich die Demarkation der Sequester vollzogen hat.

β) Periostitis bei Perlmutterdrechslern.

Man nimmt an, daß die Ursache Perlmutterstaub ist, der bei der Bearbeitung von Muscheln entsteht und eingeatmet wird. An verschiedenen Teilen des Skelets, so auch am Kiefer, kommt es unter Schmerzen und leichtem Temperaturanstieg zu Anschwellungen, welche sich allmählich wieder zurückbilden, ohne daß eine Abszedierung oder Nekrose eintritt. Am Unterkiefer, der besonders gerne befallen wird, beginnt die Erkrankung mit heftigen Schmerzen an den Zähnen, auch wenn diese ganz gesund erscheinen. Die Krankheit ist recht selten und hier nur der Vollständigkeit halber erwähnt.

γ) Arsenikschädigung des Alveolarfortsatzes.

Mangelhafter Verschluß an Approximalkavitäten über Arsenikeinlagen oder auch unvorsichtiges Herauspressen von Arsenikpaste beim Verschluß der Einlagen durch zu fest angerührten Fletscherbrei führen außer zu Nekrose der Interdentalpapille oft auch zu Schädigung des knöchernen Interdentalseptums, ja manchmal zu recht ausgedehnter Nekrose am Alveolarfortsatz. Der Verlauf bei einer solchen Arsenikschädigung ist nicht ganz einheitlich; man kann vielmehr *zwei Formen unterscheiden, wobei es nicht einmal so sehr auf die Menge des Arseniks als auf das Maß individueller Reaktion ankommt.* Die eine Verlaufsform ist charakterisiert durch eine frühzeitige Demarkationstendenz und verhältnismäßig geringe Beschwerden, die andere läßt eine sichere Demarkation überhaupt vermissen, dauert sehr lange und ist mit großen Schmerzen verbunden.

Bei der ersteren, der leichteren Form beschränkt sich die Nekrose auf das halbe, höchstens ganze Interdentalseptum; nach etwa 6—8 Tagen kann man das abgestoßene Knochenstück samt der zugehörigen nekrotischen Schleimhaut mit der Pinzette wegnehmen, und rasch schießen am Grunde frische Granulationen auf. Das Septum freilich wird nicht mehr ersetzt, und dadurch kann die Festigkeit der angrenzenden Zähne sehr erheblich leiden. Mitunter bestehen Beschwerden von seiten des Periodontiums dieser Zähne während des Demarkationsprozesses (Abb. 347).

330 Spezielle Pathologie und Therapie der Zahn- und Mundkrankheiten.

Wesentlich unangenehmer ist die zweite Form, die einen sehr hartnäckigen Verlauf nimmt. Nennenswerte Entzündungserscheinungen brauchen gar nicht damit verbunden zu sein, doch sind allein schon die Symptome der Periodontitis an den Nachbarzähnen äußerst quälend; aber auch das Interdentalseptum selbst ist Sitz starker Schmerzen. Allmählich dehnt sich der Bezirk nach dem Kieferkörper zu aus: im Röntgenbild erscheinen da und dort kleine Nekroseherde, nach deren Beseitigung kurze Zeit Ruhe eintritt. dann beginnen die Schmerzen von neuem: etwas entfernt von der bisherigen Stelle ist äußerlich eine geringfügige Rötung und kaum angedeutete Schwellung, aber hochgradige Druckempfindlichkeit festzustellen. Manchmal kommt der Prozeß erst nach Monaten endlich zum Stillstand, ohne daß eine größere Sequesterbildung stattgefunden hätte. Inzwischen sind mindestens auch die zwei angrenzenden Zähne verlorengegangen, weil die Patienten wegen der hochgradigen Berührungsempfindlichkeit und zunehmenden Lockerung (ohne Eiterbildung!) auf eine Extraktion drängen; manchmal werden aber auch noch mehr Zähne in den Erkrankungsbereich einbezogen.

Therapeutisches. Bei der ersten, leichten Form ist eine Therapie kaum erforderlich; denn bis man die Entstehung der Nekrose bemerkt, ist es meist zu spät, um sie noch zu verhindern, und außerdem geht die Abstoßung des Sequesters spontan und glatt vor sich. Die zweite, schwerere Form verhält sich leider gegen therapeutische Maßnahmen sehr refraktär: man kann nichts weiter tun, als blutig vorzugehen, wenn das Röntgenbild einen Anhaltspunkt gibt. Der Gedanke, möglichst frühzeitig radikal vorzugehen, liegt wohl nahe, ist aber in seinem Erfolge äußerst ungewiß. Auch die Applikation von Arsenantidot (100 Teile schwefelsaure Eisenoxydlösung und 15 Teile Magnesia usta) ist fast immer wirkungslos, sollte aber doch stets versucht werden, namentlich in Frühstadien.

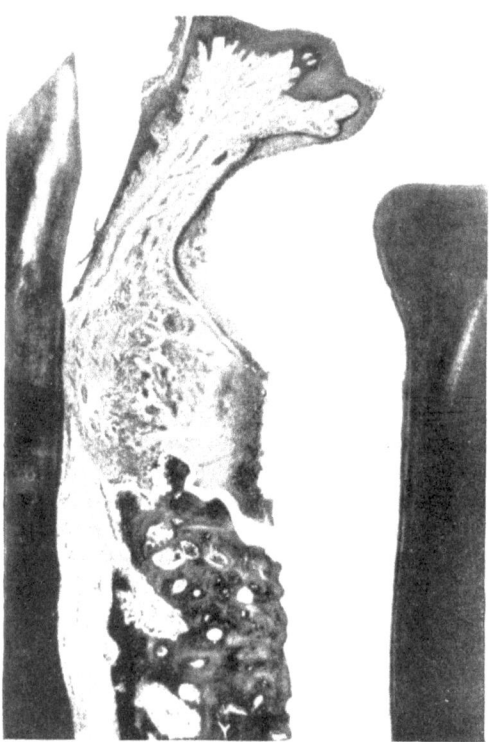

Abb. 347. Arseniknekrose im Interdentalraum. Verlust des Periodontiums und Nekrose des Interdentalseptums.

b) Bakterielle Schädigung.

Hier sollen, da es sich ja augenblicklich im wesentlichen nur um den Alveolarfortsatz handelt, zwei kleine Krankheitsbilder besprochen werden, die infektiösentzündlicher Natur sind; es sind das der „paradentäre Abszeß" (WUNSCHHEIM) und die „paradentäre Ostitis" (MELCHIOR). Wie schon der Name sagt, gehören sie ganz zur Pathologie des Parodontiums, doch spielt sich die Krankheit hauptsächlich am Knochen ab.

α) Der paradentäre Absceß (WUNSCHHEIM).

Hierzu werden zwar von manchen Autoren verschiedene Prozesse gerechnet, so z. B. die Abscesse, die sich bei der marginalen progressiven Parodontitis bilden können, oder die Absceßbildung an der periodontalen Mündungsstelle von Seitenkanälen der Wurzel, das reine Bild aber, sozusagen der Morbus sui generis, spielt sich folgendermaßen ab: Etwa in halber Wurzelhöhe tritt auf kleinem Bezirk eine starke Rötung und Schwellung des Zahnfleisches (meist auf der facialen Seite) auf, verbunden mit lebhaften, subjektiven Beschwerden; die angrenzenden Zähne selbst können dabei vollkommen intakt sein und das Zahnfleisch durchaus normal anliegen. Am 3. oder 4. Tag wird aus der Schwellung eine kleine, halbkugelige, deutlich fluktuierende Vorwölbung, die, falls keine Behandlung einsetzt, spontan aufbricht. Bei Incision entleert sich ein Tropfen gelblichen Eiters und nun tritt rasch Erleichterung ein. Im Röntgenbild sieht man, daß die Zähne ohne Besonderheit sind und der Limbus alveolaris glatt ist; aber darunter befindet sich ein deutlicher, gut abgegrenzter Schatten im Parodontium.

Die Ursache dieser kleinen Abscesse ist ein Trauma, verbunden mit Infektion. Verletzungen mit Zahnstochern, Fischgräten, Eßbestecken, wahrscheinlich auch mit unsauberen Injektionskanülen geben die Ursache ab. Die Behandlung besteht in gründlicher Auslöfflung des kleinen Herdes, wobei auch winzige Knochensequesterchen herausbefördert werden können. Die Heilung erfolgt glatt nach wenig Tagen.

β) Die paradentäre Ostitis nach MELCHIOR.

Fast durchweg kommen die apikalen Entzündungsherde ebenso wie die Parodontitis zur spontanen Ausheilung, wenn der betreffende Zahn gezogen ist. Hin und wieder hat ein solcher Herd aber doch schon so viel Selbständigkeit angenommen, daß er auch nach dem Zahnverlust noch weiter sich entwickelt und so zu einem Krankheitsbilde führt, das von MELCHIOR als paradentäre Ostitis bezeichnet wird. Durch die Zahnextraktion wird eine traumatische Entzündung gesetzt, die als eine Art Gegner der vorhandenen infektiösen, chronischen Entzündung wirkt. Die neue Wundentzündung führt eine neue, heilkräftige Hyperämie herbei, unter deren Einfluß sowohl die alte infektiöse als auch die traumatische Schädigung behoben werden. Wenn nun vorhin von Selbständigkeit gesprochen wurde, so heißt das, daß die Widerstandsfähigkeit des alten Herdes gegen den neuen Heileinfluß zu groß war und er deshalb noch weiter bestehen blieb. Mit der großen Widerstandsfähigkeit ist gewöhnlich auch eine größere Ausbreitungstendenz verbunden, die dann im Verlauf von Monaten und Jahren den ostitischen Herd zu recht ansehnlicher Größe anwachsen läßt.

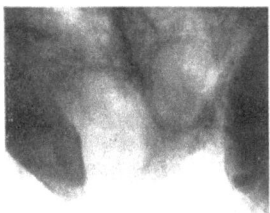

Abb. 348. Röntgenbild von einer paradentären Ostitis nach MELCHIOR. Restherd nach vor langer Zeit erfolgter Entfernung der mittleren Incisivus.

Je nach dem Sitz, ob oberflächlich oder zentral, sind die klinischen Erscheinungen deutlicher oder weniger deutlich ausgeprägt. Bei mehr oberflächlichem Sitz finden wir an dem betreffenden Kieferabschnitt eine Auftreibung, die nicht sehr resistent ist. Die Schleimhaut darüber ist gerötet, Druckempfindlichkeit ist vorhanden, spontane Schmerzhaftigkeit ist minimal, solange keine akute Exacerbation eintritt. Bei tiefem Sitz ist die Schmerzhaftigkeit im ganzen größer; über den Umfang des Herdes gibt nur das Röntgenbild klaren Aufschluß (Abb. 348). Die Extraktionswunde selbst heilt meist oberflächlich sehr glatt, und dadurch kann die Diagnose eine gewisse Schwierigkeit machen, wenn die Anamnese versagt.

Neben dieser Form odontogener Ostitis, die streng lokalisiert bleibt, gibt es noch eine andere, deren Charakteristikum eine *schleichende Nekrose* ist, wie sie bei der zweiten Form von Arseniknekrose beschrieben wurde; hier gibt das Röntgenbild keinen so klaren Aufschluß; da aber hier die Extraktionswunde nicht auszuheilen pflegt und neuralgiforme Schmerzen mit zu dem Symptomenbild gehören, so bereitet die Diagnose doch keine Schwierigkeit.

Die Behandlung besteht in gründlicher Auskratzung des Herdes; bei der ersten Form folgt darauf bald Heilung, bei der zweiten Form ist mitunter ein neuer Eingriff nötig.

Nach der heutigen Auffassung von der Epulis darf die Ostitis fibrosa im vorliegenden Zusammenhang nicht vergessen werden. Nach Ansicht von RECKLINGHAUSEN, RITTER, KONJETZNI, SIEGMUND u. v. a. handelt es sich dabei primär um eine Schädigung des knöchernen Alveolarfortsatzes; daran schließt sich eine Entzündung mit vorwiegend resorptivem Charakter, aber reichlicher Überproduktion von Riesenzellen; nach Abklingen der Abbautätigkeit kann eine Organisierung in fibrilläres Bindegewebe ebenfalls im Überschuß auftreten, und so ergibt sich das Bild des bekannten Tumors. (Ausführlicheres über die Epulis siehe S. 466f.)

c) Regressive Erscheinungen.

Bei den konditionalen Momenten für die Entstehung der marginalen Parodontitis ist schon darauf hingewiesen worden, daß wir gelegentlich recht weitgehende regressive Veränderungen im Kieferknochengewebe beobachten können. W. MEYER hat diese an Hunden mit hochgradiger Parodontitis beschrieben, dann aber auch beim menschlichen Kiefer die gleichen Bilder gefunden. Es handelt sich dabei um eine *Minderung der normalen Stoffwechselverhältnisse*, woran schuld sein mögen die degenerativen Veränderungen in den Wänden der großen Kiefergefäße. Als solche degenerativen Veränderungen sind zu erwähnen: das Auftreten von multiplen hyalinen Zonen, Einlagerung von Kalksalzen, die sich im Schnitt bis zu vollständigen Ringen steigern kann, ferner degenerative Verfettung, die auf stärkste Fettspeicherung in der Intima zurückgeht.

Man kann sich unschwer vorstellen, daß ein geordneter Stoffwechsel durch solche Erscheinungen gestört wird und bei genügend langem Bestehen sich auch Auswirkungen im Ernährungsgebiet zeigen müssen. Als solche Auswirkungen dürften vielleicht zwei *Degenerationsformen des Kieferknochenmarks* aufgefaßt werden, wie wir sie auch beim Menschen sehen können; es sind das die *fibröse* und die *gallertige Entartung*. Die fibröse Form ist charakterisiert durch Abnahme der Fettzellen und deren Ersatz durch ein lockeres, fibrilläres Bindegewebe mit spärlichen, atrophischen Zellen; die gallertige Form ist kenntlich an der Umwandlung des Fettgewebes in eine sulzige, schleimige Masse, in der vereinzelte Rundzellen zu sehen sind. Die letztere Form ist übrigens beim Greisenalter ein sehr häufiger Befund.

Außer an Gefäßen und am Knochenmark beobachten wir weiter noch gelegentlich am Knochen selbst Veränderungen, die hauptsächlich auf eine Rarefizierung hinauslaufen. Die Spongiosamaschen werden unverhältnismäßig groß auf Kosten der Spongiosabälkchen; die Stärke und Anordnung der Bälkchen steht nicht mehr im richtigen Verhältnis zur funktionellen Inanspruchnahme. Mit einer rarefizierenden Entzündung haben diese Vorgänge an sich nichts zu tun, wohl aber mit dem Begriff Atrophie, der ja so viel im Zusammenhang mit Parodontosen gebraucht wird.

Selbst wenn die geschilderten regressiven Erscheinungen nicht alle vereinigt sind, so ist es doch klar, daß ein derartiges Knochengewebe der Ausbreitungstendenz einer marginalen Entzündung viel weniger Widerstand entgegenzusetzen vermag als ein Knochengewebe mit guter Ernährung und einwandfreier Zusammensetzung; ein solcher Knochen ist geradezu prädestiniert für die Parodontitis, er befindet sich in „*Bereitschaftsstellung*", wie es Loos recht glücklich bezeichnet hat.

α) Alveolaratrophie.

Der Nachweis der vorstehend geschilderten regressiven Erscheinungen im Alveolarknochen wird ja im wesentlichen durch das Mikroskop zu erbringen sein; ein anderes Bild aber ist ohne weiteres makroskopisch erfaßbar: die Alveolarrandatrophie, wie sie sich gewöhnlich im Greisenalter einzustellen pflegt und wie sie pathologischerweise auch vorher schon vorkommen kann als Atrophia alveolaris praecox bzw. praesenilis. Von einem solchen Bilde sind wir aber nur dann zu sprechen berechtigt, wenn entzündliche Vorgänge als Ursache ausgeschaltet werden können. So oft sich bei der Abhandlung über die Parodontitis Gelegenheit gegeben hat, GOTTLIEBschen Gedanken zuzustimmen, in diesem Punkte muß man aber doch HÄUPL und LANG recht geben, wenn sie gegen die Verwendung des Wortes Atrophie (Randatrophie, diffuse Atrophie usw.) im Zusammenhang mit der Parodontitis Einspruch erheben. Es trifft wohl zu, daß ein zu Atrophie neigender Alveolarknochen weniger widerstandsfähig gegen eine einsetzende Randentzündung ist, und daß sich infolgedessen beide Bilder bald verwischen, aber eine reine Atrophie ist doch etwas von der Entzündung wohl zu Trennendes.

Klinisches. Wenn wir das klinische Bild der reinen Alveolarrandatrophie betrachten, so tritt der Unterschied gegenüber der Parodontitis besonders klar zutage. Obwohl die Zähne scheinbar immer länger werden, d. h. ihre Wurzel mit dem Fortschreiten der Atrophie immer mehr entblößt wird, *fehlen doch die entzündlichen Zahnfleischranderscheinungen, und es fehlt auch jede Taschenbildung*. Die Stärke der Schleimhaut über dem Limbus alveolaris bleibt unverändert, aber das gesamte marginale Zahnfleisch macht im Schritt mit der Knochenatrophie eine Wanderung der Wurzel entlang durch; ohne Taschenbildung verschiebt sich der Gingivaansatz am Zahn nach apikal in dem Maße, wie der knöcherne Alveolarrand durch Atrophie verkürzt wird. Auf die Frage, wie der ganze Vorgang sich zu dem Gedanken eines dauernden Zahndurchbruches im Sinne GOTTLIEBS verhält, kann hier nicht weiter eingegangen werden. Auch in einem anderen Punkte unterscheidet sich noch das Bild der reinen Atrophie von dem der Parodontitis; während bei der Parodontitis, gleichviel auf welcher Basis sie sich aufbaut, die Lockerung früher oder später sehr stark wird, und als wichtiges Symptom bezeichnet werden mußte, fällt die Festigkeit der Zähne bei der reinen Alveolarrandatrophie greadezu auf, namentlich wenn schon mehr als die Hälfte der Wurzel freigelegt ist und man eigentlich ein leichtes Spiel bei der Extraktion erwarten möchte.

Noch einen anderen wesentlichen Unterschied fanden wir gegenüber der Parodontitis, der sich klinisch auch im Röntgenbild bei der reinen Randatrophie nachprüfen läßt; trotzdem es sich — um mit AXHAUSEN zu reden — zweifellos sowohl um eine Verbindung von konzentrischem und exzentrischem Schwund handelt, so weist der freie Knochenrand doch die fast allen freien Knochenrändern eigene Verdichtung auf, während bei der Parodontitis diese Verdichtung in allererster Linie verschwindet und gewöhnlich einer charakteristischen Auffaserung Platz macht, untermischt mit großen osteoklastischen Buchten.

Ätiologisch ist die Erscheinung, soweit es sich um die senile Atrophie handelt, mit dem altersbedingten Nachlassen der geweblichen Leistungen der mesenchymalen Zellen zu erklären, indem der Abbau des Knochens nicht mehr durch den entsprechenden Anbau kompensiert wird. Schwieriger liegen die Dinge bei der

Atrophia alveolaris praecox. Es liegt nahe, an ein vorzeitiges Altern etwa im Sinne der Mesotrophie KOLLATHS auf der Basis von Stoffwechselstörungen zu denken, die sich wie so viele Erscheinungen auf eine Manifestierung am Alveolarfortsatz beschränkt. Doch hat gerade hier eine solche Erklärung wenig für sich. Eine Verbindung mit exzentrischer Atrophie, mit Osteoporose sowie mit Markveränderungen läßt eher an eine nerval gesteuerte Dystrophie als Ausgangspunkt für die Atrophie denken. Bei der senilen Atrophie ist nur das Überraschende, daß neben der ausgeprägten Atrophie am Alveolarrand meist erhöhte Verkalkungsvorgänge im periodontalen Gebiet einhergehen, allerdings fast durchweg degenerative Verkalkungsvorgänge in Form von erhöhter Zementikelbildung, Verkalkung von SHARPEYschen Faserbündeln, Verkalkung von Gefäßwänden usw., aber immer im Bereich des unmittelbaren Zahngebietes, so daß man sicher nicht fehl geht in der Annahme, daß hier funktionelle Beanspruchung des mesenchymalen Gewebes durch den Zahn einerseits und Alter andererseits miteinander in Konflikt kommen. Es muß das ausdrücklich deshalb betont werden, weil darüber hinaus im eigentlichen Knochengebiet die quantitative Störung *nicht* mit einer Knochenproduktion krankhafter Art verbunden ist, und damit auch der Gedanke an malazische Knochenerkrankungen entfällt (siehe unter Osteomalacie und soweit die Dystrophie in Betracht konmt, auch unter Osteodystrophia fibrosa im Abschnitt Erkrankungen der Kieferknochen).

Ätiologisch ist die Erscheinung schwer zu erfassen. Wenn man trophoneurotische Einflüsse als Ursache angibt, so ist damit nicht sehr viel gedient. Auch mit den Schlüssen von der senilen Atrophie her kommt man nicht sehr weit, da es sich bei dieser um einen ganz allgemeinen Vorgang handelt, während die Atrophia alveolaris praecox eine lokalisierte Erscheinung ist. Gelegentlich tritt sie nach Kieferverletzungen ein, dann auch nach starker geistiger Überanstrengung.

Eine ganz neue Deutung bringt SIEGMUND, wenn er in einem neuesten Aufsatz schreibt: ,,Ich habe Grund zu der Annahme, daß die MELCHIORsche paradentäre Ostitis die klinische Folge einer mit Knochenschwund einhergehenden anhaltenden peristatischen Durchblutungsänderung ist." Dabei hat man sich nach SIEGMUND die Sache wohl so vorzustellen, daß nach dem Abklingen stärkerer Reize der Charakter der Durchblutungsstörung sich ändert und einer leichten peristatischen Hyperämie mit Entwicklung eines faserbildenden gefäßreichen Granulationsgewebes Platz macht. Übrigens hat die MELCHIORsche paradentäre Ostitis neuerdings im Zusammenhang mit dem Herdinfektionsproblem eine erhöhte Beachtung gefunden.

Therapeutisch ist leider sehr wenig zu machen. Massage als Bekämpfungsmittel soll wenigstens versucht werden. Vielleicht kann auch eine bestimmte Diät von Vorteil sein, doch sind das alles notgedrungen nur unsichere Angaben.

β) Die diffuse Atrophie des Alveolarknochens (GOTTLIEB).

Diese Form ist bereits bei der Parodontitis marginalis progressiva als wichtiges Moment bei der, wie Loos es nennt, Bereitschaftsstellung zu Parodontitis erwähnt worden. Sie muß aber schon deshalb hier nochmals gesondert genannt werden, weil nach den Untersuchungen von GOTTLIEB und seiner Schule sich das Bild der diffusen Atrophie des Alveolarknochens zunächst ohne jede entzündliche Erscheinungen entwickeln kann. Dabei sind Wanderung und Lockerung der Zähne und unregelmäßige Taschenbildung äußere Symptome.

Als Beweis dafür, daß die diffuse Atrophie des Alveolarknochens eine konstitutionelle Komponente besitzt, wenn sie nicht überhaupt als konstitutionelle Erkrankung aufzufassen ist, führt WEINMANN folgende Gründe an: 1. den durch Cariesimmunität charakterisierten Gebißtypus; 2. das Auftreten der diffusen Atrophie im Gefolge von Allgemeinerkrankungen und verschiedenen nicht lokalen

Zuständen; 3. das Auftreten der ersten Symptome in der Regel ohne jede Spur einer greifbaren Ursache; 4. in einem auffallend hohen Prozentsatz die Herabsetzung der spezifisch-dynamischen Eiweißwirkung bei fast normalem Grundumsatz. GOTTLIEB verweist ferner auf die Untersuchungsergebnisse von BECKS, wonach bei diffuser Atrophie im Speichel eine Minderung des Calcium- und Phosphorgehaltes um 25% und des Magnesiums um 40% zu finden sei, während der Gehalt an Kalium und Natrium erhöht sei. Auch hat GOTTLIEB selbst Vermehrung von Kalium und Verminderung von Calcium gefunden. Endlich weist GOTTLIEB noch auf eine Erhöhung des Calciumspiegels im Blutserum (CITRON und WEINMANN) sowie auf eine Erhöhung des Cholesterinspiegels im Blut hin, ,,so daß wir endlich wirklich berechtigt sind, bei der diffusen Atrophie von Konstitution zu sprechen" (GOTTLIEB).

Bezüglich der *Therapie* hat WEINMANN über gute Erfahrungen berichten können bei Verwendung der DUNLOPschen Methode. Wenn dabei auch das Hefepräparat eine gewisse Rolle spielen mag, so hält WEINMANN doch nicht für ausgeschlossen, daß der Sauerstoff auch allein die günstige therapeutische Wirkung haben könne, zumal nach WEINMANN die diffuse Atrophie als eine konstitutionell dadurch charakterisierte Krankheit zu bewerten ist, daß der Sauerstoffverbrauch des Organismus auf den Reiz von Eiweißabbauprodukten herabgesetzt ist. GOTTLIEB fand, daß eine zehn- bis fünfzehnmalige Verabreichung von 10 Minuten dauernder Sauerstoffinsufflation bei 3 Atmosphären Schneidstärke das beste Resultat und die prompteste Umsatzverbesserung ergab. Eine Wiederholung ist aber gelegentlich schon nach einem Vierteljahr, sonst erst nach Jahren erforderlich.

G. Chirurgische Behandlung der Erkrankungen der Zähne und des Parodontiums.

1. Zahnextraktion.

a) Indikation zur Zahnextraktion.

Die oberste Aufgabe des Zahnarztes ist es, den Menschen die Zähne zu erhalten; soll aber doch eine Zahnentfernung vorgenommen werden, so muß sie wenigstens hinreichend begründet sein; das gilt nicht nur für die bleibenden Zähne, sondern auch für das Milchgebiß. Früher glaubte man, die Tatsache, daß die Milchzähne ohnehin bald verlorengehen, gebe hinreichend Berechtigung, mit ihrer Entfernung schnell bei der Hand zu sein; heute wissen wir, daß der Funktions- und Anwesenheitsreiz der Milchzähne von allergrößter Bedeutung für das Kieferwachstum und die spätere Stellung der bleibenden Zähne ist. Auch die Entfernung von Milchzähnen kann deshalb heute nur als begründet angesehen werden, wenn die Mittel der konservierenden Zahnheilkunde zu ihrer Erhaltung nicht mehr ausreichen und das weitere Stehenbleiben des Zahnes Gefahren für seine nähere oder weitere Umgebung in sich birgt. Indiziert ist dagegen die Entfernung von Milchzähnen aus folgenden Gründen: wenn sie bereits nach Wurzelresorption so lose sind, daß sie beim Kauen stören, wenn sie nach Absterben der Pulpa starke Entzündung mit Schwellung und Eiterbildung hervorrufen, wenn nekrotische Milchzahnwurzeln vom nachrückenden bleibenden Zahn quer durch Alveolarfortsatz und Schleimhaut gedrängt werden und ein Decubitalgeschwür hervorrufen, wenn der Ersatzzahn pervers durchgebrochen ist unter Persistenz des Milchzahnes und an seine normale Stelle gebracht werden soll. Bei Milchzahnpersistenz überzeuge man sich erst durch Röntgenaufnahme, ob der Nachfolgezahn angelegt ist und durchbrechen kann; wenn nicht, wird man den Milchzahn möglichst nicht extrahieren sondern zu erhalten suchen, um keine dauernde Lücke zu setzen.

Beim bleibenden Gebiß ist der Anlaß zur Extraktion — abgesehen von fokaler Infektion — gegen früher ebenfalls erheblich eingeschränkt, da durch Wurzelresektion, Replantation und verbesserte unblutige Methoden sich noch vieles retten läßt, was vordem der Zange verfallen war. Immerhin besteht hier doch noch eine ganze Reihe von Indikationen, deren wichtigste folgende ist: Zunächst sind ausnahmslos und baldigst *alle Wurzeln* zu entfernen, die für keinerlei Funktion mehr nutzbar gemacht werden können. Pulpitische Zähne müssen im allgemeinen als erhaltbar gelten, doch gibt es natürlich auch hier vereinzelte Ausnahmen; wenn z. B. ein 3. Molar bei gedrängter Zahnstellung keinen Antagonisten besitzt und eine große, bis zum Pulpacavum reichende Kavität hat, so läßt sich eine Entfernung statt der Erhaltung wohl rechtfertigen. Bei *parodontitischen Zähnen* ist die Extraktion vollauf begründet, wenn ein Druck auf den Zahn diesen in apikaler Richtung nachgeben läßt, um dann wieder in die frühere Stellung zurückzukehren. Von periodontitischen Zähnen sind diejenigen meist der Zange verfallen, bei denen sich der Eiter vom Apex her unter Einschmelzung der ganzen Wurzelhaut einen Weg in der Alveole zum Zahnfleischrand gesucht hat. Bei *Kieferosteomyelitis* kann der Eiter den gleichen Weg nehmen, doch wird man sich hier unbedingt erst abwartend verhalten müssen, eventuell unter Schutz der betreffenden Zähne vor dem Kaudruck; nur dann, wenn der Zahn selbst nekrotisch geworden ist und die Osteomyelitis gerade dadurch zum Teil noch erhalten wird, muß extrahiert werden. Bei *Trauma* kann man mit dem Erhaltungsversuch noch viel weiter gehen; traumatische Lockerung, Luxation oder Dislokation sind gewöhnlich reparabel, und der Zahn ist zu retten; nur wenn er bei Kieferbruch im nekrotisch gewordenen Knochenstück steht und die Konsolidierung hindert, ist er aufzugeben; ebenso entfernen wir bei Kieferbruch solche im Bruchspaltbereich stehenden Zähne, die einen röntgenologisch erkennbaren apikalen Herd haben. Ist der Zahn durch das Trauma selbst frakturiert worden, so entscheidet der Sitz der Bruchlinie; Wurzelsplitterung ist Extraktionsgrund. Zähne des Oberkiefers, die zu maxillärer Sinusitis geführt haben, wird man fast stets entfernen müssen, das gleiche gilt von Zähnen, deren Wurzel aus irgendwelchen Gründen stark resorbiert ist. Über die stark umstrittene Erhaltbarkeit gangränöser mehrwurzeliger Zähne wird an anderer Stelle des Buches gesprochen.

Prothetik und Orthodontie erfordern bisweilen die Extraktion auch ganz gesunder Zähne. Bei Einzelstellungsanomalien wird die Entfernung des Zahnes davon abhängen, ob keine Korrektur möglich ist; um die *Berücksichtigung wirtschaftlicher Momente* wird man dabei nicht ganz herumkommen. Die sogenannte *systematische Extraktion* als Hilfsmittel in der Orthodontie ist gegen früher stark eingeschränkt worden; die Zahnextraktion zu diesem Zwecke und die Auswahl der zu entfernenden Zähne unterliegt besonderer, genau umschriebener Indikation. In der Prothetik machen schiefstehende oder weit aus dem Alveolarfortsatz getretene Zähne oft die Aufstellung einer guten Prothese unmöglich; auch da kann die Entfernung gerechtfertigt sein (Näheres darüber siehe die Abschnitte Prothetik und Orthodontie).

Von unteren Weisheitszähnen sind *die horizontal gelagerten durch Extraktion zu beseitigen, bei vertikaler Lurchbruchsrichtung ist* — falls sich der glatte Durchbruch stark verzögert oder Beschwerden auftreten — *zu prüfen der Abstand der distalen Seite des 2. Molaren von der Schleimhaut des aufsteigenden Kieferastes sowie die Einstellung des Zahnes, ob mehr buccal oder mehr lingual.* Bei genügendem Abstand konservative Behandlung der Beschwerden, ebenso bei lingualer Einstellung; bei buccaler Einstellung aber, die zu nahe an die weiter vorspringende äußere Kante des aufsteigenden Astes heranführt, nimmt man so früh als möglich die Extraktion vor; denn ganz beschwerdefrei werden solche Patienten doch nicht.

Wie man sich zu *retinierten Zähnen* verhalten soll, wird verschieden beurteilt; die radikale Gruppe der Autoren vertritt den Standpunkt, daß retinierte Zähne grundsätzlich entfernt werden sollten, soweit sie nicht wie manche obere Eckzähne einer Stellungskorrektur zugänglich sind; andere Autoren empfehlen abzuwarten, ob aus der Retention sich überhaupt Beschwerden ergeben, dann sei es immer noch Zeit, an die Entfernung zu gehen. Nach unserer Meinung kann nur *der Zeitpunkt der Entfernung* bei retinierten Zähnen zur Diskussion stehen: denn früher oder später wird doch in jedem Falle die Extraktion erforderlich. Den Zeitpunkt der Entfernung sehen wir als *sofort gegeben, wenn Stellungsänderung oder Resorption an durchgebrochenen Zähnen von dem retinierten Zahn veranlaßt wird, ferner, wenn er Ursache für eine follikuläre Cyste, eine Fistel oder eine Ostitis ist, oder aber wenn er zu Trigeminusneuralgie führt sowie endlich, wenn er selbst Resorption zeigt.*

Was die Kontraindikation für die Zahnextraktion betrifft, so müssen wir unterscheiden zwischen einer temporären und einer dauernden Kontraindikation. Unter die temporäre Kontraindikation fallen alle die Extraktionen, die unter besonders ungünstigen, aber behebbaren Verhältnissen erfolgen würden. Hier ist in erster Linie an akute infektiöse Prozesse, vor allem Ulcerationen an der Mundschleimhaut, akute Anginen und Tonsilliden usw. zu denken. In zweiter Linie kommen hier Diabetiker in Betracht mit einem hohen Prozentsatz von Zuckerausscheidungen. Liegt Leukämie vor, so wird auch da zu prüfen sein, ob nicht eine Besserung des Blutbildes erreicht werden kann, ehe die Extraktion gemacht wird. Bei dentitio difficilis des unteren Weisheitszahnes nehmen wir eine angezeigte Extraktion nach Möglichkeit auch erst dann vor, wenn die akuten Entzündungserscheinungen in der Zahnumgebung abgeklungen sind. Menses bedeuten nicht unbedingt eine temporäre Kontraindikation. Wenn sich aber die Entfernung des Zahnes verschieben läßt, so wird man das doch gerne bis nach Ablauf der Menstruation tun. In allen diesen Fällen liegt die Begründung der Kontraindikation darin, daß die Heilung der Extraktionswunde erfahrungsgemäß unter den aufgezählten Punkten eine sehr schlechte ist. Namentlich bei einer akuten Angina z. B. kann man fast mit Sicherheit auf eine Infektion der Extraktionswunde rechnen. Extraktion bei nicht beachteter perniciöser Anämie kann leicht auf dem Wege über die Sepsis von der Extraktionswunde aus zum Exitus führen. Man sucht deshalb in den aufgezählten Fällen lieber dem Patienten durch ein paar Tage hindurch mit schmerzlindernden Mitteln über seine Beschwerden hinwegzuhelfen, bis günstigere Vorbedingungen für die Extraktionswundheilung vorliegen. Neuerdings schiebt man bei Patienten mit Herderkrankungen, bei denen mehrere Extraktionen zu machen wären, die Zahnentfernung ebenfalls um ein paar Tage hinaus, bis Sulfonamide in Verbindung mit kleinen Dosen von Pyramidon die Gefahr einer akuten Verschlimmerung des Herdleidens durch die Extraktion vermindert haben. Als Dauerkontraindikation hat man bisher die Hämophilie angesehen, man wird auch heute noch trotz Verbesserung der Behandlung von einer Wundsetzung im Munde absehen, wenn es irgend geht. Eine Parulis — soweit sie nicht von einer unbrauchbaren Wurzel ausgeht — ist noch keine Indikation zur Extraktion! Nach Incision, Eiterabfluß und Abklingen der akuten Entzündungserscheinungen ist vielfach noch eine Erhaltung möglich, besonders wenn durchgängige Wurzelkanäle vorliegen.

b) Das Instrumentarium.

Allgemeines. Die alte Vorschrift für die Zahnextraktion „cito, toto et iucunde" hat auch heute noch ihre volle Geltung. Ihr wird man am besten entsprechen, wenn man neben der nötigen Übung auch das richtige Instrumentarium zur Verfügung hat. Dieses hier im einzelnen zu besprechen, dazu reicht der Raum nicht aus; es muß bezüglich Einzelheiten auf die Lehrbücher für zahnärztliche Chirurgie verwiesen werden; aber wenigstens die grundlegenden Gesichtspunkte sollen hier kurz erörtert werden.

Solange noch die Lokalanästhesie in den Kinderschuhen steckte und Narkosen bei der Extraktion das übliche waren, war auch der Wunsch nach einer sogenannten

Universalzange, die den zeitraubenden Instrumentenwechsel ersparen würde, begreiflich. Heute ist ein solcher Gedanke unbedingt abzulehnen; denn wenn auch einzelne eine fabelhafte Fertigkeit in der Handhabung eines derartigen Universalinstrumentes erlangen mögen, so muß doch vom modernen Zahnarzt bei der Auswahl eines Instrumentariums erwartet werden, daß er auf das genaueste eine Reihe von Momenten berücksichtigt, die sich nicht so summarisch abtun lassen, wie das bei der Universalzange geschieht. Zu diesen Momenten gehören: die *Anatomie des Zahnes*, seine *Topographie*, die *äußerste Schonung der Zahnumgebung*, die *zweckmäßigste Ausnutzung physikalischer (Hebel-) Gesetze* statt roher Gewalt.

Die *Anatomie* muß vor allem soweit berücksichtigt werden, daß die freien Enden des Zangenmaules nicht nur punktförmig, sondern mindestens linien- oder noch besser flächenförmig sich anlegen; hier spielt ganz besonders die Gestaltung der Wurzeln in ihrem Ansatze am Zahnhals eine große Rolle. Was die *Topographie* betrifft, so ist dazu zu sagen: die günstigsten Bedingungen sind gegeben, wenn die Achsen des Zahnes, des Zangenmaules, des Schlosses und Zangengriffes sämtlich in einer Ebene liegen; je weiter rückwärts aber ein Zahn sitzt, um so mehr verlangen Mundwinkel und Mundöffnungsmöglichkeit eine Berücksichtigung. Dazu müssen aber die Zangen entsprechende Biegungen aufweisen, soweit der Oberkiefer in Betracht kommt. Für den Unterkiefer geben wir durchweg der sogenannten *Rabenschnabelform* mit dem über die Fläche abgebogenen Griff den Vorzug, nicht nur aus physikalischen Gründen, sondern auch, weil sie am besten das Operationsfeld überblicken und gleichzeitig die aufzuwendende Kraft besser regulieren läßt. Über die beiden anderen vorhin aufgezählten Punkte ist weiter kein Wort nötig, sie verstehen sich zu sehr von selbst. Gerade das Prinzip äußerster Schonung der Zahnumgebung läßt uns so oft bei der Wurzelentfernung von der Zange Abstand nehmen und zum *schonenden Hebel* greifen. Auch dieser muß den jeweiligen Bedürfnissen besonders angepaßt sein. Somit ergeben sich als unerläßlich 2 Gruppen von Instrumenten: die Zangen und die Hebel.

Bei den *Zangen* unterscheiden wir: Vollzangen, Wurzelzangen und Spezialzangen. Ausgaben kleineren Formates sind für die Milchzähne bestimmt. Die Vollzangen treten in erster Linie in Aktion, wenn die Krone noch einigermaßen erhalten ist oder aber, wenn die Krone fehlt, die Wurzeln mehrwurzeliger Zähne aber noch fest miteinander verbunden sind. Diese Zangen werden bis zum Alveolarrand unter das Zahnfleisch vorgeschoben. Die Technik der Extraktion mit diesen Instrumenten richtet sich vor allem nach Wurzelform und -zahl; im Oberkiefer: beim mittleren und seitlichen Schneidezahn Rotation, beim Eckzahn abwechselnd Rotation und Luxation, bei Prämolaren und Molaren Luxation nach außen und innen; im Unterkiefer: bei Schneidezähnen und Eckzahn Luxation nach außen und innen, *bei Prämolaren Rotation*, beim 1. Molaren Luxation mit Hauptrichtung nach außen, beim 2. Molaren Luxation mit Hauptrichtung nach innen, ebenso beim 3. Molaren, soweit dieser nicht zuerst nach rückwärts luxiert wird. Die Wurzelzangen treten im allgemeinen in Aktion bei großen, kräftigen und festsitzenden Wurzeln, nicht aber bei tieffrakturierten Wurzeln; bei kleinen Wurzeln (nach dem sichtbaren Wurzelquerschnitt beurteilbar!) ist den Hebeln der Vorzug zu geben, außerdem auch meist da, wo das Wurzelniveau erheblich tiefer liegt als das Zahnfleisch. Für die Wurzeln im Oberkiefer kommt die Bajonettzange, für diejenigen im Unterkiefer die Rabenschnabelform in Betracht. Um die Wurzel sicher zu fassen, läßt sich gewöhnlich nicht vermeiden, daß das Zangenmaul noch etwas über den Alveolarrand geschoben wird: die kleine Knochenresektion, die dadurch beim Zangenschluß entstehen muß, ist bedeutungslos. Von Spezialzangen ist uns die *Keilzange* zur Entfernung von unteren Weisheitszähnen (aus Platzmangelgründen) bei geschlossener Zahnreihe ganz unentbehrlich geworden: die beiden Keilblätter des Zangenmaules werden beim Zangenschluß zwischen den 2. und 3. Molaren getrieben, und schieben den Weisheitszahn nach rückwärts in die Spongiosa des trigonum retromolare hinein (Abb. 349); senkt man dann den Zangengriff stark, so wird der Zahn nunmehr auch in die Höhe gehoben (Abb. 350). Für obere Weisheitszähne gibt es ebenfalls Spezialzangen, die auch recht zweckmäßig sind. Die Keilzange hat nur zwei Nachteile, die wohl zu beachten sind: 1. ist sie kaum zu verwenden bei Kieferklemme und 2. entwickelt sie eine große Gewalt, so daß bei brüskem Vorgehen eine Fraktur des Kiefers möglich ist. Diese Nachteile werden vermieden bei Verwendung der Keilschere

Von *Hebeln* benötigen wir folgende: den Geißfuß, den geraden Hebel nach BEIN, den Spieß nach BERTEN, zwei Hebelpaare nach dem VAJNAschen Prinzip (von denen der eine von rückwärts nach vorn, der andere in umgekehrtem Sinne wirkt), z. B. das FLIESSsche Hebelpaar in der Marburger Modifikation und die „Kralle". Höchst wertvolle Ergänzungsinstrumente bei dieser Gruppe sind noch der LECLUSEsche Hebel und der PARTSCH'sche Drehmeißel. Bei richtigem Vorgehen mit den Hebeln ist ein äußerst schonendes Arbeiten gesichert. Die Technik im

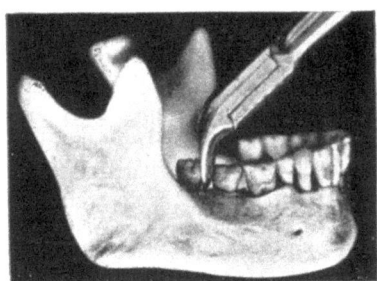

Abb. 349. Anwendung der Keilzange für untere Weisheitszähne. 1. Zeit: Distalschieben des Zahnes.

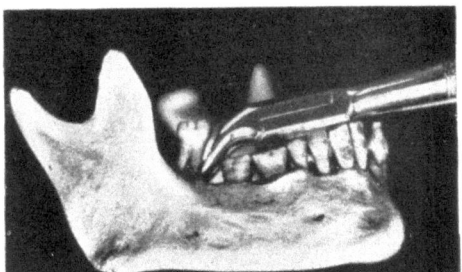

Abb. 350. Anwendung der Keilzange für untere Weisheitszähne. 2. Zeit: Hochheben des Zahnes.

einzelnen kann nur in den praktischen Kursen angeeignet werden. Lediglich bezüglich des Geißfußes sei noch ein Wort gesagt, weil hier zu häufig der gleiche Fehler gemacht wird. Nicht der Druck von außen nach innen befördert die Wurzel mit dem Geißfuß heraus, sondern eine Hebelung der Wurzel über den inneren Limbus alveolaris als Hypomochlion; deshalb muß nach Anlegen des Instrumentes der Druck nach innen *und oben* erfolgen. Die Funktion des geraden löffelförmigen Hebels geht *in zwei Zeiten* vor sich; erste Zeit: Ablösen der Wurzel ringsum von der Umgebung, wobei der Hebel ständig wandert; zweite Zeit: Anlehnung des Hebels an den kräftigsten Abschnitt des Alveolarrandes und Herausluxieren der Wurzel; bei den übrigen Hebeln, wie sie vorhin aufgezählt wurden, die sämtlich an den Approximalseiten der Wurzeln angreifen, ist *von größter Wichtigkeit, daß der Stützpunkt (Nachbarzahn), an den diese Hebel sich anlehnen, auch widerstandsfähig genug ist*, sonst kann sehr leicht statt der zu entfernenden Wurzel der Stützpunkt nachgeben.

Die richtige Haltung der instrumentfreien Hand ist bei einer Extraktion von zu großer Bedeutung, als daß sie nicht auch hier Erwähnung verdient; das gilt ganz besonders für den Unterkiefer; hier muß der Zeigefinger die Wange, bzw. Lippe, der Mittelfinger die Zunge abhalten, der Daumen liegt unten außen dem Unterkieferrand an und drängt förmlich von unten her den Zahn in die Zange; im Oberkiefer ist es die Aufgabe der freien Hand, die Wange bzw. Lippe abzuhalten.

Endlich noch ein Wort über die Stellung des Extrahierenden. Der Stellung vor dem Patienten ist unbedingt der Vorzug zu geben vor der Stellung hinter ihm mit Vorbeugen des Kopfes; denn nur so läßt sich die volle Übersicht über das Operationsfeld am leichtesten wahren. Um dies aber auch bei der Extraktion in der rechten Unterkieferhälfte durchführen zu können, ist freilich erforderlich, daß der Zahnarzt auch mit der linken Hand extrahieren lernt, wenigstens, wenn er die Zangen mit Rabenschnabelform beibehalten will, über deren Vorzüge ja schon gesprochen wurde. Diese Forderung des Ambidextertums scheint im ersten Moment etwas weitgehend, gestaltet sich aber, wie die Erfahrung im praktischen Unterricht beweist, gar nicht als nennenswert schwierig (Abb. 351).

c) Vorbereitung der Mundhöhle.

Extrahieren heißt eine Wunde setzen; nach den Lehren der allgemeinen Chirurgie würde dazu gehören, daß das ganze Operationsgebiet möglichst keimfrei gemacht wird. Diese Vorschrift stößt aber in der Mundhöhle auf ganz erhebliche Schwierigkeiten; das einzige, was wir ohne Schädigung der Schleimhaut tun können, ist, vermittels des Jodstriches die im Extraktionsbereich vorhandenen Bakterien zu fixieren. Die Erfahrung lehrt, daß in einem einigermaßen gepflegten Munde der Jodstrich auch durchaus genügt. Sind reichlich Beläge da, so muß für deren Beseitigung mindestens im weiteren Wundbereich gesorgt werden; der Zahnstein wird abgelöst, der weiche Belag durch gründliche Waschung mit Tupfern, die in Wasserstoffsuperoxydlösung getaucht sind, beseitigt; dann Nachwischen mit trockenem, sterilen Tupfer und nun der Jodstrich. — Zur Vorbereitung der Mundhöhle gehört auch die Vorbehandlung von frischen Ulcerationen, wie sie bereits erwähnt worden ist; auch dadurch wird die Infektionsgefahr gemindert. Über Kieferklemme siehe S. 462.

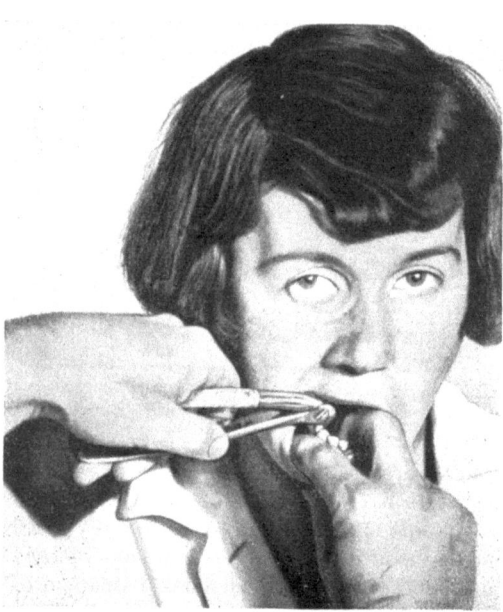

Abb. 351. Extraktion im rechten Unterkiefer mit der linken Hand. Handhaltung. Zange in Rabenschnabelform.

d) Normale Extraktionswundheilung.

Es ist wichtig, den normalen *Heilverlauf einer Extraktionswunde* zu kennen, weil bei etwaigen Nachschmerzen und der Beurteilung ihrer Gründe das Aussehen der Wunde eine große Rolle spielt. Bei regulärem Verlauf muß 1. vom 1. Tage ab beginnend die Wundfläche sich fortwährend verkleinern; am 3. Tage soll sie bereits nur mehr die Hälfte der ursprünglichen Ausdehnung aufweisen; von da ab geht die weitere Verkleinerung langsamer vor sich; 2. muß die Alveole stets von einem Koagulum prallelastischer Konsistenz ausgefüllt sein, bis sich die Epithelisierung vollzieht; Neigung zu Einschmelzung des Koagulums und übler Geruch dürfen nicht vorhanden sein; in den ersten Tagen ist die Oberflächenfarbe des Koagulums rot, später wird sie weißlich, wobei auch die Oberfläche etwas einsinkt; 3. muß die leichte Wundentzündung, die am ersten Tage die Wundränder rötet, schon am zweiten Tage zurückgehen und die Farbe mehr und mehr rosa werden; 4. muß die Epithelisierung der Oberfläche etwa am 4.—5. Tage beginnen und in etwa 8 Tagen die frühere ganze Wundfläche überzogen haben; 5. muß von da ab in den folgenden Wochen eine leichte Schrumpfung in dem ganzen Bezirk eintreten, wobei gleichzeitig die Alveolarränder abgebaut werden. Jede Abweichung von diesem kurz skizzierten Verlauf muß Verdacht auf eine Störung in der Heilung erwecken; das gleiche gilt, wenn Fisteln, die vorher bestanden hatten, nicht bald verschwunden sind.

Unter der Voraussetzung, daß sich der Verlauf in der vorgeschilderten Weise normal gestaltet, ist eine Nachbehandlung nicht erforderlich; wesentlich beschleunigt aber kann die Heilung werden, wenn man dem Bestreben der Natur, die Wundfläche rasch zu verkleinern, dadurch zu Hilfe kommt, daß man in allen Fällen, bei denen die Wundränder stark klaffen, eine sogenannte *Situationsnaht legt*. Gegen die *digitale Kompression* stark gedehnter Alveolarränder werden von einigen Seiten Bedenken erhoben; saubere Finger, sauberes Instrumentarium und Jodstrich vorausgesetzt, sind diese Bedenken aber doch nicht stichhaltig, und dem Patienten wird durch die Kompression meist eine sehr unangenehme Form von Nachschmerz erspart (S. 349). Spülungen mit Wasserstoffsuperoxydlösungen am ersten Tage sind nicht unbedingt nötig, kommen aber der Reinhaltung der Oberfläche des Gerinnungspfropfes in der Alveole zugute. Spülungen mit kaltem Wasser sofort nach der Extraktion bis zum Nachlassen der Blutung sind eine alt eingebürgerte Verordnung; andere bevorzugen das Aufbeißenlassen auf eine sterile Kompresse. Die Mahnung, namentlich an jugendliche Patienten, die Finger von der Wunde zu lassen, ist nie ganz überflüssig.

2. Üble Zufälle während und nach der Extraktion.

a) Zahnfraktur.

Wohl die häufigste Komplikation bei der Extraktion ergibt sich aus der Fraktur des Zahnes. Ungeeignetes Instrumentarium, mangelhafte Technik, schlechte Übersicht begünstigen wesentlich das Zustandekommen einer Fraktur unter Belastung des Extrahierenden; aber auch ohne dessen Schuld sind Frakturen sehr wohl möglich, z. B. bei stark gekrümmten Wurzeln, bei sehr unruhigen und unvernünftigen Patienten. Einige Zähne weisen *eine besonders hohe Ziffer in der Frakturstatistik* auf, *dazu gehören die unteren Prämolaren und die beiden unteren letzten Molaren*. Bei den Prämolaren ist nach meiner Erfahrung der Hauptgrund der, daß die Rotationsbewegung nicht genügend berücksichtigt wird; bei den beiden Molaren ist die Ursache meist in der außerordentlich stark entwickelten und unnachgiebigen Corticalis zu sehen, der nur durch äußerst ruhiges und langsames Vorgehen entgegengearbeitet werden kann. Auch obere 1. Prämolaren frakturieren häufiger, gewöhnlich deshalb, weil nicht die richtige Zange gewählt wurde und diese nicht hoch genug geschoben worden ist.

Hat eine Fraktur stattgefunden, so ist *nichts verkehrter, als sofort nach der Wurzelzange zu greifen* und sich und den Patienten damit endlos abzumühen. Sich eine klare Übersicht über die Frakturverhältnisse zu schaffen, das ist das erste, was zu geschehen hat und vor allem auch — die nötige Ruhe bewahren! Handelt es sich um eine Fraktur nahe dem Zahnhals bei vorderen Zähnen einschließlich der Prämolaren, so ist gegen die Anwendung der Wurzelzange nichts einzuwenden; liegt aber die Fraktur sehr viel mehr apikal, so schlitzt man das Zahnfleisch, hebelt es ab mit dem Raspatorium, nimmt mit ein paar Meißelschlägen das Jugum alveolare weg und kann nun leicht mit dem Hebel das Wurzelstück herausnehmen; eine Naht vereinigt dann wieder die Schleimhautwundränder. Nur dies ist in solchen Fällen eine schonende Methode! Nur sie führt rasch und sicher zum Ziel! Bei coronaler Fraktur oberer Molaren ist ebenfalls die Wurzelzange am Platz; meist wird sie allerdings erst den Zweck haben, die noch bestehende Verbindung zwischen den Wurzeln zu sprengen und dann erst, diese einzeln herauszunehmen.

342 Spezielle Pathologie und Therapie der Zahn- und Mundkrankheiten.

Bei hoher Fraktur ist so zu verfahren, wie es oben geschildert wurde. Bei unteren Molaren ist zunächst ebenfalls ein Versuch mit der Wurzelzange angezeigt; bei 1. Molaren führt er auch oft zum Ziel. *Beim 2. und 3. Molaren die Versuche mit der Wurzelzange lange auszudehnen, ist eine unnötige Zeit- und Kraftvergeudung*, sie verwüstet höchstens das Operationsfeld; namentlich die gefürchtete *dachfirstförmige Fraktur* spottet jedem Versuch. Viel richtiger ist es, sich einen genauen, den Verhältnissen angepaßten Plan zurechtzulegen, der zweckmäßig durch ein Röntgenbild gestützt wird (Abb. 352), schon um zu wissen, ob die Wurzeln getrennt stehen oder zu einem Stock vereinigt sind. Im ersteren Falle leistet der PARTSCHsche Drehmeißel viel Gutes; im letzteren Falle ist der meist gangbare Weg der, buccal am Alveolarrand mit dem Meißel eine nicht zu seichte Stufe gegen die Wurzel hin schlagen, dann mesial und distal einen dünnen Meißel ziemlich tief einzutreiben und nun den Wurzelstock herauszuheben (Abb. 353). Ist nur eine

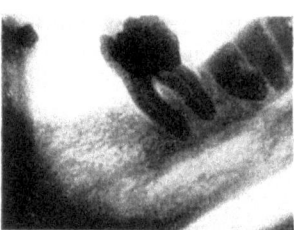

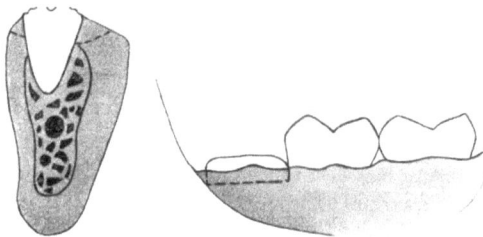

Abb. 352. Typische Röntgenbilder von Fraktur des unteren Weisheitszahnes.

Abb. 353. Schematische Darstellung der Meißelungslinien bei frakturiertem unteren Weisheitszahn.

einzige Wurzel bei unteren Molaren zurückgeblieben, so kommen die von mesial nach distal oder umgekehrt wirkenden *Hebel als schonendstes Verfahren* in Betracht. Hier sind die FLIESSschen Hebel mit der scharfen Spitze und die Kralle, die auch dicke, interradikuläre Septen durchschneidet, gut am Platze.

b) Kieferfraktur.

Bei den Knochenfrakturen, die gelegentlich einer Extraktion vorkommen können, muß man wohl unterscheiden diejenigen am Alveolarfortsatz und diejenigen am Kieferkörper. Die *Frakturen am Alveolarfortsatz* sind eine recht häufige und nicht immer ganz zu vermeidende Komplikation, die allerdings auch keine weitgehende Bedeutung beansprucht. Zumeist handelt es sich um kleine Stücke der facialen oder oralen Alveolarwand, dann ferner um Interradikal- oder Interdentalsepten. Die beiden letzteren können ohne weiteres als verloren gelten, bei den Wandfrakturen sind diejenigen Stücke, die aus allem Zusammenhang losgelöst sind, zu entfernen, diejenigen, die noch durch das Periost festgehalten werden, können vorerst belassen werden; bei ungestörter Heilung der Extraktionswunde werden sie gewöhnlich wieder konsolidiert. Im allgemeinen sind Alveolarfrakturen eine häufigere Erscheinung bei älteren Patienten mit spröderem Knochenmaterial

Sehr viel unangenehmer sind *Frakturen, die sich auf den Kieferkörper erstrecken*. Sie können entschuldbar vorkommen, wenn z.B. im Unterkiefer das Knochengefüge durch eine große Cyste oder eine ausgedehnte Osteomyelitis geschwächt ist, dann gelegentlich auch einmal bei Tabikern. Weit häufiger aber sind solche Frakturen die *Folge einer unangebracht großen und brüsken Hebelgewalt*. So ist z. B. im Oberkiefer eine Absprengung des ganzen Tuber maxillare nichts allzu Seltenes, wenn der obere Weisheitszahn mit dem Lecluse nach rückwärts luxiert wird. Auch im Unterkiefer kann auf diese Weise gelegentlich einmal eine Totalfraktur herbeigeführt werden. Die Behandlung, die sofort einzuleiten ist, hat nach den allgemeinen Regeln der Frakturtherapie zu erfolgen.

c) Luxation des Unterkiefers.

Eine Unterkieferluxation — *einseitig oder doppelseitig* — kann im Zusammenhang mit einer Extraktion eintreten, wenn der Mund zu gewaltsam geöffnet wird; besonders leicht tritt sie ein bei Personen mit habitueller Luxation. Die Unmöglichkeit, den Mund wieder zu schließen, die Delle vor dem Ohr, da, wo das Kieferköpfchen sitzen sollte, erleichtern sehr die Diagnose. Die Behandlung ist meist sehr einfach mit dem bekannten Handgriff (siehe auch S. 441).

d) Luxation von Nachbarzähnen.

Es ist schon früher betont worden, wie wichtig es ist, bei Verwendung von Hebeln die Leistungsfähigkeit des als Stützpunkt dienenden Nachbarzahnes genau zu prüfen. Besonders bedenklich sind solche Nachbarzähne, die an ihrer anderen Approximalseite eine Lücke begrenzen; kann man in solchen Fällen den Hebel nicht entbehren, so muß entweder ein Finger der freien Hand mit aller Kraft auf diesen Zahn gepreßt und es muß bei dem Gefühl des Nachgebens sofort mit den Hebelarbeiten aufgehört werden. Noch besser ist, man hält sich sterile Hartholzstückchen von reichlicher Zahnesbreite vorrätig, keilt diese in die alte Lücke ein und stellt so wieder eine geschlossene Zahnreihe her, die jedem Hebeldruck gewachsen ist. Sind gute Zähne nur leicht luxiert worden, so ergeben sich daraus bei sofortiger Reposition meist keine weiteren Schwierigkeiten; sehr stark luxierte Zähne sind natürlich ebenfalls sofort zu reponieren, werden aber zweckmäßig einige Zeit vor Belastung geschützt und sind öfter auf ihr Pulpaleben hin zu prüfen.

e) Entfernung gesunder Nachbarzähne.

Ohne Verschulden der Extrahierenden kann die Entfernung vorkommen, wenn die Nachbarzähne mit dem kranken Zahn im Wurzelbereich verwachsen sind, oder im Falle von Abb. 355; von diesen Ausnahmen abgesehen liegt aber meist ein starkes Versehen vor, entstanden aus Unübersichtlichkeit des Operationsfeldes oder falschem (schrägem) Anlegen der Zange, wobei bei schmalen und eng stehenden Zähnen leicht der Nachbarzahn mit herausbefördert werden kann. Auch falsches Arbeiten mit Hebeln kann zum gleichen Ergebnis führen. Die Behandlung ist die gleiche wie bei den stark luxierten Nachbarzähnen. Ein reponierter, gesunder Zahn wird auch nach vorausgegangener vollständiger Entfernung meist wieder fest!

f) Verletzung von Weichteilen.

Geringfügige Verletzungen von Weichteilen sollten zwar auch nicht vorkommen, sind aber bei der guten Heilungstendenz in der Mundhöhle meist ohne besondere Bedeutung. Um so mehr Beachtung verlangen größere Weichteilverletzungen. Diese kommen hauptsächlich zustande, wenn ein Zahn nicht sorgfältig von festhaftendem Zahnfleisch losgelöst wird, oder aber wenn ein Instrument, besonders ein Hebel, ausgleitet und dabei tief in die Weichteile (auch Zunge) gerät, dann auch da, wo ungehörigerweise die Zange über das Zahnfleisch geschoben wird. Eine gewisse Gefahr schließen die Fälle in sich, bei denen Wurzeln ganz vom Zahnfleisch bedeckt sind. Wer aber die Wurzelzange richtig anlegt, d. h. *mit der oralen Backe des Zangenmaules zuerst den oralen Zahnfleischrand abdrängt, dann ganz dicht über der Wurzeloberfläche erst die Zange spreizt und hierbei auch die faciale Zahnfleischpartie abhebelt,* wird der Gefahr leicht entgehen. Eventuell macht man einen Schnitt entlang dem Zahnfleischkamm, hebelt mit dem Raspatorium ab und legt sich so mit einigen Meißelschlägen die Wurzel frei. Um beim Arbeiten mit der Vollzange das Abreißen größerer Schleimhautstreifen zu verhindern, sollte man grundsätzlich bei jeder Extraktion noch eine Rotationsbewegung vornehmen, wenn der Zahn bereits aus der Alveole gehoben ist; erweist sich dabei das Zahnfleisch als zu fest haftend, so wird es mit dem Raspatorium abgelöst, und die Schädigung ist vermieden. Verletzungen an Zunge und Mundboden sind sofort energisch mit Jodpregl auszuwaschen; hat trotzdem eine sich ausbreitende Infektion stattgefunden, so ist für Erweitern und Offenhalten der Wunde zu sorgen; jedenfalls ist eine längere, strenge Kontrolle angezeigt. Im übrigen sind bei Zahnfleischverletzungen zerfetzte Ränder zu glätten und Nähte zu legen.

Eine andere, sehr unnötige Verletzung wird von unachtsamen Operateuren durch *Quetschung der Unterlippe* herbeigeführt, wenn bei Entfernung oberer Zähne der Zangengriff die Unterlippe zu fest auf die unteren Zähne aufpreßt. Eine Behandlung ist hier nicht nötig.

g) Plötzliches Verschwinden von Wurzeln aus Zange und Mundhöhle.

Bei mangelnder Übersicht und falschem Anlegen der freien Hand, dann aber auch bei starker Blutung und als reiner Unglücksfall kann unkontrolliert eine Wurzel (oder sonstiger Zahnteil ebenso wie Füllungen) plötzlich verschwinden. Der Weg, den diese Wurzeln dabei nehmen, richtet sich zum Teil nach dem Sitz des Zahnes; obere Prämolaren- und Molarenwurzeln können *in die Kieferhöhle geraten*, untere Weisheitszahnwurzeln *in die lockeren Weichteile der lingualen Seite des Unterkiefers* gegen den Gaumensegelansatz hin; andere Wurzeln geraten in den Oesophagus und endlich auch hier und da einmal Wurzeln in *die Trachea*.

Wurzeln geraten in die Kieferhöhle. Dies kommt vor, wenn die Wurzelzange unvorsichtig hochgestoßen wird und der Antrumboden besonders dünn ist (Abb. 354). Falls nicht gerade die betreffende Wurzel vom Antrum her wie ein Propf die Alveole verschließt, ist die Diagnose sehr leicht: die Sonde gerät durch die leere Alveole ins Uferlose, die Sprache klingt sofort etwas nasal; beim Zuhalten der Nase und gleichzeitigem Exspirationsdruck in der Nase *treten Luftblasen oder schaumiges Blut aus der Alveole*; oft kommt auch aus der betreffenden Nasenhälfte etwas Blut. Eine solche Wurzel muß natürlich aus der Kieferhöhle wieder entfernt werden, sonst tritt früher oder später sicher eine Sinusitis mit Empyem auf. Dazu gibt es zwei Wege: einen Weg des *Versuches von der Alveole aus* und die *Eröffnung der Kieferhöhle* von der vorderen Antrumwand aus. Da aber der erstere Weg nur selten vom Glück begünstigt ist, so bleibt nur der zweite Weg übrig, der an sich auch keine Schwierigkeiten bietet, aber im allgemeinen doch nur in einer zahnärztlichen Praxis gemacht werden sollte, wo Assistenz, Erfahrung und Instrumentarium in entsprechender Weise vorhanden sind.

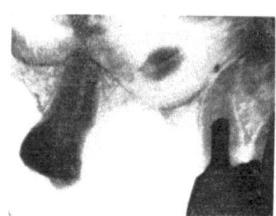

Abb. 354. Eine Wurzel ist in die Kieferhöhle gelangt.

Wurzeln geraten in die Unterkieferweichteile. An diese Möglichkeit muß man beim 2. und 3. Molaren immer denken; die Erkennung stützt sich auf den Nachweis eines kleinen, sehr derben und etwas verschieblichen Widerstandes unter der Schleimhaut, der bei der vergleichenden Untersuchung auf der gleichen Stelle der anderen Seite fehlt. Bei vorsichtigem Arbeiten mit einem schmalen stumpfen Haken gelingt es gewöhnlich, das Zahnstück unter der Schleimhaut nach dem Wundeingang hin zu verschieben und dann mit der Pinzette wegzunehmen. Eventuell muß ein kleiner Einschnitt gemacht werden. Kurze Wundtamponade ist oft angezeigt.

Verschlucken von Wurzeln usw. Zahnteile, die keine sehr scharfen Ränder haben, passieren beim Verschlucken meist glatt den Darmtractus und machen keine Erscheinung. Beim Einspießen eines scharfen Zahnstückes in die Oesophaguswand treten heftige Schluckbeschwerden auf; baldigste Überweisung an die zuständige ärztliche Stelle ist vorzunehmen.

Aspiration von Zahnteilen oder Füllungen. Dies ist die allerunangenehmste Komplikation, die vorkommen kann, ganz besonders bei tiefer Narkose, die schon deswegen so bedenklich ist. Namentlich bei Benutzung von Hebeln (Geißfuß) kann sehr leicht eine Wurzel aspiriert werden, wenn ein starker Druck angewendet wird und die Wurzel ganz plötzlich den Widerstand aufgibt. Bei erhaltenen Reflexen wird der Zahnteil oft noch rechtzeitig durch Hustenstöße wieder herausbefördert; wenn aber gerade in dem Moment, in dem die Wurzel auf den Zungengrund fällt, eine tiefe Inspiration erfolgt, so kann die Wurzel oder der Zahn leicht den Kehlkopf passieren und tief in die Trachea gelangen. Hier ist nun erstes Gebot: *nicht als Unkundiger mit ungeeigneten Instrumenten helfen wollen, sondern sofort möglichst spezialärztliche Hilfe heranzuziehen;* man darf noch von Glück sagen, wenn durch geeignete Greifinstrumente der Fremdkörper wieder aus der Luftröhre entfernt werden kann. Wenn die Wurzel bis zur Bronchialteilung gelangt, so ist die Gefahr der Erstickung sehr groß; aber selbst später noch besteht Lebensgefahr durch Pneumonie usw. Sehr gerne entgleiten auch obere Weisheitszähne der Zange, wenn sie nur geringe Größe haben. Die dafür angegebenen Spezialzangen mit stark ausgehöhltem Zangenmaul sind deshalb recht empfehlenswert, weil hier der Zahn auch bei geschlossener Zange im Zangenmaul hinreichend Platz findet und die Backen an ihren Rändern sich so fest aneinanderlegen, daß er nicht mehr aus dem Maule entgleiten kann. Gefährlich sind endlich auch *große Backzahnfüllungen,* die von dünnen Kronenrändern umgeben sind, weil die letzteren durch die Zange leicht zerquetscht werden und dabei die Füllung frei wird. Bei derartigen Zähnen ist besondere Aufmerksamkeit nötig.

h) Eröffnung der Kieferhöhle bei einer Extraktion.

Auch ohne daß, wie vorhin beschrieben, Wurzeln in die Kieferhöhle gelangen, kann eine Eröffnung derselben stattfinden. Diese ereignet sich besonders gerne, wenn ein chronischer, apikaler Entzündungsherd den knöchernen Antrumboden über sich zerstört hat, dann auch, wenn sich das Antrum sehr tief zwischen gespreizte Wurzeln einsenkt oder rechtwinklig abgeknickte Wurzeln im Antrumboden verlaufen, wie das bei oberen Weisheitszähnen nicht selten ist. Die Symptome sind die gleichen, wie sie vorhin bei der Wurzel im Antrum geschildert wurden, aber die Behandlung ist eine andere, klar vorgezeichnete. War der Zahn in toto entfernt worden, dann *jedes Sondieren und Spülen an der Eröffnungsstelle wie überhaupt in der leeren Alveole vermeiden!* Auch keine Tamponade in die Alveole! Nur ein paar Lagen Jodoformgaze auf den Alveoleneingang legen und durch eine Achtertour um die Nachbarzähne festhalten! (Abb. 355.) Not-

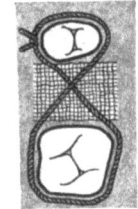

Abb. 355. Schematische Darstellung von der Fixierung eines Gazestreifens durch Achterligatur bei Eröffnung des Antrums.

wendig ist, die Wundränder vorher durch eine Naht dicht aneinanderzulegen, eventuell mittels Entspannungsschnitten und unterer Verkürzung des Alveolarrandes.

i) Entfernung des Zahnkeimes bleibender Zähne bei der Extraktion von Milchzähnen.

Ein seltenes Vorkommnis, das mehr der Vollständigkeit halber hier mit angeführt wird. Es betrifft in erster Linie die Prämolarenzahnkeime und kann dann zustande kommen, wenn die Wurzeln des betreffenden Milchmolaren nicht im ganzen Verlauf divergieren, sondern im apikalen Teil wieder gegeneinander geneigt sind; dadurch wird der Zahnkeim des Prämolaren so umfaßt, daß er ebenfalls dem Zuge der Zange folgt. Doch ist das, wie gesagt, sehr selten, schon deswegen, weil ja die Milchmolaren meist in einer Zeit erkranken, zu der die Wurzelresorption bereits eingesetzt hat.

k) Ohnmacht. Kollabieren von Patienten.

Vielfach kommen die Patienten erst zur Extraktion, wenn sie durch tagelange Schmerzen und durch Schlaflosigkeit in ihrer Widerstandsfähigkeit stark gelitten haben. Dazu tritt noch eine hochgradige Angst vor dem Ziehen und gelegentlich auch eine verstärkte Wirkung des Suprareninzusatzes zum Anaestheticum. In leichteren Fällen beschränken sich die Erscheinungen auf Blaßwerden, Schweißausbruch, Gefühl von Schwäche und Schwindel; in schwereren Fällen erweitert sich die Pupille, der Bulbus rollt nach oben, die Arme fallen schlaff herab, der Patient sinkt in sich zusammen oder rutscht vom Stuhl, der Puls wird schwach, leicht unterdrückbar, das Bewußtsein schwindet.

Aufmerksames Beobachten des Patienten wird schon die ersten Anzeichen nicht übersehen lassen, zu denen vor allem das sichtbare Abblassen des Lippenrotes gehört. Unterbrechen der Behandlung, Zufuhr frischer Luft, einige Züge an der geöffneten Ätherflasche, Trinkenlassen von etwas kaltem Wasser mit 20 Tropfen Validolum camphoratum oder 10 Tropfen Cardiazol sind einfache, rasch angewendete Mittel, die gewöhnlich bald wieder das Weiterarbeiten gestatten; eventuell läßt man den Patienten sich einige Zeit hinlegen. Ist eine Ohnmacht eingetreten, so muß der Patient horizontal gelagert werden, beengende Kleidungsstücke sind zu lockern (bei weiblichen Patienten immer Zeugen zuziehen!), frische Luft ist zuzuführen, Äther einatmen zu lassen; bei hartnäckiger Ohnmacht Waschung von Gesicht und Brust mit kaltem Wasser oder Schlagen mit nassen Tüchern, künstliche Atmung, Herzmassage, eventuell Injektion von Oleum camphoratum oder Cardiazol, letzteres intravenös. Ständige Pulskontrolle!

Prophylaktisch kann man dadurch etwas erreichen, daß man vor Beginn der Behandlung solchen Patienten, die übertrieben aufgeregt oder ängstlich sind, ein Abstumpfungsmittel gibt, z. B. 1—2 Tabletten Neuritit (enthält etwas Brom). Die meisten Fälle von Kollaps sind wohl psychisch bedingt; sie werden gewöhnlich bald behoben, wenn man in der vorstehend geschilderten Weise vorgeht. Tritt der Kollaps beim Injizieren ein, so muß man sich von Fall zu Fall genau überlegen, ob nach Abklingen der Kollapserscheinungen die Injektion zu Ende geführt werden darf. Meist wird es zweckmäßiger sein, davon Abstand zu nehmen. Im übrigen darf nie vergessen werden, daß Blässe des Gesichtes auch durch Erkrankungen z. B. des Blutsystems herbeigeführt werden kann; dementsprechend sind Fragen zu stellen.

l) Störungen im Heilverlauf.

Der Heilverlauf, so wie er als normal geschildert worden ist, kann sehr frühzeitig eine Störung dadurch erfahren, daß eine mehr oder minder hartnäckige Nachblutung eintritt. Auch eine mitunter recht beträchtliche Schwellung der umgebenden Weichteile (meist ödematöser Natur) kann bald nach der Extraktion einsetzen. Ganz besonders gestört wird der Heilverlauf, wenn die Extraktionswunde infiziert worden ist: außer hierbei können auch aus anderen Gründen quälende Nachschmerzen entstehen. Endlich kommen Anästhesien und Hyperästhesien nach Extraktionen vor.

m) Nachblutung.

Eine *recht häufige Erscheinung sind Nachblutungen* aus der Extraktionswunde, die manchmal sehr spät erst einsetzen, gewöhnlich aber dann beginnen, wenn der gefäßkontrahierende Suprareninzusatz zum Anaestheticum seine Wirkung verloren hat. Die Blutung kann zurückzuführen sein auf die Verletzung eines größeren Gefäßes, sie kann aber auch eine rein parenchymatöse Blutung sein, und sie kann endlich bedingt werden durch die Abschwächung oder Verlust der normalen Gerinnungsfähigkeit. Blutungen aus der Extraktionswunde können herrühren von den Gefäßen am Fundus der Alveole oder von den Gefäßen des Alveolarknochens, der bei den Luxationsbewegungen verletzt wurde, oder aber von den bedeckenden Weichteilen.

Erscheint ein Patient mit Nachblutung, so wird die erste Aufgabe sein, nach gründlicher Reinigung der Mundhöhle von Blutgerinnseln durch Spülung mit Wasserstoffsuperoxydlösungen und nach vorübergehendem Komprimieren durch Zubeißenlassen auf einen sterilen Wattebausch sich *über die Herkunft der Blutung zu orientieren*. Nach der Herkunft richtet sich auch die Behandlung. Blutungen aus dem Fundus der Alveole kommen — wenn die Gerinnungsfähigkeit nicht zu sehr herabgesetzt ist — meist zum Stehen, wenn man die Alveole nach Ausspritzen mit H_2O_2 sorgfältig tamponiert mittels eines Jodoformgazestreifens von etwa 1 cm Breite; über den Tampon kommt dann für einige Zeit noch ein steriler Wattebausch, auf den der Patient aufzubeißen hat. Bei Blutungen aus den Seitenwänden der Alveole muß der ganze Alveolarabschnitt überdeckt werden und durch entsprechend längeres Zubeißenlassen auf einen Bausch die Kompression von außen erfolgen; bei Blutung aus den Weichteilen ist zu umstechen und bei Rißwunden dicht zu nähen. Geringere parenchymatöse Blutungen stehen oft schon, wenn ausgiebig *Clauden-Fischl* oder eines der neueren Präparate in genügender Menge aufgestreut wird und sich noch eine Kompression für einige Zeit anschließt.

Ist eine Stillung der Blutung mit den eben aufgezählten Verfahren nicht zu erreichen, dann hat sich uns folgende Methode noch stets glänzend bewährt: Man nimmt mit gut eingefettetem Löffel einen Stentsabdruck der ganzen Kieferhälfte, wobei die Kompressionsmasse an der äußeren und inneren Seite des Alveolarfortsatzes hoch hinauf- bzw. herabgeschoben wird; nun wird nach Erkalten der Masse zunächst der eingefettete Löffel und dann vorsichtig der Abdruck selbst herausgenommen; während der Abdruck in fließendem, kaltem Wasser liegt, wird die Wundfläche und ihre weitere Umgebung unter Freilassung der Zähne mit zwei oder drei Lagen glatt ausgebreiteter Jodoformgaze belegt und hierauf der Abdruck wieder auf den Kiefer zurückgebracht; er ist jetzt um die Dicke der Jodoformgazestreifen zu eng, komprimiert dafür aber um so gleichmäßiger und kräftiger bei einfachem Kieferschluß; eventuell kann man zur Sicherung noch einige Touren Binde um das Gesicht führen (z. B. für die Nacht). Die Schiene bleibt längere Zeit liegen; man kann sie dem Patienten mit der nötigen Unterweisung auch nach Hause mitgeben, damit er sie selbst einsetzt, wenn die Blutung später noch einmal beginnen sollte.

Ein sehr seltenes, aber immerhin schon mehrfach beobachtetes Vorkommnis ist eine äußerst starke Blutung nach Extraktion eines unteren Molaren, entstanden dadurch, daß die Arteria alveolaris inferior abnormerweise zwischen den Wurzeln des Zahnes durchzog und beim Extrahieren zerrissen wurde. Als Notbehandlung, bis chirurgische Hilfe kommt, darf folgendes gelten: die Alveole wird kräftig austamponiert und über den Tampon von einer Assistenz ein Wattebausch dauernd festgepreßt; inzwischen kann ein den Wurzeln entsprechender Holzkeil zugeschnitten und ausgekocht werden, *hierauf wird er mit Jodoformgaze umwickelt und in die Alveole hineingetrieben*. Darüber kann dann noch eine Stentsschiene gebracht werden.

n) Schwellung der Weichteile.

Bei einfachen Extraktionen bleibt die Schwellung ja meist aus; wenn aber der Meißel zur Hilfe genommen werden mußte, ist sie keine seltene Erscheinung. Im übrigen kommen hauptsächlich drei Formen von Schwellungen in Betracht, die sorgfältig auseinandergehalten werden müssen: das sekundäre Wundödem, das Hämatom, die infektiöse Schwellung. *Das sekundäre Wundödem* ist kenntlich an der diffusen Form, der Einbeziehung der Haut, der Unempfindlichkeit gegen Druck, dem Fehlen von Wärmesteigerung im Schwellungsbezirk und der weichen Konsistenz. Bei ruhigem Verhalten des Patienten und ausgiebiger Wärmeapplikation geht diese Schwellung nach 1—2 Tagen von selbst zurück. Verwendung der Solluxlampe kann die Resorption beschleunigen, doch kommt die Solluxlampe erst in Betracht, wenn jede Anästhesiewirkung verschwunden ist, weil sonst leicht Verbrennung der Haut stattfindet.

Das *Hämatom* wird namentlich nach schwieriger Entfernung unterer Prämolaren beobachtet, wenn die Arteria mentalis verletzt wurde. Kennzeichen: die Schwellung ist stark umschrieben, wächst sehr rasch, ist oft verbunden mit einem deutlichen Druckgefühl; die Konsistenz ist prall-elastisch, Druckempfindlichkeit ist kaum vorhanden; die Gesichtshaut ist über der Schwellung verschieblich. Als Behandlung für den Anfang kommt höchstens ein Druckverband in Betracht; nach einigen Tagen kann mit Wärmeapplikation begonnen werden; *dagegen ist jede Punktion oder gar Incision zu unterlassen!* Über infektiöse Schwellung siehe nächsten Abschnitt. Über Schwellung nach Injektionen ist unter Lokalanästhesie nachzulesen.

o) Infektion.

Eine sehr starke Beeinträchtigung in der Wundheilung ergibt sich, wenn die Extraktionswunde infiziert wird. Wann die Infektion stattgefunden hat, ob bei der Extraktion durch unsauberes Instrumentarium (einschließlich Injektion!) oder unsaubere Finger, ob nachträglich durch das Betasten der Wunde seitens des Patienten oder durch andere infektiöse Herde in der Mundhöhle (Angina!) oder im Kiefer, läßt sich hinterher nicht immer genau feststellen; man sei jedenfalls vorsichtig mit Vorwürfen gegen den Vorbehandler, wenn man sie nicht wirklich begründen kann. Wichtige Kennzeichen der *infektiösen Heilungsstörung* sind: schlechtes Aussehen der Wunde, Infiltration in der Umgebung (infektiöse Schwellung), starke, subjektive Erscheinungen wie Nachschmerz, Hitzegefühl, Klopfen in der Wunde usw. und weiche, vergrößerte, druckschmerzhafte Lymphdrüsen.

Das schlechte Aussehen der Wunde ergibt sich aus dem Zerfall des Gerinnungspfropfes verbunden mit üblem Geruch, dann aus dem Klaffen der Wundränder sowie Rötung und Schwellung der Wundumgebung, eventuell auch Eiterabsonderung aus der Alveole. Die infektiöse Schwellung fühlt sich derb und heiß an und ist sehr druckempfindlich. Bei Fortschreiten des Prozesses kann sich eine mehr oder minder ausgedehnte Ostitis und Periostitis entwickeln mit eitriger Einschmelzung und Knochensequestrierung; die Beschwerden nehmen zu, das Allgemeinbefinden kann erheblich leiden. *Die Lymphdrüsen können ebenfalls eitrig eingeschmolzen werden.* In zum Glück seltenen Fällen stellt sich *allgemeine Sepsis*, unter Umständen sogar mit Todesfolge ein. Man sei sich also seiner Verantwortung klar bewußt! Von infizierten Extraktionswunden im Unterkiefer aus kann sich eine Mundbodenphlegmone entwickeln.

Die Behandlung gestaltet sich um so schneller wirksam und um so erfolgreicher, je frühzeitiger man dazu kommt; man schärfe deshalb den Patienten stets ein, daß sie zur Nachuntersuchung nach einer Extraktion erscheinen sollen, wenn einige Zeit nach dem Zahnziehen sich anhaltende Schmerzen einstellen. Sind nun die oben angeführten Zeichen einer Infektion vorhanden, ist vor allem die Alveole leer oder mit übelriechenden Massen ausgefüllt, dann spritze man zunächst die Alveole ohne jeden Druck mit warmer Wasserstoffsuperoxydlösung aus, was schon etwas Erleichterung schafft. Nun wird ein Jodoformgazestreifen von etwa 1 cm Breite und 3—4 cm Länge in *Chlorphenolcampherlösung* (Camphora trita 20,0, Paramonochlorphenol 10,0 innig verrieben und etwas Alkohol zugesetzt) getaucht und damit die infizierte Alveole lose austamponiert. Um ein vorzeitiges Lösen der in die Alveole eingeführten Mittel durch den Speichel zu verhüten, empfiehlt PICHLER dem Tampon-Gazestreifen ein Klebemittel (Aceton, Kohesan) beizufügen, wodurch der Alveoleneingang besser verschlossen wird. Zweckmäßig ist es in vielen Fällen, schon in diesem Stadium zusätzlich Sulfonamide zu geben, eventuell auch lokal Marfanil-Prontalbin-Puder u. ä. Ist der Prozeß schon etwas weiter gediehen, so nehme man 1—2 mal täglich $1/2$—$3/4$stündige Solluxbestrahlung oder (kürzer!) Diathermiebehandlung vor, welch letztere bei tiefer sitzenden Entzündungen noch prompter wirkt, wie die mehr oberflächlich erwärmende Solluxlampe, dazu lokal die oben angegebene Tamponade. Dem Patienten wird aufgetragen, zu Hause fleißig zu wärmen und besonders heiße Umschläge auf die Lymphdrüse zu machen. Besteht schon eine große, derbe Schwellung, jedoch noch ohne Fluktuation, dann hat uns eine *ein- bis zweimalige Röntgenbestrahlung* ausgezeichnete Dienste geleistet; wenn die Verhältnisse noch reparabel sind, dann geht hierbei rasch die Schwellung zurück, andernfalls erfolgt beschleunigt eine Einschmelzung, und nun kann man incidieren. Das gleiche gilt für die geschwollene Lymphdrüse. Trotzdem kann sich aber der Verlauf noch lange hinziehen, wenn Knochen in größerem Umfange geschädigt wurde und sich die Sequestrierung vorbereitet. Wunden hierbei offen halten! Bettruhe während der akuten Phase einer schweren Infektion ist immer von Vorteil für den Verlauf.

p) Nachschmerz.

Das größte Kontingent der Fälle von Nachschmerz wird durch Infektion bedingt. Daneben gibt es aber auch andere Formen von Nachschmerz, auf die hier noch kurz eingegangen werden soll, zumal ihre Behandlung doch eine andere ist, als wie sie eben geschildert wurde. Solche nichtinfektiösen Nachschmerzen können z. B. ausgehen von den Nervi dentales *an der Abrißstelle*. Derartige Fälle sind leicht daran erkennbar, daß das Aussehen der Wunde ein sehr gutes ist und die Heilung glatt verläuft; auch die Lymphdrüsen sind nicht stärker beteiligt als bei jedem Trauma. Ein blutiges Vorgehen ist in diesen Fällen vollkommen entbehrlich, da man hierdurch nur den Heilverlauf unterbricht und da die Schmerzen ohnehin bald von selbst verschwinden; es gilt nur, die Patienten durch Analgetika über die Schmerzzeit hinwegzubringen; hier empfiehlt sich, lieber kleine Dosen und diese öfter zu geben, z. B. Gelonida antineuralgica 1 Tablette mehrmals täglich oder Pyramidon, kleine Tabletten (0,1) 6—8 auf den ganzen Tag verteilt. Ähnliches gilt von Neuritit und anderen derartigen Mitteln.

Eine andere Form von Nachschmerz, oft typisch neuralgiformer Art, entsteht an *scharfen Alveolarrändern*, wenn diese nicht gleich nach der Extraktion zusammengepreßt worden waren. Der Schmerz stellt sich meist erst einige Tage nach dem Zahnziehen ein, wenn die narbige Kontraktion einsetzt und der Abbau des Limbus alveolaris nicht Schritt gehalten hat, so daß sich das Periost über dem scharf gezackten Rande strafft. Auch hier sind das Aussehen der Wunde und der sonstige Heilverlauf durchaus gut, ebenso ist die Lymphdrüse ohne Besonderheit, facial oder oral aber fällt nahe der Wundstelle eine kleine vorspringende Leiste auf, über der die Schleimhaut blaß aussieht; der geringste Druck wird als äußerst schmerzhaft bezeichnet. Wenn die betreffende Alveolarwand sehr dünn ist, genügt manchmal das einfache Eindrücken der Wand mit dem Finger unter der unverletzten Schleimhaut; sonst aber ist die Therapie folgende: nach Anästhesierung wird die Schleimhaut gespalten, der Knochenrand freigelegt und nun mit der LÜHRschen Zange oder dem Meißel abgetragen. Naht.

Bisweilen endlich wird ein Nachschmerz dadurch bedingt, daß ein *isoliertes Stückchen Knochen* oder *ein Wurzelrest* zurückgeblieben ist, über dem sich die Wunde trotzdem gut schließen kann. In allen zweifelhaften Fällen empfiehlt sich daher eine Röntgenaufnahme. Trifft danach der zuletzt angegebene Grund zu, so muß er eben beseitigt werden.

Es sei aber nochmals daran erinnert, daß es sich bei dem Nachschmerz auch um einen „Dolor aut status post injektionem" handeln kann, auf den LINDEMANN neuerdings wieder aufmerksam gemacht hat. Als ein recht brauchbares Mittel hat sich ihm gegen diese Art von Nachschmerz das Padutin erwiesen, das bis zu 10 cm^3 um den Schmerzherd injiziert wird. Auch Acetycholin wird zu diesem Zwecke empfohlen.

q) Sensibilitätsstörungen im Bereich des Nervus mandibularis und mentalis.

Bei der Extraktion unterer Molaren, deren Wurzelspitze allzu nahe dem Mandibularkanal gelegen hatte, kommt mitunter vor, *daß Blut auch in den Kanal eindringt.* Bei den hier herrschenden, ohnehin sehr engen Verhältnissen und der Schwierigkeit der Resorption ergibt sich daraus eine sehr beträchtliche *Drucksteigerung im Mandibularkanal,* die auf das Leitungsvermögen des Nervus alveolaris inferior sehr nachteilig wirkt. Je nach den pathologischen Druckverhältnissen entstehen Sensibilitätsstörungen von der geringen Hypästhesie an bis zur vollen Anästhesie in annähernd dem gleichen Bezirke, wie sie eine Injektion am Foramen mandibulare hervorruft. Eine vollständige Wiederherstellung der normalen Sensibilität pflegt sich zwar regelmäßig einzustellen, doch können mehrere Monate darüber vergehen. Für die Patienten ist die Störung recht lästig, weil namentlich Verletzungen der Lippe, Verbrennungen usw. wegen der Gefühllosigkeit sich häufen können; ängstliche Kranke kommen auf allerhand bedrückende Vermutungen. Wer aber den Grund der Anästhesie kennt, wird sie leicht beruhigen können. Solluxbestrahlungen und Anwendung des faradischen Stromes vermögen vielleicht den Wiedereintritt normaler Empfindung zu beschleunigen.

r) Schwierige Extraktionen.

Mit dem Schlagwort „schwierige Extraktionen" verbindet man in der zahnärztlichen Praxis einen ganz bestimmten Begriff; man denkt dabei in erster Linie an alle die Fälle, bei denen die Zange höchstens am Schluß noch in Aktion tritt, die Hauptaufgabe aber dem Meißel zufällt. Hierher sind zu rechnen: verlagerte Zähne, eingekeilte Zähne (Halbretention), dann aber auch überbrückte und tief frakturierte Wurzeln. Bei der Wichtigkeit, die diesem Kapitel zukommt, ist es gerechtfertigt, am Schlusse des Abschnittes Zahnextraktion noch etwas näher darauf einzugehen, wenn auch nur allgemeine Richtlinien gegeben werden können.

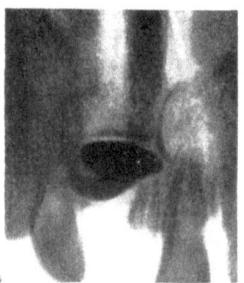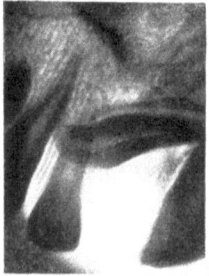

Abb. 356. Röntgenaufnahme des gleichen retinierten Zahnes, bei a von vorn, bei b von der Seite her.

Das erste muß stets sein: *exakteste Röntgenaufnahmen!* Bei frakturierten oder überbrückten Wurzeln mag eine einzelne Aufnahme genügen, bei verlagerten und völlig retinierten Zähnen aber ist unbedingt erforderlich eine Aufnahme von zwei verschiedenen Richtungen her (Abb. 356), noch besser ist eine Stereoaufnahme nach der einfachen Methode, wie sie von W. MEYER ausgebaut worden ist und von jedem Zahnarzt, der über einen Röntgenapparat verfügt, ohne weiteres ausgeführt werden kann. Sehr gut orientiert auch bei retinierten oberen Eckzähnen eine Steilaufnahme, bei der ein genügend großer Film zwischen die beiden Zahnreihen geschoben wird und der Achsenstrahl senkrecht von oben dicht vor der Nasenwurzel auf den Film fällt. Das zweite ist: *ausgiebigste Anästhesierung*, Kombination von Leitungs- und terminaler Anästhesie, Cocainwatterolle in die Nase usw. Nur bei Schmerzlosigkeit kann man ohne jede Überstürzung arbeiten! Das dritte ist: auf Grund des oralen und röntgenologischen Befundes sich einen *Plan zurechtlegen*, nach dem man verfahren will. Nicht ziellos vorgehen, sondern unter Berücksichtigung aller Punkte sorgfältig überlegen, wie man am zweckmäßigsten und schonendsten seine Aufgabe löst! Abweichungen von dem Plan sind je nach dem Situs immer noch möglich. Das vierte endlich ist: *hinreichend Instrumentarium für alle Fälle* vorzubereiten; kommt man dann mit weniger aus, so ist das nur erfreulich gegenüber der Unannehmlichkeit, während des Operierens immer wieder neue Instrumente, die sich als notwendig erweisen, auskochen zu müssen, wenn die Assistenz beschränkt ist. Auch die Assistenz selbst muß sich genau über die ihr zufallenden Aufgaben im klaren sein; ohne ausreichende und geschulte Assistenz arbeiten heißt, den Eingriff zeitlich ganz erheblich verlängern — Das ist das, was über die Vorbereitung zu sagen ist, und es ist wahrlich nicht weniger wichtig wie die Ausführung selbst!

Was die *Ausführung* anlangt, so wäre zunächst von den verlagerten Zähnen zu sprechen. Hier kann natürlich nicht jeder einzelne Fall erörtert werden; nur der zwei häufigsten Vorkommnisse soll gedacht werden: verlagerte Eckzähne und verlagerte Weisheitszähne. Wohl kann schließlich jeder Zahn einmal retiniert gefunden werden, aber das Behandlungsprinzip bleibt doch stets das gleiche, höchstens daß sich aus der besonderen Lage (Kieferhöhlennähe z. B.) noch besondere Komplikationen ergeben. Und dieses Prinzip lautet, wie das KIEFFER klar ausgedrückt hat, sehr einfach: *nicht Steigerung der Kraft, sondern Minderung des Widerstandes durch ausreichende Fortnahme hindernder Knochenschichten*.

Im allgemeinen wird man es vorziehen, einen retinierten Eckzahn von der labialen Seite her anzugehen, für den Operateur ist die Übersichtlichkeit besser gewahrt und dem Patienten bleibt das Störende einer Gaumenwunde beim Essen erspart. Doch darf dies natürlich nicht zum starren Prinzip werden! Wenn sich die Eckzahnkrone deutlich als Vorwölbung an der Gaumenseite abhebt, muß natürlich hier eingegangen werden; nach dem Schleimhautschnitt, dessen Gestaltung sich ganz nach der jeweiligen Situation richtet, ist bei solchen Vorwölbungen rasch ein Teil der Krone erreicht; nun heißt es sich genau über die Wurzelrichtung orientieren und dieser parallel beiderseits der Wurzel am Gaumen eine tiefe Rinne zu schlagen; mit dem Hohlmeißel kann man dann meist unschwer die die Wurzel noch bedeckende Knochenschicht ablösen. Wie bei jedem Meißeln ist auch da stets darauf zu achten, daß *das Instrument federnd in der Hand ruht*, sonst kann leicht passieren, daß die Wurzel abgeschlagen und zersprengt wird. Manchmal allerdings legt man es geradezu darauf an, den Zahn quer zu durchtrennen und hilft noch mit dem Fissurenbohrer nach, nämlich dann, wenn es unmöglich ist, den Zahn mit dem Drehpunkt Wurzelspitze aus seinem Knochenbett herauszuhebeln, ohne Nachbarzähne zu gefährden oder zuviel Knochen zu opfern; ist aber der Zahn geteilt, so lassen sich die beiden Stücke ohne große Exkursion mit dem Hebel herausbefördern. Liegt der Eckzahn mehr labial, so präpariert man sich erst wieder die Krone frei, dann wird die Vorderseite der Wurzel bloßgelegt, bis man mit dem Hohlmeißel oder geraden Hebel gut unterfassen und den Zahn allmählich lockern kann; ist er erst ein wenig luxiert, kann die Wurzelzange leicht den Rest besorgen. Hierauf Naht. Mit am ungünstigsten liegen die Fälle, bei denen der Eckzahn schräg zwischen Wurzelspitzen gelagert ist. Hier darf man sich nicht scheuen, unter Umständen auch einmal eine Wurzelspitzenresektion an einem der im Wege stehenden Zähne vorzunehmen, um so die Bahn für die Herausnahme des Eckzahnes frei zu bekommen.

Beim unteren Weisheitszahn handelt es sich in der großen Mehrzahl der Verlagerungen um folgendes Bild: Die Achse des Zahnes verläuft von rückwärts nach vorn und steht somit im rechten Winkel zur Achse des 2. Molaren; die Kaufläche des Weisheitszahnes legt sich ungefähr in Zahnhalshöhe an die distale Seite des 2. Molaren an, hat sich dort, wie HAMMER es nennt, gefangen, ein Teil der distalen Kronenfläche des Weisheitszahnes ist durch die Schleimhaut durchgebrochen (Abb. 357). Um einen solchen Zahn zu entfernen, kann man in folgender Weise vorgehen: Man schlitzt die Schleimhautkappe über dem 3. Molaren und verlängert den Schnitt noch ein Stück weit nach hinten oben der Vorderseite des aufsteigenden Kieferastes entlang; dann legt man dicht hinter dem 2. Molaren sowohl buccal wie lingual einen weiteren Schnitt, der senkrecht zum ersten steht; sämtliche Schnitte müssen natürlich bis auf den Knochen durchgeführt sein. Nun kann man vom ersten Schnitt aus leicht die Schleimhaut nach

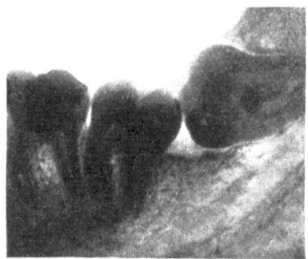

Abb. 357. Röntgenbild eines querliegenden unteren Weisheitszahnes.

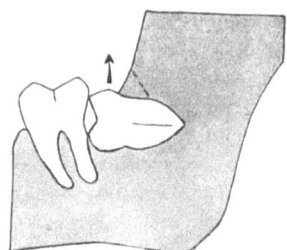

Abb. 358. Schematische Darstellung der Meißelungslinie bei der Entfernung querliegender unterer Weisheitszähne.

buccal und lingual abhebeln und erhält so eine gute Übersicht. Jetzt wird mindestens bis zur halben Wurzellänge die den Weisheitszahn nach oben bedeckende Knochenschicht abgetragen; hierauf schlägt man an der buccalen Seite des Alveolarfortsatzes eine tiefe Stufe und kann dann unschwer von der Stufe aus die Krone unterfassen und mit dem Hebel langsam herausluxieren (Abb. 358). Nun werden allzu scharfe Knochenkanten abgetragen und geglättet; die beiden Schleimhautflügel werden zurückgeklappt und durch einige Nähte wieder miteinander verbunden. REBEL hat übrigens einen sehr zweckmäßigen Instrumentensatz sowohl für das Anlegen des „Türflügelschnittes" als auch für das Herausmeißeln angegeben, der durch seine Form das Herankommen an die ungünstigste Stelle wesentlich erleichtert. Manchmal ist die distale Seite des 2. Molaren stark gewölbt und überlagert dadurch ein wenig die Krone des Weisheitszahnes: *hier kann dem Herausluxieren ein beträchtliches Hindernis entgegenstehen.* Es wird dadurch überwunden, daß man einen dünnen Meißel von buccal her vorsichtig zwischen 2. und 3. Molaren einschlägt und so den Weisheitszahn etwas nach rückwärts in die Spongiosa des aufsteigenden Kieferastes hineintreibt. Auch die Keilzange läßt sich sehr gut zum Rückwärtsdrängen verwenden. Schneidemeißel für Handdruck, die von amerikanischer Seite sehr empfohlen werden, können bei der Entfernung verlagerter Weisheitszähne auch gute Dienste leisten.

Sind Wurzeln in einem Kiefer zurückgeblieben und überbrückt worden, die dann entzündliche Erscheinungen machen, so legt man dicht am Alveolarrand einen nach oben zu offenen Bogenschnitt an, dessen Mitte ungefähr der Lage der Wurzel entspricht. Dann klappt man den Schleimhautlappen hoch, trägt die buccale Alveolarwand über der Wurzel ab und hebelt den Zahnrest durch die Knochenlücke heraus; hierauf wird mit 2 oder 3 Nähten die Schleimhaut wieder in der normalen Lage fixiert.

Im Anschluß an die letzten Zeilen sei wenigstens kurz die Frage gestreift, wie man sich bei *Fraktur der Wurzel im apikalen Viertel* überhaupt verhalten soll. Solche Frakturen kommen gerade bei unteren Weisheitszähnen infolge Abknickung des Wurzelendes häufiger vor. Ohne Richtlinien hierzu für jeden einzelnen Fall geben zu können, sei ganz allgemein vermerkt: Sind Wurzelhaut und Wurzelpulpa entzündungsfrei gewesen, so kann unter Umständen die Belassung eines Wurzelrestes wohl verteidigt werden, wenn seine Entfernung sehr umfangreiche weitere Meißelungen erfordert hätte. *War aber ein apikaler Herd vorhanden oder die Wurzelpulpa als sicher infiziert anzunehmen, so muß der Wurzelrest entfernt werden.*

Im vorstehenden sind, wie gesagt, nur ein paar typische Fälle herausgegriffen. Die Vielfältigkeit der Bilder retinierter Zähne macht es unmöglich, sie hier alle durchzusprechen. Die Schwierigkeit der Entfernung steigt, wenn zu der Retention noch eine Verwachsung mit dem umgebenden Kieferknochen tritt, wie es nicht selten bei den multiplen Retentionen der dysostosis sternocleidocranialis vorkommt, oder wenn mit der Retention eine ausgesprochene ,,Heterotopie'' verbunden ist (z. B. der untere Weisheitszahn in den Fortsätzen des aufsteigenden Kieferastes). Um so wichtiger ist die Beachtung der eingangs aufgestellten Forderungen: klares Röntgenbild und klarer Operationsplan!

3. Wurzelspitzenresektion.

a) Indikation.

Eine große Zahl von Zähnen mit apikaler Parodontitis, die früher der Zange verfallen war, kann heute durch Ausräumung des apikalen Herdes und Beseitigung der nekrotischen Wurzelspitze erhalten werden. Die Methode geht in ihren Anfängen schon in die 70er Jahre zurück, ist aber systematisch erst ausgebaut worden von PARTSCH und seiner Schule. Wo besondere Gründe vorliegen, über die nachher noch zu sprechen sein wird, kommt die sofortige Anwendung der chirurgischen Methode in Betracht, sonst aber sollte sie nur dann angewandt werden, wenn die ausgiebig versuchte konservative Behandlungsform nicht zum Ziele führt. Die Wurzelspitzenresektion kommt also hauptsächlich als Ergänzung der konservierenden Therapie in Frage, hier aber hat sie ganz außerordentliche Bedeutung, das haben erst wieder die Diskussionen der letzten Jahre über die ,,fokale Infektion'' und ihre Verhütung gezeigt.

Indikation. Was zunächst die Indikation für die Wurzelspitzenresektion anlangt, so erscheint sie in folgenden Fällen besonders angezeigt:
1. die konservierende Behandlung allein führt nicht zum Ziele,
    a) weil der Kanal wegen Krümmung der Wurzel nicht bis zum Apex durchgängig gemacht und gefüllt werden kann,
    b) weil Fremdkörper (Stifte von Stiftzähnen, abgebrochene Nadelstückchen, alte Wurzelfüllungen, dann auch Dentikel den Weg zum apex verlegen,
    c) weil es nicht gelingt, den Kanal trocken zu bekommen,
    d) weil eine Wurzelfüllung bzw. ein definitiver Zahnverschluß nicht vertragen wird,

e) weil der Herd sehr groß ist und namentlich auch seitlich der Wurzel sich weiter ausdehnt.
2. Das Röntgenbild mit scharfer Verschattungskontur läßt bei klinischer Reaktionslosigkeit annehmen, daß der Herd zystisch ist.
3. Die Wurzel ist nahe dem apex perforiert worden.
4. Es liegt eine Fraktur der Wurzel nahe dem apex vor, selbstverständlich bei sonst erhaltenem Zahn.
5. Stärkere Resorptionen schaffen eine unregelmäßig gestaltete Wurzelspitze.
6. Es soll bei einer Herderkrankung oder aus sonstigen Gründen die Herdsanierung ohne Extraktion beschleunigt werden.

Zu diesen Indikationspunkten ist nur wenig hinzuzufügen. Vor allem aber muß das eine nachdrücklich betont werden, daß der chirurgische Eingriff nicht wahllos gemacht werden kann, sondern daß in jedem einzelnen Falle zu überlegen ist, ob man ihn dem Patienten anraten soll. In neuerer Zeit ist die Wurzelresektion bei Fokalinfektion etwas in Mißkredit gewesen, weil verschiedene Autoren zu der Überzeugung kamen, daß von den bei der Resektion angeschnittenen Dentinkanälchen aus eine Reinfektion des Operationsgebietes erfolgen könnte, wenn Gangrän vorgelegen hatte. Die neueren konservativen Behandlungsmethoden aber — wie z. B. die Chlorgasmethode von WEIGELE oder die Ozonisierung nach FISCH besitzen eine solche Tiefenwirkung, daß der früher berechtigte Einwurf heute kaum mehr Gültigkeit haben dürfte.

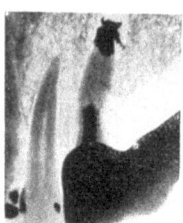

Abb. 359. Amalgamüberschuß an der Resektionsstelle als Ursache für den Mißerfolg des Eingriffs. Röntgenbild.

Kontraindikation. Eine Wurzelspitzenresektion kann vorübergehend oder dauernd kontraindiziert sein in folgenden Fällen:
1. dauernd:
   a) bei an sich schon sehr kurzen Wurzeln, wie sie häufig bei oberen mittleren Schneidezähnen und unteren Prämolaren vorkommen,
   b) wenn zuviel von der nekrotischen Wurzel weggenommen werden müßte,
   c) wenn eine progressive marginale Parodontitis mit mehr minder tiefer Taschenbildung vorliegt,
   d) wenn ein ungünstiger Allgemeinzustand nicht behoben werden kann, wie beispielsweise bei Hämophilie, Leukämie usw.;
2. temporär:
   a) bei akut eitrigem Zustandsbild,
   b) bei Diabetikern bis zur Entzuckerung,
   c) bei interkurrenten Infektionen in der Mundhöhle, wie Angina, Stomatitis acuta ulcerosa.

Zu diesen Kontraindikationspunkten ist als Erläuterung bei der dauernden Kontraindikation, Punkt 1 a) und b), an die Hebelgesetze zu erinnern und darauf hinzuweisen, daß eine zu starke Wurzelverkürzung unweigerlich zu einer Lockerung des Zahnes führen muß. Die Kontraindikation bei der progressiven marginalen Parodontitis liegt darin begründet, daß von dem Taschenfundus aus eine Infektion des Operationsgebietes befürchtet werden muß.

Der Erfolg einer Wurzelspitzenresektion, die lege artis ausgeführt worden ist, kann im allgemeinen als ein sicherer gelten. Unter den Gründen, die zu *Mißerfolgen* führen, sind hauptsächlich zu nennen:
1. Die Nichtbeachtung einer Kontraindikation.
2. Ungenügende Wurzelfüllung, wobei schließlich doch wieder ein toter Raum im Sinne von PÄSSLER entsteht.

3. Zu gut gemeinte Wurzelfüllungen, namentlich wenn das überschüssige Füllungsmaterial eine reizende Wirkung ausübt und dadurch die klinische Ausheilung unmöglich macht. (Abb. 359).

4. Sonstige Fehler in der Technik, insbesondere ungenügende Ausräumung des Herdes oder ungenügende Wurzelspitzenabtragung.

5. Nichtbeachtung benachbarter Herde, von denen aus eine Reinfektion des Operationsgebietes erfolgen kann.

Bei einer Parulis ist es ratsam, zunächst durch Incision und Eiterentleerung die akuten Erscheinungen zum Abklingen zu bringen und die Resektion selbst, wenn sie angezeigt ist, erst nach einigen Tagen vorzunehmen.

b) Vorbereitung.

In den Fällen, in denen die sofortige Vornahme einer Resektion angezeigt erscheint, also z. B. bei einer Wurzel mit festsitzendem Stiftzahn, wird eine wesentliche Vorbereitung außer der üblichen für chirurgische Eingriffe kaum in Betracht kommen, höchstens daß man sehr aufgeregten und ängstlichen Patienten eine halbe Stunde vor der Einspritzung etwas Veramon, Gelonida und ähnliches gibt. Anders liegen die Dinge da, wo eine Wurzelbehandlung an sich möglich war. Hier wurde von jeher die Frage eifrig diskutiert: *Wann soll man den Wurzelkanal füllen?* Dreierlei ist möglich: entweder Füllung vor der Resektion oder Füllung von der Krone her während der Resektion oder endlich Abschluß des Wurzelkanals an der Resektionsfläche von der Wunde aus mit Amalgam und eventuell die übrige Wurzelkanalfüllung später. Jede dieser Methoden hat ihre eifrigen Verfechter. Ganz allgemein kann man dazu sagen: *je besser gereinigt ein Wurzelkanal vor der Resektion war und je besser er sich von der Krone her füllen ließ, um so günstiger ist es.* Bei der Füllung während des Eingriffs läßt sich die Vollständigkeit der Kanalfüllung sehr gut mit dem Auge kontrollieren; man kann ruhig einen Überschuß in die Wundhöhle durch den Kanal durchpressen und ihn dann leicht sofort entfernen. Allerdings muß dabei die Resektionsfläche peinlich trocken gehalten werden und das Material z. B. Elfenbeinstift oder Guttaperchastift mit Zement, auch an der Resektionsfläche den Kanal hermetisch abschließen. In diesem Punkte ist nun wieder der *Amalgamabschluß* von der Wunde her am zuverlässigsten; Tierversuche haben gezeigt, daß er *wirklich bakteriendicht* sein kann. Die benötigte Amalgammenge überschreitet kaum Stecknadelkopfgröße und ist deshalb praktisch unschädlich. Andere Tierversuche dagegen haben dargetan, daß Füllungsmaterial wie die üblichen Pasten nicht als Dauerfüllungen angesehen werden dürfen und aus dem Wurzelkanalende ausgezogen werden können, ja daß sogar gewisse Medikamentenzusätze einen ungünstigen Reiz ausüben. Sehr gut bewährt hat sich nach den Untersuchungen von BAUER auch im Tierexperiment die Elfenbeinstiftabfüllung; dabei muß allerdings der hermetische Abschluß gegen die Kanalwand durch eine Zementmasse, die mit Stift eingeführt wird, hergestellt werden.

Zu den Vorbereitungen kann man noch mit hinzurechnen eine Röntgenaufnahme, die grundsätzlich bei allen Eingriffen dieser Art zu machen wäre; die Nachbarzähne sind mit aufzunehmen, um etwaige Nachbarschaftsherde feststellen zu können.

c) Technik des Eingriffs.

Am leichtesten ist die Wurzelspitzenresektion an den Frontzähnen des Oberkiefers vorzunehmen, da hier das Jugum alveolare den klaren Weg vorzeichnet, die bedeckende Knochenschicht nur dünn und die Übersicht über das Operationsfeld ohne weiteres gegeben ist. Höchstens über seitlichen Schneidezähnen, deren

356 Spezielle Pathologie und Therapie der Zahn- und Mundkrankheiten.

Wurzelspitze näher der Gaumenseite zu liegen kam, ist mitunter eine stärkere Alveolarwand abzutragen, bis man an das Wurzelende herankommt.

Im einzelnen gestaltet sich der Gang des Eingriffs — etwa an einem oberen mittleren Incisivus — folgendermaßen (hierzu die schematische Zeichnung Abb. 360): Vor allem wird ausreichend anästhesiert; zu diesem Zwecke verbinden wir die terminale Injektion mit einer Einspritzung sublabial in das Foramen infraorbitale, eventuell legen wir noch eine der in der konservierenden Zahnheilkunde üblichen Speichelwatterollen in den unteren Nasengang ein. nachdem sie mit einer 10—20%igen Cocainlösung getränkt ist und mit 5 bis 7 Tropfen Suprarenin 1:1000 beschickt worden ist. Da diese Watterolle beim Hochhalten der Oberlippe leicht in der Nase nach rückwärts geschoben und später übersehen werden kann, wird sie am vorderen Ende mit einem Seidenfaden umschlungen, der aus der Nasenöffnung heraushängt und mit Heftpflaster fixiert ist.

Nach erfolgtem Jodstrich wird ein nach oben offener Bogenschnitt am labialen Zahnfleisch angelegt, der bis auf den Knochen durchzuführen ist; der Schnitt

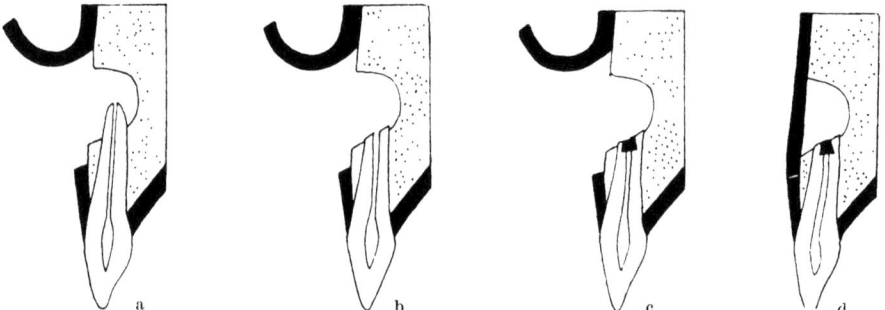

Abb. 360. Schematische Darstellung der einzelnen Phasen bei der Wurzelspitzenresektion: a Freilegung des apikalen Herdes und der Wurzelspitze. b Abtragung der Wurzelspitze. c Abfüllung des Kanals an der Resektionsstelle mit Amalgam. d Vernähen des wieder heruntergeklappten Schleimhautlappens.

darf nicht zu nahe an den Zahnfleischrand heranführen, sondern muß sich davon noch gut $\frac{1}{2}$ cm entfernt halten; der Bogen soll nicht zu klein ausfallen, sondern mindestens noch die Wurzelregion des rechten und linken Nachbarzahnes einbeziehen. Der kranke Zahn entspricht der Mitte des Bogens, so daß seine Wurzelspitze nach Aufklappen der Schleimhaut in der Mitte des Operationsfeldes liegt. Nun wird der Schleimhautlappen mit dem Raspatorium nach oben gehebelt und zusammen mit der Lippe von der Assistenz nach oben abgehalten. Dem stumpfen Haken ist zu diesem Zweck entschieden der Vorzug zu geben, da die Schleimhaut durch ihn weniger verletzt wird und das sekundäre Wundödem auch nicht so stark ausfällt. Jetzt liegt der apikale Ausschnitt des Jugum alveolare frei, und sehr oft ist auch schon eine Arrosion in der Knochenwand nahe der Wurzelspitze zu sehen. Nun wird ein etwa $\frac{1}{2}$—$\frac{3}{4}$ cm breiter Meißel rechts und links am Rand des Jugum alveolare angesetzt und mit einigen leichten Hammerschlägen etwas in die Tiefe getrieben; auch der Fissurenbohrer kann hierzu Verwendung finden; dann wird oberhalb der Wurzel der Meißel so angesetzt, daß er die beiden ersten Meißelrinnen verbindet, das gleiche geschieht quer über der Wurzel am unteren Ende der Rinnen, nur darf hier der Hammerschlag keineswegs stark sein, da sonst die Gefahr einer Wurzelsplitterung besteht. Auf diese Weise läßt sich ein quadratisches Knochenfeld wegnehmen, und die Wurzelspitze liegt frei (Abb. 361). Mit kleinen scharfen Löffeln werden die Granulationen rings um die Wurzelspitze entfernt, so daß diese gut überblickt werden kann. Nun trägt man mittels

Fissurenbohrer, eventuell auch mit sehr großem Rosenbohrer vom Ende her die Wurzelspitze ab, soweit sie nackt ist. Kleine Wattekügelchen, mit Wasserstoffsuperoxydlösung getränkt, werden am oberen Rande der Wunde vorsichtig eingeführt und mit ihnen die Bohrspäne von innen nach außen herausgewischt; der entstehende Schaum tut dabei auch sein Übriges. Jetzt kann der ganze Granulationsherd aufs sorgfältigste und gründlichste ausgeräumt werden; insbesondere dürfen kleine Seitennischen nicht übersehen werden. Hierauf wird die Blutung gestillt (mit Suprarenin usw., bei hartnäckiger Blutung auch mit Clauden-Fischl) und die Wandung der Höhle mit kleinen Wattekügelchen austapeziert; so läßt sich in Trockenheit die Querschnittfläche des Wurzelkanals prüfen. Ist das Kanallumen leer, wird es von der Wunde her mit Amal-

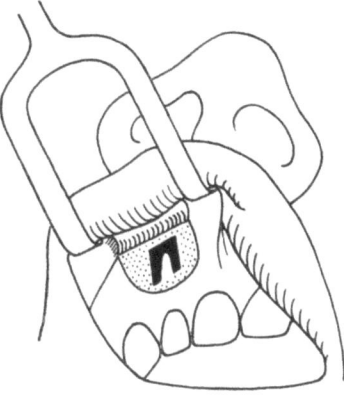

Abb. 361. Schematische Zeichnung. Die freigelegte Wurzelspitze von vorn gesehen.

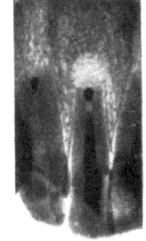

Abb. 362. Röntgenbild unmittelbar nach der Resektion, den Amalgamabschluß zeigend.

gam, das in Alkohol gelegen hatte und gut ausgepreßt war, abgefüllt, nachdem man das Lumen noch ein wenig erweitert hatte (Abb. 362). Etwaige Amalgamüberschüsse lassen sich leicht beim Herausnehmen der die Wandung tapezierenden Wattekügelchen mit entfernen. Ob man hierauf die Höhle erst noch einmal mit Jodpregel auswischt, hängt von den jeweiligen Verhältnissen ab. Nachdem man nun noch durch energisches Berühren der Wundränder mit dem scharfen Löffel dafür gesorgt hat, daß sich die Höhle rasch mit Blut füllt, wird der Schleimhautlappen heruntergeschlagen und in der normalen Lage vernäht (Abb. 363). Wie nach dieser Methode ein Herd vollständig ausheilen kann unter Knochenneubildung, zeigt das Röntgenbild Abb. 364.

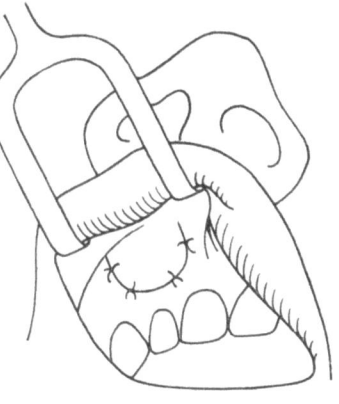

Abb. 363. Schematische Zeichnung. Bild von vorn nach dem Vernähen.

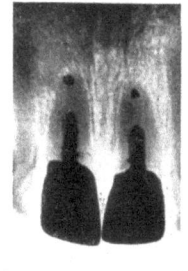

Abb. 364. Ausheilung apikaler Herde mit Knochenneubildung nach Wurzelresektion und Abschluß mit Amalgam. Röntgenbild.

Hat sich an den Nachbarzähnen auch ein apikaler Entzündungsherd befunden, so wird man ihn unter Erweiterung des Bogenschnittes gleich mit ausräumen. Jedenfalls besteht kein Bedenken, wenn sonst die Indikation gegeben ist, in einer einzigen Sitzung mehrere Resektionen auszuführen, doch gehen wir *möglichst nicht über 3 Zähne hinaus*.

Eine Wurzelspitzenresektion läßt sich schließlich an jedem Zahne ausführen, allerdings nicht überall mit gleicher Übersichtlichkeit. Und je geringer die Übersichtlichkeit ist, um so mehr wird man darauf angewiesen sein, daß vorher die

Wurzelkanäle erweitert und restlos gefüllt sind. Bei den rückwärtigen unteren Molaren kommt dazu noch die Dicke der Corticalis; man wird sich deshalb bei diesen Zähnen überlegen müssen, ob nicht der Replantation (siehe nächsten Abschnitt) der Vorzug zu geben sei.

Bei mehrwurzeligen Zähnen, namentlich beim oberen 1. Prämolaren vergesse man nicht, daß die Arbeit nur halb getan ist, wenn *nur eine Wurzel* berücksichtigt wird. Gerade bei den oberen Prämolaren müssen beide Wurzelspitzen freigelegt und vorgenommen werden, denn beide Kanäle sind gleich eng und schwer zu füllen. Bei unteren Molaren kommt es eher vor, daß die distale Wurzel, die nur einen Wurzelkanal, und zwar von günstigerer Weite hat, röntgennegativ ist und eine gute Füllung bis zum Foramen apicale aufweist. Hier kann man sich unter Umständen auf die Wegnahme der mesialen Wurzelspitze beschränken; ähnlich ist es bei oberen Molaren, bei denen oft die palatinale Wurzel gut durchgängig gemacht und mit Erfolg medikamentös behandelt werden kann, während bei den beiden buccalen Wurzeln (ältere Patienten) manchmal der Erfolg versagt bleibt und die chirurgische Methode zu Hilfe genommen werden muß.

d) Nachbehandlung.

Möglichstes Ruhighalten während der ersten 2 Tage ist immer von Vorteil, wenn auch nicht gerade Bettruhe dazu erforderlich ist. Ebenso ist von Vorteil, des öfteren mit einer verdünnten Wasserstoffsuperoxydlösung zu spülen, namentlich nach dem Essen, um die Wunde rein zu halten. Doch sind die Patienten davor zu warnen, daß sie das Spülen gar zu eifrig betreiben und die Spülflüssigkeit zwischen den Zähnen stark in den Mundvorhof pressen, da hierbei leicht eine Naht ausreißen kann. Ein Wundödem, das gerne am 2. Tage auftritt, wird durch Applikation trockener Wärme und Solluxbestrahlung günstig beeinflußt. Etwa sich einstellende Nachschmerzen werden mit Pyramidon oder einem ähnlichen Mittel bekämpft. Die Nahtentfernung kann durchschnittlich am 5. oder 6. Tage erfolgen.

e) Komplikationen.

Gewisse Komplikationen können sich während des Eingriffs ergeben aus der besonderen Lage der Wurzelspitze. So z. B. besteht bei oberen Prämolaren oder Molaren die Gefahr, daß die Kieferhöhle eröffnet wird. Man kann es vermeiden dadurch, daß man sich eine ausreichend große Strecke der Wurzel bloßlegt und mit dem Fissurenbohrer in genügender Entfernung vom Antrumboden arbeitet; nach Durchtrennung der Wurzel wird die Spitze vorsichtig mit dem geraden Hebel herausgeholt. Erfolgt die Kommunikation mit der Kieferhöhle durch zu energisches Auslöffeln, dann *vermeide man alles unnötige Sondieren* und bedecke die Wunde besonders gut mit dem Schleimhautlappen.

Eine andere Komplikation ergibt sich mitunter bei unteren Prämolaren dadurch, daß die Arteria mentalis verletzt wird und sich eine sehr starke Blutung einstellt. Auch hier kann man der Komplikation entgehen, wenn man die Resektion nicht allzu nahe der Wurzelspitze vornimmt. Das Wesentlichste ist ja wohl immer, daß man die gesamten topographischen Verhältnisse klar vor Augen hat. Ist aber doch die Blutung eingetreten, dann hilft nur längeres energisches Komprimieren eventuell unter Eintreiben eines sterilen Holzkeiles, denn mit der Arterienklemme läßt sich im Foramen mentale selbst nur selten etwas erreichen.

Daß der Heilverlauf nennenswert gestört würde, wenn man sich an die Regeln der allgemeinen Chirurgie gehalten hat, ist kaum zu befürchten. Geht aber doch einmal das weichere Mundödem in eine derbe, entzündliche Infiltration über, und werden die Nachschmerzen über den ersten Tag hinaus immer heftiger, dann muß man die Nähte entfernen, die Wunde wieder öffnen und einen Chlorphenolcamphertampon einlegen, wie das für infizierte Extraktionswunden beschrieben worden ist.

4. Replantation.

Die Replantation stellt einen speziell auf die Erhaltung parodontitischer Zähne gerichteten Abschnitt des großen Kapitels „Plantation" dar. Wenn wir von den Versuchen absehen, artfremdes Gewebe (Elfenbein, Metall) als Wurzelersatz für Stiftzähne in einen leeren Alveolarabschnitt einzupfanzen, dann bleiben immer noch drei Begriffe, die auseinandergehalten werden müssen: die Implantation, die Transplantation und die Replantation. Bei der *Implantation* wird ein menschlicher Zahn in eine erst neu zu schaffende Alveole eingepflanzt. Gewöhnlich handelt es sich darum, daß die früher hier vorhandenen Zähne entfernt worden waren, die Alveole dann ausgeheilt ist und nun, um die Plattenprothese zu umgehen, ein neuer Stützpunkt für Brücken geschaffen werden soll. Voraussetzung ist, daß der Alveolarfortsatz nicht zu stark atrophiert ist, sonst kann die neu anzulegende Alveole nicht tief genug gemacht werden. Bei der *Transplantation* handelt es sich genau genommen um jede Überpflanzung eines Zahnes; gemeint ist aber gewöhnlich damit die Entfernung eines nicht mehr erhaltbaren Zahnes und Einsetzen eines anderen, z. B. retinierten Zahnes in die leere Alveole. Der verpflanzte Zahn kann auch von einem anderen Menschen stammen, dann spricht man von Heteroplastik; ist er dem Patienten selbst an einer anderen Stelle entnommen, so ist dies eine Autoplastik. Gerade in der letzten Zeit hat man wieder ziemlich erfolgreiche Versuche mit Ein- und Verpflanzung von Zahnkeimen gemacht. Unter *Replantation* endlich versteht man das Vorgehen, das hier genauer besprochen werden soll: die Wiedereinpflanzung eines Zahnes in seine Alveole, aus der er beabsichtigt oder unbeabsichtigt entfernt worden war.

a) Indikation.

Die wichtigsten Indikationen für eine Replantation sind folgende: a) versehentlich entfernte Zähne; b) durch Unfall entfernte Zähne; c) wurzelkranke Zähne. Versehentliche Entfernung von Zähnen ist schon bei dem Abschnitt Zahnextraktion erwähnt worden. Ungeschicklichkeit des Extrahierenden, Unübersichtlichkeit des Gesichtsfeldes, starke Unruhe des Patienten, Überschätzung der Widerstandsfähigkeit eines als Stützpunkt gewählten Zahnes bei der Verwendung von Hebelinstrumenten sind zwar keine Entschuldigung, aber eine Erklärung für die Gruppe a). Bei der Gruppe b) kommen hauptsächlich die Frontzähne in Betracht, die ja naturgemäß einem Stoß, Schlag oder Fall viel stärker ausgesetzt sind als die rückwärtigen Zähne. Voraussetzung bei der Indikation zu b) ist allerdings, daß der Alveolarfortsatz durch das Trauma nicht zertrümmert worden war; auch daß das Zahnfleisch nicht allzu sehr gelitten hat, ist wichtig; sonst aber kann im Rahmen der Gruppe b) die Replantation gar nicht ausgiebig genug angewendet werden, *selbst wenn man erst 1 oder 2 Tage nach dem Unfall die Behandlung des Patienten übernimmt.*

Im augenblicklichen Zusammenhang interessiert uns aber am meisten die Gruppe c) *wurzelkranke Zähne.* Wir werden später noch hören, daß die Lebensdauer der replantierten Zähne doch eine verkürzte ist, so gut auch die Prognose für die ersten Jahre ausfällt. Deshalb haben wir in der Replantation in erster Linie nur eine Ergänzung der medikamentösen Therapie und der Behandlung durch Wurzelspitzenresektion in dem Sinne zu sehen, daß die Replantation erst in Betracht zu ziehen ist, wenn die medikamentöse Behandlung versagt und die Wurzelresektion aus irgendwelchen Gründen nicht möglich ist. Nach diesen Gesichtspunkten richtet sich auch im einzelnen die *Indikation.* Es sind also vor allem die Molaren, bei denen auch die exakte Resektion vielfach auf große Schwierigkeiten stößt und wegen Engigkeit der Kanäle die medikamentöse Behandlung nicht immer zum Ziele führt, welche Anlaß zur Replantation geben, um auf diesem Wege eine Heilung des apikalen Herdes anzustreben.

Von verschiedenen Autoren wird die Replantation auch *bei Parodontitis margin.* sehr empfohlen. Ich kann mich dem nicht ganz anschließen; leichtere Fälle, die für die Rückpflanzung prognostisch günstig liegen, sind mit anderen Methoden zweckmäßiger zu behandeln, und fortgeschrittene Grade haben uns wenigstens kein günstiges Resultat geliefert.

Nun sind freilich nicht alle Zähne ohne weiteres für die Replantation geeignet. Die erste Voraussetzung bleibt stets, daß der Zahn bei der Extraktion *in toto herausbefördert* wird. Tief zerstörte Zähne, bei denen schon die Festigkeit der Wurzelverbindung gelitten hat, scheiden meist aus. Eine weitere Voraussetzung ist, daß bei der Extraktion das knöcherne Alveolarfach möglichst gut erhalten blieb, da es ja den Haupthalt für den replantierten Zahn zu gewährleisten hat. Je höher die Alveolarwände, um so günstiger. Eine dritte Voraussetzung bezieht sich auf das Zahnfleisch; es soll gerade am Rande möglichst wenig verletzt werden, damit es sich wieder genau anlegen kann. Ulceröse und andere stark entzündliche Prozesse am Zahnfleischrand können den Erfolg gefährden und sind vor dem Eingriff zur Abheilung zu bringen.

b) Vorbereitung.

Ein Vorzug der Methode ist, daß zur Vorbereitung die Wurzelfüllung nicht gehört; man wird sie unter viel besserer Kontrolle des Auges *extraoral* vornehmen können. Dagegen ist ein anderer Punkt bei der Vorbereitung sehr wichtig: die Anfertigung einer exakt sitzenden Metallschiene, die möglichst die sämtlichen Zähne der betreffenden Kieferhälfte einbezieht. Die Schiene, gestanzt oder gegossen, wird nach einem Abdruck angefertigt, der den kranken Zahn noch in seiner Stellung vor der Extraktion zeigt; sie hat teils als Retentionsschiene zu dienen, teils zur gleichmäßigeren Verteilung des Kaudruckes und Ruhigstellung des Einzelzahnes. Wenn auch gelegentlich sich Zähne bei der Replantation so fest einkeilen lassen, daß sie ohne weiteres Hilfsmittel unverrückt in der Alveole bleiben, so sind die Vorzüge der Schiene doch so vielseitig, daß wir ihrer nicht mehr entraten möchten. Daß man durch Ligieren des zurückgepflanzten Zahnes an seine Nachbarn genau dasselbe wie mit der Schiene erreiche, trifft doch wohl nicht zu.

Zur *Vorbereitung gehört auch eine Röntgenaufnahme*, die vorher über die Wurzelverhältnisse, Spreizung, dann Größe apikaler Herde usw. unterrichtet. Was die Injektion anlangt, so ist unbedingt der *Leitungsanästhesie vor der terminalen der Vorzug zu geben*. Die mit der terminalen Einspritzung verbundene Anämie ist eben doch wesentlich stärker als bei der Leitungsanästhesie, und längeres Ausbleiben der Alveolardurchblutung nach der Replantation kann verhängnisvoll werden. Bezüglich des Instrumentariums ist zu sagen, daß man an sich mit wenigem auskommt, doch sind einige Speziallöffel zur Ausräumung des apikalen Herdes in der Alveolentiefe recht angenehm. Nicht zu vergessen sind Schälchen mit steriler physiologischer Kochsalzlösung und einige sterile Gazeplättchen.

c) Technik der Replantation.

Nachdem man den Zahn schon vorher an den Zahnfleischrandpartien sorgfältig gereinigt hatte, wird er und seine Nachbarschaft mit Jodpregl gründlich abgewaschen und nun mit der Zange herausgeholt, um gleich in ein Schälchen mit körperwarmer, physiologischer Kochsalzlösung zu wandern; dort bleibt er vorerst liegen, da zunächst die Alveole versorgt werden muß: apikale Granulationsherde sind gründlich auszulöffeln, Blutgerinnsel, das die Alveole ausfüllt, ist mit warmer Wasserstoffsuperoxydlösung zu entfernen und nun die Alveole mit Jodoformgaze zu tamponieren; über den Tampon wird noch ein steriler Wattebausch gelegt; der Patient kann leicht auf den Bausch aufbeißen und den Mund schließen. Dann wird der Zahn vorgenommen. Mit einem Gazeläppchen gefaßt, ist er in seinem Wurzelteil einer genauen Untersuchung zu unterziehen; soweit der Apex auffallend nackt oder arrodiert aussieht, wird er abgetragen; Wurzelhaut, die auch nach dem Bade in der Kochsalzlösung und nach Abwaschen mit Tupfern noch eine rote Farbe aufweist, wird abgeschabt; farblose Wurzelhaut soll belassen werden. Nun wird noch die Wurzelfüllung von der Krone oder Resektionsfläche her vorgenommen (Elfenbeinstift mit Zement von der Krone aus oder Amalgamabschluß von der Wurzel her), und der Zahn kann in sein früheres Alveolarbett zurückkommen, nachdem der Tampon *ziemlich brüsk* aus der Alveole entfernt worden war. Hat dann der Zahn seine frühere Stellung wieder eingenommen, so braucht bloß noch die bereitgelegte Schiene aufzementiert zu werden, und der Eingriff ist beendet. Bei stark gespreizten Wurzeln und gedrängter Zahnstellung hat man mitunter einige Schwierigkeit, den Zahn in die Alveole zu drücken; hier kann man sich dadurch helfen, daß man mit einer sauberen spitzen Zange die Wurzeln nahe dem apikalen Ende faßt und sie ein wenig zusammendrückt; sie federn stark genug, um einen mäßigen Druck auszuhalten; der Zahn schnappt dann förmlich in seine Alveole ein.

Es ist viel darüber diskutiert worden, ob man die Wurzelhaut nicht vor der Replantation völlig entfernen solle. Nach unserer Erfahrung heilt ein Zahn auch ein, wenn makroskopisch nichts mehr von Wurzelhaut übriggelassen wurde, und bei Zähnen, die nach dem Trauma mit der Erde bereits in Berührung gekommen waren, haben wir auch das völlige Abschaben regelmäßig vorgenommen, da das Wurzelhautgewebe, einmal gründlich beschmutzt, doch nicht zu sterilisieren ist. Bei extrahierten Zähnen haben wir es aber als Begünstigung für eine schnellere Einheilung empfunden, wenn wenigstens im coronalen Drittel die Wurzelhaut noch erhalten blieb. Neuere Arbeiten der AXHAUSENschen Schule lassen es rätlich erscheinen, möglichst viel von der Wurzelhaut zu erhalten, nachdem die angestellten Versuche gezeigt haben, daß die bei der Replantation noch mit Wurzelhaut bedeckten Wurzelabschnitte in wesentlich geringerem Maße der nachträglichen Resorption unterworfen werden.

Subjektiv sind nach dem Eingriff keine besonderen Erscheinungen zu verzeichnen, höchstens, daß sehr sensible Patienten einige Tage lang über ein eigentümliches Druckgefühl an dem Zahn klagen. Die Schiene wird durchschnittlich 4 Wochen an ihrem Platz belassen. Von verschwindend wenigen Ausnahmen abgesehen ist nach dieser Zeit der Zahn wieder völlig fest geworden und kann nun im Bedarfsfalle eine künstliche Krone bekommen. Ist die Festigkeit nach 4 Wochen noch nicht befriedigend, kann man die Schiene noch etwas länger tragen lassen.

d) Prognose.

Wenn bisher immer nur von befriedigenden Resultaten die Rede war, so bedarf dies doch einer besonderen Einschränkung insofern, als der replantierte Zahn im allgemeinen nur eine begrenzte Existenzfähigkeit hat, deren Dauer durchschnittlich zwischen 5 und 8 Jahren schwankt. Dies hängt mit den eigentümlichen Resorptionsverhältnissen zusammen, denen er unterworfen ist. Bald nach der Replantation setzt ein *ziemlich lebhafter Abbau* ein, der stellenweise weit bis in den Dentinkörper hineinführt. Dabei wird offenbar alles resorbiert, was, um mit GOTTLIEB zu reden, völlig plantationsunfähig ist. Nun folgt aber *ein ebenso lebhafter Anbau von Knochensubstanz,* der die Resorptionslücken wieder ausfüllt und da und dort eine regelrechte Verwachsung mit den Kieferknochen herbeiführt. Damit erklärt sich auch die große Hartnäckigkeit, die die replantierten Zähne Jugendlicher einer eventuellen Regulierung entgegensetzen. Alles dies spielt sich im ersten Jahre der Replantation ab. In den folgenden Jahren jedoch lösen sich wieder die Verbindungen mit dem Kieferknochen; das angelagerte Osteozement wird nun auch resorbiert und mit ihm allmählich die ganze Wurzel, so daß der Zahn schließlich jeden Halt einbüßt und verlorengeht. In einem einzigen Falle habe ich eine Existenzdauer von 11 Jahren beobachtet, es handelte sich um einen oberen mittleren Schneidezahn, der, als er endlich ausfiel, überhaupt keine Wurzel mehr besaß; selbst bis in das Kronendentin hinein hatte sich die Resorption im Laufe der Jahre erstreckt.

5. Operation fungöser Cysten.

Es ist im Abschnitt Pathologie bereits geschildert worden, wie aus epithelisierten Granulomen Cysten entstehen können. Wenn nicht gerade eine Infektion des Cysteninhaltes stattfindet, so vollzieht sich die Entwicklung dieser radikulären oder fungösen Cysten so ohne alle besonderen subjektiven Erscheinungen, daß sie fast immer schon eine beträchtliche Größe angenommen haben, ehe sie überhaupt diagnostiziert werden. Sie schließen sich durch ihren Cystenbalg oder mindestens eine dicke Epithelschicht oft auch derart gegen das Foramen apicale ab, daß sie sehr bald als selbständiges Gebilde angesehen werden können. Daß sie unter solchen Umständen kaum für eine rein medikamentöse Behandlung in Betracht kommen, ist klar; müßte dabei doch alles vorhandene Epithel restlos zerstört werden, wenn ein Erfolg zu erwarten sein sollte, und das ist selbst in den Frühstadien nicht zu kontrollieren. Daher haben die Cysten ihren sicheren Platz in der zahnärztlichen Chirurgie. Ein Hauptverdienst an ihrer operativen Behandlung gebührt PARTSCH; nach ihm sind auch die beiden in Betracht kommenden Methoden benannt, nämlich: PARTSCH I: die Cyste wird zur Nebenhöhle der Mundhöhle gemacht, und PARTSCH II: Die Cyste wird in toto herausgeschält. Neben diesen Methoden hat sich ein anderer Vorschlag immer mehr durchzusetzen vermocht, der solchen großen Oberkiefercysten gilt, die nach Schwund des knöchernen Antrumbodens sich weiter in die Kieferhöhle hinein ausdehnen. Hier tritt an Stelle von PARTSCH I die Methode von LUC-CALDWELL, wobei die Cyste zur Nebenhöhle der Nasenhöhle gemacht wird. Je weiter sich die Cyste in das Antrum hinein erstreckt, um so besser und rascher sind die Erfolge mit der rhinologischen Operationsmethode gegenüber PARTSCH I. Sehr zweckmäßig ist, vor der Röntgenaufnahme die Cyste mit Jodipinjodoformgaze auszustopfen (WASSMUND), um dadurch eine scharfe Kontrastzeichnung im Röntgenbilde zu erhalten und die Ausdehnung der Cyste in die Kieferhöhle hinein sicher verfolgen zu können.

a) Operation nach PARTSCH II.

Diese Methode mag zuerst besprochen werden, da sie hauptsächlich für Frühstadien in Betracht kommt. Solche Frühstadien sind gelegentlich zu erkennen an kleinen, halbkugeligen Vorwölbungen des Knochens in der Wurzelspitzengegend; die Vorwölbungen sind derb und vollkommen reaktionslos; zur Sicherung der Diagnose muß aber stets noch eine Röntgenaufnahme gemacht werden, auf der der Vorwölbung entsprechend eine kleine, rundliche Höhle mit scharf abgesetztem, glattem Rand zu sehen ist (Abb. 365). Die Methode kommt ausschließlich in Betracht, meist verbunden mit einer Wurzelresektion, bei kleinen Cysten, *die Haselnußgröße nicht überschreiten.* Die Behandlung des Wurzelkanals ist die gleiche wie bei der Wurzelspitzenresektion.

Der Arbeitsgang ist sehr einfach (hierzu die schematische Zeichnung Abb. 365). Man legt einen nach oben offenen Schleimhautschnitt an, der die ganze Vorwölbung oder den Raum der Cyste einbezieht. Nach Abhebeln der Weichteile wird die vordere Wand der Knochenhöhle abgetragen, und bei vorsichtigem Vorgehen hat man den prall gespannten Cystenbalg vor sich. Mit flach löffelförmigen Raspa-

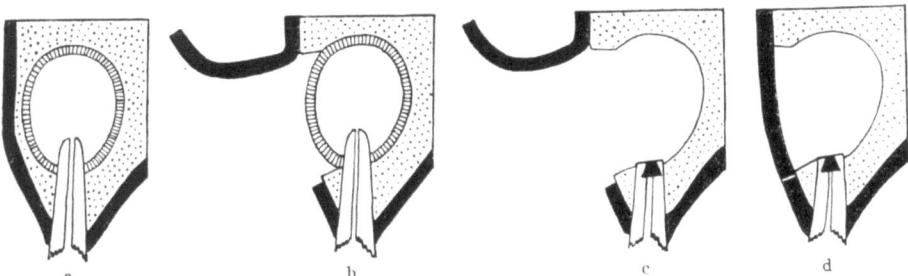

Abb. 365. Schematische Darstellung des Operationsganges nach PARTSCH II: a Bild vor dem Eingriff. b Die vordere Cystenwand ist freigelegt. c Die Cyste ist in toto herausgeschält, die Wurzelspitze reseziert. d Der heruntergeklappte Schleimhautlappen ist vernäht.

torien (Abb. 366) löst man jetzt ringsum den ganzen Cystenbalg von der Knochenwandung ab, was bei deren Glätte gar keine Schwierigkeiten bereitet. Der Cystenbalg wird restlos entfernt, die sichtbare Wurzelspitze mit dem Fissurenbohrer oder einem kleinen Rosenbohrer weggenommen, das ganze Lumen ausgewaschen und der Schleimhautlappen nach Kanalabschluß wieder darüber geklappt. War die Cyste unter Haselnußgröße, fehlten entzündliche Erscheinungen im Schleimhautbereich und hatte kein Verstoß gegen die Asepsis beim Eingriff stattgefunden, so kann man unbedenklich die Schleimhaut vollständig vernähen. Allerdings empfiehlt sich dabei, vor der Naht die Wundränder mit dem scharfen Löffel zu stärkerer Blutung anzuregen, damit die kleine Höhle rasch volläuft; die Nahtlinien überdeckt man noch für einige Stunden mit Jodoform- oder MP-Puder, um sie anfänglich besser gegen Infektion zu schützen. Man sucht tunlichst zu vermeiden, *daß die Nahtlinie sich im Bereich des Knochenhohlraumes selbst befindet.* Deshalb hat, wie Abb. 365 a—d zeigen, der Schleimhautschnitt etwas tiefer zu liegen als der Knochenrand, dann ist auch die Naht nicht mehr über der Höhle selbst, sondern auf einer Knochenunterlage gelegen. NOWAK, PETER u. a. empfehlen, die Lappenführung bis zum Zahnfleischrande gehen zu lassen, um so ganz sichere Deckung der Knochenhöhle zu erhalten.

Bei etwas größeren Cysten, die aber auch noch in den Geltungsbereich derselben Methode fallen, kann man zwischen zwei Nähten eine Lücke lassen, durch die ein Tampon geschoben wird. Dieser Tampon darf aber weder sehr groß sein, noch braucht er oft gewechselt zu werden; ebenso soll er natürlich nicht lange liegenbleiben. Das von einigen Autoren angewendete Verfahren, die Höhle mit einem Jodoformbrei auszufüllen (nach HAUBERRISSER, VICOCOLL), ist meist entbehrlich. Übrigens wird auch bei den etwas größeren Cysten von manchen die Tamponade verworfen und die Heilung per primam angestrebt.

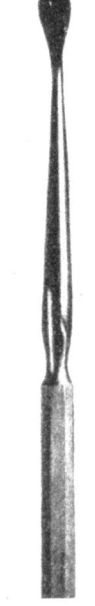

Abb. 366. Cystenlöffel nach PARTSCH.

b) Operation nach PARTSCH I.

Die Ziffer erklärt sich daraus, daß die nun zu besprechende Methode I von PARTSCH zuerst angegeben worden ist und erst später auf Grund seiner Er-

364   Spezielle Pathologie und Therapie der Zahn- und Mundkrankheiten.

fahrungen noch auf die eben besprochene Methode II hingewiesen wurde. Sie kommt in Betracht bei allen Cysten größeren Umfanges und hat, wie vorhin schon erwähnt, zum Ziele, das Cystenlumen zu einer Nebenhöhle der Mundhöhle zu machen, wobei diese Nebenhöhle sehr bald sich verkleinert, nachdem der Innendruck weggefallen ist und schließlich nur eine mehr oder minder flache Mulde übrigbleibt. PARTSCH ging bei seinem Vorschlag davon aus, daß die Auskleidung der Cyste von einem Epithel besorgt wird, das genetisch auf das Mundhöhlenepithel zurückzuführen ist.

Auch bei dieser Methode (schematische Zeichnung Abb. 367) ist der Arbeitsgang recht einfach und der Erfolg kann gar nicht ausbleiben, namentlich wenn man

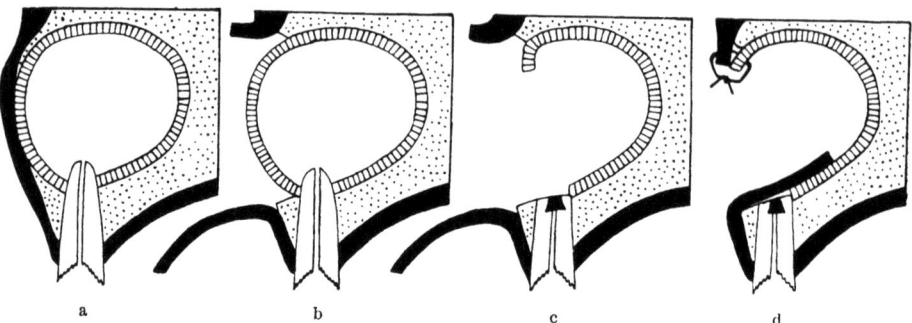

Abb. 367. Schematische Darstellung des Operationsganges nach PARTSCH I: a Bild vor dem Eingriff (größere Cyste als in Abb. 186). b Die Schleimhaut ist so durchtrennt, daß ein größerer Lappen nach unten, ein kleinerer nach oben geschlagen werden konnte; die Vorderwand der Cyste ist freigelegt. c Die Vorderwand der Cyste ist abgetragen, die Wurzelspitze ist reseziert. d Der untere größere Lappen ist nach innen geschlagen und überdeckt die Resektionsfläche der Wurzel vollständig. Der obere Lappen ist mit dem Cystenbalg vernäht.

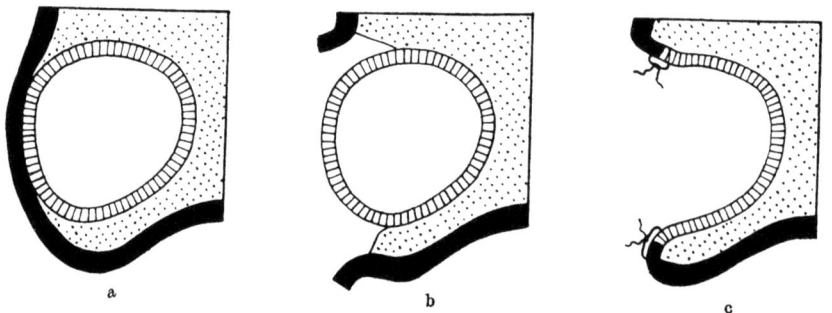

Abb. 368. Sowohl die vordere Cystenwand als auch die bedeckende Schleimhaut sind abgetragen. Schleimhaut und Cystenbalg sind an der Schnittfläche ringsum vernäht.

versucht, *den Zugang zur Cyste so groß zu gestalten, daß sein Durchmesser nicht wesentlich unter dem Durchmesser der Cyste selbst bleibt.* Man legt wieder einen entsprechend großen Schleimhautschnitt an und hebelt den Weichteillappen ab. Dann wird die ganze äußere Knochenwand abgetragen, was bei der starken Verdünnung des Knochens mit der Knochenschere oder der LÜHRschen Zange leicht durchzuführen ist. Nun wird auch die äußere Wand des Cystenbalges mit der Schere weggeschnitten und das Cystenlumen liegt in seiner ganzen Ausdehnung vor uns; es wird ausgewaschen und hierauf der abgehebelte Schleimhautlappen mit einem größeren, das ganze Lumen ausfüllenden Tampon in die Höhle hineingeschlagen, wo er rasch anheilt. Man kann auch die Schleimhaut sowie den Cystenbalg an der Schnittfläche etwas mobilisieren und mit einigen Nähten Mundhöhlen- und Cystenepithel miteinander vereinigen (Abb. 368); dabei vollzieht sich die Heilung der Wundränder noch rascher. Der Tampon wird unter allmählicher Verkleinerung in der Folgezeit noch einige Male gewechselt, bis die Epithelisierung an den Wundrändern erfolgt ist, was etwa eine Woche in Anspruch nimmt. Später hat der Patient nur dafür zu sorgen, daß Speisebrei, der in die cystische Nebenhöhle gelangt, nach dem Essen wieder herausgespült wird; solange statt einer flachen Mulde noch ein tieferer Gang vorliegt, empfiehlt sich für den Patienten eine Spritze von der Form unserer Wasserspritzen.

Ein Mißerfolg ist meist nur da zu befürchten, wo der Zugang zur Cyste nicht groß genug gestaltet worden war; denn hier besteht immer die Gefahr, daß unter dem steten und gleichmäßigen Druck der Lippen oder Wange eine weitere Verkleinerung des Zuganges stattfindet und schließlich das alte Krankheitsbild wieder vorliegt. Neben der Sorge für einen genügend weiten Zugang hat man auch ein Hauptaugenmerk darauf zu richten, *daß etwaige Wurzelresektionsflächen von dem Schleimhautperiostlappen, der in das Cystenlumen hineingeschlagen wird, weit überdeckt werden.* Wer das versäumt, läuft Gefahr, daß solche Resektionsflächen später überhaupt nicht mehr von den Weichteilen überlagert werden, sondern frei in der Nebenhöhle sichtbar bleiben. Man lege also den Weichteilschnitt ja nicht zu nahe dem Alveolarrand an! Im übrigen gibt es eine ganze Anzahl Vorschläge (z. B. PICHLER, HAUBERRISSER usw.), wie man durch geeignete Operationsmodifikationen dieser Gefahr entgehen kann.

Die Entwicklung der fungösen Cysten hängt in ihrer Form stark ab von dem Sitz; bei oberen Frontzähnen z. B. können sie nach der Nasenhöhle zu wachsen und am Nasenboden eine Vorwölbung herbeiführen; vom seitlichen oberen Incisivus ausgehende Cysten können den Gaumen entlang nach hinten wachsen und mehr enge, aber sehr tiefe Höhlen schaffen, die auch den Gaumen etwas vorwölben. Von Prämolaren und Molaren ausgehende Cysten wählen mit Vorliebe erst den Weg nach der Kieferhöhle zu, wobei die Schleimhaut des Antrums vom Boden her stark nach oben gedrängt wird (siehe früheres Bild, Abb. 321); diese Fälle sind es auch, wie vorhin schon ausgeführt, für die als Behandlungsmethode der Wahl die Methode von LUC-CALDWELL vorgeschlagen wird. KANTOROWICZ rühmt als Vorzug dieser Methode (LUC-CALDWELL), daß das lästige Ausspritzen wegfällt und daß die Patienten sich schneller beschwerdefrei fühlen. Er trennt allerdings zwischen den Fällen, die einen Durchbruch in den Sinus darstellen, und solchen, bei denen die Sinusschleimhaut nur nach oben gedrängt wird. Im ersteren Falle wird nach KANTOROWICZ die ganze trennende, schon durchbrochene Wand zwischen Antrum und Cyste weggenommen und so ein einheitlicher Hohlraum hergestellt, mit der Öffnung nach LUC-CALDWELL in die Nase hinein; im zweiten Falle genügt seiner Ansicht nach, die Cyste allein gegen die Nase hin zu dränieren, wobei dann zwei Hohlräume (Sinus und Cyste) vorhanden sind. Beide Verfahren gehen aber wohl über den gewöhnlichen Rahmen der zahnärztlich-chirurgischen Praxis hinaus, während die Methoden nach PARTSCH I und PARTSCH II leicht vom Zahnarzt ausgeführt werden können.

Nun kommen vielfach die fungösen Cysten dann dem Zahnarzt zu Gesicht, wenn eine Infektion des Cysteninhaltes eingetreten ist und damit außer akut entzündlichen Erscheinungen auch lebhafte, subjektive Beschwerden vorliegen. Der Cysteninhalt besteht in solchen Fällen aus meist dünnflüssigem Eiter; die Anästhesierung kann wegen der Beteiligung der Schleimhaut an dem akuten Zustande gewisse Schwierigkeiten machen; man geht dann oft so vor, daß man zunächst durch genügende Öffnung für Eiterabfluß und Rückgang der entzündlichen Erscheinungen sorgt und einige Tage darauf erst die reguläre Operation durchführt. Untersucht man die dabei gewonnene Cystenwand histologisch, so sieht man, wie die wenigen Tage Wegfallens des Innendruckes genügt haben, um regenerative Bilder auftreten zu lassen; die zarten Osteoidbälkchen sind überall unter dem Cystenbalg zu erkennen. Man versteht auf Grund eines derartigen histologischen Bildes auch, wie in relativ kurzer Zeit beträchtliche Höhlen zu einer Mulde abgeflacht werden können — vorausgesetzt immer, daß auch genügend vordere Cystenwand weggenommen worden war.

Nachdem uns die mikroskopische Untersuchung von Situsschnitten eröffneter Cysten gezeigt hatte, wie rasch und wirksam die Knochenregeneration einsetzt, sobald der Innendruck im Cystenbalg nachläßt, haben wir in der Folge gerne von einer vorläufigen ersten Eröffnung einer Cyste Gebrauch gemacht. Unsere Ergebnisse konnten die guten Resultate, die PICHLER und TRAUNER mit der gleichen Methode zu verzeichnen hatten, nur bestätigen. Als besonders wertvoll hat sich uns die geteilte chirurgische Behandlung mit vorläufiger Cysteneröffnung abgesehen von infizierten Cysten auch dann erwiesen, wenn z. B. im Unterkiefer der Hohlraum laut Röntgenbild zu nahe an den Mandibularkanal heranführte oder der Film eine sehr weitgehende Verdünnung und Schwächung des Knochens erkennen ließ. Wiederholt gelang es uns auch, Cysten, die sich bereits ziemlich weit in die Kieferhöhle hinein erstreckten, so weit zur Verkleinerung zu bringen, daß von einem LUC-CALDWELL abgesehen werden konnte. PICHLER und TRAUNER empfehlen, die Offenhaltung des vorläufigen Fensters durch einen Obturator zu bewerkstelligen, ein Vorschlag, der dann viel für sich hat, wenn häufig im Tage für Abfluß gesorgt wird. Auf keinen Fall darf das Cystenlumen fest austamponiert werden, da dann der Zweck der Lüftung verlorengeht.

Die eben genannten beiden Autoren haben beim Vergleich von PARTSCH I und II folgende Indikationsliste für PARTSCH I aufgestellt:

1. wenn bei der Ausschälung lebende Nachbarzähne devitalisiert werden müßten,
2. wenn die Gefahr besteht, das Antrum oder die Nasenhöhle zu eröffnen,
3. wenn der N. alveolaris inferior oder der N. mentalis in breiter Ausdehnung frei gelegt würden,
4. wenn die Cyste so groß ist, daß der bei der Ausschälung zurückbleibende Hohlraum im Knochen wahrscheinlich nicht mehr durch ein Blutkoagulum ausgefüllt und sodann infiziert würde,
5. wenn eine primäre Heilung der Schleimhautnaht nicht zu erwarten ist, dies vor allem dann, wenn die Cyste infiziert war.
6. im zahnlosen Kiefer, um den Halt der Prothese zu verbessern.

6. Chirurgische Behandlung der Parodontitis marginalis progressiva.
a) Allgemeines und Indikation.

Im Abschnitt „Pathologie des Parodontiums" ist über die Entstehung und Bedeutung der Zahnfleischtaschen bei der progressiven marginalen Parodontitis eingehend gesprochen worden. In der Symptomenreihe dieser Erkrankung nehmen die Taschen jedenfalls ihren ganz besonderen Platz ein, schon deswegen, weil sie — einmal vorhanden — ihrerseits zur Weiterentwicklung der Erkrankung beitragen. Und von einem vollen Heilerfolg kann man nur da reden, wo jede Taschenbildung verschwunden ist. Da aber dieser Heilerfolg bei den konservativen Methoden keineswegs immer erreicht wird, so ist verständlich, daß man sich auch nach anderen Möglichkeiten zur Beseitigung der Taschen umsah. RÖMER setzte sich für die Abtragung der Taschenwände mittels des Kauters ein; aber auch diese Methode konnte nicht überall voll befriedigen. CIESZYNSKI formulierte 1914 acht Leitsätze, nach denen eine chirurgische, d. h. blutige Behandlung der Zahnfleischtaschen erfolgen soll. In den folgenden Jahren haben sich besonders WIDMAN und NEUMANN um den Ausbau der chirurgischen Methode verdient gemacht. Ihre Methode zielt auf eine vollständige Entfernung der Taschenwände und gründliche

Beseitigung von Granulationen, krankhaft verändertem Knochen sowie tiefsitzendem Zahnstein ab. Es muß ohne weiteres zugestanden werden, *daß die chirurgische Behandlung eine wertvolle Bereicherung unserer Parodontitistherapie darstellt*, und auch wir haben mit ihr in sehr weit fortgeschrittenen Fällen noch überraschend gute Erfolge erzielt. Trotzdem war es zu begrüßen, daß ein anfänglicher Übereifer allmählich verschwand, die Indikationsstellung klarer herausgearbeitet wurde und auch die Methodik nicht mehr nach einer einzigen Schablone gehandhabt wurde. „Im ganzen gesehen muß man sogar sagen, daß vielerorts die chirurgische Behandlung der progressiven marginalen Parodontitis heute zur Seltenheit geworden ist. Das liegt zum Teil daran, daß man heute den fehlerhaften Belastungen besser nachzugehen weiß und durch deren Beseitigung das Erfolgsgebiet der konservativen Therapie vergrößern konnte."

Der konservativen Behandlung gehört die erste Stelle bei der Parodontitisbehandlung, das muß immer wieder betont werden; lediglich der relativ geringe Rest, bei dem sie versagt, gehört dem Messer! Das Bedauerliche ist nur, daß das, was unter gründlichstem konservativen Vorgehen zu verstehen ist, in der Praxis leider meist nicht vollkommen erreicht wird, und zwar aus Gründen, die keineswegs etwa nur dem Zahnarzt zur Last zu fallen brauchen. Es ist aber jedem zu empfehlen, gerade bei den Formen, bei denen die Entzündung im Vordergrund steht, einmal die Probe zu machen, d. h. die Tiefe der vorhandenen Zahnfleischtaschen zu messen, dann wirklich Zeit und alle Mühe nicht zu scheuen, um peinlich genau vorzugehen und sich hierbei durch den Patienten mit kräftiger Massage seines Zahnfleisches unterstützen zu lassen. Wenn er dann nach wenigen Wochen eine neue Taschenmessung vornimmt, wird er fast stets durch die starke Abnahme der Taschentiefe überrascht sein; ein Teil der Taschenwand ist ja doch nur entzündliche Wucherung!

Erst wenn es auf solchem Wege nicht gelingt, die Beseitigung der Taschen und einen festen Anschluß gesunder Schleimhautränder an den Zahn zu erzielen, rückt die blutige Behandlung in den Kreis der Erwägungen, außerdem auch des öfteren da, wo schon sehr weit fortgeschrittene Fälle vorliegen. Endlich kann ein Zwang vorliegen, die Behandlung möglichst rasch zu erledigen; da ist dann ebenfalls die blutige Behandlung häufig das gegebene Verfahren. Dies sind einige der Richtlinien, aus denen die allgemeine Indikation erwächst.

Was die Einzelheiten betrifft, so ist dazu noch folgendes zu sagen: Wir unterscheiden zwischen der *einfachen Gingivektomie*, wie sie unter anderen GOTTLIEB propagiert, und der *radikal-chirurgischen Behandlung* nach WIDMAN und NEUMANN. Mit der ersteren Form kommen wir meist aus, namentlich dann, wenn die Entzündung im Vordergrund steht und der Limbus alveolaris mehr oder weniger gleichmäßig entzündlich abgebaut wird. Hier braucht man unseres Erachtens gar nicht so ängstlich zu sein, wenn auch noch Spuren von Granulationsgewebe zurückbleiben. Abgesehen von dem Wegfall der verderblichen Nischen ist ja doch die an die Gingivektomie sich anschließende umfangreiche, *traumatische Entzündung der Hauptfaktor*, den wir im Kampfe gegen die Parodontitis als Plus buchen können. Und in die Ausheilung der traumatischen Entzündung werden auch etwa zurückgebliebene alte Granulationen mit einbezogen. Etwas anderes ist es dagegen, wenn wir auch tiefe Knochentaschen, ausgefüllt mit epitheldurchsetzten Granulationen vor uns haben; hier ist die Vernarbung nicht so ohne weiteres sicher, und deshalb wenden wir hier die radikalchirurgische Behandlung an, bei der auch der Knochenrand mit berücksichtigt wird.

b) Vorbereitung.

Wenn es sich etwa um einen einzelnen Zahn handelt, der noch fest sitzt, bedarf es keiner großen Vorbereitungen. Anders, wenn eine größere Gruppe von

Zähnen anzugehen ist, wie dies ja bei den für die chirurgische Behandlung vorgesehenen Fällen oft genug zutrifft. Hier hat die Vorbereitung zunächst darin zu bestehen, daß man sich ein *genaues Röntgenbild*, am besten mit Guttaperchapoints zur Tiefenangabe der Taschen nach WESKI, beschafft. Dann wird auf Grund des äußeren und röntgenologischen Befundes die *Schienenfrage* zu erwägen sein, die von großer Wichtigkeit ist. In Betracht kommen interimistische Schienen und Dauerschienen. Die letzteren sind da vonnöten, wo eine Wanderung und Kippung der Zähne eingesetzt hat oder eine Lockerung stärkeren Grades vorliegt; natürlich spielt auch das Maß des entzündlichen Knochenabbaues bei der Überlegung eine Rolle. In solchen Fällen, bei denen die Entzündung zurücktritt gegenüber der verminderten Gewebskonstitution, ist eine Dauerschiene weit nötiger als da, wo z. B. eine Form mit stark betonter Entzündung und nicht allzu großer Ausdehnung des Krankheitsprozesses gegeben ist; denn die letzteren Zähne werden erfahrungsgemäß von selbst sehr viel fester und ohne Dauerschiene funktionsfähig nach der chirurgischen Behandlung als die erstere Form. Die interimistische Schiene dient mehr der vorübergehenden Ruhigstellung, um im Stadium der traumatischen Entzündung keinen unnötigen Reiz durch die Funktion auszuüben; außerdem pflegt unmittelbar nach dem Eingriff fast stets sich eine temporäre stärkere Lockerung einzustellen, der entgegenzuarbeiten ist.

Über die Herstellung der Schienen wird im Hauptabschnitt prothetische Zahnheilkunde Genaueres angegeben; sie gleich anschließend zu schildern, wäre wohl an sich angebrachter, doch ist hierbei eine Reihe von Voraussetzungen nötig, die im augenblicklichen Rahmen nicht erörtert werden können. Hier sei nur so viel bemerkt, daß die interimistischen Schienen gestanzt oder gegossen sein können, daß sie aber in manchen Fällen auch durch Drahtligaturen ersetzt werden. Wir geben der Schiene den Vorzug, und zwar wird sie gewöhnlich schon aufgesetzt, ehe die chirurgische Behandlung selbst beginnt. Da diese Schienen nicht über den Kronenrand hinausgehen, so erleichtern sie auch den dritten Punkt der Vorbereitung, nämlich die *gründliche Reinigung des Operationsfeldes*: man kann nach der Fixierung der Zähne viel energischer und umfassender die Reinigung vornehmen als vorher. Bezüglich des Einsetzens der Dauerschienen wird man den Zeitpunkt von Fall zu Fall bestimmen.

c) Technik der chirurgischen Behandlung.

α) Die Gingivektomie.

Handelt es sich nur um einen einzelnen Zahn, so schlitzt man die Tasche labial in vertikaler Richtung bis zum Knochenrand, dann trägt man mit gebogener spitzer Schere die Taschenwand ab; um im Interdentalraum gut beizukommen, kann man sich beim Abtragen auch feiner spitzer Messerchen in der ungefähren Form von Impflanzetten bedienen, wie sie von GOTTLIEB in drei Formen verwendet werden: ein gerades, ein der Fläche nach um 45° abgebogenes und ein rechtwinklig abgebogenes Skalpell. Die Scherenform gleicht denen unserer histologischen Scherchen.

Liegt Taschenbildung an einer ganzen Gruppe von Zähnen, z. B. im Frontabschnitt vor, so wird man sich außer im Röntgenbild auch in situ genau über den Verlauf des Alveolarrandes bzw. des Fundus der Taschen orientieren, um danach die außen und innen von den Zähnen von rechts nach links oder umgekehrt verlaufende Schnittführungslinie festzulegen. Das ist nicht so kompliziert, wie es erst scheinen mag; man braucht nur mit einem abgestumpften Instrument, z. B. mit dem freien Ende einer geschlossenen Zahnpipette unter leichtem Druck auf die Schleimhaut der Taschenwand zu prüfen, wo der knöcherne Widerstand anfängt; das ist sehr leicht durchzutasten. Nun wird dieser Linie entsprechend die Schleimhaut, soweit sie keine knöcherne Unterlage hat, in einem Streifen von der einen bis zur anderen Seite abgetragen (ähnlich wie in Abb. 371 angezeichnet); man kann auch die Spitze eines Zahnpinzettenblattes bis zum fundus in die Tasche einführen und nun durch leichte Drehung der Pinzette vom Zahn weg den Taschengrund äußerlich sichtbar darstellen, womit die Linienführung für das abgebogene Messer (nach GOTTLIEB oder PICHLER) vorgezeichnet wird. Dann wird die gesamte Wundfläche mit MP-Puder oder ähnlichem bestreut oder ein an den Zähnen befestigter Jodoformgazeverband angelegt und für die nächsten Tage Spülung mit Wasserstoffsuperoxydlösung sowie flüssige Kost verordnet. Etwa auftretende stärkere Blutungen werden durch Kompression oder mit in H_2O_2 getränkten Wattebäuschen gestillt. Die jetzt freiliegenden Wurzelabschnitte werden sorgfältig gereinigt. Sehr gerne werden neuerdings zur ersten Nachbehandlung Fletscherverbände mit verschiedenen Zusätzen verwendet, die bei Schonung auch etwas länger liegen bleiben können.

Da die Taschentiefe sehr häufig ihr höchstes Maß im Interdentalbezirk hat und doch auch hier bei der Schnittführung der Taschengrund erreicht werden soll, schlägt GOTTLIEB vor, in solchen Fällen die Schnittlinie entlang den Interdentalräumen bogenförmig gegen den Kieferkörper hin verlaufen zu lassen.

MÜLLER verlegt den Schleimhautschnitt entlang dem Zahnfleischsaum mehr wurzelwärts, so daß nach Entfernung der Weichteile der Alveolarknochenrand gut übersehbar freiliegt und die vorhandenen Granulationen entfernt werden können. HYLIN geht ähnlich vor, legt aber großen Wert auf eine ausgiebige nivellierende Knochenplastik und Herstellung einer dachfirstförmigen Gestalt des Margo alveolaris (nach ÖSTMAN wiedergegeben). Beide Methoden nähern sich bereits der Radikaloperation, nur erfolgt die Heilung per secundam.

β) Die WIDMANsche und NEUMANNsche Methode.

Genau decken sich das WIDMANsche und NEUMANNsche Verfahren nicht. Unter Berücksichtigung einiger Modifikationen gestaltet sich die Methode (NEU-

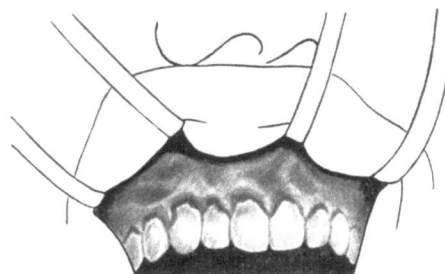
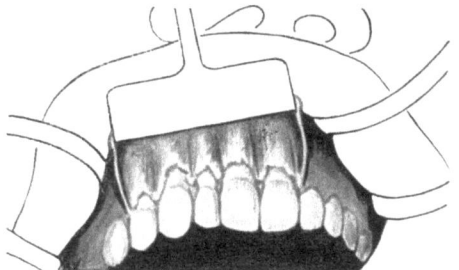

Abb. 369. Bild vor der chirurgischen Behandlung.   Abb. 370. Bild nach Hochklapen des Schleimhaut-Periostlappens.

MANN) etwa folgendermaßen: mit einem feinen Skalpell werden in mesio-distaler Richtung sämtliche Interdentalpapillen des Erkrankungsbereiches durchtrennt; dann wird an dem den Krankheitsherd beiderseits begrenzenden gesunden Zahne ein vertikaler Schnitt durch die faciale und orale Schleimhaut des Alveolarfortsatzes geführt bis zum Zahnfleischsaum. Dadurch wird außen wie innen ein Schleimhautlappen abgegrenzt, der mit dem Raspatorium abzuhebeln ist (Abb. 369, 370). Nach Abziehen dieser Lappen liegt nun der ganze knöcherne Alveolarrand einschließlich der Knochentaschen frei vor uns. Mit feinen, scharfen Löffeln werden alle sichtbaren und erreichbaren Granulationen beseitigt, der Knochenrand wird mit Meißeln oder besser mit kleinen Fräsen verschiedener

370 Spezielle Pathologie und Therapie der Zahn- und Mundkrankheiten.

Gestaltung geglättet, wobei auch die Knochentaschen möglichst abzuflachen sind. Die Wurzeln selbst werden gründlichst gereinigt und poliert. Nun wird der dentale Rand des Schleimhautlappens soweit verkürzt, daß das übrige Weichmaterial gerade eben noch über den geglätteten Alveolarrand hinausreicht. Bei der Verkürzung wird der Lappenrand festonartig ausgeschnitten; die Ausbuchtungen der Festonlinie entsprechen den Zähnen, die dazwischenliegenden Spitzen den Interdentalräumen (Abb. 371). Nachdem man dies facial und oral gemacht hat, werden die Lappen wieder in ihre natürliche Lage gebracht und durch Nähte, die besonders sorgfältig in den Interdentalräumen die Schleimhautränder aneinanderfügen, festgehalten (Abb. 372). Für die Interdentalnaht werden gerne

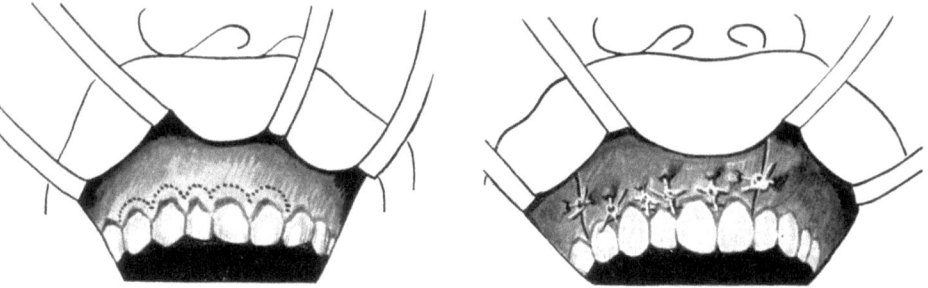

Abb. 371. Die punktierten Linien zeigen die Abtragungsstelle der Gingiva an.

Abb. 372. Bild nach der Naht.

statt der üblichen halbkreisförmigen gerade Nadeln verwendet, die leichter von facial nach oral oder umgekehrt durchzuführen sind. Dann folgt die übliche Nachbehandlung und nach 5—7 Tagen die Entfernung der Nähte. Jetzt soll auch baldigst mit der Massage begonnen werden.

7. Lokalanästhesie.

Allgemeine Bemerkungen.

Mit dem Ausbau der Lokalanästhesie zu ihrer heutigen beherrschenden Höhe ist die Bedeutung der Allgemeinnarkose für den praktischen Zahnarzt sehr gesunken. Von ganz wenigen Ausnahmefällen — die aber dann auch meist der Krankenhausaufnahme bedürfen — kommt die Allgemeinnarkose in der Praxis des Zahnarztes nicht mehr vor oder besser, sie sollte nicht mehr vorkommen aus folgenden Gründen *1. Der Tod kann in jedem Stadium auch der sachgemäß ausgeführten Narkose eintreten, während die Lokalanästhesie in richtiger Anwendung, vor allem bei den geringen Mengen anästhesierender Flüssigkeit, die bei zahnärztlichen Behandlungen gebraucht werden, niemals das Leben des Patienten bedroht und so gut wie gänzlich unschädlich ist. 2. Unter Narkose ist das Arbeiten in der Mundhöhle meistens so beschwerlich (Haltung des Patienten, Aufsperren des Mundes und des Unterkiefers mit Instrumenten, Vorziehen der Zunge, mangelnde Sicht wegen starker Blutung, Verhütung der Aspiration von Fremdkörpern, Blut, Speichel u. v. m.), daß allein deswegen schon, wenn die Gefahr für den Patienten in beiden Methoden die gleiche wäre, der Lokalanästhesie der Vorzug gegeben werden müßte.* Wie FISCHER berichtet, hat schon im Jahre 1892 SCHLEICH gesagt, daß die Ausführung von Operationen in Narkose, wenn auch die örtliche Betäubung sich hätte anwenden lassen, sowohl vom Standpunkt der Menschlichkeit wie auch von dem der strafrechtlichen Verantwortlichkeit durchaus unberechtigt sei. Was SCHLEICH also vor nunmehr fast 60 Jahren schon für die große Chirurgie gesagt hat, *trifft heute für die Zahnheilkunde ohne Einschränkung ganz besonders zu.* Und daß die Lokalanästhesie eigentlich immer, von nur ganz geringen Ausnahmen abgesehen, soweit es sich um rein zahnärztliche Eingriffe handelt, angebracht werden kann, muß man einsehen. Als Methoden der Lokalanästhesie kommen in Betracht die Kälteanästhesie, die Oberflächenanästhesie, die Infiltrationsanästhesie und die Leitungsanästhesie.

a) Die Kälteanästhesie.

Die Kälteanästhesie ist eine in vieler Beziehung unzweckmäßige Methode, ganz besonders unzweckmäßig ist ihre Anwendung in der Mundhöhle. Wenn die Schleimhaut gefriert, entstehen Schmerzen, die Anästhesie ist besonders in den rückwärtigen Abschnitten der Mundhöhle meist unvollkommen, weil der zufließende Speichel das tiefe Gefrieren verhindert. Unsere Eingriffe sind dann nicht frei von Schmerzen. Beim Auftauen entstehen dann wieder Schmerzen. Da wir bessere Methoden der Anästhesie haben, können wir es uns ersparen, auf die Kälteanästhesie hier näher einzugehen.

b) Die Oberflächenanästhesie.

Wir verwenden zur Oberflächenanästhesie die 2% Pantocain-Lösung mit einem Zusatz von 1—2 Tropfen Suprarenin pro Kubikzentimeter — siehe auch S. 372 —. Bei empfindlichen Patienten, besonders bei Kindern, pinselt man mit dieser Lösung die Schleimhaut, wo man Injektionen vornehmen will — siehe unten —. Man tränkt einen Mulltupfer mit der anästhesierenden Lösung und streicht damit die Schleimhaut intensiv ein. Das muß einige Minuten dauern. Ein schnelles „Darüberwischen" nützt nichts. Labial-buccal kann man auch einen Tampon mit Pantocain-Lösung für einige Minuten einlegen. Danach kann die Hohlnadel schmerzlos eingestochen werden. Über die Anästhesie des Nervus nasopalatinus ist weiter unten nachzulesen.

Als Oberflächenanästheticum verwendet man ferner in der Mundhöhle das Anästhesin. Der Patient läßt einen Anästhesin-Bonbon (nach Dr. RITSERT) im Munde zergehen. Es tritt dadurch eine ganz oberflächliche Anästhesie der Mund- und Rachenschleimhaut ein. Diese Anästhesie kann z. B. die Abdrucknahme bei sonst bestehendem Würgereiz ermöglichen. Schmerzende Geschwüre hören auf zu schmerzen, die Nahrungsaufnahme, die sonst vielleicht wegen unerträglicher Schmerzen kaum stattfinden kann, wird danach möglich. Auf Geschwüre der Mund- und Rachenschleimhaut kann man Anästhesinpulver durch einen Pulverbläser aufstäuben, man erzielt damit eine sehr wirksame Anästhesie. Eine probate Methode bei tuberkulösen Geschwüren, die besonders schmerzhaft sind.

Anästhesinpulver verwende ich auch bei schmerzenden infizierten Extraktionswunden. Ich rühre dazu das Anästhesin mit Chlorphenol-Kampfer zu einem Brei an, den ich auf einem Gazestreifen in die gereinigte Wunde bringe. Da das Anästhesin sehr schwer wasserlöslich ist, bleibt es lange in der Wunde liegen. Die Wirkung tritt momentan ein und hält bis zu einem halben Tage an. Die Tamponade muß morgens und abends gewechselt werden. Diese Methode hat sich mir seit über 10 Jahren bewährt.

c) Die Injektionsanästhesie.
1. Die Injektionsflüssigkeit.

Als Anästheticum benutzen wir zur Injektionsanästhesie vor allem das Novocain. Ohne andere Zusätze könnte man bis zu 0,75 g Novocain injizieren, ohne Vergiftungserscheinungen zu verursachen. Da man aber immer Novocain mit einem Zusatz von Suprarenin oder anderen anämisierenden Mitteln verwendet, liegt die Höchstdosis, die ohne Gefahr für den Patienten gegeben werden kann, bei 2,0 bis 3,0 g. Aber nicht allein die Dosis sondern auch die Konzentration ist hier von Wichtigkeit. Je höher die Konzentration, um so stärker die Giftwirkung und umgekehrt. Wir müssen also bestrebt sein, die Konzentration unserer Lösungen so niedrig zu halten, wie dies nur möglich ist.

Wenn nun neuerdings von REBEL* die Höchstdosis für das Novocain mit 0,2 g in einer 2%igen Lösung angegeben wird, so dürfte dem wohl niemand beistimmen. In der gesamten einschlägigen Literatur der Pharmakologie und Chirurgie liegen die Höchstmengen bei 2,0 bis 3,0 g, ja sogar Mengen von über 3 g werden angegeben. So überschreiten wir ja auch in der Kieferchirurgie ständig die von REBEL angegebene 0,2 g-Grenze, ohne jemals Zeichen einer Novocain-Überdosierung zu sehen.

Der anämisierende Zusatz wird der Novocain-Lösung zugefügt, weniger wegen der Herabsetzung der Giftigkeit, sondern um das Anästheticum lange am Wirkungsort zu fesseln. Während z. B. das Cocain eine deutlich gefäßverengernde Wirkung aufweist, verhält sich das Novocain dem Gefäßsystem gegenüber indifferent, d. h. es verursacht weder Verengerung noch Erweiterung. Es wird deswegen relativ schnell vom Applikationsort fortgeführt, mit anderen Worten, seine Wirkung geht schnell vorüber. Um diesem Übelstande abzuhelfen, setzt man dem Novocain entweder Suprarenin oder Corbasil zu. Durch diesen Zusatz erreicht man gleichzeitig, wenn eine Infiltrationsanästhesie gemacht wird, eine Herabsetzung der Blutfülle im Operationsgebiet und, wie oben schon erwähnt wurde, eine bedeutende Herabsetzung der Giftwirkung des Novocain, das durch die Beimengung von Suprarenin oder Corbasil nur langsam in die Blutbahn übergeht.

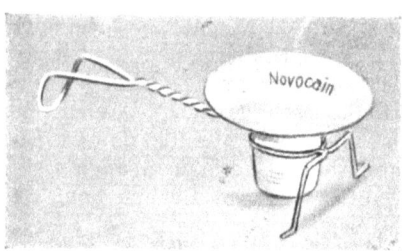

Abb. 373. Novocaingefäß nach SEIDEL.

Bei zahnärztlichen Eingriffen kommt man im allgemeinen mit der 2% Novocain-Lösung aus, nur seltene Ausnahmefälle verlangen die 4% Lösung. Nennenswert unter die 2% Konzentration hinunterzugehen, ist indessen auch nicht ratsam. Man muß bedenken, daß die freien Nervenendigungen, die wir ausschalten wollen, zumeist tief im Knochen liegen, und daß wir den Knochen nur umspritzen können. Die anästhesierende Lösung muß in den Knochen diffundieren und dabei wird sie mehr und mehr durch die Gewebsflüssigkeit verdünnt. Dieser 2% Lösung Novocain fügt man für kurzdauernde Eingriffe 0,000015 g Suprarenin oder 0,00015 g Corbasil pro Kubikzentimeter zu. Bei größeren Operationen, vor allem wenn lange gemeißelt werden muß, steigert man den Zusatz bis auf 0,00003 g Suprarenin oder 0,0003 g Corbasil pro Kubikzentimeter = 1 Tropfen aus der SEIDELschen Pipette (siehe unten).

Wenn man daraus errechnet, wieviel Novocain oder Suprarenin z. B. bei der Applikation von 10 cm³ Injektionsflüssigkeit gegeben werden, so erhält man die Mengen von 0,2 g Novocain und höchstens 0,0003 g Suprarenin. Damit bleiben wir also weit unter den für diese Medikamente gezogenen Grenzen, die ja bei 2,0 bis 3,0 g Novocain und bei 0,001 g Suprarenin liegen (diese Höchstdosis des Suprarenin ist für die intravenöse Injektion gegeben, für die Infiltration ist sie nicht gesondert angegeben, sie liegt hier aber viel höher). Bei den kleineren zahnärztlichen Eingriffen wird es selten notwendig sein, mehr als 10 cm³ zu injizieren. So verlangt die Extraktion eines Zahnes nur wenige Kubikzentimeter. Wenn also die Höchstgrenzen weitab von den meist gebräuchlichen Mengen liegen, so muß doch betont werden, daß es immer geboten ist, mit dem Anästheticum recht sparsam umzugehen. Dies gilt besonders für das Suprarenin, weniger wegen seiner allgemeinen, sondern vor allem wegen seiner lokalen Wirkung.

Das sei an einem Beispiel erläutert: Die übliche und gerade angemessene Dosis Suprarenin bei der einfachen Entfernung eines Zahnes beträgt 0,000015 g pro

---

* Einführung in die Zahn-, Mund- und Kieferheilkunde. Stuttgart 1948.

Kubikzentimeter der 2% Novocainlösung. Bei dieser Dosis reicht die erzielte Blutleere gerade aus, um das Anaestheticum die nötige Zeit am Wirkungsort zu halten. Andererseits ist das Gewebe aber doch noch so stark durchblutet, daß der Blutstrom aus der Alveole diese gut reinigt und sie dann mit dem schützenden Koagulum füllt. Nehmen wir beispielsweise die doppelte Menge Suprarenin — 0,00003 g pro Kubikzentimeter für diese einfache Extraktion, dann folgt kein Blutstrom dem entfernten Zahne, die Alveole wird nicht gereinigt und erst später mit einem Koagulum gefüllt. Schädigung des Gewebes, Infektion der Wunde und deren Folgeerscheinungen sind selbstverständlich. Es könnte auch ein zu hoher Suprareninzusatz eine Nachblutung zur Folge haben. Auf eine krampfhafte Kontraktion der Gefäße muß eine kompensatorische Dilatation folgen, die natürliche Ursache einer Nachblutung wenige Stunden nach dem Eingriff. Das Corbasil wirkt weniger krampfhaft als das Suprarenin. Diese eben angegebenen Nachteile des Suprarenins entfallen beim Corbasil. Wir sind der Meinung, daß für jeden Fall der Zusatz an Suprarenin oder Corbasil besonders zu dosieren ist, eine Schematisierung ist hier falsch.

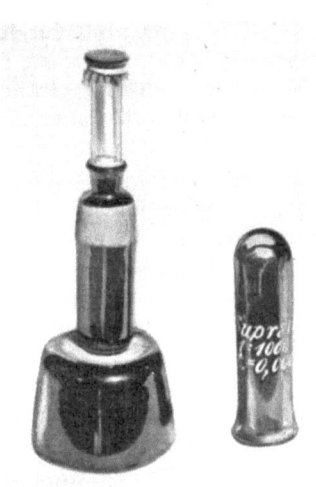

Abb. 374. Suprareningefäß nach SEIDEL.

Die zu injizierende Flüssigkeit muß isotonisch sein, man kann deshalb nicht die Lösung mit Brunnenwasser herstellen, sondern muß als Lösungsmittel die physiologische Kochsalzlösung oder die Ringerlösung verwenden. SEIDEL ist der Ansicht, daß es erfahrungsgemäß gleichgültig ist, ob man die Kochsalzlösung 0,6% oder 0,9% nimmt, ein nennenswerter Unterschied ist nicht gefunden. SEIDEL benutzt die 0,75% Kochsalzlösung. FISCHER dagegen hält es für zweckmäßig, statt der einfachen Kochsalzlösung Ringerlösung oder noch besser „gepufferte" Ringerlösung zu verwenden. Die Puffersalze sollen eine saure Reaktion der Lösung verhindern. Da aber die Puffersalzlösungen nicht haltbar sind, wird vorerst ihre Einführung in die Praxis auf Schwierigkeiten stoßen.

Da die fertige Novocain-Suprareninlösung sich in kurzer Zeit (im Verlauf von Stunden) zersetzt — erkennbar an der anfänglichen Gelbfärbung, die in rötlichbraun übergeht — und dann schädigend wirkt, muß hier noch kurz auf die Zubereitung und Bereithaltung der Lösung eingegangen werden.

Daß die Injektionslösung unbedingt steril sein muß, sollte kaum der Erwähnung bedürfen, so selbstverständlich ist diese Forderung.

Diese Forderung nach Sterilität der Lösung und nach Unzersetztheit erfüllt am sichersten die jeweils frische Zubereitung. Man benutzt dazu den von SEIDEL angegebenen graduierten Porzellantiegel (Abb. 373) oder Gefäße aus Jenaer Glas. Entweder löst man darin Novocaintabletten in physiologischer Kochsalzlösung auf, oder man benutzt die den Kochsalzzusatz gleich mit enthaltenden Tabletten, dann nimmt man zur Lösung destilliertes Wasser. Man läßt die Lösung gehörig aufkochen und fügt nach Bedarf Suprarenin zu. Das Suprarenin wird in Lösung 1 : 1000, das Corbasil in Lösung 1 : 100 geliefert. Die Lösung ist mit einem Zusatz versehen, der sie keimfrei hält und vor Zersetzung bewahrt. Man bewahrt die Lösung zweckmäßig in dem von SEIDEL angegebenen Pipettengefäß auf (Abb. 374) und fügt aus der Pipette tropfenweise das Suprarenin oder Corbasil zu. Jeder Tropfen aus der SEIDELschen Pipette enthält 0,00003 g Suprarenin oder 0,0003 g Corbasil. Um die gebräuchlichste Dosis, wie wir sie oben angaben, zu erhalten, setzt man auf je 2 cm³ der Novocainlösung einen Tropfen Suprarenin oder Corbasil zu. Für besondere Fälle kann man bis zu 0,00003 g Suprarenin oder Corbasil pro Kubikzentimeter Novocainlösung steigern, dies sollte auch nach unseren Erfahrungen die Höchstgrenze sein. Novocainlösung allein ist längere Zeit haltbar. Man kann deshalb bei größerem Bedarf auch so verfahren, daß man größere Mengen dieser Lösung vorrätig hält (Abb. 376), eventuell schon sterilisiert, um unmittelbar vor Gebrauch erst das Suprarenin oder Corbasil zuzusetzen. Sicherer ist allerdings die jeweils frische Bereitung, die außerdem noch den Vorteil bietet, daß man körperwarme Lösungen ohne besondere Umstände verwenden kann.

Vielfach üblich ist die Bereithaltung fertiger Lokalanaesthetica in einfachen *Ampullen*, zu denen auch die Carpule zu rechnen ist. Dieser Methode haften mehrere Nachteile an, die nicht unwesentlich sind.

1. Die Lösung muß durch Zusätze (meist Säure) vor der schnellen, groben Zersetzung bewahrt werden. Diese Zusätze schädigen unter Umständen das Gewebe und können die Wirkung des Anaestheticum herabsetzen. Bei längerem Lagern der Ampullen über Monate findet eine Zersetzung des Suprarenins oder Corbasils statt, die bisher nicht verhindert werden konnte.

2. Die Dosierung kann nicht individualisiert werden, die meisten Ampullenlösungen haben einen zu hohen Gehalt an Suprarenin (0,00005 g pro Kubikzentimeter).

3. Die Ampullen müssen in antiseptischen Lösungen auch äußerlich keimfrei gemacht werden, ehe man sie steril eröffnet. Das Öffnen ist umständlich und birgt die Gefahr der Verunreinigung bei dieser Prozedur in sich. *(Es ist keinesfalls zu verantworten, wenn Ampullen so, wie sie in der Packung lagen, mit einer unsterilen Feile angeritzt und geöffnet werden. Dabei muß die Lösung infiziert, die Kanüle bei der Entnahme beschmutzt werden.)*

4. Alle Ampullenlösungen enthalten Glassplitter (zum Teil in großer Zahl) nach der Öffnung der Ampulle.

5. Die Ampullenmethode stellt sich wesentlich teurer als die Selbstbereitung.

Den unter 1. angegebenen Nachteil hat man neuerdings bei der *Doppelampulle* und bei der Trockensalzampulle beseitigt. Die Doppelampulle enthält in dem einen Kolben das Anaestheticum und Suprarenin in Substanz, in dem anderen Kolben das Lösungsmittel (Kochsalz- oder Ringerlösung). Die Kolben sind durch einen Weichmetallpfropf (WOELM) oder durch einen angeschmolzenen Glasstab (Höchster Farbwerke) gegeneinander abgeschlossen. Der Metallpfropf wird über der Flamme geschmolzen, der Glasstab abgebrochen, dann kann die Flüssigkeit zur Substanz gelangen und diese lösen. Die unter 3.—5. aufgeführten Nachteile sind bei der Doppelampulle aber noch größer als bei der einfachen.

Nach wie vor ist die einzig einwandfreie sichere Methode der Herstellung keimfreier, unzersetzter und möglichst unschädlicher Injektionslösung die jeweils frische Selbstbereitung.

In den letzten Jahren wurden noch neue Präparate, Tutocain, Panthesin, Pantocain und Percain in den Handel gebracht. Tutocain hat sich nicht bewährt. es hat zu starke gefäßerweiternde Wirkung, die hohe Gaben Suprarenin erfordert. wenn die Anästhesie lange genug anhalten soll. Aber auch die anderen drei Mittel scheinen das Novocain nicht zu übertreffen, ja es ist sogar noch die Frage, ob sie überhaupt an das Novocain heranreichen.

Auch für das Suprarenin hat man nach geeigneten Ersatzmitteln gesucht. Während die Versuche mit Hypophysenhinterlappenextrakten, mit Ephedrin, Eserin u. a. nicht befriedigten, ist nach neueren Untersuchungen das oben bereits angegebene Corbasil (besonders bei Kreislaufstörungen, Gefäßerkrankungen, essentieller Hypertonie und psychischen Erregungszuständen) empfehlenswert.

Lokalanästhesie.

2. Das Instrumentarium.

Spritze und Kanüle.

Vorbedingung für eine Injektionsspritze ist, daß sie ausgekocht werden kann. Am einfachsten wird diese Forderung bei den Metallspritzen erfüllt. Alle anderen Spritzen sind mehr oder weniger Kombinationen von Glas mit Metall. Wegen der verschiedenen Ausdehnungskoeffizienten von Glas und Metall und wegen der langsamen Wärmeleitung im Glas soll man diese Spritzen vorsichtig auskochen, langsam erwärmen und nicht zu schnell abkühlen.

Einfache Spritzen mit aufgesteckter Kanüle sind in der Mundhöhle unzweckmäßig, denn bei der Injektion kann die Kanüle von dem Conus abgleiten, es ist deshalb für die intraoralen Injektionen zweckmäßiger, aufgeschraubte Kanülen zu verwenden. Ein sehr geeignetes Spritzenmodell ist in Abb. 375 wiedergegeben.

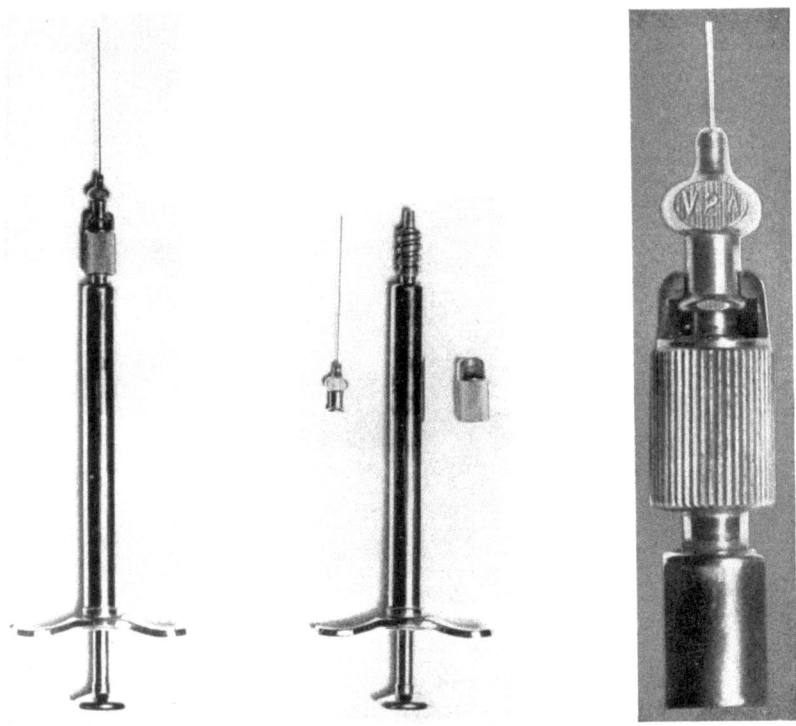

Abb. 375.

Es handelt sich hier um eine Ganzmetallspritze mit arretierter Recordkanüle. Die Kanüle selbst muß einerseits gegen Bruch und andererseits gegen zu leichtes Verbiegen sicher sein. Das Material darf auch nicht zu weich sein, damit sich die Spitze beim Gebrauch scharf erhält. Die gewöhnlichen Stahlkanülen, die die letzte Forderung zwar sehr gut erfüllen, sind wenig widerstandsfähig gegen Bruch, da sie zu spröde sind und leicht rosten, auch wenn sie vernickelt sind. Rost setzt sich vor allem dort an, wo die Kanüle den Schraubansatz verläßt. Bei umfangreichen Untersuchungen im Breslauer Institut haben sich vor allem der V_2A-Stahl und Karsengold als Kanülenmetall bewährt. Besonderes Augenmerk ist auf das Schliffende der Kanüle zu richten. Ist das Schliffende zu lang, dann verbiegt

376   Spezielle Pathologie und Therapie der Zahn- und Mundkrankheiten.

sich die sehr dünne Spitze schon bei geringem Widerstand (Knochen), es kommt dann mit dem verbogenen Schliffende zu Zerreißungen des Gewebes und außerdem ist es unangenehm, daß man die Kanüle mit der lang angeschliffenen Spitze erst weit in das Gewebe vorschieben muß, ehe man die Flüssigkeit einspritzen kann. Das ist von Nachteil, wie wir später noch sehen werden.

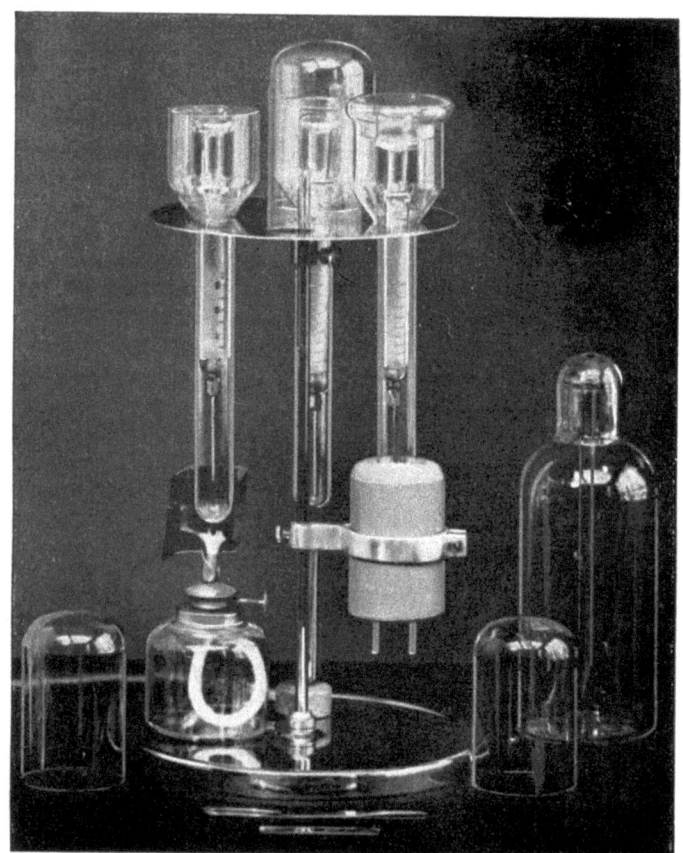

Abb. 376. Tutocita-Sterilisiergestell (Dentalfabrik Dr. J. Schoene, Lörrach).

Die Spritze wird in Wasser ohne Zusatz von Soda gekocht, da schon geringe Sodamengen in der Spritze die Injektionsflüssigkeit zersetzen würden. Man kann die Kanüle beim Auskochen auf der Spritze belassen. Eine zweckmäßige Apparatur zur Sterilisation der Spritzen ist in Abb. 376 wiedergegeben.

3. Technik der Injektion.

a) Allgemeines.

Für alle Arten von Injektionen, ob Leitungs- oder Terminalanästhesie, ist grundsätzlich einiges vorauszuschicken. Daß das Injektionsmaterial und -instrumentarium zwischendurch nicht wieder infiziert werden dürfen, ist selbstverständlich. Dazu gehört auch die Sterilisation der Einstichstelle. Ist die Einstichstelle nicht steril, so werden von dort mit der Kanüle Mikroorganismen ins Gewebe verschleppt. Wird aber die Schleimhaut mit Jodtinktur bestrichen, so ist sie steril (KANTOROWICZ), und es ist auf diese Weise möglich, die Injektion ohne Infektion zu applizieren. Es muß nur auf alle Fälle vermieden werden, die jodierte Einstichstelle vor dem Einstich wieder von Speichel überfließen zu lassen. Bei extraoralen Injektionen wird die Außenhaut ebenfalls durch den Jodanstrich steril gemacht.

Grundsätzlich wird die *Spritze gebrauchsfertig in die Hand genommen, nicht in Schreibfederhaltung.* Man muß nämlich, sobald man die Kanüle so weit ins Gewebe eingeschoben hat, daß die Ausflußöffnung versunken ist — je kürzer das Schliffende der Kanüle dabei ist, desto besser — gleich eine geringe Menge des Anaestheticum abgeben, um das weitere Vorschieben der Kanüle schmerzlos geschehen zu lassen. Aus der vordringenden Kanüle gibt man ständig ein wenig Flüssigkeit ab. Bei dem langsamen Vorwärtsgleiten der Kanüle läuft gewissermaßen vorbereitend das Anaestheticum der Kanülenspitze voraus. Der Einstich der Kanüle wird auf diese Weise sehr erträglich, und es ist ein großer Unterschied zwischen dieser Methode der gebrauchsfertigen Haltung und der sogenannten Schreibfederhaltung. Patienten, die schon mit der Schreibfederhaltung Injektionen gemacht bekommen haben, zeigen oft große Angst vor der Injektion wegen der damit verbundenen Schmerzen und sind dann erstaunt über die oft völlige Schmerzlosigkeit, wenn man unter ständiger Abgabe von Flüssigkeit die Kanüle langsam vorschiebt. Es ist auch kaum jemals notwendig, die Einstichstelle vor dem Einstich unempfindlich zu machen. Man kann zwar mit Pantocain die Schleimhaut oberflächlich anästhetisch machen — bei sehr ängstlichen Patienten kann das gelegentlich angebracht sein —, doch wenn man sich daran erinnert, daß die Schmerzreaktion der eigentlichen Schleimhaut sehr minimal ist, daß dagegen das tiefere Gewebe, vor allem das Periost schmerzempfindlich ist, so wird man sich mit Recht sagen, daß die Methode mit der ständigen Abgabe von Flüssigkeit beim Einstich der Kanüle eine vorherige Oberflächenanästhesie überflüssig macht. Das ist in der Tat der Fall. Außerdem hat das Einschieben der Kanüle unter ständiger Injektion noch den Vorteil, daß Gefäße, die etwa im Wege der Kanüle liegen, dem Druck der Flüssigkeit unter Umständen ausweichen.

Was die Zeit, das Tempo der Injektion anlangt, so kann man darüber nichts Generelles sagen. Sie richtet sich vor allem nach der Aufnahmefähigkeit der Gewebe für die Flüssigkeit. In die fest mit der Unterlage verlötete Schleimhaut des Gaumens bringt man die Flüssigkeit nur langsam, will man nicht dem Patienten unnötige Schmerzen bereiten und die Gewebe durch Einspritzung unter hohem Druck schädigen. In das lockere Gewebe um das Foramen mandibulare fließt dagegen die Flüssigkeit aus der Spritze förmlich ab, wenn man nur mit geringer **Kraft den Kolben vorschiebt.** Ohne Schaden kann man also hier schneller injizieren als in der Gaumenschleimhaut. Aber niemals soll die Injektion brüsk ausgeführt werden, auch das lockere Gewebe könnte geschädigt werden.

Die Ausflußöffnung der Kanüle muß bei allen Injektionen nach der Stelle gerichtet sein, wohin das Anaestheticum abgegeben werden soll, sie muß bei der terminalen Anästhesie auf unserem Gebiet nach dem Knochen zu stehen. Es sind also vor allem zwei Forderungen zu beachten, wenn man in schonendster Weise injizieren will: Kanüle unter ständiger Entleerung langsam hochschieben, mit ganz geringem Druck injizieren. Außerdem achte man darauf, daß die Flüssigkeit nicht zu kalt ist. Vielfach wird Körpertemperatur der Lösung gefordert.

b) Die terminale Anästhesie.

Bei der terminalen Anästhesie soll das Anaestheticum in direkte Berührung mit den Nervenenden kommen. Sowohl im Oberkiefer wie im Unterkiefer liegen nun die meisten Nervenendigungen, die unempfindlich zu machen sind, im Knochen. Man muß also eine große Menge der eingespritzten Flüssigkeit in den

Knochen diffundieren lassen. Dazu sind im Oberkiefer die Verhältnisse weit günstiger als im Unterkiefer. Wir benützen in beiden Kiefern die Kanüle von 0,47 mm Dicke. Aus dem Schraubenansatz soll die Kanüle etwa 15—17 mm frei herausragen. Man geht nun so vor, daß man einige Millimeter vom Zahnfleischrande die Kanüle einsticht und parallel zum Zahn nahe dem Knochen in die Höhe weiterschiebt. Der Einstichpunkt liegt etwa an der Grenze zwischen straffem Zahnfleisch und lockerer Schleimhaut (Abb. 48) und zwischen je zwei Zähnen in der Vertiefung zwischen den Juga alveolaria. Auf dem Jugum reißt die dünne Schleimhaut leicht ein. Beim Einstich der Kanüle hat diese zuerst noch die Richtung fast senkrecht zur Oberfläche, um zunächst einmal die Ausflußöffnung in der Schleimhaut verschwinden zu lassen. Hat man Kontakt mit dem Knochen, dann stellt man die Kanüle annähernd parallel zur Knochenoberfläche ein, um sie hochschieben zu können. Die Kanülenspitze soll sich schließlich, wenn das Hauptdepot angelegt wird, möglichst nahe dem Knochen befinden, also etwa dem Periost nahe oder am Periost. Es wird kaum je gelingen, die Flüssigkeit wirklich „sub"periostal anzubringen, wie das vielfach gefordert wird.

Bei den meisten Eingriffen, zu deren Ausführung wir eine terminale Anästhesie machen, ist es nötig, die Flüssigkeit etwa in Gegend der Wurzelspitze und darüber hinaus zu applizieren. Es kommt dabei zu einer Wirkung des Anaestheticum mehr im Bereich des Plexus dentalis, den wir im Kapitel Nerven ausführlicher besprochen haben (Abb. 39). Und wenn man es genau betrachtet, erzielen wir mit unserer Injektion in Höhe der Wurzelspitze eigentlich nicht strenggenommen eine direkte Umspülung der Nervenendigungen, jedenfalls nicht in der Hauptsache, sondern es handelt sich mehr auch um eine Art Leitungsanästhesie im Bereich des Plexus dentalis, während nur ein geringer Teil des Anaestheticum die Nervenendigungen und auch die nur teilweise umspült.

Im *Oberkiefer* liegen die anatomischen Verhältnisse für die terminale Anästhesie günstiger als im Unterkiefer. Vor allem die palatinale Knochenwand ist mehr porös und die labial-buccale Wand ist recht dünn an allen Zähnen, so daß die Flüssigkeit leicht in das Innere des Kieferknochens diffundieren kann und die Wirkung dementsprechend gut ist. Es wird nach den oben gegebenen Regeln verfahren: Einstich einige Millimeter vom Zahnfleischrand an der Grenze zwischen straffer und lockerer Schleimhaut. Immer wird zuerst palatinal injiziert und dann vestibular. Palatinal ist die Schmerzempfindung beim Einstich geringer als vestibular. Macht man nun erst die weniger schmerzhafte palatinale Injektion, so kann von palatinal her eine Herabsetzung der Empfindung vestibular eintreten, und dadurch wird die sonst unangenehmere, vestibulare Injektion erträglicher. Vorschieben der Kanüle unter ständiger Entleerung von Flüssigkeit. Im Bereich aller Zähne führt man die Kanüle annähernd parallel zur Längsachse des Zahnes hoch, nur im Bereich der rückwärtigen Molaren gelingt das nicht, der Mundwinkel läßt das nicht zu. Man muß hier überhaupt die Wangenmuskulatur durch möglichstes Schließen des Mundes entspannen lassen — bei weit geöffnetem Munde spannt sich die Wange straff über die Außenwand der Zähne und der Kiefer, nach Entspannung kann man den Mundwinkel nach rückwärts und die Wange abziehen. Aber auch so muß man noch im Bereich der rückwärtigen Molaren schräg von vorn unten nach rückwärts oben die Kanüle hochführen.

Bei den einwurzeligen Zähnen kann man mit einem Einstich palatinal und einem Einstich labial auskommen, aber sicherer ist es, wenn auch hier wie bei den Molaren je zwei Einstiche außen und innen gemacht werden.

Im *Unterkiefer* sind die anatomischen Verhältnisse für die terminale Anästhesie weniger günstig als im Oberkiefer. Es befriedigen deshalb die Resultate der terminalen Anästhesie im Unterkiefer nicht in allen Fällen. Im Bereich der Frontzähne sind die Knochenschalen ja wohl noch dünn, aber sie sind weniger porös; von den Prämolaren nach rückwärts zu wird die Corticalis lingual und buccal aber mächtiger (siehe Abb. 14), so daß die Flüssigkeit nur schwer und spärlich durch wenige enge Foramina in das Innere des Kieferknochens gelangen kann. Vor allem in Höhe der Wurzelspitzen, wo wir bei allen übrigen Zähnen unser Anästhesiedepot anlegen, bietet der Kieferknochen bei den unteren Molaren wenig Aussicht für eine hinreichende Durchtränkung. Es ist der Zugang ins Innere vom Rande des Alveolarfortsatzes aus, wo wir um die Molaren häufig schon makroskopisch eine deutliche Porosität feststellen können, leichter als von den corticalen Seitenflächen her. Ferner bietet das Relief der Mandibula in Gegend der Molaren dem Vorschieben der Kanüle bis zur Wurzelspitzenhöhe Schwierigkeiten. Außen sitzt man leicht auf der linea obliqua externa fest, innen springt die Linea mylohyoidea balkonartig vor, und es macht Schwierigkeiten, in die Gegend unter den Balkon mit der Kanüle zu gelangen. Wegen all dieser anatomischen Verhältnisse sind wir gezwungen, an den Molaren, vor allem an den zwei letzten Molaren, das Anästhesiedepot näher an den Rand des Alveolarfortsatzes zu verlegen, als in die Höhe der Wurzelspitzen. Im übrigen aber gilt das, was für den Oberkiefer auch gesagt wurde: Einstich an der Grenze der festen Gingiva, Vorschieben unter ständiger Entleerung parallel zur Längsachse des Zahnes, erst Injektion lingual, dann vestibular, die vestibulare Injektion ist auch im Unterkiefer die unangenehmere. Bei den einwurzeligen Zähnen genügt ein Depot innen und außen, besser ist es aber auch hier in vielen Fällen, zwei Depots auf jeder Seite anzulegen, wie bei den Molaren. Schwierigkeiten kann die Injektion auf der lingualen Seite der Frontzähne noch bereiten, vor allem, wenn der Mundwinkel klein ist, so daß man mit der Spritze nicht genügend schräg von rückwärts oben her in den Bogen des Unterkiefers eingehen kann. Es kommt dann oft noch erschwerend die Einwärtsstellung der Zähne und ein sehr enger Kieferbogen dazu. Wenn es absolut unmöglich sein sollte, von schräg rückwärts oben her an die Injektionsstelle richtig heranzukommen, so kann man sich folgendermaßen helfen: Man nimmt einen den Spritzen beigegebenen gebogenen Ansatz, mit dem es ohne Schwierigkeiten möglich ist, die Kanüle von vorn her, übergreifend über die Frontzähne, lingual tief ins Gewebe unter ständigem Kontakt mit dem Knochen einzuführen. Man kann sich auch ohne gebogenen Ansatz behelfen, indem man eine bruchsichere, längere Kanüle (sogenannte Mandibularkanüle) am Ende der Führung etwa im Winkel von 45° abbiegt und damit lingual die Injektion macht wie mit dem gebogenen Ansatz.

Es muß noch kurz erwähnt werden, daß man sich bei der terminalen Anästhesie ausgiebig des Spiegels bedienen soll. Einerseits dient er zum Abhalten von Lippen und Wangen, andererseits soll er den Gaumen und den lingualen Alveolarfortsatz beleuchten und auch die Zunge gleichzeitig abhalten, wo dies nötig ist.

Eintritt und *Abklingen* der terminalen Anästhesie hängen von verschiedenen Faktoren ab. Im Oberkiefer kann man wegen der guten Diffusionsbedingungen schon nach 5 Minuten die volle Wirkung erwarten. Auch im Unterkiefer kann man bei den vorderen Zähnen mit dieser Zeit rechnen. Bei den Molaren des Unterkiefers wird man einige Minuten länger warten müssen, bis die Wirkung auf ihrer Höhe angelangt ist.

Wie lange nun die Wirkung auf der optimalen Höhe bestehen bleibt, richtet sich nach der Menge, die als Depot abgegeben ist einerseits, und nach der Möglichkeit des Abtransportes andererseits. Wenig Suprarenin oder auch stärkere Durchblutung, die nicht durch höhere Gabe von Suprarenin kompensiert wurde, beschleunigen den Ablauf der Anästhesie. Unter normalen Verhältnissen kann man bei einer gewöhnlichen, terminalen Anästhesie mit einer Wirkungszeit von wenigstens 30 Minuten rechnen.

c) Die Leitungsanästhesie.

Bei der Leitungsanästhesie unterbindet man die Reizleitung im Nerven auf dem Wege vom Endgebiet zur Zentrale. Rein formell und auch aus praktischen Gründen unterscheiden wir die mehr periphere *Unterbrechung der Leitung an den einzelnen Nerven-Ästen am Kiefer* von der mehr zentralen *Anästhesie des Stammes an der Schädelbasis*. Für die mehr periphere Leitungsanästhesie der einzelnen Äste von der Mundhöhle aus benutzen wir die 0,47 mm dicke und 42 mm lange Kanüle mit langem Ansatz, aus dem das freie Ende der Kanüle etwa 25 mm herausragen muß.

α) Oberkiefer.
Anästhesie der Äste.

Für die Injektionen kommen folgende 5 Punkte in Betracht:
Im Foramen infraorbitale: Nn. alveolares maxillares anteriores,
im oder am Canalis incisivus: N. nasopalatinus Scarpae,
an der Außenwand der Kieferhöhle: Nn. alveolares maxillares medii,
am Tuber maxillare: Nn. alveolares maxillares posteriores und
am oder im Foramen palatinum maius: N. palatinus major.

Die Innervationsgebiete dieser einzelnen Zweige sind in Abb. 377 schematisch dargestellt. Außerdem ist darüber im Kapitel Nerven nachzulesen.

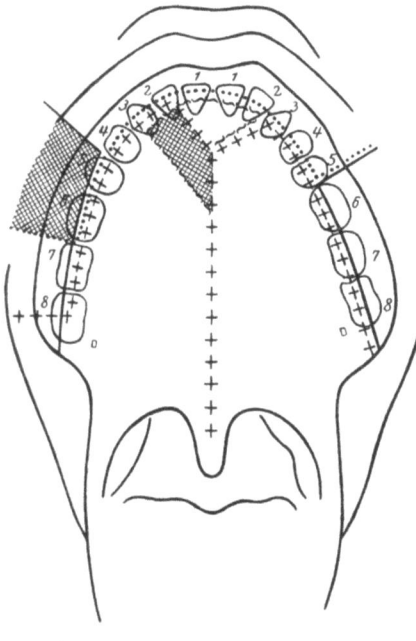

Größte Ausdehnung. Normale Ausdehnung.
Abb. 377. Die Nervenzonen im Oberkiefer (nach SCHARLAU; aus FISCHER: Örtliche Betäubung in der Zahnheilkunde, Berlin 1925).
— — — Tuberanästhesie. .... Infraorbitalisanästhesie. + + + Palatinum major-Anästhesie.
~ ~ ~ Incisivusanästhesie. ■ ■ ■ Gebiete mit eventuell doppelter Innervierung.

Anästhesie des *N. infraorbitalis im Foramen infraorbitale* (Abb. 379). Über die Anatomie des Foramen infraorbitale siehe S. 13ff. Es liegt etwa $3/4$ cm unterhalb der Sutura zygomatico-maxillaris des Infraorbitalrandes. Man kann es nach der durchtastbaren Naht bestimmen oder bei mageren Individuen direkt palpieren. Wir injizieren am rechten Foramen mit der rechten Hand, am linken mit der linken Hand. Der Ring- oder Mittelfinger der freien Hand markiert die Stelle, unter der das Foramen liegt, Zeigefinger und Daumen heben die Lippe. Man sticht die Kanüle in Gegend über der Wurzelspitze des zweiten Schneidezahnes in die Schleimhaut und geht schräg von da aus in Richtung der Fingerkuppe des markierenden Fingers unter Kontakt mit dem Knochen hoch (Abb. 378). So gelangt man leicht in das trichterförmige Foramen, das sich ja schräg nach unten und nach der Nase zu öffnet. Man muß versuchen, so weit wie möglich im Canalis infraorbitalis vorzudringen, weil ja einige Millimeter vom Foramen entfernt die Nn. alveolares maxillares anteriores abzweigen. Man kann auch das Foramen infraorbitale von der Außenhaut her ohne Schwierigkeit erreichen. Man muß sich nur auch genau an die anatomischen Verhältnisse halten. Man tastet mit dem Zeigefinger die Stelle ab, unter der das Foramen liegt und geht nun von der Nase her und etwas von unten kommend mit der Kanüle auf das Foramen zu. Die Einstichstelle muß also nasenwärts und etwas unterhalb des markierenden Fingers liegen, so daß man nach der Passage der deckenden Weichteile richtig im Foramen landet.

Anästhesie des *N. nasopalatinus Scarpae* im oder am *Canalis incisivus* (Abb. 22 und 377). Man geht mit der Kanüle direkt von der Papilla incisiva schräg nach oben und rückwärts durch das Foramen in den Kanal und injiziert. Da das Hochgehen im Kanal meist sehr schmerzhaft empfunden wird, muß man auf alle Fälle sehr langsam und unter ständiger Entleerung die Kanüle hochschieben. Man kann auch den Nervus nasopalatinus Scarpae anästhesieren, wo er vom Septum kommend den unteren Nasengang passiert, um in den Canalis incisivus zu gehen. Man injiziert hier nur selten, sondern legt lieber einen Wattebausch mit Pantocain in den unteren Nasengang. Der Nerv liegt hier nahe der Schleimhautoberfläche, so daß man mit der Oberflächenanästhesie gute Wirkung erzielt.

Anästhesie des *N. alveolaris maxillaris medius* über der *äußeren Wand der Kieferhöhle*. Man geht von der Wangenumschlagsfalte über den Prämolaren schräg nach rückwärts oben und injiziert vor dem Ansatz des Processus zygomaticus, gegen den man mit der Kanüle sehr bald anstößt. Diese Anästhesie kommt aber allein wohl kaum in Frage, sondern nur in Gemeinschaft mit der Anästhesie des N. infraorbitalis und der Nn. alveolares maxillares posteriores, die mit ihren Zweigen auch in das Gebiet des N. alveolaris maxillaris medius vordringen (siehe Abb. 39).

Anästhesie der *Nn. alveolares maxillares posteriores am Tuber maxillare.* Hier laufen diese Nerven über die Außenwand des Knochen hinweg und können leicht erreicht werden, wo sie in die Foramina oberhalb der

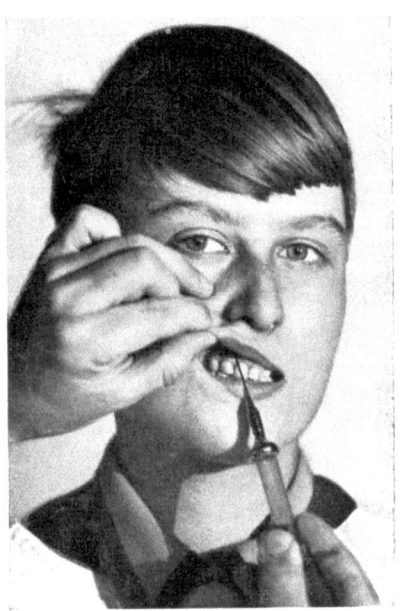

Abb. 378. Injektion am Foramen infraorbitale.

Wurzelspitzen des letzten Molaren eintreten. Man läßt den Mund schließen, zieht den entspannten Mundwinkel und die Wange weit ab — so kann man gut das Vestibulum übersehen. Man sticht die Kanüle, wie Abb. 380 zeigt, etwa in Höhe der Wurzelspitze des vorletzten Molaren ein und geht unter stetem Kontakt mit dem Knochen schräg nach rückwärts aufwärts, vom Einstichpunkt gerechnet etwa 2 cm.

Anästhesie des *N. palatinus major im Foramen palatinum majus.* Das Foramen liegt, betrachtet man den Gaumen im direkten Aufblick, um etwa $\frac{1}{2}$ cm palatinal von der Alveole des letzten Molaren (Abb. 22). Ist der Weisheitszahn nicht angelegt oder noch nicht weit genug entwickelt, dann liegt das Foramen neben dem 2. Molaren. Man kann die Stelle, wo es liegt, auch an einer seichten, trichterförmigen Einziehung der Gaumenschleimhaut erkennen. Die Weichteile sind hier aber wenigstens 1 cm dick. Wenn man also genau unterhalb der trichterförmigen Einziehung ins Foramen gelangen will, dann muß man etwa 1 cm vor dem Trichter einstechen und schräg nach rückwärts aufwärts hochgehen und gelangt so direkt ins Foramen und in die Verlaufsrichtung des Kanals.

Anästhesie des Stammes des N. maxillaris am Foramen rotundum in der Flügelgaumengrube.

Durch die Injektion in die Flügelgaumengrube am Foramen rotundum kann eine ganze Oberkieferseite mit einem einzigen Flüssigkeitsdepot anästhesiert werden (Abb. 380). Es wären nur die Anastomosen, die von der Gegenseite in der Mittellinie herüberkommen, noch besonders zu versorgen. Für den Gang der Kanüle in die Flügelgaumengrube sind verschiedene Wege angegeben, von denen aber heute nur noch zwei benutzt werden, der von der Außenhaut am Jochbein entlang und der vom Munde durch das Foramen palatinum majus und den Canalis pterygopalatinus. Die Lage des Foramen palatinum maius ist auf S. 16 eingehend beschrieben. Nach HOFER ist der Weg vom Einstichpunkt in der Schleimhaut über dem Foramen palatinum bis zum Foramen rotundum etwa 4,5 cm lang. Es genügt aber, die Kanüle nur 4 cm einzuführen, da man nicht

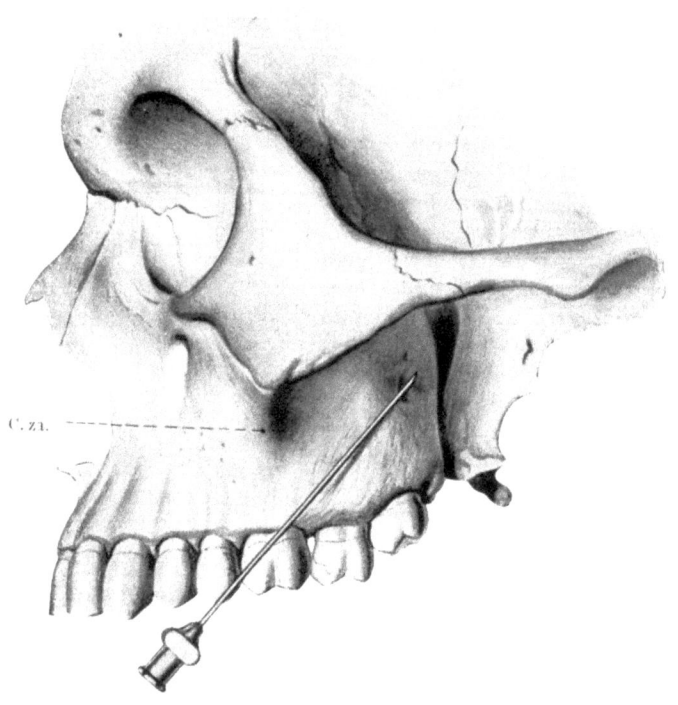

Abb. 379. Die lange Nadel in ihrer Beziehung zum Skelet bei Vornahme der Leitungsanästhesie der Nervi alveolares maxillares. Die Nadelspitze liegt in der Mitte der Foramina alveolaria posteriora. Die Einstichstelle ist dort zu suchen, wo sich Nadel und Achse des 2. Molaren überkreuzen. C. za. Crista zygomaticoalveolaris. (Aus SICHER: Leitungsanästhesie.)

bis unmittelbar ans Foramen rotundum kommen muß. Man benutzt nach HOFER eine 4,5 cm lange und 0,6—0,7 mm dicke Kanüle, die nach vorheriger Anästhesie am Foramen im Kanal in der Richtung der Sonde (Abb. 380) hochgeschoben wird. Der Kanal ist aber nicht in allen Fällen, selbst nicht für die allerdünnsten Kanülen durchgängig.

Der andere Weg führt von der Außenhaut zur Fossa pterygopalatina, wie es in Abb. 381 angegeben ist. Wie hier zu ersehen ist, werden verschiedene Einstichpunkte benutzt. Wählt man den Einstichpunkt nach SICHER (+), so gelangt man — bei der Richtung der Kanüle leicht nach rückwärts und oben — nach 3 cm auf das Tuber maxillare, gleitet daran entlang, um nach weiteren 1—2 cm in der Fossa zu landen. Man muß sich hüten, auf die laterale Lamelle des Processus pterygoideus zu kommen, weil darauf die Kanüle dann abirren würde. Während des Vorschiebens der Kanüle wird ständig injiziert und dann vor der Entleerung der Spritze in die Flügelgaumengrube der Kolben der Spritze noch einmal angezogen, um zu kontrollieren, ob auch nicht die Kanüle in einem Gefäß mündet, erkenntlich daran, daß Blut in die Spritze eingezogen wird. Es müßte dann die Lage der Spritze etwas geändert werden.

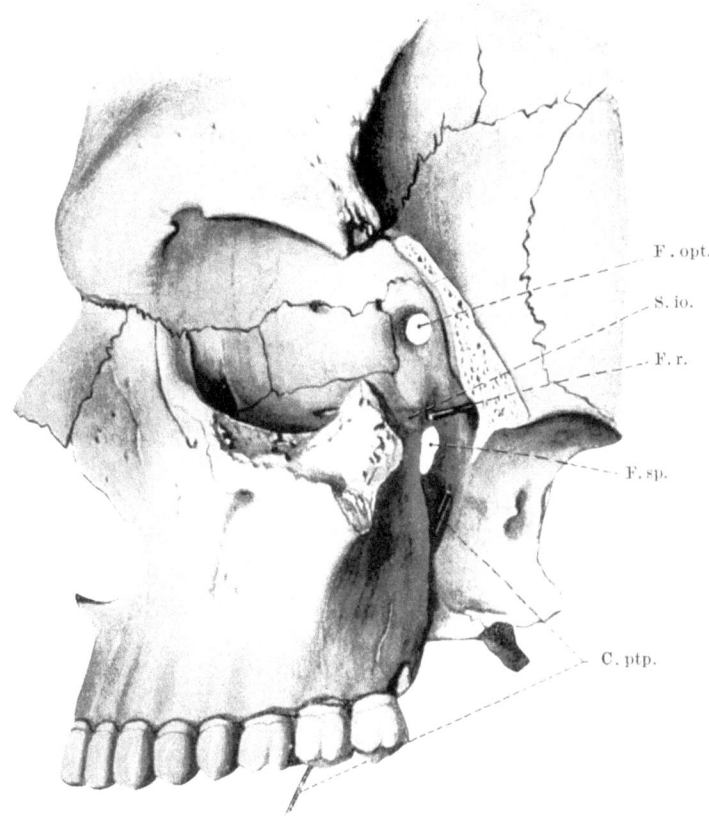

Abb. 380. An einem Schädel wurde das Jochbein aus einer Nahtverbindung mit Stirnbein und Oberkiefer gelöst und vom Keilbein durch einen Sägeschnitt getrennt, der noch ein Stück des großen Keilbeinflügels mitnahm. Dadurch ist die Fossa pterygopalatina weit geöffnet. Durch den Canalis rotundus und Canalis pterygopalatinus wurden Sonden eingeführt. C. ptp. Canalis pterygopalatinus (sondiert). F. opt. Foramen opticum. F. r. Foramen rotundum (sondiert). F. sp. Foramen sphenopalatinum. S. io. Sulcus infraorbitalis.
(Aus SICHER: Leitungsanästhesie.)

β) Unterkiefer.

Die Anästhesie der einzelnen Äste.

Für die Injektion kommen folgende 3 Punkte in Betracht:

Foramen mentale: N. incisivus und N. alveolaris mandibularis,

Foramen mandibulare: N. alveolaris mandibularis und N. lingualis und in der Wangenumschlagsfalte in Gegend der Molaren: Nervus buccalis.

Die Innervationsgebiete der einzelnen Nerven sind vorn ausführlich beschrieben. Außerdem sehen wir in Abb. 382 noch die Innervationsgebiete des N. alveolaris mandibularis und buccalis schematisch dargestellt.

Anästhesie des *N. incisivus* und des *N. mandibularis im Foramen mentale.* Das Foramen liegt, wie Abb. 383 zeigt, unterhalb der Wurzelspitzen der beiden Prämolaren. Es öffnet sich trichterförmig nach oben rückwärts. Dementsprechend muß man mit der Kanüle von rückwärts kommen, etwas schräg vom 1. Molaren her. Man gelangt nicht weit ins Foramen, da der kurze Kanal mit

384 Spezielle Pathologie und Therapie der Zahn- und Mundkrankheiten.

Windungen in den Mandibularkanal geht. Die Anastomosen des N. incisivus der anderen Seite greifen weit über die Mittellinie; diese muß man auch ausschalten, will man eine volle Anästhesie haben. Man kann auch auf der anderen Seite im Foramen mentale eine Injektion anbringen oder, man macht labial und lingual je eine terminale Anästhesie in der Mittellinie.

Anästhesie des *N. mandibularis am Foramen mandibulare*. Über das Foramen mandibulare ist auf S. 9 nachzulesen; es liegt, wie Abb. 12, 383 u. 385 zeigen, mit seiner Mitte etwa in der Verlängerung der Kauflächen der Molaren und ungefähr 1 cm von der inneren Vorderkante des aufsteigenden Astes entfernt. Die Stelle, wo das Injektionsdepot anzubringen ist, liegt etwas oberhalb

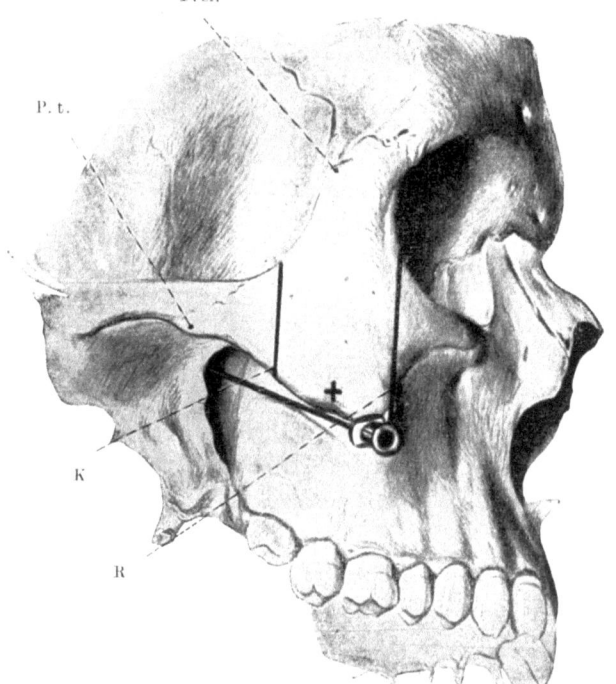

Abb. 381. Nadelrichtung bei Injektion in die Fossa pterygopalatina. Die vordere Linie (R) ist die Tangente, die vertikal an den äußeren Orbitalrand gezogen wird. Ihr Schnittpunkt mit dem unteren Jochbeinrand gibt dem Einstichpunkt nach RATTEL an. In dem abgebildeten Falle deckt er sich mit dem Einstichpunkt nach BRAUN, der im Winkel zwischen Jochbein und Maxilla gelegen ist. Die hintere Linie (K) ist die Vertikale vom oberen Jochbeinwinkel; an ihrem unteren Ende der Einstichpunkt nach KANTOROWICZ. Die mit einem Kreuz bezeichnete Stelle markiert die Mitte zwischen dem Einstich nach BRAUN und KANTOROWICZ und ist unser Einstichpunkt. K Einstichpunkt nach KANTOROWICZ, R Einstichpunkt nach RATTEL. P. sf. Processus sphenofrontalis des Jochbeins. P. t. Processus temporalis des Jochbeins. (Aus SICHER: Leitungsanästhesie.)

des eigentlichen Foramen mandibulare, am Sulcus colli, etwa 1 cm oberhalb der Kauflächenebene der Molaren. Dorthin gelangt man sicherer als direkt an den Eingang des Foramens, weil da die Lingula oft stark nach oral zu vorspringen kann, die die Kanüle vom Foramen abirren läßt. Berechnet man noch die Dicke des Gewebes an der Vorderseite des Ramus mit 1 cm, so muß die Kanüle ein freies Maß von wenigstens rund 2 cm Länge haben, so lang ist der Weg von der Einstichstelle bis zur Injektionsstelle. Besser ist es, wenn die Kanüle etwas mehr als 2 cm freies Maß hat, damit man nicht bis zum Ansatz der Kanüle einstechen muß, wo erfahrungsgemäß die Frakturen, wenn sie überhaupt vorkommen, am leichtesten stattfinden. Wir gehen also zur Injektion am Foramen mandibulare von der inneren Vorderkante des aufsteigenden Astes aus, von einem Punkte, der 1 cm oberhalb der Kaufläche der Molaren liegt. Man markiert mit dem linken Zeigefinger bei der Injektion rechts und mit dem rechten Zeigefinger bei der Injektion am linken Foramen diesen Punkt folgendermaßen: Man sucht zunächst ganz wangenwärts die äußere Vorderkante des aufsteigenden Astes, geht mit der Fingerkuppe in die Fovea retromolaris und fühlt die innere Vorderkante des aufsteigenden Astes unmittelbar an der vordersten Fingerspitze. Der Finger ist dabei auf die Kante gestellt, d. h. der Fingernagel liegt mit seiner Fläche parallel zur Fläche der Fovea retromolaris und mit seinem Rande längs der inneren Kante des aufsteigenden Astes. Der Daumen faßt die hintere Kante des aufsteigenden Astes, so daß also der Unterkiefer fest fixiert ist zwischen diesen zwei Fingern. Die Kanüle wird unmittelbar vor dem Fingernagel des markierenden Zeigefingers an der Innenkante eingestochen, 1 cm oberhalb der Kauflächen der Molaren. Rechts injizieren wir mit unserer rechten Hand, links mit der linken. Man kommt mit der Kanüle aus der Richtung des Eckzahnes der Gegenseite, wie Abb. 383 zeigt, um im Kontakt mit dem Knochen nach rückwärts gehen zu können.

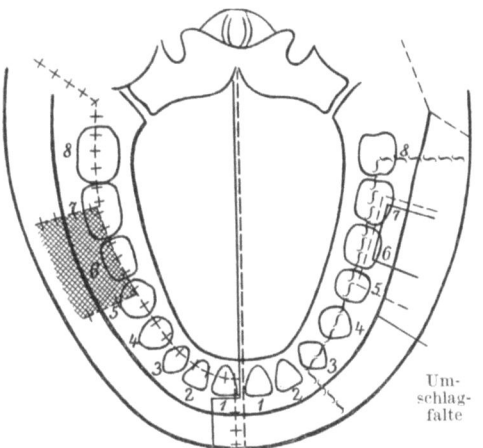

Abb. 382. Die Nervenzonen im Unterkiefer.
(Nach SCHARLAU, aus FISCHER: Örtliche Betäubung.)
— — — Normale Grenze der anästhetischen Zone.
~~~ Kleinste Zone (buccal zugleich größte des Buccalis).
——— Größte Zone (buccal zugleich kleinste des Buccalis).
+ + + Nerv, alveol. mandib. isoliert anästhesiert.
▨ ▩ ▨ Nicht anästhetische Zone oder herabgesetzte Sensibilität im Bereich des N. buccalis.

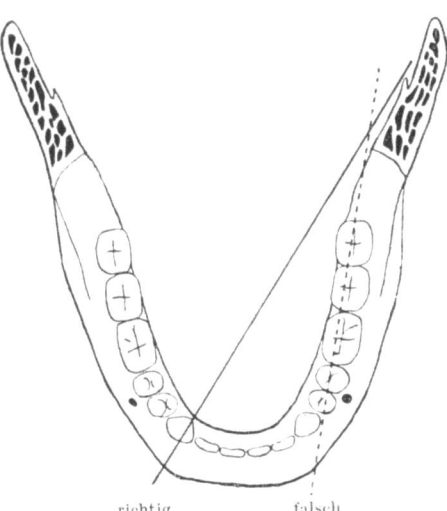

Abb. 383. Führung der Spritze bei Injektion am Foramen mandibulare. (Nach EULER, aus SCHWALBE: Diagnostische und therapeutische Irrtümer, Abt. Zahnheilkunde. H. 1. Leipzig 1925.)

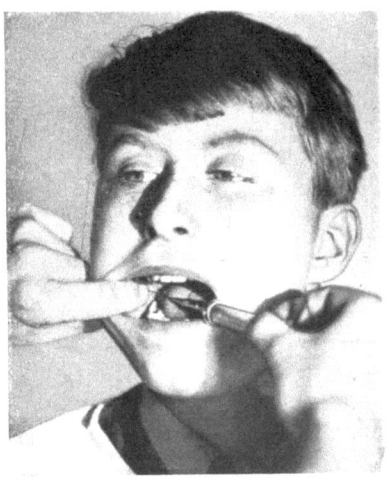

Abb. 384. Injektion am Foramen mandibulare.

Der aufsteigende Ast steht im Winkel zur Zahnreihe; würde man die Kanüle parallel zur Längsrichtung der Zahnreihe vorschieben, so würde man weit ab vom Foramen mit der Kanülenspitze landen (Abb. 383). Das erste Anzeichen der gelungenen Anästhesie ist ein pelziges, taubes Gefühl, das sich vom Mundwinkel aus bis zur Mitte der Unterlippe fortpflanzt (N. mentalis).

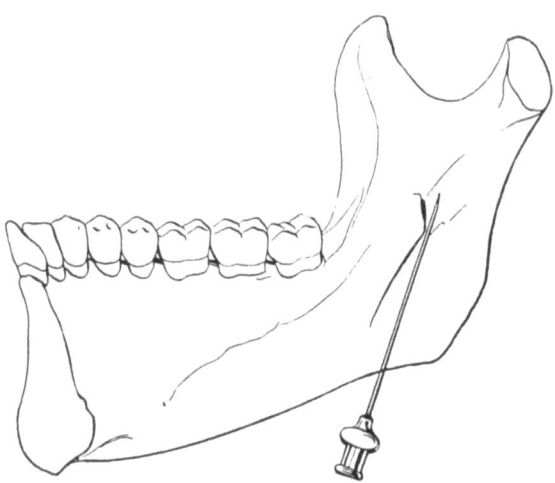

Abb. 385. Umrißzeichnung der Innenseite der rechten Unterkieferhälfte mit eingezeichneter Injektionsnadel in der Endstellung bei percutaner Anästhesie des Nervus alveolaris mandib. Die Nadel steht parallel zum hinteren Kieferastrand, ihre Spitze liegt am Foramen mandibulae. (Aus SICHER: Leitungsanästhesie.)

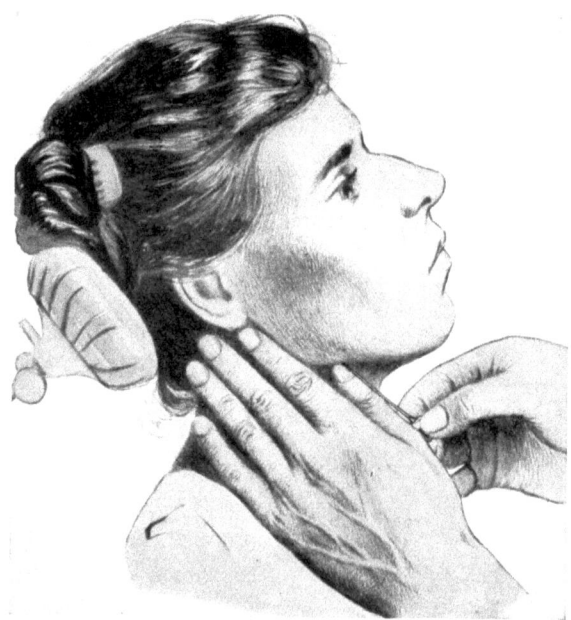

Abb. 386. Handhaltung und Nadelführung beim Einstich zur percutanen Anästhesie des Nervus alveolaris mandib. der rechten Seite. Der Zeigefinger der linken Hand liegt mit seinem radialen Rand dem hinteren Rand des Unterkiefers an. Der Daumen ist in Kontakt mit dem Zeigefinger so weit vorgeschoben, daß sein Nagel dem unteren Kieferrand anliegt. Von dem Nagel des Daumens wird gegen die Innenseite des Kiefers eingestochen. (Aus SICHER: Leitungsanästhesie.)

Mit der schon weit eingestochenen Kanüle dürfen keinesfalls solche Bewegungen gemacht werden, die zur Abbiegung oder dann weiter zum Bruch der Kanüle führen könnten. Der Patient darf sich nicht brüsk bewegen. Um das zu verhindern, halten wir den aufsteigenden Ast ja zwischen Zeigefinger und Daumen fest.

Man kann auch eine Anästhesie des Nervus alveolaris mandibularis bei bestehender Kieferklemme, wenn man mit der Spritze nicht zwischen die Zahnreihen gehen kann, oberhalb des Foramen mandibulare vom Mundvorhof aus erreichen. Man läßt mit einem Mundwinkelhaken den Vorhof frei machen und sucht mit dem tastenden Zeigefinger der freien Hand den Processus muscularis auf. An der Innenseite des Processus muscularis so hoch oben, daß man eben unter dem Jochbogen bleibt, wird mit längerer Kanüle eingestochen und rein sagittal vorgegangen — etwa 3 cm tief — dort ist man an der Stelle, wo der Nervus alveolaris mandibularis herunterkommt, um zum Foramen mandibulare zu ziehen. Hier injizieren wir 4—5 cm^3 der 2% Novocain-Lösung. Die Wirkung ist die gleiche wie am Foramen mandibulare. Nach dem Eintritt der Anästhesie läßt sich auch die Kieferklemme mit den üblichen Instrumenten leicht überwinden.

Das Foramen mandibulare ist auch noch von der *Außenhaut her*, von der Basis mandibulae aus zu erreichen. Man geht dazu folgendermaßen vor: Die Kanüle muß an der Innenseite des Ramus parallel zur rückwärtigen Kante hochgeschoben werden (Abb. 385). Wir injizieren auch wieder rechts mit der rechten Hand, links mit der linken Hand. Die freie Hand wird angesetzt, wie Abb. 386 zeigt. Der Zeigefinger liegt an der Hinterkante des aufsteigenden Astes. Der Daumen an der Basis mandibulae. Unmittelbar vor dem Daumen wird eingestochen und vom Einstichpunkt unter Kontakt mit dem Knochen parallel zum Zeigefinger nach SICHER etwa 4 cm im Durchschnitt hochgegangen und das Depot angelegt. Hier bei dieser Injektion ist es zweckmäßig, zuerst die Kanüle allein einzuführen, um nicht durch die Länge der fertig montierten Spritze behindert zu sein. Die Rekordspritze mit aufsteckbarer Kanüle ist zu verwenden.

Bei der Injektion am Foramen mandibulare wird meistens der *N. lingualis*, der einige Millimeter medial vom N. alveolaris hier verläuft (Abb. 39), mit anästhesiert, erkenntlich an dem tauben Gefühl in der zugehörigen Zungenseite. Man kann den N. lingualis auch erreichen, wo er am Mundboden dicht neben dem letzten Molaren nahe der Oberfläche verläuft.

Der *N. buccalis* wird entweder in der Wangenumschlagsfalte in Gegend des 2. Molaren erreicht. Man braucht hier nur wenige Tropfen dicht unter die Schleimhaut zu injizieren. Nach SICHER kann man auch noch weiter zentral den N. buccalis erreichen. Man sticht buccal von der äußeren Vorderkante des aufsteigenden Astes in Höhe der Kaufläche der oberen Molaren ein und injiziert in einer Tiefe von 5—10 mm.

Die Anästhesie des N. mandibularis am Foramen ovale.

Durch die Anästhesie des N. mandibularis am Foramen ovale kann man bis auf die Anastomosen der Gegenseite eine ganze Unterkieferhälfte ausschalten. Den Weg, den die Kanüle von der Außenhaut her zum Foramen ovale zu nehmen hat, zeigt Abb. 387.

Man tastet das Tuberculum articulare ab, oder besser man markiert die Stelle, an der bei maximaler Öffnung des Unterkiefers das Kieferköpfchen auf dem Tuberculum liegt. Von hier geht man über das Planum infratemporale, wie von SICHER in Abb. 387 angegeben ist. Hat man die Lamelle erreicht, dann markiert man die Länge der Kanüle bis zur Lamelle mit einem Korkstückchen, um beim wiederholten Einstich hinter der Lamelle am Foramen ovale zu landen.

Über die Flüssigkeitsmenge, die bei der Leitungsanästhesie einzuspritzen ist, muß allgemein gesagt werden, daß sie um so geringer bemessen werden kann, je präziser die Technik ausgeführt wird. Und je genauer das Depot an oder sogar in den Nerven gebracht wird, desto kürzer ist die Wartezeit bis zum Eintritt der

388 Spezielle Pathologie und Therapie der Zahn- und Mundkrankheiten.

Wirkung. Bei den Injektionen am Stamm wird man unter 2 cm³ der 2 % Novocainlösung zweckmäßig nicht heruntergehen. An den Ästen, vor allem im Foramen incisivum und im Foramen infraorbitale kommt man mit 1 cm³ und weniger aus. Hier beträgt die Wartezeit auch nur wenige Minuten, während man z. B. am Stamm doch mit 10—15 Minuten rechnen muß. Über die *Wirkungszeit* gilt das, was bei der terminalen Anästhesie generell gesagt wurde. Sie ist hier nur bei der Leitungsanästhesie länger dauernd und beträgt eine Stunde und mehr.

4. Dauer-Anästhesie.

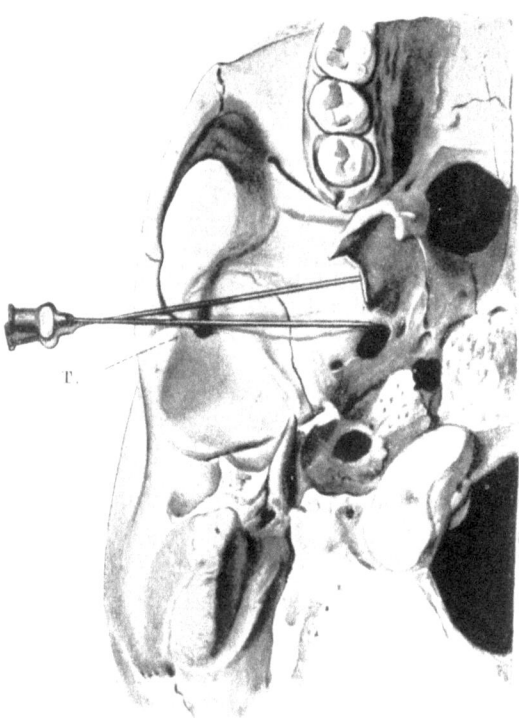

Abb. 387. Schädelbasis von unten gesehen. Die lange Injektionsnadel ist in zwei Stellungen abgebildet. Beim ersten Einstich ist sie vom vorderen Abhang des Tuberculum articulare gegen die Basis des Processus pterygoideus gerichtet und weicht dementsprechend von der frontalen Richtung nach vorne ab. Beim zweiten Einstich ist die Nadel rein frontal eingestellt und erreicht in derselben Tiefe wie beim ersten Vordringen hinter der Wurzel des Processus pterygoideus das Foramen ovale. Lateral vom Processus pterygoideus und Foramen ovale dehnt sich das Planum infratemporale aus, über das die Nadeln wegziehen. T. a. Tuberculum articulare. (Aus SCHUBERT, Leitungsanästhesie.)

In der Neurologie wird von langdauernden Anästhesien Gebrauch gemacht. Unerträgliche Schmerzzustände bei Neuritiden lassen sich damit beseitigen, aber auch die Heilung als solche kann dadurch günstig beeinflußt werden. Hier soll nur die Technik solcher Anästhesien kurz beschrieben werden, die auch auf unserem Gebiete anwendbar sind. Wenn es sich z. B. um peinigende Schmerzen im Nervus alveolaris mandibularis handelt, die von einer infizierten Extraktionswunde herrühren und die durch Einlagen von Anästhesin in die Wunde nicht behoben werden, dann muß man annehmen, daß eine Neuritis etwa im Verlaufe des Mandibularkanals vorliegt, die durch das Anästhesin in der Wunde nicht beeinflußt wird. In solchen Fällen, die auch auf die üblichen Antineuralgica nicht ansprechen, kann man nach SCHUBERT mit „Depot-Pantocain" eine Daueranästhesie am Foramen mandibulare machen. Etwa 1,5 cm³ einer 1 % Pantocain-Base in Olivenöl werden wie bei der gewöhnlichen Leitungsanästhesie am Foramen mandibulare deponiert. Das Pantocain bleibt im Öl lange an der Injektionsstelle liegen, so daß eine Anästhesie von 2—3 Tagen Dauer damit erreicht werden kann. Der Patient ist frei von Beschwerden, und der Entzündungsprozeß wird offenbar schnell geheilt. Die Depot-Anästhesie ist gewiß noch ausbaufähig.

Außer dieser Depot-Anästhesie mit dem Pantocain in Öl kennen wir die Degenerationsanästhesie mit Alkohol. Größere Mengen konzentrierten Alkohols können einen Nerven gänzlich oder wenigstens für Monate oder Jahre ausschalten, so die Alkoholinjektion ins Ganglion Gasseri bei der Trigeminus-Neuralgie. Will man einen Nerven nur für wenige Tage ausschalten, so kann man eine kleine Menge 33 % Alkohol injizieren. Besteht eine Neuritis des Nervus alveolaris mandibularis, wie sie oben beschrieben wurde, dann kann man 0,3—0,5 cm³ 33 %

Alkohol — pro iniectione — am Foramen mandibulare einspritzen. Man macht dazu vorweg eine regelrechte Leitungsanästhesie mit der Novocain-Suprarenin-Lösung. Wenn die Wirkung eingetreten ist, injiziert man die kleine Menge Alkohol. Würde man ohne die vorhergehende Novocaininjektion den Alkohol sogleich injizieren, würde das schmerzhaft sein. Diese Degenerationsanästhesie hält 1 - 2 - 3 Tage an, je nach der gegebenen Menge und nach der Lage des kleinen Depots zum Nerven. Notfalls kann sie wiederholt werden.

5. Indikationsstellung für terminale oder Leitungsanästhesie.

Hier können nur mehr allgemeine Richtlinien gegeben werden. Handelt es sich im Oberkiefer um kurz dauernde Eingriffe von nicht sehr großem Umfang, so wird man, wenn sonst kein Hindernis für die terminale Anästhesie besteht, diese anwenden, um auch gleichzeitig neben der Anästhesie noch die notwendige Blutleere im Operationsgebiet zu haben. Die terminale Anästhesie ist im Oberkiefer überall von ausgezeichneter Wirkung.

Unter denselben Bedingungen wird man auch im Unterkiefer im Bereich der Frontzähne und der Prämolaren die terminale Anästhesie anwenden. Im Bereich der Molaren aber, wo die anatomischen Verhältnisse nicht günstig für eine terminale Anästhesie sind, wird man die Leitungsanästhesie am Foramen mandibulare machen, kombiniert mit einer geringen terminalen Gabe auf der buccalen Seite, um hier die Reizleitung des N. buccalis auszuschalten und um gleichzeitig eine gewisse Blutleere zu erzielen.

Sollen die Eingriffe länger dauern, soll z. B. länger gemeißelt werden, dann wird man sich schon der nachhaltigeren Wirkung wegen im Oberkiefer wie im Unterkiefer der Kombination von Leitungs- und Terminalanästhesie bedienen müssen. Wenn der Eingriff umfangreicher wird, so muß man wegen ihrer längeren Dauer vor allem die Leitungsanästhesie wählen, kombiniert mit geringen lokalen Gaben zur nötigen Blutleere und für eventuelle Anastomosen. Außerdem kommt man bei den größeren Eingriffen, wenn man das Hauptgewicht auf die Leitungsanästhesie legt, auch mit geringeren Mengen an anästhesierender Flüssigkeit aus.

Im allgemeinen wird man bei den Eingriffen, die in der zahnärztlichen Praxis vorgenommen werden, mit den mehr peripher angelegten Leitungsanästhesien der Äste auskommen, während die Injektionen an den Stämmen, an der Schädelbasis, den ganz großen Eingriffen meist vorbehalten sind. Nur dann kann eine Injektion an der Schädelbasis auch bei kleineren Eingriffen einmal notwendig sein, wenn irgendein Hindernis der Anbringung der terminalen — und der mehr peripheren Leitungsanästhesie im Wege liegt. Das wichtigste Hindernis für die Lokalanästhesie war seither die Entzündung. Man sah es als schweren Fehlgriff an, im Entzündungsgebiet, ja sogar in seiner Umgebung, eine Lokalanästhesie anzubringen. Diese Scheu besteht nicht mehr, man geht mehr und mehr dazu über, die Lokalanästhesie auch im entzündeten Gebiet anzuwenden, besonders, wenn der Injektion sobald eine Incision folgt. Bei vorsichtiger Handhabung der Injektion sind Nachteile, wie Ausbreitung der Entzündung oder Keimverschleppung nicht beobachtet. Man muß auch bedenken, daß die Narkose bei raumbeengenden Prozessen des Mund-Halsgebietes besondere Gefahren in sich birgt. Die Parulis z. B. eröffnen wir grundsätzlich schon seit über 10 Jahren unter der Infiltrationsanästhesie ihrer Umgebung, ohne je einen Zwischenfall oder einen Nachteil gesehen zu haben.

Komplikationen.

Daß auf das Anaestheticum, wie wir es verwenden, irgendwelche üble Nebenwirkungen nicht zurückzuführen sind, ist oben schon gesagt worden. Wir beobachten aber nun doch gelegentlich nach der Injektion Angstzustände, Herzklopfen, Zittern, auch ist eine deutlich meßbare Blutdrucksteigerung oft vorhanden. Dies ist sicher zum Teil auf das Suprarenin zurückzuführen, deshalb wenig oder gar kein Suprarenin bei Arteriosklerose und bei jeglicher Hypertonie! Manchmal sieht man aber auch vom Suprarenin ganz entgegengesetzte Wirkungen. In den kleinen Mengen, wie wir sie verwenden, kann es eine starke Gefäßerweiterung im Bauchgebiete mit entsprechender Leere in den Hautgefäßen machen: ,,Blässe des Patienten". Eine gleiche Leere der Gehirngefäße führt dann zum Kollaps. Den Kollaps kann man meist noch rechtzeitig verhindern, wenn man den Patienten aufmerksam beobachtet: Sieht man ihn blaß werden, dann lagert man ihn horizontal oder besser noch so, daß der Kopf tiefer liegt als der übrige Körper. Es fließt damit dem Gehirn wieder das nötige Blut zu. Der Patient muß außerdem frische, kühle Luft tief atmen, die Atmung darf nicht durch enge Kragen und ähnliches behindert sein.

Genügen diese Maßnahmen noch nicht, scheint der Kollaps immer noch nahe, dann kann man Cardizol oder Validol-Campher ,,per os" geben.

Kommt es trotz aller Gegenwehr zum Kollaps, so muß unter Umständen Cardiazol, Campher oder Sympatol subcutan oder intravenös injiziert werden. Ist der Kollaps sehr tief und steht dabei die Atmung, so muß sie künstlich bei gleichzeitiger Herzmassage unterhalten werden, dazu empfiehlt sich Injektion von Lobelin.

Manchmal beobachtet man auch Kollapszustände, die gar nichts mit der Injektion als solcher zu tun haben, sondern rein psychisch bedingt sind. Sie können allein schon durch den Anblick der Instrumente hervorgerufen werden.

Ferner kann es zu *lokalen Schädigungen* kommen. Hier sind vor allem Hämatome zu nennen. Sie werden wohl meist nur bei Leitungsanästhesien beobachtet und lassen sich nicht immer vermeiden, wenn z. B. im engen Foramen mentale oder infraorbitale das Gefäß keine Ausweichungsmöglichkeit hat. Sie sind harmlos, solange sie nicht infiziert sind. Zur Beschleunigung ihrer Resorption kann man wärmen lassen. Gelegentlich senken sie sich sehr stark, sie können z. B. vom Foramen mentale über den Hals hinunter bis weit auf die Brust wandern.

Anästhesien und Parästhesien können im Anschluß an die Injektion zurückbleiben. Sie sind natürlich nicht immer auf das Konto der Injektion zu setzen, können vielmehr mit dem Eingriff zusammenhängen. Als Folge der Injektion kommen ursächlich vor allem Verletzungen mit der Kanüle, ferner Hämatome und Infektionen in Frage. Meist bilden sich die Erscheinungen bald zurück, immerhin muß man oft mit Wochen rechnen. Dauerzustände sind hier außerordentlich selten.

Bruch der Kanüle muß bei einwandfreiem Material und richtiger Technik vermieden werden. Wenn es doch gelegentlich vorkommt, so gelten folgende Regeln: Bei Terminalkanülen wird senkrecht zur Kanüle eingeschnitten und von der Kanüle aus diese frei präpariert. Das macht nie Schwierigkeiten. Anders ist es z. B. bei der Mandibularanästhesie, wo am häufigsten Kanülenbrüche beobachtet werden. Kann man die Kanüle sicher fühlen, so soll man sie sogleich herausnehmen. Ist sie aber nur kurz abgebrochen und sitzt sie sehr tief, nicht fühlbar, womöglich in der Muskulatur, dann belasse man sie, wenn man die bestimmte Gewißheit hat, daß sie steril eingebracht wurde. Sie heilt meist reaktionslos ein. Stellen sich Entzündungserscheinungen ein, so muß sie entfernt werden. Das ist aber auf alle Fälle schwierig und kann kaum in der einfachen Praxis ohne sichere Beherrschung der chirurgischen Technik gemacht werden. Zur sicheren Lagebestimmung solch abgebrochener Kanülen ist es notwendig, stereoskopische Röntgenbilder zu machen.

H. Erkrankungen des Mundhöhlenbereiches mit Ausschluß der Zähne und ihre Behandlung.

1. Mißbildungen.

Die Mißbildungen werden eingeteilt in Doppelmißbildungen und Einzelmißbildungen. Bei den Doppelmißbildungen sind an der Mißbildung zwei Individuen beteiligt, bei der Einzelmißbildung nur ein Einzelindividuum.

Die Mißbildungen können sowohl aus inneren Ursachen als auch unter dem Einfluß äußerer Einwirkungen entstehen.

a) Doppelmißbildungen.

Bei den Doppelmißbildungen unterscheidet man:
1. Solche mit symmetrisch entwickelten Individualteilen — Duplicitas symmetros;
2. solche mit unsymmetrisch entwickelten Individualteilen — Duplicitas asymmetros — Parasiten.

Bei den symmetrischen Doppelmißbildungen kann die Vereinigung in der senkrechten Symmetrieebene stattfinden, und man benennt dieselben nach den vereinigten Teilen. So kennt man z. B. einen Cephalothoracopagus, bei dem die Vereinigung den Kopf und die Brust betrifft, einen Prosopothoracopagus, bei dem sich die Vereinigung auf Gesicht und Brust erstreckt.

Findet die Vereinigung in der waagerechten Symmetrieebene statt, so entsteht der Craniopagus.

Von den symmetrischen Mißbildungen kommt für uns der Epignathus in Betracht, bei dem der Parasit an der Schädelbasis bzw. am Gaumen des Autositen sitzt (Abb. 388). SCHWALBE unterscheidet hier wieder vier Gruppen:
1. Der Autosit trägt in der Mundhöhle, besonders am Gaumen, den Nabelstrang eines Parasiten.
2. Aus der Mundhöhle des Autositen hängen Körperteile des Parasiten heraus.

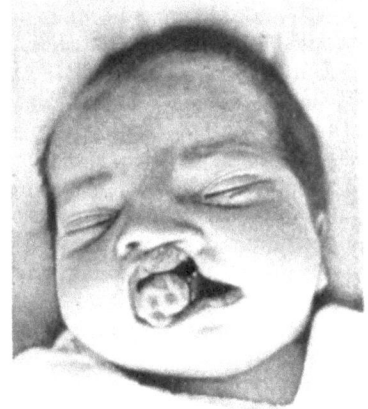

Abb. 388. Epignathus. (Nach EULER.)

3. Aus der Mundhöhle des Autositen ragt der Parasit in Gestalt einer unförmigen Masse heraus.
4. In der Mundhöhle des Autositen ist der Parasit nur in Form einer gewebigen Masse vorhanden.

Eine weitere für uns in Betracht kommende Mißbildung ist der Janiceps. Dabei sind die beiden ineinandergeschobenen Köpfe gleichmäßig entwickelt, während sonst der Parasit nur rudimentär ist.

b) Einzelmißbildungen.

Mißbildungen im Bereiche des Oberkiefers.

Mit den Einzelmißbildungen im Bereiche des Gesichts muß der Zahnarzt vertraut sein, nicht nur deshalb, weil das Gesicht unmittelbar mit seinem engeren Operationsgebiet, der Mundhöhle, verknüpft ist, sondern auch, weil er gar nicht selten in die Lage kommt, bei solchen Mißbildungen durch geeignete technische Apparate den Chirurgen unterstützen oder allein die entsprechende Hilfe bringen zu müssen.

Die Gesichtsspalten, um die es sich hier ausschließlich dreht, sind mannigfaltiger Art. PETER, dessen Arbeit über die formale Genese der Gesichtsspalten (Vierteljahresschrift für Zahnheilkunde 1921) wir nachstehend folgen, gibt folgende Einteilung:

A. Gesichtsspaltbildungen im Verlauf der Furchen zwischen den embryonalen Gesichtsfortsätzen:

1. im Bereich der primitiven Gaumenrinne; hierher gehört auch unter anderem die seitliche Lippenkieferspalte (Hasenscharte);

2. im Bereich der primitiven Gaumenrinne und der Tränennasenrinne; hierher gehört die schräge Gesichtsspalte;

3. zwischen Unter- und Oberkieferfortsatz; quere Gesichtsspalte.

B. Gesichtsspaltbildungen ohne Beziehung zu den Furchen zwischen den Gesichtsfortsätzen.

C. Spaltbildungen im Bereiche des sekundären Gaumens, Gaumenspalte.

Was die Ätiologie, die kausale Genese der Gesichtsspalten, anlangt, so weist PETER darauf hin, daß unterschieden werden muß zwischen inneren und äußeren Ursachen der Spaltbildungen; die ersteren bestehen in einer fehlerhaften Keimanlage (vielfach erblich), zu den letzteren, den äußeren Ursachen, sind zu zählen nebst entzündlichen Vorgängen und fehlerhaften Lagen des Fetus vor allem pathologische Verhältnisse des Amnion (Verwachsungen, Strangbildungen).

Um die *formale Genese*, die Art der Entwicklung der Gesichtsspalten, bei der für uns hauptsächlich die Entwicklungshemmung in Betracht kommt, zu verstehen, ist es notwendig, sich die wichtigsten normalen entwicklungsgeschichtlichen Vorgänge vor Augen zu halten, wie sie im ersten Abschnitt unseres Buches von W. MEYER beschrieben worden sind. Bemerkt werden muß dazu allerdings, daß die Grenzen zwischen den Gesichtsfortsätzen und die zwischen den Knochenanlagen keineswegs zusammenfallen, sie sind vielmehr unabhängig voneinander. Ebenso unabhängig voneinander sind die Anlagen der Knochen einerseits und der Zähne andererseits (PETER). Es ist wichtig, dies zu wissen, weil sonst das recht verschiedenartige Verhalten des oberen seitlichen Schneidezahnes zu der Kieferspalte nicht verständlich wäre.

Wenn nun die Verwachsung des Oberkieferfortsatzes mit dem mittleren Nasenfortsatz im Bereich der späteren Oberlippe ausbleibt, so entsteht die *Hasenscharte*. Sie ist vielfach mit einer Kieferrandspalte verbunden. Geht die Hemmung der Vereinigung noch weiter, d. h. unterbleibt die Verwachsung des mittleren Nasenfortsatzes außer mit dem Oberkieferfortsatz auch mit dem seitlichen Nasenfortsatz, so resultiert die *Lippenkieferspalte*. Wenn die physiologische embryonale Gaumenspalte ganz oder teilweise bestehen bleibt, weil die Gaumenplatten aus irgendwelchen Gründen sich überhaupt nicht oder nur partiell vereinigen konnten, so entsteht eine unvollständige bzw. vollständige *Gaumenspalte*. Recht häufig treffen die Lippenkieferspalte und die Gaumenspalte zusammen (wenn sie auch genetisch etwas voneinander zu trennen sind!); dann spricht man von einer *Lippenkiefergaumenspalte*.

Die Lippenkieferrandspalte kann einseitig oder doppelseitig sein. Die Gaumenspalte scheint beim ersten Blick genau in der Mitte nach oben durchzugehen, da sie vom Berührungspunkt mit der sutura incisiva bzw. interincisiva ab an Stelle der medianen Gaumennaht nach rückwärts verläuft. Nach dem Nasenboden zu aber führt die Spalte seitlich entweder rechts oder links vom Vomer bzw. Nasenseptum in den jeweiligen unteren Nasengang. Sie kann aber auch rechts *und* links vom Septum auftreten und so ebenfalls doppelseitig sein. Dies gilt natürlich nur für den harten Gaumen: im weichen Gaumen verläuft die Spalte durchgehend median. Die strenge Beibehaltung der Medianlinie muß auch durch die Uvula führen und so sieht man bei vollständiger Spalte des Gaumens oder bei der nur auf den weichen Gaumen beschränkten Spalte stets rechts und links je eine Uvulahälfte. Als geringste Form der Spalte des weichen Gaumens ist die „Uvula bifida" anzusehen. Wenn die Lippenkieferspalte doppelseitig ist, so kann der Zwischenkiefer (genau trifft diese Bezeichnung, wie wir vorhin gehört haben, allerdings nicht zu) rüsselartig weit nach vorn stehen und bedeutet dann eine besondere Entstellung.

Die *Lippenspalte* kann in einem einfachen Einkniff im Lippenrot bestehen, was dem leichtesten Grad entsprechen würde; sie kann aber sich auch auf die ganze Lippe erstrecken und bis zum Nasenloch heranreichen (Abb. 389). Die leichteste Form bedeutet im wesentlichen nur eine kosmetische Störung und wird kaum eine Therapie erfordern; die vollständige Spaltung der Lippe hat neben der starken kosmetischen Beeinträchtigung auch weitgehende funktionelle Störungen zur Folge: der Ausfall der Funktion des Musculus orbicularis oris beeinflußt in ungünstiger Weise die Sprache sowohl wie das Sauggeschäft. Es wird deshalb frühzeitig (in den ersten Lebensmonaten) eine Behandlung zu erfolgen haben, die nur in einem chirurgischen Eingriff bestehen kann. Es sind dafür verschiedene Methoden in Anwendung, so von MIRAULT-BRUHNS, LANGENBECK, VEAU. Eine einfache, allerdings durchaus nicht immer zum Dauererfolg führende Methode ist folgende. Dabei wird gewöhnlich aus der einen Seite des Spaltes ein Läppchen gebildet, während man die andere Seite stumpfwinklig anfrischt und beide Teile dann durch die Naht vereinigt. PARTSCH legt dabei mit Recht besonderen Wert auf den genauen Aneinanderschluß des Lippenrots und die Herstellung eines glatten Lippensaumes. Wichtig ist ferner nach PARTSCH, daß die Wundränder möglichst wenig durch das Anfassen mit der Pinzette gequetscht werden.

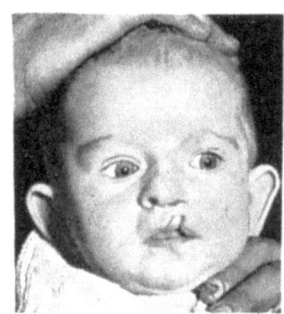

Abb. 389.
Linksseitige Lippenspalte.

Bei der *vollständigen Hasenscharte, der Lippenkieferspalte*, treten die vorhin erwähnten funktionellen Störungen in noch viel stärkerem Maße hervor. Die Nahrungsaufnahme ist nur mühsam mittels des Löffels möglich; in den Nischen und Spalten bleiben leicht Milchreste zurück, die sich zersetzen und neben örtlichen Reizen auch Verdauungsstörungen verursachen. Der fehlende Mundschluß läßt ständig Staub und kalte Luft in die oberen Luftwege eindringen und wird so der erste Anlaß zu häufigen Erkrankungen der Luftwege. Es ist deshalb auch nicht verwunderlich, daß die Sterblichkeitsziffer der Kinder mit Hasenscharte eine recht beträchtliche ist. Ist die Hasenscharte eine doppelseitige, so erweitern sich entsprechend die Komplikationen. Aus allen diesen Gründen muß möglichst frühzeitig die operative Behandlung vorgenommen werden. Um ein gutes Verziehen zu ermöglichen, müssen an den durch den Kiefer gehenden Spalten die Weichteile gründlich von der knöchernen Unterlage abgelöst werden (PARTSCH). Zähne, die verlagert im Spalt stehen, wie z. B. seitliche Schneidezähne, die manchmal in doppelter Zahl auftreten, weil der Spalt mitten durch ihre Keimanlage durchging, werden nicht immer zu retten sein. Vielfach sind sie auch nur in verkümmerter Form vorhanden.

Eine sehr unangenehme Komplikation — auch vom chirurgischen Standpunkt aus — stellt das bürzelförmige Vorspringen des Zwischenkiefers bei doppelseitiger Lippenspalte dar, wobei gewöhnlich auch eine breite Gaumenspalte nicht fehlt (Abb. 390 bis 392). Der Bürzel erscheint meist gut beweglich und läßt sich auch vielfach schon manuell etwas zurückdrücken. Mitunter aber hat er sich stärker entwickelt, als dem Zwischenraum zwischen den ehemaligen Oberkieferfortsätzen entspricht, und dann fügt er sich nur schlecht in den Spalt ein. Früher hat man diese Bürzel ganz abgetragen — aber mit höchst unbefriedigendem Erfolg. Nach BARDELEBEN wird der vorspringende Teil operativ zurückverlagert, aber auch bei dieser Methode ist nicht mit einem idealen Erfolg zu rechnen. Neuerdings wird von verschiedenen Autoren empfohlen, an dem Bürzel vorerst überhaupt nicht viel zu machen und statt dessen die Lippenspalte möglichst bald so zu verschließen, daß ein gleichmäßiger Druck der Lippe auf den Bürzel erreicht wird. Dieser Druck genüge, um mit der Zeit für den Zwischenkiefer eine annähernd normale Lage zu erreichen.

Beim *Wolfsrachen*, der Lippenkiefergaumenspalte (Abb. 393) machen sich natürlich die funktionellen Störungen am stärksten bemerkbar. Alle Speisen, die in die Mundhöhle gelangen, müssen auch in den Nasenraum treten, Flüssigkeit kann dabei wieder durch die Nase herauslaufen. Dadurch kann die geordnete

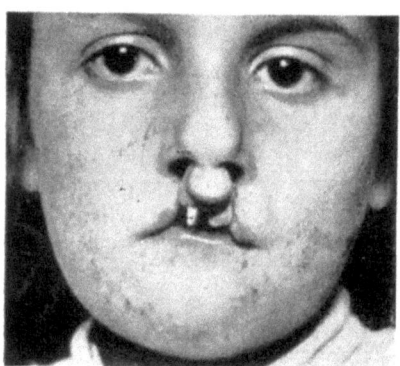

Abb. 390. Bürzelförmiges Vorspringen der Zwischenkiefer bei doppelseitiger Lippen-Kiefer- und Gaumenspalte. Vorderansicht.

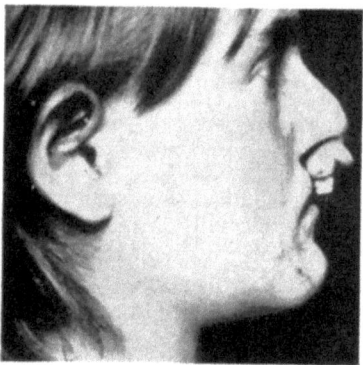

Abb. 391. Bürzelförmiges Vorspringen der Zwischenkiefer bei doppelseitiger Lippen-, Kiefer- und Gaumenspalte. Seitenansicht.

Ernährung fast unmöglich werden und die Mortalitätsziffer ist eine entsprechend hohe. Auch die Sprache muß auf das Schwerste leiden. Um wenigstens in den ersten Lebensmonaten die Ernährung zu ermöglichen, hat WARNEKROS einen Obturator angegeben, welcher, an die Saugflasche angebracht, während des Trinkens die Mundhöhle einigermaßen von der Nasenhöhle abschließt. Viele Chirurgen machen es so, daß sie schon bald nach der Geburt, d. h. nach den ersten Lebenswochen oder -monaten vorerst die Hasenschartenoperation vornehmen, um so die Nahrungsaufnahme einigermaßen zu sichern; die Gaumenspaltenoperation wird dann im 5. oder 6. Lebensjahre gemacht. Ist dabei kein völliger Abschluß gegen die Nasenhöhle hin zu erzielen, so tritt der Obturator in sein Recht, oder aber es wird von vornherein der prothetischen Zahnheilkunde überlassen bleiben, für einen Abschluß der Gaumenspalte zu sorgen. Genaueres darüber wird nachher noch zu sagen sein.

Die Gaumenspalte. Sie nimmt ihren Anfang hinter dem Foramen incisivum und zieht von da in der Medianlinie nach rückwärts bis zum hinteren Rande des weichen Gaumens (Abb. 394), wenn es sich um die Hemmung der Vereinigung im ganzen Gaumenbereich handelt; doch kommen auch Spalten, die sich nur auf den weichen Gaumen erstrecken (Abb. 395), des öfteren vor. Dagegen sind isolierte Spalten des harten Gaumens ziemlich selten. Neben der Beeinträchtigung der Nahrungsaufnahme ist es vor allem die Störung der Sprache, die die betreffenden Individuen sehr unter der Gaumenspalte leiden läßt. Ist doch häufig genug damit schon ein Zurückbleiben in der Schule und noch mehr später im wirtschaftlichen Konkurrenzkampf verbunden. Gerade mit Rücksicht auf die Sprache erscheint es eigentlich wünschenswert, daß eine Gaumenspalte möglichst frühzeitig behandelt wird, damit das Kind dem verbesserten Zustande entsprechend reden lernt; ist es aber — unbehandelt — erst einmal im schulpflichtigen Alter,

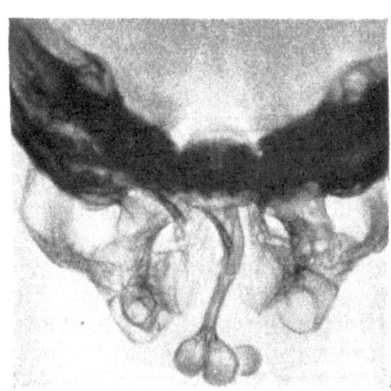

Abb. 392. Röntgenaufnahme bei bürzelförmigem Vorspringen.

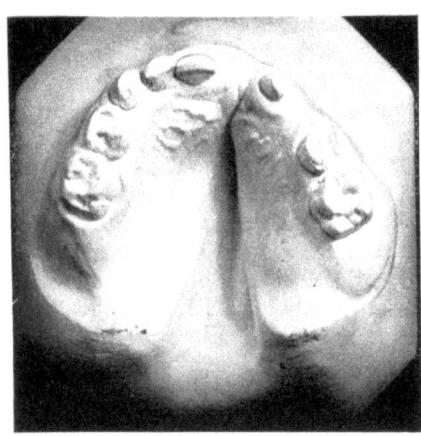

Abb. 393. Oberkiefermodell bei einer Lippen-, Kiefer-, Gaumenspalte. (Universitätszahnklinik Heidelberg.)

so hat sich die mehr oder minder unverständliche näselnde Sprache schon so fest verankert, daß auch die gelungenste Operation oder der bestsitzende Obturator zunächst eine schwere Enttäuschung bringen: *der Patient muß nun erst wieder neu, d. h. verbessert sprechen lernen.* Man versäume deshalb nicht, die Angehörigen solcher älteren Kinder auf diese mit Sicherheit zu erwartende Enttäuschung

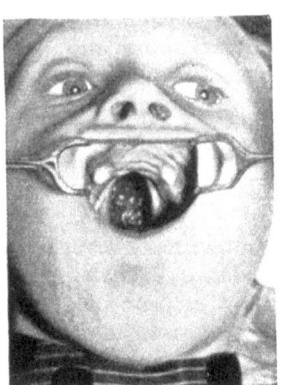

Abb. 394. Gaumenspalte (durch harten und weichen Gaumen gehend).

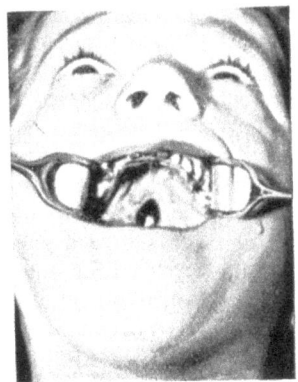

Abb. 395. Gaumenspalte (hauptsächlich weicher Gaumen).

vorher aufmerksam zu machen, und man wird auch gut tun, die Patienten nach Abschluß der Behandlung einem Sprachlehrer zu überweisen, damit das neue Erlernen des Sprechens in die richtigen Bahnen gelenkt wird.

Vom *therapeutischen Standpunkt* aus sind die isolierten Spalten des harten Gaumens für den Prothetiker die dankbarsten Fälle, denn eine einfache Gaumenplatte genügt dann schon, um die Kommunikation der Mundhöhle mit der Nasenhöhle aufzuheben und mit einem Schlage die gestörte Sprache und Nahrungsaufnahme normal werden zu lassen. Handelt es sich nur um einen Teil der Sutura mediana, der offen geblieben ist, so kann auch eine Periostschleimhautplastik zu dauernder Heilung führen. Leider sind dies aber, wie schon erwähnt, nur die seltensten Fälle, fast immer liegen die Verhältnisse auch vom therapeutischen Standpunkt aus wesentlich ungünstiger. Es kann natürlich, soweit die chirurgische Behandlung in Betracht kommt, nicht die Rede davon sein. hier alle Einzelheiten der verschiedenen Operationsmethoden zu schildern, nur die allgemeinen Richtlinien können hier angegeben werden.

Zunächst muß ganz allgemein die Forderung aufgestellt werden, daß in jedem Falle von Gaumenspalte Chirurg und Zahnarzt gemeinsam die Behandlungsmöglichkeiten und ihre Aussichten besprechen. Die Behandlungsmöglichkeiten selbst lassen sich folgendermaßen gruppieren: 1. durch den Chirurgen allein; 2. durch den Zahnarzt allein; 3. durch gemeinsame Tätigkeit. Die letztere wiederum umfaßt zwei Formen: a) der Zahnarzt schafft durch orthodontische Maßnahmen günstigere Verhältnisse für die spätere Operation, indem er mit seinen technischen Hilfsmitteln die Spaltränder einander nähert und dadurch der verengerte Spalt durch die Plastik leichter überbrückt werden kann. Natürlich muß dann in solchen Fällen nach Abschluß der Wundheilung wieder eine Kieferdehnung angeschlossen werden; b) der Zahnarzt verschließt nachträglich mittels eines Obturators das, was durch die Operation nicht zur völligen Vereinigung gebracht werden konnte.

Nichts bedroht den Erfolg einer Gaumenspaltenbehandlung mehr als wenn hier zu schematisch vorgegangen wird. Kein Fall ist in allen Punkten vollkommen identisch mit dem anderen; es muß daher auch hier streng individualisiert werden oder mit anderen Worten: in jedem einzelnen Falle müssen Chirurg und Zahnarzt gemeinsam feststellen, welche der vorhin skizzierten drei Behandlungsmöglichkeiten jeweils am meisten indiziert erscheint. Eine aus falscher, einseitiger Indikation heraus mißglückte Operation belastet unnötig den Patienten und erschwert dem Zahnarzt die nachträgliche Hilfe und umgekehrt: ein für die Operation günstiger Fall, dem Zahnarzt allein überlassen, macht unnötig den Patienten zeitlebens vom Obturator abhängig.

Bei Überlegung der *Indikationen* spielen neben Alter und äußeren Umständen hauptsächlich zwei Punkte eine große Rolle: die Breite des Spaltes und das Maß der verfügbaren Weichteile. Namentlich die letzteren bedürfen einer sorgfältigen Prüfung im Schluckakt, in der Phonation usw. Je schmäler der Spalt und je reichlicher die Weichteile, um so günstiger ist im allgemeinen die Aussicht für die Operation, während bei weitem Spalt und geringem Maß von Weichteilen wenigstens für den weichen Gaumen ein Ausreißen der Nähte und ein Mißerfolg manchmal nicht vermieden werden kann.

Was nun die Operation selbst betrifft, so kann hier nur andeutungsweise auf sie eingegangen werden. Eine solche schon im Jahre 1862 von LANGENBECK angegebene Operationsmethode besteht darin, daß in genügender Entfernung vom Spaltrande jederseits ein Längsschnitt angelegt wird. welcher bis auf den Knochen geht. Dann wird gegen den Spalt zu Periost und Schleimhaut mit dem Elevatorium abgehoben, die so mobilisierten Lappen werden an der Seite des Spaltes angefrischt und durch die Naht vereinigt („Uranoplastik"). Die mit der Naht vereinigten Schleimhautperiostlappen produzieren eine Knochenlamelle, die in fester Form den Spalt überbrücken soll. Bei größeren Spalten wird aber oft noch eine Nachoperation nötig. So genial der schon vorher aufgetauchte Gedanke war, den Spalt mittels zweier, von zwei Seiten her genügend ernährter „Brückenlappen" zu decken, so hat doch die alte „deutsche" Methode LANGENBECK noch verschiedene andere Nachteile aufzuweisen gehabt. Dazu gehörten der tiefe „Wundtrichter" im unteren Nasengang auf der Spaltseite. die durch das Zusammenziehen der Brückenlappen herbeigeführte Abflachung des Gaumens und der mit der narbigen Verkürzung des Gaumensegels zusammenhängende ungünstige phonetische Erfolg. Diesen Nachteilen arbeitete VEAU mit seiner, der „französischen" Methode entgegen. Er zog die Schleimhaut des unteren Nasenganges und teilweise auch des Septums zur Deckung des Spaltes nach der Nase zu heran und vermied damit den Wundtrichter. Durch Verbindung des Gaumenlappens mit der mobilisierten Nasenbodenschleimhaut vermied er die Abflachung des Gaumens. Indem er an die Stelle des Brückenlappens den rückwärts gestielten Lappen setzte, arbeitete er der Verkürzung des Gaumensegels entgegen und erreichte damit eine bessere Phonation. Die Verwendung des gestielten Lappens zeitigte aber namentlich im vorderen Spaltabschnitt manche Nachteile und so finden wir bei den „neuen deutschen Methoden", die wir unsern Kieferchirurgen wie AXHAUSEN, ERNST, WASSMUND, LINDEMANN verdanken, ausschließlich wieder die Brückenlappenplastik in Anwendung. Es kann hier nicht der Platz sein, darüber Einzelheiten zu bringen; sie müssen in den Spezialbüchern für Kieferchirurgie nachgelesen werden. Erwähnt sei nur so viel, daß sie weitere erhebliche Verbesserungen nach der phonetischen Seite hin brachten, indem sie auf verschiedenen Wegen einer ungewollten Vergrößerung des Pharyngeallumens entgegenarbeiteten, so z. B. ERNST, indem er den Seitenschnitt weit nach hinten in die seitliche Rachenwand führte oder AXHAUSEN, indem er den hamulus pterygoideus abtrennte und damit die Möglichkeit erhielt, den tensor veli palatini günstiger zu lagern.

Kurz soll noch ein Vorschlag von BROPHY Erwähnung finden, der die Annäherung der Spaltränder auf folgende Weise anstrebt: quer durch Wangen, Kiefer und Gaumenfortsätze werden Silberdrähte geführt, die über einem der Wange aufgelegten Bleiplättchen zusammengezogen werden und dabei die Spaltränder bis zur völligen Berührung aneinander bringen können. BROPHY hält für den richtigsten Zeitpunkt seiner Methode diesen: Durchlegen und Anziehen des Silberdrahtes in den ersten Lebenstagen, Hasenschartenoperation einige Wochen später; blutige Vereinigung der aneinandergelegten Spaltränder nach Abschluß des ersten Lebensjahres.

Liegen die chirurgischen Methoden auch außerhalb des Tätigkeitsbereiches des praktischen Zahnarztes, so muß er umso besser Bescheid wissen über den auf ihn selbst entfallenden Anteil an der Behandlung von Spaltbildungen. Hierüber wird später eine ausführliche Darstellung im Zusammenhang mit der zahnärztlich-chirurgischen Prothetik gebracht.

2. Die Erkrankungen der Weichteile des Mundhöhlenbereiches.

Bei den Weichteilerkrankungen des Mundhöhlenbereiches finden im folgenden hauptsächlich die Schleimhaut der Mundhöhle und die Zunge Berücksichtigung. Anschließend daran wird kurz die Pathologie der Speicheldrüsen zu erörtern sein. Von den Weichteilerkrankungen kommen hauptsächlich in Betracht die auf traumatischer Grundlage beruhenden, dann die unspezifischen und spezifischen Entzündungen, die zu den Dermatosen gehörigen oder ihnen nahestehenden Erkrankungen und — in Berücksichtigung der erhöhten Bedeutung — noch gesondert betrachtet einige Krankheiten wie Lues und Tuberkulose. Die Tumoren, die ja eigentlich auch hier aufzuzählen wären, finden erst am Schlusse des Kapitels „Krankheiten der Kieferknochen" ihre Besprechung, da namentlich bei fortgeschritteneren Graden und bösartigen Formen die Auswirkung auf die Knochen sich doch nicht mehr von derjenigen auf die Weichteile trennen läßt.

Einige Erscheinungen sind verschiedenen der nachstehenden Krankheiten gemeinsam, so daß zweckmäßig schon in der Einleitung kurz auf sie eingegangen wird, um nachher Wiederholungen zu vermeiden. Es sind dies Beläge und Foetor ex ore.

Beläge. An anderer Stelle ist schon dargelegt worden, daß wir bei dem Begriff Beläge trennen müssen zwischen harten und weichen Belägen. Die harten *Beläge*

398 Spezielle Therapie und Pathologie der Zahn- und Mundkrankheiten.

werden unter dem Namen Zahnstein zusammengefaßt und scheiden hier bei der Betrachtung aus. Bei den *weichen Belägen* sind wohl auseinander zu halten die weichen Zahnbeläge und die Beläge bei entzündlichen und ulcerösen Erkrankungen der Weichteile. Bei den letzteren handelt es sich teilweise nur um Kleinpilze: Leptothrix, Soor usw., dann um abwischbare und nicht abwischbare Beläge verschiedener Zusammensetzung, wozu unter anderem auch die diphtherischen

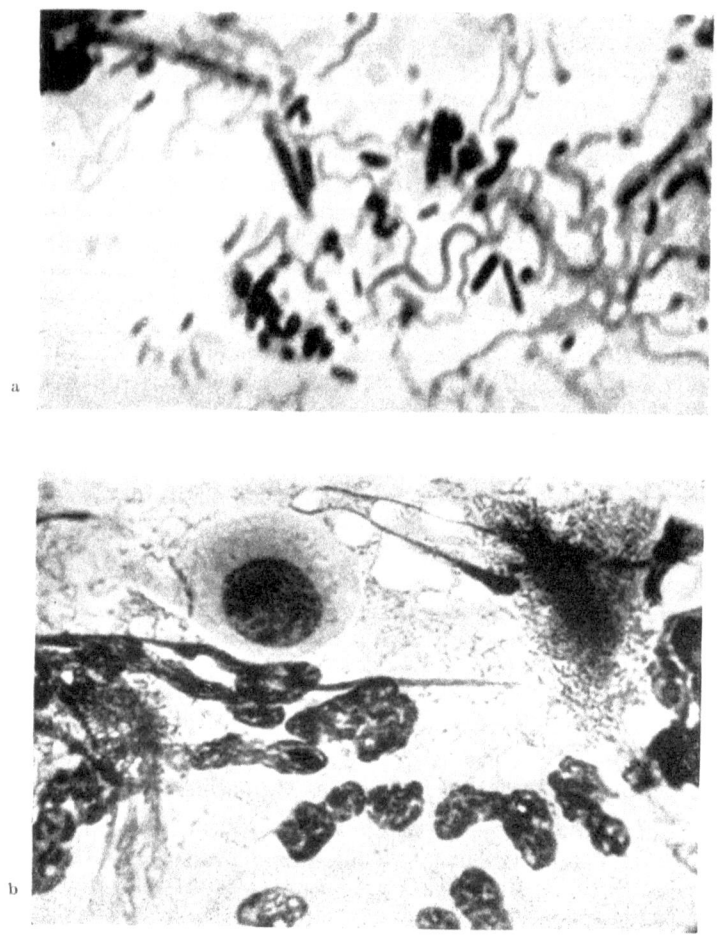

Abb. 396. a Bakterienbild aus weichem Zahnbelag. b Weicher Zahnbelag, Epithelien, Leukocyten und Mikroorganismen enthaltend.

Beläge zu rechnen sind. Bei den weichen Zahnbelägen ist die gewöhnlichste Form eine Mischung von Speiseresten, abgestoßenen Epithelien, Speichelkörperchen, Leukocyten und Bakterien (Abb. 396 a und b), sie tritt überall da in reichlichem Maße auf, wo die natürliche und künstliche Reinigung fehlt. Im übrigen sei hier nochmals auf GINS, seine Styroflexmethode und die Spirillose hingewiesen. Meist kann man ohne weiteres aus den die Zähne überdeckenden weichen Belägen den Schluß ziehen, daß hier ein Zahn sich befindet, der beim Kauen Schmerzen bereitet, weshalb die ganze Seite geschont wird. Außerdem gibt es noch eine Reihe besonderer Beläge, wie sie sich bei Rauchern, bei Kupfer- und Eisenarbeitern, dann beim Bleisaum (siehe daselbst) finden. Über die Entstehung des grünen

Zahnbelages gehen die Meinungen noch auseinander; am wahrscheinlichsten ist, daß chromogene Bakterien die Verfärbung bedingen.

Foetor ex ore. Der üble Mundgeruch, Foetor ex ore, ist ein Symptom, das wohl zahlreichen, krankhaften Prozessen in der Mundhöhle gemeinsam ist, *aber auch mit Erkrankungen weiter entfernt liegender Gebiete zusammenhängen kann.* Die Ursachen lassen sich etwa folgendermaßen gruppieren: 1. Krankhafte Prozesse im Bereich der Mundhöhle und an den Tonsillen; 2. Erkrankungen der Nase und des Nasenrachenraumes; 3. Krankheiten der Bronchien und Lungen; 4. Krankheiten des Magendarmtraktus; 5. Krankheiten des Blutes und Stoffwechsels. Von diesen Gruppen interessiert uns hauptsächlich die erste, die sich auf den Mundhöhlenbereich bezieht und hierzu soll noch einiges gesagt werden.

In erster Linie ist es die *mangelhafte Zahn- und Mundpflege*, welche, ohne daß eigentliche Erkrankungen der Mundgebilde schon vorliegen, einen Foetor erzeugen kann. Der sich ansammelnde Belag zersetzt sich, fault und macht dadurch den üblen Geruch. Auch Prothesen, die nicht regelmäßig gereinigt werden, können, ohne daß eine Krankheit besteht, zu Foetor führen; das gleiche gilt für manche Brücken. *Pulpagangrän*, namentlich bei offenem Pulpacavum, macht einen ganz besonders üblen Mundgeruch. (Nach PRINZ sollen zerstörte Zähne zu 90% die Ursache für üblen Mundgeruch sein.) *Überstehende Zahnfüllungen, abstehende Kronenränder* halten zersetzbares Material fest und kommen so ebenfalls als indirekte Ursache in Betracht. Weiterhin sind schuld am Foetor ex ore zahlreiche *Erkrankungen des Zahnfleisches und der übrigen Mundschleimhaut*, besonders die ulcerösen Formen; auch Eiterung aus den Zahnfleischtaschen kann hierher gehören. Ferner ist zu denken an *zerfallene Geschwülste*, komplizierter Kieferfrakturen, nekrotisierender Osteomyelitiden und zerfallener Blutkoagula nach Extraktion. Schließlich ist noch auf schwere fieberhafte Erkrankungen und Fälle von sehr lange anhaltender Bewußtlosigkeit hinzuweisen.

In neuerer Zeit hat man den Erscheinungen an der Mundschleimhaut ein wesentlich größeres Interesse zugewendet und zwar um so mehr, je mehr man erkannte, daß wohl einzelne Krankheitsbilder rein örtlicher Natur sein können, vielfach lediglich dem Grad nach unterschieden, daß aber die überwiegende Zahl von Veränderungen im Bilde der Mundschleimhaut mehr symptomatische Bedeutung besitzt und dementsprechend verstanden sein will. So können diese Veränderungen ebensogut der Ausdruck für irgendwelche Störungen im Mundhöhlenganzen wie im Organismusganzen sein, soweit nicht das Mundhöhlenganze selbst wieder nur vom Organismusganzen beeinflußt wird. Nehmen wir z. B. die Auswirkung von Vitaminmangel wie sie sich bei völligem C-Deficit im Skorbut oder bei B-Mangel in der HUNTREschen Glossitis oder in den Schleimhautveränderungen bei chronischem Alkoholismus zu erkennen gibt. Denken wir an Blutkrankheiten wie die hämorrhagische Diathese, die Leukämien, die Agranulocytose, oder an so manche akute Infektionskrankheiten wie die Masern, die Röteln, die Pocken — immer bietet die Mundschleimheut charakteristische Symptome.

Sehr viel hat zu den neueren Erkenntnissen zweifellos die Parodontoseforschung beigetragen, sehr viel aber auch die Verfeinerung gewisser Untersuchungsmethoden wie die Capillarmikroskopie, für die die Mundschleimhaut ein dankbares Feld darstellt. Ganz besonders aber haben in neuester Zeit die experimentellen Ergebnisse von SPERANSKY zu denken gegeben, der bei Einlagen in Zähne oder bei bestimmten Schädigungen etwa am Trigeminusende auf dem Wege über die Neurodystrophie als Späterscheinungen gerade in der Mundhöhle eine ganze Reihe von schweren Veränderungen wie Ulcerationen, Hämorrhagien, Papillombildung usw. auftreten sah und damit den Beweis erbrachte, wie vieles an Mundschleimhauterscheinungen als neural bedingtes Geschehen zu bewerten ist. Wie weit schon eine völlige Umweltänderung imstande ist, zusammen mit einigen anderen Faktoren recht schwere Gingivitisformen mit Ulcerationen und Schleimhautnekrosen hervorzurufen, das hat die sogenannte Norwegenkrankheit bei den Besatzungstruppen in Norwegen im letzten Weltkrieg gezeigt.

Aus alledem geht hervor, daß der Begriff „morbus sui generis" für die im nachstehenden beschriebenen Formen der Gingivitis bzw. Stomatitis nur in recht begrenztem Maße Geltung hat. Handelt es sich doch oft genug viel mehr um das Zusammenwirken verschiedener Faktoren, die die Erscheinungen an der Mundschleimhaut manifest werden lassen. Man braucht hier nur an die allergischen Mundschleimhauterkrankungen zu denken. Daß die Mundhöhle, am Beginn des Respirations- wie des Verdauungstraktus gelegen, auch exogenen Reizfaktoren in besonders hohem Maße zugänglich ist, ändert an dem Gesagten nichts, sondern dient nur zur Erweiterung des Ganzen, denn Art und Ausmaß der Reaktion der Mundschleimhaut auf diese Reize wird ja doch auch in hohem Umfang von den Verhältnissen des Gesamtorganismus bestimmt.

Zum Schlusse der einleitenden Bemerkungen noch ein kurzer anatomischer Hinweis. Die Schleimhaut der Mundhöhle besteht aus einem am Alveolarfortsatz fixierten und einem übrigen lockeren Teil. Der fixierte Teil entspricht dem Zahnfleisch, Gingiva. Genau genommen ist daher der Ausdruck *Stomatitis, Entzündung der Mundschleimhaut, ein Sammelbegriff*. Es hat sich aber der Sprachgebrauch herausgebildet, daß man von Stomatitiden (im engeren Sinne) nur spricht, wenn die Schleimhautentzündung über die Grenzen des Zahnfleisches hinausgeht; innerhalb dieser Grenzen aber spricht man von Gingivitis.

a) Erkrankungen der Mundschleimhaut.

α) Verletzungen.
Blutige Verletzungen.

Verletzungen im großen Ausmaß kommen zustande durch Projektile, fast noch mehr aber durch Sekundärprojektile, dann ferner bei schweren Unfällen. Dabei handelt es sich selten um glatte Wunden, mehr um Zerfetzung oder starke Quetschungen. Eine typische Wunde der Lippenschleimhaut kommt dadurch zustande, daß bei Schlag oder Fall auf den Mund die Lippe gegen die Schneidezahnkanten gepreßt und *dabei die Schleimhaut durchtrennt wird, während die Kontinuität der äußeren Haut gewahrt bleiben kann*. Recht schwere Verletzungen können durch den *Geißfuß* gesetzt werden, wenn dieser, mit großer Kraft gegen eine Wurzel gedrückt, ausgleitet. Von dieser Verletzung wird besonders leicht außer der Zunge die Schleimhaut des Mundbodens betroffen; derartige Wunden sind um so ernster zu nehmen, als der Hebel beim Abgleiten über die Wurzeloberfläche den gesamten an Bakterien überreichen Belag mitnimmt und ihn förmlich in die getroffenen Weichteile hineinimpft; deshalb ist auch nicht selten eine Mundbodenphlegmone die weitere Folge. Wesentlich harmloser sind die *Bißwunden*, z. B. in die Wangenschleimhaut, wie sie namentlich in der Gegend der Molaren vorkommen, wenn sich die Schleimhaut zwischen die Zahnreihen schiebt.

Die *Prognose* ist, abgesehen von den erwähnten Geißfußverletzungen, im allgemeinen eine recht günstige. Die ausgezeichnete Heilungstendenz in der Mundhöhle läßt selten größere Komplikationen aufkommen und bringt kleinere Verletzungen auch ohne Zutun meist bald zur Heilung.

Therapeutisches. Trotz der an sich günstigen Prognose empfiehlt sich doch, auch bei leichteren Verletzungen, mit Rücksicht auf die gemischte Bakterienflora der Mundhöhle eine baldigste Auswaschung mit Presojod oder eine Bestreichung mit Jodtinktur vorzunehmen, ferner für die folgenden Tage Spülungen mit Wasserstoffsuperoxydlösung (1 Eßlöffel einer 4%igen Lösung auf 1 Trinkglas Wasser), besonders nach dem Essen, zu verordnen; auch warme, alkalische

Lösungen (Natr. bicarb. 1 Teelöffel auf 1 Glas Wasser) werden zur Spülung empfohlen (WILLIGER). Von neueren Mitteln erfreuen sich u. a. Trypaflavinlösungen zum Pinseln und Panflavinpastillen (ein Trypaflavinpräparat), ferner Sulfonamidpuder großer Verbreitung. Bei größeren Wunden wird man zur Naht greifen. Mit *Abtragen von Schleimhautfetzen sei man möglichst zurückhaltend.*

Verbrennungen.

Isolierte, schwere Verbrennungen der Mundschleimhaut sind wohl selten; leichtere Verbrennungen kommen zustande bei Verwendung frisch ausgekochter heißer Instrumente, bei unvorsichtiger Handhabung des Thermokauters, bei Zigarren, die versehentlich umgekehrt in den Mund gesteckt werden usw. Diese Formen sind alle ziemlich harmlos, dagegen kann bei der Aufnahme zu heißer Flüssigkeiten mitunter eine sehr ausgedehnte Verbrühung der Mundhöhlenschleimhaut (und des Oesophagus) vorkommen. Dabei entstehende Blasen springen meist sehr rasch und die ihrer Epitheldecke beraubte Schleimhaut kann nun schon bei jeder Berührung, noch mehr aber bei Genuß von heißer Flüssigkeit oder gewürzten Speisen die heftigsten Schmerzen bereiten.

Die Prognose ist trotzdem meist eine sehr günstige, da die Epithelisierung der Wundfläche in der Mundhöhle sehr schnell vor sich geht. Nur selten entwickeln sich hartnäckige Geschwüre.

Therapeutisches. Die starken Schmerzen verlangen in erster Linie eine Berücksichtigung. Zergehenlassen von kleinen Eisstückchen oder von RITSERTschen Anästhesinbonbons, ferner Bepinselung mit Kokainlösungen (5 bis 10%) schaffen bald Erleichterung. Außerdem ist reizlose, flüssige Kost zu verordnen. Im übrigen ist für gute Mundpflege zu sorgen.

Verätzungen.

Leichte Verätzungen sind nichts Seltenes infolge unvorsichtigen Umgehens mit stark wirkenden Wurzelbehandlungsmitteln, wie Chlorphenol, Formalin. Königswasser usw. Deshalb sollte damit nur unter Kofferdam gearbeitet werden. Häufig sieht man auch Verätzungen der Mundschleimhaut durch die Patienten selbst infolge von Verwendung bedenklicher ,,Zahntropfen", wie z. B. Carmol usw. Schwere Verätzungen kommen zustande, wenn stark ätzende Flüssigkeiten aus Versehen oder in selbstmörderischer Absicht getrunken werden.

Therapeutisches. Bei Verätzungen durch zahnärztliche Medikamente kann man die Wirkung abschwächen, wenn die Stellen je nach der Löslichkeit der Substanz sofort mit Alkohol oder Wasser gründlich abgewaschen werden. **Bei ausgedehnter Verätzung mit Salz- oder Salpetersäure,** ebenso wie Schwefelsäure empfiehlt SEIFERT **Magnesia** usta mit Wasser oder schleimigen Substanzen angerührt, bei Carbolsäure und Lysol Zuckerkalk, Magnes. sulfur., Eiweiß und Mehl.

β) Unspezifische Entzündungen.

Gingivitis simplex.

Wir können der Ausdehnung nach unterscheiden zwischen einer *Gingivitis marginalis* und einer *Gingivitis diffusa.* Die letztere entwickelt sich fast stets aus der marginalen Form und tritt namentlich auf, wenn die Mundpflege ganz vernachlässigt wird. Während die marginale Form mit verschwindend wenig Ausnahmen eine chronische ist, kann die diffuse Gingivitis beobachtet werden, wenn vorübergehend die natürliche und künstliche Reinigung vernachlässigt wird oder der Allgemeinzustand zu wünschen übrigläßt (besonders bemerkenswert ist die Neigung von Vasoneurotikern zu Gingivitiden!). Aus den gleichen Gründen kann auch aus der sogenannten katarrhalischen Form der Gingivitis die nachher noch zu besprechende ulceröse Form entstehen. Im übrigen gelten aber bezüglich der

Entstehung wie auch bezüglich der Therapie und Verhütung die gleichen Grundsätze wie bei der marginalen Form, die noch etwas ausführlicher besprochen werden soll.

Gingivitis marginalis. Ganz frei von Gingivitis marginalis findet man nur verhältnismäßig wenig Menschen, ebenso wie nur wenige Menschen wirklich ganz frei von Zahnstein, der Hauptursache für die Gingivitis, sind. Andere zur Entzündung führende Reize gehen aus von den Rändern und dem sich zersetzenden Inhalt tiefreichender Kavitäten, cariöser Wurzeln, von abstehenden Kronenrändern, schlechtsitzenden Brücken, von dem Druck der Prothesenränder am Zahn, von überstehenden Füllungen usw. Eine stärkere Beteiligung der Interdentalpapillen findet man, wenn der Kontaktpunkt nicht gewahrt wird, oder bei Abbau des Alveolarrandes das Trigonum interdentale sich vergrößert.

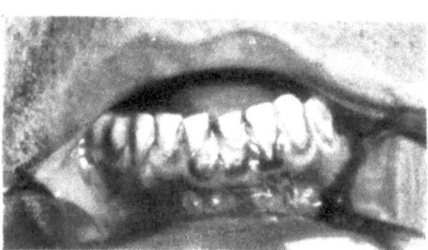

Abb. 397. Gingivitis marginalis chronica. Zwischen J und J sowie J und C Papille chronisch entzündlich verdickt.

Die *klinische Erscheinung* äußert sich am häufigsten in folgender Form: labial, meist auch lingual ist ein den Erhebungen der Papille entsprechend girlandenförmig verlaufender, 1—2 mm breiter Saum am Zahnfleisch zu sehen, der durch eine rote oder livide Farbe auffällt und bei Berührung leicht blutet; er ist auch meist, namentlich im Bereiche der Interdentalpapillen, verdickt (Abb. 397) und schafft dadurch das Bild einer mäßigen Zahnfleischtasche. Dieses Bild kann jahrelang stationär bleiben; mitunter macht sich eine proliferierende Form der Entzündung geltend: in kleinem Maße haben wir dies bei dem sogenannten *Zahnfleischpolypen*; in stärkerem Maße beobachten wir es unter dem Einflusse des Reizes von Prothesenrändern und in ausgedehntester Form sehen wir es gelegentlich bei der Schwangerschaft als die sogenannte *Gingivitis hypertrophicans gravidarum*. Daß im letzteren Falle der Allgemeinzustand auf die Form der Entzündung von wesentlichem Einfluß ist, geht daraus hervor, daß die Wucherungen nach Ablauf der Gravidität oft auch ohne Zutun wieder von selbst sich zurückbilden.

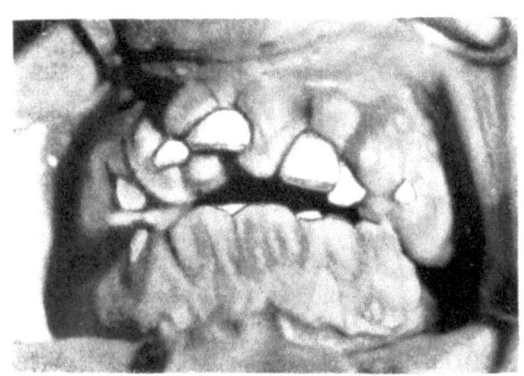

Abb. 398. Gingivitis hypertrophicans in besonders schwerer Form.

Die hypertrophierende Gingivitis ist — auch bei Nichtgraviden — manchmal so stark, daß die Schneidezähne ganz überlagert werden und eine partielle Abtragung erfolgen muß (Abb. 398). Insofern ist verständlich, wenn manche Autoren ihr eine Sonderstellung zwischen entzündlicher Neubildung und echtem Blastom einräumen wollen. Man muß aber doch wohl an dem entzündlichen Charakter festhalten, wenn auch mehr und mehr festzustehen scheint, daß bei allen diesen „elefantiastischen" Formen eine Störung der inneren Sekretion die Prädisposition abgibt.

Therapeutisch ist bei den leichten, stationären Formen kaum viel notwendig. Meist genügt es vollkommen, wenn die Ursache beseitigt wird (vor allem der

Zahnstein); die Entzündung selbst bildet sich dann in kürzester Zeit allein zurück. Bei hartnäckigeren Formen hat sich die Pinselung des Zahnfleischrandes (natürlich neben der Ausschaltung der Ätiologie) mit einer verdünnten Chlorphenol-Thymollösung bewährt; auch Kamillosan wird gelobt; bei schmerzhaften Formen wird bei dieser Lösung gerne eine konzentrierte Lösung von Paramonochlorphenol gewählt, die oberflächlich verschorft und damit auch schnell die Schmerzen beseitigt. Spülungen sind bei der Gingivitis marginalis entbehrlich. Prophylaktisch ist Zahnfleischmassage empfehlenswert. In neuerer Zeit treten übrigens die ätzenden Mittel wie Chlorphenol bei der Behandlung mehr und mehr in den Hintergrund, weil sie zu ,,gewebsfeindlich" sind. An ihrer Stelle werden solche Mittel wie Trypaflavin (in 2%iger wäßriger Lösung oder 10%iger Glycerinlösung), Flavicid usw. als ,,gewebsfreundlicher" vorgezogen. Außerdem finden jetzt sehr viel auch die ,,*Silargetten*" (Chlorsilberkieselsäuregel) Verwendung, Tabletten, von denen man 2—3 in der Stunde im Munde zergehen läßt. Neuerdings ist namentlich SPINNER sehr nachdrücklich für eine ,,wirkliche" Gewebsfreundlichkeit eingetreten unter strenger Verwerfung aller eiweißkoagulierenden Mittel.

In den letzten Jahren ist die Verwendung von Mundspülapparaten (Atomiseur, usw.) unter Benutzung von Kohlensäure oder Sauerstoff auch bei entzündlichen Prozessen in der Mundhöhle warm empfohlen worden. Die Ergebnisse sind nicht gleichmäßig. FENNER sagt in einer kritischen Betrachtung bezüglich der beiden Gase ,,weder Kohlensäure noch Sauerstoff haben desinfizierende Eigenschaften, aber auch keinerlei andere spezifische, therapeutisch wertvolle Eigenschaften für die Gebilde der Mundhöhle. Sie sind lediglich gasförmige Betriebsstoffe". Doch gibt FENNER dem Sauerstoff den Vorzug, weil er große, mechanische Säuberungskraft bei eitrigen Entzündungen durch seine Schaumbildung besitze, wodurch alle eliminierbaren, nekrotischen Gewebsteile fortgeschwemmt würden.

Komplikationen. Eine Komplikation, die zur Lockerung des Zahnes oder der Zähne führen kann, ergibt sich dann, wenn die marginale Schleimhautentzündung auf den darunterliegenden Knochenrand übergreift (also zunächst eine *Parodontitis marginalis superficialis* nach HÄUPL wird). Dabei vollzieht sich am Limbus alveolaris ein osteoclastischer Abbau; ein gleicher entzündlicher Abbau spielt sich auch sehr häufig von der entzündeten Papille aus am Interdentalseptum ab. TREUENFELS hat dieses Bild als Papillitis bezeichnet. Der Verkürzung der Alveolarfortsatzlänge kann die Schleimhaut folgen und so sehen wir des öfteren sich eine langsame Freilegung der Wurzeloberfläche vollziehen, die man früher zum Teil als Druckwirkung des Zahnsteins ansah, die aber nichts anderes als ein rein entzündlicher Prozeß ist. Mit anderen Worten: *Aus der rein stationären Gingivitis marginalis entwickelt sich eine Parodontitis marginalis progressiva* (siehe diesen Abschnitt). Mit der Freilegung des Zahnhalses kann eine hochgradige Empfindlichkeit einsetzen, die durch Ätzungen mit Chlorphenol, Argent. nitr. usw. abgestumpft werden muß. Ist die Freilegung der Wurzeloberfläche sehr ausgedehnt, so muß auch die Festigkeit des Zahnes mit der Zeit leiden.

Gingivitis ulcerosa.

Wie die Gingivitis marginalis nur eine örtlich sehr begrenzte Form der Stomatitis catarrhalis darstellt, so ist auch die Gingivitis ulcerosa besonders in ihrer mehr chronischen Form nur eine auf den fixierten Teil der Mundschleimhaut beschränkte Stomatitis ulcerosa. Meist nimmt sie ihren Ausgangspunkt von einem chronisch entzündeten Zahnfleischsaum und bedeutet im Grunde nur eine Erschwerung des ganzen Krankheitsbildes. Namentlich die Interdentalpapillen werden mit Vorliebe und zuerst geschwürig. In ganz leichten Fällen beschränkt sich die Ulceration auf die Papillen, in schwereren Fällen greift sie auch auf das faciale bzw. orale Zahnfleisch über und kann von da zu Abklatschgeschwüren an der gegenüberliegenden Wangen- oder Lippenschleimhaut führen. *Eine Hauptursache ist in Schwankungen des Allgemeinzustandes zu sehen,* doch kann auch die lokale Immunität so weit herabgesetzt werden, daß dies genügt, um den stets vorhandenen Bakterien die Überhand zu geben. Während der Ulceration findet man dann oft auch Streptokokken, Spirochäten. Bac. fusiformis in großen Mengen im Munde (Gins: Spirillose).

Was das klinische Bild anlangt, so fällt als Einleitungsstadium die stärkere Schwellung und Rötung der Interdentalpapillen auf: ihr folgt sehr schnell die Zerstörung des Epithels auf dem Papillenkamm: dieser erscheint nunmehr etwas eingesunken, mit einer schmierigen Masse bedeckt. Während der weiteren Ausdehnung des Geschwürs sind die Ränder stark gerötet (Abb. 399); mit dem Einsetzen der Heilung dagegen werden die Ränder blaßrosa, fast weißlich: das Epithel schiebt sich wieder vom Rande her über die *sich reinigende Geschwürsfläche.* Einem länger anhaltenden geschwürigen Prozeß können die Interdentalpapillen fast ganz zum Opfer fallen, und es bleiben bei der Heilung größere Interdentallücken zurück. Von Begleiterscheinungen sind zu erwähnen: Foetor ex ore. Schwellung und Schmerzhaftigkeit der submaxillären Lymphdrüsen.

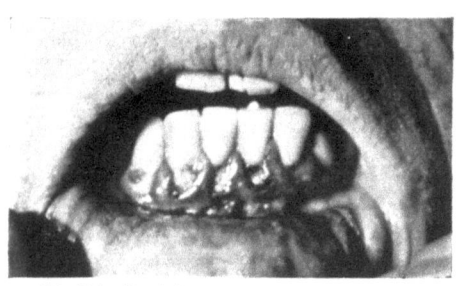

Abb. 399. Gingivitis ulcerosa leichteren Grades.

Subjektiv macht die Gingivitis ulcerosa schon in der leichten Form erhebliche Beschwerden, die sich mit dem Umfang der Ulceration steigern. Die Ernährung und mit ihr der Allgemeinzustand können sehr in Mitleidenschaft gezogen werden, da jede Berührung der Geschwürsflächen mit Speiseteilchen äußerst schmerzhaft ist; ebenso wird heiß als qualvoll empfunden. Gelegentlich gehen von den ulcerierten Stellen auch hartnäckige Blutungen aus, die den rasch sich bildenden Belägen eine charakteristische Farbe geben und den Foetor noch vermehren können. Das eben geschilderte Krankheitsbild entspricht einem ganz akuten Prozeß, der plötzlich — auch ohne vorausgehende chronische Gingivitis — entstehen kann und verhältnismäßig rasch abzuklingen pflegt. (Weiteres unter Stomatitis ulcerosa.) Daneben gibt es aber auch eine Gingivitis chronica ulcerosa, charakterisiert einmal durch die geringe Ausbreitungstendenz der Ulcerationen, dann durch den Sitz nur auf der Interdentalpapille und durch das Fehlen aller subjektiven Erscheinungen. Objektiv ist neben dem oberflächlichen Substanzverlust die Blutungsneigung bei der Berührung mit harten Speisepartikeln festzustellen. Diese chronische Form ist kaum zu trennen von der „Schmutzpyorrhöe" nach GOTTLIEB.

Therapeutisches. Zunächst ist eine vorsichtige Reinigung des ganzen Zahnfleischbezirkes und der Zähne vorzunehmen, wobei Wattebäuschchen in warme Wasserstoffsuperoxydlösung getaucht und möglichst schonend angewendet gute Dienste tun. REBEL empfiehlt eine konzentrierte wäßrige Lösung von Chloramin-Heyden, mit der namentlich auch die Interdentalräume auszuspritzen sind; zur Behandlung der Geschwürsflächen nimmt er 10% Trypaflavin- oder Flavicidglycerin. PARTSCH bestäubte die Geschwürsflächen nach vorsichtigem Abtrocknen mit Jodoformpulver bis zur Bräunung und ließ dann mit Wasserstoffsuperoxydlösung nachspülen. Auch die Bepinselung mit Presojod wird gerne angewendet; *dagegen sollte man von hochkonzentrierten, stark ätzenden Mitteln, die früher gerne verwendet wurden, lieber absehen.* Zur Beseitigung des Foetor Spülungen mit Wasserstoffsuperoxydlösungen. Gegen die Lymphadenitis trockene Wärme. Sehr angenehm wird das Pudern der Geschwürsflächen mit Anästhesin empfunden. HENTZE empfiehlt zu gleichen Zwecken Dysphagin. Neuerdings wird M-P-Puder gerne verwendet. Sehr angenehm werden von den Patienten aber auch die Mundbäder nach MISCH empfunden; sie unterscheiden sich von den üblichen Spülungen dadurch, daß die körperwarme Lösung mehrere Minuten bei geschlossenen Lippen im Munde behalten und ständig, aber nur wenig, hin und her bewegt wird. Zu solchen Mundbädern können verwendet werden: physiologische Kochsalzlösung, Kamillentee, dünne Lösungen von Natrium-bicarbonat, Borsäure (1—2%). *Zu vermeiden sind Extraktionen im Ulcerationsgebiet.* So sehr die Gingivitis ulcerosa eine Mahnung sein soll, daß eine Mundhöhle gründlich saniert wird, *so bedenklich sind Wunden unmittelbar neben Geschwüren*; nur zu leicht wird der Gerinnungspfropf der Extraktionsstelle infiziert und von da aus die Infektion im Kiefer weitergetragen.

Stomatitis simplex s. catarrhalis.

Eine Entzündung der Mundschleimhaut, die sich nicht nur auf den fixierten Teil der Mucosa beschränkt, kann entstehen durch Ausbreitung des entzündlichen Prozesses von dem Zahnfleisch her, namentlich bei sehr ungepflegtem Munde, ferner als Folge häufiger Reize, wie z. B. Nikotin, dann auch oft wiederholter mechanischer und thermischer Reize. Auf eine neuzeitliche Form haben die Brüder LUX aufmerksam gemacht; es ist eine Stomatitis, die bei Chauffeuren geschlossener Wagen auftritt, die mit dem Reiz der Abgase zusammenhängen soll. Eine ausgedehnte, aber doch gut abgegrenzte Stomatitis sieht man oft bei den Trägern von Prothesen, sei es, weil die Platte nicht sauber gehalten wird, sei es, weil die Saugwirkung zum chronisch-entzündlichen Reiz wird. Daneben kann eine Stomatitis auch ohne lokale Ursache als Symptom anderweitiger Erkrankung, z. B. mit Sitz im Magen- und Darmtraktus auftreten.

Subjektiv machen besonders die chronischen Formen wenig Erscheinungen, höchstens daß über gelegentliches leichtes Brennen in der Mundhöhle geklagt wird. Objektiv fällt die starke Rötung der Mundschleimhaut auf; oft erscheint auch die Schleimhaut gequollen und weißlich getrübt. Bei stärkerer Quellung der Wangenschleimhaut prägen sich die Zähne mit ihren Lücken und die Okklusionslinie in charakteristischer Weise ab. Auch die Salivation kann bei Stomatitis simplex vermehrt sein.

Die *Therapie* wird in ihrem Erfolg hauptsächlich von *der Beseitigung der Ursache abhängen*, nur darf man nicht vergessen, daß die Stomatitis auch ein Symptom anderer Erkrankungen sein kann. Beim Suchen nach örtlichen Gründen berücksichtige man auch das Metall etwaiger Brückenarbeiten und die Zahl von Kupferamalganfüllungen. Auch die roten Farbzusätze zum Kautschuk werden mitunter schlecht vertragen. Die lokale Behandlung entspricht dem, was unter Therapie bei der Gingivitis gesagt wurde. Oft genügt auch bei der diffusen Schleimhautentzündung die Beseitigung der Ursache vollkommen.

Stomatitis ulcerosa (Stomacace, Stomatitis ulcero-membranacea).

So wenig wie die Stomatitis catarrhalis stellt die Stomatitis ulcerosa eine einheitliche Krankheit dar; wir müssen vielmehr 4 Gruppen von Stomatitis ulcerosa auseinanderhalten, nämlich 1. die Erweiterung der Gingivitis ulcerosa; 2. eine Art ganz akuter, lokaler Infektionskrankheit; 3. eine symptomatische Gruppe; 4. eine auf chemisch-toxischer Grundlage beruhende Form.

Erweiterung der Gingivitis ulcerosa. Hier gilt alles, was über die letztere bereits gesagt worden ist; nur greifen die Geschwüre bald oder allmählich auf die angrenzende lockere Schleimhaut über. Eine geradezu typische Form dieser Art haben wir öfter bei halbretinierten Weisheitszähnen; zunächst ulceriert die die Kaufläche überdeckende Schleimhautkappe an der Innenseite; von da dehnt sich die Ulceration auf das Zahnfleisch des 2. Molaren und nach der Wangenumschlagsfalte aus; Ulcerationen an der Vorderseite des aufsteigenden Kieferastes und dem vorderen Gaumensegel sowie an den Prämolaren und der aufsteigenden Wangenschleimhaut können folgen.

Akute Infektionskrankheit. Ganz korrekt ist diese Abgrenzung nicht, denn auch die unter 1. genannte Form ist eine Infektionskrankheit und meist akuter oder subakuter Art. Das wesentliche ist aber bei der 2. Gruppe, daß sie nicht am Zahnfleisch zu beginnen braucht, wenn sie auch im ganzen an das Vorhandensein von Zähnen gebunden ist. Ausgangspunkt kann jede beliebige Stelle der Mundschleimhaut sein, die irgendwie unter längerem Reiz steht, z. B. die Wangenschleimhaut gegenüber einer scharfen Zahnkante oder einem buccalen Kavitätenrand, oder eine Partie, auf welche öfter gebissen wird. Von hier aus breitet sich nun der Prozeß in manchmal geradezu erschreckend kurzer Zeit über die Wangenschleimhaut, das Zahnfleisch, den harten und weichen Gaumen aus. Von vielen Autoren wird diese Krankheit als echte Spirochätose angesprochen. GINS möchte sie ebenfalls als Spirillose aufgefaßt wissen wie die Parodontose und hat damit nicht nur bei den Praktikern lebhaften Widerspruch hervorgerufen. Vor allem wurde ihm entgegengehalten, daß gerade die akute ulceröse Gingivitis und Stomatitis klinisch ein völlig in sich abgeschlossenes Bild darstelle, das mit der Parodontose keinerlei Übereinstimmung außer dem Sitz aufweise.

Symptomatische Gruppe. Die Bedingungen für das Entstehen von Geschwüren wären bei dieser Gruppe lokal an sich nicht ausreichend, sie werden es aber dadurch, daß die gesamte Widerstandsfähigkeit durch schwere Erschöpfung, schwere Allgemeinerkrankungen, namentlich Infektionskrankheiten (Typhus, Masern, Pneumonie) sehr stark herabgesetzt worden ist. Es genügt dann eine an sich harmlose Druckstelle, um das Ausgangsgeschwür sich bilden zu lassen; die Erreger der allgemeinen Infektion (Typhus usw.) sind dabei aber nicht beteiligt.

Bei der *chemisch-toxischen Gruppe* handelt es sich um Begleiterscheinungen einer allgemeinen Intoxikation durch Blei, Quecksilber, seltener durch Morphium, Jod, Pottasche (MISCH) usw. Im Grunde ist also auch diese Gruppe eine rein symptomatische, nur ist das Grundleiden vollkommen anderer Art.

Bei Kindern, die im Zahnwechsel stehen, sieht man die *Stomatitis ulcerosa oft gleichzeitig gehäuft* in einer Klasse auftreten; ähnliche Beobachtungen machte man während des Krieges namentlich in Schützengräben. Dies hat zur Anschauung geführt, daß die Stomatitis ulcerosa eine übertragbare Krankheit sei; in Wirklichkeit aber dürfte der Grund für das gehäufte Auftreten darin zu suchen sein, daß dieselben Bedingungen bei mehreren Individuen gleichzeitig gegeben sind.

Therapeutisches. Soweit hinter der Stomatitis ulcerosa ein anderes Grundleiden steht, ist dessen Bekämpfung natürlich vordringlich. Örtlich wird neuerdings neben der allgemeinen Chemotherapie auch die lokale Anwendung von Sulfonamiden, teils in Puder-, teils in Pastenform empfohlen. In erster Linie muß man aber für (vorsichtige) Reinigung der Geschwürsflächen mit H_2O_2, Chloramin 2,5% oder mit Natriumperborat 5% sorgen (REBEL); schwach wirkende Sprayapparate sind dabei sehr zweckmäßig. In den Behandlungspausen werden gerne Panflavin-Tabletten und kurz vor den Mahlzeiten Anästhesin-Bonbons Ritsert gegeben, um die Nahrungsaufnahme weniger schmerzhaft zu gestalten. Auch häufige Irrigierungen der Mundhöhle sind beliebt. Sehr angenehm werden länger anhaltende Verbände über den Geschwürsflächen empfunden, so z. B. Urobad C, angerührt mit 50% Harnstofflösung oder was sich bei uns sehr bewährt hat, mit Dirian.

Im ganzen stellt die Stomatitis ulcerosa ein recht schweres Krankheitsbild dar, das die Patienten stark reduziert und auch die Gefahr einer allgemeinen Sepsis in sich schließt.

Stomatitis gangraenosa. Noma.

Die Noma oder der Wasserkrebs kommt hauptsächlich im Kindesalter *bei sehr schwächlichen und heruntergekommenen Individuen* vor; sie beginnt mit einer gewöhnlichen oder ulcerösen Stomatitis, dann entsteht — meist nahe dem Mundwinkel — ein Bläschen, von dem aus sich unter Anschwellung der Wange rasch der gangränöse Zerfall ausdehnt (Abb. 400). Bald wird die Wangenhaut durchbrochen und nun schreitet die Zerstörung nach allen Seiten rasch fort, wobei die Weichteile in eine übelriechende schmierige Masse verwandelt werden. Der ganze Prozeß verläuft sehr rasch (8—14 Tage) und endet meist (in etwa 75%) tödlich, teils durch Intoxikation, teils durch Aspirationspneumonie. Ein spezifischer Erreger ist nicht wahrscheinlich. Man nimmt vielmehr an, daß die an sich schon in der Mundhöhle vorhandenen Mikroorganismen, vor allem Spirillen, zusammen mit Fusobakterien das Bild der Noma hervorrufen können, wenn der Allgemeinzustand sehr stark reduziert ist. HAUBERRISSER hat allerdings einen Fall beschrieben, in welchem Spirochäten und Fusiformen fehlten. Wenn man frühzeitig zur Behandlung kommt, kann durch Excision des ganzen Herdes und Arbeiten weit im Gesunden unter Umständen der Prozeß kupiert werden; doch ist wichtig, auch sehr auf die Hebung des Allgemeinzustandes bedacht zu sein. Vielfach wird Salvarsantherapie empfohlen.

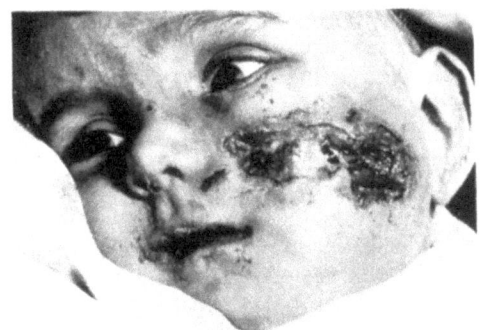

Abb. 400. Noma.

Auch bei Erwachsenen kommt, besonders nach stark erschöpfenden Infektionskrankheiten wie Typhus, Dysenterie, Malaria, ferner bei Leukämie und Agranulocytose die Stomatitis gangraenosa vor. Der Verlauf kann sich hier insofern etwas anders gestalten, als der Durchbruch nach außen mitunter ausbleibt. Zu Beginn stellt sich ein flaches, mit schmieriger Masse bedecktes, nicht sezernierendes Geschwür gegenüber den Molaren ein; dann wird die ganze Wange in eine bretthart Masse verwandelt, bei der man vergeblich eine eitrige Einschmelzung erwartet; auch trockene, heiße und feuchte Umschläge versagen vollkommen. Unter stärkstem Foetor verwandelt sich bald *die ganze Wangenschleimhaut in mißfarbene nekrotische Fetzen*; dann dringt die Gangrän weiter in die Tiefe; Tod durch Sepsis erlöst häufig die Kranken von ihrem schweren Leiden. Die neueren Heilmittel wie Penicillin, Streptomycin usw. lassen allerdings jetzt die Prognose in anderem Lichte erscheinen.

Therapeutisch kann man neuerdings in den Frühstadien recht gute Erfolge mit Sauerstoffinjektionen in die umgebende gesunde Schleimhaut erzielen; man stellt sich den Erfolg so vor, daß Anaerobier die Ursache des Leidens sind und durch die Sauerstoffinjektionen zum Absterben gebracht werden. Auch die Anwendung von Salvarsan intravenös wie auch lokal wird von vielen Autoren immer noch warm empfohlen. Nach unserer Erfahrung ist die *Sauerstoffinsufflation* vorzuziehen. Sehr gute Erfolge bei Noma wurden von VAGS mit Spirocidgaben erzielt, nachdem Salvarsan völlig versagt hatte. Die Ergebnisse der chirurgischen Behandlung (breite Inzision) werden als günstig geschildert, wenn der Eingriff frühzeitig erfolgen kann. Hebung des Allgemeinzustandes ist daneben das Wichtigste.

Phlegmone des Mundbodens. Angina Ludovici.

In manchen Lehrbüchern wird unter Angina Ludovici ein Entzündungsprozeß der Mundbodenweichteile geschildert, wie er eben als Stomatitis gangraenosa beschrieben wurde, während man sonst unter Angina Ludovici eine Phegmone des Mundbodens versteht. Das mag als Begründung dienen, warum an dieser Stelle auf die Erkrankung eingegangen wird, obwohl diese Phlegmone sich nicht so häufig an Stomatitiden wie an infektiöse, periostale Entzündungen des Unterkiefers anschließt (z. B. ausgehend vom Weisheitszahn oder von einer infizierten Extraktionswunde). Auch Verletzungen des Mundbodens mit unreinen Instrumenten, z. B. mit einem ausgleitenden und die Wurzeloberfläche abstreifenden Geißfuß, können zur Phlegmone führen.

Es ist ein Verdienst von WASSMUND, unsere Kenntnis von der schweren Erkrankung wesentlich gefördert zu haben. Nach seiner Beobachtung ist in etwa 90% der Fälle das Zahnsystem der Ausgangspunkt; daneben kommen unvorsichtige Anästhesierung, infizierte (Extraktions-) Wunden, Osteomyelitis, Speicheldrüsenentzündung usw. in Betracht. Zum Verständnis des Weges, den die Eiterung im Mundboden gehen kann, ist eine *genaue Vorstellung der anatomischen Verhältnisse notwendig*; denn der Beginn der Eiterung ist primär an ganz bestimmten Stellen oder Räumen zu suchen, nämlich: der *Submaxillarloge*, der *Sublingualloge* und der *Submentalloge*. Meist handelt es sich um eine der beiden ersten Logen als Ausgangspunkt, während die Submentalloge als primärer Sitz seltener in Betracht kommt. Die Erkrankung kann sich von einer Loge auf die anderen ausdehnen, so z. B. von der Submaxillarloge um den hinteren Rand des Mylohyoideus herum nach der Sublingualloge. Sekundär kann dann von hier aus in der Ausbreitung nach dorsal das Spatium parapharyngeum und weiterhin die Flügelgaumengrube und das *Spatium retropharyngeum* befallen werden; auch in die *Parotisloge* kann die Phlegmone einbrechen.

„Ihrer Natur nach wechselt die eitrige Entzündung; manchmal ist sie eine reine Staphylokokkeneiterung, die mehr zur Progredienz neigt, weniger leicht einen Abszeß ergibt und klinisch schwerer verläuft. Meist aber ist sie eine putride Mischinfektion, in der Streptokokken und Fäulniserreger überwiegen; die Virulenz dieser Erreger ist oft außerordentlich groß." Die Beimischung von anaeroben Streptokokken und Fäulniserregern erleichtert die Ausbreitung nach der Tiefe erheblich. Die rasche Ausbreitung erklärt auch die rasch einsetzende septische Allgemeininfektion.

Was die Therapie betrifft, so sucht WASSMUND wohl in den Anfangsstadien durch energische Bekämpfung des Ausgangsleidens konservativ vorzugehen, doch warnt er vor allzulangem Zuwarten (etwa bis äußerlich deutliche Fluktuation vorliegt). Namentlich in schweren Fällen hält er frühzeitiges chirurgisches Eingreifen, *und zwar von außen* — auch bei primärem Sitz in der Sublingualloge — für dringend erforderlich, da man möglichst rasch durch Eröffnung des erkrankten Gebietes und Zuführung von Sauerstoff mittels Dränagen dem Vordringen der Anaerobier entgegenarbeiten müsse. Zu Vorsicht mahnt er bei Kieferklemme, da durch zu schroffes Beheben in Narkose neue Gefahren seitens der Infektion entstehen können.

Die Mortalitätsziffer, die WASSMUND sonst nach der Literatur mit 40 bis 50% angibt, ist in seiner Abteilung durch systematisches Vorgehen auf etwa 12% zurückgegangen. Auf alle Fälle aber bleibt es eine schwere Erkrankung, bei der der zahnärztliche Praktiker zweckmäßig für möglichst baldige Überweisung an den Chirurgen sorgen soll.

Stomatitis mercurialis.

Sie gehört eigentlich zur chemisch-toxischen Gruppe der Stomatitis ulceromembranacea; doch hat sie gewisse Eigenschaften und eine besondere Bedeutung, so daß ihre gesonderte Besprechung gerechtfertigt ist.

Die Stomatitis mercurialis kann auftreten bei Hg-Kuren, bei Kalomeldarreichung, als gewerbliche Krankheit bei Quecksilberarbeitern usw. Bei gegen Hg sehr empfindlichen Menschen genügt schon längeres Verweilen in quecksilberhaltiger Luft, um die Stomatitis entstehen zu lassen. ALMKVIST erklärt ihr Auftreten damit, daß entweder Quecksilber mit dem Speichel ausgeschieden wird, oder daß eine Kombinationswirkung des quecksilberhaltigen Blutes mit lokalen Eiweißzersetzungsprozessen vorliegt. Bemerkenswert ist die Tatsache, daß die Stomatitis mercurialis in einem gut gepflegten Munde kaum vorkommt, sich aber um so rascher und schwerer einstellt, je mangelhafter die Mundverhältnisse sind. Auch KRANZ glaubt, daß der anatomische Bau bzw. die spezifische Reaktion der Schleimhäute für das Entstehen oder das Ausbleiben der Erkrankung mitverantwortlich sind.

Klinisches. Ausgangspunkt ist meist eine vorhandene Gingivitis marginalis, namentlich in der Nähe cariöser Wurzeln; Zahnfleischsaum und Papillen schwellen rasch an und bekommen eine livide Farbe. Bald folgt auch die Nekrose der Schleimhautoberfläche und am Zahnhalse sammeln sich schmierige, stinkende Massen. Die gesamte Mundschleimhaut wird gerötet und quillt auf; durch Druck von Zähnen bilden sich ausgedehnte Dekubitalgeschwüre; Blutungen und gesteigerte Salivation, dann starke Lymphdrüsenbeteiligung sind die üblichen Begleiterscheinungen. In schweren Fällen kommt es auch zu Nekrose des Alveolarfortsatzes und zu Verlust von Zähnen.

Therapeutisches. Es ist vor allem dauernd für gründliche Reinigung der Mundhöhle zu sorgen, wozu sich häufige Irrigationen mit Borsäure-, Wasserstoffsuperoxyd- oder auch einfachen Kochsalzlösungen eignen. So gut es geht, muß die Sanierung der Mundhöhle nachgeholt werden. Sehr gute Erfolge sollen mit Jodoformmilchsäurebrei erzielt werden, der auf die Geschwürsflächen aufgestrichen wird. Quecksilberkuren sind zu unterbrechen. Am besten vorher Sanierung!

Ob auch eine Stomatitis mercurialis nach größeren Kupferamalgamfüllungen, gegen deren Gefährlichkeit sich neuerdings STOCK mit viel Nachdruck gewendet hat, auftreten kann, ist umstritten.

Stomatitis bismutica.

Im Anschluß an die Stomatitis mercurialis seien noch zwei andere Formen besprochen, die insofern ihr verwandt sind, als sie auch auf Intoxikationen beruhen, nämlich: die Stomatitis bismutica und der Bleisaum.

Früher kaum bekannt, kommt sie seit Einführung des Wismuts in die Luestherapie relativ oft zur Beobachtung. Sehr gut charakterisiert hat sie LEBEZYNZKI mit den Worten: „toxisch in ihrer Ätiologie und septisch in ihrer Pathologie". Die Erscheinungen gestalten sich sehr verschiedenartig. Relativ harmlos und fast nur von symptomatischer Bedeutung sind die einfachen Bismutsulfidniederschläge, namentlich in dem fixierten Abschnitt der Kieferschleimhaut, schwarzblaue circumscripte Verfärbungen, die an die Pigmentflecken beim Hundegaumen erinnern. Sehr viel unangenehmer — auch örtlich — können die diffuse Ausbreitung in Form der Stomatitis bismutica und auch die sog. Angina bismutica werden. Abgesehen davon, daß in diesen Fällen auch noch andere Intoxikationserscheinungen im Organismus damit verbunden sind, ähnelt jetzt das Bild sehr der Stomatitis mercurialis.

Die Therapie verläuft nach den gleichen Grundsätzen wie diejenige der Stomatitis mercurialis.

Bleisaum.

In der Trias von Symptomen der Bleivergiftung, nämlich Kolik, Radialislähmung und Bleisaum, nimmt der letztere diagnostisch eine sehr beachtliche Stellung ein; er besteht in einer lividen, graublauvioletten Verfärbung des

Zahnfleischrandes, während die anliegenden Zahnpartien gerne einen mäßigen, schmutziggraublau gefärbten Belag aufweisen. Die Aufnahme des Bleies geschieht durch die Mundhöhle durch Einatmen eines bleihaltigen Farbstaubes, dann aber hauptsächlich durch Eindringen von Nahrungsstoffen in die Mundhöhle mit durch Bleifarben usw. beschmutzten Fingern. Der Farbniederschlag erfolgt nach HERRMANN bei der chronischen Bleivergiftung im Papillenstroma, den Adventitialzellen, Histiocyten und besonders den Gefäßwänden, während beim akuten Vergiftungsfall das Bleisulfid an der Papillen-Epithelgrenze, in den Intercellularlücken und auch in den Epithelzellen selbst anzutreffen ist. Sehr klar ergab sich bei den Untersuchungen auch die chemische Korrelation zwischen äußerer Schädigung des Epithels (zum mindesten Verlust des Stratum corneum) und innerem Niederschlag (Abb. 401).

Stomatitis aphthosa (maculo-fibrinosa).

Die Stomatitis aphthosa gilt heute meist als Infektionskrankheit, wenn auch ihr Erreger nicht bekannt ist. Vielleicht handelt es sich um Mischinfektion von Streptokokken und Staphylokokken; neuerdings wird auch angenommen, daß

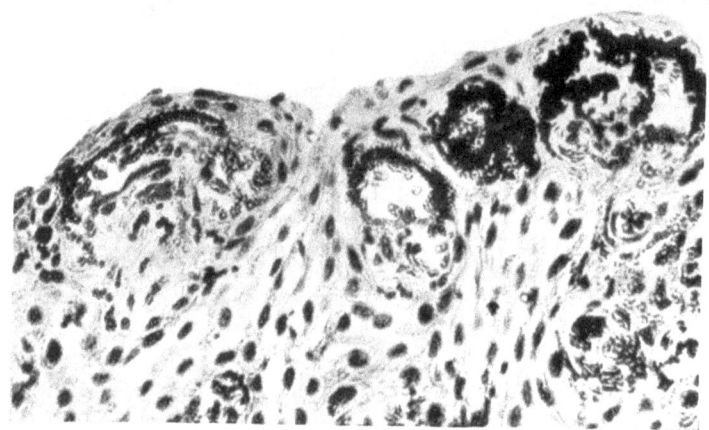

Abb. 401. Histologisches Bild von einem Bleisaum. Die Perivasculäre Ablagerung des Bleisulfits ist an den Capillarquerschnitten gut erkennbar. (Optik: Okular 4, Brennweite 6.)

das Virus des Herpes eine Rolle spiele. Differentialdiagnostisch kommen Herpes, Stomatitis epidemica vor allem in Betracht. Kinder werden noch etwas häufiger befallen als Erwachsene. Allgemeinerkrankungen können die Entstehung begünstigen.

Klinisches. Die Aphthen stellen kleine, rundliche Flecken auf der Schleimhaut dar, die im späteren Verlauf miteinander konfluieren können. Sie sind von einem geröteten, leicht erhabenen Hofe umgeben (Abb. 402). Ihr Zustandekommen wird darauf zurückgeführt, daß Fibrineinlagerungen zwischen die Epithelien stattfinden; unter diesen fibrinösen Plaques findet sich kleinzellige Infiltration. Die Farbe ist weiß bis gelblich, die Größe der Einzeleruption entspricht höchstens einer Linse. Bei gehäuftem Auftreten und Konfluieren können größere Herde entstehen. Allmählich lösen sich die Plaques ab und neues Epithel schiebt sich darunter. Gerade in dieser Zeit sind die subjektiven Erscheinungen auffallend stark: heftiges Brennen, namentlich beim Sprechen, Kauen und Schlucken. Diese hochgradige Schmerzhaftigkeit läßt sie leicht gegen syphilitische Plaques abgrenzen; von Stomatitis epidemica sind sie durch das Fehlen der diffusen Stomatitis und die schwächere Beteiligung der Lymphdrüsen zu unterscheiden.

Die Erkrankungen der Weichteile des Mundhöhlenbereiches. 411

Therapeutisches. Da die Heilung an sich meist spontan erfolgt, genügt zur Behebung der Schmerzen, wenn die Stellen mit Arg. nitr. getupft werden. Gewürzte Speisen und Nicotin sind zu vermeiden.

Chronisch rezidivierende Aphthen. Sie stellen wohl mehr eine hartnäckige Sonderform des eben geschilderten Krankheitsbildes dar. Auffällig ist, daß sie eigentlich nur beim weiblichen Geschlecht vorkommen, speziell zur Zeit der Menses. MIKULICZ hat gefunden, daß namentlich anämische bzw. chlorotische Frauen befallen werden. Die chronisch-rezidivierenden Aphthen sind für den Patienten wie für den Behandelnden eine gleichgroße Crux, da es bis jetzt noch kein sicheres Mittel der Verhütung zu geben scheint. ROLLER hat durch größere Kochsalzgaben und auch durch Vogan ohne Lokalbehandlung in 2—3 Tagen Heilung erzielt (MATHIS). An Stelle des Betupfens der Aphthen mit Argent. nitr. oder Phenolpräparaten wird auch Methylenblau oder Pyoktamin empfohlen. Neuerdings hat man die chronisch rezidivierenden Aphthen, streng ge-

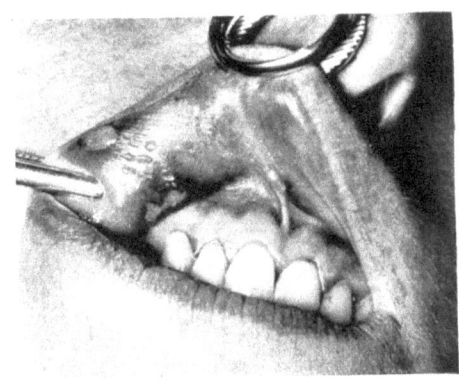

Abb. 402. Stomatitis aphthosa.
(Universitätshautklinik Heidelberg.)

trennt von der infektiösen Stomatitis aphthosa hauptsächlich der Kinder, mit Fragen der inneren Sekretion, teilweise auch der Allergie in Verbindung gebracht.

γ) Spezifische Entzündungen.
(Mit Ausschluß von Lues und Tuberkulose.)

Stomatitis oidica. Soor.

Der Soor ist charakterisiert dadurch, daß auf der scheinbar unversehrten oder wenig entzündeten Schleimhaut kleine, weiße Flecken auftreten, welche sich rasch vergrößern, konfluieren und dann membranartige Auflagerungen darstellen, welche die ganze Mundhöhlenschleimhaut überziehen, ja selbst bis in den Oesophagus hinein sich erstrecken können (Abb. 403). Die Auflagerungen haften nicht allzu fest; es entstehen beim Abstreifen aber doch leicht Blutungen. Am häufigsten kommt der Soor bei Säuglingen vor, welche durch anderweitige Erkrankungen stark geschwächt sind. Erreger ist das Oidium albicans, zwischen Schimmel- und Hefepilz stehend.

Die Behandlung hat in erster Linie das Grundleiden und die Hebung des Allgemeinzustandes zu berücksichtigen; wird dieser gebessert, so verschwindet der Soor meist von selbst. Verstöße gegen

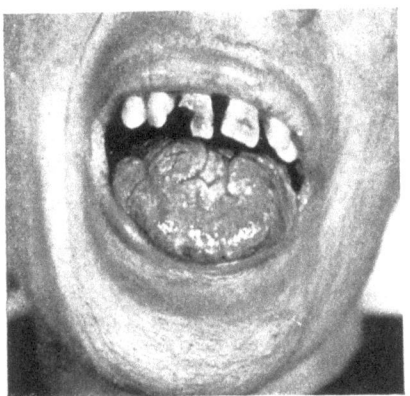

Abb. 403. Stomatitis oidica (SOOR).
(Universitätshautklinik Heidelberg.)

die Sauberkeit sind streng zu vermeiden. Die Mundpflege ist beim Säugling durch vorsichtiges Auswischen vorzunehmen (reine, weiche Watte). Von Medikamenten spielen Borax und Borsäure eine Hauptrolle; die Applikation kann z. B.

durch den ESCHERICHschen Borsäureschnuller (3—4mal täglich auf kurze Zeit im Säuglingsmund belassen), dann nach MAYRHOFER durch Aufstreichen von Boraxhonig geschehen; ferner werden Pinselungen mit $10^0/_0$igem Boraxglycerin oder $2^0/_0$igem Borsäureglycerin empfohlen. Bei Erwachsenen entsprechend stärkere Konzentrationen. Noch zuverlässiger in der Wirkung bei viel geringerer Konzentration sind *Trypaflavin* und *Flavicid*. Sehr empfohlen wird auch $3-5^0/_0$ Natr. bicarb.-Lösung.

Stomatitis epidemica. Maul- und Klauenseuche.

Unter Fieber, Schüttelfrost, Kopfschmerzen und Durchfällen treten bald neben den Erscheinungen auf der Außenhaut starke Rötung und Schwellung der Mundschleimhaut sowie der Zunge auf, verbunden mit starker Salivation. Daran schließt sich die Bildung von Bläschen in etwa Hirsekorngröße, die konfluieren können. Der Inhalt der Bläschen ist anfänglich hell, trübt sich aber bald. Nach dem Platzen der Bläschen entstehen in leichteren Fällen seichte, bald heilende, in schwereren Fällen tiefergehende Geschwüre von größerer Hartnäckigkeit. Die Lymphdrüsen sind stark beteiligt. Subjektiv ist das Gefühl des Brennens und das erschwerte Schlucken sehr lästig. Der Erreger ist noch nicht genau bekannt. Differentialdiagnostisch ist an Stomatitis aphthosa zu denken. Eine Isolierung der Kranken ist notwendig.

Therapeutisch kommen in der Hauptsache dieselben Behandlungsvorschriften in Betracht wie bei der Stomatitis aphthosa.

Stomatitis gonorrhoica.

Die Erkrankung ist recht selten, doch kommt sie sowohl bei Säuglingen wie bei Erwachsenen vor; die ersteren werden bei der Geburt von der infizierten Mutter angesteckt, bei den Erwachsenen geschieht die Übertragung durch Finger oder Gegenstände (Zahnstocher), die mit gonokokkenhaltigem Sekret beschmutzt sind; auch perverser Geschlechtsverkehr kann zur Erkrankung führen. Zur Sicherung der Diagnose ist der Nachweis von Gonokokken zu erbringen.

Bei den Säuglingen pflegt die Stomatitis gonorrhoica meist verhältnismäßig leicht zu verlaufen, beim Erwachsenen ist das Krankheitsbild mehr verwischt und oft hartnäckiger. Hauptsächlicher Sitz der Stomatitis gonorrhoica sind der hintere Teil des weichen Gaumens und die Gaumenbögen sowie der vordere Teil des Zungenrückens. Beim Säugling tritt 1—2 Wochen nach der Geburt eine Entzündung der Schleimhaut auf, die durch bläuliche Verfärbung auffällt. Daneben treten gelblich gefärbte Exsudate auf, welche später eine pseudomembranöse Auflagerung bilden. Beim Erwachsenen unterscheidet KRAUS zwei Stadien: ein ganz kurzes erstes mit endzündlicher Durchtränkung der Schleimhaut und ein zweites mit oberflächlichem Zerfall.

Therapie. Beim Säugling wird zur Pinselung etwaiger Geschwüre $1^0/_0$ Protargol- oder $0,5^0/_0$ Argentum nitr.-Lösung, beim Erwachsenen $5-10^0/_0$ Protargol- bzw. Argentum nitr.-Lösung empfohlen. Sulfonamide werden ebenfalls zur Therapie herangezogen. Die übrige Mundpflege ist die übliche wie bei allen Stomatitiden mit Ulceration. Größte Sauberkeit wegen Übertragungsgefahr!

Stomatitis diphtherica.

Die Erscheinungen an der Mundschleimhaut sind fast immer erst sekundärer Natur. Der primäre Sitz ist an den Tonsillen, den Gaumenbögen und der Uvula zu suchen; von da aus kann sich der Prozeß wie nach der Trachea so auch nach der Mundhöhle zu ausbreiten. Das Zahnfleisch soll meist verschont bleiben, doch geben MISCH und andere an, daß sich auch hier charakteristische Beläge bilden können. Die Übertragung des Erregers kann unmittelbar von Kranken, aber auch von Gesunden (Bacillenträgern) aus geschehen. Die Krankheit ist meldepflichtig. Das klinische Bild beginnt mit geringem Fieber und einer Angina. Durch Exsudation von Fibrin entstehen dann bald darauf die typischen Beläge. In leichteren Fällen stoßen sich die Beläge allmählich ab und werden kleiner, in schweren Fällen zeigen sich nach Abstoßung der Beläge große, leichtblutende, schmierig belegte Geschwürsflächen, die einen starken Foetor ex ore verursachen. Das Allgemeinbefinden ist dabei sehr gestört. Die Ausdehnung auf die Mundschleimhaut gilt meist als Zeichen einer schweren Erkrankung; die Wangenschleimhaut kann gangränös werden; es kann zum Lockerwerden und Ausfall von Zähnen kommen. Funktionelle Störungen können zurückbleiben.

Therapie. Sobald der Nachweis des Diphtheriebacillus erbracht ist, wird die Verwendung von Diphtherieserum (etwa 5000 antitoxische Einheiten und mehr) selbstverständlich; aber auch schon dann, wenn der Verdacht einigermaßen begründet ist, erscheint die Serumbehandlung gerechtfertigt.

Stomatitis erysipelatosa.

Diese Form sei mehr der Vollständigkeit halber angeführt; sie ist höchst selten, hin und wieder aber kommt es doch vor, daß Erysipele des Gesichts auf die Mundhöhle übergreifen. Die Schleimhaut schwillt dann an, zeigt starke Rötung und Schmerzhaftigkeit. Bemerkenswert ist dabei die Trockenheit der Schleimhaut. Hinzu kommt die Temperatursteigerung. Manchmal greift die Infektion auch auf den Rachen und den Larynx über, wobei die Gefahr des Glottisödems gegeben ist.

δ) Zu den Dermatosen gehörige oder ihnen nahestehende Erkrankungen.

In diese Gruppe fällt eine ganze Reihe von Erkrankungen, die sich zunächst an der Außenhaut abspielen und von da aus auf die Mundhöhle übergreifen können. Außer der Stomatitis herpetica (und der unspezifischen Leukoplakia buccalis), die beide noch etwas ausführlicher besprochen werden sollen, gehören hierher: Pemphigus, Erythema exsudativum multiforme, Urticaria, Lichen ruber planus, Lupus erythematodes, dann ferner die Arzneiexantheme. Für einen großen Teil dieser Erkrankungen gilt heute als sicher, daß sie auf eine Allergie zurückzuführen sind, und zwar wird angenommen, daß die Sensibilisierung im Zusammenhang mit einer dentogenen Fokaltoxikose erfolgt sein kann. (Näheres siehe Fokalinf.)

Bei den Arzneiexanthemen interessiert uns besonders die *Idiosynkrasie gegen Jodoform, Paramonochlorphenol und Formalinpräparate*, unter der manche Patienten leiden; auch die in den Mundwässern enthaltenen *ätherischen Öle* sind gelegentlich imstande, ein Arzneiexanthem herbeizuführen. Die Erscheinungen bestehen hauptsächlich in Rötung der Schleimhaut mit Bläschenbildung; in einzelnen Fällen gehen die Bläschen in kleine Geschwüre über. Subjektiv ist das Gefühl von Brennen oft sehr lästig. Anästhesinbonbons können Erleichterung verschaffen; im übrigen ist natürlich für Ausschaltung des schuldigen Medikamentes zu sorgen.

Charakteristische Erscheinungen auf der Mundschleimhaut kommen auch bei manchen akuten Exanthemen vor, die strenggenommen nicht unter dieses Kapitel fallen, aber doch gleich hier mitgenannt sein mögen. Mitunter sind die Erscheinungen an der Mundschleimhaut noch früher zu erkennen als die des Hautexanthems, so daß der Mundhöhlenbefund erhöhte diagnostische Bedeutung gewinnen kann. Hierher gehören Masern, Scharlach, Varicellen, Variola, Röteln. Bei den Masern finden sich im Prodromalstadium auf der Mundschleimhaut bläulichweiße erhabene Pünktchen, von einem roten Entzündungshof umgeben

— die sog. KOPLIKschen Flecken. Kurz vor dem Ausbruch des Hautexanthems erscheint das Masernexanthem auf der Schleimhaut, besonders des Gaumens. Beim Scharlach findet sich als erste Erscheinung eine Angina, die Mundschleimhaut wird trocken und diffus rot, ebenso die Zunge, welche sich mit einem (fuliginösen) Belag bedecken kann. Stößt sich dieser ab, so fällt die Schwellung und starke Rötung der Papillae fungiformes auf, die zu dem Bilde der sog. Himbeerzunge führen. Bei den Varicellen kann man mitunter schon vor Beginn der äußeren Erscheinungen kleine Bläschen am harten und weichen Gaumen beobachten; aus den Bläschen kann dann ein seichtes Geschwür entstehen. Auch bei den echten Pocken beobachtet man öfter schon in der Prodromalzeit eine Mitbeteiligung der Mundschleimhaut.

Stomatitis herpetica. Herpes.

Die bekannteste Form des Herpes ist der Herpes labialis, wie er bei fieberhaften Erkrankungen öfter auftritt (Abb. 404). Manche Menschen bekommen schon bei dem leichtesten Schnupfen die Bläscheneruption an der Lippe, die die Krankheit charakterisiert. Von den Lippen aus kann sich nun der Herpes auch auf die Mundschleimhaut und die Tonsillen ausbreiten. Die Verwechslung mit Stomatitis aphthosa liegt stets nahe, besonders wenn die Herpesbläschen geplatzt sind, was meist schon wenige Stunden nach der Eruption der Fall ist. Differentialdiagnostisch ist folgendes für den Herpes wesentlich: die Bläschen treten plötzlich und gruppenweise auf, das Gefühl des Brennens während des Aufschießens der Bläschen ist, besonders wenn die Zunge beteiligt ist, ungemein stark, die Umgebung der Bläschen bzw. Geschwürchen (nach dem Platzen der Bläschen) ist wesentlich mehr gerötet als bei Aphthen: der Grund der kleinen Geschwüre ist speckig belegt, in der Umgebung derselben entstehen neue Bläschen. Ursache: Wahrscheinlich ein besonderes Virus, denn aus den Bläschen kann der übertragbare Stoff gewonnen werden. MATHIS-WINKLER stellen diese Erkrankung, von ihnen als Febris herpetica bezeichnet, in Gegensatz zum symptomatischen Herpes simplex, wie er laut Tabelle von HÖRING besonders oft bei Pneumonie, Meningitis epidemica, Malaria, aber auch bei Angina, Erysipel, Grippe, Paratyphus vorkommt.

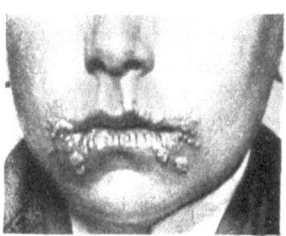

Abb. 404. Herpes labialis (Sammlung der Universitäts-Hautklinik Breslau).

Der Herpes verschwindet nach wenigen Tagen, ohne eine Narbenspur zu hinterlassen: eine besondere Therapie ist daher nicht nötig, höchstens kommt eine symptomatische Behandlung gegen die Schmerzen in Betracht (Betupfen der Stellen mit Argentum nitr., Anästhesinbonbons). Für die Behandlung der Lippen wird besonders Labisan empfohlen.

Der Herpes zoster, die sog. Gürtelrose, steht dem eben beschriebenen Herpes sehr nahe, doch ist die Art der Ausbreitung dadurch eine andere, daß sie an den Verlauf eines Nerven gebunden ist. In dieser Form sehen wir sie gelegentlich auch in der Mundhöhle auftreten, z. B. an einer Seite des Gaumens entsprechend dem Bereich des N. palatinus. Relativ oft ist die Wangenschleimhaut Sitz des Herpes zoster. ROSENOW und OFTEDAL glauben, daß es sich um eine Infektion der hinteren Ganglienwurzeln mit Streptokokken handelt. Neuere Autoren sind der Meinung, daß der Herpes zoster auf ein neurologisches Virus zurückzuführen sei; nach SPERANSKY müßte man annehmen, daß eine Neurodystrophie dahinter steht. Für die Therapie gilt dasselbe wie für die Stomatitis herpetica. WILLIGER empfahl außerdem innerlich Salicyl.

Leukoplakia buccalis.

Die (unspezifische) Leukoplakie ist eine Erkrankung, welche sowohl auf der Zunge (Abb. 405) wie der Wangenschleimhaut angetroffen wird; an der Zunge ist der vordere Rückenabschnitt, an der Wange die Gegend der Molarenokklusionsebene der Lieblingssitz. Im Beginn der Erkrankung ist nur eine leichte Epitheltrübung zu sehen, die wie ein weißlicher Hauch die Schleimhaut zu überziehen scheint; sie sieht aus, wie wenn die Partie mit einer dünnen Höllensteinlösung bepinselt worden wäre. Später erscheinen die Flecken glatt, trocken, milchigweiß, schärfer gegen die Umgebung abgesetzt, oft mit einem perlmutterartigen Glanz behaftet. Die Oberfläche kann weiterhin rauh und uneben werden, von Rhagaden durchzogen. War bis dahin von subjektiven Erscheinungen kaum die Rede, so kann die Leukoplakie in diesem fortgeschritteneren Stadium infolge der Rhagaden recht unangenehme Beschwerden machen. Viel schlimmer als dieses Brennen beim Sprechen, Essen usw. ist für manche Patienten die psychische Seite: Es ist zweifellos richtig, daß solche Leukoplakien den Boden für ein Carcinom vorbereiten können und Patienten, die dies wissen, können nun durch die Angst vor Krebs zu schwerster Depression gebracht werden.

Die Erkrankung stellt nichts anderes dar als eine umschriebene chronische Schleimhautentzündung, wie sie nach ständig wiederkehrenden Reizen, z. B. durch Rauchen, dann aber auch bei chronischen Magen-Darmaffektionen vorkommt.

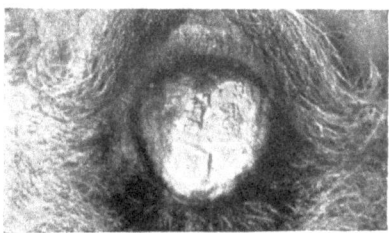

Abb. 405. Leukoplakie der Zunge.

Dem entspricht auch das histologische Bild, das eine starke, entzündliche Vermehrung des Epithels, eine weitgehende Vermehrungstendenz dieses Epithels und Infiltration im subepithelialen Bindegewebe zeigt. Wenn man dem bisher Gesagten gegenüber noch von einer „spezifischen" Leukoplakie spricht, so ist damit das Auftreten des gleichen Bildes bei Lues gemeint. Dabei wird von mehreren Autoren angenommen, daß hier die Lues nur die prädisponierende Erkrankung für die Leukoplakie abgebe, daß die letztere aber nicht als Luessymptom gewertet werden könne.

Therapie. Wenn man die Fälle verhältnismäßig früh zu Gesicht bekommt, so genügt es bisweilen, durch Ausschaltung des Reizes oder Behandlung der Magen-Darmkrankheit die Erscheinungen an der Mundschleimhaut zum Verschwinden zu bringen; im ganzen aber gilt die Behandlung der Leukoplakie doch als eine recht unerfreuliche Aufgabe. Gerne wird eine mehrmalige Bepinselung der Stellen mit Jod vorgenommen, doch ist der Erfolg sehr fraglich. Auch Spülungen mit radiumhaltigem Wasser werden empfohlen. Dagegen wird mehrfach vor Bestrahlungen mit Radium gewarnt, da Verschlimmerungen danach beobachtet wurden. SEIFERT gibt für die Mundspülungen bei Leukoplakie folgende Anweisung: 2 Eßlöffel Borax und 3—4 Eßlöffel Glycerin auf ¾ l Wasser; davon ½ Wasserglas voll, zu dem bis zum Rande heißes Wasser gegossen wird; davon 2mal täglich 1 Glas voll zu Mundbädern. MIKULICZ und KÜMMEL lassen bei starkem Brennen Mundbäder mit einem dicken Althäadekokt nehmen. Auch eine chirurgische Behandlung, bestehend in gründlichem Ausbrennen der Plaques, ist für die Fälle starker Rhagadenbildung empfohlen worden. Aber auch ohne Rhagadenbildung wird die Beseitigung der leukoplakischen Herde mittels Elektrokoagulation sehr empfohlen.

Den Lieblingssitz an der Wangenschleimhaut in der Okklusionsebene teilt die Leukoplakia buccalis mit einer anderen Erkrankung, dem *Lichen ruber planus,* mit dem sie unter Umständen eine entfernte Ähnlichkeit bekommen kann, nur daß die Zeichnung bei dem Lichen ruber planus mehr strichförmig erscheint. Diese Striche, richtiger leicht erhabene Knötchenreihen von weißlicher oder silbergrauer Tönung, durchkreuzen sich vielfach, wodurch ein „stricknetzartiges" Bild zustandekommt.

ε) Sonstige Erkrankungen.

Tuberkulose.

Wenn die Mundhöhle Tuberkulöser auch keine spezifischen Veränderungen aufzuweisen braucht, so spielt sie doch als Passage für die Tuberkelbacillen nach außen in die Umwelt eine große Rolle: als besonders gefährlich für die Umgebung sind die feinen Tröpfchen anzusehen, die von den Kranken, mit Tuberkelbacillen durchsetzt, beim Sprechen, Husten usw. ausgesprüht werden. Mit offenem Munde inhaliert können die Tuberkelbacillen zunächst in die Mundhöhle gelangen und hier natürlich auch in cariösen Zähnen ein Versteck finden. Sie können auch von da durch den Wurzelkanal hindurch in den Kiefer gelangen und hier eine Knochentuberkulose herbeiführen. Näheres darüber ist auf Seite 450 zu lesen. Im allgemeinen aber ist dieser Weg doch recht selten.

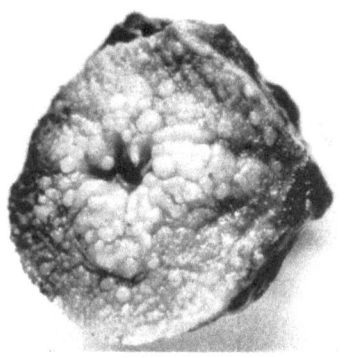

Abb. 406. Tuberkulöses Geschwür der Zunge mit Kraterbildung (excidiertes Präparat der Sammlung des Krankenhauses Allerheiligen Breslau).

Ebenso ist auch eine seltenere Erscheinung, daß die in die Mundhöhle gelangten Bacillen sich auf der Schleimhaut ansiedeln und hier einen primären isolierten Herd entstehen lassen. Lieblingssitz eines solchen Herdes ist die Zunge (Abb. 406), doch werden gelegentlich auch primäre Herde beobachtet an der Lippenschleimhaut und dem weichen Gaumen. Die Form, in der die Tuberkulose hier auftritt, ist die sogenannte tuberöse, d. h. es entwickelt sich zunächst ein größerer derber Knoten, der nach kurzer Zeit geschwürig zerfällt. Dadurch kann die Differentialdiagnose mit Gumma und auch mit Carcinom sehr schwierig werden und doch ist natürlich die sichere Entscheidung von allergrößter Bedeutung. KANTOROWICZ gibt folgende Unterschiedsmerkmale gegenüber dem Carcinom an: für Carcinom spricht Infiltration in der Umgebung des Geschwüres, Beteiligung der Lymphdrüsen, starke Schmerzhaftigkeit; für Tuberkulose unterminierte Ränder, oberflächlicher Herd, andere tuberkulöse Erscheinungen. Ein absolut sicherer Verlaß ist aber auch diese Aufzählung nicht. Merkwürdigerweise versagt auch die serodiagnostische Methode, die, neuerdings ausgearbeitet, bei Lungen- und Knochentuberkulose befriedigende Resultate ergibt, bei der Haut- und Schleimhauttuberkulose sehr häufig.

Weit häufiger als die primäre isolierte Form der Tuberkulose ist das sekundäre Auftreten in der Mundhöhle. Hier kommen hauptsächlich zwei Formen in Betracht, der Lupus und die miliare Form. Beim *Lupus* handelt es sich gewöhnlich um das Übergreifen des Gesichtslupus auf die Mundschleimhaut, wobei zunächst die Lippen, später auch die anderen Abschnitte einbezogen werden können (Abb. 407). Ganz ausnahmsweise kommt es allerdings auch vor, daß der Lupus primär in der Mundhöhle beginnt. Prädilektionsstellen sind die Umschlagsfalten der Oberlippe, harter und weicher Gaumen und manchmal auch die Zunge, seltener das Zahnfleisch (Abb. 408). Es bilden sich zunächst auf der Schleimhaut kleine Knötchen, die zerfallen und dann Geschwüre darstellen, welche ein dünnflüssiges Sekret absondern und die Neigung besitzen zu konfluieren. Die größere

Geschwürsfläche kann sich vertiefen und erhält gezackte, oft unterminierte Ränder. Bei der Vertiefung kann z. B. am harten Gaumen die Knochenschicht erreicht und im Verlauf der Erkrankung sequestriert werden, so daß eine Perforation und Kommunikation mit der Nasenhöhle entsteht. Am Alveolarfortsatz kann in gleicher Weise der Knochen beteiligt werden, und es können die Zähne gelockert werden und ausfallen. Andererseits bildet sich die Heilung des Lupus unter völligem Verschwinden der Knötchen und unter *Hinterlassung ausgedehnter Narben* aus. Durch solche Narben können auch die Lippen stark verkürzt, verunstaltet und wenig beweglich werden. Die Erkennung ist nicht schwer, einmal von den Veränderungen von der Gesichtshaut her und dann, weil sich in der Peripherie und weiteren Umgebung der lupösen Geschwüre meist neue Tuberkel-

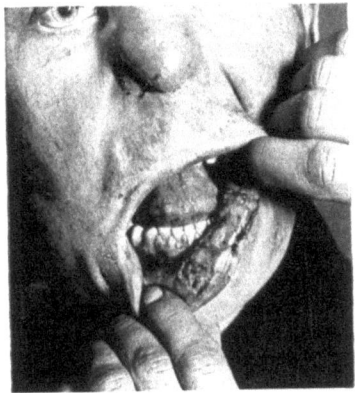

Abb. 407. Übergreifen von Lupus auf die Lippenschleimhaut.

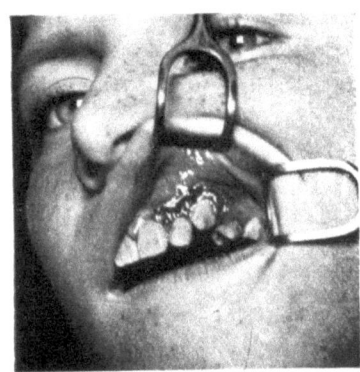

Abb. 408. Lupöse Form der Tuberkulose am Zahnfleisch (Sammlung der Universitäts-Hautklinik Breslau).

knötchen nachweisen lassen. Auffallend ist die geringe Schmerzhaftigkeit beim Lupus, während die tuberöse Form ebenso wie die ausgedehnten tuberkulösen Infiltrate der Zunge mit oder ohne Rhagadenbildung meist recht schmerzhaft sind.

Die *miliare Form* finden wir hauptsächlich bei Patienten, welche primär eine anderweitige tuberkulöse Erkrankung haben (Lungenphthise usw.). Die Tuberkelbacillen werden von da in den Blutstrom aufgenommen und können nun auch zur Mundschleimhaut gelangen, wo in großer Ausdehnung reichlich Tuberkelknötchen aufschießen, die dann wiederum zerfallen und konfluieren. Prädilektionsstellen für das Auftreten der miliaren Form im Munde sind der weiche Gaumen und das Zahnfleisch. Am Zahnfleisch kann an Stelle der baldigen Ulcerationen eine ausgesprochene Wucherung auftreten, die sich in hochgradigen Fällen bis zur Schneidekante erstreckt, von schwammiger Konsistenz ist und sehr leicht blutet. Auf dieser Basis können nachträglich noch rapide sich ausbreitende Geschwüre entstehen. Auch hierbei können die Zähne gelockert werden und ausfallen. Schmerzen sind oft reichlich vorhanden.

Therapeutisches. Am dankbarsten für die Behandlung sind die primären tuberösen Herde in der Mundhöhle; in leichten Fällen kann hier schon die Überdeckung mit Jodoformbrei genügen. In schwererer Form wird ausgiebiges Ätzen der Geschwürsfläche, namentlich mit Milchsäure, empfohlen. Eventuell kommt auch die Excision und Kauterisierung in Betracht. Beim Schleimhautlupus wird neuerdings wie beim Gesichtslupus die Höhensonnenstrahlenbehandlung bevorzugt, ferner verbunden mit Trypaflavininjektionen. Auch die SAUERBRUCH-HERMANSDORFER Diät kommt in Betracht. Bei der miliaren Form ist wohl das wichtigste die Sorge für die Allgemeinbehandlung, wozu noch örtliche Behandlung wie Ätzen der Geschwüre, Abstumpfen der Schmerzhaftigkeit durch Aufstreuen von Anästhesin, Orthoform usw. in Betracht kommt.

Syphilis (Lues).

In der Mundhöhle kommen alle drei Stadien der Syphilis zur Beobachtung. Die Krankheit ist auch für den Zahnarzt von besonderer Bedeutung, nicht nur, weil er mitunter an den Erscheinungen im Mundhöhlenbereich frühzeitig die Infektion erkennen und für eine baldigste Behandlung Sorge tragen kann, sondern auch, weil er bei mangelnder Kenntnis des Leidens und bei mangelnder Vorsicht die Infektion auf andere Patienten übertragen und sich selbst auch infizieren kann. Die Übertragung auf andere Patienten kann z. B. durch Weiterbenutzung der bei einem Luetiker verwendeten Instrumente geschehen, wenn die Instrumente dazwischen nicht ausgekocht waren. Schon allein um dieser Gefahr willen dürften in einer zahnärztlichen Praxis nie Instrumente benutzt werden, die nicht jedesmal beim Patientenwechsel frisch sterilisiert worden sind. Sich selbst kann der Zahnarzt bei Behandlung eines Luetikers infizieren, wenn er eine kleine Hautverletzung hat, oder sich während der Behandlung zuzieht, durch die der Lueserreger, die Spirochaete pallida, eindringen kann. Bei Luesverdacht ist gründlichstes Desinfizieren der frischen Verletzung, dann aber auch Schutz aller etwaigen älteren vorhandenen Verletzungen der Haut notwendig; eventuell sind Gummihandschuhe zu benutzen. *Verletzungen, die man sich während einer Behandlung zuzieht, sollte man grundsätzlich — auch ohne Luesverdacht — ausgiebig mit Jod bestreichen.*

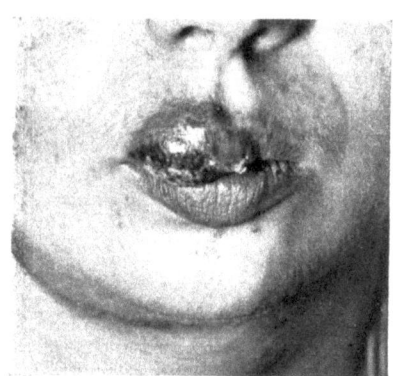

Abb. 409. Primäraffekt der Lippe.

Eine der häufigsten Übertragungsformen ist der Kuß; auch der Coitus praeternaturalis ist bei den direkten Übertragungen zu erwähnen. Nicht minder häufig ist die indirekte Übertragung; hier kommen in Betracht die gemeinsame Benutzung von Eßgeschirr oder Trinkgefäßen, Tabakspfeifen, dann auch von Blasinstrumenten wie bei den Glasbläsern. Mehr historisches Interesse hat die Beobachtung von Luesübertragung bei Zahntransplantation; aktueller ist dagegen eine Mitteilung von MONTGOMMERY, nach der durch den Lippenstift Lues übertragen und ein Primäraffekt an der Lippe herbeigeführt worden ist. PANGSY hat eine interessante Statistik über das zahlenmäßige Vorkommen der einzelnen Formen von Lues auf Grund eines Patientenmaterials von 1655 stationär behandelten Kranken aufgestellt: danach entfielen in der Berichtszeit der betreffenden Klinik auf Lues I 95 Fälle, auf Lues II 384 Fälle, auf Lues III 23 Fälle, auf Spätlues 9 Fälle, auf Lues latens 599 Fälle und Lues kongenita 37 Fälle. Im ganzen zeigten 23% Munderscheinungen, also *nahezu jeder vierte Kranke.*

Primäraffekt. Der Sitz des Primäraffektes im Mundhöhlenbereich ist mit Vorliebe die Lippe (Unterlippe häufiger als Oberlippe, Abb. 409). Nach einer umfassenden Zusammenstellung nach SCHEUER fanden sich unter 14950 Fällen von Primäraffekt 3380 an den Lippen, 1104 an den Tonsillen, 273 an der Zunge, *97 am Zahnfleisch* und 824 in der übrigen Mundhöhle. In Zukunft werden wohl, dies sei nebenbei bemerkt, die Zahlen erheblich zurückgehen, da die bessere Erfassung der Kranken, die sicherere Diagnostik und die schärfere Durchführung der Behandlung zusammen mit gesetzlichen Vorschriften über Meldepflicht usw., frische Fälle von Lues immer seltener macht.

Für das Eindringen der Spirochaete pallida genügt ein minimalster Defekt in der Oberflächenkontinuität der Haut oder Schleimhaut. Innerhalb von durchschnittlich 3—4 Wochen entwickelt sich eine kleine umschriebene Entzündung als Reaktion auf das Eindringen mit einem anfänglich geringfügigen, oberflächlichen Epitheldefekt. Bald fällt aber das Auftreten wallartiger, knorpelharter Ränder an diesem kleinen Geschwür auf; auch nach der Tiefe zu breitet sich die Induration aus, und so entsteht ein Knoten, welcher die Größe einer Kirsche erreichen kann. Der Epitheldefekt bedeckt sich mit einem rotbraunen, ziemlich festhaftenden Schorf. Dies gilt als das gewöhnliche Bild. Hin und wieder tritt die Induration etwas zurück und der Gesamteindruck ist mehr der einer einfachen Epithelerosion. Die befallene Partie sieht mehr fleischfarben aus und *fällt hauptsächlich dadurch auf, daß jede Heilungstendenz fehlt*. Stets sind die regionären Lymphdrüsen beteiligt, und zwar gewöhnlich in indolenter Form, wie überhaupt die subjektiven Beschwerden der Primäraffekte im Mundhöhlenbereich meist sehr gering sind.

Die Differentialdiagnose hat vor allem Tuberkulose und Carcinome zu berücksichtigen; sie ist beim Primäraffekt dadurch etwas erschwert, daß die WASSERMANNsche Reaktion erst später positiv ausfällt.

Sekundäre Symptome (Abb. 410). Der *Roseola syphilitica* der äußeren Haut entspricht an der Mundschleimhaut folgendes Bild: am Gaumen und den Tonsillen treten erythematöse Flecken auf, zugleich schwellen diese Teile an und so entsteht ein der gewöhnlichen Angina recht ähnlicher Befund, der auch zu dem Namen Angina syphilitica geführt hat. Doch ist die Differentialdiagnose insofern leicht, als bei der Angina syphilitica das Fieber fehlt und die charakteristischen Flecken auf der äußeren Haut vorhanden sind.

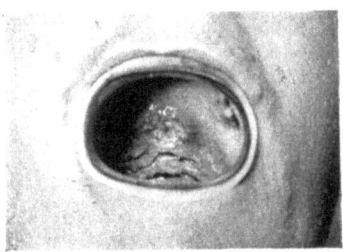

Abb. 410. Lues ulcerosa am Gaumen. (Sammlung der Universitäts-Hautklinik Breslau.)

Dem papulösen Syphilid entsprechen die *Schleimhautpapeln* (Plaques muqueuses), rundliche, scharf umgrenzte, flache Erhebungen mit einer grauweißen Oberfläche, welche aussehen, wie wenn sie mit dem Höllensteinstift oberflächlich geätzt wären. MULZER unterscheidet: erodierte Papeln, Plaques opalines, papillomatöse Syphilide und ulzerierte Papeln. Die Papeln kommen vor an den Lippen, der Zunge, Gaumen, Wangenschleimhaut, Tonsillen; die stärkste Ausbreitung findet sich am Gaumenbogen, den Tonsillen und den Mundwinkeln; hier entstehen durch Zerrung namentlich bei Kindern Rhagaden, die beim Ausheilen *radiär gestellte Narben* hinterlassen. Die subjektiven Erscheinungen sind im allgemeinen gering. *Gerade die Papeln sind im höchsten Grade infektiös und speziell von ihnen aus kann sich der Zahnarzt bei Fingerverletzung während des Behandelns selbst infizieren oder die Infektion übertragen.* Von den drei Stadien der Lues macht das sekundäre Stadium weitaus die häufigsten Erscheinungen in der Mundhöhle und unter diesen Erscheinungen wieder sind die Schleimhautpapeln weitaus die häufigsten. Die schon erwähnte Statistik von PANGSY weist von 1147 Luesfällen nicht weniger als 231 Fälle mit Schleimhautpapeln auf. Die Plaques saßen am häufigsten an den Tonsillen, dann der Häufigkeit nach folgend an der Mundschleimhaut, am Gaumen und Gaumenbogen, an der Zunge, am Zahnfleisch; am seltensten war die Uvula befallen.

Tertiäre Symptome. Sie treten erst mehrere Jahre nach dem Primäraffekt auf, und zwar bilden sich entweder herdartige Verdickungen mit Neigung zum Zerfall (Gummata) oder diffuse Infiltrationen. Das *Gumma* findet sich hauptsächlich am harten und weichen Gaumen sowie an der Zunge, seltener an der Lippe und der Wangenschleimhaut: es kann vereinzelt und multipel auftreten. Am harten Gaumen kommt das Gumma meist in der Mittellinie vor und zeigt nach einiger Zeit Neigung zum geschwürigen Zerfall. Die Geschwüre haben einen gelblich speckigen Grund und scharf abgesetzte gewulstete Ränder. Der Prozeß greift bald auch auf den darunterliegenden Knochen über: es bildet sich ein Sequester, nach dessen Abstoßung eine Kommunikation zwischen Mund- und Nasenhöhle zurückbleibt, die durch zahnärztliche Prothesen und Obturatoren zu decken ist. Die Gummata des weichen Gaumens können zu weitgehender Zerstörung führen: kommt der Prozeß zur Heilung, dann bleibt auch bei den minder schweren Fällen nicht nur ein Defekt im Velum zurück (Abb. 411), sondern dies hat durch die narbige Schrumpfung bei der Verheilung auch stets mehr oder weniger von seiner Elastizität eingebüßt. Gar nicht selten treten ferner *Verwachsungen mit der hinteren Rachenwand* ein, was ebenfalls zur Verzerrung der Velumreste führt

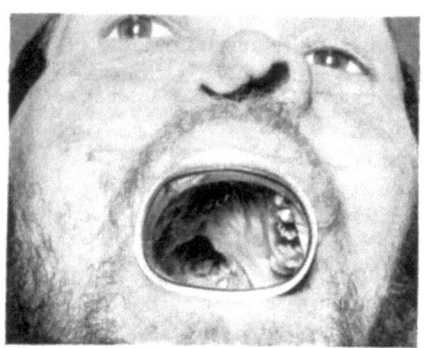

Abb. 411. Tertiär-luischer Defekt im weichen Gaumen (zu beachten auch die Nase). (Sammlung der Universitäts-Hautklinik Breslau.)

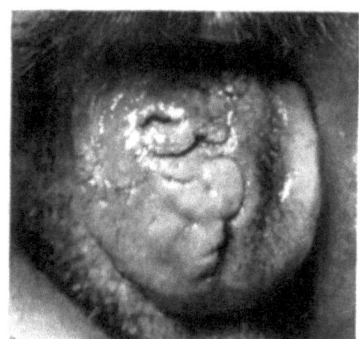

Abb. 412. Gumma der Zunge.

und ebenfalls die Sprache störend beeinflußt. Zur Behandlung ist das Zusammenarbeiten des Chirurgen (Lösung der Verwachsungen usw.) und des Zahnarztes notwendig.

An der Zunge tritt das Gumma in zwei verschiedenen Formen auf: entweder in Gestalt des gewöhnlichen Gummas mit Neigung zu Zerfall (Ähnlichkeit mit Primäraffekt!) oder aber unter dem Bilde der sklerosierenden Glossitis. Hier treten an Stelle des geschwürigen Zerfalls Schrumpfungen und Bildung von Schwarten in der Tiefe der Zunge: die Oberfläche des Organs weist dabei meist tiefe Einrisse auf, welche den Patienten erheblich belästigen können (Abb. 412).

An den Lippen kommen Gummata in der gewöhnlichen Form vor. In seltenen Fällen beobachtet man auch eine diffuse Lippenhypertrophie, die *Cheilitis luetica*; die Lippe ist hierbei diffus geschwollen und fühlt sich derb an; die Schleimhaut ist dunkelrot bis blaurot verfärbt, an den Mundwinkeln treten häufig Rhagaden auf.

Differentialdiagnostisch kommen auch beim Tertiärstadium Carcinome und Tuberkulose in Betracht. Die WASSERMANNsche Reaktion erleichtert wesentlich die Entscheidung, eventuell muß noch eine Probeexcision vorgenommen werden.

Typhus.

Beim Typhus treten sehr häufig Erscheinungen in der Mundhöhle auf, die man früher wohl als spezifische betrachtet hat. Dazu gehört die sog. Typhuszunge und das Typhusgaumengeschwür. Bei der Typhuszunge handelt es sich zunächst um die Bildung eines dicken bräunlichen Belages, nach dessen Abstoßung die Zunge leicht gerötet erscheint und die Papillae fungiformes verdickt sind. Beim

Typhusgeschwür handelt es sich um meist vereinzelt auftretende, umschriebene Geschwüre mit gelblichem Grund, die sich mit Vorliebe am vorderen Gaumensegel oder weichen Gaumendach bilden. Nach der heutigen Auffassung sind aber weder das Zungenbild noch die Gaumengeschwüre eine spezifisch typhöse Erscheinung, sie resultieren vielmehr aus dem durch die schwere Erkrankung stark reduzierten Allgemeinzustand.

Erkrankungen des Blutes und der blutbildenden Organe.

Hierunter fällt eine Reihe von Erkrankungen, bei denen der pathologische Blutbefund im Vordergrund steht. Neben Allgemeinerscheinungen und charakteristischen Erscheinungen an anderen Stellen des Körpers bringen diese Erkrankungen sehr häufig auch bestimmte pathologische Veränderungen in der Mundhöhle mit sich, die im folgenden kurz aufgezählt werden sollen, wobei ich im wesentlichen der Darstellung von MATHIS und WINKLER („Zahnheilkunde und innere Medizin") folge. Vorher noch ein paar allgemeine Bemerkungen über die Blutuntersuchung.

Die Bedeutung der Blutuntersuchung für die Zahnheilkunde ist schon immer eine sehr große gewesen. Neuerdings aber hat sie auf der Suche nach diagnostischen Möglichkeiten für die dentogene Herdinfektion noch ganz erheblich zugenommen, weshalb auch die Grundzüge dem Zahnarzt unbedingt vertraut sein müssen. Wenn er auch namentlich die chemischen Blutuntersuchungen selten wird selbst in der Praxis vornehmen können, so muß er doch mindestens einen ihm von der Untersuchungsstelle mitgeteilten Blutbefund auswerten können. Solche Mitteilungen beziehen sich auf: die Erythrocytenzahl (Normalwert $4\frac{1}{2}$ Millionen bei der Frau, 5 Millionen beim Manne pro mm^3), dem Hämoglobingehalt (75—80), dem Färbeindex (Normalwert 1), die Leukocytenzahl (4—6000 pro mm^3), die Blutplättchen (ca. 160000 pro mm^3). Soweit die allgemeine Orientierung. Zu dieser tritt nun noch eine Differentialauszählung der weißen Blutkörperchen, wobei erfaßt werden die myeloischen Elemente (unsegmentierte Leukocyten (1—3%), segmentkernige Leukocyten (60—75%), eosinophile Leukocyten (1—3%), basophile Leukocyten ($\frac{1}{2}$%), die Lymphocyten (20—25% normal) und die Monocyten (3—6% normal). Endlich sind noch besonders wichtig: die Bestimmung der Gerinnungszeit (bei 20° Außentemperatur 4—6 min normal), die Bestimmung der Senkungsgeschwindigkeit der Erythrocyten (Normalwert 5—8 mm Westergreen) und eventuell noch die Blutzuckerbestimmung (Normalwert 80—100 mg%). Die Möglichkeiten der Blutuntersuchung sind damit noch nicht erschöpft, aber das uns vordringlich Interessierende ist damit wohl angegeben.

Es ist hier nicht der Platz, alle Abweichungen von den vorstehenden Normalziffern bzw. alle Blutkrankheiten anzuführen, aber wenigstens die wichtigsten seien unter besonderer Berücksichtigung von Munderscheinungen hier genannt. Dabei sind auseinanderzuhalten: die Erkrankungen des roten Blutes mit den verschiedenen Formen der Anämie, der Polycythämie, den hämorrhagischen Diathesen einschließlich der Thrombopenie, dann die Erkrankungen des weißen Blutes mit der Leukämie und der Agranulocytose.

Unter den *Anämien* steht oder stand vielmehr früher an Gefährlichkeit obenan: die *perniciöse Anämie*, die heute dank der therapeutischen Erfolge bei Verwendung von Leberextrakten sehr viel von ihrem Schrecken verloren hat. Sie läßt häufig als erste subjektive Erscheinung heftiges Brennen an der Zungenspitze und den Seitenpartien der Zunge, vielfach verbunden mit Rötung und Schwellung der Papillen, erkennen. Im weiteren Verlauf kann es zu punktförmigen Blutungen, gelegentlich auch vorübergehend zu Geschwüren kommen. Das Charakteristischste ist eine sich allmählich entwickelnde Atrophie der Schleimhaut des Verdauungstraktus, die auch an der Zunge und der Mundschleimhaut zum Ausdruck kommt. MÖLLER-HUNTERsche Glossitis (vgl. das in dem Abschnitt über die Vitamine bei Vitamin B Gesagte!). Die Schleimhaut erscheint dabei leicht eingesunken, stark gespannt und glänzend. Der Färbeindex liegt über 1, die Salzsäurebildung in der Magenschleimhaut hat mehr oder minder ganz aufgehört.

Bei der *Chlorose*, die heute wenig mehr als besondere Erkrankung angesprochen und jetzt vielfach den „Asiderosen" (Eisenmangelkrankheiten) zugerechnet wird, erscheint das Zahnfleisch auffallend blaß, an den Rändern manchmal leicht bläulich verfärbt. Die Zunge ist häufig weißlich belegt. Oft besteht beträchtlicher Foetor ex ore, der aber mit der Erkrankung selbst kaum viel zu tun hat. Die Erythrocytenzahl ist hier nicht wesentlich herabgesetzt. Starkes Ansteigen der Cariesfrequenz wird oft beobachtet.

Was die *hämorrhagischen Diathesen* betrifft, so verbindet man hier gerne in der Vorstellung eine abnorme Blutungsneigung mit verringerter Gerinnungsneigung bzw. verlängerter Gerinnungszeit. Die beiden brauchen aber nicht unbedingt etwas miteinander zu tun zu haben. Es spielen bei der Gerinnungszeit noch wesentliche andere Momente mit — genau wie bei der gesteigerten Blutungsneigung: die aktive Kontraktion der Capillaren, die „Blutdichte" der Endothelauskleidung, die Intaktheit der intracellulären Kittsubstanz, die Funktion des Calciums, des Vit. C, K und P, alles neben den Thrombozyten, deren Zerfall die Thrombokinase auslöst mit ihrem Einfluß auf das Thrombogen im Sinne des Thrombins.

Unter den hämorrhagischen Diathesen steht an Gefährlichkeit die *Hämophilie*, die erbliche Bluterkrankheit obenan, bei der nun tatsächlich die verlängerte Gerinnungszeit (infolge Minderwertigkeit der Thrombozyten?) ein Charakteristikum ist. Interessant ist der Erbgang: die Vererbung erfolgt durch die Frau; manifest wird die Krankheit aber fast nur bei Männern. Der geringste Eingriff kann zu lebensbedrohenden Blutungen führen, so nach Zahnextraktion. Die schwere Blutung kann auch erst nach Tagen an der Wunde einsetzen. Nach Möglichkeit soll der Zahnarzt deshalb bei Hämophilen überhaupt keinen Eingriff machen. Wenn ein solcher aber nicht zu umgehen ist, dann wird hinterher tagelange Kompression mit Kompositionsmassen notwendig, wie sie unter „üble Zufälle nach Zahnextraktionen" beschrieben wurde. Daneben Darreichung von Nateine, Calcium, Vit. C usw.

Hier ist auch einer Krankheit zu gedenken, die unter dem Namen *Morbus maculosus Werlhof* bekannt wurde, bei der eine essentielle, d. h. konstitutionelle Thrombopenie das Charakteristikum ist. Die Zahl der Thrombozyten geht hierbei unter 50000 pro mm^3 herunter. Dabei werden die Vorstufen der Thrombozyten, die Megakariozyten, im Knochenmark in genügender Zahl gebildet. Hier stellt sich die hämorrhagische Diathese als Folgeerscheinung ein. Es kommt dabei auch u. a. zu Schleimhautblutungen. Zur Blutstillung wird Stryphnon empfohlen.

Über den *Skorbut* als C-Avitaminose der Erwachsenen und den „Möller-Barlow" als C-Avitaminose der Säuglinge, die ebenfalls hierher gehören, ist im Abschnitt über die Vitamine (Seite 164) bereits gesprochen worden. Hierbei sind Thrombozytenzahl, Blutungs- und Gerinnungszeit normal, wohl aber liegt eine hypochrome Anämie vor. Das Zahnfleisch schwillt an, wird livide verfärbt und blutet bei der geringsten Berührung, z. B. mit Speisepartikeln. In Verbindung mit dem reichlich entstehenden Blutgerinnsel wird ein charakteristischer Geruch bemerkbar. Die Blutungen im Periodontium verbunden mit den Bestrebungen zur Resorption derselben (Riesenzellen) führen zur Lockerung und zum Ausfall der Zähne. Die Blutungen im Pulparaum führen zu Schädigung der Odontoblastenzone und zu großen, blutgefüllten Hohlräumen. Über die Störung in der Schmelzentwicklung bei C-Avitaminose ist schon früher berichtet worden.

Zu den *Erkrankungen des weißen Blutes* ist zunächst zu bemerken, daß hauptsächlich in Betracht kommen: krankhafte Vermehrung = Hyperleukocytose bzw. Leukämie und krankhafte Verminderung = Aleukie bzw. Agranulocytose. Im Rahmen der *Leukämie* unterscheidet man eine Erkrankung der myeloischen Elemente = *Myelose* und eine krankhafte Vermehrung der Lymphocyten = *Lymphadenose*. Bei der letzteren, der chronischen lymphatischen Leukämie, die ebenso wie die Myelose in akuter und chronischer Form auftreten kann, fallen im chronischen Stadium schon äußerlich die Lymphdrüsen (auch die submaxillären) durch ihre Vergrößerung auf. Die Lymphocytenzahl im Blutbild kann enorm ansteigen. Im Munde sind eigentümliche Infiltrate der Mundschleimhaut und eine bläulich livide Verfärbung des Zahnfleisches bemerkenswert. Die Prognose ist meist infaust, die Röntgenbestrahlung der Milz als Therapie von begrenzter Erfolgsdauer. Bei der *chronischen myeloischen Leukämie* ist der Milztumor besonders stark ausgeprägt. Gelegentlich treten stärkere Zahnfleischblutungen auf. Die Leukocytenzahl ist sehr stark erhöht. Im übrigen ist der Verlauf dem der chronischen lymphatischen Leukämie recht ähnlich.

Besonders schwere Erscheinungen im Mundhöhlengebiet können die *akuten Leukämien* veranlassen. MATTHIS und WINKLER schildern sie wie folgt: „Es kommt ohne Ursache zu heftigen Zahnfleischblutungen; die ganze Gingiva ist stark geschwollen und blutet bei leisester Berührung. Später bilden sich grauweiße Beläge, nach deren Ablösung multiple blutende Zahnfleischgeschwüre zum Vorschein kommen. Die Ausdehnung dieser Geschwüre kann rapid innerhalb weniger Tage zunehmen und sich auch auf die Gaumenbögen und die Tonsillen fortpflanzen." Die beiden Autoren warnen auch dringend vor jedem nicht lebensnotwendigen Eingriff bei Leukämie mit ihrer ohnehin so ungünstigen Prognose, da unstillbare Blutungen und rapide Ausbreitung des geschwürigen Verfalles im Mundhöhlengebiet nicht zu vermeiden sind.

Zum Schluß noch ein paar Worte über die Erkrankung, die durch pathologische Verminderung der Leukocyten, und zwar der granulierten, aus dem Knochenmark stammenden Leukocyten charakterisiert ist: *die Agranulocytose*. Auch bei ihr gibt es eine akute und eine allerdings wesentlich seltenere chronische Form, von denen vor allem die erstere in rapider Ausbreitung schwerste Zerstörungen an den Weichteilen des Gesichtes und der Mundhöhle sowie am Kiefer herbeiführen kann. Aber auch an anderen Stellen des Körpers können solche schweren nekrotisierenden Prozesse auftreten, wie überhaupt das Gesamtbefinden bei dieser Krankheit in besonders starker Weise in Mitleidenschaft gezogen ist. Die Leukocytenzahl (normal durchschnittlich 5000) geht auf 1000 bis 2000 pro mm^3 herunter. Interessant ist, daß man neuerdings hinsichtlich der Ätiologie auch an eine Fokalinfektion gedacht hat, während früher vor allem gewisse Medikamente (so Pyramidon) ursächlich beschuldigt wurden. Die Prognose ist absolut ernst, therapeutisch werden Blutübertragungen bevorzugt. Gelegentlich hat sich auch Salvarsan als wirksam erwiesen.

Diabetes mellitus.

Wenn der Diabetes auch nicht mit einer spezifischen Erscheinung an der Mundschleimhaut verbunden ist, so macht er doch so viele indirekte, aber auch subjektive direkte Symptome in der Mundhöhle, daß er hier noch anhangsweise Erwähnung finden mag. Die Kranken klagen meist über Trockenheit in der Mundhöhle, Klebrigkeit der Zunge und ein trockenes, fremdkörperartiges Gefühl im Schlund. Objektiv fällt oft die Trockenheit der Zunge und Mundschleimhaut auf. Weiter fällt oft auf die überraschend schnelle Anlagerung von Zahnstein. Die Erscheinungen der Gingivitis und Parodontitis wird man heute nur als eine indirekte Folge des Diabetes bewerten (siehe konditionale Momente bei dem Kapitel Parodontitis); ähnlich liegen die Dinge mit der Zunahme der Cariesfrequenz bei Diabetes.

b) Erkrankungen der Zunge.

α) Verletzungen.

Die traumatischen Schädigungen der Zunge können bestehen einmal in Verbrennungen, die aber doch wohl höchst selten sind, dann in Verätzungen, wie sie bei Trinken von Säure usw. aus Versehen oder in selbstmörderischer Absicht zustande kommen und mitunter sehr ausgedehnte Narben hinterlassen können. Leichtere Verätzungen, wie sie sich bei der Wurzelbehandlung durch unvorsichtiges Umgehen mit ätzenden Medikamenten ereignen, pflegen meist keine große, praktische Bedeutung zu haben; nur die Verätzungen mit Königswasser haben eine etwas schlechtere Heilungstendenz als etwa diejenigen mit Kresolen. Jedenfalls sollte man auch um des Zungenschutzes willen zum Kofferdam greifen.

Den unblutigen Verletzungen der Zunge stehen die blutigen gegenüber, wobei man trennt zwischen einmaligen und chronischen Traumata. Einmalige Verletzungen großen Umfanges ergeben sich im Frieden doch wohl nur bei schweren Unfällen und da meist in der indirekten Form (Zerreißung der Zunge durch Knochenstücke). Einmalige Verletzungen geringen Umfanges kommen leicht zustande durch Biß, dann durch Unvorsichtigkeit beim Manipulieren mit zahnärztlichen Instrumenten. Sobald die Wunden etwas tiefer gehen, sind auch bei gequetschten Rändern wenigstens Situationsnähte dringend wünschenswert. Im übrigen ist durch Auswaschen mit Presojod und Entfernung etwaiger Fremdkörper für Reinigung zu sorgen. Spülungen mit H_2O_2 während der nächsten Tage, namentlich jedesmal nach dem Essen, sind zweckmäßig.

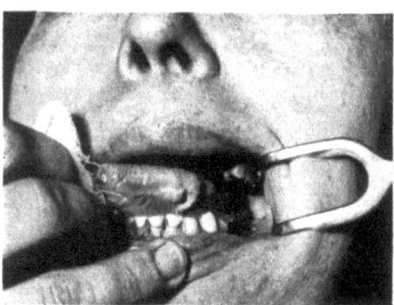

Abb. 413. Dekubitalgeschwür am Zungenrand durch scharfe Zahnkante.

Chronische Traumata ergeben sich aus der Reibung der Zunge an scharfen Zahnkanten (Abb. 413), an technischen Apparaten und scharfen Prothesenrändern. Sie führen zu sog. *Dekubitalgeschwüren*, die subjektiv außerordentlich schmerzhaft und lästig werden, aber schnell verschwinden, wenn die Ursache behoben wird. Über die Bedeutung solcher chronisch gereizter Stellen an der Zunge als Ausgangspunkt für Carcinome ist Genaueres bei dem Kapitel Tumoren ausgeführt. Der Verdacht auf Carcinom statt eines einfachen Dekubitalgeschwürs wird gestärkt, wenn keine scharfrandigen Zahnkanten, Kavitätenränder, Füllungen, Kronen oder Prothesen vorhanden sind, ferner wenn die Entwicklung des Ulkus erst in längerer Zeit erfolgte, wenn die Verhärtung des Zungengewebes deutlich über die Geschwürsränder hinaus sich weiter nach den Seiten zu erstreckt und vor allem, wenn nach Beseitigung etwaiger scharfer Ränder sich nicht rasch eine Besserung bzw. Heilung einstellt.

β) Entzündungen.

Glossitis superficialis.

Bei der oberflächlichen Zungenentzündung sind zwei Formen zu trennen: die eine entwickelt sich aus kleineren Verletzungen, wie sie vorhin erwähnt wurden. Durch Infektion der Verletzung wird die Heilung per primam verhindert, die Entzündung breitet sich auf die Nachbarschaft aus und kann auch hier kleine, oberflächliche Abscesse hervorrufen. Die subjektiven Erscheinungen sind hierbei ziemlich stark, die Infiltration der Zungenoberfläche macht jede Zungenbewegung schmerzhaft. Auch durch Übergreifen von Geschwüren bei der Stomatitis ulcerosa auf die Zunge (besonders Zungenränder) kann eine solche superfizielle Glossitis entstehen.

Die andere Form der Glossitis superficialis ist nicht so sehr als selbständige Erkrankung aufzufassen wie *als Begleiterscheinung von Krankheiten des Magen-Darmtraktus*, der Angina chronica lacunaris usw. Sie geht meist in die chronische Form über und macht subjektiv keine nennenswerten Erscheinungen als höchstens ein leichtes Brennen. Objektiv steht der Zungenbelag im Vordergrund des Bildes. Unter dem Belag findet sich meist eine entzündliche Rötung und Verdickung der Papillae fungiformes. Der Belag erscheint weißlichgrau bis gelblich, kann aber durch Farbstoffbeimengungen aus der Nahrung und dem Blut auch mehr bräunliche Färbung erhalten; er besteht zum großen Teil aus in vermehrtem Maße desquamierten Epithelien, doch bleiben die papillae filiformes, wenn sie auch durch Verdickung und stärkere Verhornung ihr Aussehen verändern, sozusagen der Grundstock, weshalb die Zunge auch nur so weit belegt erscheint, als der Bereich der filiformen Papillen geht. Streng halbseitiger Belag muß den Verdacht auf einseitige nervöse Störung erwecken. Bei dem Mundatmen hochfieberhaft Erkrankter kann der Belag eintrocknen oder sich zersetzen, was oft mit einem sehr starken foetor ex ore verbunden ist.

Therapeutisches. Bei der zweiten Gruppe ist meist eine Behandlung gar nicht erforderlich; mit der Behandlung des Grundleidens verschwinden die Erscheinungen an der Zunge von selbst; will man aber etwas besonderes tun, so kommt die mechanische Entfernung der Beläge mit sauberen Schabern und eventuellem Spülen mit 2%iger Borsäure in Betracht.

Bei der ersten Gruppe wird man auf frühzeitige Spaltung sich bildender Abscesse bedacht sein müssen; gegen die Schmerzen Eispillen und Anästhesinbonbons. Die regelmäßig vorhandene *Lymphadenitis*, die ihrerseits auch Beschwerden macht, ist mit trockenen heißen Umschlägen zu behandeln.

MÖLLER-HUNTERsche Glossitis. Man versteht darunter wie bereits mehrfach erwähnt eine eigenartige Veränderung an der Zunge, hauptsächlich an den Seitenabschnitten der Zungenspitze und am Zungenrücken, die meist mit starkem Brennen eingeleitet wird und im weiteren Verlauf zu unregelmäßig begrenzten flachen Dellen führt, teils durch Atrophie, teils durch starke Epithelabstoßung entstanden. Die eingesunkenen Stellen heben sich durch ihre rote, etwas glänzende Farbe deutlich von der Umgebung ab; sie können fast wie Schmetterlingsfiguren wirken. Früher glaubte man sie auf chronische Darmstörungen, teilweise auch auf Reflexneurosen zurückführen zu müssen; heute gelten sie als wichtiges Symptom vor allem für perniciöse Anämie, aber nicht unmittelbar durch diese, sondern durch den Mangel an Vitamin C und B_1 herbeigeführt. Dementsprechend gestaltet sich auch die Therapie. Der Unterschied, den man früher zwischen der HUNTERschen und der MÖLLERschen Glossitis machte, wird heute nicht mehr aufrecht erhalten.

Lingua geographica.

Die Lingua geographica (auch Glossitis superficialis exfoliativa oder migrans genannt) gehört ebenfalls zu den entzündlichen Zungenerkrankungen, doch beschränkt sich der entzündliche Reiz nur auf das Zungenepithel. An irgenwelcher Stelle der Zunge (hauptsächlich auf dem Rücken) setzt eine scharf umschriebene Epithelvermehrung ein; sehr bald danach folgt an der gleichen Stelle zentral eine lebhafte Epithelabstoßung, während an der Peripherie exzentrisch die Epithelvermehrung vor sich geht. Dadurch entstehen weißliche, etwas unregelmäßig geformte und leicht erhabene Ringe, — die periphere Epithelvermehrung — und in deren Zentrum blaßrosa gefärbte Stellen — die zentrale Epithelabstoßung. Katarrhalische Affektionen im Bereiche der Mundhöhle scheinen die

Entstehung der Lingua geographica zu begünstigen. Das Charakteristischste an der Erscheinung ist der auffallend rasche Wechsel im Bilde (oft innerhalb weniger Stunden!). Sie kommt gerne bei exsudativer Diathese vor.

Subjektiv macht sich die Lingua geographica nicht bemerkbar. Viele Menschen haben diese oberflächliche Entzündung ohne es zu wissen; wenn sie sie aber zufällig wahrgenommen haben, sind sie oft nur schwer von der Harmlosigkeit zu überzeugen. Eine Behandlung ist nicht nötig, sofern nicht ein Grundleiden solche erforderlich macht.

γ) Sonstige Erkrankungen und Anomalien.

Lingua plicata. Faltenzunge.

Bei der Faltenzunge findet man meist eine leichte Vergrößerung des Organs. Statt der sonst glatten Oberfläche der Zunge zeigen sich tiefe, meist ziemlich symmetrisch angelegte Furchen, wodurch ein eigentümlich gerieftes Aussehen

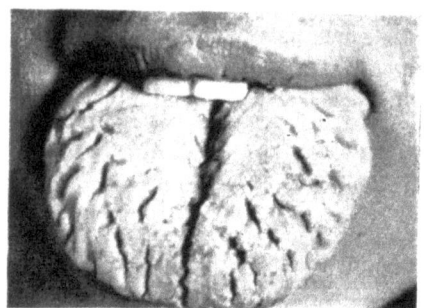
Abb. 414. Lingua plikata.

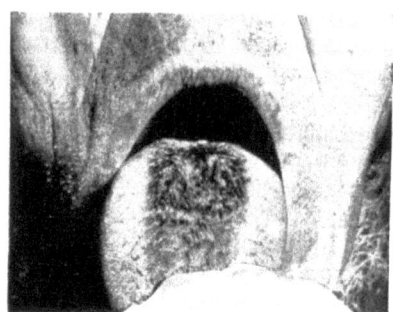
Abb. 415. Lingua nigra.

entsteht; in der Medianlinie findet sich gewöhnlich eine besonders tiefe Furche (Abb. 414). Spreizt man solche Furchen, dann zeigt sich, daß sie vollkommen gleichmäßig mit Epithel ausgekleidet sind. Der ganze Zustand, der keinerlei Beschwerden verursacht und meist nur als Zufallsbefund erhoben wird, ist mehr als eine Anomalie aufzufassen, die auch angeboren sein kann. Von mancher Seite wird sie auch als Degenerationserscheinung aufgefaßt und in Verbindung mit anderen Degenerationserscheinungen gebracht.

Lingua nigra. Haarzunge.

Auf dem Rücken der Zunge, von den Papillae vallatae nach vorn, aber unter Freilassung der Zungenspitze und der Seitenränder, findet sich manchmal ein länglich ovaler Flecken von eigentümlich dunkler bis schwarzer Farbe. Er entsteht dadurch, daß die Papillae filiformes abnorm lang werden und stark verhornen; Farbstoffe, in die verhornten Partien aufgenommen, führen zu der dunklen Farbe (Abb. 415). Auch diese Erscheinung ist ebenso wie die Faltenzunge etwas ganz Harmloses, das subjektiv keine Erscheinungen macht und keiner Behandlung bedarf. Es scheint, als ob manche Medikamente und manche Reize wie Nicotin, ferner Magenstörungen das Auftreten der Lingua nigra begünstigen.

Will man aus kosmetischen Gründen etwas gegen die Haarzunge tun, so kommen Mittel in Betracht, die eine Erweichung der verhornten Papillen bewirken, z. B. Bepinselung mit 1% Salicylsäure, $3-5\%$ Resorcinlösung, 15% Fibrolysinlösung.

c) Erkrankungen der Lippe.

α) Verletzungen.

Neben Verbrennungen und Verätzungen sind als recht häufig zu erwähnen die blutigen Verletzungen, teils durch Stoß, Schlag und Fall oder durch ungeschicktes Handhaben von Eßgeräten usw. sowie durch Biß als direkte Verletzung, teils durch gewaltsames Anpressen der Lippen an die Zähne als Quetschwunden. Die letzteren erfordern unter Umständen eine Glättung der Ränder; im ganzen aber sei man mit Abtragung von Wundfetzen möglichst zurückhaltend. Glatte Wunden sind nach Reinigung durch Naht zu verschließen. Bei flachen Quetschwunden ist mitunter *Interposition von Jodoformgaze* zwischen Zahnreihe und Lippe zweckmäßig. Bei Dekubitalgeschwüren, wie sie z. B. durch Prothesenklammern, die abstehen, oder durch abstehende Regulierungsapparate oder Zahnschienungen entstehen, ist für Behebung der Ursache Sorge zu tragen.

Verbrennungen kommen in der zahnärztlichen Praxis gelegentlich vor durch zu heiße Warmluftbläser, durch heißgelaufene Bohrer usw. Hierbei kommt es in der Regel zu einem Epithelverlust der Schleimhaut, der recht schmerzhafte Stellen schafft; bald bildet sich aber ein weißlicher Belag und die Heilung kann nach einigen Tagen spontan vor sich gehen. Eventuell kann man etwas reine Vaseline auftragen und nachts mittels Wattebäuschchen durch Heftpflaster festhalten. Die letztere Vorschrift empfiehlt sich auch bei Verätzung der Lippen oder Mundwinkel durch Medikamente (Wurzelbehandlung!) als Nachbehandlung, ferner bei den oft sehr lästigen Rhagaden der Lippe („aufgesprungene Lippe").

β) Entzündungen und Dermatosen.

Was zunächst den *herpes labialis* betrifft, so ist das wesentliche hierüber bereits auf Seite 414 gesagt worden. Hinsichtlich der Therapie wäre nur noch hinzuzufügen, daß im allgemeinen eine besondere Behandlung nicht notwendig ist; mit dem Rückgang der endogenen Ursache, soweit eine solche der Anlaß war, oder auch schon früher bildet sich der Lippenherpes von selbst wieder zurück. Will man etwas tun, so empfiehlt sich das Auftragen einer milden Salbe. Vor allem ist das Zupfen an den Borken, so verlockend es aus kosmetischen Gründen sein mag, zu unterlassen. Die Heilung wird dadurch gewiß nicht beschleunigt.

Lippenekzem. Sehr häufig bei kleinen Kindern und früher fälschlicherweise in direkten ursächlichen Zusammenhang mit der Dentition gebracht. Kommt aber auch oft bei Erwachsenen vor, teils durch Übergreifen eines Ekzems von der Gesichtshaut her, teils durch bestimmte Reize wie z. B. Zusätze mancher ätherischer Öle zu *Mundwässern*. Das Ekzem gilt vielfach als Ausdruck einer Allergie, d. h. als Überempfindlichkeitserscheinung.

Das Ekzem beginnt mit einer Rötung der betreffenden Stelle, dann stellt sich eine umschriebene schwache Verdickung ein, die sich rasch in ein Bläschen verwandelt. Die Bläschen können eintrocknen oder platzen und es entstehen Borken und Krusten. Das Lippenekzem kann in akuter und in chronischer Form auftreten.

Therapie. Man wird zunächst nach den ursächlichen Reizen (Zahnputzmittel) forschen und diese ausschalten müssen. Für die Behandlung der Borken und nässenden Stellen kommen möglichst milde Salben wie Zinksalbe oder Salbe mit schwachem Borsäurezusatz in Betracht. Zur Salbenbehandlung bei Rhagaden empfiehlt BROCQ Tanninsalbe (etwa 1%). Bei den seborrhoischen Ekzemen werden gerne Schwefel-, Ichthyol- oder Resorcinsalbe genommen.

Lippenfurunkel. Es hat von allen Furunkeln mit die ungünstigste Prognose, da die Gefahr von metastatischen Abscessen und Embolien bis zum Sinus cavernosus sehr groß ist. Mit dem Lippenfurunkel sind starke Ödeme und Schwellungen verbunden, die auch auf weitere Teile des Gesichtes sich ausdehnen. Möglichst zeitig ist zu incidieren und dem Eiter Abfluß zu verschaffen.

Cheilitis glandularis (BAELZsche Krankheit). Sie hat einen ausgesprochen chronischen Verlauf und ist auf eine Infektion der Schleimdrüsen zurückzuführen. Die Lippe wird im ganzen nach und nach dicker, die Schleimdrüsen springen als Knötchen stärker hervor und vereitern schließlich. Eigentliche Schmerzen sind mit der Cheilitis glandularis nicht verbunden, doch wird die zunehmende Vergrößerung und Derbheit der Lippe sehr lästig empfunden. Therapeutisch kommt eventuell Spaltung der vereiterten Drüschen in Betracht.

Chronisch-entzündliche Verdickung der Lippe. Hier handelt es sich natürlich nicht um einen Morbus sui generis, sondern die verschiedenen vorerwähnten Krankheiten, so die Cheilitis glandularis, dann das Ekzem, namentlich in seiner skrophulösen Form, können bei sehr langem Bestehen zu einer entzündlichen Vermehrung und Verdickung des bindegewebigen Stromas der Lippe führen. Diese chronisch-entzündliche, interstitielle Wucherung bringt allmählich eine beträchtliche Vergrößerung der Lippe mit sich. Nach Ansicht einiger Autoren können auch häufig wiederkehrende und lange bestehende Rhagaden der Lippe zu derselben Erscheinung führen. Differentialdiagnostisch ist unter anderem die Makrocheilie zu berücksichtigen. Die Therapie hat bei der Beseitigung der Ursachen vor allem auch die Rhagaden zu bekämpfen. Nach KANTOROWICZ kann eine chronisch-entzündliche Verdickung der Unterlippe auch auf den ständig geöffneten Mund und die Austrocknung der Lippenschleimhaut bei Progenie zurückzuführen sein; hier hätte die orthodontische Behandlung mitzuhelfen. Eine Verkleinerung der Lippe erfolgt übrigens trotz der Behandlung nur äußerst langsam.

d) Einige besondere Mundkrankheiten des Kindesalters.

Ulcus frenuli linguae.

Früher nahm man an, daß es sich bei dem Zungenbändchengeschwür des Kindesalters um einen von den Zähnen unabhängigen ansteckenden Prozeß oder gar um eine ulcerierte Geschwulstbildung handle; heute gilt als sicher, daß das Ulcus frenuli linguae nur das Ergebnis einer ständigen Reizung des Zungenbändchens durch die scharfen Kanten der unteren Milchschneidezähne beim Saugen oder bei heftigem Husten (Keuchhusten) ist.

Zur Behandlung genügt vollkommen, wenn die scharfen Höckerchen und Ecken der frisch durchgebrochenen Schneidezahnkanten etwas abgeschliffen werden; die Geschwüre heilen dann bald von selbst aus und jede Ätzung der Geschwürsfläche ist überflüssig, höchstens, daß man mit einer 5%igen Targophaginlösung oder Ähnlichem pinselt.

Folliculitis expulsiva.

Auch hier liegt die Sache so, daß man nicht mehr an eine eigene Erkrankung denkt, wie das früher geschah, sondern daß man in dem Absterben und Ausstoßen von Zahnkeimen bei Säuglingen — darin besteht die Folliculitis expulsiva — heute nur die Folge einer *Osteomyelitis des Säuglingsalters* erblickt. Die Osteomyelitis ihrerseits geht aus entweder von feinen Verletzungen der Mundschleimhaut oder von einer diffusen Stomatitis oder aber die Infektionskeime sind auf hämatogenem Wege in den kindlichen Kiefer gelangt. Mit der Ausbreitung der Entzündung im Kieferinnern müssen auch die Zahnkeime ergriffen und nekrotisch werden. Die Zahl der Keime, die dem Prozeß zum Opfer fallen, richtet sich nach der Ausdehnung der Osteomyelitis. Soweit eine Behandlung bei den Säuglingen möglich ist, wird sie sich gegen die Osteomyelitis zu richten haben.

BEDNARsche Aphthen. Ulcera pterygoidea palati.

Hierbei handelt es sich um oberflächliche Geschwüre, die meist symmetrisch zu beiden Seiten der Raphe an der Stelle entstehen, wo der Hamulus pterygoideus nahe an die Mundschleimhaut heranrückt. Das Bild kommt nur beim Säugling vor: es hat nichts mit der Stomatitis ulcerosa zu tun, wie sie auf früheren Seiten geschildert wurde, sondern ist das Produkt übereifrigen oder derben Auswischens der Säuglingsmundhöhle. Die kindliche Mundschleimhaut ist sehr leicht zu verletzen und bei ihrer Zartheit unterläßt man das Auswischen am besten ganz, solange noch keine Zähnchen durchgebrochen sind. Das ist die beste und sicherste Prophylaxe gegen die BEDNARschen Aphthen; jedenfalls muß das Auswischen unbedingt eingestellt werden, wenn Ulcerationen hervorgerufen worden sind; diese heilen dann schnell von selbst.

Faulecke. Perlèche.

Man versteht darunter flache Einrisse in den Mundwinkeln, die ungemein hartnäckig sind und ein typisches Bild zeigen: die Ränder sind etwas verdickt, die Umgebung gerötet, die Einrißstelle selbst erscheint geschwürig mit gelblichem oder weißlichem Belag. Charakteristisch ist die radiäre Ausstrahlung vom Mundwinkel aus. Was die Häufigkeit anlangt, so fand SCHWAB unter 17 000 Volksschulkindern in 0,75% die Faulecke. Als Ursache wird Zersetzung von Speichel in nischenförmigen Einbuchtungen des Mundwinkels sowie Unreinlichkeit und mangelnde Mundpflege angenommen. Die Hartnäckigkeit des Prozesses erklärt sich allein schon leicht aus der Bewegung, in der sich die Mundwinkel meist befinden. Darunter hat auch die Behandlung zu leiden, die sich tagsüber meist auf das öftere Auftragen milder Salben (Zinksalbe usw.) beschränken muß. Für die Nacht ist eher ein kleiner Salbenheftpflasterverband möglich und empfehlenswert.

e) Erkrankungen der Speicheldrüsen.

Durch Fremdkörper hervorgerufene Erscheinungen.

Speichelsteine. Cysten.

Besonders der Ductus submaxillaris läßt öfter Fremdkörper feststellen, die an der Caruncula salivalis eingedrungen sind. Solche Fremdkörper, wie man sie häufiger hier findet, sind Getreidegrannen, Fischgräten, Borsten der Zahnbürste, gelegentlich auch kleine Fruchtkörnchen. Auch Bakterien und vor allem Pilze (Aktinomyceten!) können eindringen und genau wie beim Zahnstein sehr wesentlich zur Konkrementbildung beitragen. Die Fremdkörper brauchen nicht unbedingt Störungen zu machen, bisweilen aber ist der Gang folgender: Der Fremdkörper inkrustiert sich allmählich mit Kalkniederschlägen aus dem Speichel, und es entwickelt sich ein Speichelstein (Abb. 416), der rein mechanisch den Ausführungsgang der Speicheldrüse verlegt oder wenigstens bei gesteigerter Speichelsekretion den Abfluß verhindert. Die Folge davon ist dann,

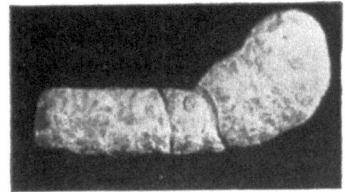

Abb. 416. Ein Speichelstein in natürlicher Größe.

daß solche Patienten beim Kauen eine schmerzhafte Schwellung am Mundboden bekommen, die erst nach und nach von selbst wieder verschwindet, außerdem aber auch durch streichende Bewegungen mit dem Finger von rückwärts nach vorn rascher ihres Inhaltes, des gestauten Speichels entleert werden kann. Neben diesen „*Gangsteinen*" gibt es auch „*Drüsensteine*", die in der Drüse selbst liegen und weniger Beschwerden zu machen pflegen als die Gangsteine. Ein anderes Bild, das sich nach dem Eindringen des Fremdkörpers entwickeln kann, ist dies: Durch das

430 Spezielle Pathologie und Therapie der Zahn- und Mundkrankheiten.

miteingeschleppte Infektionsmaterial wird eine Entzündung und Absceßbildung herbeigeführt: die Schwellung fühlt sich in diesem Falle derb an, ist sehr druckempfindlich und bleibt unabhängig vom Kauen gleich stark. Sehr häufig geht der Speichelsteinbildung eine Entzündung der Drüse und ihrer Ausführungsgänge voraus; die Entzündung ist dann das primäre und die Ursache für die Steinbildung (KRANZ).

Statt dieses akuten Ablaufes kann sich auch ein anderes mehr chronisch gestaltetes Bild entwickeln: Der Fremdkörper führt durch einen dauernden Reiz allmählich zu einer Entzündung der Wand des Ausführungsganges; es kommt zu einer Verengung des Ganglumens durch narbige Strukturen, und nun staut sich der produzierte Speichel dauernd an der verengten Stelle. So entsteht eine sogenannte *Retentionscyste des Speichelganges*. Daneben gibt es Retentionscysten der Speicheldrüsen selbst, die auf ähnliche Ursachen, auf Speichelstein, auf chronisch-entzündliche Verengung der Sammelkanäle, gelegentlich auch auf Kompressionsverschluß der Ausführungsgänge durch ein außerhalb gelegenes Moment zurückzuführen sind.

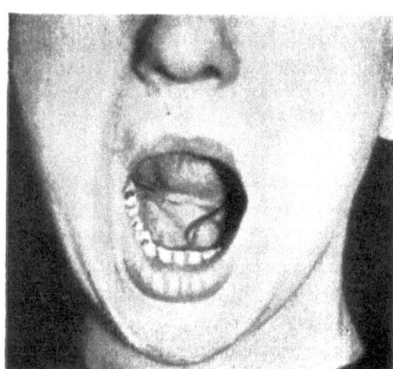

Abb. 417. Ranula von geringerer Ausdehnung.

Am häufigsten sind Retentionscysten der erwähnten Art zu finden an der Sublingualis und ihrem Ausführungsgang, an der Submaxillaris und der BLANDIN-NUHNschen Drüse; seltener sind sie an der Parotis zu beobachten. Dafür kommt an der Parotis eine andere eigentümliche Affektion vor, die sogenannte *Pneumatocele*, und zwar bei Glasbläsern, welche den intrabuccalen Druck der aufgeblasenen Wange zum Blasen verwenden; dabei kann auch Luft durch den Ductus parotideus

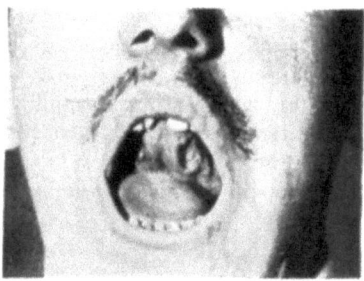

Abb. 418. Ranula von großer Ausdehnung.

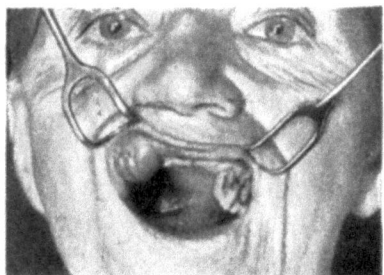

Abb. 419. Lippenschleimcyste (Oberlippe rechts).

bis in die Parotissammelkanäle gepreßt werden, und es bildet sich in der Parotisgegend ein- oder doppelseitig vor dem Ohr eine etwa taubeneigroße Geschwulst, welche bei der Palpation das eigenartige Knistern des Hautemphysems erkennen läßt. Durch mehr oder minder kräftige Kompression gelingt es meist, die Luft wieder zu exprimieren.

Die am Mundboden sich bildenden Retentionscysten der hier befindlichen Drüsen werden unter dem Namen *Ranula* (Abb. 417 und 418) (Fröschleingeschwulst) zusammengefaßt. Von den gewöhnlich zentral gelegenen Dermoidcysten unterscheiden sie sich außer ihrer mehr blaßbläulichen Farbe und reinen Fluktuation auch durch die Lage im rechten oder linken Seitenabschnitt des Mundbodens. Wenn das Wachstum der Ranula an sich auch ein sehr langsames ist, so können sie doch eine recht erhebliche Größe erreichen, die zur Verlagerung der Zunge führt und den Ausgangspunkt nicht immer genau erkennen läßt; durch die Stauung des Drüsensekrets wird allmählich auch die Unterkinnpartie nach außen vorgewölbt wie bei einem Frosch, woher auch der Name stammt. Um gleich noch die *Therapie der Ranula* zu erwähnen, so ist bei kleineren derartigen Retentionscysten die totale Ausschälung das sicherste, sicherer jedenfalls als die Injektion von Jod usw. („um den Cystensack zum Schrumpfen zu bringen").

Bei großen Cysten ist eine ebenso einfache wie zuverlässige Methode die: Man schneidet aus der oberflächlichen Wand der Cyste ein größeres Fenster aus und vernäht die Cystenwand mit der Schleimhaut der Mundhöhle.

Eine andere, nur wesentlich kleinere Form sind die sogenannten *Schleimcystchen*, wie sie gerne an der Lippen-, gelegentlich auch an der Wangenschleimhaut vorkommen (Abb. 419). Auch hier handelt es sich um die Verlagerung des Ausführungsganges (oft als Spätfolge eines Traumas wie Biß) und die Stauung des Sekretes. Diese Schleimcystchen werden etwa kirschgroß. Ihre Therapie besteht in der Ausschälung.

Die *Diagnose der Speichelsteine* bereitet keine großen Schwierigkeiten, wenn die entzündlichen Erscheinungen nicht gar zu sehr im Vordergrund stehen; aber auch dann hilft das Röntgenbild, in dem sich die Speichelsteine sehr deutlich abheben, leicht das Kalkgebilde erkennen. Bei der Palpation (unter geringer Infiltration) läßt sich der Speichelstein oft als ein sehr harter und meist gut beweglicher Körper feststellen, wenn die Fingerspitzen der einen Hand den Mundboden intraoral und gleichzeitig die Fingerspitzen der anderen Hand ihn extraoral abtasten. Die Therapie kann wenigstens bei größeren Steinen nur in der chirurgischen Entfernung bestehen. Kleine Kalkkonkremente lassen sich mitunter unter vorsichtig streichender Bewegung an der Papilla salivalis inferior herauspressen.

Mikuliczsche Krankheit.

Mikulicz hat eine eigentümliche symmetrische Erkrankung der Tränen- und Speicheldrüsen beschrieben, die man heute ursächlich vor allem mit Erkrankungen des Blutes in Zusammenhang bringt. Außer bei diesen Drüsen findet sich auch eine Vergrößerung bei den Gaumendrüsen, welche dann wie kleine Tumoren neben der Raphe hervorragen. Ein Teil der Fälle stellt ein rein lokales Leiden dar und ist in der Prognose günstig, andere Fälle sind mit Schwellungen der Lymphdrüsen und der Milz verbunden oder zeigen Blutveränderungen wie bei der Pseudoleukämie und Leukämie. Hier ist die Prognose ungünstig. Charakterisiert sind die Schwellungen durch Lymphocyteninfiltrationen des Drüsenbindegewebes. Für die Behandlung kommt hauptsächlich Bestrahlung in Betracht.

Parotitis epidemica.

Die Parotitis epidemica ist eine Infektionskrankheit, die hauptsächlich Jugendliche und Kinder befällt und in Schulen mitunter klassenweise auftritt. Nach einer Inkubationszeit von 2—3 Wochen tritt eine Schwellung der Drüse unter Fiebererscheinungen auf. Erst ist nur die Gegend der Drüse selbst geschwollen, dann beteiligt sich aber auch durch Bildung eines kollateralen Ödems die ganze Gesichtshälfte daran. Meist ist die Krankheit einseitig, seltener doppelseitig. Im Volksmunde ist sie bekannt unter dem Namen *Mumps* oder *Ziegenpeter*. Die Infektion der Parotis erfolgt nach Seifert durch den Ductus Stenonianus.

Eine häufige Komplikation ist bei Knaben Hodenschwellung, bei Mädchen Anschwellung und Druckempfindlichkeit der Ovarien. Die subjektiven Erscheinungen sind im allgemeinen gering, fehlen mitunter auch gänzlich. Die Temperatursteigerung ist mäßig. Kauen, Schlucken und Sprechen sind erschwert. In 8—14 Tagen ist der Prozeß meist abgelaufen. Die Prognose ist für gewöhnlich günstig: manchmal kommt es allerdings zu einer Vereiterung der Drüse, welche eine Spaltung von außen her erfordert.

Sekundäre Parotitis.

Bei schweren Infektionskrankheiten wie Typhus, Diphtherie, Pneumonie. dann bei Sepsis, Peritonitis usw. kommen Vereiterungen der Parotis als Komplikationen vor. Offenbar handelt es sich um sekundäre Infektion von der Mundhöhle, vielleicht auch vom Blutwege aus. Soweit die Einwanderung der Erreger in den Ductus parotideus von der Mundhöhle aus in Betracht kommt, kann sorgfältige Mundpflege bei dem Kranken, die durch das Pflegepersonal auszuführen wäre, prophylaktisch günstig wirken. Auch Tuberkulose und Aktinomykose der Parotis können auf diesem Wege entstehen, während eine primäre Tuberkulose der Parotis recht selten ist.

3. Erkrankungen der Kieferknochen.

Soweit der Kieferknochen Bestandteil des Parodontiums ist, hat seine Pathologie schon früher (S. 315ff) eine Besprechung erfahren, da sonst die krankhaften Vorgänge am Zahnhalteapparat nicht hätten in ihrem ganzen Umfang verständlich gemacht werden können. Im folgenden sollen nunmehr die Erkrankungen der Kieferknochen besprochen werden, die namentlich auch den Kieferkörper betreffen und mehr oder weniger unabhängig vom Zahnsystem sind. Das schließt natürlich nicht aus, daß der Krankheitsprozeß seinem Ausgangspunkt nach doch odontogen sein kann. Als wichtigste Erkrankungen der Kieferknochen kommen in Betracht: 1. das Trauma, wobei hauptsächlich an die Kieferfrakturen zu denken ist; 2. die Entzündungen spezifischen und unspezifischen Charakters. Im weiteren Sinne kann man hierher auch noch rechnen 3. die Erkrankung der Kieferhöhle und 4. die Erkrankung des Kiefergelenks einschließlich der Kieferklemme. Die chemischtoxischen Schädigungen, wie die Phosphornekrose, sind schon an anderer Stelle (S. 328) erörtert worden. Bei den Tumoren, die schließlich auch noch hierher gehören, sind wenigstens in fortgeschritteneren Graden die Weichteile meist auch so stark beteiligt, daß dieser Abschnitt besser anschließend für Weichteile und Knochen des Mundhöhlengebietes gemeinsam besprochen wird. Ein Gleiches gilt für gewisse Entwicklungsstörungen, wie die Spaltbildungen des Oberkiefers und das Trema medianum connatale.

Was schon einleitend zur Pathologie der Weichteile gesagt worden ist, muß hier mit Nachdruck noch einmal wiederholt werden: ein Ersatz für die einschlägigen Vorlesungen und Kurse können und sollen die gesamten Ausführungen nicht sein; dafür sind sie schon viel zu kurz gefaßt oder mußten vielmehr sehr kurz gefaßt werden, wenn bei beschränktem Raum die Pathologie und Therapie der Zähne ausführlich zu Worte kommen sollte. Es kann also auch hier nur für jeden, der sich mit den Erkrankungen der Kieferknochen eingehender befassen will, der Hinweis auf die Spezialliteratur gegeben werden.

a) Traumatische Schädigungen.

Hierbei ist, wie schon erwähnt, in erster Linie an die Brüche des Ober- und Unterkiefers zu denken; dann kommen in Betracht die Kieferschußverletzungen und endlich ist noch zu gedenken der Luxation des Unterkiefers.

α) Kieferbrüche.

Frakturen können den Oberkiefer wie den Unterkiefer, aber auch beide Kiefer zugleich betreffen. Im Verhältnis zu den Frakturen anderer Knochen kommen die Kieferfrakturen relativ selten vor: doch sind Brüche der Kiefer unter den

Erkrankungen der Kieferknochen.

Brüchen der Knochen des Gesichtsschädels immer noch die häufigsten; das männliche Geschlecht ist weitaus häufiger betroffen. Dem Lebensalter nach beobachtet man die meisten Frakturen zwischen dem 20. und 40. Jahre, was aus beruflicher Tätigkeit heraus verständlich ist. Die Frakturen des Unterkiefers sind infolge der exponierten Lage dieses Knochens häufiger als die des Oberkiefers oder beider Kiefer. Sehr erheblich trägt zu der Zunahme der Kieferbrüche in den letzten Jahren der gesteigerte Verkehr und Sport (Auto, Motorrad) bei.

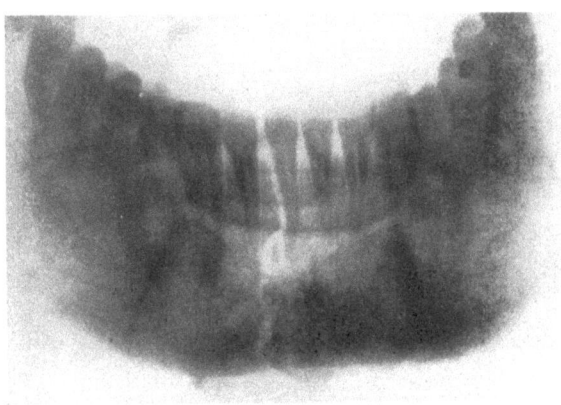

Wie bei den anderen Knochenbrüchen unterscheidet man bei den Kiefern einfache und komplizierte Frakturen, d. h. solche ohne und solche mit gleichzeitiger Verletzung der Haut bzw. Schleimhaut. Im Gegensatz zu den an anderen Knochen beobachteten Frakturen herrschen an den Kiefern die komplizierten vor. Besonders im Innern der Mundhöhle sind Zerreißungen des Zahnfleisches sehr häufig.

Abb. 420. Mediane Unterkieferquerfraktur ohne Dislokation.

Es ist das ohne weiteres begreiflich, wenn man bedenkt, wie innig der Zusammenhang zwischen Schleimhaut, Periost und Alveolarfortsatz ist.

Unterkieferfrakturen.

Im Unterkiefer lassen sich unterscheiden Frakturen des Kieferkörpers, des Alveolarfortsatzes, des aufsteigenden Kieferastes, des Gelenkfortsatzes und des Processus coronoideus. Hiervon trifft auf die Brüche des Kieferkörpers der größte Prozentsatz.

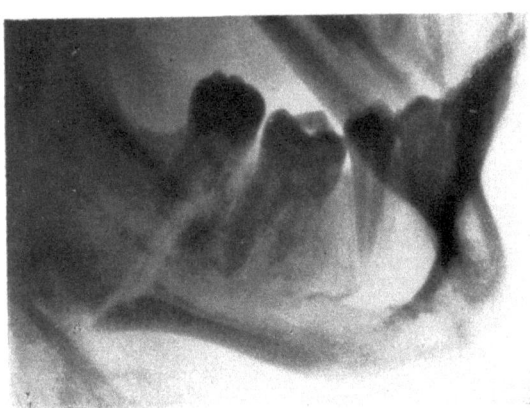

Abb. 421. Schrägfraktur durch den Unterkiefer in Gegend des 2. Molaren. Zu beachten: Die Bruchlinie läuft auch schräg durch die mesiale Wurzel!

Die Unterkieferfrakturen können durch *direkte* und *indirekte Gewalt* entstehen, häufiger sind sie durch direkte Gewalteinwirkung wie Stoß, Schlag, Fall, Wurf hervorgerufene Brüche. Eine Fraktur durch indirekte Gewalt kommt beispielsweise zustande, wenn ein Wagenrad über eine Gesichtshälfte geht. Es werden dann die beiden aufsteigenden Kieferäste gegeneinander gedrückt, der Kieferbogen kann dieses Zusammenpressen seiner Enden nicht aushalten und bricht in der Mittellinie (*Biegungsbruch*) (Abb. 420). Oder ein anderes Beispiel: Jemand fällt auf das Kinn, dadurch wird der Unterkiefer im ganzen so stark nach rückwärts gestoßen, daß das am Widerstand auftreffende Gelenkköpfchen an seinem Halse abbricht. Natürlich kann ein Kiefer auch mehrfach brechen. Die Kieferknochen stehen sogar mit an erster Stelle unter den Knochen, die Doppel- und mehrfache

Brüche aufweisen. Es kann zu Quer-, Schräg- und Splitterfrakturen kommen. (Abb. 421, 423).

Als Kardinalsymptome einer Fraktur können bei Unterkieferbrüchen zur Beobachtung gelangen: Dislokation, Bruchschmerz, abnorme Beweglichkeit, Crepitation, fortgeleiteter Druckschmerz, Schwellung, Blutergüsse. Die *Dislokation* (hierzu Abb. 422—426) richtet sich bei den Unterkieferbrüchen in der Hauptsache nach der Insertion der Muskeln, d. h. der Mundöffner und Mundschließer. Je nach der Einwirkung dieser Muskelgruppen auf die Bruchstücke wird der Grad der Dislokation und die Verschiebung der Bruchstücke gegeneinander verschieden sein. Halten sich die Muskeleinwirkungen die Waage, wie dies bei einem Bruch in der Mittellinie der Fall ist, so ist die Dislokation bei einfachen Brüchen gleich Null; unwesentlich sind auch die Verschiebungen, wenn die Frakturlinie auf einer Seite, und zwar innerhalb des Masseteransatzes verläuft, da der Muskel und seine sehnigen Ansätze kräftig genug sind, die Bruchstücke in annähernd normaler Lage zu halten. Liegt aber die Bruchlinie zwischen Mittellinie und vorderem Rand des Masseteransatzes, so steht das größere Bruchstück unter

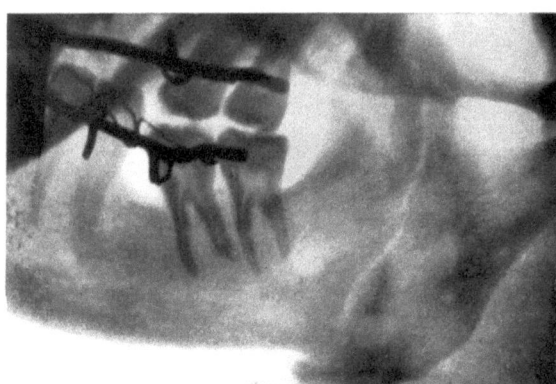
Abb. 422. Längsfraktur durch den aufsteigenden Unterkieferast.

dem Zuge der Hälfte der Schließmuskeln und drei Viertel der Mundöffner; letztere haben das Übergewicht und ziehen das größere Bruckstück nach abwärts, während das kleinere Bruchstück mit dem Bruchende nach oben und innen disloziert wird.

Bei Frakturen am Kieferwinkel oder am aufsteigenden Kieferast, also hinter dem Masseteransatz wird das kurze Bruchstück nur noch vom M. temporalis und pterygoideus externus beeinflußt, es wird nach oben und innen sowie etwas nach vorn geschoben, während das

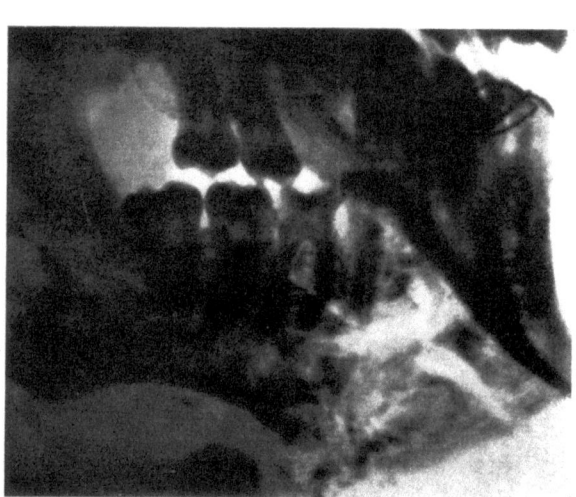
Abb. 423. Unterkiefersplitterfraktur.

große Bruchstück nach der kranken Seite hin verschoben wird; geht man mit dem Finger in den rückwärtigen Abschnitt der oberen Wangenumschlagsfalte ein, so spürt man, wie fest der frakturierte Kieferast mit seinem Bruchende gegen den Oberkiefer herangezogen wird.

Bei Frakturen des Processus coronoideus allein wird dieser von der Sehne des M. temporalis hochgezogen; Funktionsbehinderung braucht damit nicht verbunden zu sein; wohl aber kann die Funktionsbehinderung und namentlich der Schmerz beim Öffnen des Mundes und beim Kauen sehr ausgeprägt sein, wenn der Gelenkfortsatz frakturiert ist; der Unterkiefer mit seiner Zahnreihe ist dabei ebenfalls etwas nach der kranken Seite hin verschoben. Sind beide Gelenkköpfchen abgebrochen, so ist der Unterkiefer im ganzen nach rückwärts disloziert und offener Biß vorhanden.

Nun kann der Kiefer, wie schon erwähnt, nicht nur einfach, sondern auch doppelt frakturiert sein. Betrifft eine solche doppelte Fraktur die Kinngegend, so entsteht ein typisches Bild: die an und um die Spinae mentales internae sich ansetzenden Muskeln (Genioglossus, Geniohyoideus und der vordere Bauch des Biventer) ziehen das Kinn nach hinten und unten, wodurch dann die ganze Kinngegend in charakteristischer Weise abgeflacht erscheint. Bei doppelter Fraktur in den seitlichen Partien des Unterkiefers ist das frakturierte Stück durch den Muskelzug meist gegen das Innere der Mundhöhle geneigt.

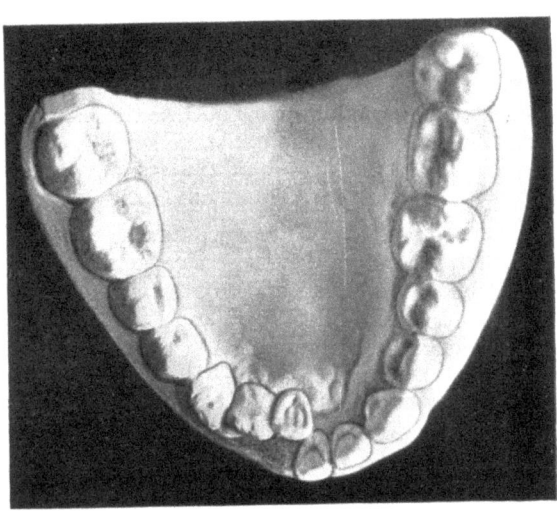

Abb. 424. Unterkieferfraktur im Frontabschnitt. Die Dislokation ergibt sich aus der Zahnstellung.

Scheinbar auffällig ist das häufigere Auftreten von Kieferfrakturen an den gleichen Stellen. Solche Stellen sind die Gegend der unteren Eckzähne und die Gegend des Weisheitszahnes (namentlich wenn dieser noch nicht durchgebrochen ist). Die einfache Erklärung für diese ,,Prädilektionsstellen'' ist, daß durch die der kräftigen Eckzahnwurzel entsprechende große Alveole und beim noch nicht durchgebrochenen Weisheitszahn durch den diesem entsprechenden Hohlraum im Kiefer eine Schwächung im Kontinuitätsgefüge der Mandibula stattfindet, die starker Gewalteinwirkung weniger Widerstand leisten kann. Als Schwachpunkt muß auch das Collum proc. condyloidei bezeichnet werden, das ebenfalls häufiger frakturiert.

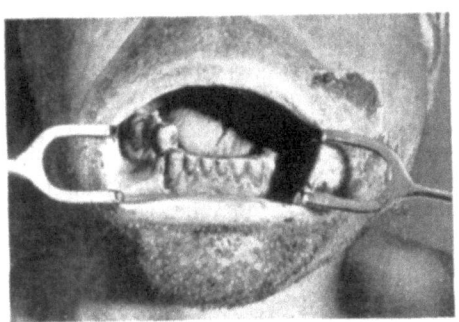

Abb. 425. Unterkieferfraktur hinter dem Eckzahn. Das distale Bruchstück ist gehoben.

Komplikationen. Abgesehen von einigen indirekten Brüchen und von Frakturen im Bereich des Unterkieferastes sind *fast stets mit dem Kieferbruch auch Verletzungen der Weichteile verbunden.* Dadurch ist an sich die Möglichkeit einer Wundinfektion und einer starken Beeinträchtigung des Heilverlaufes gegeben. Zum Glück ist aber die Weichteilheilungstendenz in der Mundhöhle eine sehr gute und in vielen Fällen bleibt die Heilungsstörung aus; in anderen Fällen kommt es nur zur Abstoßung kleiner, sequestrierter Knochenstücke, die längere Zeit in Berührung mit dem Speichel gestanden hatten; bis deren Entfernung vor sich gegangen ist, kann eine stärkere oder geringere Entzündung oder Fistelbildung bestehen. Schwere Krankheitsbilder werden dagegen beobachtet, wenn mit der Fraktur auch eine Verletzung des Mundbodens oder der Zunge verbunden war.

Statt nach der Mundhöhle zu kann die Weichteildurchtrennung auch von außen her durch die Haut hindurch stattgefunden haben. Besonders unangenehm sind solche Hautverletzungen, wie sie durch eine sehr starke, stumpfe Gewalt (Hufschlag usw.) hervorgerufen werden, weil dabei vielfach die Haut in größerer Ausdehnung vollkommen zerquetscht wird und sich lange dauernde Eiterungen anschließen können. Oft sind damit auch Splitterungen des Kieferknochens verbunden und Abstoßung von Knochenstücken ist dabei die Regel. Wichtig ist in allen Fällen die Tetanusprophylaxe!

Durch die Gewalteinwirkung kann ferner die Lockerung einzelner oder mehrerer Zähne stattfinden oder Zähne werden ausgeschlagen oder abgebrochen. Bei schrägem Verlauf der Bruchlinie kann diese auch durch die Wurzel eines Zahnes gehen, ohne daß er in der Alveole gelockert zu sein braucht. Eine leicht verkannte Störung in der Heilung ergibt sich, wenn die Bruchlinie durch den Fundus der Alveole geht und in der Folge dann *die Pulpa des betreffenden Zahnes nekrotisch* wird; namentlich bei komplizierten Frakturen sind solche Pulpen meist verloren und von derartigen Zähnen aus wird dann die Frakturheilung verhindert. *Zuverlässige Röntgenaufnahmen sind daher wie bei allen Frakturen ganz unerläßlich*. Dabei ist namentlich auch darauf zu achten, ob Zähne mit apikaler Parodontitis sich in der Nähe des Bruchspaltes befinden, da von diesen aus ebenfalls eine Heilungsverzögerung möglich ist.

Behandlung der Unterkieferfrakturen. Der Hauptanteil an der Behandlung fällt der chirurgischen Prothetik zu, die durch entsprechende Apparate für Beseitigung der Dislokation und Ruhigstellung der Fragmente zu sorgen hat. Eine Knochennaht, wie sie früher, namentlich bei zahnlosen Kiefern wohl üblich war, wird heute mit Recht immer seltener gemacht. Ganz allgemein kann man sagen, daß die Behandlungsverhältnisse um so günstiger sind, je früher man den Patienten nach dem Unfall zu Gesicht bekommt. Bei komplizierten Frakturen wird natürlich die Versorgung der verletzten Weichteile die allernächste Aufgabe sein. Die Wunden werden gereinigt, zerfetzte Ränder abgetragen, Fremdkörper werden entfernt; wo angängig werden Nähte mit entsprechenden Lücken für die Tamponade gelegt. Mit der Entfernung von Knochenstücken, soweit sie nicht ganz losgelöst und an die Oberfläche geschoben sind, wird man zunächst noch sehr zurückhaltend sein; das gleiche gilt für die gelockerte Zähne; herausluxierte Zähne können oft durch sofortige Reposition noch gerettet werden, wenn der Alveolarfortsatz nicht zu sehr zersplittert ist. Nur die Zähne, die im Bruchspaltbereich stehen, ganz besonders wenn sie auch frakturiert oder wenn sie apikal-parodontitisch sind, müssen baldigst entfernt werden. An Hämatomen und Blutungen in die Haut wird man möglichst nichts machen. Im übrigen sind Verbände anzulegen.

Oberkieferfrakturen.

Die Oberkieferbrüche sind seltener als die Unterkieferbrüche. Wie bei den letzteren kann man auch bei den Frakturen des Oberkiefers *direkte und indirekte Formen* unterscheiden. Die direkte Form ist die weitaus häufigste; Stoß, Fall, Schlag, Wurf sind auch hier die gewöhnliche Ursache. Bei den indirekten Formen handelt es sich um das Fortwirken einer Gewalteinwirkung auf das Kinn, die Nase, den Jochbogen. Bei Sturz ist eine Oberkieferfraktur oft nur eine Teilerscheinung der Kopfverletzungen; Schädelbasis- und andere Frakturen können damit verbunden sein; namentlich Verkehrsunfälle, Einbrechen eines Gerüstes, Absturz mit einem Flugzeug führen häufig zu derartig schweren Verletzungen.

Starke Benommenheit oder Bewußtlosigkeit, Erbrechen, Blutungen aus der Nase und Ohr, Blutungen unter die Augenbindehaut und in die Orbita müssen immer an eine Schädelbasisfraktur denken lassen, die mit einer mehr oder weniger starken Gehirnerschütterung verbunden ist.

Weniger gefahrdrohend sind andere Komplikationen, die mit der Oberkieferfraktur vergesellschaftet sein können: Verletzungen des Ductus nasolacrimalis, was Tränenträufeln und oft auch die Entstehung einer Tränengangfistel zur Folge hat, Verletzungen des Canalis infraorbitalis und seines Inhaltes, kenntlich durch Blutaustritt am unteren Augenlid und Sensibilitätsstörungen im Bereich des N. infraorbitalis, Verletzungen der Kieferhöhle, wobei gelegentlich ein Hautemphysem beobachtet wird, Verletzungen des Nasenbodens oder der Nasenseitenwände und ähnliches mehr.

Die Fraktur kann einen Oberkiefer allein betreffen, wobei meist die faciale Wand des Antrums eingebrochen wird. Es kann aber auch ein ganzer Oberkiefer oder ein großer Teil desselben vom übrigen Schädel abgesprengt und je nach der Gewaltrichtung gesenkt (Abb. 426) oder gegen den anderen Oberkiefer hin gekeilt werden. Harmloser sind die Frakturen des Alveolarfortsatzes, wie sie mitunter auch bei zahnärztlichen Maßnahmen zustande kommen. Besonders gefährlich ist die Verwendung des Lecluse oder eines sonstigen Hebels bei großer Kraftentfaltung zur Entfernung des oberen Weisheitszahnes; nicht nur das ganze Tuber maxillare, auch ein Teil des Processus pterygoideus kann dabei abgesprengt werden.

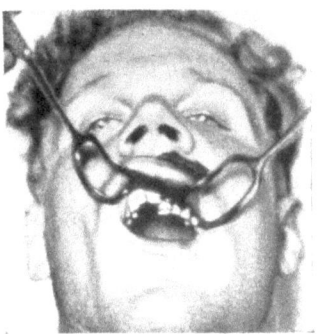

Abb. 426. Oberkieferfraktur. Die Dislokation ergibt sich aus der veränderten Zahnstellung.

Für Brüche, an denen beide Oberkiefer zugleich beteiligt sind, hat LE FORT drei typische Bruchlinien angegeben (Abb. 427, 428). Die eine geht quer durch die Nasenwurzel, verläuft dann am Boden der Orbita nach vorn und geht hier auf den Ansatz des Processus zygomaticus des Os maxillare über; die zweite beginnt ebenfalls an der Nasenwurzel, verläuft jederseits quer durch die Augenhöhle zum Processus frontalis des os zygomaticum und schließlich zum Processus temporalis des Jochbeins; die dritte typische Frakturlinie verläuft in der Höhe des Nasenbodens horizontal nach rückwärts unter Eröffnung des beiderseitigen Antrums.

Dislokationen in dem Umfang, wie wir ihm bei der Unterkieferfraktur so oft begegnen, fehlen wohl meist bei den Oberkieferbrüchen. Zwei Bilder finden sich am häufigsten: Entweder sind der oder die Oberkiefer *gesenkt* und lassen sich relativ leicht in die ursprüngliche Lage zurückbringen, oder aber das Bruchstück ist im übrigen Gesichtsschädel *verkeilt* und das manchmal so fest, daß die Reposition nur nach und nach maschinell gelingt.

Behandlung der Oberkieferfrakturen. Bei schweren Unfällen und Brüchen an der Schädelbasis wird die Behandlung der Oberkieferfrakturen zurücktreten müssen gegenüber der Notwendigkeit, in erster Linie die Gehirnerschütterung und die Schädelbasisfraktur zu berücksichtigen. Lange anhaltende Bewußtlosigkeit und der Zwang zu absoluter Ruhe lassen die zahnärztliche Mithilfe oft erst nach einer längeren Reihe von Tagen zu. Auch dann kann es sich des öfteren vorerst nur um einen provisorischen Verband oder eine provisorische Schiene handeln, die einen gesunkenen Oberkiefer heben sollen, um die Nahrungsaufnahme etwas zu erleichtern. Für die günstiger liegenden Fälle kommen dieselben Grundsätze in Betracht, wie sie bei der Unterkieferfraktur erwähnt wurden. Im

438 Spezielle Pathologie und Therapie der Zahn- und Mundkrankheiten.

übrigen hat auch beim Oberkieferbruch die zahnärztlich-chirurgische Prothetik die Hauptarbeit zu leisten.

β) Kieferschußverletzungen.

Nach den Lehren des Weltkrieges entfallen von Kopfverletzungen 50—60% auf das Kiefergebiet; von diesen wieder entfallen nach G. Fischer etwa 70%

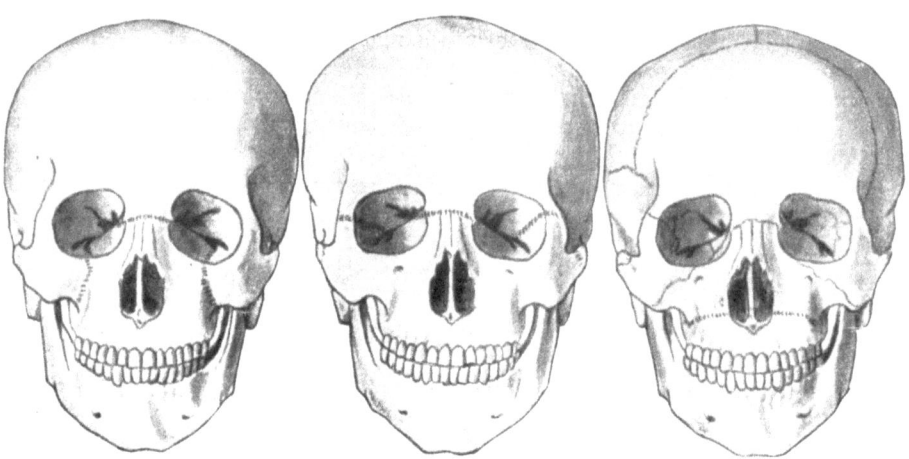

Abb. 427. Typische Bruchlinien nach LE FORT (SCHRÖDER).

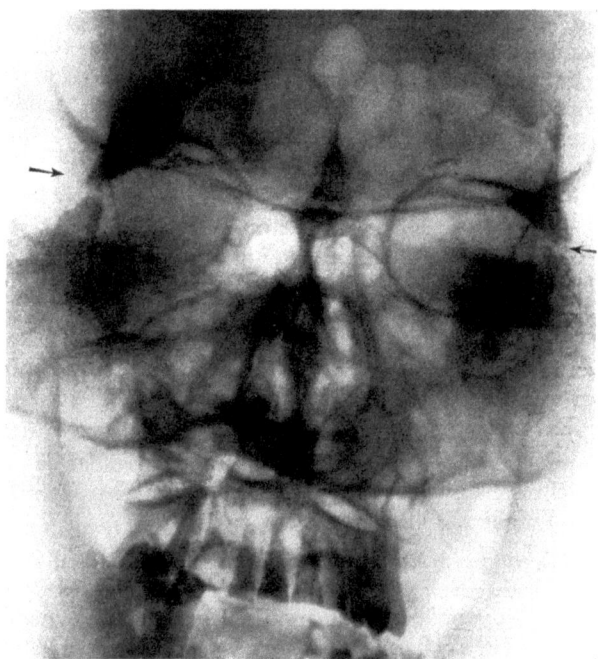

Abb. 428. Oberkieferfraktur. Die Bruchlinie geht beiderseits quer durch die Orbita und den processus frontalis des os zygomaticum (Pfeile).

auf den Unterkiefer. Perforationsschüsse ohne Knochenfraktur sind schon im Oberkiefer relativ selten, im Unterkiefer sind sie fast ungewöhnlich zu nennen; die meisten Kieferschußverletzungen sind von umfangreichen Brüchen der Knochen begleitet. Die Art der Geschosse und ihre Durchschlagskraft, die Schußweite oder -nähe, die Art des Einschlages (Querschläger!) bestimmen im wesentlichen den Umfang. Einzelsprünge mit großen Bruchstücken, dann Splitterbrüche, dann Abreißen ganzer Knochenabschnitte sind die hauptsächlichsten Arten von Knochenverletzung. Hierzu kommt eine entsprechend umfangreiche Weichteilverletzung, bei der aber vielfach nicht so sehr das Projektil selbst das Maß und die Form bestimmt, sondern die von dem Fremdkörper verursachten sogenannten *Sekundärprojektile*, also z. B. losgerissene Compactasplitter, Zahnkronen usw., denen durch das einschlagende Geschoß immer noch eine erhebliche Gewalt verliehen wird. Zu den unmittelbaren Knochenverletzungen können dann noch *Fernwirkungen hinzukommen*, namentlich Brüche am aufsteigenden Kieferast und seinen Fortsätzen, die sich aber gewöhnlich als einfache Brüche ohne Weichteilbeteiligung charakterisieren.

Was die erste Versorgung der Kriegskieferverletzten anlangt, so richtet sich diese vor allem nach der Schwere, dem Sitz und den Komplikationen. Je schwerer die Verletzung im Kieferbereich, um so mehr sind nach PICHLER und TRAUNER vorweg zwei Gefahren zu bedenken: 1. die Gefahr des Erstickens durch Verlegung der Atemwege und 2. die Gefahr der Verblutung durch die Verletzung größerer Gefäße, z. B. der Carotis externa. Abgesehen von der Aspirationsmöglichkeit ist der erstere Fall besonders dann gegeben, wenn im Unterkiefer der Frontabschnitt aus dem Gewebsverband getrennt wird und nun Zunge und Mundboden zurücksinken. Vorziehen der Zunge und Fixieren derselben in vorderer Lage mittels Seidenfaden und ähnlichem ist dann selbstverständlich vor allem vorzunehmen. Ebenso ist für eine sofortige Stillung der Blutung, eventuell durch Unterbindung der Carotis externa zu sorgen.

Das zweite, was dann zu geschehen hat, ist die Säuberung des ganzen verletzten Mundgebietes, die „erste Toilette des Wundbereichs". Dazu gehören das Abschwemmen mittels Irrigator oder Spritze mit physiologischer Kochsalzlösung, im Notfall auch mit abgekochtem Wasser, um Blutgerinsel, Schmutz usw., kurz die groben Verunreinigungen zu beseitigen. Sodann wird das ganze Gebiet sorgfältig nach zurückgebliebenen Fremdkörpern, nach Zahnstückchen, Geschoßsplittern, Knochensplittern usw. abgesucht. Bezüglich der letzteren ist aber mit allem Nachdruck zu betonen, daß nur solche Knochensplitter weggenommen werden dürfen, die in der Tat vollständig aus ihrem Zusammenhang losgerissen und von ihrer zuständigen Stelle räumlich entfernt sind. Daß ein Knochensplitter stark beweglich ist, genügt allein noch nicht, um ihn wegzunehmen! Nun kommt die erste Versorgung der Wundränder, die in einer Glättung durch vorsichtige Wegnahme von gequetschten, zerfetzten, stark verunreinigten Partien besteht. Dabei hat aber die allergrößte Sparsamkeit zu herrschen. Abtragung bedeutet hier nicht Herstellung möglichst gerade verlaufender Ränder, wie man sie sonst anstrebt, um möglichst günstige Verhältnisse für die Naht zu schaffen, sondern es muß jeder Biegung und Nische im Wundrand gefolgt werden. Selbst das kleinste Läppchen kann noch einen Wert haben! Schließlich sind die vorhandenen Zähne zu betrachten, größere Defekte an ihnen eventuell provisorisch zu füllen, Zahnstein zu entfernen, frei gelegte Pulpen zu versorgen. Und zum Schlusse dieses Teiles der ersten Versorgung hat ein Abdruck der Kieferpartien, am besten mit einer elastischen Masse wie Dentocoll, Zelex etc. zu erfolgen.

Nunmehr muß entschieden werden, ob man jetzt gleich die Weichteilwunde fertig versorgen, d. h. nähen will oder zuerst die Kieferschienung vornimmt. Beide Verfahren haben ihre großen Vorteile und mancherlei Nachteile, beide haben auch ihre eifrigen Verfechter. Nach unserer Erfahrung kann darüber nur von Fall zu Fall entschieden werden. Wo bei Wiederherstellung des Mundbildes durch sofortige Naht der Lippen und Wangen das zahnärztliche Arbeiten zu sehr erschwert wird, wo insbesondere komplizierte größere, schlecht zerlegbare Schienungsapparate notwendig sind, muß unter Umständen eben die weitere Weichteilversorgung zunächst noch etwas zurückstehen. Man hat früher immer gefürchtet, daß bei einem Zuwarten von mehr als 24 Stunden die Bakterien vom Rande aus schon so weit in die Tiefe gedrungen seien, daß dann nur noch eine starke Eiterung, aber nicht mehr eine baldige Heilung nach Naht in Betracht käme. Die weiteren Erfahrungen haben aber dann gezeigt, daß diese Befürchtung nicht begründet ist. So hat z. B. PERWITZSCHKY auch mit der Spät-(Draht-)naht der Gesichtsweichteile noch ausgezeichnete Erfolge erzielt. Mit einer starken Sekretion ist ja bei diesen Fällen immer zu rechnen, weshalb auch für eine ausreichende Ableitung des Sekretes vor allem nach der Mundhöhle zu gesorgt werden muß. Bei Weichteilverletzungen mit größerem Substanzverlust hat, um das gleich hier zu erwähnen, die Rollappenplastik im letzten Weltkrieg besonders viel Anwendung und Bewährung gefunden.

Was nun die *spezielle* Versorgung der Kriegskieferverletzungen anlangt, so kann hier nur auf einige wichtige Gesichtspunkte hingewiesen werden; die ausführliche Besprechung ist im prothetischen Teil des Buches nachzulesen. Als erste Versorgung mit dem Ziele der Ruhigstellung und tunlichsten Behebung vorhandener Dislokationen der Bruchstücke und als Provisorium hat der alte SAUERsche Drahtverband immer noch einen festen Platz inne; daneben hat der HAUPTMEYERsche Schlaufendraht und das ERNSTsche Häkchen sich vorzüglich bewährt. Dann aber kommen die ANGLEschen Apparate mit der SCHRÖDERschen Verstärkung zu ihrem Recht. Für gewisse Fälle sind bei der Nachbehandlung auch funktions-kieferorthopädische Apparate in Erwägung zu ziehen. Recht erhebliche Schwierigkeiten können sich vor allem bei starken Dislokationen hinter den Zahnreihen verbunden mit größerem Substanzverlust und im zahnlosen Kiefer ergeben. Immer aber bedeutet die Mitarbeit oder auch selbständige Tätigkeit des Zahnarztes bei allen Kieferverletzungen ein ungemein segensreiches Arbeitsgebiet, das keineswegs nur auf die Schienung, sondern auch auf plastische Versorgung, auf Kieferknochenprothesen, auf das Nasengerüst, die Orbita, auf die narbigen Strikturen, auf die Kieferklemme und ihre Bekämpfung sich erstreckt.

Bei größeren Substanzverlusten an den Kiefern tritt die Knochentransplantation in ihr Recht. Dabei ist speziell im Unterkiefer die „freie Transplantation" mit Knochenpartien vom Beckenkamm, eventuell auch von den Rippen, seltener mehr von der Tibia das meist geübte Verfahren. Eventuell kann auch etwas Knochen mit dem Rollappen übertragen werden. In geeigneten Fällen erscheint die „Verschiebungsplastik" mit gutem Erfolg angezeigt.

War man gezwungen, etwa einen aufsteigenden Ast zu exartikulieren, so wird ein Transplantat mit Gelenkfläche erforderlich. Ein solches findet sich z. B. im Mittelfußknochen. Das Gelingen einer Transplantation ist an mancherlei Bedingungen geknüpft. Die wichtigste ist: *Das Operationsgebiet muß völlig frei von Entzündungserscheinungen sein*. Eine andere Bedingung ist *Ruhigstellung des Transplantates*; diese kann aber nur erreicht werden, wenn der Kiefer an den Zähnen so geschient ist, daß sich die einzelnen Knochenabschnitte nicht leicht gegeneinander bewegen lassen.

Eine Transplantation kann völlig mißlingen, indem das Plantat in toto wieder ausgestoßen wird; es kann aber auch die feste Vereinigung an einem Ende erfolgen, während das andere Ende sich nicht mit dem Kiefer verbindet; so entsteht wieder eine *Pseudarthrose*. Eine solche Pseudarthrose kann übrigens auch bei geringem Substanzverlust und trotz Schienung vorkommen, wenn sich die Muskelfaserbündel, Periststücke oder anderes in den Bruchspalt schieben und die Vereinigung der Bruchenden verhindern. Hier genügt allerdings meist ein relativ

Erkrankungen der Kieferknochen. 441

kleiner Eingriff, um die interponierte Substanz zu entfernen und die Knochenränder anzufrischen. Eventuell muß in den Spalt ein Knochenperioststückchen aus der Nachbarschaft geschlagen werden.

γ) **Luxation des Unterkiefers.**

Der Unterkiefer kann nach vorn und nach hinten luxiert werden, die weitaus häufigste Form der Luxation aber ist diejenige nach vorn.

Luxation nach vorn.

Bei sehr forcierter Mundöffnung kann das Kieferköpfchen über das Tuberculum articulare nach vorn hinwegtreten; durch die Kontraktion der Mundschließer und die Anspannung der Ligg. spheno- und stylomandibulare wird es bei diesem zu starken Nachvorn- und Abwärtsgleiten vor dem Tuberculum sofort in die Höhe gezogen und hier so fest an den Schädel herangepreßt, daß ein spontanes Zurückgehen über das Tuberculum nach rückwärts in die Gelenkpfanne nicht

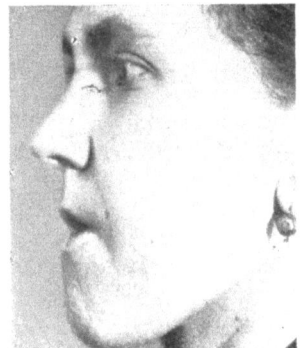
Abb. 429. Doppelseitige Unterkieferluxation.

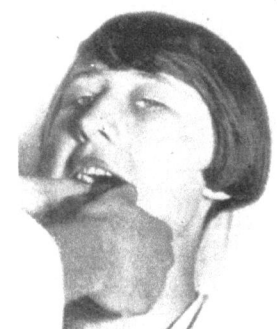
Abb. 430. Reposition einer Unterkieferluxation.

mehr möglich ist. Der Meniscus, der die abnorme Bewegung mitgemacht hat, steht zwischen Köpfchen und Tuberculum articulare eingeklemmt. *Die Gelenkskapsel reißt* — im Gegensatz zu anderen Luxationen — *gewöhnlich nicht ein*, die Luxation ist vielmehr meist eine intrakapsuläre. Allerdings kann sich bei der Luxation eine *Dehnung der Kapsel* einstellen, die so bald nicht wieder verschwindet; in dieser überdehnten Kapsel liegt die Gefahr, daß die Luxation sich nun auch schon bei weniger stark forcierter Mundöffnung einstellt und die Luxation eine *habituelle* wird.

Die Luxation nach vorn kann einseitig und doppelseitig sein. Bei der einseitigen Luxation ist der Mund leicht geöffnet; ihn zu schließen ist nicht möglich; das Kinn ist nach der gesunden Seite verschoben; vor dem Ohr der kranken Seite ist an Stelle des Gelenkköpfchens eine kleine Mulde zu fühlen. Bei der doppelseitigen Luxation ist der Mund weiter geöffnet; ein Kieferschluß ist auch hier weder aktiv noch passiv möglich; der ganze Unterkiefer mit dem Kinn steht nach vorn und etwas nach unten gerichtet; beiderseits vor dem Ohr fehlt der länglichrundliche Widerstand des Proc. condyloideus, statt dessen findet sich hier eine Mulde; ähnlich ist es im vorderen Gehörgang (Abb. 429).

Außer durch übermäßiges Öffnen des Mundes beim Gähnen, Schreien, dann durch Schlag oder Stoß von der Seite bei geöffnetem Munde kann die Unterkieferluxation nach vorn auch beim gewaltsamen Öffnen des Mundes zum Zwecke von Zahnextraktionen eintreten; besonders leicht kommt dies bei tiefer Narkose infolge der Erschlaffung der Muskulatur zustande.

Die Reposition der Luxation ist sehr einfach: Man legt die mit einem Tuch oder Gaze umwickelten Daumen beider Hände flach auf die Kaufläche der hinteren Molaren des Unterkiefers, die übrigen Finger liegen von unten außen der Unterkieferbasis an; dann führt man mit dem Daumen einen kräftigen Druck nach abwärts und rückwärts und nun springt das Köpfchen meist in seine normale Lage zurück (Abb. 430). Selten ist notwendig, eine tiefe Narkose zu Hilfe zu nehmen. Besonders leicht ist die Reposition natürlich bei habitueller Luxation.

Nach der Reposition sind für etwa eine Woche alle stärkeren Mundöffnungen zu vermeiden, die Kost wird flüssig gewählt, eventuell wird, um einer habituellen Luxation möglichst sicher vorzubeugen, für die gleiche Zeit ein Schleuderverband getragen. Bildet sich trotzdem eine habituelle Luxation aus, so stehen verschiedene Behandlungswege zur Verfügung: Man kann eine Schrumpfung der Gelenkkapsel herbeiführen durch Einspritzung von Jod oder Alkohol in das Gelenk, oder aber man nimmt eine blutige Verkleinerung der Gelenkkapsel auf operativem Wege vor (besondere Operationsmethoden sind z. B. angegeben von LINDEMANN, von KONJETZNY u. a.), oder endlich man legt einen Retentionsapparat an, der am Oberkiefer befestigt wird, und von dem aus eine Pelotte gegen die Vorderseite des aufsteigenden Kieferastes führt, die ihn daran hindert, zu weit nach unten vorn zu treten.

Luxation nach hinten.

Sie kommt — an sich schon sehr selten! — fast ausschließlich beim weiblichen Geschlecht vor, bei dem der Raum unterhalb des Gehörganges meist flacher und weiter gestaltet ist als beim männlichen Geschlecht. Das Kieferköpfchen nimmt dabei den Weg unter dem Porus acusticus externus nach rückwärts und kommt vor den Processus mastoideus zu stehen, wo es leicht ertastet werden kann; die Zahnreihen sind fest geschlossen und können nicht voneinander entfernt werden, die obere Zahnreihe steht etwas vor.

Zur Reposition werden die Daumen von den Backentaschen aus auf die Gegend oberhalb des Kieferwinkels aufgelegt und an dem fest umfaßten Kiefer ein Zug nach unten und vorn ausgeübt. Gleichzeitig wird der Unterkiefer um seine Bewegungsachse mit dem Köpfchen nach vorn und aufwärts, mit dem Kinn nach rück- und abwärts gedreht (v. HACKER).

b) Kieferentzündungen spezifischen und unspezifischen Charakters.

Außer den infektiös-entzündlichen Schädigungen der Kieferknochen, wie sie im Zusammenhang mit der Pathologie des Parodontiums beschrieben worden sind und wie sie sich im wesentlichen nur auf relativ kleine Knochengebiete beschränken, gibt es noch sehr hartnäckige und sehr umfangreiche Knochenentzündungen am Kiefer, die entweder auch von den Zähnen ihren Ausgangspunkt nehmen oder auf hämatogenem Wege entstanden sind. Auch Traumata können die erste Ursache für derartige *Osteomyelitiden* sein; natürlich muß dazu die Infektion treten, aber deren Ausbreitung wird in einem an sich schon geschädigten Gebiete ja immer leichter vor sich gehen. In den meisten Fällen handelt es sich um sogenannte *unspezifische Entzündungen*, d. h. als Infektionserreger kommen in Betracht Vertreter der Streptokokken- und der Staphylokokkengruppen; auch beide zugleich können häufig verbunden mit Fäulniserregern gefunden werden. Von spezifischen Erregern denkt man beim Kieferknochen vor allem an Aktinomyces, Tuberkelbacillen und Lueserreger. Eine Sonderrolle spielt die *Ostitis fibrosa localisata der Kiefer*, über die an anderer Stelle noch mehr zu sagen sein wird. Hier sei nur soviel bemerkt, daß die Infektion bei dieser Gruppe entweder überhaupt keine oder höchstens nur eine mittelbare Bedeutung hat.

α) **Unspezifische Osteomyelitis der Kiefer.**

Zunächst sei noch einmal darauf hingewiesen, daß strenggenommen schon die kleinen periapikalen Herde, sobald sie über den Periodontalspalt hinaus auf die benachbarten Spongiosamaschen übergegriffen haben, zum osteomyelitischen Prozeß werden. Im klinischen Sprachgebrauch ist aber hier die Bezeichnung Osteomyelitis nicht üblich. Wenn wir schon von einer solchen sprechen, so werden darunter nur *ausgedehntere* pyogene Knochenerkrankungen verstanden, die sowohl den Ober- wie Unterkiefer befallen können. An Häufigkeit steht allerdings die Osteomyelitis des Oberkiefers weit zurück hinter der des Unterkiefers. Nach einer Statistik von DE CUYPER aus der Wiener Kieferklinik ist das Verhältnis 1 : 9. Auch der Ablauf kann sich je nach dem Kiefer — schon aus anatomischen Gründen — recht unterschiedlich gestalten, wie überhaupt das Bild der Osteomyelitis namentlich im Unterkiefer außerordentlich variabel ist. Die ,,klassische" Form, wie man sie so oft bei den Röhrenknochen sieht mit Entwicklung *eines* großen Sequesters in geschlossener Totenlade, kommt am Kiefer kaum je vor. Wenn wirklich nur ein einziger großer Sequester gebildet wird, dann liegt er mindestens nicht in einer Lade völlig eingeschlossen, sondern in einem Granulationsbett zum Teil unmittelbar unter den miterkrankten Weichteilen oder er ist durch zahlreiche ,,Kloaken" mit diesen verbunden. Mitunter liegt sogar ein nekrotisches Knochenende überhaupt in der Mundhöhle lange Zeit frei zu Tage bis es endlich abgestoßen wird.

Ätiologie. Ursächlich kommen vor allem vier Möglichkeiten in Betracht: die odontogene Form, die hämatogene Form, die traumatische Form und die sekundäre Entwicklung aus einer primären Weichteilerkrankung. Zahlenmäßig steht die odontogene mit oben an; nach der bereits zitierten Statistik von DE CUYPER entfallen auf sie nicht weniger als 90%. Davon stellen etwa 75% die Weiterentwicklung aus einer apikalen Parodontitis dar, wobei diese Weiterentwicklung fast stets mit einer akuten Exacerbation des chronischen Wurzelherdes zusammenhängt. Mitunter genügt schon das Trepanieren eines Zahnes mit jauchigem Kanalinhalt, um eine ganz schwere Osteomyelitis auszulösen. In etwa 25% der odontogenen Fälle schloß sich die Knochenerkrankung an die Extraktion eines wurzelkranken Zahnes an, wobei dahingestellt bleiben mag, ob eine Infektion der Extraktionswunde oder eine durch das Trauma bedingte Aktivierung des Herdes der eigentliche Anlaß wurde.

Die hämatogene Form der Entstehung einer Osteomyelitis, die an anderen Stellen des Körpers fast die Regel ist, kommt am Kiefer nur selten in Betracht. Nach unseren eigenen Beobachtungen beträgt sie noch nicht einmal 2%. Bei der traumatischen Form, zu der strenggenommen auch die Extraktionsfälle gerechnet werden müssen, denkt man in erster Linie an infizierte Kieferbrüche, die zu einer Osteomyelitis führen können. Ihr Anteil ist zahlenmäßig allerdings gering, wenn man bedenkt, daß fast alle Kieferbrüche komplizierte Frakturen sind. Apikale Herde in der Nähe des Bruchspaltes und Knochennahtversuche können für die Entwicklung Bedeutung gewinnen. Was endlich noch die sekundäre Entwicklung aus Weichteilerkrankungen betrifft, so werden als Beispiel dafür gerne die Osteomyelitiden angeführt, die im Anschluß an Kinnfurunkel auftreten. Vielfach ist allerdings auch der Verlauf der, daß primär ein Zahnherd vorlag, nach dessen Aktivierung sich zunächst im Knochen selbst noch gar keine umfangreicheren Erscheinungen zeigen, dafür aber schwere phlegmonöse Prozesse (oder wie im Unterkiefer ausgedehnte perimandibuläre Abscesse) an der Weichteildecke auftreten und nun sekundär der Knochen von außen her stärker erkrankt.

Zur Klinik. Zeitlich gesehen kann die Kieferosteomyelitis entweder durchgehends einen ganz akuten Verlauf nehmen oder sie beginnt mit einem schweren akuten Bilde, geht dann aber später über einen subakuten Zustand in einen mehr chronischen Verlauf mit oder ohne gelegentliche akute Exacerbationen über. Viel seltener und im ganzen auch wesentlich günstiger ist ein von Anfang an rein chronischer Verlauf. Von diesen Möglichkeiten ist die erstgenannte besonders gefürchtet, da sie mit einer rapiden Ausbreitung auch eine besonders starke Beteiligung des Allgemeinzustandes (Sepsis!) verbinden kann und trotz aller Hilfsmaßnahmen gar nicht selten zum Tode führt. In der Wiener Statistik werden für diese Form 10% Mortalität angegeben. Weitaus die meisten Fälle nehmen den zweitgenannten Verlauf. Die durchschnittliche Erkrankungszeit schwankt dabei zwischen einem halben und einem ganzen Jahr. Kürzere Zeit beanspruchen gewöhnlich nur die Osteomyelitiden, die auf den Alveolarfortsatz beschränkt bleiben, da sich hier die endgültige Demarkierung rascher vollziehen kann und der ganze Herd doch etwas oberflächlich liegt. Anders bei einer Osteomyelitis etwa des Unterkiefers. Hier wird man immer gut daran tun, die Patienten von vornherein auf die Hartnäckigkeit der Erkrankung aufmerksam zu machen. Höchstens, daß Prozesse, die von außen her beginnen, etwas rascher verlaufen wie die rein zentralen, aber auch hier kann es Monate dauern bis die Heilung eintritt.

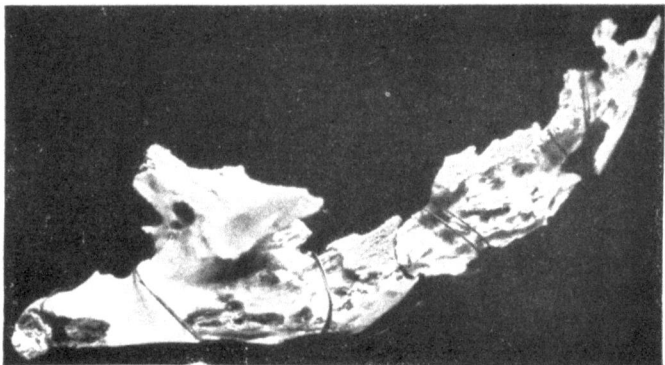

Abb. 431. Unterkiefersequester bei Osteomyelitis.

Zu den charakteristischsten Merkmalen der Kiefer-Osteomyelitis, die namentlich beim Unterkiefer oft in Erscheinung treten, gehört neben der langen Dauer die Lockerung der Zähne, die Eigenart der Sequestierung verbunden mit einem typischen Röntgenbild, und die damit zusammenhängende häufige Spontanfraktur. Was die Zähne betrifft, so kann sich ziemlich zeitig — etwa zwischen 3. und 5. Tag nach dem Beginn — eine Lockerung im erkrankten Gebiet einstellen, die mit der Zerstörung des Alveolarfaches rasch zunimmt und ihren Höhepunkt in der 2. Woche erreicht (DE CUYPER). Die Zähne scheinen ihren Halt nur noch im Zahnfleisch zu haben und geben einem leichten Zungen- oder Fingerdruck nach. Die Versuchung liegt dann nahe, sie zu extrahieren. Dies wäre aber falsch, da die Zähne, besonders wenn sie durch Schienung ruhiggestellt werden, bei der Heilung durch Neubildung einer Alveole wieder ihre volle Festigkeit gewinnen. Nur wenn auch die Schleimhautverbindung gelöst ist, der Eiter ringsum am Zahn durchbricht und der Zahn selbst zum Sequester geworden ist, der für sich eine Eiterung unterhält, ist die Extraktion am Platze. Soweit kommt es aber an durchgebrochenen Zähnen nur selten. Anders liegen die Dinge bei der Osteomyelitis des frühen Kindesalters. Hier verfallen die Zahnkeime sehr leicht der Nekrose und werden als Sequester ausgestoßen. Auf diese Weise gehen mitunter die sämtlichen Zahnkeime einer Unterkieferhälfte verloren (sogenannte Folliculitis expulsiva).

Was die Knochensequestierung betrifft, so kommt zwar wie schon erwähnt auch vor, daß ein zusammenhängender großer Sequester gebildet wird, der bis zu zwei Drittel des Unterkiefers ausmachen kann. Ein Sequester dieser Art ist in Abb. 431 wiedergegeben. Häufiger aber erscheint der erkrankte Unterkiefer in eine ganze Anzahl größerer oder kleinerer Sequester zerlegt, die in Granulationen eingebettet sind und durch den Wechsel von hell und dunkel im Röntgenfilm eine ganz eigenartige Zeichnung auftreten lassen (Abb 432, 433), die „Marmorierung" genannt wird. Die Sequester zeigen teilweise eine relativ glatte Fläche, soweit es sich um nekrotische Kortikalis handelt, sonst aber sind sie infolge der umfangreichen Osteoklastentätigkeit rauh und sehr buchtenreich. Die ausgedehnte Sequestierung macht ohne weiteres verständlich, daß die Kontinuität im Unterkiefer häufig völlig verlorengehen kann und es so zur Spontanfraktur kommt. Man tut immer

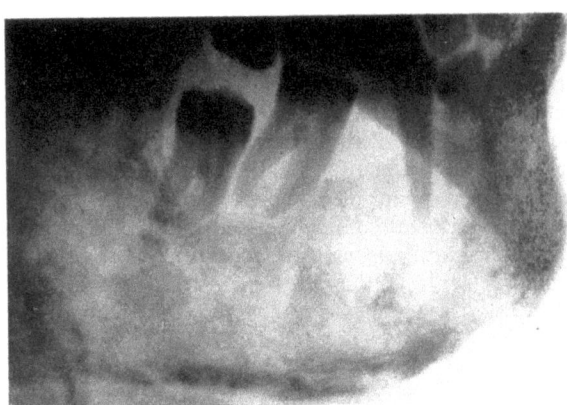

Abb. 432. Röntgenbild von einer Unterkieferosteomyelitis, zeigt die umfangreiche Zerstörung auch der Alveolarwände sowie wolkige Trübung.

gut, bei der Unterkieferosteomyelitis mit dieser Möglichkeit zu rechnen und rechtzeitig eine Schiene anzufertigen (wie sie schon die Ruhigstellung der gelockerten Zähne wünschenswert erscheinen läßt), um dadurch der Spontanfraktur und Dislokation vorzubeugen. Hat die Osteomyelitis den aufsteigenden Ast ergriffen, so ist eine Loslösung des Gelenkköpfchens, gelegentlich auch des processus coronoideus mit Nekrotisierung keine seltene Komplikation.

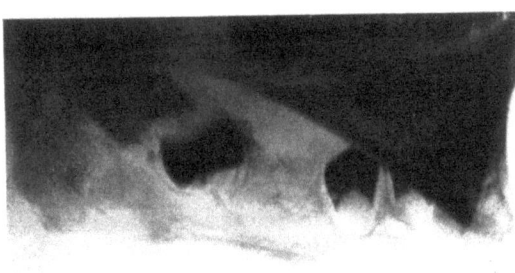

Abb. 433 Osteomyelitis an einem jugendlichen Unterkiefer. Der nekrotisch gewordene Keim des 1. Molaren ist um 180 Grad gedreht.

Die ausgedehnten Sequestierungen können zu mancherlei Folgeerscheinungen führen, von denen hier zunächst drei erwähnt werden sollen: multiple Fistelbildung, Pseudarthrose, Unterkieferverkürzung. So oft es im Kieferbereich zu neuer Knochennekrose und Sequesterbildung gekommen ist, kann es auch zu einem neuen eitrigen Durchbruch nach außen kommen, und so im chronischen Verlauf eine weitere Fistel entstehen, die erst verschwindet, wenn der tote Knochen beseitigt ist. So kann die mehrfache Fistelbildung auch zu einem Charakteristikum der Osteomyelitis werden, das allerdings von der Aktinomykose differentialdiagnostisch abzugrenzen wäre. Die Entwicklung einer Dauerpseudarthrose im Unterkiefer ist besonders dann möglich, wenn größere, den ganzen Querdurchmesser des Unterkiefers erfassende Knochenstücke verlorengingen und das Periost nicht genügend neue Knochen liefert. Hier ist dann vielfach eine Knochentransplantation zur Beseitigung erforderlich. Die Verkürzung des Unterkiefers als Folgeerscheinung ist zum Teil als das Ergebnis ungenügender Knochenregeneration sowie des Muskelzugs nach Aufhebung der Kontinuität, zum Teil aber auch als eine narbige Schrumpfung aufzufassen, die zu starker Entstellung des Gesichtes und zur Bildung eines sogenannten Vogelgesichtes führen kann

446   Spezielle Pathologie und Therapie der Zahn- und Mundkrankheiten.

(Abb. 434). Mit einer solchen Möglichkeit ist namentlich zu rechnen, wenn nicht frühzeitig genug geschient wurde.

Im großen und ganzen sind aber die beiden letztgenannten den Unterkiefer im besonderen betreffenden Folgeerscheinungen gemessen an der relativen Häufigkeit der unspezifischen Osteomyelitis doch seltener zu beobachten. Das hängt damit zusammen, daß mit dem Übergang in das subakute und chronische Stadium vom erhalten gebliebenen Periost aus eine sehr lebhafte Knochenneubildung einzusetzen pflegt, die teilweise die Sequester als Schale umfaßt und recht oft zu erheblicher Verdickung des ganzen Unterkiefers führen kann. In ihrer raschen Entwicklung kann sie geradezu an den ,,Paget" erinnern, jene eigenartige Erkrankung, die einerseits durch den überstürzten Knochenabbau und anderseits durch den überkompensierten Knochenanbau charakterisiert ist. Auch hier ist es die gesteigerte periostale Knochenneubildung, die zur Verdickung führt. AXHAUSEN spricht deshalb bei der osteomyelitischen Kieferverdickung von einem ,,Pseudopaget". Der Reiz der Sequester trägt sicherlich erheblich zu der intensiven Knochenneubildung bei. Es wird deshalb auch von den verschiedensten Autoren empfohlen,

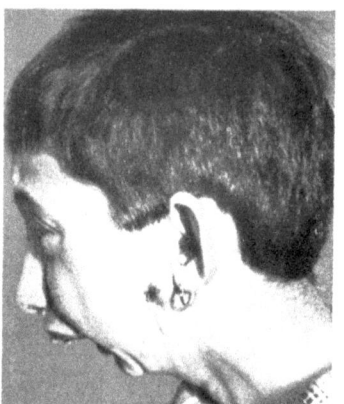

Abb. 434. Vogelgesicht nach osteomyelitischer Nekrose des Unterkiefers.

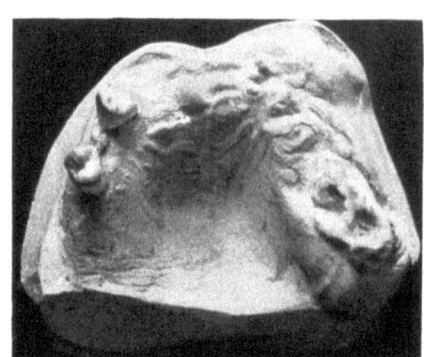

Abb. 435. Auftreibung bei Osteomyelitis des Oberkiefers.

mit der Entfernung der Sequester ja nicht zu rasch bei der Hand zu sein, um Zeit für genügenden neuen Knochen zu gewinnen. Dies gilt ganz besonders, wenn das Gelenkköpfchen nekrotisch wurde. Bei ausreichendem Zuwarten ist dann für später eine stärkere Funktionsstörung im Gelenk kaum zu befürchten. Nur wenn hohes Fieber und sonstige bedrohliche Allgemeinerscheinungen oder örtlich besonders dringliche Verhältnisse vorliegen, darf natürlich nicht zugewartet werden. Zum Teil kann die Kieferverdickung auch auf einer verstärkten Granulationsbildung beruhen. Wenn von der Schleimhaut her in dieses Gewebe Epithel einwächst, kann bei oberflächlicher mikroskopischer Betrachtung der Anschein eines Carcinoms erweckt werden. Sorgfältigste wiederholte Prüfung ist dann am Platze.

Die Erscheinungen von seiten der Weichteile stehen in der ersten akuten Zeit der Erkrankung meist stark im Vordergrund. Ausgedehnte Schwellungen am Zahnfleisch, mit Entwicklung submuköser Abscesse, ausgedehnte Schwellungen an Kinn und Wange bis zu den Schläfen hinauf, Entwicklung subperiostaler und subakuter Abscesse gehören ebenso zum Bilde wie die starke Beteiligung der Lymphdrüsen, Temperatursteigerungen und heftige Schmerzen. Dadurch kann am Anfang eine Ähnlichkeit mit dem Bilde der Parulis entstehen, doch ist die Schwellung bei der Osteomyelitis viel hartnäckiger und auch nach Inzision nicht so rasch zum Abklingen bereit. Später erleichtern die Auftreibung des

Kieferknochens, (Abb. 435) die Mehrzahl der Fisteln mit reichlicher Sekretion und die Sondierung rauhen, oft schon beweglichen Knochens beim Eingehen mit der Sonde in die Fistel sowie später auch die Röntgenaufnahmen die Diagnose wesentlich. Besonders stark sind die Schmerzen, wenn die Osteomyelitis den Mandibularkanal erreicht und sich in diesem entlang dem N. alveol. inf. ausbreitet. All das Gesagte gilt überhaupt, um das nochmals zu betonen, weit mehr für den Unterkiefer wie für den Oberkiefer, bei dem wiederum der Einbruch in die Kieferhöhle etwas charakteristisches ist.

Im späteren Alter, d. h. nach dem 4. Dezenium wird die Kieferosteomyelitis im allgemeinen seltener beobachtet. Mit Vorliebe tritt sie in einem Alter von 20—30 Jahren auf, des öfteren auch schon früher. Als Osteomyelitis des Kleinkindesalters ist die Folliculitis expulsiva schon erwähnt worden.

Die *Therapie* richtet sich zum Teil nach dem Zeitpunkt, zu dem der Patient sich erstmalig einfindet. Kommt er frühzeitig genug, d. h. zu einer Zeit, in der die Schwellung und die Schmerzen neben Temperatursteigerung die vorherrschenden Symptome sind, so ist ein kräftiger Sulfonamidstoß, die Verwendung von Penicillin usw. am Platze, daneben Diathermie auch gegen die Schmerzen und Fissan- oder Enelbinverbände auf die Schwellung bis zur Erweichung. Hat sich Eiter gebildet, so ist durch breite Inzision Abfluß zu schaffen und durch Offenhalten (Drainage) der Incisionswunde Sekretstauung zu verhindern. Sobald die Zähne beginnen, locker zu werden, ist die Anfertigung einer die ganze Zahnreihe erfassenden Schiene nicht

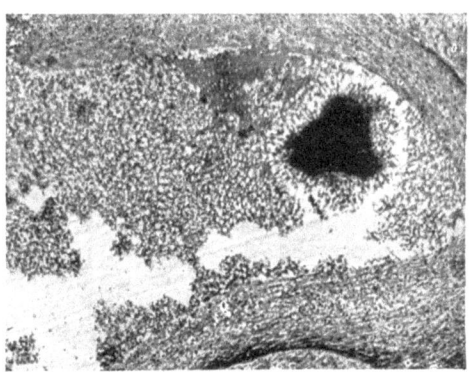

Abb. 436. Actinomycesdruse in einer Extraktionswunde.

mehr länger hinauszuschieben. Sie stellt — wie im vorstehenden schon mehrfach betont — einen äußerst wichtigen Bestandteil der Behandlung dar. Eine Immobilisierung des Unterkiefers ist aber im Interesse der späteren Funktionserhaltung nach Möglichkeit zu vermeiden. Die Kieferklemme kann ohnehin schon genug Schwierigkeiten bereiten. Sequester müssen entfernt werden, das bereitet meist keine Schwierigkeiten, da sie gewöhnlich in einem Granulationsbett liegen und nur unvollkommen vom Knochenladen umgeben sind. Sofern nicht besondere Umstände drängen, ist aber, wie schon erwähnt, namentlich beim Processus condyloideus ihre Wegnahme nicht eilig. Die Sequesterentfernung kann im Verlauf einer typischen Osteomyelitis des Kiefers fünfsechsmal und mehr im Laufe der Monate notwendig werden. Im übrigen ist einer guten Ernährung — ein bei solchen Erkrankungen nicht immer ganz leichtes Kapitel — und sorgfältiger Beobachtung des Allgemeinzustandes Rechnung zu tragen.

β) Aktinomykose der Kiefer.

Die Aktinomykose, die Strahlenpilzerkrankung im Kieferbereich, läßt sich nicht so leicht in Aktinomykose der Kieferknochen und Aktinomykose der bedeckenden Gesichtsweichteile trennen, da beide Formen zu häufig ineinander übergehen. Insbesondere sehen wir immer wieder, daß die Infektion mit dem Strahlenpilz zunächst am oder im Kiefer erfolgt, sei es durch die freigelegte Kronen- und Wurzelpulpa, durch Zahnfleischtaschen oder durch Extraktionswunden oder sonstige, oft nur winzige Verletzungen der Kieferschleimhaut und nun die stärkste Ausbreitung der Erkrankung gar nicht so sehr im Kieferknochen selbst vor sich geht, sondern fast mehr in den bedeckenden Gesichtsweichteilen. Aus diesem Grunde ist in dem Kapitel „Die Erkrankungen der Weichteile des Mundhöhlenbereiches" davon abgesehen worden, auf die Aktinomykose näher einzugehen, um sie nun hier ausführlicher zu besprechen. Gewiß gibt es z. B. auch eine isolierte Aktinomykose der Zunge oder der Wangen mit Bildung von „Aktinomykomen", sie ist aber gegenüber der kombinierten Kieferknochen-Weichteilaktinomykose doch recht selten.

Was nun zunächst den spezifischen Erreger der Erkrankung betrifft, den zu den Schimmelpilzen gehörigen Strahlenpilz, so ist dieser erstmalig 1845 von v. LANGENBECK gesehen und 1878 erstmalig von J. ISRAEL rein gezüchtet worden. Er kommt in einer aeroben und in einer anaeroben Form vor. Die erste soll nach LENTZE von einem Primärherd in der Lunge ausgehen und nur selten ein Krankheitsbild machen. Die zweite Form ist diejenige, die nach Ansicht der meisten Autoren für die menschliche Aktinomykose allein in Betracht kommt. Der Strahlenpilz besteht aus feinen Fädchen, die sich zu größeren, mit dem bloßen Auge eben als feine Körnchen erkennbare „Drusen" zusammenschließen. Im Zentrum einer solchen Druse finden sich die Fädchen zu einem dichten Mycel verschlungen; am Rande erscheinen sie strahlenförmig, kolbig verdickt angeordnet (Abb. 436). Der strahlenförmige Kranz ist an einer Stelle vom Wurzelgeflecht durchbrochen, von dem auch die Bildung neuer Drusen ausgeht (AXHAUSEN). Der Pilz findet sich auch in der anaeroben Form als Saprophyt in der Mundhöhle. So sieht man ihn sehr oft in Verbindung mit Zahnstein. Er bleibt solange als harmloser Schmarotzer, als nicht die Bedingungen für sein Eindringen ins Hart- und Weichgewebe gegeben sind. Wie weit zu diesen Bedingungen das Vorhandensein einer Anergie, wie weit eine Mischinfektion notwendig ist, ist nicht ganz geklärt. Viele Autoren nehmen aber an, daß mindestens bei den schwereren Fällen stets eine Mischinfektion vorliege.

Trotz seiner relativen Größe ist der (grampositive) Strahlenpilz durchaus nicht immer leicht nachweisbar. Namentlich, wenn sich eine einmalige mikroskopische Untersuchung auf den Eiter beschränkt, der aus den zahlreich aufschießenden Abscessen gewonnen wird, kann man leicht zu einem Fehlschluß kommen, weil sich keine Drusen zeigen. Der körnige Eiter gilt zwar als charakteristisches Merkmal. Die Körnchen stellen aber durchaus nicht immer nur Drusen dar, sondern können auch von allen möglichen anderen Bestandteilen der pyogen-aktinomykotischen Mischinfektion gebildet sein. Eher noch gelingt der Nachweis im Gewebe wie in Abb. 436. Am sichersten ist der Nachweis im Kulturverfahren zu erbringen (LENTZE). Seit diese Möglichkeit besteht, hat sich gezeigt, daß die Aktinomykose doch wesentlich häufiger ist, als man früher angenommen hat. Bis dahin hat man geglaubt, daß nur gewisse Berufe bevorzugt befallen würden, und zwar die Verarbeiter von Fellen und Haaren, die Bürstenbinder usw. Auch Landleute sollen öfter erkranken, da sich der Strahlenpilz oft in dichter Reihe an den Grannen von Getreideähren findet.

Von großer Bedeutung für den Zahnarzt ist, daß der Aktinomyces oft seinen Weg durch den Zahn- und Wurzelkanal nimmt, wobei ein bereits vorhandenes apikales Granulom die weitere Ausbreitung zu begünstigen scheint. Nach einer Statistik von ZITKA sind $^2/_3$ von 140 Fällen der Wiener Kieferstation dadurch entstanden, wobei auffallend gewesen ist, daß der Weg wesentlich häufiger durch die unteren wie die oberen Zähne gewählt wird. Wir konnten nachweisen, daß für die Durchwanderung der Pulpatod nicht erforderlich ist, sondern daß der Strahlenpilz auch (bei Pulpitis aperta) durch die lebende Wurzelpulpa hindurch eine Bahn zum Foramen apikale schafft. Der Bahn entlang wird dabei die Wurzelpulpa in charakteristischer Weise in Granulationsgewebe umgewandelt.

Die Aktinomykose bleibt immer eine ernste Erkrankung, da ihre Ausbreitung unberechenbar ist Die Hauptgefahr besteht in dem Übergreifen auf die Gehirnhäute und den Rückenmarkskanal. Von TRAUNER wird die Mortalitätsziffer mit 3% angegeben. Die Ausbreitung selbst erfolgt in erster Linie per continuitatem, dagegen bemerkenswerterweise nicht auf dem Lymphwege. Wenn Lymphdrüsen bei der Erkrankung beteiligt sind, dann gewöhnlich nur, weil es sich um eine Mischinfektion und nicht um eine Aktinomykose handelt. Nichtbeteiligung der Lymphdrüsen gilt deshalb auch als eines der Symptome für die letztere.

Was den Verlauf der Erkrankung betrifft, so kann dieser außerordentlich verschieden sein. Das gleiche gilt für die Dauer. Neben verhältnismäßig seltenen Fällen von kurzer Dauer ist eine über eine größere Zahl von Monaten sich hinziehende Dauer das gewöhnliche. Immer wieder erlebt man, daß 1—2 Jahre nach scheinbar völliger Ausheilung plötzlich wieder Fisteln entstehen, umgeben von der typischen, harten Infiltration, die als weiteres charakteristisches Merkmal gilt.

Im allgemeinen lassen sich drei verschiedene Verlaufsformen unterscheiden. Die erste, von KANTOROWICZ beschrieben, zeichnet sich durch eine gewisse Gutartigkeit aus. Sie ist hauptsächlich auf die Einwanderung des Erregers durch den Wurzelkanal zurückzuführen und kann in ihrem Bilde eine große Ähnlichkeit mit der „chronisch granulierenden Periodontitis nach PARTSCH" aufweisen. Jedenfalls ist für diese charakteristisch, daß sie ohne größere Knochenzerstörung auf dem kürzesten Wege nach außen dringt. Hier kommt es dann zu einem subkutanen Absceß, in dessen Eiter sich oft Drusen nachweisen lassen. Wird der Zahn, der als Ausgangspunkt diente, extrahiert und der äußere Herd gründlich ausgekratzt, so heilen diese Fälle leicht und rasch aus. KANTOROWICZ meint mit Recht, daß diese Fälle gar nicht so selten seien, nur verkannt und mit einer umschrieben odontogenen Panostitis verwechselt würden.

Im Gegensatz zu dieser prognostisch recht günstigen Form steht zum Glück nicht so sehr häufig die sogenannte zentrale Aktinomykose, die eigentliche Knochenaktinomykose. Hier vollzieht sich die Ausbreitung zunächst in der Spongiosa und sie kann sich unter der Kompaktadecke schon weit im Innern ausgebreitet haben, ehe ein Durchbruch nach außen erfolgt. Dabei kann es zu beträchtlicher Auftreibung des Knochens kommen. Cystenartige Hohlräume, mit drusenhaltigem Granulationsgewebe gefüllt, bilden sich, nicht aber — was zur Abgrenzung gegen die unspezifische Osteomyelitis wichtig ist — deutliche Sequester. Die Knochenzerstörung kann weit genug gehen, um eine Spontanfraktur auftreten zu lassen.

Die Form, die man am häufigsten zu Gesicht bekommt, ist dadurch charakterisiert, daß die Ausbreitung im Knocheninnern nur relativ gering ist und klinisch die Beteiligung der Gesichtsweichteile in den Vordergrund tritt. Das gilt ganz besonders für den Oberkiefer. Es entsteht dabei äußerlich eine ausgebreitete Schwellung, die bretthart Konsistenz annimmt und gewöhnlich nicht schmerzhaft ist. In überraschend kurzer Zeit bilden sich dann stärker vorgewölbte Erweichungen meist von länglicher Form (Abb. 437) mit deutlicher Fluktuation, die spontan durchbrechen und mehr minder reichlich sezernieren. Später geht die Schwellung zurück, die Fisteln können aber noch lange Zeit bestehen bleiben und mitunter dicht nebeneinander sitzen (Abb. 438). Sehr frühzeitig pflegt sich Kieferklemme einzustellen, die mit der fortschreitenden Vernarbung besonders hartnäckig wird und für die Behandlung eine schwere Aufgabe darstellt.

Zur *Diagnose* ist nach den vorstehenden Ausführungen nicht mehr viel zu sagen. Das wichtigste bleibt immer der Nachweis des Erregers, wobei man sich, das sei nochmals betont, nicht durch den negativen Ausfall einer einmaligen Eiteruntersuchung bestimmen lassen soll, sondern am besten von der Gewebs-

450 Spezielle Pathologie und Therapie der Zahn- und Mundkrankheiten.

untersuchung und dem Kulturverfahren Gebrauch macht. Zu den sonstigen Merkmalen rechnet man die bretthartе Infiltration der Weichteile bei relativ geringer Schmerzhaftigkeit, die rasche Entwicklung und Häufung von Fisteln, die Nichtbeteiligung der submaxillären Lymphdrüsen bei der reinen Infektion, das Ausbleiben von stärkeren Sequestierungen. Differentialdiagnostisch kommen unspezifische Osteomyelitis, Sarkom, Carcinom, Tuberkulose wohl in erster Linie in Betracht.

Was endlich die *Therapie* betrifft, so kommen in Betracht die radikal-chirurgische Methode mit entsprechender Drainage, die kombinierte chirurgisch-konservative und schließlich die vorwiegend konservative Methode mit Röntgenbestrahlung und Jodiontophorese. Die erstere Behandlungsform ist heute wohl seltener mehr in Anwendung, um so mehr die kombinierte Form, bei der die chirurgische Therapie „im Prinzip aus einer Reihe von kleineren operativen

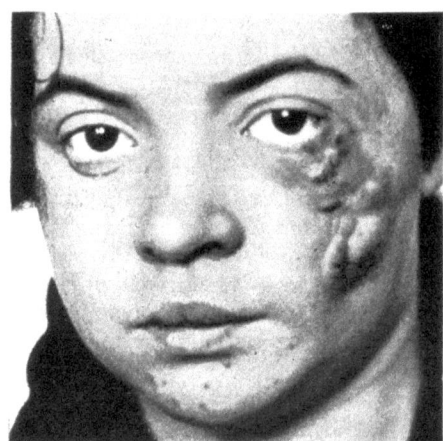
Abb. 437. Aktinomykose des Oberkiefers.

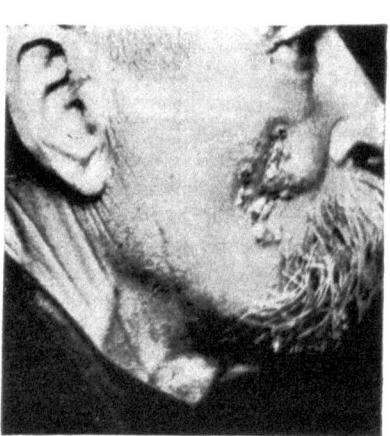
Abb. 438. Aktinomykose des Oberkiefers.

Eingriffen wie Zahnextraktion, Absceßspaltung, Fistelerweiterung, Auskratzung, besteht" (TRAUNER). Als unentbehrliches Hilfsmittel bei der Therapie wird von vielen Autoren die Röntgenbestrahlung bezeichnet (mittlere Dosen in mehreren Serien. Zuverlässiger noch als die Röntgenbestrahlung hat sich uns die Jod-Jontophorese erwiesen, namentlich verbunden mit innerlichen Jodgaben (Jodkali oder Jodnatrium). Weniger gutes hat man bei Verwendung von Sulfonamiden gesehen, dagegen wurde über günstige Erfolge bei Penicillindarreichung berichtet (CHRISTIE). Ob die Chlorgasbehandlung nach WEIGELE sich einen sicheren Platz in der Aktinomykose sichern kann, wird sich erst noch erweisen müssen, denkbar wäre es. Eigene Wege in der Behandlung ging NEUBER mit der spezifischen Vaccinetherapie, deren Erfolg er aber selbst von einer entsprechenden Reaktionsfähigkeit des Patienten abhängig macht.

γ) Tuberkulose der Kiefer.

Die Tuberkelbacillen gelangen auf zweierlei Wegen in den Kieferknochen: entweder durch die Blutbahn oder durch die Zähne. Daß daneben auch bei primärer Tuberkulose der Mundhöhlenweichteile die Kieferknochen beteiligt werden können, ist selbstverständlich. Ob der Weg durch die Zähne sehr häufig beschritten wird, ist fraglich, wenn man bedenkt, daß die Kiefertuberkulose namentlich bei älteren Individuen doch relativ selten ist, während cariöse Zähne und Tuberkelbacillen in der freien Mundhöhle ein ungemein häufiges Zusammen-

Erkrankungen der Kieferknochen.

treffen darstellen. Daß aber der Weg durch die Zähne an sich von den Tuberkelbacillen begangen werden kann, ist durch verschiedene Arbeiten erhärtet (Abb. 439 und 440). Ich konnte z. B. an einem unteren Molaren ein tuberkulöses Granulom nachweisen; nach Entfernung des Zahnes und des Granuloms blieb der Kiefer dauernd gesund. Setzt in einem solchen Falle nicht die radikale Beseitigung des Krankhaften im günstigsten Moment ein, so *wird von dem Granulom aus die Infektion sich auf den Knochen der Umgebung ausdehnen*, der ganze Krankheitsbereich wird gegenüber der gesunden Seite wesentlich verdickt, der Knochen sieht wie aufgetrieben aus. Endlich erfolgen, ähnlich wie

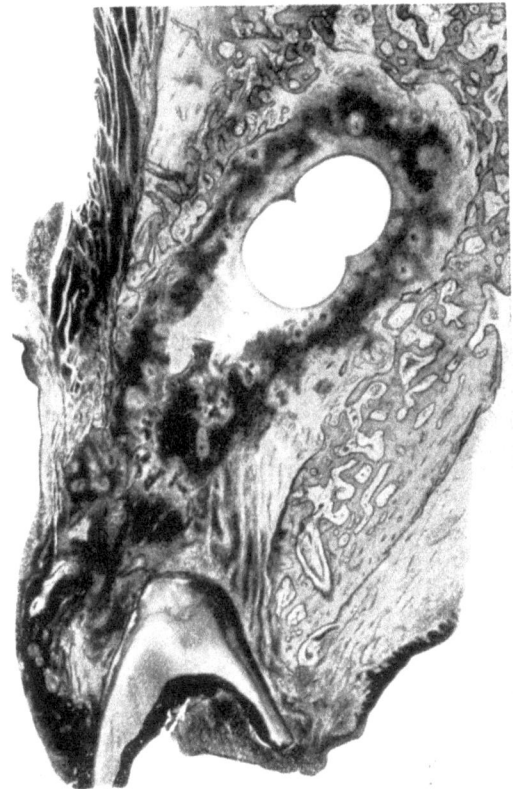

Abb. 439. Großes tuberkulöses Granulom an einer Wurzel. Primär wohl unspezifisches Granulom, dann Einwandern von Tuberkelbacillen durch die Wurzel.

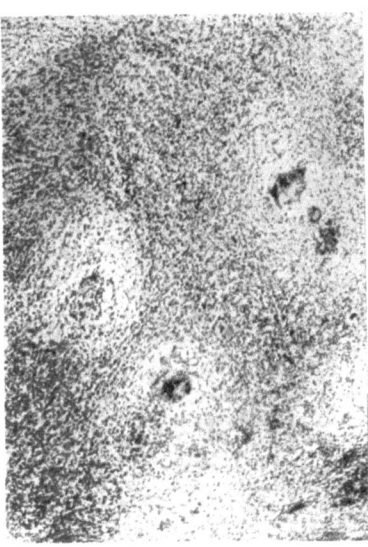

Abb. 440. Riesenzellen aus dem tuberkulösen Granulom.

bei der zentralen Unterkieferaktinomykose, Durchbrüche nach außen, aus denen dann Fisteln mit wechselnd reichlicher Sekretion resultieren.

Im Oberkiefer dürfte wohl die *Verschleppung auf dem Blutwege* die häufigste Form der Kieferinfektion sein. Dafür spricht auch, daß ein Lieblingssitz der Oberkiefertuberkulose, der Processus zygomaticus oss. max., relativ weit von den Zähnen entfernt ist. Auch im Oberkiefer kommt es früher oder später zum Durchbruch des Eiters nach außen und zur Fistelbildung. *Die Fistelbildung am lateralen Augenwinkel oder unterhalb des Infraorbitalrandes* ist eine fast typische Erscheinung bei der Oberkiefertuberkulose (Abb. 441). An ihre Stelle tritt dann später nach Ausheilung die charakteristische, kleine trichterförmige Einziehung, die einen gewissen Rückschluß auf die überwundene Krankheit erlaubt. Der Fistelbildung bzw. dem Durchbruch geht gewöhnlich voraus eine langsam sich entwickelnde umschriebene Vorwölbung ohne die stärkere entzündliche Beteiligung der Umgebung, wie wir sie etwa bei der Parulis sehen. Incidiert man einen solchen „kalten" Abszeß und sondiert nun, so stößt man meist auf rauhen Knochen.

Die Kiefertuberkulose, namentlich die primäre Form ist in erster Linie eine Erkrankung des Kindesalters. Insbesondere die eben beschriebene Manifestierung am Processus zygomaticus tritt mit Vorliebe in der Jugend auf: die früher vertretene Ansicht, daß es sich gar nicht um eine Kieferknochen-, sondern um eine Kieferhöhlentuberkulose handelt, ist schon deswegen hinfällig, weil die Erkrankung hier schon in den allerersten Lebensjahren auftreten kann, also zu einer Zeit, zu der das Antrum kaum noch entwickelt ist. Auch die primäre „tuberkulöse Caries des Unterkiefers" kommt mehr im ersten Dezennium vor als später, während die sekundäre Erkrankung häufiger bei Erwachsenen zu sehen ist. Bemerkenswert ist die Geringfügigkeit der subjektiven Erscheinungen; selbst erhebliche Veränderungen und Vorwölbungen können sich allmählich entwickeln, ohne daß ausgesprochene Schmerzen damit verbunden zu sein brauchen, soweit nicht der Sitz der Schwellung Störungen verursacht.

Ein wichtiges Moment auch bei der Kiefertuberkulose ist das *Verhalten der Lymphdrüsen.* Wohl sehr bald nach der Erkrankung des Kieferknochens zeigt sich auch an den zugehörigen Lymphdrüsen eine Schwellung, aber ohne stärkere Druckempfindlichkeit. Die Schwellung wird ganz allmählich größer, die Verschieblichkeit der vergrößerten Lymphdrüse hat aufgehört; schließlich stellt sich Erweichung und Fluktuation ein; es kann zum spontanen Durchbruch der tuberkulös vereiterten Lymphdrüsen kommen und auch daran sich für längere Zeit eine Fistelbildung anschließen. Von den submaxillären Drüsen kann der Prozeß auf die oberen Halslymphdrüsen übergehen und diese ebenfalls zur Einschmelzung bringen.

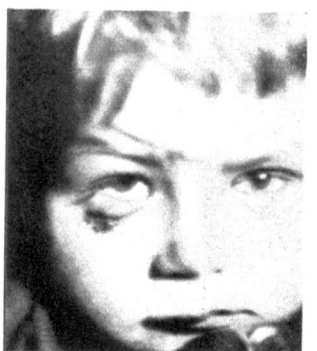

Abb. 441. Infraorbitale Fistelbildung bei Tuberkulose des Oberkiefers.

Die *Prognose* ist verschieden: Bei primärer Kiefertuberkulose und frühzeitigem Eingreifen kann die Erkrankung unter Umständen verhältnismäßig gut behoben werden. Schlechter ist die Prognose natürlich, wenn die Erkrankung sekundär, verschleppt von einem Tuberkuloseherd sich entwickelt; da hierbei meist die Allgemeinbeteiligung des Organismus eine größere ist, so muß mit der Gesamtprognose auch die lokale Prognose leiden. Ungünstiger ist auch die Prognose für den Kiefer, wenn die Krankheit herdweise auftritt und sich unter schleichendem Fieber diffuse Schwellungen über den ganzen Knochen hin bilden, der dabei in sehr ausgedehntem Maße nekrotisiert werden kann (PARTSCH).

Therapeutisch ist namentlich dann mit mehr Erfolg zu arbeiten, wenn keine Lungentuberkulose als Ausgangspunkt vorliegt. Spaltung, wo sich eine Einschmelzung zeigt, gründliche Ausräumung mit dem scharfen Löffel, Beseitigung von Sequestern sind die gegebenen Eingriffe. Je früher und je radikaler man bei der Kiefertuberkulose vorgehen kann, um so eher ist die Möglichkeit einer völligen Heilung vorhanden; deshalb ist es verständlich, wenn PARTSCH für manche Fälle die Kieferresektion als indiciert erachtet. Daß im übrigen die sonst übliche Behandlung, Bestrahlung mit der Höhensonne usw. erfolgen muß, ist unnötig zu sagen. Ist durch Zerstörung des Gaumendaches eine Kommunikation mit der Nasenhöhle eingetreten, muß ein Obturator angefertigt werden.

δ) Lues.

Hierzu ist nur wenig zu sagen. In der Hauptsache handelt es sich um gummöse Zerstörungen der Kieferknochen, also um Prozesse des Tertiärstadiums. Auch hier ist ja der Sitz des Gummas nicht primär im Kieferknochen zu suchen, sondern zunächst mehr in den Weichteilen, vor allem des harten und weichen Gaumens (siehe auch frühere Abb. 411). Am harten Gaumen, einem Lieblingssitz des Gummas, kommt das Gumma meist in der Mittellinie vor; es zeigt bald Neigung zum geschwürigen Zerfall und zu Übergreifen auf den Knochen. Am Knochen bildet sich nunmehr ein Sequester, mit dessen Abstoßung bei der Dünnheit der Knochendecke eine Kommunikation zwischen Mund- und Nasenhöhle sich ergeben muß. Zum Verschlusse einer solchen die deutliche Sprache und die Nahrungsaufnahme außerordentlich erschwerenden Kommunikation kommen auch wieder Obturatoren in Betracht, wie sie vorhin bei der Tuberkulose erwähnt wurden. Da aber immerhin noch nachträglich Verkleinerungen der syphilitischen Perforationsstelle möglich sind, so wird man sich stets mit einer einfachen, über das Loch im Gaumen hinwegziehenden Platte begnügen und nicht etwa einen Obturator in Zapfenform wählen, der die spontane Verkleinerung unmöglich macht.

Sitzt das Gumma weit vorne am Gaumen, so kann es auch zu einer Sequestrierung des Alveolarfortsatzes mit Verlust der Frontzähne kommen. Auch ein großer Teil des Nasengerüstes kann dabei zerstört werden. In solchen Fällen müssen die Obturatoren entsprechend modifiziert und zu einer Kombination von Obturator und Prothese gestaltet werden.

Schwere Kiefernekrosen können übrigens auch bei postsyphilitischen Erkrankungen, z. B. bei Tabes vorkommen, und zwar ohne daß stärkere Gewebsreaktion in der Umgebung oder subjektive Erscheinungen damit verbunden wären. Gelegentlich beschränkt sich die Nekrose auch ausschließlich auf den zum Parodontium gehörigen knöchernen Anteil der Alveole. Einen solchen Fall hatten wir bei einem 12jährigen Mädchen mit konnataler Lues zu beobachten Gelegenheit, bei der in ganz kurzer Zeit fast sämtliche Frontzähne des Unterkiefers ausfielen. Die histologische Untersuchung ergab, daß die Loslösung der Zähne im knöchernen Anteil des Parodontiums erfolgt war.

Osteodystrophia fibrosa generalisata Recklinghausen.

Zwei Knochenerkrankungen sind zum Schlusse noch gesondert zu besprechen, die sowohl untereinander wie auch mit den später zu behandelnden riesenzellenhaltigen Granulationsgeschwülsten manche Übereinstimmung haben. Es ist daher nicht verwunderlich, wenn die Abgrenzung dieser drei Erkrankungen gegeneinander nicht von allen Autoren gleichmäßig durchgeführt wird, zumal auch sonst noch manches an ihnen erst weiterer Klärung bedarf. Die erste dieser Erkrankungen ist die Osteodystrophia fibrosa generalisata Recklinghausen, nach RECKLINGHAUSEN benannt, weil er in Deutschland als erster in einer Festschrift für VIRCHOW eine genaue Beschreibung gebracht hat. Ursprünglich sprach man von einer Ostitis fibrosa gen., das genauere Studium hat aber gezeigt, daß die Erkrankung nichts mit einer Entzündung zu tun hat, sondern eine schwere Störung im Knochenbilde im Zusammenhang mit charakteristischen Markveränderungen bedeutet.

Ätiologisch wird in erster Linie Hyperplasie oder Adenom der Epithelkörperchen beziehungsweise die damit zusammenhängende Hypersekretion der Nebenschilddrüse beschuldigt. Man hat jedenfalls festgestellt, daß infolge einer solchen Hypersekretion Hypercalcämie, Hypophosphatämie, dystrophische Erscheinungen am Skelet (Entkalkung!), fortschreitendes Wachstum, Umwandlung des Fettmarks in Fasermark und vermehrte Kalkausscheidung im Urin auftreten. Diese Erscheinungen aber sind es gerade, die das Bild der Osteodystrophia fib. gen. ausmachen. Die Annahme einer Beziehung der Krankheit zu den Epithelkörperchen wurde noch experimentell von JAFFEE, BODANSKY und BLAIR gestützt, die bei Tieren durch tägliche Injektionen von Nebenschilddrüsenextrakten die gleichen Veränderungen an der Knochenstruktur hervorrufen konnten. Mit einer solchen hormonalen Erklärung wird auch die Generalisierung — eines der hervorstechendsten Unterscheidungsmerkmale gegenüber dem „Paget" und den riesenzellhaltigen zentralen Granulomen — gewissermaßen zur Selbstverständlichkeit.

Von zahlreichen namentlich deutschen Autoren wird als charakteristisch für die Ost. fib. gen. ein überstürzter Knochenabbau gegenüber geringem Anbau von lamellären ungeordneten Knochen bezeichnet (AXHAUSEN). Amerikanische Autoren sehen diesen mangelhaften Anbau nicht als zur Krankheit gehörig an, sondern als unzulänglichen reparatorischen Vorgang. Früher betrachtete man weiter die „braunen Tumoren", Granulationsbezirke im abgebauten Knochen mit sehr reichlichen Osteoklasten und Resten alter Blutungen, ebenso als charakteristisch. Nach der heutigen Meinung sind sie aber nicht mehr als unmittelbar dazugehörig anzusprechen, sondern sekundärer Natur. Der Knochenabbau vollzieht sich vor allem entlang den Blutgefäßen und den Kanälen des haversischen Systems. Er kann so großen Umfang annehmen, daß Spontanfrakturen infolge der Knochenschwächung nicht Seltenes sind. Ebenso kommen intraossale Blutungen öfter vor; die Bestrebung zu deren Aufsaugung soll eben der Anlaß zur Bildung der braunen Tumoren sein. Sehr häufig ist die Entstehung kleiner Cysten in dem knochen- bzw. kalklos gewordenen Gewebe (Osteodystrophia fibrosa cystica).

Das Röntgenbild ist vor allem charakterisiert durch den Wechsel an hellen und dunklen, mehr oder minder unscharf begrenzten Bezirken im Knochenbild entsprechend der an den verschiedensten Stellen einsetzenden Osteoporose. Hierin beruht ein wesentliches Unterscheidungsmerkmal gegenüber den zentralen Granulationsgeschwülsten mit nur vereinzelter, meist gut abgegrenzter Aufhellung, früher als Ostitis fibrosa localisata bezeichnet.

Die Knochenveränderung kann an verschiedenen Stellen des Skelets so auch im Ober- und Unterkiefer oder am Schädel ihren Anfang nehmen, wird aber mit der Zeit immer an mehreren Knochen gleichzeitig zu beobachten sein. Frauen erkranken im allgemeinen öfter als Männer; das Verhältnis wird mit 3:1 angegeben. Das mittlere Lebensalter wird bevorzugt; doch gelangen auch Erkrankungen Jugendlicher gelegentlich zur Beobachtung. Im ganzen ist die Krankheit ziemlich selten, jedenfalls seltener als die zweite hierher gehörige Knochenerkrankung, die gleich zu besprechende Ostitis fibrosa deformans Paget. Therapeutisch ist bei der RECKLINGHAUSENschen Erkrankung leider nicht viel zu machen, wenn ein Epithelkörperchentumor der Anlaß ist, so wird nach dessen Beseitigung meist Besserung beobachtet.

Ostitis deformans fibrosa Paget.

Die Ursache dieser Erkrankung ist noch unbekannt. Es werden u. a. Avitaminosen und innersekretorische Störungen vermutet. Dafür könnte sprechen, daß nach amerikanischen Berichten eine Erhöhung der Blutphosphatase für den Paget charakteristisch ist und Behandlung mit Kalk, Phosphor und Vitamin D gelegentlich wirksam sein soll.

Makroskopisch stellt sich das Krankheitsbild dar als eine zunehmende Knochenverdickung, die sich sehr allmählich entwickelt, gelegentlich stationär bleiben kann, meist aber durch das ganze Leben hindurch langsam fortschreitet. Spontane Rückbildung soll mitunter vorkommen, ist aber offenbar außerordentlich selten. Es kann ein einzelner Knochen, wie z. B. ein Kiefer, befallen sein (monostotische Form AXHAUSEN) oder aber mehrere Knochen zeigen die örtliche Erkrankung (polyostotische Form). Von den beiden Kiefern erkrankt der Oberkiefer relativ viel häufiger als der Unterkiefer; so fanden AUSTIN und STAFNE auf zwanzig Oberkiefer-Paget nur drei Unterkiefer-Fälle. Die Haut über der Knochenverdickung bleibt unverändert.

Mikroskopisch ist folgendes bemerkenswert: Wir sehen einen weitgehenden Um- und Anbau. Reste alten Knochens können dabei erhalten bleiben, neuer, meist minderwertiger Knochen wird in großen Mengen hinzugefügt und es entwickelt sich eine als typisch geltende Mosaikstruktur. Eingestreut in dieses Knochenbild liegen häufiger kleine Bezirke mit zahlreichen Osteoklasten (Abb. 442). Es sind das Gebiete, in denen der Abbau gegenüber dem Anbau vorherrscht. Die Fettmarkzeichnung ist vollständig verschwunden, an ihre Stelle ist Faser-

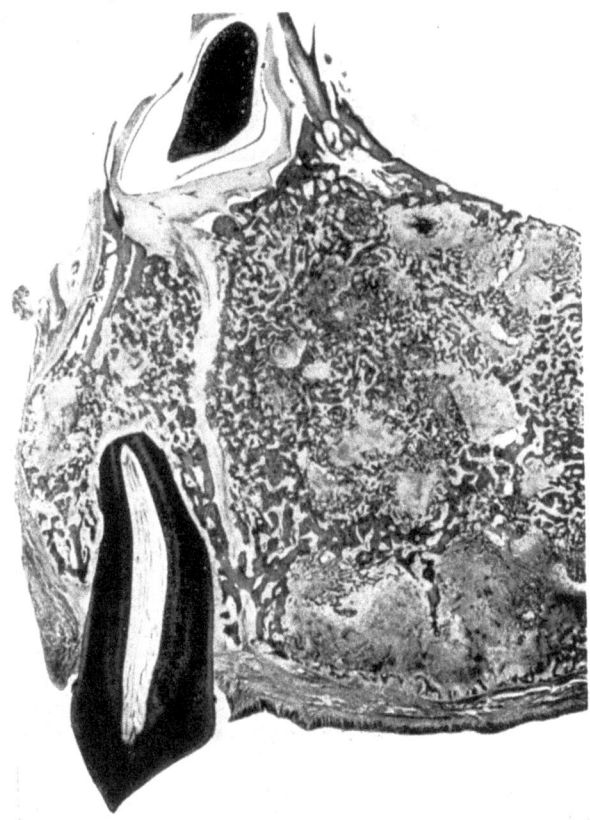

Abb. 442. Ostitis fibrosa in jugendlichem Oberkiefer. Zu beachten die starke Verlagerung des Eckzahnkeimes durch den wachsenden Prozeß.

mark getreten. Am Anfang ist der Knochen relativ weich, die Maschenräume sind noch weit. Später wird der Knochen meist dichter und härter, so daß eine erhöhte Ähnlichkeit mit einem Osteom auftreten kann.

Das *Röntgenbild* ist insofern besonders bedeutsam, als es schon sehr früh, d. h. zu einem Zeitpunkt, zu dem äußerlich von Auftreibungen und Exostosen noch nichts zu erkennen ist, charakteristische kleine fleckenartige Aufhellungen als Zeichen des eingeleiteten Umbaues aufweisen kann. In der Folge tritt der Wechsel von knochenärmeren und knochendichteren Strukturen noch stärker hervor. Später kann mit dem starken Überwiegen der Knochenneubildung die Verdichtung im Röntgenbild vorherrschen.

Was sonst noch die *klinische Seite* anlangt, so wäre zu erwähnen, daß vorwiegend Leute mittleren Alters befallen werden, doch kommt die Erkrankung gelegentlich auch im jugendlichen Alter vor. Dabei kann es zu starker Verschiebung der Zahnkeime und zu Zahnstellungsänderungen kommen. Frauen werden nach amerikanischen Berichten häufiger betroffen wie Männer. Subjektiv ist das Bild nicht ganz einheitlich. Vollkommen schmerzlose Entwicklung wird häufig beobachtet, doch können auch Schmerzen auftreten, die teilweise als rheumaähnlich geschildert werden. Differentialdiagnostisch kommen vor allem die RECKLINGHAUSENsche Erkrankung und das Osteom in Betracht. Gegenüber dem letzteren kann mitunter nur das histologische Bild die sichere Entscheidung bringen. Gegenüber der ersteren als einer generalisierten Erkrankung ist die lokale Form des Paget das Trennende. Von AXHAUSEN ist auch ein „Pseudopaget" beschrieben worden, der ebenfalls differentialdiagnostisch in Betracht zu ziehen ist. Es handelt sich hierbei um eine besondere chronische Kieferosteomyelitis besonders Jugendlicher, die aber später spontan zurückgehen soll.

Therapeutisch ist nicht viel zu machen, zumal man wie gesagt die Ursache nicht kennt. Chirurgisch kommen meist nur ausgleichende Eingriffe, wie etwa die Abtragung einer störenden starken Exostose in Betracht. Eine Radikaloperation ist nach AXHAUSEN höchstens im frühen Stadium bei isoliertem Befallensein des Unterkiefers zu erwägen.

c) Erkrankungen der Kieferhöhle.

Es gibt wohl nicht viele Krankheitsprozesse im Oberkiefer, bei denen nicht mit der Gefahr eines Übergreifens auf die Oberkieferhöhle zu rechnen wäre. Die engen, räumlichen Beziehungen machen das allein schon verständlich; dazu kommt aber noch die Tendenz so vieler Krankheitsprozesse (Entzündungen, Tumoren usw.), sich in erster Linie in der Richtung geringsten Widerstandes auszubreiten. Das beste Beispiel dafür haben wir in der Ausdehnung der fungösen Cysten des Oberkiefers, wie sie auf Seite 297 geschildert worden ist. Das gleiche Beispiel zeigt aber auch, daß der Hohlraum im Os maxillare nicht ohne weiteres identifiziert werden darf mit der von Schleimhaut ausgekleideten Nebenhöhle der Nase. Diese Nebenhöhle kann stark verkleinert, ja schließlich aufgehoben werden in dem Maße, wie das Knochenlumen im Os maxillare von der fungösen Cyste, einem benignen Tumor usw. eingenommen wird. Andererseits kann natürlich auch die Kieferhöhlenschleimhaut von Anfang an in den Krankheitsprozeß einbezogen werden oder sie ist überhaupt der primäre Sitz der Erkrankung.

α) Traumatische Schädigung der Kieferhöhle.

Die Kieferhöhle ist sehr häufig bei Frakturen des Oberkiefers beteiligt; so verläuft die eine der drei von LE FORT angegebenen typischen Oberkieferbruchlinien vom Boden der Nasenhöhle aus beiderseits über den Antrumboden. Ebenso sind Schußverletzungen des Oberkiefers häufig mit Verletzungen des Antrums verbunden. Eine traumatische Schädigung der Kieferhöhle bei Extraktionen kann auf dreierlei Weise zustande kommen: bei der Entfernung eines oberen Prämolaren oder Molaren, dessen Wurzel in den Boden der Kieferhöhle hineinragt, kann die Sinusschleimhaut eingerissen werden; bei Entfernung einer oberen Wurzel kann diese in das Antrum hineingestoßen werden oder hineingleiten; bei Entfernung des letzten Molaren mit dem Lecluse oder einem ähnlich wirkenden Hebel kann zusammen mit dem Zahn auch ein größerer oder kleinerer Teil des Tuber maxillare abgesprengt und dabei die Kieferhöhle eröffnet werden.

Die Diagnose einer Kieferhöhlenverletzung, soweit sie zur Kommunikation mit der Mundhöhle im Zusammenhang mit Zahnextraktionen geführt hat, ist gegeben durch Austritt von Blut aus der betreffenden Nasenöffnung, durch nasalen Klang der Sprache, durch Austritt von Luft oder blutigem Schaum aus der Kommunikationsstelle bei Zuhalten der Nase und gleichzeitigem Bemühen, die Exspirationsluft durch die (verschlossene) Nase auszustoßen. Die Therapie hat möglichst konservativ vorzugehen, wie das bei den Komplikationen der Zahnextraktion (S. 345) geschildert worden ist; insbesondere ist alles Sondieren der Höhle möglichst zu vermeiden. Bei Verletzungen, wie die Absprengung des Tuber, ist Nahtverschluß erforderlich. Wurzeln, die in das Antrum gelangt sind, müssen wieder entfernt werden.

β) Entzündliche Prozesse in der Kieferhöhle.

Die Entzündung der Kieferhöhlenschleimhaut, die Sinusitis maxillaris, kann sein *rhinogen, odontogen* oder von einer *hämatogenen* Osteomyelitis ausgehend. Die letztere Form kann hier übergangen werden; um so mehr interessieren uns

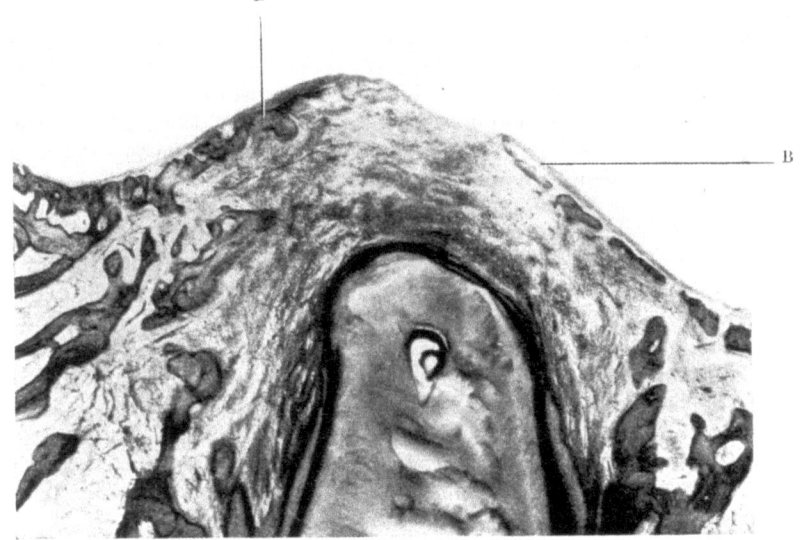

Abb. 443. Die granulierende Entzündung an der Wurzelspitze eines oberen Prämolaren hat den Kieferhöhlenboden (B) einbezogen.

die beiden ersteren Formen, nicht bloß aus differentialdiagnostischen Gründen, sondern auch, weil bei der rhinogenen Form die Zähne ebenfalls beteiligt zu sein pflegen — wenn auch nur subjektiv (Abb. 443).

Die Sinusitis in ihrer akuten Form beginnt mit einer Hyperämie der Schleimhaut; da nun, wie schon oft betont, die den Boden der Kieferhöhle bildende Knochendecke über den Wurzelspitzen von Prämolaren und Molaren außerordentlich dünn sein, ja manchmal im Apexbereich ganz fehlen kann, so kann die Hyperämie der Sinusschleimhaut auch sekundär auf das apikale Periodontium der betreffenden Wurzeln sich ausdehnen und hier leichte, periodontitische Schmerzen auslösen; auch eine deutliche Klopfempfindlichkeit ist öfter dabei vorübergehend zu beobachten. An die Hyperämie der Schleimhaut schließt sich bald die seröse Durchtränkung; nun wird das Symptomenbild auch wesentlich reichhaltiger: Kopfschmerzen treten auf, die vom Patienten mit Vorliebe in die Gegend des Processus zygomaticus verlegt werden; im Bereiche des Alveolarfortsatzes bestehen ebenfalls Schmerzen, die aber mehr als ein lästiger Druck empfunden werden und sich nicht genau auf einen bestimmten Zahn lokalisieren lassen; aufmerksame Beobachter unter den Patienten finden auch, wie die Zähne wechseln, die scheinbar die Beschwerden verursachen; bald sind es mehr die vorderen, bald die rückwärtigen Zähne im Oberkiefer, bald alle zusammen. Festes Auftreten auf den Fuß der kranken Seite, oder Aufspringen auf den Fuß beim Treppenhinabsteigen lösen ein deutliches schmerzhaftes Gefühl der Erschütterung im Oberkiefer aus; rasches Bücken vermehrt das schmerzhafte Druckgefühl. Äußerlich braucht in allen Stadien der Sinusitis nichts Abnormes zu sehen zu sein. Ist unter dem Einfluß der serösen Durchtränkung bereits eine Schwellung der Schleimhaut eingetreten, dann geben Durchleuchtung und Röntgenbild meist schon einen deutlichen Ausschlag. Bei der *Durchleuchtung*, die in verdunkeltem Zimmer mittels Einführen einer elektrischen Lampe und Lippenschluß um den Stiel der elektrischen Lampe vor sich geht, leuchtet die gesunde Kieferhöhle, ferner unteres Augenlid und Pupille hell auf, die kranke Kieferhöhle (Schwellung der Sinusschleimhaut) läßt das Lampenlicht dagegen nicht mehr so gut durchtreten und erscheint infolgedessen dunkler. Im *Röntgenbild* erscheint die kranke Kieferhöhle anders verschattet als die gesunde. Im Zweifelsfall wäre eine Probespülung (durch den Nasenarzt) vorzunehmen.

Im weiteren Verlauf der Erkrankung schließt sich an die seröse Durchtränkung nun die eitrige Exsudation. Da die Abflußöffnung aus der Kieferhöhle (Hiatus) höher liegt als der Boden, so kann sich der Eiter ansammeln und es liegt nun das vor, was man als *Antrumempyem* bezeichnet. Das Empyem ist von einigen charakteristischen Symptomen begleitet: zu diesen gehört: reichlicher Sekretabfluß aus der Nasenöffnung der kranken Seite; dem Patienten fällt auf, daß sein Taschentücherverbrauch sich außerordentlich steigert, daß immer nur aus einer Nasenhälfte Flüssigkeit kommt und daß das Taschentuch beim Trocknen der Flüssigkeit harte Stellen, oft mit dunklem gelblichem Rande, bekommt. Ferner fällt auf, daß bei tiefem Bücken des Kopfes die Flüssigkeit noch reichlicher aus der Nase kommt, daß im Liegen sich die Flüssigkeit nach dem Rachen zu ansammelt, daß beim raschen Vorbeugen das Gefühl besteht, als ob im Kieferknochen eine schwere Kugel nach vorne falle. Diese Symptome können bei Verschluß des Hiatus antri infolge von Schwellung der Schleimhaut zum Teil fehlen, um so sicherer ist aber der Durchleuchtungs- und Röntgenbefund. Bei Inspektion der Nasengänge sieht man im mittleren Nasengang ziemlich weit rückwärts eine Stelle (dem Hiatus entsprechend), an der mehr oder weniger Eiter austritt.

Wie sollen wir nun *unterscheiden, ob eine rhinogene oder eine odontogene Sinusitis vorliegt* und danach die Therapie gestalten? Diese Unterscheidung kann sehr erhebliche Schwierigkeiten bereiten, da namentlich in fortgeschritteneren Stadien die Symptome sich fast völlig gleichen. Immerhin gibt es doch einige Anhaltspunkte für die Differentialdiagnose und dazu gehört vor allem die Anamnese. Wenn bei eingehendem Befragen — und dies darf nie versäumt werden! — sich ergibt, daß der Patient vorher sich erkältet und Schnupfen gehabt hatte, zunächst ohne Zahnbeschwerden, und daß dann erst die anderen Erscheinungen aufgetreten sind, so spricht dies von vornherein für die rhinogene Form. Wenn aber keine Erkältung vorgelegen hatte und statt dessen ein einzelner kranker Zahn, der genau bezeichnet werden konnte, zuerst beim Benutzen Schmerzen verursacht hatte und dann erst die übrigen Beschwerden kamen, so ist die ondotogene Form wahrscheinlicher. Noch leichter ist die Entscheidung für die rhinogene Form, wenn alle Zähne des betreffenden Oberkiefers gesund sind, während umgekehrt die odontogene Form den Nachweis einer toten Pulpa erfordert. Andere weniger sichere Unterscheidungsmerkmale sind: Bei der odontogenen Form pflegen im allgemeinen die Beschwerden noch stärker ausgeprägt zu sein als bei der rhinogenen, namentlich ist auch der Allgemeinzustand meist noch mehr beteiligt. Dann: bei der odontogenen Form ist öfter als bei der rhinogenen Form der Eiter übelriechend, was leicht verständlich ist, wenn man daran denkt, daß die Fäulniserreger aus dem Wurzelkanal mit Gangrän leicht auch in die Kieferhöhle gelangen und im Eiter sich ausbreiten können.

Nun zur *Therapie*, die wenigstens anfänglich sich sehr verschieden gestaltet. Beginnen wir mit der rhinogenen Form, festgestellt nach Anamnese (vorausgegangener Schnupfen!) und negativem Befund an den Zähnen: Hier wird heute, wenn nicht bedrohliche Erscheinungen von den Nachbarhöhlen vorliegen, im allgemeinen zuerst die konservative Behandlung bevorzugt: Bettruhe, Schwitzen (heiße Zitronenlimonade mit Aspirin usw.), *Kopflichtbäder*, Spülungen, dazu Sulfonamide. Die Erfolge sind meist ausgezeichnet und nur wo sich der Übergang in die chronische Form schon vollzogen hat, ist das Ergebnis oft nicht mehr befriedigend. Hier wird dann die operative Behandlung (LUC-CALDWELL) Platz greifen.

Bei der odontogenen Form wird man sich zunächst an den Zahnbefund halten und von verdächtigen Zähnen noch gesondert kleine Filmaufnahmen machen. In einigen Fällen kann nach Aufbohren des Zahnes und Leerung der Wurzelkanäle das Durchtreten von Eiter und damit auch die Diagnose sicher festgestellt werden. Übereinstimmend gehen die Ansichten der Autoren dahin, daß man bei der odontogenen Form am besten fährt, wenn man den *schuldigen Zahn ohne Rücksicht auf seine sonstige Erhaltbarkeit baldigst entfernt*. Oftmals entleert sich nun sofort aus der Alveole reichlich Eiter; andernfalls muß die Wurzelalveole, von der die Kommunikation zur Kieferhöhle führt, mit Fräsen und großen Bohrern so stark erweitert werden, daß die Fingerkuppe des kleinen Fingers durchgeführt werden kann. Nun wird gründlich ausgespült und ein kleiner Obturator angefertigt, von dem aus eventuell ein Zapfen bis zum Kommunikationskanal greift und diesen zunächst noch offen hält. Der Obturator mit dem daran befestigten Zapfen kann leicht mehrmals am Tage weggenommen und eine Spülung der Kieferhöhle durchgeführt werden.

Ist aber nach etwa 8 Tagen trotzdem die Eiterung noch nicht versiegt, und das Spülwasser noch nicht ganz klar, dann *hat die Behandlung von der Alveole aus keinen Zweck mehr*, dann ist der Fall ebenfalls reif für die operative Behandlung nach LUC-CALDWELL. Längeres Tragenlassen des Zapfens hat dann ebenfalls keinen Zweck mehr; *es ist im Gegenteil zu befürchten, daß der Zapfen für sich auf die Dauer eine entzündliche Reizung an der Kieferhöhlenschleimhaut hervorruft*. Von den meisten Autoren wird deshalb auch heute die Verwendung von Obturatorenzapfen vollständig verworfen.

Die operative Behandlung, wie sie letzten Endes bei allen chronischen und vielfach auch bei akuten Fällen rhinogener wie odontogener Form heute gewöhnlich vorgenommen wird, folgt mit geringen individuellen Modifikationen den Angaben von LUC und CALDWELL. In Wurzelspitzenhöhe wird vom 2. Schneidezahn bis zum 1. Molaren nahe der oberen Umschlagsfalte ein Schnitt durch Schleimhaut, Muskulatur und Periost geführt; dann werden die Weichteile nach oben gedrängt und so die Fossa canina und die vordere Knochenwand der Kieferhöhle freigelegt. Mit dem Meißel wird nun eine Öffnung in die Knochenwand geschlagen und mit einer der Spezialknochenzangen die Öffnung so weit vergrößert, daß die Übersicht eine vollständige ist. Unter der so möglich gewordenen Kontrolle des Auges erfolgt die Ausräumung der erkrankten Kieferhöhlenschleimhaut. Der Höhe des unteren Nasenganges entsprechend wird von der Kieferhöhle aus ein Stück der nasalen Wand der Kieferhöhle in ungefährer Größe von $3/4 : 1\frac{1}{2}$ cm weggenommen und dann auch die gegen die Nasenhöhle hin noch trennende Schleimhaut des unteren Nasenganges durchschnitten und in die Kieferhöhle hereingeschlagen. Hierauf Tamponade und teilweise Naht der Wunde in der Backentasche.

Die Heilung vollzieht sich bei der Methode nach LUC-CALDWELL meist schon innerhalb weniger Tage: jedenfalls wird der Patient sehr bald beschwerdefrei.

Störungen in der Heilung haben wir öfter dadurch entstehen sehen, daß die Ausmeißelung der Fossa canina ohne Rücksicht auf die Wurzeln der Zähne zu tief angesetzt wurde und dabei unfreiwillige Wurzelresektionen gemacht wurden. Aber auch ohne Resektionen empfiehlt sich, bei Mißerfolgen das Leben der oberen Pulpen genau nachzuprüfen. Dabei ist aber nicht zu übersehen, daß die Leitungsfähigkeit der Pulpa infolge Durchtrennung aufgehoben sein kann, ohne daß deshalb die Pulpa selbst nekrotisch zu sein braucht. Mit dem Trepanieren sei man deshalb etwas zurückhaltend. Eine andere Störung der Heilung ergibt sich aus dem Zurückbleiben von Fisteln aus der oberen Backentasche oder nahe dem Alveolarkamm. Die Beseitigung solcher Fisteln kann recht beträchtliche Mühe machen. Eine ganze Reihe von Operationsmethoden (AXHAUSEN u. a.) ist dafür angegeben, von denen die ausgedehnte Schleimhautlappenbildung immer noch eine der zuverlässigsten ist.

Wenn auch bei geeigneter Assistenz die operative Behandlung der Sinusitis nach LUC-CALDWELL keine großen Schwierigkeiten bereitet, so kommt sie doch für die zahnärztliche Praxis im allgemeinen nicht in Betracht; eher ist die Eröffnung von der Zahnalveole aus durchführbar, aber nur nach sorgfältiger Indikationsstellung! Trotzdem müssen die klinischen Bilder der odontogenen und rhinogenen Sinusitis dem Zahnarzt genau bekannt sein; denn manchmal stehen die Beschwerden seitens der Zähne ganz im Vordergrund und der Zahnarzt wird dadurch der erste, der an die *Möglichkeit einer Sinusitis* zu denken hat und den Patienten dem Rhinologen überweisen muß, wenn nicht der Fall als rein odontogen zunächst mit Entfernung des schuldigen Zahnes anzugehen ist.

d) Erkrankungen des Kiefergelenkes.

Auf traumatischer Basis beruhende Erkrankungen des Kiefergelenkes ergeben sich unter anderem bei Luxation; doch ist, wie schon bei dem Kapitel Luxation erwähnt, dabei eine Zerreißung der Gelenkkapsel sehr selten; eher kommt eine Überdehnung und Erschlaffung der Gelenkkapsel als Folge vor. Frakturen können ebenfalls innerhalb der Gelenkkapsel am Processus condyloideus vorkommen. Eine Stauchung am Kiefergelenk kann eintreten infolge Stoßes oder Falles auf das Kinn bei geöffnetem Munde; bei geschlossenen Zahnreihen trifft die Gewalt die Antagonisten und weniger das Gelenk. Als Folge der Stauchung sind Schmerz bei Unterkieferbewegungen zu verzeichnen, die verhältnismäßig lange anhalten und durch Quetschung des Diskus und Veränderungen an der Knorpelgelenkfläche erklärt werden können. Auch Erguß in das Kiefergelenk kann als Traumafolge zu verzeichnen sein. Stärkere Verletzungen ergeben sich bei schweren Unfällen, Kieferschüssen usw.

Von akuten Entzündungen des Kiefergelenkes ist in erster Linie der *akute Gelenkrheumatismus* zu erwähnen; doch ist im ganzen die Beteiligung des Kiefergelenkes hierbei nicht sehr häufig zu beobachten. Meist finden sich noch gleichzeitig andere Gelenke befallen, es kommen aber auch isolierte Erkrankungen des Kiefergelenkes — einseitig und doppelseitig — vor. Es besteht Fieber, die Gelenkgegend ist leicht geschwollen und auf Druck empfindlich, Bewegungen des Gelenkes sind sehr schmerzhaft, der Mund wird in einer halbgeöffneten Stellung gehalten. In den meisten Fällen geht die Entzündung nach einigen Wochen zurück, sie kann aber auch chronisch werden und in seltenen Fällen zur Ankylose des Gelenkes führen. Nach ROTHENBILLER kann sich eine akute, infektiöse Polyarthritis auch an eine Angina anschließen; ROTHENBILLER hat auch schon auf die Möglichkeit hingewiesen, daß eitrige Prozesse im Zahnbereich zur Gelenkinfektion führen könnten; allerdings nahm er dabei an, daß die Herdinfektion erst zu einer Angina führen müsse, und dann von hier aus die infektiöse Arthritis sich entwickele. Nach unseren heutigen Auffassungen können alle Eiterherde im Körper, also auch die im Zahnbereich, Bakterien in das Blut abgeben und hierdurch direkt eine Gelenkentzündung durch Verschleppung der Bakterien nach dem Gelenk herbeiführen; eine Angina, Tonsillitis usw. wird in gleicher Weise die infektiöse Arthritis veranlassen können.

Die *Behandlung* besteht vor allem neben Rivanolinjektion bei akuter pyogener Arthritis in ausgiebiger Wärmeapplikation, die die Aufsaugung des Gelenkergusses beschleunigen soll sowie in der üblichen medikamentösen Therapie. Solluxlampenbestrahlung wird sehr gerühmt. Den Beginn der Kieferbewegungen in systematischer Form wird man nicht zu lange hinausschieben. Besteht etwaiger Verdacht auf eine Herdinfektion, so ist auch das Zahnsystem in den Untersuchungsbereich einzubeziehen.

Von akuten Entzündungen des Kiefergelenkes wird auch die *gonorrhoische* erwähnt. Sie soll weniger bei frischen als bei älteren Fällen von Tripper vorkommen. Nach einer Zusammenstellung von FINGER kommen auf 136 Fälle von gonorrhoischer Kniegelenkentzündung 10 Fälle von gonorrhoischer Kiefergelenkentzündung.

Akute Erkrankungen in der Nachbarschaft, z. B. Osteomyelitis der Kiefer können ebenfalls eine akute Entzündung des Kiefergelenkes nach sich ziehen; aber auch manche akute Allgemeinerkrankungen infektiöser Art, so Scharlach und Typhus, führen bisweilen die Entzündung herbei, die gerade in diesen Fällen sehr häufig eine unangenehme, eitrige ist, die starke Funktionsbeeinträchtigung hinterläßt. Die tuberkulöse, mandibuläre Arthritis kommt wohl vor, ist aber ungemein selten.

Als Nacherscheinung überstandener akuter Prozesse sowohl wie auch im Zusammenhang mit chronischen Kiefergelenksleiden tritt öfter ein *Gelenkknacken* auf. Eingehende histologische und klinische Untersuchungen (AXHAUSEN, BAUER, STEINHARDT usw.) haben in der letzten Zeit die Kenntnis von dieser für die betroffenen Patienten meist sehr lästigen Erscheinung wesentlich gefördert. „Die Ursache der Erkrankung kann nur in einem Mißverhältnis zwischen den abnutzenden funktionellen Kräften und der Widerstandsfähigkeit des Knorpels liegen. Das Mißverhältnis kann dadurch zustande kommen, daß der Knorpel nicht die normale Widerstandsfähigkeit besitzt oder die funktionellen Kräfte in dauerndem Übermaß oder in unnatürlicher Form auf den Knorpel einwirken". So erklärt AXHAUSEN das Zustandekommen des Knackens. Er trennt zwischen dem Knacken im Verlauf der Öffnungsbewegung (intermediäres Knacken) und dem Knacken am Ende der Öffnungsbewegung (terminales Knacken). Bei dem letzteren sieht er in dem Geräusch den Ausdruck eines abnormen Bewegungsvorganges, bei dem ersteren hauptsächlich den Ausdruck einer deformierenden Arthropathie, da gerade bei dieser Erkrankung das Kiefergelenksknacken ein häufiges Begleitsymptom sei und andererseits das Kiefergelenk sehr häufig von einer deformierenden Arthropathie befallen werde.

Die Unterscheidung der beiden Gruppen ist, um das gleich hier zu sagen, natürlich auch für die Therapie von wesentlicher Bedeutung. So kommt für das intermediäre Knacken vielfach nur die Entfernung des Diskus in Betracht, während bei dem terminalen Knacken zunächst konservative Methoden (medikamentöse und prothetische) Anwendung finden.

Unter den chronischen Entzündungen ist in erster Linie die Arthritis deformans zu nennen. Hier kommt es zunächst zu einer Zerfaserung und Zerklüftung der Knorpelfläche mit oder ohne Auftreten von Erweichungsprozessen. Neben diesen degenerativen Prozessen bilden sich Wucherungen und häufig knotige Verdickungen des Knorpels; aber auch von Seiten des Knochens selbst sind produktive Leistungen nichts Seltenes. Dadurch erhält das Kieferköpfchen die eigentüm-

462 Spezielle Pathologie und Therapie der Zahn- und Mundkrankheiten.

lichsten Formen (Abb. 444), andererseits aber wird die Funktion außerordentlich stark beeinträchtigt, ja oft gänzlich aufgehoben.

Die *Ankylose*, die vollständige Versteifung des Gelenkes, kann ausnahmsweise angeboren sein, gewöhnlich aber ist sie die Folge schwerer Verletzungen und Ent-

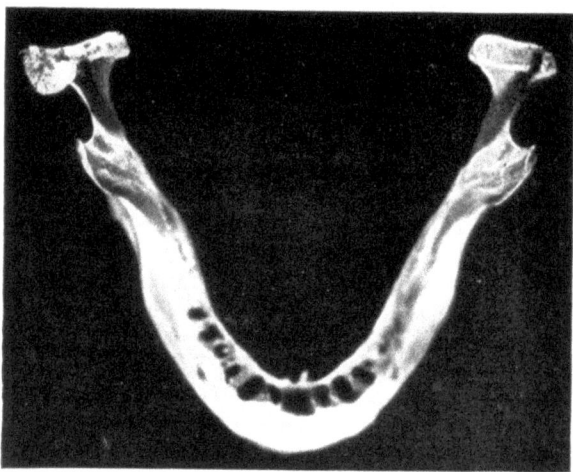

Abb. 444. Veränderungen am Gelenkköpfchen des Unterkiefers bei Arthritis deformans.

zündungen. Nach LEXER kann schon die Kapselschrumpfung allein zur Unbeweglichkeit führen (kapsuläre Ankylose), es treten aber auch bindegewebige Wucherungen in dem nicht mehr bewegten Gelenk auf, welche die Knorpel oder, wo sie zerstört sind, die freiliegenden Knochenflächen fest miteinander verlöten;

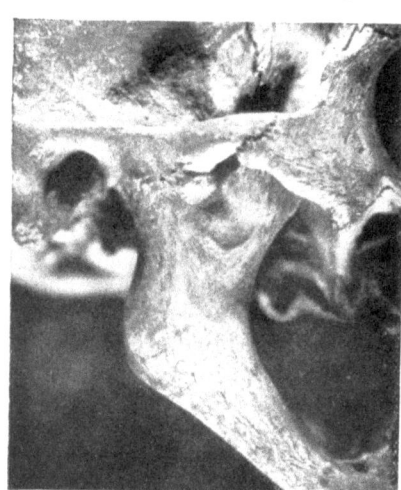

Abb. 445. Vollständige Ankylose des Unterkiefers. Knöcherne Verwachsung mit dem Jochbogen.

aus dieser *fibrösen*, intrakapsulären Versteifung wird später die *knöcherne* Ankylose. Eine völlige synostotische Ankylose zeigt Abb. 445; therapeutisch ist in solchen Fällen nur chirurgisch etwas zu erreichen mit blutiger Durchtrennung und eventuell gewollter Schaffung einer Pseudarthrose.

Kieferklemme.

Unter Kieferklemme versteht man die Unmöglichkeit oder Unfähigkeit, die Zahnreihen normal weit voneinander zu entfernen. Der Umfang in der Einschränkung der Unterkieferbeweglichkeit ist sehr verschieden; er kann schwanken zwischen ganz minimaler Einschränkung, die eine geordnete Nahrungsaufnahme ohne weiteres noch zuläßt und einer vollständigen Aufhebung der Beweglichkeit, der Ankylose, bei der die Zähne des Ober- und Unterkiefers überhaupt nicht mehr voneinander entfernt werden können. Man unterscheidet daher bei der Kieferklemme gerne drei verschiedene Grade: „*leichten Grades*" heißt, daß nur wenig bis zur normalen Öffnungsmöglichkeit fehlt; „*mittleren Grades*" heißt nach PARTSCH, daß die Zahnreihen sich bis zu 1 cm voneinander entfernen lassen; „*schweren Grades*" heißt, daß mehr als 1 mm Abstand bei dem Öffnungsversuch spontan nicht zu erreichen ist. Dazu tritt als Extrem die Ankylose die völlige Versteifung.

Die Kieferklemme spielt praktisch eine sehr große Rolle, schon weil bei den mittleren und schweren Graden die normale Nahrungsaufnahme stark beeinträchtigt ist. Immerhin kann bei den mittleren Graden der Patient wenigstens fein gewiegte und flüssige Kost ohne Schwierigkeiten zu sich nehmen; bei schweren Graden ist er ganz angewiesen auf flüssige Kost mittels Röhrchen, eventuell durch eine Zahnlücke hindurch aufgezogen, oder auf künstliche Ernährung. Die Kieferklemme bedeutet aber auch eine große Erschwerung notwendiger zahnärztlicher Maßnahmen, so kann sie zu einer der wenigen Indikationen für eine Narkose werden, die heute noch Geltung haben. Endlich bedeutet eine schwere Kieferklemme auch die Aufhebung der natürlichen und künstlichen Reinigung im Cavum oris; die Folge davon sind starke Beläge, Stomatitiden, Foetor ex ore usw.

Bei der ätiologischen Vielgestaltigkeit der Kieferklemme lag nahe, daß man eine gewisse Gruppierung angestrebt hat; so läßt sich unterscheiden: a) *die arthrogene Form* (die Gründe für die Kieferklemme liegen unmittelbar im Gelenk), b) die *myogene* Form (die Gründe für die Klemme sind in der Einschränkung der Muskelfunktion zu sehen, sei es wegen Schmerzen oder entzündlicher und sonstiger Veränderungen der Muskeln), c) die *cicatricielle* Form (von Cicatrix die Narbe; starke Narbenbildung beeinträchtigt die Kieferöffnung). Vom anatomischen Standpunkt aus ergibt sich als Einteilung: die intrakapsuläre und die extrakapsuläre Einschränkung der Kieferbewegung und vom klinischen Standpunkt aus endlich kann man mit PARTSCH trennen eine *aktive* und eine *passive Form der Kieferklemme*. Die aktive Form wird hervorgerufen durch die Zusammenziehung der Muskeln, welche den Unterkiefer an den Oberkiefer heranführen; hier spielt die entzündliche Kontraktur eine große Rolle, sei es dadurch, daß die Muskelansatzstellen in den Entzündungsbereich gehören, sei es, daß im Kiefergelenk selbst entzündliche Veränderungen vorliegen. Bei der passiven Form der Kieferklemme nach PARTSCH läßt sich die Öffnung des Kiefers bis zu einer gewissen Weite schmerzlos ungehindert ermöglichen, der weiteren Öffnung stellt sich aber ein fester Widerstand entgegen.

Was die arthrogenen Formen anlangt, so handelt es sich im wesentlichen um Folgezustände von Trauma oder von Gelenkentzündungen. Schlecht verheilte Brüche im Bereich des Processus condyloideus z. B. können eine sehr erhebliche Einschränkung in der Gelenkfunktion nach sich ziehen; das gleiche gilt für schwere Quetschungen des Gelenkes. Daneben gibt es aber auch Exostosen am Kieferköpfchen in Form von spinae, für deren Entstehung kein sicherer Grund angegeben werden kann und die ebenfalls die völlige Mundöffnung behindern. Die Entzündungen des Kiefergelenkes, die, wie wir vorhin gehört haben, verschiedenster Genese sein können, führen bei längerem Bestehen sehr oft zu weitgehenden Veränderungen im Gelenk, aus denen ebenfalls eine Kieferklemme resultieren kann. Dasselbe ist natürlich auch von den Entzündungen zu sagen, die erst sekundär auf das Kiefergelenk übergreifen wie z. B. die Kieferosteomyelitis. Am schlimmsten wirkt unter den Gelenkentzündungen die *Arthritis deformans*.

Bei der myogenen Form ist das Wort *myogen* im weitesten Sinne aufzufassen. Die myogene Kieferklemme kann einem ganz akuten Trismus entsprechen, wie man ihn gerade an der Kaumuskulatur öfter beobachtet bei Starrkrampf, Tetanie, Epilepsie und manchmal bei Hysterie und auch bei Trichinose. Die myogene Kieferklemme kann weiterhin darauf beruhen, daß die Muskeln selbst an der tieferen Ursache, vor allem einer Entzündung, noch nicht stärker beteiligt sind, daß aber die Benutzung der Muskeln schon mit starken Schmerzen verbunden ist, und deshalb der Mund nicht völlig geöffnet wird. Hier klärt sehr rasch eine Mandibularanästhesie auf. Wenn nur die Furcht vor Schmerzen die Hemmung bewirkt (sogenannte *reflektorische* Kieferklemme), so wird der Mund wesentlich weiter aufgemacht werden können, sobald die Injektion wirkt. Meist liegt in solchen Fällen eine Periostitis im Bereich der Muskelansatzstellen vor; auch erschwerter Durchbruch des Weisheitszahnes führt zu ähnlichen Verhältnissen. Ohne weiteres klar ist die myogene Hemmung, wenn mit der Ausbreitung der Entzündung auch *der Muskel selbst infiltriert* und zu einer derben, nichtelastischen Masse umgewandelt wird; derartiges sehen wir z. B. bei der Aktinomykose. Chronische myogene Kieferklemme beobachtet man bei Myositis ossificans.

Was endlich noch die *narbige*, die cicatricielle Form der Kieferklemme anlangt, so ist sie teils zurückzuführen auf schwere Verletzungen, z. B. durch Geschosse, Verbrennungen usw. mit oder ohne ausgedehnten Weichteilverlust, teils auf schwere Fälle von ulceröser und gangränöser Stomatitis, teils auf die Rückstände spezifischer Entzündungen; bei den letzteren ist ganz besonders zu erwähnen die Aktinomykose, die mitunter bei der Ausheilung eine ganze Gesichtshälfte in eine einzige starre und adhärente Narbe verwandeln kann. Einen derartigen Fall sahen wir, bei dem infolge der zunehmenden narbigen Kontraktur nicht nur die Kiefergelenkbewegung völlig aufgehoben wurde, sondern auch allmählich eine weitgehende Stellungsänderung der Zähne zustande kam.

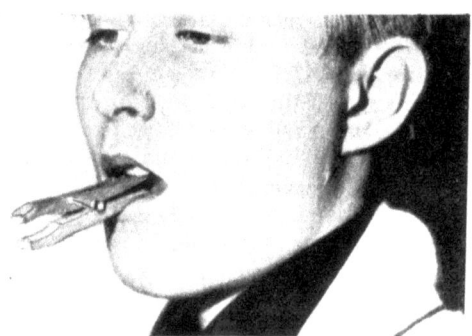

Abb. 446. Behandlung der Kieferklemme mit der photographischen Klammer.

Gelegentlich entstehen, das sei zum Schlusse noch erwähnt, durch Tumoren z. B. der Parotis, auf mechanischem Wege oder auch durch Einbeziehung von Muskeln Behinderungen der Kieferbewegung.

Über Ankylose, die vollständige Versteifung des Kiefergelenkes, siehe S. 462.

Behandlung der Kieferklemme. Die Behandlung einer Kieferklemme richtet sich sehr nach dem Zeitpunkt, zu dem man den Patienten zu Gesicht bekommt, sowie nach dem Grund und der Ursache der Kieferklemme. Im allgemeinen kann man aber sagen, *die Behandlung kann gar nicht früh genug einsetzen!* Natürlich ist es falsch, bei akuter Entzündung und Infiltration im Bereiche der Muskulatur brüsk mit einem Heister oder sonstigem Mundsperrapparat vorzugehen (auch nicht in Narkose!); je schonender man verfährt, um so besser ist es und um so mehr kann man auch auf die unentbehrliche Mithilfe des Patienten rechnen. Wir verwenden bei akuter Entzündung *Korkplättchen* verschiedener Stärke, die so dick gewählt werden, daß sie in trockenem Zustande gerade eben noch ohne Schmerzen zwischen die Zahnreihen geschoben werden können. In der Feuchtigkeit der Mundhöhle quillt der Kork dann allmählich auf und wirkt so der Kieferklemme entgegen.

Bei älteren Fällen ist uns die photographische Klammer, wie sie während des Krieges von J. BOCK empfohlen wurde, ein ebenso zuverlässiges wie unentbehrliches Hilfsmittel geworden. Die beiden Blätter des Griffes werden zusammengepreßt und zwischen die Zahnreihen geschoben; dadurch wird die Feder stark angespannt und die Tendenz der Feder, nun wieder sich zu entspannen, übt einen so gleichmäßig kräftigen Druck auf die Kiefer aus, daß selbst alte und große Narben auf die Dauer nicht ganz widerstehen können. Gerade bei Narben kann eventuell diese Behandlung noch unterstützt werden durch Injektion von Fibrolysin. In veralteten, ganz schweren Fällen, wo nicht einmal Raum für das Einschieben der Klammer zwischen den Zähnen bleibt, wird die chirurgische Behandlung immer ihren Platz behalten (Abb. 446).

Natürlich ist der Erfolg der photographischen Klammer, selbst wenn man sie durch Holzauflegen auf die Griffe verstärkt, doch nur ein räumlich begrenzter. Immerhin verhilft er doch so weit zu besserer Mundöffnung, daß neue Abdrücke gemacht und kompliziertere technische Dehnungsapparate angefertigt werden können.

Die zahlreichen Fälle narbiger Kontrakturen im Anschluß an Kieferverletzungen gaben in den letzten Jahren Anlaß, die Therapie dieser Form weiter zu vervollkommnen. Es wurden sowohl rein orthopädische wie kombinierte chirurgisch-orthopädische neue Methoden und Apparate angegeben. Die „Löffelspreitze" und die „intraorale Federspreitze nach SCHUCHARDT" sind Beispiele dafür. M. HERRMANN hat gute Erfahrungen mit orthopädischen Pendelapparaten gemacht. RITTER verwendet nach vorausgegangener Lösung der narbigen Kontraktur in Lokalanästhesie mit Erfolg die einfache Sperrprothese; nur muß ihr Tragen sich unmittelbar an die Lösung anschließen. Er empfiehlt auch das Tragen dringend nach Ankyloseoperation als Nachbehandlung.

4. Die Tumoren im Mundhöhlenbereich.
Allgemeines.

Bei der allgemeinen Betrachtung der Geschwülste müssen wir ausgehen von dem Begriff pathologisches Wachstum. Zu diesem ist nach BORST zu rechnen 1. das regenerative Wachstum, das einen Heilungsvorgang darstellt, 2. das entzündliche Wachstum, das einen Abwehrvorgang mit excessiver Wucherung bedeutet und 3. das geschwulstmäßige Wachstum, das als ein autonomer Vorgang aufzufassen ist. Die beiden ersteren stellen ein typisches Wachstum mit altruistischem Charakter, das dritte aber, das „blastomatöse", ein atypisches Wachstum mit unaltruistischem Charakter dar. Dem Prinzip nach sind also die 2. und 3. Form leicht auseinanderzuhalten, dagegen keineswegs immer leicht im klinischen Bild. Die excessive Wucherung (vor allem bei der chronischen Entzündung) kann äußerlich sehr große Ähnlichkeit mit dem blastomatösen Wachstum bekommen, namentlich in der Mundhöhle, wo wir auch bei der entzündlichen Wucherung atypisches Epitheltiefenwachstum fast als Regel beobachten. Bei jedem Verdacht auf Geschwulst muß daher in allererster Linie die Frage entschieden werden: *Entzündliche Wucherung oder Neoplasma* (echte Geschwulst) ?

Zur Entscheidung dieser ungemein wichtigen Frage dient einerseits das histologische Bild. Bei der entzündlichen Wucherung weicht im allgemeinen das neu entstandene Gewebe nicht von der physiologischen Struktur ab, wenn es dem Unkundigen auch sehr auffällig erscheint, da ja meist nur die Jugendform des Gewebes erreicht wird; weiterhin ist charakteristisch für die entzündliche Neubildung, daß sie stets bereit zur Heilung zu sein pflegt sowie das entzündungserregende Agens wegfällt. Oder praktischer ausgedrückt: Wenn wir eine Neubildung vor uns haben, und wir nehmen alles weg, was als ursächlicher Reiz in Betracht kommt, so tritt Ausheilung ein, wenn die Neubildung eine entzündliche Wucherung war; ist sie aber ein echtes Blastom, so wird sie in ihrem Wachstum dadurch nicht wesentlich beeinflußt. Die Geschwulstzelle ist eben „autonom" in ihrem Wachstum! Der Autonomie entspricht auch der Mangel an Anpassungs- und Regulationsfähigkeit, entspricht die verminderte Widerstandsfähigkeit und die starke Neigung zu Autophagocytose sowie fortschreitender Anarchie, entspricht bei Carcinomen vor allem auch die Transplantationsfähigkeit (FISCHER-WASELS).

Nun gibt es allerdings noch eine Gruppe von Geschwülsten am Kiefer, und zwar gerade die am stärksten vertretene, die sich nicht ohne weiteres in die strenge Unterscheidung zwischen rein entzündlicher und echter blastomatöser Neubildung einfügen läßt. Es sind das die sogenannten *Granulationsgeschwülste*, die eine ganze Reihe der für echte Blastome charakteristischen Merkmale besitzen, so vor allem das selbständige, zum Teil auch unbegrenzte Wachstum und die Rezidivierungsneigung bei ungenügender Entfernung. Andererseits besteht durchaus eine Rückbildungsmöglichkeit; Metastasen kommen nicht vor und den Zellen fehlt zunächst die Anaplasie, d. h. die selbständige Existenzfähigkeit und der Verlust der spezifischen Differenzierung. Die Entzündung spielt bei der Entstehung dieser Geschwülste wohl eine wesentliche Rolle, sei es in einfacher, resorptiver oder reparatorischer Form; es hat aber, um mit LOTZ zu reden, der Vorgang der Entzündung hierbei nicht so sehr als pathogenetischer Faktor an sich zu gelten, vielmehr kann hier die Entzündung als auslösender Faktor einen normalen biologischen Vorgang in einseitiger Entwicklung in die klinische Zustandform einer (Riesenzellen-) Geschwulst auslaufen lassen.

Am besten wird das eben Gesagte verständlich, wenn man zum Vergleich etwa eine banale hypertrophierende Gingivitis heranzieht, wie sie bei chronischem Reiz durch Verschmutzung, Zahnstein usw. entstehen kann. Beseitigt man hier die Ursache bzw. den Reiz, so kann die spontane Rückbildung der entzündlichen Zahnfleischverdickung ohne weiteres erwartet werden; es ist auch nicht mit einer Wiederkehr der entzündlichen Hypertrophie zu rechnen, wenn neben der Ursachenbeseitigung eine Abtragung der Verdickung erfolgt war. Ein anderes Beispiel rein chronisch entzündlicher Wucherung finden wir öfter bei Prothesenträgern in der Umschlagsfalte am Kiefer, wenn der Prothesenrand ständig stärker mechanisch reizt. Eine Verkürzung des Prothesenrandes genügt in diesen Fällen meist schon, um die Rückbildung der Wucherung einzuleiten. Anders bei den augenblicklich in Rede stehenden Granulationsgeschwülsten, auf die zunächst noch näher eingegangen werden muß.

Granulationsgeschwülste.

In der überwiegenden Mehrzahl der Fälle gelangen sie peripher, d. h. im Zahnfleischgebiet des bezahnten Alveolarfortsatzes zur Entwicklung. Sie scheinen hier dem Zahnfleisch (τὸ οὖλον) aufzusitzen, woher die Bezeichnung *Epulis* stammt. Ein Tiefergreifen von der Weichteildecke aus auf den darunterliegenden Knochen mit mehr oder minder großem Hartsubstanzverlust ist speziell bei den riesenzellhaltigen Epuliden recht häufig. Es können aber solche Granulationsgeschwülste auch zentral im Kiefer auftreten — *Enulis, centrale Epulis*. Man kann wohl annehmen, daß für die Entstehung aller dieser eigenartigen Geschwülste eine besondere Disposition vorhanden sein muß.

Die Auffassung von dem Wesen der Epulis hat im Laufe der Zeit mancherlei Wandlungen erfahren. Ursprünglich rechnete man sie mehr den echten Geschwülsten zu, und zwar je nach ihrer Struktur entweder den Fibromen (Epulis fibromatosa), soweit sie eine mehr oder minder derbe bindegewebige Zeichnung aufwiesen, oder den Sarkomen (Epulis sarkomatosa), soweit im mikroskopischen Schnitt die Riesenzellen vorherrschten. Indessen hat RECKLINGHAUSEN schon früher bei der Riesenzellenepulis auf die große Ähnlichkeit mit der Ostitis fibrosa oder, wie der Name jetzt lautet: Osteodystrophia fibrosa hingewiesen. Speziell bei den zentralen riesenzellhaltigen Epuliden geht in der Tat die Übereinstimmung ziemlich weit. So kann das Röntgenbild eines befallenen Kiefers manche Ähnlichkeit mit dem einer Osteodystrophia fibrosa cystica zeigen; alte Blutungen lassen bei beiden Erkrankungen die Bezeichnung „braune Tumoren" anwenden.

Die Riesenzellen, die bei der Epulis in solchem Übermaß auftreten, sind bei beiden Erkrankungen Resorptionszellen vom gleichen osteoklastischen Typus größtenteils endothelialer Genese. Diese weitgehende Übereinstimmung hat dazu geführt, daß man bei einer solchen isoliert am Kiefer auftretenden zentralen Erkrankung von einer *Osteodystrophia fibr. lokalisata* sprach. Viele Autoren halten auch heute noch an dieser Bezeichnung fest, während AXHAUSEN z. B. sie nachdrücklich ablehnt mit dem Hinweis darauf, daß es nur eine Osteodystrophia fibr. *generalisata* RECKLINGHAUSEN gibt, während die zentralen riesenzellhaltigen Granulationsgeschwülste des Kiefers lokal auftreten und unabhängig von pathologischen Vorgängen an den Epithelkörperchen sein dürften. AXHAUSEN ist es auch, der das Entstehen der Granulationsgeschwülste dahin definiert, daß

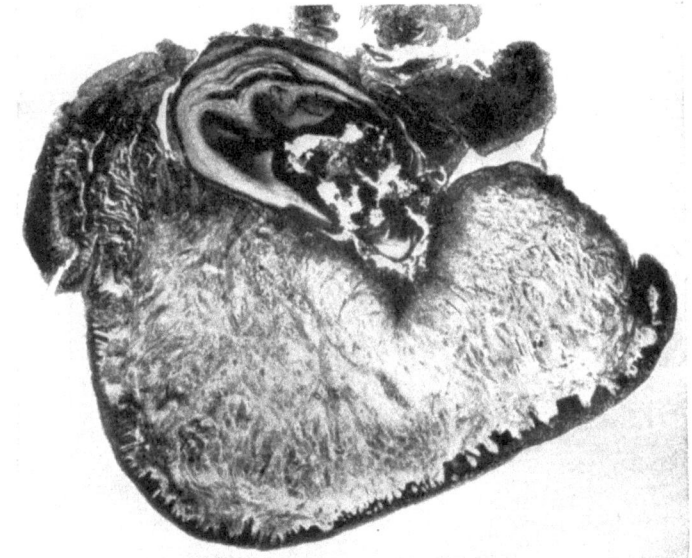

Abb. 447. Epulis im Bereich einer tief zerstörten Wurzel.

— falls die nötigen Voraussetzungen gegeben sind — „ebensogut wie resorptive auch reparatorische oder einfach entzündliche Granulationsbildungen zu einem geweblichen Exzeß, zu einer Überschußbildung ausarten können, die nicht nur klinisch als ausgesprochene Geschwulst erscheint, sondern auch in der Schrankenlosigkeit der Zellteilung, in der Ungehemmtheit des Wachstums und in dem Teilungsdrang der Einzelzelle wichtige Eigenschaften der echten Geschwulst übernimmt."

Klinisch treten uns, wie schon erwähnt, die Granulationsgeschwülste weitaus am häufigsten als *periphere* Neubildungen entgegen, die sich namentlich gerne im Bereich von kariösen Wurzeln, aber auch im Bereich gesunder Zähne entwickeln. Sie sitzen häufiger auf der facialen Seite oder dem Kamm des Alveolarfortsatzes, greifen aber auch auf die linguale Seite über. Nicht allzu häufig nehmen sie unter Verdrängung von Zähnen, gelegentlich auch unter Resorption von im Wege stehenden Wurzeln, größeren Umfang an, letzteres besonders dann, wenn durch die Zähne des Gegenkiefers ein ständiger Druckreiz und Dekubitalgeschwüre hervorgerufen werden. Ein stärkeres Wachstum mit Übergreifen auf die knöcherne Unterlage, mit Zahnlockerung usw. beobachten wir bei den peripheren Geschwülsten besonders auch dann, wenn es sich um riesenzellhaltige Gebilde handelt.

468 Spezielle Pathologie und Therapie der Zahn- und Mundkrankheiten.

Will man nach dem klinischen und histologischen Bilde eine Einteilung treffen, so lassen sich folgende Formen der peripheren Granulationsgeschwülste unterscheiden: eine einfache granulierende Form, das „Granuloma simplex" nach AXHAUSEN, dann eine derb fibröse Art mit oder ohne Knochenneubildung, die alte „Epulis fibromatosa", ferner die riesenzellhaltige Form, die „Epulis gigantocellularis". Es ist allerdings nicht ohne weiteres sicher, daß diese drei Formen,

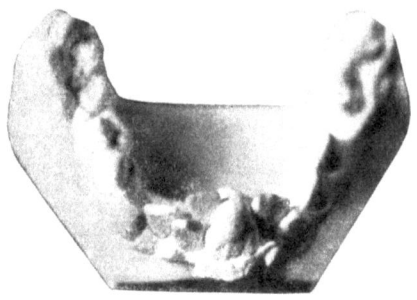
Abb. 448. Epulis zwischen Zähnen des Unterkiefers (zu beachten der Einfluß auf die Zahnstellung!).

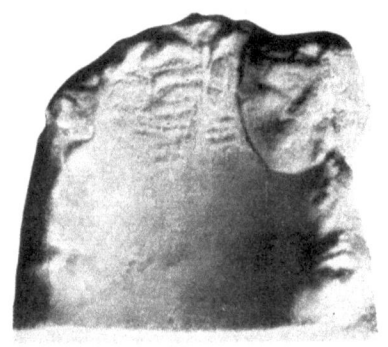
Abb. 449. Epulis über einer Wurzel am Alveolarfortsatz des Oberkiefers.

zu denen AXHAUSEN noch eine vierte, das „Granuloma sarcomatodes" hinzufügt, wirklich selbständige Erscheinungen und nicht etwa nur verschiedene Zustandsbilder darstellen. Namentlich gewisse Übergangsbilder, Reste von Riesenzellen und Hämosiderinansammlungen lassen annehmen, daß die Epulis fibromatosa ein End- (Ausreifungs-) Stadium nach der Epulis gigantocellularis darstellen kann. Im einzelnen ist zu den eben aufgezählten peripheren Formen noch folgendes zu sagen.

Granuloma simplex (hierzu Abb. 447 bis 449). Es sitzt der Unterlage meist ziemlich breitbasig auf, wächst ausschließlich peripher und zeigt deshalb im Röntgenbild gewöhnlich auch keine Besonderheit. Die Farbe schwankt zwischen einem dunklen und einem etwas helleren Rot, die Konsistenz ist weich, mitunter ausgesprochen schlaff. Die auslösende Reizursache ist gewöhnlich leicht festzustellen (Zahnwurzeln usw.). Eine einfache Abtragung mit Beseitigung der Reizursache ist die gegebene Therapie.

Epulis fibromatosa (hierzu Abb. 450). Sie sitzt der Unterlage häufiger gestielt wie breitbasig auf, hat unter allen Formen relativ die geringste Wachstumstendenz und unterscheidet sich in der Farbe nicht

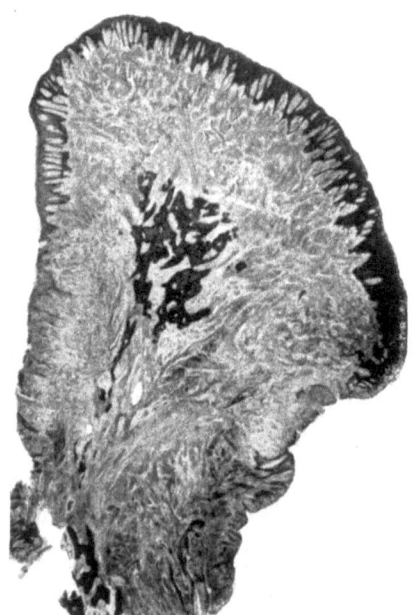
Abb. 450. Epulis „fibromatosa" mit Knochenneubildung.

wesentlich von der gesunden Umgebung. Sie fühlt sich sehr derb an und ist gegen die Unterlage nicht verschieblich. Das Röntgenbild kann deutlich eine Knochenneubildung erkennen lassen. Die auslösende Ursache ist vielfach nicht zu erkennen. Die Therapie besteht ebenfalls in der gründlichen Abtragung.

Epulis gigantocellularis (hierzu Abb. 451). Der breitbasige Sitz, eine eigentümliche, ins bläuliche hinüberspielende Farbe, die weiche, an Pseudofluktuation erinnernde Konsistenz und das rasche Wachstum machen einen charakteristischen Fall leicht erkennbar. Dazu kommt, wie schon oben erwähnt, die große Neigung zum Übergreifen auf die knöcherne Unterlage, die ein entsprechendes Röntgenbild liefert. Letzten Endes entscheidet die histologische Untersuchung. Therapeutisch ist nicht nur die Geschwulst selbst mit größter Sorgfalt zu entfernen, sondern auch das benachbarte Periost und der knöcherne Alveolarfortsatz zu berücksichtigen.

Zentrale riesenzellhaltige Granulationsgeschwülste. Zentrale riesenzellfreie Granulationsgeschwülste kommen wohl nur sehr selten zur Beobachtung, dagegen sind die riesenzellhaltigen relativ häufig zu sehen. Die Vorgeschichte lautet bemerkenswert oft übereinstimmend dahin, daß eine stumpfe Gewalt, wie etwa

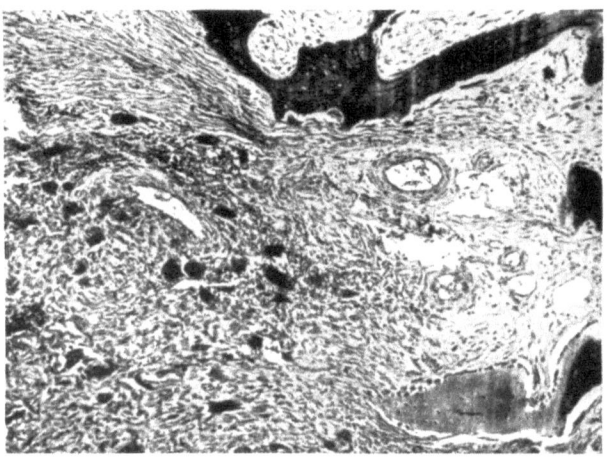

Abb. 451. Osteoclastische Riesenzellen in einer Epulis „sarcomatosa".

ein Gummiball oder ein Schneeball oder aber ein Stoß mit dem Ellenbogen usw. den Kiefer getroffen hat. Die Stelle blieb noch eine Weile empfindlich, dann war aber nichts mehr zu merken. Erst nach mehreren Monaten stellte sich an der gleichen Stelle eine anfänglich langsam, später rascher wachsende Geschwulst ein. Schmerzen waren mit dem Wachstum nicht verbunden. Kommt nun der Patient verhältnismäßig bald zur Untersuchung, so erscheint in diesem Stadium die Geschwulst mehr als eine Auftreibung des Knochens; das Röntgenbild läßt eine rundliche, scharf abgegrenzte Verschattung erkennen, die durchaus an eine Zyste erinnert. In anderen Fällen allerdings ist die Abgrenzung keineswegs so scharf; es sind das die Fälle, bei denen dann die Ausschälung erhebliche Schwierigkeiten bereiten kann. Ist mit zunehmendem Wachstum die Knochendecke zum Schwund gebracht bzw. durchbrochen worden, dann erfolgt unter der Schleimhaut das raschere Wachstum nach außen, im Oberkiefer auch nach dem Gaumen zu, und nun kann das äußere Bild dem ähnlich werden, wie es vorhin von der peripheren Epulis gigantocellularis geschildert wurde mit veränderter Farbe, weicher Konsistenz, Pseudofluktuation usw. Differentialdiagnostisch kommen neben Zysten vor allem echte Tumoren in Betracht, so z. B. das von PARTSCH beschriebene zentrale Fibrom oder maligne Neubildungen wie das Riesenzellensarkom. Die Therapie ist eine vorwiegend chirurgische. Nach AXHAUSEN genügt es nicht, wenn man die einfache Ausräumung mit einer Bestrahlung verbindet, es soll vielmehr ganz radikal vorgegangen werden, um Rezidive zu verhüten.

Nach unserer Erfahrung ist indessen eine Kieferresektion kaum erforderlich, nur muß die Ausräumung auch wirklich gründlich erfolgen. Das unzweckmäßigste, was man tun kann, ist ein Anoperieren; wir haben mehrfach dabei einen Umschlag in die Malignität als Folge gesehen.

Als Charakteristika für die echten Blastome gibt LEXER folgende Punkte an: 1. die Entwicklung der echten Geschwulst geschieht vollkommen selbständig und — abgesehen von der Ernährung — gänzlich unabhängig vom Organismus; 2. ihr Bau weicht mehr oder minder wesentlich von dem der normalen Umgebung ab, indem er schon von den ersten Anfängen an atypisch ist; 3. ihr Wachstum erreicht in der Regel keinen endgültigen Abschluß. Eine Sonderrolle spielen die geschwulstähnlichen Mißbildungen.

Der Ätiologie nach ist leider für die Blastome auch heute noch nichts Sicheres zu sagen. Zur Zeit existieren immer noch mehrere Theorien, so 1. die *Reiztheorie*, wobei an den Begriff Trauma im weitesten Sinne zu denken ist; vor allem wird auf die Wirkung einer häufigen Wiederholung der Irritation bei der Tumorätiologie hingewiesen. Als Beispiele werden angeführt: die Röntgencarcinome, die Pfeifenrauchercarcinome usw. Nach BORST beruht die Wirkung des Reizes darin, daß infolge einer Änderung der histomechanischen und histochemischen Beziehungen das Gewebsgleichgewicht gestört und die organische Kontinuität aufgehoben werden. 2. COHNHEIM-RIBBERT*sche Theorie*. Sie läuft darauf hinaus, daß bei der embryonalen Entwicklung Gewebskeime unverbraucht liegen bleiben, versprengt oder aus dem normalen Verband ausgeschaltet; diese Gewebskeime können anfangen zu wuchern und bilden Geschwülste. Eine andere Theorie, die *parasitäre Theorie*, findet nur von Zeit zu Zeit noch vereinzelte Anhänger. Neuerdings wird von FISCHER-WASELS eine Theorie vertreten, die er die Regenerationstheorie nennt. Danach folgt dem Gesetz einer primären Gewebsschädigung ein solches mit langdauernden (gestörten) Regenerationsvorgängen, wobei das für die Tumorentstehung Wesentliche ist die Bildung einer Geschwulstkeimanlage bei der Regeneration.

Die *Disposition* zur Geschwulstbildung wird ziemlich allgemein als sehr wesentlicher Faktor angenommen; man spricht sowohl von einer *angeborenen* wie von einer *postfetal erworbenen* Disposition. Mehr umstritten ist dagegen die Frage, ob die *Erblichkeit* eine Rolle spielt. Daß gewisse seltene Geschwulstformen eine ausgesprochene Familiarität besitzen, kann heute wohl als sicher gelten; darüber hinaus aber sind wir trotz umfangreicher Statistiken von der endgültigen Lösung der Erblichkeitsfrage wohl immer noch ziemlich weit entfernt.

Eine grundlegende Einteilung ergibt sich bei den echten Geschwülsten aus dem Grade der Gewebsreifung; wir müssen *trennen zwischen reifen und unreifen Formen*. Die ersteren können mit einiger Einschränkung als gutartige, die letzteren als bösartige — maligne — angesprochen werden. Die *Malignität* ist vor allem durch die bekannten Schlagworte charakterisiert: Infiltrierendes Wachstum, Schädigung des Gesamtorganismus, Metastasenbildung, Neigung zur Rezidivierung. Im einzelnen ist zu diesen Schlagworten noch folgendes zu sagen: Gutartige Geschwülste werden bei ihrem Wachstum, sofern es zentral ist, die durch eine Bindegewebskapsel abgegrenzte Nachbarschaft *lediglich verdrängen* und, sofern es oberflächlich ist, die Tiefe nicht so sehr in Mitleidenschaft ziehen; es handelt sich um ein *expansives Wachstum*. Bösartige Geschwülste dagegen wachsen *infiltrierend*; ihre Zellen dringen in alle Gewebsspalten, Gefäß- und Safträume ein; dabei wird die normale Gewebsstruktur aufgelöst: Es handelt sich um ein *destruktives Wachstum*. Das Wachstumstempo ist bei den malignen Formen meist — nicht immer! — ein schnelleres als bei den gutartigen Formen.

Was die *Metastasenbildung* anlangt, so kann sie auf verschiedenem Wege vor sich gehen. Es können z. B. Geschwulstzellen durch die Blut- und Lymphbahn in die nähere Umgebung oder auf größere Entfernung verschleppt werden. Im ersteren Falle spricht man von lokaler oder regionärer Metastasierung. Dazu sind auch die Lymphdrüsenmetastasen meist zu rechnen. Es können ferner Geschwulstteilchen auf die Schleimhaut gelangen und sich hier festsetzen — Implantationsmetastasen. Endlich gibt es noch ein unmittelbares Übergreifen auf die Nachbarorgane: Kontaktmetastasen (STERNBERG).

Was die Schädigung des Organismus betrifft, so äußert sie sich in einem zunehmenden Entkräftigungszustand, der *Kachexie*. Sie tritt am stärksten zutage bei Metastasenbildung, wobei alle möglichen Faktoren wie Aufhebung der Funktionen, Versagen der Ernährung, schmerzhafte Zustände, Selbstvergiftung durch Resorption von Zerfallstoffen usw. eine Rolle spielen (LEXER).

Ein anderer Gesichtspunkt für die Einteilung ist die *Zugehörigkeit zu den verschiedenen Gewebsreihen*; danach sind auseinanderzuhalten: Tumoren der Bindegewebsreihe, Tumoren der Epithelreihe, Mischgeschwülste. Für uns Zahnärzte hat noch ein besonderes Interesse die Frage, ob vom Zahnsystem ausgehend oder nicht. Unter Berücksichtigung aller dieser Einteilungsmöglichkeiten ergibt sich in Anlehnung an die vorhandenen Einteilungen von BORST, RIBBERT, CLAIRMONT und FURTWAENGLER u. a. etwa folgendes Schema, auf die Mundhöhlenverhältnisse speziell zugeschnitten:

A. Die nicht vom Zahnsystem ausgehenden Tumoren.

I. Tumoren der Bindegewebsreihe.

1. Reife Tumoren.

   a) Fibrom \
   b) Osteom   } häufiger
   c) Angiom /

   d) Lipom   \
   e) Chondrom \
   f) Myxom   } seltener
   g) Neurom   /

2. Unreife Tumoren.

   a) Sarkom
   α) ganz unreif, β) höher entwickeltes Sarkom. Anhang: Epulis und Ostitis fibrosa localisata.

II. Tumoren der Epithelreihe.

1. Reife Tumoren.

   a) Papillom.
   b) Adenom.
   c) Cystadenom.

2. Unreife Tumoren.
   Carcinom.

III. Mischgeschwülste.

Adenome des harten Gaumens.
Teratome.

B. Die vom Zahnsystem ausgehenden Kiefertumoren.

1. Follikuläre Zahncyste.
2. Adamantinom.
3. Odontom.
4. Kongenitale Odontoblastome.

Leider verbietet der Mangel an Raum, auf die einzelnen Geschwulstformen so genau einzugehen, wie das diesem so wichtigen Abschnitt der Pathologie zukommt. Dabei haben Geschwulstlehre und Zahnheilkunde insofern noch eine besondere Beziehung, als eine genaue Inspektion der Mundhöhle doch bei vielen Menschen des öfteren vorgenommen wird und dabei sich auch die Gelegenheit ergibt, das Auftreten von Tumoren zu einem Zeitpunkt festzustellen, wo sie noch keine subjektiven Erscheinungen zu machen brauchen und therapeutisch viel erfolgreicher angegangen werden können. Jedenfalls müßte der Zahnarzt bei den Munduntersuchungen auch darauf sein Augenmerk richten und bei verdächtigen Stellen einen Chirurgen zur Konsultation zuziehen oder eine *Probeexcision* machen und die histologische Untersuchung veranlassen. Eine solche Probeexcision muß allerdings, wenn sie Wert haben soll, auch richtig gemacht werden, d. h. nicht Abnahme oberflächlicher Zellen mit einem Tangentialschnitt, sondern blattförmige Excision, die bis weit in die Tiefe des Tumors reicht!

a) Die nicht vom Zahnsystem ausgehenden Tumoren.

α) Reife Tumoren der Bindegewebsreihe.

Das Fibrom.

Man unterscheidet ein sehr dicht- und straffaseriges Fibrom — das Fibroma durum — und ein zart fibrilläres Fibrom mit lockerer bis maschiger Faseranordnung — das Fibroma *molle*; sind die Gefäße stark vermehrt und erweitert, so spricht man von einem *Fibroma cavernosum* bzw. *teleangiektaticum*. Auch Knochenbildung kann im Fibrom auftreten: Fibroma ossificans.

In der Mundhöhle kommen Fibrome vor an der Kieferschleimhaut (meist klein und besonders harmlos) und der Wangen-

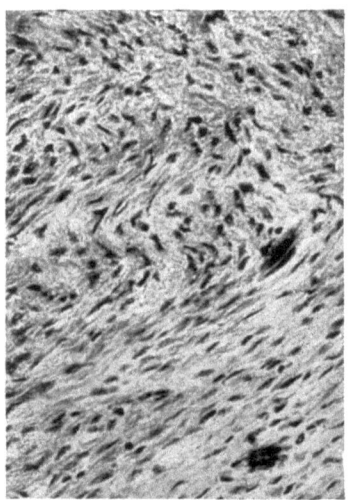

Abb. 452. Histologisches Bild eines Fibroms.

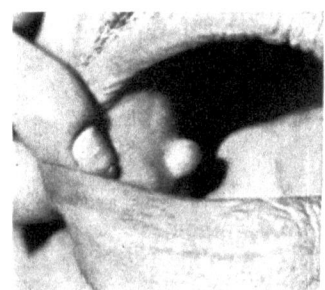

Abb. 453. Fibrom an der Wangenschleimhaut.

schleimhaut (bisweilen etwas größere Gebilde) (Abb. 452 und 453); diese gehören sämtlich der weicheren Form an und beanspruchen wegen ihrer Bedeutungslosigkeit kaum eine Therapie. Wichtiger sind die vom Kieferperiost ausgehenden sogenannten periostalen Fibrome, die durchweg der harten Form angehören; sie treten meist im jugendlichen Alter auf und können recht groß werden.

Eine keineswegs seltene und eigentümliche Erscheinung sind die symmetrischen Fibrome der Kiefer (Abb. 454 und 456), ebenfalls der derben periostalen Form angehörend. Fast stets haben sie ihren Sitz in der Gegend der Weisheitszähne, wobei sie sich auf den Bereich des Alveolarfortsatzes beschränken, aber auch nach der Medianlinie zu sich ausbreiten können. Sie können gleichzeitig im Ober- und Unterkiefer auftreten; beim weiblichen Geschlecht werden sie öfter beobachtet als beim männlichen. In einer neueren Arbeit aus der BRUHNschen Klinik vertritt KOBLIN den Standpunkt, daß man sie *wohl zu Unrecht den echten Geschwülsten zurechnet*; es handle sich vielmehr zweifellos um das

Produkt einer chronischen Enztündung, bei der die Wucherungen Grade annehmen können, die der echten Geschwulstbildung sehr nahe stehen. Statt des Namens symmetrische Fibrome wird deshalb die Bezeichnung vorgeschlagen: symmetrische Fibrosität.

Auch bei den sogenannten *lappigen Fibromen des Alveolarfortsatzes*, die multipel auftreten können, ist meist der Verdacht gerechtfertigt, daß es sich gar nicht um

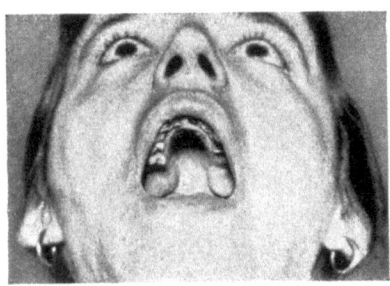

Abb. 454. Symmetrisches Fibrom im Oberkiefer.

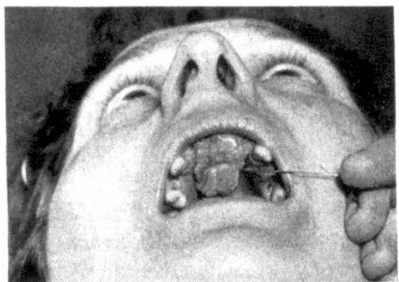

Abb. 455. Lappiges Fibrom am Alveolarfortsatz des Oberkiefers.

Neoplasmata, sondern um Folgen eines chronisch-endzündlichen Reizes handelt, ähnlich der Gingivitis hypertrophicans. Doch gibt es zweifellos auch echte lappige Fibrome; sie sind kenntlich an dem Fehlen entzündlicher Rötung, an der normalen Schleimhautbedeckung, dem langsamen Wachstum, dem fehlenden Einfluß auf die Festigkeit der Zähne, dem Fortbestehen, auch wenn die Zähne gezogen werden (Abb. 455). Die Therapie besteht wie auch bei den anderen Formen in Abtragung.

Klinisch nicht ganz so harmlos wie die bisher aufgezählten Fibromformen sind die sogenannten *zentralen oder enostalen Fibrome*. Sie gehen vom Enost des Knochens aus und sind im Unterkiefer häufiger als im Oberkiefer. Obwohl auch hauptsächlich expansiv wachsend, treten sie doch dadurch mehr in Erscheinung, daß ihre Wachstumstendenz viel größer ist als bei den erstgenannten Formen und daß das zunehmende Wachstum auch auf die Gestalt und Masse des umgebenden Knochens von Einfluß ist. Der Kiefer wird entweder mächtig aufgetrieben oder an einer Stelle durchbrochen (PARTSCH). Die Therapie besteht in Ausschälung.

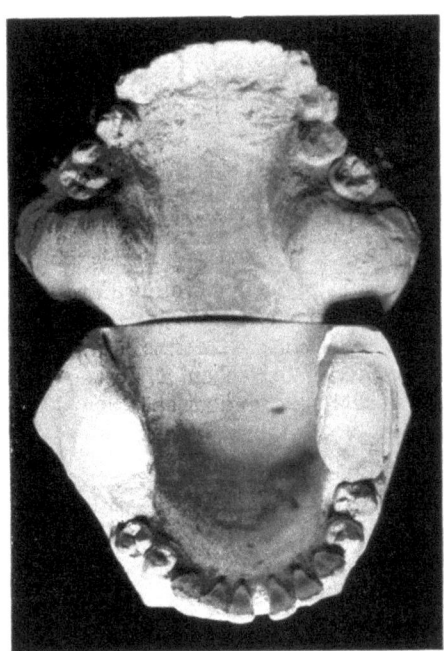

Abb. 456. Symmetrisches Fibrom im Ober- und Unterkiefer.

Das Osteom.

Nach BORST dürfen nur solche Tumoren als Osteome bezeichnet werden, bei welchen die Ossifikation das eigentliche Ziel der Differenzierung darstellt und die *Geschwülste durchweg in allen Teilen aus knochenbildendem Gewebe bestehen.* Sie lassen sich einteilen dem Sitz nach in oberflächliche (periostale) und zentrale (enostale) Osteome, der Struktur nach in solche, die hauptsächlich aus Compacta bestehen (Osteoma eburneum oder durum), in solche, die mehr aus Spongiosa bestehen (Ost. spongiosum) und endlich in solche mit überwiegenden Markräumen (Ost. medullare)

Die *enostalen Osteome* kommen mehr im jugendlichen Alter vor; sie können ein sehr beträchtliches Wachstum entwickeln, wobei sie im Oberkiefer meist nach der Kieferhöhle zu sich ausdehnen. Mit fortschreitender Größe können sie auch die Augen- und Nasenhöhle beeinträchtigen; durch Druck auf den Orbitalinhalt, den Gehörapparat, ja selbst das Gehirn vermögen sie bei aller Gutartigkeit doch sehr

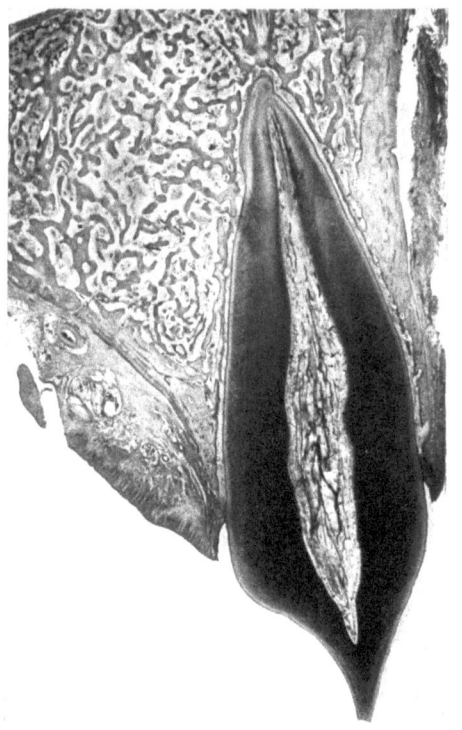

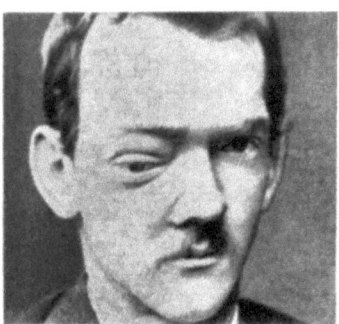

Abb. 457. Osteom des rechten Oberkiefers. (Aus Handbuch der Zahnheilkunde I.)

Abb. 458. Schnitt durch ein Osteom mit Zahn.

schwere Störungen hervorzurufen. In Frühstadien kann die Ausschälung oder Ausfräsung gelingen; in Spätstadien ist nach PARTSCH Resektion nötig (Abb. 457 u. 458).

Die *periostalen Osteome* ähneln anfänglich den einfachen Kieferexostosen, unterscheiden sich aber später leicht von diesen durch ihre Wachstumstendenz.

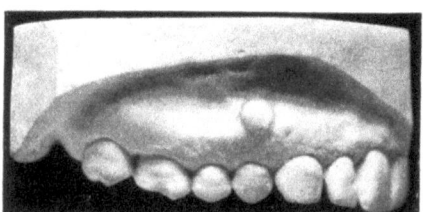

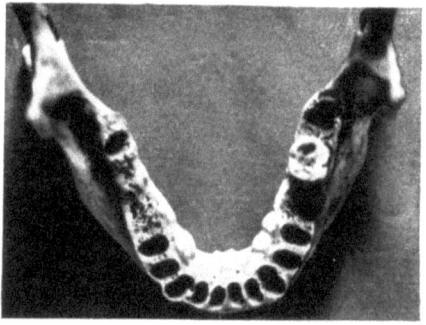

Abb. 459. Exostose an der buccalen Seite des Oberkiefers.

Abb. 460. Exostosen an der lingualen Seite des Unterkiefers.

Immerhin ist diese Wachstumstendenz nicht so intensiv wie bei den enostalen Formen. Die Therapie besteht in Abtragung mit dem Meißel nach Wegklappen der Schleimhaut. Subjektive Erscheinungen sind mit den periostalen oder oberflächlichen Osteomen kaum verbunden.

Die vorhin erwähnten „einfachen Kieferexostosen" sind nicht den echten Tumoren zuzurechnen. Soweit sie nicht als Rückstände einer (z. B. traumatischen) Entzündung persistieren, sind sie in ihrer Anlage angeboren. Lieblingsstellen für einfache Kieferexostosen sind die buccale Seite des oberen Alveolarfortsatzes in der Prämolarengegend (Abb. 459) und die linguale Seite des Unterkiefers im Front- und Seitenabschnitt (Abb. 460). An sich vollkommen harmlos werden sie mitunter lästig empfunden von Prothesenträgern durch den Druck des Plattenrandes. Mit einigen Meißelschlägen sind sie im Bedarfsfalle schnell beseitigt. Hier wäre auch des Torus palatinus zu gedenken.

Das Angiom.

Echte angioplastische Tumoren sind am Kiefer seltener; häufiger sind angiektatische Granulome, mit denen sie nicht verwechselt werden dürfen. Die Angiome sind zu trennen in *Hämangiome* und *Lymphangiome,* je nach der Gefäßart, die in Betracht kommt. Bei beiden Formen unterscheidet man das *Angioma simplex* (Teleangiektasie) und das *Angioma cavernosum.* Bei der Teleangiektasie herrscht das Gefäßlängenwachstum vor bei mäßiger Erweiterung der Lumina,

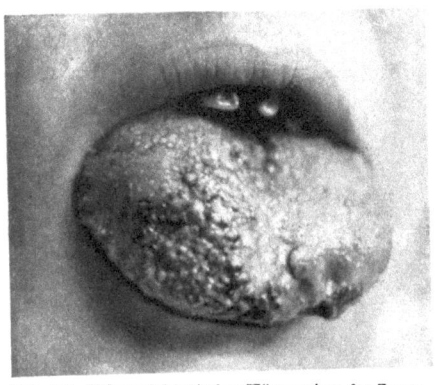

Abb. 461. Teleangiektatisches Hämangiom der Zunge. (Aus der Sammlung der Univ.-Hautklinik Breslau.)

bei der kavernösen Form kann man eher von einer Verkürzung der Gefäße sprechen, dafür sind ihre Lumina hochgradig dilatiert (BORST).

Hämangioma simplex. Die Entstehung wird zum Teil auf Entwicklungsstörungen zurückgeführt, und der Sitz entspricht vielfach auch dem Bereich ehemaliger fetaler Spalten, daher der Ausdruck: Fissurale Angiome. Das Hämangioma simplex findet sich meist an der Gesichtshaut — Naevus vasculosus; von hier aus kann die Ausdehnung nach der Breite, aber auch nach der Tiefe zu erfolgen. Gelegentlich finden sich einfache Hämangiome auch in der Lippe und können dort eine lymphangiomatöse Makrocheilie vortäuschen. Zur Differentialdiagnose der letzteren gegenüber ist neben der Farbe zu merken, daß jede vermehrte Blutzufuhr nach

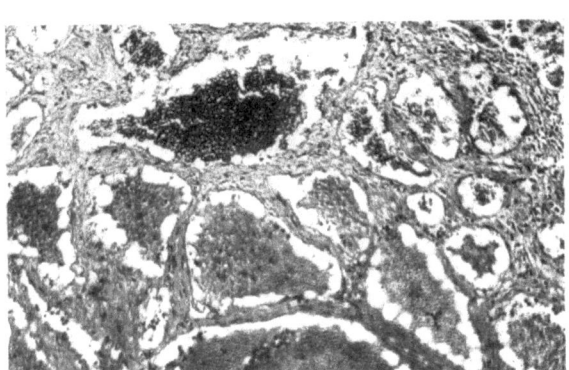

Abb. 462. Histologisches Bild eines Hämangioms.

dem Kopf beim Hämangiom die Lippe stärker anschwellen läßt, also z.B. beim tiefen Bücken, Schreien usw., während dies auf den Umfang der lymphangiektatischen Lippe keinen Einfluß hat. Auch an der Zunge finden wir teleangiektatische Hämangiome (Abb. 461 u. 462).

Hämangioma cavernosum kommt ebenfalls gelegentlich an der Lippe vor, wird bei den großen Formen auf Entwicklungsstörungen, bei den kleinen Formen auf Trauma zurückgeführt. Die arteriellen Hämangiome sind mehr roter, die venösen ausgesprochen bläulicher Farbe. Hierher gehören auch die kleinen

Hämangiome der Lippe nach Bißverletzung, die aber an sich ohne Wachstumstendenz sind. Ein anderer Lieblingssitz ist die Zunge, wo sich das Kavernom zu beträchtlicher Größe entwickeln kann.

Die *Therapie* der Hämangiome ist teils blutig, teils unblutig. Ignipunktur, Injektion von Alkohol, Chlorzink usw. streben eine unblutige Verkleinerung und Verödung an. Kavernöse Formen sind nur auf blutigem Wege mit Erfolg anzugehen.

Lymphangioma simplex. Sie kommen z. B. vor an der Zunge, können aber auch dem Sitz nach als fissurale bezeichnet werden. Meist ist das einfache Lymphangiom mit einer anderen Geschwulstform kombiniert; in isolierter Form entstanden, geht es gerne in die kavernöse Art über (Abb. 463).

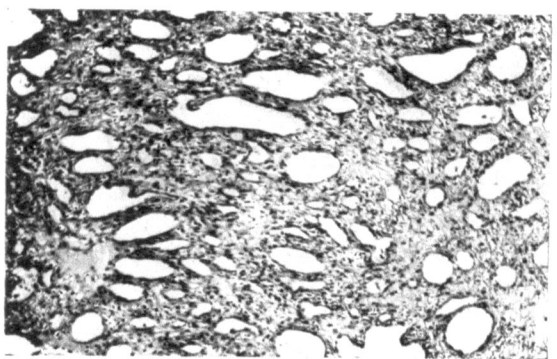

Abb. 463. Histologisches Bild eines Lymphangioms.

Lymphangioma cavernosum, eine mehr diffuse, nicht abgekapselte Form der Lymphangiome, teils angeboren, teils aus kleinen Anfängen entstanden. Der Zusammensetzung nach handelt es sich um unregelmäßig miteinander kommunizierende Hohlräume, die mit Lymphe gefüllt sind (LEXER). Der Lieblingssitz ist die Lippe — *Makrocheilie* (Abb. 464) und die Zunge — *Makroglossie*, ferner auch die Wange. Die Größe kann sehr beträchtlich werden und dabei auch die Kieferform und die Zahnstellung durch Wachstumsdruck beeinflussen.

Eine besondere Form stellt das kavernöse Lymphangiom des Halses dar mit starker, bindegewebiger Wucherung; es kann eine außerordentliche Größe annehmen und mit lappigen Überhängen schwer entstellen; man bezeichnet es auch als *Elephantiasis lymphangiektatica*.

Das Lipom.

Dieses gehört bereits zu den viel seltener im Mundhöhlenbereich vorkommenden Geschwülsten der Bindegewebsreihe. Ein Lieblingssitz ist die Zunge; die Lipome entspringen hier der Tiefe und machen zunächst keine Beschwerden; ihr Inhalt ist manchmal gelblich durchschimmernd (STEIN). Die Beschwerden stellen sich mit der Größenzunahme ein, wenn der Platz in der Mundhöhle zu klein wird. Auch die Nahrungsaufnahme kann dabei beeinträchtigt werden. Ein anderer Sitz ist die Wange, wo sie vom BICHATschen Fettpfropf ausgehen können.

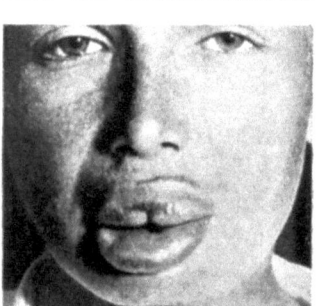

Abb. 464. Makrocheilie.

Das Chondrom.

Aus Knorpelsubstanz aufgebaut, in der reinen Form aber sehr selten. Es kommt vor am Alveolarfortsatz, am Unterkieferkörper und aufsteigenden Kieferast. Das Wachstum ist sehr langsam; doch sind am Oberkiefer Chondrome von solchem Umfang beobachtet worden, daß zur Kieferresektion geschritten werden mußte (PARTSCH, RIEGNER).

Das Myxom.

Es besteht aus Schleimgewebe mit spärlichem fibrillären Stroma; man findet es mitunter in der Wangenschleimhaut, am harten und weichen Gaumen, doch selten in ganz reiner Form.

Das Neurom.

Hier wird getrennt zwischen reinen Neuromen und den sog. Neurinomen. Die letzteren sind faserige Geschwülste nervöser Natur, aber ohne Markscheide und Achsenzylinder; früher hat man sie auch als Neurofibrome bezeichnet, doch sollen die Fasern nicht mit Bindegewebszellen, sondern mit Neurocyten zusammenhängen. Von STEIN, ebenso von ZILKENS ist ein solches Neurinom beschrieben worden.

Die Amputationsneurome, wie wir deren eines am Unterkiefer zu beobachten Gelegenheit hatten, sind nach BORST mehr zu den Hyperplasien als zu den autonomen Neubildungen zu rechnen.

β) Unreife Tumoren der Bindegewebsreihe (Sarkome).

Die Sarkome (von σὰρξ, das Fleisch) sind charakterisiert durch das starke Überwiegen der Zellen gegenüber der unvollkommenen Grundsubstanz, durch die große Wucherungsfähigkeit der zelligen Elemente, durch die mehr oder minder niedrige Entwicklungsstufe bzw. mangelhafte Gewebsreife, welche zusammen mit der Wucherungsfähigkeit auch die Bösartigkeit ausmacht (LEXER), durch die mangelhafte oder ganz fehlende Differenzierung der Zellen, wodurch eine gewisse gewebliche Monotonie herbeigeführt wird (BORST). Das Sarkom wächst stets aus sich heraus, nicht durch

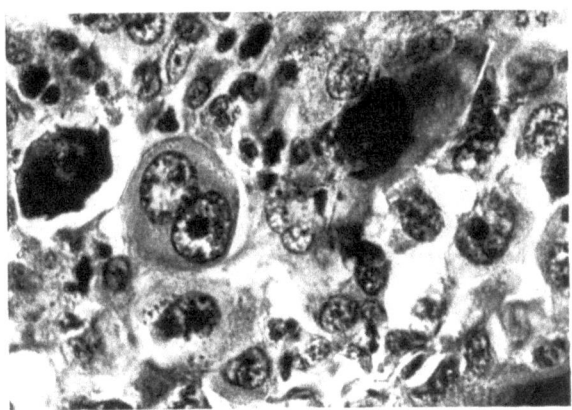

Abb. 465. Histologisches Bild eines Riesenzellensarkoms.

Umwandlung des umgebenden Gewebes. Es braucht nicht von Anfang an infiltrierend zu sein, sondern kann sich in den ersten Stadien rein expansiv verhalten, in dieser Zeit auch eher ausgeschält werden. Erst mit der Zunahme der Wachstumstendenz stellt sich auch das infiltrierende Wachstum ein. Was die Metastasenbildung betrifft, so neigen die reiferen Formen weniger, die unreifen mehr dazu; im jugendlichen Alter ist eine Metastasierung häufiger als später. Die Verschleppung geht mehr auf dem Blutwege als auf dem Lymphwege vor sich. Über die Ätiologie der Sarkome ist nichts Sicheres bekannt. Sarkome sind gar nicht selten angeboren; sonst treten sie hauptsächlich im mittleren Lebensalter auf, während sie im höheren Alter seltener sind.

Ganz unreife Sarkome.

Die hauptsächlichsten Formen sind: klein- und großzellige Rundzellensarkome, klein- und großzellige Spindelzellensarkome, Riesenzellensarkome. Daneben gibt es auch Mischformen. *Am bösartigsten sind Rundzellensarkome* und von diesen wieder die kleinzelligen; sie zeigen rapidestes Wachstum, sind ihrer Konsistenz nach weich, der Farbe nach mehr rötlich und besitzen großen Gefäßreichtum. Die Spindelzellensarkome fühlen sich etwas derber an und wachsen nicht so

478 Spezielle Pathologie und Therapie der Zahn- und Mundkrankheiten.

stark infiltrierend. Die Riesenzellensarkome (Abb. 465) gehen hauptsächlich vom Knochen oder dem Periost aus und werden dem Sitz nach unterschieden in (derbere) periostale und (weichere) zentrale Formen. Am Kiefer nahm man früher viel häufiger Riesenzellensarkome an; in neuerer Zeit sind viele Autoren,

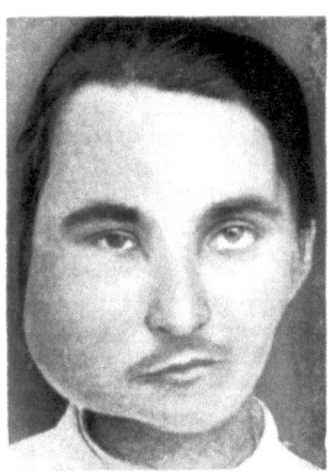

Abb. 466. Spindelzellensarkom. (Aus der Sammlung des Krankenhauses Allerheiligen Breslau.)

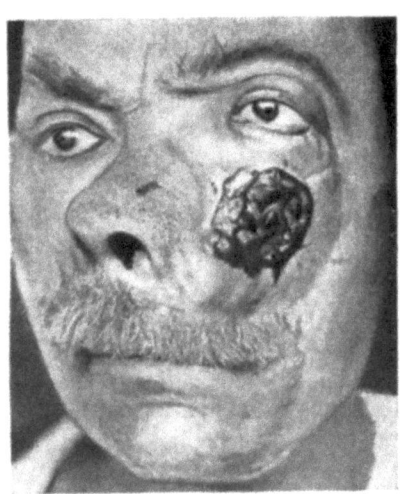

Abb. 467. Melanosarkom.

z. B. AXHAUSEN geneigt, die meisten der riesenzellenhaltigen Geschwülste am Kiefer *nicht mehr zu den echten Neubildungen, sondern zu den Erscheinungen der Osteodystrophia fibrosa zu rechnen* (näheres s. S. 453). Einige klinische Bilder bringen die Abb. 466—469.

Höher entwickelte Sarkome.

Das Bild der höher entwickelten Sarkome unterscheidet sich von den unreifen Formen vor allem dadurch, daß die Differenzierung der Zellen nicht mehr auf der

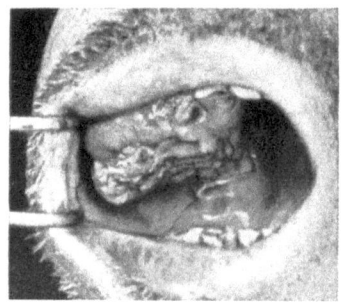

Abb. 468. Rundzellensarkom des rechten Oberkiefers.

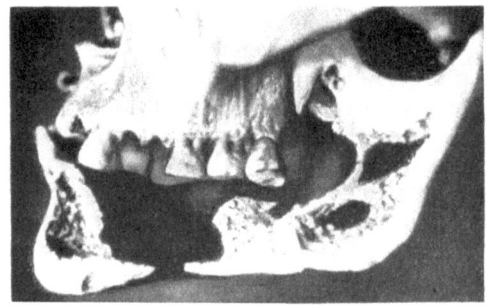

Abb. 469. Zerstörung des Unterkieferknochens durch Sarkom.

tiefsten Stufe stehen bleibt und die Grundsubstanz besser ausgebildet wird. Dadurch wird die Ähnlichkeit mit dem Muttergewebe bzw. mit den gutartigen Geschwülsten der Bindegewebsreihe größer, im ganzen aber bleibt der Tumor doch nur ein Zerrbild des Muttergewebes (BORST). Alle gutartigen Geschwülste der Bindegewebsreihe können eine heterotypische sarkomatöse Varietät aufweisen (LEXER) und dementsprechend kann man einteilen in Fibro-, Osteo-, Chondro-, Angio-, Myxosarkome usw.

Aus dieser langen Reihe sind *am Kiefer häufiger zu beobachten die Fibrosarkome und Osteosarkome*, seltener Angio-, Chondro- und Myxosarkome. Eine besondere Rolle spielen bei den Angiosarkomen die *Endotheliome* und *Peritheliome*. Eine Sarkomform, die sich durch besondere Bösartigkeit auszeichnet, ist das melanoplastische Sarkom (Abb. 467); es ist charakterisiert durch die Fähigkeit der Parenchymzellen, ein besonderes Pigment (Melanin) zu bilden. Meist gehen diese Sarkome aus von Pigmentmälern der Haut; doch kommen derartige Pigmentmäler gelegentlich auch an der Gaumenschleimhaut vor und sie können ebenfalls als Ausgangspunkt dienen.

γ) Reife Tumoren der Epithelreihe.

Das Papillom.

Unter Papillomen versteht man kleine Geschwülstchen, die selten Nußgröße erreichen, rein der Oberfläche aufsitzen, die Tiefe in keiner Weise beteiligen und sich zusammensetzen aus einem bindegewebigen Gerüst mit reichlicher Epitheldecke. Die von der Cutis ausgehenden Papillome fühlen sich im allgemeinen mehr derb an (Papilloma *durum*), die von der Schleimhaut ausgehenden sind von weicherer Konsistenz (Papilloma *molle*). Der Form nach sind die Papillome gestielt oder auch breitbasig aufsitzend, manchmal auch sehr warzig. Ein Lieblingssitz ist die Saumregion der Lippen- und Wangenschleimhaut (Abb. 470).

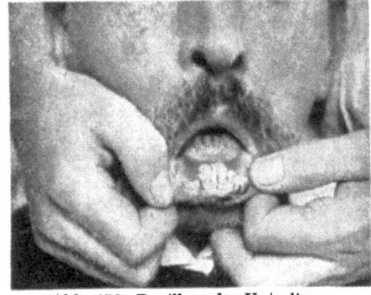

Abb. 470. Papillom der Unterlippe (PARTSCH, Handbuch).

In neuerer Zeit neigt man dazu, für viele Papillome den Charakter als echte Tumoren abzulehnen und sie zu den Neubildungen auf entzündlicher (infektiöser) Grundlage zu rechnen. Tritt ein auffälliges Wachstum ein, so ist der Verdacht auf Umschlag nach der malignen Seite gerechtfertigt.

Das Adenom.

Reine, nach dem Typus des Drüsengewebes gebaute autonome Neubildungen — das sind die Adenome — finden sich am Kiefer sehr selten; etwas häufiger kommen sie vor im Bereich der Mundhöhlenweichteile, wo sie ihren Ausgang von Schleim- und Speicheldrüsen nehmen. Hier erscheinen sie als weiche, gut abgekapselte, langsam wachsende Geschwülste. Polypen sind im allgemeinen nicht hierher zu rechnen, da sie meist entzündlicher Natur sind. Auch die sogenannten Parotismischtumoren sind davon getrennt zu halten.

SIEGMUND und WEBER betrachten als eine besondere hierher gehörige Form epitheliale Neubildungen, die ebenfalls von den submukösen Drüsen ausgehen, scharf umschrieben und gut abgekapselt sind. Sie kommen (von manchen Autoren als Endotheliome bzw. Epitheliome bezeichnet) überall in der Mundhöhle, auch am Gaumen vor und sollen den KROMPECHERschen Basaliomen nahe stehen.

Im Zusammenhang mit den Adenomen werden auch die *Cylindrome* genannt, charakterisiert dadurch, daß sie eigentümliche Stränge von hyalinem Aussehen aufweisen, die teils im Innern der Geschwulstzapfen liegen, teils diese umgeben.

Das Cystadenom.

Bei ihm erfahren die wuchernden Drüsenschläuche eine starke Erweiterung der Lumina, die sich zu cystischen Hohlräumen weiter entwickeln kann. Es findet sich viel mehr an Organen wie Nieren, Schilddrüse, Hoden usw., sehr selten in der Mundhöhle (PARTSCH).

480 Spezielle Pathologie und Therapie der Zahn- und Mundkrankheiten.

Anhang: Die Dermoidcyste.

Unter einer Dermoidcyste versteht man eine gutartige Hohlgeschwulst, die bezüglich ihrer Entstehung eng mit entwicklungsgeschichtlichen Vorgängen zusammenhängt. Für den Zahnarzt von größerem Interesse sind die *Dermoidcysten des Mundbodens*, welche aus Epithelresten an der Vereinigungsstelle der beiden Unterkieferhälften hervorgehen können. Soweit die innere Auskleidung nur aus mehrschichtigem Plattenepithel besteht, spricht man von *Epidermoiden*, während die Dermoidcysten im engeren Sinne in ihrer Wandung auch Haarbälge und die zugehörigen Drüsen enthalten (PARTSCH). Der Inhalt der Dermoide ist selten flüssig und bietet daher auch kaum das Symptom der Fluktuation; eher ist die Konsistenz teigig und knetbar. Der Inhalt (Drüsenprodukte) schimmert gelblich durch die Wand durch.

MARCHAND unterscheidet *sublinguale* und *submentale* Dermoide. Die sublingualen Formen wölben den Mundboden stark vor und drücken die Zunge

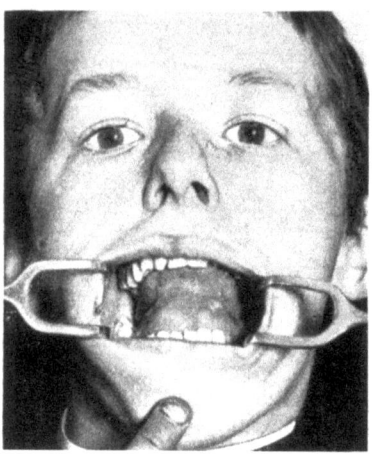
Abb. 471. Sublinguale Dermoidcyste.

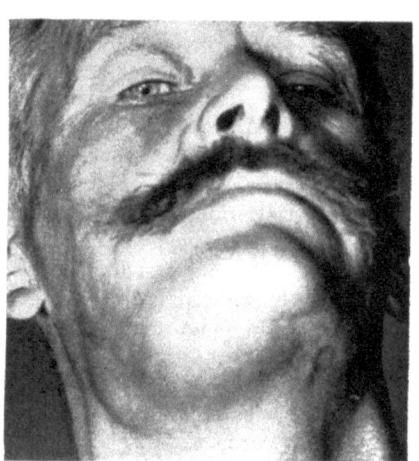
Abb. 472. Submentale Dermoidcyste.

nach oben (Abb. 471), die submentalen Formen beeinträchtigen weniger den Mundhöhlenraum und wölben sich mehr nach dem Halse zu vor, oft als eine Art Doppelkinn (Abb. 472).

Nicht zu verwechseln sind die sublingualen Dermoide mit der Ranula, die von den Speicheldrüsen (Glandula sublingualis) ausgeht und von den meisten Autoren nicht zu den echten cystischen Hohlgeschwülsten gerechnet wird. Ihrer ist bei der Pathologie der Speicheldrüsen noch weiter gedacht (S. 429). Die Unterscheidung ist leicht durch die Fluktuation und den bläulichen Farbton der Ranula.

Die Dermoide können, wenn auch langsam wachsend, doch eine ganz erhebliche Größe annehmen und sind dann chirurgisch schwerer anzugehen, während die Frühstadien durch Ausschälung leichter zu beseitigen sind.

δ) **Die unreifen Tumoren der Epithelreihe.**

Das Carcinom.

Das Carcinom ist nach LEXER eine bösartige Geschwulst mit vorzugsweise infiltrierendem und das durchwucherte Gewebe zerstörendem Wachstum. Das Parenchym wird von Zellen gebildet, die je nach ihrem Ausgangspunkt verschieden sein können (Platten-, Zylinder- usw. -Epithel). Das bindegewebige Stroma ist verschieden stark; überwiegt es, dann ist die Konsistenz des Carcinoms derber (Carcinoma *scirrhosum*), überwiegt stark das Parenchym, dann ist sie weich (Carcinoma *medullare*); dazwischen liegt eine Mittelform (Carcinoma *simplex*). Bei den oberflächlichen Formen herrscht die knollige bis blumenkohlartige Gestaltung vor, meist mit tiefen kraterförmigen Geschwüren; bei den zentralen Formen ist öfter die Knotenform zu beobachten. *Die Metastasierung kann erfolgen lymphogen* (regionäre Lymphdrüsen!), *hämatogen und disseminiert* (Krebsaussaat) (Abb. 473).

Bemerkenswert ist beim Carcinom für die Diagnose: Bei reichlichem Stroma lassen sich kleine Pfröpfe (Carcinomzellnester) wie Comedonen an der Schnittfläche auspressen, bei den weichen Formen dagegen quillt aus der Schnittfläche sehr oft ein milchiger Saft (die sog. Krebsmilch), der Fett und Zellelemente enthält.

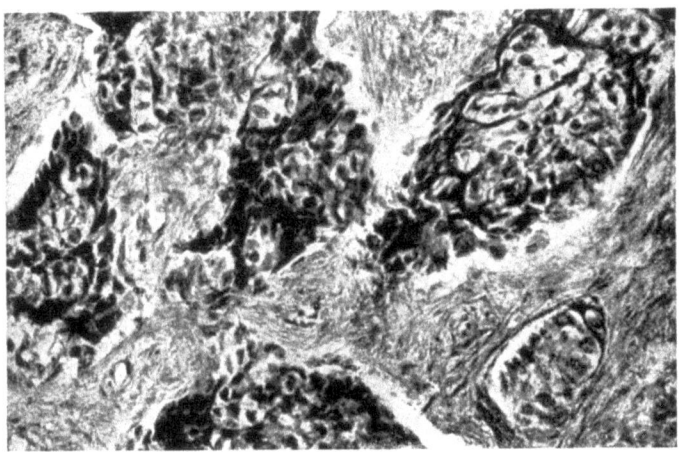

Abb. 473. Metastatische Carcinomzellnester in der Wurzelhaut eines unteren Molaren.

Das Carcinom ist im allgemeinen eine Krankheit des höheren Alters, namentlich des 5. und 6. Jahrzehnts; doch kommen gar nicht so selten auch Fälle im früheren Lebensalter vor. Das weibliche Geschlecht wird häufiger befallen als das männliche (6:4 nach BORST u. a.). Der Häufigkeit des Sitzes nach gibt BORST folgende Reihenfolge: Haut, Magen, Darm, Uterus, Mamma, Speiseröhre usw. Die Zunge nennt er erst an drittletzter Stelle.

Die allgemeine Diagnostik des Carcinoms geht neuerdings besondere Wege, indem das *serologische Verhalten Carcinomkranker* in verschiedener Hinsicht anders ist als das Gesunder. Serum Gesunder z. B. zerstört Krebszellen, Serum Carcinomkranker dagegen nicht (FREUND und KAMINER); das Serum Carcinomkranker ruft in Carcinomextrakten spezifische Trübung hervor, die durch gesundes Serum aufgehellt werden kann.

Bei den Plattenepithelkrebsen hat KROMPECHER eine besondere Gruppe abgezweigt, die ihren Ausgang von den Basalzellen, d. h. den zylindrischen Zellen des Rete Malpighi nimmt und von KROMPECHER als die Gruppe der *Basaliome* bezeichnet wird, während die übrigen Plattenepithelkrebse von den Stachelzellen der Epithelschicht ausgehen. Die Zapfen der Basaliome erhalten eine mehr drüsige Struktur; Hornperlen fehlen ganz oder sind wenigstens sehr selten, während bei den anderen sich Hornperlen meist in großen Mengen finden. Gerade die Basaliome sind im Kieferbereich nicht selten, doch dürfen sie nicht identifiziert werden mit den gutartigen Cylindromen sowie den Parotismischtumoren. Indessen können Cylindrome und Mischtumoren jederzeit in die maligne Form umschlagen.

Einteilung der Carcinome. Diese kann nach den verschiedensten Gesichtspunkten erfolgen; uns interessiert vielleicht am meisten die von LEXER nach dem Ausgangspunkt angegebene. Nach LEXER sind zu trennen:

a) Carcinome der Haut (das flache, das tiefgreifende, das papilläre Hautcarcinom);

b) Schleimhautcarcinome (Plattenepithel-, Drüsenepithelcarcinome);

c) Carcinome drüsiger Organe.

Hautcarcinome.

Bei den Hautcarcinomen ist in erster Linie das Gesicht beteiligt. Vielfach ist hier vorher die Haut schon verändert gewesen durch Narben, durch tuberkulöse Geschwüre, durch Lues, durch chronische Reize aus Beruf (Schornsteinfeger usw.), durch Röntgenschädigung, doch beobachtet man auch die Entwicklung von scheinbar gesunder Haut aus. Beim Hautcarcinom findet man die früher schon erwähnten Hornperlen besonders häufig, stark abgeplattete Epithelzellen konzentrisch zu Kugeln geschichtet.

Das *flache Hautcarcinom* beginnt als scheinbares Knötchen, das erst anfängt Erscheinungen zu machen, wenn es sich zu einem langsam wachsenden Geschwür entwickelt. Vor allem muß die große Hartnäckigkeit gegenüber der sonst bei Geschwüren üblichen Therapie auffallen. Anfänglich fühlt sich nur der Geschwürsrand derber an, ein schmaler, wallartiger Rand; später wird auch die Unterlage des Geschwürs mit einbezogen; die Haut ist dann nicht mehr verschieblich und nun fühlt sich auch der ganze Bezirk derber an; doch kann es Jahre dauern, bis dieser Zustand eintritt. Mit dem eintretenden Zerfall verändert sich auch das Aussehen des Geschwürsrandes, der nunmehr gezackt und unterminiert erscheinen kann. Vorübergehend kann Schrumpfung und Narbenbildung auftreten. Sitz ist unter anderem die Wange, dann das Kinn gegen den Lippenrand hin. Therapeutisch kommen in Betracht: Excision, die immer noch als das Sicherste gilt, und Bestrahlung. (Radium-, Röntgennahbestrahlung.)

Das tiefgehende Hautcarcinom. Es unterscheidet sich von dem relativ gutartigen, flachen Hautcarcinom dadurch, daß die Ausbreitung namentlich auch nach der Tiefe zu sehr bald einsetzt, daß schmerzhafte Infiltrate entstehen, daß Geschwüre mit kraterförmiger Vertiefung und derbem, überhängendem Wall sich bilden. Sehr bald wird bei dem raschen Wachstum der darunterliegende Kieferknochen in Mitleidenschaft gezogen. Verjauchungen sind eine sehr häufige Erscheinung. Die Behandlung besteht in ausgedehnten chirurgischen Eingriffen; vielfach muß damit die Kieferresektion verbunden werden.

Das Schleimhautcarcinom.

Neben Wangenschleimhaut, Mundboden und weichem Gaumen wird mit Vorliebe die Lippe, und zwar hauptsächlich die Unterlippe (Abb. 474 und 475) vom Schleimhautcarcinom befallen. Ätiologisch spielen hier zweifellos chronische Reize eine erhebliche Rolle; so spricht man von *Pfeifenraucherkrebs*; ferner ist zu denken an den Reiz, den scharfe Zahnkanten auf die Wangenschleimhaut und Zunge ausüben. Eine Prädisposition für die Entstehung des Carcinoms wird auch geschaffen durch die Leukoplakie, die ja ebenfalls auf chronische Reize bei Rauchern zurückgeführt wird (Abb. 476).

Der Form nach können die Schleimhautcarcinome sehr verschieden sein (Abb. 477): bald sind es mehr polypöse, bald mehr breitbasige Tumoren, bald mehr stärkste Infiltration; Geschwürsbildung ist äußerst häufig, namentlich beim Carcinom der Zunge und der Lippe. Sehr häufig sind auch Blutungen und Verjauchungen. Die subjektiven Beschwerden sind gerade bei den Schleimhautcarcinomen des Mundhöhlenbereiches besonders groß. PARTSCH sagt mit Recht, daß hier dem Zahnarzt eine ganz besondere Aufgabe gestellt ist, denn während sonst am Körper die Schleimhautcarcinome in ihren Anfangsstadien sich der Beobachtung entziehen, ist dem aufmerksamen Untersucher der Mundhöhle viel eher Gelegenheit gegeben, Frühstadien zu erkennen und sie einer rechtzeitigen und damit auch erfolgreichen Behandlung zuzuführen.

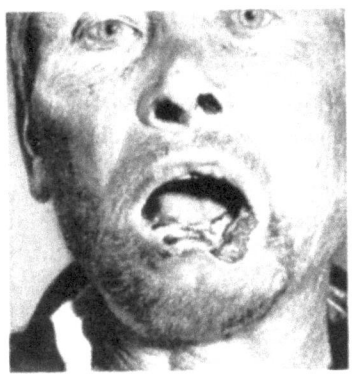
Abb. 474. Carcinom der Unterlippe.

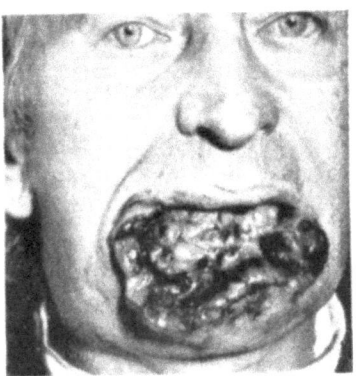
Abb. 475. Carcinom der Unterlippe, fortgeschrittenes Stadium.

Die Differentialdiagnose ist namentlich bei den Frühstadien der Zungencarcinome nicht immer ganz leicht. Zunächst ist das chronische Dekubitalgeschwür auf rein entzündlicher Basis auszuschalten. *Wegfall des Reizes muß*

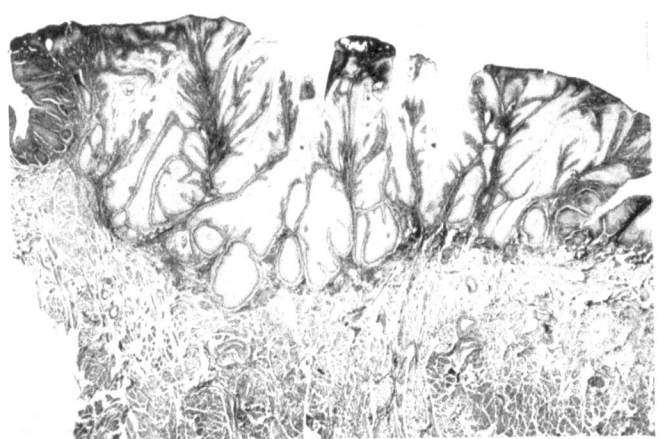
Abb. 476. Carcinombeginn auf dem Boden einer Leukoplakie.

hier schon nach wenigen Tagen Klärung bringen. Dann ist namentlich auch das Gumma auszuschalten, das mit seinen Zerfallserscheinungen mitunter sehr ähnliche Bilder machen kann. Auch hier kann nur dringend geraten werden, in jedem Falle fachärztliche Beratung zuzuziehen.

ε) **Die Mischgeschwülste.**

Diese können teratoider Art sein oder von Speicheldrüsen ausgehen. Uns interessieren besonders die letzteren und von ihnen hauptsächlich die Parotismischtumoren. Streng genommen handelt es sich gar nicht ausschließlich um Mischtumoren, die nur mit der Parotis irgendwie zusammenhängen; sie sind lediglich hier zuerst genauer beobachtet worden und von da hat sich der Name auch auf die anderen Tumoren des gleichen Typus übertragen; ausgehen können sie aber von embryonal versprengten Resten der verschiedensten Speicheldrüsen. Mischgeschwülste heißen sie deshalb, weil neben dem epithelialen Anteil auch noch Anteile aus der Bindegewebsreihe in ihnen vorhanden sind; vor allem wird häufig angegeben, daß sie auch Knorpel enthalten, was allerdings von SIEGMUND bestritten wird, der die vermeintlichen Knorpelzellen als veränderte Epithelzellen anspricht.

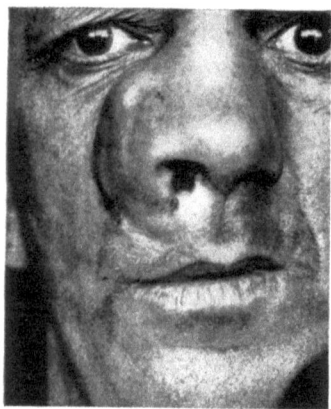

Abb. 477. Carcinom des Oberkiefers (ausgehend von der Schleimhaut der Oberkieferhöhle).

Der Grund, warum die Mischtumoren den Zahnarzt besonders angehen, ist einmal der, daß nach PERTHES über 50% der am Kiefer vorkommenden echten Neubildungen solche Mischtumoren sind, und weiter der Grund, daß durch zahnärztlich-chirurgische Maßnahmen der Umschlag aus der ursprünglichen Gutartigkeit in die Malignität beschleunigt werden kann. Sonst rechnet man durchschnittlich etwa 6—8 Jahre, bis der Umschlag erfolgt; doch sind auch Fälle bekannt, wo 20, ja selbst auch 45 Jahre verflossen waren, bis der Tumor eine stärkere Wachstumstendenz zeigte (LEXER). Anfänglich ist der Parotismischtumor jedenfalls durchaus benigner Natur; er wächst zunächst außerordentlich langsam, rein expansiv und ist gut abgekapselt; die Oberfläche zeigt keine Reizerscheinung und keine Veränderung; subjektive Beschwerden fehlen in dieser Zeit vollkommen. Sein Vorhandensein wird meist erst klar, wenn allmählich äußerlich eine derbe, unempfindliche Schwellung sich entwickelt. Mit Vorliebe sitzt der Mischtumor im Oberkiefer, wo er nach der Kieferhöhle zu und dann in einer sehr charakteristischen Weise nach dem Gaumen zu wächst.

Die Art, wie der Tumor allmählich die betreffende Gaumenhälfte vorwölbt, schafft ein Bild, das lebhaft an einen Gaumenabsceß erinnert (Abb. 478). Die Täuschung wird noch dadurch erhöht, daß im Innern des Tumors sich Cysten und Verflüssigungsherde bilden, die dann den Eindruck von Fluktuation beim Betasten aufkommen lassen. Eine Punktion an solcher Stelle wird freilich rasch aufklären, da sie beim Mischtumor nicht wie beim Absceß Eiter, sondern neben Epithelzellen höchstens seröse oder schleimige Flüssigkeit herausbefördert, wenn überhaupt etwas in die Punktionsspritze gelangt. Auch ist der

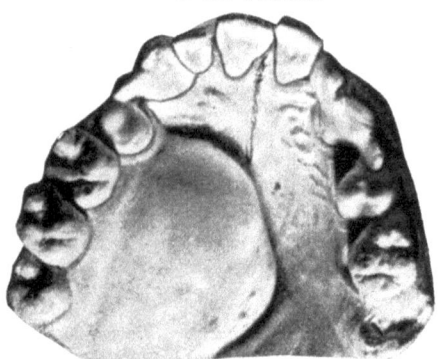

Abb. 478. Parotismischtumor im rechten Oberkiefer (zu beachten die Zahnstellung).

Absceß eine gleichmäßig prall elastische Vorwölbung, die Neubildung aber nur in einzelnen Abschnitten weicher. Die gleichen Gesichtspunkte gelten auch für die *Differentialdiagnose mit einer fungösen oder follikulären Cyste*, die ja ebenfalls langsam und reaktionslos wachsen kann und auch allmählich den Kiefer vorwölbt. Bei der Unterscheidung von der Cyste spielt natürlich auch die Röntgenaufnahme eine große Rolle, denn beim bereits äußerlich sichtbar gewordenen Tumor läßt das Röntgenbild meist jede Kieferhöhlenzeichnung vermissen, während bei der Cyste die Hohlräume eher vermehrt erscheinen.

Ein gerade vom Zahnarzt zu beachtendes Symptom ist das *Verhalten der Zähne im Tumorbereich*. Ohne jede Kronenschädigung, ohne Taschenbildung und ohne Trauma werden die Zähne allmählich locker, teils weil der knöcherne Teil des Aufhängeapparates in den Tumor miteinbezogen wird, teils weil Wurzelresorptionen im Zusammenhang mit dem Tumor auftreten können. Lockerung gesunder Zähne ohne jeden äußeren Anlaß und ohne Taschenbildung soll daher immer einen Verdacht auf Tumor im Kiefer wachrufen.

Über den histologischen Befund beim Mischtumor sagen SIEGMUND und WEBER: ,,Die Epithelien bilden eigenartige alveolär gebaute, von drüsenähnlichen Lichtungen durchsetzte, retikuläre Zellverbände, in denen es zur Abscheidung eines schleimartigen Produktes kommt. Durch das Einwachsen oder Umwachsen bindegewebiger Bestandteile, die der Kapsel oder den Gefäßen des Geschwulstläppchens entstammen, entstehen eigenartige, hyaline, stark quellende Massen."

Was die Therapie betrifft, so entscheidet ganz der Zeitpunkt, zu dem man den Patienten zu Gesicht bekommt. In der benignen Zeit gelingt die völlige Ausschälung meist ohne große Schwierigkeit; später aber wird ausgedehnte Resektion oft nicht zu umgehen sein.

b) Vom Zahnsystem ausgehende Kiefertumoren.

α) Folliculäre Zahncysten.

Wesen. Unter follikulären Cysten versteht man mit Epithel ausgekleidete und mit Flüssigkeit gefüllte Hohlräume im Kieferknochen, die ihren Ausgang nehmen von dem Epithel einer Zahnanlage. Der Zahn, aus dessen Anlage die Cyste hervorging, kann trotzdem mehr oder minder vollständig ausgebildet werden, zum Durchbruch gelangt er aber gewöhnlich nicht. Wenn es sich um einen normalen Zahn als Ausgangspunkt handelt, dann fehlt dieser im Gebiß; doch kann auch, freilich seltener, der Keim eines überzähligen Zahnes den Ausgangspunkt bilden. Die Stellung des betreffenden Zahnes zum Cystenlumen ist fast durchweg die gleiche: die Krone ist nach dem Hohlraum, die Wurzel nach der Cystenwand gerichtet (Abb. 479).

Genese. Die Entstehung einer follikulären Cyste kommt wohl erst von dem Stadium eines Zahnkeimes ab in Betracht, wo dieser

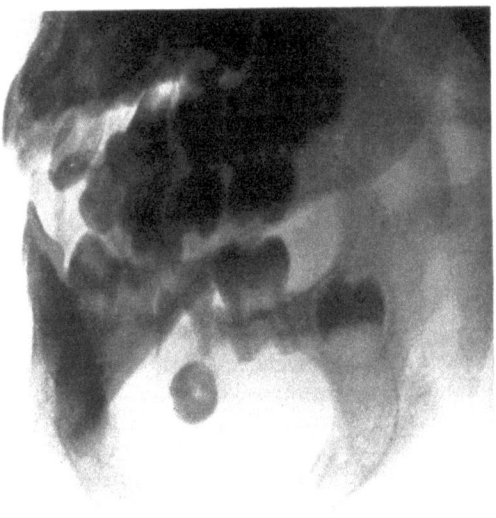

Abb. 479. Röntgenbild von einer follikulären Cyste. Der Zahn sitzt am Boden der Cyste.

den Zusammenhang mit der Zahnleiste verloren hat. Als Ausgangspunkt ist nur der Schmelzkeim heranzuziehen. Neuerdings hat PFLÜGER auch auf die MALASSEZschen Epithelreste als Ausgangspunkt hingewiesen, aber nicht sehr überzeugend wirken können. Entscheidend, zugleich auch für den Grad der Ausbildung des Ausgangszahnes ist der Zeitpunkt, zu dem die cystische Entartung begann. Geschah dies ganz frühzeitig, so wird der ganze Schmelzkeim mit einbezogen und der Zahn gelangt überhaupt nicht zur Entwicklung. Geschah es erst später, wenn die Schmelzbildung in der Hauptsache schon vollzogen war, so muß man mit PECKERT annehmen, daß die Entwicklungsstörung ein Organ zu neuer, atypischer Lebenstätigkeit entfachte, das nach Erledigung seiner Aufgabe zum Verschwinden bestimmt war. Sind mehrere Zahngebilde an einer Cystenwand vorhanden, so ist eine Zersplitterung des zerstörten Zahnkeimes als Ursache denkbar.

Ätiologie. Daß diese Entstehung einer follikulären Cyste auf Entwicklungsstörungen zurückgeht, wie dies schon BROCA vertreten hat, ist wohl sicher. Aber was die Entwicklungsstörungen veranlaßt, ist oft schwer zu sagen. Zum Teil sind für die Keime bleibender Zähne parodontitische Reize an der benachbarten Milchmolarenwurzel der Grund zur Störung. Auf diese Beobachtung stützt sich die neuerdings in der zahnärztlichen Literatur hervortretende Tendenz, die follikuläre Cyste als genuine Hohlgeschwulst überhaupt abzulehnen und *ihr Auftreten mit entzündlichen Vorgängen im Bereich der ersten Dentition in Zusammenhang zu bringen.* Für eine solche Bedeutung haben sich namentlich LARTSCHNEIDER und BLOCH-JÖRGENSEN eingesetzt, aber auch LINDEMANN neigt dieser Ansicht zu. Es ist nur schwer, dann auch eine hinreichende Erklärung für die (follikulären) Cysten zu finden, die von retinierten Milchzähnen ausgehen. BAUER konnte in einem Falle einwandfrei ein Trauma als Ursache für die Entstehung der follikulären Cyste nachweisen. Experimentell kann man auch durch Injektion differenter Flüssigkeiten in die Nähe des Schmelzkeimes Cysten zur Entstehung bringen.

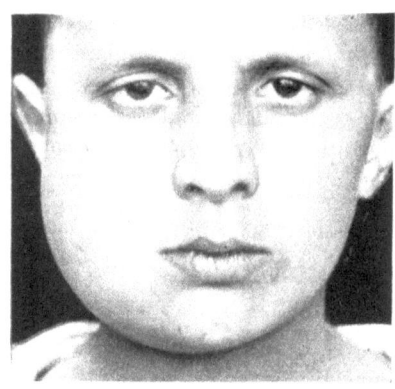

Abb. 480. Äußeres Bild bei einer follikulären Cyste im rechten Unterkiefer (Sammlung des Krankenhauses Allerheiligen Breslau).

Pathologische Anatomie. Die follikulären Cysten sind im allgemeinen als einkammerige Hohlräume aufzufassen, die sicher einen sehr erheblichen Umfang annehmen können, im allgemeinen aber doch nicht über ein gewisses Maß hinausgehen. Ganz abnorme Größe und ebenso Mehrkammerigkeit lassen die Diagnose *Cystom* wahrscheinlich werden. Die Cystenwand erinnert in ihrem Aufbau sehr an die der fungösen Cyste: peripher eine an Blutgefäßen reiche bindegewebige Schicht, nach innen zu die Epithelauskleidung, die aus mehreren übereinandergeschichteten Lagen oder auch lediglich aus spärlichen Reihen von Epithelzellen besteht. Nur in einem Punkte unterscheidet sich das histologische Bild der follikulären und fungösen Cystenwand: die letztere zeigt immer, wenn auch oft nur sehr kleine, Infiltrationsherde im Kapselbereich; bei der follikulären Wand fehlen sie gewöhnlich.

Klinisches. Die follikulären Cysten gehen seltener von Milchzähnen, häufiger von den Keimen bleibender Zähne aus; sie sind aber auch hier, verglichen mit der Häufigkeit fungöser Cysten, recht selten. Vereinzelt sind angeborene folliculäre Cysten beobachtet worden; sonst entspricht das Alter, in dem sie am meisten in Erscheinung treten, dem 12.—16. Lebensjahr; nach dem 20. Lebensjahr auftretende Cysten hängen überwiegend mit dem Weisheitszahn zusammen; überhaupt sind Molaren öfter der Ausgangspunkt als andere Zähne (Abb. 480).

Folliculäre Cysten entwickeln sich *ohne alle subjektiven Erscheinungen.* Die Erkennung erfolgt gewöhnlich erst dann, wenn sich am Oberkiefer oder Unterkiefer allmählich eine Vorwölbung bemerkbar macht und die Asymmetrie auffällig wird. Zu dieser Zeit haben aber die Cysten oft schon einen recht erheblichen

Umfang aufzuweisen, und zwar im Oberkiefer deshalb, weil sie sich gerne erst in der Richtung nach der Kieferhöhle zu entwickeln, im Unterkiefer deshalb, weil im Spongiosateil des Kieferkörpers die Widerstände gegen die Ausdehnung viel geringer sind als von seiten der dicken und festen Corticalis. Die Entwicklung auf Kosten des Sinus maxillaris vollzieht sich nach dem Durchbruch in das Antrum genau so, wie es bei den fungösen Cysten geschildert wurde, d. h. die Sinusschleimhaut wird vom Antrumboden abgehoben und nach oben gegen die Orbita verdrängt. Mit dem Größerwerden der Cysten pflegt sich auch der Einfluß auf die Zahnstellung bemerkbar zu machen, indem der seitliche Druck auf die Wurzeln zu Kippung und Lückenstellung führt.

Die mehrfach erwähnte Vorwölbung des Kieferknochens kommt dadurch zustande, daß unter dem Wachstumsdruck zentral eine Rarefizierung des Knochens stattfindet, der außen eine ganz ungenügende Knochenanlagerung gegenübersteht. Dadurch wird die Knochenschale verdünnt und nach außen ausgebuchtet. Mit dem fortschreitenden Prozeß wird die Knochenschale schließlich so dünn, daß man sie eindrücken kann, wobei ein leichtes, knitterndes Geräusch entsteht (das sog. Pergamentknittern). Zuletzt verschwindet die äußere Knochenschale stellenweise völlig.

Subjektive Erscheinungen treten eigentlich erst dann in den Vordergrund, wenn Infektionskeime in die Cyste gelangen und an Stelle des serösen Inhaltes Eiter tritt. Wie bei den vereiterten fungösen Cysten kann es dann auch hier zu akut entzündlichen äußeren Erscheinungen kommen.

Diagnose und Differentialdiagnose. In Frühstadien ist man für die Diagnose ganz auf das Röntgenbild angewiesen, und wenn man hier im Bereich des rundlichen Schattens noch einen retinierten Zahn erkennen kann, so ist kaum ein Zweifel möglich. In vorgeschrittenen Stadien liegt der Verdacht auf folliculäre Cyste nahe, wenn sich ganz langsam und schmerzlos eine Vorwölbung am Kiefer einstellt und ein Zahn im Bereich der Vorwölbung nicht zum Durchbruch gelangt ist, ferner wenn eine Fluktuation besteht und bei der Punktion sich als Inhalt seröse Flüssigkeit untermischt mit Cholesterinkrystallen ergibt.

Differentialdiagnostisch kommen zunächst fungöse Cysten in Betracht, die aber leicht abzugrenzen sind mit dem Nachweis einer nekrotischen Pulpa oder einer cariösen Wurzel. Das Röntgenbild läßt hier meist deutlich einen Zusammenhang des Schattens mit der betreffenden Wurzelspitze erkennen. Ferner kommen in Betracht die KLESTADTschen *Gesichtsspaltencysten,* die mit dem Zahnsystem in keinem Zusammenhang stehen. Bei Vereiterung einer folliculären Cyste im Oberkiefer ist schließlich die Verwechslung mit einem Antrumempyem möglich.

Therapie. Hier gilt dasselbe, was auf S. 362 über die Behandlung fungöser Cysten gesagt worden ist. Kleine Cysten kommen für die Operation nach PARTSCH II in Betracht (Ausschälung), größere für die Operation nach PARTSCH I (d. h. die Cyste wird durch Wegnahme der äußeren Wand zur Nebenhöhle der Mundhöhle gemacht), sofern im Oberkiefer nicht eine rhinologische Operationsmethode vorzuziehen ist.

β) Das Adamantinom.

Vorbemerkung. Die Grenzen zwischen den nun zu besprechenden beiden Geschwulstformen Adamantinom und Odontom werden von den verschiedenen Autoren recht verschieden gezogen. Wohl die schärfste Formulierung brachte SIEGMUND, der als Adamantinom nur solche Geschwülste gelten lassen möchte, bei denen das mesenchymale Stroma keinerlei blastomatöse und formative Eigenschaften zeigt und das Geschwulstparenchym ausschließlich epithelialer Natur ist. Als zu den Odontomen gehörig sind dann folgerichtig alle Geschwülste zu rechnen, bei denen entweder der mesenchymale Anteil allein oder zusammen mit dem epithelialen die Blastombildung bestreitet. Wie uns die histologische Untersuchung zweier ungewöhnlich früher Fälle (ein Kind von 13 Monaten mit Adamantinom und ein Kind von 19 Monaten mit Odontom) gelehrt hat, sind in beiden Fällen die *ersten Anfänge der geschwulstmäßigen Wucherung einander überraschend ähnlich*; es entscheidet sich nur dann sehr schnell, ob die epitheliale Komponente die besondere Aktivität erhalten hat und dem mesenchymalen Anteil nur eine in der Hauptsache passive Rolle zugeteilt ist, *woraus dann das Adamantinom resultiert*, oder ob die mesenchymale Komponente die Führung übernimmt, *woraus stets ein Odontom resultieren muß*. Wieweit bei der Differenzierung der mesenchymalen Anteile dieser Geschwülste dem Epithel eine Organisatorenwirkung zukommt, darüber haben uns SCHÜRMANN und PFLÜGER außerordentlich interessante Aufschlüsse gebracht.

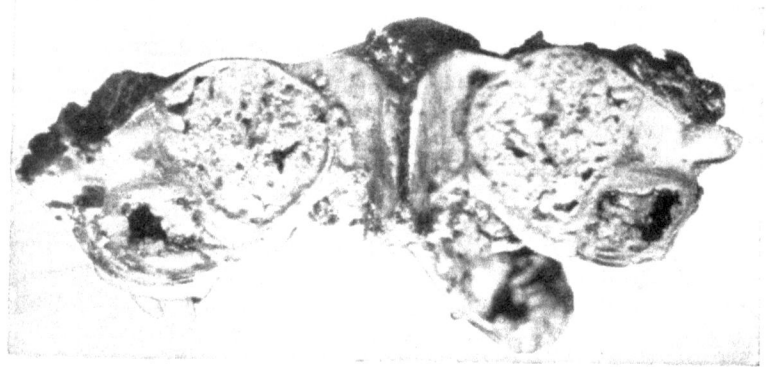

Abb. 481. Adamantinom des rechten Unterkiefers, nach der Resektion aufgeklappt; teilweise solider Bau.

Nach der Ansicht der meisten Autoren entwickelt sich das Adamantinom aus dem Epithel der Zahnanlage; einige Autoren allerdings, darunter KROMPECHER, vertreten die Meinung, daß auch das Epithel der Mundschleimhaut zum Ausgangspunkt für ein Adamantinom werden könne. In einem von uns beobachteten Falle ließ sich sowohl Keimepithel wie Mundschleimhautepithel im Adamantinom nachweisen, doch war ersichtlich das Schleimhautepithel erst nachträglich durch eine Extraktionswunde eingewandert. Als Ursache für die Entwicklung eines Adamantinoms nimmt man ein Trauma (BECKER) oder entzündliche Reize an. HAUENSTEIN unterscheidet bei der Ätiologie zwischen Reizfaktor und Dispositionsfaktor.

Die Adamantinome werden nach ihrer Konsistenz und Struktur eingeteilt in solide (*Adamant. solidum*, Abb. 481) und cystische Formen (*Adamant. cysticum*, Abb. 482). In neuerer Zeit wird aber die Berechtigung dieser Trennung in zwei Formen bezweifelt; nach RAHM soll es sich *nur um verschiedene Altersstufen* handeln, wobei die solide Form dem Jugendstadium der Geschwulst entspricht. SIEGMUND und WEBER wiederum hielten — wenigstens früher — an der Trennung in zwei Formen fest, wobei das solide Adamantinom — vielleicht tatsächlich von der Schleimhaut des Mundhöhlenepithels stammend — eine stärkere Wachstums- und Zerstörungstendenz haben soll als die „ausgereiften" Adamantinome, bei denen ein rein expansiver Wachstumstypus vorherrsche.

Im histologischen Bilde ist für das Adamantinom ungemein charakteristisch die Anordnung des Epithels: die basale Zellschicht besteht aus hohen, an Ameloblasten erinnernden Zylinderzellen (Abb. 483); dann folgt auf dem Querschnitt eines Zapfens nach innen eine Schicht mehr kubischer Zellen von wechselnder

Stärke und im Zentrum des Querschnitts endlich haben die Epithelzellen die Form von Sternzellen, die weit auseinandergezogen sind. Durch diese Anordnung wird oft eine große Ähnlichkeit mit dem Bilde der Schmelzpulpa herbeigeführt. *Im Bereiche der Sternzellen vollzieht sich gewöhnlich auch der Anfang der Cystenbildung*, indem die Maschen zwischen den einzelnen Zellen immer größer werden und

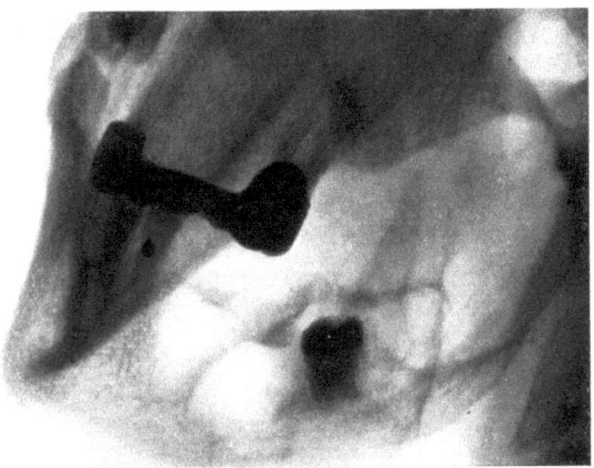

Abb. 482. Röntgenbild von einem Adamantinom im rechten Unterkiefer.

schließlich die zentralen Zellen ganz verschwinden. Das histologische Bild der cystischen Formen wird noch dadurch mannigfaltiger, daß häufig Umwandlungen von Epithelzügen in eine kolloidale Masse vorkommen. Eine glasige Masse, die man an der Epithelbindegewebsgrenze öfter findet, kann nach SIEGMUND und WEBER vielleicht als *abortive Schmelzbildung* gedeutet werden.

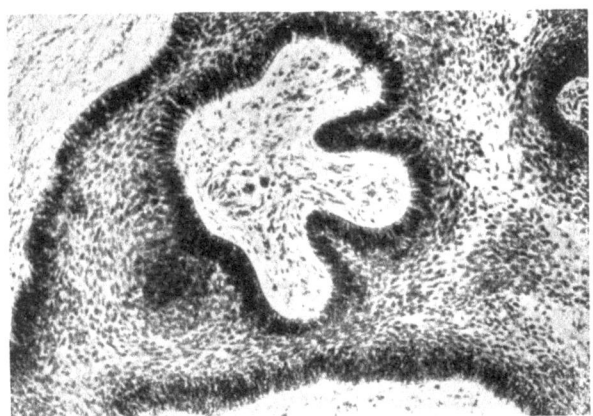

Abb. 483. Histologisches Bild aus einem Adamantinom.

Was die *klinische Seite* betrifft, so ist hierüber nach PARTSCH folgendes zu sagen: der Unterkiefer wird weit häufiger befallen als der Oberkiefer. Einen Unterschied zwischen links und rechts der Häufigkeit nach zu machen, wie das einzelne Autoren tun, besteht kein Anlaß. Dem Alter nach wird das dritte Jahrzehnt bevorzugt; doch kommen auch in der Jugend und im höheren Alter Fälle zur Beobachtung. Ob der erschwerte Durchbruch des Weisheitszahnes mit der

490　Spezielle Pathologie und Therapie der Zahn- und Mundkrankheiten.

Bevorzugung des dritten Jahrzehnts zusammenhängt, ist unsicher; die Möglichkeit ist an sich nicht von der Hand zu weisen. Das Wachstum ist anfänglich ein langsames; eine Beschleunigung im Wachstumstempo tritt vielfach ein, wenn die Cystenentwicklung einsetzt. *Auffällig rasches Wachstum muß stets den Verdacht auf carcinomatöse Entartung erwecken.* Interessant ist eine Angabe von KEGEL, wonach das Adamantinom bei Negern verhältnismäßig oft vorkommen soll.

Therapeutisches. Solange das Adamantinom gut abgekapselt ist, empfiehlt sich die Ausschälung; doch ist dies nicht ganz einfach, da stets zahlreiche Seitenbuchten vorhanden sind, in denen Epithel zurückbleiben und ein Rezidiv herbeigeführt werden kann. Neuerdings wird, und mit vollem Recht, sehr der unblutigen Behandlung das Wort geredet. Frühere Vorschläge, dabei Röntgenstrahlen zu verwenden, sind jetzt durch die Radiumbehandlung abgelöst worden. In sehr ausgedehnten Fällen und namentlich bei Verdacht auf maligne Entartung wird trotz allem die Kieferresektion nicht immer zu vermeiden sein.

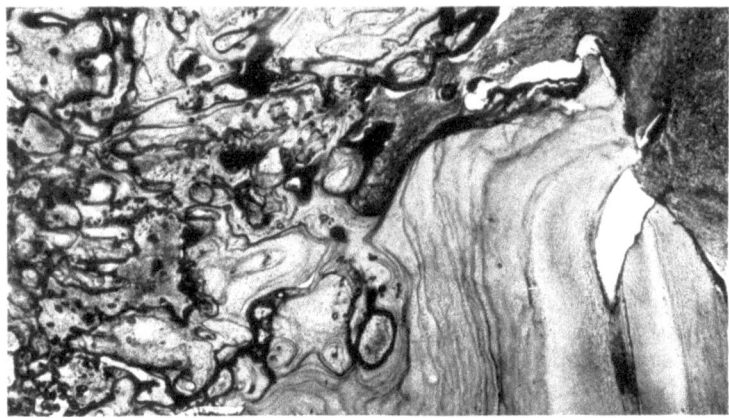

Abb. 484. Osteo- (Zemento-) Odontom. histologisches Bild.

Stets empfiehlt sich, vor der Behandlung ein genaues Röntgenbild anzufertigen, das erkennen läßt, wie weit im Innern des Kiefers sich die Hohlräume erstrecken und das auch eine für die Diagnose sehr wichtige charakteristische Zeichnung liefert (Abb. 482).

Das sogenannte *multilokuläre Cystom* gehört auch meist hierher und stellt wohl hauptsächlich die Cystenform in höchstem Ausmaß beim Adamantinom dar.

γ) Die Odontome.

Unter „Odontom" darf man sich keineswegs eine ganz bestimmte, klar umrissene Geschwulstform vorstellen, vielmehr ist darunter zu verstehen eine große Gruppe von Geschwülsten, die alle das gemeinsam haben, daß sie vom Zahnsystem ausgehen. Das tut das Adamantinom wohl auch; aber während bei diesem, wie in den Vorbemerkungen ausgeführt, nur die epitheliale Komponente für die Geschwulst in Betracht kommt, und ihr Entstehen an die Entwicklungszeit der Krone gebunden ist, *kann bei den Odontomen die epitheliale Komponente vollkommen fehlen und das Entstehen auch in eine spätere Zeit fallen,* zu der die Bildung der Krone längst abgeschlossen ist und nur noch der Abschluß der Wurzelbildung fehlt.

Die meist zitierte Einteilung der Odontome stammt von PERTHES, der trennt: 1. einfache Odontome, a) selbständig, b) anhängend; 2. zusammengesetzte Odontome. Bei den zusammengesetzten Odontomen ist angenommen, daß an ihnen mehrere Zahnkeime beteiligt sind. PARTSCH hat unterschieden zwischen weichen

Formen und harten Formen; die weichen Formen führt er auf eine sehr frühzeitige Umwandlung des Zahnkeimes in eine Geschwulst zurück. Von PARTSCH stammt auch der Ausdruck Osteo-Odontome für die Fälle, bei denen es zu einer oft überaus reichlichen Bildung von knochenähnlicher Substanz kommt (Abb. 484). Die eigenartigste Form in der ganzen Gruppe ist diejenige, von der nach und nach eine große Menge mehr oder minder zahnähnlicher Gebilde hervorgebracht wird; sie ist aber äußerst selten. Häufiger und auch viel harmloser sind die anhängenden Wurzelodontome (Abb. 485).

Entsprechend der Vielgestaltigkeit ist auch das histologische Bild sehr abwechslungsreich. Wenn man das vorkommende Gewebe als Ausgangspunkt für die Einteilung nimmt, dann ergibt sich folgende Gruppierung für die Odontome:

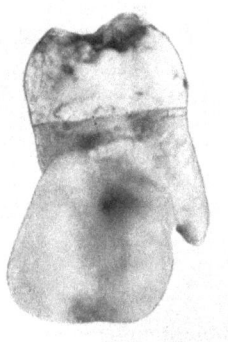 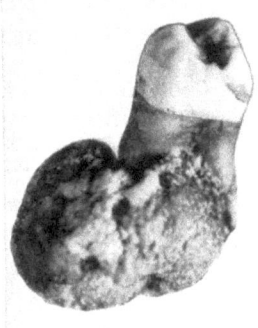

a   b

Abb. 485. Zwei anhängende Wurzelodontome.

Gruppe I: Vom Zahnsystem ausgehende Geschwülste der Bindegewebsreihe
 a) unter Beteiligung von Dentin und Zement,
 b) unter Beteiligung von Zement oder Zement und Knochen (ohne Dentin) als kleiner anhängender Tumor, als selbständig werdender Tumor mit stärkerer Wachstumstendenz.

Gruppe II: Vom Zahnsystem ausgehende Mischgeschwülste (Epithel und Bindegewebe)
 a) niederer Gewebsreife, keine Verkalkung, weiche Odontome,
 b) hoher Gewebsreife, Bildung von Schmelz, Zement, Dentin, in ungeordneter Form, kompakt, mit Bildung selbständig werdender kleiner Zahngebilde (Abb. 486).

Ätiologie. Genaues läßt sich hier nicht angeben. WEINLECHNER und PERTHES denken an mechanische Insulte, die den Zahnkeim treffen; so erklären sie sich die Entstehung von Odontomen aus dem Keim des Weisheitszahnes durch Raumbeengung. Von DIECK ist ein Fall beschrieben worden, bei dem ein frühzeitiges Trauma als sichere Ursache anzunehmen war. PECKERT glaubt, daß die mechanische Ätiologie wohl am häufigsten zuträfe.

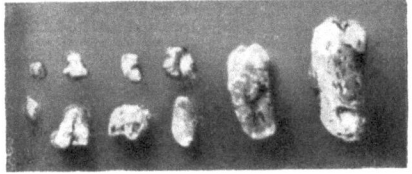

Abb. 486. Verschiedene gleichzeitig entfernte Zahngebilde aus einem Odontom.

Klinisches. Die Odontome hängen fast durchweg mit Anlagen bleibender Zähne zusammen; von Fällen, die ihren Ausgang von Zähnen der ersten Dentition genommen haben, sind nur sehr wenige bekanntgegeben worden. Hinsichtlich des Alters muß man für die Entstehungszeit der Geschwülste wohl auch wie bei den folliculären Cysten die Jugendzeit annehmen. Da sie aber sehr langsam wachsen, so fällt die *Erscheinungszeit* in ein bedeutend höheres Alter und kann das 20. Lebensjahr überschreiten. Was die Kiefer betrifft, so scheint der Unterkiefer als Sitz von Odontomen bevorzugt zu werden.

Die Wachstumstendenz und damit auch die praktische Bedeutung ist sehr verschieden. Am stärksten ausgeprägt scheint die Wachstumstendenz bei den *Osteo-Odontomen* zu sein. Hier kann die Ausdehnung einen erheblichen Teil des Unterkiefers beanspruchen; da bei dieser Form auch die Grenze gegen den gesunden Knochen verwischt und dadurch die Ausschälung unmöglich gemacht werden kann, ist in extremen Fällen nur die Kieferresektion als Therapie möglich. Auch die weichen Odontome können, wie PARTSCH aus reicher Erfahrung mitteilt, eine beträchtliche Größe annehmen und die scharfe Abgrenzung gegen den Knochen hin verlieren, wodurch ihre operative Entfernung ebenfalls erschwert werden kann. Die geringste Wachstumstendenz besitzen die anhängenden Wurzelodontome, deren Bedeutung mehr in der durch sie hervorgerufenen Extraktionsschwierigkeit besteht.

Die die Odontome durchziehenden Bindegewebszüge können von außen bzw. der Nachbarschaft her infiziert werden und dann sehr hartnäckige Fisteln unterhalten. Ein Röntgenbild wird hier meist die Herkunft der Fisteln aufklären.

Die Therapie besteht in der Entfernung des Odontoms. In günstigen Fällen gelingt es nach PERTHES, die äußere Wand des Kieferknochens wegzunehmen und nun den Tumor herauszuschälen.

J. Grenzgebiete.

Aus den topographischen Verhältnissen des Mundhöhlenbereiches ergeben sich mancherlei Beziehungen zu den Nasenärzten, Ohrenärzten und Augenärzten bzw. deren Gebiet. Wer sich genauer über alle Grenzfragen orientieren will, sei auf das umfassende Werk von MISCH über die Grenzgebiete hingewiesen. Über die Beziehungen zur Kieferhöhle ist an verschiedenen Stellen des vorliegenden Buches schon ausführlich gesprochen worden; es blieben also nur noch kurz zu erörtern die Beziehungen der Zähne zur Nase, zum Ohr und zum Auge. Anschließend daran soll dann auch die Frage der Trigeminusneuralgie erörtert werden, die man in gewissem Sinne auch zu den Grenzgebieten rechnen muß.

1. Zähne und Nase.

Bei den Beziehungen zwischen Zähnen und Nase spielen in erster Linie entzündliche Prozesse eine Rolle. Bei langen Frontzahnwurzeln ist die Entfernung des Apex vom Nasenboden nicht eben groß, namentlich nicht, wenn der Zwischenkiefer nur kurz ist. So kann eine *apikale Entzündung* sehr wohl die Schleimhaut des Nasenbodens in Mitleidenschaft ziehen. Seltener kommt dies vor bei akuter Entzündung, häufiger bei chronischer Entzündung mit oder ohne akutem Nachschub. Beziehungen zwischen Zähnen und Nase ergeben sich weiterhin bei *Retention und Verlagerung von Frontzähnen,* dann bei *Cystenbildung* und bei *odontogenen Osteomyelitiden* größeren Umfanges. Von den umgekehrten Verhältnissen — Beziehungen der Nase zum Gebiß — ist der wichtigste Punkt der Einfluß einer behinderten Nasenatmung auf die Kieferform und Zahnstellung. Außerdem kommt — allerdings äußerst selten — auch vor, daß ein Abszeß im Bereich der Nasenhöhle nach der Mundhöhle zu durchbricht und eine odontogene Erkrankung vortäuscht.

Chronische, apikale Parodontitis, ausgehend von den oberen Schneidezähnen, bricht gelegentlich in der Form der chronisch granulierenden Entzündung am Nasenboden durch, ohne subjektiv stärkere Erscheinungen zu machen. Es bildet sich eine kleine Vorwölbung mit scharf abgegrenzter Rötung, dann erfolgt allmählich der Durchbruch und eine wenig sezernierende Fistel bleibt zurück.

Wesentlich mehr Beschwerden sind vorhanden, wenn in subakuter Entzündung die Kapsel eines Granuloms durchbrochen wird und sich nun der Prozeß bis zum Nasenboden ausdehnt. Die ausgedehnte Rötung und Druckempfindlichkeit am Nasenboden täuscht hier leicht ein Furunkel vor. Statt nach dem Boden des unteren Nasenganges kann sich auch die infektiöse Entzündung nach dem Septum zu ausdehnen und einen Septumabsceß hervorrufen; nach MISCH besteht diese Gefahr auch, wenn die Infektionserreger von dem Herd in der Zahnumgebung aus durch den Canalis nasopalatinus nach oben wandern.

Bei chronischer odontogener Osteomyelitis größeren Umfanges haben wir auch wiederholt eine Zerstörung des knöchernen Nasenbodens und Vorwölbung der Nasenbodenschleimhaut beobachtet. In einem Falle war diese Vorwölbung so ausgedehnt und derb, daß zunächst Verdacht auf einen Tumor bestand.

Cystenbildung — sowohl follikuläre wie fungöse — kann ebenfalls den Nasenboden stark vorwölben (sog. *Gerberwulst*) und bei Infektion des Cysteninhaltes hier zum Durchbruch gelangen. MAYRHOFER unterscheidet drei Arten von nasalem Cystenwulst: seitlicher Wulst, unterer Wulst, Zwischenform zwischen seitlichem und unterem Cystenwulst. Im allgemeinen aber zieht sich doch der cystische Hohlraum mehr unter dem Nasenboden, diesem entlang nach dem harten Gaumen zu.

Retinierte und verlagerte obere Schneidezähne führen nicht selten zu Konflikt mit der Nase. Namentlich die kleinen, überzähligen Zahngebilde im oberen Frontbereich können bis in das Septum hinein ihr Bett haben. Mitunter ist dabei der Zahn vollkommen um 180° gedreht, so daß die Krone nach dem Nasengerüst zu, die Wurzel nach unten steht. In dieser Stellung kann er unter Umständen in die Nase durchbrechen.

Auf die umgekehrten Beziehungen, speziell den Einfluß pathologischer Zustände in der Nase auf Kieferform und Zahnstellung einzugehen, erübrigt sich hier, da darüber ja im orthodontischen Abschnitt ausführlicher gesprochen wird.

2. Zähne und Ohr.

Daß Patienten mit einer akuten totalen Pulpitis an unteren Molaren zuerst den Ohrenarzt aufsuchen, weil sie, verführt durch die nach dem Ohre zu ausstrahlenden Schmerzen, glauben, der Sitz des Leidens müsse hier und nicht in den Zähnen sein, ist eine ungemein häufige Erscheinung. Man rechnet diese im Ohr empfundenen ausstrahlenden Schmerzen zur sogenannten *Otalgia nervosa*. Übrigens ist es nicht die akute totale Pulpitis allein, die derartige Beschwerden macht, auch retinierte Zähne, namentlich Weisheitszähne u. a. m. können von den gleichen Symptomen begleitet sein. Die umgekehrte Erscheinung, daß nämlich der Prozeß wirklich im Ohr liegt und die Schmerzen nach den Zähnen zu ausstrahlen, kommt auch vor, ist aber viel seltener.

Entzündliche Erscheinungen im Ohrbereich, ausgehend von einer Parodontitis, sind nicht unmöglich. MISCH führt hier hauptsächlich die akute Mittelohrentzündung (Otitis media) als eine Erkrankung an, die von infektiösen Prozessen der Mund- und Rachenschleimhaut sowie auch von dentalen Herden aus verursacht werden kann; den Weg zum Mittelohr finden die Mikroorganismen durch die Tuba Eustachii. BRUNETTI beschrieb eine reflektorische Form von Mittelohrentzündung, die ebenfalls mit den Zähnen zusammenhängt.

Bei Kieferverletzungen, Frakturen im Kiefergelenkbereich, dann ferner durch Luxation des Kieferköpfchens nach hinten kann auch der äußere Gehörgang in Mitleidenschaft gezogen werden.

3. Zähne und Auge.

Der Zusammenhang zwischen Zahn- und Augenaffektionen kann sich sowohl nach der Richtung dokumentieren, daß infolge von Zahnerkrankungen solche des Auges auftreten oder daß bei Augenaffektionen Zahnschmerzen beobachtet werden. Jedenfalls sind die Beziehungen zwischen Zähnen und Augenerkrankungen sehr viel umfangreicher als zwischen Zähnen und Ohrenerkrankungen.

Eine übersichtliche Darstellung der Beziehungen zwischen Augen- und Zahnkrankheiten hat SCHWABE gebracht. Er unterscheidet fünf Gruppen, von denen die erste gewisse *Entwicklungsstörungen* bzw. erbliche Krankheiten umfaßt, die sowohl am Auge als auch am Zahn beobachtet werden können. Hierher gehören Schichtstar — rachitische Zahnbildung und Keratitis parenchymatosa — Hutchinsonzähne.

Die zweite Gruppe betrifft die Krankheiten, die durch *Ausbreitung von Eiterungsprozessen* bzw. septische Metastasen ihren Weg von den Zähnen und dem Oberkiefer nach dem Auge nehmen. Als leichteste Form gehören hierher die Lidödeme bei akuter Parodontitis und Periostitis, als schwerste Form ist hier die Orbitalphlegmone im Anschluß an Zahn-Kieferprozesse zu nennen. Auch die lateralen Augenwinkelfisteln sind hier anzuführen. Durch Verschleppung von Mikroorganismen auf dem Blutwege von infizierten Zähnen und den periapikalen Herden aus können entstehen: Thrombose der Vena ophthalmica mit Fortleitung auf den Sinus cavernosus, dann Iritis, Chorioiditis, Neuritis nervi optici.

Die dritte Gruppe nach SCHWABE umfaßt die *reflektorischen Reizungen*, die von erkrankten Zahnpartien ausgehen und unter anderem nervöse Augenstörungen, Rötung der Bindehaut, vermehrte Tränenabsonderung, wie sie PETER auch gelegentlich bei großen Oberkiefercysten gesehen hat, aber auch Sehnervenreizungen und Akkomodationsbeschränkungen hervorrufen können.

Zur vierten Gruppe rechnet SCHWABE diejenigen Erkrankungen des Auges, welche durch direkte oder indirekte *Übertragung von Infektionsstoffen cariöser Zähne* oder ihrer Umgebung bedingt sind. Bei der fünften Gruppe endlich handelt es sich nach SCHWABE mehr um einen *indirekten Zusammenhang*, indem von (Fäulnis-) Prozessen an den Zähnen und in der Mundhöhle aus akute und chronische Verdauungsstörungen und Ernährungsstörungen herbeigeführt werden, die namentlich in der Wachstumsperiode des Menschen von Bedeutung sind und auch Erkrankungen des Auges veranlassen können. SCHWABE denkt dabei speziell an die sogenannten skrofulösen Augenerkrankungen. Die Lehre von der fokalen Infektion, auf die im nächsten Kapitel noch näher eingegangen wird, hat sehr dazu beigetragen, daß den Zusammenhängen zwischen apikalen Entzündungsherden und Augenleiden nun auch von weiteren Ophthalmologenkreisen erhöhte Aufmerksamkeit geschenkt wird. In der Tat trifft die zweite Gruppe nach SCHWABE viel häufiger zu als man bisher seitens der Augenärzte anzunehmen geneigt war.

4. Trigeminusneuralgie.

Nervöse Beschwerden im Zusammenhang mit pathologischen Zuständen am Zahn oder seiner näheren Umgebung sind etwas ungemein Häufiges; doch kann man hierbei nur in den wenigsten Fällen von einer wahren Trigeminusneuralgie reden. Wir müssen vielmehr mit H. WOLFF u. a. trennen in: 1. *neuralgische Beschwerden*, die zwar außerordentlich heftig sein können, aber doch nicht den typischen neuralgischen Anfällen entsprechen; die Ursache dieser neuralgischen Beschwerden ist feststellbar und die Beseitigung der Ursache bringt fast immer Heilung.

2. Trigeminusneuralgie. Hier ist zu unterscheiden a) die symptomatische Form und b) die idiopathische Form. Die *symptomatische Form*, die nach KANTOROWICZ Ausdruck einer pathologischen Veränderung im Verbreitungsgebiet des Trigeminus ist, kann der möglichen Ursache nach festgestellt werden; eine ursächliche Behandlung *kann, muß aber nicht Erfolg haben.* Für die *idiopathische Form* läßt sich

eine sichere Ursache nicht nachweisen. Manche Krankheiten, wie Lues, Diabetes, Malaria usw. können den Boden für das Auftreten der idiopathischen Trigeminusneuralgie vorbereiten; auch im Zusammenhang mit Intoxikationen (Blei, Alkohol, Nicotin usw.) treten echte Neuralgien erfahrungsgemäß öfter auf. Organische Veränderungen am Nerv sind selten nachweisbar; der Ausgangspunkt kann zentral oder peripher liegen.

Für den Zahnarzt erstreckt sich die Mitarbeit an der Trigeminusneuralgiefrage hauptsächlich auf die symptomatische Form, deren Ursachen ja größtenteils auf unserem Spezialgebiet liegen. Um die Fülle der ätiologischen Möglichkeiten im Zahngebiet einigermaßen geordnet überblicken zu können, läßt sich folgende Einteilung machen: gewisse Formen von Pulpa- und Wurzelhautentzündungen, Neubildungen im Zahnbereich, vom Zahnsystem ausgehende Geschwülste, retinierte Zähne, pathologische Zustände in der weiteren Zahnumgebung, Schädigung durch Injektionen.

Pulpaentzündung. Nicht in Betracht kommen hier die irradiierenden Schmerzen bei akuter totaler Pulpitis, wohl aber Pulpitis purulenta und Pulpitis ulcerosa mit metastatischen Abscessen. In diesen Fällen sehen wir ja auch stets eine lebhafte Beteiligung der Lymphdrüsen; es ist also sehr gut möglich, daß Infektionserreger auch entlang den feinen Lymphspalten der Nerven diese in Mitleidenschaft ziehen können. SPITZER hat experimentell nachgewiesen, daß *Bakterien von infizierten Pulpen aus entlang den Nervenscheiden der Trigeminusäste bis zum Ganglion gelangen* und hier eine Entzündung hervorrufen können. Neben den eitrigen Formen der Pulpitis sind hier noch zu erwähnen Pulpitis chronica clausa und lebende Pulpastümpfe unter partieller Wurzelfüllung; hier mag außer der Infektion auch noch die Störung des Stoffwechsels und die entzündliche Steigerung der Druckverhältnisse eine Rolle spielen. Der Vollständigkeit halber sei noch die rückläufige Pulpitis genannt.

Entzündung des Parodontiums. Hier kommen vor allem die chronischen apikalen Herde in Betracht, die schlecht abgekapselt sind oder deren Kapsel öfter durchbrochen wird. In die Rubrik Wurzelhaut gehört auch die „idiopathische Wurzelhautwucherung" mit ausgedehnter Resorption von Zahnsubstanz, für die wir nach SIEGMUND wohl ebenfalls eine Art Entzündung annehmen müssen, wenn auch der Anlaß hierzu unbekannt ist; namentlich wenn das resorbierende Gewebe von der Zahnseite her in das Pulpacavum einbricht, sind öfter neuralgische Anfälle zu beobachten. Zurückgebliebene überwachsene Wurzeln, die auch den Anlaß dazu geben können, stehen wohl nur in loserem Zusammenhang mit der Rubrik **Wurzelhautentzündung.**

Neubildungen im Zahnbereich. Als solche Neubildungen sind zu betrachten Dentikel, Zementikel, Hyperzementose, starke Neubildung von Reizdentin bei Abkauung. Ganz klar liegen hier die ätiologischen Verhältnisse nicht; in den Lehrbüchern wird immer angegeben, daß der Druck auf die Nervenfasern die Anfälle auslöse. Eigentlich kann diese Begründung nur Geltung haben für die Fälle, bei denen das Wachstum des Dentikels, Zementikels usw. ein so rasches ist, daß die Atrophie der angrenzenden Nervenfasern nicht Schritt halten kann. Aber die Erfahrung, auf die sich ja alle vorliegenden Aufzählungen stützen, lehrt doch, daß nach Entfernung solcher Zähne bei bestehender Trigeminusneuralgie häufig das Leiden verschwindet. Bei der Abkauung wäre es mehr die Einengung des Pulparaumes im ganzen, an die zu denken wäre.

Vom Zahnsystem ausgehende Geschwülste. Hier ist vor allem zu nennen die Cyste als Hohlgeschwulst, dann das Adamantinom und das Odontom. Im wesentlichen müssen wir uns dabei Druckwirkungen vorstellen, die von den rasch wachsenden Tumoren ausgehen; sie ergeben sich in fühlbarer Weise besonders am

Foramen mentale und am Mandibularkanal, der ja unter der Druckwirkung der Geschwülste stark verengt oder verlagert werden kann.

Retinierte Zähne. Der Befund an retinierten Zähnen ist bekanntlich kein einheitlicher; in einzelnen Fällen ist von der Schleimhaut aus eine Infektion bis zum retinierten Zahn vorgedrungen und es wird nun von da aus dauernd eine Fistel unterhalten; in anderen Fällen zeigt der retinierte Zahn auch ohne Infektion ausgedehnte Resorptionen; in wieder anderen Fällen ist der retinierte Zahn selbst frei von Resorption, um so energischer aber werden die dem Durchbruch im Wege stehenden Wurzeln anderer Zähne abgebaut. Diesen verschiedenartigen Erscheinungen entsprechend mag auch die letzte Ursache, die von da aus zur symptomatischen Trigeminusneuralgie führt, eine sehr verschiedene sein. Sicher spielen auch hier die pathologisch veränderten, mit der Ausstoßungstendenz zusammenhängenden Druckverhältnisse eine große Rolle.

Weitere Zahnumgebung. Unter den hier sich abspielenden pathologischen Zuständen sind nach unserer Erfahrung ganz besonders hervorzuheben die schleichende Form der odontogenen Osteomyelisis und die schleichende Form der Arsennekrose am Kieferknochen, wie sie gelegentlich bei mangelhaftem Einlageverschluß zustande kommt. Ferner sieht man oft enge Zusammenhänge zwischen Trigeminusneuralgie und vorspringenden Knochenkanten, wie sie nach Zahnextraktionen häufig bestehen bleiben; dies sind therapeutisch die allerdankbarsten Fälle, da sehr leicht zu helfen ist. Zur Erklärung der Schmerzen nimmt man an, daß bei der Ausheilung der Extraktionswunde die Knochenkante nicht rasch genug abgebaut wird und sich nun bei der narbigen Kontraktion das nervenreiche Periost zu sehr darüber strafft. Endlich gehören noch hierher die Traumata mit Schädigung der Pulpa und mit Nachbarschaftserkrankungen nach dem Pulpatod, dann die Frakturen namentlich des Unterkiefers, die durch den Mandibularkanal führen, wie sie gerade mit ihrem Einfluß auf das Bild des Nervus alveolaris inferior von GREVE genau beschrieben worden sind.

Wie weit regressive Vorgänge im Kieferknochen, die den Boden für die Parodontitis vorzubereiten pflegen, auch Anlaß zu Trigeminusneuralgie geben können, ist unbestimmt. Insofern ist wenigstens theoretisch ein Zusammenhang möglich, als bei den regressiven Vorgängen von W. MEYER beim Tier und beim Menschen arteriosklerotische Erscheinungen an Kieferarterien beobachtet worden sind und es eine Theorie in der Neurologie gibt, nach der gerade die *Arteriosklerose zu Neuralgie führen kann.* Auffällig ist die Häufigkeit von Neuralgie im 3. Trigeminusast bei senilem (atrophischem) Kiefer.

Schädigung durch Injektion kann ausnahmsweise auch zu Neuralgie Anlaß geben; die Schädigung wird direkt am Nerven veranlaßt teils dadurch, daß die Injektionslösung nicht einwandfrei war (Suprarenin!), teils dadurch, daß von der Einstichstelle an der intraoralen Schleimhaut Bakterien durch die Kanüle an den Nervenstamm herangetragen werden. In Betracht kommen wohl nur Injektionen am Foramen mentale, mandibulare, infraorbitale und palatinum maius.

Wie sind nun die Neuralgien aus den aufgezählten Prozessen heraus zu erklären? Für die Weiterleitung der Infektion am Nervenstamm sprechen die schon erwähnten Versuche von SPITZER; bei infektiösen Prozessen wäre also die Erklärung einfach. Auch die grobmechanischen Druckreize bei raschem Wachstum von harten und weichen Neubildungen bereiten in ihrer ätiologischen Bedeutung dem Verständnis keine Schwierigkeit. Für die restlichen Fälle gibt vielleicht die Theorie von O. MARBURG einen Fingerzeig. MARBURG sieht das Kommen und Gehen der neuralgischen Anfälle in jedesmaliger Quellung und Entquellung des Nerven und „alles, was physikalisch-chemische Veränderungen im Zustande des

Nerven hervorruft — dazu gehören die aufgezählten Prozesse — kann Ursache von Quellung und Entquellung werden".

Histologische Untersuchungen von Trigeminusendästen, die wir in größerem Umfange vorgenommen haben, lassen vier Typen von Bildern erkennen: starke Durchsetzung mit Rundzellen, ausgedehnte Hyperämie im Perineurium und Nervenstamm, starke Quellung mit Verwaschung der Faser- und Kernzeichnung, regressive Vorgänge (Fettspeicherung, Vakuolisierung). Bewiesen ist allerdings mit solchen Befunden nicht viel, da sie auch ohne neuralgische Erscheinungen vorkommen können. Wie weit die neuerdings stark betonte Koppelung von Trigeminusendästen und den Endästen des vegetativen Nervensystems eine Rolle spielt, ist noch etwas umstritten.

5. Zähne und Allgemeinerkrankungen. Fokale Infektion.

Ebenso wie Allgemeinerkrankungen von weitgehendem Einfluß auf die Krankheitsbereitschaft der Zähne und des Parodontiums sind — ich erinnere an die Disposition zu Caries und Parodontitis — oder, wie sie die Zahnentwicklung ungünstig beeinflussen können (Avitaminosen, Störungen der inneren Sekretion, Lues usw.), besteht umgekehrt auch eine weitgehende Beeinflussungsmöglichkeit des gesamten Gesundheitszustandes durch krankhafte Prozesse im Zahnbereich. Auch dem Laien am bekanntesten in dieser Hinsicht sind die Störungen im Bereiche des Magen-Darmkanals und damit auch der gesamten Ernährung, wie sie aus mangelhafter oder fehlender Kaufunktion hervorgehen können. *Allzusehr schematisieren darf man allerdings auch hier nicht*; dem widerspricht schon die gute Verdauung und der gute Ernährungszustand mancher Menschen, die höchstens noch einige Zähne aufweisen; aber an der prinzipiellen Tatsache vermögen solche Ausnahmen natürlich nichts zu ändern. Die Belastung des Magen-Darmkanals ist doch bei Schlingern eine enorme, die sich früher oder später einmal rächen muß und zu Schlingern müssen alle werden, die nicht genügend kauen können. Über die Bedeutung der cariösen Zähne als Eingangspforte für Infektionserreger wie Tuberkelbacillen, Strahlenpilz usw. ist an anderer Stellen schon gesprochen worden.

Fokalinfektion. Die Tatsache, daß von wurzelkranken Zähnen aus Allgemeinleiden wie z. B. der Rheumatismus entstehen können, ist keineswegs eine neue Erkenntnis. Schon vor mehr als 100 Jahren ist bereits in der zahnärztlichen Literatur die Ansicht aufgetaucht, daß es sich speziell bei dem Rheumatismus um eine Erkrankung handeln dürfte, die von schlechten Zähnen ausgehe. Die eigentliche Ära der Fokalinfektion beginnt aber in Deutschland mit dem Namen PÄSSLER, in Amerika mit Namen wie die von ROSENOW, BILLING usw. Sie hat seitdem mancherlei Wandelungen durchgemacht. Auch jetzt herrscht noch keineswegs in allen Punkten völlige Einheitlichkeit, immerhin dürfte es heute kaum mehr jemanden geben, der die Möglichkeit von „Herderkrankungen" ernsthaft in Abrede stellen wollte. Auch darin herrscht weitgehende Übereinstimmung, daß als „Herde" (foci) umschriebene Gebiete von chronischer infektiöser Entzündung und von Gewebstod anzusehen sind, die gegen ihre Umgebung eine gewisse Abgrenzung aufweisen können und subjektiv gewöhnlich für sich kaum in Erscheinung treten. Solche „primäre" Herde können sich an den verschiedensten Stellen des Körpers finden. Uns interessieren hier im Besonderen die „Kopfherde", die an den Tonsillen, den Nebenhöhlen und vor allem im Kiefergebiet an wurzelkranken Zähnen zu finden sind. Demgemäß spricht man z. B. von tonsilogenen bzw. dentogenen Herderkrankungen. Ganz strikte läßt sich diese Unterscheidung allerdings nicht immer durchführen, da z. B. auch die Erkrankung der Tonsillen von den Zähnen ausgehen kann und nun die Tonsillen erst zu wirksamen „Sekundärfoci" werden, in ähnlicher Weise wie auch die submaxillären Lymphdrüsen ausgehend von den Zähnen zu wirksamen Zweitherden werden können. Völlig neue Wege geht die Reizlehre (neben SPERANSKY, RICKER's „Relationspathologie", TONUTTI, SIEGMUND, W. SCHEIDT u. a.), die in Abkehr von der alten VIRCHOW'schen Zellularpathologie das Schwergewicht in das neurale Geschehen verlegt und in dem Fokus mehr den „schwelenden" Reiz erblickt, der über das vegetative Nervensystem nach dem Zentrum (Zwischenhirn) geleitet wird und nun unter Führung der zentralen Steuerung die Störung im periapikalen Strombahnendgebiet hervorruft.

Viele Autoren sehen beim Zahn den eigentlichen Sitz des focus im Wurzelpulparaum mit seinem gangränösen Inhalt, den zerfallenen Odontoblastenfortsätzen und den nekrotischen Hartsubstanzpartien. Von hier aus geht nach ihrer Ansicht die schädliche chronische Streuung von Bakterien und von Toxinen, letztere besonders nach dem Tode der Wurzelpulpa und dem damit einhergehenden Zerfall der Odontoblastenfortsätze. Diese Vorstellung deckt sich auch mit der von PÄSSLER betonten Gefährlichkeit des „toten Raumes", d. h. eines abgegrenzten Gebietes, das infolge Nekrose für sich die Fähigkeit zur Abwehr gegen infektiöse und toxische Schädigung völlig verloren hat, wie das eben nach dem Pulpatode im Wurzelkanal der Fall ist. Das „Granulom", das sich reaktiv als Resorptionsgewebe bildet, gilt diesen Autoren bereits als eine sekundäre Erscheinung. Für sehr viele andere Autoren ist allerdings das Granulom *der* Streuherd und damit der eigentliche Ausgangspunkt für die Zweiterkrankungen. Dem widerspricht u. a., wie schon auf früheren Seiten dieses Buches ausgeführt, daß das klassische Granulom mit seiner Bindegewebshülle unter allen chronischen apikalen Entzündungsherden das seltenste ist. Auch die Tatsache, daß eine beachtliche Zahl von Granulomen „steril", d. h. bakterienfrei ist (weil sich ihre resorptive Aufgabe nicht auf Bakterien sondern auf Eiweißzerfallsprodukte und Abbaustoffe allein bezieht) muß dagegen sprechen. Für die Herdbildung kommen übrigens nicht ausschließlich Prozesse im Wurzelkanal und am Apex in Betracht; auch die Taschen bei der progressiven marginalen Parodontitis oder der Raum unter der Schleimhautkapuze bei halbretinierten Weisheitszähnen können zum focus werden, wobei die Resorption durch die Taschenwände eine Rolle spielen dürfte.

Die Diagnose „Fokalinfektion" ist heute mehr und mehr zu einer Sammelbezeichnung geworden, insofern jetzt (ein Hauptverdienst von SLAUK!) schärfer unterschieden wird zwischen einer wirklichen Fokalinfektion und einer Fokaltoxikose, die beide in unterschiedlicher Weise krankmachend wirken können. Bei der ersteren handelt es sich vorzugsweise um die Streuung bzw. Aufnahme von Bakterien in die Blutbahn und Weiterführung der Mikroorganismen hauptsächlich zu Organen mit dem Ergebnis der verschiedensten Organerkrankungen (Nieren, Herz usw.), bei der zweiten um die Aufnahme von Abbau- und Zerfallsprodukten (ektogene körperfremde Herdstoffe sowie endogene körpereigene Wirkstoffe). Für die Ausbreitung bei der zweiten Form hat SLAUK auf den perineuralen Weg hingewiesen, dabei aber zunächst starken Widerspruch erfahren. In gewissem Sinne hat aber seine Auffassung ganz neuerdings doch eine wesentliche Stützung erfahren durch die Arbeiten von SPERANZSKY. In sehr eindrucksvollen Tierversuchen konnte der russische Autor zunächst zeigen, daß in der Tat die Rolle der Bakterien bei der Fokalinfektion vielfach weit überschätzt wurde und dann, daß die Weiterführung des fokalen Geschehens vom Zentralnervensystem, speziell dem Zwischenhirn in autonomer Form mit der Entwicklung der Neurodystrophie übernommen wird.

Die naheliegende Frage, woher es kommt, daß so viele Menschen Zahnherde haben, eine Fokalinfektion (im weiteren Sinne) aber wesentlich weniger häufig in Erscheinung trete, wird auf zweierlei Weise beantwortet: die einen vertreten die

Meinung, daß die Zahl der dentogenen Herderkrankungen (so z. B. auf dem Gebiete der Dermatosen oder der rheumatischen Krankheiten) eben doch viel größer sei als angenommen würde. Die anderen sind der Ansicht, daß nach der Herdbildung erst eine Umstimmung in der Reaktionslage, eine Allergie auftreten müsse, ehe die gestreuten Stoffe als „Antigene" eine entsprechende schädliche Antigen-Antikörperreaktion herbeiführen können. Im Anschluß an die „Sensibilisierung" durch die gestreuten Stoffe könne sich nun bei Vorherrschen der Bakterien (Fokalinfektion im engeren Sinne) eine „Hypergie" mit entsprechender Minderung der Abwehrfähigkeit gegenüber der Infektionsschädigung einstellen, bei Vorherrschen toxischer Stoffe (Fokaltoxikose) eine „Hyperergie" mit entsprechender Überempfindlichkeit. Solange diese Sensibilisierung nicht erfolgt sei, brauchen auch die Zahnherde keine weiteren Folgen zu haben. Auf mittlerer Linie bewegt sich die Anschauung, daß die Vorstellung von der dentogenen Allergisierung wenigstens für die Krankheiten zutreffe, die schon seit längerem als allergische Erkrankungen gegolten haben, wie eben eine Anzahl Dermatosen und im besonderen das chronische Rheuma.

Zur Diagnose der dentogenen Herderkrankungen. Bei der außerordentlichen Bedeutung der Fokalinfektion insbesondere für eine erfolgreiche Therapie der sekundären Erkrankungen ist es verständlich, daß man der Diagnostik seit langem eine besondere Aufmerksamkeit zugewendet hat. *Eine absolut sichere Methode zur Erkennung der dentogenen Entstehung ist allerdings bis heute noch nicht gefunden worden*, wenn auch einzelne Autoren wie z. B. APPEL glauben, mit ihrer Methode das Problem gelöst zu haben. Immerhin gibt es doch eine ganze Anzahl diagnostischer Hilfsmittel, die zusammen angewendet, ein hohes Maß von Wahrscheinlichkeit bei der Diagnosestellung ermöglichen und nicht mehr nur auf das „ex juvantibus" verweisen.

Sehr viel kann dem Zahnarzt schon eine wirklich sorgfältige Anamnese bei der Diagnose nützlich sein. Das wichtigste Hilfsmittel aber bleibt für ihn doch der Röntgenstatus; nur muß dieser auch wirklich ein vollständiger Status sein! Er darf sich nicht auf einige zerstörte, gefüllte oder überkronte Zähne beschränken, sondern muß ebenso die scheinbar ganz intakten Zähne einbeziehen, wenn sie im geringsten verfärbt sind, wie auch die zahnlosen Kieferabschnitte, wenn sie nicht stärker atrophiert sind. Bei der Auswertung der Zahnfilme ist zu bedenken, daß ein ungenügend gefüllter Wurzelkanal auch dann als Ausgangspunkt in Betracht kommt, wenn keine stärkere pathologische Verbreiterung des apikalen Periodontalraumes vorliegt. Eine Häufung von Hyperzementosen ist nach KLUSSMANN, BIAGGI, RAHM u. a. ein besonders beachtliches Symptom. Wichtig ist für die Diagnosestellung weiterhin der submaxilläre Lymphdrüsenbefund. LOSSIUS und RITTER haben gezeigt, daß er nur dann negativ ist, wenn im Zahngebiet keinerlei Infektion vorliegt. Sie haben ferner festgestellt, daß bei vorhandener Infektion sich in den Lymphdrüsen die gleichen Bakterien finden können wie im apikalen Herd. Damit wird verständlich, warum die Lymphdrüsen so leicht die Rolle der Sekundärfoci übernehmen und die Sekundärerkrankung auch dann noch unterhalten können, wenn der schuldige Zahn entfernt wurde. Schließlich darf der Zahnarzt nicht vergessen, nach Zahnfleischtaschen zu fahnden.

Die vorstehenden Hinweise für die Diagnostik lassen sich ohne weiteres in der laufenden zahnärztlichen Praxis verwerten. Etwas schwieriger liegen die Dinge bei einer Reihe von weiteren diagnostischen Möglichkeiten, bei denen zum Teil die Hilfe der Internisten nicht ganz entbehrt werden kann. Das gilt im besonderen für die Auswertung der sogenannten Provokationsmethoden. Diese können mechanischer, chemischer, thermischer und elektrischer Art sein; sie stützen sich auf die Beobachtung, daß die Reizung eines schuldigen Zahnes in einer der genannten Formen eine vorübergehende Verschärfung des Zustandsbildes mit sich bringen kann und vor allem auch im Blutbild, in der Senkungsreaktion, eventuell auch im Elektrokardiogramm eine charakteristische Reaktion auf die Provokation eintritt. Indessen ist der Wert der Provokationsmethoden recht umstritten und vor allem auch die Reizung bei schwerkranken Patienten nicht immer harmlos. Recht günstig wird von PRÖLL, KLEES, KALLEY u. a. die von BOTTYAN empfohlene Serodiagnostik beurteilt; der erforderliche Reizstoff kann aus Granulomen, Tonsillen oder aus Cystenflüssigkeit gewonnen werden. Für die Fokaltoxikose hat SLAUCK auf das „Muskelfibrillieren" als wichtiges diagnostisches Hilfsmittel hingewiesen. Auch das Impletol (Huneke) kann wertvolle diagnostische Hilfe leisten

Was die *Therapie der dentalen Herde* betrifft, so stehen sich in der Literatur die radikale und die konservative Richtung teilweise schroff gegenüber. Nach unserer Beobachtung läßt sich hier noch weniger wie sonst schematisieren; nur von Fall zu Fall kann entschieden werden, ob die Extraktion, die rein konservative Behandlung oder die Kombination der letzteren mit chirurgischen Methoden am Platz ist. In allen Fällen, in denen eine sorgfältige Behandlung und Füllung des Wurzelkanales bis zum foramen apikale nicht möglich ist, wird die Extraktion *der*, wenn auch nicht 100%ig sichere, therapeutische Weg bleiben. Recht gute Erfolge haben wir mit der Kombination der konservativen und chirurgischen Methoden (Wurzelspitzenresektion, Replantation) in geeigneten Fällen gehabt; notwendig ist dabei allerdings, bei der Wurzelbehandlung eine möglichst große Tiefenwirkung in den Dentinkanälchen anzustreben wie sie z. B. die Methode von WEIGELE, FISCH usw. an die Hand gibt.

Was endlich noch das *Schicksal der apikalen Herde* nach einwandfrei durchgeführter Wurzelbehandlung anlangt, so ist schon bei der Therapie der chronischen apikalen Parodontitis darauf hingewiesen worden, daß eine restitutio ad integrum nicht erwartet werden kann, wohl aber in günstigen Fällen eine klinische Heilung mit dauernder Funktionstüchtigkeit und Unschädlichkeit des Zahnes sowie Vernarbung des alten Herdes unter Knochenregeneration. Ob für die Erreichung dieses Zieles die Wurzelbehandlung allein genügt und nicht noch eine besondere Herdbehandlung erforderlich ist, kann auch nur von Fall zu Fall entschieden werden.

II. Konservierende Zahnheilkunde.

Die konservierende Zahnheilkunde oder Zahnerhaltungskunde bezweckt in Berücksichtigung der speziellen pathologischen Vorgänge und Zustände die Wiederherstellung erkrankter Zähne zu den früheren, natürlichen Formen der Zahnindividuen unter weitestgehender Schonung der noch erhaltungsfähigen Organsubstanzen. So umfaßt der therapeutische und operationstechnische Teil dieses wichtigen Zweiges der Zahnheilkunde die Lehre von dem Ersatz zu Verlust gekommener Kronenteile, die Lehre von der Weichteilbehandlung der Einzelzähne, sie enthält ferner die Lehre der Caries-, Pulpen- und Wurzelhautprophylaxe. Endlich werden ihr die konservativen Behandlungsmethoden der nichtspezifischen Erkrankungen des Zahnbettes und der Mundschleimhäute zugerechnet.

A. Caries und Cariesbeseitigung.

1. Klinik der cariösen Prozesse.

Der cariöse Prozeß entwickelt sich, wie der Abschnitt spezielle Pathologie, auf den verwiesen werden muß, dargetan hat, von den Retentionsstellen oder Retentionsflächen aus, soferne die äußeren Grundbedingungen mit den inneren zusammentreffen.

Ist diese Retentionsstelle oder Haftstelle durch den Zustand des betreffenden Zahnes selbst bedingt, so nennen wir sie *primäre Retentionsstelle*, ist sie dagegen durch Umstände, die außerhalb des betreffenden Zahnes liegen, bedingt, so nennen wir sie *sekundäre Retentionsstelle*.

a) Primäre Retentionsstellen, Fissuren- und Grübchenretention, Fissuren- und Grübchencaries.

Solche primären Retentionsstellen finden sich der Häufigkeit des Vorkommens nach geordnet an folgenden Bezirken der Zahnoberfläche: Kauflächenfissuren der postcaninen Zähne, Foramina caeca oder Foveae der Schneidezähne und der

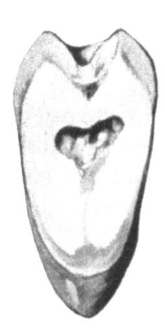
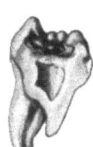
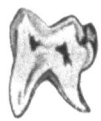
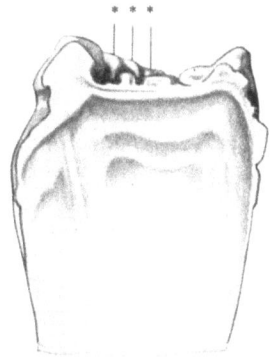

Abb. 488. Unterer 2. Milchbackenzahn. Caries von dem Grübchen an der buccalen Fläche ausgehend.

Abb. 487. Caries an einem 1. unteren Molaren vom Furchenkreuz ausgehend.

Abb. 489. Oberer 2. Milchmolar. Caries von der das CARABELLIsche Höckerchen abgrenzenden Fissur ausgehend.

Abb. 490. Molar mit Schmelzhypoplasien. Caries von den pathologischen Grübchen (*) aus beginnend.

Molaren (Foramen caecum molarium MILLER), Gruben und Furchen, die durch mißbildende Prozesse während der Entwicklungszeit entstanden sind (hypoplastische Bildungen, abnorme Knickungen, Zwillingsbildungen, sogenannte doppelte Zahnindividuen). (Abb. 487 bis 490.)

b) Sekundäre Retentionsstellen, Flächenretention, Flächencaries.

Darunter sind zusammenzufassen alle Retentionsstellen, die durch Umstände *außerhalb* des bedrohten Zahnes hervorgerufen werden: reine Flächencaries, Caries an Retentionsstellen, die sich infolge zahnärztlicher Maßnahmen bilden (Abb. 491).

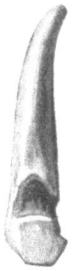
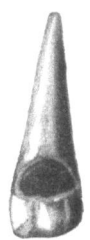
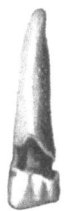

Abb. 491. Bäckercaries.

c) Klinische Erscheinungen des Beginns und der Ausbreitung des cariösen Prozesses in Zahnbein und Schmelz.

Sowohl das Auge als auch das Instrument kann den Prozeß der Schmelzcaries (siehe auch spezielle Pathologie) im Beginn feststellen. Frischere Prozesse unterscheiden sich von den älteren sehr wesentlich. Aus den Verlaufseigentümlichkeiten des cariösen Prozesses, einerseits von den Grübchen, anderseits von den Flächen aus ergeben sich wichtige Richtlinien für die Kavitätenpräparation zur Behebung des momentanen Schadens wie auch für die Prophylaxe. Je nach dem zeitlichen Ablauf unterscheiden wir eine *Caries acuta* (acutissima, penetrans), *chronica* und *insistens*, die sogenannte stillstehende Caries. Je nach dem Fortschreiten in den harten Zahnsubstanzen eine *Caries superficialis, Caries media, Caries profunda*; wir kennen eine Kronencaries, Wurzelcaries und die zirkuläre Caries. Wir unterscheiden ferner je nach dem Überwiegen der Ausbreitung des zerstörenden Prozesses nach horizontal oder vertikal-pulpal eine unterminierende Caries, Caries subruens, und eine penetrierende Caries, Caries penetrans (Abb. 492, 493). Den relativ *cariesresistenten* Partien, wie Zahnhöcker und deren Abhänge und Kaukanten stehen die *cariesanfälligen* Zonen, die Retentionsflächen gegenüber.

Alle cariesresistenten Zonen sind der Reinigung zugänglich. Die Bürste vermag ebenso wie die Zunge und Lippe die Stellen willkürlich abzufegen, sie reinzuwaschen, aber auch unwillkürlich werden durch den Kauakt, durch den Schluß der Kiefer überhaupt und durch die Speichelbespülung und die Friktion der vorbeigleitenden Weichteile solche Kanten, Höcker, Abhänge und Flächen reingehalten. Je besser die Bezirke den häufigen scheuernden Maßnahmen zugänglich sind, je größer diese Friktionsstellen sind, je intensiver der willkürliche und unwillkürliche Reinigungsakt durchgeführt wird, desto größer werden diese Bezirke relativer Cariesarmut sein müssen. Während nun die Kaukanten und die Höcker mit ihren Abhängen im *ganzen Ausmaß* der Friktion — soferne nur die diese ausübenden Faktoren vorhanden — zugänglich sind, ist die Größe der cariesresistenten *Flächen*gebiete von ihrem Oberflächenbau und dem der benachbarten Organteile und Zähne in der normalgeschlossenen Zahnreihe abhängig. *Die Form der Flächenwände und deren Lage bestimmt die Bezirke der Cariesanfälligkeit.*

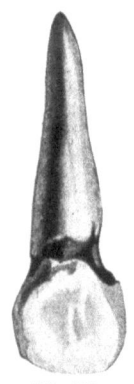

Abb. 492. Zirkuläre Caries.

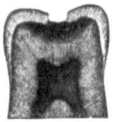 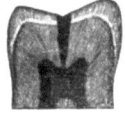

Abb. 493. a = unterminierende, b = penetrierende Caries. (Nach PREISWERK.)

Es ist nicht schwer, auf Grund dieser Momente die Carieszonen schematisch festzulegen, wie das G. V. BLACK getan hat, dem wir auch das Bild verdanken (Abb. 494).

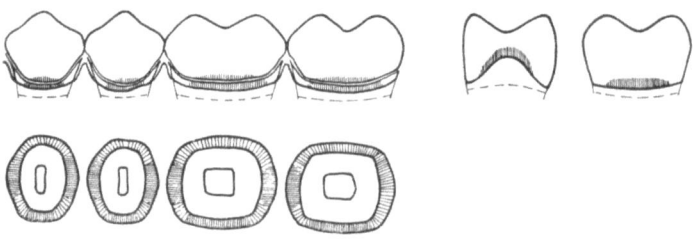

Abb. 494. Die cariesanfälligen Buccal- und Approximalgebiete von Prämolaren und Molaren (obere Reihe links Facialansicht, rechts Interproximalseite; untere Reihe Querschnittsaufsicht) enggestrichelt. Die relativ cariesresistenten Gegenden weiß bzw. auf dem Querschnitt weitgestrichelt. Die Querschnitthöhe der zwei Prämolaren und Molaren ergibt sich aus dem Verlauf der gedoppelten Linie, die über dem punktiert angedeuteten Verlauf der Schmelz-Zementgrenze und dem ausgezogen strichförmigen Verlauf der Papillen-Zahnfleischgrenze liegt. Je weiter vorspringend der Kontaktpunkt, desto breiter und geräumiger die Kaumulde, desto geringer im Ausmaß die cariesanfällige Zone, nämlich die Retentionsfläche. (Unter Zugrundelegung einer Zeichnung von G. V. BLACK; aus Diagnostische und therapeutische Irrtümer, Abteilung Zahnheilkunde, 2. Heft.)

Zur Diagnose des cariösen Prozesses. Zur Diagnose stehen zur Verfügung das Auge, das Tastgefühl, das Röntgenbild, chemische Nachweismethoden. Alles kommt darauf an, die Caries so früh wie möglich festzustellen, da wir über die letzten Ursachen der Caries auch heute noch nichts wissen. Ein weit sichtbares

Loch ist ohne weiteres zu finden. Dann aber ist schon ein Schaden vorhanden, der entweder nur unvollkommen oder nicht mehr zu beheben ist. Die ersten überhaupt feststellbaren Anzeichen sind: Verlust des Schmelzglanzes, Verlust der normalen Schmelz- oder Zahnbeinfarbe, rauhe oder erweichte Oberfläche. Das geschulte, gut beobachtende Auge erkennt die geringste Abweichung von Glanz und Farbe vom normalen: grau bis dunkel, weißlich, bräunlich bis schwarz. Man beachte vor allem den typischen Farbwechsel der approximalen Caries im geschlossenen Interdentalraume, der sichtbar wird durch den *äußerlich* intakten Schmelz der Kaufläche wie der Kronenseitenflächen (z. B. Frontzähne). Wo der geringste Zweifel besteht, hat man zu separieren (Vorsicht) oder auch zu röntgen. Neben der Sonde (Kuhhornsonde) ist auch das chemische Nachweisverfahren wertvoll. Nach Trocknung, Reinigung, Entfettung am zweckmäßigsten mit dem Seidenfaden, der mit Methylenchlorid angefeuchtet wurde, läßt man einen Tropfen ammoniakalisches Silber (Argentosol) einfließen. Schwarzfärbung bedeutet Entmineralisierung, also Caries, soferne nicht Beläge (weiche und inkrustierte) liegen geblieben sind. Die alte sogenannte Zerreißmethode mit dem reinen Seidenfaden ist zu grob. Zum Nachweis noch vorhandenen erweichten Zahnbeins während oder nach der Präparation dienen neben den üblichen Mitteln (Konsistenzprüfung) ebenfalls die chemischen Nachweismethoden, in erster Linie wiederum das ammoniakalische Silber, dann dünne wäßrige Kupfersulfatlösung.

2. Die Präparation.
Die Behandlung der cariösen Defekte.

Das Prinzip der Therapie cariöser Defekte läßt sich in zwei Sätzen ausdrücken. Dem cariösen Zerstörungsvorgang ist Einhalt zu tun durch Entfernung der cariösen Massen, um ein Weiterschreiten zu verhüten. Die dadurch im klinisch gesunden Zahnmaterial entstandene Höhle ist hierauf sachgemäß in Hinsicht auf erneutes Ansetzen des cariösen Prozesses (prophylaktisches Vorgehen), in Rücksicht auf die dauernde Widerstandsfähigkeit des gesunden restlichen Zahngewebes, auf das aufzunehmende körperfremde Füllungsmaterial und endlich auf die Wiederherstellung der Funktion durch den Konturwiederaufbau zu formieren, zu präparieren, zu füllen.

Alle Gesetze lassen sich aus diesen Grundprinzipien unter Zugrundelegung der Semiologie (Lehre von den klinischen Erscheinungen) und der Pathologie der Caries und der Materialienkunde ableiten. Diese Lehren stellen einen wichtigen Teil der konservierenden Zahnheilkunde dar, hier können nur die Grundzüge kurz gebracht werden.

Das Instrumentarium.

Seit Jahrhunderten sind Handinstrumente im Gebrauch, seit wenigen Jahrzehnten aber erst Fußtretmaschinen und elektrische Bohrmaschinen. Demnach stehen uns Hand- und Maschineninstrumente zur Verfügung. Wie Handbearbeitung stets eine individuelle ist, so ist auch die Präparation mit Handinstrumenten individuell durchführbar, schonender, exakter; erst in zweiter Linie kommt die Maschinenarbeit.

a) Die schneidenden Handinstrumente[1].

Das Ausgangsmaterial ist in der Regel Silberstahl, härtbares Eisen, relativ reich an Kohlenstoff, zu Präzisionsinstrumenten sorgfältig ausgearbeitet. Vorbedingung der Brauchbarkeit gutes Material und ganz exakte Herstellung der speziellen Form.

---
[1] Bezüglich aller Einzelheiten ist auf die spezielle Literatur zu verweisen: Lehrbuch der konservierenden Zahnheilkunde. 3. Aufl. 1950, Verlag Hanser, München.

Der kräftige, kantige, angerauhte Griff geht in den schmächtigeren, sich verjüngenden, glatt polierten Schaft über, an dem der wichtigste Teil des Instrumentes, der Schneideteil, von der letzten Biegung an gerechnet, ansetzt. Wir unterscheiden gerade, nicht gewinkelte Instrumente von den gewinkelten. Den einwinkligen stehen die kontrawinkligen gegenüber. Der Kontrawinkel ist für die Ausbalancierung notwendig, sobald der gerade Schneideteil eine gewisse Länge überschreitet (übergelastete Instrumente); ist der Abbiegungswinkel groß (mehr als 45°), so bringt man einen zweiten Kontrawinkel an.

Nach der Schnittrichtung kennen wir:

Direkt schneidende Instrumente; diese sind nur in einer Ebene gekrümmt; ihre Schneidekante kann einseitig oder beiderseitig abgeschrägt sein (Beispiel: Schmelzschneider, Zahnbeinschneider).

Seitlich schneidende Instrumente. Diese sind entprechend ihrem Schliff rechts und linksseitige, also *paarige* Instrumente in zwei Ebenen gekrümmt (Beispiel Löffelexkavatoren mit Kontrawinkel).

Nach der Eignung der Instrumente unterscheiden wir die Gruppen:

Die Schmelzschneider.

Kräftig gebaute, mit schwererem etwa $\frac{1}{2}$ der Gesamtlänge betragendem Griff versehene, direkt schneidende Instrumente; der Zuschärfungswinkel beträgt bei kurzer Abschrägung etwa 40°.

α) **Schmelzmeißel.**

Direkt schneidend und kontrawinklig.

β) **Schmelzbeile** (G. V. BLACK).

Seitwärts schneidende, paarige Instrumente, stets einfach kontragewinkelt.

Die Zahnbeinschneider.

Zart in Griff und Schaft für die Schreibfederhaltung gebaute, mit feinerem Schneideteil versehene Instrumente, stets gewinkelt, mit kürzerem Griff und längerem Schaft.

α) **Die Beile (beilförmige Exkavatoren).**

Beiderseitig in kleinem, spitzem Zuschärfungswinkel abgeschrägte Instrumente, einfach, kontrawinklig und doppeltkontrawinklig abgebogen; letzteres dann, wenn der Schneideteil im rechten Winkel vom Schaft gebogen und übergelastet ist. Es sind mindestens drei Formen nötig (schmal, breit, sehr breit) mit Schneideteil im spitzen Winkel zur Achsenverlängerung gebogen, zwei im rechten Winkel, außerdem ein mittelbreites, zweifach kontrawinkliges. Die Beile sind die speziellen Zahnbeinexkavatoren zur Herstellung von Stufen, Schultern, senkrechtparallelen Wänden, rechten Winkeln, sie sind das, was unter den scharfen Maschinenbohrern der umgekehrte Kegel ist, zur exakten Präparation unerläßlich. Sie werden schneidend und hobelnd geführt.

β) **Die Hauen.**

Während die breite Flanke des Beilschneideteiles in der Winkelebene liegt, steht diese bei der Haue senkrecht zu ihr, man kann auch sagen: der Schneideteil ist über die Fläche gebogen. Einseitig zugeschliffen, kurz und mit größerem Zuschärfungswinkel ähnlich den Schmelzmessern. Je drei Größen der spitzwinklig und stumpfwinklig gebogenen Formen genügen. Sie ergänzen die Beile; sie werden hobelnd und schabend über das Zahnbein geführt.

Die Präparationsgesetze.

γ) Die Löffel.

Während die beiden vorhergehend erwähnten Instrumente direkt schneidend gebaut sind, sind die Löffel seitwärtsschneidend, demnach paarig zu verwenden. Da sie rechts- und linksschneidend sind, so muß ihr Schneideteil in zwei Ebenen, d. h. in der Winkelebene und senkrecht zu ihr gekrümmt sein; dieser Schneideteil ist rund, löffelförmig eingeschliffen. Einfach gewinkelt, einfach kontrawinklig und — selten zu verwenden — doppelt kontrawinklig gebaut, sind von jeder Form etwa zwei bis drei Größen erforderlich (klein, mittel, groß; ganz kurzer, kurzer, langer Löffelansatz). Sie dienen zum Auslöffeln von weichen Massen und zum Ausschaben härterer; sie haben das Krankhafte aus der Zahnbeinhöhle zu entfernen; unentbehrliche, stets gebrauchte Instrumente. *Spezialinstrumente*: die Gingivalrandschräger, das Diskoid und Kleoid, Instrumente, die G. V. BLACK angibt, nicht unbedingt erforderlich (siehe Lehrbücher der konservierenden Zahnheilkunde).

b) Die schneidenden und schleifenden Maschineninstrumente zur Präparation.

Diese sind lediglich zur Unterstützung da, sie treten in Funktion, wenn Einzelheiten mit dem Handinstrument nicht durchgeführt werden können. Den *Schmelzbohrern* (im technologischen Sinne Fräsen), auch als Fissurenbohrer bezeichnet, stehen die *Dentinbohrer oder Rosenbohrer* (im technologischen Sinne bohrende *und* fräsende Instrumente) gegenüber. Endlich sind die Spezialbohrer zur Präparation: umgekehrte Kegel und Radbohrer zu erwähnen. Ausgezeichnet zur Präparation, *schonender* im Gebrauch sind *gut* schleifende Carborundsteine in kleinen Rund-, Knospen-, Walzen- und Kegelformen; diese dürfen natürlich wie auch die Stahlbohrer nur leicht, ohne Druck und in Absätzen rotieren, ferner nur unter Benetzung mit Wasser. Den Vorzug auch in wirtschaftlicher Hinsicht verdienen die Diamantschleifsteine. In neuester Zeit wird die hochtourige Bohrmaschine für das Schleifen der harten Zahnsubstanzen empfohlen (HUET).

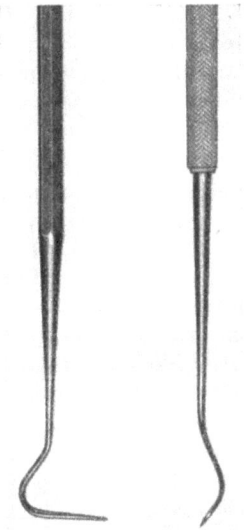

c) Die Untersuchungsinstrumente.

Dauernd in Anwendung, speziell zur Befundaufnahme notwendig sind Sonde, Pinzette, Spiegel und Wasserspritze. Zwei Sondenformen (Abb. 495) genügen, die sogenannte gerade, in einem rechten Winkel zum Schaft gebogen, scharf zugespitzt, dünn auslaufend, elastisch federnd und eine ebenso feine, doppelendige Kuhhornsonde; als Untersuchungs- und Gebrauchspinzette dient die kräftige Einlagenpinzette; als Spiegel die leicht konkav geschliffenen, gekitteten und gekupferten KK-Spiegel (Einzelheiten geben die speziellen Handbücher).

Abb. 495.
Doppelendige Kuhhornsonde und einfache Zahnsonde.

3. Die allgemeinen Präparationsgesetze.

Erstes Gesetz. Der Krankheitsherd ist freizulegen; diese Forderung bedarf keiner Begründung. Der cariöse Prozeß muß für das Auge (also für direktes oder indirektes Sehen mit Hilfe des Spiegels) und für die Instrumente zugänglich gemacht werden, er ist breit aufzudecken. Wenn zu diesem Zweck gesunde Substanz geopfert werden muß, so hat dies zu geschehen (siehe spezielle Regeln).

Zweites Gesetz. Wie der Chirurg im Gesunden operieren soll, so soll in vorliegendem Fall „im Harten" gearbeitet werden. *Alles das, was dem scharfen Instrument als weich erscheint, muß entfernt werden;* die Füllungsmasse darf im allgemeinen nur in harte, normal verkalkte Zahnbezirke eingelegt werden; dieses Gesetz gilt allerdings nur in einem gewissen Umfang (s. Caries profunda, Überkappung). Wenn z. B. die Pulpa gesund ist, muß von dieser Vorschrift abgegangen werden. Die Entscheidung, ob weich oder hart, gibt das Auge, das Gefühl und das Geräusch des arbeitenden scharfen Handinstrumentes. Oben wurde die Verwendung der ammoniakalischen Silberlösung zur Feststellung, ob erweichtes Material der instrumentellen Präparation entgangen ist, hingewiesen.

Begründung. Die Erfahrung hat gezeigt, daß zur Hemmung und Ausschaltung des primären cariösen Prozesses die Entfernung des *erweichten* Zahnbeines ausreichend ist; es ist also allein der Zustand der Härte, nicht aber das *Aussehen* des cariösen Zahnbeines in bezug auf Farbe z. B. entscheidend. Alles was dem scharfen Handinstrument (nicht dem grob tastenden Bohrer) als hart, als normal hart erscheint, mag es auch weniger oder mehr pigmentiert sein, darf zurückbleiben; solches gefärbte Zahnbein enthält die ungleichmäßig vorzüngelnden Pionierpilze; diese werden, soferne nur sicher die vorhandenen Nahrungsdepots (weiches Zahnbein) eliminiert und die Zufuhr weiteren vergärbaren Materiales (Speisereste) unmöglich gemacht wird, gehemmt, ja möglicherweise eingehen.

Drittes Gesetz. Alle Schmelzwände und Ränder sind zu entfernen, sofern sie ihrer natürlichen Unterlage — des harten Zahnbeines — beraubt sind; überhängende Ränder sind, so kann man auch sagen, wegzubrechen. Nur in selteneren Fällen (bei besonderen kosmetischen Anforderungen) kann davon bis zu einem gewissen Grade abgewichen werden.

Begründung. Überhängende Ränder des Schmelzes entstehen durch die Ausbreitung des cariösen Prozesses an ihrer Innenseite längs der Schmelzdentingrenze. Die Schmelzschichte wird ihrer natürlichen Unterlage, mit der sie nicht nur mechanisch verbolzt (girlandenförmiger Verlauf der Zahnbeinoberfläche), sondern auch organisch verbunden ist (Schmelzbündel, kolbenförmige Fortsätze, Lamellen) beraubt; die spröde, nur wenig organische Substanz enthaltende, unelastische Masse wird brüchig. Von dieser Grenze aus entwickelt sich stets Schmelzinnencaries, die also von innen nach außen die Schmelzprismenbündel und ihre interprismatische Substanz zerstört.

Viertes Gesetz. Wenn bei der Freilegung des Herdes und der Wegnahme der Schmelzschalen die Grenzlinie hart an eine Fovea, eine Fissur zu liegen käme oder diese von ihr gar geschnitten würden, so ist die Fovea und die Fissur mit in die allgemeine Höhle einzubeziehen; die Schmelzkavitätenwände sollen mindestens parallel oder besser leicht nach außen divergierend mit den Prismenbündeln so verlaufen, daß außen zur Oberfläche keine kurzen Endstücke stehenbleiben.

Begründung. Die Notwendigkeit ergibt sich aus den anatomischen und pathologischen Verhältnissen. Abgesehen davon, daß der Kavitäten- und Füllungsrand bei Außerachtlassung der Regel nahe oder hart an eine Retentionsstelle angrenzen und damit in diese einbezogen werden könnte (was besonders für die in diesem Gesetz angedeutete zweite Möglichkeit stets zutrifft), ist der die Fovea oder Fissur begrenzende Schmelzwall in seinem Prismenverlauf durch deren Neigung zur Einbuchtung und nicht selten durch besondere Minderwertigkeit (mangelhafte, vor allem ungeordnete Verkalkung) charakterisiert. Alles dies aber ist als einer der wichtigen cariesprädisponierenden Faktoren zu betrachten. Auch die zweite Forderung dieses Gesetzes ist zu beachten. Blieben größere Mengen äußerer, innen aber abgeschnittener Prismenbündel als Kavitätenrandbegrenzung stehen, die ihres natürlichen Fundamentes und damit ihres eigentlichen bodenständigen Haltes beraubt sind, so ist deren Herausbrechen durch den Füllungsakt, durch die Politur, durch den Kauakt bei „harten" Zähnen sehr wahrscheinlich, bei „weicheren", cariesanfälligen die Regel.

Es sollte keines besonderen Hinweises bedürfen, daß selbstverständlich gesundes Hartsubstanzmaterial, soweit irgend zulässig, geschont werden muß. Dies gilt vor allem für das Zahnbein, das die Pulpa einschließt. Die Pulpa unter allen Umständen vor einem weiteren Schaden zu schonen, ist das erste Gesetz, das bei allen zahnerhaltenden Maßnahmen zu beachten ist.

4. Die speziellen Präparationsregeln.

Außer diesen allgemeinen Präparationsmaßnahmen, die in jedem Fall zur Durchführung kommen müssen, erfordern bestimmt lokalisierte cariöse Herde eigene, individuell anzuwendende Prinzipien. Diese sollen in präparationszeitlicher Form im nachfolgenden dargestellt werden. Bezeichnend ist, daß in jedem einzelnen Fall (also für jeden Zahn und jede Alterszeit dieses Zahnes) jede dieser Regeln auf Ausmaß und Durchführbarkeit geprüft werden muß; so werden sie z. B. in dem einen Fall bis ins Extrem, in dem anderen mehr angedeutet, gemäßigt oder überhaupt nicht zur Durchführung gebracht.

a) Die Eröffnung der Höhle und der Umriß (Begrenzungslinie nach G. V. BLACK) der definitiven Kavität.

Daß der Herd in seiner ganzen Breitenausdehnung durch Wegbrechen der unterminierten Schmelzwände freigelegt werden muß, geht aus den allgemeinen Regeln hervor. Das Wegbrechen macht technisch gar keine Schwierigkeiten, wenn die Höhle auf freien und deshalb fast stets instrumentell erreichbaren Flächen sich befindet. Hingegen bedarf der Vorgang des Eröffnens der in den geschlossenen Interdentalräumen liegenden einfachen Höhlen der Approximalwände sorgfältiger Überlegung und dem einzelnen Falle jeweils angepaßter Operationstechnik. Auch der Verlauf der Umrißlinie wird entsprechend dem jeweiligen Fall ein sehr verschiedener sein.

Wir werden diese und alle folgenden Etappen zunächst an den Grübchenhöhlen und im Anschluß daran an den Flächenhöhlen betrachten (wichtige Einzelheiten sind in den speziellen Lehrbüchern nachzulesen).

α) **Zentrale Fissuren- und Grübchenhöhlen, ausgehend von Fissur und Fovea.**

Klinische Charakteristik. Beginn vom kleinsten Oberflächenbezirk, der oft nur schwer tastbar ist, im Innern aber, subepithelial, rasches Ausbreiten des Prozesses; unter einem sehr schmalen cariösen Zugang kann sich eine große Höhle verbergen. Bei schmalen Kauflächenformen (Prämolaren) kann auch rasch der Randwulst und damit die Approximalseite erreicht werden (Abb. 505, 506).

Technik. Mit Schmelzmessern wird der nicht mehr gestützte und der teilweise entkalkte Schmelz nach der Höhle zu rasch und sicher mit Handdruck oder leichten Hammerschlägen eingebrochen. Wo der Defekt noch zu klein, die Schmelzplatten kräftig, der unterminierende Carieskegel noch schmal, beginnt man mit dem kleinen, runden oder walzenförmigen Carborundstein oder auch mit dem Fissurenbohrer. Zweckmäßig ist auch nach Herstellung einer breiten Zugangsspalte das Unterminieren mit dem umgekehrten Kegelbohrer. Zugleich wird das erweichte Zahnbein mit geeigneten Löffeln entfernt, bis man zur Grenze des „Harten" gelangt. Alle Furchen, die mit den zentralen Höhlen in Verbindung stehen, werden bis in polierfähige Gegenden aufgezogen.

β) **Flächenhöhlen der Molaren, Prämolaren und Frontzähne.**

Klinische Charakteristik. An und unterhalb der Kontaktflächen versteckter Beginn des cariösen Prozesses, der sowohl kaufflächen- und schneidekantenwärts wie auch gingivalwärts und in Richtung der facialen und oralen, gingivalen Winkel (sekundäre cariöse Prozesse) weiterschreitet (Abb. 507). Unterminierung der Kaukanten und Ecken; präventive Maßnahmen. Erster Beginn des cariösen Prozesses in der geschlossenen Reihe dem Auge nicht sichtbar, erst der Farb-

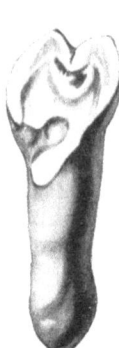
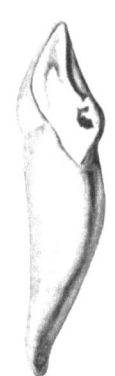
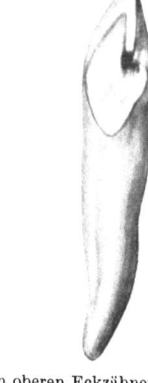

Abb. 496. Caries eines unteren Prämolaren von der sagittalen Kaufurche aus.

Abb. 497. Caries an den oberen Eckzähnen vom Foramen calcum ausgehend.

umschlag der unterminierten Schmelzpartien (facial, oral, okklusal) außerhalb des innersten Approximalgebietes veranlaßt den sorgfältigen Beobachter zur genauesten Untersuchung. In manchen Fällen ist zur sicheren Auffindung versteckter approximaler Herde die Röntgenaufnahme erforderlich, dies gilt insbesondere für Preßgebisse und für die besonders cariesgefährdeten Flächen solcher Zähne, deren Nachbarn große Füllungen oder Kronenersatz tragen. Vorteilhaft ist hier die Methode RAPER Im weiteren Fortschreiten brechen die angrenzenden Wände ein, aus der zunächst einfachen, zentralen Höhle wird eine komplizierte, der schleichend-unsichtbare Prozeß wird damit sichtbar und fühlbar (Zunge, Sonde). Die Cervicalhöhlen beginnen meist hart am Zahnfleischrand an einer oder mehreren Stellen und entwickeln sich zunächst und vorwiegend in horizontaler Richtung, weniger stark und erst im weiteren Verlaufe nach cuspidal, incisal und occlusal.

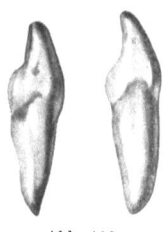

Abb. 498.

Technik. Die instrumentelle Eröffnung geht den gleichen Weg in umgekehrter Richtung. Bei den Höhlen der mehr rechteckigen Prämolaren- und Molarenapproximalwände wird man zunächst versuchen von horizontal, buccal und oral ansetzend, mit Schmelzmessern usw. die unterminierten Schmelzwände einzubrechen, hierauf geschieht das gleiche mit den schon unterminierten Kaukanten. Sind die Herde klein, muß man mit dem Eröffnen meist von der Kaufläche her beginnen. Der Einwurf, daß in Befolgung dieser Vorschrift auch vollgestützte Kaukanten weggenommen und die einfache Höhle operativ zu einer komplizierten Seitenwand-Kauflächenhöhle wird, bedarf der eingehenderen Beleuchtung. Grundsätzlich muß jede Höhle Auge und Instrument zugänglich gemacht werden aus allgemeinen und speziellen Gründen. In den seltenen Fällen aber, wo dies auch bei „horizontaler" Eröffnung (facial oder oral) der zentralen Höhlen mit vollgestützten Kaukanten möglich ist, entscheidet die *Disposition zur Caries*. Im jugendlichen Gebiß, in cariesanfälligen Gebissen, bei malakotischen Zähnen *muß* von der

Die speziellen Präparationsregeln.

Kaufläche der mehrhöckerigen Zähne der Zugang geschaffen werden; im älteren Gebiß, bei cariesresistenten, sklerotischen Zähnen kann von der allgemeinen Regel abgegangen werden.

Bei den Frontzähnen wird man, wo immer angängig, nur von horizontal, facial oder oral eröffnen; das kosmetische Erfordernis steht hier an erster Stelle; die Eröffnung von horizontal ist hier der *typische* Weg. Muß man von der Kaukante eines mehrhöckerigen Zahnes zu der zentralen Flächenhöhle sich heranarbeiten, so geschieht die Eröffnung am vorteilhaftesten mit Carborund- oder Diamantsteinen. Ist der Nachbarzahn nicht im Wege oder kann er durch ein Stahlblech geschützt werden, so schleift man rasch mit dem linsen- oder kleinwalzenförmigen Stein eine Zugangsrinne bis in das Zahnbein hinein. Nun kann man mit Kegel- und Rosenbohrer kleiner Nummer den Schmelz durch Wegnahme des Zahnbeines unterminieren, diesen dann mit den Schmelzinstrumenten wegbrechen. Auf diese Weise kann man rasch und ohne besondere Belästigung Zugang gewinnen. Ist auch der Nachbarzahn an einer entsprechenden Approximalfläche erkrankt, so schleift man mit dem linsenförmigen Stein in einem Gang beide Kaukanten auf. Von diesem Schacht aus wird dann in gleicher Weise wie bei den Grübchenhöhlen verfahren. Der Umriß wird auf Grund der allgemeinen Präparationsregeln in Hinsicht auf die Ausbreitung des cariösen Erweichungsprozesses und den Verlauf der Prismen festgelegt. Da außer den trichter- und spaltenförmigen Einziehungen der Kaufläche alle übrigen Bezirke einer Reinigung zugänglich sind, so kommen besondere prophylaktische Regeln nicht in Frage.

Der Verlauf der Kavitätenwand im Schmelz ist bei kleinen, zentralen Höhlen parallel der Zahnachse, also senkrecht zum zentralen Kavitätenboden in Fortsetzung der Dentinwand; bei großen Höhlen, die bis in die Nähe der Randwülste gehen, gibt man der äußeren Hälfte der Schmelzwand eine Abschrägung nach außen, parallel dem hier nach lateral geneigten Prismenzug.

Prophylaktische Maßnahmen, die präventive Extension.

Mit dem Freilegen des ganzen Krankheitsherdes hat es in bezug auf die Ausdehnung der Höhle sein Bewenden, wenn nicht Erfordernisse der Prophylaxe andere Linienzüge zur Begrenzung der Höhle erfordern. Prophylaktische Maßnahmen gelten der Bekämpfung neuer cariöser Prozesse der Retentionsflächen. Geht die Höhle schon primär — d. h. also nach Ausräumung — über die cariesanfällige Zone, über die bedrohte Retentionsfläche hinaus, liegen also die Ränder der zukünftigen Kavität außerhalb dieser und grenzen sie mindestens an cariesresistente Gegenden, so bedarf es keiner weiteren prophylaktisch-extendierenden Maßnahmen; denn die Retentionsfläche selbst besteht nach der Füllung aus praktisch nicht angreifbarem totem Material (Metall). *Größe und Ausdehnung der cariesanfälligen Zone hängt aber von Bau und Stellung des einzelnen Zahnes innerhalb des ganzen Gebisses ab.* Jetzt wird auch verständlich, warum bei der Präparation der Grübchen- und Fissurenkavitäten nach Befolgung der im vorigen gegebenen allgemeinen Gesetze weitere prophylaktische Extension unnötig ist; sobald nämlich die Ränder schon in die Zone der Höckerabhänge oder der Kaukanten oder der Außenflächen übergreifen, ist die grübchenförmige vertiefte Retentionsfläche aus natürlicher Zahnsubstanz schon eliminiert und wird durch Füllungsmaterial ersetzt. Wesentlich anders liegen die Verhältnisse bei den Glattflächenhöhlen. Hier erstreckt sich nur bei *sehr fortgeschrittenen Prozessen* (Caries profunda der Approximalseiten) die Höhle bis zu den cariesresistenten Gegenden; bei jungen und mittleren Prozessen — solche sollen ja der Behandlung zugeführt werden — ist nur der zentrale Teil der Retentionsfläche ergriffen. Würde hier nur das erkrankte und überhängende Material weggenommen, so würden sich die Kavitätenränder mit den angrenzenden Partien noch gesunder, natürlicher Zahnsubstanz in verschieden großem Ausmaß gleichfalls innerhalb der Retentionsfläche, innerhalb der cariesanfälligen Zone befinden. Will man — und das muß stets unser Bestreben sein — außer den Maßnahmen gegenüber dem *augenblicklich* zu bekämpfenden pathologischen Prozeß sein Handeln auch von den Möglichkeiten *zukünftiger* Schäden bestimmen lassen, *so muß allgemein die Begrenzungslinie und damit der Füllungsrand aus der Retentionszone in die cariesresistente Zone künstlich verlegt werden;* man muß den Lehren der *Extension for prevention* folgen. Wie hat das zu geschehen ? Wenn wir uns erinnern, daß die Retentionsfläche nicht nur von der Oberfläche der Approximalseite nach Größe und Form abhängig ist, sondern auch von den Nachbargebilden, so ergeben sich aus diesen vorgefundenen Verhältnissen die Wege. Entweder man vergrößert — extendiert — die primäre Höhle bis an oder in die cariesresistenten Zonen, was ein oft sehr radikales Verfahren darstellt, oder man ändert den Oberflächenkontur, die *Kontaktfläche*.

Kontaktfläche und präventive Extension.

Die Kontaktflächen bestimmen im geschlossenen Gebiß Umfang und Größe des interdentalen Raumes (siehe später) und Breite und Tiefe der Kaunischen. Diese Kaunischen stellen den Raum der interproximalen Gegend dar, durch den beim Kauakt der fest-breiige Bissen von der Kaufläche gingivalwärts getrieben wird; man könnte ihn auch Seitenverkehrsfläche der Bissen nennen. Ist die Kontaktfläche stark und mehr gewölbt vorgetrieben, so ist die Kaunische breit an der Außenfläche und tief zur Raummitte zu und umgekehrt. Da die Retentionsfläche den Approximalflächenteil ohne den Verkehrsflächenteil darstellt, so ist sie klein und schmal, wenn die Kaunische breit und tief und die Kontaktfläche weit vorgewölbt ist. Kann man die künstliche Kontaktfläche nach Gewinnung des nötigen interdentalen Raumes (Separation) breit vorwölben und wird dadurch die Kaunische breit und tief, so wird die cariesanfällige Zone sehr verschmälert, die Begrenzungslinien brauchen dementsprechend nicht so weit nach außen verlegt zu werden. Wir haben es also — bei genügend breitem interdentalem Raum und bei Einhaltung aller Präparations- und Füllungsregeln — in der Hand, einmal mehr breit und ein andermal mehr schmal zu extendieren. *Kontaktflächen, cariesanfällige Zonen gleich Retentionsflächen, Kaunischen und Extensionsmaßnahmen stehen in einem bestimmten Abhängigkeitsverhältnis.*

b) Die Widerstandsform.

Nach der Eröffnung, Freilegung und Grenzenbestimmung der Höhle in bezug auf die Cariesprophylaxe muß die Höhle eine konstruktive Gestalt erhalten, die sie befähigt, nach Aufnahme des Fremdkörpermaterials auch weiterhin im Kauakt die Kaukräfte ohne Schädigung ihrer Oberfläche (Frakturen, Schmelzrisse) auszuhalten. Andererseits müssen auch die Höhlen, vor allem deren Wände so gestaltet werden, daß bei der Ausführung der Füllung, den stopftechnischen Maßnahmen kein Schaden (Abbruch der Schmelzwände, Eindrücken dünner, pulpaler Wände) entsteht. Während die ersten Überlegungen nur für aktive Zahnflächen in Frage kommen, haben letztere für alle Zahnwände Bedeutung.

Allen diesen Anforderungen wird die Kastenform am ehesten gerecht. Einfache Überlegungen werden dies ohne weiteres bestätigen. Während früher (im wesentlichen vor dem Wirken G. V. BLACKs) die Höhlen ohne Einhalten irgendwelcher Prinzipien, sozusagen ohne weitere Überlegung in bezug auf die in Rede stehenden Probleme, willkürlich, systemlos zubereitet wurden, während man lediglich untersichgehende, ampullenförmige Höhlen zubereitete, wird heute grundsätzlich nach dem *Kastenprinzip* verfahren. Dieses Prinzip, das die ganze Präparationslehre beherrscht, besagt kurz angeführt folgendes:

Nur kräftige, in Richtung oder senkrecht zur Kaukraft verlaufende gerade, nicht unterhöhlte Wände können dem Kaudruck Widerstand leisten. Dasselbe gilt für kaudruckbelastete Füllungsmassen: je massiger und gleichmäßiger in allen Teilen diese sind, desto widerstandsfähiger werden sie sein; umgekehrt: je dünner ihre Ausläufer, je ungleichmäßiger ihr Körper gebaut, desto leichter wird ein Bruch eintreten. Die genügende Sicherung erreicht man durch quadratische Körpergestaltung. Der Boden der Höhle soll rechtwinklig zur Kaufkraftrichtung eben verlaufen, er wirkt so geradezu als Pufferfläche; die Wände sollen senkrecht zum Kavitätenboden stehen, im rechten Winkel auf diese auftreffen; endlich verlangt das Kastenprinzip, daß wenigstens zwei dieser Wände, möglichst die gegenüberliegenden, parallel verlaufen. Mit anderen Worten, die Höhle soll zu einem Kasten, in dem die Füllung sozusagen eingeschoben liegt, gestaltet werden. Während nun die Kastengestaltung zentraler Höhlen *technisch* leicht durchführbar ist, ist dies bei komplizierten Höhlen schwieriger; da die konstruktive Durchführung vielfach mit der Gewinnung der Retention einhergeht, soll ausführlicher bei der Besprechung der Retentionsmaßnahmen auf das Kastenprinzip eingegangen werden. Die technische Herstellung des Kastens macht keine Schwierigkeiten, solange genügend hartes Zahnmaterial zur Verfügung steht und solange man mit den Instrumenten ausreichend an die zu bearbeitenden Stellen herankommen kann.

In die zentral gelegenen Flächen wird mit Hilfe von Handinstrumenten, Stahlbohrern, ganz besonders aber mit geeigneten Steinen der Kasten eingeschnitten. Nach Gewinnung der nötigen Tiefe wird nach Feststellung der Begrenzungslinien der Boden eben gestaltet (die Basis) und in dieser Weise bis an die Begrenzungswände herangeführt; diese stehen im rechten Winkel aufstoßend senkrecht auf der Basis, die möglichst parallel zur Oberfläche verläuft. Die scharfen Winkel werden mit Beilen, Hauen und walzenförmigen Steinen hergestellt. Vorwegnehmend ist auf die Bedeutung der lebenden und zu erhaltenden Pulpa hinzuweisen; deren Verlauf zwingt nicht selten zu Änderungen.

Bei den komplizierten approximalen Höhlen kann ein vollständiger Kasten nicht gewonnen werden; teils deshalb, weil Wände verlorengegangen sind, teils weil das zur rechtwinkligen Kastenpräparierung notwendige natürliche Material stark reduziert ist, teils deswegen, weil dieses an bestimmten Stellen von vornherein nur in geringem Maße vorhanden ist. Immer muß aber aus dem noch vorhandenen Material (auch unter Zuhilfenahme von künstlichem, siehe unter Retention) eine möglichst kastenähnliche Form ausgearbeitet werden. Dies erreicht man durch Gewinnung folgender konstruktiver Flächen und Winkel.

α) Die zentrale Stufe.

Aus dem harten Kern der Krone, dem Zahnbein, soferne es erhalten werden kann, wird eine Zahnbeinstufe in der Weise herauspräpariert, daß die horizontale Oberfläche den Boden der Kauflächenkavität und die approximalgerichtete, zahnachsenparallele Stufenwand die pulpale Wand der approximalen Seitenhöhle darstellt. Diese beiden Stufenwände gehen im rechten Winkel an der Stufenkante ineinander über, sie stoßen aber auch scharfwinklig an die Seitenhöhlenwände, die ihrerseits wieder mehr oder minder parallel zur senkrechten Stufenwand verlaufen. Wir schaffen auf diese Weise zwei ineinandergehende Kästen, wobei der eine von oben occlusal, der andere von approximal in die Substanz eingesenkt ist, dieser letztere wird aber erst dann kastenmäßig richtig, wenn die Zahnhalsschulter formiert wird.

β) Die Zahnhalsschulter.

Um auch am Zahnhals der Approximalseite eine kastenförmige Vertiefung herzustellen, läßt man die senkrechte Stufenwand *innerhalb des Zahnbeines* bis an den Boden der Seitenhöhle herunterreichen und präpariert das den cervicalen Schmelzrand und das untere Stufenende verbindende *Band* aus Zahnsubstanz zu geraden, rechtwinklig sich absetzenden *Schulter*. Oft kann diese breiter, oft nur sehr schmal gehalten werden, immer aber ist sie wenigstens in Form einer Leiste auszuprägen.

Die Vorteile einer derartigen systematisch-exakten Stufenschulterpräparation sind mannigfaltige; wir werden darauf noch des öfteren hinzuweisen haben (Schutz der Pulpa, günstige Form der Füllung, Erleichterung der Füllungstechnik, Materialersparnis u. a. m.).

Ist bei tieferen Defekten (Caries media und profunda) nicht mehr genügend Zahnbeinmaterial vorhanden, so wird die Stufe aus hartem Zement (Phosphatzement) aufgebaut.

Die *technische Herstellung* macht keine Schwierigkeiten, sobald man sich geometrisches, architektonisches Denken angewöhnt hat. Mit geeigneten Handinstrumenten, mit walzen- und kegelförmigen Steinen und mit Fissuren- und Kegelbohrern ist diese Präparation in Kürze durchgeführt. Hindernd ist in wenigen Fällen die Sensibilität des Zahnbeins; wie dabei zu verfahren ist, siehe unter „sensibles Zahnbein".

Die Kastenpräparation gewährleistet zugleich auch die nötige Sicherung gegen das Herausfallen der Füllungen; diese sind aber noch einer weiteren Gefahr, dem „Herausgebissenwerden", der Kippwirkung der Kaukräfte ausgesetzt. Um auch diese Möglichkeit auszuschalten, muß die „Retentionsform" herausgearbeitet werden.

c) Die Retentionsform.

Auf allen aktiven Zahnflächen kommt außer der direkten, in der Zahnachse verlaufenden Kaudruckwirkung auch noch eine seitlich wirkende Kippkraft zur Geltung. Diese Kräfte werden bei zentralen, also allseits von natürlichen Höhlenwänden umschlossenen Kavitäten aufgefangen und bei sachgemäßer Präparation ausgeglichen. Fehlt aber eine Wand, so wirkt in deren Richtung die seitliche Kraft und kippt, soferne keine besonderen Retentionsmaßnahmen getroffen wurden, die Füllung aus der Höhle heraus um die betreffende äußere Höhlenkante als Hebelpunkt. Im Prinzip sind die Retentionsmaßnahmen bei approximalen Höhlen der Frontzähne gleich denen bei occlusalen Höhlen. Das rationellste Verfahren ist immer die Anbringung der Hemmungsstellen dort, wo die Kippkraft zunächst auftrifft, das ist in allen Fällen die Oberfläche von Zahn und Füllung. Die Hemmungsstellen bilden, wenn wir zunächst von den großen Kronenfüllungen absehen, in der Regel künstlich herausgearbeitete Barrieren aus *Zahnbein — Schmelzsubstanz*. Die *Widerstandsfähigkeit* dieser Stellen, ihre Mächtigkeit an Masse und ihre zweckmäßige Anlage muß sowohl der Kraftgröße (Kaudruck) als auch der Größe und der Materialart der künstlichen Füllung angepaßt sein, ihnen entsprechen, das ist eine sehr wichtige Regel, die für jeden Aufbau im Gesamtbereich der Technik gilt; das Fundament (harte und weiche Gewebsteile) muß dem künstlichen Aufbau entsprechen.

Solche Verankerungsmöglichkeiten können sowohl an den aktiven Flächen selbst — beste Art der Verankerung — als auch außerhalb dieser angebracht werden. Ungenügend sind Verankerungsstellen, die fernab vom Angriffspunkt der kippenden Kraft angelegt werden (Zapfen, Schnitte, Unterschnitte am Höhlenboden usw.).

Wir unterscheiden im wesentlichen zwei Arten der Verankerung.

Die speziellen Präparationsregeln.

α) Die Schwalbenschwanzverankerung.

Damit wird eine Art der Verankerung in sehr sinnfälliger Weise bezeichnet, die an den aktiven Zahnflächen — Kauflächen und Seitenflächen — ihre retinierende Wirkung entfaltet.

Durch Schaffung einer oder zweier Zahnsubstanzbarrieren (halber oder ganzer Schwalbenschwanz) wird an bestimmter Stelle die Höhle verengert, so daß durch diese Einkropfungen Teile der Füllung mit einem schmaleren Verbindungsstück verbunden sind. Die Kippwirkung wird in solchen Fällen unmöglich gemacht einmal durch das in die Gesamthöhle wie zwei Puffer oder Dämme vorragende natürliche Zahnmaterial und dann entsprechend durch das zentralwärts leicht ampullenförmig sich ausbreitende Füllungsmaterial. Wesentlich für die ausreichende Retention ist auch hier wieder die dem Material und der Größe entsprechende Anlage der Dentinschmelzpfeiler und die Art, Menge und Form der Füllung selbst.

β) Die Hakenverankerung.

Fehlt das natürliche Material für die Anbringung einer sicheren Schwalbenschwanzverankerung, so wählt man die Hakenverankerung. Diese Art der Retention wird durch Anlage eines die Kaukante übergreifenden und damit auf eine Seitenwand übergehenden hakenförmigen Fortsatzes aus Füllungsmaterial gewonnen. Zu beachten ist hierbei, daß der wirksame Halt *weiter ab vom Angriffspunkt* der Kippwirkung ansetzt; es muß also die Dimension des Hakens der Kaukraft wie auch dem Material entsprechen. Der Haken, der in einen scharfgewinkelten, in der Längsrichtung möglichst parallel zur Zahnachse verlaufenden Graben zu liegen kommt, steht durch einen den Verhältnissen angepaßten schmaleren oder breiteren Isthmus mit der Hauptmasse der eigentlichen Füllung in Verbindung und gibt ihr den genügenden Halt. Am wirksamsten ist der Halt dann, wenn der Haken an der Stelle angreift, die entgegengesetzt der eigentlichen Füllung gelegen ist; an allen anderen Stellen müssen die Größenverhältnisse der ungünstigen Lage angepaßt werden oder man wählt *zwei* möglichst einander gegenüberliegende Hakenverankerungen.

Die *technische Herstellung* dieser Retentionen ist einfach; mit den schon bekannten Instrumenten, den scheiben- und walzenförmigen Steinchen wird schnell und exakt der Graben herausgearbeitet.

γ) Die unterminierende Verankerung.

Die unterminierende Verankerung wirkt unterstützend; allein darf sie nur dort angewandt werden, wo keine bedeutenderen Kippkräfte bei der Kaufunktion die Füllung treffen werden. Die Anbringung *untersichgehender* Stellen ist nur ein Schritt über die reine und strenge Kastenform hinaus; sie ergänzt die Kastenretention. Die unterminierende Verankerung wird im wesentlichen bei Seitenflächenfüllungen, deren Kavität im Verhältnis zur Oberflächenausdehnung nur geringe Tiefe besitzt, angewandt oder in den Fällen, wo eine *noch* zentrale Höhle vorliegt. Die Nachteile und Vorteile dieser Verankerung nicht aktiver Füllungen müssen sehr sorgfältig abgewogen werden! Einige unliebsame Folgen seien angeführt: zu starkes Schwächen von Ecken, Kanten, cervicalen Schmelzgürteln durch die Wegnahme der Zahnbeinunterlage; Veränderung der natürlichen Zahnfarbe durch tief eingelegtes, unter dem durchscheinenden Schmelz sichtbar werdendes Material (Gold, Amalgam, stumpfe Zementmassen, Guttapercha), zu nahes Heranbringen des Fremdkörpermaterials an die lebende Pulpa (Metalle, Zemente).

Die technische Herstellung geschieht am sichersten und vorsichtigsten durch scharfe schmale Beile und Hauen, dann mit Hilfe von scharfen Kegel- und Rosenbohrern.

Die Retention wird demnach durch folgende konstruktive Präparationsmaßnahmen gewonnen: *Kasten an jeder Fläche, Barrierenverankerung an aktiven Flächen, unterminierende Verankerung an passiven Flächen.* Aus der muldenförmigen Höhle wird ein gewinkelter Kasten hergestellt. Es ist selbstverständlich unter bestimmten Voraussetzungen zulässig, ja manchmal geboten, von der scharfkantigen Präparationsweise abzuweichen und lediglich muldenförmig einzelne Teile oder die gesamte Höhle auszuarbeiten (muldenförmige Präparation).

Im Prinzip ähnlich, in der Ausführung verschieden ist die Gewinnung der Retention einer Kronenfüllung, wenn der größte Teil der Krone verlorengegangen ist. Schwierigkeiten sind nur da zu überwinden, wo der zur Verankerung sonst so geeignete Pulpenhohlraum nicht zur Verfügung steht, weil die Pulpa erhalten werden soll.

Die Höhle ist im großen und ganzen fertiggestellt. Es ist nur noch nötig, die Kavitätenränder auf ihre Neigung und Intaktheit (Glätte) zu untersuchen und die Kavität zu reinigen, so daß sie zur Füllung aufnahmefähig ist.

d) Das Abschrägen und Finieren der Schmelzränder.

Auf die Notwendigkeit des leichten Abschrägens wurde schon bei der Besprechung der allgemeinen Präparationsgesetze hingewiesen. Es soll natürlich nur sehr wenig nach außen abgeschrägt werden; für die plastischen Füllungsmaterialien darf unter keinen Umständen ein Federrand gebaut werden. Mit Schmelzmessern wird die Kante abgeschrägt, Schleifsteinchen helfen nach, Poliersteinchen glätten; dort wo man mit Steinchen wegen Raummenge nicht herankommen kann, wird mit Schmelzmessern und Strips poliert. Glatte Politur der Schmelzwände ist ebenso nötig wie die Entfernung der erweichten Zahnbeinmassen.

e) Die Reinigung der Kavität.

Die grobe Reinigung wurde schon anläßlich der vorhergehenden Präparationsstadien durchgeführt. Hier handelt es sich nur mehr darum, Bohr- und Schleifstaub, Speichel, Blut u. a. zu entfernen. Die Höhle wird nach Beendigung der Präparation nochmals mit dem blutwarmen Wasserstrahl reingespritzt und mit $\frac{1}{2}\%$iger Chloraminlösung nachgewaschen. Damit wird zugleich neutralisiert, sofern noch saures Zahnbein vorhanden sein sollte. Endlich wird mit Methylenchlorid (Solästhin) entfettet (nicht mit Überschuß) und mit warmer Luft getrocknet. *Reinigungsdesinfektion und Dauerdesinfektion.* Bei wenig tiefen Kavitäten und überall dort, wo keine Bedenken für die Pulpa bestehen und Verfärbung nicht stört, wird nach dem Entfetten mit ammoniakalischem Silber (Argentosol) desinfiziert, im allgemeinen ohne künstliche Reduktion. In tiefen Kavitäten, vor allem dann, wenn die Silberbehandlung nicht zulässig ist, wird eine dauerdesinfizierende Unterlage vorgenommen. Wir verwenden hierzu Zinkoxyd-Eugenol in steifer Form. Außer der milden Dauerdesinfektion erreicht man damit noch ein zweites. Die Pulpa wird mit der Zinkoxydmasse als Ersatz für das verlorengegangene Zahnbein geschützt gegenüber thermischen und eventuell chemischen Wirkungen des definitiven Füllmaterials. Eugenol ist in dieser Form und Verwendung für die Pulpa ohne Nachteil.

f) Interdentalraum, Approximalflächen, Kontaktflächen und Konturfüllung.

Auf die Bedeutung der topographischen Beziehungen dieser Einzelteile des Interdentalraumes wurde schon bei der Besprechung der Cariesprophylaxe hingewiesen; auch die Topographie dieser wichtigen interdentalen Gegenden des Gebisses wurde schon im anatomischen Teil in kurzen Zügen gegeben. Ein Interdentalraum in unserem speziellen Sinne ist stets da vorhanden, wo die Zähne oder Zahngruppen in geschlossener Reihe sich befinden; dies trifft für die meisten Placentalier und im besonderen Sinne für die höchst organisierten Gruppen (Primaten) zu.

Die Form der Kontaktflächen entspricht der Funktion. Reine Fleischfresser haben mehr punktförmige Berührungsstellen innerhalb der geschlossenen Zähne, reine Pflanzenfresser dagegen breite Kontaktflächen, omnivore Lebewesen mehr bandförmige Kontaktflächen; diese Form des Kontaktes haben auch die omnivoren Kauzähne des Menschen, eine anatomische Eigentümlichkeit, die dem prähistorischen wie dem rezenten Menschen zukommt. Als normal ist diese Kontaktfläche dann zu bezeichnen, wenn der Längsdurchmesser des Berührungsbandes horizontal und nicht vertikal gestellt ist. Dies gilt für die Backenzähne. Im Bereiche der schmalen, dreieckig geformten Seitenflächen der Schneidezähne finden wir verständlicherweise als Regel vertikal gestellte Kontakt*flächen*, weniger häufig Kontakt*punkte*.

α) Die Lage der Kontaktflächen.

Sie liegen bei den Molaren und Prämolaren in facial-oraler Richtung regelmäßig in der Mitte zwischen mesial-distaler Fissur und der buccalen Außenfläche der Zahnkronen. In bezug auf Höhenlage (also apikal-cuspidal betrachtet) liegen die Kontaktstellen der Kauzähne am Übergang des obersten Fünftels oder Drittels der Kronenlänge; sie befinden sich also der Kaufläche wesentlich näher als dem Zahnhals. Ähnliches gilt demgemäß auch für die Frontzähne.

Da die Zähne eine gewisse physiologische Eigenbeweglichkeit besitzen, so wird die Kontaktfläche im Laufe des Lebens durch Abrasion abgeschliffen, sie wird flacher. Dadurch werden die mesiodistalen Beziehungen verändert, die Größe des Interdentalraumes verkleinert. G. V. BLACK gibt an, daß der Substanzverlust durch Abrasion der Kontakte im Bereiche des ganzen Zahnbogens bei 40jährigen etwa 1 cm beträgt, wenn der Zahnbogen facial vom mesiobuccalen Höcker des einen Weisheitszahnes zum anderen gemessen wird. Natürlich ist das nicht bei jedem Individuum so, die Stärke der Abrasion hängt ab von der Intensität des Kauprozesses und dem Zustand des Kontaktmaterials. Durch die Abrasion wird nicht nur die Fläche größer, sondern sie erstreckt sich auch weiter cervicalwärts.

β) Folgen der fehlenden, horizontal gestellten Kontaktflächen und der Kontaktpunkte.

Daß bei cariesempfänglichen Zähnen die Retentionsflächen vergrößert, die Kaunischen verkleinert werden, wurde weiter vorne schon erwähnt. *Übermäßige Abrasion wirkt also cariesvermehrend.* Aber noch eine andere Komplikation wird nicht selten als Folge angetroffen. In den sich berührenden, nunmehr breiten kapillargetrennten Flächen klemmen sich faserige Speisebestandteile ein, häufen sich an, wirken infolge der nachschiebenden Kaubissen auf die Papille des Interdentalraumes zunächst rein mechanisch, dann bei längerem Liegen infolge eintretender Zersetzungsvorgänge auch chemisch. Die Weichteile werden chronisch entzündet, sie schwinden usw. Dies ist eine Erscheinung, die überall dort, wo Kau- oder Mahlzähne sind, beobachtet wird, also bei fast allen Säugern, dem Zahnarzt ebenso gut bekannt wie dem Tierarzt.

Daraus ergibt sich die Bedeutung der Kontaktfläche. Das Ziel der Behandlung muß entsprechend den in jedem Fall gegebenen Verhältnissen der *Aufbau verlorengegangener oder schlechter Kontaktflächen* sein, man muß *Kontur*-Füllungen legen.

γ) **Die Form der aufzubauenden Kontaktfläche.**

Punktförmige Kontakte. In allen Fällen, in denen die Okklusion eine Drehung des Zahnes um seine Längsachse unmöglich macht, wird der mehr punktförmige Kontakt angestrebt.

Der horizontal gestellte Flächenkontakt. Wo die Rotation eines Zahnes wegen ungenügender Sicherung durch die Okklusion möglich ist und wo die Kontaktflächen *beider* Zähne ersetzt werden müssen, wird eine *horizontalgestellte* Kontaktfläche hergestellt.

Die technische Durchführung der Kontakte ist nur möglich, wenn genügender Raum zur Verfügung steht und wenn man das Füllungsmaterial auch formen kann. Zur Gewinnung des notwendigen, vielfach verlorengegangenen Raumes dienen die Methoden der Separation; zur Gewinnung der Form der Kontaktfläche die Matrizen.

Um richtige Kontaktflächen und Konturflächen herzustellen, muß der notwendige mesiodistale Raum zwischen den Zähnen vorhanden sein; ist er verlorengegangen, so muß versucht werden, die normale oder genügende Breite wiederzugewinnen. Das gelingt mittels der Separationsmethoden, die akut, d. h. innerhalb weniger Sekunden bis Minuten oder chronisch, d. h. im Verlauf von Tagen und Wochen wirken. Auf Einzelheiten kann auch in dieser Hinsicht nicht eingegangen werden, daß aber solche willkürliche Separationen nur auf das vorsichtigste vorgenommen werden dürfen, daß die schonendste Methode die sachgemäß *langsam wirkende* ist, muß betont werden; es kann brüskes oder sonst unsachgemäßes Vorgehen dauernden Schaden stiften unter Verlust der Papille, des interdentalen Knochenseptums, des interdentalen Weichteilgewebes überhaupt, der Pulpa (besonders einwurzeliger Zähne), ja der Zähne selbst. Die vielfach gleichgültig und willkürlich durchgeführte Methode birgt also sehr erhebliche Gefahren (Abb. 499). Experimentelle Untersuchungen haben uns gelehrt, daß schon durch geringfügige Verschiebungen mit den üblichen Verfahren recht erhebliche Ortsveränderungen und Gewebsveränderungen, namentlich im kindlichen Gebiß mit Wirkung auf die Zahnkeime hervorgerufen werden können (Resorptionen, Appositionen, Mißbildungen).

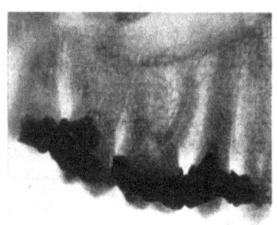

Abb. 499. Intraorale Aufnahme auf angelegtem Film (Prämolaren und Molaren, Studierender, 19 Jahre alt, |45678) zeigt wie nicht gearbeitet werden darf: überstehende Füllungen mit Schwund der interdentalen Septen; am 1. Molaren distoapproximal cervical vom Füllungsrand Caries. Randprozeß (aufgehellte Zone), das gleiche im Beginn am 2. Prämolaren; am 2. Molaren mesioapproximal Caries media; zu tiefes Ausfüllen der Höhlen mit Amalgam (Fehlen der Guttaperchaunterlagen oder Zinkoxyd-Eugenolunterlagen und der Zementstufen).

B. Füllungskunde.

1. Die notwendigen Eigenschaften der Ersatzmaterialien.

a) Funktioneller Natur.

Es bedarf keiner Erläuterung, daß Füllungsmaterialien, die dauernd natürliches Material ersetzen sollen, allen funktionellen Forderungen, die sich aus Okklusion und Artikulation ergeben, gewachsen sein müssen. Um diesem zu genügen, muß das Material ausreichende *Härte* haben; diese mangelt z. B. Blei, Guttapercha. In hohem Maße kommt sie dagegen Glas, Porzellan zu. Aus der Technologie ist bekannt, daß härteste Materialien *spröde,* daß weichere sehr *zähe* sind. Letztere Eigenschaft ist für Füllungsmaterialien sehr wertvoll, da die Kohäsion kräftig genug ist, die einzelnen Moleküle gegenüber den Zerreißkräften zusammenzuhalten. Die *Kantenfestigkeit* beruht auf der Zähigkeit des Materiales.

Andererseits muß das Material aber auch gewisse *Funktionen* der natürlichen Zahnsubstanzen gegenüber dem weichen Innenkern und dem harten Außenmantel übernehmen. In diesem Sinne muß es abnorme Reize abhalten oder ableiten oder abschwächen, so z. B. darf es nicht zu leicht und nicht zu rasch abnorme *Temperaturen leiten* (Metalle einerseits, Guttapercha andererseits). Es darf ferner keine schädigenden *chemischen Eigenschaften in sich selbst tragen* (z. B. Verunreinigung durch Arsen u. a.). Es muß endlich so dicht an die Kavitätenwand anschließen, daß keine schädlichen, gärungsfähigen Massen zwischen diesen beiden Wänden in die Tiefe dringen können (Formbeständigkeit, Randschluß).

Endlich darf das Material keine *schädigenden Eigenschaften* dem *Gesamtorganismus* gegenüber entfalten (Abgabe giftiger Stoffe in den Atemapparat und den Magen-Darmkanal, z. B. von Kupfersalzen, von Arsen, von Quecksilber).

b) Kosmetischer Natur.

Das Material soll möglichst zahnähnlich sein nach Farbe und Transluzenz; diese Eigenschaften müssen wir vor allem bei Frontzähnen verlangen. Das Material darf ferner die Zahnsubstanzen nicht verfärben, es soll nicht dunkel durchschimmern.

c) Füllungstechnischer Natur.

Das Material soll exakt auch ohne große Apparatur und ohne allzu großen Zeitverlust für den jeweiligen Fall herzustellen sein, die *Füllungstechnik* darf keine zu komplizierte sein. Diese wird kompliziert einerseits dadurch, daß das Material gegen Fremdstoffe während des Füllens, also während des Aufbaus sehr empfindlich ist (z. B. gegen Feuchtigkeit: kohäsives Gold, Zemente); andererseits dadurch, daß das Material schwierig in der Höhle, also Fremdmaterial gegenüber, zum Haften zu bringen ist oder dadurch, daß die einzelnen Teilchen des Füllungsmaterials schwer zur Gesamtfüllung zu vereinigen sind (Zinnfüllung, nonkohäsive Goldfüllung).

Abgesehen von den Eigenschaften des *Ausgangsmaterials* (wie z. B. die Transparenz der Silicate oder Kohäsion des reinen Goldes) müssen wir vor allem verlangen: *physikalische* und *chemische* Formbeständigkeit entsprechend den Bedingungen im Munde. Daß nicht alle Forderungen von einem Füllungsmaterial erfüllt werden, liegt in der Natur der Sache, es müssen demnach in jedem einzelnen Falle die notwendigen und vorhandenen Eigenschaften sorgfältig abgewogen werden; eine strenge Indikation unter Berücksichtigung aller physikalischen, chemischen und physiologischen Momente ist erforderlich.

2. Die Füllungsmaterialien.

a) Die plastischen Massen.

Das Material wird vor dem Füllakt auf unterschiedliche Weise in plastische Form gebracht, dann in plastischem Zustand in die Kavität eingebracht, worauf es über ein Stadium des Erstarrens innerhalb verschieden langer Zeit erhärtet. Man verwendet zur Zeit plastische Materialien anorganischer Natur und organische Massen. Zu den ersteren zählen metallische und mineralische, nicht metallische Massen; das einzige organische Pflanzenprodukt ist die Guttapercha.

α) Anorganische Massen.

Die Amalgame. Die Amalgame sind feste Lösungen, Legierungen; zum Teil Gemische mehrerer Metalle. Zu den einfachsten Amalgamen gehört das Kupferamalgam, das in primitivster Form ein binäres Amalgam darstellt, weil es nur aus den zwei Komponenten Kupfer und Quecksilber besteht. Heutzutage wird aber ein tertiäres Cu-Amalgam gebraucht, da dem Kupfer-Quecksilber nach dem Vorschlage von MILLER $2\frac{1}{2}$—3% Zinn zugesetzt wird. Da Cu-Amalgam größtenteils nur ein Gemisch und keine chemische Verbindung darstellt, kann es dauernd Quecksilber in Dampfform abgeben, worauf schon TAFT und A. WITZEL vor mehr als einem halben Jahrhundert hingewiesen haben. Überempfindliche Personen reagieren schon auf kleinste Mengen Quecksilber mit krankhaften Erscheinungen. Dort, wo es also zur dauernden Quecksilberabgabe kommen kann und eine Überempfindlichkeit, die gar nicht so selten zu sein scheint, vorhanden ist, wird man Cu-Amalgam vermeiden und auch mit Zinn-Silber-Amalgam vorsichtig sein. Ausgedehnte klinische und experimentelle Untersuchungen der letzten Jahrzehnte haben auch in dieser Frage Klärung gebracht. BORINSKI konnte nachweisen, daß jeder Mensch, gleichgültig, ob er mit Quecksilber gewerblich oder medizinisch in Berührung gekommen ist, geringe Mengen Quecksilber ausscheidet. Es ist zu vermuten, daß das in unserem Körper befindliche Quecksilber mit den üblichen Nahrungsmitteln dorthin gelangt. Findet man geringe Mengen Quecksilber in den Exkreten, so brauchen sie keineswegs einer solchen abnormen Quelle (Amalgame, Laboratoriumsluft) zu entstammen. BORINSKI ist übrigens auch durchaus für die Verwendung von Kupferamalgam eingetreten. Sehr sorgfältige Untersuchungen in USA haben gezeigt, daß das vielangefeindete Cu-Amalgam unter gewissen Voraussetzungen keine Gefahr bedeutet. Jedenfalls darf man sagen, daß im allgemeinen sechs mittelgroße Cu-Amalgamfüllungen noch unterhalb der Gefahrengrenze sind. Wesentlich konstanter und widerstandsfähiger sind die besseren *Zinn-Silberamalgame*. Hier liegen, wie die Untersuchungen von FENCHEL zeigen, chemische Verbindungen vor, natürlich nur unter der Voraussetzung einwandfreier Zusammensetzung und Herstellung. Solches Material gibt schon nach einigen Tagen, wie FENCHEL, SCHÖNBECK, DIECK feststellen konnten, kein Hg in Dampfform mehr ab, es befindet sich also im Ruhezustand. Nicht einwandfrei hergestelltes Material unterliegt dagegen der Zerstörung und Quecksilberabgabe. Daraus muß die Lehre gezogen werden, nur bestes Silber-Zinnamalgam aus einwandfreien Metallwerken zu beziehen und dieses einwandfrei (genaue Dosierung) zu mischen und zu verarbeiten. Es muß ferner noch auf die nicht geringen Gefahren verwiesen werden, denen jede mit Quecksilber arbeitende Person ausgesetzt ist; deshalb ist ganz besondere Vorsicht geboten bei Aufhebung, Verwendung und Abfallentfernung des Quecksilbers, worüber in speziellen Lehrbüchern nachzulesen ist. Die Zinn-Silberamalgame haben die Vorteile der metallischen Materialien bis zu einem hohen Grade: sie sind chemischen und physikalischen Insulten gegenüber relativ widerstandsfähig; sie haben aber auch deren Nachteile: sie sind zahnunähnlich in der Farbe, sie sind gute Temperaturleiter. Die Herstellung der plastischen Masse macht keine Schwierigkeiten, sie verführt sogar zu hastigem, gewissenlosem Arbeiten wie alle plastischen Materialien. Gegen die Folgen hoher Temperaturleitfähigkeit kann man sich durch schlechtleitende oder nichtleitende untergelegte Materialien (Unterlagen) schützen. Die graue Farbe verbietet ihre Anwendung in sichtbaren Kavitäten. Die Technik des Füllens selbst macht keine besonderen Schwierigkeiten; das in Amalgammischgefäßen plastisch gewordene dosierte Material wird mit *kantigen* Stopfern in kleinen abgeteilten Mengen sorgfältig in die Kastenhöhle unter Handdruck kondensiert.

Die Zahnzemente. Man unterscheidet Zinkoxyphosphate und Zinkoxysulfate und die kieselsäurereichen Aluminiumphosphatzemente, die Silicatzemente; nur die letzten stellen im Sinne der chemischen Technologie echte Zemente dar.

Die Zinkoxyphosphatzemente, auch kurz Phosphatzemente genannt (1878 ROSTAING), bestehen aus einem möglichst feinkörnigen Pulver, enthaltend in der Hauptsache Zinkoxyd mit geringen Zusätzen von Ca, Mg, Aluminiumoxyden und Farbstoffen, die mit 50%igem Phosphorsäuregemisch, das auch noch geringe Zusätze anderer Halbmetalle enthalten kann, zu einer plastischen Masse angerührt werden. Diese plastischen Massen besitzen keine Transparenz, aber starke Adhäsion oder Haftfestigkeit. Sie stellen daher im wesentlichen Kitte dar, mit denen Füllungen oder prothetische Ersatzteile einzementiert werden; außerdem dienen sie im Kaugebiß als definitives Füllmittel.

Wie alle Zahnzemente, so ist auch der Phosphatzement chemisch den Mundsäften gegenüber nicht widerstandsfähig genug; er wird individuell sehr verschieden, vor allem in der Nähe des Zahnfleisches aufgelöst, was durchaus bei der Indikationsstellung zu berücksichtigen ist. Während der Erhärtungsphase geben die Phosphatzemente saure Salze an ihre Umgebung ab, die aber nur bei unmittelbarer Nähe der Pulpa auf diese im Sinne einer irreparablen Schädigung wirken.

Als provisorisches Verschlußmaterial werden die Zinkoxysulfate (Fletchermassen) gebraucht. Ein Gemisch von Zinksulfat und Zinkoxyd wird mit etwa 10%iger Gummiarabicum-Lösung angerührt, das dann innerhalb kürzerer oder längerer Zeit erhärtet; es wird aber nicht so hart wie die anderen Zemente. Gerade diese Eigenschaft macht die Sulfatzemente zu einem ausgezeichneten provisorischen Verschlußmaterial, einer Art Zahnverband für eingelegte Medikamente (nekrotisierende und desinfizierende Medikamente).

Auf **Zinkoxyd-Eugenol** als wertvolle schützende Unterlage wurde schon hingewiesen. Es ist auch vorteilhaft als provisorische Füllung zu verwenden.

Die kieselsäurereichen Aluminiumphosphatzemente, die Silicatzemente, stellen echte Zemente dar, deren Pulver allerdings nicht mit Wasser wie die Portlandzemente, sondern mit etwa 50%igem Phosphorsäuregemisch angerührt werden. Das Pulver besteht im wesentlichen aus Kieselsäure, Tonerde und Kalk mit Farbstoffen (FLETCHER 1879 und STEENBOCK 1905). Ihnen kommt gemäß des hohen Gehaltes an Quarz allein Transluzenz ähnlich dem des Zahnschmelzes zu; es ist das *zahnähnlichste plastische Material*. Im Gegensatz zu den Zinkphosphatzementen soll ihnen eine intensivere oder länger dauernde schädliche Wirkung auf Odontoblastenfortsätze und Pulpa zukommen, die zur Nekrose führen kann. Mit Wahrscheinlichkeit ist anzunehmen, daß es sich im allgemeinen um saure Produkte (saure Salze) handelt, die von den Silikatzementen im Gegensatz zu den Zinkphosphatzementen auch noch einige Zeit nach der Erhärtung abgegeben werden können. Diese sozusagen normale Säureabgabe kann nur bei Verwendung eines sachgemäß zusammengesetzten Präparates und durch sachgemäße Verarbeitung niedriggehalten werden. In bezug auf das letztere sei dringend auf die Beachtung der den einzelnen Fabrikaten beiliegenden Vorschriften hingewiesen. Immerhin ist durchaus anzuraten, bei naheliegender Pulpa und weitkanalisiertem (jugendlichem) Zahnbein völlig indifferente Unterlagen wie Guttapercha oder Zinkoxyd-Eugenol einzubringen, sie können allerdings nur untergebracht werden, wenn genügend Raum vorhanden ist und das dürfte nicht oft der Fall sein. Hier empfiehlt es sich, den von den Firmen ihren Präparaten als Deckmittel beigegebenen Zahnlack zu verwenden.

Fülltechnik. Das Material ist außerordentlich fremdkörperempfindlich; es muß demnach in jeder Hinsicht vor Verunreinigungen, beispielsweise Medikamenten, Staub, *Feuchtigkeit* bewahrt werden, andererseits muß verhindert werden, daß das hygroskopische Pulver Wasser anzieht und daß die Zementsäure Wasser abgibt oder aufnimmt.

Außerdem sind bei der Härte des Silicatzementpulvers Metallfüllinstrumente zu verwenden, die nicht durch Abgeben von Metallpartikelchen zu einer Verunreinigung oder Verfärbung der Füllung beitragen, z. B. Tarnoinstrumente, Tantalinstrumente; als Anreibeinstrument wird ein Achatspatel verwendet. Für die Aluminiumphosphatzemente wird eine spezielle, genügend große und dicke Glasplatte allein für diese verwandt. Das Durchkneten der Massen hat auf das exakteste und sauberste zu erfolgen; man halte sich stets vor Augen, daß von der chemischen Reaktion jedes Moleküls die Widerstandsfähigkeit und die Farbe der fertig erhärteten Füllung abhängt; es muß also jeder kleinste Teil des Pulvers mit der Flüssigkeit wie alle übrigen durchmengt werden. Bessere Zementsorten müssen innerhalb einer gewissen Zeitspanne gemäß den speziellen Angaben des Fabrikanten verarbeitet werden; auf die richtige Konsistenz (Verlust des Glanzes, Übergang des stopfbar fadenziehenden Zustandes in den stumpfglanzlosen und festeren, die Masse gibt dem Spatel Widerstand, zieht keine Faden mehr, bei der Kegelprobe reißt in gezackter Kurve die am Spatel klebende Masse ab) ist besonders zu achten.

Die Haftzemente (Phosphatzemente), die zum Einkitten dienen, müssen sahneartig angerührt werden; auch hier gibt es für die einzelnen Marken erhebliche Unterschiede.

Das Material — Zementpulver und Flüssigkeit — darf erst dann auf der Platte dosiert zurechtgerichtet werden, wenn nach Präparierung der Höhle, Anlegung des Cofferdam auch alle zum Füllen benötigten Instrumente und Apparate zurechtgelegt sind.

Da die Materialien nicht nur sehr fremdkörperempfindlich, sondern vor allem sehr hygroskopisch sind, so ist für einen guten Verschluß und geeignete Aufbewahrung Sorge zu tragen.

β) Organische Massen.

Guttapercha (Guttapercha = der Saftbaum). Eine organische, dem Kautschuk chemisch nahestehende Masse (Polyisopren), die aus dem Milchsaft von Südseebäumen, der Palagium- und Sonandraarten gewonnen wird, stellt im Rohzustand eine harte, rötlich marmorierte Masse dar, im gereinigten Zustand eine zähe, braune Masse. Für zahnärztliche Zwecke wird sie entweder nach Bleichung, abgesehen von Farbstoffzusatz, rein gebraucht oder mit Zusätzen von Quarzsand, Zinkoxyd u. a. versetzt.

Gegen verdünnte Säuren und Alkalien widerstandsfähig, ist sie in Schwefelsäure und Salpetersäure lösbar, ebenso in Äther, Chloroform, Terpentin, Schwefelkohlenstoff, Benzin, ätherischen Ölen, Paraffin (PRINZ). Ihre Härte ist gering, sie zeigt geringe Expansion, leitet sehr wenig Temperatur und Elektrizität. Sie ist in der Kälte hart, aber nicht spröde, besitzt keine Federkraft, in der Wärme ist sie von großer Bildsamkeit; sie erweicht bei 48°, bei 55° ist sie fadenziehend, bei 65° knetbar und bei 100° schmelzbar, während sie bei 150° zersetzt wird. BENNETT führte sie 1847 in die Zahnheilkunde ein. Ihre Eigenschaften geben ihre Indikation: transparenzlos, von einer annähernd zahnähnlichen Farbe, ungenügend hart, schlecht temperaturleitend, den Speichelsäften widerstehend, dient sie in der Hauptsache als provisorisches, in selteneren Fällen als definitives Füllmaterial (Kinderzähne, Zahnhälse als Flickmaterial).

Vorbereitung. Vorsichtige Erwärmung über der offenen Flamme oder auf der Steatitplatte, Einführung kleiner Stückchen in die absolut trockene Höhle (Cofferdam), Aufbau mit Preßinstrumenten und Formgebung mit warmen, speziell gebauten, angeschärften Messerchen.

Indikation. Die Widerstandsfähigkeit gegenüber chemischen Agentien, die schlechte Temperaturleitungsfähigkeit, die chemische Inaktivität den Zahnsubstanzen gegenüber, der besonders dichte Randschluß, das seltene Auftreten sekundärer Kavitätenrandcaries sind Vorteile, die der schlechten, stumpfen, „toten" Farbe, der Widerstandslosigkeit gegenüber Druck und Friktion und der Empfindlichkeit gegen Feuchtigkeit beim Füllen gegenüberstehen.

Zunächst ist Guttapercha das beste Unterlagen- und Unterfüllungsmaterial. Dann ist sie ein ausgezeichneter, temporärer Füllstoff, endlich dient sie mit Vorteil als definitives Füllmaterial stets an inaktiven Zahnflächen in bestimmten Fällen: faciale und orale Zahnhalskavitäten der Eckzähne und Kauzähne, okklusale Höhlen jugendlicher Weisheitszähne, ganz allgemein zur temporären Konservierung jugendlicher Kauzähne.

b) Die nichtplastischen Füllungsmaterialien.

Hierunter werden die Materialien eingereiht, die entweder stückweise als kleine Teilchen eingeführt und nach einem bestimmten System innerhalb der sachgemäß präparierten Kavität aufgebaut werden oder die Massen, die als außerhalb des Mundes, also nicht in situ, fertiggestellte Füllungskörper in die Höhle eingelassen werden; von letzteren, den Brennfüllungen und den gegossenen Metallfüllungen (Gold-Einlagefüllungen) soll hier gänzlich abgesehen werden. Als Material für Teilchenfüllungen kommen Zinn und Gold und deren Kombinationen in Frage.

Zinn und Zinngold. Nach ABBOT, MILLER und W. SACHS, die im besonderen für das Zinngold eingetreten sind, wird das Material, bestehend aus meist einer Lage Zinnfolie und einer Lage Goldfolie, in Form von gedrehten Zylindern oder in Form von quadratischen Mats nach nonkohäsiver Füllmethode verarbeitet.

Für Technik und Indikation maßgebende Eigenschaften des Zinns: Festigkeit und Härte sehr gering, dehnbar, sehr geschmeidig, stark hämmerbar und politurfähig (Stanniol, Zinnfolie), luftbeständig, nur von starken Säuren und heißen Alkalien lösbar; sehr geringe Temperaturleitfähigkeit, keine Kohäsionseigenschaften; graue, stumpfe Farbe. Der erheblichste Nachteil für die Verwendung des reinen Zinnes als Füllmaterial ist die sehr geringe Härte; durch Kombination mit Gold wird nahezu Goldhärte erreicht; diese Kombination wird daher ausschließlich verwandt.

Die Fülltechnik ist die des nonkohäsiven Goldfüllens, deren Vorteile in der Schnelligkeit der Ausfüllung, der geringen Feuchtigkeitsempfindlichkeit, der Gewinnung eines guten Randschlusses beruhen, deren Nachteile durch die Unmöglichkeit des Konturbaues gekennzeichnet sind.

Indikationen. Zentrale, noch mit starken Wänden versehene Kavitäten der Prämolaren und Molaren bleibender und temporärer Zähne; buccale Kavitäten der Prämolaren und Molaren, palatinale Höhlen oberer Prämolaren und Molaren, endlich als Reparaturmaterial und Anfangsmaterial im Bereich cervicaler Randpartien. W. SACHS betont mit Recht, daß Zinngold am sichersten das Auftreten von Randcaries (sekundärer Caries) verhütet; daß ferner das Zinngold verdient, weit häufiger als heute zur Verwendung zu kommen.

Goldfolie und Goldschwamm. Eines der ältesten Füllungsmaterialien überhaupt, in den drei letzten Jahrzehnten des 19. Jahrhunderts das bevorzugte.

Gold ist das dehnbarste Metall; sehr leicht hämmerbar; in völlig reinem Zustand ausgesprochen kohäsiv, d. h. in kaltem Zustande schweißbar; gute Temperaturleitfähigkeit (siehe unter Zinn), sehr widerstandsfähig gegen Säuren und Alkalien.

Als Füllmaterial (abgesehen vom massiven Gußgold) wird das Feingold möglichst rein in Folien, Zylinder- und Schwammform verarbeitet.

Die Kohäsivität (von ARTHUR 1855 als Adhäsion bezeichnet und zum ersten Male bewußt ausgenutzt), die durch Ausglühen in reiner Flamme oder auf der erwärmten Glimmerplatte (Austreiben der auf der Oberfläche okkludierten Gase wie Ammoniak u. a.) vor dem Einlegen in die Kavität gewonnen wird, ermöglicht ausgedehnten Konturbau einerseits, andererseits wird das Gold härter, weniger anschmiegbar oder adaptabel. Sinngemäß gibt es eine nonkohäsive und eine kohäsive Füllmethode. Erstere verzichtet bewußt auf die Kohäsion, auf die Möglichkeit des Konturbaues, kann dementsprechend ohne Cofferdam ausgeübt werden; den Halt findet die gesamte Füllung wie auch deren einzelne Teile untereinander allein durch sinngemäß gewonnene *Verkeilung*, analog der Zinngold-Fülltechnik. Die kohäsive Methode — der in Kombination mit der nonkohäsiven zweifellos der Vorrang gebührt (siehe Lehrbücher der konservierenden Zahnheilkunde) — arbeitet unter bewußter Ausnutzung der Kohäsionskraft gleichfalls nach dem Prinzip der Verkeilung des Goldes in die Kavitätenwände.

Ein exakter Randschluß wird am vorteilhaftesten durch Zinnlagen, nächst dem mit nonkohäsivem, dann mit kohäsivem Gold besser als mit allen übrigen anorganischen Füllmaterialien erzielt; auch ist der Randschluß der exakt gearbeiteten gehämmerten Folienfüllung vollkommener als der der exakt gearbeiteten gegossenen Goldfüllung.

Das Schwammgold, welches gleichfalls kohäsiv verarbeitet wird, steht in bezug auf den Randschluß dem Folienmaterial durchaus nach, wird also zweckmäßig nur als Füllmaterial innerhalb der mit Foliengold ausgelegten Kavität, um die Füllungszeit abzukürzen, verwandt.

Aus den erwähnten Eigenschaften ergibt sich auch hier die Indikation: Goldfolie ist das vornehmste Füllmaterial deswegen, weil es den besten Randschluß gibt, die Randcaries am ehesten verhindert, nicht aber vornehm deshalb, weil es Gold ist und Goldfarbe hat; immerhin wirken Goldfolienfüllungen weniger häßlich im Frontgebiet als Goldgußfüllungen, die im allgemeinen für labiale Höhlen kontraindiziert sind.

Die gehämmerte Folienfüllung gewährt den besten Schutz gegen sekundäre Caries. In jedem einzelnen Fall hat man sich *zunächst* die Frage vorzulegen, ob nicht dieses wertvollste Material angebracht ist.

Allerdings erfordert die sachgemäße Ausführung einer Hämmerfüllung ein Höchstmaß zahnärztlichen Könnens in bezug auf Gewissenhaftigkeit, Sauberkeit und Kenntnis des Materials und dessen Verarbeitung. Nichts ist aber auch geeigneter die speziellen Fertigkeiten zu entwickeln als die Folienfüllmethode.

Goldersatzmetalle.

Akrylate. Als geeignete, wirtschaftlich tragbare Ersatzstoffe für Gold sind die Zinn-Silberlegierungen (z. B. Silca) zu erwähnen. Immer größere Bedeutung gewinnen aber die Kunststoffe (Akrylate) als Einlagefüllung, wenn auch die Zeit noch zu kurz ist, um ein endgültiges Urteil abgeben zu können. Sie erfüllen folgende wichtige Forderungen: Zahnähnlichkeit, Transparenz, keine Temperaturleitfähigkeit, Wirtschaftlichkeit, relativ einfache Technik. Ihre Nachteile sind nicht übergroß. Die relative Weichheit an aktiven Flächen würden wir als weniger schädlich bezeichnen als die übergroße Härte des Porzellans und mancher Metalle. Ferner erfordern sie eine gewisse nicht zu unterschreitende Größe der Kavität, worin sie der gebrannten Porzellanfüllung gleichen. Die Kavitätenpräparation entspricht der der Porzellane. Das Wachsmodell wird nach der direkten oder indirekten Methode gewonnen.

Die Bekämpfung der normalen und gesteigerten Dentinempfindlichkeit.

Die außerordentliche Verästelung und Aufspaltung der marklosen Nervenfasern im Zahnbein und vor allem an der Schmelzdentingrenze machen die eigenartige, normale Empfindlichkeit eben freigelegten, intakten Zahnbeines verständlich. Ist dieses Zahnbein länger wirkenden Reizen ausgesetzt, so steigert sich diese normale Empfindlichkeit zu sehr schmerzhaften Sensationen, die typischen Schmerzen entzündeter Pulpen durchaus gleichen können. *Hyperästhesie des Zahnbeines* oder *sensibles Zahnbein*.

Sowohl die Ausschaltung der oft sehr schmerzhaften, individuell (konstitutionell), aber auch beim einzelnen Individuum (zeitliche Disposition) selbst zu verschiedenen Zeiten verschieden stark ausgeprägten Sensationen, die bei der Bearbeitung gesunden und kranken Zahnbeines auftreten, wie auch die Bekämpfung der *Hyperästhesie* ist von wesentlicher Bedeutung.

Die Reizleitung ist anatomisch begründet, jedoch ist die Höhe der Schmerzen, die Höhe der Reizschwelle eine, wie oben schon angedeutet, durchaus verschiedene. Die reizauslösenden Ursachen sind thermischer, mechanischer, chemischer Natur. Sehr wesentlich mitbedingend ist, worauf schon J. SCHEFF vor Jahren hingewiesen hat, der momentane Zustand, während dessen der Eingriff vorgenommen wird, sowohl in den Zeiten besonderer erhöhter, physiologischer Vorgänge (wie z. B. während der Menstruation, Gravidität) wie bei allgemeinen Erschöpfungszuständen (geistige Berufe), bei herabgesetzter Widerstandsfähigkeit und infolge von Organ- oder Allgemeinerkrankungen.

Da zur Auslösung der hypersensiblen Erscheinungen äußere und innere Momente in Frage kommen, so ist die grundsätzliche Art der Bekämpfung vorgeschrieben. Liegen greifbare endogene Momente zugrunde oder sind sie mitbestimmend, so wird man versuchen, falls keine der lokal wirkenden Methoden in Frage kommt, mit dem schmerzhaften Eingriff eine Zeit der Erholung, der Besserung abzuwarten; man kann auch in Etappen die Tieferlegung des Kavitätenbodens erreichen. Man kann ferner die momentan vorhandene Reaktionslage durch zentral angreifende, kurz vor dem Eingriff oral gegebene Analgetica in günstigem Sinne beeinflussen (Quadronal, Allional, Veramon). Endlich sind im Laufe der Jahre eine Reihe lokal anzuwendender Methoden und Maßnahmen als brauchbar erkannt worden. Vorangestellt muß hier die alte Erfahrungstatsache werden, daß zu einem wesentlichen Teil die geringere oder größere Schmerzhaftigkeit des Eingriffes (bei der Kavitätenpräparation) die Folge der Art und Weise, wie der technische Eingriff geübt wird, ist. *Schärfste, sachgemäß gebaute und sachgemäß für den jeweiligen Zweck ausgewählte und geführte Handinstrumente, das Arbeiten in der trocknen, eventuell mit anästhesierenden Salzen* (Pantocain, Panthesin in etwa 2%iger Lösung, auch in Substanz) *imprägnierten Höhle ermöglichen in der übergroßen Mehrzahl aller Fälle ein erträgliches Arbeiten.* Sehr zweckmäßig ist ein temporärer Verschluß nach oberflächlicher Reinigung und Präparation mit und ohne Einlage. Guttapercha und Zinkoxyd-Eugenol verdienen den Vorzug. Sollten auch hierbei die Schmerzen als nicht ertragbar bezeichnet werden, so kann die Injektionsmethode vorgenommen werden. Man nimmt ca. 3—4 cm^3 der 2%igen Lösung für die terminale Anästhesie, nur in Ausnahmefällen die 4%ige Lösung, deren Novokaingehalt Gefahren birgt. Dagegen versagt der sog. Bauchwitzeffekt — Anästhesierung durch Kohlensäureberieselung. Die besten Methoden sind daher die oben angegebenen. *Man vergesse aber nie, daß gerade die Empfindlichkeit ein sehr notwendiges Orientierungsmittel darstellt.*

C. Die Behandlung der Zähne mit erkrankten Pulpen.
Vorbemerkungen.

In dem Abschnitt „Spezielle Pathologie der Zahncaries" wurde mit Nachdruck darauf hingewiesen, daß der cariöse Prozeß eine Infektionskrankheit darstellt, die sich wie jede andere im lebenden, daher *reizantwortenden* Gewebe abspielt. Schon bei der Einnistung der Mikroben in den oberflächlich gelegenen Schmelzzonen liegt keine Invasion, das Nebeneinander von Lebewesen und Wirt ohne dessen Beteiligung, sondern eine Infektion vor. Diese wird allerdings erst dann, wenn sie sich im Zahnbein eingenistet hat, eine erhebliche Bedeutung für die Pulpa darstellen und daraufhin eine lebhafte Reizbeantwortung hervorrufen: die Pulpa befindet sich, wie auch das Zahnbein, in krankhaftem Zustand, es spielt sich in beiden ein krankhafter Prozeß ab. Die ersten zur Entzündung führenden Veränderungen der Pulpa sind im Mikroskop nicht zu fassen, erst wenn entzündliche Gefäßreaktionen zu sehen sind, wird die Diagnose Pulpitis gestellt. Ebenso wird allgemein von Therapie der Pulpa nur dann gesprochen, wenn sie in solcher Weise verändert ist. *Tatsächlich treiben wir aber schon mit der kleinsten Füllung, ja schon mit der Reinigung freiliegender Zahnhälse und deren Tuschierung Pulpentherapie.* Es sei ausdrücklich darauf hingewiesen, daß wir in diesem Abschnitt auch nur im gewohnten Sinne von Therapie solcher Zähne, deren Pulpen im mikroskopischen Bild als entzündlich verändert oder im Entzündungsvorstadium sich befindend erscheinen, sprechen.

1. Klinik der verschiedenen Pulpitisformen.

Da im Abschnitt „Spezielle Pathologie" auch die pathologische Histologie der krankhaften Veränderungen ausführlich geschildert wurde, sollen in folgendem nur die wesentlichen *klinischen Erscheinungen* hervorgehoben werden.

Zur Diagnostik ist folgendes zu bemerken: Zur Beurteilung des augenblicklichen Zustandes einer Pulpa wurde bisher, jedenfalls in der Praxis, den anamnestischen Angaben einerseits und den Temperaturerscheinungen andererseits besonderer Wert beigelegt. Hierzu kam noch die Untersuchung mit dem Induktionsstrom. Aufmerksame Beobachtung hat schon längst gezeigt, daß die Bewertung dieser Hilfsmittel eine viel zu hohe war. Die Bestätigung fand diese klinische Beobachtung durch ausgedehnte Untersuchungen vergleichender klinischer und histologischer Natur seitens GRETH. Ein wesentlich kleineres Material hat uns das gleiche gelehrt. Besonders unzuverlässig ist die thermometrische Untersuchung, auch der Induktionsstrom vermag uns lediglich zu sagen, ob eine Pulpa lebt oder tot ist. Auch die Chronaxie wurde für die Pulpadiagnostik auszuwerten versucht. Die bisher vorliegenden Ergebnisse, wie auch die Tatsache, daß wir über die Chronaxie im allgemeinen soviel wie noch nichts wissen, sind wenig ermutigend. Der Hauptnachdruck bei der Diagnostik muß daher auf die Bewertung des Gesamtzustandes gelegt werden. Im nachfolgenden sollen die thermometrischen Angaben, wie sie WALKHOFF gebracht hat, berücksichtigt werden, ihnen kommt aber lediglich theoretisches Interesse zu.

Was die Untersuchungen von GRETH betrifft, so hat sich — um nur einiges anzuführen — z. B. gezeigt, daß das histologische Bild einer peristatischen Hyperämie klinisch auf Grund der bisherigen Untersuchungsmethodik als ausgesprochen schwere Entzündung bewertet werden mußte. Ferner hat sich gezeigt, daß seröse Entzündungen wie auch eitrige Prozesse ausschließlich auf kalt, ausschließlich auf heiß, ebenso aber auf kalt und heiß reagieren können.

a) Pulpitis acuta.

Peristatische Hyperämie.

Sie stellt die allererste, klinisch deutlich wahrnehmbare Gewebsreaktion eines begrenzten Gefäßgebietes, entsprechend den vorzüngelnden Pionierpilzen aus dem cariösen Herd, dar. Von A. WITZEL als irritative, von WALKHOFF als aktive oder kongestive Hyperämie bezeichnet, wollen wir sie, um den *pathologischen*

Vorgang zum Ausdruck zu bringen, als *peristatische* oder *präinflammatorische* Hyperämie einer in diesem Zusammenhang nicht zu erörternden, physiologischen Hyperämie gegenüberstellen.

Pathologie: Die Zeichen der peristatischen Hyperämie (siehe unter spezieller Pathologie).

Bakteriologie: Keine Infektion des Pulpagewebes.

Klinik. Subjektive Erscheinungen: Auf äußere, physikalisch-chemische Reize auftretende, sofort einsetzende, nur wenige Sekunden bis zu einer Minute andauernde, sehr unangenehme Sensationen; in fortgeschrittenem Stadium (da die Vorgänge fließend sich weiter entwickeln) ausgesprochene Schmerzen. Physikalische Reize: niedere Temperaturen (Eis, kaltes, frisches Wasser, Winterluft, kaltes Obst) und höhere Temperaturen (heiße Speisen und Flüssigkeiten); chemische Reize: saure, süße Substanzen. Solche Sensationen verschwinden „nach Wiederherstellung der Mundtemperatur".

Objektive Erscheinungen: Caries media und profunda; die Pulpenkammer ist stets noch von völlig hartem, verschieden mächtigem Zahnbein gegen den cariösen Herd hin begrenzt. Für die Beurteilung der Beziehungen der Höhlenausmaße und der vorliegenden zeitlichen Cariesform (akute, subakute, chronische) zur Pulpaoberfläche sind natürlich nicht nur die normalen topographischen Verhältnisse, sondern auch Alter des Zahnes und der Zustand des Patienten (Krankheiten) von Bedeutung.

Thermometrische Untersuchung: Nach WALKHOFF schmerzhafte Reaktionen auf 10 Tropfen Wasser von 22—24° C; zur Beurteilung sei auf die allgemeinen Bemerkungen zur Pulpen- und Wurzelhautdiagnostik verwiesen.

Elektrische Untersuchung: Keine meßbaren Unterschiede gegenüber der klinisch gesunden Pulpa.

Pulpitis acuta serosa partialis.

Pathologie: Siehe das betreffende Kapitel der speziellen Pathologie.

Bakteriologie: Keine Infektion des entzündlich veränderten Gebietes. Je mehr aber der serös-entzündete Gewebsbezirk eitrigen Charakter gewinnt, um so eher muß mit der Gegenwart von Keimen gerechnet werden.

Klinik. Subjektive Erscheinungen: Spontane, also ohne äußere Reize vom inneren, erkrankten Herd ausgehende, wie auch auf solche Reize *längere Zeit* nach deren Ausschaltung *anhaltende Schmerzen* mit ausgesprochenen, kürzeren oder längeren Intermissionen.

Die schmerzenden Temperaturen nähern sich weiter der Mundtemperatur (35° C). Auftreten der Schmerzen auch nachts; sie sind gut lokalisierbar, der Zahn bei Erschütterung nicht reagierend.

Objektive Erscheinungen: Caries profunda in breiterem Ausmaß, noch vorhandene, aber sehr dünne Zahnbeinschichte über der Pulpa oder Vorhandensein einer größeren oder tiefer reichenden Metall- oder Zementfüllung.

Thermometrische Untersuchung: Kaltes Wasser löst *sehr heftige Schmerzen,* heißes Wasser minder starke Sensationen aus. Nach WALKHOFF Schmerzreaktionen bei Wasser von 24—26° C.

Elektrische Untersuchung: Bei gleicher Spannung niedrigere Reizschwelle, bei Fortdauer der elektrischen Reizung ohne Intensitätssteigerung wird akuter Schmerz ausgelöst.

Perkussionsbefund: Negativ.

Pulpitis acuta serosa totalis.

Pathologie: Siehe das betreffende Kapitel der speziellen Pathologie.

Bakteriologie: Die rein serös-entzündeten Teile sind keimfrei, eitrige Bezirke sind keimhaltig.

Klinik. Subjektive Erscheinungen: Spontane und von geringsten Reizen ausgelöste, *dauernd Tag und Nacht anhaltende,* manchmal remittierende, auf Kiefer und betreffende Kopfseite *ausstrahlende* (irradiierende), im Anfang, aber später nicht mehr lokalisierbare Schmerzen von neuralgieartigem Charakter. Kälte und Wärme nahe der Mundtemperatur lösen diese „wütenden" Schmerzen aus. Der Zahn und die betreffende Kieferseite werden geschont (Wurzelhautreizung). Irradiierende Schmerzen, ausgehend von Unterkieferzähnen, verbreiten sich in die Bahn des dritten (Ohrregion), die der Oberkieferzähne in die Bahn des zweiten Trigeminusastes (Augen-, Schläfenregion).

Objektive Erscheinungen: Ist der cariöse Herd die Quelle der Infektion, so findet man meist eine große, breite, mit weichen, schmierigen Massen angefüllte Höhle; die Sonde zeigt die Pulpahöhle nur mehr mit *weicheren* Zahnbeinschichten bedeckt; man „fühlt" die Möglichkeit einer handinstrumentellen Eröffnung. Oder die Entzündung hat nach einer Fraktur rasch Fuß gefaßt. Endlich kann auch retrograd von den Foramina aus der entzündliche Prozeß sich in die Pulpa einen Weg bahnen (retrograde Pulpitis).

Thermometrischer Befund: Laues wie warmes Wasser vermögen die Schmerzen während der Remissionszeit zu heftigen Anfällen zu steigern.

Elektrischer Befund: Stark herabgesetzte Reizschwelle, der gleichgespannte Strom ruft unerträgliche, sich steigernde Schmerzen hervor.

Perkussionsbefund: Positiv auf vertikales Beklopfen infolge der auf die apikale Wurzelhaut fortgeleiteten entzündlichen Hyperämie (Wurzelhautreizung).

Pulpitis purulenta partialis und totalis.

Pathologie: Einerseits lokalisierte, umschriebene Absceßbildungen, andererseits mehr phlegmonöse, diffuse, widerstandslos über die ganze Pulpa hinwegziehende eitrige Prozesse.

Bakteriologie: Bei Pulpitis purulenta abscedens (partialis) in der Hauptsache nur die eitrigen Infiltrationsherdchen bakterienhaltig; bei der Pulpitis phlegmonosa das ganze Pulpensystem überschwemmt mit virulenten Keimen.

Klinik. Subjektive Erscheinungen: Während die Symptome der partiellen eitrigen Pulpitis im großen und ganzen an Auftreten, Dauer und Höhe des Schmerzanfalles der Pulpitis partialis serosa gleichen, wirken als auslösende thermische Reize *Temperaturen über der Blutwärme,* während die thermischen Reaktionen auf Kälte weniger schmerzhaft sind; es tritt ferner eine zeitliche Verschiebung der Schmerzattacken insofern auf, als diese entweder nur gegen Abend oder nachts in die Erscheinung treten oder sich bemerkenswert steigern. Diese für *eitrige Prozesse charakteristischen Erscheinungen* werden um so mehr in den Vordergrund rücken, je größere Gebiete des Pulpengewebes der eitrigen Einschmelzung zum Opfer gefallen sind. Den Höhepunkt dafür stellt die phlegmonöse Veränderung der Pulpa dar: schon wenig über Bluttemperatur warme Flüssigkeiten rufen heftige Schmerzen hervor, während der Patient instinktiv zu deren Dämpfung kaltes Wasser oder Eisstückchen in den Mund nimmt. Auch die Art der Schmerzen ist bei der eitrigen Pulpitis eine andere. Während die Schmerzqualität bei der serösen Entzündung mehr gleichmäßig, kontinuierlich bis neuralgieartig stechend, bohrend und ziehend ist, ist für eitrige Prozesse der *dumpfklopfende,* mit dem Pulsschlag *synchrone Schmerz* charakteristisch.

Objektive Erscheinungen: Die auf diese charakteristischen Symptome gegründete Diagnose wird schlagartig durch das dem meist wenig schmerzhaften Aufbohren der Pulpahöhle folgende Nachlassen oder Schwinden des Schmerzes bestätigt. Während das Eröffnen der Pulpahöhle bei vorliegenden serösen Prozessen von einer unterschiedlich starken Blutung gefolgt ist, ist in ersterem Falle das austretende Sekret rein eitrig oder blutig-eitrig. Bemerkenswert ist, daß diese Krankheitsform nicht selten bei stark gefüllten (Amalgam, Zement) Zähnen anzutreffen ist.

Thermometrische Untersuchung: Wasser über Blutwärme löst Schmerzanfälle aus; bei größeren Eiterungsherden nach WALKHOFF schon Wasser von 43° C an.

Elektrische Untersuchung: Die Reizleitung ist in höherem oder geringerem Grad erschwert, die Reizschwelle liegt demnach erheblich höher als der Norm entspricht.

b) Pulpitis chronica.

Das klinische Merkmal chronischer Pulpitiden wie überhaupt chronischer Prozesse ist, daß sie unter sehr geringen oder ohne jegliche Schmerzen ablaufen. Ferner kann auf lokale oder allgemeine Momente hin jederzeit der chronische Prozeß in ein subakutes oder akutes Stadium übergehen. Diese letzteren gleichen dann den frischen, akuten totalen Prozessen eitriger oder mehr seröser Natur. Im chronischen Stadium ist für jegliche Reizung (thermische, elektrische, mechanische) die Reizschwelle erhöht.

Pulpitis chronica clausa.

Man kann zwei Formen in klinischer und pathologischer Hinsicht unterscheiden: Pulpitis chronica alterativa oder parenchymatosa und Pulpitis granulomatosa interna (internes Pulpengranulom).

α) Pulpitis chronica alterativa.

Pathologie: Schwere gewebliche, alterative Veränderungen unter Zurücktreten exsudativer und produktiver Vorgänge (siehe Abschnitt „Spezielle Pathologie"). Von PECKERT als Pulpitis parenchymatosa, von PRÄGER als Pulpitis alterativa bezeichnet; Pulpa nicht eröffnet.

Bakteriologie: Im Stadium der Latenz entweder „ruhende Infektion" oder nicht infiziert im Gefolge toxischer oder chemischer Schädigungen.

Klinik: Charakteristisch ist für das kalte Stadium die völlige Indolenz des Prozesses. Gerade das Fehlen jeglicher Schmerzreaktionen — die Patienten wissen nichts von Zahnschmerzen — spricht für diese chronische Form der Pulpitis; auch aus früheren Zeiten läßt sich in der Regel Vorhandensein von Schmerzen nicht nachweisen (Fehlen eines primären, akut-entzündlichen Stadiums). Das ändert sich natürlich bei akutem Aufflammen, aber auch dann sind die Reaktionen meist wesentlich gedämpfter. Daß die elektrische Untersuchung eine erhöhte Reizschwelle im chronischen Stadium gibt, ist nur natürlich. Das Aufbohren des geschlossenen Pulpencavums geht gleichfalls nur unter geringen Sensationen einher, die mit der Eröffnung einsetzende Blutung weist auf die entzündliche Gefäßreaktion hin.

β) Pulpitis chronica granulomatosa interna.

Seit LEBER und ROTTENSTEIN (1867) und insbesondere MUMMERY (1926) als Rosafleckenkrankheit und als internes Pulpagranulom bekannt, aber recht selten und erst in den letzten Jahrzehnten eingehender gewürdigt (G. SCHWEITZER, HAMMER, GRÄFF). Es ist vermutlich das Produkt eines ascendierenden Infektionsprozesses, entweder örtlicher oder hämatogener Natur. In reinen Fällen an äußerlich intakten Zähnen ohne Füllung und ohne Caries oder unabhängig von solchen Prozessen. Mit Vorzug werden Frontzähne betroffen, symmetrisches Vorkommen ist nicht selten.

Pathologie. Der milde Infektionsprozeß und die widerstandsfähige Pulpa bedingen eine typisch chronische, offenbar schleichend einsetzende und so verlaufende Entzündung proliferierender, resorbierender und ossifizierender Natur.

Histologisch wurden auch einschmelzende Vorgänge gefunden. Die stark resorbierende Fähigkeit führt zur odontoklastischen Erweiterung des Pulparaumes und damit gegebenenfalls zur Zahnfraktur.

Bakteriologie. Man kann das Vorliegen einer milden Infektion annehmen, wofür aber kein Nachweis vorliegt.

Klinisch. Äußerlich auch völlig intakte Zähne, Füllungen oder Caries sind ohne Beziehung zum Pulpaprozeß: ascendierende oder retrograde Entzündung. Fällt nur auf beim Sitz in der Kronenpulpa infolge der „Rosaflecken" (pink spots) oder bei vorgeschrittener Osteoklase durch Fraktur des Zahnes. Die Röntgendiagnose klärt die Situation. Jede konservative Therapie muß versagen, wenn es zu weitgehenden Ausweitungen des Kanalsystems gekommen ist oder wenn die granulierenden Vorgänge im Wurzelkanal wirksam sind. Wenn das „Granulom" nur im Halsteil oder der Pulpakammer sich entwickelt, so kann eine konservative Therapie Erfolg haben.

Pulpitis chronica aperta.

Die Pulpahöhle ist eröffnet, sie hat entweder direkten Zugang nach außen (Pulpitis granulomatosa und ein Teil der Fälle von Pulpitis ulcerosa), oder ist durch Füllungsmaterial abgeschlossen (Pulpitis ulcerosa). Sie tritt in zwei Formen auf.

α) **Pulpitis ulcerosa.**

Pathologie. Ulcerierte Pulpa (siehe spezielle Pathologie); das nekrotisierte Gewebsmaterial meist faulig zersetzt.

Bakteriologie: Die Geschwürszone ist bakterienhaltig, auch die tieferen Partien sind als infiziert zu betrachten.

Klinik. Subjektive Erscheinungen: Geringe, durch direkte mechanische Reizung der freiliegenden Geschwürsfläche ausgelöste, rasch abklingende Sensationen; nur bei akutem Aufflammen lebhafte Schmerzen, die aber nur unter vorübergehendem Verschluß größere Höhen und längere Dauer aufweisen; sehr selten schwere neuralgiforme Zustände, die vom Patienten nicht lokalisiert werden können; bei frischeren Fällen eventuelle Blutungserscheinungen, bei älteren Auftreten von fauligem Geschmack. Anamnestisch lassen sich nicht selten Schmerzattacken in früheren Zeiten nachweisen (damals akut-entzündliches Stadium).

Objektive Erscheinungen: Caries profunda und eröffnete Pulpahöhle oder große Füllung; das Röntgenbild kann das Freiliegen der Pulpa unter dieser Füllung aufweisen; das Sondieren der Geschwürsfläche gibt ganz geringe Reaktion, aber stärkere Blutung; bei tiefliegenden Geschwürsflächen dringt die Sonde nur in abgestorbenes, meist faulig zersetztes Material ein, ohne die lebenden Reste zu erreichen; fauliger Geruch, schwarze Massen, keine Blutung. Nur dünne Sondierungsinstrumente vermögen diese lebenden Reste nachzuweisen (sogenannte Pulpitis gangraenosa).

Thermometrischer Befund: Entweder ohne jede Reaktion oder nur unklare Sensationen hervorrufend: dies ändert sich bei akuten Nachschüben.

Elektrischer Befund: Die Reizschwelle ist deutlich erhöht.

β) **Pulpitis granulomatosa externa. Der Pulpenpolyp.**

Pathologie: Granulierendes Pulpengewebe in der cariösen Höhle bis zum ausgesprochenen Pulpenpolypen (siehe spezielle Pathologie).

Bakteriologie: Die primär infizierte Pulpa hat sich gereinigt, ist bakterienfrei; auf der Polypenoberfläche nisten, wenn verletzt, auch in tieferen Schichten Bakterien.

Klinik. Subjektive Erscheinungen: Meist weiß der Patient, daß eine große Höhle vorhanden ist, oft fällt ihm — namentlich im Anschluß an Verletzungen während des Kauaktes — eine nicht unerhebliche Blutung auf; er berichtet auch, daß Schmerzen nicht vorhanden sind, daß aber früher hier und da Zahnschmerzen sich bemerkbar gemacht haben (akut-entzündliches Stadium).

Objektive Erscheinungen: Fast stets handelt es sich um Molaren oder breit frakturierte Frontzähne jugendlicher Individuen; in engen, trichterförmigen cariösen Höhlen kommt es nicht zur Entwicklung von Polypen. Im Anfang des Wucherungsstadiums sieht man aus der Pulpahöhle nur kleine, warzenartige, rote Fleischhöckerchen hervorragen, in späteren Stadien kann die ganze Defektschale mit einem breiten, aus dem Pulpenhohlraum herausgestielten Fleischpilz angefüllt sein, dann kommt es nicht selten zur Verwachsung mit dem Zahnfleisch oder der Wurzelhaut (Bifurkation). Die vorsichtige (Blutung!) Sondierung vermag den Ursprungsort (Herauswachsen aus dem Wurzelkanal) leicht festzustellen. Differentialdiagnostisch ist auf die Unterscheidung der selbständigen Pulpenpolypen von den selbständigen Zahnfleisch- und Wurzelhautpolypen zu achten. Weder auf mechanische noch thermische, elektrische oder chemische Reize hin sind Schmerzen auslösbar. Das wuchernde Pulpagewebe bringt die anliegenden Hartsubstanzwände durch Osteoklase zum Schwund (trichterförmige Ausweitung der Kanäle).

c) Auf atypischem Wege entstandene entzündliche Prozesse in der Pulpa.

In der großen Mehrzahl — geradezu regelmäßig und typisch — ist die Einbruchspforte der Infektion und der Ausgangspunkt des entzündlichen Prozesses der *cariöse Herd der Zahnkrone* oder des infolge Alveolaratrophie *freigelegten Zahnhalses*. In seltenen Fällen ist die Genese eine andere, eine atypische. Die Freilegung größerer Bezirke von Zahnbein infolge eines akuten Traumas (Schlag, Stoß, Fall, z. B. Sportverletzungen, Fußball) oder eines chronischen Traumas (starke Abkauung, gewerbliche Traumata oft unter Einwirkung chemischer Agentien, wie Säuren) zieht eine Entzündung der Pulpa nach sich. Hierdurch wird die notwendige Grundbedingung zur Durchwirkung der krankmachenden Reize thermischer, chemischer Natur geschaffen. Die Erscheinungen einer solchen Pulpitis sind, abgesehen von der grundsätzlich anderen Genese und dem anderen Ausgangspunkte der dauernden Reizwirkung insofern besondere, als meist größere Pulpenbezirke den primären Veränderungen ausgesetzt sind.

Akute und chronische Traumata können auch noch auf anderem Wege zur entzündlichen Veränderung in der Pulpa führen. So können Schlag, Stoß und Fall zur Freilegung der Pulpasubstanz selbst führen, die Infektion greift an der Wunde an: Pulpitis partialis. Oder aber der Zahn erleidet äußerlich keinen Substanzverlust, durch die akute oder chronische Erschütterung (z. B. durch das dauernde Nägelfestklemmen zwischen den Zähnen der Tapezierer, Schreiner, Zimmerleute, durch das Halten oder Abkneifen von Draht, Fäden durch Schuster, Näherinnen) kommt es aber zu schweren, irreparablen Stoffwechselstörungen in der Pulpa, die naturgemäß entzündliche Reaktionen nach sich ziehen (seitliche obere Schneidezähne, untere Schneidezähne). Es kann ferner eine retrograde Pulpitis am Foramen apicale oder den Wurzelenden eintreten, wenn entzündliche Herde an die Wurzelpulpa angrenzen (z. B. bei fortgeschrittener Parodontitis, von benachbarten wurzelkranken Zähnen aus, durch fortschreitende Resorption seitens andrängender retinierter oder im Durchbruch befindlicher Zähne).

Endlich kann eine Infektion der Pulpa — sekundäre Pulpitis — auf dem Blutwege auf Grund einer momentan vorhandenen Bakteriämie (Grippe, Masern, Scharlach) eintreten. In den letzten beiden Fällen wird stets die ganze Pulpa ergriffen sein.

Unüberwindbare diagnostische Schwierigkeiten ergeben sich kaum, wenn man sich nur der Tatsache bewußt ist, daß die Vorbedingung für eine entzündliche

Erkrankung der Pulpa nicht ausschließlich der cariöse Prozeß der harten Zahnsubstanzen ist und daß bei traumatischen Schädigungen, die den ganzen Zahn betreffen, auch die mitbetroffene Wurzelhaut Erscheinungen einer traumatisch ausgelösten Periodontitis zeigt, indem diese entweder als koordiniert oder als eine sekundäre Folge der Pulpaentzündung zu betrachten ist. Symptome, die auf eine solche Periodontitis hinweisen, sind also sehr wohl von den Symptomen einer Pulpitis zu unterscheiden.

d) Ausgänge der Pulpitis.

ALBRECHT, der als erster auf Grund pathologisch-anatomischer Zustände die Pulpaerkrankungen in klinisch abgrenzbare und einen charakteristischen Zustand im Ablauf des Entzündungsprozesses darstellende Stadien aufteilte, spricht von Ausgängen der Pulpitis. Oben wurde schon nachdrücklich darauf hingewiesen, daß man mit dieser Bezeichnung *nur den Ausgang der krankhaften Veränderungen innerhalb des Pulpengewebes* meint und von den Abgrenzungsprozessen in den Pulpenendausläufern und der Wurzelhaut wissentlich absieht, die den weiteren Fortgang des pulpitischen Prozesses darstellen.

Den Ausgang, Endzustand stellt die Nekrose dar. Blande, nicht bakterielle Nekrose der Pulpa ist fast ausschließlich die Folge artifizieller Maßnahmen: die chemische Nekrotisierung lebender, intakter Pulpen. Auch Pulpen im Stadium der serösen Entzündung sollen z. B. nach Arsennekrotisierung in blandem, sterilem Zustande sich befinden, was HOCH und in besonders umsichtiger Weise HARTMANN experimentell gefunden haben. Von anderer Seite wird dies allerdings bestritten. Wir sind auch nicht völlig überzeugt; man tut also gut, sich nicht darauf zu verlassen. Da fast immer mit dem Vorhandensein von Infektionserregern zu rechnen ist, so hat man praktisch stets infizierte nekrotische Massen anzunehmen. Treten zu den üblichen Eitererregern noch Fäulniserreger, so spricht man von fauliger Zersetzung, von Gangrän. Freiliegendes nekrotisches Gewebe wie auch eitrig eingeschmolzenes unterliegt sekundär der fauligen Zersetzung.

2. Die tote Pulpa.

In allen den vorgenannten Fällen liegt der Nachdruck bei der Diagnose auf der Feststellung des *Todes der Pulpa*; in zweiter Linie auf dem Nachweis der Mikroben, Kokken und Fäulniserreger. Von den angrenzenden parodontalen Geweben soll hier zunächst abgesehen werden.

Pathologie: Nekrotische, trockene oder feuchte Massen.

Bakteriologie: Nicht behandelte nekrotische Massen sind fast stets infiziert, bei Kommunikation mit der Mundhöhle Vorhandensein von Fäulniserregern. Die nicht infizierte nekrotische Pulpa ist nur kurze Zeit nach den zur Nekrose führenden Traumen steril, später wird sie infiziert. Die Infektion wird in solchen Fällen entweder durch den peripheren cariösen Prozeß in die Kronenpulpa geleitet oder sie findet auf dem Blutwege statt. Letzteres dürfte wohl häufiger vorkommen, als wir bisher angenommen haben.

Klinik. Subjektive Erscheinungen: Fehlen aller Anzeichen, die für die lebende Pulpa charakteristisch sind; sobald es zur Zersetzung größerer Pulpamassen gekommen ist, fällt nicht selten die abnorme Färbung der Zahnkrone auf. Bei Vorhandensein ausgesprochener akuter und chronischer entzündlicher Prozesse in den apikalen Wurzelhautpartien treten entsprechende Symptome auf. Schmerzen sind ausschließlich auf diese Wurzelhautprozesse zurückzuführen; ganz besonders im Vordergrunde stehen sie bei akuten Traumen, durch die die Pulpa des äußerlich nicht grob geschädigten Zahnes zur Nekrose mit nachfolgender fauliger Zersetzung gebracht wurde. Aufmerksamen Patienten wird manchmal — bei Fehlen eigentlicher Schmerzen, längerer Dauer des Zustandes und gewissen Demarkationserscheinungen im apikalen Grenzgebiet der Wurzelhaut — bei der Ausübung des Kauaktes eine gewisse „Schwäche" des Zahnes auffallen, d. h. der betreffende Zahn vermag nicht mehr ohne Sensationen die volle physiologische Kaukraft auszuhalten; er wird dann gerne geschont. Hin und wieder mag auch in einem sonst sehr sauber gehaltenen und sanierten Mund ohne eine Parodontitis marginalis fauliger Geschmack, der vorher nicht wahrnehmbar war, bemerkbar werden.

Objektive Erscheinungen: Alle Kennzeichen eines Zahnes ohne lebende Pulpa wie Fehlen der Pulpenreaktionen auf äußere Reize (chemische, thermische, elektrische), also empfindungsloses Zahnbein, empfindungslose, nichtblutende Massen im Kanalsystem, abnorme Farbe gegenüber den gesunden Zähnen infolge Zersetzung der Pulpa und der Odontoblastenfortsätze. Das Ausbohren, das Sondieren löst keinerlei Reaktion aus, wenn keine periapikalen Entzündungserscheinungen vorhanden sind; die Pulpa blutet nicht. Bei fauliger Zersetzung werden schmierige, graue bis schwärzliche, breiartige Massen, die den charakteristischen Geruch faulenden Gewebes haben, im Kanalsystem festgestellt. In frischeren Fällen einer totalen Gangrän werden noch größere Pulpenpartien zusammenhängend gefunden, in weiter fortgeschrittenen Stadien fehlt jeder Gewebszusammenhang.

Thermischer Befund: Keine Reaktion, weder auf Kalt noch auf Warm.

Elektrischer Befund: Keine oder bei sehr feuchter, fauliger Nekrose ganz geringe Reaktion auf stärkste Ströme.

Perkussionsbefund: Keine schmerzhafte Reaktion auf senkrechtes Beklopfen, vorausgesetzt, daß akute oder subakute Wurzelhautprozesse fehlen. Dagegen ist ein eigenartiger, dumpfer, „toter" Klang für den Zahn ohne Pulpa oder mit toter Pulpa sehr charakteristisch. Letzteres Symptom wie auch der negative thermische und elektrische Befund sind auch für Zähne, deren Kanalsystem mit Wurzelfüllmassen angefüllt oder deren Pulpen künstlich nekrotisiert wurden, charakteristisch, sie gestatten also nur ganz allgemein die Diagnose: Zähne ohne lebende Pulpa.

Ist die Pulpa dagegen infolge eines schweren Traumas rasch der Nekrose verfallen, so wird der Perkussionsbefund positiv sein, wenn vor Ablauf der akuten Wurzelhauterscheinungen die Diagnose zu stellen ist.

Weichteilbefund: Handelt es sich um die letztgenannten Fälle auf traumatischer Basis oder um ältere Fälle, so ist zur Ergänzung des dentalen Befundes im engeren Sinne auch der Weichteilbefund heranzuziehen: Die topographisch zugehörigen Bezirke der Gingiva propria und Mucosa vestibularis, die Umschlagsfalte, äußere Weichteile und regionäres Lymphknotengebiet (siehe später).

3. Die Therapie der Zähne mit erkrankten Pulpen.
Vorbemerkungen.

Wie es sich bei der Behandlung einfacher cariöser Prozesse, d. h. solcher, wo klinisch keine Erkrankung der Pulpa nachgewiesen werden kann, in erster Linie um prophylaktische Maßnahmen zur *Verhütung von Pulpenerkrankung* und erst in zweiter Linie um die Wiederherstellung des Verlorengegangenen handelt, so liegt der Hauptnachdruck bei der Behandlung der Zähne mit erkrankten Pulpen auf der *Gesunderhaltung der apikalen Wurzelhaut*, auf der *Verhütung des Weiterschreitens der krankhaften Prozesse im apikalen Parodontium*. Kann die Unversehrtheit dieses Gebietes unter Erhaltung der Pulpa oder deren Teile erzielt werden, so verdienen dahinzielende therapeutische Methoden den Vorzug vor radikaleren Eingriffen. Ist das — was im folgenden sogleich beleuchtet werden soll — nicht möglich, dann muß nach Entfernung der Pulpa die Abheilung der apikal gelegenen Wunde erreicht werden. Grundsätzlich von Bedeutung ist dabei der *Zustand und die topographische Lage dieser Wunde.* Ersterer ist abhängig von dem Stadium des entzündlichen Prozesses in den peripher gelegenen Pulpenabschnitten einerseits und der zentral gelegenen, in die Wurzelhaut kontinuierlich übergehenden Gewebsteile andererseits. Von entscheidender Bedeutung scheint uns der Allgemeinzustand des betreffenden Patienten, sowohl was dessen Konstitution, wie auch was dessen Disposition betrifft. Freilich sind wir zur Zeit ebenso wenig wie beispielsweise die interne Medizin in der Lage, die Konstitution eines Menschen genauer zu erfassen.

Eine rationelle Pulpentherapie gibt es im allgemeinen nur für die Vorstadien der Pulpitis. Sobald periphere Teile oder größere Bezirke einer Pulpa sich im reellen Entzündungszustand befinden, ist eine Gesundung nicht mehr zu erzielen. Dies muß betont werden besonders gegenüber neueren Bestrebungen, die selbst wirklich kranke Pulpen zu erhalten versuchen. Es mag sein, daß man in späterer Zeit auch dieses Ziel erreichen wird, heute sind wir sicher noch nicht so weit. Dennoch haben Erkenntnis und therapeutisches Vermögen Fortschritte gemacht. So ist der von PECKERT auf Grund klinischer Erfahrung aufgestellte und von uns auf Grund von Tierversuchen 1921 anerkannte Satz, daß die freigelegte Pulpa ein verlorenes Organ darstelle, in diesem weiten Sinne nicht mehr aufrechtzuerhalten. Eine sachgemäße, nach modernen Prinzipien durchgeführte Amputation der Kronenpulpa vermag in *vielen* Fällen die Wurzelpulpa am Leben zu erhalten. Aber auch heute noch hat der folgende Satz für die Praxis seine volle Berechtigung: *Eine im Sinne des Wortes streng konservative Pulpentherapie gibt es nur für Pulpen, die einerseits noch von Schichten ihres natürlichen Dentinmantels bedeckt und andererseits sich noch nicht im Entzündungszustande befinden.* Dies widerspricht nicht der zu beobachtenden gegenteiligen Erfahrung, daß auch einmal eine freigelegte Pulpa ohne chirurgische Maßnahme ausheilen kann. Diese konservative Pulpentherapie erschöpft sich in den Maßnahmen, die für die Kavitätenpräparation besprochen worden sind: Entfernung aller reizenden Substanzen und deren dauernde Abhaltung von der schmelzentblößten Zahnbeinfläche. Ist die Pulpa freigelegt und gesund, so kann unter besonders günstigen lokalen und allgemeinen Verhältnissen überkappt werden (siehe später), im allgemeinen aber dürfte die Amputation zu empfehlen sein. Ist die Kronenpulpa entzündet, so muß mindestens amputiert werden, aber auch nur dann, wenn die Gesamtverhältnisse günstig sind. Ist die Wurzelpulpa infiziert, so gibt es nur die Exstirpation der Pulpa. Auch hier sind gerade in den letzten Jahren entgegengesetzte Meinungen bekanntgeworden, der sichere Weg ist aber heute immer noch die sachgemäße Exstirpation. Ist die Pulpa nekrotisch, so muß sie auf irgendeine weiter unten zu besprechende Weise für die zentral gelegenen Partien (für Wurzelhaut, Knochen wie überhaupt für den Körper) *unschädlich* gemacht werden.

Der Versuch, die Pulpa, sei sie erkrankt oder freigelegt, verwundet, für die apikale Wurzelhaut und den Körper unschädlich zu machen, führt oft nicht unter Lebenderhaltung der ganzen Pulpa zum Ziel. Derartige Methoden — die begreiflicherweise immer wieder empfohlen werden — gehen von dem Grundsatz aus, das freigelegte oder erkrankte Organ geschützt durch einen Schutzverband voll lebend zu erhalten. Diese Methoden, denen, wie wir wiederholen, der Erfolg oft versagt bleibt, sind unter dem Namen *Überkappung* bekannt. Wird hingegen ein *peripherer Teil* der Pulpa, etwa die Kronenpulpa, entfernt und der zentrale Teil, die Wurzelpulpa, belassen, so spricht man von *Amputation,* ein Verfahren, das A. WITZEL systematisch geübt hat. Wird hierbei die Pulpa vorher nekrotisiert, so wird die „Amputation der nekrotisierten Wurzelpulpa" (Mortalamputation) vorgenommen, wird nicht nekrotisiert, so wird die „Amputation der lebenden Wurzelpulpa" (Vitalamputation) durchgeführt. Die Methode endlich, die alles *technisch* entfernbare Pulpengewebe systematisch aus dem Kanalsystem herausholt, bezeichnen wir als *Exstirpationsmethode*.

a) Desensibilisierung und Nekrotisierung der Pulpa.

Jeder Eingriff in die lebende Pulpasubstanz verbietet sich wegen der außerordentlichen Schmerzhaftigkeit; deshalb arbeitet jede der oben angeführten Methoden nur an temporär oder dauernd desensibilisierten Pulpen. Eine *temporäre* Ausschaltung der Sensibilität erzielt man durch die *Anästhesie*, eine *dauernde* durch *Nekrotisierung*. Während erstere Art der Desensibilisierung sowohl zur Vornahme der Überkappung, der Vitalamputation und der Exstirpation geübt wird, wird letztere zur Vornahme der Mortalamputation und der Exstirpation ausgeführt.

α) Ausschaltung der Sensibilität mittels echter Anaesthetica.

1. Durch *Leitungs- und Stammanästhesie* erzielt man völlige Schmerzlosigkeit für die Dauer der Anästhesie. Da die anästhesierenden Salze weit ab vom Eingriffsort deponiert werden, tritt eine Beeinflussung der lokalen Gefäße (Pulpa und Parodontium) nicht oder nur in geringem Maße ein. Die Anschneidung, Ausschneidung (Amputation) und die Exstirpation geht unter erheblicher Blutung einher. Diese hält auch noch einige Zeit nach dem Eingriff an (Vollbluten der cariösen Höhle, der Pulpenkammer, der Wurzelkanäle). Derartige Blutmassen und Hämatome verursachen nicht nur eine Verzögerung der Wundheilung, sondern sind auch ein ausgezeichneter Nährboden für Mikroben.

Technik: Analog der chirurgischen Injektionsmethode (siehe dort), nur ist ein größeres Quantum der 2%igen Lösung zu wählen.

2. Durch *terminale Injektion* nach geeigneter Methode wird außer voller Anästhesie auch ausgesprochene Anämie von Pulpa und Parodontium erzielt. Die Pulpa sieht blaßweißlich aus, während der Dauer der Anämie tritt keine stärkere Blutung auf, vor allem nicht während der Exstirpation der Pulpa. Nach Aufhören der Anämie tritt dagegen eine um so erheblichere Hyperämie ein, die zur starken Blutung in das Kanalsystem, die Wurzelhaut, die eventuell vorhandenen temporären oder definitiven Füllungsmassen führen kann.

Technik: Zu voller Anästhesie ist die 2%ige Novocain-Corbasillösung in der Regel ausreichend. Von der 4%igen Lösung sollte man im allgemeinen Abstand nehmen, da sie nicht unbedenklich und nur sehr selten erforderlich ist. Allerdings muß von der 2%igen Lösung die doppelte Menge genommen werden. Sind im übrigen alle Vorbedingungen erfüllt (blutwarme und dem Gewebswasser qualitativ und quantitativ entsprechende Lösung), so wird unter geringstem Druck langsam injiziert. Eine Abart der terminalen Injektion ist die von manchen empfohlene endostale Anästhesie, der allerdings nicht geringe Gefahrmomente anhaften (siehe Abschnitt „Lokale Anästhesie").

3. Durch *Kontakt- oder Druckanästhesie* gelingt es unter anfänglichen Schmerzen geringere Massen von Pulpengewebe annähernd anästhetisch, manchmal nur hypästhetisch zu machen, vorausgesetzt, daß die Möglichkeit des Transportes gegeben ist. Zugleich mit der Anästhesie wird eine temporäre Anämie erzielt. Bei dieser Methode muß jeder Pulpenwurzelast für sich anästhesiert werden. Auch hier muß man mit dem Tiefentransport von Keimen, eitrigem Sekret u. a. rechnen; dies hat vor allem für die Vitalamputation Bedeutung. Überhaupt ist diese Methode durchaus unbefriedigend. Man verwendet 2%ige Pantokain- oder Panthesinlösung mit Corbasilzusatz.

Technik: Solche sterilen Lösungen werden in direkten Kontakt mit der Pulpa gebracht, Stempeldruck und die feine Donaldsonnadel treiben das Salz tiefer; auch die Injektionsspritze mit feinster Subcutankanüle, die durch Glühen weich gemacht wurde, kann hier und da verwendet werden, eine allerdings inhumane Methode.

Vorteile und Nachteile dieser Methoden. Im Prinzip gleichen sich alle drei, nur daß die letzte am unzuverlässigsten ist und nur zur Entfernung von Pulpenresten nach vorausgegangener Exstirpation des Stammes bessere Erfolge bietet. Mit den beiden anderen Methoden kann zweifellos volle Anästhesie erzielt werden. Man kann also rasch, ohne viel Zeitverlust, ohne Schmerzen für den Patienten die Pulpa anschneiden, amputieren oder exstirpieren. Folgende Nachteile dieser Methode sind anzuführen: Jeder Anämie pflegt eine reaktive Hyperämie zu folgen. Es kann dann eine starke Blutung aus der Pulpa- oder Wurzelhautwunde in die freien Kanalräume erfolgen. Vermag man diese Blutmassen nicht zu entfernen, so stellen sie ein ausgezeichnetes Depot von Nährstoffen für die pathogenen Keime dar. Ferner kann durch solche die Kanäle verstopfenden Blutcoagula ein etwa vorhandener Sekretabfluß gehemmt werden. Endlich ist erfahrungsgemäß eine vorher nicht durch bestimmte Medikamente gegerbte Pulpa schlecht und ungenügend zu entfernen, da sie sehr zerreißlich ist. So können größere Teile der Pulpa zurückbleiben. Klinisch machen sich solche Vorgänge durch oft ausgesprochene Wurzelhautreizungen kenntlich. Das sind aber Nachteile, die man teils ausschalten, teils wenn sie eingetreten, beheben kann. Ist beispielsweise die Exstirpation unter Anästhesie unumgänglich, so wird man nicht in derselben Sitzung definitiv abfüllen, sondern erst in der nächsten Sitzung unter Zwischenlage eines geeigneten antiseptisch-heilenden Materiales. Genügt es die Kronenpulpa zu entfernen, so kann zur völligen Nekrotisierung Paraform gewählt werden. Man wird also in der Regel, auch wenn man exstirpieren will, nur die Kronenpulpa wegschneiden und dann ein geeignetes Nekrotisierungsmittel auflegen. Nur in besonderen Fällen soll man die Pulpa unter Injektionsanästhesie exstirpieren: eine solche Indikation ist z. B. dann gegeben, wenn man aus Erfahrung weiß, daß der betreffende Patient lokal außerordentlich stark auf Nekrotisierungsmittel reagiert.

β) **Die Ausschaltung der Sensibilität durch Nekrotisierung der ganzen Pulpenmasse (definitive Ausschaltung).**

Das älteste Verfahren, die Sensibilität der Pulpa durch deren Zerstörung auszuschalten, wobei die Zerstörung des Organes selbst zunächst nicht als bewußte Methode der Zahnbehandlung ausgeübt wurde, war das oberflächliche Brennen mit dem glühenden Eisen. Erst 1778 wurde durch JOHN HUNTER das Ausbrennen der ganzen Pulpa mit dem glühenden Draht empfohlen mit der bewußten Absicht, die ganze Pulpa zu entfernen. Seitdem galt als wichtigste Methode der Behandlung pulpakranker Zähne die Entfernung der Pulpa. 1833 wurde zur Nekrotisierung von WOOD Scherbenkobalt und 1834 von SPOONER arsenige Säure angewandt, ein Material, das von da an bis vor kurzem das bevorzugteste Mittel zur Nekrotisierung der Zahnpulpa darstellte. Seit einigen Jahrzehnten (1922) wird im gleichen Sinne Paraformaldehyd gebraucht.

1. Arsentrioxyd (arsenige Säure) As_2O_3 und graues, metallisches Arsen, der *Scherbenkobalt.*

Arsen ist ein elektiv angreifendes Gefäßgift, das die Endothelien und die Gefäßmuskulatur lähmt; es ist kein Ätzgift, es fällt nicht Eiweiß, es bildet keinen Ätzschorf. Über den pathologisch-anatomischen Vorgang des Nekrotisierungsprozesses ist im Kapitel „Spezielle Pathologie" nachzulesen.

Klinisch können wir zwei Stadien des für As_2O_3 im allgemeinen 48 Stunden (jugendliche Pulpen, also weite Zahnbeinkanälchen, gute Resorptions- und Diffusionsmöglichkeiten) dauernden Nekrotisierungsprozesses unterscheiden.

a) Das *Reizstadium* leitet den Prozeß ein: Ausgedehnte Hyperämie, Hämorrhagien, Exsudationen, unbestimmte, ziehende, auf Kalt und Warm einsetzende, selten starke Schmerzen, die langsam wieder abklingen.

b) Das *Nekrotisierungsstadium* beendet den Prozeß: Stillstand der Zirkulation, Stase, Thrombosierung und Zerfallserscheinung der Zellen und paraplastischen Elemente; Erlöschen aller Lebensfunktionen, die Pulpa ist abgestorben; Pulpenschmerzen haben schon zu Beginn dieses Stadiums aufgehört. Die Giftwirkung äußert sich bei längerer Einwirkung bis über die Foramina hinaus, dort spielen sich die gleichen Vorgänge ab (beginnende Wurzelhautreizung).

Scherbenkobalt wirkt entsprechend seiner viel geringeren Wasserlöslichkeit langsamer, milder.

Liegezeiten: As_2O_3 höchstens 48 Stunden bei älteren Zähnen auf das Zahnbein, optimale Grenze bei 24 Stunden. Letztere Zeit darf für jugendliche Zähne nicht überschritten werden. *Scherbenkobalt* 2—3 Tage bei jugendlichen Zähnen, bis 5 Tage bei älteren Zähnen. *As_2O_3 darf nie auf Wurzelpulpen oder Pulpenreste gelegt werden.*

2. Paraformaldehyd-Paraform-Trioxymethylen. Schon seit langem von GYSI (1898) als Antisepticum zur Amputation empfohlen. 1922 von FRÄNKEL zur Nekrotisierung angewandt. Pharmakodynamisch als elektives Capillargift wie Arsen wirkend, aber viel langsamer und milder als die Arsenikalien. Wir unterscheiden klinisch gleichfalls deutlich zwei Stadien, eine Wurzelhautreizung tritt außerordentlich selten und nur nach vielen Tagen Liegedauer auf.

Liegezeit: Durchschnittlich 11 Tage, bei Zähnen mit klinisch intakter Pulpa sogar bis zu 20 Tagen.

Vor- und Nachteile von Arsen und Paraformaldehyd
als Nekrotisierungsmittel.

Arsenige Säure: Rasche Wirkung, daher Gefahr der Wirkung auf die Wurzelhaut, Pulpa meist wenig blutend, relativ zusammenhängend und fest. Darf nie auf Stümpfe aufgelegt werden!

Scherbenkobalt: Hier gilt das gleiche, nur mit dem wichtigen Unterschied der viel langsameren Wirkung.

Paraformaldehyd: Noch langsamere Wirkung, erst nach Wochen erheblichere Wurzelhautreizungen, Pulpen bei voller Wirkung nicht blutend, gegerbt, gut zu exstirpieren; er kann auch — zeitlich wohl begrenzt — auf Stümpfe aufgelegt werden.

γ) Praktische Auswertung.

Es ist vorteilhaft, beide Nekrotisierungsmittel zu kombinieren; in manchen Fällen auch mit der Injektionsanästhesie.

a) *Kombinationsmethode.*

1. Scherbenkobalt 3—5 Tage — Kronenpulpa wegschneiden — Paraformaldehyd auf Stümpfe auflegen. Normalmethode.

2. Injektion und Kronenpulpa wegschneiden, Paraformaldehyd auflegen. Für dringende Fälle — bei hochgradigen serösen Entzündungen; *besonders bei medikamentenempfindlichen Patienten zu empfehlen.*

3. As_2O_3 24 Stunden auf die völlig erhaltene Pulpa — Kronenpulpa wegschneiden — auf Stümpfe Paraformaldehyd auflegen; auf ganz wenige Fälle zu beschränken: Ganz alte, intakte Zähne.

b) Reine Injektionsanästhesie wird ausgeübt zur Amputation der lebenden Wurzelpulpa. Dann zur Exstirpation hochgradig entzündeter Pulpen, insbesondere der eitrigen Form und bei Mitbeteiligung der apikalen Wurzelhaut (sogenannte Wurzelhautreizung).

δ) **Die Bedeutung der Nekrotisierung für die Exstirpation der Pulpa und für das gesamte Parodontium.**

Es treten keine Blutungen auf; die Pulpa kann bis in den Apex, ohne grobe Beschädigung der apikalen Wurzelhaut ausgeräumt werden (die empfindende Wurzelhaut ist hier sozusagen ein Orientierungsmerkmal); eine Umstellung des Pulpenstumpfes und der apikalen Wurzelhaut im Sinne einer Abheilung kann schon vor der Exstirpation und Wurzelfüllung eingeleitet sein (Reizwirkung der nekrotisierenden Mittel). Eine sogenannte Arsenwunde des Stumpfes oder der Wurzelhaut — womit die nekrobiotische Zone der apikalen Partien gegenüber der nekrotisierten Pulpa bezeichnet sein soll — gleicht mehr einer modifizierten Schnittwunde; die Anästhesierungswunde des Stumpfes und der Wurzelhaut — also die Wundstelle nach Entfernung der nicht nekrotisierten Pulpa — mehr einer Quetschwunde, deren Heilungsbedingungen ungünstigere sind.

Die Nekrotisierung hat aber auch Bedeutung für das Parodontium des betreffenden Zahnes; zunächst einmal haben uns die Untersuchungen gezeigt, daß relativ rasch und in jedem Fall die Nekrotisierungsmittel, insbesondere Arsenik, auch über das Foramen hinaus im apikalen Periodontium zur Wirkung kommen. Diese Nekrotisierungsmittel dringen aber auch in die Zahnbeinkanälchen ein und gelangen von hier über den Zement in das laterale Periodontium. Nicht mit Unrecht kann man also sagen, daß der Zahn zu einer Art Medikamentendepot, in diesem Falle einem Arsendepot wird. Für Formalin gilt Ähnliches, wenn auch entsprechend der Flüchtigkeit dieses Präparates eine eigentliche Depotablagerung nicht zustande kommen wird. Alle diese Vorgänge sind für die Praxis von großer Bedeutung. Da man im Einzelfall nie mit Sicherheit angeben kann, welche Menge zur Nekrotisierung der ganzen Pulpa notwendig ist, und da man die individuelle Medikamentenempfindlichkeit ebensowenig wie die augenblickliche Resorptions- und Transportmöglichkeit der Pulpa wie des gesamten Parodontium kennt, so wird man entweder Arsen überhaupt vermeiden oder aber eine zeitliche Dosierung, wie es oben schon angedeutet, vornehmen. Eine quantitative Dosierung ist schon vor einigen Jahrzehnten versucht worden, sie wird von O. MÜLLER mit Recht besonders empfohlen (Nervarsen). Wir stehen auf dem Standpunkt, daß heute nur exakt dosierte Arsenpräparate (Nervarsen, Causticin-Wölm) in strenger zeitlicher Begrenzung verwendet werden dürfen.

b) Die Exstirpationsmethode.

Diese Methode, 1778 von JOHN HUNTER angegeben, von ADOLF WITZEL systematisch ausgebaut, will mit allen zur Verfügung stehenden mechanischen und chemischen Mitteln das erkrankte, teils nekrotisierte, teils nicht nekrotisierte Pulpengewebe aus dem Kanalsystem möglichst bis nahe an die apikale Wurzelhaut heran entfernen. Die anatomisch-topographischen Verhältnisse bedingen es, daß restloses Entfernen nicht möglich ist, jedoch muß dieses angestrebt werden. In nicht wenigen Fällen ist die Exstirpation nichts anderes als eine hohe Amputation, sie unterscheidet sich aber von dieser prinzipiell dadurch, daß sie alles *technisch* erreichbare Pulpengewebe entfernt, während in Ausführung der Amputationsmethode *technisch Erreichbares* bewußt zurückgelassen wird. Das Ziel der Methode ist, einen „bakterienfeindlichen und gewebsfreundlichen" Zustand (Rebel) in der Regio parodontalis herbeizuführen, die Wundheilung und Vernarbung darf nicht verhindert, gestört werden, der zementoide Umbau und Verschluß im apikalen Kanalsystem muß möglichst gefördert und erstrebt werden. Dieses wird erreicht durch Vermeidung und Ausschaltung aller schädigenden Faktoren: Wegschaffung des erkrankten Teils, infizierten, toten Gewebes, Fernhaltung stark wirkender Medikamente, Wachstumshemmung und Abtötung der Bakterien, Toxinbindung.

Technik: Da es sich praktisch fast stets um infizierte Pulpenteile, oft um infizierte Dentinkanalsysteme handelt, da ferner im Munde nicht absolut steril gearbeitet werden kann, muß unter antiseptischen Kautelen gearbeitet werden, zugleich zur Verhütung einer erneuten Infektion. Dies wird einmal erreicht durch Verwendung geeigneter Medikamente, dann durch möglichst steriles Arbeiten: ausgekochte Instrumente, absolute oder relative Trockenheit, Sicherung für lange Zeiten gegen Reinfektion. Eine Reinfektion (MAYRHOFER) kann von seiten des infizierten Zahnbeines und Zementes der apikalen Region erfolgen, abgesehen von sekundären Infektionen durch erneute cariöse Prozesse oder Öffnung des Kanalraumes.

Der Eingriff selbst zerfällt in drei Akte, die *Vorbehandlung*, die *Ausräumung* und die *direkte Kanalwandbehandlung* und in den *definitiven Abschluß der apikalen Wunde nach außen*.

Die Vorbehandlung. Schaffung hygienischer Verhältnisse im Munde, an dem betreffenden Zahn im besonderen. Die cariösen Massen werden entfernt unter antiseptischer Behandlung. Nun wird entweder das Nekrotisierungsmittel aufgelegt und erst später die Behandlung fortgesetzt oder es wird die Anästhesie durchgeführt (siehe oben). Ist das eine oder andere geschehen, so wird jetzt der Zahn zur Exstirpation vorbereitet. Nach oberflächlicher Desinfektion (mit H_2O_2, dann Jodtinktur oder ammoniakalisches Silber) wird das Arbeitsfeld trockengelegt. Man wähle Cofferdam wo irgend möglich, sonst muß die relative Trockenlegung ausreichen.

Hauptakt. Die mechanische und chemische Aufbereitung, Entfernung der nekrotischen Massen, Ausräumung und mechanisch-chemische Aufbereitung des Pulpenkanalsystems und Ausfüllung.

1. In groben Zügen wird die *definitive Kavität* präpariert, alles erweichte, erkrankte Material weggenommen, der *Zugang zu den Wurzelkanälen* so günstig wie möglich gestaltet, selbst wenn gesundes, hartes Zahnmaterial in größerem Umfange entfernt werden muß. Das Pulpakanaldach mit den Pulpenhörnern wird weggeschnitten, desgleichen die Kronenpulpa. So werden die am Boden der Kammer abgehenden Wurzelpulpen Auge und Instrument gut zugänglich gemacht. Nunmehr wird erneut die Höhle gesäubert und desinfiziert.

2. *Die Entfernung der Wurzelpulpen.* Nach Anlegung eines antiseptischen Bades wird mit geeigneten, ringsum gezähnten Exstirpationsnadeln (sogenannte Nervnadeln) bester Qualität und verschiedener Stärke (feinst, fein und mittel), die selbstverständlich in sterilem Zustand sind, in den Wurzelkanal soweit wie technisch möglich eingegangen, die Nadel wird nach Umdrehung zurückgeholt. Bleiben zusammenhängende Pulpenteile an der Nadel, so schießt in den entstandenen Hohlraum das Desinfektionsmittel. Widerstände harter Natur: Dentikel, Petrifikationen werden im wesentlichen, vor allem, wenn sie erheblicher sind, durch mechanische Hilfsmittel überwunden. Als solche werden mit Vorteil in der Reihenfolge Rattenschwänze, KERRsche Nadeln (Reibahlen), Handbeutelrock, Maschinenbeutelrock gebraucht, letztere sind sehr vorsichtig zu handhabende, aber durchaus unentbehrliche Instrumente in der Hand des Geübten. Auch diese mechanische Aufschließung geht stets unter einem antiseptischen Bade einher. Zur Erweiterung enger Kanäle werden organische oder anorganische Säuren verwandt (z. B. Königswasser u. a.).

Zur leichteren Entfernung und Säuberung der Kanäle von organischen Resten dienen laugenartige Flüssigkeiten (Chloramin); sie verflüssigen, erweichen die organischen Reste, befreien die Kanäle von anhaftenden Pulpenresten (Odontoblasten) und wirken zugleich desinfizierend.

3. Eine gründliche antiseptische Behandlung der so aufbereiteten Kanalwände ist in allen den Fällen, wo mit einer Infektion der tieferen Pulpenteile oder des

Zahnbeines gerechnet werden muß, geboten. Das hat mit einem die Ausräumung abschließenden antiseptischen Bad oder — vor allem bei tiefer Infektion — durch einen antiseptisch wirkenden Verband (antiseptische Einlage) zu geschehen, unbeschadet der Forderung nach möglichst raschem, definitivem Abschluß der apikalen Wunde.

Schlußakt. *Die Dauerversorgung des apikalen Gebietes durch eine Wurzelfüllung.* Jede Wunde sezerniert, so auch die apikale Wunde. Die Sekrete treten in das Kanalsystem ein, durchfeuchten und durchdringen nekrotische Pulpenreste in der Regio apicalis, auch diese Reste werden allmählich abgebaut, verflüssigt, tragen zur Füllung der ausgeräumten Kanäle mit flüssigen Massen bei und *bilden mit diesen die Ursache für einen fortdauernden reaktiven Entzündungsherd im apikalen Parodontium.* In manchen Fällen mag es sich um eine aseptische Entzündung handeln; auch dieser aseptische Herd wird aus Anlaß einer allgemeinen Bakteriämie (Grippe, Angina) infiziert werden können, meist aber liegt schon primär eine Infektion der Pulpenreste oder der harten Kanalwände vor.

Es muß daher mit allen Mitteln eine Ausfüllung der apikalen Kanalräume mit einem geeigneten Füllmaterial angestrebt werden.

Die Wahl des Wurzelfüllmaterials ergibt sich aus folgenden Forderungen:

1. Es muß leicht, d. h. in flüssigem oder breiigem Zustande einführbar und bis in die Tiefen transportierbar sein.

2. Es muß aber andererseits ebenso leicht wieder entfernbar sein.

3. Es muß ferner möglichst wandständig und formbeständig sein.

4. Es muß dauerantiseptische, aber nicht gewebsreizende Eigenschaften haben.

5. Es muß röntgensichtbar sein.

6. Die Wurzelfüllmasse soll — und das ist eine der wichtigsten Forderungen — einen Reiz zum Gewebsaufbau, genauer gesagt zur Verkalkung und Verknöcherung ausüben.

Diese Haupteigenschaften vereint kein Material in sich allein, nur durch geeignete Kombination und mit geeigneter Technik kann die gewählte Masse den Forderungen nahekommen.

Als Wurzelfüllmasse werden die verschiedensten Kompositionen und Materialien verwandt. Wir wählen die Masse, die nach klinischer wie experimenteller Erfahrung als die zweckmäßigste betrachtet werden kann. Dies ist die Guttaperchawurzelfüllung mit Guttaperchastift. Sie ist aus reinster Guttapercha sehr einfach herzustellen; die bei uns käuflichen sind weniger zweckmäßig (z. B. Aptalpaste). Die plastische Masse muß wanddicht den getrockneten Kanalwänden angepreßt und alle Hohlräume fest ausgefüllt werden. Ebenso ist die Elfenbeinsplittermasse mit Elfenbeinstift nach O. MÜLLER zu empfehlen, leider aber nicht zu erhalten. Sehr beliebt ist die Zementwurzelfüllung mit Guttaperchastift (H. PICHLER), wir ziehen aber aus verschiedenen Gründen Guttaperchamasse und Elfenbeinmasse vor. Dort allerdings, wo aus anatomischen Gründen die hohe Amputation vorgenommen werden muß, wird man ohne antiseptisch wirkende Masse nicht auskommen. Je nach den Verhältnissen wird man Calxylpaste, eventuell mit Paraformzusatz, Triopaste und anderes wählen. Auch die ALBRECHT-Masse hat ihre recht genaue Indikation. Jodoform in jeder Art ist unzweckmäßig. Die Wurzelfüllmasse muß bis an die apikalen Verzweigungen oder bis an das apikale Periodontium herangebracht werden, nicht darüber hinaus; keinesfalls darf aber der Guttaperchastift in die Wurzelhaut vorstoßen. Die Wurzelfüllmasse hat nur in den Wurzelkanälen, nicht aber in der Pulpakammer zu sein; die so aufgefüllten Wurzelkanalräume werden nach sorgfältigster Reinigung der großen Kronenhöhle und Pulpakammer von allen Füllungsresten und Medikamenten mit einer verschieden starken Lage von Guttapercha bedeckt, diese wiederum wird von einem weichen Zinkphosphatzement (Aufbau von Stufen usw.) abgeschlossen, endlich folgt die definitive, nach außen abschließende Kronenfüllung (Einzelheiten sind in den entsprechenden Lehrbüchern nachzulesen).

c) Die Amputationsmethode.

Diese Methode verzichtet auf die Entfernung von Pulpenteilen, die technisch entfernbar sind; dies geschieht in verschieden ausgedehntem Maße. Die Amputationsmethode geht auf A. WITZEL (1773) zurück, der sie nur an Molaren und auch dort nur empfohlen hat, wenn eine partielle Entzündung vorlag. Besondere Empfehlung fand diese Methode durch BÖNNECKEN, der sie in allen Fällen, wo noch keine Wärmeschmerzen aufgetreten sind, angewandt wissen will. Endlich sei einer der extremsten Anhänger — R. KRONFELD — angeführt, der auch total entzündete Pulpen amputiert; lediglich bei Nekrose der Pulpa soll ausgeräumt werden. ,,Die beste Wurzelfüllung ist die wohl konservierte Wurzelpulpa." Als wesentliche Vorzüge werden in der Regel drei genannt (ADLOFF): Die Vermeidung der Infektion durch den technischen Vorgang der Exstirpationsnadelversenkung; die Kontinuität zwischen Pulpa und Wurzelhaut wird nicht unterbrochen; die Gegend des Foramen apicale, die Eingangspforte zur Alveole und zum Kieferinnern, bleibt unberührt.

Lange Zeit galt die Amputation vielfach, insbesondere in den Kliniken, als eine Behelfsmethode, die nur selten und in besonderen Fällen Anwendung finden sollte und gefunden hat. Eingehendes Studium dieser ganzen Probleme haben uns zu einer Revidierung dieser bisher gültigen Ansicht, daß nämlich die Exstirpationsmethode die einzige wissenschaftliche Methode darstelle, gezwungen. Den Anstoß hierzu gaben zweifellos amerikanische Autoren (DAVIS, GRIEVES, GROVE). Während aber bisher mehr klinische Momente zur Beurteilung herangezogen worden waren, wurde insbesondere in den deutschsprechenden Ländern das Experiment zum Studium herangezogen und der Beurteilung allein zugrunde gelegt. Die klinische Untersuchung, soweit sie noch verwertet wurde, stützte sich jetzt auf das Röntgenverfahren (BRÜHLMANN). Dann wurde in geeigneten Fällen das Wurzelspitzenende operativ herausgeholt und histologisch untersucht. Das Ergebnis ist ein sehr bemerkenswertes. Zunächst hat sich herausgestellt, daß das Verhältnis zwischen den Erfolgszahlen und den Mißerfolgszahlen bei der Exstirpation ebenso wie auch bei der Amputation ein durchaus anderes ist, als das etwa bis vor dem ersten Weltkrieg angenommen wurde; ferner hat die eingehende Untersuchung gezeigt, daß die Mißerfolgszahl beider Eingriffe eine viel höhere ist als man das bisher geglaubt hat; endlich wurde die Mißerfolgszahl der Exstirpationsmethode etwa doppelt so groß wie die der Amputationsmethode gefunden. Derartige Beobachtungen mußten im Zusammenhang mit den tieferen Erkenntnissen der Pathobiologie zu dieser oben erwähnten grundsätzlichen Änderung und Bewertung der beiden Methoden führen. So wird daher jetzt ganz allgemein die Amputationsmethode als eine wissenschaftliche Methode gleich der Exstirpationsmethode angesehen und so wird ferner grundsätzlich der Amputationsmethode der Vorrang gegeben, vorausgesetzt, daß der augenblickliche Zustand der Pulpa dies gestattet.

Der Grundgedanke ist folgender: Dadurch, daß die Wurzelpulpa in Kontinuität mit der Wurzelhaut verbleibt, wird jede besondere Störung mechanischer und chemischer Natur im Bereiche der Regio ramificationis und der angrenzenden Gebiete vermieden. So behält sowohl die apikale Wurzelhaut wie die Wurzelpulpa, letztere nur, wenn sie nicht nekrotisiert wurde, Leben und Kraft, die Wundsetzung im Bereiche des Überganges der Kronenpulpa zur Wurzelpulpa zu überwinden, und zwar so zu überwinden, daß nicht nur eine bindegewebige Vernarbung der Wundfläche, sondern eine kalkige oder knöcherne Vernarbung entstehen kann. Ferner erwartet man, daß auch im Bereiche der Regio ramificationis das bindegewebige Material in Hartsubstanzmaterial umgewandelt wird. Um diese Tendenz der Verkalkung und Verknöcherung zu wecken oder zu verstärken, bringt man Kalk- und Zahnbeinpräparate auf die Wundfläche auf. Man stellt sich vor, daß diese sozusagen als Krystallisationszentren dienen und so in den neu entstandenen Hartsubstanzwall eingeschlossen werden (Dentinbarriere nach HELLNER). Der erstrebte Endzustand wäre dann die völlig verkalkte oder verknöcherte Endpulpa. Ist diese zugleich nach außen so abgeschlossen, daß kein neuer Reiz, insbesondere kein Infektionsreiz einwirken kann, dann hat man zweifellos das Optimum der Ausheilung erreicht. Gegenüber der einfachen Verkalkung muß natürlich die Verknöcherung oder Verzementierung, wie man etwa schlagwortartig sagen kann, als das bessere Resultat bezeichnet werden. Über den Vorgang der Verkalkung und Verknöcherung ist folgendes zu sagen:

a) *Verkalkung:* Diese verläuft in Form der dystrophischen Verkalkung; nicht und nicht mehr voll lebensfähiges Pulpagewebe wird mit Kalk inkrustiert, das angrenzende lebende Gewebe wird seinerseits hierdurch zur Verknöcherung angeregt. So kommt ein Mischgewebe zustande.

b) *Verknöcherung:* Diese verläuft grundsätzlich in zweierlei Weise. Wurde die Wurzelpulpa am Leben erhalten (Amputation der lebenden Wurzelpulpa) und wurde jeder stärkere Reiz namentlich medikamentöser Natur vermieden, so kann die lebende Wurzelpulpa aus sich selbst heraus verknöchern. Indifferente Pulpazellen werden zu Osteoblasten und liefern Faser- wie auch Geflechtknochen sowohl entlang der Wurzelkanalwand als auch im Pulpagewebe selbst (Pulpaknochen). Insbesondere tritt dies im Bereiche der Regio ramificationis ein. Auch neues Zahnbein kann gebildet werden, teils von den primären, teils von neugebildeten Odontoblasten aus.

Ganz anders vollzieht sich die knöcherne Ausfüllung der Regio ramificationis wie auch des Wurzelpulparaumes dann, wenn die Pulpa vorher nekrotisiert wurde (Amputation der nekrotisierten Pulpa oder Mortalamputation). Das nekrotische Gewebe muß erst beseitigt werden. Dieses geschieht dadurch, daß Granulationsgewebe aktiv von dem lebenden, nicht nekrotisierten angrenzenden Weichgewebe aus (apikales Wurzelhautgewebe, Gewebe der Regio ramificationis) das nekrotische Gewebe resorbiert. Dieses Granulationsgewebe altert und wandelt sich in Knochen- oder Zementgewebe um. Hier findet also der Hartsubstanzbau so statt, daß er an der zentralen Stelle der Wurzelpulpa, nämlich der Regio ramificationis beginnt. Nach der Züricher Schule (W. HESS, S. MEYER), die diesen Vorgang zuerst beschrieben und experimentell studiert hat, findet diese Art der Verknöcherung auch dann statt, wenn die Pulpa nicht nekrotisiert wurde. Nach diesen Autoren stammt also in jedem Fall das verknöchernde Gewebe aus der Wurzelhaut.

Indikation. Nach unserer Auffassung ist die *Vitalamputation* nur dann zulässig, wenn die Wurzelpulpa noch nicht entzündet und nicht infiziert ist. Nur in Ausnahmefällen ist sie anzuraten, wenn die Wurzelpulpa serös entzündet ist. Sie ist dementsprechend im allgemeinen auch nicht mehr statthaft, wenn bereits sogenannte Wurzelhautreizung vorliegt. Sie ist kontraindiziert, wenn die Wurzelpulpa eitrig infiltriert und infiziert ist. Selbstverständlich muß sichere aseptische Arbeit gewährleistet sein. Endlich ist Voraussetzung: jugendliche und ältere Individuen, die entweder nachweislich gesund sind oder den Eindruck voller Leistungsfähigkeit und Reaktionsbereitschaft machen. Der Eingriff darf nur zu einem biologisch vorteilhaften Zeitpunkt ausgeführt werden, d. h. dann, wenn keinerlei Störungen physiologischer oder pathologischer Natur vorliegen.

Damit wird selbstverständlich die Indikation erheblich eingeschränkt: *in erster Linie und vor allem äußerlich intakte und pulpagesunde ein- und mehrwurzlige Zähne,* erst in zweiter Linie Zähne, deren Kronenpulpa *noch im Stadium der serösen Entzündung* sich befindet.

Wo diese Verhältnisse nicht gegeben sind, wird man im allgemeinen die Mortalamputation oder die Exstirpation wählen. Die *Mortalamputation* ist noch zulässig bei total-seröser Pulpitis ohne oder nur mit geringen Zeichen einer „Wurzelhautreizung", wenn sonst beste Verhältnisse vorliegen; ferner bei chronischer, nicht diffus eitriger Pulpitis, Pulpitis granulomatosa, Pulpitis chronica simplex ohne wesentliche Mitbeteiligung der apikalen Wurzelhaut. Nicht selten wird natürlich bewußt und unbewußt überall dort amputiert, wo die planmäßig eingeleitete Exstirpation aus anatomischen oder technischen Gründen nicht durchgeführt werden kann. Wie man sich in diesen sicherlich in der Praxis zahlreichen Fällen zu verhalten hat, soll später noch angedeutet werden.

Vorbehandlung. Vitalamputation. Hier ist nur die Schmerzempfindung auszuschalten und in zweiter Hinsicht die Blutungsmöglichkeit möglichst zu dämpfen. Dies erreicht man in genügendem Umfang mit der terminalen und der Leitungsanästhesie, wozu aber, entgegen der allgemeinen Ansicht, für fast alle Fälle die 2%ige blutwarme und möglichst blutalkalische phosphatgepufferte Lösung ausreicht, wenn man etwa 3—4 ccm injiziert. Die so beliebte 4%ige Lösung reicht nahe an die Vergiftungsgrenze heran. Zur Blutungsstillung der amputierten Pulpa genügt H_2O_2. *Mortalamputation.* Hier muß die Pulpa nekrotisiert werden, worüber ausführlich berichtet wurde.

Grundsätzlich ist auf folgendes bei dem Eingriff selbst zu achten. Soweit es möglich ist, muß das Operationsfeld *vor der Eröffnung der Pulpakammer* gereinigt, desinfiziert, sterilisiert werden. Zu diesem Zweck wird die cariöse Höhle zunächst so zubereitet, als ob man eine einfache Füllung legen wollte. Sie wird breit aufgezogen und vor allem von den erweichten und zerfallenen Massen befreit. Ist das geschehen, wird trockengelegt, wenn möglich Cofferdam, sonst relative Trockenlegung. Dann wird der Zahn wie die Kavität selbst mit stark desinfizierenden Mitteln ausgewaschen (Jodalkohol). Nunmehr ist das Operationsfeld für den Eingriff vorbereitet.

Das sterile Instrumentarium, die Amputationspasten, Guttapercha, Zemente u. ä. m. sind in sterilem Zustande unmittelbar zur Verwendung vorbereitet. Wenn die lokale Betäubung nicht vor dem ersten Eingriff schon vorgenommen wurde, was nicht immer notwendig und nicht immer vorteilhaft ist, so ist sie jetzt vorzunehmen.

Hauptakt: Sterile Rosenbohrer nehmen unter einem antiseptischen Bad (3%ige H_2O_2 Lösung oder wäßrige 0,5%ige Chloraminlösung) Kronenpulpadach und Kronenpulpa weg. Löffelexkavatoren holen den Rest des zertrümmerten Gewebes heraus, ohne den Pulpastumpf zu berühren; mit sterilem verdünntem Wasserstoffsuperoxyd kann ausgewaschen werden. Nunmehr wird auf die Wurzelpulpastümpfe ohne Druck die Amputationspaste aufgelegt, Kupferzement verschließt die Kavität, die definitive Füllung kann sofort gelegt werden. Als Wundverbandmittel der vitalamputierten Pulpa dient Calxyl, Elfenbeinsplittermasse oder Sulfonamidpulver (M-B-Puder), letzteres auch als Zusatz zu den erstgenannten Massen. Die nekrotisierte Wurzelpulpa wird mit Triopaste oder einer selbst hergestellten Paraformpaste abgedeckt.

Der Amputationsquerschnitt wird in der Regel am Übergang der Kronenpulpa in die Wurzelpulpa vorgenommen. Dort, wo aber der Zahnhals freiliegt oder in nicht allzuferner Zeit zum Freiliegen kommt, muß der Amputationsquerschnitt unter die Alveolarrandhöhe gelegt werden. Die halbe Sondierung nach A. WITZEL, für welche ADLOFF eingetreten ist, darf nur dann vorgenommen werden, wenn man bezüglich der Diagnose oder seiner Asepsis nicht sicher ist. Zur halben Sondierung kann Phenolkampfer, Eugenol oder Kreosot verwendet werden.

Nachkontrolle. Es ist gar nichts Außergewöhnliches, daß geringe Temperaturempfindlichkeit einige Tage sich bemerkbar macht, ja es können sogar leichte Wurzelhautreizungen auftreten. Diese Erscheinungen brauchen nicht ein Zeichen für die Infektion zu sein, sondern sie stellen lediglich die Reaktion auf die Verwundung dar, andererseits können sie sehr wohl Symptome eines fortschreitenden oder primär einsetzenden Entzündungsprozesses sein. Erfahrung und Beobachtung muß dann entscheiden, ob eingegriffen werden muß oder nicht. Dauern diese Sensationen längere Zeit an, so muß man einen Mißerfolg annehmen. Nach einigen Monaten hat die Röntgenaufnahme festzustellen, ob Aufbau oder Abbau erfolgt ist.

d) Die Überkappungsmethode.

Das Prinzip der *direkten Überkappung* wurde schon dargelegt. Die künstlich oder durch ein nicht artifizielles Trauma an ihrer Oberfläche freigelegte, primär gesunde und primär nicht infizierte Pulpa wird unter Anwendung geeigneter Maßnahmen am Leben erhalten. Es wurde ferner gesagt, daß der volle Erfolg nicht oft eintreten dürfte und daß zum mindesten bestimmte Voraussetzungen erfüllt sein müssen. Die Vorbedingungen sind, abgesehen von besonderen Verhältnissen, dieselben, die für die Vitalamputation gelten. Vor allem muß ein aseptisches Arbeiten gewährleistet sein. Man bedenke, daß die freigelegte Pulpa stets eine verletzte Pulpa und daß die Ausheilungsstelle, wenigstens in der Regel, am peripheren Ende der Pulpa, dieses kollateralfreien und biologisch ungünstig gestellten Organes sich befindet. Vor allem muß die Asepsis während der Behandlung gewahrt bleiben. Dann darf nicht mit chemisch störenden Mitteln gearbeitet werden, man verwendet also Reinigungsmittel und Desinfektionsmittel gewebsfreundlicher Art (z. B. 3%iges H_2O_2, ½%iges Chloramin). Die *Technik* gleicht ebenfalls weitgehend der der Vitalamputation, nur daß die Pulpa im ganzen zu erhalten ist und ihre Schädigung auf ein Mindestmaß beschränkt werden muß. Als *Verbandmasse* empfiehlt sich das, was für die Vitalamputation geeignet ist. Da die *Prognose* zweifelhaft ist, so ist regelmäßige Nachkontrolle erforderlich. Auch der Verlauf der *Wundheilung* entspricht im Grundsätzlichen der nach Vitalamputation. Kommt es zum Mißerfolg, so entwickelt sich eine Pulpitis ulcerosa akuten oder chronischen Charakters. Dann kommt in der Regel die Exstirpation, manchmal noch die Amputation in Frage. Als *indirekte Überkappung*, coiffage naturel, wurde und wird ein grundsätzlich anderes Verfahren bezeichnet. Stets liegt eine Caries profunda vor; das wenige noch die Pulpa deckende Zahnbein ist nach Entfernung der zerfallenen und total erweichten Massen bereits teilweise entmineralisiert, entweder bis zur Pulpagrenze oder bis in ihre unmittelbare Nähe. Das Handinstrument oder der Bohrer könnte rasch die Pulpa freilegen. Man darf annehmen, daß die Pulpa oft entzündet ist, oft aber, infolge günstiger lokaler und allgemeiner Umstände, noch nicht entzündet ist oder sich nur im Vorstadium der Entzündung befindet. Wann das eine oder andere zutrifft, kann, soferne die typischen Symptome der Pulpaerkrankung fehlen, nur die Erfahrung lehren. Man beachte also sehr genau die lokalen und allgemeinen Umstände (z. B. Alter und Charakter der Caries oder der Füllung, berücksichtige vor allem die Anamnese, ferner Alter und Gesundheitszustand u. a.). Die *Technik* der indirekten Überkappung entspricht durchaus der Lehre vom Füllen der tieferen Caries. Ganz besonders achte man darauf, daß jeder neue Reiz vermieden wird. Also kein Heißlaufen des Bohrers, Vermeidung von Druck, vorsichtig ausgewählte Medikamente, Dauerdesinfektion, nichtleitende Unterlage. Zweckmäßig wird vor dem definitiven Versorgen eine desinfizierende Einlage vorgenommen (siehe spezielle Lehrbücher).

4. Die Behandlung der Zähne mit nekrotischer Pulpa. Gangraena simplex.

Begriffsumgrenzung: Größere Teile der Pulpa oder der ganze Inhalt des Kanalsystems ist zersetzt, jedoch befindet sich das apikale Periodontium in *klinisch intaktem* Zustand, wobei wir uns der selbstverständlichen Tatsache bewußt sind, daß es bei Annäherung des fauligen Zersetzungsvorganges vom *pathologisch-anatomischen* Standpunkt aus als nicht intakt bezeichnet werden muß. Da also dieser Zustand der Pulpa *klinisch* nicht durch apikal-parodontal entzündliche Prozesse kompliziert ist, bezeichnen wir dieses klinische Bild der Zerstörung der Pulpa als *Gangraena incomplicata*. Von wesentlicher Bedeutung ist ferner die Tatsache, daß außer den Pulpateilen selbst auch der Inhalt der Dentinkanälchen nekrotisch ist und dem Abbau unterliegt. Wir haben also hier einen weit ausgedehnten, massigen Infektions- und Intoxikationszustand vor uns, zu dem wir in klinisch praktischer Hinsicht auch partielle und totale eitrige Einschmelzungen rechnen. Auf dieses Vorhandensein massiger Intoxikationen und Infektionen bis weit in das Dentin und in die apikalen Verzweigungen hinein gründen sich die besonderen therapeutischen Maßnahmen.

Therapeutische Grundsätze: Eine ,,Behandlung der Gangrän" gibt es natürlich nicht; was wir erstreben ist nichts anderes als *Bewahrung des apikalen Parodontiums vor Infektion und Intoxikation.* Dabei ist besondere Rücksicht zu nehmen auf die Tatsache, daß die giftgeschwängerte und oft faulige Masse bei totaler Gangrän die feinen Ramifikationen ausfüllt und in unmittelbarer Nähe der Wurzelhaut sich befindet; die Gefahr, daß bei irgendwelchen druckerzeugenden Manipulationen Teilchen dieser Massen geradezu in die Wurzelhaut (oder bei partieller Gangrän in den lebenden Pulpenrest) transportiert werden, liegt außerordentlich nahe. Die Folge ist eine sehr *heftige akute Entzündung* in diesen Nachbargebieten. Die Befreiung des apikalen Parodontiums von diesen stets mit akutem Vorstoß drohenden Massen wird grundsätzlich auf zweierlei Weise zu erreichen sein. Einmal muß, wo irgend technisch möglich, das *nekrotische und faulige Material aus dem Kanalsystem entfernt werden.* Dann muß, da ja tiefste Partien des Kanalsystems und vor allen Dingen die Zahnbeinkanälchen nicht von den Massen mechanisch befreit werden können, eine *intensive antiseptische Beeinflussung* dieser Schlupfwinkel, die dauernden Charakter anzunehmen hat, vorgenommen werden.

Technik: Sie gliedert sich in drei Teile. Im *ersten Akt* der mechanischen Ausräumung müssen mit allen zur Verfügung stehenden speziellen Hilfsmethoden die faulen Massen herausgeholt werden, im *zweiten Akt* wird eine gründliche chemische Behandlung der durchseuchten Bezirke vorgenommen. Im *dritten Akt* wird ein dauerantiseptischer Verband, die Wurzelfüllung im Kanalsystem, angelegt. Jede sekundäre Infektion (z. B. kariöse Massen, Speichel, infizierte Instrumente) muß hier ebenso wie bei der Behandlung der nicht zersetzten Pulpa vermieden werden!

Die Behandlung wird eingeleitet durch vorsichtiges (druckfreies), breitestes Freilegen des Pulpenhohlraumes unter antiseptischem Bade. Dann wird es zweckmäßig sein, bis zur eigentlichen Ausräumung eine kräftig gasförmig wirkende, antiseptische Einlage einzubringen, um die Virulenz und Infektiosität der fauligen Massen schon vor der mechanischen Ausräumung etwas zu mindern; natürlich hat man auch das nil nocere in Hinsicht auf die apikale Wurzelhaut zu bedenken. Erst nach dieser antiseptischen Vorbehandlung geht man an das eigentliche Ausräumen der Wurzelkanäle. Zur Ausräumung benützt man zu Anfang die allerfeinsten hakenartigen Instrumente, die sogenannte Nervnadel und die Rattenschwanzfeilen unter dauerndem antiseptischem Bad (Chloramin konzentriert abwechselnd mit 3%igem H_2O_2), voluminösere Gegenstände, z. B. Papierspitzen, sollen erst nach umfangreicher Ausräumung tiefer eingeführt werden. Ferner werden zur chemischen Aufbereitung (Verschorfung der organischen Massen und Erweiterung durch Entkalkung) Mineralsäuren, z. B. umgekehrtes Königswasser, verwandt. Auch jetzt beschränkt man sich auf die Ausräumung des cervicalen und mittleren Drittels der Wurzelkanäle, wiederholt die temporäre antiseptische Durchdringung der noch restierenden Massen, um endlich in einer dritten Sitzung bis zu dem Apex vorzustoßen. Ist eine gründliche Desinfektion (zwischen den einzelnen Sitzungen und während dieser) und mechanische Aufbereitung des Kanales vorgenommen worden, so wird dieser abgefüllt. Als Zeitpunkt für den Abschluß der Behandlung durch eine antiseptische Wurzelfüllung wird praktisch das Fehlen des Geruches und das Weißbleiben der eingelegten Papierspitzen betrachtet. Wir wissen aber vornehmlich durch die Untersuchungen MAYRHOFERS, daß das für die Sterilität des Kanales nicht beweisend ist. Als Zwischendesinfiziens empfiehlt sich das Chlorgas nach der Methode von WEIGELE oder nach dem von uns entwickelten Verfahren. Dieses hat experimentell und klinisch bessere Resultate ergeben (Chloraminspitzen und Chloraminwattebäuschchen von RÖSCHEISEN, siehe spezielle Literatur).

Eine Abtötung der Mikroben in den tiefen Teilen, die nicht dem direkten Kontakt mit den Desinfizientien zugänglich sind, ist nicht zu erwarten, lediglich eine Entwicklungshemmung kann erzielt werden. In den letzten Jahren ist zur Pulpa- und Wurzelbehandlung die Diathermie von vielen Seiten (R. MÜLLER, MÜNZESHEIMER, FLOHR) und teilweise überschwenglich empfohlen worden. Die folgenden Jahre haben auch hier die Freude gedämpft, die Gemüter beruhigt und damit die Kritik zu Worte kommen lassen. Wir nehmen in der Beurteilung der Verwendung der Diathermie zur Wurzelbehandlung folgende Stellung ein. Zur Behandlung der amputierten Pulpa und zur Nekrotisierung der Pulpa — sogenannte Elektrokoagulation der Pulpa — ist die Diathermie ungeeignet. Ihre Bedeutung — und diese kommt ihr auch nur als Ergänzung der bisher üblichen Methoden zu — liegt in der Möglichkeit, durch weitgehende Erwärmung und Aufkochung dem antiseptischen Bad eine vielfach gesteigerte Desinfektionskraft zu verleihen. Um die Gefahr der Reinfektion (MAYRHOFER) auf einen kleinen Bruchteil zu beschränken oder ganz auszuschalten, was bei bestimmter Vorbehandlung und mit der Wurzelfüllmasse nach CEVEY möglich sein soll, ist der Nachdruck bei der Behandlung des ausgeräumten Kanalsystems auf die *dauerdesinfizierende Wurzelfüllung* oder die sicher kanalwanddichte Wurzelfüllung zu legen. Wir bevorzugen die Chloroperchamasse, die ALBRECHTsche Masse, in manchen Fällen eine Paraformcalxylpaste oder die Triopaste nach GYSI.

Indikation zur Erhaltung völlig durchseuchter Zähne. Ein Blick in die Literatur unseres Faches gibt, wie in vielen Zweigen der Heilkunde, einen eigenartigen Eindruck. Hat man beispielsweise um die Jahrhundertwende noch gelehrt, jeden Zahn und jede Wurzel mit und ohne apikalen Herd zu konservieren, so hat man wenige Jahrzehnte später verkündet, jeden solchen Zahn zu extrahieren. Man hat nämlich inzwischen die Lehre von der fokal-dentalen Infektion kennengelernt. Wie soll man sich verhalten?

Wir nehmen folgenden Standpunkt ein: Bei der Zweifelhaftigkeit unserer derzeitigen Methoden ist dringend zur häufigen Entfernung zu raten. Dies gilt einerseits für alle Zähne mit kompliziertem Kanalsystem, andererseits für alle die Menschen, die entweder offensichtlich an fokaler Infektion leiden, oder solche, deren Konstitution geschwächt und anfällig ist. Im einzelnen heißt dies: schwierig zu erreichende Kanalsysteme, undurchgängige Kanäle, ungünstig gelagerte periapikale Herde, ausgedehnte alte Herde mit ausgeprägten Abbauvorgängen an der Wurzel, ältere widerstandslose, kranke, insbesondere zur fokalen Infektion neigende oder daran leidende Menschen.

D. Klinik und Therapie der Wurzelhauterkrankungen.

Eine Erkrankung der Wurzelhaut und der angrenzenden Gewebe kann je nach dem Angriffsort der Noxe apikal, also von der Pulpa her, oder marginal, also am Zahnfleischrand, einsetzen, wenn wir von den selteneren Fällen der hämatogenen oder von der Nachbarschaft e continuo entstandenen apikalen Prozesse absehen (siehe spezielle Pathologie). Es bedarf keiner ausführlichen Darlegung, daß wir unter dem historisch gewordenen Begriff der *Periodontitis* einen entzündlichen Prozeß verstehen, der sich nicht auf das Periodontium allein beschränkt, wenn er auch hier zunächst einsetzt, sondern der fließend alle parodontalen Gewebsteile mehr oder minder miteinbezieht; der entzündliche Prozeß wird sich nur wenige Stunden auf das Spatium periodontale beschränken; rasch werden in der weiteren Umgebung anatomisch nachweisbare Erscheinungen ausgelöst, wie im Abschnitt spezielle Pathologie ausführlich auseinandergesetzt ist. Der voll entwickelte Prozeß ist pathologisch-anatomisch stets ein *ostitischer Prozeß* (lokalisierte Panostitis des Kieferknochens).

a) Parodontitis acuta apicalis.

Erstes Stadium, periodontal-apikale Lokalisation. Man kann nach der Genese und nach dem Ablauf zwei Formen unterscheiden. Die *„einfache Hyperämie"* der apikalen Wurzelhaut als fortgeleitete Hyperämie im Verlauf einer Pulpitis acuta totalis serosa; diese verschwindet schlagartig schon nach Nekrotisierung der serös entzündeten Pulpa. Im Gegensatz dazu die *präinflammatorische oder prästatische Hyperämie* als ausgesprochene Einleitung einer *infektiös* bedingten akuten Wurzelhautentzündung; hier herrschen als Folge bakterieller Noxen alle die entzündlichen Erscheinungen, die die peri- u. prästatische Hyperämie charakterisieren.

Klinische Erscheinungen: Vertikal auszulösende Druckempfindlichkeit (positiver Perkussionsbefund); horizontal im Anfang nicht, später nur sehr gering. Das gleiche gilt für das Symptom der Verlängerung und Lockerung; der periapikale Druckpunkt (charakteristische Schmerzauslösung im Gebiete der Mucosa vestibularis *entsprechend* der Wurzelspitze) ist vorhanden, wo Knochenbedeckung fehlt. Hiervon ist die natürliche Druckempfindlichkeit des Periostes — Kontrolle nichtaffizierter Stellen — wohl zu unterscheiden, die vom Druck zu durchdringenden Schichten sind bei der Beurteilung der Auslösbarkeit dieses Symptomes ausschlaggebend. Das Lokalisationsvermögen ist völlig erhalten. Nicht nachweisbar sind: spontane Schmerzen, Drüsenaffektionen, Temperaturerhöhungen.

Prognose: Quoad sanationem dentis durchaus gut.

Therapie: Diese erschöpft sich bei der „einfachen Hyperämie" in der Behandlung der erkrankten und lebenden Pulpa. Die der peri- und prästatischen Hyperämie ist rein konservativ durch den Wurzelkanal hindurch. Wird nicht eingegriffen, so geht die prästatische Hyperämie fließend über in das zweite Stadium.

Zweites Stadium. Enostale Lokalisation der Leukocyteninfiltration, die in den letzten Etappen zur eitrigen Infiltration führt (Abszedierung).

Klinische Erscheinungen: Vertikale und horizontale Perkussionsempfindlichkeit stärkeren Grades, geringe Verlängerung und Lockerung, in späteren Übergangsstadien stärker ausgesprochen. Periapikaler Druckpunkt im Anfang nur, wo keine Compacta vorhanden ist, in späteren Stadien stets. Periapikale Rötung bei fortgeschrittenen Prozessen. Das Lokalisationsvermögen ist durchaus erhalten. Nunmehr werden festgestellt: Wärmeschmerzen, spontane Schmerzen, Drüsenerscheinungen (weiche, kleine, schmerzhafte, isoliert palpable Drüsen), dagegen fehlt in der Regel allgemeine Temperaturerhöhung; ist diese aber vorhanden, so spricht sie für den Beginn eines schwerinfektiösen Prozesses (z. B. als Folge einer akuten purulenten Pulpitis).

Prognose: Im allgemeinen gut, selbst schwere Prozesse sind noch zu kupieren.

Therapie: Konservativ: durch den Wurzelkanal hindurch eingeleitete apikale Wundbehandlung nach chirurgischen Prinzipien (siehe Kapitel: Therapie der Wurzelhauterkrankungen). Mit diesem zweiten Stadium ist der nicht behandelte, natürlich ablaufende akute Prozeß insofern abgeschlossen, als er jetzt im allgemeinen in das chronische Stadium fließend übergeht: Parodontitis apicalis chronica (siehe später). Das dritte Stadium, die *Parulis*, ist demnach in der Regel nichts anderes als der akute Nachschub einer solch chronischen Parodontitis. Nur in selteneren Fällen entwickelt sich das eben beschriebene zweite Stadium rasch zum dritten Stadium. Dies beobachtet man z. B. bei stürmischen Prozessen der Milchzähne, bei artifizieller Traumatisierung (gewöhnliches Trauma, Behandlungstrauma durch den Kanal), bei der Kanalbehandlung solcher Zähne, deren apikale Wurzelhaut primär völlig gesund (z. B. bei der Exstirpation) oder sich im 1. oder 2. Stadium der Parodontitis befindet. Alles dies hängt lediglich von den augenblicklichen lokalen und allgemeinen Verhältnissen ab. Dies berechtigt, bei der alten Auffassung der Beschreibung des Ablaufes des akuten Prozesses zu bleiben.

Drittes Stadium: Panostitis, subperiostale und submuköse Phase, parossale Lokalisation; *Parulis.*

Klinische Erscheinungen: Der entzündliche Prozeß geht über die Spongiosaräume hinweg, greift auf Compacta und Periost über: Ödem der Weichteile, subperiostaler und submuköser Abszeß mit entzündlicher Rötung der vorgewölbten Schleimhäute und deutlicher, sehr schmerzhafter Fluktuation, schärfer begrenzt beim subperiostalen, außerordentlich schmerzhaften Abszeß. Alle klinischen Symptome des zweiten Stadiums haben sich verstärkt; spontane dauernde Schmerzen oft von außerordentlicher Höhe, besonders nachts und bei Wärmezufuhr, dagegen Linderung durch Kälte. Ausgesprochene Drüsenerscheinungen; Fieber, Schlaflosigkeit, mangelnder Appetit sind die allgemeinen Symptome eines akuten infektiösen Herdes, die sich, glücklicherweise selten, bis zu septischen Erscheinungen (Schüttelfröste, hohes Fieber, schwerstes Krankheitsgefühl) steigern können.

Prognose: Bezüglich der Erhaltung des Zahnes bedingt gut. Quoad vitam bis auf die seltenen septischen Prozesse, wo man in etwa 2% mit tödlichem Ausgang (PICHLER) rechnen muß, durchaus gut.

Therapie: Im Vordergrunde steht die chirurgisch-symptomatische Therapie (Incision, Maxillotomie); zu gleicher Zeit oder nachfolgend ist die konservierende Behandlung durch den Kanal vorzunehmen; in seltenen Fällen ist die Therapie eine rein blutige (Markabsceß; an rückwärtigen unteren Molaren aus anatomischen Gründen; bei den schweren septischen Prozessen), gleichzeitig wird man in geeigneten Fällen Sulfonamide, Aureomycin oder Penicillin verordnen.

In den seltenen Fällen einer lateralen, nach marginal gerichteten Ausbreitung des primär apikalen Prozesses (Parodontitis acuta diffusa) ist, sobald der diffuse Prozeß über das hyperämisch-seröse Stadium hinausgelangt ist, jede konservative Therapie erfolglos, der Zahn ist der Zange verfallen. Hingegen ist die *marginal ansetzende* akute Periodontitis durchaus einer rein konservierenden oder kombinierten Therapie zugänglich.

b) Parodontitis acuta marginalis (unilateralis nach v. ÁRKÖVY).

Ätiologie: Akute und chronische Traumen mit nachfolgender Infektion; oft auf dem Boden der progressiven marginalen Parodontitis (siehe dort) entstehend, mit chronischem Charakter und zeitweiligen Exacerbationen einhergehend. Lokalisation meist im Interdentalraum bei fehlendem oder falschem Kontakt, ferner an den distalen Seiten der endständigen Zähne.

Klinische Erscheinungen. Subjektiv: Charakteristisch sind durch äußere Reize (meist mechanischer, seltener chemischer Natur) ausgelöste, oft geradezu pulpitisähnliche Sensationen und Schmerzen: Kälte- und Wärmeschmerzen, Schmerzen beim Kauen, bei der Zahnstochersondierung, geringe Blutungen, fauliger, fader Geschmack; selten lanzinierende, nicht lokalisierbare Sensationen.

Objektiv: Die Sondierung ruft intensiven Schmerzanfall hervor, Zahnfleisch (vor allem Papille) in entzündlichem Zustand, leicht blutend, gewulstet, leicht abhebbar. Sekret, in seltenen Fällen regelrechte Abszeßbildung. Differentialdiagnose gegenüber Pulpitis.

Prognose: Meist gut.

Therapie: Ausschaltung der Reizmomente durch geeignete Formung der Kontaktfläche (Füllung, Krone, Brücke), Bekämpfung des Entzündungsprozesses, Eliminierung der Tasche.

c) Parodontitis chronica apicalis.

Sie entwickelt sich in ihren vielgestaltigen Bildern aus der ablaufenden akuten Parodontitis oder selbständig schleichend; sie wird ausgelöst durch Übertreten der Infektion aus dem Pulpakanal (faulige Pulpa, infizierte lebende Pulpa, infizierte nekrotische Pulpa). Voraussetzung ist praktisch immer ein Zahn mit toter oder nicht mehr vorhandener Pulpa, ein wurzelgefüllter oder nichtwurzelgefüllter Zahn. Latente Perioden werden abgelöst von subakuten oder akuten Exacerbationen, letztere erreichen aber meist nicht die Höhe der Erscheinungen frischer akuter Prozesse. Für die konservative Therapie kommen im wesentlichen drei Zustände in Frage: die diffuse chronische Infiltration, die progressive Form der chronisch-granulierenden Entzündung und das Granulom.

Klinische Erscheinungen. Subjektiv: Im Latenzstadium keine Erscheinungen, solange der entzündliche Herd nicht auf das äußere Periost übergegriffen hat. Ist das der Fall, was besonders frühzeitig bei den oberen Zähnen aus anatomischen Gründen entweder wegen Fehlens einer Compacta, frühzeitigen Verlustes der dünnen Compacta, oder als Folge durch diese dünne Knochenwand hindurchwirkender Prozesse zutrifft, so wird der aufmerksame Patient den „periapikalen Druckpunkt" und eine leichte Erhebung über die normale Kontur feststellen; hat die progressiv fortschreitende Form die äußeren Weichteile erreicht, so deuten die entsprechenden Hautveränderungen (Fistel) darauf hin. Dieses Bild ändert sich aber im *subakuten* Stadium. Jetzt meldet sich der Zahn: das Aufbeißen wird unangenehm, harte Gegenstände werden auf der betreffenden Seite nicht mehr gekaut, der Zahn wird geschont, nur bei umfangreicheren Prozessen erscheint er verlängert. Nicht selten wird Fistelbildung, Abgang von schlechtschmeckendem Sekret, leichte Auftreibung vom Patienten festgestellt. Der *akute* Nachschub endlich äußert sich durch stärkeres Hervortreten der eben erwähnten Symptome, die diejenigen von frischen akuten Prozessen erreichen können.

Objektiv: Alle Kennzeichen eines sog. toten Zahnes; dazu treten die charakteristischen Merkmale apikaler chronischer Einschmelzungsherde wie veränderter, dumpfer, toter Perkussionsschall, Wurzelschwirren (die Wurzelspitze schwingt bei horizontaler leichter Kronenperkussion im Granulationsgewebe), periapikaler Druckpunkt, periapikale Auftreibungen (circumscripte Granulationsherde bis zu diffusen Periostschwarten), periapikale Rötung, Fistelbildung im sezernierenden Stadium, im latenten Stadium nicht selten ein oder mehrere vernarbte Fistelköpfe. Den objektiv einwandfreien Nachweis ergibt endlich das Röntgenbild: Aufhellungen um die Wurzelspitze, beginnend mit nur leicht verbreitetem apikalem Periodontalspalt bis zu mehr als erbsengroßen Herden; diese scheinen manchmal mehr diffus, geradezu infiltrierend in die Nachbarschaft zu gehen (chronische diffuse Infiltration, progressive chronische Parodontitis), manchmal expansiv, abgekapselt (das latente Granulom); endlich werden fungöse Cysten deutlich kenntlich. Kälte und Wärme geben bei latenten Prozessen keine Reaktion, dagegen bei akuten Nachschüben. Das gleiche gilt für den elektrischen Strom; bei latenten Prozessen keine Reaktion (wichtig bei äußerlich intakten Zähnen), anders dagegen bei akuten Nachschüben, wo deutliche Wurzelhautreaktion (keine Pulpenreaktion!) eintritt. Endlich ist der Lymphknotenbefund positiv (siehe spezielle Pathologie).

Prognose: Bei günstigen anatomischen Verhältnissen durchweg gut, wenn nicht fortgeschrittene Prozesse mit vorgeschrittener progressiver marginaler Parodontisis kombiniert sind.

Therapie: Konservativ und chirurgisch.

Die konservative Therapie der apikalen Paradontitis.

a) Vorbemerkungen.

Im folgenden soll nur das Grundsätzliche der Therapie dargelegt werden; Einzelheiten sind in den speziellen Lehrbüchern zu finden. Die Therapie gliedert sich in unblutige, rein konservative, in blutig-konservative und blutig-radikale Methoden. Letztere Methoden werden im zahnärztlich-chirurgischen Teil näher besprochen. Ist es das Ziel der Therapie von Zähnen mit kranker Pulpa, aber primär gesunder Wurzelhaut (siehe S. 532) eine rasche, bindegewebig-knöcherne Vernarbung der apikalen Pulpa-Wurzelhautwunde zu erreichen, so ist das Ziel der Therapie der apikalen Wurzelhauterkrankungen, diese *krankhaften* Prozesse unter gewebig-knöcherner Ausheilung zum völligen Verschwinden zu bringen, Zähne und Körper davon sicher zu befreien. Im ersteren Falle ist also außer der Versorgung der apikalen Kanäle unter Verhinderung oder Behebung einer Kanalinfektion die *primär gesunde*, aber durch die Ausschaltung der Pulpa an deren Übergangsstelle verletzte, verwundete, fast stets nicht infizierte apikale Wurzelhautpartie zur raschen Abheilung zu bringen unter Fernhaltung aller heilungshemmenden Faktoren; im letzteren Falle tritt hierzu noch die *therapeutische Beeinflussung des ostitischen Herdes um den Apex herum.* Die Aufgabe ist also wesentlich gesteigert. Voraussetzung und Einleitung zu solchen Ausheilungsvorgängen ist dabei in allen Fällen die in früheren Kapiteln geschilderte einfache Behandlung von Zähnen mit pathologisch abgeändertem Kanalinhalt. Ist diese nicht durchzuführen, so muß selbstverständlich jede konservative Therapie ostitischer, um die Kanalausgänge gelagerter Herde versagen. Dann tritt die blutige Methode in ihr Recht. Aber auch andere, unten näher zu bezeichnende Momente müssen von vornherein ein Versagen der konservativen Methode ergeben; diese sind teils normal-anatomischer, teils pathologisch-anatomischer Natur. Die Kunst der Behandlung „wurzelhautkranker Zähne" beruht in der durch Erfahrung gewonnenen weisen Erkenntnis, wo die Grenzen beider Methoden liegen; denn weder der, der behauptet, alle solche Fälle durch rein konservative Methoden zur Ausheilung zu bringen, noch der, der von vornherein eine solche Möglichkeit leugnet und nur „blutig" arbeitet, hat den Sinn ärztlichen Handelns verstanden.

b) Grundsätze der Behandlung akuter apikaler Wurzelhauterkrankungen.

Da es sich um die therapeutische Beeinflussung von meist allseits im Knochen eingeschlossenen ostitischen, infektiösen Herden handelt, ist die erste Voraussetzung — nach der vorbereitenden einfachen Kanaltherapie — das *Zugänglichmachen, die Schaffung eines Zuganges zum entzündlichen Herd und eines Weges nach außen.* Ist dieses nicht möglich, so tritt im allgemeinen keine echte Ausheilung (Reparation) ein, höchstens ein Stadium der Latenz.

Zeitlich aber im Vordergrunde stehen andere Forderungen bei akut verlaufenden Fällen. Einerseits müssen die hohen Schmerzen, andererseits eine Ausbreitung in die Nachbarschaft oder über den ganzen Organismus bekämpft werden. Das subjektive, momentane Wohlbefinden und die Erhaltung des Lebens haben den Vorzug vor der Erhaltung eines einzelnen Zahnes. Manchmal sind dann gesonderte Maßnahmen notwendig; manchmal genügt die eigentliche Herdbekämpfung auf üblichem Wege, d. h. durch den Kanal hindurch; richtunggebend ist das jeweilige pathologisch-anatomische Zustandsbild. Gerade die therapeutischen Belange haben die Berechtigung der oben gegebenen Einteilung des Verlaufes eines akuten apikalen Prozesses der Wurzelhaut und der angrenzenden parodontalen Partien erwiesen.

α) *Die Behandlung der einfachen Hyperämie* (Hyperaemia symptomatica NESSEL) im Gefolge einer akuten, totalen serösen Pulpitis bedarf keiner besonderen Erwähnung, da sie sich deckt mit der einfachen Kanaltherapie: Desensibilisierung, Nekrotisierung und Ausräumung des Pulpengewebes; eine direkte oder aktive Behandlung der Wurzelhaut selbst erübrigt sich.

β) Im Stadium der *prästatischen (präinflammatorischen) Hyperämie* droht aber das Einsetzen der regelrechten akuten Entzündung, die es zu verhindern gilt. Aktive Maßnahmen müssen getroffen werden. Zunächst hat selbstverständlich die Ausräumung zu erfolgen, und zwar ist diese mit allen Mitteln bis an die Wurzelhaut heran zu erstreben, womit der direkte Zugang verbunden ist; geeignete, entzündungsbekämpfende Medikamente müssen zur Wirkung auf die Wurzelhaut gebracht werden; unter Umständen muß der Zahn ruhiggestellt werden. Sehr störende Schmerzen sind selten vorhanden, deren Bekämpfung geht Hand in Hand mit der Erschließung des Herdes durch Verordnung von Analgetika, Wärmepackung, Schonungszeit und Ruhe. Der Prozeß muß kupiert, er darf nicht gefördert werden!

γ) *Die therapeutischen Maßnahmen* zur Bekämpfung der regelrechten, in das *Stadium der Leukocyteninfiltration und der Abszedierung* eingetretenen, akut entzündlichen Wurzelhauterkrankung — zweites Stadium — sind unter wesentlich erschwerten Umständen zu treffen. Zwei Momente beherrschen das Bild und bestimmen die Art des Handelns. Die Schmerzen sind erheblich, oft unerträglich (anatomische Gründe!) und die Gefahr der Ausbreitung des Prozesses (einerseits zur diffusen Osteomyelitis, andererseits zur septischen Allgemeininfektion) ist vorhanden. Die Maßnahmen müssen also einerseits auf die Behebung der Schmerzen, andererseits auf eine rasche Kupierung des Prozesses gerichtet sein. Während die durch den kupierenden Eingriff ausgelösten Schmerzen durch feste Fixierung des gelockerten Zahnes an seine Nachbarzähne und die anliegenden Flächen des Alveolarfortsatzes (Zement, Fingerstützung) oder durch Leitungsanästhesie, was vielfach vorzuziehen ist, und die Entzündungsschmerzen durch Analgetika (z. B. in der sehr angenehmen Kombination mit Schlafmitteln wie Quadronox, Allional, Kompral, Veramon), Ruhe und Wärmepackung gemildert oder gänzlich unterdrückt werden können, muß der Herd selbst unverzüglich nach allgemeinchirurgischen Grundsätzen angegangen werden. Dem Eiter, den Sekreten muß ein Weg nach außen — ubi pus ibi evacua! — geschaffen werden; die Kanäle sind unter einem Chloramin-Bad von den verstopfenden Massen zu befreien und ihre Durchgängigkeit zum Herd ist instrumentell (Kerrinstrumente, geeignete Hand- und Maschinenbeutelrockbohrer) zu erstreben; endlich wird nach dem antiseptischen Bad bis zum Abklingen des akuten Stadiums der Herd nach außen dräniert (WEISER). Für die dauernde Offenhaltung des Abflußkanals ist natürlich Sorge zu tragen. Meist wird die Sekretion im Abklingen des akuten Prozesses auf die Eröffnung des Herdes durch den Kanal hindurch rasch versiegen; eine gründliche antiseptische Nachbehandlung, wobei der Nachdruck auf die ausschließlich bactericid wirkenden Eigenschaften der Desinfizientien zu legen ist, leitet die Heilung ein; der ganze Akt wird nach *Schwinden aller Symptome* durch die Füllung der Wurzelkanäle beendet.

Bleibt jede kupierende Wirkung trotz Öffnung der Wurzelspitze und „Lüftung" der parodontalen Spitzenregion (SCHRÖDER) aus oder ist die Wegbarmachung (bei gekrümmten Wurzeln, Stiftzähnen) unmöglich, so tritt die chirurgische Behandlung in ihr Recht. Je rascher der Prozeß seinen Fortgang nimmt, desto weniger darf mit der blutigen Eröffnung gezögert werden. Bei richtiger *technischer* Durchführung gibt die Resektion (siehe Abschnitt zahnärztliche Chirurgie) gute Resultate; eine Schwächung der Wurzeln ist im allgemeinen, abgesehen von exponierten Stützpfeilern, nicht zu befürchten. Für die sichere Ausschaltung einer dental-fokalen Infektion ist aber eine anatomisch erfolgreiche Resektion nicht hinreichend. Auch die vom *Fachröntgenologen* durchgeführte Bestrahlung kann rasche Kupierung erzielen; sie wird dann indiziert sein, wenn jede andere Methode erfolglos erscheint oder nicht indiziert ist. Die Dosis beträgt zwischen 40 und 100 r bei einer Feldgröße mit Durchmesser von 2—6 cm; Filterschutz ist in der Regel nicht erforderlich.

δ) *Das dritte Stadium, die Panostitis, Parulis* wird eingeleitet durch die Weichteilschwellung; diese ist das äußere Anzeichen, daß der Eiter sich einen Weg durch den Knochen hindurch zu schaffen beginnt. Kann rasch nach dem ersten Auftreten des Gesichtsödems eingegriffen werden, so wird wie unter 2. verfahren. Nachweisbare subperiostale oder bereits submukös sich ausbreitende Abszedierungen werden sachgemäß gespalten und eventuell dräniert. Ist es noch nicht zur reellen Abszedierung gekommen, so kann diese gleichzeitig durch heiße Mundbäder (Kamillentee) beschleunigt werden.

Tritt keine Erleichterung ein oder sind erhebliche Allgemeinerscheinungen vorhanden, so darf man sich nicht mit diesem mehr expektativen Verhalten begnügen, hier tritt das chirurgische Verfahren sofort in sein Recht (Resektion, in ungünstig gelagerten Fällen Extraktion).

Sind endlich die Erscheinungen bedrohlich, sind septische Erscheinungen vorhanden (Schüttelfrost, hohes Fieber usw.), so wird evtl. unter Penicillinschutz zur Extraktion geschritten. Tritt dennoch keine rasche Besserung ein, so muß wegen Sepsisgefahr der Patient dem Fachchirurgen zur stationären Behandlung unverzüglich überantwortet werden.

c) Grundsätze der konservativen Behandlung chronischer apikaler Prozesse.

Als *vorbereitende* Maßnahmen kommen die im vorhergehenden Kapitel geschilderten Methoden zur Aufschließung des Krankheitsherdes zunächst in Betracht. Auch hier ist der Nachdruck auf die *Schaffung eines direkten Zuganges zum ostitischen Herd* zu legen. Ohne diesen Zugang wird man nicht mit Sicherheit und nur selten eine Ausheilung, meist nur ein vorübergehendes Stationärbleiben erzielen.

Die sachgemäße Perforation durch die Wurzelspitze in das Zentrum des Herdes ist also Vorbedingung; aber auch dann ist der pathologisch-anatomische Zustand des apikal-parodontalen Gebietes maßgebend. Handelt es sich um kleine, streng um die gangbar gemachte Wurzelspitze gelagerte Herde, die nicht tiefer und ungleichmäßig in die an der Peripherie der Granulationsmassen eröffneten Spongiosaräume vorgedrungen sind und deren Markgewebe völlig umgestaltet haben, ist also der Prozeß mehr umschrieben, so wird er den einwirkenden Medikamenten zugänglicher sein. Ferner ist von Bedeutung, wie weit die unter lacunärer Arrosion vor sich gehenden Abbauprozesse in der Substanz der Wurzelspitze (Zement, Zahnbein) selbst vorgeschritten sind; weiter ist nicht nur die Ausdehnung der seitlichen, marginal vorwärtsschreitenden

Granulationswucherungen, z. B. bei der Form der diffusen Granulationsbildung, sondern auch der Verlauf der apikalen Pulpenendäste (mehr seitwärts oberhalb des Apex abgehende Kanäle, die einer Reinigung überhaupt nicht und einer intensiven Desinfektionswirkung nur schwer zugänglich sind) von ausschlaggebender Bedeutung. Endlich gibt es Körperverfassungen, z. B. asthenische Konstitution, Lymphatismus, bei denen die Ausheilung so versteckt liegender Granulationsherde auf rein konservativem Wege auch bei sonst günstigen anatomischen Bedingungen nicht zu erreichen ist. Die Erfolglosigkeit der konservativen Maßnahmen gibt die Indikation zum chirurgischen Eingriff. Machen anatomische Besonderheiten wie Knickungen, völlige Kanalatresien oder nichtentfernbare Wurzelfüllmassen, Metallstifte, Stiftzähne, eine Eröffnung des Herdes durch den Pulpenraum unmöglich, so tritt die chirurgische Behandlung (siehe den Abschnitt zahnärztliche Chirurgie) *von vornherein ohne den vorherigen konservativen Versuch in ihr Recht.*

Es sei noch erwähnt, daß es auch eine *soziale Indikation* zur chirurgischen Entfernung des krankhaft ostitischen Herdes gibt; es ist heute nicht mehr angängig, im Berufsleben Stehenden durch viele Sitzungen eine ,,eventuell mögliche'' Heilung in Aussicht zu stellen. Hier müssen die Patienten auf die Möglichkeit einer zeitverkürzenden chirurgischen Behandlung hingewiesen werden. Erfahrung und die pathologisch-anatomischen Vorgänge allein lassen den richtigen Mittelweg finden.

An die vorbereitenden Maßnahmen schließt sich die eigentliche Behandlung des chronischen Entzündungsherdes an. Geeignete Medikamente (Chloramin, Phenolcampher, Jod, Formalin), denen außer der desinfizierenden Eigenschaft ausgesprochen adstringierende, ja gewebsabbauende (dissimilative) Eigenschaften zukommen, werden direkt an und unter besonderen Kautelen in den Herd hineingebracht. Auf diese Weise hofft man über eine starke reaktive Entzündung zu einer Ausheilung zu kommen (Reiztherapie). Auch die von KNESCHAUREK zuerst angegebene Spritztherapie mit Phenolcampher will prinzipiell das gleiche, nur die Transportmethode ist eine besondere; sie ist sehr mit Vorsicht zu gebrauchen, darf nur von Erfahrenen geübt werden und birgt auch für diese noch unübersehbare Gefahren in sich (siehe spezielle Lehrbücher).

Auch die Diathermie wird zur Behandlung, und zwar mit Recht, herangezogen. Man wird vor allem die Aufkochung durchführen. Von manchen Seiten wird ferner die Trockenbehandlung empfohlen (STURM); der ausgeräumte und getrocknete Kanal wird entweder abgefunkt oder die Regio ramificationis intensiv durchwärmt. Endlich wird insbesondere von FEILER die Elektrokoagulation der Granulationen propagiert. Wir möchten vor dieser Methode warnen; nur dort, wo man sonst zur Extraktion sich entschließen müßte, kann sie als ultimum refugium der unblutigen Therapie versucht werden. Grundsätzlich wird die Diathermie nie unter lokaler Anästhesie durchgeführt.

In besonderen Fällen, in denen die konservative Methode versagt oder nicht angängig oder in denen der chirurgische Eingriff nicht durchführbar ist (aus anatomischen, persönlichen oder allgemeinen Gründen, wie bei Blutern, bei Kreislaufkranken, Zuckerkranken), kann man die *Röntgenreizbestrahlung* versuchen. Für einen vollen Erfolg ist aber auch hier die sachgemäße Vorbehandlung und sachgemäße Abfüllung der Kanäle entscheidend. Wo dies nicht möglich, muß man die Nichtbeseitigung des apikalen Herdes in Kauf nehmen, was z. B. bei Vorliegen einer Fokalinfektion zu bedenken ist. Selbst wenn im Röntgenkontrollbild ein Abheilen des Herdes als wahrscheinlich oder sicher erscheint, muß ein solcher Zahn als weiterbestehender Streuherd angesehen werden. Dasselbe gilt für den anatomisch erfolgreich resezierten Zahn.

Abschließend sollen noch drei, die gesamte Therapie der sogenannten wurzelkranken Zähne entscheidend beeinflussenden Grundsätze ins Gedächtnis zurückgerufen werden.

a) Die sogenannte *Gangräntherapie* soll nur dort durchgeführt werden, wo vor allem die lokalen Verhältnisse (anatomische Situation des Kanalsystems, Alter und Art des ostitischen Herdes u. a.), aber auch die allgemeinen Verhältnisse es zulassen. Ferner wo die Opferung des Zahnes eine wesentliche Einschränkung der Kauleistung und einen unkompensierbaren Gebißschaden zur Folge haben würde. Bei fokaler Infektion ist eine Erhaltung unzulässig!

b) Nur *sachgemäße Vorbehandlung* und *sachgemäße totale Ausfüllung der Kanäle* geben einen dauernden sicheren Erfolg.

c) *Kein therapeutisches Verfahren* gewährleistet einen solchen sicheren Erfolg, wenn nicht zu gleicher Zeit die Vorbehandlung und Füllung der Kanäle erfolgt. Dies gilt auch für die Diathermie, Chlorgastherapie, die Kurzwellen, die Röntgentherapie.

E. Zahn- und Mundpflege.

Die Mundpflege ist einerseits Sache des Zahnarztes, andererseits des betreffenden Menschen selbst. Die *zahnärztlichen* Maßnahmen prophylaktischer und therapeutischer Natur sind an anderen Stellen auseinandergesetzt. Hier soll in dieser Beziehung nur noch auf folgendes aufmerksam gemacht werden. Der behandelnde Zahnarzt hat seine Patienten zu veranlassen, ja vielfach geradezu dahin zu erziehen, daß sie sich in bestimmten Zeitabschnitten, auch wenn keine Zahnschmerzen den äußeren Anlaß bieten, untersuchen zu lassen haben. Auch wenn keine besonderen Schäden der Zähne oder des Ersatzes gefunden werden, so ist dennoch alle 2—3 Monate eine gründliche Zahnsteinentfernung und Zahnfleischbehandlung für den Zivilisationsmenschen geboten. Eine weitere sehr wichtige, obwohl vielen Menschen nebensächlich dünkende Aufgabe für den behandelnden Zahnarzt besteht in der richtigen Unterweisung in der subjektiven Zahnpflege und in der nachdrücklichen Betonung deren Wichtigkeit für *Mund und Körper*.

Diese subjektive Zahnpflege im Gegensatz zur objektiven, vom behandelnden Zahnarzt vorzunehmenden, hat die Aufgabe, die gesunden Zähne und Schleimhäute gesund zu *erhalten*.

Die Mundhöhle des Säuglings bedarf bis zum Durchtreten der Zähne keiner Behandlung; im Gegenteil muß — normale Verhältnisse vorausgesetzt — jeder Versuch einer mechanischen oder chemischen Reinigung unterlassen werden. Solange keine Zähne vorhanden sind, vermag die Mundhöhle, wie jede andere mit dem Äußeren kommunizierende Körperhöhle, sich selbst zu reinigen. Erst mit dem Erscheinen der Kauzähne ist eine Zahnpflege geboten. Man wird aber bis zum Abschluß der lactealen Dentition (Ende des zweiten und Anfang des dritten Lebensjahres) von einer Bürstenreinigung besser Abstand nehmen, da die Schleimhäute im Frühkindesalter dünn, leicht verletzlich sind. Der in Kochsalzwasser und $NaHCO_3$ getauchte Wattefinger der Mutter reinigt die Zahnkronen.

Mit dem dritten Jahre setzt die *Bürsten*reinigung durch die Mutter ein, im fünften wird man zweckmäßig den Kindern selbst die Bürste in die Hand geben. Hier muß nun darauf hingewiesen werden, daß die Kautätigkeit, intensiv und regelmäßig von Jugend auf durchgeführt, eine ganz erhebliche Bedeutung für die Gesunderhaltung des gesamten Kauapparates hat. Dieser Einfluß erstreckt sich einmal während der Aufbauperiode auf die Entwicklung des gesamten Apparates einschließlich der Kieferknochen und zweitens während der Gebrauchsperiode auf die Krafterhaltung und die Gesunderhaltung des Apparates. Was letztere betrifft, so wirkt, abgesehen von den inneren Faktoren, auf die hier nicht einzugehen ist, der Kauakt rein lokalmechanisch, indem alle erreichbaren Flächen der Hartsubstanzen und Weichteile gescheuert und eine intensive Sekretion und Bespülung mit Speichel ermöglicht wird. Daher soll grundsätzlich, systematisch von Jugend auf (etwa dem 4. Lebensjahr an) harte Nahrung gekaut werden, insbesondere hartgebackenes grobrindiges Vollkornbrot. Man wird daher auch aus diesem Grunde den Genuß weicher, klebriger, stark gesüßter Nahrungs- und Genußmittel einschränken, statt des Kuchens, des Weißbrotes, das mineralreiche Vollkornbrot verordnen. Das Kauen muß dem Kind ein Vergnügen sein, *lustbetontes Kauen!*

Auf dieser rein mechanischen Reinigung und der zugleich damit ausgeübten Zahnfleischmassage beruht auch die übliche Zahn- und Mundpflege. Die tägliche Mundpflege hat also nichts anderes zu bezwecken, als durch Entfernung des Zahnbelages und der Speisereste die schädlichen Ansammlungen möglichst zu verringern und das Zahnfleisch durch Massage straff, derb, gesund zu erhalten. Als schädlich sind zu betrachten vor allen Dingen zähe klebrige, kohlenhydratreiche und saure Massen, ferner Massen, die das Bakterienwachstum begünstigen. Durch eine solche Reinigung wird auch zugleich die Keimzahl der Mundhöhle, wie Untersuchungen ergeben haben, sehr erheblich verringert. Der Zusatz von Desinfektionsmitteln vermag nur unbedeutend einzuwirken, da diese viel zu kurze Zeit in der Mundhöhle wirken können. Eine etwas stärkere Einwirkung kommt nur den Desinfektionsmitteln zu, die sich im Bereich des Kauapparates anreichern. Solches ist etwa für das Carvasept anzunehmen. Daraus ergibt sich, daß der Zusatz der üblichen Desinfektionsmittel im allgemeinen keine Bedeutung hat. Auch die anderen Zusätze (lösende saure Salze), die beispielsweise den Zahnstein auflösen, die Speichelsekretion anregen, die Produktion eines alkalischen Speichels bedingen sollen, haben, wie die Untersuchungen zeigten, keinen Einfluß; die PICKERILLschen Behauptungen (Ptyalinindex) haben sich als unzutreffend herausgestellt.

Zur Reinigung und Mundpflege sind notwendig: Zahnbürste, Zahnpulver oder Zahnpasta und Spülwasser.

Zahnbürste. Da die Reinigung den Kauapparat im ganzen betreffen soll, so muß die Bürstung sowohl die Zähne als auch das angrenzende Zahnfleisch berücksichtigen. Letzteres wird nicht nur von den Epithelmassen und ähnlichem befreit, sondern auch massiert. Es ist selbstverständlich, daß lediglich die Gingiva propria der Bürste ausgesetzt werden darf. Die Massage selbst wird zugleich mit der eigentlichen Bürstenreinigung vorgenommen.

Die Bürste muß den *anatomischen Verhältnissen entsprechend gebaut sein.* Der Bürstenkopf muß daher aus einzelnen Bündeln bestehen, die quer zur Längsachse angeordnet sind; die Entfernung der einzelnen Bündel voneinander hat der Durchschnittsentfernung der Interdentalräume zu entsprechen. Die Bündel sind dachförmig zuzuschneiden, damit deren längste mittlere Borstenreihe möglichst tief in den Interdentalraum eindringt. Die Borstenoberfläche des Bürstenkopfes selbst weist eine Biegung auf, die einerseits der konvexen Facialseite und andererseits der konkaven Lingualseite entspricht. Erstere muß daher eine konkave Bürstenoberfläche haben, letztere eine leicht konvexe. Daraus ergibt sich, daß man zur gründlichen Reinigung zwei Formen zur Verfügung haben muß.

Bürsttechnik. Sie setzt sich aus drei Bewegungen zusammen.

1. Die Interdentalräume werden so gereinigt, daß die Bürste für den Oberkiefer mit der Borstenrichtung schräg auf die Gingiva propria aufgesetzt wird. In einem Winkel von etwa 45° zur Kauflächenebene zeigen die Borsten nach oben. Die Bündel sind entsprechend den Interdentalräumen angelegt. Nun werden zwei Bewegungen ausgeführt. Einerseits wird die Bürste immer parallel zur Kauflächenebene nach unten bewegt, zu gleicher Zeit wird der Bürstenkopf

leicht um seine Längsachse rotiert, etwa so, als ob man eine Schraube eindrehen wollte. Dies wird wenigstens 6mal wiederholt. Innenseite und Unterkiefer werden sinngemäß bearbeitet.

Eine sehr gute Methode hat CHARTERS angegeben. Zur Reinigung der Interdentalräume wird zunächst von der Gingiva propria in Richtung gegen die Kronen gebürstet. Dann werden die Bürstenbündel der horizontal gestellten Bürste in die Räume eingepreßt; mit leichten rotierenden Bewegungen werden diese Nischen ausgebürstet.

2. Zur Bearbeitung der Kauflächen (Fissuren) wird die Bürste sagittal und parallel der Kauflächenebene aufgesetzt. Die eigentlichen Fissurenräume können damit nicht gereinigt werden (eventuell *prophylaktische Odontomie* in cariesanfälligen Gebissen).

3. An der Außenseite und Innenseite der Zahnhälse wird zu deren Reinigung wiederum entsprechend der Kauflächenebene horizontal gebürstet. In allen Fällen ist nur ein ganz leichter Druck auszuüben, die Borsten dürfen beim Aufsetzen nicht durch starken Druck plattgedrückt werden. Zweckmäßig ist sowohl mit der linken wie auch mit der rechten Hand zu bürsten nach einer ganz bestimmten Reihenfolge. Es ist selbstverständlich, daß stets nur die eigene Zahnbürste benützt wird. Liegen akute Zahnfleischprozesse vor, so verbrennt man zweckmäßigerweise die alte und schafft sich eine neue an. Man wähle auch stets Bürsten, die in Verpackung abgegeben werden. Will man seine Bürste desinfizieren, d. h. keimarm machen, so wasche man sie mit Seifenspiritus aus.

Putzmittel. Die Bürste, die im wesentlichen als Putzmittelträger und Friktionsinstrument dient, wird angefeuchtet und mit dem Putzmittel versehen. Das Putzmittel soll zunächst zur mechanischen Reinigung der Zähne, ohne diese aber in ihrer Substanz anzugreifen, dienen. Zu dieser Haupteigenschaft treten andere wünschenswerte. Es soll *säurebindende, bakterientötende, giftadsorbierende, desodorisierende* Eigenschaften haben. Säurebindend, um die bei der Gärung entstehenden Säuren zu neutralisieren; bakterientötende oder hemmende, um die Cariesbakterien zu vernichten oder zu hemmen und endlich giftadsorbierende, um Toxine und Gewebszerfallsprodukte zu binden und gleichzeitig desodorisierend zu wirken.

Eine einigermaßen *zahnsteinlösende* Wirkung kommt keinem zur Zeit bekannten und den sonstigen Forderungen entsprechenden Zahnputzmitteln zu; es ist theoretisch auch wenig wahrscheinlich, da zugleich mit dieser zerstörenden Eigenschaft auch verhängnisvolle Wirkungen auf die Zahnsubstanzen verbunden wären.

Es kommt ferner darauf an, den *Zahnsteinansatz zu verhindern* oder *ihn wenigstens auf das Geringste zu beschränken*. Der Zahnstein besteht bekanntlich aus einer primären organischen Matrix, die sekundär Kalk aufnimmt und festhält. Diese primäre organische Matrix besteht im wesentlichen aus Fadenpilzen usw., im geringeren aus Epithelzellen, Speichelkörperchen u. ä. In dieses Fadengeflecht lagern sich dann Kokken und Stäbchen ein, wo sie, mit Vorliebe im basalen Teil hausend, bei besten Lebensbedingungen sich vermehren können. Wenn man also den Zahnsteinansatz bekämpfen will, so muß man diese Belagmassen verringern, und das kann nur geschehen durch Verringerung und Eliminierung der organischen Massen.

Als brauchbare Putzmittel, denen die oben erwähnten Eigenschaften in mehr oder minder hohem Grade zukommen, verdienen der *sterilisierte* weiße quarzfreie *Ton* (*Bolus sterilisata* MERCK) und die Tierkohle Erwähnung. Man mag auch — nach altem Gebrauch — feinst geschlämmte Kreide (Calc. carb. praecipit. purissimum) verordnen; der sterilisierte Ton hat aber wesentliche Vorzüge.

Andere Zusätze wie Rhizoma Iridis, Magnesia usta, Ossa sepia pulverisata u. a. sind unnötig. Will man ein Handelspräparat, so ist Lacalut zu empfehlen. Es besitzt schwach adstringierende und reinigende Eigenschaften, nochmals ist aber zu betonen, daß das Bürsten der wesentliche Vorgang ist.

Allen Zahnpasten kommen die oben erwähnten Eigenschaften in sehr geringem Maße zu, sie sind daher entbehrlich, wenn auch wegen der Handlichkeit von den Patienten sehr geschätzt. Adstringierende, desinfizierende Zusätze sind im allgemeinen überflüssig, ebenso die Geschmack korrigierenden. Manchen Zahnpasten werden auch differente Medikamente zugesetzt, so z. B. Kalium chloricum, Jod, radioaktive Substanzen, Paraform. Es besteht die Möglichkeit, daß durch lang dauernde und unkontrollierbare Aufnahme der oben erwähnten starkwirkenden Medikamente eine Schädigung des Organismus eintritt. Insbesondere gilt das für Kalium chloricum und Jod. Man wird daher zur täglichen Zahnpflege nur Scheuerungsmittel empfehlen dürfen, die keine starkwirkenden Zusätze enthalten. Damit ist nicht gesagt, daß solche Zusätze auf kurze Zeit verordnet und bei spezieller Indikation nicht von Nutzen und notwendig sein können. Dies gilt auch von Paraform. Paraform wird bekanntlich von GOTTLIEB, ANDRESEN u. a. Zahnpulver und Zahnpasten zugesetzt. ANDRESEN will damit das sensible Zahnbein bekämpfen. GOTTLIEB bezweckt noch etwas anderes. Nach diesem Autor wird die Cariesviderstandsfähigkeit des Schmelzes durch die größere oder geringere Verhornung des Schmelzoberhäutchens bedingt; um diese Verhornung zu verstärken, empfiehlt GOTTLIEB Paraformzusatz zur Zahnpaste (Carpyrpaste). Hierzu ist das gleiche zu sagen wie oben: auch eine solche Zahnpaste soll nur für kürzere Zeit und in besonderen Fällen verwandt werden.

Spülwasser. Die Spülwasser dienen zur Ergänzung; sie haben die Wirkungen, die allein durch Bürste und Putzmittel nicht erzielt werden können, zu entfalten. Im wesentlichen dienen sie der feinen Reinigung, nachdem Bürste und Putzmittel grobe Vorarbeit geleistet haben. Dort, wo die Bürste nicht hingelangen kann, wie in enge Interstitien, unter Brückenersatz, soll das flüssige Medium eindringen. Es soll zugleich etwa zurückbleibende Pulver- und Pastenmassen entfernen. Konsequenterweise müssen diesem Spülwasser einerseits ähnliche Eigenschaften wie dem Pulver eignen, andererseits solche, die keinem Pulver und keiner wie immer auch phantasievoll zusammengesetzten Paste zukommen können. Also *schleim- und belaglösende, säurebindende, giftbindende und adstringierende Eigenschaften*. Was die letztere Eigenschaft betrifft, so ist sie in allen Fällen erwünscht, wo chronisch-gingivitische Veränderungen oder Neigungen dazu vorhanden sind, d. h. also für alle Menschen vom 25. Lebensjahr an.

Auch hier ist man keineswegs auf die teueren Fabrikzusammensetzungen angewiesen; im Gegenteil es ist immer gut, über die *wirkliche* Zusammensetzung Bescheid zu wissen und in dieser variieren zu können. Ein wirklich empfehlenswertes Mundwasser ist Vademecum.

Man verordnet folgende einfache und brauchbare Mittel. Als *schleimlösend* Natrium bicarbonicum etwa zwei Messerspitzen auf ein Glas Wasser; Natrium bicarbonicum wirkt zugleich neutralisierend. Als adstringierende und stoffwechselbefördernde Mittel Alkoholzusatz in Form von Kölnischem Wasser, Franzbranntwein oder in Form der früher mit Recht geschätzten Tinctura Myrrhae, Tinctura Ratanhiae. Zur Desodorisierung dienen in erster Linie Bürste und Boluspulver, ferner die Gerbstoffe enthaltenden Tinkturen und nur in Ausnahmefällen und nicht regelmäßig Wasserstoffsuperoxyd-Präparate. Der einfachste, billigste und stets greifbare Zusatz zum Spülwasser ist Kochsalz.

Wie kaum einer unter 100 richtig bürstet, so ist auch das sachgemäße Spülen eine fast unbekannte Kunst.

Der nicht zu große Schluck wird bei nach außen völlig geschlossenem Mund mehrere Sekunden *durch* die Zahnreihen, also von medial nach lateral und von ventral nach dorsal und umgekehrt hindurchgesaugt. Das übliche geräuschvolle Herumwerfen des Wassers kann nur das Putzmittel aus der Mundhöhle entfernen, nicht aber die Zähne und Interdentalräume säubern.

F. Die lokale konservative Therapie der Parodontitis marginalis progressiva (sog. Alveolarpyorrhoe).

Die Behandlung der sogenannten Alveolarpyorrhoe muß sich auf die inneren und äußeren Faktoren erstrecken. Während die Behandlung endogener Störungen Sache des Internisten ist, fällt dem Zahnarzt die lokale Behandlung zu.

Es stehen uns konservative und chirurgische Methoden zur Verfügung. Während die ersteren unter Erhaltung der marginalen Anteile des Parodontiums vor sich gehen, ist das Charakteristische der chirurgischen Behandlung die mehr oder minder radikale Entfernung parodontalen Weich- und Knochengewebes (siehe chirurgische Zahnheilkunde, dort auch genaue Indikationsangaben).

Die *Prophylaxe* hat zur Verhütung derartiger Zustände und Prozesse besondere Bedeutung deswegen, weil unsere Methoden zur Behandlung der ausgesprochenen Parodontitis weder eine anatomische Heilung noch überhaupt einen *völligen Stillstand* des rarefizierenden Prozesses herbeiführen können; was wir erreichen, ist lediglich eine oft allerdings außerordentliche und genügende Verlangsamung im Verlauf des Prozesses.

Die *Prophylaxe* hat sich sowohl auf die harten Zahnsubstanzen als auch auf den Alveolarknochen und dessen deckende Weichteile zu erstrecken. Die prophylaktischen Maßnahmen bestehen in dem dauernden Fernhalten aller abnormen Reize, die das Zahnsystem und dessen einzelne Teile treffen können. Die Mundhöhle muß in jeder Hinsicht saniert und dauernd in diesem Zustand erhalten werden. Übermäßig gelockerte und größere Teile des knöchernen Zahnbettes beraubte Zähne sind zu entfernen, durchbrochene Gebißreihen sind zu schließen, Irregularitäten zu beheben; für jeweils normale Kontaktbeziehungen ist Sorge zu tragen; überstehende Füllungs- und Kronenränder sind mit allen Mitteln zu entfernen; Zahnstein darf sich nicht ansetzen, endzündliche Randprozesse sind zu beheben. Durch geeignete subjektive Zahnpflege (Bedeutung eines kräftigen Kauaktes, einer richtigen Verwendung der Bürste und des Mundwassers) und systematische Kontrolle in bestimmten Zwischenräumen ist der hygienische Zustand aufrechtzuerhalten.

Die *konservative Behandlung* unterteilt sich in die *mechanische, medikamentöse und innere Behandlung.*

Einerseits werden faßbare örtliche, kausale Bedingungen, die erfahrungsgemäß zu der Par. m. pr. führen können, nach Möglichkeit ausgeschaltet, andererseits wird versucht, auf die konditionalen inneren Bedingungen, soweit wir sie zu analysieren imstande sind, in heilungsbeförderndem Sinne Einfluß zu gewinnen.

Da wir zur Zeit wenigstens noch über keine Methode verfügen, die eine ausgesprochene Par. m. pr. zu einer Heilung bringen kann und da eine *anatomische* Wiederherstellung unmöglich erscheint, so liegt der Nachdruck der Behandlung auf prophylaktischen Maßnahmen bei allen Prozessen, die klinisch marginal beginnen. Die selteneren Fälle der Parodontitis, in denen marginale Frühsymptome nicht ausgesprochen oder klinisch überhaupt nicht feststellbar sind (diffuse Atrophie nach GOTTLIEB), entziehen sich einer frühzeitigen Behandlung, sie werden erst bei Kaubeschwerden, den schwereren Veränderungen im tiefen Parodontium (Wanderung, Drehung, Kippung) klinisch erfaßbar.

Die konservative Behandlung (abgesehen von innerlich angreifenden Maßnahmen) chronisch margineller Parodontitiden hört dann auf, die ausschließliche Methode darzustellen, *wenn trotz sachgemäßer Durchführung abnorm tiefe Taschen, aus denen Sekrete sich entleeren, nicht zum Schwinden zu bringen sind.* Ist das der Fall, so sind chirurgische Maßnahmen (nach unserer Anschauung die Ulektomie) am Platze. Je tiefer und je weiter in der Horizontalen ausgedehnt die Tasche sich erstreckt, je ungünstiger die Lokalisation, desto sicherer und schneller wird man sich zur Ulektomie entschließen, aber auch sehr seichte Taschen können der konservativen Therapie gegenüber völlig refraktär bleiben. In nicht zu weit fortgeschrittenen Fällen wird man daher zunächst mit den konservativen Maßnahmen den Anfang machen.

Besondere, ja überragende Bedeutung kommt der *entlastenden Therapie* zu. Man hat das Gebißsystem in seiner Funktion zu prüfen und dementsprechend Maßnahmen zu treffen, die die abnorm, also unphysiologisch belastenden Faktoren ausschalten (siehe prothetische Zahnheilkunde). Hier kann unter Hinweis auf die entsprechenden Abschnitte von diesem wichtigen Teil der lokalen Therapie im einzelnen abgesehen werden.

1. Die mechanische Behandlung.

Prinzip. Mit speziellen Instrumenten sind alle als Fremdkörper zur Entzündung (Gingivitis chronica marginalis) führenden und diese unterhaltenden Massen systematisch zu entfernen; ist Sekretion vorhanden, so sind auch die ulzerösen Taschenwände von den Geschwürsmassen und Epithel zu befreien (Curettage).

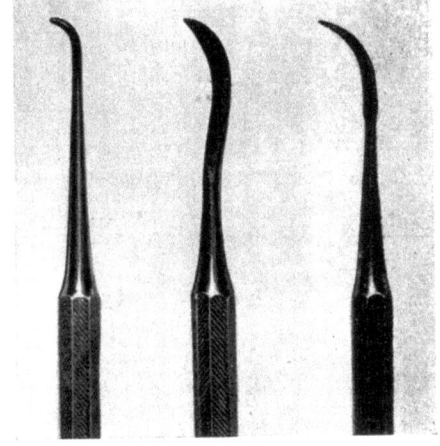

Abb. 500. Die drei typischen Zahnreinigungsinstrumente (Ash Nr. 84, 88, 83).

Abgesehen von den überstehenden Füllungsmassen, Kronenrändern, hochgradig gelockerten Zähnen u. a. handelt es sich im wesentlichen um die Entfernung des subgingivalen Zahnsteines und der Granulationsmassen.

Die Entfernung des supragingivalen Zahnsteines macht meist keine Schwierigkeiten. Mit den leider noch vielfach gebrauchten klobigen Instrumenten sind nur grobe Massen, aber nicht die in die Interdentalräume und unter den Zahnfleischrand sich erstreckenden zu entfernen. Geeignet sind das Younger-Instrument Nr. 15 S.S.W. oder N. 84 Ash, das Younger-Instrument Ash Nr. 83, der Sickle Scaler Nr. 88 Ash und die Younger-Instrumente Nr. 78, 79 Ash (Abb. 500 bis 502); während mit ersterem die oralen und facialen Zahnhälse und mit den letzteren die interdentalen Räume der Backenzähne gesäubert werden, geschieht dies im Interdentalraum der Frontzähne mit dem Ash-Instrument Nr. 88. An Stelle dieser Instrumente, teilweise auch zur Ergänzung, dient der Instrumentensatz von MORSE, ganz besonders brauchbar wegen der individuell vorzunehmenden Biegung der Arbeitsenden. Kleine und kleinste Reste subgingivalen Zahnsteines, vornehmlich in den interdentalen Räumen, sind nur mit SENNschen Instrumenten (Ash oder S. S. White) und Darby-Perry Scalers (bes. 117—119 Ash) in mühevollster Kleinarbeit zu entfernen[1]. Die Paraffineinlage in die Taschen nach

---

[1] Diese Instrumente sind nur als Typenbeispiele angeführt; in den letzten Jahren sind gut gebaute deutsche Spezialinstrumente in den Handel gekommen.

DUNLOP, die wie ein die Tasche öffnender Separator den ganzen Raum übersehbar macht, sowie mit Celluloid-Aceton-Paraform getränkte, eingelegte Wattefäden wirken unterstützend. Mit geeigneten Politurinstrumenten (STRIPS und BUNTINGS Feilen) sind die zahnsteinbefreiten Wurzelwände zu glätten. Die spezielle Technik ist in den Lehrbüchern der konservierenden Zahnheilkunde nachzulesen.

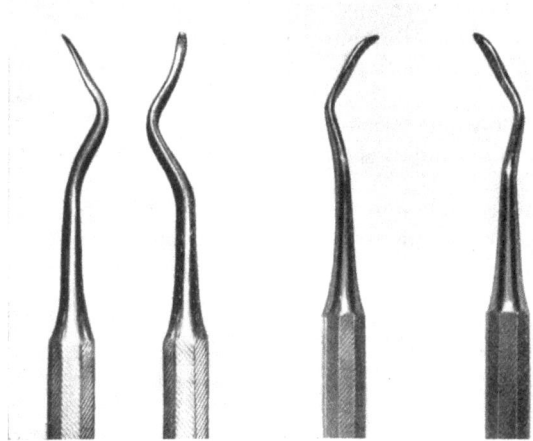

Abb. 501. Die Zahnreinigungsinstrumente für approximale Wände (Ash 78, 79).

Zugleich wird mit den geeigneten Instrumenten (den erwähnten Reinigungsinstrumenten und scharfen, kleinsten, löffelförmigen Exkavatoren Ash Nr. 131 bis 134 Abb. 502) die Zahnfleischtaschenwand curettiert (Curettage nach H. SACHS), d. h. es wird die ulzeröse Fläche kräftig abgeschabt und von Epithel befreit, was meist unter Zusatz von einigen Kristallen Cocain fast schmerzlos gelingt. Dieser Teil der Behandlung ist nicht minder wichtig wie die Entfernung des Zahnsteines.

Hier möge auch die Indikation zur Schlittenartikulation (KAROLYI, GOTTLIEB) ihre Erwähnung finden. Bei beginnender Parodontitis marginalis chronica und der daraus resultierenden und durch primäre Atrophie oder Dystrophie mitbedingten Schwächung des Zahnbettes, insonderheit durch allmähliches Schwinden der Alveole wird die normale Belastung infolge der immer ungünstiger werdenden Hebelverhältnisse (die extraalveolare Hebelstrecke wird immer größer) als krankheitsfördernder Reiz zur Wirkung kommen. Es müssen daher — abgesehen von den Fixierungen bei fortgeschrittener Lockerung (siehe Abschnitt Prothetik) — die Höcker und die überschneidenden Schneidekanten weggeschliffen werden zur Schlittenartikulation. Wo sich die geringsten Anzeichen einer herabgesetzten Reaktionsfähigkeit des Gebisses zeigen (in der Regel vom 30. Lebensjahr ab), muß die mangelnde oder ausbleibende Selbstabschleifung künstlich hergestellt werden durch in Etappen vorgenommene Abschleifung der

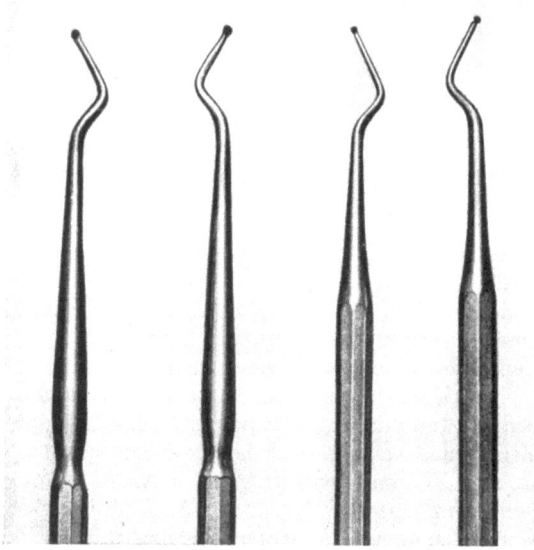

Abb. 502. Löffelförmige Exkavatoren (Ash 131—134).

Höckerspitzen und Schneidekanten, am besten mit Hilfe eines geeigneten Gelenkartikulators; dies hat natürlich nicht nach dem Stand des Ruhebisses, sondern entsprechend der Kaubahn zu geschehen. Aber alles dies wie auch die Wahl des eventuell erforderlichen Ersatzes hat stets vom höheren Gesichtspunkt, nämlich vom übergeordneten Funktionsapparat, dem Gebißsystem, und nicht nur von der Artikulation oder gar der Okklusion aus, zu geschehen (STRACK). Hierzu sei auf die Spezialliteratur verwiesen.

2. Die lokal-medikamentöse Behandlung.

Schon die Reinigung selbst wird unter ständiger Benutzung von konzentriertem Chloramin und Beschickung der Taschen mit Chloraminpulver durchgeführt. Aber jede lokal-*medikamentöse* Behandlung hat nur Wert, wenn sie im *Anschluß* an die Reinigung durchgeführt wird. Das lokalapplizierte Medikament soll einerseits entzündungswidrig, granulationszerstörend einwirken, andererseits soll mit kalklösenden Säuren eine rasche Auflösung der kleinsten, dem Instrument entgangenen Zahnsteinreste erzielt werden.

Zu dem letzteren ist zu sagen, daß eine wesentliche Wirkung nicht zu erwarten ist und daß die harten Zahnsubstanzen in gleicher Weise angegriffen werden können; was vielleicht durch die Entfernung zurückgebliebener Zahnsteinkörnchen erreicht wird, wird durch die infolge der Anätzung der Wurzeloberfläche (Zement, Zahnbein) neu entstehenden Rauhigkeiten und Schlupfwinkel überreichlich zum Nachteil. Als solche lösende Säuren wurden vor allen Dingen von YOUNGER die *Milchsäure* 60%, von HEAD das Ammoniumsalz der *Flußsäure*, von RÖMER *Ameisensäure*, ferner fast alle bekannten anorganischen und organischen Säuren angewendet.

Empfehlenswert und nicht ohne Erfolg ist dagegen die Einführung von Medikamenten, die auf die harten Zahnsubstanzen keinen zerstörenden, dagegen auf das Weichgewebe einen heilenden Einfluß ausüben.

Der Nachdruck liegt auch hier wieder auf der Verschorfung, Verätzung der inneren Taschenwand, das ist nichts anderes als *chemisches Curettement*. Daß auch diesen Mitteln ein sehr enger Wirkungskreis gezogen ist, ist durchaus verständlich. Nur in Anfangsstadien ist nach der sorgfältigen mechanischen Reinigung die — was wiederholt sein möge — die *wichtigste konservative Maßnahme* darstellt, die chemische Kauterisierung von Erfolg begleitet. In fortgeschrittenen Fällen ist die Wirkung eine durchaus geringe und lediglich vorübergehende. Man wird aber nicht ganz auf diese Hilfe verzichten wollen.

In dieser Hinsicht verdient den Vorzug Formalin, welches durch SCHWARZ und HÜBNER der Vergessenheit entrissen wurde. Trikresol-Formalin wird in folgender Weise verwandt: Nach Trockenlegen werden Papierspitzen, die in Trikresol-Formalin getaucht wurden, in die Zahnfleischtasche eingebracht. Dort läßt man sie länger liegen und wiederholt dies des öfteren. Nach dieser manchmal nicht unerheblich schmerzenden Ätzung bringen wir eine Carvaseptpaste in die Taschen, auf diese Weise wird das stark desinfizierende Carvasept für längere Zeit zurückgehalten und zur Wirkung gebracht. Vorteilhafter zu applizieren und zu dosieren scheint aber der Paraformaldehyd, vor allem, wenn man ihn mittels eines Paraffinverbandes (etwa ähnlich dem DUNLOP-Verfahren) in die Taschen längere Zeit deponiert. Hier ist ferner noch der Höllenstein, kristallisiertes Chlorphenol, Natriumsulfit, Kalium causticum zu erwähnen. Schwach reizende und zugleich desinfizierende Präparate sind *Flavizid* (10%)-Glycerin, die Dunloppaste, konzentriertes Chloramin. Lediglich desinfizierende Mittel haben den geringsten Einfluß. Das Formalinmundwasser wird im Kapitel Nachbehandlung erwähnt.

Von Vorteil ist auch noch der Sauerstoffstrom, wie ihn gleichfalls DUNLOP empfohlen hat. Diesem kommen, wie GOTTLIEB angibt, nicht nur reinigende, sondern auch spezifische Gewebswirkungen zu. Der Dunlop-Apparat macht die Verwendung eines anderen Spülapparates überflüssig. Während die letzteren doch sehr problematisch in bezug auf den Nutzen zu beurteilen sind, kommt dem Sauerstoffapparat nach DUNLOP zweifellos eine erhebliche Bedeutung zu.

Eines der wirksamsten Mittel ist das *Ozon* (FISCH; Cytozonapparat siehe auch später). Bezüglich seiner überragenden Eigenschaften sei auf die Speziallitteratur verwiesen (Lehrbuch der konservierenden Zahnheilkunde, 1950, Verlag Hanser). Zur Behandlung der Parodontalpyorrhoe wird es in Form der Oberflächenbegasung und der Persufflation benützt. In diesem Sinne wird am Boden der Tasche die feine Subkutankanüle eingeführt und so der ganze Innenraum wie die ganze Weichgewebswand mit Ozon übergangen.

3. Lokale Reizbehandlung.

Man kann auch lokal die Regenerationsfähigkeit der Parodontien zu beeinflussen versuchen. Damit ist schon gesagt, daß man nicht viel erwarten kann. Immerhin kennen wir Fälle, wo solche Stoffe auch nachweisbar günstig im Sinne der Regeneration gewirkt haben (Vaduril, Calcium gluconicum 10% u. a.).

4. Innere Behandlung.

In allen Fällen, besonders aber bei *frühzeitiger* schwerer Parodontitis ist ein erfahrener Internist hinzuzuziehen; jede lokale Behandlung muß versagen, wenn Krankheiten vorhanden sind, die auf die schwere progressive Kieferkrankheit auslösend oder verschlimmernd wirken (vegetatives Nervensystem, endokrine Drüsen, Intoxikationen, schwere Organkrankheiten). Es ist eine alte und immer wieder bestätigte Erfahrung, daß im Verlaufe der Parodontitis marginalis progressiva Remissionen aufzutreten pflegen, ohne daß diese stets auf die lokale Behandlung zurückzuführen wären. Ausspannung von der täglichen Berufsarbeit, *Milieuwechsel*, vielleicht auch *Kostwechsel* wirken oft überraschend. Es ist daher dringend eine See-, Bade- oder Gebirgsreise anzuraten. Wir halten Radiumbäder in hoher Lage für besonders geeignet (z. B. Badgastein und Hofgastein).

Auch mit Medikamenten wurde — sicher nicht ohne Erfolg — versucht, die allgemeine Widerstandsfähigkeit zu erhöhen (Arsen, Phosphor). RÖMER und GOTTLIEB verordnen eine systematische Arsenkur. Wir empfehlen Vitamingemische, vor allem C und D in Verbindung mit Kalk-Phosphor: Calcium-D-Redoxon (HOFFMANN-LA ROCHE).

Nachbehandlung.

Nach Entfernung der Zahnsteinmassen und nach Behebung der entzündlichen Symptome ist für eine geeignete Nachbehandlung Sorge zu tragen. Sie erschöpft sich im wesentlichen in dem, was schon vorher über die Prophylaxe gesagt wurde.

Auf geeignete Massage und Infunktionhaltung des Zahnsystems ist besondere Sorgfalt zu verwenden.

Die *natürliche* Massage wird durch den Kauakt erzielt: Kauen hartrindigen, knuspigen Brotes wird nur dort befürwortet, wo die Kauzähne noch den physiologischen Kaudruck, ohne geschädigt werden zu können, als physiologischen Reiz empfinden.

Künstliche Massagewirkung wird ferner auf einfachste Weise durch Friktion mit dem Wattefinger, der in 30—60%igen Alkohol getaucht wird, erzielt (von dem vielempfohlenen H_2O_2 hier wie auch sonst ist in allen den Fällen abzusehen, wo

Neigung zum Schwammigwerden des Zahnfleisches, also zu chronisch-entzündlichen Prozessen, vorliegt).

Auch die Zahnbürste hat Massagewirkungen. Die Bürstenführung nach CHARTER wurde oben schon geschildert. In diesem Zusammenhang ist besonders auf die Methode von STILLMANN hinzuweisen. Nach der üblichen Reinigung wird der Bürstenteil flach auf die Gingiva propria aufgelegt und mit rüttelnden Bewegungen sanft gegen die Zähne geführt, etwa 5mal hintereinander; die Stelle wird anämisch und hierauf wieder hyperämisch; dies wird nach jedesmaligem Abblassen etwa ein halbes dutzendmal morgens und abends wiederholt.

Dem Patienten wird eine Carvaseptpaste (HEYDEN-Radebeul-Dresden) mit nach Hause gegeben mit der Anweisung, abends nach der letzten Mundpflege und unmittelbar vor dem Schlafengehen mit der Fingerkuppe in die Zahnzwischenräume und in die Zahnfleischtaschen eine kleine Menge der Paste einzureiben. Ist eine solche Tube aufgebraucht, so kann nach einer gewissen Pause diese Pastenbehandlung wiederholt werden. Diese hat sich übrigens auch zur Behandlung einfacher Gingivitiden als brauchbar erwiesen.

Man wird ferner Alkoholspülung mit Kölnischem Wasser, Tinctura Myrrhae oder Ratanhiae anordnen (siehe weiter vorne).

Endlich hat sich für solche Fälle sehr bewährt das von N. SCHWARZ angegebene Formalinmundwasser.

Formalin (40%) 10,0
Spir. Vini 100,0
Spir. Menth. pip. 1,0

5—10 Tropfen auf ein Glas Wasser.

Die Finger- und Bürstenmassage und die Formalinspülung ist besonders angezeigt bei der typischen Stauungsgingiva, bei hypertrophischer Gingiva. Nur wenn es gelingt, diese Erscheinungen der Randgingivitis zu beheben, ist Aussicht auf völlige Heilung oder wenigstens längeren Stillstand. Daraus erhellt die Bedeutung sachgemäßer *Nachbehandlung*.

Die gesamte Behandlung der Parodontitis marginalis progressiva ist natürlich mit diesen rein konservativen Maßnahmen, so wichtig sie sind, nicht erschöpft. Zur Ergänzung sei auf die entsprechenden Abschnitte der Chirurgie und Prothetik verwiesen.

G. Die Therapie der nichtspezifischen katarrhalischen Schleimhauterkrankungen.

(Gingivitis — Stomatitis simplex.)

Über die Therapie der Gingivitiden ist in dem Abschnitt Erkrankungen der Weichteile des Mundhöhlenbereichs schon ausführlich gesprochen worden. Im folgenden sollen hierzu noch einige Ergänzungen vom Standpunkt der konservierenden Zahnheilkunde aus gebracht werden, wobei sich freilich gelegentliche Wiederholungen von früher schon Gesagtem nicht ganz vermeiden lassen, die aber um der Abrundung des Kapitels willen erforderlich sind.

Pathologisch-anatomisch handelt es sich hier (siehe spezielle Pathologie) um akute oder chronische Entzündungen der Mucosa ohne grobe Zerstörungen der Deckepithelschichte. Im Vordergrund der akuten entzündlichen Erscheinungen steht die vermehrte Desquamation und vermehrte Sekretion (Gefäß- und Drüsensekretion) nach einem erythemartigen Anfangsstadium. Chronische Prozesse charakterisieren sich entweder durch produktive Vorgänge als Gingivitis-Stomatitis hypertrophicans oder als chronische Infiltration mit allmählichem Schwund des Gewebes; daneben laufen auch in verschieden ausgeprägtem Grad exsudativkatarrhalische Vorgänge, wie sie für die akuten Prozesse besonders charakteristisch sind.

Die Behandlung der akuten katarrhalischen Formen ist grundsätzlich eine rein mechanisch und chemisch reinigende; dazu tritt bei chronischer Gingivitis in Form der chronischen Infiltration die lokal-medikamentöse und die innere Behandlung; die hypertrophierende Gingivitis dagegen muß nicht selten energischer angegangen werden: Kauterisierung und blutige Abtragung. Zu gleicher Zeit muß in allen Fällen das ganze Gebiß, soweit es in schlechtem Zustand ist, saniert werden: ohne Behebung der cariösen Defekte, ohne Entfernung nicht mehr erhaltungsfähiger Wurzeln und Zähne ist eine Behandlung des Zahnfleisches allein nicht von Erfolg begleitet. Weiter muß — obwohl selbstverständlich — darauf hingewiesen werden, daß ohne andauernde und geeignete persönliche Zahnpflege des betreffenden Patienten akuten Prozessen rasch ein Rezidiv folgt und chronische Prozesse überhaupt nicht gänzlich zu beheben sind. Endlich ist eine eventuell zugrunde liegende Allgemeinerkrankung sachgemäßer Behandlung durch den Internisten zuzuführen.

1. Die mechanisch-chemische Reinigung.

Zur Lösung und Entfernung des schmierigen Belages werden mit dem (konzentrierten) Chloramin-Tupfer die Zahnreihen occlusal und lateral, vor allen Dingen die Zahnnischen, gründlich abgewaschen, gesäubert. Nach dieser oberflächlichen Säuberung, die durch die Friktion des triefenden Multupfers und durch das *belaglösende* konzentrierte Chloramin zustande kommt, beginnt man mit der instrumentellen Reinigung, die mit den früher schon erwähnten Instrumenten in sorgfältiger, zahnfleischschonender Weise durchgeführt wird; auch hierbei ist es vorteilhaft unter Unterstützung von Chloramin zu arbeiten, indem man jeweils die betreffenden Halspartien mit der Pinzette unter konzentriertes und pulverisiertes Chloramin setzt. Hand in Hand damit geht die Sanierung der Gebißreihen: überstehende Füllungsränder sind sorgfältig zu entfernen, ausgewaschene Füllungen zu erneuern, schlechte Kontakte zu verbessern, überstehende Kronen- und Ringränder radikal wegzuschleifen oder zu entfernen, nicht erhaltungsfähige Wurzeln zu extrahieren; Ähnliches gilt auch für unhygienische Brücken, Prothesen und Befestigungsschienen.

Von der Anwendung ausschließlich desinfizierender Mittel ist abzusehen.

Dagegen sind die desodorisierenden und fäulniswidrigen Eigenschaften des Chloramins und des Ozons wertvoll und unterstützend bei der mechanischen Reinigung; auch auf die Verwendung des *Sauerstoff*-Sprays (Dunlop) sei hingewiesen. Die gründliche und wiederholte Ozonisierung ist besonders dort angezeigt, wo Instrument und flüssige Mittel nicht genügend hingelangen können: z. B. enge Interdentalräume, Gegenden unter den Zwischenteilen der Brücken, unter Bügeln, entlang der Kronenränder.

Einen wesentlichen Anteil an der mechanischen Reinigung hat der Patient selbst zu übernehmen; nur mit dessen Mithilfe kann eine Gesundung erreicht und erhalten werden. Er hat nicht nur sorgfältig nach genauen Anweisungen zu bestimmten Tageszeiten die Zähne zu reinigen, er hat vor allen Dingen beide Kieferseiten beim Kauakt energisch zu gebrauchen; die Selbstfriktion (Reinigung, bessere Durchblutung) ist die beste Prophylaxe.

2. Die schmerzstillenden Maßnahmen.

Die akute Gingivitis und Stomatitis kann, was besonders für die ulcerösen Formen gilt, mit außerordentlichen spontanen und auf die geringsten äußeren Reize eintretenden und sich steigernden Schmerzen verbunden sein. Nicht nur jede Nahrungsaufnahme, namentlich mehr geformter, aber auch weicher Massen, sondern auch Sprechen und Bewegen von Weichteilen (Zunge, Wangen) und Kiefer wird ängstlich vermieden; daher kommen solche Patienten auch rasch herunter.

Zunächst wird man vorsichtig wischend wie unter 1. beschrieben mit den Chloramintupfern den zersetzten, schmierigen Belag entfernen. Wo dieses wegen starker Schmerzhaftigkeit nicht möglich ist, wird man zunächst lauwarmes Borwasser oder Kochsalzwasser längere Zeit über die Schleimhäute strömen lassen; wird auch dies nicht zugelassen, so kann man mit 10%iger Psicainlösung oder Subkutin die Schleimhäute betupfen oder mit Orthoform, in Glycerin zu dickem Brei angerührt, einpinseln, um dann erst mit der Reinigung zu beginnen. Vor den Mahlzeiten wird man für die Dauer des Schmerzstadiums mit Subkutinlösung spülen (auch Dysphagintabletten sind zu empfehlen) und nach der Mahlzeit wiederholen lassen; auf solche Weise gelingt es stets, die Patienten zur Nahrungsaufnahme zu zwingen. Es ist selbstverständlich, daß die Kost reizlos (wenig Salz, kein Pfeffer, kein Essig, keine kohlensäurehaltigen Getränke, Rauchverbot) und weich zu sein hat.

3. Die lokal-irritierende Behandlung.

Bei akuten Prozessen, bei denen das schmerzhafte Stadium nicht ausgesprochen oder abgeklungen ist, wird man nur milde, heilungsbefördernde, wenig reizende Medikamente nach der mechanischen Behandlung auf die Zahnfleischränder und in die Interdentalräume geben: 10%iges Flavizid- oder Trypaflavin-Glycerin oder die Dunlop-Paste, die allerdings für viele einen sehr unangenehmen Geschmack hat.

Eine intensivere Reizbehandlung wird aber nicht selten bei chronischen Prozessen notwendig: 8%ige Chlorzinklösung, im Gebiete der rückwärtigen Zähne Bestreichen mit 10—20%iger Höllensteinlösung und Nachspülen mit Kochsalzwasser oder Verordnung des Formalinmundwassers nach SCHWARZ; dieses empfiehlt sich besonders bei lockerem, schmierigem, leicht blutendem, hypertrophischem Zahnfleisch, wenn die oben angedeuteten Maßnahmen versagen sollten.

4. Innere Behandlung.

Vor allen Dingen wird der Vitamin-, dann der Mineralhaushalt zu regeln sein. Von den Vitaminen sind A und C, dann auch Laktoflavin und Nikotinsäureamid von Bedeutung. Am zweckmäßigsten ist der B_2-Komplex (z. B. B_2-Komplex LA ROCHE) zu geben. Eine geeignete Mineral-Vitaminmischung ist das Calcium-D-Redoxon von HOFFMANN-LA ROCHE. Die tägliche Nahrung muß vitamin- und mineralreich sein.

Man wird also gemischte, mehr vegetarische Kost: viel Gemüse, grüne Salate, Tomaten, Apfelsinen, Citronensaft eventuell mit Schlämmkreide zur Abstumpfung der schädlichen Säure, verordnen. Es ist endlich darauf zu achten, daß keine zu Schleimhautentzündungen führenden Gifte, wie Quecksilber, Arsen, Phosphor, Wismut aufgenommen werden (gewerbliche Intoxikationen).

5. Für zweckmäßige Nachbehandlung

(siehe auch unter 1) ist Sorge zu tragen. Liegt Neigung zu katarrhalischen Schleimhautentzündungen vor (konstitutionelle Schwächen wie Lymphatismus, exsudative Diathese), so wird Massage (mit Wattefinger) angeordnet. Sehr zweckmäßig ist die Bürstenbehandlung nach STILLMANN (siehe unter Therapie der Parodontitis). Längerer Gebrauch von Wasserstoffsuperoxydpräparaten ist wie überhaupt, so besonders für diese Formen zu widerraten. Nach bestimmten Intervallen ist regelmäßige Zahnfleischbehandlung durchzuführen.

H. Die Therapie der ulzerösen und gangräneszierenden Schleimhautentzündungen (Stomatitis ulcerosa, gangraenosa, Stomacace).

a) *Sekundäre nekrotisierende oder gangräneszierende Prozesse* (Blutkrankheiten, Infektionskrankheiten u. a.) erfordern zunächst die entsprechende Kausaltherapie seitens des Internisten. Zahnärztlicherseits ist zu diesem Zeitpunkt jeder stärkere Eingriff zu unterlassen. Keine Extraktion, keine Präparation, keine Zahnsteinentfernung, mit anderen Worten, alles ist zu vermeiden, was zu einer stärkeren Blutung oder Verletzung führen könnte. Erforderlich hingegen ist eine besonders schonende, reinigende, desinfizierende und eventuell desodorisierende Einwirkung auf die nekrotischen Massen. Der lockere Wattebausch, getränkt mit gut warmer 3%iger H_2O_2 Lösung abwechselnd mit 2,5%igem wäßrigem Chloramin nimmt das weg, was ohne Verletzung leicht zu beseitigen ist. Dann werden die Nekroseflächen intensiv mit Ozon (Cytozonapparat) begast. Erst später nach erfolgreicher Kausaltherapie kann an die Sanierung der Mundhöhle gegangen werden.

b) Anders spielt sich die Behandlung der *primären nekrotisierenden Prozesse* ab. Hier liegt der Nachdruck auf den lokalen Maßnahmen von Anfang an, wobei natürlich unter Umständen innere Maßnahmen unterstützen. Die lokale Therapie bezweckt die Gesundung der lokal erkrankten Bezirke durch Beseitigung der Zerfallsmassen, Bekämpfung der Keime, Hebung der lokalen Widerstandsfähigkeit. Dies wird erreicht durch zielbewußtes, zunächst ebenfalls schonendes Handeln, das erst nach Ablauf des hochakuten Zustandes stärkerer Aktivität Platz machen darf. Das Endziel ist natürlich die restlose Sanierung. Die allgemeine Beeinflussung erstrebt eine Hebung und Stärkung der Gesamtabwehrfähigkeit. Die ersten Maßnahmen haben sich auf Folgendes zu beschränken: Reinigung, Keim- und Entzündungsbekämpfung, rasche Behebung der oft unerträglichen Schmerzen, rasche Wiederherstellung der Kaufunktion überhaupt, eine geregelte, quantitativ und qualitativ ausreichende Nahrung.

a) In der ersten Sitzung, in der, wie wiederholt sei, nur höchst vorsichtig, ohne einen neuen Schaden zu stiften, vorzugehen ist, wird mit Wattebäuschchen, die mit gut warmer 3%iger H_2O_2-Lösung abwechselnd mit ebensolcher 2,5%iger Chloraminlösung getränkt sind, die Zerfallsmassen sorgfältig beseitigt. Dann werden alle Geschwürsflächen mit Ozon begast, vor allem die für die Watte unzugänglichen Stellen (Interdentalräume, Kronenränder, Brückenzwischenglieder, Bügel). Danach wird man, was wir vorziehen, alle ulcerativen Flächen mit M-B-Puder dick einstäuben. Ausgezeichnet soll auch Berieselung mit Penicillin sein (Penicillintabletten u. a.). Man kann auch, was sich für auswärtige Kranke empfiehlt, einen fester haftenden, besonders gut schützenden Verband anbringen (Wonderpack). Es ist Fletcherpulver mit ein Drittel M-B-Puder mit sterilem Wasser dick angerührt, welches auf die Flächen und in die Interdentalräume gepackt wird. Nach der Erhärtung stellt es einen guten, lange haltenden festen Verband dar, welcher die Aufnahme auch etwas konsistenter Nahrung erlaubt und rasch die Schmerzen nimmt, vor allem dann, wenn man der Masse noch etwas Eugenol beigibt. Dann wird man peroral (selten intramuskulär) Sulfonamide (Globucid, Supronal, Cibazol) verordnen und zwar bei besonders hochgradigen und mit stärkerem Fieber einhergehenden Prozessen mindestens 6 g pro die (3 mal täglich 4 Tabletten nach dem Essen). Penicillin subcutan wirkt noch rascher. Außerdem wird man Vitamine verordnen (C, dann Laktoflavin, Nikobion), z. B. Priovit oder B_2-Komplex LA ROCHE. Endlich wird man den Kranken Verhaltungsmaßnahmen geben. Die alte Zahnbürste ist zu verbrennen. Zahn- und Mundpflege ohne Bürste (eventuell lockeren Wattebausch mit H_2O_2 oder Chloramin). Es ist auf die Übertragungsmöglichkeit hinzuweisen. Scharfe, trockene Speisen sowie Rauchen und Alkoholaufnahme wird der Patient ohnedies vermeiden. Vor dem Essen lindert Spülung mit Subkutinmundwasser die Schmerzen. Die oft heftige Lymphadenitis wird mit trockener Wärme beeinflußt. Die Kost soll vitamin- und mineralreich sein. Der Stuhlgang muß geregelt sein.

b) In der zweiten und den folgenden Sitzungen wird zunächst dieselbe Spülbehandlung wiederholt. Allmählich kann man schon aktiver werden, blutige Eingriffe dürfen aber erst nach völliger Heilung der Gingivitis ulcerosa vorgenommen werden. Der Zahnstein wird schonend entfernt, Brückenzwischenglieder und Bügel werden mit Strips gesäubert, cariöse Stellen vorpräpariert und provisorisch abgefüllt. Die restlichen Geschwürsflächen, vor allem die Taschen, werden mit Trypaflavin-Glycerin beschickt.

c) Erst dann, also nach Ablauf des ulcerativen Stadiums wird gründlich saniert. Der Kranke wird mit der üblichen Mundpflege vertraut gemacht und, falls er schon entlassen werden kann, zur Nachkontrolle bestellt.

III. Zahnärztliche Prothetik.

Umfang und Gliederung der zahnärztlichen Prothetik.

In den verflossenen Jahren hat die zahnärztliche Prothetik in gesteigertem Maße eine Entwicklung genommen, die sich zum Ziel setzt, durch die zur Verfügung stehenden technischen Arbeitsverfahren nicht nur Ersatzteile herzustellen, die die Aufgaben des natürlichen Gebisses in mehr oder weniger vollkommener Weise zu übernehmen vermögen, sondern auch die zur Wiederherstellung des Kauapparates erforderlichen prothetischen Hilfsmittel so der von lebenden Geweben gebildeten Umgebung einzufügen, daß sie irgendwelche schädlichen Wirkungen, die ihnen als Fremdkörper anhaften könnten, nicht auszuüben vermögen. Die unversehrte Erhaltung aller Teile des menschlichen Körpers und die Vermeidung jeder Störung im Ablauf aller Lebensvorgänge wird auch von der zahnärztlichen Prothetik immer mehr als Voraussetzung für die Vornahme einer durchzuführenden Behandlung angesehen. Wenn auch die praktische Betätigung auf dem Gebiete der Zahnersatzkunde mit vielen Verrichtungen untrennbar verknüpft ist, denen der Charakter des Technischen nicht abgesprochen werden kann, so wird doch alle Mühe, die wir hierauf verwenden, vergeblich sein, wenn wir unsere Hilfeleistung nicht unter den Gesichtspunkt stellen, daß das der Fürsorge bedürftige Gebiß ein Organ darstellt, dessen Gesunderhaltung für den Gesamtorganismus nicht unwesentlich ist, das aber auch nur in gesund erhaltener Umgebung seine volle Leistungsfähigkeit auf die Dauer entfalten kann. Gegenüber der früher im Vordergrund stehenden technischen Seite bei der Herstellung von Zahnersatz gilt heute als erstes Ziel bei der Anwendung prothetischer Maßnahmen, nicht nur die Leistung des Gebisses zu heben, sondern auch den natürlichen Zahnbestand vor Schaden zu bewahren und möglichst dauernd zu erhalten. *Die prothetische Ergänzung eines Gebisses ist deshalb eine Aufgabe, deren Lösung in weit stärkerem Grade von klinischen Gesichtspunkten bestimmt wird als von technischen, und es ist heute unbestritten, daß auch die zahnärztliche Prothetik als Teilgebiet der klinischen Zahnheilkunde zu betrachten ist.*

Noch stärker als in der vorigen Auflage muß ich hier aber auch betonen, daß der Erfolg der auf Grund der klinischen Entscheidungen getroffenen Maßnahmen oft von der technischen Vollkommenheit abhängt, mit der sie zur Ausführung gelangen. Die Hervorhebung biologischer Gesichtspunkte auf dem Gebiet der zahnärztlichen Prothetik läuft Gefahr, zu einem Schlagwort zu werden, wenn nicht jeder prothetische Eingriff in das Gebiß technisch auf das exakteste ausgeführt wird. Wer die Schwierigkeiten kennt, die sich bei der Versorgung einer großen Zahl von Patienten bezüglich der erforderlichen Präzisionstechnik ergeben, hütet sich deshalb auch, in der Betonung klinischer Gesichtspunkte eine Unterschätzung der Technik zu erblicken und an sie geringe Anforderungen zu stellen. Nur die vollkommensten technischen Leistungen können die zahnärztliche Prothetik dazu instandsetzen, daß die von ihr beschrittenen Wege das Ziel wirklich erreichen, zu dem sie führen sollen.

Wenn innerhalb der durch den Rahmen des Buches gezogenen Grenzen die zahnärztliche Prothetik hier als Teilgebiet der klinischen Zahnheilkunde dargestellt wird und alles das, was als zahnärztliche Technik angesehen werden muß, aus der Abhandlung fortbleibt, so soll damit also die technische Seite der zahnärztlichen Prothetik auch nicht im geringsten in der Bewertung herabgesetzt werden. Gerade in den beiden letzten Jahrzehnten hat sie sich außerordentlich entwickelt, so daß die prothetische Technik längst von der Stufe eines Kunsthandwerks zu der einer wissenschaftlich begründeten Disziplin emporgestiegen ist. Unter Ausnutzung der Lehren der verschiedensten naturwissenschaftlichen Gebiete ist sie durch eigene systematische Forschungsarbeit vorwärtsgetragen worden. Eine große Zahl von Arbeiten legt Zeugnis dafür ab, daß auch die prothetische Technik nicht mehr empirisch betrieben werden kann. Ihre völlige Beherrschung verlangt heute nicht einfach ein gedankenarmes Nachmachen der verschiedensten Methoden, sondern ebenfalls ein ernstes wissenschaftliches Studium. Wäre das nicht der Fall, hätte die zahnärztlich-prothetische Technik nicht die Berechtigung, als Lehrgebiet an einer deutschen Hochschule vertreten zu sein.

Da für unsere Patienten die manuellen Verrichtungen bei einer Behandlung im Vordergrund der Wahrnehmung stehen, während die diesen voraufgehenden verantwortungsvollen Untersuchungen, Prüfungen und Entscheidungen in ihrer Tragweite von ihnen oft nicht recht gewürdigt werden, besteht die Gefahr, daß die Bewertung der prothetischen Maßnahmen vorwiegend als solche technischer Art erfolgt, während sie in ihrer Bedeutung als Heilbehandlung verkannt oder unterschätzt werden, was im Interesse des Ansehens der gesamten Zahnheilkunde nur zu bedauern wäre.

Wenn wir die hier niedergelegten Gesichtspunkte als Richtlinien für die Bearbeitung des Stoffes betrachten, so ist gegenüber der zahnärztlich-prothetischen Technik die Grenze abgesteckt. Der Inhalt des zu behandelnden Gebietes ist damit aber lediglich nach einer Seite umrissen. Auf der anderen Seite stehen die zahnärztliche Chirurgie, die konservierende Zahnheilkunde und die zahnärztliche Orthopädie als besondere Sparten unseres Faches. Als Forschungs- und Lehrgebiete haben sie in der Entwicklung der Zahnheilkunde eine solche Selbständigkeit erlangt, daß es im ersten Augenblick überflüssig erscheint, auf die sich hier ergebenden Trennungslinien hinzuweisen. Auch in dem vorliegenden Lehrbuche erfahren die einzelnen Abschnitte ja schon äußerlich eine gesonderte Darstellung. Wenn ich trotzdem noch auf die Abgrenzung der zahnärztlichen Prothetik gegenüber diesen Gebieten eingehe, so geschieht es, weil die genauere Prüfung ergibt, daß sie keineswegs so eindeutig bestimmt ist, wie man zunächst meinen möchte.

Selbst zu der in wesentlichen Teilen völlig anders gearteten chirurgischen Zahnheilkunde bestehen Übergänge, die die enge Verknüpfung beider Teile erkennen lassen. So sind doch beispielsweise die Kieferfrakturen eine chirurgische Erkrankung, deren Behandlung heute mehr dem zahnärztlichen Prothetiker als dem zahnärztlichen Chirurgen obliegt. Umgekehrt setzen oftmals prothetische Maßnahmen die vorbereitende Unterstützung des zahnärztlichen Chirurgen voraus. Soweit die Hilfe des zahnärztlichen Prothetikers bei chirurgischen Erkrankungen der Mundhöhle in Betracht kommt, wird sie seit geraumer Zeit bereits als chirurgische Prothetik zusammengefaßt. Wir werden ihr daher auch einen besonderen Abschnitt widmen müssen, der die Verbindung zur zahnärztlichen Chirurgie herstellt.

Noch erheblich nähere Beziehungen bestehen zur konservierenden Zahnheilkunde. Wenn auch die von beiden Gebieten angewandten Methoden große Verschiedenheiten aufweisen, so berühren sie sich doch in wesentlichen Punkten innig, so daß die Übergänge beider Gebiete ineinander ihrer heutigen Abgrenzung nach geradezu als fließend bezeichnet werden müssen, wie ich in späteren Abschnitten noch näher auszuführen haben werde. Hier sei nur daran erinnert, daß die Ausfüllung einer Zahnhöhle mit körperfremden Materialien strenggenommen eine prothetische Maßnahme darstellt. Andererseits kann auch die prothetische Zahnheilkunde auf die zur Erhaltung erkrankter Zähne von der konservierenden Zahnheilkunde gelehrten Methoden oftmals nicht verzichten, so daß das Verhältnis beider zueinander ebenfalls als durchaus wechselseitig bezeichnet werden muß.

Ähnlich liegen die Dinge schließlich auch zwischen der zahnärztlichen Prothetik und Orthopädie. Die der zahnärztlichen Orthopädie zugrunde liegende Tendenz, anomal gebildete Zahnreihen und Kiefer durch allmähliche Änderung ihrer Stellung und Form zu voller funktioneller Leistung zu befähigen, ist ein Ziel, das in manchen Fällen auch durch die Methoden der Zahnersatzkunde erreicht werden kann. Bei vielen anderen Patienten läßt sich eine restlose voll befriedigende Lösung der sich bietenden prothetischen Aufgaben nur erreichen, wenn Maßnahmen in den Behandlungsplan eingestellt werden, die ihrem Wesen nach orthopädischen Charakter tragen. Allerdings sind die Mittel, die hier angewandt werden, dann oft andere als die in der eigentlichen zahnärztlichen Orthopädie gebräuchlichen. Ich verweise hier nur auf die Änderungen in der Bißlage, die die Durchführung prothetischer Behandlungen oftmals von uns fordert sowie auf die Wiederherstellung der Funktionsfähigkeit von Zähnen, die ihre Leistungsfähigkeit durch Zerstörung ihres Halteapparates eingebüßt haben und die ohne stützende, orthopädische Maßnahmen bald völlig verlorengehen würden. Man könnte aber noch eine Reihe weiterer Beispiele anführen. Zur Beleuchtung der engen Beziehungen zwischen beiden Teilgebieten möge das genügen.

Sind mit diesen Ausführungen die Grenzen der zahnärztlichen Prothetik und ihre Übergänge zu den anderen Gebieten der Zahnheilkunde in großen Zügen umrissen, so können wir uns nunmehr ihrem Inhalt und ihren Aufgaben selbst zuwenden.

Wenn wir für die zahnärztliche Prothetik häufig die deutsche Bezeichnung „Zahnersatzkunde" anwenden, so kommt dadurch bereits zum Ausdruck, daß unser Spezialgebiet in erster Linie alle diejenigen Fragen behandelt, die sich mit dem Ersatz verlorengegangener Zähne befassen. Die deutsche Benennung wird aber dem vollen Inhalt des Sonderfaches nicht gerecht. Es umfaßt auch noch prothetische Maßnahmen, die an den Umfang des Ersatzes von Zähnen nicht gebunden sind, sowohl nach der einen wie nach der anderen Richtung. Die Entwicklung der zahnärztlichen Prothetik aus der Zahntechnik hat es mit sich gebracht, daß zur heutigen „Zahnersatzkunde" einerseits auch diejenigen Maßnahmen gerechnet werden, die den Ersatz der Kronen natürlicher Zähne, deren Wurzeln noch erhalten sind, zum Gegenstand haben, also Maßnahmen, bei denen es sich strenggenommen nur um *Kronenersatz*, nicht um *Zahn*ersatz handelt. Die weitgehende Übereinstimmung, die die technische Ausführung des Kronenersatzes mit einzelnen beim Ersatz von Zähnen angewandten Methoden aufweist, rechtfertigt, diesen Teil der Zahnheilkunde der zahnärztlichen Prothetik und nicht der Zahnerhaltungskunde zuzurechnen, mit der er seinem Wesen nach nahe Verwandtschaft aufweist. Näher wird in dem entsprechenden Kapitel nochmals darauf eingegangen werden.

Andererseits umfaßt die zahnärztliche Prothetik auch Maßnahmen, die über den Ersatz der Zähne hinausgehen. Die Hilfe des Zahnarztes wird heute nicht nur von Patienten in Anspruch genommen, denen am Ersatz verlorengegangener Zähne liegt, sondern auch dann noch, wenn durch besondere Umstände mit ihnen Teile der das Gebiß tragenden Kiefer und selbst der sie bedeckenden Gesichtspartien in Verlust geraten sind. Hier würden wir es nicht mehr mit *Zahnersatz*, sondern mit *Kieferersatz* zu tun haben, so daß die Bezeichnung „Zahnersatzkunde" für dieses Lehrgebiet zu eng sein würde.

Nach den hiermit dargelegten Gesichtspunkten würde sich die zahnärztliche Prothetik in folgende drei wichtige Abschnitte systematisch gliedern lassen:
A. Kronenersatz. B. Zahnersatz. C. Kieferersatz.

Damit wäre auch der Inhalt unseres Spezialfaches analysiert, soweit er streng prothetischen Charakter trägt, und wir können die aufgeführten Kapitel der Bearbeitung des Stoffes zugrunde legen, zu denen Abschnitte aus den Grenzgebieten über die Behandlung von Frakturen und über orthopädische Prothetik als Ergänzung hinzukommen.

A. Kronenersatz.

1. Systematische Stellung des Kronenersatzes.

In den einleitenden Ausführungen zu dem Kapitel der zahnärztlichen Prothetik ist bereits zum Ausdruck gebracht worden, daß der Kronenersatz das Grenzgebiet zur konservierenden Zahnheilkunde darstellt. Ich habe darauf verwiesen, daß die Wiederherstellung eines Zahnes durch eine Füllung aus körperfremdem Material bereits als eine prothetische Maßnahme angesehen werden kann. Die Tatsache, daß die Anfertigung einer Füllung der Konservierung der noch intakten Zahnsubstanz dient, ändert ihren Charakter nicht. Auch beim Kronenersatz wird als wichtigstes Ziel der Behandlung anzuerkennen sein, daß der natürliche Zahnstumpf dauernd erhalten wird. Die Verwandtschaft beider Gebiete ist also eine innige, was sie trennt, sind graduelle Unterschiede. Vom systematischen Standpunkt aus könnte man Füllungen als „partiellen Kronenersatz" den sogenannten Kronenarbeiten als „totalen Kronenersatz" gegenüberstellen. Wenn man die Füllungen allgemein zur konservierenden Zahnheilkunde rechnet, während der Kronenersatz in der prothetischen abgehandelt wird, so wird dies verständlich, wenn man daran denkt, daß die Füllung zum Zweck der Erhaltung eines Zahnes bereits indiziert sein kann, bevor ein Funktionsausfall zu bestehen braucht, während bei dem Ersatz einer Krone die Wiederherstellung der Funktion durch körperfremdes Material der Maßnahme den Stempel der Prothetik aufdrückt. Trotz der nahen Verwandtschaft zur konservierenden Zahnheilkunde ist also die Berechtigung gegeben, den Kronenersatz im Rahmen der zahnärztlichen Prothetik abzuhandeln.

2. Indikation des Kronenersatzes.

Wenn wir den Kronenersatz als Behandlungsmethode der zahnärztlichen Praxis besprechen wollen, so ist die erste Frage, mit der wir uns beschäftigen müssen, die nach der *Indikation des Kronenersatzes*.

Aus der Tatsache, daß der Kronenersatz sich an die Wiederherstellung eines Zahnes durch die Mittel der konservierenden Zahnheilkunde anschließt, ergibt sich, daß der Kronenersatz indiziert sein kann, sobald die Wiederherstellung eines Zahnes durch Füllungen versagt. Wenn die Wiederherstellung eines Zahnstumpfes durch die konservierende Zahnheilkunde nicht mehr möglich ist, ist

aber noch nicht ohne weiteres sicher, daß der Kronenersatz ihn noch zu retten vermag. Die Indikation des Kronenersatzes muß also in zwei Richtungen geprüft werden, die sich durch die Beantwortung der beiden Fragen festlegen lassen:
a) Ist der Kronenersatz bereits berechtigt? und
b) Ist der Kronenersatz noch möglich?

Im Einzelfall wird auf der Beantwortung dieser oder jener Frage die Hauptentscheidung ruhen. Trotzdem müssen aber beide mit aller Sorgfalt geprüft werden, wenn nicht Voreiligkeit einen Mißerfolg in der Behandlung durch unsachgemäße Indikationsstellung nach sich ziehen soll. Die richtige Entscheidung bei der Beantwortung der einzelnen Fragen aber werden wir fällen, wenn wir uns davon leiten lassen, daß wir durch die zu wählende Behandlung die dauernde Funktionsfähigkeit des betreffenden Zahnes und des ganzen Gebisses erreichen müssen.

a) Wann ist der Kronenersatz bereits berechtigt?

Da das Gebiß in erster Linie der Nahrungsaufnahme und der Nahrungszerkleinerung dient, müssen die Zähne vor allem zu mechanischen Leistungen befähigt sein. Die Berechtigung zum Kronenersatz wird also dann gegeben sein, wenn die Füllung eines defekten Zahnes in dieser Beziehung nicht die erforderliche Sicherheit gewährt. Hierbei wird die Entscheidung auf der Prüfung des Zustandes der harten Zahnsubstanzen ruhen und von der Größe und Lage der vorhandenen Defekte abhängen. Von beiden Faktoren wird die Widerstandsfähigkeit des natürlichen Kronenrestes beeinflußt. Sie ist von Bedeutung, da das widerstandsfähigste Füllungsmaterial wertlos wird, wenn die auf die Füllung wirkenden Kräfte nicht von dem sie tragenden Stumpf aufgenommen werden können und die Gefahr besteht, daß die Füllung sich löst oder der Zahnstumpf eine mechanische Beschädigung erleidet. Da eine nachträgliche Fraktur der natürlichen Reste einer stark gefüllten Krone den Bestand des ganzen Zahnes gefährden kann, — es sei an beiderseits approximal gefüllte obere Prämolaren erinnert —, wird die Berechtigung zum Kronenersatz anzuerkennen sein, wenn die Sicherheit für die mechanische Widerstandsfähigkeit der Krone bei Anwendung einer Füllung nicht mehr besteht. Alle Faktoren, die die mechanische Widerstandsfähigkeit beinflussen, insbesondere die Bißverhältnisse und die Leistungsfähigkeit der Antagonisten, müssen sorgfältig abgeschätzt werden. Ohne für die übertriebene Anwendung des Kronenersatzes eintreten zu wollen, wird er im Zweifelsfall aber der Füllung vorzuziehen sein.

Die mechanische Arbeit der Zähne ist allerdings nicht die einzige Funktion, die für die Berechtigung des Kronenersatzes von Bedeutung wird. Auch die weiteren Aufgaben, die das Gebiß zu erfüllen hat, müssen Berücksichtigung finden.

Hier wäre zunächst an die Beteiligung der Zahnreihen an der Sprachbildung zu denken. Für die Beantwortung der Frage, wann der Kronenersatz im Anschluß an die Füllung bereits berechtigt ist, kommt ihr aber so gut wie gar keine Bedeutung zu, da sich für die Sprachfunktion auf beiden Wegen das gleiche Resultat erzielen läßt, wenn die kaumechanische Leistung nach dieser oder jener Richtung den Ausschlag gibt.

Von weit größerer Bedeutung ist dagegen wieder die kosmetische Funktion der Zähne, soweit sie bei der Öffnung des Mundes sichtbar werden. Ebenso wie der prothetische Ersatz eines Auges vorgenommen wird, obwohl er nur kosmetischen Zwecken dient, kann die Entstellung eines Gesichtes durch Mängel der Zahnreihen zu prothetischen Maßnahmen Anlaß geben. Bereits bei der Füllung sichtbarer Zähne muß ja auf ihre ästhetische Wirkung Rücksicht genommen werden, und bei Verfärbungen natürlicher Zahnkronen sucht die konservierende Zahnheilkunde durch Bleichung ein kosmetisch befriedigendes Resultat zu erreichen. Da dieser Therapie aber mit Rücksicht auf die Unversehrtheit der Zahnsubstanzen Grenzen gezogen sind, bleibt in Fällen, in denen die Bleichung der natürlichen Kronen aussichtslos ist, zur Wiederherstellung der Kosmetik nur der Weg, die natürliche Krone zu beseitigen und durch eine künstliche zu ersetzen. Auch wenn kaufunktionelle Anforderungen noch nicht zum Kronenersatz zwingen, kann mit Rücksicht auf die Kosmetik also die Berechtigung zum Kronenersatz gegeben sein. Besonders hervorgehoben sei, daß dies nicht nur für entstellende Fehler der Zähne gilt, die erst in der Gebrauchsperiode entstanden sind, sondern auch für solche, die, wie die Hypoplasien, entwicklungsgeschichtlich bedingt sind.

b) Wann ist der Kronenersatz noch möglich?

Ist die *Berechtigung* zum Kronenersatz erwiesen, so bedarf die *Möglichkeit* des Kronenersatzes der Prüfung. Diese hat sich auf zwei wesentliche Komplexe zu erstrecken: auf die Untersuchung des Zustandes der Hartsubstanzen und des Zustandes des Parodontiums des fraglichen Zahnes.

Schon mit Rücksicht auf die Kaufunktion bedürfen beide Teile der gewissenhaften Untersuchung. Da die künstliche Krone an den Hartsubstanzen verankert werden muß, kann sie mechanisch nicht leistungsfähig sein, wenn die Hartsubstanzen nicht die erforderliche Widerstandsfähigkeit besitzen. Da von den Wurzeln aus dann aber die Kaukräfte auf das Parodontium weitergeleitet werden, ist an eine Kaufähigkeit der künstlichen Krone nicht zu denken, wenn der Halteapparat des Stumpfes dies nicht zuläßt.

In Fällen, in denen der Zustand der Hartsubstanzen noch Überlegung erfordert hat, ob überhaupt der Kronenersatz berechtigt ist, wird die Möglichkeit des Kronenersatzes meist leicht positiv entschieden sein. Bei tiefgehender Zerstörung eines Stumpfes wird man aber Vorsicht walten lassen müssen und erst nach Beseitigung aller nicht erhaltungsfähigen Zahnsubstanz die Entscheidung fällen. Von ganz besonderer Wichtigkeit sind vorhandene, tiefer reichende Randdefekte. Sie schwächen nicht nur mechanisch den Stumpf, sondern beeinträchtigen auch den Gesundheitszustand des Parodontiums. Die eintretende Vertiefung der Zahnfleischtasche vermag die Möglichkeit des Kronenersatzes ungünstig zu beeinflussen. Der Grad des Defektes gibt naturgemäß den Ausschlag. Wenn sich die Beurteilung auch nicht in ein Schema zwängen läßt, so wird man doch feststellen können, daß Defekte, die bis an die Grenze des cervicalen Drittels der Wurzeln reichen, der Möglichkeit der Wiederherstellung des Zahnes durch Kronenersatz Einhalt gebieten dürften. Defekte von geringem Umfang schließen den Kronenersatz nach gesonderter Behandlung nicht aus; falls es im Interesse des ganzen Gebisses liegt, wird er vorzunehmen sein, auch wenn für ihn die Prognose nicht so gut gestellt werden kann wie beim Kronenersatz auf Wurzeln mit unversehrten Randpartien.

Es ist belanglos, ob es sich bei diesen Randdefekten um solche cariösen Ursprungs oder solche traumatischer Natur handelt. Letztere bedürfen noch besonderer Besprechung, da sie sich keineswegs immer am Wurzelrand lokalisieren. Soweit ein Frakturspalt den mittleren Teil der Wurzel im Quer-, Längs- oder Schrägverlauf berührt, schließt er die Möglichkeit des Kronenersatzes immer aus, da die Wiedervereinigung der Fragmente zwar nicht ausgeschlossen ist, in der Regel aber nicht erwartet werden kann. Die Möglichkeit des Kronenersatzes ist daher nur dann anzuerkennen, wenn eines der Bruchstücke allein eine künstliche Krone aufnehmen kann, während das andere entfernt wird. Über eventuelle entstehende cervicale Defekte ist bereits gesprochen. Bei Bruchlinien in der Nähe des Apex vermag die chirurgische Entfernung des kleinen Bruchstücks ebenfalls noch die Möglichkeit des Kronenersatzes zu schaffen. Wenn die Resektion einer Wurzelspitze in gleichem Umfange möglich wäre, ohne daß die Funktion einer natürlichen Krone beeinträchtigt würde, wird auch die Anwendbarkeit des Kronenersatzes gebilligt werden können.

Bei den traumatischen Schädigungen eines Zahnes in ihrem Einfluß auf die Möglichkeit des Kronenersatzes spielen die Perforationen noch eine besondere Rolle. Gegenüber der Schädigung des Parodontiums tritt die der Hartsubstanzen schon völlig zurück. Erstere gibt daher für die Anwendbarkeit des Kronenersatzes den Ausschlag. Sie hängt aber wieder von der Lage der Perforationsstelle und von den Begleitumständen ab.

Perforationen der Wurzel erfolgen wohl fast nie unter aseptischen Bedingungen, doch dürfte der Bestand der Wurzel dadurch nicht unmittelbar gefährdet sein. Nach Versorgung der Perforationsstelle (konservierend oder chirurgisch-konservierend) kann daher auch noch mit der Möglichkeit des Kronenersatzes gerechnet werden. Macht sich an der Perforationsstelle eine starke Entzündung bemerkbar, oder ist körperfremdes Material hindurchgepreßt, so muß meistens die Perforationsstelle chirurgisch freigelegt und durch Füllung versorgt werden, da die Wurzel sonst für einen Kronenersatz nicht mehr brauchbar wird. Die Lage der Perforationsstelle kann eine ähnliche Bedeutung haben wie die der Bruchspalte frakturierter Wurzeln.

Weit häufiger als traumatisch bedingte Veränderungen innerhalb des Parodontiums beeinflussen aber solche entzündlichen Charakters die Möglichkeit des Kronenersatzes. Hier ist bekanntlich systematisch zwischen solchen zu unterscheiden, die vom Foramen apicale ihren Ausgang nehmen und denen, die sich vom Zahnfleischrande aus entwickeln.

Hier ist zunächst zu bemerken, daß alle entzündlichen Erkrankungen des Parodontiums, die ex apice ausgehen, das Zugrundegehen der Pulpa voraussetzen. Bei Zähnen mit intakter Pulpa ist die Möglichkeit derartiger Komplikationen ausgeschlossen. Sie sind daher für die Möglichkeit des Kronenersatzes günstiger zu beurteilen, und die Feststellung des Zustandes der Pulpa gewinnt insofern also für die Indikation des Kronenersatzes Bedeutung.

Ist festzustellen, daß die Pulpa zugrunde gegangen ist, ist die Möglichkeit des Kronenersatzes aber noch nicht ausgeschlossen. Haben sich akut entzündliche Veränderungen der Wurzelhaut angeschlossen, ist zwar im Augenblick an die Anfertigung von Kronenersatz nicht zu denken. Nach erfolgreicher konservierender Behandlung des Entzündungsprozesses steht ihr aber nichts mehr im Wege. Wir befinden uns hier in starkem Gegensatz zur Lehrmeinung der amerikanischen Zahnheilkunde. Pulpatote Zähne werden hier fast immer extrahiert.

Hat sich dagegen im Anschluß an einen akuten Entzündungsprozeß oder auch schleichend ein chronischer Entzündungsherd ausgebildet, so stehen wir vor der Frage, wieweit durch ihn die Möglichkeit des Kronenersatzes eingeschränkt wird. Hier spielt die Lehre von der ,,Focal infection" ihre große Rolle. Die Möglichkeit, daß von einem sogenannten Granulom eine schwere Gesundheitsschädigung eines Patienten ausgehen könnte, legt uns eine schwere Verantwortung auf. Da die deutsche Zahnheilkunde bisher aber überwiegend den Standpunkt vertritt, daß wir Mittel haben, dem Patienten den Verlust des Zahnes zu ersparen, ohne seine Gesundheit zu gefährden, kann bei derartigen Zähnen auch die Möglichkeit des Kronenersatzes nicht ohne weiteres verneint werden. Bei pulpatoten Zähnen wird aber dem Vorhandensein und der Beseitigung periapikaler chronischer Entzündungsherde vor der Anfertigung von Kronenersatz größte Aufmerksamkeit zu schenken sein, sei es, daß der Zahn bereits wurzelgefüllt ist oder nicht. Alle Mittel der klinischen Untersuchung müssen aufgewandt werden. *Das Röntgenbild sollte bei pulpatoten Zähnen vor der Anfertigung von Kronenersatz unentbehrlich sein.*

Auf Einzelheiten der eventuell notwendigen konservierenden oder chirurgischen Behandlung kann hier nicht eingegangen werden. Allgemein mag nur hinzugefügt werden, daß beide bei den Frontzähnen und Prämolaren günstigere Aussichten auf Erfolg bieten, so daß auch bei diesen Zähnen die Möglichkeit des Kronenersatzes eine größere ist als bei den Mahlzähnen. Im Zweifelsfall wird es richtiger sein, auf die Anfertigung von Kronenersatz zu verzichten, als der Gesundheit eines Patienten zu schaden.

Es bleiben nunmehr noch die marginalen Veränderungen des Parodontiums in ihrem Einfluß auf die Möglichkeit des Kronenersatzes zu besprechen übrig, sei es, daß sie mit oder ohne Entzündung ablaufen. Für den Prothetiker sind diejenigen chronischer Natur von Bedeutung, weil sie infolge Zerstörung des Halteapparates mit Lockerung des Zahnes einhergehen. Da für die mechanische Leistungsfähigkeit eines Zahnes ein fester Halteapparat Vorbedingung ist, muß die Anfertigung von Kronenersatz auf einer gelockerten Wurzel zwecklos erscheinen. Mit zunehmendem Grade der Zerstörung des Parodontiums eines Zahnes erfährt daher auch die Möglichkeit des Kronenersatzes eine Einschränkung. Allgemein kann eine bestimmte Grenze dafür kaum angegeben werden. Der Wert des betreffenden Zahnes für die übrigen Glieder der Zahnreihe muß den Ausschlag geben. Wenn er ihnen nützt, wird er zu erhalten und eventuell durch eine Krone instand zu setzen sein; stört er die Funktion der übrigen Zähne, oder könnte die Erkrankung seines Halteapparates denjenigen benachbarter Zähne gefährden, wird man seine Entfernung fordern und die Möglichkeit des Kronenersatzes verneinen müssen.

3. Die Methoden des Kronenersatzes.

Allgemeine Anforderungen an die Methoden des Kronenersatzes.

Hat die Untersuchung eines Falles ergeben, daß für die Wiederherstellung des Gebisses der Kronenersatz indiziert ist, so ist zu entscheiden, welche der verschiedenen Methoden des Kronenersatzes für den betreffenden Zahn die geeignetste ist. Die richtige Wahl wird hier getroffen werden, wenn Klarheit darüber besteht, welche Anforderungen an die künstliche Krone zu stellen sind.

Da wir erwarten, daß die künstliche Krone die Funktionen der zu ersetzenden natürlichen zu übernehmen imstande ist, und die wichtigste Leistung der natürlichen Zähne in der Kautätigkeit besteht, sind an den Kronenersatz in erster Linie mechanische Anforderungen zu stellen.

Da eine mechanische Leistung von der künstlichen Krone nicht zu verlangen ist, wenn sie mit dem Zahnstumpf nicht fest verbunden ist, ist bei der Auswahl der Methode also zunächst zu prüfen, welche von ihnen bezüglich der Verankerung ausreichende Sicherheit gewährt. Sie kann aber auch nur dann ihren Zweck voll und dauernd erfüllen, wenn der Ersatz selbst die notwendige mechanische Widerstandsfähigkeit gegen Beschädigung und Abnutzung besitzt. Und außerdem ist zu berücksichtigen, daß der Kronenersatz nicht nur die Zerlegung von Nahrungsteilen ermöglichen soll, sondern daß er dies auch in rationellster Weise gestatten muß. Eine Methode, die der Krone in dieser Beziehung die zweckmäßigste Form zu geben erlaubt, wird denjenigen überlegen sein, die in der Gestaltung beschränkt sind.

In räumlicher Richtung erstrecken sich auch die Anforderungen in sprachfunktioneller Beziehung. Derjenige Kronenersatz, dessen Form in gleicher Weise wie die der natürlichen Zähne den Weichteilen Halt und Stütze zu gewähren vermag, wird das optimale Resultat gewährleisten. Schwierigkeiten können sich daraus ergeben, die in sprachfunktioneller Beziehung günstigste Form mit der notwendigen mechanischen Widerstandsfähigkeit in Einklang zu bringen. Durch Verwendung geeigneter Materialien muß ihnen begegnet werden.

Überragende Bedeutung erlangt die Materialfrage bei der Befriedigung der kosmetischen Anforderungen. Wo sie ins Gewicht fallen, können nur Methoden, die sich der Verwendung des Porzellans oder der Kunstharze (Palapont, Paladon usw.) bedienen, den zu stellenden Ansprüchen genügen.

Die Materialfrage spielt auch bei Anforderungen eine Rolle, die mit den Funktionen der Zähne nicht mehr im Zusammenhang stehen. Gesundheitliche Unschädlichkeit muß hier besonders genannt sein.

Über die Befriedigung funktioneller Ansprüche hinaus ist außerdem von der zu wählenden Methode des Kronenersatzes zu fordern, daß sie den Stumpf vor jeder späteren Schädigung bewahrt und vor allem, daß sie selbst für die Gewebe, mit denen sie direkt oder indirekt in Berührung tritt, unschädlich ist. Der Kronenersatz muß also auch prophylaktischen und biologischen Anforderungen genügen, wenn eine Methode für den Patienten wertvoll sein soll.

Alle Anforderungen gegeneinander abzuwägen und im Einzelfall zu ermitteln, welche Methode ihnen in ihrer Gesamtheit unter den vorherrschenden Verhältnissen am besten gerecht wird, ist die Entscheidung, die uns bei der Indikationsstellung für die einzelnen Arten des Kronenersatzes auferlegt wird.

Einteilung der Methoden des Kronenersatzes.

Bevor wir uns nun der Besprechung einzelner Methoden des Kronenersatzes zuwenden, erweist es sich als notwendig, untereinander ähnliche zusammenzufassen. Dies geschieht am besten, indem wir eine Einteilung der Methoden des Kronenersatzes nach einem wichtigen Merkmal vornehmen. Als solches haben wir bei den an den Kronenersatz zu stellenden mechanischen Anforderungen bereits die Art der Verankerung kennengelernt. Die genauere Prüfung ergibt, daß ihr in der Tat in systematischer Beziehung eine große Bedeutung zukommt.

Zunächst begegnen uns zwei wichtige Gruppen: Entweder kann die künstliche Krone noch durch hülsenartige Umfassung des natürlichen Kronenstumpfes ihren ausreichenden Halt finden, oder es ist dafür nicht ausreichende Sicherheit vorhanden, so daß die Verankerung vermittels eines Stiftes in die Wurzel verlegt werden muß. Hülsenkronenersatz und Stiftkronenersatz stehen sich also vorerst gegenüber. In den Fällen, in denen nun auch die Stiftverankerung in der Wurzel versagt, würde die Grenze der Anwendung des Kronenersatzes erreicht sein, wenn nicht noch die Möglichkeit bestände, sein Gebiet durch gleichzeitige Umfassung des Wurzelumfanges zu erweitern. Da dies durch ein um den Wurzelrand gelegtes Band geschieht, kann man den Bandstiftkronenersatz den einfachen Stiftkronen an die Seite stellen. Es ergeben sich also folgende drei Hauptgruppen der Methoden des Kronenersatzes:

a) Hülsenkronen, b) Stiftkronen, c) Bandstiftkronen.

a) Hülsenkronen.

Für die Anwendung der Hülsenkronen ergibt sich aus den bisherigen Ausführungen, daß einmal allgemein die Indikation für den Kronenersatz anerkannt sein muß, daß darüber hinaus aber noch ein natürlicher Kronenstumpf vorhanden sein muß, der die Art ihrer Verankerung zuläßt. Mit Rücksicht auf verschiedene Typen der Hülsenkronen muß dies zunächst betont werden.

Im einzelnen ist dann festzustellen, daß die Verankerung durch ein um den natürlichen Stumpf gelegtes Band oder durch eine im Niveau der Zahnsubstanz liegende Hülse erfolgen kann. Zwei Arten von Hülsenkronen, die in biologischer Beziehung verschieden bewertet werden, die Bandkronen und die bandlosen Hülsenkronen, stehen sich also gegenüber. Mit Rücksicht auf die kosmetische Funktion der Zahnreihe lassen sich unter den bandlosen Hülsenkronen solche aus Metall und solche aus Porzellan unterschieden, während die Bandkronen stets auf Metall zurückgreifen müssen. Bei den Hülsenkronen ergibt sich für die Besprechung also folgende Gliederung:

α) Bandkronen, β) bandlose Hülsenkronen: aus Metall, aus Porzellan und Palapont.

α) Bandkronen.

Ihre Anwendung und die an sie zu stellenden speziellen Anforderungen.

Für die Anwendung der Bandkrone sind naturgemäß zunächst die Gesichtspunkte maßgebend, die wir allgemein für Hülsenkronen aufgestellt haben. Die für die Benutzung des Bandes speziell ausschlaggebenden Faktoren kommen alsdann hinzu. Da das Band aus Metall besteht, kommen die ausschießlich aus Metall angefertigten Bandkronen mit Rücksicht auf die Kosmetik nur in dem beim Sprechen und Lachen unsichtbaren Teil der Zahnreihe in Betracht, also vorwiegend im Bereich der Molaren, in beschränktem Umfang bei den Prämolaren, während sie für den Ersatz der Frontzähne ganz ausscheiden sollten. Wenn hier Hülsenkronen zur Anwendung gelangen, können es nur solche aus Porzellan oder Palapont sein, die zwar auch im Molarenbereich angewandt werden können, denen gegenüber die aus Metall bestehenden Hülsenkronen mit Rücksicht auf die hier wirksamen Kräfte jedoch größere Sicherheit gewähren. Da die Kosmetik gar nicht ins Gewicht fällt, besteht kein Anlaß, ein wenn auch noch so kleines Risiko bezüglich mechanischer Widerstandsfähigkeit durch Verwendung von Porzellan- oder Palapontkronen in Kauf zu nehmen. Gegenüber der bandlosen Hülsenkrone aus Metall ist dagegen die Anwendung der Bandkrone dadurch abgegrenzt, daß die Verwertung des Bandes auch Stümpfe mit schwachen Wänden und tiefer reichenden Defekten noch zu umfassen gestattet, während die bandlosen metallenen Hülsenkronen an Stümpfe mit geringgradigen oder zumindest besonders restaurierten Defekten gebunden sind. Da jedoch der Anwendung des Bandes in biologischer Beziehung gegenüber den bandlosen Hülsenkronen Nachteile anhaften können, wird man bei Stümpfen, die die Anwendung bandloser Hülsenkronen gestatten, diese Art des Kronenersatzes vorziehen; wo in mechanischer Beziehung aber wieder gegen die bandlosen Hülsenkronen Bedenken bestehen, wird man die Vorteile, die hier der Bandkrone anhaften, höher einschätzen können als die mit der Verwendung des Bandes einhergehenden Gefahren.

Nachdem hiermit das Anwendungsgebiet der Bandkronen umrissen worden ist, müssen wir uns nunmehr der Besprechung der Anforderungen zuwenden, die an die Bandkrone zu stellen sind, damit sie ihren Zweck erfüllen kann.

Gibt Caries der Zahnsubstanzen den Anlaß zum Kronenersatz, so ist genau wie bei der Instandsetzung eines Zahnes durch eine Füllung die Beseitigung aller cariösen Massen Vorbedingung. Mit Rücksicht auf die Hygiene und Haltbarkeit des Kronenersatzes ist dies unerläßlich, wenn diese Maßnahme nicht bereits nötig ist, um überhaupt die Erhaltungsmöglichkeit des Zahnes entscheiden zu können. Daß darüber hinaus auch die ganze Mundhöhle in einen hygienisch einwandfreien Zustand versetzt werden muß, bedarf kaum der Erwähnung. Bei der Besprechung der Möglichkeit des Kronenersatzes ist auch bereits betont worden, daß vor Inangriffnahme der eigentlichen Behandlung der Zustand des Wurzelkanals einer sorgfältigen Prüfung bedarf. Da meist die Zerstörung der Hartsubstanzen einen hohen Grad erreicht haben muß, wenn überhaupt die Berechtigung zum Kronenersatz gegeben sein soll, wird in der Regel auch die Pulpa bereits zugrunde gegangen sein. Vor der Anfertigung des Kronenersatzes ist daher eine einwandfreie Wurzelfüllung als Erfordernis zu betrachten. In einer Reihe von Fällen werden wir aber auch eine intakte Pulpa vorfinden. Wie wir uns zu ihr zu verhalten haben, wird weiter unten auseinanderzusetzen sein.

Die weiteren Anforderungen an die Herstellung der Bandkrone werden zunächst dadurch bestimmt, daß sie mechanisch leistungsfähig sein soll. Das der Verankerung dienende Band muß sich zur Vermittlung des festen Haltes straff dem Umfang des Stumpfes anlegen. Die Befestigung darf nicht von den beim Festsetzen zur Anwendung gelangenden Bindemitteln erwartet werden.

An die Anlegung des Bandes müssen aber auch noch andere Ansprüche gestellt werden, weil wir vom Kronenersatz erwarten, daß er der Erhaltung des Stumpfes dient, ohne den Patienten in irgendeiner Richtung zu schädigen.

Dazu ist zu bemerken, daß der straffe Einschluß des Stumpfes durch das Band bereits mechanische Beschädigungen von dem Stumpf fernhält. Es dient aber auch dem Schutz vor cariöser Zerstörung. Nicht nur der stufenlose Anschluß an die Zahnsubstanz spielt hier eine Rolle, sondern auch die vollkommene Abdeckung der der cariösen Zerstörung zugänglichen Teile des Stumpfes. Auf der cervicalen Begrenzung des Bandes liegt hier das Schwergewicht. In diesem Punkte herrscht allerdings noch nicht allgemeine Übereinstimmung. Während z. B. SCHRÖDER und PICHLER dafür eingetreten sind, die Grenze des Bandes in die am Zahnfleischsaum sich ausbildende Tasche zu verlegen, ist von GOTTLIEB der Standpunkt besonders verfochten worden, den Ring außerhalb der Zahnfleischtasche abschließen zu lassen. Da auch die Zahnoberfläche innerhalb der Tasche nicht vor Caries geschützt sei und da der Boden der Zahnfleischtasche nicht als konstant anzusehen sei, sei mit der Versenkung des Bandes in die Tasche ein dauernder Schutz der Zahnsubstanz nicht zu erzielen. Da das Band hier aber Schaden stiften könne, sei es richtig, das Band außerhalb der Zahnfleischtasche zu begrenzen, zumal sich der Schutz des Zahnhalses vor Caries durch Imprägnierung mit Silber sicher erreichen lasse. Ohne daß Fehler bei der Anlegung des Bandes gemacht worden sind und ohne daß es an Pflege des Gebisses gefehlt hat, kann man aber an Zähnen Caries beobachten, deren Auftreten dadurch ermöglicht worden ist, daß ein den Zahnstumpf umfassendes Band diesen nicht weit genug abdeckte. Den Standpunkt GOTTLIEBS wird man daher nur teilen können, wenn anzuerkennen ist, daß die Versenkung des Bandes in die Zahnfleischtasche unbedingt Schaden anrichten muß.

Daß Bänder, die von der Oberfläche des Stumpfes abstehen und mit dem Zahnfleischsaum in Berührung kommen, ebenso wie solche, die zwar der Stumpfoberfläche anliegen, aber über den Boden der Zahnfleischtasche hinaus am Zahn entlang vorgeschoben worden sind, pathologische Veränderungen im marginalen Parodontium auslösen müssen, wird allgemein anerkannt. Wenn überhaupt Unschädlichkeit erreicht werden soll, muß also dichter Anschluß des Bandes an den Stumpf und seine Begrenzung am Taschenboden beachtet werden. Aber auch diese Bedingungen werden nicht allgemein für ausreichend gehalten. SCHRÖDER tritt daher dafür ein, die Anwendung des Bandes überhaupt zu vermeiden, während GOTTLIEB seine Begrenzung außerhalb der Zahnfleischtasche fordert. Wenn anzuerkennen wäre, daß das in die Zahnfleischtasche versenkte Band stets gefährlich werden muß, dürfte es richtiger sein, die Konsequenz SCHRÖDERS zu ziehen. In den Fällen, in denen für den Kronenersatz auf den wertvollen mechanischen Effekt des Bandes nicht verzichtet werden könnte, würde damit eine Möglichkeit des Kronenersatzes nicht mehr bestehen. Da mir jedoch experimentelle histologische Untersuchungen gezeigt haben, daß von exakt liegenden Bändern nicht unbedingt eine Schädigung ausgehen muß, glaube ich, daß sich die zahnärztliche Prothetik mit der völligen Ablehnung der Bandkronen eines wichtigen Hilfsmittels entäußern würde. Ohne den Wert des noch zu besprechenden bandlosen Kronenersatzes zu schmälern, wird man der Bandkrone bei richtiger Indikationsstellung und sachgemäßer Durchführung der Behandlung noch ihren Platz einräumen dürfen.

Die Stumpfpräparation für die Bandkrone.

Wir stehen nunmehr vor der Frage, wie praktisch die einwandfreie Applikation des Bandes erreicht werden kann.

Die Beobachtung der anatomischen Gestalt der Zähne zeigt, daß den natürlichen Zahnstümpfen zunächst eine Gestalt gegeben werden muß, die technisch die unschädliche Applikation des Bandes erlaubt. Wenn das in Ringform anzulegende Band von der Zahnoberfläche nicht abstehen soll, darf der von dem Bande eingeschlossene Teil des Zahnes an keiner Stelle einen größeren Umfang haben als an der cervicalen Grenze des Ringes. Alle Partien des natürlichen Kronenrestes, die diesen Umfang überschreiten, müssen daher beseitigt werden. Die Seitenwände des Stumpfes müssen also mindestens parallel sein. Da nun aber praktisch die strenge Parallelität nicht ausreichend sicher kontrollierbar ist, eine Abweichung im Umfang nach außen aber einen ungenauen Sitz des Bandes nach sich zieht, während eine geringe Konvergenz der Seitenflächen nach der Kaufläche zu keine Nachteile mit sich bringt, ist bei der vorzunehmenden Gestaltung des Stumpfes die Form eines Kegelstumpfes anzustreben, dessen größter Umfang mit dem cervicalen Rande des Bandes zusammenfallen muß.

Erreicht wird dieses Ziel praktisch vorwiegend durch Vornahme einer Beschleifung des Stumpfes mittels rotierender Instrumente in der Bohrmaschine. Die Behandlung beginnt zweckmäßigerweise mit dem Abtragen der Kaufläche.

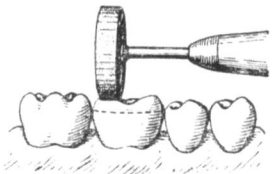
Abb. 503. Beschleifung der Kaufläche eines pulpalosen Molaren.

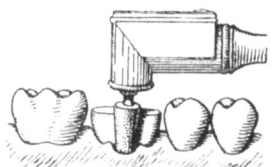
Abb. 504. Beschleifung der Buccalfläche eines Molaren.

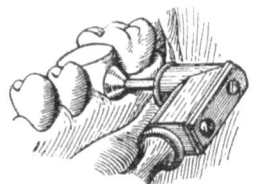
Abb. 505. Beschleifung des cervicalen Abschnitts der Buccalfläche.

(Nach RANK: Vjschr. Zahnheilk. *42* [1926].)

Es muß hier Raum geschaffen werden, wenn er nicht bereits durch die Zerstörung des natürlichen Zahnes frei geworden ist, da die künstliche Krone das Ineinandergreifen der beiden Zahnreihen nicht stören darf und ihre Kaufläche eine gewisse Stärke haben muß. Wenn wir zunächst an einen Zahn denken, der bereits wurzelgefüllt ist, so geschieht die Abtragung am besten mit scheibenförmigen, groben Carborundsteinen von etwa 2 cm Durchmesser und von der Stärke des halben Zahndurchmessers. Das notwendige Maß der Beschleifung ist erreicht, wenn beim Schluß der Zahnreihen die einander am nächsten liegenden Partien der einander gegenüberstehenden Zähne etwa 1 mm voneinander entfernt sind. Zur Erzielung einer guten, schleifenden Wirkung und zur Verhütung einer störenden Hitzeentwicklung ist der Stein durch Aufträufeln von Wasser seitens einer Assistenz ständig feucht zu halten (Abb. 503—505).

Nunmehr folgt die Beschleifung des Umfanges des Stumpfes. Sie geschieht vorwiegend mit walzen-, knospen-, kegel- und tellerförmigen Carborundsteinen von verschiedenem Durchmesser. Viel schneller als Carborundsteine und für den Patienten schonender schleifen Diamantsteinchen. Zunächst werden die am bequemsten zugänglichen buccalen und lingualen Wände des Stumpfes vorbereitet. Während die Beschleifung in der Nähe der Kaufläche keine Schwierigkeiten macht, erfordert die Präparation der cervicalen Partie bis zum Taschenboden das größte Maß an Sorgfalt. Hier dürfen überhängende Partien nicht stehen bleiben, in die Zahnsubstanz darf aber auch keine Stufe geschliffen werden. Um letzteres zu verhüten, muß der Stein ständig hin und her geführt werden. Störend macht

Die Methoden des Kronenersatzes. 577

sich hier außerdem bemerkbar, daß sich die schleifende Wirkung des Instrumentes auch gegen den Zahnfleischsaum richtet. Die durch eine Verletzung ausgelöste reaktive Entzündung wird aber für den Stand des Epithelansatzes am Zahn nicht als gleichgültig angesehen werden dürfen. Die Anwendung von Instrumenten, die nur an der dem Zahn zugekehrten Fläche mechanisch wirksam sind, ist daher wünschenswert. Hier haben sich die von SCHRÖDER empfohlenen, an bestimmten Flächen mit Diamantstaub beschickten Kupferkörper verschiedenster Gestalt gut bewährt.

Es folgt sodann die Präparation der Approximalflächen. Sie ist bei Zähnen in der geschlossenen Reihe am schwierigsten, da die Nachbarn nicht leiden dürfen. Zunächst muß die Aufhebung des Kontaktpunktes erstrebt werden, wenn sie nicht bereits bei der Abtragung der Kaufläche erreicht worden ist. Erweist sich die Beseitigung noch als notwendig, so kann nach dem Vorschlage PICHLERS von der Kaufläche her der kontakthaltende Teil des Stumpfes mit tellerförmigen Steinen fortgeschnitten werden. Es läßt sich aber auch durch jedes in der konservierenden Zahnheilkunde oder in der Orthodontie übliche Mittel Zugang zu den Approximalflächen verschaffen (Abb. 506, 507).

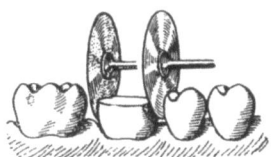

Abb. 506. Beschleifung der Approximalflächen mit Scheiben.   Abb. 507. Abrundung der Übergänge der Approximalflächen in die Buccal- und Lingualfläche.
(Nach RANK: Vjschr. Zahnheilk. 42 (1926).

Die eigentliche Beschleifung geschieht dann durch Stahlscheiben, die auf der dem Stumpf zugekehrten Fläche mit Carborund beschickt sind. Um eine Stufenbildung zu verhüten, sind sie stets mit der Fläche anzusetzen und ständig von cervical her nach der Kaufläche zu ziehend zu führen. Ihrer gefährlichen schneidenden Kante wegen sollten sie nur im Scheibenschützer gebraucht werden. Statt der Stahlscheiben kommen auch wieder diamantierte Kupferscheiben in Betracht sowie Celluloidscheiben, die weniger gefährlich und stärker flexibel als Stahlscheiben sind, Papierscheiben gegenüber aber den Vorzug besitzen, von Feuchtigkeit nicht angegriffen zu werden.

Abgeschlossen wird die Stumpfpräparation mit der Abrundung der Übergänge der Approximalflächen zu der Buccal- und Lingualfläche. Die hier stehenden Kanten werden mit kegel- und tellerförmigen Schleifkörpern oder aber auch mit Celluloid- und Papierscheiben fortgenommen. Die von OETTINGER angegebenen Schleifhülsen haben sich nicht eingebürgert.

Wiederholte Kontrolle der Beschleifung ist unerläßlich, besonders aber bei der Beendigung. Da das Auge nicht ausreicht, muß die tastende Sonde die gesamte Oberfläche abgehen, die dem Gefühl etwa vorhandene Vorsprünge verrät.

Für pulpatote Zähne kann die Besprechung der mechanischen Vorbereitung des Stumpfes hiermit beendet werden. Für Zähne mit vitalem Zahnmark bedarf sie noch der Ergänzung.

Stumpfpräparation und Vitalität der Pulpa.

Hier taucht zunächst die Frage auf, ob die mit Rücksicht auf die Unversehrtheit des Parodontiums notwendige Opferung von Zahnsubstanz von der Pulpa schadlos ertragen wird. Trotz vieler Beiträge zu diesem Thema herrscht in der Praxis noch keine einheitliche Auffassung darüber.

Einigkeit besteht bisher in dem Punkte, daß eine durch die Beschleifung etwa freigelegte Pulpa als verloren angesehen werden muß, wenn auch die Ergebnisse neuerer Versuche, die nicht infizierte verletzte Pulpa zu erhalten, für die Zukunft eine günstigere Beurteilung der Erhaltungsaussichten erwarten lassen. Die Gefahr der Eröffnung des Pulpacavums eines zu präparierenden Zahnes ist aber selbst bei jugendlichen Zähnen ziemlich gering. Sie kann völlig ausgeschlossen werden, wenn bei der Beschleifung der Kaufläche pulpaintakter Zähne von der bei pulpatoten Zähnen beschriebenen Art abgewichen wird. Da die Pulpenhörner der Gestalt der Höcker folgen, sind sie bei planer Abtragung der Kaufläche des Zahnes besonders gefährdet. Dies kann verhütet werden, wenn die einzelnen Flächen der Höcker parallel zu der von ihnen eingenommenen Ebene abgetragen werden, so daß der beschliffene Stumpf also noch das Bild der Höcker wiedergibt, nur in einer etwa 1—2 mm vom Gegenzahn entfernten Lage. Durch Anwendung kleiner, kegelförmiger und zylindrischer Steine sowie walzenförmiger Finierer läßt sich dies sicher erreichen, wenn auch mit größerem Zeitaufwand, als die plane Beschleifung des Stumpfes erfordern würde (Abb. 508).

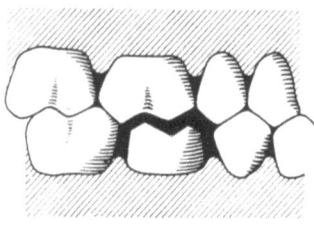

Abb. 508. Beschleifung eines Stumpfes bei intakter Pulpa.

Es fragt sich nunmehr, ob Gründe zur Wurzelbehandlung vorliegen, wenn die Freilegung der Pulpa vermieden wird. Von den Autoren, die für die Devitalisierung zu beschleifender Zähne eintreten, wird eine nachträgliche Nekrose der Pulpa befürchtet und das auslösende Moment hierfür in mechanischer oder thermischer Schädigung des Zahnmarks erblickt wie auch in der Gefahr der Einwanderung von Bakterien auf dem Wege der Zahnbeinkanälchen oder in der chemischen Wirkung der später zur Anwendung gelangenden Befestigungsmittel.

Es ist selbstverständlich, daß man mechanische Erschütterungen und die Entwicklung von Reibungswärme beim Schleifen durch Verwendung zentrisch laufender Instrumente und ständige Wasserkühlung ausschalten muß. Nach zahlreichen Veröffentlichungen braucht eine sich daraus herleitende Schädigung dann nicht mehr befürchtet zu werden.

Ernster ist dagegen der Einwand zu nehmen, daß die Zahnbeinfasern verletzt und die Zahnbeinkanälchen eröffnet werden. Die Möglichkeit, daß auf diesem Wege Bakterien in die Pulpa zu gelangen vermögen, wird nicht bestritten werden können. Eine Wahrung der Asepsis während der Beschleifung kann als aussichtslos angesehen werden. Eine antiseptische Behandlung des Stumpfes erscheint daher angebracht. PICHLER hat dafür das Arg. nitricum empfohlen, das zur Koagulation der organischen Bestandteile der Zahnoberfläche führt und somit einen gewissen Verschluß der Dentinkanäle herstellt. Hiergegen ist der Einwand erhoben worden, daß das Arg. nitricum selbst nicht unbedingt als ungefährlich angesehen werden kann, und daher ist eine Abdeckung der Zahnoberfläche mit Harzlösungen oder prov. Kappen aus Kupfer, Zinn und Celluloid in Verbindung mit prov. Zementen gefordert worden. Eine zur Wurzelbehandlung zwingende Infektion dürfte mit diesen Mitteln sicher verhütet werden können. Auch die Wirkung der Zemente auf die Pulpa beschliffener Zähne braucht nach kritischer Durchsicht der Literatur nicht als unbedingt schädlich angesehen zu werden.

Natürlich darf eine Krone niemals mit Silikatzement aufgesetzt werden, da Silikate bekanntlich zur Nekrose der Pulpa führen können. Hat der Zahn dagegen keine vitale Pulpa, so kann beim Aufsetzen von Porzellan- oder Palapontkronen von Silikaten Gebrauch gemacht werden, falls die für das Licht nicht durchlässigen Phosphatzemente. Farbänderungen der aufzusetzenden Krone herbeiführen sollten. (Zement oder Silikat zur Probe mit Wasser anrühren, mit dem keine Abbindung erfolgt.)

Daß die Pulpa im histologischen Bilde ihr normales Aussehen verliert, ist allein aus der Verletzung einer außerordentlich großen Zahl von Zellfortsätzen, die von der Pulpa ausgehen, verständlich. Aus diesem Umstand läßt sich auch herleiten, daß sowohl der Grad der Beschleifung wie der Zustand des Zahnmarks für die in ihm auftretenden Veränderungen ausschlaggebend werden muß. Nur bei außerordentlich umfangreicher Opferung von Dentin braucht eine Nekrose der Pulpa befürchtet zu werden, während bei mäßiger Beschleifung verschiedene Grade der Degeneration als Folgezustand in Erscheinung treten, die aber immer noch als günstiger anzusehen sein werden als die völlige Beseitigung des Zahnmarks, zumal der Erfolg der Wurzelbehandlung nicht in allen Fällen als gesichert gelten kann. — Bei der Vorbereitung von Zähnen mit intakter Pulpa für den Kronenersatz muß also das Prinzip der Erhaltung der Pulpa anerkannt werden.

Wenn gegen die Erhaltung der Pulpa der Einwand erhoben worden ist, daß die Beschleifung dem Patienten Beschwerden bereite, so läßt er sich mit dem Hinweis auf die Anwendung der Anästhesie entkräften.

Im Anschluß an die Besprechung der Präparation des Kronenstumpfes muß hier noch kurz die Stellungnahme zu den nach Beseitigung aller cariösen Massen etwa vorhandenen Defekte des Zahnes skizziert werden. Den Ausschlag gibt der Einfluß des Substanzverlustes auf die Leistungsfähigkeit des Bandes. Wird dieselbe nicht beeinträchtigt, so kann von einer besonderen Behandlung abgesehen werden. Kleinere zentrale Defekte und solche am Rande der Kaufläche bedürfen also keiner besonderen Beseitigung. Ist eine Schwächung der Widerstandsfähigkeit zu befürchten, kann bei zentralen Defekten noch durch Füllung mit Phosphatzementen eine Abstützung erzielt werden, während Randdefekte von größerem Umfange, die sich in der Nähe des Bandschlusses lokalisieren, am sichersten durch gegossene Metallfüllungen beseitigt werden.

Werden Amalgamfüllungen gelegt, so darf das Metallband erst aufgesetzt werden, wenn die Amalgamfüllung einwandfrei erhärtet ist (mindestens 48 Stunden Wartezeit).

Die Applikation des Bandes.

Die nächste Phase der Behandlung erstreckt sich auf die Applikation des Bandes. Wenn es den erforderlichen Halt besitzen und für das Parodontium unschädlich sein soll, muß es mit dem Umfang des Stumpfes am cervicalen Rande genau übereinstimmen.

Am einfachsten kann man zu einem passenden Band gelangen, wenn man aus einer, in verschiedenen bekannten Weiten vorrätig gehaltenen Auswahl nahtlos gezogener oder gelöteter Ringe (Edelmetall oder Stahl) den geeigneten durch Aufprobieren auf den Stumpf ausfindig macht. Steht ein entsprechender Vorrat von Ringen nicht zur Verfügung, so muß das Band nach dem durch Messung festzulegenden Umfang des Stumpfes hergerichtet werden. Zum Maßnehmen ist das mit Millimeterangabe versehene HERBSTsche Ringmaß viel in Gebrauch. Die Ablesung der Millimeterzahl gestattet, schnell den entsprechenden Ring zu löten. Der Nachteil dieses Ringmaßes besteht darin, daß die Ringe sich bei wiederholtem Gebrauch weiten, mit Ausnahme von Stahlringmaßen, die vorzuziehen sind. Das nach der Maßzahl des Maßringes hergerichtete Band entspricht also nicht ganz dem wirklichen Umfang des Stumpfes und wird daher etwas zu eng. Da zu enge Ringe aber keinen Schaden stiften und schnell geweitet werden können, fällt dieser Nachteil nicht sehr ins Gewicht. Zur Verhütung von Fehlmessungen ist bei der Verwendung von Maßringen stets zu beachten, daß sie nicht in einer zur

580   Zahnärztliche Prothetik.

Achse des Zahnes geneigten Richtung auf den Stumpf gesetzt werden. Der nach einem solchen Maß gefertigte Ring muß zu weit werden!

Neben dem Ringmaß kommt das sogenannte Drahtmaß viel zur Anwendung. Eine Drahtschlinge wird in der Papillenhöhe um den Stumpf gelegt und mit einem als Dentimeter bezeichneten Handgriff fest angedreht. Zur exakten Messung muß der Draht in einer zur Zahnachse senkrechten Ebene um den Stumpf herumgeführt werden. In dem für das Maßnehmen bezeichneten Niveau hat zwar der Stumpf noch einen ein klein wenig geringeren Umfang als an den Stellen des Zahnfleischsaumes, die am weitesten von der Kaufläche entfernt sind; durch Auftreiben des danach gelöteten Ringes wird aber der dichte Anschluß des Bandes an den Stumpf nur gefördert (Abb. 509).

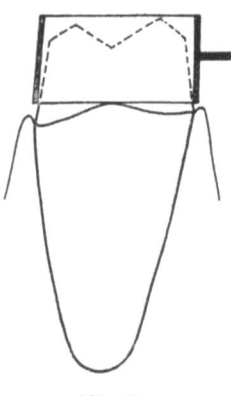

Abb. 509.
Anlegung des Ringmaßes.

Die Herrichtung des Bandes geschieht nach den in der zahnärztlichen Technik gelehrten Richtlinien. Wegen seiner Schmiegsamkeit eignet sich am besten 22karätiges Goldblech von 0,25 oder 0,2 mm Stärke.

Steht das Band in Ringform und entsprechender Weite zur Verfügung, muß es zunächst cervical dem Verlauf des Taschenbodens entsprechend begrenzt werden. Der nach dem Querschnitt des Stumpfes vorgebogene Ring wird zunächst bis zu dem der Kaufläche am nächsten liegenden Punkt des Taschenbodens aufgeschoben und alsdann mit einem scharfen Instrument eine dem Zahnfleischrand parallel laufende Linie an das Goldblech angezeichnet. Nach einem von ASCHER erprobten Verfahren kann aber auch der Zahnfleischrand dadurch auf den Kronenring übertragen werden, daß man einen Tropfen Jodtinktur in dem Spalt zwischen Zahnfleischsaum und Ring verlaufen läßt. Nach Verdunstung des Lösungsmittels unter einem Strome warmer Luft zeichnet sich auf dem Gold ein Jodniederschlag ab, der eine bequeme und genaue Begrenzung des Bandes zuläßt. Dem Verlauf dieser Linie entsprechend wird der Goldring ausgeschnitten und wieder aufgepaßt. Jetzt muß bereits der dichte Anschluß des Bandes an den Stumpf kontrolliert werden. Ein eng schließender Ring darf sich nur mit Aufwendung einer gewissen Kraft unter Zuhilfenahme besonderer als „Kronenaufdrücker" bezeichneter Instrumente an seinen Platz bringen lassen. Ein zu weiter Ring muß sofort enger gemacht werden, ein etwas zu enger Ring läßt sich eventuell durch Aufklopfen auf den kegelförmigen Stumpf auftreiben, oder er wird vorsichtig mit der von PEESO angegebenen Zange geweitet. Durch wiederholtes Aufprobieren und Nachkonturieren läßt sich erreichen, daß der Abschluß des Bandes mit dem Verlauf des Taschenbodens genau übereinstimmt, ohne daß der Epithelansatz verletzt wird. Um einen stufenförmigen Übergang des Bandes zur Oberfläche

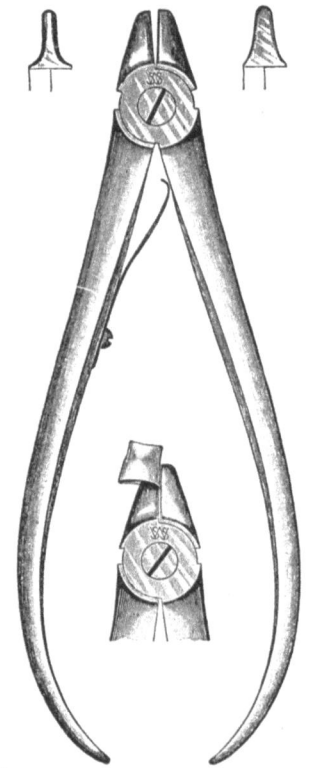

Abb. 510. Bandererweiterungszange n. PEESO.
(Aus BRUHN: Handb. d. Zahnheilk. III.)

des Stumpfes zu vermeiden, ist das Anschärfen der unteren Ringkante nicht zu versäumen. Es mag erwähnt werden, daß die Konturierung des Bandes auf einem von dem Stumpf durch Abdruck hergestellten Modell bereits außerhalb des Mundes vorbereitet werden kann (Abb. 510).

Ist die cervicale Begrenzung des Bandes abgeschlossen, so wird der Anschluß des Ringes an den Stumpf nochmals mit der Sonde kontrolliert. Auch eine Mundbeleuchtungslampe kann dabei gute Dienste leisten. Abstehende Teile des Bandes verraten sich durch das zwischen Ring und Stumpf durchscheinende Licht. Für die Approximalflächen kommt in zweifelhaften Fällen auch die Röntgenaufnahme in Betracht, die aber am besten erst gemacht wird, nachdem der Ring in der Höhe begrenzt ist und seine endgültige Form erhalten hat.

Die Begrenzung nach der Kaufläche zu soll so sein, daß der Ring die Gegenzahnreihe nicht berührt, den Stumpf aber ein wenig überragt. Durch Anreißen der Höhe des Stumpfes auf der Innenseite und Bearbeitung des Bleches mit der Schere läßt sich dieser Zustand unter Kontrolle des Bisses schnell herstellen.

Die endgültige Form erhält der Ring dann durch Bearbeitung mit Buckelzangen. Auf die Ausbildung des Kontaktpunktes und auf die Wiedergabe der Wölbungen auf der Buccal- und Lingualfläche ist großes Gewicht zu legen. Obwohl auch der gegenteilige Standpunkt vertreten worden ist, scheint mir in Übereinstimmung mit PICHLER, FRITSCH u. a. die Nachbildung der ausladenden natürlichen Kronenform für die Fernhaltung mechanischer Schädigungen vom Zahnfleischsaum von erheblicher Bedeutung zu sein. Die Verwendung besonderer Spezialzangen ist nicht notwendig.

Die Gestaltung der Kaufläche.

Nach der Herrichtung des Bandes muß der Kronenersatz durch Ausbildung der Kaufläche vervollständigt werden.

Zur Entfaltung mechanischer Wirksamkeit muß diese mit der Gegenzahnreihe Kontakt erlangen. Die Kaufläche soll aber nicht nur die Nahrungszerkleinerung überhaupt ermöglichen, sondern sie soll diese Arbeit auch mit dem geringsten Kraftaufwand leisten. Zur rationellen Gestaltung des Kaugeschäfts ist daher die Ausbildung von Höckern und Leisten, die auch beim Zerschneiden faseriger Nahrung wirksam sind, erforderlich.

Die Höhe der Höcker ist dabei dem Abnutzungsgrad der natürlichen Zähne entsprechend zu modellieren. Die Modellierung der künstlichen Krone kann direkt im Mund vorgenommen werden, indem man Modellierwachs innerhalb des auf den Stumpf aufgesetzten Kronenringes aufträgt. Darauf führt der Patient einen kurzen Bewegungs- anschließend Schlußbiß aus, dann wird die Krone im Mund modelliert. Diese Methode hat sich in der Praxis nicht eingeführt. Sie erfordert viel Zeit, stellt an die Geduld des Patienten und an die Geschicklichkeit des Zahnarztes hohe Anforderungen. Dagegen hat sich für die Herstellung einer Hülsenkrone allgemein der Okklusionsabdruck mit Gips oder Stents eingebürgert. Der Arbeitsgang ist folgender (Abb. 511, 512):

Nachdem der Kronenring entsprechend den oben dargelegten Vorschriften für den Stumpf vorbereitet und aufgesetzt wurde, wird die Okklusion der Zahnreihen nochmals geprüft, der Ring darf nicht stören, muß von der Gegenzahnreihe $\frac{1}{2}$—1 mm entfernt sein. Jetzt wird Stents, etwa in einer Menge von 3—4 cm³ in warmem Wasser oder über einer kleinen Flamme vorsichtig erwärmt, auf den Kronenring und die Nachbarzähne gelegt und der Patient angewiesen, die Zahnreihen zusammenzubeißen. Kontrolle der Okklusion, ob richtig oder falsch zusammengebissen wurde! Mit einer Wasserspritze und kaltem Wasser wird nun der Stents gut abgekühlt, wobei der Patient das abfließende Wasser, ohne den Mund zu öffnen, in eine unter das Kinn gehaltene Schale laufen läßt. Es empfiehlt sich, den Stents nicht größer als angegeben zu wählen, da sonst die Kontrolle über die geschlossenen Zahnreihen verloren geht (richtig oder falsch zugebissen?) und der Patient beim Zubeißen durch einen zu großen Stentskloß behindert wird.

Der Okklusionsabdruck kann auch mit einem noch plastischen Gipskloß genommen werden, doch ist er nur dort zu empfehlen, wo in der Nachbarschaft des Kronenringes Zahnlücken vorhanden sind. Beim Bruch des Gipses hat man an der Stelle der Lücken breite Bruchflächen, wodurch das genaue Zusammensetzen der Gipsstückchen erst ermöglicht wird. Bei der lückenlosen, gut okkludierenden Zahnreihe wendet man den Okklusionsabdruck in Gips nicht an, weil er zu sehr zerbröckelt.

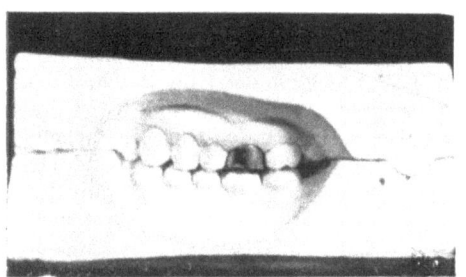

Abb. 511. Okklusionsmodell mit Ring, hergestellt nach einem Okklusions-Stentsabdruck.

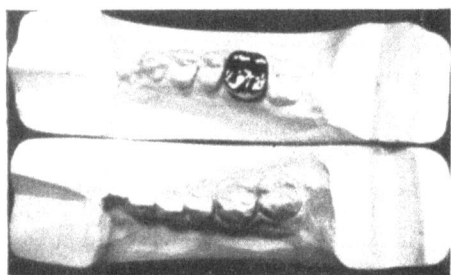

Abb. 512. Okklusionsmodell mit gegossener Metallkrone.

Manche Patienten beißen, wenn ihnen ein Stents- oder Gipskloß zwischen die Zahnreihen gelegt wird, oft „falsch". Hier verliert man durch mehrfache Versuche nur Zeit, es ist besser, nachdem der Ring auf den Stumpf aufgesetzt ist, vom Ober- und Unterkiefer totale Gips- oder Stentsabdrücke mit Abdrucklöffeln zu nehmen.

Ein gut passender Kronenring bleibt oft im Abdruckstents oder Gips nicht stecken. Er wird nach dem Abdruck vorsichtig mit den Fingern (keine Zange verwenden, Verbiegungsgefahr!) entfernt oder mit einem spitzen Instrument vom gingivalen Rand aus abgehebelt. Nachdem der Ring sorgfältig in die Abdruckmasse eingesetzt ist, folgt anschließend die Laboratoriumsarbeit, die hier nicht beschrieben werden kann.

Für gestanzte Kronen sind die Vorbereitungen dieselben wie für Gußkronen.

Maßnahmen zum Schutz des Stumpfes.

Von Bedeutung ist nunmehr, daß bis zur Einprobe der technisch fertiggestellten Krone eine gewisse Zeit verstreicht. Wenn sie auch möglichst kurz bemessen wird, so wird man doch bestrebt sein müssen, Stümpfe mit vitaler Pulpa nicht ungeschützt den Einflüssen der Mundhöhle auszusetzen. Schon die subjektiven Belästigungen des Patienten durch unmittelbare Einwirkung thermischer Einflüsse gebieten dies. Eine provisorische Überkappung der Stümpfe sollte daher nicht unterbleiben. Celluloid- und Zinkkappen, die in geeigneten Größen käuflich zu haben sind, können dabei Verwendung finden. Wenn sie mit provisorischen Zementen oder Guttapercha festgesetzt werden, schließen sie in der Zwischenzeit auch die Zahnoberfläche gegen die Bakterien der Mundhöhle ab.

Sind Celluloid- oder Zinkkappen nicht vorhanden, so setzt man einen dünnen Kupfer- oder Randolfring (Stärke 0,10—0,15 mm) zum Schutz des vitalen Stumpfes mit Fletscher oder Plerodont auf, wobei der Rand an der Kaufläche eingebördelt wird. Die Okklusion darf durch den Schutzring oder die -kappe nicht gestört werden. Soll nach einigen Tagen die Krone aufgesetzt werden, so wird die provisorische Schutzkappe losgehebelt oder mit einem Radbohrer aufgeschnitten und leicht entfernt.

Einprobe und Einsetzen der Bandkrone.

Die technisch fertiggestellte Bandkrone wird in der nächsten Sitzung zunächst einprobiert. Alle funktionell und prophylaktisch wichtigen Faktoren werden geprüft: Schlußbiß, Bewegungsbiß, Anschluß des Bandes an den Stumpf und Kontaktpunkt seien besonders genannt. Geringfügige Mängel können durch Beschleifen oder Aufschwämmen von Lot behoben werden. Folgenschwere Fehler, die bei sachgemäßem Arbeiten aber nicht vorkommen, bedingen eine Neuanfertigung der Krone. Nachgearbeitete Stellen bedürfen mit Rücksicht auf die Hygiene des Mundes erneuter Politur.

Ist der Ersatz der natürlichen Krone zufriedenstellend, so sind alle Räume zwischen künstlicher Krone und Stumpf durch ein Bindemittel auszufüllen. Obwohl der mechanische Halt bereits durch das Band gewährleistet sein soll, wird er durch die Anwendung desselben unterstützt. Durch Ausfüllung der Spalten hat es aber vorwiegend hygienischen Zwecken zu dienen. Durch den dichten Abschluß des Stumpfes dient es zugleich prophylaktischen und konservierenden Zielen. Die schnell härtenden Phosphatzemente kommen in erster Linie in Betracht, zumal bei ihnen die Gefahr der Pulpaschädigung geringer als bei normalhärtenden Präparaten ist.

Nachdem in die Wangenumschlagsfalte, im Unterkiefer auch zwischen Zahnreihe und Zunge Watte- oder Zellstoffrollen eingelegt, Stumpf und Krone sorgfältig getrocknet worden sind, wird sahnenartig angerührtes Zement in ausreichender Menge, aber auch ohne zu großen Überschuß in die Krone gefüllt und diese dann unter Druck auf den Stumpf gepreßt oder getrieben. Eine kurze Kontrolle des Bisses überzeugt davon, daß die Krone den rechten Sitz erlangt hat. Dann wird die völlige Erhärtung des Zementes abgewartet. Erst jetzt erfolgt insbesondere die Beseitigung von Überschüssen, da so am sichersten der Gefahr vorgebeugt wird, daß kleinste Mengen Zementes in den Zahnfleischtaschen zurückbleiben und zu Reizungen des Zahnfleischsaumes Anlaß geben. Nach Erhärtung des gesamten Überschusses läßt er sich in größeren zusammenhängenden Stücken ohne Splitterung an der Grenze des Ringes absprengen. Mit der Sonde wird der Rand der Krone nochmals abgegangen. Eine letzte Kontrolle beschließt die Anfertigung des Kronenersatzes.

Erweist es sich aus besonderen Gründen als notwendig, die definitive Fixierung der Krone noch hinauszuschieben, so kann eine provisorische Fixierung mit provisorischen Zementen oder aber mit der früher mehr benutzten Guttapercha in Erwägung gezogen werden.

Modifikationen der Bandkronen.

Die Besprechung des Bandkronenersatzes mag noch ergänzt werden durch Erwähnung des von BÜTOW angegebenen Verfahrens, da es nicht nur technische Vorteile erstrebt, sondern auch die Gefahren des Bandes für das Parodontium einzuschränken bestrebt ist. Es ist dadurch charakterisiert, daß statt des Goldringes zunächst ein Cadmiumring dem Stumpf appliziert wird. Das sehr duktile Metall schmiegt sich der Stumpfoberfläche sehr gut an. Der dichte Anschluß wird aber in Frage gestellt, wenn der Ring durch unvorsichtige Handhabung unbeabsichtigterweise gedehnt wird. Die Vorteile der Methode können sich dann leicht in das Gegenteil umkehren. Die Ausbildung der Kaufläche weist keine Besonderheiten auf. Das Cadmium schmilzt bei 321° und siedet bei 778°. Stellt man die Gußmuffel, in der Cadmium eingebettet und die bereits so weit vorgewärmt ist, daß kein Wasserdampf der Einbettungsmasse entsteigt, umgekehrt in eine Gußschleuder, erhitzt sie mit der Gebläseflamme, so kann man das geschmolzene Cadmium wieder herausschleudern. Es erscheint als silberner Spiegel am Boden der Gußschleuder. Kurzer Gußkanal, mehrere Schleuderversuche bei ständiger Erhitzung (bis zum Schmelzpunkt des Cadmiums) sind notwendig. Um eventuell doch noch zurückgebliebenes Cadmium aus der Muffel zu entfernen, muß anschließend die Muffel über die Verdampfungstemperatur des Cadmiums erhitzt werden (bis zur Weißglut), darauf erfolgt der Guß in Gold, Stahl usw. Das Cadmiumgußverfahren hat sich gut bewährt, näher kann hier nicht darauf eingegangen werden.

Die Abhandlung des Bandkronenersatzes würde unvollkommen sein, wenn nicht erwähnt würde, daß die Möglichkeit besteht, die aus der Verwendung des Metallbandes als Verankerungsmittel sich herleitenden kosmetischen Mängel durch Kombination mit der Verarbeitung von Porzellan oder Palapont zu beheben. RANK hat auf diese Modifikation durch die Beschreibung eines als Facettenkrone (Porzellan) bezeichneten Kronenersatzes hingewiesen. Bei Gebrauch von Porzellanfacetten kommt dieser Abwandlung der eigentlichen Bandkrone praktisch nur eine geringe Verwendbarkeit zu. Schneidet man jedoch aus einer noch nicht einzementierten Metallkrone die buccale Fläche mit einem dünnen Radbohrer heraus (ein 1—2 mm breiter gingivaler Rand bleibt stehen), beschleift die buccale Fläche des Kronenstumpfes stärker als üblich (ohne natürlich eine vitale Pulpa zu verletzen) und ersetzt das Fehlende nach Abdruck durch Palapont, so kann man gute kosmetische Ergebnisse erzielen. Diese Metall-Palapontkrone ist aber nur dann zu empfehlen, wenn das Palapont gut verankert werden kann und genügend Raum dafür vorhanden ist. Bei Schneidezähnen ist dies selten der Fall, sie wirken plump, geeignet ist diese Methode für Eckzähne und Prämolaren (Abb. 513).

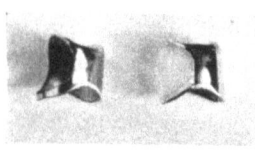

Abb. 513. Die Buccalfläche einer Prämolarenkrone wurde herausgeschnitten und durch Palapont ersetzt.

β) Bandlose Hülsenkronen.

Richtlinien für die Anwendung der bandlosen Hülsenkronen.

Die bandlosen Hülsenkronen verdanken ihr Dasein dem Bestreben, die möglicherweise von einem Bande für das Parodontium ausgehenden Schädigungen völlig auszuschalten. Wenn sie die Erreichung dieses Zieles gestatten und zugleich in allen anderen Punkten den Bandkronen stets gleichwertig wären, müßten sie diese völlig verdrängen. Da aber, wie erwähnt, die Anwendung des Bandes in mechanischer Beziehung Vorteile zu gewähren vermag, wird die Bandkrone beim Ersatz von Kronen auf stark geschwächten Stümpfen noch ihre Berechtigung behalten, zumal eine schädliche Wirkung von exakt angelegten Bändern sowohl nach klinischer Erfahrung als auch auf Grund experimenteller Untersuchungen von K. GREVE nicht unbedingt ausgehen muß. Zwar läßt sich auch die bandlose Hülsenkrone bei geschwächten Stümpfen noch nach Vornahme eines Aufbaues zur Verwendung bringen. Findet ein solcher Kronenersatz aber nur an dem Aufbau seinen Halt, während die Bandkrone noch Teile der Wände des Stumpfes selbst einzuschließen gestattet, so wird, sofern ein Ersatz durch Hülsenkronen überhaupt indiziert ist, die Bandkrone zur Wiederherstellung des Zahnes vorzuziehen sein. Die Indikation für die Anwendung der bandlosen Hülsenkronen werden also vorwiegend des Kronenersatzes bedürftige Zähne abgeben, bei denen der Stumpf im cervicalen Abschnitt noch keine wesentlichen Defekte aufweist.

Für die Aufwendung der bandlosen Hülsenkronen kommt aber noch ein anderer Gesichtspunkt in Frage. Mit Rücksicht auf die kosmetische Funktion des Gebisses kommen die aus Metall bestehenden Bandkronen nur im unsichtbaren Teil der Zahnreihe in Betracht. Wie wir erwähnt haben, lassen sie sich zwar auch mit der Verwendung des kosmetisch befriedigenden Porzellans und besonders Pala-

Die Methoden des Kronenersatzes.

ponts verbinden. Bei Zähnen mit intakter Pulpa sind der Anwendung dieser Modifikationen Grenzen gezogen. Hier ist nun von Wichtigkeit, daß sich bandlose Hülsenkronen auch aus Porzellan oder Palapont bei gleichzeitiger Erhaltung der Vitalität der Pulpa herstellen lassen. Wo es auf die Erhaltung der Pulpa und auf die Befriedigung kosmetischer Belange ankommt, sind derartige bandlose Hülsenkronen allen anderen Arten des Kronenersatzes überlegen. Da die aus Metall bestehenden bandlosen Hülsenkronen aber wieder den aus Porzellan bestehenden gegenüber bezüglich der Festigkeit größere Sicherheit gewähren, wird man diese an Stellen, wo die Kosmetik keine Rolle spielt, vorziehen können. Da die beiden verschiedenen Materialien Unterschiede im Behandlungsgang bedingen, ist es notwendig, die Besprechung der bandlosen Hülsenkronen hiernach zu trennen.

Bandlose Hülsenkronen aus Metall.

Zwei verschiedene Modifikationen, die sich durch die Art der Stumpfpräparation unterscheiden, müssen hier ihre Darstellung finden: die Ortonkrone und die Stufenkrone.

Die Ortonkrone. Die nach dem Autor benannte Art des Kronenersatzes ist in der deutschen Zahnersatzkunde besonders durch Veröffentlichungen von KLUGHARDT, FRITSCH und SCHRÖDER bekannt geworden.

Die Stumpfpräparation weist gegenüber der beim Bandkronenersatz für Zähne mit intakter Pulpa zweckmäßigen Vorbereitung geringe Abweichungen auf. Unter Erhaltung des Höckerreliefs wird von den einzelnen Höckerflächen die Zahnsubstanz in der Stärke von etwa 1 mm mit den bei der Präparation für die Bandkrone erwähnten Mitteln abgetragen. Auch die Herrichtung des Umfanges, der wieder eine sehr schwach konische Gestalt erhält, geschieht mit den entsprechenden Instrumenten. Von Bedeutung ist aber, daß eine Beschleifung nur bis eben unter die Zahnfleischgrenze unter Erhaltung des cervicalen Schmelzwulstes gefordert wird. Die Herstellung eines stufenfreien Überganges der anzufertigenden Krone in die Zahnsubstanz wird dadurch erleichtert.

Für die weitere Herstellung der Krone hat sich das von SCHRÖDER angegebene Verfahren wegen seiner Einfachheit am besten bewährt. Mit einem dem Umfang des Stumpfes angepaßten nahtlosen Kupferring, der dem Zahnfleischsaum entsprechend konturiert ist, und den „Biß" nicht stört, wird mittels grüner Kerrmasse Abdruck genommen, indem der mit erweichter Masse gefüllte Ring auf den leicht eingefetteten Stumpf gedrückt wird. In die aus dem Ring hervorquellende Abdruckmasse, die man durch Auflegen weiterer Abdruckmasse eventuell etwas vermehren kann, läßt man den Patienten einbeißen, drückt an der Buccalseite mit dem Finger die Abdruckmasse an die Nachbarzähne gut an, kühlt mit der Wasserspritze und kaltem Wasser ab, prüft nochmals, ob der Patient richtig die Zahnreihen geschlossen hat und nimmt den Abdruck aus dem Mund heraus. Aus Hartgips wird ein Okklusionsmodell hergestellt, der Kronenstumpf geölt oder gefettet, darauf die Krone aus Wachs modelliert. Besonderer Wert ist darauf zu legen, daß der Guß in guter, nicht zu dünn angerührter Expansionseinbettmasse erfolgt, da die Metallkontraktion bei dieser Kronenart sich sonst sehr störend bemerkbar macht. Nach richtiger Ausarbeitung ergänzen derartige Kronen den Stumpf in vollendeter Weise. Sie sind besonders bei Patienten zu empfehlen, die häufig an Zahnfleischentzündungen leiden oder eine Parodontose haben. Über Einprobe und Einsetzen des Ersatzes braucht nichts besonderes dem von der Bandkrone her Bekannten hinzugefügt zu werden.

Die Stufenkrone. Die Bezeichnung dieser Methode des Hülsenkronenersatzes ergibt sich daraus, daß sich der für die Aufnahme der Krone präparierte Teil des Zahnumfanges mit einer scharfen Stufe an der cervicalen Grenze der Krone gegenüber dem unbeschliffenen Teil absetzt.

Die Vorbereitung der Kaufläche des zu überkronenden Zahnes geschieht wie bei der Ortonkrone. Abweichungen ergeben sich bei der Präparation der Mantelfläche des Stumpfes. Sie beginnt am besten an den Approximalflächen. Mit einseitig schleifenden Stahlscheiben wird zunächst in der Papillenhöhe eine Stufe von etwa 0,5 mm Breite angelegt, von der aus die Schliffläche mit geringer Neigung nach der Kaufläche zu verläuft. Die Stufe wird sodann dem Niveau des Zahnfleischsaumes entsprechend bis an die Grenze der buccalen und lingualen Fläche ausgedehnt. Mittels kleiner, linsenförmiger Steine wird weiterhin auf der Buccal- und Lingualfläche zwischen den approximalen Stufen eine 1½ mm tiefe Verbindungsrinne gezogen, von der aus die konische Beschleifung der Außen- und Innenfläche des Stumpfes mit walzenförmigen Instrumenten, die nur auf der Mantelfläche schleifen, beendet wird. Bei isoliert stehenden Zähnen kann eine die Beschleifung begrenzende Rinne gleich rings um den ganzen Zahn gezogen werden. Nach der konischen Gestaltung des Stumpfes bedarf die Stufe noch der Versenkung unter den Zahnfleischrand. Dieses Ziel wird durch zylindrische, nur am Kopfende schleifende Versenkbohrer erreicht. Wenn sie in der richtigen Stärke benutzt werden, läßt sich mit ihnen eine Verletzung des Zahnfleischsaumes vermeiden. Vorzüglich eignen sich zur schärferen Ausbildung der Stufe auch die von BASTIAN angegebenen, von SCHRÖDER bereits empfohlenen Spezialfeilen (Abb. 514).

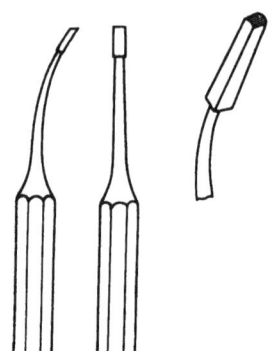

Abb. 514. Bastianfeilen.

Die übrige Herstellung der Krone geschieht wieder auf indirektem Wege und stimmt daher prinzipiell mit dem bei der Ortonkrone kennengelernten Verfahren überein.

Eine Gegenüberstellung der Orton- und der Stufenkrone lehrt, daß letztere eine sicherere Kontrolle der Begrenzung zuläßt als die Ortonkrone. Sie ist aber gegenüber der Ortonkrone durch die Opferung einer größeren Menge von Zahnsubstanz im Nachteil, die aber nach dem Urteil SCHRÖDERS nicht einmal den bei der Bandkrone in Kauf zu nehmenden Grad erreicht. Für die Vitalität der Pulpa kommt ihr daher keine Tragweite zu. Gegenüber den von der Anwendung des Bandes gefürchteten Nachteilen muß aber betont werden, daß eine nicht ganz exakt hergestellte bandlose Krone die gleichen Gefahren für den überkronten Zahn nach sich ziehen kann, die ein dem Stumpf aufliegendes Band auslösen könnte. Größte Exaktheit ist hier wie dort für den Erfolg der Behandlung also Vorbedingung.

Bandlose Hülsenkronen aus Porzellan (Jacketkrone) oder aus Palapont.

Wie bereits angedeutet worden ist, wird das Indikationsgebiet der bandlosen Hülsenkronen aus Porzellan in erster Linie dadurch bestimmt, daß sie *gestatten, bei der Befriedigung kosmetischer Belange auf die Vitalität der Pulpa Rücksicht zu nehmen.* Sie kommen also besonders bei Frontzähnen mit intakter Pulpa in Betracht, die den allgemeinen Bedingungen für den Hülsenkronenersatz genügen. Verfärbte und hypoplastische Vorderzähne, die mit den Mitteln der konservierenden Zahnheilkunde nicht völlig wiederhergestellt werden können, sowie Zähne mit Formanomalien berechtigen also in erster Linie zur Anwendung des Hülsenkronenersatzes aus Porzellan oder Palapont. Im Bereiche der nicht sichtbaren Backen- und Mahlzähne ist diese Art des Kronenersatzes zwar auch möglich, da die Verwendung des Porzellans aber nicht nötig und Metall widerstands-

Die Methoden des Kronenersatzes.

fähiger ist, werden die aus Metall bestehenden künstlichen Kronen vorzuziehen sein, auch wenn die Bruchgefahr bei den Porzellankronen heute nicht mehr hoch einzuschätzen ist. Die Möglichkeit der Anwendung dieser Art des Kronenersatzes besteht schließlich auch bei pulpatoten Zähnen, sofern die noch vorhandene natürliche Krone die Verankerung zuläßt. Muß die Verankerungsmöglichkeit dagegen für die Hülsenkrone erst geschaffen werden, so vermögen andere Methoden des Kronenersatzes die Wiederherstellung der Zahnreihen in funktionell gleichwertiger, aber einfacherer Weise zu erreichen.

Die Stumpfpräparation für die Hülsenkrone aus Porzellan oder Palapont ist die der Stufenkrone. In dünner Schicht bricht Porzellan, und Palapont federt. Bei Palapontverarbeitung gelten ähnliche Vorschriften. Die Stufe muß daher statt 0,5 mm eine Breite von etwa 1 mm erhalten. Aus der umfangreichen Opferung an Zahnsubstanz kann sich bei jugendlichen und kleinen Zähnen eine Kontraindikation für die Methode herleiten. Daß auf eine besonders scharfe Ausbildung der Stufe geachtet werden muß, sei ausdrücklich erwähnt (Abb. 515).

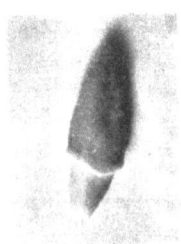
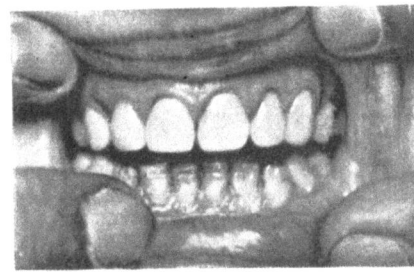

Abb. 515. Eckzahn für eine Stufenkrone aus Porzellan oder Palapont vorbereitet. Stufe 1 m/m (natürliche Größe).

Abb. 516. Wiederherstellung der oberen hypoplastischen Frontzahnreihe durch Porzellanmantelkronen.

Die weitere Anfertigung der Krone geschieht wie bei den anderen bandlosen Hülsenkronen auf indirektem Wege. Der technische Hergang kann hier wieder keinen Platz finden; es sei auf die Leitfäden von LEWIN, BRILL, RECH, LE GRO-GRATZINGER und ILG verwiesen.

Für die Beurteilung des Nutzeffektes dieser Art von Kronen ist von Bedeutung, daß sie wirklich mit den natürlichen Gliedern der Zahnreihe in Übereinstimmung stehen müssen, wenn sie ihren wichtigsten Zweck nicht verfehlen sollen. Auf die richtige Wahl der Farbe kommt daher sehr viel an. Vertrautheit mit den zu verarbeitenden Porzellanmassen ist daher unerläßlich. Erfolg in dieser Beziehung kann man sich sichern, wenn die Labialseite der Krone durch eine fertig käufliche, gut ausgewählte und sauber ausgeschliffene Hohlfacette abgedeckt wird, während die Rückseite aus den keramischen Massen gebrannt wird. Für dieses Verfahren sind FRITSCH, RECH und KIRSTEN unter Benutzung der Hohlfacette nach SCHRÖDER eingetreten (Abb. 516).

b) Stiftkronen.

α) Die Anwendung des Stiftkronenersatzes.

Die Verankerung der künstlichen Kronen durch einen in die Wurzel versenkten Stift gibt dieser Methode des Kronenersatzes den Namen.

Die Art der Verankerung beeinflußt auch das Anwendungsgebiet. Während die prothetische Behandlung durch Hülsenkronen an einen Zahnstumpf gebunden ist, der die mechanische Leistungsfähigkeit des Ersatzes gewährleistet, ermöglicht die Stiftkrone noch die Wiederherstellung eines Zahnes, wenn der Rest der natürlichen Krone keinen ausreichenden Halt mehr für eine künstliche Krone gewährt.

Für die Indikation der Stiftkronen kommt aber weiterhin in Betracht, daß die Verwendung eines Wurzelstiftes die Erhaltung des Zahnmarks unmöglich macht. Da wir dieses Ziel, wie erwähnt, stets im Auge behalten müssen, wird die Stiftkrone vor allem dort zur Anwendung kommen können, wo ein des Kronenersatzes bedürftiger Zahn seine Pulpa bereits verloren hat oder wo die Erhaltung der Pulpa sowieso nicht mehr möglich ist. Wo ein Zahn noch seine erhaltungsfähige Pulpa besitzt, wird nun aber in der Regel auch so viel intakte Zahnsubstanz vorhanden sein, daß eine Hülsenkrone an ihr ihren Halt finden kann. Ist dagegen mit einer Devitalisation der Pulpa zu rechnen, so gibt die Verankerungsmöglichkeit den Ausschlag, ob diese oder jene Art des Kronenersatzes Anwendung finden muß.

Die Indikation des Stiftkronenersatzes wird aber auch weitgehend von der kosmetischen Funktion der Zähne beeinflußt. Da die Stiftverankerung die Verarbeitung von Porzellanzähnen erlaubt, können die Stiftkronen im sichtbaren Bereich der Zahnreihe angewandt werden. Bei pulpatoten Frontzähnen, die den Hülsenkronen aus Porzellan oder Palapont unmittelbar keinen ausreichenden Halt gewähren, können die Stiftkronen daher an ihre Stelle treten.

Das Anwendungsgebiet des Sitftkronenersatzes wird dadurch, daß die Stiftverankerung noch die Möglichkeit des Kronenersatzes bietet, wo die Hülsenkrone nicht mehr anwendbar wäre, nur nach einer Seite abgesteckt. Auf der anderen findet es dadurch seine Grenze, daß die Stiftverankerung selbst wieder ausreichende mechanische Leistungsfähigkeit verbürgen muß. Der Stift muß also, damit er der mechanischen Beanspruchung gewachsen ist, eine gewisse Stärke und Länge besitzen. Je größer die Ausmaße des Stiftes sind, um so stärker muß aber die Hartsubstanz der den Stift aufnehmenden Wurzel geschwächt werden. Die Stiftverankerung muß also auf solche Wurzeln beschränkt werden, die bei einer der Beanspruchung Rechnung tragenden minimalen Stiftstärke noch eine ausreichend widerstandsfähige Wurzelwandstärke besitzen. Nur ausreichend kräftig gebildete Wurzeln sind also für den Stiftkronenersatz geeignet, in erster Linie somit obere mittlere Schneidezähne sowie obere und untere Eckzähne. Zur Erzielung eines günstigen Verhältnisses zwischen Widerstandsfähigkeit des Stiftes und der Wurzel wird man aber auch hier bestrebt sein müssen, sehr hoch beanspruchbares Stiftmaterial zu verwenden. Goldplatinlegierungen von 18—20 Karat mit Iridiumzusatz kommen in erster Linie dafür in Betracht. In Ermangelung dieser Edellegierungen können auch Stahlstifte oder Draht aus Silberlegierungen verwendet werden.

Für die mechanische Sicherheit der Verankerung spielt nun aber nicht nur die Stärke des Stiftes eine Rolle, sondern auch seine Länge. Die Verbindung von Krone und Stift wird um so fester sein, je länger die Einspannung des Stiftes in der Wurzel ist. Da die Höhe der Beanspruchung der Stiftverankerung nun aber auch von der Länge der künstlichen Krone abhängig ist, wird der Stift mit zunehmender Kronenhöhe länger gehalten werden müssen. Da anderersets aber wieder die Länge der Wurzel die Verlängerung des Stiftes begrenzt, wird der Stiftkronenersatz in seiner Anwendbarkeit beschränkt sein, wo die formale Beschaffenheit der Wurzel die Anwendung eines hinreichend langen Stiftes nicht zuläßt. Im allgemeinen muß der Stift mindestens so lang sein wie die von ihm getragene Krone.

Unter den die Anwendbarkeit des Stiftkronenersatzes beeinflussenden Formbeschaffenheiten der Wurzel bedürfen auch vorhandene Defekte noch der besonderen Erwähnung. Je nach ihrer Ausdehnung und Lage werden sie die Sicherheit der Verankerung beeinträchtigen und damit die Indikation des Stiftkronenersatzes mehr oder weniger einschränken.

Bezüglich der in prophylaktischer Beziehung an die Methoden des Kronenersatzes zu stellenden Anforderungen kann festgestellt werden, daß sich die sichere Erhaltung des Stumpfes bei zweckmäßiger Durchführung des Stiftkronenersatzes sehr wohl erreichen läßt. Es braucht also der Stiftkronenersatz aus diesen Erwägungen nicht völlig abgelehnt zu werden, wie es vielfach geschieht. Fehler bei der einzelnen Behandlung fallen nicht der Methode zur Last. Radikale Anhänger der dentogenen Fokalinfektion werden natürlich den Stiftkronenersatz stets ablehnen.

β) Der allgemeine Behandlungsgang.

Der mit der Präparation der Stumpfoberfläche beginnende Behandlungsgang muß wieder von funktionellen, biologischen und prophylaktischen Gesichtspunkten geleitet sein. Hier ist zunächst zu beachten, daß die kosmetisch befriedigende Anbringung eines Porzellanzahnes nur möglich ist, wenn die Grenze zwischen Zahn und Stumpf nicht sichtbar wird. Die Oberfläche des Stumpfes muß also unter den Zahnfleischsaum gelegt werden. Andererseits darf der Epithelansatz des Zahnfleischsaumes nicht verletzt werden. Die Stumpfoberfläche muß also auf der Labialseite im Bereich der Zahnfleischtasche liegen, d. h. von labial nach den Papillen zu ansteigend verlaufen. Auf der lingualen Seite spielt die Kosmetik keine Rolle. Hier kann die Lage der Stumpfoberfläche daher von mechanischen Gesichtspunkten bestimmt werden. Wenn sie senkrecht zur Hauptbeanspruchungsrichtung der künstlichen Krone verläuft, wird sie den mechanisch günstigen Verlauf erhalten (Abb. 517).

Durch Defekte der Stumpfoberfläche ergeben sich in vielen Fällen gezwungenermaßen Abweichungen von dieser dachförmigen Präparation der Stumpfoberfläche. Eine ovalkonkave oder kastenförmige Gestaltung der Wurzeloberfläche kann dann angezeigt sein. Auf die Herrichtung eines einwandfreien Wurzelrandes ist hier besonders Gewicht zu legen.

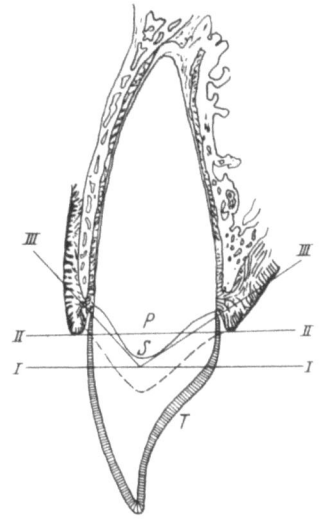

Abb. 517. Oberflächenpräparation eines Stumpfes für die Stiftkrone. I und II unrichtige, III richtige Oberflächengestaltung. (Nach SCHRÖDER: Lehrbuch der technischen Zahnheilkunde. Bd. I. Berlin 1927).

Praktisch ist die Präparation mit der Beseitigung der über die Papillenhöhe hinausragenden Kronenreste einzuleiten. Mit dünnen Querhiebfissurenbohrern läßt sich dies am schnellsten erreichen. Es folgt sodann die Abschrägung der labialen Oberflächenhälfte. Vom Zentrum aus kann das Zahnbein mit größeren Rosenbohrern entfernt werden; sie arbeiten schneller und schonender als Schleifsteine. Die dünnen Schmelzränder brechen dann Stück für Stück aus. Ist das erstrebte Niveau ungefähr erreicht, wird die Oberfläche mit scheibenförmigen Steinen geglättet. Die Versenkung unter das Niveau des Zahnfleischsaumes geschieht am besten mit kleinen, umgekehrt kegelförmigen Steinen. Sie werden mit der Basis vom Zentrum zum Rande geführt. Die Schlifffläche wird so unter den Zahnfleischrand verlegt, ohne daß eine Verletzung des Zahnfleischsaumes einzutreten braucht. Besonders erwähnt sei, daß gesunde, an der Peripherie sitzende Schmelzwülste keineswegs völlig beseitigt werden müssen, sondern zu erhalten sind (Abb. 518a—c).

Für die ovalkonkave Gestaltung der Wurzeloberfläche werden neben Steinchen große Rosenbohrer zu Hilfe genommen, während für die kastenförmige Präparation besondere Versenkbohrer Dienste leisten können.

Es folgt sodann die Ausschachtung des Wurzelkanals. Ein zur Kontrolle des apikalen Parodontiums und der Wurzelfüllung angefertigtes Röntgenbild orientiert nochmals über Verlauf und Länge der Wurzel.

Da die Verankerung durch den Stift um so sicherer wird, je innigeren Kontakt er mit den Wurzelkanalwänden erhält, müssen beide in der Form und Größe übereinstimmen. Welche Form als zweckmäßig anzusehen ist, muß also jetzt entschieden werden.

Die Abwägung der verschiedensten Gesichtspunkte gegeneinander ergibt, daß Stifte von rundem Querschnitt und kegelstumpfförmiger Gestalt am geeignetsten sein dürften. Vierkantige Stifte innerhalb eines rund ausgebohrten Wurzelkanals

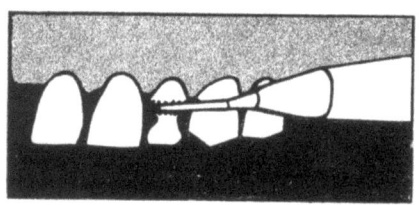

Abb. 518 a. Abtragung einer defekten Krone mittels Fissurenbohrers dicht oberhalb der Interdentalpapille zur Vorbereitung für den Stiftkronenersatz.

leisten der Drehung nicht mehr Widerstand als ein runder Stift, der vom Wurzelkanal flächenhaft geführt wird. Ein Stift von gleichbleibender Stärke muß mit Rücksicht auf die konische Gestalt der Wurzel schwach gehalten werden, damit er lang genug gewählt werden kann, ohne die Wurzelperforationsgefahr herbeizuführen. Gerade am Eintritt in die Wurzel ist aber ein stärkerer Durchmesser mit Rücksicht auf die Biegungsbeanspruchung unerläßlich. Ein mit einer Spitze auslaufender Stift besitzt jedoch selbst keine tragende Fläche, die wieder höher zu bewerten ist als die mit der Zuspitzung mögliche Verlängerung des Stiftes.

Die absoluten Maße des Stiftes müssen sich naturgemäß nach der einzelnen Wurzel

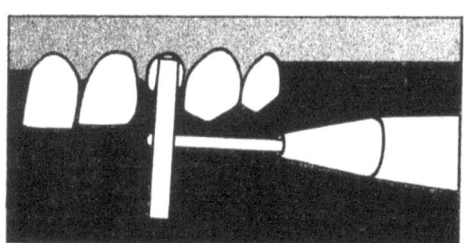
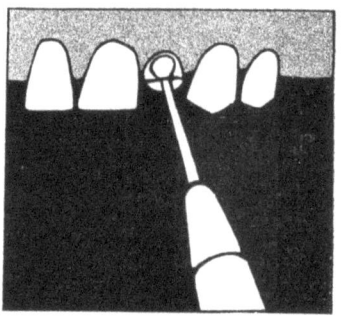

Abb. 518 b. Glättung der dachförmigen Stumpfoberfläche mittels Carborundscheibe.

Abb. 518 c. Versenkung der Stumpfoberfläche unter das Niveau des Zahnfleischsaumes.

richten. Bei den starkwurzeligen Schneide- und Eckzähnen, für die die Stiftkronen in Betracht kommen, können die Stifte am Eingang zum Wurzelkanal durchschnittlich 1,5—2 mm stark sein und eine Länge von 8—12 mm erhalten.

Diesen Richtlinien für die Gestalt des Stiftes muß die Ausbohrung des Wurzelkanals angepaßt sein. Sie beginnt mit feinen Rosenbohrern, die der Wurzelfüllung folgen, unter Beachtung des Wurzelverlaufs. Nachdem die hinreichende Tiefe erreicht ist, werden die Bohrerstärken allmählich gesteigert, unter ständig wiederholter Kontrolle des Kanals mit dem Auge. Die Wurzelfüllung muß stets zentral sichtbar bleiben.

Für die Konstruktion der Krone steht die Erzielung eines kosmetisch befriedigenden Resultats im Vordergrunde. Der Auswahl eines geeigneten Porzellanzahnes ist daher zunächst große Sorgfalt zuzuwenden. Am besten geschieht dies unmittelbar nach dem Munde des Patienten, da schon geringe Differenzen im Aussehen den prothetisch ergänzten Zahn verraten. Der zu verarbeitende Zahn wird daher auch am besten in der Stellung nach dem Munde zugeschliffen. Die provisorische Fixierung des Zahnes an einer kleinen Wachsplatte gestattet die Kontrolle.

Für die Erzielung eines mechanischen Effektes ist die sichere Verbindung der Krone mit dem Wurzelstift und die Ausbildung leistungsfähiger Kronenformen, insbesondere wirksamer Schneiden, erforderlich. Die Beachtung des Bewegungsbisses ist hierfür ebenso wichtig wie für die Verhütung einer Überlastung der Krone, die auf keinen Fall stärker von den Kaukräften getroffen werden darf als die vorhandenen natürlichen Zähne.

Der Übertragung der Druckkräfte auf die Wurzeln dient neben dem Wurzelstift der gleichmäßige Anschluß des Kronenkörpers an die Wurzeloberfläche. Er ist aber auch für die Konservierung des Stumpfes und für die Verhütung paradentaler Erkrankungen aufs peinlichste herzustellen. Daß dies nicht immer in befriedigendem Maße erstrebt oder erreicht wird, erklärt eine große Zahl von Mißerfolgen beim Stiftkronenersatz. Deshalb ist jeder gewöhnlichen Stiftkrone die Bandstiftkrone mit gelöteter oder gegossener Kappe vorzuziehen.

γ) **Die Methoden des Stiftkronenersatzes.**

Stiftkronen mit Porzellankörperzahn.

Diese Art des Kronenersatzes wird meist so ausgeführt, daß ein dem zu ersetzenden Zahn entsprechender, käuflicher Porzellanzahn auf die Wurzel notdürftig aufgeschliffen und mittels eines bereits eingebrannten oder einzementierten Stiftes in der Wurzel befestigt wird. Der Ersatz läßt sich schnell durchführen und kann kosmetisch vollkommen befriedigend sein.

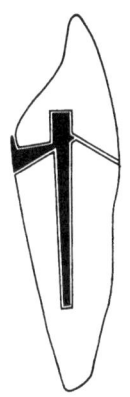

Abb. 519. Stiftkrone mit Porzellankörperzahn.

In dieser Form kommt er aber nur als provisorischer Ersatz eines Zahnes in Betracht, da ein exakter, den Dauerbestand des Ersatzes gewährleistender Anschluß der künstlichen Krone an die Wurzel kaum zu erreichen ist. Die Porzellankörperzähne lassen sich wohl mit hinreichender Genauigkeit auf die labiale Hälfte der Wurzel aufschleifen, auf der lingualen Seite läßt sich der exakte Anschluß aber nur bei größtem Zeitaufwand erzielen. Da hier die Kosmetik nicht ins Gewicht fällt, wird auf der lingualen Seite zweckmäßigerweise das Metallgußverfahren zu Hilfe genommen. Der Porzellanzahn wird auf der Labialseite aufs genaueste mit der Wurzeloberfläche in Übereinstimmung gebracht, lingual aber so viel fortgeschliffen, daß ein keilförmiger Spalt zwischen Porzellankrone und Wurzel entsteht. Der vorbereitete Stift wird in den Wurzelkanal gesteckt und mit etwas plastischem Gußwachs umgeben. Preßt man nun die Porzellankrone in die ihr zukommende Stellung, so füllt das Wachs den keilförmigen Spalt aus. Es wird so nachmodelliert, daß es mit dem Wurzelumfang genau abschließt, den Kronenrand aber ein wenig einfaßt. Wird es dann auf dem Gußwege durch Metall ersetzt, so vermag dieser Kronenersatz allen Ansprüchen zu genügen. (Abb. 519).

Auch auf dem Wege der keramischen Technik kann der Anschluß eines Porzellankörperzahnes an die Wurzeloberfläche erreicht werden, ebenso wie eine Porzellanfacette, falls ein Körperzahn nicht zur Verfügung steht, durch Porzellanbrand zu einer bis auf den Stift aus Porzellan bestehenden Krone ergänzt werden kann. Auf die Angabe weiterer Einzelheiten muß hier verzichtet werden. Für die Anwendung des Stiftkronenersatzes mit Porzellankörperzähnen sei aber noch erwähnt, daß das recht brüchige Porzellan stets eine gewisse Stärke haben muß,

592 Zahnärztliche Prothetik.

wenn die Kaukräfte nicht zur Zerstörung des Ersatzes führen sollen. Nur wo die Bißverhältnisse die Anbringung eines durch Beschleifung nicht nennenswert zu schwächenden Porzellankörperzahnes gestatten, kann daher von dieser kosmetisch gute Resultate gewährenden Methode Gebrauch gemacht werden. Dieselben Regeln gelten für die Verwendung von Kunstharz, Palapont usw.

Stiftkronenersatz in Verbindung mit Porzellan- oder Palapontmantelkronen.

Vor Erfindung der Kunstharze und ihrer Verwendung zur Kronen- und Brückentechnik ist mit gutem Erfolg anstatt von dem Porzellankörperzahn (Logankrone) auch von den Porzellanmantelkronen beim Stiftkronenersatz Gebrauch gemacht worden. Nach teilweisem Wiederaufbau des Kronenkörpers durch einen Metallkern — auf den HOLLMANNschen Stufenstift sei hier besonders verwiesen — wird entweder eine Porzellanmantelkrone gebrannt, oder es finden auch käufliche Porzellanmantelkronen — EVE-Kronen — Verwendung, deren fertiger Form der Aufbau angepaßt wird (Abb. 520, 521). Die verschiedenen Modifikationen, denen beide Verfahren unterworfen worden sind, können hier keine Darstellung finden. An Stelle von gebranntem Porzellan oder käuflichen Porzellanmantelkronen verwendet man jetzt in wesentlich vereinfachter Technik Kunstharz, Palapont usw. bzw. Kunstharzfacetten. Die kosmetische Wirkung kann vollkommen naturgetreu sein, vor allem, wenn man das dunkle Durchschimmern des Kronenkerns verhindert. (Keine sich verfärbenden Metallkerne verwenden!) An diese Art von Porzellan- oder Kunstharzkronen dürfen keine hohen mechanisch-kaufunktionellen Ansprüche gestellt werden, was bei der Indikation sehr zu beachten ist (Abb. 522a—c).

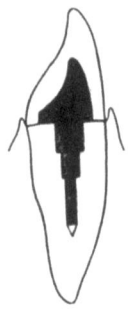
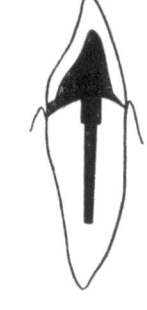

Abb. 520. Stiftkronenersatz mit Stufenstiftkern nach HOLLMANN und Porzellanmantelkrone.

Abb. 521. Stiftkronenersatz mit EVE-Porzellanmantelkrone und Gußkern.

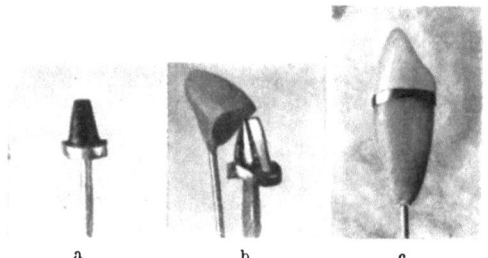

Abb. 522a. Stumpfaufbau für einen Stiftzahn in Form einer Jacketkrone aus Palapont. b. Krone in Wachs modelliert. c. Palapontstiftkrone fertig.

Stiftkronen mit Porzellanflachzähnen.

Für den Stiftkronenersatz mit Porzellanfacetten ist klinisch von Bedeutung, daß die Porzellanzähne selbst nicht die nötige Widerstandsfähigkeit besitzen, um allen Einwirkungen des Kauaktes gewachsen zu sein. Sie bedürfen daher eines kräftigen Schutzes, der besonders an der der Beanspruchung ausgesetzten Stelle, also an der Schneide, wirksam sein muß. Das hat den Nachteil, daß gegenüber den ganz aus Porzellan bestehenden Kronenkörpern der kosmetische Effekt beeinträchtigt wird.

Die Herstellung des Schneidenschutzes durch Anfertigung einer den Rücken des Zahnes abdeckenden Schutzplatte dient zugleich der Verbindung des Porzellanzahnes mit dem zur Verankerung benötigten Wurzelstift. Auf die verschiedenen Arten der Schutzplattenanfertigung braucht hier nicht eingegangen zu werden. Auf die Verwendung auswechselbarer Zähne, insbesondere der RAMCO-Einstiftzähne und Steele-Facetten sei hingewiesen.

Zur Erzielung des dichten Wurzelabschlusses wird der Wurzelstift mit einer Wurzelplatte verbunden, die an ihn angelötet werden kann, am besten aber zugleich mit dem Rücken des Zahnes auf dem Gußwege hergestellt wird.

Nachdem der Flachzahn im Munde aufgeschliffen und seine Stellung durch eine Wachsplatte fixiert ist, wird er aus dem Munde entfernt und der Wurzelstift in den Wurzelkanal gesteckt. Über ihn und die Wurzel wird nun ein Kupferring mit KERRscher Abdruckmasse gepreßt und, nachdem für die Erhärtung der Masse gesorgt ist, darüber ein Gipsabdruck genommen, der Nachbar- und Gegenzähne enthält. Dieser Abdruck liefert ein genaues Modell der Wurzeloberfläche und die genaue Stellung des Wurzelstiftes. Der Porzellanzahn kann an seinen Platz gebracht und dann der Rücken modelliert und gegossen werden.

Diese Art von Stiftkronen kann auch bei Bißverhältnissen zur Anwendung gelangen, die wenig Raum für die künstliche Krone gewähren.

Für den provisorischen Verschluß von Lücken sei in Verbindung mit Porzellanflachzähnen noch auf den Zinnstiftzahn und den Amalgamstiftzahn nach FEDERER verwiesen, sowie auf das im Munde polymerisierende Palapont.

c) Bandstiftkronen.

α) Die Anwendung des Bandstiftkronenersatzes.

Die Kombination der Wurzelstiftverankerung mit der Bandverankerung kommt in der Bezeichnung dieser Art des Kronenersatzes zum Ausdruck.

Die Bandstiftkrone ist in mechanischer Hinsicht der einfachen Stiftkrone weit überlegen. Das um die Wurzel gelegte Band schützt diese auch vor Sekundärcaries und gestattet, auch schwache Wurzeln für diese Kronenart zu verwenden, wobei das Band eine Wurzelsprengung verhindert, wie man sie gelegentlich bei einfache Stiftzähne tragenden Wurzeln beobachtet. Der Wert, den das Band hier für die Herstellung der künstlichen Krone besitzt, rechtfertigt, von ihm Gebrauch zu machen, selbst wenn ein Risiko darin besteht, daß auch ein ganz exakt angelegtes Band von einzelnen Patienten nicht reaktionslos vertragen wird. Die Bandstiftkronen kommen daher bei Zähnen in Betracht, die auf Grund ihres anatomischen Baues nicht erlauben, das für eine Stiftkrone erforderliche Minimum an Stiftstärke mit dem Minimum an Wurzelwandstärke in Einklang zu bringen, also bei schwächlichen oberen seitlichen Schneidezähnen, oberen Prämolaren und unteren Schneidezähnen. Ferner wird die Anwendung der Bandstiftkronen zu erwägen sein, wenn stärker gebildete Zähne durch zentrale oder randständige Wurzeldefekte geschwächt worden sind.

β) Die Vorbereitung für die Bandstiftkrone.

Für die Vorbereitung des Wurzelstumpfes gelten im wesentlichen die beim Stiftkronenersatz niedergelegten Gesichtspunkte. In erster Linie kommt also die dachförmige Gestaltung der Wurzeloberfläche in Betracht. Durch eingetretene Zerstörung der Zahnsubstanzen kann aber auch eine mehr oder weniger plane Abtragung der Wurzel bedingt sein, wenn der Kronenersatz an sich noch gerechtfertigt ist. Bestehen Defekte, die von dem Band nicht eingefaßt werden, bedürfen sie der Ergänzung durch Gußfüllungen.

Von Wichtigkeit ist, daß die Anwendung eines Bandes eine Präparation des Wurzelumfanges bedingt. Alle Schmelzreste, die den Anschluß des Bandes an den Stumpf zu stören vermögen, müssen entfernt werden, was mit umgekehrt kegelförmigen Steinchen für Hand und Winkelstück oder diamantierten Kupferkegeln geschieht.

Bezüglich des Maßnehmens für das zu verwendende Band gilt das für die Bandkronen Gesagte. Bei der geringen Höhe des Stumpfes muß ganz besonders darauf geachtet werden, daß ein zur Benutzung gelangendes Maßband in der Achse der Wurzel aufprobiert wird, damit Fehlmessungen verhütet werden. Für das Anlegen des Bandes, seine cervicale Begrenzung und die Anschärfung seines Randes müssen die gleichen Ansprüche wie bei den Bandkronen erfüllt sein. Mit Rücksicht auf die Kosmetik ist die Begrenzung des Bandes an der Wurzeloberfläche auf der labialen Hälfte besonders wichtig. Die Höhe des Stumpfes wird innen an das Band angerissen, der überschießende Teil fortgeschnitten und nach abermaligem Anprobieren des Bandes sein Rand mit feinen Steinchen bis unter den Zahnfleischsaum im Niveau des Stumpfes abgetragen. Auch wenn das Band auf der Labialseite sehr schmal wird, kann es noch wertvolle mechanische Dienste leisten; ragt es über den Zahnfleischsaum hinaus, stört es die Erzielung eines kosmetischen Erfolges vollkommen.

Die Schaffung der Stiftverankerung erfolgt wie bei den einfachen Stiftkronen. Das Band ermöglicht allerdings eine gewisse Reduktion der Stiftstärke und Länge, bei schwachen und kurzen Wurzeln z. B. auf 1,2 mm Durchmesser und 6—7 mm Länge. Die Verbindung von Band und Stift zu einer Stiftkappe sowie die Herstellung des Kronenkörpers ist dann wieder im wesentlichen eine technische Angelegenheit. Auch hier können wieder Porzellankörperzähne und Flachzähne nach den beim Stiftzahn angedeuteten Grundsätzen zur Anwendung gelangen.

γ) Die Modifikationen der Bandstiftkrone.

Unter den verschiedenen Modifikationen der Bandkrone sei zunächst erwähnt, daß die Möglichkeit besteht, die labiale Hälfte oder das labiale Drittel des Bandes fortzulassen. Dadurch wird erreicht, daß auf der sichtbaren Seite der künstlichen Krone jeder Fremdkörperreiz, der hier eine Atrophie des Zahnhalteapparates auslösen könnte, fortfällt. Wenn es aber aus anderen Gründen trotzdem zu atrophischen Erscheinungen geringeren oder höheren Grades kommt, erfährt wenigstens die kosmetische Wirkung des Gebisses keine Beeinträchtigung durch sichtbar werdende Metallteile. Andererseits darf natürlich nicht übersehen werden, daß die zusammenhaltende, die Verankerung erheblich verstärkende Wirkung des Bandes zum großen Teil fortfällt und Caries sich an der vom Ring ungeschützten Wurzel einstellen kann. Da bei den oberen Frontzähnen die horizontale Hauptbeanspruchungsrichtung von palatinal nach labial bzw. buccal verläuft, erfährt die Verankerung durch den Fortfall der labialen Hälfte des Bandes im Oberkiefer jedoch keine so starke Einschränkung wie im Unterkiefer. Bei der nach außen gerichteten Beanspruchung vermag der palatinal erhalten gebliebene Teil des Ringes den Stift immer noch in wesentlichem Umfange zu entlasten.

Die Herstellung derartiger *Halbringstiftkronen* schließt sich an die Präparation der Wurzel für einen Stiftzahn an. Auf der lingualen Seite wird der cervicale Schmelzwulst wie bei den Ringstiftkronen entfernt, während er labial erhalten bleibt. Es wird sodann ein Ring wie für einen Ringstiftzahn angefertigt. Der den Ring abschließende Deckel wird aufgelötet, der Stift wird eingepaßt, Abdruck genommen, der Stift in den Deckel eingelötet, Kappe und Stift einprobiert und jetzt wird labial von dem Ring so viel fortgeschliffen, wie kosmetische Belange es erfordern. Sollte der Deckel der buccalen Wurzeloberfläche nicht dicht genug anliegen, so wird er manuell adaptiert oder angeklopft. Der Kronenkörper wird nach einer der verschiedenen Methoden ergänzt. In Fällen, in denen eine Verstärkung der Stiftverankerung erwünscht erscheint, die Gefahren und Nachteile des Bandes auf der labialen Seite aber auf alle Fälle vermieden werden sollen, können Halbringstiftkronen gute Dienste tun.

Um eventuelle Schädigungen durch das Band gänzlich zu verhüten, ist von SCHRÖDER vorgeschlagen worden, gegossene Stiftkappen zur Anwendung zu bringen. Nach der dachförmigen Präparation der Wurzel wird der Rand der Oberfläche mit kleinen Steinen abgestumpft. Der Rand der Wurzel wird dann von einem sauber konturierten und gut adaptierten Kupferring als Matrize eingefaßt, der Stift in die Wurzel gesteckt, Gußmodellierwachs auf die Wurzeloberfläche gebracht und das so gewonnene Kappenmodell aus Metall gegossen. Der Einschluß der abgestumpften Ränder gewährt alsdann die zusammenfassende Wirkung des Bandes in gewissem Umfange (Abb. 523).

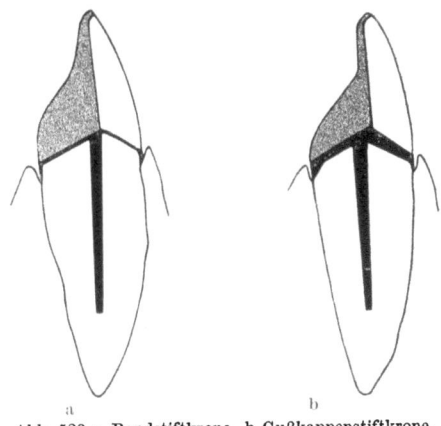

Abb. 523 a. Bandstiftkrone. b Gußkappenstiftkrone.

Es ist vorteilhafter, auch bei dieser Arbeit den indirekten Weg einzuschlagen, den Abdruck von der Wurzeloberfläche zunächst mit Kerrmasse zu nehmen und die Gußkappe aus Wachs auf dem Modell anzufertigen.

Bei diesem indirekten Vorgehen kann man auch in sehr vorteilhafter Weise das Prinzip des Halbringstiftzahnes mit dem des ringlosen Kappenstiftzahnes kombinieren und den Wurzelrand nur palatinal von einer gegossenen Halbkappe einfassen. Sicherheit der Verankerung, Reizlosigkeit und Ausschaltung jeder Störung der kosmetischen Wirkung lassen sich so in hohem Maße miteinander vereinen.

B. Zahnersatz.

Sobald unsere Mittel zur Erhaltung der natürlichen Glieder der Zahnreihe erschöpft sind und der gänzliche Verlust eines Zahnes eingetreten ist, bewegen sich die an uns herantretenden Fragen der Prothetik auf dem eigentlichen Gebiet der *Zahnersatz*kunde. Die hier zu lösenden Aufgaben schwanken ihrem Umfang nach zwischen der Notwendigkeit des Ersatzes eines einzelnen Zahnes und dem Bedürfnis der Schaffung zweier vollständiger künstlicher Zahnreihen.

Bei den Behandlungsaufgaben, die sich dem zahnärztlichen Prothetiker im Bereich *eines* Kiefers bieten, hängt die Art der zu wählenden Lösung nicht unwesentlich von dem Umfang der eingetretenen Verstümmelung der Zahnreihe ab. Zahl und Anordnung der verlorengegangenen und der noch vorhandenen Zähne können sehr verschiedene Mittel der prothetischen Wiederherstellung des Gebisses bedingen. Solange überhaupt noch natürliche Glieder einer Zahnreihe vorhanden sind, ist allen Behandlungsaufgaben aber gemeinsam, daß die zu wählende Lösung vor allem auf die Erhaltung des natürlichen Zahnbestandes bedacht sein muß und jede Schädigung von ihm fernzuhalten hat. Hier sind der zahnärztlichen Prothetik außerordentlich schwere Behandlungsaufgaben gestellt, deren sie sich nicht durch schematische Anwendung bestimmter technischer Methoden zu entledigen vermag, sondern die eine völlig individuelle, auf der Kenntnis der Lehren sämtlicher Spezialgebiete der Zahnheilkunde und ihrer medizinischen Grenzgebiete beruhende Indikationsstellung erfordern. Andererseits muß aber auch nochmals betont werden, daß die sorgfältigste Indikationsstellung in bezug auf die Erhaltung der noch vorhandenen natürlichen Zähne oft nichts erreicht, wenn nicht alle Maßnahmen mit der höchsten Präzision ausgeführt werden. *In jeder Beziehung wird also die Sorge für das natürliche Restgebiß ein bestimmender Faktor bei der Behandlung teilweise verstümmelter Zahnreihen.*

Nach dem Verlust aller natürlichen Zähne ist dem Prothetiker die schwierige, aber auch vornehmste Aufgabe des Zahnarztes, der Erhaltung der natürlichen Zähne zu dienen, genommen. Da ein Patient, der sämtliche natürlichen Zähne verloren hat, aber der Übernahme der Funktionen der natürlichen Zähne durch künstliche in höherem Grade bedarf als ein solcher, bei dem noch Reste des natürlichen Gebisses wenigstens einen Teil seiner Funktionen auszuüben vermögen, so ist die Schaffung einer ganzen künstlichen Zahnreihe eine nicht weniger wichtige und nicht weniger dankbare Hilfeleistung als die Ergänzung eines verstümmelten Gebisses. Die grundsätzlichen Unterschiede, die hiermit aufgezeigt worden sind, rechtfertigen es aber, den *Zahnersatz des Lückengebisses* von der Schaffung einer vollständigen künstlichen Zahnreihe, dem *totalen Zahnersatz* in der Besprechung zu trennen.

Der Zahnersatz des Lückengebisses.
Indikation des Zahnersatzes.

Für die Beurteilung der Notwendigkeit des Zahnersatzes ist von der Erwägung auszugehen, daß die wichtigste Aufgabe des Gebisses in der Nahrungszerkleinerung besteht. In erster Linie ist also die Herstellung von Zahnersatz geboten, wenn das natürliche Gebiß die ihm obliegende kaumechanische Arbeit nicht mehr in ausreichendem Umfange zu leisten vermag.

Die Frage, bei welchem Grade der Verstümmelung des Gebisses dieser Zustand eintritt, läßt sich allgemein nicht erschöpfend beantworten. Es bedarf daher jeder Einzelfall einer sorgfältigen Untersuchung. Hierbei ist zu beachten, daß nicht die Zahl der fehlenden Zähne allein den Ausschlag gibt. Da die kaumechanische Arbeitsleistung des Gebisses auf dem Zusammenwirken der oberen und unteren Zahnreihe beruht, ist von Bedeutung, daß der Verlust eines Zahnes auch den Verlust des Kauwertes des entsprechenden Anteils der Gegenzahnreihe nach sich zieht, und daß also die Kaufähigkeit des Gebisses nur nach den vorhandenen einander gegenüberstehenden *Zahnpaaren* einzuschätzen ist. Auch wenn in einem Gebiß die Zahl der verlorengegangenen Zähne noch kleiner ist als in einem anderen, kann es einen geringeren Wert für die Nahrungszerkleinerung besitzen als dasjenige mit einer größeren Zahl fehlender Zähne.

Aber auch die Zahl der noch vorhandenen Paare von Antagonisten gibt kein ausreichendes Urteil über den kaumechanischen Leistungsgrad eines Gebisses, sondern es muß auch berücksichtigt werden, *welche Zahnpaare vorhanden sind und welche fehlen*, da die einzelnen Glieder einer Zahnreihe eine verschieden hohe Bedeutung für die kaumechanische Arbeit besitzen. Die Frontzahnpaare haben ihre Bedeutung vor allem für das Abtrennen eines Bissens, während die mit Kauflächen ausgestatteten Backen- und Mahlzähne zur Zerkleinerung des Bissens bestimmt sind. Da der Vorgang der Zerkleinerung des Bissens der wichtigere Teil des Kaugeschäfts ist, ist der Verlust von Backen- und Mahlzähnen für die Beurteilung der Notwendigkeit des Zahnersatzes deshalb von größerer Bedeutung als der Frontzahnverlust, zumal das Abtrennen eines Bissens von der Nahrung durch Vorgänge außerhalb des Mundes leichter ersetzt werden kann. Es läßt sich zwar einerseits auch die Nahrungszerkleinerung durch entsprechende küchenmäßige Vorbereitung der Speisen ausgleichen, und andererseits vermögen auch Frontzähne bis zu einem gewissen Umfange die Nahrungszerkleinerung innerhalb der Mundhöhle zu übernehmen. Der Verlust einer größeren Zahl sog. *Kaupaare* im Bereich der Backen- und Mahlzähne ist aber ein Faktor, der die Frage nach der Notwendigkeit des Zahnersatzes oft entscheidend beeinflußt.

Ein festes Schema für die Notwendigkeit des Zahnersatzes läßt sich aber auch nach der Zahl der fehlenden Kaupaare noch nicht aufstellen. Wenn mit zunehmender Zahl der fehlenden Backen- und Mahlzähne die Gefahr unzureichender Nahrungszerkleinerung besteht und dann die übrigen Organe des Verdauungstractus die ausfallende Arbeitsleistung des Gebisses mit übernehmen müssen, kann zwar auch die Gefahr der Erkrankung der inneren Verdauungsorgane eintreten. Die ihnen durch die Verstümmelung des Gebisses und den teilweisen Ausfall seiner kaumechanischen Funktion aufgebürdete Mehrarbeit vermögen sie nur bis zu einem gewissen Grade und nur eine gewisse Zeit zu leisten. *Nach neueren Untersuchungen hängt die Beantwortung der Frage, ob und wann nach der Verstümmelung des Gebisses Verdauungsstörungen zu befürchten sind, aber weniger von dem Umfang der Beeinträchtigung der Kaufunktion ab als von dem Gesundheitszustand und der Leistungsfähigkeit der inneren Verdauungsorgane.* Mit anderen Worten, bei dem einen Patienten vermag schon eine geringfügige Herabsetzung des Kaugeschäfts bald ein Verdauungsleiden allgemeiner Art auszulösen, bei einem anderen treten trotz weitgehender und jahrelanger Verstümmelung des Gebisses schädliche Folgen für den Gesamtorganismus aber nicht ein. Die Frage, ob die Notwendigkeit des Zahnersatzes besteht oder ob eine künstliche Ergänzung der Zahnreihen noch entbehrt werden kann, ist in vielen Fällen also nur im Zusammenhang mit der ärztlichen Untersuchung zu entscheiden, falls man nicht die Anfertigung von Zahnersatz nach zahnärztlichen Gesichtspunkten auch dann bereits für angebracht halten muß, wenn die Herabsetzung der Kaufähigkeit noch nicht einen Grad erreicht hat, daß die Gefahr einer allgemeinen Verdauungs- und Stoffwechselstörung besteht.

Wesentlich ist für die Indikation des Zahnersatzes auch die persönliche Einstellung des Patienten zu seiner lückenhaften Zahnreihe. Es gibt Patienten, die sich bereits durch Fehlen eines Prämolaren oder Molaren in der Kauleistung beeinträchtigt fühlen und andererseits solche, die gegenüber jedem Zahnverlust gleichgültig sind, bis ihnen schließlich jede Kaumöglichkeit fehlt. Gewöhnlich ist der Wunsch, einen sichtbaren Zahn ersetzt zu erhalten größer als der gegenüber einem verlorenen Molaren.

Hier ist daran anzuknüpfen, daß der Verlust eines einzelnen Zahnes und der Ausfall der Funktion des entsprechenden Anteils der Gegenzahnreihe den Kauwert des ganzen Gebisses noch nicht in erheblichem Maße herabsetzt, auch dann nicht, wenn man noch berücksichtigt, daß nicht nur der Ausfall des Kauwertes des extrahierten Zahnes und seiner Antagonisten, sondern auch die bei der Extraktion des Zahnes innerhalb der Zahnreihe entstehende Zahnlücke selbst das Kaugeschäft behindert. Da eine Zahnlücke die vollkommene Durchtrennung eines Bissens an dieser Stelle ausschließt, wird dieser Zahnreihenabschnitt bei der Kautätigkeit gemieden. Dann werden aber mindestens auch die beiden der Lücke benachbarten Zähne nicht richtig ausgenutzt und oft eine ganze Zahnreihenhälfte „geschont". Eine einzige Zahnextraktion kann dann den Gebrauchswert des Gebisses erheblich beeinträchtigen.

Der Ausfall eines Zahnes innerhalb der Zahnreihe kann sich aber auch noch dadurch nachteilig bemerkbar machen, daß die der Lücke benachbarten Zähne einseitig der durch eine geschlossene Zahnreihe gewährten Abstützung der Zähne untereinander verlustig gehen. Sie sind daher in der Regel *nicht mehr so kaudruckaufnahmefähig wie in der vollständigen Zahnreihe.* Das macht sich nicht nur in einer automatischen Beschränkung des von den Kaumuskeln entfalteten Kaudrucks bemerkbar, sondern oft auch in einer Wanderung oder Kippung nach der Lücke zu. Dann kann sich die Auflockerung der Zahnreihe weiter fortpflanzen und so der Verlust eines Zahnes innerhalb der Zahnreihe in seiner Bedeutung über den Verlust seines eigenen Kauwertes erheblich hinausgreifen.

Schlimme Folgen hat die Extraktion eines oder mehrerer Zähne besonders in einem mit Parodontose behafteten oder dazu veranlagten Gebiß.

Es müßte deshalb eine Selbstverständlichkeit sein, allen Schädlichkeiten, die als Folge des Verlustes eines Zahnes auftreten können, durch künstlichen Schluß der Lücke entgegenzuwirken. Die Indikation des Zahnersatzes wäre also in solchen Fällen zwar nicht wegen des durch die Zahnextraktion sofort eintretenden Verlustes an Kaufähigkeit zu stellen, sondern sie wäre wegen der Notwendigkeit der Erhaltung des vollen Gebrauchswertes des Restgebisses anzuerkennen.

Den Aufgaben der Prophylaxe, die hier an den Zahnersatz herantreten, kann er aber nur dann gerecht werden, wenn seine Einfügung in den Mund nicht selbst das Gebiß irgendwelchen Schädigungen aussetzt, die ebenso schwer oder gar schwerer wiegen als die Unterlassung der Herstellung von Zahnersatz.

Es ist ein wenig erfreuliches Eingeständnis, hier zugeben zu müssen, daß nicht jeder von der zahnärztlichen Prothetik hergestellte Ersatz diesen Bedingungen entsprochen hat und entspricht. Die Methoden des Zahnersatzes sind verschieden zu bewerten. Auch wenn grundsätzlich anzuerkennen ist, daß die Methoden des Zahnersatzes, die den Ansprüchen der Prophylaxe nicht oder nicht ausreichend entsprechen, abzulehnen sind und diejenigen bevorzugte Anwendung finden müssen, die in prophylaktischer Beziehung als überlegen anzusehen sind, darf nicht übersehen werden, daß in der Praxis die nach dem Urteil der wissenschaftlichen Zahnheilkunde als einwandfrei anzusehenden Methoden des Zahnersatzes oft aus wirtschaftlichen Gründen nicht angewandt werden können. Zum anderen ist aber auch die praktische Anwendung einwandfreier Methoden von verschieden hoher Vollkommenheit. *Nur ein in technischer Beziehung vollkommen hergestellter Zahnersatz kann aber seinen prophylaktischen Aufgaben wirklich gerecht werden.* Da die Anwendung einer in prophylaktischer Beziehung nicht einwandfreien Methode des Zahnersatzes oder die Wiederherstellung einer Zahnreihe mittels eines zwar nicht methodisch, aber in der Vollkommenheit der Ausführung zu beanstandenden Zahnersatzes jedoch das Gebiß oft schwerer schädigt als die Unterlassung der Anfertigung von Zahnersatz, ist dem Patienten in solchen Fällen besser gedient, wenn auf die Herstellung von Zahnersatz überhaupt verzichtet wird. Die Forderung, daß Auswahl und Ausführung des Zahnersatzes den von der vorbeugenden Fürsorge für das Gebiß des uns anvertrauten Patienten vorgeschriebenen Bedingungen entsprechen müssen, stellt den Zahnarzt vor Aufgaben, deren Lösung oft recht schwer ist, deren Bewältigung aber auch hohe Befriedigung verschafft.

Neben den Gesichtspunkten der kaumechanischen Leistungsfähigkeit des Gebisses und der Prophylaxe spielen für die Indikation des Zahnersatzes auch noch diejenigen eine Rolle, die sich aus der ästhetischen und phonetischen Funktion des Gebisses ergeben. Bereits bei der Besprechung der Indikation des Kronenersatzes (S. 568) sind diese Faktoren in ihrer Bedeutung gewürdigt worden. Da ihre Tragweite auch bei der Indikation des Zahnersatzes kaum noch eine Steigerung erfahren kann, braucht an dieser Stelle nur nochmals auf die Notwendigkeit ihrer Berücksichtigung hingewiesen zu werden.

Die Methoden des Zahnersatzes.

Sobald die Notwendigkeit des Zahnersatzes anerkannt worden ist, steht der zahnärztliche Prothetiker vor der Aufgabe, die Art des Zahnersatzes zu bestimmen. Die Entscheidung, welche der verschiedenen zur Verfügung stehenden Methoden des Zahnersatzes zur Anwendung kommen muß, wird immer zuerst von dem Gesichtspunkt getroffen werden müssen, daß die prothetische Therapie den durch den Zahnverlust eingetretenen Funktionsausfall möglichst vollkommen wieder ausgleichen und die dauernde Gebrauchsfähigkeit der noch vorhandenen natürlichen Zähne in jeder Richtung sichern soll.

Da unter den verschiedenen Funktionen des Gebisses die Arbeitsleistung bei der Nahrungsaufnahme und Nahrungszerkleinerung eine überragende Bedeutung besitzt, wird immer die Anwendung derjenigen Methode, die in dieser Beziehung das Vollkommenste leistet, zuerst in Betracht zu ziehen sein. Erst wenn sich herausstellt, daß die Voraussetzungen, erfolgreich von ihr Gebrauch zu machen, nicht gegeben sind, oder wenn Nachteile für den Bestand der noch vorhandenen natürlichen Zähne von ihr erwartet werden müssen, wird eine Methode des Zahnersatzes in Anwendung zu bringen sein, die nicht mehr den höchsten Grad an kaumechanischer Leistungsfähigkeit besitzt, die aber dem Gebiß das überhaupt noch erreichbare Maß an Kaufunktion wieder verleiht.

Aus diesen Betrachtungen ergibt sich die Notwendigkeit, die im Lückengebiß zur Anwendung kommenden Methoden des Zahnersatzes ihrer kaumechanischen Wirksamkeit nach gegenüberzustellen. Eine ausschlaggebende Rolle bei dieser Bewertung spielt die Art, in der der von den einzelnen Methoden des Zahnersatzes ausgeübte Kaudruck auf das knöcherne Kiefergerüst weitergeleitet wird.

Bevor auf die Unterschiede, die sich für die verschiedenen Arten des Zahnersatzes hieraus ergeben, eingegangen wird, muß hervorgehoben werden, daß grundsätzlich zwei verschiedene Möglichkeiten der Kaudruckübertragung in Frage kommen: entweder geschieht die Weiterleitung der von dem Zahnersatz entfalteten Kaukräfte auf den knöchernen Kiefer durch Vermittlung der Wurzeln natürlicher Zähne, oder sie erfolgt durch Vermittlung des den zahnlosen Kieferabschnitt deckenden Schleimhautbezuges.

Für ihre Bewertung ist von entscheidender Bedeutung, daß der Halteapparat der natürlichen Zähne zur Druckaufnahme ganz besonders befähigt ist. Die Aufhängung der Zähne in der Alveole durch die Bindegewebsfaserzüge der Wurzelhaut und das in den Gewebslücken zwischen der Wurzeloberfläche und der Wandung des knöchernen Zahnfaches eingeschlossene hydraulische System lassen die Aufnahme eines hohen Kaudruckes zu. Außerdem vermittelt die nervöse Versorgung der Wurzelhaut aber auch ein für die Leitung des Kaugeschäfts wertvolles Tastvermögen. Der Schleimhautbezug zahnloser Kieferabschnitte vermag demgegenüber nur einen Kaudruck von geringer Höhe aufzunehmen. Um überhaupt einen kaumechanischen Effekt zu erzielen, ist deshalb immer die Druckübertragung auf eine mehr oder weniger große Fläche des zahnlosen Kieferabschnittes erforderlich. Aber auch dann läßt die Empfindlichkeit der Schleimhaut nicht zu, daß die Kraft, die die Kieferschließmuskeln besitzen, in vollem Umfange entfaltet und als Kaudruck ausgenutzt wird, und die gleichzeitige Beanspruchung eines gewissen Schleimhautbezirkes erweist sich für Wahrnehmungen durch die Organe des Tastsinnes als hinderlich.

Aus diesen Tatsachen ergibt sich für die zahnärztliche Prothetik die Lehre, daß die Fortleitung des Kaudrucks auf den Kiefer durch Vermittlung der Wurzeln natürlicher Zähne der Druckübertragung durch Vermittlung des Schleimhautbezuges überlegen ist. Für den Zahnersatz des Lückengebisses hat sich deshalb mehr und mehr die Erkenntnis durchgesetzt, daß es stets darauf ankommen muß, die vorhandenen natürlichen Zähne zur Kaudruckübertragung soweit wie möglich heranzuziehen. Mit anderen Worten: Zunächst wird immer zu prüfen sein, ob die natürlichen Zähne nicht den auf die zu ersetzenden Zähne entfallenden Kaudruck in vollem Umfange mit übernehmen können, und erst wenn die Gefahr besteht, daß die zu erwartende Belastung des natürlichen Zahnbestandes über seine Kaudruckaufnahmefähigkeit hinausgeht, oder wenn schon sicher zu erkennen ist, daß die Tragfähigkeit des natürlichen Restgebisses für die Aufnahme des gesamten Kaudrucks nicht ausreicht, ist der Schleimhautbezug zahnloser Kieferabschnitte zur Druckübertragung mit heranzuziehen. Wegen der Vorteile, die die Druckübertragung durch natürliche Wurzeln zu bieten vermag, muß aber auch in diesen Fällen die Tragfähigkeit der natürlichen Zähne im Rahmen ihrer Leistungsfähigkeit ausgenutzt werden, und nur der Teil des Kaudrucks, der die Aufnahmefähigkeit der natürlichen Wurzeln überschreitet, ist durch Vermittlung des Schleimhautbezuges auf den Kiefer weiterzuleiten.

Für die Methode des Zahnersatzes, bei dem der gesamte auf ihm ruhende Kaudruck durch die Wurzeln natürlicher Zähne auf den Kiefer übertragen wird, wendet die zahnärztliche Prothetik die Bezeichnung *Brückenersatz* an.

Für die Art des Zahnersatzes, bei dem der auf ihn entfallende Kaudruck teilweise durch natürliche Wurzeln, teilweise durch den Weichteilbezug auf den Kiefer übertragen wird, hat sich in der Zahnheilkunde eine allgemein anerkannte und allgemein angewandte Benennung leider noch nicht eingebürgert. Die von SCHRÖDER geprägte Bezeichnung „gestützte Plattenprothese" ist in der abgekürzten Form „*gestützte Prothese*" auch gegenüber allen neueren Vorschlägen noch immer die treffendste. Im Gegensatz zu der als veraltet anzusehenden Konstruktion des partiellen Zahnersatzes, bei dem der Kaudruck ausschließlich auf den zahnlosen Kieferkamm übertragen wurde und die Verbindung mit natürlichen Zähnen nur der Befestigung des Zahnersatzes diente, wird die Steigerung der funktionellen Leistungsfähigkeit durch die Abstützung an dem natürlichen Zahnbestand betont. Auch wenn der Anteil des von den natürlichen Zähnen aufgenommenen Kaudrucks gegenüber dem von dem zahnlosen Alveolarkamm aufzufangenden Kaudruckanteil in verschiedenen Fällen sehr verschieden groß sein kann und damit auch das äußere Bild des Zahnersatzes außerordentlich stark wechselt, wird an seinem Charakter damit nichts geändert.

Die Besprechung des Zahnersatzes des Lückengebisses soll deshalb in diejenige des Brückenersatzes und diejenige der gestützten Prothese gegliedert werden, auch wenn eine so scharfe Abgrenzung beider Formen des partiellen Zahnersatzes, wie sie hier aus didaktischen Gründen notwendig wird, in der Praxis nicht immer möglich ist. Hier findet die einfache, nur auf der Schleimhaut ruhende, mit gewöhnlichen Klammern an den Zähnen befestigte Prothese noch oft Anwendung. Sie soll nur kurz erwähnt und auf ihre Nachteile hingewiesen werden.

1. Brückenersatz.

a) Die Elementarteile der Brücken und ihre Bedeutung für die Unterscheidung verschiedener Brückenarten.

In einer der Systematik des Brückenersatzes gewidmeten Arbeit ist es SALAMON gelungen, eine Analyse des Begriffes zu geben, die für die wissenschaft-

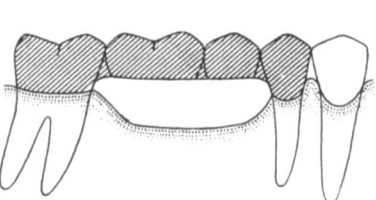

Abb. 524. Einspannige Endpfeilerbrücke.

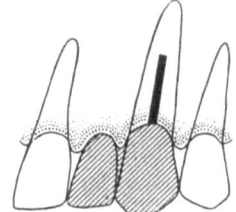

Abb. 525. Einarmige, spannlose Freiendbrücke.

liche Bearbeitung dieses Gebietes als grundlegend bezeichnet werden kann. Das Ergebnis der Zergliederung des Brückenersatzes in die *vier Elementarteile*, die wir bei jeder Brücke antreffen, verdient allgemein übernommen zu werden. Als solche sind zu nennen: das *Brückenfundament*, der *Brückenpfeiler*, der *Brückenkörper* und der *Brückenanker*.

Die den Elementarteilen innewohnende Bedeutung zeigt sich bereits darin, daß sie zur Unterscheidung verschiedener Arten des Brückenersatzes herangezogen werden können. Nicht alle vermögen allerdings in gleicher Weise einen brauchbaren Einteilungsgrund abzugeben.

Als *Brückenfundament* haben wir den Teil der Konstruktion aufzufassen, der die auf die Brücke wirkende Belastung letzten Endes aufzunehmen hat. Bei zahnärztlichen Brücken ist also in erster Linie der gesamte Halteapparat der Zähne als Fundament zu betrachten, in weiterem Umfange das gesamte knöcherne

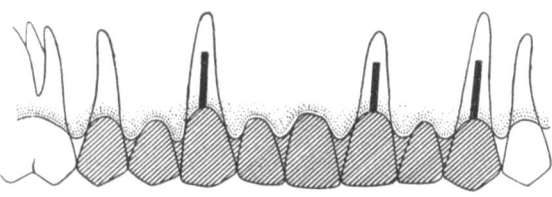
Abb. 526. Mehrspannige (dreispannige) Endpfeilerbrücke.

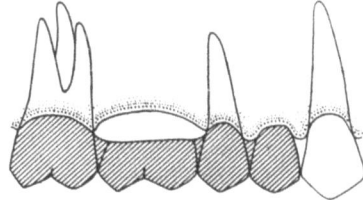
Abb. 527. Einarmige, einspannige Freiendbrücke.

Kiefergerüst und selbst der allgemeine Körperzustand, so daß mit SALAMON ein lokales und ein allgemeines Fundament unterschieden werden kann. Von beiden kann die Möglichkeit der Konstruktion einer Brücke abhängen. Für die Einteilung der Brücken läßt sich dieser Elementarteil aber nicht recht verwenden, da bei zahnärztlichen Brücken die Tragfähigkeit des Fundamentes, die uns besonders angeht, keine selbständige Bedeutung besitzt, sondern nur in Verbindung mit derjenigen der Pfeiler beurteilt werden kann.

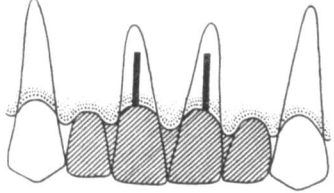
Abb. 528. Zweiarmige, spannl. Freiendbrücke.

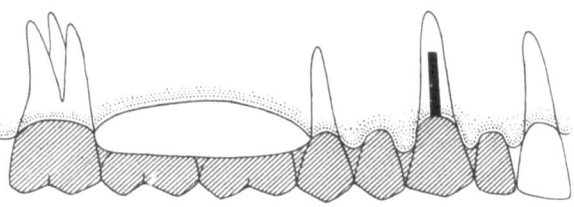
Abb. 529. Einarmige, mehrspannige (zweispannige) Freiendbrücke.

Der *Brückenpfeiler* ist derjenige Teil der Konstruktion, der die auf der Brücke ruhende Belastung unmittelbar auf das Fundament überträgt. Bei zahnärztlichen Brücken müssen wir daher die natürlichen Zähne und Wurzeln, auf denen die Brücke ruht, als das Pfeilersystem ansprechen.

Ihre Tragfähigkeit ist die wichtigste Voraussetzung für die Konstruktionsmöglichkeit einer Brücke; da sie aber, wie wir bereits sahen, nur in Verbindung mit derjenigen des Fundamentes beurteilt werden kann, kann sie nicht zur Einteilung der Brücken dienen. Die leicht erfaßbare Zahl der Pfeiler zur Einteilung zu benutzen, ist nicht zweckmäßig, da von ihr die Brückenkonstruktionsmöglichkeit nur in beschränktem Umfange abhängt und bei gleicher Zahl der Pfeiler mehrere Brücken ganz verschieden aussehen können.

Von größter Bedeutung für die Anfertigung einer Brücke ist aber die *Verteilung der Pfeiler*, wie noch näher zu begründen sein wird. Insbesondere ist von Wichtigkeit, ob an jedem Ende der Brücke ein Pfeiler steht, oder ob der Brückenkörper an einem oder beiden Enden pfeilerfrei abschließt. Es sind demnach mit Rücksicht auf die Pfeilerverteilung bereits zu unterscheiden:

1. Endpfeilerbrücken, Brücken, die mit Pfeilern enden, und
2. Freiendbrücken, Brücken, die pfeilerfrei enden.

Letztere können einarmig oder zweiarmig sein, je nachdem ob sie nur an einem oder an beiden Enden ohne Pfeiler abschließen.

Sowohl bei Endpfeiler- wie bei Freiendbrücken ist aber bezüglich der Pfeilerverteilung noch daran zu denken, daß der Brückenkörper in einem oder in mehreren Bögen zwischen den Pfeilern ausgespannt sein kann. Bei den Freiendbrücken kann sogar ein zwischen den Pfeilern sich ausspannender Brückenbogen völlig fehlen. Ohne auf die Zahl der Pfeiler einzugehen, ergibt daher die Einteilung der Brücken nach der Pfeilerverteilung folgende Gliederung:

I. Endpfeilerbrücken,
   1. einspannige,
   2. mehrspannige.
II. Freiendbrücken,
   1. spannlose,
   2. einspannige,   a) einarmig,
   3. mehrspannige, b) zweiarmig.

Der *Brückenkörper* ist der wesentlichste Teil der Brücke, derjenige, der den Kaudruck der zu ersetzenden Zähne unmittelbar aufnimmt. Diejenige seiner Eigenschaften, die sich für die Einteilung der Brücken am besten eignet, ist sein topographisches Verhalten zum Alveolarfortsatz. Da es teils von der Kosmetik und der Sprachfunktion, teils aber auch von hygienischen und biologischen Gesichtspunkten bei der Konstruktion der Brücke beeinflußt wird, kommt ihm auch eine große Bedeutung zu. Je nachdem, ob der Brückenkörper frei über dem Alveolarkamm hinwegzieht oder mit der Basis in Berührung tritt, ergeben sich zwei Möglichkeiten:

1. Schwebebrücken (vgl. Abb. 524, 527, 529, 530, 532).
2. Basisbrücken (vgl. Abb. 526, 528, 531).

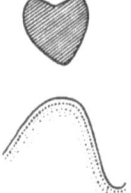

Abb. 530. Verhalten des Brückenkörpers der Schwebebrücke zum Alveolarfortsatz.

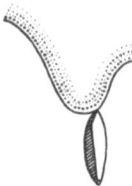

Abb. 531. Verhalten des Brückenkörpers der Basisbrücke zum Alveolarfortsatz.

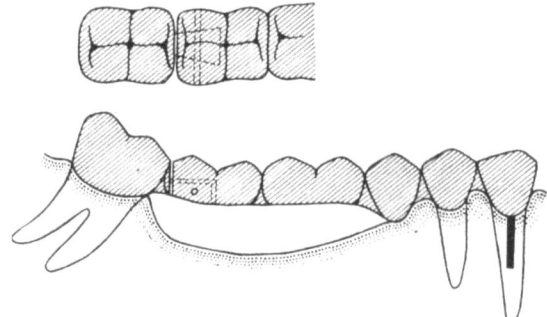

Abb. 532. Zusammengesetzte Brücke.

Eine weitere Unterteilung erübrigt sich. Praktisch kann allerdings der Fall eintreten, daß eine Brücke in einem Teilabschnitt als Schwebebrücke konstruiert ist, während sie in einem anderen die Merkmale der Basisbrücke aufweist. Es dürfte angebracht sein, sie dann bereits den Basisbrücken zuzuzählen, da sie in dem entsprechenden Abschnitt die vielseitigere funktionelle Leistung dieser Brücken gegenüber den Schwebebrücken gewährleistet. Auf den beschränkten Kontakt mit der Basis wird bei der Determination einer solchen Brücke aber hinzuweisen sein (Abb. 529, 532).

Der *Brückenanker* ist derjenige Teil der Brücke, der den Brückenkörper mit dem Brückenpfeiler verbindet und so den auf den Brückenkörper entfallenden Kaudruck auf die Pfeiler überträgt. Damit ist bereits die wichtigste Aufgabe dieses Elementarteiles genannt. Da von dem Bestand der Pfeiler aber auch der Bestand der Brücke abhängt, hat der Brückenanker zugleich die Aufgabe zu erfüllen, den Pfeiler vor jeder Schädigung zu schützen.

b) Indikation und Konstruktion des Brückenersatzes.

α) Allgemeine Gesichtspunkte.

Aus der Abgrenzung des Begriffes ergibt sich bereits für die Indikation, daß Brückenersatz nur dort in Betracht kommt, wo die Notwendigkeit des Zahnersatzes besteht und wo andererseits die Möglichkeit gegeben ist, den auf den Zahnersatz entfallenden Kaudruck ausschließlich auf natürliche Wurzeln zu übertragen. Die beiden der Indikation des Brückenersatzes gezogenen Grenzen lassen sich daher mit der Beantwortung der beiden Fragen besprechen:

1. Ist der Brückenersatz bereits berechtigt?
2. Ist der Brückenersatz noch möglich?

Da die Herstellung von Zahnersatz mindestens den Verlust *eines* Zahnes voraussetzt, können wir bei der Prüfung der Indikation des Brückenersatzes von der Frage ausgehen, ob es gerechtfertigt ist, bereits den Verlust eines Gliedes der natürlichen Zahnreihe durch ein Brückenglied auszugleichen.

Gerade bei einer so geringfügigen Verstümmelung des Gebisses darf nun die *Notwendigkeit des Ersatzes* eines Zahnes nicht nur nach dem Wert *beurteilt werden*, den dieses Glied der Zahnreihe selbst für das Kaugeschäft besitzt, sondern sie muß *nach seiner Bedeutung für das ganze Gebiß* entschieden werden. Es ist schon erwähnt worden, daß die kaumechanische Leistungsminderung eines Gebisses nicht nur nach dem Ausfall eines Zahnes zu bemessen ist, sondern auch nach der Ausschaltung des entsprechenden Abschnitts der Gegenzahnreihe. Es ist ferner schon erwähnt worden, daß auch eine Lücke selbst das Kaugeschäft stört und daß der Fortfall der gegenseitigen Abstützung die Kaufähigkeit der neben der Lücke stehenden Zähne beeinträchtigt. Er vermag zur Auflockerung einer Zahnreihe durch Wanderung und Kippung von Zähnen zu führen und so weitere Kreise zu ziehen.

Diese für das ganze Gebiß sich ergebenden Gefahren müssen ausreichende Beachtung finden, wenn auch mit der Wiederholung dieser Zusammenhänge ihre Bedeutung nicht übertrieben werden soll. Es soll selbst die klinische Beobachtung nicht verschwiegen werden, daß in einer größeren Zahl von Fällen der Verlust eines einzelnen Zahnes ernstere nachteilige Folgen für das Restgebiß nicht nach sich zieht. Ob der Verlust eines Zahnes schädliche Konsequenzen für das übrige Gebiß auslöst oder nicht, hängt sicherlich ebenso wie andere Reaktionen von der Abwehrbereitschaft und -fähigkeit des ganzen Organismus ab. Falls aber überhaupt die Möglichkeit besteht, schädlichen Folgewirkungen des Zahnverlustes durch Herstellung von Zahnersatz entgegenzuwirken, wird seine Indikation immer dann anzuerkennen sein, wenn nicht sicher vorauszusehen ist, daß die natürlichen Abwehrkräfte des Organismus groß genug sind, um schädliche Auswirkungen der Zahnextraktion zu verhüten. Diese Entscheidung läßt sich aber oft nicht vorausschauend treffen, und die Möglichkeit, daß Schädigungen eintreten, läßt sich nicht immer ausschalten. Die Indikation des Zahnersatzes könnte daher nur dann noch bestritten werden, wenn die Herstellung des Zahnersatzes zwar die Folgen der Gebißverstümmelung verhüten könnte, der prothetische Schluß der Lücke aber Nachteile für das Restgebiß auslösen müßte, die ebenso schwer wiegen würden wie die Unterlassung der Herstellung eines Zahnersatzes.

Derartige Befürchtungen sind von ADLOFF, PRECHT u. a. geäußert worden. Ihre Forderung nach Übung von Zurückhaltung in der Herstellung von Zahnersatz fußt auf der Beobachtung, daß ein großer Prozentsatz der angefertigten Brücken dem Anspruch auf Unschädlichkeit für den natürlichen Zahnbestand, der die Brücken trägt, nicht genügt. Die Richtigkeit dieser Beobachtung kann nicht bestritten werden. Dem daraus gezogenen Schluß, daß die Methode des Brückenersatzes noch so unzureichend ist, daß sie den Ansprüchen auf Unschädlichkeit in dem zu beobachtenden hohen Prozentsatz nicht entspricht, kann aber nicht zugestimmt werden, sondern das nach den in der Praxis zu beobachtenden Mißerfolgen über den Brückenersatz ausgelöste ungünstige Urteil dürfte zu einem großen Teil nicht auf der Unvollkommenheit der Methode an sich, sondern auf ihrer unvollkommenen Anwendung beruhen. Diesen Schluß zu ziehen ist vielleicht noch weniger angenehm, als die Unzulänglichkeit der uns zur Verfügung stehenden Methoden für Schäden, die durch zahnärztliche Eingriffe in das Gebiß entstehen, verantwortlich machen zu können. Gegenüber dem Verzicht auf jede prophylaktische Anwendung des Zahnersatzes und insbesondere des einwandfrei hergestellten Brückenersatzes darf die zahnärztlich-prothetische Wissenschaft sich aber nicht vor ihm scheuen. Der Wert einer Methode des Zahnersatzes kann nicht nach *den* Fällen bestimmt werden, in denen Fehler bei seiner Anwendung unterlaufen sind, und die für die Indikation des Brückenersatzes maßgebenden Gesichtspunkte müssen von seiner fehlerfreien Anwendung ausgehen.

Daß ein nach Verlust eines einzelnen Zahnes einwandfrei hergestellter Brückenersatz den durch die Verstümmelung des Gebisses zu befürchtenden Schädigungen entgegenzuwirken vermag, ohne daß anderweitige Nachteile eintreten müssen, glaube ich anerkennen zu können. Die Indikation des Brückenersatzes ist deshalb auch schon nach Verlust eines Zahnes innerhalb der Zahnreihe gegeben. Nach Verlust zweier oder mehrerer nebeneinanderstehender Zähne steigert sich die Bedeutung der Gebißverstümmelung meist nicht nur in gerader Linie, sondern in einer steiler ansteigenden Kurve. Die Notwendigkeit des Zahnersatzes kann deshalb auch noch weniger in Zweifel gezogen werden, und die Indikation des Brückenersatzes ist dann sowohl aus prophylaktischen als auch schon aus kaumechanischen Gründen in gleicher Weise gegeben.

Neben der kaumechanischen Aufgabe des Gebisses erlangt im sichtbaren Teil der Zahnreihe dann vor allem noch die kosmetische Funktion Einfluß auf die Indikation des Zahnersatzes. Da der Verlust eines sichtbaren Zahnes beim Sprechen und Lachen das gefällige Aussehen des ganzen Gesichts beeinträchtigt, bedarf dieser Grund für die Indikation des Ersatzes keiner weiteren Erörterung. Es sei nur noch darauf verwiesen, daß viele Patienten sogar die ästhetische Bedeutung der Zahnreihen ihren anderen Aufgaben einschließlich derjenigen der Nahrungszerkleinerung voranstellen.

Schließlich ist aber noch auf die Bedeutung der Zähne für die Sprachfunktion Bezug zu nehmen. Da nicht alle Zähne in gleichem Maße an der Bildung der Sprachelemente beteiligt sind, ist ihr Einfluß auf die Indikation des Brückenersatzes allerdings verschieden groß. Für den Verlust eines Frontzahnes ist die Indikation aus Gründen der Sprachfunktion aber nicht zu übersehen. Zusammenfassend kann somit folgendes gesagt werden:

Die Berechtigung zum Zahnersatz kann allgemein beim Verlust eines einzelnen Zahnes als gegeben betrachtet werden. Die Berechtigung zur Anwendung des Brückenersatzes gegenüber den anderen Arten des Zahnersatzes ist durch seine optimale kaumechanische Wirksamkeit begründet. In sprachfunktioneller und kosmetischer Beziehung können ihm die anderen Methoden des Ersatzes zwar gleichwertig sein, für die Prophylaxe des Gebisses besitzt aber der Brückenersatz wieder eine große Überlegenheit. Die Frage nach der Berechtigung des Brückenersatzes wird daher allgemein beim Verlust eines Zahnes bejaht werden müssen.

Nunmehr kann die Frage erörtert werden: Wann ist der Brückenersatz noch möglich?

Die Möglichkeit des Zahnersatzes durch Brücken bedarf in jedem Falle einer eingehenden Prüfung. Da der gesamte Kaudruck auf natürliche Wurzeln übertragen werden muß, muß die Tragfähigkeit der Pfeiler im richtigen Verhältnis zur voraussichtlichen Belastung stehen. Der Grad der Verstümmelung eines Gebisses erlangt also große Bedeutung. Wenn wir den Einfluß der Zahl der fehlenden Zähne auf die Möglichkeit des Brückenersatzes allgemein zu erfassen trachten, läßt sich ein Anhalt geben, wenn wir davon ausgehen, daß die Konstruktion einer Brücke für jedes fehlende Glied einen Pfeiler bedingt. Die Zahl der zu ersetzenden Zähne im Verhältnis zur Zahl der verfügbaren Pfeiler beeinflußt aber nicht allein die Möglichkeit des Brückenersatzes. Wie sich aus den noch zu erörternden Lehren der Statik ergibt, spielt die Verteilung der Pfeiler mindestens eine gleich große Rolle, und es mag bereits besonders erwähnt werden, daß vor allem dort die Brückenmöglichkeiten beschränkt sind, wo die Anwendbarkeit der Endpfeilerbrücke nicht mehr in Betracht kommt, weil die Glieder am Ende der Zahnreihe fehlen. Aber auch beim Verschluß von Lücken innerhalb der Zahnreihe hängt die Größe der Belastung der Pfeiler von ihrer Verteilung ab. Liegen in dieser Beziehung günstige Verhältnisse vor, so müssen noch die einzelnen Pfeiler die ausreichende Tragfähigkeit besitzen. Anatomische Eigenheiten, Zustand der Hartsubstanzen und des Parodontiums müssen befriedigen. Da die Tragfähigkeit der Pfeiler mit der Beanspruchungsrichtung wechselt, ist auch sie zu berücksichtigen. Die gesamten Bißverhältnisse fallen hier ins Gewicht: der gradlinige oder gekrümmte Verlauf der Zahnreihe, die Okklusion, Artikulation, die Leistungsfähigkeit der Gegenzähne und die Druckaufnahmefähigkeit der außerhalb der Brücke stehenden Zähne.

Die Bedeutung dieser mechanisch wirksamen Faktoren steigert sich noch, wenn wir feststellen, daß die übrigen Funktionen des Gebisses die Möglichkeit des Brückenersatzes nicht beeinträchtigen. Was auf diesen Gebieten andere Arten des Zahnersatzes leisten können, vermögen die Brücken wenigstens in gleichem Umfange.

β) Statische Gesichtspunkte.

Wenn wir von einer Brücke mechanische Leistungen auf die Dauer erwarten wollen, muß die Größe ihrer Tragfähigkeit auch im ungünstigsten Falle mindestens so groß sein wie die eintretende Belastung. Die Befriedigung dieser Anforderung wird dadurch erschwert, daß der Zahnarzt seine Pfeiler nicht dort errichten kann, wo sie für die Erzielung einer hohen Tragfähigkeit den günstigsten Platz finden würden, sondern er muß mit ihnen rechnen, wo er sie vorfindet. Die Prüfung der Tragfähigkeit muß daher mit besonderer Sorgfalt geschehen.

Die Tragfähigkeit der einzelnen Pfeiler spielt dabei eine ausschlaggebende Rolle. Auf diesen Punkt wird daher noch besonders einzugehen sein. Relativ wird die Tragfähigkeit aber auch beeinflußt von der Größe der zu erwartenden Belastung. Der Leistungsfähigkeit der Gegenzähne ist hier das Augenmerk zu schenken, die, da sie nicht exakt erfaßbar ist, lieber etwas zu hoch als zu gering einzuschätzen ist, um Mißerfolge bei der Konstruktion der anzufertigenden Brücke zu verhüten.

Nicht nur das Verhältnis der Gesamtbelastung zur Tragfähigkeit eines ganzen Pfeilersystems ist von Bedeutung, sondern auch die *Verteilung der Belastung* auf die einzelnen Pfeiler. Führt eine ungünstige Druckverteilung zur Überbeanspruchung eines einzelnen Pfeilers, so kann die ganze Konstruktion dadurch vernichtet werden. Die Verteilung der Kaukräfte auf die einzelnen Pfeiler muß daher von vornherein überblickt werden. Die Lehren der Statik müssen hierzu herangezogen werden. Zwar müssen die zahnärztlichen Brücken strenggenommen durchweg als „statisch unbestimmte" Systeme aufgefaßt werden, unter Zugrundelegung bestimmter Vereinfachungen können aber statische Gesetz-

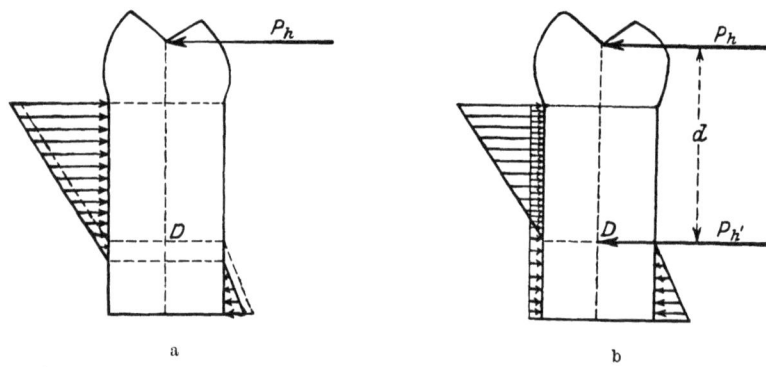

Abb. 533. a Schematische Darstellung der Beanspruchung des Halteapparates eines Zahnes durch eine horizontale Komponente. Die Wirkung der Kraft Ph entspricht der verschiedenen Wirkung der durch den Unterstützungspunkt D gehenden Kraft Ph' + der Wirkung des Moments Ph × d. — b Zusammenfassende Darstellung der durch die verschiebend wirkende Kraft und das Moment ausgelösten Reaktionen.

mäßigkeiten auch auf zahnärztliche Brücken übertragen werden. Nicht nur bei der Abschätzung der Tragfähigkeit des Pfeilersystems, sondern auch bei der Beurteilung der Widerstandsfähigkeit des Materials und seines rationellen Verbrauchs können sie Dienste leisten.

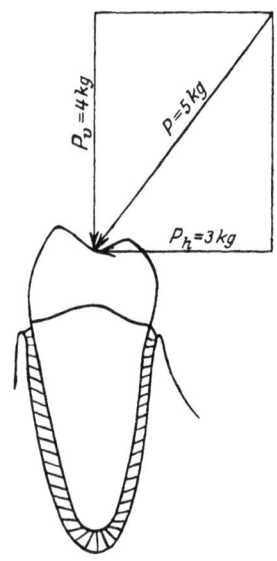

Abb. 534. Zerlegung schräg angreifender Kräfte in vertikale und horizontale Komponenten.

Die Statik ist der Teil der Mechanik, der die Lehre vom Gleichgewicht der Kräfte behandelt. Sie bringt das dadurch zum Ausdruck, daß sie sagt: Wenn ein Körper im Zustand der Ruhe bleiben soll, müssen für ihn drei Gleichgewichtsbedingungen erfüllt sein: 1. muß die Summe aller vertikalen Kräfte gleich Null sein; 2. muß die Summe aller horizontalen Kräfte gleich Null sein; 3. muß die Summe aller Momente gleich Null sein, wobei entgegengesetzt gerichtete Kräfte entgegengesetzte Vorzeichen erhalten und unter einem Moment das Produkt aus einer Kraft und ihrem senkrechten Abstand vom Drehpunkt zu verstehen ist.

Der Inhalt dieser Grundgesetze wird bereits von Bedeutung bei der Bewertung verschieden gerichteter Kräfte für die Tragfähigkeit eines Pfeilers.

Kräfte, deren Richtung mit der Längsachse des Zahnes zusammenfällt, suchen den Zahn in diesem Sinne zu verschieben. Der gesamte Halteapparat wird dabei gleichmäßig beansprucht. Die von der Flächeneinheit zu leistende Gegenkraft, deren Gesamtheit die Verschiebung zu verhindern sucht, braucht daher nur relativ klein zu sein, oder mit anderen Worten, die Belastung kann sehr groß sein, bevor die Grenze der Druckaufnahmefähigkeit des Befestigungsapparates erreicht ist.

Greift dagegen die Kraft horizontal an der Krone eines Zahnes an, so sucht sie nicht nur den Zahn in entsprechendem Sinne zu verschieben, sondern ihn auch um einen innerhalb der Alveole etwa an der Grenze des apikalen Drittels liegenden Punkt zu drehen. Jede auf einen Körper wirkende Kraft, die nicht durch seinen Unterstützungspunkt hindurchgeht, kann ersetzt werden durch eine parallel zu sich selbst verschobene Kraft, die durch den Unterstützungspunkt verläuft, und durch ein Moment aus der Größe der Kraft und ihrem senkrechten Abstand vom Unterstützungspunkt. Die Wirkung auf den Halteapparat ist also schon dadurch eine ungünstige, daß zu der verschiebenden Tendenz eine drehende hinzukommt. Weiter ist zu beachten, daß die verschiebend wirkende Kraft den Halteapparat nicht mehr gleichmäßig wie bei senkrechten Kräften beansprucht. Nur auf der einen Seite der Alveole werden die Fasern auf Zug beansprucht, während die andere Seite entspannt wird. Die auf die Flächeneinheit entfallende Kraftwirkung muß auf der beanspruchten Seite bereits entsprechend größer sein. Eine ungleichmäßige Beanspruchung des Halteapparates bringt aber auch das Drehmoment mit sich. Maximal beanspruchten Partien am Rande der Alveole auf der einen Seite stehen in der Nähe des Drehpunktes nahezu unbeanspruchte Partien der Wurzelhaut gegenüber, während nach der Wurzelspitze zu die Beanspruchung des Halteapparates unter Vertauschung der Seiten im Drehungssinne wieder zunimmt. Es ist verständlich, daß an den Stellen des Zahnfaches, an denen sich die maximale Wirkung des Drehmomentes mit der Wirkung der verschiebenden Kraft noch summiert, also am Aveolarrande, die Gefahr, daß eine Überbeanspruchung des Halteapparates eintritt, recht groß ist. Horizontal wirkende Kaukräfte bedingen daher eine sehr viel größere Tragfähigkeit des Pfeilersystems als vertikale Kräfte von gleicher absoluter Größe, wenn nicht eine Überlastung eintreten soll. Besonders hinzuweisen ist in diesem Zusammenhange noch darauf, daß die Höhe der Alveole für die Widerstandsfähigkeit von besonderer Bedeutung ist. In den Formeln der Statik für das Widerstandsmoment erscheint die Höhe eines Körpers im Quadrat, während seine Breite in der ersten Potenz wirksam ist. Je kürzer der vom Knochen eingespannte Teil eines Zahnes ist, um so geringer ist also seine Widerstandsfähigkeit gegenüber horizontalen Kräften in gesteigertem Maße. *Anatomisch kurze Wurzeln oder Zähne, deren Zahnfach in der Höhe reduziert ist, sind demnach in der Tragfähigkeit gegenüber horizontalen Kräften besonders vorsichtig zu bewerten* (Abb. 533).

Die *Wirkung schräg an der Kaufläche angreifender Kräfte* kann ohne weiteres beurteilt werden, wenn wir bedenken, daß wir jede Kraft durch zwei oder mehrere in ihrer Gesamtwirkung der ersten Kraft gleiche Teilkräfte ersetzen können. Das Kräfteparallelogramm bietet die Möglichkeit der Zerlegung schräger Kräfte in eine vertikale und eine **horizontale Komponente** (Abb. 534).

Die drei Gleichgewichtsbedingungen ermöglichen uns aber auch zu beurteilen, wie sich die Belastung eines auf zwei Unterstützungspunkten ruhenden Balkens auf die beiden Auflager verteilt. Wir können dieses Beispiel der *Beanspruchung einer einspannigen Endpfeilerbrücke* gleichsetzen. Die Ableitung ergibt, daß die Größe der Belastung der einzelnen Pfeiler der Größe der Belastung der Brücke proportional und daß bei einer bestimmten Belastung der Brücke die Beanspruchung der einzelnen Pfeiler der Größe ihres Abstandes von dem Angriffspunkt der Belastung umgekehrt proportional ist. Die stärkere Beanspruchung des einen Pfeilers bringt also eine entsprechende Entlastung des anderen mit sich.

Praktisch ist nun noch von Bedeutung, daß die Größe der Beanspruchung der Brücke beim Kauen von der Festigkeit des Bissens abhängt. Diese besitzt aber pro Flächeneinheit eine gewisse Höhe. Wenn ein Bissen der Brücke in gesamter Länge aufliegt, erreicht also die Beanspruchung ihren größten Wert, der um so höher sein wird, je länger der Brückenbogen ist. Zur Verhütung einer Überlastung der Pfeiler darf also der Brückenbogen nicht zu weit gespannt sein, d. h. die Zahl der zu ersetzenden Zähne darf nicht zu groß sein. Aber auch eine Verringerung der Breite des Brückenkörpers kann zu diesem Zweck erwünscht sein (Abb. 535).

Nachdem Kontakt zwischen den beiden Zahnreihen eingetreten ist, ist für die Verteilung der Kaukräfte aber noch von Bedeutung, daß die von den Kaumuskeln ausgelösten Kräfte im Seitenabschnitt der Zahnreihe von vorn nach hinten steigende Werte annehmen. Der Angriffspunkt der Resultierenden der unter diesen Verhältnissen auf eine Brücke wirkenden Kräfte verschiebt sich also von der Mitte nach dem hinteren Ende zu. Der hintere Pfeiler muß also eine größere Belastung aufnehmen als der vordere. Bei der Bewertung des Weisheitszahnes als Brückenpfeiler muß dies besonders beachtet werden.

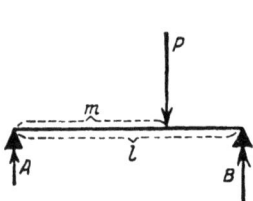

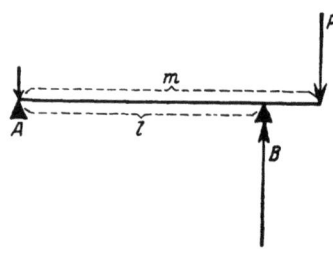

Abb. 535. Schema der Verteilung der Belastung einer Brücke auf zwei Pfeilern durch die Kraft P. $B = P\frac{m}{l}$; $A = P\frac{l-m}{l}$

Abb. 536. Schema der Beanspruchung der Pfeiler einer einarmigen eingespannten Freiendbrücke bei einer Belastung durch die Kraft P. $B = P\frac{m}{l}$; $A = P\frac{l-m}{l}$, da $m > l$ ist, muß B größer als P werden, und A muß einen negativen Wert annehmen, d. h. dieser Pfeiler wird auf Zug beansprucht.

Haben wir es aber nun nicht mit einer Brücke zu tun, die an beiden Enden abgestützt ist, sondern mit einer *einarmigen spannlosen Freiendbrücke*, so werden an die Tragfähigkeit des als Pfeiler dienenden Zahnes ähnliche Ansprüche gestellt, wie bei der Beanspruchung eines Zahnes durch schräg gerichtete Kräfte. Eine Kraft, die an der Kaufläche und in der Richtung des Pfeilers angreift, löst zwar keine andere Beanspruchung aus, wie wenn der Zahn gar nicht als Pfeiler einer Brücke dient. Die an der Kaufläche des ersetzten Zahnes angreifende Kraft geht aber nicht durch den Unterstützungspunkt. Ihre Wirkung auf den Pfeiler kann daher einer durch den Unterstützungspunkt gehenden vertikalen Kraft und einem Moment aus ihrer Größe und ihrem senkrechten Abstand vom Unterstützungspunkt gleichgesetzt werden. Die höhere und ungleichmäßige Beanspruchung des Halteapparates rückt also wieder die Gefahr der Überschreitung der Tragfähigkeit nahe. Das Risiko, das eine solche Konstruktion einschließt, zwingt also dazu, *von ihrer Verwendung grundsätzlich abzuraten* (Abb. 536).

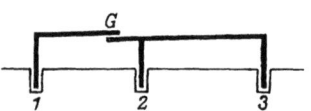

Abb. 537. Belastungsverteilung beim Gelenkträger auf drei Stützen.

Die statisch ungünstige Wirkung eines *Freiendgliedes* bleibt auch bestehen, wenn es nicht nur mit einem Pfeiler, sondern *mit einer einspannigen Brücke auf zwei Pfeilern in Verbindung* steht. Während sich die Beanspruchung der Brücke innerhalb der Pfeiler nicht gegenüber derjenigen einer einspannigen Endpfeilerbrücke ändert, bringt die Belastung an dem Freiendglied eine gesteigerte Druckbeanspruchung des ihm benachbarten Pfeilers und eine Zugbeanspruchung des am anderen Ende stehenden Pfeilers mit sich. Für die Größe der Pfeilerbeanspruchung spielt bei einer bestimmten Größe der Belastung die Länge des als Hebel wirkenden Freiendgliedes die ausschlaggebende Rolle. Die Druckverteilung wird aber in jedem Falle als eine ungünstige bezeichnet werden müssen. Insbesondere wird auch der mit wechselndem Angriffspunkt innerhalb und außerhalb der Pfeiler eintretende Wechsel zwischen Druck- und Zugbeanspruchung an dem Endpfeiler als nachteilig einzuschätzen sein, so daß die Konstruktion nur bei sehr schmalem Freiendglied und langem Brückenbogen zu verantworten sein wird.

Gehen wir zu *Brücken auf drei Pfeilern* über, so wird die Beurteilung der Konstruktion nach statischen Gesichtspunkten schon recht schwierig, wenn eine Annäherung an die wirklich bestehenden Verhältnisse erreicht werden soll. Nicht nur die Länge der Brücke und die Lage des Angriffspunktes der Kraft spielen für die Druckverteilung auf die einzelnen Pfeiler eine Rolle, sondern auch das Verhältnis der Längen der einzelnen Brückenbogen zueinander und der Grad der Nachgiebigkeit der Wurzelhaut der einzelnen Pfeiler gegenüber der Belastung. Nehmen wir zunächst einmal den Fall an, daß die Belastung der Brücke an einem Ende gegenüber dem ersten Pfeiler erfolgt, so ergibt die Ableitung, daß die Belastung dieses Pfeilers um so größer wird, je weiter der mittlere der drei Pfeiler von ihm entfernt ist und je geringer die Widerstandsfähigkeit des zweiten und dritten Pfeilers ist. Auf den Mittelpfeiler entfällt ein um so größerer Teil der Belastung, je näher er dem ersten Pfeiler steht und je geringer die Widerstandsfähigkeit des Fundamentes dieses Pfeilers ist. Die Belastung des letzten Pfeilers besteht in Zugbeanspruchung, die um so geringer ist, je näher ihm der Mittelpfeiler steht und je größer die Tragfähigkeit des ersten Pfeiler ist.

Beobachten wir dann weiter, wie sich eine Verschiebung des Angriffspunktes der Kaukraft von dem ersten nach dem dritten Pfeiler zu auswirkt, so ist festzustellen, daß die Beanspruchung des ersten Pfeilers mit Vergrößerung des Abstandes vom ersten Pfeiler abnimmt. Am Mittelpfeiler kann die Belastung zu- oder abnehmen, je nachdem wie sich die Pfeilerabstände zueinander verhalten; sie wird aber auch von der Druckaufnahmefähigkeit der Endpfeiler beeinflußt. Am dritten Pfeiler tritt mit Vergrößerung des Abstandes des Angriffspunktes der Belastung vom ersten Pfeiler zunächst eine abnehmende Zug- und dann eine zunehmende Druckbeanspruchung ein, und zwar um so mehr, je weiter der Mittelpfeiler von ihm entfernt ist und je geringer die Widerstandsfähigkeit der beiden ersten Pfeiler ist.

Für die praktische Bewertung der Tragfähigkeit eines Systems von drei Pfeilern ergibt sich daraus, daß die Verhältnisse als ungünstig zu bewerten sein werden, wenn bei gleicher Tragfähigkeit der einzelnen Pfeiler große Differenzen in den Pfeilerabständen bestehen, oder wenn die Tragfähigkeit eines der Außenpfeiler viel zu wünschen übrig läßt und dann der Mittelpfeiler von diesem weit entfernt steht, während andererseits die Nähe des Mittelpfeilers für die geringe Tragfähigkeit eines Außenpfeilers einen gewissen Ausgleich zu schaffen vermag.

Es erweist sich nunmehr als notwendig zu erörtern, wie sich die *Verteilung einer Belastung* auswirkt, *wenn der Brückenkörper* die Pfeiler nicht starr verbindet, sondern *eine Teilung aufweist*, die sich an der Unterbrechungsstelle als Gelenk betätigen könnte. Die Analyse ergibt, daß ein solches Gelenk mindestens für einen Pfeiler, praktisch meist für beide, Kippmomente mit sich bringt, die der Tragfähigkeit gefährlich werden müssen. Die Nachteile eines Gelenkes können nur dann ausgeschaltet werden, wenn dasselbe in den Pfeiler verlegt wird. Die Untersuchung lehrt aber auch, daß *eine in den Brückenkörper zu verlegende Teilungsstelle so beschaffen sein muß, daß sie nicht als Gelenk wirken kann*, wenn die Druckverteilung nicht ungünstig beeinflußt werden soll.

Bei *Brücken auf schief zueinander stehenden Pfeilern* erweisen sich bekanntlich Teilungen gelegentlich als notwendig. Es kann daran die Frage geknüpft werden, wie sich die Neigung der Pfeiler zu ihrer Tragfähigkeit verhält. Die Beantwortung ergibt sich, wenn wir beachten, daß schräg zur Achse eines Zahnes wirksame Kräfte in zwei Komponenten zerlegt werden können, von denen eine mit der Achse zusammenfällt, während die andere senkrecht zu ihr wirkt. Wenn auch Kippmomente durch den starren Brückenkörper ausgeschaltet werden, so bleibt doch eine Schubwirkung seitens der senkrecht zur Zahnachse wirkenden Komponente und damit eine nicht ganz gleichmäßige Beanspruchung des Halteapparates der Pfeiler bestehen. *Schief stehende Pfeiler sind daher stets für die Tragfähigkeit ungünstiger zu bewerten als gerade stehende.* Besonders hingewiesen muß in diesem Zusammenhang auch noch darauf werden, daß die Neigung der Pfeiler das Verhältnis des Abstandes der an der Kaufläche angreifenden Kraft von den Unterstützungspunkten der Pfeiler zu beeinflussen und die Druckverteilung ungünstig zu gestalten vermag. Die Neigung der Endpfeiler nach außen ist vor allem als gefährlich zu kennzeichnen, da sie zu den gleichen Verhältnissen in der Pfeilerbeanspruchung führen kann, wenn die Brücke am Ende belastet wird, wie sie bei einer Freiendbrücke bestehen würden (Abb. 537).

Weiterhin müssen wir unsere Aufmerksamkeit dem Fall schenken, daß ein *Brückenkörper* sich nicht gerade zwischen zwei Pfeilern erstreckt, sondern einen *gekrümmten Verlauf* nimmt. Wie wirkt sich hier die an einer Stelle erfolgende Beanspruchung auf die beiden Pfeiler aus? Ein Urteil können wir uns verschaffen, wenn wir die Beanspruchungsstelle auf die gerade Verbindungslinie der Pfeiler untereinander projizieren. Die Größe der Druckbeanspruchung der einzelnen Pfeiler ist dann umgekehrt proportional der Größe ihres Abstandes von der projizierten Lage der Kraft. Wir müssen aber berücksichtigen, daß wir die Verschiebung der Kraft parallel zu ihrer Richtung nur vornehmen dürfen, wenn wir sie nicht nur mit ihrer Größe in Rechnung stellen, sondern auch noch mit einem Moment aus ihrer Größe und der Länge des Verschiebungsweges. Die Beanspruchung der Pfeiler steigert sich also gegenüber dem geraden Verlauf des Brückenkörpers um dieses Moment. Wegen seiner Gefährlichkeit kann somit bereits eine geringe Krümmung des Brückenkörpers das Verhältnis der Tragfähigkeit der Pfeiler zur Belastung ungünstig beeinflussen, und ein *möglichst gerader Verlauf des Brückenkörpers ist also stets anzustreben* (Abb. 538).

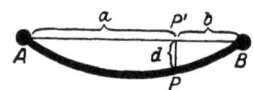

Abb. 538. Wirkung der auf einer gekrümmten Brücke ruhenden Last P auf die Pfeiler A und B; $A = P \dfrac{b}{a+b}$, $B = P \dfrac{a}{a+b}$. Außerdem müssen beide Pfeiler aber auch den entsprechenden Anteil des Momentes $P \times d$ aufnehmen.

Die Pfeilerbeanspruchung bei Brücken, die mehr als 2 Pfeiler haben und nicht in einer Ebene (Kieferseite) liegen, ist stets sehr groß. Wie die allgemeine klinische und praktische Erfahrung zeigt, sind derartige Brücken nur dann von Dauer, wenn an der Abknickungsstelle ein kräftiger Pfeiler steht (Eckzahn!).

Wir dürfen uns nach den Lehren der Statik vorstellen, daß an der Abknickungsstelle ein theoretisches Gelenk ausgebildet wäre. Die Verteilung der auf die Brücke wirkenden Kräfte ginge also so vor sich, als ob tatsächlich ein Gelenk da wäre. Von Bedeutung wird dies für eine Brücke auf vier und mehr Pfeilern. Möglichst gradliniger Verlauf der einzelnen Abschnitte bleibt auch hier anzustreben.

Neben den vertikalen Kräften müssen wir nun noch die *Verteilung* der als besonders gefährlich erkannten *horizontalen Kräfte* berücksichtigen. Auch für sie müssen die Gleichgewichtsbedingungen erfüllt sein, wenn ein Brückensystem standhaft sein soll. Da die horizontalen Kräfte nicht durch den Unterstützungspunkt der Pfeiler verlaufen, muß die Ausschaltung der entstehenden Momente besonders beachtet werden. Am besten geschieht das durch eine in der Richtung der horizontalen Kraft ausgedehnte Versteifung zweier Pfeiler.

Berücksichtigen wir nun, daß horizontale Kräfte in zwei aufeinander senkrecht stehenden Richtungen wirken können, so wird auch eine Versteifung der Brücken gegenüber horizontalen Kräften in zwei aufeinander senkrecht stehenden Richtungen erwünscht sein, wenn Zweifel bestehen, daß die Pfeiler den Kräften gewachsen sind. Die Ausdehnung einer Brücke auf das Mittelstück und einen oder beide Seitenabschnitte der Zahnreihe kann diesen Ansprüchen gerecht werden. *Gegenüber horizontalen Kräften kann eine kontinuierlich gehaltene Brücke daher als günstiger beurteilt werden als bei gleichen Pfeilern zwei oder mehrere getrennte Brücken.* Ist die Ausdehnung einer Brücke auf das Mittelstück der Zahnreihe jedoch ausgeschlossen, so vermag eine unmittelbare Verbindung der beiden Seitenabschnitte durch einen Bügel eine erstrebenswerte Versteifung zu schaffen. Daß der Bügel dabei eine hinreichende Starrheit besitzen muß, sei besonders betont. Die günstigste Lage für ihn aber wird dann gewählt sein, wenn er in dem Punkte an der Brücke ansetzt, der der Lage der Mittelkraft für die am häufigsten zu erwartende Beanspruchung entspricht, da es nicht möglich ist, allen verschiedenartigen Beanspruchungsfällen in der günstigsten Weise Rechnung zu tragen.

Es bleibt nunmehr noch übrig, den Lehren der Statik auf dem Gebiet der *Festigkeitslehre* nachzugehen.

Von den verschiedenen durch die äußeren Kräfte ausgelösten inneren Spannungen des Materials interessiert uns besonders die Biegungsbeanspruchung. Sie läßt sich an jeder Stelle berechnen, wenn man das hier wirkende äußere Moment durch das sogenannte Widerstandsmoment dividiert. Letzterem kommt für jeden Querschnitt eine bestimmte Größe zu, die sich in einer Formel wiedergeben läßt. Von Bedeutung ist dabei, wie schon erwähnt, daß die Höhe des Querschnitts in der zweiten Potenz erscheint, während sich die Breite nur in der ersten auswirkt. *Die Vergrößerung der Höhe des Querschnitts gestattet also, mit geringerem Materialverbrauch eine bestimmte Steigerung der Widerstandsfähigkeit zu erzielen als durch eine Vergrößerung der Breite.* Je größer der Querschnitt einer Brücke, vor allem seine Höhe ist, um so geringer ist also die Biegungsbeanspruchung. Bei gleichbleibender Querschnittsform läßt sich andererseits aus der Größe des äußeren Moments die Stelle der größten Bruchgefahr, der sogenannte „*gefährliche Querschnitt*" ermitteln. Entspricht der Querschnitt hier der Beanspruchung, ist auch an anderen Stellen die Bruchgefahr ausgeschlossen, wenn das Material keine Fehler besitzt. Für Brücken auf zwei Pfeilern liegt er bei gleichmäßiger Beanspruchung des Brückenkörpers in der Mitte und wird umso stärker sein müssen, je länger der Brückenbogen ist. Für die Freiendbrücke ist dagegen die Bruchgefahr an der Verbindungsstelle des Freiendgliedes mit dem Anker am größten. Bei Brücken auf mehreren Pfeilern lassen sich die gefährlichen Querschnitte entsprechend ableiten. Die Stellen, an denen sich theoretische Gelenke bilden würden, seien wegen der hier zu erwartenden Materialspannungen noch besonders genannt.

Die kurze Besprechung der elementaren statischen Gesetzmäßigkeiten mag hiermit abgeschlossen werden. Sie wollen bei der Brückenkonstruktion beachtet sein, auch wenn sie in der Praxis nicht rechnerisch exakt erfaßbar sind.

γ) Spezielle Indikation und Konstruktion des Brückenersatzes.

Neben den innezuhaltenden allgemeinen Richtlinien bei der Untersuchung eines defekten Gebisses auf die Möglichkeit und Art seiner Wiederherstellung durch Brückenersatz müssen eine Reihe von Einzelpunkten Berücksichtigung finden.

Indikation und Konstruktion des Brückenersatzes nach dem Pfeilersystem.

Da das Pfeilersystem die Grundlage für den Brückenbau abgibt, ist es zweckmäßig, sich zuerst mit ihm zu befassen.

Wir gehen von dem allgemeinen Richtpunkt aus, daß Voraussetzung für die Brückenkonstruktionsmöglichkeit das richtige Verhältnis zwischen Zahl der zu ersetzenden Zähne und Zahl der verfügbaren Pfeiler ist. Die Feststellung der fehlenden Zähne gibt einen Überblick über die benötigten Pfeiler. Die Zahl der vorhandenen Zähne sagt, ob sie verfügbar sind. Die Untersuchung muß aber dann noch darüber belehren, ob ihre Tragfähigkeit mit den in den vorausgehenden Abschnitten genannten Anforderungen in Einklang steht.

Da die Zahl der Variationen im Zahnbestand eines Lückengebisses zu groß ist, um sie sämtlich darauf zu prüfen, in welchen Fällen eine Brückenkonstruktion auf Grund der als Pfeiler in Betracht kommenden Zähne möglich wäre, kann das Prinzip der Untersuchung nur an einer Reihe von Beispielen demonstriert werden.

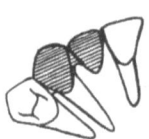 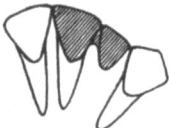 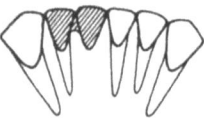 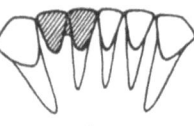

Abb. 539.   Abb. 540.   Abb. 541.

Abb. 539. Der Eckzahn als alleiniger Pfeiler für den Ersatz des oberen seitlichen Schneidezahnes nur bei günstigen Artikulationsverhältnissen zulässig.

Abb. 540. Der mittlere Schneidezahn als alleiniger Pfeiler für den Ersatz des oberen seitlichen Schneidezahnes nur bei günstigen Artikulationsverhältnissen und geringer Belastung durch die untere Zahnreihe zulässig.

Abb. 541. Diese Konstruktion ist nicht zweckmäßig.

Um die Zahl der Pfeiler mit der Zahl der zu ersetzenden Zähne in Übereinstimmung zu bringen, würde beim Ersatz *eines* fehlenden Zahnes *einer* der vorhandenen als Pfeiler dienen müssen. Es fragt sich, wie dann das Verhältnis von Tragfähigkeit und Belastung zu bewerten ist.

Die Verankerung an einem Pfeiler ließe nur die Möglichkeit der Konstruktion einer einarmigen spannlosen Freiendbrücke zu, von der wir bei den statischen Erörterungen bereits gesagt haben, daß ihr prinzipiell zu widerraten sei wegen

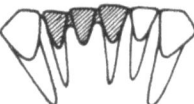 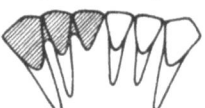 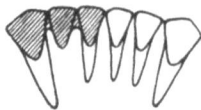

Abb. 542. Ersatz eines unteren Schneidezahnes durch eine Brücke auf zwei Pfeilern nur bei völlig ungeminderter Leistungsfähigkeit der als Pfeiler dienenden unteren Schneidezähne bedingungsweise zulässig.

des Kipp- und Drehmomentes, das ein Freiendglied auf den Pfeiler übertragen müßte. Man wird von dieser Konstruktion daher nur Gebrauch machen können, wenn entweder die Tragfähigkeit des Pfeilers als sehr groß oder die zu erwartende Belastung als sehr klein anzunehmen ist. Ein Eckzahn könnte also z. B. gelegentlich einmal den seitlichen Schneidezahn als Freiendglied tragen, wenn günstige Artikulationsverhältnisse vorliegen, oder auch der mittlere obere Schneidezahn einen seitlichen, wenn die Leistungsfähigkeit der Gegenzahnreihe beschränkt ist. Nie wird man aber einen mit Kaufläche versehenen Zahn von einem seiner Nachbarn allein als Freiendglied tragen lassen dürfen. Wenn man überhaupt an den Ersatz eines Zahnes durch eine Brücke auf einem Pfeiler denkt, wird der Gesundheitszustand des letzteren ganz einwandfrei sein müssen. Weder eine nennenswerte Schwächung des Halteapparates noch der Hartsubstanzen darf vorliegen. Auf den Wert des Röntgenbildes sei hier aufmerksam gemacht. Zusammenfassend muß somit nochmals gesagt werden, daß *praktisch die Anwendung der einarmigen spannlosen Freiendbrücke mit einem Pfeiler nur selten in Betracht kommen wird.*

In der Regel werden daher auch beim Ersatz eines fehlenden Zahnes zwei Pfeiler Verwendung finden müssen. Es bietet sich dann die Möglichkeit einer an beiden Enden von einem Pfeiler getragenen Brückenkonstruktion oder diejenige einer einarmigen spannlosen Freiendbrücke.

Da die Endpfeilerbrücke als statisch günstig zu erachten ist, bietet eine derartige Verwendung zweier Pfeiler beim Ersatz eines Zahnes kaum noch Schwierigkeiten bezüglich hinreichender Tragfähigkeit. Bei ungünstigen Bißverhältnissen oder Schwächung eines Pfeilers können aber doch noch Zweifel auftauchen. Vorsicht ist besonders beim Ersatz des Eckzahns, und vor allem wieder des unteren, angebracht, da seine Nachbarn relativ schwach sind und der Zahnbogen in der Eckzahngegend eine starke Krümmung aufweist.

Ganz allgemein kann auch gesagt werden, daß die unteren Schneidezähne ihrem Bau und ihrer Anordnung im Kiefer nach als Brückenpfeiler ungeeignet sind. Brücken, die hier anzufertigen sind, müssen daher fast stets bis auf die Eckzähne ausgedehnt werden. Dieser Unterschied bei den Gliedern der unteren Zahnreihe gegenüber denen der oberen muß besonders hervorgehoben werden, da im übrigen die homologen Zähne gleichwertig sind und die Besprechung der Konstruktion der Brücken nach dem Pfeilersystem für beide Kiefer gilt.

Die Anwendung der Freiendbrücke auf zwei Pfeilern wird wegen der statischen Unterlegenheit gegenüber der ersten Konstruktion immer erst in zweiter Linie zu erwägen sein. Wenn auch die Verwendung eines zweiten Pfeilers gegenüber der gleichen Konstruktionsart mit einem Pfeiler bedeutend günstigere Verhältnisse schafft, so ist eine Überlastung der Pfeiler bei hoher Beanspruchung des

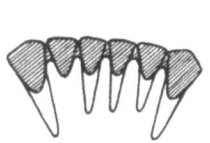
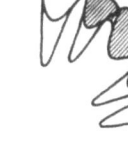
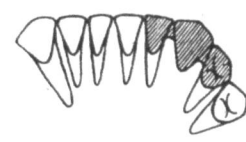

Abb. 543. Abb. 544. Abb. 545.

Abb. 543. Ersatz eines unteren Schneidezahnes bei geminderter Tragfähigkeit der vorhandenen Schneidezähne durch eine von Eckzahn bis Eckzahn reichende Brücke.
Abb. 544. Ersatz des oberen Eckzahnes durch eine Endpfeilerbrücke auf den beiden Nachbarzähnen nur bedingt zulässig.
Abb. 545. Der Ersatz des unteren Eckzahnes durch eine Brücke auf den beiden Nachbarpfeilern ist stets bedenklich und nur bei geringer Kaufähigkeit des Oberkiefers sowie völlig gesunden Pfeilern zulässig.

Freiendgliedes trotzdem zu erwarten. Glieder mit Kauflächen sollten daher auch bei einem solchen Pfeilersystem nicht ersetzt werden, während der Ersatz eines der Kosmetik dienenden Zahnes durch eine Facette mit schmaler Schneide bei schwachem Überbiß schon häufiger zu verantworten sein wird. Das gilt auch für den Ersatz des meist sichtbaren ersten Prämolaren.

Ist einer der beiden Zähne in seiner Tragfähigkeit geschwächt, kann naturgemäß die Verwendung eines dritten Pfeilers notwendig werden. Eines weiteren Kommentars bedarf diese Möglichkeit aber nicht.

Der *Ersatz zweier fehlender Zähne* stellt zwei selbständige Behandlungen dar, wenn die beiden Lücken weit voneinander entfernt sind; der prothetischen Therapie bieten sich aber neue Aufgaben, wenn die fehlenden Zähne Nachbarn sind oder nahe beieinander ausgefallen sind.

Übereinstimmung der Zahl der zu ersetzenden Glieder und der Pfeiler bedingt mindestens zwei Pfeiler. Fehlen die beiden Zähne nebeneinander, ist stets an die Konstruktion der Endpfeilerbrücke zu denken, da die Konstruktion einer spannlosen Freiendbrücke auf zwei Pfeilern durch den aus zwei Brückengliedern bestehenden Hebelarm so große Momente an den Pfeilern auslösen müßte, daß sie der Beanspruchung nicht gewachsen wären. Aus diesem Grunde kann allgemein die *Ausdehnung eines frei endenden Brückenkörpers auf mehr als ein Brückenglied als unzulässig bezeichnet werden.*

Aber auch bei der Konstruktion einer Endpfeilerbrücke zum Ersatz zweier Zähne reichen die beiden der Lücke benachbarten Zähne als Pfeiler keineswegs immer aus. Das gilt z. B. für den Ersatz der beiden mittleren Schneidezähne oder des Eckzahns mit einem seiner Nachbarn wie auch für den Ersatz der beiden ersten Molaren, wenn der Weisheitszahn nicht sehr kräftig ist, während z. B. der Ersatz zweier Schneidezähne einer Kieferhälfte im Oberkiefer oder der beiden Prämolaren durch eine an den beiden Nachbarzähnen verankerte Brücke keine

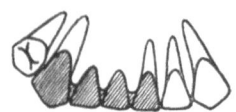

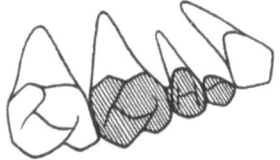 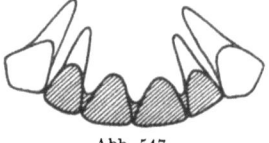 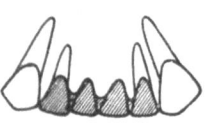

Abb. 546.   Abb. 547.   Abb. 548.

Abb. 546. Ersatz des 1. Prämolaren durch eine Facette ohne Kaufläche als einarmige Freiendbrücke auf zwei Pfeilern.
Abb. 547. Ersatz der beiden oberen mittleren Schneidezähne durch eine Endpfeilerbrücke auf den beiden seitlichen Schneidezähnen nur bedingt zulässig.
Abb. 548. Für den Ersatz zweier unterer Schneidezähne ist die Tragfähigkeit der beiden Nachbarpfeiler unzureichend.

Bedenken zu verursachen braucht, wenn normale Belastungsverhältnisse vorliegen. Trotz der statisch günstigsten Konstruktion bedarf also die Forderung der Übereinstimmung von Zahl der Pfeiler und der zu ersetzenden Zähne noch wiederholt der Korrektur. Bei ungünstigeren Konstruktionen müssen also erst recht Zweifel auftauchen, ob die Tragfähigkeit der Pfeiler ausreicht.

Sind die Lücken zweier fehlender Zähne durch einen Zahn getrennt, so ergeben sich, wenn nur zwei Zähne als Pfeiler dienen sollen, für die Konstruktion des Ersatzes die Möglichkeiten, daß entweder zwei einarmige spannlose Freiendbrücken hergestellt würden oder eine einzige einspannige einarmige Freiendbrücke.

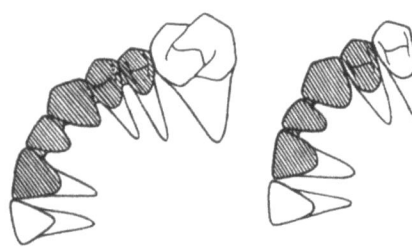 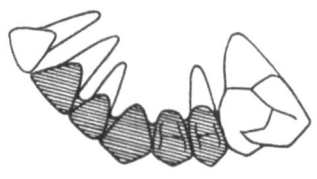

Abb. 549.   Abb. 550.

Abb. 549. Für den Ersatz des oberen Eckzahnes und seitlichen Schneidezahnes sind die beiden Nachbarpfeiler allein in der Regel unzureichend (a) und bedürfen der Verstärkung durch den 2. Prämolaren (b) oder auch durch den mittleren Schneidezahn der anderen Seite.
Abb. 550. Ersatz des oberen Eckzahnes und 1. Prämolaren durch eine Endpfeilerbrücke auf den beiden Nachbarpfeilern allein ist unzureichend. Verstärkung des Pfeilersystems durch den mittleren Schneidezahn, eventuell auch durch den 1. Molaren.

Da die Statik lehrt, daß eine zusammenhängende Konstruktion bessere Möglichkeiten des Druckausgleichs bietet, wird diese stets vorzuziehen sein. Die Lücken des 1. Prämolaren und des seitlichen Schneidezahnes einer Kieferhälfte können z. B. so geschlossen werden, daß der 2. Prämolar und der Eckzahn die Pfeiler abgeben würden, während der 1. Prämolar zwischen ihnen einen Brückenbogen bilden und der seitliche Schneidezahn als Freiendglied ersetzt würde. Auch der Ersatz des 1. Prämolaren als kosmetische Dienste leistende Facette ohne Kaufläche in Verbindung mit dem Ersatz des 1. Molaren könnte vielleicht vom 2. Mahlzahn und 2. Prämolaren als Pfeiler durchgeführt werden. Bei den meisten anderen möglichen Pfeilergruppierungen wird die Tragfähigkeit in der Regel nicht als ausreichend anzusehen sein.

Von dem Nutzen, den die einheitliche Konstruktion zu verschaffen vermag, wird man auch noch Gebrauch machen, wenn zwei Lücken durch zwei natürliche Zähne getrennt sind. Mit der Beschränkung auf zwei Pfeiler kommt man aber nun nicht mehr aus, da dann die beiden zwischen den Lücken stehenden Zähne als Pfeiler dienen müßten und eine zweiarmige spannlose Freiendbrücke zu konstruieren wäre. Die an ihnen in wechselnder Richtung zur Geltung kommenden Momente müßten aber den Pfeilern in kurzer Zeit gefährlich werden. Wenn jedoch außer den beiden zwischen den Lücken stehenden Zähnen noch ein mesial oder distal von ihnen vorhandener Zahn verwandt wird, so daß eine einspannige einarmige Freiendbrücke auf drei Pfeilern zustande kommt, wird oft die ausreichende Widerstandsfähigkeit erzielt sein. Der Schluß der beiden Lücken durch eine einheitliche Konstruktion kann dann die Anfertigung zweier eingliedriger Endpfeilerbrücken mit je zwei

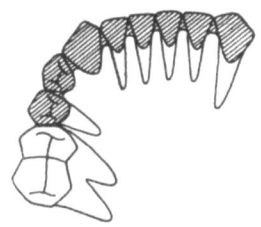
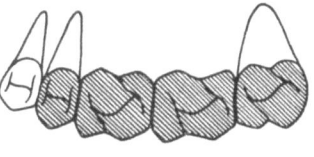
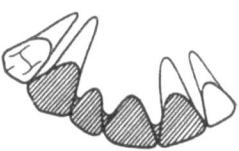

Abb. 551. Abb. 552. Abb. 553.

Abb. 551. Ersatz des unteren Eckzahnes und 1. Prämolaren durch eine Brücke auf den beiden Nachbarpfeilern ist stets von unzureichender Tragfähigkeit. Ausdehnung des Pfeilersystems bis zum anderen Eckzahn. Falls dies aus irgendwelchen Gründen nicht möglich ist, muß eine abnehmbare Prothese gemacht werden.

Abb. 552. Brücke für den Ersatz der oberen oder unteren ersten und zweiten Molaren auf dem 2. Prämolaren und dem Weisheitszahn als Pfeiler bei kräftigem Bau dieser Zähne zulässig.

Abb. 553. Eine Brücke auf dem mittleren Schneidezahn einer Kieferhälfte und dem Eckzahn der anderen Seite zum Ersatz zweier oberer Schneidezähne besitzt unter normalen Verhältnissen ein ausreichend tragfähiges Pfeilersystem. Im Unterkiefer ist dagegen die Konstruktion bei den homologen Zähnen unzulässig (vgl. Abb. 548).

Pfeilern eventuell ersparen. Beim Ersatz des seitlichen Schneidezahnes und des 2. Prämolaren einer Kieferhälfte wird man z. B. vorteilhaft von einer auf Eckzahn, 1. Prämolaren und 1. Molaren ruhenden Brücke Gebrauch machen können.

Wenn wir uns nunmehr dem *Ersatz von drei fehlenden Zähnen* durch Brücken zuwenden, so benötigen wir nach unserer Richtlinie drei Pfeiler. Damit erreicht die Brücke einen Umfang von sechs Gliedern der Zahnreihe. Das ist insofern von Bedeutung, als alle Brücken, die nicht mit einem Eckzahn abschließen, einen stark gekrümmten Verlauf nehmen müssen, wenn wir die Abschnitte zwischen den beiden Eckzähnen einerseits und zwischen Eckzahn und Weisheitszahn andererseits als annähernd gradlinig betrachten. Der gekrümmte Verlauf einer Brücke ist aber, wie wir gesehen haben, statisch als ungünstig zu betrachten, wenn an der Abbiegungsstelle kein Pfeiler vorhanden ist. *Für die Praxis heißt das, daß alle Brücken mit drei zu ersetzenden Zähnen, die nicht den Eckzahn als Pfeiler enthalten, von vornherein Zweifel an der ausreichenden Tragfähigkeit erwecken müssen*, auch wenn sich dieselben nicht immer als stichhaltig erweisen. Einzelne Pfeilerkombinationen in ihren Konstruktionsmöglichkeiten als ein- und mehrspannige Endpfeilerbrücken oder als ein- und mehrspannige einarmige Freiendprücken näher zu besprechen, dürfte sich erübrigen, wenn die bei den kürzeren Brücken bereits angeführten Bewertungen der Tragfähigkeit sinngemäß auf die ausgedehnteren Verstümmelungen eines Gebisses übertragen werden.

Für den *Ersatz von vier fehlenden Zähnen* gelten die hier angeführten Gesichtspunkte in verstärktem Maße. Die Zahl der einspannigen Endpfeilerbrücken wird dadurch schon außerordentlich beschränkt. Als verhältnismäßig günstig kann noch eine Brücke betrachtet werden, die die vier Schneidezähne ersetzt, sich beiderseits auf die Eckzähne stützt und außer ihnen entweder beide 1. Prämolaren oder auf einer Seite nur den Eckzahn, auf der anderen aber Eckzahn und beide Prämolaren als Pfeiler enthält. Wenn eine starke Krümmung im Mittelteil und ein tiefer Überbiß vermieden werden kann, wird die Tragfähigkeit des Systems als gut zu bezeichnen sein. Im Seitenteil der Zahnreihe ist eine einspannige Endpfeilerbrücke, die den Eckzahn als Pfeiler enthält, nur denkbar, falls am distalen Ende der Weisheitszahn eine ausreichende Tragfähigkeit besitzt.

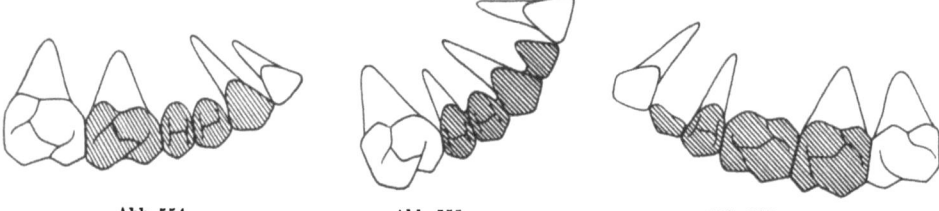

Abb. 554.   Abb. 555.   Abb. 556.
Abb. 554. Gute Tragfähigkeit des Pfeilersystems.
Abb. 555. Zulässige Freiendbrücke für den Ersatz des 1. Prämolaren und des seitlichen Schneidezahnes.
Abb. 556. Zulässige Freiendbrücke für den Ersatz des 1. Molaren und 1. Prämolaren, wenn letzterer nur als Facette ohne Kaufläche ausgebildet wird.

Auch wenn am mesialen Ende der Brücke noch die Schneidezähne derselben Seite in transversaler Richtung eine Versteifung gewähren, wird Sicherheit für die Tragfähigkeit der Konstruktion nur in einer beschränkten Anzahl dieser Fälle bestehen. Einspannige Endpfeilerbrücken für vier zu ersetzende Zähne, unter denen sich auch der Eckzahn befindet, werden so gut wie immer die Tragfähigkeit von vier Pfeilern überschreiten.

Eine erhebliche Zahl von Konstruktionsmöglichkeiten für Brücken ergibt sich aber, wenn die vier fehlenden Zähne nicht benachbart sind. Werden die Nach-

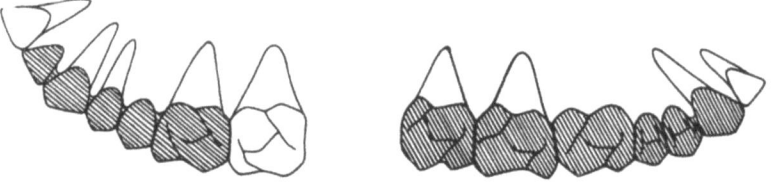

Abb. 557.   Abb. 558.
Abb. 557. Zulässige Freiendbrücke auf drei Pfeilern.
Abb. 558. Dreigliedrige einspannige Endpfeilerbrücke auf drei Pfeilern. Günstige Pfeilerverteilung und gute Tragfähigkeit.

teile des gekrümmten Verlaufs einer so umfangreichen Brücke hinreichend kompensiert, so ist die Hauptschwierigkeit überwunden.

Beim *Ersatz von fünf bis acht Gliedern der Zahnreihe* erlangt die Verteilung der Pfeiler immer größere Bedeutung. Einspannige Endpfeilerbrücken kommen hier überhaupt nicht mehr in Betracht. Bei mehrspannigen Brücken wird stets auf die Eckzähne und kräftige Molaren am Schluß der Zahnreihe Wert zu legen sein, falls die vollständige Ergänzung des Gebisses durch Brücken möglich sein soll.

Das gilt erst recht, wenn *mehr als acht Zähne* eines Kiefers fehlen, da dann die Zahl der Pfeiler von vornherein geringer sein muß als die der Brückenglieder. Es fragt sich hier, bis zu welcher Grenze überhaupt die Brückenkonstruktion noch möglich ist. Aus unseren bisherigen Erörterungen ergibt sich, daß als Minimum das Vorhandensein der Eckzähne und der Weisheitszähne als Pfeiler für die vollständige Ergänzung der Zahnreihe Bedingung wäre. Es bleibt aber noch zu prüfen, ob dieser schon allein aus statischen Erwägungen erforderliche Minimalbestand an Pfeilern auch unter anderen Gesichtspunkten genügt.

Während die Eckzähne an sich meist recht kräftig sind, kann man das von den Weisheitszähnen nicht sagen. Nur wenn die Untersuchung ergibt, daß diese Bedingung erfüllt ist, kann daher angenommen werden, daß sie der zu erwartenden

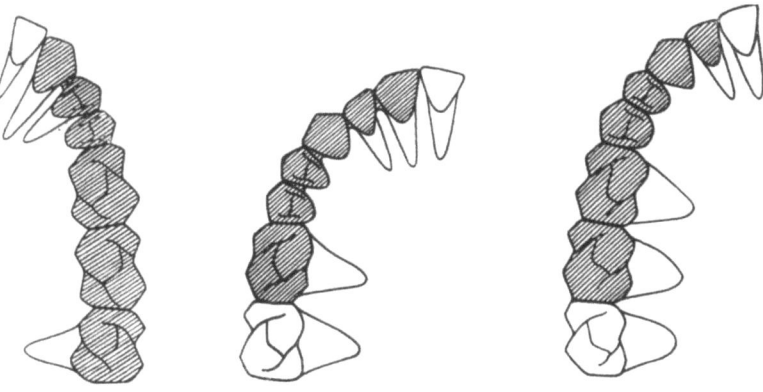

Abb. 559. Abb. 560. Abb. 561.

Abb. 559. Dreigliedrige einspannige Endpfeilerbrücke auf drei Pfeilern. Ausreichende Tragfähigkeit nur mit kräftigem Weisheitszahn als Pfeiler.
Abb. 560. Dreigliedrige einspannige Endpfeilerbrücke von zweifelhafter Tragfähigkeit infolge der Krümmung des Brückenkörpers; im Unterkiefer bei den homologen Zähnen völlig unzulässig.
Abb. 561. Dreigliedrige einspannige Endpfeilerbrücke mit anderen, ebenfalls unzureichend tragfähigen Pfeilern, vor allem wieder im Unterkiefer.

Belastung gewachsen sein werden. Als günstiger Faktor kommt bei der Pfeilerverteilung jedoch in Betracht, daß der Brückenkörper einen Verlauf erhält, der die Pfeiler in zwei zueinander senkrecht stehenden Richtungen versteift und so schädliche horizontale Wirkungen ausschaltet. Bei Brücken über den gesamten Zahnbogen haben wir außerdem die Möglichkeit, die Bißverhältnisse so zu gestalten, daß die horizontalen Kräfte von vornherein auf ein Minimum beschränkt werden. Nur wo vertikale Kräfte dem

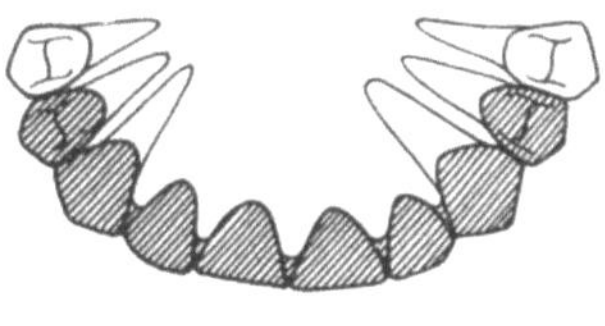

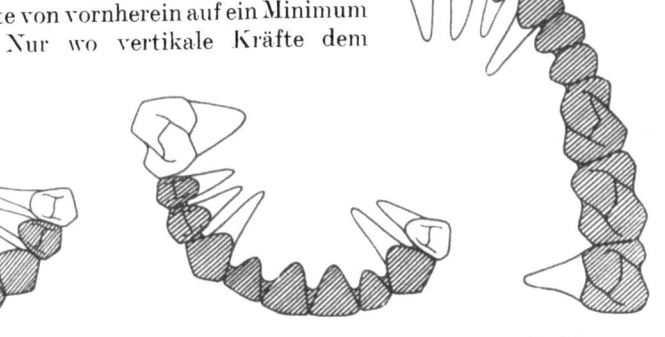

Abb. 562. Abb. 563. Abb. 564.

Abb. 562. Viergliedrige einspannige Endpfeilerbrücke. Bei gutem Zustand der Pfeiler gute Tragfähigkeit des Systems.
Abb. 563. Viergliedrige Endpfeilerbrücke mit ebenfalls guter Tragfähigkeit des Pfeilersystems.
Abb. 564. Viergliedrige einspannige Endpfeilerbrücke. Ausreichende Tragfähigkeit des Pfeilersystems nur bei kräftig gebauten Weisheitszähnen.

Pfeilersystem schaden könnten, ist also die Brückenkonstruktion bei dieser Pfeilerverteilung gänzlich ausgeschlossen. In einer ganzen Reihe dieser Fälle wird daher die Brückenkonstruktion noch möglich sein, obwohl weit mehr Zähne ersetzt werden müssen, als Pfeiler zur Verfügung stehen.

618   Zahnärztliche Prothetik.

Es liegt hier naturgemäß nahe zu fragen, ob dieses Ergebnis auch auf Brücken von geringerer Ausdehnung übertragen werden darf. Die Antwort darauf kann wenigstens in gewissem Umfange bejahend lauten. Z. B. werden zwei kräftige Pfeiler wie der Eckzahn und der 2. Molar den Brückenkörper für die beiden Prämolaren und den 1. Molaren tragen können. Bei geradlinigem Verlauf von Brücken in großer Aus=

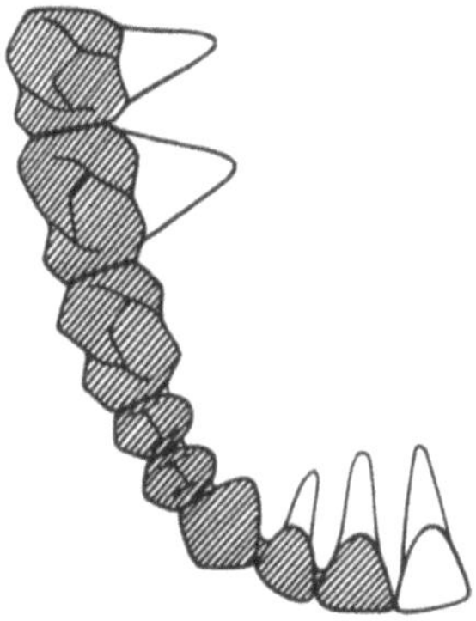

Abb. 565. 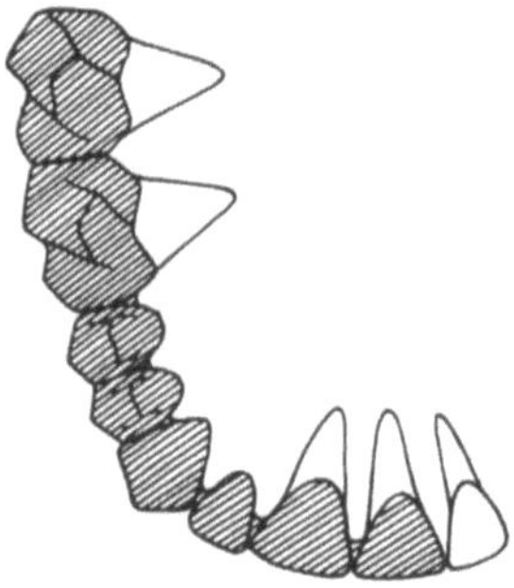   Abb. 566. 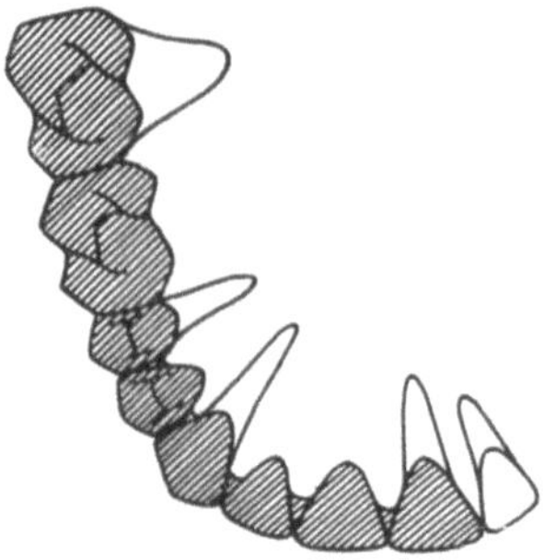   Abb. 567.

Abb. 565. Unzureichende Tragfähigkeit des Pfeilersystems infolge ungünstiger Anordnung der Pfeiler, besonders im Unterkiefer bei entsprechenden Verhältnissen.
Abb. 566. Bei starker Krümmung des Zahnbogens bestehen noch Bedenken gegen die Tragfähigkeit des Pfeilersystems. Im Unterkiefer ist eine Brücke auf den homologen Pfeilern gänzlich unmöglich.
Abb. 567. Dreispannige Endpfeilerbrücke mit günstiger Pfeilerverteilung, im Unterkiefer Ausdehnung bis zum Eckzahn der anderen Seite.

dehnung ist aber sorgfältig zu prüfen, ob sie mangels einer Versteifung in der senkrecht zu ihrer Ausdehnung stehenden Richtung auch sicher allen horizontalen Beanspruchungen gewachsen sind.

Stehen neben den vier wichtigsten Pfeilern des als Grenzfall behandelten Beispiels noch andere als Pfeiler in Betracht kommende Zähne, so wird die Aus=

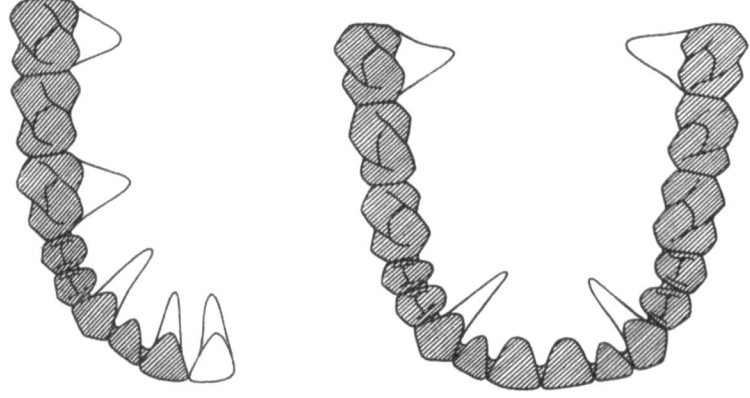

Abb. 568.   Abb. 569.

Abb. 568. Gleiche Bewertung des Pfeilersystems wie in Abb. 593. Es kann eventuell sogar auf den mittleren Schneidezahn als Pfeiler verzichtet werden.
Abb. 569. Trotz der geringen Zahl der Pfeiler besteht bei ihrer günstigen Anordnung noch eine hinreichende Tragfähigkeit, wenn die Weisheitszähne kräftig gebaut sind und die Kaufähigkeit des Gegenkiefers nicht außergewöhnlich groß ist.

führung von Brückenersatz naturgemäß eine noch günstigere Beurteilung erfahren können. Fehlt dagegen einer der Eckzähne, so wird die Anwendung des Brückenersatzes davon abhängen, wieweit andere Zähne als Pfeiler für ihn einzuspringen vermögen. Zurückhaltung in der Indikationsstellung ist dann immer geboten.

Fehlen dagegen am distalen Ende der Zahnreihe ein oder mehrere Zähne, so ist der vollständigen Wiederherstellung des Gebisses durch Brückenersatz ein Ziel gesetzt, da Freiendglieder mit Kauflächen ja nicht in Betracht kommen. Zum Ausgleich des eintretenden Funktionsausfalls müssen allenfalls andere Mittel des Zahnersatzes angewandt werden. Da wir eine möglichst vollständige Wiederherstellung der Funktion erstreben müssen, wird aber in dem noch vorhandenen Teil der Zahnreihe der Brückenersatz zur Beseitigung von Lücken dienen können, soweit es die Tragfähigkeit des Restgebisses zuläßt und die damit erzielte Leistungssteigerung eines beschränkten Teils der Zahnreihe nicht die optimale Wiederherstellung der Funktion des gesamten Gebisses behindert.

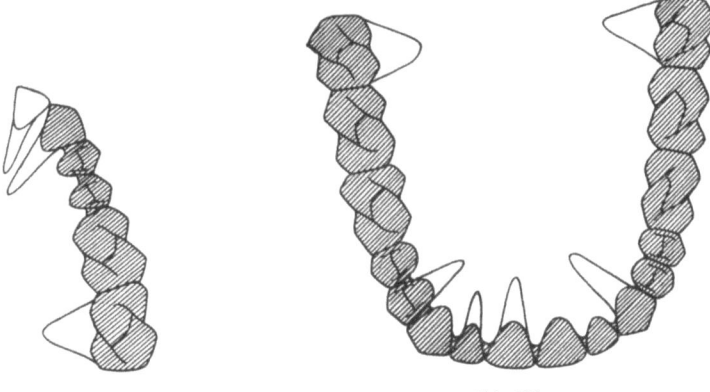

Abb. 570. Abb. 571.
Abb. 570. Günstige Verteilung und kräftiger Bau der beiden Pfeiler gewähren eine ausreichende Tragfähigkeit, um durch sie drei Zähne ersetzen zu können.
Abb. 571. Das Fehlen des Eckzahnpfeilers in der einen Kieferhälfte ist durch andere Pfeiler hinreichend kompensiert, so daß die Tragfähigkeit der Konstruktion ebenso bewertet werden kann wie die der Abb. 569.

Indikation und Konstruktion des Brückenersatzes nach der Art des Brückenkörpers.

Bei der Einteilung der Brücken nach den Eigenschaften des Brückenkörpers haben wir zwischen Schwebebrücken und Basisbrücken unterschieden. Im Konstruktionsplan ist also festzulegen, ob diese oder jene Art des Brückenkörpers zur Anwendung gelangen muß. Die für diese Entscheidung maßgebenden Gesichtspunkte müssen daher hier erörtert werden. Aber auch über die für die Gestaltung der einzelnen Formen maßgebenden Faktoren müssen wir uns Rechenschaft geben. Die an beide Formen gemeinsam zu stellenden Anforderungen mögen zuerst besprochen werden.

Da wir von jedem Zahnersatz vor allem eine kaumechanische Leistung zu verlangen haben, muß der Brückenkörper zunächst einmal *exakte Okklusion mit der Gegenzahnreihe* erlangen. Mangelhafter Schluß mit den Antagonisten beeinträchtigt seine nahrungszerkleinernde Wirkung und führt zu übermäßiger Beanspruchung der außerhalb der Brücke stehenden Zähne; führt der Brückenkörper aber eine Bißsperrung herbei, so sind die Pfeiler der Brücke durch Überlastung gefährdet und die natürlichen Zähne des Mundes aus dem Kaugeschäft mehr oder weniger ausgeschaltet.

Nicht aber nur während des Schlußbisses, sondern auch während der Ausführung von Kieferbewegungen unter Wahrung des Kontaktes der Zahnreihen muß der Brückenkörper in Harmonie zu den Antagonisten stehen. Gerade unter Druck ausgeführte Gleitbewegungen erzielen einen hohen mechanischen Effekt, der bei Aufhebung des Kontaktes verlorengehen müßte. Behält dagegen der Brückenkörper Berührung mit seinen Gegenzähnen, während die übrigen Teile der beiden Zahnreihen klaffen, so müssen die Pfeiler allein die ihnen besonders gefährlichen horizontalen Kräfte aufnehmen. *Völlig ausgeglichener Gleitkontakt ist daher anzustreben.* Antagonisten, die infolge des zur Brückenanfertigung Anlaß gebenden Zahnverlustes verlängert erscheinen, bedürfen zu diesem Zweck oft der Kürzung.

Mit Rücksicht auf die mechanische Wirksamkeit des Brückenkörpers ist schließlich auch den einzelnen Kauflächenelementen Beachtung zu schenken. Höcker, Grate und Furchen müssen in zweckmäßiger Weise angelegt werden. Hier gilt im Prinzip, was für die Ausbildung der Kaufläche künstlicher Kronen gesagt worden ist.

Besonderes Interesse beansprucht noch die *Breite des Brückenkörpers.* So weit der Widerstand der Nahrung die Größe der Kaukräfte bestimmt, wird sich diese steigern, je größer die Oberfläche des Bissens ist, der der Zerkleinerung Widerstand leistet. Eine Verschmälerung der Kaufläche gestattet also, die Belastung der Pfeiler in gewissem Umfange einzuschränken. Von dieser Möglichkeit wird man daher Gebrauch machen, wenn die vorhandenen Zähne so weit wie möglich als Pfeiler ausgenutzt worden sind und trotzdem noch die Gefahr besteht, daß die Grenze ihrer Tragfähigkeit bei voller Ausnutzung der natürlichen Kauflächenbreite überschritten werden könnte.

Zur Verhütung der Überlastung hochbeanspruchter Pfeiler muß bei der Ausbildung des Brückenkörpers auch daran erinnert werden, daß jede Krümmung in seinem Verlauf gesteigerte Ansprüche an ihre Widerstandsfähigkeit stellt. Die Vermeidung von Krümmungen ist daher geboten. Zur Erreichung dieses Zieles kann es zweckmäßig sein, von der normalen Stellung der oberen zur unteren Zahnreihe abzuweichen und den Brückenkörper im Kopf- oder Kreuzbiß aufzustellen, besonders wenn damit zugleich erreicht werden kann, daß die Beanspruchungsrichtung der Pfeiler mit ihrer Längsachse zusammenfällt.

Bei der Erörterung des Einflusses der mechanischen Funktion auf die Gestalt des Brückenkörpers muß schließlich auch noch einmal auf die Beachtung der Festigkeitslehre verwiesen werden. Sicherheit gegen Bruch und Biegung oder unnötige Materialverschwendung werden wir mit ihrer Hilfe erreichen können.

Bei der Besprechung weiterer Ansprüche, die an die Gestaltung des Brückenkörpers zu stellen sind, müssen wir auf den *Einfluß der Sprachfunktion* eingehen. Von Bedeutung ist hier die Form und Stellung der Zähne. Sie muß daher bei der Herstellung des Brückenkörpers Berücksichtigung finden. Er muß wie die natürliche Zahnreihe den Luftstrom leiten und den Weichteilen des Mundes eine Stütze gewähren, ohne ihre Bewegungsfreiheit zu beengen. Kontakt mit dem Alveolarkamm ist bei einem Brückenkörper, der der Sprachbildung dienen soll, daher unerläßlich, damit der Luftstrom nicht an störender Stelle entweicht. In Abschnitten der Zahnreihe, die für die Bildung von Sprachelementen wichtig sind, ist somit die Basisbrücke indiziert.

Kontakt des Brückenkörpers mit dem Alveolarkamm ist naturgemäß auch unbedingt notwendig, wenn es sich um die Befriedigung der *kosmetischen Ansprüche* handelt. Sie zwingen daher ebenfalls zur Anwendung der Basisbrücke. Da die für die *Kosmetik* wichtigsten Abschnitte der Zahnreihe zugleich für die Sprachbildung die bedeutsamsten sind, verlangen beide Funktionen die Basisbrücke.

Eine raum- und formgetreue Nachbildung der natürlichen Zähne vermag aber auch zugleich die kaumechanische Wirksamkeit des Brückenersatzes zu gewährleisten. Eine derartige Gestaltung des Brückenkörpers müßte deshalb als erstrebenswert erscheinen.

Einer Modellierung der Glieder des Brückenkörpers in voller Ausdehnung der natürlichen Zahnkronen stehen aber auch Bedenken entgegen. Diese ergeben sich daraus, daß der Brückenersatz für die lebenden Gewebe des menschlichen Körpers den Charakter eines Fremdkörpers trägt. Da ein im Umfang der natürlichen Zähne ausgebildeter Brückenkörper in flächenhafte Berührung mit der

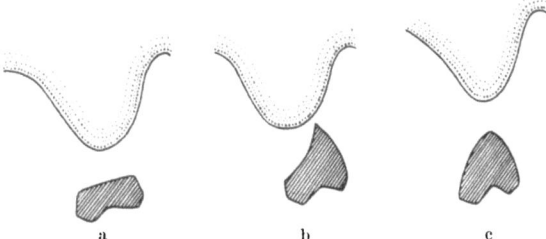

Abb. 572. a und b Hygienisch ungünstig zu beurteilende Gestaltung des Brückenkörperquerschnitts einer Schwebebrücke. c Zweckmäßige Gestaltung des Querschnittes.

Schleimhaut des Alveolarfortsatzes tritt, muß gefordert werden, daß die Schleimhaut unter der ständigen Bedeckung durch den Brückenkörper nicht leidet.

Die klinische Erfahrung lehrt, daß diese Voraussetzung keineswegs ohne weiteres als erfüllt angesehen werden kann. Bei vielen Brücken, deren Körper mit der Schleimhaut des Alveolarfortsatzes flächenhafte Berührung erlangt, zeigen sich, sobald man gezwungen wird, solche Brücken aus dem Munde zu entfernen, deutliche Zeichen chronischer Entzündung: Die Epitheldecke ist unterbrochen, stark gerötetes oder leicht blutendes Bindegewebe mit Granulationsbildung liegt frei. Eine starke Verschmutzung macht sich durch unangenehmen Foetor bemerkbar. Bei den aus Metall (Goldlegierungen) angefertigten, fest in den Mund einzementierten Brücken sind derartige Erscheinungen mit solcher Regelmäßigkeit zu beobachten, daß die flächenhafte Bedeckung der Mundschleimhaut durch den Brückenkörper als nicht zulässig bezeichnet werden muß. Für festsitzende, aus Metall angefertigte Brücken gilt daher als allgemein

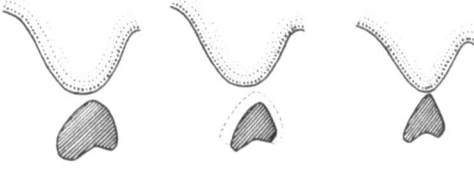

Abb. 573. a Unzureichende Reinigungsmöglichkeit einer Schwebebrücke bei geringem Abstand der Kaufläche des Brückenkörpers vom Alveolarkamm. b Schaffung hygienischer Verhältnisse durch Verschmälerung der Kaufläche. c Würde auch nach Verschmälerung der Kaufläche nur ein schmaler Spalt zwischen Brückenkörper und Alveolarkamm bleiben, so ist die Konstruktion einer Basisbrücke mit linienhaftem Kontakt zwischen Brückenkörper und Schleimhaut vorzuziehen.

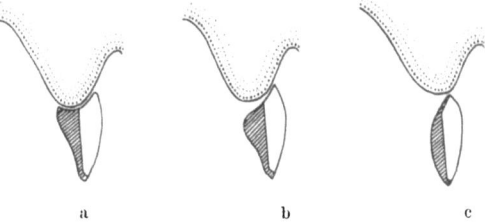

Abb. 574. a und b Unhygienische Ausbildung des Querschnittes der Basisbrücke. c Gestaltung des Brückenkörpers der Basisbrücke nach hygienischen Gesichtspunkten.

anerkannte Regel, dem Brückenkörper eine von der Form und der Ausdehnung der natürlichen Zähne abweichende Gestalt zu geben, die schädigende Wirkungen auf die Mundschleimhaut ausschließt.

Im Bereiche der Seitenzähne, wo die Sprachfunktion und Kosmetik keine Rolle spielen, kommt daher die Schwebebrücke in Betracht. Bei Brücken im Bereich der Front aber, wo sprachfunktionelle und ästhetische Leistungsfähigkeit unerläßlich ist, wird die Anwendung der Basisbrücke dadurch ermöglicht, daß ihr Kontakt mit dem Alveolarkamm auf das unumgänglich notwendige Maß, d. h. auf eine schmale Linie beschränkt wird.

Den biologischen Gesichtspunkten ist damit Rechnung getragen, die hygienischen haben aber im Plan für die Konstruktion des Brückenkörpers noch nicht ausreichend Berücksichtigung gefunden.

Zwar fördert bereits der Schwebebrückenkörper an sich die Reinhaltung der Mundhöhle. Nicht jede beliebige Form vermag aber diesem Zweck gleich gut zu dienen. Die dem Alveolarkamm zugekehrten Flächen des Brückenkörpers spielen hier die Hauptrolle. Im spitzen Winkel über dem Alveolarkamm zusammenlaufende, leicht konvex gehaltene Buccal- und Lingualflächen dürften das Ziel der Sauberhaltungsmöglichkeit am besten erreichen. Zur Verhütung schmutzfangender Winkel ist bei geringem Abstand der Kaufläche des Brückenkörpers vom Alveolarkamm eine Verringerung des bucco-lingualen Durchmessers in Kauf zu nehmen. Der Verlust an mechanischer Wirksamkeit fällt gegenüber den hygienischen Vorteilen nicht ins Gewicht. Bleibt auch dann zwischen Unterkante des Brückenkörpers und Kieferwall nur ein schmaler Spalt, in dem sich Speiseteile festklemmen

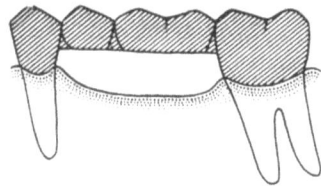
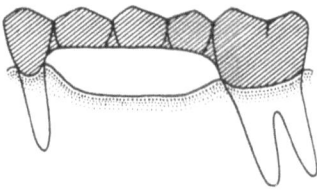

Abb. 575. a Hygienisch unbefriedigender, b zweckmäßiger Übergang des Brückenkörpers in die Anker.

können, ist auf die Schwebebrücke zu verzichten und die Basisbrücke anzuwenden. Wenn sie den Alveolarfortsatz nur linienhaft berührt, bringt das erfahrungsgemäß der Schleimhaut keinen Schaden, der Reinhaltung aber Vorteile.

Diese Betrachtung führt unmittelbar zur Besprechung der Querschnittsform der aus kosmetischen Gründen geforderten Basisbrücken. Auch bei ihnen werden buccale und linguale Fläche aus hygienischen Gründen im spitzen Winkel zusammenstoßen müssen, so daß sich, wie RUMPEL sich ausdrückt, ein linsenförmiger Querschnitt ergibt. Jeder flächenhafte Kontakt der zur Verwendung gelangenden angeschliffenen Porzellanzähne mit der Schleimhaut muß besonders vermieden werden, da das an den Schlifflächen poröse Material die Verschmutzung besonders fördern müßte. Soweit es die Erreichung eines ästhetisch befriedigenden Resultates irgend zuläßt, wird daher die Abdeckung des Porzellans an der Rückseite mit polierfähigem Metall durchzuführen sein.

Bei der Modellierung des Brückenkörpers der Schwebebrücken muß schließlich noch der Übergänge in die Anker gedacht werden. Mit Rücksicht auf die zur Erörterung stehenden hygienischen Anforderungen sind auch an diesen Stellen alle toten Winkel zu vermeiden, und zur Förderung der Selbstreinigung der Mundhöhle ist auf fließende Übergänge Gewicht zu legen (Abb. 575).

Diese Richtlinien für die Gestaltung des Brückenkörpers haben in den letzten Jahren durch den Ausbau der keramischen Arbeitsmethoden teilweise eine Ergänzung erfahren.

Auf der Beobachtung fußend, daß an hochglänzend gebrannten Porzellanflächen eine Verschmutzung nicht eintritt, sind Versuche gemacht worden, die Glieder des Brückenkörpers in dem vollen Umfange der natürlichen Zähne auszubilden. Es hat sich gezeigt, daß die Schleimhaut des Alveolarfortsatzes unter der Bedeckung durch hochglasiertes Porzellan die bei der Abdeckung durch

Metall wahrzunehmenden Symptome der Entzündung weniger aufweist. Für die Herstellung des Brückenkörpers sind deshalb sogenannte ,,Pontics" in verschiedener Form empfohlen worden.

Einzelnen Gliedern des Brückenkörpers entsprechende Porzellanzähne werden auf den Alveolarfortsatz aufgeschliffen, dann aber die Schliffflächen durch Glasurmassen im keramischen Arbeitsverfahren wieder auf fehlerfreien Hochglanz gebracht. Die Kontinuität der Glieder des Brückenkörpers untereinander und die Verbindung mit den Brückenankern wird durch Metallteile hergestellt, die im Gegensatz zu den älteren Formen des Brückenkörpers nicht an der Basis, sondern an den Kauflächen angebracht werden. Daß bei der Modellierung dieser Metallteile nicht nur auf die Befestigung der Porzellanzähne, sondern auch auf ausreichende Widerstandsfähigkeit gegenüber der zu erwartenden Beanspruchung Rücksicht genommen werden muß, sei besonders hervorgehoben.

Vor allem muß darauf geachtet werden, daß ein Durchbiegen des Brückenkörpers durch die Kaukraft nicht möglich werden kann. Tritt dies jedoch ein, so

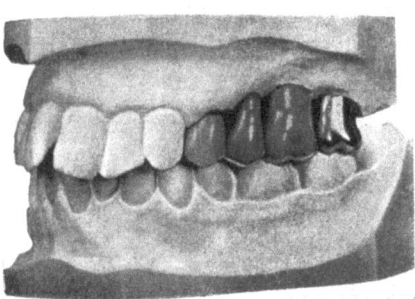
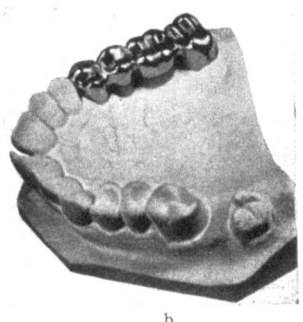

Abb. 576 a. Basisbrücke mit Pontics im Brückenkörper. b. Basisbrücke mit Pontics im Brückenkörper, palatinale Ansicht.

bilden sich durch den auf Schleimhaut und Knochen wirkenden Druck des Brückenkörpers Entzündungen und Proliferation der Schleimhaut. Wir hatten auch Gelegenheit, mehrmals eine Ostitis unter einer verbogenen, auf das Periost drückenden Brücke zu beobachten.

Eine mit Pontics ausgestattete Brücke besitzt den Vorzug, daß sie dem Patienten die künstliche Ergänzung seiner Zahnreihe nicht ständig so deutlich in Erinnerung bringt wie insbesondere die Schwebebrücke (Abb. 576 a und b).

An Stelle von hochglasiertem Porzellan kann man auch poliertes Kunstharz (Palapont) der Schleimhaut aufliegen lassen. An dieser Stelle ist darauf hinzuweisen, daß das Palapont in der Kronen- und Brückentechnik keine andere Bedeutung als das Porzellan hat. Beide dienen hauptsächlich kosmetischen Zwecken. Alle Hoffnungen, die man in statischer Hinsicht bei Konstruktion von Brücken auf das Palapont gesetzt hat, haben sich nicht erfüllt. Das Thema ,,Palapontbrücken", das in der Fachpresse sehr viel besprochen wurde, kann hier sehr kurz gehalten werden: Palapont darf in der zahnärztlichen Brückentechnik nicht anders als Porzellan verwendet werden, nämlich in Form von Facetten oder Pontics mit gutem Schneidekantenschutz in einem stabilen Brückenkörper. Jede ,,Palapont"-Brücke, die keinen ausreichenden Metallschutz hat, hält dem Kaudruck nicht stand. Die Kaufläche nützt sich sehr ab, der Palapont-Brückenkörper bricht häufig. Alle Gerüstkonstruktionen, die zur Versteifung des Palapontbrückenkörpers hergestellt worden sind, haben sich nicht bewährt. Die Begeisterung, welche die Palapontbrücken vor allem wegen ihrer guten kosmetischen Wirkung entfachten, ist wieder erloschen (Abb. 577, 578).

Über den Versuch, zur Herstellung von Brücken im unmittelbaren Anschluß an Extraktionen Porzellanzähne zu verwenden, deren hochglasierte Porzellanwurzeln in die Alveolen versenkt werden, kann ich nicht günstig urteilen. Das nach Abschluß der Heilungsvorgänge vorliegende Endresultat entspricht in der Regel vor allem in kosmetischer Beziehung nicht den Ansprüchen, die an eine Brücke von längerer Lebensdauer gestellt werden müssen. Die sich der Pontopinzähne bedienende Methode der Gestaltung des Brückenkörpers bleibt daher höchstens auf Einzelfälle beschränkt.

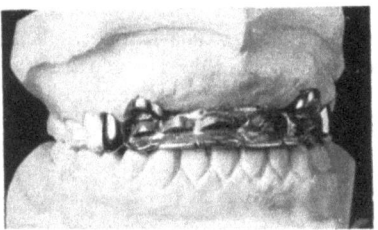
Abb. 577. Gerüstkonstruktion für die Brücke in Abb. 578. Gold oder Vergoldung ist notwendig.

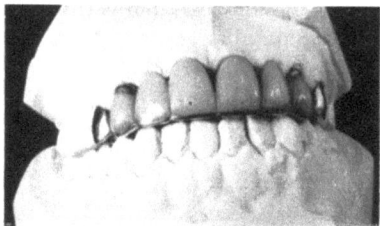
Abb. 578. Brücke mit Palapontfacetten. Schneidenschutz unbedingt notwendig.

Indikation und Konstruktion des Brückenersatzes nach der Art des Brückenankers.

Von außerordentlicher Wichtigkeit ist bei der Aufstellung des Konstruktionsplanes für einen Brückenersatz schließlich die Festlegung der Verankerungsart. Auch hier bestimmen funktionelle, biologische und hygienische Gesichtspunkte die Auswahl unter den verschiedenen Brückenankern. Bevor die Anker im einzelnen bestimmt werden, ist aber allgemein festzulegen, welche der nach der Verankerungsart zu unterscheidenden Methoden des Brückenersatzes zur Anwendung kommen soll.

Hier lehrt die Beachtung der statischen Gesetzmäßigkeiten zunächst, daß die einheitlich starr konstruierten, festsitzenden Brücken in mechanischer Beziehung die funktionell wertvollsten sein werden. In jedem Falle von Brückenersatz wird mit Rücksicht auf die Kaufunktion daher zunächst zu prüfen sein, ob der festsitzende Brückenersatz anwendbar ist, und zwar zunächst die unbeschränkt festsitzende Brücke. Für die Anwendung der beschränkt festsitzenden Brücken müssen daher besondere Gründe vorliegen. Für die Konstruktion der zusammengesetzten festsitzenden Brücken kann z. B. die Erhaltung der Vitalität der Pulpa eines schiefstehenden Pfeilers die Indikation abgeben oder auch die Rücksichtnahme auf die Durchführung nicht sicher zu vermeidender Reparaturen. Die labil festsitzende Brücke soll der Erhaltung der Eigenbewegung der Pfeiler dienen. Die Idee, der diese Konstruktionsart ihr Dasein verdankt, daß nämlich die starre Verbindung zweier in verschiedenen Zahnreihenabschnitten stehenden Pfeiler dem Halteapparat der betreffenden Zähne schaden könnte, kann nach klinischen und röntgenologischen Beobachtungen aber nicht als zu Recht bestehend angesehen werden. Dem vermeintlichen Vorteil der freien Beweglichkeit der einzelnen Pfeiler stehen in statischer Beziehung nur Nachteile gegenüber. Eine Indikation für diese Art der beschränkt festsitzenden Brücken kann heute nicht mehr anerkannt werden.

Da die unbeschränkt festsitzenden Brücken stets das erste Ziel des Brückenersatzes sein sollen, müssen uns die für sie in Betracht kommenden Ankerarten zuerst beschäftigen.

Alle müssen wieder bestimmten Anforderungen genügen. Ihrer Aufgabe entsprechend haben sie in erster Linie die sichere Verbindung von Brückenkörper und -pfeiler herzustellen. Es liegt auf der Hand, daß der Zustand des letzteren für diese mechanische Leistung von Bedeutung wird. Ob ein Pfeiler noch ganz intakt ist oder bereits des Kronenersatzes bedarf, wird daher bei der Indikation der einzelnen Anker zu berücksichtigen sein. Verankerungsmethoden, die bei pulpatoten Zähnen anwendbar sind, werden andererseits bei Pfeilern mit intakter Pulpa nur mit Einschränkung verwertbar sein, da auf die Vitalität des Zahnmarks Rücksicht zu nehmen ist und die mechanische Wirksamkeit trotzdem nicht leiden darf. Von der Verankerung wird aber nicht nur erwartet, daß sie unschädlich für den Pfeiler ist, sondern auch daß sie ihn nach Möglichkeit vor jeder späteren Schädigung schützt.

Schließlich spielt im sichtbaren Zahnreihenabschnitt wieder die Befriedigung der Kosmetik eine Rolle.

Da den verschiedensten Anforderungen keineswegs immer gleichmäßig entsprochen wird, ist im Einzelfall abzuwägen, welcher Anker der Gesamtheit der Ansprüche am besten Rechnung trägt.

Dort, wo ein des Kronenersatzes bedürftiger Zahn als Pfeiler in Aussicht genommen ist, wird zunächst zu prüfen sein, welche Methode des Kronenersatzes indiziert erscheint. An dieser Stelle bleibt daher nur zu erörtern, wie weit die einzelnen Kronenarten innerhalb ihres Anwendungsgebietes den erhöhten Ansprüchen, die die Verwendung als Brückenanker mit sich bringt, gewachsen erscheinen.

Hier ist zunächst von den *Hülsenkronen* zu sagen, daß sie einen guten mechanischen Halt gewähren, wenn der für ihre Indikation notwendige Stumpf vorhanden ist. Ein nicht minder hoher Wert kommt ihnen in prophylaktischer Beziehung zu. Die Möglichkeit der Erhaltung der Pulpa erhöht weiterhin ihre Bedeutung als Brückenanker, während die Kosmetik eine Beschränkung der Verwertbarkeit herbeiführt.

All das gilt insbesondere für die *Bandkrone*. Bei bereits stärker zerstörten Pfeilern im unsichtbaren Teil der Zahnreihe gibt sie einen der wertvollsten Brückenanker ab, während die bandlosen Hülsenkronen noch einen gut erhaltenen Stumpf voraussetzen. Die aus Porzellan bestehenden Hülsenkronen könnten wegen ihrer kosmetischen Wirkung vorteilhaft im Bereich der Front als Anker dienen. Sie lassen sich aber nur mit keramisch hergestellten Brücken sicher verbinden und dürften in mechanischer Beziehung nur geringen Anforderungen genügen. Ihre Anwendbarkeit ist daher sehr beschränkt. Nicht unerwähnt darf bleiben, daß der Gebrauch der Hülsenkronen als Anker bei zweifelhafter mechanischer Widerstandsfähigkeit des Stumpfes durch Gußaufbau mit Wurzelstiftverankerung erweitert werden kann.

Bei der Prüfung der *Stiftkronen* auf ihre Geeignetheit als Brückenanker müssen wir uns daran erinnern, daß sie nur bei kräftigen Wurzeln indiziert sind. Die bei der Brückenverankerung gesteigerte mechanische Beanspruchung der Wurzel zwingt daher dazu, hier noch vorsichtiger in ihrem Gebrauch zu sein. Bei sorgfältigster Indikationsstellung und exaktester Anfertigung gewähren sie aber auch eine gute Verankerung.

Bedarf ein als Pfeiler in Aussicht genommener anatomisch schwacher Zahn oder ein durch cariöse Zerstörung in der Widerstandsfähigkeit seiner Hartsubstanzen herabgesetztes kräftiges Glied der Zahnreihe eines Kronenersatzes mit Stiftverankerung, ist in vielen Fällen aber die Verstärkung der Stiftverankerung durch Einfassung des Wurzelrandes indiziert, sei es, daß diese Einfassung durch Zuhilfenahme eines Bandes oder auf dem Gußwege erreicht wird. Gegenüber der Sicherung des Stumpfes können die gegen ein sorgfältig angelegtes Band vorzubringenden Bedenken in Kauf genommen werden.

Zusammenfassend kann daher gesagt werden, daß bei Pfeilern, die des Kronenersatzes bedürfen, im unsichtbaren Teil der Zahnreihe vorwiegend die aus Metall bestehenden Hülsenkronen in Betracht kommen, während im Bereich der sichtbaren Zähne die Halbringstiftkrone und auch die Bandstiftkrone, je nach der Beschaffenheit des Pfeilers, ihre Bedeutung besitzen.

Wir können uns nunmehr der Verankerung der Brücken an Pfeilern, die noch nicht des Kronenersatzes bedürfen, zuwenden. Es wäre natürlich möglich, sie so zu behandeln, als ob sie bereits Kronenersatz erhalten müßten, wenn wir nicht die Aufgabe hätten, den Bestand des natürlichen Gebisses zu wahren. *Die Opferung einer natürlichen Krone, insbesondere einer solchen mit intakter Pulpa, muß stets ein schwerer Entschluß bleiben.* Wegen der Tragweite, die dieser Maßnahme innewohnen kann, hat sich die Brückenverankerung immer mehr dahin entwickelt, die Erhaltung des Zahnmarks als wichtigstes Ziel zu betrachten.

Unter den Methoden des Kronenersatzes haben wir die Hülsenkronen als solche kennengelernt, die die Schonung der Pulpa ermöglichen. Da die aus Metall bestehenden zugleich den mechanischen und prophylaktischen Anforderungen in vorteilhafter Weise entsprechen, können die metallenen Hülsenkronen auch bei intakten Pfeilern im hinteren Teil der Zahnreihe sehr gut zur Verankerung von Brücken dienen.

Die im Frontzahnbereich für den Kronenersatz in Betracht kommenden Stift- und Bandstiftkronen verlangen nun aber stets die Opferung der Pulpa. Das Streben, diese Methoden zu verdrängen, ist daher verständlich. Teilweise hat man dies Ziel durch Anwendung der Hülsenkronen aus Metall zu erreichen versucht, da die aus Porzellan bestehenden unzulänglich sind. Ihren kosmetischen Nachteilen sind die übrigen Vorteile entgegengestellt worden. Die Störung des Aussehens dürfte aber doch so hoch zu bewerten sein, daß die Verwendung an sichtbarer Stelle nicht gutgeheißen werden kann.

Das Streben nach Abhilfe hat hier zum Ausschneiden des Metalls an der Labialfläche, zur *Fensterkrone*, geführt. Durch die Mängel, die ihr in jeder Richtung anhaften, trägt sie aber so sehr den Stempel eines Kompromisses an sich, daß ihre *Verwendung vollkommen abzulehnen* ist.

Eine praktische Bedeutung kann heute auch der *Ringverankerung* kaum noch beigemessen werden. Entweder genügt sie den zu stellenden Anforderungen in keiner Weise, oder sie ist technisch so mühsam herzustellen, daß andere wertvollere Verankerungsmethoden, für die keine Kontraindikation besteht, sie zu ersetzen vermögen.

Als mechanisch und prophylaktisch *unzureichend* sind heute auch *dornartige Fortsätze und Zapfen* anzusehen, die in oder an der Oberfläche eines Pfeilers ihre Stütze finden.

Durch sachgemäß hergestellte *Einlagefüllungen* sind sie heute verdrängt. Bei exakter Herstellung sind sie wenigstens stets prophylaktisch einwandfrei. Bedenken können in mechanischer Beziehung bestehen. Bei schwächeren Zähnen finden entweder einfache Einlagefüllungen in der Zahnsubstanz nicht genügend Halt, oder es besteht die Gefahr, daß die Pulpa geschädigt wird und die natürliche Krone mechanische Defekte erleidet. Bei kräftigen Molaren können sie dagegen ohne Schaden verwandt werden. Die Sicherheit gegen horizontale Kräfte läßt sich durch Kombination mit kleinen, in das Zahnbein versenkten Stiftchen dann noch verstärken, ohne daß die Pulpa in Gefahr gerät. Bei Frontzähnen läßt sich aber auch auf diese Weise das erstrebte Ziel nicht völlig erreichen (Abb. 579—582).

Zur Verstärkung der Verankerung hat man daher die *Einlagefüllungen mit Wurzelstiften* verbunden. Die Verankerung kann dann als gesichert angesehen werden. Dieser Erfolg wird aber durch Opferung der intakten Pulpa erkauft, und bei manchen Zähnen bedingt die Einführung eines hinreichend langen Wurzelstiftes eine so starke Schwächung des Zahnbeinkörpers, daß nachträgliche mechanische Beschädigungen des Pfeilers nicht ausgeschlossen sind. Die Einlagefüllung mit Wurzelstift als Brückenanker muß daher auf Pfeiler beschränkt bleiben, deren Kronenform eine übermäßig starke Schwächung der Labialwand bei der Präparation der Kavität zu vermeiden gestattet. Die schaufelförmigen oberen Schneidezähne sind hier weniger geeignet als die unteren Incisivi und die Eckzähne. Wenn schon eine Wurzelbehandlung durchgeführt wird, ist aber das Haupthindernis für die Anwendung der Stiftkronen beseitigt. Erscheint die Wurzelstiftverankerung unvermeidlich, sollte daher von ihnen Gebrauch gemacht werden.

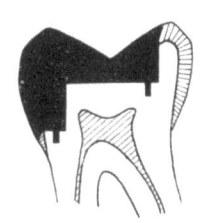 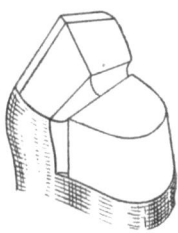

Abb. 579.   Abb. 580.

Abb. 579. Molareneinlage mit Stiftchen als Brückenanker in mesiodistalem Schnitt.

Abb. 580. Schema der Präparation eines Prämolaren für die Carmichaelkrone.

Keiner der bisher beschriebenen Anker vermag somit den im Bereich der Front bei intakten Pfeilern zu stellenden Anforderungen voll zu genügen. Es ist demgemäß von Bedeutung, daß die Entwicklung der *Halbkronen* das zu erstrebende Ziel wenigstens mit einer gewissen Annäherung erreicht.

Eine nicht unbedeutende Rolle hat hier die *Carmichaelkrone* gespielt. Der als Pfeiler dienende Frontzahn oder Prämolar wird in seiner lingualen Hälfte mit Scheiben und Steinchen von untersichgehenden Stellen befreit. Nach den Antagonisten zu wird etwa 1 mm Zahnsubstanz fortgenommen, so

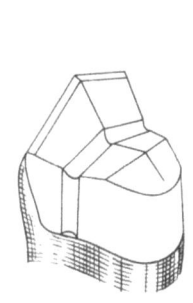 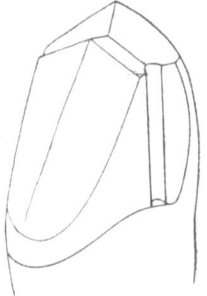

Abb. 581.   Abb. 582.

Abb. 581. Schema der Präparation eines Prämolaren für die modifizierte Carmichaelkrone.

Abb. 582. Präparation eines Eckzahnes für eine Halbkrone.

daß die gesamte linguale Hälfte des Zahnes mit einem gegossenen Metallmantel eingehüllt werden kann, ohne daß Okklusion und Artikulation leiden. Zur Befestigung des Metallmantels wird in jede Approximalfläche des Kronenstumpfes eine Längsrinne eingeschliffen, deren Verlauf auf die Einführungsrichtung Rücksicht nehmen muß und die durch eine horizontal gestellte Querfurche miteinander in Verbindung stehen. Im Prämolarengebiet wird der linguale Höcker mehr als der buccale beschliffen, der im Bereiche der Kaufläche um die Stärke des Metalldeckels gekürzt wird. Am Zahnhals soll der Abschluß der Krone unter den Zahnfleischrand verlegt werden.

Diese ursprüngliche Stumpfpräparation ist später dahin modifiziert worden, daß man die Krone an den Approximalflächen nicht mit den eingelassenen Längsrinnen abschließen, sondern nach den Regeln der Extension for prevention weiter nach buccal reichen läßt. Man erspart sich ferner bei Prämolaren das völlige Abtragen des lingualen Höckers, nutzt ihn zur Verankerung aus und schont dabei die Pulpa. Der cervicale Abschluß wird nach dem Prinzip der Ortonkrone gehalten.

Eine Anlehnung an die Präparationsmethode der Stufenkrone begegnet uns hingegen bei der *Fournierkrone* nach BREKHUS. Das Einschleifen einer spitzwinkligen Rinne in der Nachbarschaft der Schneide oder Kaukante leitet die Vorbereitung des Kronenstumpfes ein. Anschließend wird die Furche auf die Approximalflächen ausgedehnt. Ihre Verlaufsrichtung soll hier nicht mit der Zahnachse, sondern der erleichterten Einführung der späteren Krone wegen mit der Neigung der Labialfläche des Zahnes übereinstimmen. Am Zahnfleischrand findet sie ihre Grenze. Die nach lingual gekehrte Oberfläche und die Approximalflächen werden im übrigen weiter im Sinne der Stufenkrone hergerichtet. Die Anwendbarkeit dieses Ankers wird dadurch begrenzt, daß die Rinne an der Schneide eine gewisse Stärke der Zahnsubstanz zur Voraussetzung hat.

Als weitere Modifikation reiht sich noch die RANKsche *Halbkrone* an. Die von der Carmichaelkrone übernommenen seitlichen Haftrinnen sind bei ihr durch kurze Stiftchen, die in das Zahnbein ohne Pulpaschädigung versenkt werden, und die uns schon bei den Inlays begegnet sind, verstärkt, während der cervicale Abschluß durch ein um den Zahn gelegtes, nachträglich labial ausgeschnittenes Band hergestellt wird. Sie eignet sich vorwiegend für Eckzähne und Prämolaren. Bei der Vorbereitung werden die unter sich gehenden Stellen der Lingualfläche

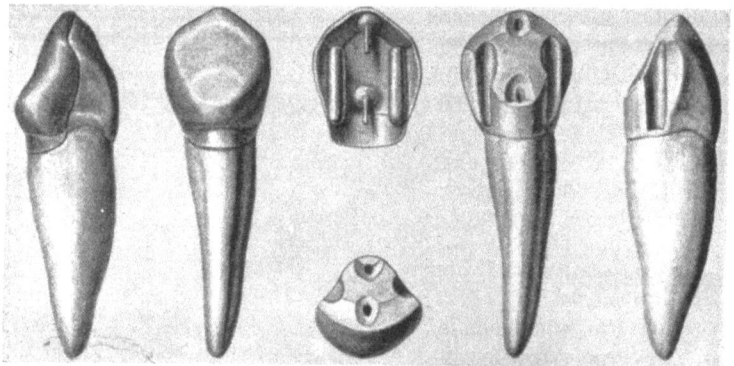

Abb. 583. Halbkrone nach RANK. (Aus RANK: Die Halbkrone. Berlin 1922.)

beseitigt, es wird Raum nach den Antagonisten zu geschaffen und für den späteren Schutz der Schneide- oder Kaukante gesorgt. Mit Scheiben werden die Approximalflächen bis an die Grenze der Labialseite beschliffen, hier werden mit Fissurenbohrern und Inlayfinierern die Längsrinnen angelegt und zuletzt auf der Kau- oder Lingualfläche die Stufen und Kanäle für die Stiftchenverankerung angebracht. Nachdem ein der Zahnfleischtasche entsprechend konturiertes Band dicht an den Stumpf angelegt und provisorisch fixiert ist, kann zum Abdrucknehmen für den Guß geschritten werden. Die gußtechnische Herstellung geschieht am besten auf dem bekannten indirekten Wege, dem bei der RANKschen Halbkrone noch das Einlöten des Bandes folgt.

Bei kräftigen und völlig intakten Pfeilern kann der Wert aller Halbkronen als Brückenanker recht hoch eingeschätzt werden.

Halbkronen als Endpfeiler, vor allem, wenn ihnen Kronen oder Stiftzähne innerhalb der Brücke nicht dicht benachbart sind, haben sich dagegen nicht bewährt. Sie lockern sich oft, Sekundärcaries ist die Folge.

Zusammenfassend kann über die Indikation der einzelnen Brückenanker bei Pfeilern, die nicht des Kronenersatzes bedürfen, somit folgendes gesagt werden: Im hinteren unsichtbaren Teil der Zahnreihe kommen in erster Linie die metallenen Hülsenkronen in Betracht. Bei älteren, kräftigen, cariesfreien Molaren eventuell massiv gehaltene Einlagefüllungen. Im sichtbaren Bereich der Mundhöhle spielt der Gesundheitszustand der Pulpa eine große Rolle. Bei wurzelbehandelten Zähnen kann die Bandstiftkrone gewählt werden. Bei stärker geschwächten Frontzähnen wird sie oft gewählt werden müssen, auch wenn die Wurzelbehandlung erst unter Opferung der Pulpa durchzuführen ist, während bei kräftigen und völlig intakten Frontzähnen die Halbkronen den wertvollsten Anker abgeben, vorausgesetzt jedoch, daß diese Halbkronen keinen Endpfeiler darstellen.

Die Achtung vor der Vitalität der Pulpa macht bei Herstellung von Brücken im sichtbaren Bereich der Zahnreihe dem gewissenhaften Zahnarzt stets große Schwierigkeiten. So ist z. B. der Ersatz des mittleren oder seitlichen Schneidezahnes bei Vitalität der Nachbarzähne nicht leicht. Man entschließt sich nur ungern, die Pulpa zu entfernen, um zur Verankerung einer Brücke Stiftzähne als Anker zu benutzen, der Patient läßt die Entfernung der Pulpa oft auch nicht zu. Halbkronen befriedigen zwar kosmetisch, nicht immer, was die Dauerhaftigkeit der Verankerung anbetrifft. Die Präparation stellt an das Können des Zahnarztes und an die Geduld des Patienten höchste Anforderungen. Schaufelförmige Schneidezähne machen eine exakte Präparation unmöglich, nur kräftige Schneidezähne sind geeignet. Seitdem wir die Möglichkeit haben, das Palapont in Verbindung mit einem stabilen Metallgerüst zum Brückenersatz zu verwenden, sind die Schwierigkeiten der Herstellung einer kosmetisch und mechanisch befriedigenden Frontzahnbrücke bei Vitalität der Pfeiler viel geringer geworden.

So fehlt z. B. |1, die Nachbarzähne 1| und |2 sind vital, die übrigen Zähne sind ebenfalls vital und intakt. In diesem oder in ähnlich gelagerten Fällen haben wir, anstatt Stiftzähne oder Halbkronen als Anker zu verwenden, zunächst die Brücke mit Vollkronen auf 1| und |2 unter Ersatz des fehlenden |1 durch eine genietete Langstiftfacette hergestellt. Nachdem die Brücke eingepaßt und die Okklusion geprüft war, werden die buccalen Metallflächen der Vollkronen auf 1| und |2 mit einem dünnen Radbohrer herausgeschnitten. Am Zahnfleischrand bleibt ein etwa 1—1,5 mm breiter Metallrand erhalten, ebenso läßt man mesial und distal Retentionsmöglichkeit bietende, $1/2$ mm breite Ränder stehen. Danach wird die Brücke nochmals auf ihre Pfeiler gesetzt, nachdem diese eingefettet wurden. Die herausgeschnittenen Buccalflächen der Vollkronen werden im Mund mit Hartwachs modelliert, die Brücke wird wieder herausgenommen und im Labor das Wachs durch Palapont ersetzt. Um die Palapontschicht nicht zu dünn gestalten zu müssen, werden die Buccalflächen und die Schneidekanten der Pfeiler sowie die distale und mesiale Ecke etwas stärker beschliffen, natürlich unter Erhaltung der Vitalität der Pulpa. Mit dieser Methode kann man einen befriedigenden Erfolg erzielen.

Für die Verankerung der Brücken kommt nun aber noch ein weiterer, außerordentlich wichtiger Gesichtspunkt hinzu: Die Vereinigung der einzelnen Anker mit dem Brückenkörper verlangt, daß die führenden Teile aller Anker untereinander so weit parallel stehen, daß das Einsetzen der fertigen Brücke nicht gehemmt wird.

Bei geneigt zueinander stehenden Pfeilern kann die Notwendigkeit der Erzielung des mechanischen Haltes oder die Rücksicht auf die Erhaltung einer Pulpa daher zur Anwendung der *zusammengesetzten festsitzenden Brücke* zwingen. Bei unteren Weisheitszähnen als Pfeilern tritt diese Notwendigkeit verhältnismäßig häufig ein.

Mit Rücksicht auf die Erhaltung der Pulpa eines schiefstehenden Pfeilers darf dieser zur Erzwingung der Parallelität nicht so stark beschliffen werden, daß dadurch die Pulpa leidet. Sehr zweckmäßig ist es in solchen Fällen, an die Krone des schiefstehenden Zahnes ein Geschiebe mit Splintsicherung anzulöten. (Abb. 584). Zur Verhütung ungünstiger Pfeilerbeanspruchung sei aber daran erinnert, daß das Geschiebe unbedingt so zu konstruieren ist, daß nach dem

Zusammenfügen der einzelnen Teile jede Beweglichkeit gegeneinander ausgeschaltet sein muß.

Vor 1—2 Jahrzehnten hatten die abnehmbaren Brücken noch eine gewisse Bedeutung. Sie haben in der vorigen Ausgabe dieses Lehrbuches eine abschließende Besprechung erfahren und sind jetzt durch die gestützte, abnehmbare Prothese überholt.

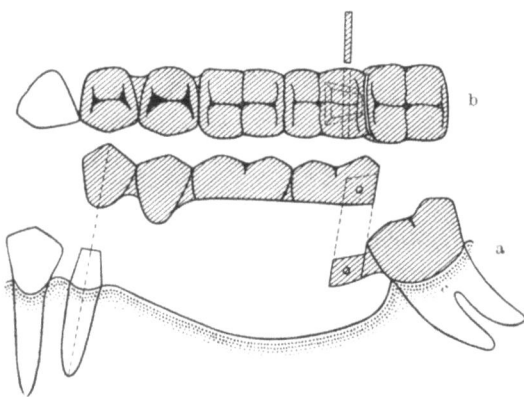

Abb. 584. Zusammengesetzte festsitzende Brücke mit Geschiebe und Splint als Teilanker. a die beiden Teile vor dem Zusammensetzen in der Ansicht, b nach dem Zusammenfügen in der Aufsicht.

δ) **Der Behandlungsgang bei der Anfertigung von Brückenersatz.**

Ist auf Grund sorgfältiger Untersuchung der gesamten Mundverhältnisse die Konstruktion einer Brücke in allen Teilen festgelegt, so kann die Behandlung eingeleitet werden. Um sie in allen Teilen erfolgreich und für den Patienten möglichst wenig unangenehm zu gestalten, ist auch hierbei *planmäßiges Vorgehen* unerläßlich.

Die allgemeine Sanierung des Mundes, zu der die Entfernung aller nicht erhaltungsfähigen Wurzeln, eine gründliche Zahnreinigung und die Beseitigung aller Cariesherde gehört, bildet die erste Voraussetzung für die Anfertigung jeden Zahnersatzes und geht also auch der Brückenanfertigung voraus.

In vielen Fällen erweist es sich sodann als zweckmäßig, sofort die zu verarbeitenden künstlichen Zähne auszusuchen. Die der mechanischen Vorbereitung als Pfeiler zu unterwerfenden Zähne können als Anhalt bei der Wahl dienen. Um volle Übereinstimmung mit vorhandenen natürlichen Zähnen zu erzielen, müssen *Form und Farbe unabhängig von jedem Schema*, wie es oft in den von Fabrikanten gelieferten Garnituren auf uns zukommt, *bestimmt werden*. Eigene Zusammenstellungen nach dem Munde des Patienten bei günstigen Lichtverhältnissen können auch hohen Ansprüchen Rechnung tragen.

Technische Gesichtspunkte dürfen bei der Auswahl der Zahnsorte nicht unbeachtet bleiben, da die Raumverhältnisse für die sichere Fixierung der Zähne von Bedeutung sind. Für Fälle von tiefem und scharfem Überbiß sei auf die verschiedenen kramponlosen Zähne und auf den Einstiftzahn besonders verwiesen.

Ist dieser Punkt erledigt, kann die Vorbereitung der Pfeiler vorgenommen werden. Für die Reihenfolge der Präparation der einzelnen Zähne ist vor allem die Rücksichtnahme auf die Bißlage bestimmend. In den Fällen, in denen durch die gleichzeitige Vorbereitung sämtlicher Pfeiler die Bißlage eine Änderung erfahren würde, muß mindestens ein die Bißlage sichernder Anker fertiggestellt sein, bevor der letzte Pfeiler beschliffen wird. Ist dagegen eine Änderung der

Bißlage erwünscht, so wird man danach trachten müssen, sie bereits bei der Anfertigung des ersten Ankers vorzunehmen, da die übrigen sich alsdann danach richten können. Der Pfeiler, der sich für diese Zwecke am besten eignet — meist wird es ein Molar oder ein Prämolar sein —, wird zuerst behandelt.

Maßgebend für die Reihenfolge, in der die einzelnen Pfeiler der Behandlung unterworfen werden, ist aber auch die Verpflichtung, dem Patienten die subjektiven Belästigungen bei der Brückenanfertigung zu verringern. Zur Abkürzung der Behandlungszeit werden die notwendigen Wurzelbehandlungen zuerst vorgenommen. Die Zeit zwischen den für ihre Durchführung notwendigen Sitzungen kann dann bereits der Vorbereitung anderer Pfeiler dienen. Auch die Kosmetik fällt ins Gewicht. Zähne an sichtbarer Stelle wird man nicht früher der Präparation unterwerfen, als es im Interesse des ganzen Behandlungsganges nötig ist. Lassen sich nicht alle die Reihenfolge der Präparation bestimmenden Faktoren in Übereinstimmung bringen, ist abzuwägen, welcher im Einzelfall den Ausschlag gibt. Die für die Herrichtung der einzelnen Pfeiler maßgebenden Gesichtspunkte sind bereits erörtert. Besondere Beachtung ist der Erzielung der notwendigen *Parallelität* zu schenken. Jeder Anker wird alsdann einzeln einprobiert. Störungen in der Harmonie der beiden Zahnreihen werden so am schnellsten aufgefunden. Brückenanker, die mit Porzellanzähnen ausgestattet werden, werden aber nur so weit fertiggestellt, wie sie in den Wurzeln befestigt werden. Mit Rücksicht auf das kosmetische Resultat müssen alle Porzellanzähne gleichzeitig aufgestellt werden.

Dies kann erst geschehen, nachdem Modelle angefertigt worden sind. Der Gipsabdruck kommt hierfür allein in Betracht. Bei kurzen Brücken kann ein Okklusionsabdruck (in Schlußbißstellung) von Gips oder Stents ausreichend sein. Für die Anfertigung ausgedehnterer Brücken werden am besten obere und untere Abdrücke getrennt angefertigt und mit Hilfe von Bißschablonen in den Artikulator gebracht.

Nunmehr ist die Möglichkeit für die Aufstellung der Porzellanzähne gegeben. Sie werden provisorisch an einer den Kiefer deckenden Platte aus Wachs oder Abdruckmasse befestigt, um sie im Munde nochmals auf ihre Stellung prüfen zu können. Da hierbei auch die Anker wieder auf die Pfeiler gebracht werden müssen und ihre Stellung auf dem Modell nach der Einprobe nicht immer absolut genau gesichert ist, erweist es sich oft als notwendig, ein zweites Modell herzustellen. Die Herstellung des Brückenkörpers und seine Vereinigung mit den Pfeilern kann dann nach den hierfür maßgebenden technischen Gesichtspunkten erfolgen.

Ist die Brücke bis auf die letzte Politur fertiggestellt, wird sie im Munde einprobiert. Die Möglichkeit des Einsetzens hängt jetzt von der Parallelstellung der Anker ab. Geringe Differenzen lassen sich noch durch Schleifen an den Pfeilern beheben, wenn die Verankerung nicht leidet. Besteht in dieser Beziehung ein Risiko, muß eventuell ein ganzer Brückenabschnitt umgearbeitet werden. Gelingt das Einsetzen der Brücke, so werden zunächst die Anker auf exakten Sitz nachgesehen, der Schluß der Zahnreihen wird kontrolliert und der Bewegungsbiß in allen Phasen geprüft. Mängel in diesen Punkten sind für eine Brücke verhängnisvoll. Durch geringfügiges Nachschleifen lassen sich bei richtig angefertigten Brücken aber in der Regel kleine Störungen schnell beheben.

Es kann dann das definitive Einsetzen der Brücke erfolgen, nachdem ihr durch sorgfältiges Polieren eine hygienisch einwandfreie Oberfläche gegeben worden ist.

Die Pfeiler werden gut gereinigt, getrocknet und mit kleinen Alkohol- oder Ätherwattebäuschen entfettet, nachdem vorher durch Watterollen der Zutritt von Speichel verhindert wurde. Beim Einzementieren von großen Brücken und bei unruhigen Patienten empfiehlt es sich, außer der Assistenz, die das Zement anrührt, eine zweite Assistenz zu veranlassen, die Zunge und Watterollen zu halten, damit kein Speichel an die Pfeiler gelangt, wodurch der Erfolg einer Brücke hinfällig wird (Lockerung, Caries). Steht eine zweite Assistenz nicht zur Verfügung, so kann man durch eine Haller-Klammer und Watterollen das Arbeitsfeld gut trocken halten, muß aber, sobald die Brücke eingesetzt ist, die Klammern herausnehmen, sofort die Okklusion prüfen und nachher die Klammern wieder für 10—15 Minuten einsetzen. Während die Helferin das Zement in die einzelnen Brückenanker streicht, führt der Behandelnde Zement mit der Sonde oder mit dem Lentulo in eventuell vorhandene Wurzelkanäle (für Stiftzähne) ein. Reicht der Druck der Hand nicht dazu aus, eine Brücke an ihren Platz zu bringen, so helfen leichte Hammerschläge auf ein treibendes Instrument etwas nach. Wichtig ist, daß nicht zu wenig Zement angerührt wird, damit es seine Hauptaufgabe, alle Lücken und Spalten restlos zu verschließen, wirklich erfüllen kann und der Schutz der Pfeiler gewährleistet ist. Etwaige Überschüsse an Zement lassen sich nach völliger Erhärtung des Materials am sichersten beseitigen.

Übermäßig starker Speichelfluß, der nicht nur beim Einsetzen von Brücken, sondern auch bei der konservierenden Behandlung sehr lästig ist, kann leicht durch subcutane Injektion von 1 cm³ Atropinum sulfuricum 0,0005 (in Ampullen käuflich) beseitigt werden, doch empfiehlt es sich, die Injektion eine Stunde vor Behandlungsbeginn vorzunehmen.

2. Die gestützte Prothese.

a) Die Indikation der gestützten Prothese.

Wie wir gesehen haben, vermag der Brückenersatz am vollkommensten das Ziel zu erreichen, einem verstümmelten Gebiß das höchste Maß von funktioneller Leistungsfähigkeit wiederzugeben. Seine bevorzugte Anwendung, die sich aus der Übertragung des gesamten Kaudrucks auf natürliche Wurzeln ergibt, ist damit hinreichend begründet. Die Tatsache, daß die natürlichen Wurzeln aber auch imstande sein müssen, den gesamten auf den Zahnersatz entfallenden Kaudruck aufzunehmen, setzt andererseits wieder der Anwendbarkeit des Brückenersatzes eine Grenze. Wo die Gefahr besteht, daß die Tragfähigkeit der als Pfeiler einer Brücke zu verwendenden Zähne nicht mindestens ebenso groß ist, wie auch im ungünstigsten Falle die Beanspruchung durch die Kaukräfte sein kann, ist von dieser Art des Zahnersatzes abzusehen, um so mehr als die Überschreitung der Tragfähigkeit der Pfeiler nicht nur den Zahnersatz unbrauchbar macht, sondern meist zum Verlust der Pfeiler führt.

Die Vernichtung eines Teiles des natürlichen Zahnbestandes durch prothetische Maßnahmen liefe dem Sinn der Behandlung aber vollkommen zuwider. Es kann in solchen Fällen daher nur eine andere Art des Zahnersatzes zur Anwendung kommen, auch wenn sie nicht eine so vollkommene Wiederherstellung der funktionellen Leistungsfähigkeit gewährt, wie sie erreicht werden könnte, wenn die Bedingungen für die Anwendung des Brückenersatzes gegeben wären.

Leider ist früher fast immer und vielfach auch heute noch in den Fällen, in denen die Konstruktion von Brücken nicht mehr als angebracht erscheinen muß, der sog. partielle Plattenersatz zur Wiederherstellung der Zahnreihen angewandt worden, eine Prothesenart, bei der die Kaukräfte allein durch Vermittlung der die Kiefer deckenden Schleimhäute auf diesen übertragen werden und die Verbindung mit natürlichen Zähnen nur der Befestigung des Ersatzes dient. Wie schon ausgeführt worden ist, vermögen aber die Schleimhäute nur sehr viel geringere Kräfte aufzunehmen als der Halteapparat der natürlichen Zähne. Die ausschließliche Übertragung der auf den Zahnersatz entfallenden Kräfte durch Vermittlung des Schleimhautbezuges auf den Kiefer hat daher eine erhebliche Einbuße an funktioneller Leistungsfähigkeit im Gefolge haben müssen. Da an sich die Kaumuskulatur in der Erzeugung der Kaukraft nicht behindert ist und nur ihre volle Entfaltung durch die Empfindlichkeit der Schleimhaut unmöglich wird, ist es verständlich, daß derartige Maßnahmen nicht voll befriedigt haben. Mehr und mehr hat sich daher die Erkenntnis durchgesetzt, daß es darauf ankommen muß, die vorhandenen natürlichen Zähne, *soweit es ihre Tragfähigkeit zuläßt*, zur Kaudruckübertragung heranzuziehen und nur den Teil des Kaudrucks, der ihre Tragfähigkeit überschreitet, durch Vermittlung des Schleimhautbezuges auf den Kiefer weiterzuleiten, mit anderen Worten, die Art des Zahnersatzes anzuwenden, die wir als *gestützte Prothese* abgegrenzt haben. Nur eine solche Lösung der sich bietenden Aufgabe kann das Ziel erreichen, das Optimum an funktioneller Leistungsfähigkeit herzustellen.

Faßt man die Lösung einer prothetischen Aufgabe vom kaufunktionellen Standpunkt aus ins Auge, so ergeben sich auf Grund dieser Erörterungen für die Indikation der gestützten Prothese bereits wertvolle Richtlinien. Am sichersten gelangen wir wieder zu einer vollkommenen Abgrenzung ihres Anwendungsgebietes, wenn wir uns die beiden Fragen vorlegen:

1. Wann ist die Anwendung der gestützten Prothese bereits berechtigt?
2. Wann ist die Anwendung der gestützten Prothese noch möglich?

Die Beantwortung der ersten Frage: *Wann ist die Anwendung der gestützten Prothese bereits berechtigt?* ergibt sich ohne weiteres aus den Grenzen, die der Anwendung des am höchsten zu bewertenden Zahnersatzes durch Brücken gezogen sind. Wo die Tragfähigkeit der noch vorhandenen natürlichen Zähne nicht mehr als ausreichend angesehen werden kann, den gesamten auf die zu ersetzenden Zähne entfallenden Kaudruck mit zu übernehmen, werden wir gezwungen, die nachteiligen Folgen, die eine Überlastung der Pfeiler mit sich bringen müßte, dadurch auszuschalten, daß wir dem noch vorhandenen Bestand an natürlichen Zähnen nicht die gesamte Kauleistung aufbürden, sondern nur in dem Umfange, in dem sie ihr auf alle Fälle gewachsen sind, während der Teil, der die Druckaufnahmefähigkeit des Zahnsystems überschreitet, unmittelbar auf den Kiefer übertragen werden muß. Die Berechtigung zur Anwendung der gestützten Prothese ist also erst dann gegeben, wenn die Frage nach der Möglichkeit der Konstruktion von Brückenersatz hat verneint werden müssen. Bevor die Ergänzung des Lückengebisses durch eine gestützte Prothese verantwortet werden kann, muß daher die Leistungsfähigkeit der einzelnen Zähne, ihre Zahl und ihre Verteilung sorgfältig daraufhin geprüft werden, ob nicht die Anfertigung einer Brücke noch möglich ist, wenn alle Mittel, die das Verhältnis der Belastung zur Tragfähigkeit zugunsten der letzteren zu beeinflussen vermögen, aufgewandt werden. Besteht keine Aussicht, die Druckaufnahmefähigkeit der als Pfeilersystem zur Verfügung stehenden Zähne und die Größe der zu erwartenden Belastung im Rahmen des Brückenersatzes miteinander in Einklang zu bringen, so muß die Übertragung eines Teiles des Kaudruckes auf das Kiefertegment die natürlichen Zähne entlasten. Die Notwendigkeit einer derartigen Kompensation der Kaukräfte liefert damit unmittelbar die Berechtigung, den anzufertigenden Zahnersatz als gestützte Prothese zu gestalten.

Wenn wir die Fälle verstümmelter Gebisse heraussuchen, in denen wir die Möglichkeit des Brückenersatzes haben verneinen müssen, haben wir somit diejenigen vor uns, für die überhaupt die Anwendung der gestützten Prothese in Betracht kommen kann. In erster Linie wären hier die Gebisse zu nennen, die für die vollständige Ergänzung durch Brückenersatz nicht in Frage kommen, weil die für die Konstruktion einer mechanisch leistungsfähigen Brücke wichtige

Voraussetzung nicht erfüllt ist, daß an jedem Ende der Brücke mindestens ein Pfeiler vorhanden sein muß. Der Verlust eines oder mehrerer Glieder am distalen Ende einer Zahnreihe nimmt uns also die Möglichkeit, den eingetretenen Funktionsausfall durch eine Brücke auszugleichen. Da gerade die Molaren und die Prämolaren für die Nahrungszerkleinerung außerordentlich wichtig sind, wird die Berechtigung, sie vermittels der gestützten Prothese zu ersetzen, in der Regel anerkannt werden müssen, sofern die Notwendigkeit des Zahnersatzes überhaupt gegeben ist. Hierzu haben wir bereits bei der Frage nach der Berechtigung des Brückenersatzes angeführt, daß er allgemein schon bei Verlust eines Zahnes anerkannt werden kann. Auch wenn der Ausfall der Funktion des betreffenden Zahnes nicht erheblich ins Gewicht fällt, lassen seine Beziehungen zu den Atagonisten und zu den Nachbarzähnen sowie die Auswirkung der Lücke auf den Gebrauchswert dieser Zähne doch den Ersatz als ratsam erscheinen. Für den am Schluß der Zahnreihe stehenden Weisheitszahn gilt das allerdings nicht, einmal, weil der Funktionswert dieses Zahnes auf Grund seiner anatomischen Bildung und Stellung an sich oft schon sehr gering ist, und zweitens, weil sein Ausfall den Gebrauchswert der übrigen Zähne nicht nennenswert beeinflußt.

Der Verlust der Weisheitszähne allein wird daher nicht als ausreichend angesehen werden können, Zahnersatz jeglicher Art anzufertigen. Anders liegen schon die Dinge, wenn neben dem Weisheitszahn auch noch ein zweiter Molar fehlt. Die Stellungsveränderungen, die hier der Zahnverlust im Laufe der Zeit bei den Gegenzähnen nach sich zieht, müssen eventuell bereits so schwer gewertet werden, daß ihnen durch Anfertigung von Zahnersatz entgegengewirkt werden muß. Der Zustand des übrigen Gebisses gibt hier den Ausschlag. Ist es lückenlos und erscheint der Bestand aller Zähne gesichert, so kann der Verlust der beiden letzten Mahlzahnpaare auf einer Seite noch ertragen werden. Selbst wenn der Verlust eines Weisheitszahnes und des benachbarten zweiten Molaren dem Ausfall der beiden Antagonistenpaare völlig gleichgesetzt werden muß, kann also doch wohl meist die Anfertigung von Zahnersatz entbehrt werden. Ist dagegen das übrige Gebiß mit Mängeln behaftet, sei es, daß noch weitere Zähne fehlen oder ihre Leistungsfähigkeit herabgesetzt ist, so kann es bereits geboten sein, auch für den Ersatz eines oder beider fehlender Zähne am Schluß der Reihe zu sorgen. Es kann dann also bereits die Berechtigung dazu vorliegen, den Ersatz durch die gestützte Prothese vorzunehmen. Fehlen noch mehr Zähne als zwei Molaren am Ende der Zahnreihe, so können Zweifel an der Berechtigung dieser Art des Ersatzes meistens nicht mehr bestehen.

Außer denjenigen Fällen, in denen die Wiederherstellung der Zahnreihen durch Brückenersatz dadurch unmöglich wird, daß die notwendigen Endpfeiler fehlen, kommen für die Ergänzung durch die gestützte Prothese aber auch diejenigen Gebisse in Betracht, bei denen zwar diese Bedingung erfüllt ist, bei denen aber die Tragfähigkeit der vorhandenen Zähne aus anderen Gründen nicht als ausreichend angesehen werden kann. Es braucht hier nur auf das Verhältnis zwischen der Zahl der zu ersetzenden Zähne und der Zahl der verfügbaren Pfeiler hingewiesen zu werden, ohne daß die Notwendigkeit besteht, nochmals näher darauf einzugehen. Vor allem muß aber auch Bezug genommen werden auf die außerordentliche Bedeutung, die der Verteilung der zwischen den Endpfeilern zur Verfügung stehenden Pfeiler zukommt. Es sei daran erinnert, welchen entscheidenden Einfluß auf die Möglichkeit der Brückenkonstruktion das Vorhandensein hinreichend tragfähiger Pfeiler an den Stellen besitzt, an denen der Zahnbogen seine stärkste Richtungsänderung aufweist. Vermag also der Verlust des Eckzahns nicht durch Verwendung mehrerer in unmittelbarer Nähe stehender Zähne als Pfeiler kompensiert zu werden, so ist die Möglichkeit des Brückenersatzes in Frage gestellt. Fällt der Eckzahn als Brückenpfeiler aus und fehlen neben ihm gleichzeitig mehrere seiner Nachbarn, so ist stets zu befürchten, daß der aus mehreren Gliedern bestehende, in seinem Verlauf stark gekrümmte Brückenkörper die ihn begrenzenden Pfeiler so stark belastet, daß ihr Bestand gefährdet erscheint. Wenn nicht eine entsprechend große Zahl von Pfeilern den Ausgleich herbeiführt oder die Leistungsfähigkeit der Gegenzahnreihe so beschränkt ist, daß die Beanspruchung der Brücke weit unter der eines normal funktionierenden Gebisses bleibt, wird also die Berechtigung zum Wiederaufbau des Gebisses durch die gestützte Prothese gegeben sein.

Aber auch wenn der Brückenkörper in seinen wesentlichen Abschnitten gradlinig gehalten werden kann und an den Enden wie an den Abknickungsstellen der Zahnreihe Pfeiler vorhanden sind, kann die Brückenanfertigung dadurch unmöglich werden, daß die vorhandenen Zähne zu schwach sind. Wenn am distalen Ende der Zahnreihe nur der Weisheitszahn steht, ist hier, wie wir wissen, diese Gefahr besonders groß. Vermag sein Halteapparat wenigstens die in der Längsrichtung der Wurzel wirkenden Kräfte in dem erforderlichen Umfange aufzunehmen, so kann ja die Anwendung eines Entlastungsbügels ein etwa bestehendes Risiko bezüglich der Überlastung durch horizontale Kräfte noch ausschalten und dadurch die Grundlage für die Brückenkonstruktion herstellen. Ist aber die Möglichkeit der Anwendung derartiger entlastender Maßnahmen nicht gegeben, oder ist ihre Wirkung nicht ausreichend — die Verschmälerung der Kaufläche und die Anwendung des Kreuzbisses seien noch besonders genannt —, so ist der Brückenersatz nicht mehr zu rechtfertigen. Dasselbe gilt, wenn die Untersuchung des Zahnbestandes zu der Feststellung gelangt, daß der am distalen Ende allein stehende Weisheitszahn schon der zu erwartenden vertikalen Beanspruchung nicht gewachsen sein wird. Hier fällt besonders ins Gewicht, daß eine erhebliche Entlastung des an einem Ende einer Brücke stehenden Pfeilers auch dadurch nicht zu erreichen ist, daß am anderen Ende ein weiterer Zahn als Pfeiler hinzugenommen wird. Wie die Statik lehrt, kommt die entlastende Wirkung dieser Maßnahme fast nur dem Zahn zugute, dem der neue Pfeiler benachbart ist und nur zu einem kleinen Teil dem Pfeiler am anderen Ende der Brücke. Besteht nicht die Möglichkeit, in der Nachbarschaft des Weisheitszahnes ein Glied der Zahnreihe als Pfeiler zu Hilfe zu nehmen, so wird die unzureichende Tragfähigkeit des letzten Molaren daher dazu zwingen, die Konstruktion einer Brücke aufzugeben und die Kompensation der Kaukräfte dadurch zu erstreben, daß ein Teil unmittelbar auf den Alveolarkamm übertragen wird. Auch hier ist also die Berechtigung zur Anwendung der gestützten Prothese als vorliegend zu erachten.

Es bedarf kaum noch der besonderen Erwähnung, daß die Möglichkeit der Wiederherstellung einer Zahnreihe durch Brückenersatz mehr und mehr eingeengt wird, wenn mehrere der besprochenen Umstände zusammenwirken und wenn sie nicht einseitig, sondern in beiden Kieferhälften auftreten. Die Zahl der Fälle, in denen zur gestützten Prothese als Methode des Zahnersatzes zu greifen ist, wird damit bedeutend vergrößert.

Die Linie, an der die berechtigte Anwendung der gestützten Prothese ihre Grenze findet, ist hiermit in großen Zügen festgelegt. Der Vollständigkeit halber sei aber die bei der Abhandlung des Brückenersatzes bereits erörterte Frage noch einmal gestreift, wie wir uns zu Fällen stellen müssen, in denen der Brückenersatz an sich anwendbar ist, in denen er aber nur eine unvollständige Wiederherstellung der Zahnreihe zu erreichen gestattet. Die Erzielung des optimalen Nutzeffektes muß hier, wie erinnerlich, den Ausschlag geben. Trägt die teilweise Wiederherstellung des Gebisses durch Brücken dazu bei, wird man sie anfertigen müssen und für den übrigen Teil die gestützte Prothese zur Anwendung bringen.

Vermag dagegen die ausschließliche Anwendung der gestützten Prothese den größeren Gesamterfolg herbeizuführen, so wird man auf die Konstruktion von Brücken gänzlich verzichten. Die Beurteilung des gesamten Gebisses ist also hier für den Umfang, in dem die Berechtigung zur Anwendung der gestützten Prothese vorliegt, entscheidend.

Von nicht zu unterschätzender Bedeutung für die Indikation der gestützten Prothese ist schließlich auch das soziale Moment.

Einwandfreie Brücken verursachen nicht nur durch den Zwang zur Verwendung besonders teueren Materials, sondern vor allem auch durch den zur exakten Anfertigung erforderlichen großen Zeitaufwand immer hohe Kosten. Größte Präzision ist zwar auch zur Herstellung einwandfrei funktionierender gestützter Prothesen erforderlich, und viele Konstruktionen erfordern einen nicht geringeren Kostenaufwand als die Herstellung von Brücken gleicher Ausdehnung. Die an Zahl nicht kleinen verschiedenen Möglichkeiten der Konstruktion des Ersatzes gestatten aber in weit höherem Maße als bei der Anfertigung von Brücken auf die wirtschaftlichen Verhältnisse des Patienten Rücksicht zu nehmen, ohne eine Einbuße an funktioneller Wirksamkeit in Kauf nehmen zu müssen. Aus sozialen Gründen ist deshalb die Anfertigung von gestützten Prothesen selbst in den Fällen gegeben, wo der natürliche Zahnbestand zwar die Anfertigung von Brücken noch zuließe und vom zahnärztlichen Standpunkt die Anwendung des Brückenersatzes geboten wäre, wo aber die wirtschaftliche Lage des Patienten diese Art der prothetischen Behandlung nicht durchzuführen erlaubt.

Wir können nunmehr die Beantwortung der für das Indikationsgebiet der gestützten Prothese wichtigen zweiten Frage zum Gegenstand der Erörterung machen: *Wann ist die Anwendung der gestützten Prothese noch möglich?*

Den ersten Anhalt für die Beurteilung der Sachlage liefert hier die Tatsache, daß von einer gestützten Prothese nur dann gesprochen werden kann, wenn wenigstens ein Teil des auf den Zahnersatz entfallenden Kaudrucks auf natürliche Wurzeln übertragen wird. Voraussetzung für die Konstruktion der gestützten Prothese ist daher, daß überhaupt Wurzeln natürlicher Zähne vorhanden sind, auf die Kaudruck übertragen werden kann. Ein vollkommen zahnloser Kiefer bietet somit keine Möglichkeit mehr für die Anwendung der gestützten Prothese. Rein theoretisch betrachtet ist die Möglichkeit der Konstruktion einer gestützten Prothese aber bereits dann gegeben, wenn mindestens die Wurzel eines Zahnes einen Teil des auf den Zahnersatz entfallenden Kaudrucks zu übernehmen vermag. Praktisch ist jedoch wohl selten ein einzelner Zahn ausreichend, um die Konstruktion der gestützten Prothese zu rechtfertigen. Den in den verschiedensten Richtungen auf ihn einwirkenden Kaukräften würde sein Halteapparat kaum längere Zeit gewachsen sein. Daß die Konstruktion einer gestützten Prothese den Verlust eines Zahnes herbeiführt oder ihn auch nur begünstigt, könnte ebensowenig verantwortet werden wie der Ausfall von Zähnen infolge Überlastung der Pfeiler einer Brücke.

Sind dagegen noch zwei natürliche Zähne, bzw. ihre Wurzeln vorhanden, so kann die Möglichkeit der Konstruktion einer gestützten Prothese schon sehr viel günstiger beurteilt werden. Einmal ist die Summe ihrer Tragfähigkeit eine größere, zweitens bieten aber zwei Zähne weit bessere Möglichkeiten, die Konstruktion in statischer Beziehung vorteilhaft zu gestalten. Die Stellung der vorhandenen Zähne zueinander spielt aber hier eine ausschlaggebende Rolle. Zwei Zähne, die unmittelbar nebeneinander stehen, werden weit mehr der Gefahr ausgesetzt sein, Momenten horizontaler Kräfte zum Opfer zu fallen, als solche, die einen gewissen Abstand besitzen. Es wird hierauf noch näher zurückzukommen sein. Die Möglichkeit, daß bei einem so geringen Zahnbestand noch die gestützte Prothese angefertigt werden kann, bleibt immerhin bestehen. Solange eine

Zahnreihe noch nicht völlig vernichtet ist, eine Brücke aber nicht mehr in Betracht kommt, wird man daher immer noch erwägen müssen, ob und in welchem Umfange das Restgebiß noch zur Stützung des anzufertigenden Ersatzes herangezogen werden kann.

Es darf nicht übersehen werden, daß bei der Beantwortung dieser Frage auch der Zustand der vorhandenen Zähne, insbesondere derjenige ihres Halteapparates eine Rolle spielt. Aber selbst wenn er nicht mehr völlig einwandfrei ist und bereits eine gewisse Lockerung der Zähne eingetreten ist, ist die Ausnutzung des Zahnbestandes für die Druckauffangung nicht völlig ausgeschlossen. Im Gegenteil läßt sie sich vielfach noch zum Vorteil des Patienten durchführen.

Zusammenfassend läßt sich daher feststellen, daß die Indikation für die gestützte Prothese für jedes Lückengebiß gestellt werden kann, das überhaupt des Zahnersatzes bedürftig ist, für das aber Brückenersatz nicht in Betracht kommt, sei es, daß die sozialen Verhältnisse die Anfertigung von Brücken ausschließen, obwohl der vorhandene Zahnbestand als Pfeilersystem einer Brücke geeignet wäre, oder daß der Zahnbestand für den Brückenersatz nicht mehr die ausreichende Tragfähigkeit besitzt, jedoch in der Lage ist, einen Teil des auf die zu ersetzenden Zähne entfallenden Kaudrucks zu übernehmen.

b) Die Konstruktion der gestützten Prothese.

Ebenso wie die Konstruktion des Brückenersatzes nicht ausschließlich von den für die Kautätigkeit wichtigen mechanischen Gesichtspunkten beeinflußt wird, sind auch für die Konstruktion der gestützten Prothese neben dem beherrschenden Einfluß der Kaukräfte die übrigen Funktionen der Zahnreihen und der Mundhöhle sowie biologische und hygienische Rücksichten maßgebend. Es gilt dies für alle wesentlichen Teile, von denen wir in Analogie zum Brückenersatz das *Prothesenfundament*, die *Prothesenpfeiler*, den *Prothesenkörper* und die *Prothesenanker* unterscheiden können. Es erweist sich als zweckmäßig, die Besprechung der Konstruktion der gestützten Prothese hiernach systematisch durchzuführen.

α) Der Einfluß des Fundaments auf die Konstruktion der gestützten Prothese.

Wenn wir als Brückenfundament den Teil des Brückenersatzes bezeichnet haben, der die auf ihn einwirkenden Kaukräfte letzten Endes aufzunehmen hat, so läßt sich diese Begriffsbestimmung ohne weiteres für die gestützte Prothese übernehmen. Der Halteapparat der natürlichen Zähne, die zur Druckaufnahme herangezogen werden, kommt also wieder in erster Linie in Betracht, darüber hinaus aber auch wieder das gesamte knöcherne Kieferskelet, hier insbesondere noch die Abschnitte des zahnlosen Kiefers, denen der Prothesenkörper unmittelbar aufruht. Da die Tragfähigkeit des Fundaments die Leistungsfähigkeit des Zahnersatzes bestimmt, müssen wir danach trachten, sie möglichst vollkommen zu erfassen. Hier ist vor allem zu bedenken, daß die von den Pfeilern übertragenen Kräfte eine weit bessere Ausnutzung des Fundaments ermöglichen, als die direkte Vermittlung durch den Prothesenkörper gestattet. Bei der Anfertigung jeder gestützten Prothese wird daher zu erstreben sein, alle geeigneten Zähne zur Übertragung des Drucks auf das Fundament heranzuziehen. Einzelheiten in dieser Beziehung werden bei der Besprechung des Einflusses der Prothesenpfeiler auf die Konstruktion des Ersatzes zu erörtern sein, da die Tragfähigkeit des Fundaments und diejenige der Pfeiler nicht selbständig beurteilt werden können, sondern in Wechselbeziehungen zueinander stehen.

Soweit das Fundament direkt durch den Prothesenkörper beansprucht wird, muß hier aber noch erwähnt werden, daß seine Druckaufnahmefähigkeit in erster

Linie von der *Beschaffenheit des* den Kaukräften widerstehenden *Alveolarkamms* abhängig ist. Ein breiter, mit straffer Schleimhaut überzogener, hoher Alveolarkamm wird mechanisch weit leistungsfähiger sein als ein schmaler, scharfkantiger oder flacher Kieferwall. Die Breite des Alveolarkammes spielt eine Rolle, da sie den senkrechten Kräften eine größere Fläche entgegensetzt und dadurch die Aufnahmefähigkeit steigert, die Höhe ist für die Kompensation der horizontalen Kaukräfte von Bedeutung, die glatte Form der Oberfläche ist aber von Wichtigkeit für die gleichmäßige Beanspruchung in ihrer ganzen Ausdehnung. Scharfe Kanten geben erfahrungsgemäß leicht zu Druckstellen Anlaß dadurch, daß die über sie hinwegziehende Schleimhaut an diesen Stellen am stärksten komprimiert wird. Die davon ausgehenden subjektiven Belästigungen des Patienten schränken unmittelbar die Kaufähigkeit des Ersatzes ein. Die ständige konzentrierte Druckwirkung an diesen Stellen zieht aber auch eine Druckatrophie des Knochens nach sich, so daß das Fundament dann den Prothesenkörper hier nicht mehr unterstützt, womit eine Minderung der Leistungsfähigkeit einhergehen muß. Soweit wir es überhaupt in der Hand haben, müssen wir dafür sorgen, daß der unter dem Prothesenkörper befindliche Alveolarkamm eine günstige Form erhält. Insbesondere muß nach der Extraktion von Zähnen oder Wurzeln abgewartet werden, bis die an den Rändern der Alveole einsetzenden Formveränderungen abgeschlossen sind. Ist der strukturelle Umbau nicht in den wesentlichen Teilen beendet, so muß befürchtet werden, daß eine angefertigte gestützte Prothese ihr funktionelles Ziel nicht voll erreicht oder ihre Wirksamkeit nicht von langer Dauer ist. Auf die chirurgischen Maßnahmen, die dazu beitragen können, diese Verhältnisse günstig zu beeinflussen, braucht hier nicht eingegangen zu werden.

β) Der Einfluß der Pfeiler auf die Konstruktion der gestützten Prothese.

Als Pfeiler der gestützten Prothese sind die natürlichen Zähne zu betrachten, durch deren Wurzeln ein Teil des auf den Zahnersatz entfallenden Kaudrucks auf die Kiefer übertragen wird. Während von dem Zustand des Pfeilersystems die Konstruktionsmöglichkeit einer Brücke am stärksten abhängig ist, hat der gesamte Wert der vorhandenen Pfeiler für die Frage, ob die Möglichkeit der Konstruktion einer gestützten Prothese besteht, wie wir bereits gesehen haben, keine große Bedeutung mehr. Damit steht dann aber auch in Einklang, daß jede richtig konstruierte Brücke dem Gebiß wieder einen bestimmten, hoch einzuschätzenden Wirkungsgrad verleiht, während der Nutzeffekt einer gestützten Prothese je nach der Beschaffenheit des Pfeilersystems nicht unbeträchtlichen Schwankungen unterliegt. Der Unterschied in der Druckaufnahmefähigkeit der natürlichen Wurzeln und der den Alveolarkamm deckenden Schleimhaut gibt hier, wie schon wiederholt gestreift wurde, den Ausschlag. Selbst die vollkommene Ausnutzung des Kieferbezuges zur Kompensation der Druckkräfte vermag nicht die gleiche Leistung zu erreichen, wie die geschickte Verwertung einer Anzahl natürlicher Wurzeln, auch wenn sie eine Brücke nicht mehr zu tragen vermögen. Die Forderung, alle natürlichen Zähne in die Konstruktion einer gestützten Prothese als Pfeiler einzubeziehen, soweit sie die Druckaufnahmefähigkeit zu beeinflussen vermögen, ist daher berechtigt. Alle überhaupt erhaltungsfähigen und erhaltungswürdigen Zähne spielen hierbei eine Rolle. Während aber wieder für die Konstruktion einer Brücke dem Vorhandensein eines tragfähigen Endpfeilers eine große Bedeutung zukommt, ist seine Anwesenheit prinzipiell für die Konstruktion der gestützten Prothese unerheblich. Dadurch, daß der Teil des Zahnersatzes, der bei dem gleichen Pfeilersystem als freiendender Brückenkörper zu konstruieren wäre, dem Alveolarkamm so aufruht, daß dieser zur Druckauffangung herangezogen wird, wird ein Ausgleich gegenüber den gefährlichen Momenten eingeleitet. Jedoch trägt auch die Gestaltung des Prothesenkörpers und der Verankerung hierzu bei, wie noch zu besprechen sein wird. Für die Ausnutzung der Pfeiler ist aber das von den Brücken her bekannte Prinzip von Bedeutung, *sie soweit wie möglich untereinander starr zu verbinden.* Die dadurch erreichte Ausschaltung der lokalen Beanspruchung eines einzelnen Pfeilers und die gemeinsame Beanspruchung der untereinander verbundenen Pfeiler sichert den vorteilhaftesten Druckausgleich und trägt damit zur Verhütung einer Überlastung der Pfeiler bei. Wie die der Kompensation schädlicher Kipp- und Drehmomente dienende starre Verbindung der Pfeiler untereinander hergestellt wird, ist an sich gleichgültig. Die unmittelbare Verlötung benachbarter Anker miteinander, die Herstellung der Verbindung der Pfeiler durch besondere Stege, durch die Konstruktion einer Brücke für einen Teil der Zahnreihe oder durch den Prothesenkörper selbst, alle Maßnahmen dienen dem erwähnten Zweck in gleicher Weise. Von dieser nach RUMPEL als Versteifung zu bezeichnenden Maßnahme muß jedenfalls ausgiebig Gebrauch gemacht werden.

γ) **Die Konstruktion des Prothesenkörpers.**

Als Prothesenkörper ist der Teil der Konstruktion zu betrachten, der den auf die zu ersetzenden Zähne entfallenden Kaudruck übernimmt und ihn teils durch die Pfeiler, teils unmittelbar auf den Kiefer überträgt. Für die Übertragung des Kaudrucks auf die Pfeiler ist die Art der Verankerung des Prothesenkörpers an ihnen von Bedeutung, die selbständig abzuhandeln ist. Für die direkte Kaudruckübertragung auf den Kiefer ist aber die Gestaltung des Prothesenkörpers selbst maßgebend.

Damit überhaupt eine Druckübertragung möglich ist, ist zunächst Voraussetzung, daß die Prothese dem Kiefer dicht aufliegt. Von Wichtigkeit ist aber weiter, daß die Empfindlichkeit des Kieferbezuges die Größe der aufzunehmenden Kaukraft beschränkt. Sobald der auf die Flächeneinheit wirkende Druck ein gewisses Maß überschreitet, wird die Kontraktion der Kaumuskulatur automatisch begrenzt, um subjektive Belästigungen zu vermeiden. Daraus geht hervor, daß die Aufnahmefähigkeit des Prothesenkörpers für die Kaukräfte um so größer sein wird, je größer die Fläche des Kiefers ist, der er aufliegt. In der Ausdehnung, die wir der Basis des Prothesenkörpers geben, haben wir also ein Mittel in der Hand, seine kaumechanische Leistung zu beeinflussen. Um einen hohen Effekt zu erzielen, wird es stets wünschenswert sein, die tragende Fläche so groß wie möglich zu wählen. Im Unterkiefer sind wir durch die anatomischen Verhältnisse zwar stets auf den Alveolarfortsatz beschränkt, im Oberkiefer kann aber die Ausnutzung der gesamten Gaumenfläche angebracht sein. Dies hat jedoch den Nachteil, daß die Sinnesempfindung der Gaumenschleimhaut, wenn auch nicht aufgehoben, so doch eingeschränkt wird und daß ein Teil des Raumes für die Funktion der Mundhöhle ausfällt. Die Änderung der Raumverhältnisse kann allerdings durch Verwendung von Metallen in so geringen Grenzen gehalten werden, daß sie nicht als störend empfunden zu werden braucht. Auch für die Physiologie der Gaumenschleimhaut bringt die Metallbasis des Prothesenkörpers die geringste Behinderung mit sich, völlig lassen sich aber die in dieser Hinsicht bestehenden Bedenken durch kein Material beseitigen. Vor allem darf aber auch nicht übersehen werden, daß eine die gesamte Oberfläche des Kiefers deckende Platte Gefahren für den Bestand natürlicher Zähne mit sich bringen kann, sowohl für die harten Zahnsubstanzen wie für den Halteapparat, sofern sie damit in Berührung tritt. Es sind also Gründe vorhanden, die der wahllosen schematischen Ausdehnung der Basis des Prothesenkörpers auf die gesamte Kieferoberfläche entgegenstehen. Da bei einem Prothesenkörper, der an einem tragfähigen Pfeilersystem verankert ist, die Vergrößerung der Basis des Prothesenkörpers relativ betrachtet nicht mehr sehr ins Gewicht fällt, wird man in einem solchen Falle daher die noch erreichbare Steigerung des mechanischen Nutzeffektes nicht so hoch bewerten können wie den Vorteil, den eine Befreiung der Gaumenfläche von der Bedeckung durch den Prothesenkörper für den Patienten bedeutet. Die Basis des Prothesenkörpers wird daher auf den Alveolarfortsatz zu beschränken sein. Sind dagegen nur einzelne schwache, die Prothese stützende Pfeiler vorhanden, so wird schon mit Rücksicht darauf, daß eine Überlastung der Pfeiler vermieden wird, eine möglichst vollkommene Ausnutzung der Basis des Prothesenkörpers für die Kompensation der Kaukräfte unentbehrlich sein. Hier treten also die Nachteile, die die Bedeckung des Kiefers einschließt, zurück. Der relative Wert, den der direkt durch den Prothesenkörper auf den Kiefer übertragene Anteil des Kaudrucks gegenüber dem durch die Pfeiler fortgeleiteten besitzt, gibt somit den Ausschlag für die Ausdehnung, die der Basis des Prothesenkörpers zu geben ist. Das wechselseitige Verhältnis ist also sorgsam abzuschätzen. Im Zweifelsfall wird es stets richtiger sein, die Basis lieber etwas zu groß als zu klein zu wählen. Eine gewisse Mindestgrenze sollte in keinem Falle unterschritten werden. Sie ist nicht nur mit Rücksicht auf die Empfindlichkeit des Kieferbezuges von Bedeutung, sondern auch mit Rücksicht darauf, daß die Konzentration des Kaudruckes auf eine kleine Fläche eine Druckatrophie des Knochens nach sich ziehen kann, während seine Verteilung auf einen größeren Bezirk den spezifischen Flächendruck so weit herabsetzt, daß der von ihm ausgehende Reiz sich innerhalb der physiologischen Grenzen hält und für die beteiligten Gewebe als förderlich angesehen werden muß. Eine sattelförmige Abdeckung des zahnlosen Alveolarkammes wird bei der Gestaltung der Basis des Prothesenkörpers stets als notwendig erachtet werden müssen, wenn die Form des Alveolarkammes wenigstens für eine gewisse Zeit Bestand haben soll.

Die Verbindung der in verschiedenen, durch natürliche Zähne voneinander getrennten Lücken anzubringenden Sattelteile wird am besten durch *Bügelkonstruktionen* erreicht. Die Anwendung von Bügeln verleiht nicht nur der gesamten Prothesenkonstruktion die erforderliche Stabilität, sondern eine zweckmäßige Lagerung der Bügel erlaubt auch, eine Berührung des Prothesenkörpers mit dem marginalen Rand des Halteapparates der vorhandenen natürlichen Zähne zu vermeiden. Damit werden alle schädlichen Kontaktwirkungen auf das Parodontium des Restgebisses verhütet, und dem vorzeitigen Verlust der noch vorhandenen natürlichen Zähne wird vorgebeugt.

Die Skelettierung darf aber nicht so weit getrieben werden, daß der Charakter der gestützten Prothese dabei praktisch verloren geht; denn sie stützt sich, dies sei nochmals wiederholt, auf die vorhandenen Zähne bzw. Wurzeln *und* auf Schleimhaut sowie das Knochengerüst.

Für den Verlauf der Bügel ist die Anordnung der vorhandenen und auszufüllenden Zahnlücken bestimmend. Im Oberkiefer erweist es sich als zweckmäßig, die Bügel mit 0,5—1 mm großem Abstand (Zinnfolienauflage auf das Modell) vom Gaumenbezug anzuordnen. Im Unterkiefer verläuft der Bügel an der Lingualfläche in 1—2 mm Abstand von der Oberfläche der Schleimhaut lingualwärts und etwas unterhalb des Zahnfleischrandes (vgl. Abb. 589, 594).

Für den weiteren Aufbau des Prothesenkörpers, insbesondere für die Gestaltung der Kauflächen und Schneiden, gelten prinzipiell die gleichen Gesichtspunkte wie für die entsprechenden Teile des Brückenkörpers. Die Sprachfunktion und die Kosmetik üben ebenso wie die hygienischen Belange ihren Einfluß in gleicher Richtung aus, so daß es sich erübrigt, hier eingehend darauf zurückzukommen.

δ) Die Verankerung der gestützten Prothese.

Als Anker der gestützten Prothese sind diejenigen Teile anzusehen, die den auf den Prothesenkörper entfallenden Kaudruck teilweise auf die Pfeiler übertragen. Es liegt auf der Hand, daß die durch sie vermittelte Verbindung des Prothesenkörpers mit den Pfeilern der besonderen Art der der gestützten Prothese eigenen Kompensation der Kaukräfte angepaßt sein muß. Sie muß einmal die Übertragung von Kaukräften auf die Pfeiler ermöglichen und andererseits die Ableitung eines Teils der Kaukräfte unmittelbar auf den Kieferknochen zulassen. Aus der Tatsache, daß der der direkten Übermittlung von Kaukräften auf den Kiefer dienende Prothesenkörper diesem in größerer Ausdehnung dicht aufliegen muß, ergibt sich aber auch, daß die Verankerung von hygienischen und biologischen Gesichtspunkten beeinflußt wird.

Die gestützte Prothese muß deshalb abnehmbar sein und gereinigt werden können.

Nur Anker, die dieser Anforderung Rechnung tragen, können daher bei der gestützten Prothese zur Anwendung kommen.

Brücken, die kaufunktionell wirksam sein und das Zahnsystem nicht schädigen sollen, müssen an jedem Ende durch Pfeiler begrenzt sein. Der Brückenkörper muß geradlinig zwischen den Pfeilern verlaufen. Hierbei hat sich die stabile Gestaltung der Brückenkonstruktion als die vorteilhafteste erwiesen, wodurch eine schädliche Beanspruchung der Pfeiler verhindert wird. Für den Körper einer gestützten Prothese, bei der bezüglich der Pfeilerverteilung die gleichen Bedingungen erfüllt sind, können daher auch die gleichen statischen Erwägungen für die Verankerung Geltung beanspruchen (z. B. Schaltprothese mit Auflageklammern). Diese Konstruktion wird wenig zur Verwendung kommen, denn bei einer derartigen Pfeilerverteilung ist die Hauptbedingung für die Konstruktion eines Brückenersatzes erfüllt, und nur selten wird dann die Notwendigkeit bestehen, für eine Entlastung der Pfeiler durch direkte Übertragung eines Teiles des Kaudruckes auf den Kiefer zu sorgen. Wenn die Berechtigung zur Anwendung der gestützten Prothese gegeben ist, wird meist die Pfeilerverteilung ungünstig sein. Entweder verläuft der Prothesenkörper nicht gradlinig zwischen den unterstützenden Pfeilern, oder er endet pfeilerlos. In jedem Fall aber müßte dann eine als starr anzusehende Verbindung zwischen Prothesenkörper und Prothesenpfeiler Kipp- und Drehmomente auf die Pfeiler übertragen, die den Halteapparat der Pfeiler gefährlich beanspruchen würden. Um eine Überlastung der Pfeiler zu verhüten, tritt in diesen Fällen die Notwendigkeit an uns heran, von der stabilen Verbindung zwischen Prothesenkörper und -pfeiler abzusehen und die Verankerung labil zu gestalten, d. h. sie muß so eingerichtet werden, daß sie zwar den auf den Pfeiler entfallenden Anteil der Kaukraft auf ihn fortleitet, die Wirkung von Kipp- und Drehmomenten auf seinen Halteapparat jedoch durch Gelenke ausschaltet. Der vollkommenen Lösung der sich bietenden Aufgabe stellt sich die Schwierigkeit entgegen, daß Angriffspunkt und -richtung der auf den Prothesenkörper wirkenden Kräfte nicht konstant sind. Die Ebene, in der Momente wirksam werden, muß daher auch eine wechselnde Verlaufsrichtung haben, und demgemäß müßte das Gelenk in jeder der verschiedenen Ebenen Bewegungsfreiheit besitzen. Wie RUMPEL bereits erwähnt hat, würde eine kardanische Aufhängung diesem Bedürfnis Rechnung tragen können. Bei der geringen Größe, in der dieses Gelenk angefertigt werden dürfte, würde es aber nicht die nötige Widerstandsfähigkeit besitzen. Seiner allgemeineren Verwendung steht aber außerdem der wichtige Hinderungsgrund entgegen, daß seine Bewegungsfreiheit erheblich eingeschränkt wird, sobald es mit einem Prothesenkörper in Verbindung steht, der noch an einer oder gar mehreren weiteren Stellen von Pfeilern unterstützt wird. Die allseitige Bewegungsfreiheit der kardanischen Aufhängung könnte nur voll zur Geltung kommen, wenn z. B. eine zum Ersatz der Molaren einer Kieferhälfte dienende gestützte Prothese ausschließlich an dem benachbarten zweiten Prämolaren damit verankert wäre. Die Übertragung schädlicher Momente auf den Prämolaren wäre dadurch völlig ausgeschlossen. Diesem Vorteil der Verankerung stände aber auch der Nachteil gegenüber, daß der Prothesenkörper, soweit er nicht durch den Alveolarkamm in seiner Lage fixiert wäre, den auf ihn einwirkenden Kräften mit einer Bewegung um sein Gelenk folgen würde. Während die senkrecht auf die Unterlage gerichteten vertikalen Kaukräfte als Druck ausgenutzt werden könnten, würde die Gefahr bestehen, daß der Prothesenkörper sich unter der Wirkung horizontaler Kräfte drehend um sein Gelenk verschieben würde. Eine volle Kaufähigkeit würde sich mit der Aufhängung des Prothesenkörpers an einem einzelnen Punkte daher nicht erzielen lassen. Der Gefahr der Verschiebung in transversaler Richtung muß deshalb durch eine Verbindung des Prothesenkörpers mit der anderen Kieferhälfte entgegengewirkt werden. Die kardanische Aufhängung an dem ersten Pfeiler hätte damit aber ihren Wert verloren, sofern der der indirekten Verankerung dienende Bügel nicht in sich elastisch deformierbar wäre. Diese Deformierbarkeit kann aber praktisch stets nur einen geringen Grad besitzen, so daß sie eine Betätigung des Gelenkes in dieser Richtung kaum auszulösen vermöchte. Bei der Verankerung einer gestützten Prothese an zwei Pfeilern kann mit einer gelenkigen Bewegung des Prothesenkörpers daher auch nur um eine Achse gerechnet werden, deren Verlauf der Verbindungslinie der beiden Anker entspricht. Diese selbst werden also so beschaffen sein müssen, daß sie die durch senkrechte Kräfte ausgelösten Momente durch eine Bewegung des Prothesenkörpers um diese Achse auszuschalten gestatten, während die horizontalen Kräfte durch die Versteifung aufgenommen werden müssen. Da die horizontalen Kräfte gegenüber den vertikalen in der Regel von geringer Größenordnung sind, wird diese Art der Kompensation meist als ausreichend betrachtet werden können.

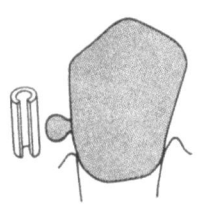

Abb. 585. Kugelkanülengeschiebe nach ROACH.

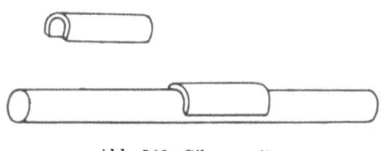

Abb. 586. Gilmorereiter.

Als Anker, die den besprochenen Verhältnissen Rechnung tragen, kommen Geschiebe, Gelenke und Auflageklammern in Betracht.

Das *Roachgeschiebe* besteht aus einer geschlitzten Kanüle und einer an einem Stiel in ihr gleitenden Kugel. Die Kugel wird an einer Hülsenkrone, Halbkrone oder Stiftkrone angelötet, die Kanüle wird im Prothesenkörper so befestigt, daß senkrechte Parallelführung zur anderen Kanüle besteht. An dem der Kaufläche zugekehrten Ende wird die Kanüle verlötet und dadurch eine vertikale Druckübertragung erreicht, während die Drehbarkeit der Kugel in der Hülse das Gelenk liefert. Der Prothesenkörper darf den Pfeiler nicht hemmend berühren, weil dadurch die Bewegung im Gelenk aufgehoben würde.

Um mechanische Beschädigungen der Verankerung zu verhüten, muß dafür gesorgt werden, daß die Kugel durch einen kräftigen primären Anker mit dem Pfeiler verbunden ist. Als Nachteil haftet diesem Geschiebe an, daß es außerhalb der Längsachse des Pfeilers anzubringen ist. Die Entfernung des Zentrums der Kugel von ihr stellt also noch einen Hebelarm dar, durch den die auf das Geschiebe entfallenden Kräfte mit einem Moment auf den Pfeiler wirken. Es sind daher auch bereits mehrfach Vorschläge gemacht worden, das Gelenk in das Zentrum des Pfeilers zu legen. Eine praktisch brauchbare Verwirklichung haben sie aber bisher noch nicht gefunden. Sofern von den mit ganz kurzem Hebelarm wirkenden Momenten überhaupt eine Gefahr ausgehen kann, wird ihr daher durch Versteifung mehrerer Pfeiler untereinander entgegengewirkt werden müssen.

An die Stelle des Kugelkanülengeschiebes kann das sogenannte *Flachknopfgeschiebe* treten. Der den Charakter einer Kugelkalotte tragende Flachknopf vermag geringen eintretenden Bewegungsausschlägen der Prothese Spielraum zu gewähren. Das Flachknopfgeschiebe nimmt weniger Raum ein und verringert die Gefahr der Übertragung kippender Kräfte auf die Pfeiler.

Die *Gilmorereiter* bestehen aus einer geschlitzten Kanüle, die einen Draht von kreisrundem oder kantigem Querschnitt federnd umgreift. Für eine als Gelenk zu betrachtende Verbindung sind die von kreisförmigem Querschnitt geeignet. Hier ist die Achse des Gelenkes durch die Achse des zylindrischen Drahtes festgelegt. Wenn mehrere zur Verankerung dienende Gilmorereiter eine gelenkige Bewegung des Prothesenkörpers gegenüber den Pfeilern zulassen sollen, müssen sie daher sämtlich einen in gerader Linie verlaufenden Draht umgreifen. Ist der Draht gekrümmt, so daß die Achsen der einzelnen Reiter nicht zusammenfallen, ist die Wirksamkeit des Gelenkes aufgehoben. Eine Bewegung des Prothesenkörpers gegenüber den Pfeilern kann dann nur durch Auslösung elastischer Kräfte vor sich gehen, die von den Pfeilern aufgenommen werden müssen. Größere Unterschiede in der Achsenrichtung mehrerer Gilmorereiter, wie sie die Anbringung in den verschiedenen Abschnitten des Zahnbogens nach sich zieht, vermögen die Konstruktion vollkommen stabil zu gestalten. Eine derartige Anlage der Gilmorereiter kann daher auch nur verantwortet werden, wenn die Sicherheit besteht, daß die Pfeiler dieser Beanspruchung gewachsen sind.

Zusammenfassend ist zu sagen, daß die Geschiebe nach ROACH *bei der Verankerung einer gestützten Prothese an zwei in verschiedenen Abschnitten der Zahnreihe stehenden Pfeilern in Betracht kommen, während die als Gelenke wirkenden Gilmorereiter zweckmäßig nur dort anzuwenden sind, wo die beiden als Pfeiler dienenden Zähne durch eine feste gerade Achse verbunden werden können.* Wenn es sich also z. B. um einen Fall handelt, bei dem im Unterkiefer noch die Schneidezähne, Eckzähne und ersten Prämolaren stehen, während die zweiten Prämolaren und die Molaren fehlen, so kommt als Ersatz für die fehlenden Zähne die gestützte Prothese in Betracht. Da mit stärkeren vertikalen Kräften im Bereich der Molaren zu rechnen ist, muß die Verankerung der gestützten Prothese labil sein. Die ersten Prämolaren werden daher je nach ihrem Zustand mit einer Hülsenkrone oder Stiftkrone versehen, die an der distalen Fläche die Kugel eines Roachgeschiebes erhält, während die verschlossene geschlitzte Kanüle am mesialen Ende des dem Alveolarkamm sattelförmig aufliegenden Prothesenkörpers angebracht wird. Um die horizontal an den rechts und links befindlichen Teilen des Prothesenkörpers angreifenden Kräfte zu kompensieren, werden die Sattelteile durch einen Versteifungsbügel verbunden, der der Lingualfläche des mittleren Alveolarfortsatzabschnittes entlang läuft. Diese Versteifung bedingt aber, daß auf die Pfeiler starke Schubmomente übertragen werden. Um der Möglichkeit, daß die Pfeiler hierdurch geschädigt werden könnten, entgegenzutreten, müssen die ersten Prämolaren daher ihrerseits mit den vor ihnen stehenden Eckzähnen versteift werden, was durch Anbringung einer Halbkrone, die mit dem Prämolaranker verlötet wird, zu erreichen ist. Auf Verwendung zweier nebeneinanderstehender Pfeiler in jeder Kieferhälfte sollte in ähnlichen Fällen daher nach Möglichkeit nicht verzichtet werden. Eine Fortführung der Versteifung über sämtliche Frontzähne hinweg würde die Sicherheit der Verankerung naturgemäß noch mehr erhöhen, was durch eine lingual fortlaufende abgestützte Klammer möglich ist, die mit dem lingualen Bügel federnd verbunden sein kann.

Sind in einem Falle dagegen nur noch die beiden erhaltungsfähigen Eckzahnwurzeln vorhanden, so können sie durch gegossene Stiftkappen abgeschlossen und durch einen runden Draht miteinander versteift werden. Zwei Gilmorereiter werden dann in einer den gesamten Alveolarkamm deckenden Platte so befestigt, daß sie die Verbindung mit der Drahtversteifung der Pfeiler herstellen. Sie können dann als Gelenk für die im Molarenbereich wirksamen vertikalen Kräfte wirken, während die im Frontzahngebiet wirksamen Kräfte zum größten Teil auf die Pfeiler als Druck fortgeleitet werden.

Es seien hier noch die Geschiebe von CHAYES, GOLLOBIN und SCHROEDER genannt, die bei der Konstruktion von gestützten Prothesen eine Rolle gespielt haben. Sie gelten als überholt, deshalb werden Konstruktion und Indikation hier nicht mehr besprochen.

Die Befestigung von Geschieben und Gilmorereitern ist an das Vorhandensein von Kronen, Stiftzähnen und Halbkronen gebunden, wodurch die Behandlung kompliziert wird. Das gilt auch für die sonst sehr brauchbare Deckel- und Sattelklammer nach RUMPEL. In letzter Zeit sind deshalb diese Konstruktionen von den federnd abgestützten Auflageklammern verdrängt worden, die in vielfacher Variation ein weites Indikationsgebiet haben.

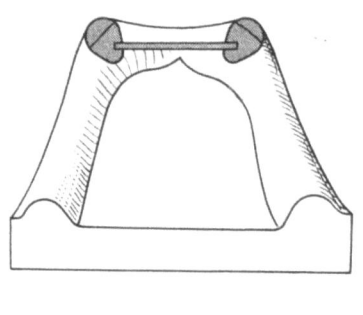

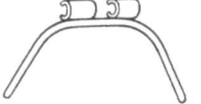

Abb. 587. Gestützte Prothese auf zwei unteren Eckzahnwurzeln als Pfeilern, die durch Kappen abgedeckt und mittels Drahtbügels in transversaler Richtung untereinander versteift sind. Verankerung der Prothese durch zwei mit einem Draht in ihr befestigte Gilmorereiter.

Klammern haben bei der Befestigung des partiellen Zahnersatzes von jeher eine große Bedeutung besessen. In der Form, in der die Klammern früher fast immer zur Anwendung gekommen sind, haben sie jedoch ihren Zweck nur schlecht erfüllt. Bei günstiger Lagerung haben sie zwar einen Halt gegen Zugkräfte und damit eine Sicherung gegen Ablösung des Ersatzes von der Unterlage gewährt, die Art ihrer Anwendung hat aber gegen die Forderung verstoßen, daß der Zahnersatz nicht nur vorhandene Lücken schließen, sondern der Erhaltung des natürlichen Zahnbestandes dienen soll.

Als Folgen der unzweckmäßigen Klammerverankerung sind einmal Schäden an den Hartsubstanzen der umklammerten Zähne zu beobachten und zum anderen Zerstörungen ihres Halteapparates.

Die Zerstörung der Hartsubstanzen beruht nicht, wie vielfach fälschlich angenommen wird, vorwiegend auf scheuernder, mechanischer Wirkung, sondern weit mehr darauf, daß sich zwischen Zahn und Klammer gärungsfähige kohlehydrathaltige Speiseteile festsetzen und nach längerem Verweilen zunächst die oberflächliche Entkalkung des Schmelzes einleiten. Die Zerstörung der harten Zahnsubstanzen wird daher besonders durch Klammern begünstigt, die durch ungenaue Adaptierung gefährliche Spalten zwischen sich und der Zahnoberfläche zulassen. Sie hat sich vor allem bei den breiten, aus Blech hergestellten Bandklammern gezeigt. Durch Verwendung der schmäleren Draht- und der exakter anliegenden Gußklammern kann sie erheblich eingeschränkt werden. Zu ihrer völligen Ausschaltung ist aber auch peinliche Mundpflege unerläßlich. Es dürfen kohlehydrathaltige Speiseteile besonders bei den Trägern von Zahnersatz nicht so lange in der Mundhöhle verweilen können, daß die Bildung von Säuren möglich ist!

Die beobachteten Schädigungen des Halteapparates der umklammerten Zähne beruhen teils auf direkter Reizung des marginalen Randes des Parodontiums, teils auf der unkompensierten Druckübertragung horizontaler Kaukräfte.

Die direkte Reizung des marginalen Randes des Zahnfaches kann entweder durch unzweckmäßige Anlage der Klammer bedingt sein oder dadurch, daß eine richtig angelegte Klammer mit dem Zahnfleischsaum Berührung erlangt, nachdem der die Prothese tragende Alveolarkamm etwas atrophiert ist.

Da das Abgleiten jeder nur den Zahnumfang umfassenden Band- oder Drahtklammer nach dem Zahnhals zu eintreten muß, wenn eine Prothese der Atrophie eines Alveolarkammes folgt, ergibt sich daraus die Notwendigkeit, das cervicale Abrutschen der Klammern durch Abstützung an der Kaufläche oder anderen geeigneten Formelementen der Zahnoberfläche zu verhüten. Die einfachen Band- und Drahtklammern sind daher durch die Klammern mit Auflagen ersetzt worden, eine Klammerform, die zugleich der bereits besprochenen Erkenntnis

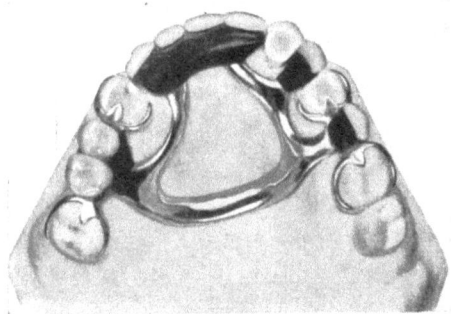

Abb. 588. Partielle obere Bügelprothese mit Auflageklammern. Beidseitige Schaltprothese.

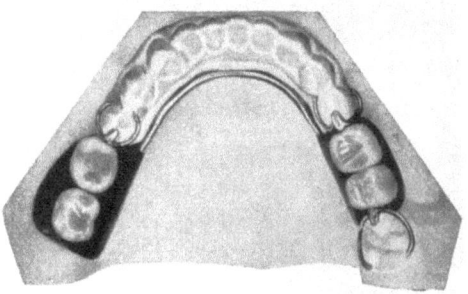

Abb. 589. Partielle untere Bügelprothese mit Auflageklammern. Einseitige Schaltprothese (rechts), einseitige Freiendprothese (links).

dient, daß der vorhandene Zahnbestand so weit wie möglich und zulässig zur Druckübertragung herangezogen wird. In welcher Weise die Klammerauflage technisch hergestellt wird, ist für ihre Wirksamkeit unwesentlich; sie läßt sich bei Gußklammern wie bei den aus Draht gebogenen Klammern in gleicher Weise anbringen.

Soweit Schädigungen des Halteapparates der umklammerten Zähne auf übermäßige Beanspruchung durch horizontale Kraftanteile zurückzuführen sind, kommen wieder zwei ursächliche Momente in Betracht: erstens unzweckmäßige Anordnung der Klammern in ihren Beziehungen zu den noch vorhandenen natürlichen Zähnen wie auch zu den ersetzten künstlichen und zweitens ungünstige Materialeigenschaften.

Da die natürlichen Zähne vor allem durch Kräfte gefährdet sind, deren Richtung nicht mit der Achse der belasteten Zähne zusammenfällt, sind umklammerte Zähne besonders dann gefährlichen Beanspruchungen ausgesetzt, wenn die an dem Zahnersatz angreifenden Kaukräfte zu einer stärkeren Bewegung der Prothese zu führen vermögen. Die Anordnung der Klammern muß also größere Bewegungsausschläge auf der nachgiebigen Schleimhautunterlage zu verhüten trachten.

Am sichersten wird das erreicht, wenn drei oder gar vier Klammern, die nicht auf einer geraden Linie liegen, anzubringen sind. Diese Bedingungen sind aber auch nur in den Fällen gegeben, wo der gestützte Ersatz an Stelle von Brücken aus sozialen Gründen angewandt werden muß. Am günstigsten liegen in solchen Fällen die Bedingungen, wenn sich bei der Anlage von vier Klammern die Verbindungslinien je zweier diagonal einander gegenüberliegender Klammern nahe der Mitte des Ersatzes schneiden, bei der Anlage von drei Klammern, wenn der Abstand je zweier Klammern untereinander annähernd gleichmäßig ist. Ist dagegen nur die Möglichkeit vorhanden, zwei Klammern anzulegen, wird für die die Klammern verbindende Klammerlinie ein Verlauf angestrebt werden müssen, der diagonal durch die Prothese hindurchgeht. Eventuell können statt Klammern, die nur je einen Zahn umgreifen, solche angewandt werden, die zwei benachbarte Zähne umfassen.

Am ungünstigsten aber wird die Aussicht auf Ausschaltung der von der Klammerverankerung ausgehenden Schädigungen auf den Halteapparat, wenn die zu umklammernden Pfeiler so nahe beieinander stehen, daß die Klammerlinie an den Rand der Prothese rückt. Eine solche Anordnung wird nur zu wählen sein, wenn eine andere Möglichkeit nicht besteht.

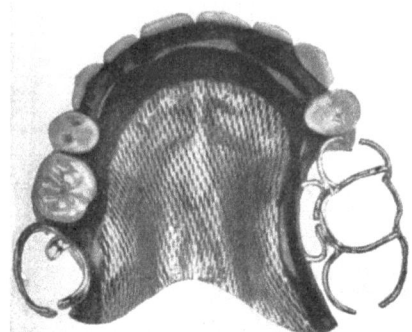

Abb. 590. Partielle obere Prothese mit gestielter modifizierter JACKSON-Klammer und Schleifenauflageklammer. Herstellung der Prothesenbasis mittels Telaplatte.

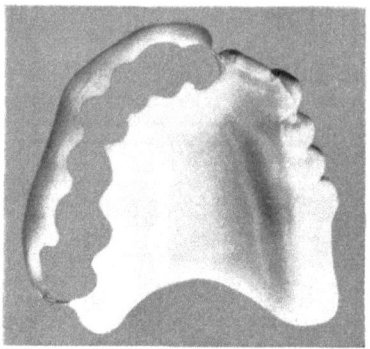

Abb. 591. Einseitige Freiendprothese mit Vestibularbügel, der durch 2 U-förmige, 0,9 mm starke und federnde Stahldrähte mit dem Hauptteil der Prothese verbunden ist.

Ungünstige Materialeigenschaften der Klammern können aber zu Schädigungen des Halteapparates der umklammerten Zähne führen, wenn die Elastizität des Klammermaterials einerseits nicht der Nachgiebigkeit des den Prothesenkörper tragenden Schleimhautpolsters und andererseits nicht der Widerstandsfähigkeit des Halteapparates der umklammerten Zähne Rechnung trägt. *Ein bestimmtes Klammermaterial ist daher nicht für alle Fälle gleichmäßig geeignet.*

Hier ist von Bedeutung, daß nicht nur die Art des Klammermaterials, sondern auch seine Dimension die Höhe der elastischen Deformierung bei gleicher Beanspruchung beeinflußt. Das gilt sowohl für die den Pfeiler umfassenden Klammerarme, wie auch für den die Verbindung mit dem Ersatz herstellenden Klammerfuß, und zwar nimmt der Grad der elastischen Deformierung mit Verringerung des Materialquerschnittes (Durchmesser der Drähte) und mit der Länge des beanspruchten Materials in potenzierter Form zu. Mit einiger Erfahrung hat man es deshalb in der Hand, sehr verschiedenen Bedingungen Rechnung zu tragen.

Die Elastizität des Materials kann zweckmäßig durch besondere Anlage der Klammern gesteigert werden. Vielfache Anwendung finden die Stoßbrecher (*„stress-breaker"*) der Amerikaner. Doch fordert diese Konstruktion bestes Material (Gold-, Platin- oder Edelstahllegierungen) (Abb. 597).

Eine Konstruktion, hergestellt in dem Bemühen, die Befestigung der partiellen Prothese am Restgebiß möglichst physiologisch, aber auch mit einem Höchstmaß an Kauleistung zu gestalten, bedarf noch der Erwähnung; es ist das Resilienzgelenk von BEAT MÜLLER, Basel. Für die Freiendprothese konstruiert, gestattet dieses Gelenk der Prothese Dreh- und Gleitbewegung entsprechend der Nachgiebigkeit der Schleimhaut, wobei der Kaudruck durch starke Federn gebremst wird und gleichzeitig auf die Gingiva und das Restgebiß übertragen wird. Die Brauchbarkeit des Gelenkes ist an höchste Präzision gebunden.

Dasselbe gilt von dem Resilienzgelenk von A. und D. BIAGGI. Einzelheiten sind in den Arbeiten von BEAT MÜLLER und BIAGGI nachzulesen.

Leider sind die von B. MÜLLER und BIAGGI konstruierten Gelenke teuer und werden kaum in der Sozialpraxis Eingang finden. Auch bei der Konstruktion einseitiger Freiendprothesen mit ungünstigen Kieferverhältnissen (Abb. 591) ist man in der Sozialpraxis auf die Verwendung einfach herzustellender Klammern angewiesen. Werden sie richtig konstruiert, so können auch damit gute Ergebnisse erzielt werden. Dagegen wird jede Freiendprothese, die mit gewöhnlichen Klammern nur an den am Ende der Zahnreihe stehenden zwei Zähnen verankert ist, diese lockern, das Gebiß also schädigen.

Gegenüber der skeletierten Prothese hat sich bei einseitigem Ersatz die flächenhaft auf das Restgebiß und den Kieferknochen abstützende Vollprothese, die auch von der Zunge und der Wangenmuskulatur am Platz gehalten werden kann, als überlegen gezeigt. Vorteilhaft gegen Kippung sind abstützende Paladonbügel, die möglichst breit in der Umschlagsfalte der bezahnten Seite unter Umgehung der Muskelansätze verlaufen. Ihre Verbindung zum Hauptteil der Prothese vollzieht sich am besten durch U-förmig den Alveolarkamm überspannenden Klammerdraht am mesialen und distalen Ende der Zahnreihe. Die gut federnden, 0,8—0,9 mm starken Klammerdrähte gestatten es, daß der Vestibularteil der Prothese auch unter sich gehende Stellen des Kiefers und der Zahnreihe umfaßt. REICHENBACH hat vorgeschlagen, derartige Freiendprothesen mit Pfeilklammern an der restlichen Zahnreihe zu verankern, wie sie in der Kieferorthopädie bei den Plattenapparaten nach SCHWARZ Verwendung finden.

Stehen einseitig nur noch wenige Zähne, die auch bereits eine Lockerung zeigen, so dürfen sie nicht zusätzlich durch Auflageklammern einer Prothese belastet werden. Soweit diese Zähne nicht der Zange verfallen sind, empfiehlt sich eine weitgehende Entlastung, wobei der in der Umschlagsfalte verlaufende breite Vestibularbügel gegen Kippung gute Abstützdienste leistet. Wesentlich ist es auch, im Oberkiefer beide Tubera wie beim Funktionsabdruck zu umfassen.

Zur Verhütung des Ablösens der Prothese von der Unterlage ist im übrigen von Wichtigkeit, daß die Klammer den Zahn richtig umfaßt. Von dem Klammerkörper aus sollen die Klammerarme nach mesial oder nach distal über den größten Durchmesser der Zahnkrone hinweggreifen, und sie sollen oberhalb und unterhalb der Linie liegen, die alle Punkte verbindet, welche von der durch die Einführungsrichtung der Prothese festgelegten Achse der Zahnkrone den größten Abstand haben. Da die Einführungsrichtung einer Prothese von der Stellung der noch vorhandenen natürlichen Zähne abhängig ist und letztere in einem verstümmelten Gebiß oft nicht mehr ihre normale Stellung einnehmen, stimmt die genannte Linie keineswegs immer mit den anatomisch am stärksten ausladenden Teilen der Krone überein. In schwierigen Fällen ist deshalb die Einführungsrichtung der Prothese zu ermitteln, der Verlauf der Klammer an der Oberfläche aller zu umklammernden Zähne anzuzeichnen.

In den Fällen, in denen der Verlauf der Klammerlinie nicht diagonal durch die Prothese hindurchgeführt werden kann, kommen zur Verhütung der Ablösung von der Unterlage schließlich auch noch die sogenannten *Kippmeider* in Betracht.

Als ihre älteste Form können vielleicht die sogenannten *Zahnfleischklammern* angesehen werden. Sie stützen sich im Mundvorhof auf untersichgehende Stellen des Alveolarfortsatzes, wenn eine am gegenüberliegenden Rande der Prothese erfolgende Zugbeanspruchung diese von der Unterlage um eine am vorderen Rande der Prothese liegende Klammerlinie abzukippen trachtet.

Die neuere Form der Kippmeider besteht in Abstützungen an der Ober-

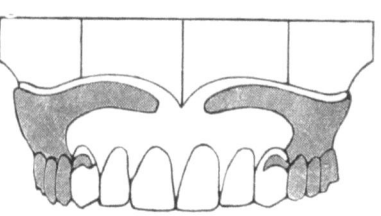

Abb. 592. Partieller Zahnersatz mit Zahnfleischklammern.

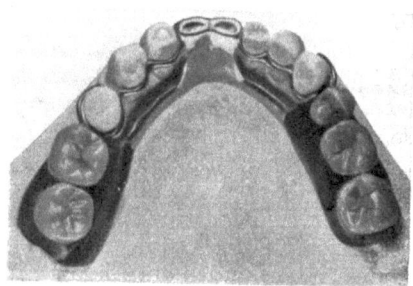

Abb. 593. Partielle untere Prothese mit fortlaufender lingualer Klammer und Bügel.

fläche natürlicher Zähne, die sich außerhalb, und zwar vor demjenigen Rand der Prothese befinden, dessen Verlauf der Klammerlinie entspricht und der dem zur Abkippung neigenden Rand der Prothese gegenüberliegt. Diesen Kippmeidern

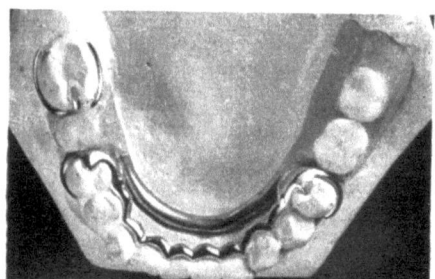

Abb. 594. Gestützte Prothese mit Lingualbügel, Auflageklammern und lingual fortlaufende Klammer.

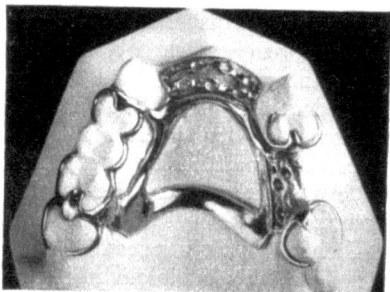

Abb. 595. Stahlgerüst einer gestützten Prothese mit Auflage- und fortlaufender Klammer.

begegnet man deshalb am häufigsten bei oberen und unteren Prothesen, die zur Ergänzung eines Gebisses dienen, das seiner natürlichen Backen- und Mahlzähne beraubt worden ist, das aber die Frontzähne noch sämtlich besitzt. Die Ab-

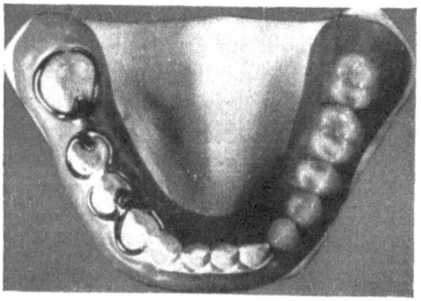

Abb. 596. Einseitige Freiendprothese mit Auflageklammern und Vestibularbügel aus Paladon, der zwischen 7| und 5| nach lingual Verbindung hat.

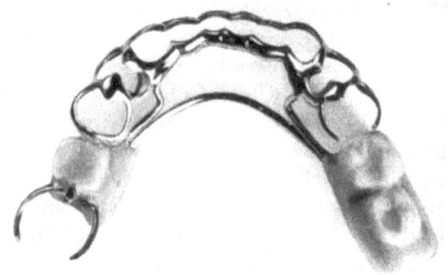

Abb. 597. Gestützte Prothese mit lingual und labial fortlaufender Klammer, abgefedert durch 2 „Stoßbrecher".

stützung des Kippmeiders an einzelnen natürlichen Zähnen hat sich weniger bewährt als diejenige an dem gesamten Zahnbestand in der speziellen Form der sogenannten *endlosen oder fortlaufenden Klammer*, einem sich auf das Cingulum der Frontzähne stützenden gegossenen schmalen Bügel, der kontinuierlich vom linken zum rechten Klammerzahn durchgeführt wird.

Mit dieser Besprechung haben noch keineswegs alle Variationen der recht zahlreichen Verankerungsmöglichkeiten des partiellen gestützten Ersatzes Erwähnung gefunden. Prinzipiell anders geartete Konstruktionen sind aber kaum noch anzuführen. Nach den gegebenen Richtlinien lassen sich im Einzelfall unter der Gesamtzahl der Anker diejenigen auswählen, die den zu stellenden funktionellen und prophylaktischen Ansprüchen am besten entsprechen.

c) Der Behandlungsgang beim Ersatz von Zähnen durch gestützte Prothesen.

α) Die Vorbereitung der Mundhöhle.

Wenn die Anwendung der gestützten Prothese für das Gebiß eines Patienten unschädlich sein soll, ist die erste Bedingung, daß die Mundhöhle in einen hygienisch einwandfreien Zustand versetzt wird. Bei der Gesamtheit der als *Sanierung des Mundes* bezeichneten Maßnahmen ist, ohne auf sie ausführlich einzugehen. folgendes zu beachten:

Erste Bedingung ist eine gründliche *Zahnreinigung*. Beläge und Zahnstein müssen völlig entfernt werden. Zweitens müssen alle cariösen Herde beseitigt werden. Drittens sind alle nicht erhaltungsfähigen oder erhaltungswürdigen Zähne oder Zahnreste zu entfernen. Die Frage der Erhaltungsfähigkeit eines Zahnes braucht hier nicht noch einmal erörtert zu werden. Sie ist bereits beim Kronenersatz zur Sprache gekommen. Nicht jeder Zahn, der erhaltungsfähig wäre, braucht aber bei der Anfertigung eines partiellen Ersatzes auch erhaltungswürdig zu sein. Wenn wir z. B. in der Anwendung der Mittel beschränkt sind, können Zähne, die durch Kronenersatz noch zu erhalten wären, ihre Erhaltungswürdigkeit einbüßen, sobald wir von diesem Mittel keinen Gebrauch machen können. Das gilt insbesondere auch für stark verfärbte Zähne, die der Bleichung nicht zugänglich sind, für Zähne mit entstellenden Bildungsfehlern oder solche in anomaler Stellung (z. B. infolge Verlustes der Antagonisten). Die Erhaltungswürdigkeit eines Zahnes wird oft auch entscheidend durch den Zustand seines Halteapparates beeinflußt. Wenn gelockerte Zähne die regelrechte Ausübung der Kautätigkeit behindern, kann auch eine gestützte Prothese ihren Zweck nicht erfüllen. Aber selbst ganz intakte Zähne können nicht als erhaltungswürdig angesehen werden, wenn ihre Erhaltung die Gebrauchsfähigkeit des anzufertigenden Ersatzes in stärkerem Grade mindern würde, als der Bestand des Zahnes dem Gebiß zu nutzen vermag. Das trifft z. B. für Zähne zu, die die letzten einer oberen Zahnreihe darstellen. Sie lassen oft eine ausreichend sichere und dauerhafte Verankerung der Prothese nicht mehr zu, während im Unterkiefer auch ein einzelner Zahn für uns in dieser Beziehung von großem Wert sein kann, besonders wenn ein Patient noch nie abnehmbaren Zahnersatz getragen hat. Daß auch der Einfluß eines Zahnes auf die Bißverhältnisse (Schlußbiß und Bewegungsbiß) die Erhaltungswürdigkeit zu bestimmen vermag, geht bereits aus dem Hinweis auf die Bewertung anomal stehender Zähne hervor.

Erst wenn die Mundhöhle in einen völlig einwandfreien Zustand versetzt ist. läßt sich ein sicherer *Behandlungsplan* aufstellen, dessen Festlegung ebenso wie bei Brücken unerläßlich ist, bevor mit der eigentlichen Anfertigung des Ersatzes begonnen wird. Die in den folgenden Abschnitten niedergelegten Richtlinien müssen dabei Berücksichtigung finden.

β) Die Präparation der Pfeiler.

Nachdem der Konstruktionsplan in allen Einzelheiten festgelegt worden ist, beginnt die Behandlung mit der eventuell erforderlichen Vorbereitung der Pfeiler. Für diese Maßnahme gelten die gleichen Gesichtspunkte wie für den Brückenersatz, auf die Anbringung der Geschiebe wird aber bereits Rücksicht genommen.

Die Raumfrage und die Erzielung der erforderlichen Parallelität spielen dabei eine Rolle.

Hier ist sodann noch besonders zu erwähnen, daß auch manche Pfeiler, die eine Auflageklammer als Anker erhalten, der Vorbereitung bedürfen. Da, wo ein zu umklammernder Zahn mit seinem Antagonisten zusammentrifft, würde die auf die Kaufläche übergreifende Klammer zu einer Bißsperrung führen. Nur durch Abschleifen des approximalen Schmelzrandes an der Kaufläche ist dann der erforderliche Raum zu gewinnen. Wenn übertriebene Beschleifungen vermieden werden, wird der Pfeiler durch eine solche Vorbereitung nicht gefährdet.

Der Präparation jedes Pfeilers folgt die Einprobe jeder Krone oder Halbkrone. Erst wenn diese Teile der Verankerung sämtlich fertiggestellt sind und sich bei der Kontrolle als einwandfrei erwiesen haben, wird an die Herstellung der Prothese selbst gedacht. Dazu sind besonders einwandfreie Modelle erforderlich.

γ) Das Abdrucknehmen.

Für die Wahl des Abdruckverfahrens ist die Form und Stellung der vorhandenen Zähne entscheidend. Die größte Bedeutung kommt hier wohl immer noch dem anatomischen *Gipsabdruck* zu. Bei zweckmäßiger, der Kieferform entsprechender Auswahl des Abdrucklöffels liefert das Material eine raum- und formgetreue Wiedergabe der Zahn- und Kieferformen, die der genauen Anpassung des Ersatzes zugute kommt. Die Möglichkeit, Serienlöffel durch Auftragen von Stents oder Wachs an den Rändern oder auch in der Gaumenmitte der Kieferform anzupassen, muß ausgenutzt werden. Diese Maßnahme kann für den Erfolg entscheidend sein.

Als Nachteil des Gipsabdruckes muß festgestellt werden, daß er nicht nur die für die Prothese wichtigen Teile des Mundes genau wiedergibt, sondern auch störende Stellen. Bei konvergierend angeordneten Kronen können die unter sich gehenden Räume für die Prothese nicht ausgenutzt werden. Wenn sie auf diese übergreift, kann sie nicht von dem Modell entfernt oder im Munde nicht an ihren Platz gebracht werden. Dieser Nachteil kann aber bei der Einprobe ausgeglichen werden. Wo der von der Platte eingenommene Raum keine unter sich gehenden Stellen aufweist, stehen der Anwendung des Gipsabdruckes überhaupt keine Bedenken entgegen. Wo Kronen und Halbkronen in ihrer Stellung zueinander festgehalten werden müssen, ist er unerläßlich.

Sind dagegen zueinander konvergierende lange und gewölbte Zähne vorhanden, ohne daß diese mit Kronen oder Halbkronen ausgestattet werden, vermag die Anwendung der von KENNEDY und KÖHLER propagierten *Kerrschlüsselstück*methode Vorteile zu bringen. Ihr Prinzip ist dadurch gekennzeichnet, daß der Abdruck mit Kompositionsabdruckmasse in mehreren Teilen gewonnen wird: der von der Platte eingenommene linguale Teil mit den vorhandenen Kauflächen für sich und der buccale Rand in mehreren Abschnitten für sich.

Seitdem es der Dentalindustrie gelungen ist, plastisch-elastische Abdruckmassen herzustellen, wird von der Methode des Schlüsselstückabdruckes wenig Gebrauch gemacht. Infolge ihrer Elastizität geben sie auch unter sich gehende Stellen genau wieder.

δ) Die Modelle.

Müssen schon an die Modelle bei allen prothetischen Behandlungen als Basis der technischen Arbeiten sehr hohe Anforderungen gestellt werden, so gilt das vielleicht in ganz besonders gesteigertem Maße für Modelle zur Anfertigung gestützter Prothesen.

Wichtig ist nicht nur absolute Form- und Raumgenauigkeit, sondern auch große Härte. Selbst guter Alabastergips ist für diese Zwecke kein ausreichendes Material. Marmorzement, Moldano, Spence seien als geeignet besonders genannt. Auf die Unterschiede in den Materialeigenschaften kann hier nicht näher eingegangen werden. Jeder der genannten Werkstoffe hat bestimmte Vorzüge und gewisse Nachteile.

ε) Das Bißnehmen.

Besondere Aufmerksamkeit ist im Behandlungsgang des partiellen Zahnersatzes sodann den *Bißverhältnissen* zuzuwenden. Auch ein noch teilweise bezahnter Kiefer vermag nur in wenigen Fällen ausreichende Anhaltspunkte für Länge und Richtung der künstlichen Zähne zu geben. Bisweilen vermag ein Modell des Gegenkiefers die fehlenden Daten zu liefern. Oft vermögen wir aber auch zwei Modelle nicht ohne besondere Hilfe in der richtigen Weise zusammenzusetzen. Nur wenn beide Zahnreihen an drei nicht auf einer geraden Linie liegenden Punkten Kontakt halten, werden die Lagebeziehungen außerhalb des Mundes sicher fixiert. Meist ist diese Voraussetzung nicht mehr erfüllt. Für die Beurteilung der verschiedenen Fälle kommt nun in Betracht, daß am Lebenden die untere Zahnreihe gegenüber der oberen noch durch die beiden Gelenke abgestützt wird. Im Munde ist also die Bißlage noch fixiert, wenn nur ein Antagonistenpaar mit Kauflächen vorhanden ist. Sowohl für die Stellung der Kiefer zueinander in horizontaler Richtung — *Bißart* — wie in vertikaler — *Bißhöhe* — schließen sie jeden Zweifel aus. Uns fällt also nur noch die Aufgabe zu, die bestehenden Bißverhältnisse außerhalb des Mundes festzuhalten. Anders liegen die Dinge, wenn Antagonisten mit Kauflächen nicht mehr vorhanden sind. Hier muß der Biß erst festgelegt werden. Es ergeben sich dabei noch zwei verschiedene Möglichkeiten: entweder kann die Stellung der vorhandenen Zähne zueinander so sein, daß sie dem Unterkiefer beim Schluß des Mundes zwar in sagittaler und transversaler Richtung noch eine ganz bestimmte Stellung zuweisen, ihm aber in vertikaler Richtung keinen Halt gewähren, oder der Zahnverlust ist so umfangreich, daß der Unterkiefer auch in horizontaler Richtung jede beliebige Lage zum Oberkiefer einzunehmen vermag. Wir können die für den partiellen Zahnersatz in Betracht kommenden Fälle also folgendermaßen nach den Bißverhältnissen einteilen:

1. Bißhöhe und Bißart liegen bereits außerhalb des Mundes durch den Zahnbestand fest.

2. Bißhöhe und Bißart sind im Munde durch den Zahnbestand festgelegt, müssen aber außerhalb des Mundes fixiert werden.

3. Im Munde liegt nur die Bißart fest, die Bißhöhe ist noch zu bestimmen.

4. Sowohl Bißart wie Bißhöhe sind zu bestimmen (daß die Bißhöhe festläge und die Bißart zu bestimmen wäre, kommt praktisch nicht in Betracht, da die Angabe der ersteren mit der der letzteren einhergeht).

In Fällen der Gruppe 1 brauchen wir, wie erwähnt, außerhalb des Mundes nur die Modelle der Zahnreihen zusammenzufügen und beweglich zueinander zu fixieren (Okkludator, Artikulator).

In Gruppe 2 müssen wir die außerhalb des Mundes fehlenden Zähne durch Bißplatten und Bißwälle ersetzen. Je nachdem wie die Abstützung der Modelle an drei voneinander entfernten Punkten erreicht werden kann, müssen für einen oder beide Kiefer Bißplatten mit Bißwällen, die hier am besten aus Wachs bestehen, angefertigt werden. Nachdem sie einzeln im Munde einprobiert sind, werden die Bißwälle in Übereinstimmung gebracht. Die antagonistenlosen Zähne beißen ein wenig in das oberflächlich erweichte Wachs ein. Die Lage der Wachswälle zueinander wird durch Marken angezeichnet. Die in sie eingefügten Modelle können danach in den Artikulator eingestellt werden.

Bei der zu bestimmenden Bißhöhe in Fällen der Gruppe 3 vermögen die vorhandenen Zähne durch ihre Kronenlänge Anhaltspunkte zu geben. Oft haben aber die restlichen Glieder der Zahnreihe ihre Stellung so geändert, daß ihre Schneiden nicht mehr die richtige Lage zur Kauebene einnehmen. Für die Bestimmung der Bißhöhe müssen dann andere Merkmale maßgebend werden. Diese finden wir in dem Gesichtsausdruck. Der zwanglose Schluß der Lippen und die richtige Lage der Weichteile (Kinnlippenfurche, Nasolabialfurche) geben den Ausschlag.

Zähne, die keinen Gegenbiß haben und zu lang geworden sind, müssen gekürzt werden, damit sie den normalen Aufbau und die Artikulation der Prothese nicht stören.

Für Fälle der Gruppe 4 gelten im Prinzip die gleichen Gesichtspunkte, die bei dem totalen Ersatz maßgebend sind. Dort wird näher auf sie eingegangen.

Nach der bisherigen Darstellung kann man den Eindruck gewinnen, daß beim partiellen Zahnersatz die Bißverhältnisse für die Anfertigung der Prothese mit zunehmendem Zahnverlust immer schwieriger werden. Das trifft aber nur mit Einschränkung zu. Die Verhältnisse können sich ändern, wenn in Fällen der Gruppe 2 (für Gruppe 1 kommt dies praktisch kaum in Frage) die Notwendigkeit besteht, die vorhandenen Bißverhältnisse zu ändern. Durch abgenutzte oder gekippte Zähne kann zwar im Munde die Bißhöhe und Bißart fixiert sein, für die Anfertigung von Zahnersatz können aber die bestehenden Verhältnisse unzweckmäßig sein, z. B. weil einzelne antagonistenlose Zähne den Alveolarkamm des Gegenkiefers berühren oder weil sie die Ausführung von Mahlbewegungen unmöglich machen. Schon die Anbringung der Zähne des Ersatzes macht in dem erst erwähnten Beispiel eine Bißerhöhung notwendig. Selbst bei Verwendung von Metallplatten müßte diese Erhöhung bei den einander gegenüberstehenden Zähnen eine Bißsperrung mit sich bringen. Die für die Kaufähigkeit des Gebisses wertvollen natürlichen Zähne würden damit für den Patienten ausfallen. Das kann nur vermieden werden, wenn die Bißänderung primär an den natürlichen Zähnen vorgenommen wird. Handelt es sich nur um die Beschaffung eines geringfügigen Raumes, kann dies Ziel eventuell durch Beschleifen der natürlichen Zähne erreicht werden. In anderen Fällen müssen gegossene Metallfüllungen oder die Methoden des Kronenersatzes die notwendige Änderung herbeiführen. Als Richtschnur muß anerkannt werden, eine einheitliche Okklusionsebene herzustellen, eventuell, wie erwähnt, bei Mangel von Mitteln auch unter Opferung von Zähnen. Bißerhöhungen über das normale Maß hinaus sind nur in ganz geringem Maße zulässig. Lieber ist die Bißhöhe einmal etwas zu niedrig zu wählen als zu hoch. Änderungen der Bißart erfordern immer besondere Vorsicht und ausreichende Sicherung durch den Zahnbestand. Bei Änderung der Bißart handelt es sich meistens darum, den durch Zahnverlust abgesunkenen oder mit einer Bißanomalie behaftet gewesenen Unterkiefer wieder in die normale Okklusionslage zurückzuführen. Dies gelingt nur, wenn das verstümmelte Gebiß durch Brücken oder gestützte Prothesen wieder hergestellt wird. ASCHER hat nachgewiesen, daß es dabei zweckmäßig ist, in den Brückenkörper oder in die Okklusionsfläche der Prothese Führungsflächen (schiefe Ebenen) einzumodellieren, die den Unterkiefer aus der Distallage in die Normallage beim Zusammenbeißen führen. GROHS, PETRIK, REICHENBACH empfehlen, auch bei älteren Patienten, die Vorbehandlung mit einem Aktivator, da es für manche Patienten, die jahrelang an ihre pathologische Bißlage gewöhnt waren, schwierig ist, sich sofort, z. B. nach dem Einsetzen einer Brücke, an die normalisierte Bißlage zu gewöhnen.

Bei Herstellung von totalem Zahnersatz sind Änderungen der Bißart nicht zu empfehlen. Stets ist die zentrale Okklusion anzustreben.

Ausdrücklich mag noch darauf hingewiesen werden, daß für die Beurteilung der Bißverhältnisse nach Art und Höhe auch bereits vorhandene künstliche Zähne an Stelle der natürlichen treten können. Wenn man sie als solche ansieht, erübrigt sich jedes nähere Eingehen darauf. Mit Vorteil lassen sich vielfach alte Prothesen als Bißplatten ausnutzen, nachdem man sie durch Unterfütterung mit Wachs oder Stents den Veränderungen der Kieferform angepaßt hat.

ζ) Die Artikulation der gestützten Prothese.

Es bedarf noch der besonderen Hervorhebung, daß auch die partielle gestützte Prothese dem Bewegungsbiß angepaßt sein muß. Die für den totalen Ersatz eingehender zu besprechenden Gesichtspunkte gelten hier ebenfalls. Unterschiede ergeben sich daraus, daß die vorhandenen Zähne einen Einfluß auf die Bewegungen gewinnen. Mit ihrer führenden Rolle muß also gerechnet werden, sobald Antagonisten vorhanden sind oder geschaffen werden. Wenn wir auch die Art ihrer Führung durch Abschleifen, Überkronen oder Füllen zu beeinflussen vermögen, so gelingt es doch nur in wenigen Fällen, diese so herzurichten, daß sämtliche natürlichen und künstlichen Zähne bei jeder Bewegung in Gleitkontakt stehen. Wo die natürlichen Zähne nicht entsprechend umgestaltet werden können, muß auf dieses Resultat verzichtet werden. Auf alle Fälle muß dann aber erreicht werden, daß die künstlichen Zähne nicht noch den Gleitkontakt der natürlichen hemmen. Ein partieller Zahnersatz, der eine solche Störung nicht vermeidet, müßte als minderwertig bezeichnet werden. Zur vollkommenen Lösung der sich bietenden Aufgaben sind die individuellen Mundverhältnisse genau zu prüfen.

η) Die partielle Immediatprothese.

Die Tatsache, daß sich die partielle Prothese auch mit ganz geringen, wenig Mühe und Kosten verursachenden Mitteln herstellen läßt, erschließt ihr noch das Gebiet des provisorischen Zahnersatzes.

Wenn zwischen dem Verlust von Zähnen und der Anfertigungsmöglichkeit einer Brücke oder einer auf längere Lebensdauer berechneten gestützten Prothese eine gewisse Zeit verstreichen muß, in der störende Lücken für den Patienten nicht bestehen bleiben sollen, kann ein partieller Immediatersatz über das Intervall bis zur definitiven prothetischen Behandlung hinweghelfen.

Bereits vor der Extraktion der fraglichen Zähne kann Abdruck genommen werden. Auf dem gewonnenen Modell werden die zu entfernenden Zähne bis in die Alveolen abradiert und dann wird auf ihm ein künstliches Gebiß, meistens in der Form einer einfachen Kautschuk- oder Kunstharzplatte mit der entsprechenden Zahl künstlicher Zähne hergestellt. Bereits unmittelbar nach der Ausführung der Extraktion kann der Ersatz in die Mundhöhle eingeführt werden. Eventuell kann der Abdruck auch erst nach der Extraktion der natürlichen Zähne vorgenommen werden. Lücken bleiben aber dann doch kurze Zeit bestehen. Werden die künstlichen Zähne gut in die Alveolen eingeschliffen, läßt die kosmetische Wirkung des Ersatzes nichts zu wünschen übrig, und er bewahrt seine Brauchbarkeit auch eine ganze Reihe von Wochen. Mit der Anfertigung eines anderen Dauerersatzes muß aber nach Abschluß des Umbaues innerhalb des Alveolarfortsatzes gerechnet werden.

Die Immediatprothese gewinnt eine besondere Bedeutung, wenn durch mehrfache Extraktionen die Bißhöhe verloren geht, wodurch das Kiefergelenk erheblich umgebaut werden kann. Dieser Umbau tritt sicher ein, wenn längere Zeit keine Prothesen getragen werden. Es entsteht die Frage, ob derartig veränderte Gelenk- und damit auch Artikulationsverhältnisse, die Grundlage für die neue Prothese bilden können. Weiter unten soll eine, im Rahmen dieses Buches liegende kurze Antwort gegeben werden. (Siehe Abschnitt: Artikulation.)

Zu erwartende Gelenkveränderungen stellen jedenfalls eine dringende Indikation für die Anfertigung einer Immediatprothese dar. Leider wird dieser Grund von den Krankenkassen und sozialen Versicherungsträgern nicht anerkannt, weil noch immer die Meinung vertreten wird, die Immediatprothese diene nur kosmetischen Zwecken.

3. Der totale Zahnersatz.
Indikation des totalen Zahnersatzes.

Wie schon wiederholt betont worden ist, betrachtet auch die prothetische Zahnheilkunde es als ihre wichtigste und vornehmste Aufgabe, der Erhaltung des natürlichen Zahnbestandes zu dienen. Die Anfertigung eines totalen Zahnersatzes, unter dem wir die Wiederherstellung ganzer Zahnreihen verstehen, kommt daher erst in Betracht, wenn ein oder beide Kiefer bereits vollkommen zahnlos geworden sind, bzw. wenn die Erhaltung der eventuell noch vorhandenen Zähne sich nicht als möglich oder nicht als zweckmäßig erweist.

Auch wenn in einer Mundhöhle noch einzelne natürliche Zähne vorhanden sind, für die nach der Beschaffenheit ihrer Hartsubstanzen und ihres Halteapparates die Möglichkeit der Erhaltung anerkannt werden könnte, kann mit Rücksicht auf das Ziel, durch die prothetische Behandlung das Maximum an funktioneller Leistungsfähigkeit herzustellen, ihre Entfernung geboten sein. Sobald einzelne noch vorhandene natürliche Zähne nicht mehr der Steigerung des funktionellen Wertes des herzustellenden Ersatzes zu dienen vermögen, sondern ihn vermindern, können diese Zähne nicht mehr als *erhaltungswürdig* bezeichnet werden. Die Frage der Erhaltungswürdigkeit eines Zahnes spielt also bei der Differentialindikation der gestützten partiellen Prothese und des Totalersatzes oft eine ausschlaggebende Rolle.

Die Entfernung der letzten Zähne einer Zahnreihe muß in diesem Zusammenhang insbesondere immer dann anerkannt werden, wenn sie einer partiellen Prothese nicht mehr ausreichende Fixierungs- und Abstützungsmöglichkeiten bieten oder wenn zu erwarten ist, daß die Verankerung einer Prothese an den letzten Gliedern einer Zahnreihe zu ihrem baldigen Verlust führen muß.

Erfahrungsgemäß gilt das insbesondere für einzelne Zähne des Oberkiefers. Die mechanische Verankerung, die eine partielle Prothese an ein oder zwei ungünstig stehenden Zähnen finden kann, ist oft so unzureichend, daß ihr funktioneller Wert hinter dem eines nach einem Funktionsabdruck hergestellten totalen oberen Ersatzes weit zurückbleibt, oder die zur Verankerung dienenden Zähne werden so ungünstig beansprucht, daß der angefertigte Zahnersatz ihren Verlust in absehbarer Zeit herbeiführt.

Im Unterkiefer kann die Grenze der Erhaltungswürdigkeit etwas weiter gezogen werden. Einerseits bietet der schmale Alveolarkamm nur beschränkte Fixierungsmöglichkeiten für den totalen Zahnersatz. Andererseits wirkt die Schwerkraft nicht störend auf den Sitz einer partiellen Prothese ein, und sie führt nicht zu einer gesteigerten Beanspruchung der die Verankerung aufnehmenden Zähne, wie es im Oberkiefer der Fall ist. Es kann deshalb gelegentlich selbst die Erhaltung eines einzelnen Zahnes noch Vorteile gewähren, insbesondere in den Fällen, in denen der Patient noch keinen abnehmbaren Zahnersatz getragen hat und zu befürchten ist, daß ihm wegen ungünstiger Kieferverhältnisse die Gewöhnung an eine als ersten Zahnersatz angefertigte totale untere Prothese besondere Schwierigkeiten bereiten könnte. Schwierigkeiten, von denen anzunehmen ist, daß sie nicht auftreten würden, wenn der Patient bereits gelernt hat, eine noch an einem natürlichen Zahn verankerte partielle Prothese zu gebrauchen.

Auch soziale Momente entscheiden manchmal darüber, ob Zähne bereits zu extrahieren sind oder ob sie noch zur Verankerung einer Prothese dienen können. Man wird von einer Krankenkasse z. B. nicht grundsätzlich fordern können, eine Prothese nochmal zu bezahlen, nachdem ein Zahn oder mehrere, die nur für einige Monate zur Verankerung einer Prothese dienten, extrahiert werden mußten.

α) **Die Untersuchung und Vorbereitung des Mundes.**

Ebenso wie vor Anfertigung von partiellem Ersatz, seien es Brücken oder abnehmbare Prothesen, so muß auch vor der Herstellung von totalem Ersatz, die Mundhöhle einer genauen Untersuchung unterzogen werden.

Bei der Erhebung des Befundes ist durch die Inspektion und Palpation festzustellen, ob die Kiefer für die Aufnahme des Plattenersatzes geeignet sind.

Sie müssen einmal frei von pathologischen Veränderungen sein. Gelegentlich wird noch nach der Entfernung der Wurzeln von einem chronischen Entzündungsherd eine Fistel unterhalten, die sich dem Auge verrät. Durch kaum sichtbare Öffnungen führt die Sonde uns hin und wieder auf einen zurückgebliebenen Wurzelrest. Aber auch ohne daß uns Fisteln auffallen, können unter der Schleimhaut pathologische Zustände nachweisbar sein. Eine Cyste kann durch Auftreibung der Kieferform erkennbar werden, hinter einer auffallenden Vorwölbung vermag sich aber auch ein retinierter Zahn zu verstecken. In manchen derartigen Fällen wird die Palpation uns weiteren Aufschluß geben, in zweifelhaften Situationen wird das Röntgenbild Klärung bringen. Alle derartigen Befunde, an die sich noch weitere Beispiele anfügen ließen, bedürfen vor der Anfertigung des Plattenersatzes der Beseitigung, wenn nicht spätere Störungen von ihnen ausgehen sollen.

Damit ein Kiefer für die prothetische Behandlung als geeignet bezeichnet werden kann, müssen aber auch die Formen des Alveolarkammes bestimmten Ansprüchen genügen. Insbesondere müssen die Formänderungen des Alveolarfortsatzes, die sich unmittelbar an den Verlust von Zähnen anschließen, als beendet angesehen werden können, wenn der Plattenersatz nicht nur provisorischen Charakter tragen soll, sondern als Dauerersatz Geltung haben will. Nicht immer schreiten aber die am Rande der Zahnfächer vonstatten gehenden Resorptionsprozesse gleichmäßig fort. Stärkere Kanten bleiben noch teilweise stehen, wenn die dünneren Teile der Zahnfachwände bereits resorbiert sind. Da sie am stärksten der Druckwirkung seitens der Prothese ausgesetzt sind, machen die von ihnen ausgehenden subjektiven Belästigungen das Tragen des Ersatzes unmöglich. Die Resorption derartiger Knochenkanten muß also erst abgewartet oder für ihre chirurgische Beseitigung gesorgt werden, bevor die Behandlung aufgenommen wird. Bei der Prüfung der Kieferformen muß auch beachtet werden, daß Schleimhautfalten, die nahe der Höhe des Alveolarkammes ansetzen, den Sitz der Prothese zu beeinträchtigen vermögen und daher eventuell beseitigt werden müssen. Schließlich erfordern die Kieferformen unsere Aufmerksamkeit bezüglich der Harmonie der beiden Kiefer. Disharmonien in transversaler und sagittaler Richtung geben seltener die Indikation zu chirurgischen Eingriffen ab, sind aber für die prothetische Behandlung nicht von geringerer Bedeutung.

Ist durch die Untersuchung in den bezeichneten Richtungen ermittelt worden, daß die Kieferverhältnisse für die Anfertigung des Plattenersatzes geeignet sind, müssen sie daraufhin betrachtet werden, welchen Einfluß sie auf den Gang der Behandlung gewinnen. Wie wir bereits bei der gestützten Prothese erwähnt haben, sind breite und hohe, von Muskelansätzen freie Alveolarkämme für die Prothesenanfertigung weit günstiger zu beurteilen als schmale und flache, an deren Höhe die Muskeln heranreichen. Beide treten in wechselnden Verhältnissen auf, je nach dem Zeitpunkt und der Reihenfolge der Zahnentfernungen. SCHRÖDER hat durch RUSSOW zahnlose Oberkiefer nach typischen Formen untersuchen lassen, wobei sich drei charakteristische Typen ergeben haben: Erstens eine Form mit schmalen, aber hohen, kompakten Alveolarfortsätzen einschließlich des Tuber maxillare, die aber leider nicht als konstant angesehen werden kann, sondern progressiven Veränderungen durch Schwund des Knochens unterliegt; zweitens eine Form mit breiten Alveolarfortsätzen, die aber schon erheblich flacher als bei dem ersten Typ sind. Die Muskelansätze treten bereits erheblich näher an den Alveolarkamm heran, dafür weist die Form größere Dauerbeständigkeit auf. Der dritte Typ ist durch fast völligen Schwund der Alveolarfortsätze charakterisiert. Die Umschlagsfalte des Mundvorhofes greift fast ohne Niveaudifferenzen auf den harten Gaumen über. Diese Form ist am ungünstigsten zu beurteilen.

Für den Unterkiefer sind die entsprechenden Feststellungen von O. KÖHLER durchgeführt worden. Er hat vier Typen unterschieden. In der ersten Reihe von Fällen finden wir einen in ganzer Ausdehnung den Boden des Mundvorhofs überragenden Alveolarkamm. Der zweite Typ entsteht aus dem ersten durch Schwund des Zahnfortsatzes und bereits eines Teiles des Kieferkörpers. Die eintretende Verschmälerung des Knochens bildet eine sehr schmale Basis, an die die Weichteile unmittelbar heranreichen. Dieser Form begegnet der Prothetiker gegenüber der nicht beständigen ersten verhältnismäßig häufig. Beiden reihen sich noch zwei Typen an, bei denen der Alveolarfortsatz in den mittleren und den seitlichen Abschnitten in verschiedenem Grade der Resorption anheimgefallen ist. In dem dritten Typ, bei dem die Molaren zuerst ausgefallen sind, ist der Alveolarkamm hinten bereits stark geschwunden, während er vorn noch in größerer Ausdehnung steht; bei dem vierten Typ liegen die Verhältnisse umgekehrt. Die als dritte Form beschriebene finden wir wieder häufiger, während die als besonders ungünstig zu betrachtende vierte Form erfreulicherweise nur seltener auftritt.

Diesen Gesichtspunkten kommt unmittelbar praktische Bedeutung zu, weil sie bereits für die erste Phase der beginnenden Behandlung, für die Art des Abdrucknehmens bestimmend werden können.

Nachdem der Mund und die Kieferkämme der Betrachtung unterzogen sind, müssen auch die Länge der Lippen, insbesondere der Oberlippe, ferner die Breite der Mundspalte beachtet werden. Ist die Oberlippe kurz und beim Sprechen oder Lachen der Alveolarfortsatz sichtbar, so werden die Frontzähne „aufgeschliffen", was leider die Haftfähigkeit und die Funktion der Prothese vermindert. Darauf wird in dem Absatz „Aufstellung der Zähne" näher eingegangen.

β) Das Abdrucknehmen.

Mit dem Abdruck verfolgen wir den Zweck, uns eine form- und raumgetreue Nachbildung des natürlichen Kiefers zu verschaffen, die die Basis für den anzufertigenden Ersatz liefert, da wesentliche Teile unserer Maßnahmen außerhalb des Mundes vorbereitet werden müssen. Besonderer Wert ist dem Abdrucknehmen mit Rücksicht darauf beizulegen, daß Mängel, die ihm anhaften, sich durch alle Phasen der Behandlung hindurchschleppen. *Abdrücke, deren Genauigkeit irgendwie zu wünschen übrig läßt, können daher ihrem Zweck nicht in befriedigender Weise dienen.*

Weitere an das Abdrucknehmen zu stellende Anforderungen ergeben sich daraus, daß die dem Kiefer aufliegende Platte entscheidend für die Druckübertragung auf den Kiefer ist. Um hier günstige Verhältnisse zu erzielen, muß die

Platte die Kieferoberfläche so weit wie möglich ausnutzen. Dieses Ziel kann nun aber nicht einfach dadurch erreicht werden, daß eine hinreichend große Menge von Abdruckmaterial verwandt wird, da die zur Druckauffangung geeignete Kieferfläche von beweglichen Weichteilen begrenzt wird. Durch übergroße Mengen Abdruckmasse können die Weichteile aus ihrer normalen Lage verdrängt werden und Kieferteile im Abdruck erscheinen, die bei normaler Stellung der Weichteile nicht zugänglich sind. Eine nach einem solchen Abdruck gefertigte, den Kiefer abdeckende Platte müßte wieder die Weichteile aus ihrer normalen Ruhe- und Funktionslage drängen. Die Kraft, die sie hierbei ausübt, würde eine gleichgroße Gegenkraft auslösen. Der am Rande der Platte zur Geltung kommende Druck bringt dann einerseits die Gefahr eines Decubitus an den Schleimhäuten mit sich, andererseits eine Beeinträchtigung des festen Sitzes der Prothese, besonders wenn sich unter den vorgeschobenen Schleimhautpartien Ansätze von Muskeln befinden und diese in Aktion treten. Wird dagegen der Abdruck so begrenzt, daß er an die verschiebliche Schleimhaut überhaupt nicht heranragt, so wird die ausnutzbare Fläche des Kiefers unnötig verkleinert. Vor allem resultiert daraus aber der Nachteil, daß die Haftintensität der Prothese nicht den maximalen Wert erreicht. Die für sie maßgebenden Adhäsionskräfte lassen sich bedeutend besser ausnutzen, sobald der Rand der Platte auf einer nachgiebigen Unterlage ruht, die kleinen Bewegungen folgt, ohne daß hier der innige Kontakt leidet. Die optimale Ausnutzung der Kieferoberfläche ist also erreicht, wenn der Rand des Abdrucks in der Übergangszone des dem Alveolarfortsatz fest anhaftenden Zahnfleisches in die Schleimhaut des Mundvorhofes bzw. des Mundbodens liegt. Diesem Bezirk müssen wir, da er für uns von größter Bedeutung ist, bereits bei der Untersuchung des Mundes Beachtung schenken.

Wie erreichen wir nun die Begrenzung des Abdrucks in der für die Prothese wichtigen Zone?

Zwei prinzipiell verschiedene Verfahren des Abdrucknehmens stehen uns zur Verfügung: der sogenannte *anatomische Abdruck* und der *Funktionsabdruck*. Ersterer besteht in der einmaligen Einführung plastischer Masse in den Mund mit einem aus dem vorhandenen Vorrat ausgesuchten Abdrucklöffel. Nur durch Zufall wird diese Methode die zweckmäßigste Begrenzung bringen können. Die Lage der Weichteile wird in einer bestimmten Stellung festgehalten, ohne daß die Möglichkeit besteht, nachzuprüfen, ob diese den Sitz der Prothese behindern oder selbst in ihrer Funktion gestört werden. Für die Herstellung von Modellen, die uns nur eine Anschauung von den Zahnreihen und ihrer Stellung im Alveolarfortsatz verschaffen sollen, wie wir sie in der Orthodontie benötigen, oder für die Anfertigung der nur zu unbeweglichen Kieferteilen in unmittelbare Beziehung tretenden Brücken und bei dem an natürlichen Zähnen seinen Halt findenden partiellen Ersatz kann uns ein derartiger Abdruck Dienste leisten. Um mit Sicherheit die richtige Begrenzung der Platte eines totalen künstlichen Gebisses zu erreichen, müssen aber andere Wege beschritten werden.

Diese führen zu dem erwähnten *Funktionsabdruck*. Seine Anwendung ist erst in den drei letzten Jahrzehnten mit Recht sehr gefördert worden, obwohl das Prinzip bereits seit 1864 in der Literatur festgelegt ist. SCHROTT weist damals bereits darauf hin, daß selbst die Plastizität weich angerührten Gipses den Erfolg des Abdrucknehmens nicht ohne weiteres verbürgt, sondern daß der Abdruck gewonnen werden müsse, während die beweglichen Teile der Mundhöhle ihren Funktionen überlassen seien.

Um die Verhältnisse richtig einzuschätzen, die sich aus den Formveränderungen der Kiefer nach Zahnverlust ergeben, müssen wir uns vor Augen halten, daß bei dem anatomischen Abdruck der Mund weit offen steht. Die Schleimhautfalten in der Nähe des Kieferkammes werden durch den Rand der üblichen Abdrucklöffel horizontal abgezogen. Der Masseter ist erschlafft und kann durch den Abdrucklöffel weit aus der Lage, die er bei der Arbeitsleistung des Gebisses einzunehmen hat, verdrängt werden. Für die übrigen Grenzen der oberen und unteren Platte können ähnliche Betrachtungen angestellt werden.

Um eine unnatürliche Passivlage der Weichteile zu verhindern, sind daher für den Funktionsabdruck individuell angepaßte Löffel unentbehrlich. Diese Forderung ist heute allgemein anerkannt. Der Weg, auf dem man zu ihnen gelangt, ist allerdings verschieden. Ohne auf die verschiedenen Modifikationen einzugehen, die mit den verschiedensten Namen verknüpft sind, sei hier das praktische Vorgehen kurz beleuchtet.

Zunächst werden Gipsabdrücke von den Kiefern genommen und auf den nach ihnen gefertigten Modellen die Grenze des unbeweglichen Schleimhautbezuges angezeichnet. Im Oberkiefer ist besonders der Grenze des harten zum weichen Gaumen Beachtung zu schenken, die beim Anlauten des Vokals A sichtbar wird und in der Mundhöhle bereits mit unschädlichen Farblösungen angezeichnet werden kann, so daß sie sich automatisch auf Abdruck und Modell kopiert.

Nach diesem anatomischen Abdruck wird nun der individuelle Abdrucklöffel geformt. Er kann aus 0,3 mm dickem Messingblech oder 0,5 mm starkem Aluminiumblech gestanzt, aus Kautschuk oder Kunstharz hergestellt werden, was aber zu umständlich ist und sich in der Praxis nicht eingeführt hat. Es können hier nicht die mehrfachen Modifikationen des Funktionsabdruckes geschildert werden, sondern nur die Methode sei beschrieben, die am meisten in der Praxis gebraucht wird.

Der individuelle Funktionsabdrucklöffel wird am einfachsten aus einer Plexiglasplatte hergestellt, die über der Flamme erwärmt und durch Fingerdruck dem anatomischen Modell angedrückt wird. Auch Schellackbasisplatten kann man benützen, doch empfiehlt es sich, sie mit hartem, 1—2 mm starkem Draht zu versteifen, was auch bei den Plexiglasplatten notwendig wird, wenn sie zu dünn und nachgiebig sind.

Der auf dem anatomischen Modell vorbereitete individuelle Abdrucklöffel wird anschließend im Mund einprobiert. Der hintere Löffelrand fällt mit der Grenze zwischen hartem und weichem Gaumen zusammen (A-Linie). Bei empfindlichen Patienten, die einen unüberwindbaren Brechreiz verspüren, kann man die hintere Grenze auch in den harten Gaumen verlegen. Stets müssen aber beide Tubera voll umfaßt werden. (Hat der Prothesenrand mit der Schleimhaut hier nicht überall dichten Kontakt, so erzielt man nicht das Höchstmaß von Saugeffekt.) Der übrige Löffelrand wird in der Umschlagsfalte so beschnitten, daß er an der Grenze zwischen beweglicher und unbeweglicher Schleimhaut entlang läuft und die Funktion der inserierenden Muskulatur nicht behindert. Insbesondere muß das Lippen- und die Wangenbändchen in der Gegend der Prämolaren freies Spiel haben. Nachdem der Funktionsabdrucklöffel genau individuell geformt worden ist, folgt jetzt die Unterfütterung mit Gips, wodurch man alle Feinheiten der Schleimhautoberfläche und der Muskelansätze erhält (*Gipsunterfütterungsabdruck nach* SUPPLEE). Der Funktionsabdruck vollzieht sich wie folgt:

Schnell härtender Abdruckgips wird in noch weicher Konsistenz auf den individuellen Löffel aufgetragen, der mit leichtem Druck dem zahnlosen Oberkiefer angedrückt wird. Wenn der Gips breiige Konsistenz anzunehmen, bzw. abzubinden beginnt, fordert man den Patienten auf, den Mund zu spitzen oder wie zum Lachen breit zu ziehen, wobei man aber sorgfältig den Löffel dem Kiefer andrückt. Diese Übungen kann man eventuell schon vor dem Abdruck üben lassen, da manche Patienten aufgeregt und ungeschickt dabei sind. Wenn der Gips hart ist, versucht man vorsichtig, den Abdruck aus dem Mund herauszunehmen. Bei gut ausgeführtem Abdruck ist dies nicht leicht, es sei denn, man macht es mit

Gewalt, was falsch ist. Man versucht am besten durch Abziehen der Backen und der Lippe den Abdruck zu lösen oder man fordert den Patienten auf, die Backen bei geschlossenen Lippen aufzublasen, wodurch Luft zwischen Oberkieferschleimhaut und Abdruck eindringt und das Ablösen sich leichter vollzieht. Darauf folgt die Betrachtung des Abdruckes. Sind die Ränder gleichmäßig ausgeprägt, nicht zu dünn, die Ansätze der Muskulatur gut zu erkennen, keine Luftblasen vorhanden, so erfolgt sofort das Ausgießen in Hartgips.

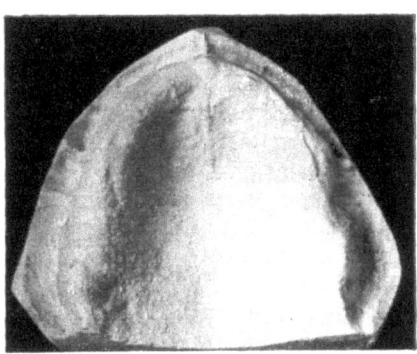

Abb. 598. Modell nach einem Funktionsabdruck. Umschlagsfalte, Lippen- und Wangenbändchen dürfen durch zu starkes Beschneiden des Modells nicht verletzt werden.

Bei der folgenden laboratoriumsmäßigen Anfertigung der Modelle ist von Bedeutung, daß die Ränder der Abdrücke unversehrt erhalten werden, und die der Prothese denen des Abdruckes genau entsprechen. Deshalb Vorsicht beim Ausarbeiten und Polieren der Prothese! Um bei der Bearbeitung der Modelle eine Beschädigung der durch die Abdrücke festgelegten Prothesenränder zu verhüten, ist es zweckmäßig, vor dem Ausgießen der Abdrücke einen halben Zentimeter von ihren Rändern entfernt, einen Wachswall anzuschmelzen, der die beim Beschneiden der Modelle zu beachtende Grenze angibt (Abb. 598—600).

Auf kleine Unterschiede in der Abdrucktechnik, besonders unter Berücksichtigung harter und weicher (wenig und gut gepolsterter) Schleimhautpartien, kann hier nicht eingegangen werden. Es ist auch zweckmäßiger, im praktischen Kurs diese Unterschiede zu demonstrieren. Für den Lernenden ist das wichtigste, zunächst einmal die Beherrschung einer Methode zu erlangen, und zwar einer Methode, die den verschiedenartigen Bedingungen, welche bei zahnlosen Kiefern

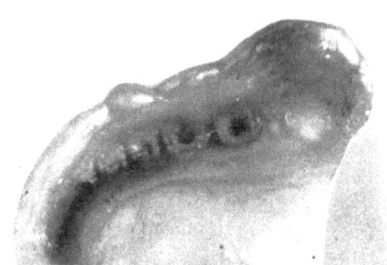

Abb. 599. Prothesenrand (Wachs) entspricht der Umschlagsfalte des Modells in Abb. 598

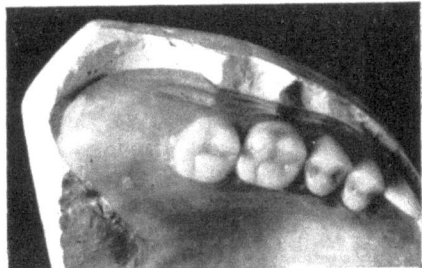

Abb. 600. Umschlagsfalte ist nicht ausgefüllt, Prothesenrand ist zu dünn modelliert.

anzutreffen sind, gerecht werden kann und die ihm schon während des Abdrucknehmens eine Kontrolle über den Erfolg der vorgenommenen Behandlung erlaubt.

Dem Geübteren ist aber auch eine Schematisierung des Abdrucknehmens beim zahnlosen Kiefer nicht zu empfehlen. Eine individuelle Handhabung der verschiedenen Methoden wird ihm die besten Ergebnisse sichern. Auf ein wichtiges Verfahren muß deshalb noch kurz hingewiesen werden.

Für zahnlose Patienten mit stark beweglichen Teilen des Alveolarfortsatzes ist besonders der *Funktionsabdruck mit Guttapercha* geeignet. Für dieses Verfahren sind besonders SPRENG und REHM eingetreten. Während SPRENG empfiehlt, individuelle Abdrucklöffel aus Aluminium zu gießen, benutzt REHM eine auf dem ersten Orientierungsabdruck fertiggestellte Kautschukprothese als Abdrucklöffel. Der mit Bißwällen versehene Löffel oder die durch Ausfräsen vorbereitete Prothese werden auf der dem Kiefer zugekehrten Seite mit einer Platte schwarzer Guttapercha bedeckt. Obere und untere mit Abdruckguttapercha versehene Basis werden in den Mund gebracht und dem Patienten für 1—2 Stunden zur Ausführung aller möglichen Kaubewegungen überlassen. Unter der Einwirkung der Kieferfunktion tritt eine allmähliche, sehr saubere Abformung der Kieferoberfläche und der Prothesenränder ein. Dieses Abdruckverfahren empfiehlt sich besonders für den Unterkiefer, da hier alle Methoden nicht recht befriedigen.

Alle Einzelheiten des technischen Vorgehens können hier nicht beschrieben werden. Erwähnt sei aber noch, daß dies Verfahren besonders vorteilhaft noch in den Fällen angewandt werden kann, in denen Patienten bereits totale Prothesen besitzen und diese einer Umarbeitung bedürfen. Untere totale Prothesen, die trotz wiederholter Nachbesserung durch Beschleifen immer noch zu Druckbeschwerden Anlaß geben, lassen sich durch Guttaperchaunterfütterung am sichersten für den Patienten brauchbar machen. Von Wichtigkeit ist auch, daß sich durch Guttapercha am besten die muskelfreien Bezirke an der Innenseite des Kieferwinkels abformen lassen, die für die Fixierung des unteren totalen Zahnersatzes vorteilhaft ausgenutzt werden können.

Nicht immer ist dies möglich, sei es, daß der musc. mylohyoideus besonders hoch ansetzt oder die glandulae submax. stark ausgeprägt sind und die Prothese abheheln.

γ) Die Bißnahme.

Beim Zahnlosen ist mit der Herstellung der Abdrücke der einzelnen Kiefer allein noch nicht viel gewonnen. Die nach ihnen gefertigten Modelle geben uns noch keine Anhaltspunkte für die Aufstellung der künstlichen Zähne. Diese gewinnen wir erst, wenn wir die Lagebeziehungen des Oberkiefers zum Unterkiefer festgelegt und die Beziehungen zu den Weichteilen des Gesichts markiert haben. Das geschieht durch die Bißnahme. Diesem Behandlungsabschnitt kommt daher große praktische Bedeutung zu. An Fehlern, die hier gemacht werden, muß der ganze therapeutische Erfolg scheitern.

Vorbedingung zur Durchführung der Bißnahme ist die Anfertigung guter *Bißplatten*. Wir können sie charakterisieren, wenn wir sie als provisorische Basis der anzufertigenden Prothesen bezeichnen. Daraus ergibt sich, daß sie mit den Platten der Gebisse in Form und Größe möglichst übereinstimmen sollten. Damit sie einen gewissen Druck aushalten können, müssen sie aus hinreichend widerstandsfähigem Material bestehen. Sofern der Funktionsabdruck mit einem Löffel gemacht worden ist, der keinen aus dem Munde herausragenden Griff besitzt, so kann nach gewonnenem Abdruck der Löffel unmittelbar als Bißplatte dienen. Wird dieser Vorteil nicht beachtet, so eignen sich Schellackplatten, die mit Draht versteift werden, oder Plexiglasplatten am besten; ausgewalzte Kompositionsabdruckmasse ist ebenfalls brauchbar, wenn sie durch eingeschmolzene Drähte verstärkt wird. Beide Materialien vermögen den Einwirkungen der Mundtemperatur zu widerstehen.

Die Stellung der Zähne wird durch Anbringung der *Bißwälle* ersetzt. Hierfür wird vielfach Wachs genommen. Von großem Einfluß ist die Stellung der Bißwälle. Da sie der Zahnreihe entsprechen sollen, müssen sie diesen in der Form angepaßt sein, auf dem Alveolarkamm stehen, die Zunge frei lassen, Lippe und Wange in der richtigen Weise stützen.

Im Munde wird dies kontrolliert. Hier wird dann auch die Oberfläche der Bißwälle weiter bearbeitet. Entsprechend der Länge der oberen Zähne wird der obere Bißwall so begrenzt, daß er bei zwangloser Lage der Oberlippe etwa 2 mm unter dem Lippenrot hervorschaut und in transversaler Richtung mit der Mundspalte parallel läuft. Bei älteren Patienten, deren Kieferkämme stark atrophiert sind, läßt sich das Sichtbarmachen der Schneidekanten (2 mm unter dem oberen Lippenrot) nicht vertreten, da die Prothesen sonst zu hoch und sie dadurch leichter abgehebelt werden. Das Niveau des unteren Bißwalles soll ein wenig tiefer liegen als der Unterlippenrand. In sagittaler Richtung sollen beide Bißwälle zu der *prothetischen Ebene* parallel verlaufen, d. h. zu einer Ebene, die durch eine vom unteren Rand des Nasenflügels zum unteren Rand des äußeren Gehörganges gezogene Linie bestimmt wird. GYSI empfiehlt hierfür, den Bißwall durch ein in den Mund eingeführtes Messer zurecht zu pressen.

Hat der gesamte obere Bißwall seine richtige Stellung erhalten, wird er außerhalb des Mundes auf einer talkumierten Glasplatte geglättet. Die definitive Oberfläche des unteren Bißwalles wird dann dadurch festgelegt, daß seine oberste Schicht durch Erwärmung eine geringe Plastizität erhält. Nachdem die untere Bißplatte in den Mund eingesetzt ist, wird auch die obere eingeführt und der Patient aufgefordert, den Mund unter Ausführung einer Schluckbewegung zu schließen. Durch Zusammenpressen der Kiefer kann die Bißhöhe ein wenig verändert werden, bis nach eventuellen Wiederholungen das rechte Maß erreicht ist. Aufs neue wird nun der Umfang der Bißwälle nachgeprüft, da von ihm die Stellung der Lippen abhängt, und bevor er nicht richtig gestaltet ist, der Einfluß der Bißhöhe auf die Lippenlage nicht kontrolliert werden kann. Die Lippen müssen sich ungezwungen schließen können. Von größter Wichtigkeit ist nunmehr, sich davon zu überzeugen, daß sich die Bißplatten an keiner Stelle von der Unterlage abgehoben haben, sondern gleichmäßig auf den Alveolarkamm aufgepreßt werden. An keiner Stelle dürfen sie zu kippenden Bewegungen Anlaß geben, wenn die nach den Bißplatten gefertigten Prothesen später genau passen und die Zahnreihen nicht an einer Stelle klaffen sollen. Es kann jetzt die Stellung der oberen Bißplatte zur unteren fixiert werden. Der Patient wird nochmals aufgefordert, den Mund zu öffnen und ihn zu schließen, bis sich die Lippen berühren, dann zu schlucken und in dieser Stellung den Unterkiefer stehenzulassen. Durch Einritzen von Marken, die sich vom oberen auf den unteren Bißwall fortsetzen, kann die Stellung gekennzeichnet werden. Das Zusammenschmelzen der Bißwälle ist entbehrlich.

Für den Ungeübten ist es schwierig, die richtige Bißlage zu finden, insbesondere bei nervösen und ungeschickten Patienten. Die richtige Bißlage liegt dann vor, wenn beide Gelenkköpfchen in der Gelenkgrube stehen. Viele Patienten schieben bei der Bißnahme den Unterkiefer vor, die beiden Gelenkköpfchen des Unterkiefers stehen vor der Gelenkpfanne, dies gibt einen falschen Biß. „Der Patient hat falsch gebissen." Erkennt man diesen Fehler nicht, so werden die Prothesen danach falsch hergestellt und sind nicht funktionsfähig, sie müssen umgeändert werden, für Patient und Behandler ist dies mit Unkosten und Unannehmlichkeiten verbunden.

Die anzubringenden Marken können zugleich die noch fehlenden Anhaltspunkte für die Auswahl und Aufstellung der künstlichen Zähne liefern. Von Wichtigkeit ist zunächst die Gebißmittellinie, die sich nach der Gesichtsmitte richten soll und durch einen Messerschnitt auf die Bißwälle übertragen wird. Durch die Lage des Mundwinkels wird die Stellung des oberen Eckzahns angegeben. Seine distale Facette liegt in der Regel distal von der Lippencommissur. Die Anzeichnung der Mundwinkelstellung ermöglicht uns also, die Gesamtbreite der sechs oberen Frontzähne zu ermitteln. Die Stellung ihrer Schneide ist bereits durch die Grenze des oberen Bißwalles festgelegt. Es fehlt nunmehr also nur noch ihre cervicale Begrenzung. Hier ist zu beachten, daß das Sichtbarwerden der Prothese die Erzielung eines kosmetisch befriedigenden Erfolges unmöglich macht. Wir müssen also danach trachten, die Länge der oberen Zähne so zu wählen, daß sie auch bei

Bewegungen der Lippen den Kautschuk nicht sichtbar werden lassen. Diese Grenze ist die sogenannte *Lachlinie*. Sie entspricht der Stellung, die die Oberlippe einnimmt, wenn sie beim Lachen hochgezogen und der Mundwinkel zurückgezogen wird. Sie hat einen etwas geschwungenen Verlauf. Sofern die Raumverhältnisse es zulassen und andere für die Auswahl der Zahnform maßgebende Gesichtspunkte dies vorschreiben, dürfen die Zähne zwar länger gewählt werden, nicht aber kürzer, so daß also die Lachlinie als Mindestgrenze zu betrachten ist.

Da die Stellung der unteren Zähne von denen der oberen abhängt, bedürfen wir hier weiterer Marken nicht mehr.

Trotz sorgfältiger Beachtung aller dieser Punkte besteht bei dem bisher erwähnten Verfahren nicht absolute Sicherheit, daß die richtige Lage des Unterkiefers zum Oberkiefer ermittelt wird. Von GYSI ist daher eine andere Methode ausgearbeitet worden, die ,,*zentrale Okklusion*'' zu finden.

Sie besteht darin, daß an der unteren Bißplatte in der Okklusionsebene und vor den Schneidezähnen eine aus Metall bestehende, nach Angaben KÖHLERS modifizierte Schreibplatte, die als Scharnierschablone bezeichnet wird, fixiert wird. Ihre Oberfläche wird in dünner Schicht mit schwarzem Wachs beschickt. Ihr gegenüber wird an der oberen Bißplatte ein Schreibstift angebracht, der mittels einer Feder an die Schreibplatte gedrückt wird. Werden die Bißplatten mit der Schreibvorrichtung in den Mund gebracht und ist der Mund geschlossen, so hinterläßt der Schreibstift bei Bewegungen, die nun unter Kontakt der Bißplatten ausgeführt werden, in dem Wachs Aufzeichnungen. Diese haben unregelmäßigen Verlauf. Ihre Gesamtheit wird aber durch zwei im Winkel aneinander stoßende, schwach gekrümmte Linien nach vorn zu begrenzt. Die Stellung des Schreibstiftes im Winkelpunkt entspricht alsdann der zentralen Okklusionsstellung der Kiefer. Nachdem nochmals geprüft ist, daß die Bißplatten den Alveolarkämmen fest aufliegen, werden sie in dieser Stellung zueinander fixiert. Die Methode von GYSI, die zentrale Okklusion zu finden, hat sich in der Praxis nicht einbürgern können.

δ) **Die Auswahl der künstlichen Zähne.**

Bevor im Laboratorium an die Aufstellung der künstlichen Zähne gegangen werden kann, müssen noch ihre Form und Farbe bestimmt werden. Auch wenn ein Mund vollkommen zahnlos ist, haben wir hierin nicht völlige Freiheit. Gewisse

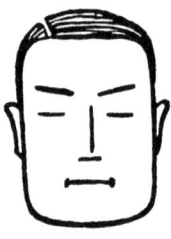 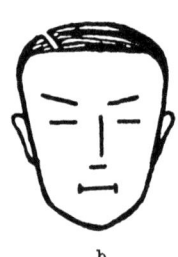 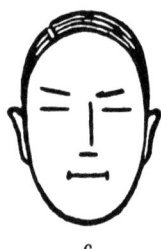 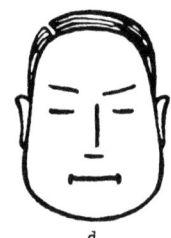

a　　　　　　　　b　　　　　　　　c　　　　　　　　d

Abb. 601. Umrißlinien der verschiedenen Gesichtstypen. a Quadratischer Typ. b Dreieckiger Typ. c Ovaler Typ. d Ovoider Typ. (Nach SCHRÖDER: Adreß-Kalender der Zahnärzte. Berlin 1925.)

Beziehungen der Form und Farbe des Gesichtes zu den entsprechenden Eigenschaften der Zähne wollen beachtet sein. Zur grauen oder gelblichen Gesichtsfarbe eines älteren Patienten passen keine weißen Zähne, sondern hier sind dunkle Farbnuancen angebracht, während zu einem jugendlicheren Gesicht von heller Farbe dunkle Zahngarnituren in Widerspruch stehen. Solche allgemeinen Gesichtspunkte dürfen nicht übersehen werden, auch wenn wir sonst einen gewissen

Spielraum für unsere Wahl haben. Auf die Zusammenstellung von Zähnen aus verschiedenen Garnituren ist bereits beim Brückenersatz verwiesen worden.

Für die Bestimmung der Form der Zähne verdient die von WILLIAMS aufgestellte Theorie Beachtung, daß der Umriß des Gesichts mit den Zahnkronen in Harmonie stehen muß. Den vier von ihm unterschiedenen Typen des quadratischen, dreieckigen, ovalen und ovoiden Gesichts sollen entsprechende Zahnformen angepaßt sein, wobei zu beachten ist, daß bei dem dreieckigen Antlitz die Konvergenz der Seitenlinien der Zähne umgekehrt verläuft wie die des Gesichts. Wenn auch die Schädelform nicht immer den reinen Charakter einer der Grundformen trägt, so führt die Innehaltung der hier gegebenen Richtlinien doch zu kosmetisch besseren Resultaten als die wahllose Verwendung irgendeiner Zahngarnitur, für die nur die ungefähre Farbe bestimmt ist (Abb. 601).

ε) Die Artikulation.

Mit der Bißnahme haben wir die Möglichkeit erreicht, die obere Zahnreihe zur unteren so aufzustellen, daß sich die künstlichen Zähne in der Schlußbißstellung berühren. Um diese Aufgabe durchführen zu können, muß aber die Lage der beiden Modelle zueinander auch dann noch gewahrt sein, wenn die Bißplatten zwischen ihnen entfernt werden. Die Fixierung der Lagebeziehung muß also durch irgendeine andere Vorrichtung übernommen werden. In primitivster Weise vermag diesen Ansprüchen bereits die Anbringung eines Gipsfußes zu genügen.

Zur Erzielung eines hohen mechanischen Leistungsgrades ist für den Plattenersatz ebenso wie für den Kronen- und Brückenersatz und die gestützte Prothese nun aber von Bedeutung, daß die künstlichen Zahnreihen nicht nur in der Schlußbißstellung richtig zusammenbeißen, sondern es muß größter Wert darauf gelegt werden, daß sie auch mechanische Arbeit zu verrichten vermögen, sobald Kieferbewegungen unter Wahrung des Kontaktes der Zahnreihen ausgeführt werden. Dieser Teil der Kaubewegungen, die wir als *Artikulationsbewegungen* besonders zusammenfassen können, ist deshalb von größter Wichtigkeit, wie bereits erwähnt wurde, weil er eine rationelle Ausnutzung der Kaukraft ermöglicht. Besonders bei der Zerkleinerung faseriger und körniger Nahrungsbestandteile vermag die Durchtrennung mit geringerem Kraftaufwand erreicht zu werden, wenn die Kraft ziehend, schneidend längs eines Weges wirkt, wie wenn sie nur als quetschender Druck zur Geltung kommt. Die Reduktion des zur Nahrungszerkleinerung notwendigen Kraftmaßes ist gerade beim Plattenersatz von großer Bedeutung, weil die Schleimhaut, auf der der Plattenersatz ruht, überhaupt nur eine geringere Kraftentfaltung zuläßt als der Halteapparat der natürlichen Zähne. Alle Faktoren, die uns erlauben, die Größe der Kaukraft voll zu verwerten, müssen wir daher ausnutzen, um die Kaufähigkeit des Plattenersatzes nicht noch weiter herabzusetzen. Form und Stellung der künstlichen Zähne muß daher so beschaffen sein, daß ihre Höcker und Schneiden an den Graten und Flächen der Antagonisten entlang gleiten, wenn der Unterkiefer Vorschub- oder Seitwärtsbewegungen ausführt. Erhalten die Höckerflächen der Backen- und Mahlzähne auch nur teilweise eine Stellung, daß sie den Kontakt der Frontzähne hemmen, wenn der Unterkiefer aus der Vorbißstellung in die Schlußbißstellung zurückkehrt, so ist das Abtrennen eines Bissens durch das Abbeißen von der Nahrung wesentlich erschwert, und wenn die Frontzähne eine Stellung einnehmen, die den Kontakt der Bikuspidaten und Molaren untereinander aufhebt, sobald der Unterkiefer in transversaler Richtung geführt wird, so ist jede eigentliche Mahltätigkeit des Gebisses unmöglich. Nur durch eine größere Zahl von Kaubewegungen und einen erhöhten Kraftaufwand kann sie ersetzt werden. Der gesamte Kauapparat wird also unnötigerweise übermäßig beansprucht, wenn wir den künstlichen Zähnen eine Form und

Stellung geben, die es unmöglich macht, sie während der Artikulationsbewegungen vollkommen zur Nahrungszerkleinerung heranzuziehen.

Für den Plattenersatz ist der gleichmäßige Kontakt der verschiedenen Abschnitte der Zahnreihen in allen Phasen der Artikulationsbewegungen aber noch aus einem anderen Grunde von Wichtigkeit: Er dient auch gemeinsam mit der durch den Funktionsabdruck erzielten zweckmäßigen Gestaltung der Prothesenbasis und Prothesenränder sowie der in dieser Beziehung besonders wichtigen Aufstellung der künstlichen Zähne nach statischen Gesichtspunkten der Sicherung der Prothese gegen Ablösung von der Unterlage. Stehen nach Erlangung der Vorbiß- oder Seitbißstellung nur die Frontzähne bzw. die Backenzähne einer Kieferseite in Kontakt, so besteht die Gefahr, daß die dem Kiefer aufliegende Platte durch die Kaukräfte am gegenüberliegenden Rande von der Schleimhaut abgehoben wird. Vor allem beim Plattenersatz des vollkommen zahnlosen Kiefers, der keine mechanischen Verankerungsmöglichkeit bietet, fällt dieses Moment in die Waagschale. Das Streben nach Stabilisierung der totalen künstlichen Gebisse hat auch den Anstoß dazu gegeben, die Form der künstlichen Zähne in Harmonie zu den horizontalen Kieferbewegungen zu gestalten.

Wenn man die Aufstellung der künstlichen Zähne außerhalb des Mundes in Übereinstimmung mit den Artikulationsbewegungen vornehmen wollte, mußte die künstliche Wiedergabe der natürlichen Unterkieferbewegungen als Notwendigkeit anerkannt werden. Wir müssen daher zunächst die Frage entscheiden, welchen Ansprüchen ein der Reproduktion der Kieferbewegungen dienender *Artikulator* genügen muß, der seinen Zweck in ausreichendem Maße zu erfüllen vermag.

Bevor wir hierauf eine Antwort erteilen können, müssen wir uns ins Gedächtnis zurückrufen, von welchen Faktoren die natürlichen Kieferbewegungen in ihrem Ablauf beherrscht werden. Anatomische, physiologische und mechanische Gesichtspunkte müssen wir dabei in den Kreis unserer Erörterungen einbeziehen.

Ausgehen müssen wir von den Lehren der Mechanik. Die Grundgesetze der Bewegung besagen, daß ein Körper im Zustand der Ruhe oder der gleichförmig geradlinigen Bewegung verharrt, solange er nicht durch Kräfte gezwungen wird, seinen Zustand zu ändern, sowie ferner, daß die Änderung der Bewegung der einwirkenden Kraft proportional ist und in der Richtung der Kraft erfolgt. Da das Muskelsystem der krafterzeugende Teil auch innerhalb des Kauapparates ist, bringt es die Kieferbewegungen hervor. *Die Richtung der Muskelkraft bestimmt daher auch in erster Linie die Richtung der Kieferbewegung.* Da mehrere Muskeln gleichzeitig wirken, muß der Ablauf der Kieferbewegung der Resultierenden aus der Gesamtheit der einwirkenden Kräfte entsprechen.

Der Unterkiefer müßte ihnen vollkommen frei folgen, wenn er nicht durch seine Befestigung im Gelenk daran gehindert würde. *Das Kiefergelenk ist somit der zweite Faktor, der für eine Kieferbewegung bestimmend wird.* Soweit das Gelenk Freiheit gewährt, wird die Kieferbewegung noch den einwirkenden Kräften nachgeben, im übrigen sich der Führung durch das Gelenk anpassen müssen. Dem Grad der Gelenkfreiheit kommt damit für das Bewegungsbild große Bedeutung zu.

Als *dritter Faktor* kommt schließlich in Betracht, daß in dem Augenblick, wo obere und untere Zahnreihen ganz oder teilweise in Kontakt treten, *auch die sich berührenden Zähne auf die Bewegungsmöglichkeiten des Unterkiefers Einfluß erlangen.* Form und Stellung der aufeinandertreffenden Zahnreihenabschnitte schränken den primären Einfluß der Muskulatur auf den Bewegungsablauf wieder in charakteristischer Weise ein. Nur dort, wo keine miteinander artikulierenden Zähne mehr vorhanden sind, kommt der Einfluß dieses Faktors in Fortfall. *Solange noch natürliche Zähne vorhanden sind, muß bei der künstlichen Wiedergabe der Kieferbewegungen aber der Einfluß der Muskulatur, des Kiefergelenkes und der Zahnreihen Berücksichtigung erfahren.*

Der Lösung dieser Aufgabe erwachsen dadurch Schwierigkeiten, daß bei verschiedenen Patienten in den einzelnen Punkten zwar prinzipielle Übereinstimmungen bestehen, denen aber für das Gesamtbild außerordentlich wichtige graduelle Unterschiede gegenübergestellt werden müssen. Wenn also die Wiedergabe der Kieferbewegungen für den Einzelfall eine vollkommen naturgetreue sein soll, müssen die individuellen Verschiedenheiten aller drei Faktoren im Artikulator Berücksichtigung finden.

Dieser Feststellung kommt dadurch Bedeutung zu, daß zeitweise die Auffassung geherrscht hat, um zur Lösung des Artikulationsproblems zu gelangen, genüge es, ein künstliches Gelenk zu schaffen, das die auf einfache geometrische Bahnen zurückgeführten Kieferbewegungen wiederzugeben gestattet. Die Forschung nach der Lage der Achsen und Rotationszentren für einzelne Phasen der verschiedenen Bewegungen ist von ihr beherrscht worden.

Heute wissen wir aber, daß wir es mit feststehenden Achsen und Rotationszentren bei keiner der Kieferbewegungen zu tun haben. Selbst wenn wir Öffnungsbewegungen ausführen, bei denen wir ein Vorwärts-Abwärtsgleiten des Gelenkkopfes auf der Gelenkfläche des Tuberculum articulare verhindern, kann eine reine Scharnierbewegung um eine die beiden Kondylen verbindende Achse nur mit einer gewissen Annäherung erreicht werden, da die miteinander artikulierenden Gelenkflächen nicht der Oberfläche einfacher stereometrischer Gebilde entsprechen und die Achsen der einzelnen Kondylen nicht auf einer Geraden liegen. Für die Vorschub- und Seitwärtsbewegungen aber haben die Untersuchungen ergeben, daß eine Achse, die in jedem Abschnitt als Mittelpunkt der Bewegung angesehen werden könnte, selbst eine ständig wechselnde Lage einnehmen müßte und dabei eine Bahn (Polbahn) durchlaufen würde, die sie sehr weit von ihrer Lage in der Schlußbißstellung fortführt. Diese Achsen und ihre individuell wechselnden Bahnen in einem Artikulator wiederzugeben, um die Bewegungen genau wiederholen zu können, mußte als aussichtslos aufgegeben werden. Die Erkenntnis, daß die Achsen der Bewegungen nicht selbst in der Konstruktion des Artikulators wiedergegeben werden müssen, um den Ablauf der Bewegung genau reproduzieren zu können, hat sich für die Lösung des Artikulationsproblems als sehr fruchtbar erwiesen. GYSI hat dies mit den Worten niedergelegt: „daß es beim Bau eines Artikulators genügt, daß man die Führungsflächen der beiden Gelenkenden des Unterkiefers und der Kinngegend anatomisch richtig gestaltet. Auf diesen drei Führungsflächen kommen die verschiedenen Rotationspunkte dann ganz von selbst zustande. Es entstehen so geometrische Rotationspunkte (nicht anatomisch reelle) außerhalb der Führungsflächen, gerade wie in der Natur."

Die Tatsache, daß die Bahnen dreier Punkte des Unterkiefers reproduziert werden müssen, um die Artikulatorbewegungen denen des Unterkiefers angleichen zu können, besteht auch heute noch zu Recht. Sie hat sich immer mehr und mehr Anerkennung verschafft, seitdem die Beobachtung gemacht worden ist, daß das Unterkieferköpfchen bei der Mahlbewegung nicht nur nach vorn und abwärts gleitet, sondern auf der schwingenden Seite auch in individuell verschieden großem Maße nach einwärts geht, während sich der ruhende Condylus nach außen (lateral) und vorwärts oder rückwärts bewegt, so daß der die Zentren der Gelenkköpfe verbindenden Interkondylarachse also eine Bewegungsfreiheit in allen drei Dimensionen des Raumes zuerkannt werden muß. Unterschiede bestehen bei den den individuellen Verhältnissen Rechnung tragenden Artikulatoren heute nur noch darin, wie die Führung an drei Punkten festgelegt wird.

Zum besseren Verständnis der Artikulatoren erweist es sich als zweckmäßig, nunmehr einen ganz kurzen Überblick über die wichtigsten Etappen der Entwicklung dieser Instrumente zu geben.

Die gründliche Beschäftigung mit der Geschichte des Artikulationsproblems lehrt am besten, wie die fortschreitende Analysierung der natürlichen Kieferbewegungen in ihnen zu einer mehr und mehr an Vollkommenheit gewinnenden Synthese geführt hat. Viele Namen von gutem Klang sind damit verknüpft. Derjenige GYSIS hebt sich unter ihnen besonders hervor.

Die einfachste gelenkige Verbindung der Modelle der oberen und unteren Zahnreihe miteinander kann durch ein Scharnier hergestellt werden. Seine feststehende horizontale Achse gestattet aber nur Bewegungen der Modelle auf Kreisbögen zueinander, die nicht einmal der natürlichen Öffnungsbewegung entsprechen. Praktisch lassen sich Instrumente dieser Art daher nur dazu benutzen, die Schlußbißstellung zweier Kiefer zueinander zu fixieren, sofern das Scharnier einen die Drehung um seine Achse einschränkenden Anschlag erhält. Sie werden daher heute mit Recht als *Okkludatoren* den eigentlichen Artikulatoren gegenübergestellt.

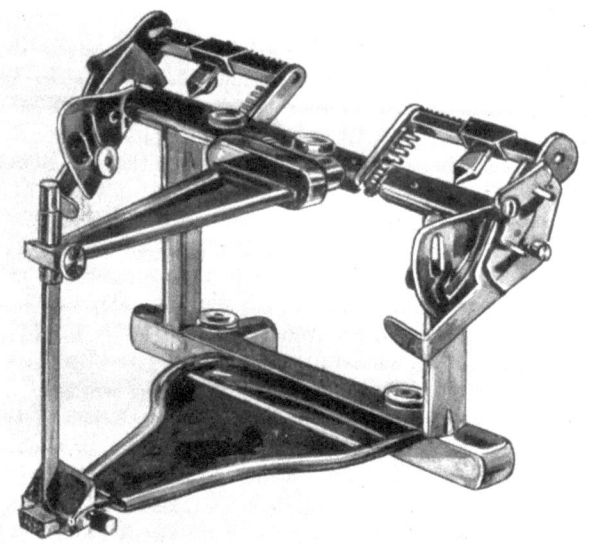

Abb. 602. GYSI-Artikulator mit verstellbaren Wippunkten. (Nach MÜLLER: Artikulationsproblem.)

Den Übergang zu den eigentlichen *Artikulatoren* bildet die Konstruktion BONWILLS, der sein Instrument so ausstattete, daß nicht nur eine Drehung, sondern auch eine Verschiebung in dem Gelenk möglich wurde. Der Fortschritt dieser bedeutungsvollen ersten Annäherung an die natürlichen Verhältnisse ist dadurch begrenzt, daß die Verschiebung der Kondylen nur auf horizontaler Bahn möglich ist. Die Verdienste BONWILLS werden aber dadurch vermehrt, daß er bereits erkannt hat, wie sich der Einfluß der Kondylenverschiebung mit wechselnder Einstellung der Zahnreihen zu den Gelenken ändert. Diese Tatsache hat ihn bereits veranlaßt, die Beachtung der räumlichen Anordnung der Modelle, wenn auch nur nach Durchschnittswerten, zu fordern.

Die nächste Etappe in der Entwicklung der Artikulatoren wird durch die Neigung der Kondylenführung bezeichnet, der sehr bald die individuelle Einstellung des Neigungswinkels (WALKER) folgt.

Besondere Beachtung verdient alsdann der Artikulator CHRISTENSENS. Wenn auch die Konstruktion keine nennenswerten Neuerungen bringt, so ist doch die Art, in der die individuelle Neigung der Kondylenbahn festgelegt wird, bemerkenswert. Die Tatsache, daß die Abwärtsbewegung des Condylus in der Vorbißstellung des Unterkiefers eine dem Grad der Neigung des Tuberculum articulare entsprechende Senkung des Unterkiefers im Molarenbereich nach sich ziehen muß, ist von ihm zur Bestimmung des Neigungswinkels sowie seiner Übertragung auf den Artikulator ausgenutzt worden und wird seitdem als CHRISTENSENsches Phänomen bezeichnet.

Ein weiterer Schritt in der Annäherung an die wirklichen Verhältnisse ist im Artikulatorenbau getan worden, als die Erkenntnis gekommen war, daß bei der asymmetrisch erfolgenden Seitwärtsbewegung die Achse der eintretenden Drehung keineswegs immer durch den „ruhenden" Condylus verlaufen müsse, sondern auch einwärts, auswärts oder rückwärts von ihm liegen könne. GYSI hat diesen Umstand durch Anfertigung eines Artikulators mit verstellbaren Wippunkten Rechnung getragen (Abb. 602, 603).

Dieser Artikulator berücksichtigt damit zum ersten Male den individuellen Einfluß der Kaumuskulatur. Bei diesem Modell finden wir auch bereits eine den Durchschnittsmaßen angepaßte Führung im Schneidezahngebiet.

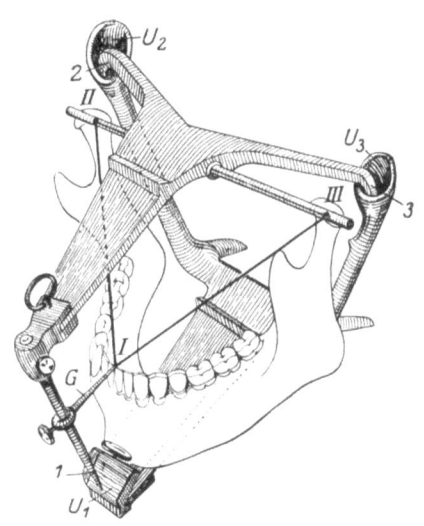

Die vollkommene Abkehr von der Wiedergabe bestimmter Achsen und Rotationszentren innerhalb des Artikulators bringen die 1910 von GYSI konstruierten Instrumente. Wir begegnen hier Führungsflächen, deren Gestalt und Einstellung den physiologischen Verhältnissen Rechnung zu tragen bemüht ist. Außer der Vor- und Abwärtsbewegung ermöglichen sie auch die Einwärtsführung der Kondylen, wie sie von BENNETT beobachtet war. Der nach diesen Prinzipien modifizierte, mit Mittelwerten ausgestattete Dreipunktartikulator GYSIS hat allgemeinere Verbreitung gefunden. Dem 1910 konstruierten Artikulator GYSIS kann aber noch ein weiterer Vorteil nachgerühmt werden: Mit der Öffnung des Artikulators geht eine Stellungsveränderung der Kondylen einher, die ungefähr derjenigen

Abb. 603. GYSI-Dreipunktartikulator (älteres Modell). (Nach GYSI in BRUHN: Handbuch der Zahnheilkunde. Bd. III.)

des natürlichen Kiefers entspricht. Der Artikulator ermöglicht daher nachträglich eine geringfügige Änderung der Bißhöhe, ohne daß der Ablauf der übrigen Bewegungen gestört wird.

RUMPEL hat an diesem Modell Verbesserungen durch individuelle Begrenzung der Schneidezahnführung vorzunehmen versucht und der BENNETTschen Lateralbewegung durch Schaffung eines Artikulators mit vollkommen frei beweglicher Achse Rechnung zu tragen getrachtet. Verbreitung hat sein Modell aber nicht gefunden.

Zu den Artikulatoren mit vollkommen freier Gelenkbahn gehört auch derjenige von FEHR. Der Artikulator von FEHR nutzt das CHRISTENSENsche Phänomen zur Einstellung der Gelenkbahnneigung aus, während GYSI dieselbe durch Messung festlegt. Der Vorteil liegt darin, daß eine raumgetreue Anordnung der Modelle zu den Gelenken des Artikulators überflüssig wird. Abweichungen in der Einstellung der Modelle von der Stellung der durch die Modelle wiedergegebenen Kieferteile zu den natürlichen Gelenken werden automatisch durch eine veränderte Gelenkbahnneigung ausgeglichen. Auch wenn der Neigungswinkel der Kondylenbahn am Schädel und im Artikulator verschiedene Werte besitzen, bleibt die Lageveränderung der oberen zur unteren Zahnreihe die gleiche, wenn sich der Unterkiefer verschiebt. Außerdem findet noch eine Gelenkbahnneigung nach einwärts Berücksichtigung.

Hier muß auch ein Modell von SCHRÖDER und RUMPEL erwähnt werden. Es besitzt eine völlig frei bewegliche Achse, deren Exkursionen aber entsprechend den individuellen Kieferbewegungen begrenzt werden können. Es bedient sich

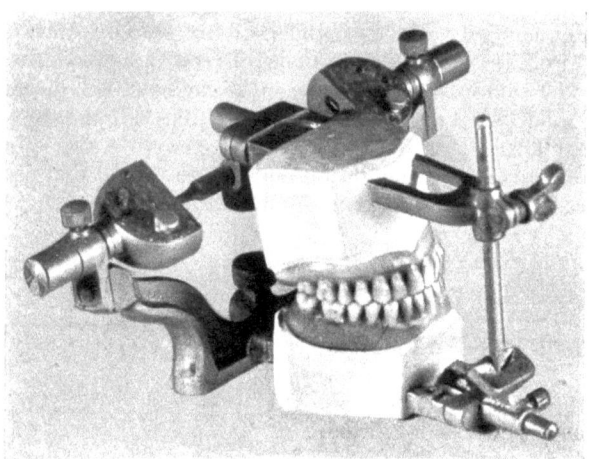

Abb. 604. SCHRÖDER-RUMPEL-Artikulator.

ebenso wie die erwähnte Konstruktion FEHRS zur Festlegung des Einflusses der Gelenkbahnneigung des CHRISTENSENschen Phänomens. Zur Festlegung der Transversalführung bedient sich das Verfahren der Aufnahme von Raumkurven. Nachdem die Frontzahnführung durch Aufstellung der entsprechenden Zähne an den Bißplatten hergestellt ist, werden im Bereich der 1. Molaren der unteren Bißplatte Führungsstifte angebracht. Beim Schlußbiß drücken sie sich in den gegenüberstehenden Bißwall ein. Führt der Patient nunmehr Mahlbewegungen aus, so hinterlassen die Führungsstifte in den oberen Wachswällen räumlich angeordnete Kurven. Bringt man dann die Bißplatten auf den Artikulatur zurück, so ermöglichen die Bahnen, die Bewegungen naturgetreu zu reproduzieren. Im Schneidezahngebiet wird dabei der Ablauf der Bewegung durch Eingravierung in ein mit plastischem Kupferamalgam gefülltes Näpfchen festgehalten, während in den Gelenken die Seitbißbahn durch Verschraubung des führenden Gelenkteils fixiert wird. Auch hier ist man nicht daran gebunden, die Modelle räumlich genau in den Artikulator einzustellen. Eine weitere Vervollkommnung zeigt dieser Artikulator in der von SCHRÖDER gemeinsam mit TREBITSCH durchgeführten Konstruktion. Die Befestigung der Modelle, die intraorale Registrierung der individuellen Verhältnisse, die Festlegung der

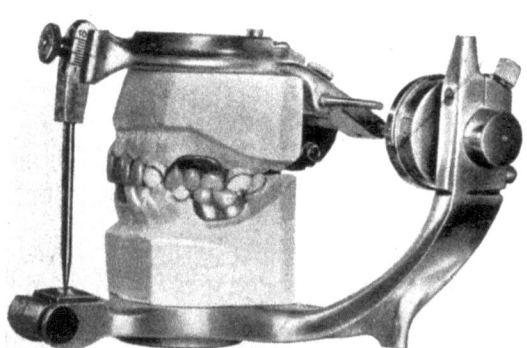

Abb. 605. SCHRÖDER-TREBITSCH-Artikulator.

Führungen im Artikulator haben eine Änderung erfahren. Der Charakter des Artikulators als eines solchen mit freischwingender Interkondylarachse tritt hervor. Bei exakter Handhabung ermöglicht er die Wiedergabe der individuellen Kieferbewegungen sowohl für unbezahnte, wie teilweise und voll bezahnte Kiefer.

Vollkommen auf kinematischen Prinzipien beruht ein weiterer Artikulator von FEHR. Besonders verdient um die Verwirklichung dieser Idee aber hat sich EICHENTOPF gemacht. Die Bewegungen des Unterkiefers gegenüber dem Oberkiefer werden an drei voneinander entfernt liegenden Stellen durch Raumkurven festgehalten und die erhaltenen Bahnen auf drei Näpfe durch Wiederholung der Bewegungen außerhalb des Mundes übertragen. Ist Übereinstimmung zwischen den primären Aufzeichnungen des Bewegungsbildes und der Reproduktion in den mit erhärtendem Material gefüllten Näpfen hergestellt, kann man die Bewegungen auch nach Beseitigung der Aufzeichnungen fehlerfrei wiederholen, und die Zahnstellung kann mit ihnen in Harmonie gebracht werden. Als Nachteil haftet dem Instrument an, daß seine Bauart die Wiedergabe der Öffnungs- und Schließungsbewegung auch in der letzten Phase nicht sicher genug zu reproduzieren erlaubt, obwohl es von Bedeutung ist zu wissen, in welcher Richtung die Zahnreihen einander treffen, weil dadurch die Druckrichtung der Kaukräfte bestimmt wird. Von der Richtung, in der die künstlichen Zähne getroffen werden, hängt es aber ab, in welchem Umfange der Druck vom Kiefer aufgenommen wird, ohne bewegend auf die Prothese zu wirken.

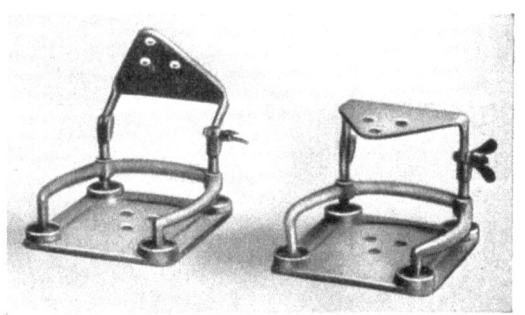

Abb. 606. Kaubahnträger nach WUSTROW.
(Aus BRUHN: Handbuch der Zahnheilkunde. S. 348, Abb. 61.)

Von WUSTROW sind die Gelenkmaschinen, die nur bezwecken, die vom Kiefer während des Kauaktes durchlaufenen Bahnen wiederzugeben, als *Kaubahnträger* bezeichnet worden.

Beachtenswert ist, daß WUSTROW die räumlich exakte Wiedergabe der Kieferbewegungen durch drei Raumführungen in der Praxis nicht für ausreichend hält, sondern vier Führungen fordert. Der von ihm konstruierte Kaubahnträger besitzt dementsprechend vier Führungsnäpfe und -stifte.

Unter den Artikulatoren, deren Handhabung auf intraoraler Registrierung des Einflusses der individuellen Kieferführungen beruht, muß an dieser Stelle ferner der HANAU-Artikulator genannt werden. Die sogenannte Hanaumethode bemüht sich vor allem, die durch die Nachgiebigkeit der Kieferschleimhaut (Resilienz) bei der intraoralen Gelenkbahnregistrierung drohenden Gefahren für die Exaktheit der Messungen auszuschalten. Die Ergebnisse einer Nachprüfung des Verfahrens durch HOLZMANN besagen allerdings, daß ihr die Erreichung dieses Zieles nicht gelingt.

Im Gegensatz zu den Anhängern und Förderern der intraoralen Gelenkbahnregistrierungen hat GYSI stets an der Ausführung extraoraler Messungen festgehalten. Dem Bedürfnis, die Handhabung der Artikulatoren für die Praxis einfacher zu gestalten und den Umfang der Messungen zu verkleinern, hat GYSI 1924 ein Artikularmodell konstruiert, das nur die individuelle Messung der sagittalen Gelenkbahnneigung erfordert. Die BENNETTsche Lateralbewegung ist mit 20° festgelegt worden und die RUMPELsche Stiftführung im Schneidezahngebiet durch eine Kastenführung von 132° Winkelweite ersetzt. GYSI stützt diese Modifikation darauf, daß diese Begrenzungen den Gebrauch des Artikulators auch bei Patienten nicht behindern, deren gemessene Werte geringer sein würden. Außerdem würden maximale Seitwärtsbewegungen beim Kauen nur selten ausgeführt. Es bleibt im Schneidezahngebiet also nur die vertikale Neigung der Führungsfläche einzustellen übrig, für die aber keine Messung benötigt wird. Die Verwendung dieses Instrumentes bedeutet in der Tat eine außerordentliche Vereinfachung des Verfahrens und liefert trotzdem noch eine praktisch meist ausreichende Annäherung an die wirklichen individuellen Verhältnisse. Die prinzipiellen Bedenken gegen den Verzicht auf vollkommen individuelle Einstellbarkeit des Artikulators bleiben natürlich bestehen. Stellt man sie zurück, ist es nur noch ein Schritt zur Verwendung eines gänzlich nach Mittelwerten konstruierten Instrumentes, wie wir es im Dreipunktartikulator haben. Alle Artikulationsbewegungen lassen sich mit ihm sinngemäß reproduzieren; man darf sich

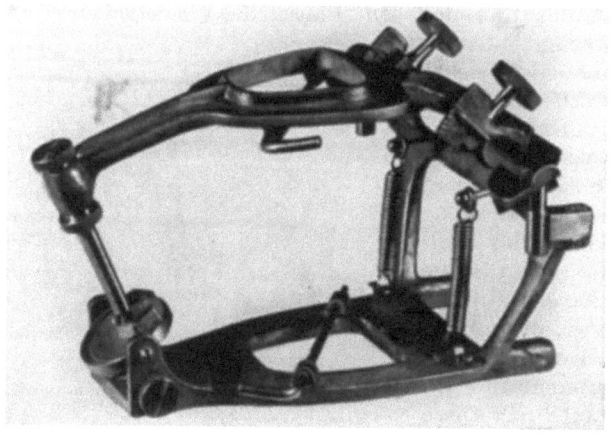

Abb. 607. GYSI-Artikulator. Modell 1924.

aber nicht wundern, wenn Abweichungen der individuellen Bahnen eines Patienten von den Mittelwerten des Artikulators Korrekturen an den aufgestellten Zähnen bedingen.

Wenn wir den Gebrauch der beiden zuletzt genannten Artikulatoren noch stärker berücksichtigen, so muß zunächst darauf zurückgekommen werden, daß in beiden Instrumenten die räumlich richtige Orientierung der Modelle erstrebt werden muß, wenn sich nicht Fehler in den Bewegungsbahnen der künstlichen Zähne einstellen sollen.

Für den Dreipunktartikulator geschieht die Orientierung entsprechend der Festlegung der Führungen nach Mittelwerten. Durch drei Marken am Schneidezahnführungsstift und am Artikulatorgestell ist die Okklusionsebene angedeutet, mit der diejenige der Bißplatten in Übereinstimmung gebracht werden muß. Die Zeigermarke am Schneidezahnführungsstift gibt zugleich die Mittellinie der Zahnreihen an. Zu beachten ist, daß auch im übrigen die Medianlinie der Modelle mit der Mittellinie des Artikulators übereinstimmt. Jede totale oder partielle Abweichung in der Orientierung der Modelle in vertikaler, transversaler oder sagittaler Richtung zieht Ungenauigkeiten gegenüber den Mittelwerten nach sich.

Der GYSI-Artikulator Modell 1924 hat durch den im Jahre 1926 herausgebrachten Trubyteartikulator eine weitere Abwandlung erfahren. Dieser Artikulator besitzt vollkommen verstellbare Führungselemente. Beim

Gebrauch gestattet er also, die durch Messung zu ermittelnden individuellen Einflüsse des natürlichen Kieferapparates auf den Bau einer Prothese zu berücksichtigen, und zwar sowohl die sagittale und transversale Gelenkbahnführung wie die sagittale und transversale Schneidezahnführung. Da der mit dem Artikulator arbeitende Prothetiker jedoch die Möglichkeit hat, die Führungselemente des Artikulators teilweise oder sämtlich auf die bekannten Mittelwerte statt nach individuellen Messungen einzustellen, kann der Artikulator auch als halbverstellbarer Artikulator wie das Modell 1924 und völlig als Mittelwertartikulator wie der Dreipunktartikulator benutzt werden. Er vermag also beide zu ersetzen. Darüber hinaus besitzt der Trubyteartikulator aber auch noch die Möglichkeit, die Interkondylarachse durch Klemmschrauben völlig festzulegen, so daß das Instrument den Charakter eines Scharnierokkludators annimmt. Diese weit-

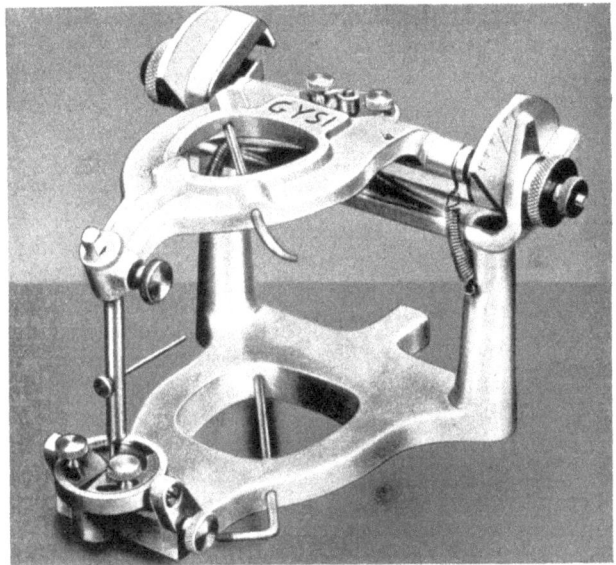

Abb. 608. Trubyteartikulator.

gehende Variationsmöglichkeit im Gebrauch und Anpassungsfähigkeit an alle Bedürfnisse verleiht dem Artikulator großen praktischen Wert. Auf weitere Einzelheiten der Verwendung kann hier nicht eingegangen werden.

Bei der Darstellung der Versuche zur praktischen Lösung des Artikulationsproblems muß schließlich auch noch ein Instrument von BALTERS erwähnt werden. Aus der Tatsache, daß die Kondylen räumliche Bewegungsfreiheit besitzen, ist von ihm der Schluß gezogen worden, daß die hier erfolgende Führung vernachlässigt werden kann, sobald Zähne vorhanden sind, die eine Führung des Unterkiefers am Oberkiefer gestatten. Für diese Fälle hat BALTERS daher einen Artikulator hergestellt, der dem Unterkiefer völlige Bewegungsfreiheit läßt, und er glaubt die beste Artikulation erreicht zu haben, wenn die künstlichen Zähne so aufgestellt werden, daß sie bei allen Verschiebungen der Modelle gegeneinander, soweit dies die natürlichen Zähne zulassen, mit der Gegenzahnreihe Kontakt behalten. Für zahnlose Kiefer werden den partiell bezahnten Kiefern analoge Verhältnisse durch Herstellung einer künstlichen Zahnführung im Munde des Patienten geschaffen. Bei der kritischen Prüfung des Verfahrens muß man aber zu dem Schluß kommen, daß die über die der natürlichen Gelenke hinausgehende Bewegungsfreiheit des Artikulators zwar gestattet, Störungen der

Artikulationsbewegungen im Munde auszuschalten, daß aber zugleich die Gefahr besteht, daß die Form der künstlichen Zähne das Optimum an funktioneller Leistungsfähigkeit einbüßt. Immerhin ist es interessant, am Schluß der mit dem Scharnierokkludator beginnenden Entwicklungsreihe der Artikulatoren auch Modelle zu finden, deren Wert durch übermäßige Bewegungsfreiheit herabgesetzt wird.

Die Anführung einer größeren Zahl von Artikulatoren und die Erwähnung verschiedenartiger Arbeitsverfahren erfordern aber nun noch eine Stellungnahme zu der Frage, welcher Artikulator bei der praktischen Ausübung der Zahnersatzkunde am besten anzuwenden ist.

Für die Herstellung totalen Zahnersatzes ist von der Tatsache auszugehen, daß sowohl bei der extra- wie bei der intraoralen Gelenkbahnregistrierung die Ermittlung von Basisplatten ausgeht, die auf dem resilienten Schleimhautbezug ruhen. Wie MAX MÜLLER für die intraorale Registrierung der Gelenkbahnneigung gezeigt hat, kann der gemessene Wert durch den Einfluß der in der Resilienz liegenden Fehlerquelle so stark nach oben und unten von dem wirklichen Wert der Neigung der Kondylenbahn abweichen, daß es keinen größeren Fehler darstellt, wenn statt der gemessenen Neigung der Kondylenbahn nur der Durchschnittswert ihrer Neigung berücksichtigt wird. Die Unsicherheit der Meßbasis ist der wichtigste Grund, der auch von anderer Seite, insbesondere von KANTOROWICZ, gegen die Notwendigkeit jeder individuellen Messung der Gelenkbahnneigung, auch der extraoralen, angeführt wird.

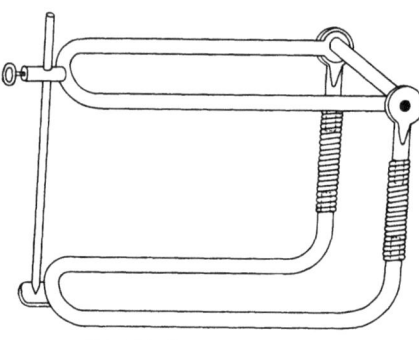

Abb. 609. BALTERS-Artikulator.

Selbst wenn man die Möglichkeit der exakten intra- und extraoralen Registrierung der Unterkieferführung anerkennt, läßt sich nicht bestreiten, daß die Voraussetzungen für zuverlässige Messungen sehr ungünstige sind. Wenn dann aber die Praxis auch noch immer wieder zeigt, daß selbst totale Gebisse, die unter völliger Vernachlässigung des Bewegungsbisses angefertigt worden sind, eine den Patienten befriedigende Möglichkeit der Nahrungszerkleinerung bieten können, ist es nicht verwunderlich, wenn die Artikulatoren mit individueller Kieferführung keinen oder nur sehr geringen Eingang in die Praxis gefunden haben.

Da die Resilienz der Kieferschleimhaut aber auch in gleichem Maße, wie sie zu Fehlern bei Messung der Gelenkbahnneigung führen kann, Abweichungen der individuellen Gelenkführung eines Patienten von dem Mittelwert der bei der Aufstellung eines Gebisses berücksichtigten Gelenkführung auszugleichen vermag, muß es als berechtigt anerkannt werden, wenn bei der Herstellung totaler Prothesen die Verwendung von Mittelwertartikulatoren im allgemeinen als ausreichend angesehen wird. Es muß natürlich geprüft werden, ob ein in einem Mittelwertartikulator aufgestelltes Gebiß beim Einsetzen in den Mund nicht des Einschleifens bedarf. Das ist nach meinen Beobachtungen zwar häufig der Fall, die Anpassung der im Mittelwertartikulator aufgestellten Gebisse an die individuellen Mundverhältnisse läßt sich durch Einschleifen im Munde des Patienten aber sicher und schnell erreichen.

Die exakte räumliche Orientierung der Modelle im Artikulator und die Registrierung der zentralen Okklusion besitzen jedenfalls bei der Herstellung totaler Prothesen größere Bedeutung als die individuelle Berücksichtigung der Gelenk- und Muskelführung.

Anders liegen allerdings die Verhältnisse bei der Anfertigung partiellen Zahnersatzes. Hier erlangen die natürlichen Zähne maßgebenden Einfluß auf die Kieferführung. Eine Resilienz der Wurzelhaut tritt praktisch nicht in Erscheinung. Jede Abweichung der individuellen Gelenkführung von derjenigen des Artikulators muß daher auch im Artikulator andere Unterkieferbewegungen auslösen, als sie sich am Patienten vollziehen. Ist die individuelle Gelenkbahnneigung steiler als diejenige des Artikulators, wird sich bei den Artikulationsbewegungen der Zahnbestand des Unterkiefers am Patienten stärker senken als im Artikulator und umgekehrt. Im ersteren Fall werden die im Artikulator aufgestellten künstlichen Zähne nach der Einführung in den Mund des Patienten klaffen, im zweiten Fall werden die künstlichen Zähne die Artikulation der natürlichen Zähne behindern. Beim abnehmbaren partiellen Ersatz kann im zweiten Fall wieder im Munde des Patienten durch Einschleifen der künstlichen Zähne der Ausgleich herbeigeführt werden.

Bei der Anfertigung festsitzenden Brückenersatzes ist aber eine ausreichende Beschleifung oft nicht möglich. Gerade beim partiellen Ersatz und insbesondere beim Brückenersatz ist daher die Berücksichtigung der individuellen Unterkieferführung während der Herstellung der Artikulation erwünscht und deshalb auch ein individuell verstellbarer Artikulator notwendig. Die Nichtbeachtung dieser Forderung muß bei der Anfertigung partiellen Zahnersatzes zur Störung der Artikulationsbewegungen oder zur übermäßigen Belastung der den partiellen Ersatz tragenden natürlichen Zähne führen.

ζ) Die Aufstellung der Zähne.

Die Aufstellung der Zähne einer Prothese ist eine Arbeitsphase der Herstellung des Zahnersatzes, die in der Regel im Laboratorium ausgeführt wird. Bereits bei der Begründung für die Forderung des Gleitkontaktes der künstlichen Zähne ist aber darauf verwiesen worden, daß neben guter Artikulation und einem fehlerfreien Abdruck die Aufstellung der Zähne nach statischen Gesichtspunkten für die Stabilisierung des Zahnersatzes wichtig ist. Für den festen Sitz einer Prothese ist die richtige Aufstellung der Zähne sogar der wichtigste Faktor. Da beim Gebrauch des künstlichen Gebisses zum Abbeißen von der Nahrung durch den Widerstand des Bissens Kräfte auf die Prothese ausgeübt werden, ohne daß zwischen allen Teilen der Zahnreihen ein abstützender Gleitkontakt besteht, muß das Gebiß so gebaut sein, daß es auch in dieser Phase des Kauaktes nicht von dem Kiefer abgelöst wird. Voraussetzung dafür ist *die Aufstellung der Zähne auf den Alveolarkamm.* Sobald die künstlichen Zähne außerhalb der Kammlinie stehen, besteht die Gefahr, daß die an den Schneiden oder Höckern außerhalb der durch den Kiefer unterstützten Fläche der Prothese angreifenden Kräfte so starke Hebelmomente auslösen, daß die Prothese am gegenüberliegenden Rande von der Unterlage abgehoben und damit das Kaugeschäft gestört wird. Da nun aber keine Klage, die ein Patient über einen für ihn angefertigten Zahnersatz vorbringen kann, so bedeutungsvoll ist wie die, daß die Prothese nicht zum Kauen zu gebrauchen sei, ist es wichtig, daß dieser Fehler vermieden wird. Es ist deshalb Sache des Behandelnden, dafür zu sorgen, daß die künstlichen Zähne den für die kaumechanische Arbeitsleistung richtigen Platz bekommen.

Wo die aus mechanisch-statischen Gründen zweckmäßige Stellung der künstlichen Zähne mit der anatomischen Stellung der natürlichen Zähne nicht in Übereinstimmung gebracht werden kann, muß das anatomische Vorbild verlassen werden. Bei starker Atrophie des Oberkiefers vom Mundvorhof aus und des Unterkiefers von der lingualen Seite her, führen diese Richtlinien im Bereich der Molaren häufig zur sogenannten *Kreuzbißstellung.*

Im Bereich der Frontzähne gerät die aus statischen Gründen vorgeschriebene Stellung der künstlichen Zähne nicht selten in Konflikt mit der ästhetischen Funktion der Zahnreihen. Die ästhetisch befriedigende Beseitigung der durch den Zahnverlust eingetretenen Entstellung des Gesichts zwingt bei stärkerer Atrophie des Oberkiefers nicht selten dazu, die oberen Frontzähne außerhalb der Kammlinie des Oberkiefers aufzustellen. Dann muß aber die den unteren Schneidezähnen widerstehende Aufbißfläche nach lingual von den oberen Schneidezähnen, also auf die Gaumenplatte verlegt werden. Die oberen Schneidezähne sind also dann aus der kaumechanischen Funktion so gut wie ganz ausgeschaltet und dienen fast nur der kosmetischen Funktion, während die kaumechanische Arbeit zwischen unteren Zähnen und Gaumenplatte innerhalb der Kammlinie geleistet wird. Im übrigen lassen sich hier für die Aufstellung der Zähne folgende allgemeine Richtlinien geben:

In jedem Fall ist der Überbiß im Schneidezahngebiet gering zu halten. Flache Alveolarkämme bedingen möglichst flachen Überbiß und flache Molarenhöcker. Ein hoher Überbiß müßte aber auch hohe Molarenhöcker bedingen, wenn der Kontakt der Zahnreihen in der Vorbißstellung nicht verlorengehen soll.

Die Höhe der Höcker der Seitenzähne steht ihrerseits in gewissen Beziehungen zur Neigung der Gelenkbahn. Auch wenn Messungen der Gelenkbahnneigung nicht vorgenommen werden, lassen sich gewisse Anhaltspunkte für ihre Größe gewinnen. Ältere Patienten, die schon längere Zeit zahnlos gewesen sind, pflegen eine ausgeschliffene flache Gelenkbahn zu besitzen; jüngere Patienten, deren vollständiger Zahnverlust erst kurze Zeit besteht, haben meist eine steilere Kondylenbahn. Einige Aufschlüsse vermag noch die Kontrolle der Bewegung des Condylus durch das Tastgefühl zu geben. Die Ergebnisse der Prüfung finden in folgender Weise Berücksichtigung: Eine steile Gelenkbahn verlangt höhere Höcker als eine flache. Durch Anordnung der Molaren auf einer ansteigenden Kurve kann aber die Höckerhöhe wieder relativ reduziert werden. Je steiler die Gelenkbahn ist, um so stärker wird daher die Kompensationskurve auszubilden sein, um die Höckerhöhe gering wählen zu können, da steile und hohe Höcker die Stabilisierung der Prothese erschweren. Die Hauptbedeutung der Kompensationskurve besteht aber darin, die Stellung der Mahlzähne der Hauptdruckrichtung beim Schluß der Kiefer anzupassen.

Für die in seitlicher Richtung ausgeführten Bewegungen gilt prinzipiell das gleiche. Bei steiler Gelenkbahn und stärkerem Überbiß sind hohe Molarenhöcker nötig. Bei Verringerung des Überbisses oder abnehmender Gelenkbahnneigung kann die für den Kauffekt notwendige absolute Höckerhöhe durch Neigung der Molaren in transversaler Richtung in eine relativ von geringem Wert verwandelt werden. Durch Ausnutzung aller Faktoren läßt sich also auch in ungünstigen Fällen eine optimale Wirksamkeit erzielen.

η) Die Einprobe und Ablieferung.

Der Aufstellung der künstlichen Zähne muß eine Einprobe im Munde folgen, bevor das Gebiß fertiggestellt wird. Alle Faktoren, die Einfluß auf den Wert der Prothese haben, werden kontrolliert: Schlußbiß, Artikulation, Stellung der Zähne zum Gesicht, Farbe der Zähne, Sprachbildung usw. Zweckmäßigerweise wird der Patient aufgefordert, jetzt Kritik zu üben oder Wünsche vorzubringen. Soweit sie sich mit unserer beruflichen Einsicht in Einklang bringen lassen, wird man ihnen noch Rechnung tragen können; soweit Wünsche nicht Erfüllung finden können, wird eine Belehrung des Patienten in diesem Augenblick späteren Meinungsverschiedenheiten vorbeugen. Oft lassen sich jetzt noch wertvolle Verbesserungen an dem Gebiß vornehmen.

Bis zur nächsten Sitzung kann dann die Prothese vollendet werden. Die Ablieferung ist noch einmal mit einer letzten Kontrolle verbunden. Wesentliche Fehler dürfen jetzt nicht mehr feststellbar sein. Störungen der Artikulation sind durch sorgfältiges Einschleifen zu beheben.

Bei Patienten, die jahrzehntelang mit einer Prognathie behaftet waren, versuche man nicht mit einer Prothese die Okklusion nach Verlust aller eigenen Zähne absolut zu normalisieren. Die Umstellung ist für manche Patienten nicht leicht, besonders nicht in sprachfunktioneller Hinsicht.

Ähnliche Regeln gelten natürlich für Prothesen bei Vorliegen einer Progenie. Vielfache Enttäuschungen würden Patienten und Zahnarzt erspart bleiben, wenn man nicht jede Prothese in harmonisch abgerundetem Gebißbogen aufstellen würde, sondern mehr Rücksicht nehmen würde auf biologische Eigenheiten des verlorenen natürlichen Gebisses.

Die Funktion der totalen Prothesen.

Eine totale obere Prothese, die nach gutem Funktionsabdruck hergestellt ist, bietet bei der Funktion dem Patienten gewöhnlich keine besonderen Schwierigkeiten. Vorausgesetzt sei natürlich, daß die Artikulation fehlerfrei und daß der Patient nicht absoluter Neuling im Prothesentragen ist.

Besondere Aufmerksamkeit muß dagegen der unteren totalen Prothese gewidmet werden. Sie soll so geformt sein, daß sie von der Zungen-, Lippen- und Wangenmuskulatur gefaßt werden kann.

Unbedeutend sind Metalleinlagen, um das Gewicht der unteren Prothese zu erhöhen. Viel wichtiger ist es jedoch, die Muskelansätze am Rand der Prothese herauszuarbeiten, ferner die Flügelfortsätze unter und hinter die Linea mylohyoidea zu modellieren, wo es möglich ist. Selbstverständlich ist es auch, daß die Zähne auf den Alveolarkamm gestellt werden, daß die Artikulation individuell auf das Kiefergelenk abgestimmt ist. Dazu gehört nicht unbedingt ein individuell einstellbarer Gelenkartikulator, sondern eine gute Beobachtungsgabe des Zahnarztes beim Einprobieren der in Wachs aufgestellten Prothese und beim endgültigen Einschleifen.

Ein Patient, der alle seine unteren Zähne verloren hat, kann die Nahrung nicht mehr erfassen, er kann es aber auch nicht mit einer Prothese, die der Muskulatur der Lippen, Wangen und der Zunge gar keine Möglichkeit in Form einer Rille zum Ansatz bietet. Nicht unbedeutende Haltekräfte gehen dadurch verloren. Man lege bei sich selbst mal den kleinen Finger in die untere Wangen- und Lippenumschlagsfalte und überzeuge sich von dem kräftigen Druck, den der Musculus orbicularis oris, der risorius und buccinatorius auf den Finger auszulösen vermögen. Arbeitet man die untere Prothese niedrig, verwendet man nicht zu breite Prämolaren und Molaren und gestaltet man die buccale Fläche rillenförmig, wobei natürlich auch die Ansätze der Muskulatur am Rande der Prothese zu berücksichtigen sind, so ergeben sich gerade bei stark atrophiertem Kieferkamm gute Haltemöglichkeiten für die umgebende Muskulatur.

Noch eine andere Möglichkeit für die bessere Funktion der unteren Prothese bietet sich, nämlich die Muskelkraft der Zunge. Wird die untere Prothese zu hoch hergestellt, so wird sie von der Zunge herausgestoßen, auch hier gilt es, sie möglichst niedrig zu halten. Ungünstig sind ferner schräg nach außen abfallende linguale Flächen, weil sich die Zunge darunter legt und die Prothese abhebelt. Kreuzbißaufstellung beseitigt diese Schwierigkeit. Dagegen läßt sich die Zunge günstig für den Halt der unteren Prothese verwenden, wenn auch die linguale Fläche der unteren totalen Prothese rillenförmig geformt wird, in die sich die Zunge hineinlegt und in Zusammenarbeit mit der Lippen- und Wangenmuskulatur die untere Prothese festhält. Weitere Haltemöglichkeiten lassen sich dadurch schaffen, daß man für die Zunge Auflageflächen modelliert, wie sie in Abb. 610 und 611 zu sehen sind. Diese Auflageflächen, die auch STRACK in modifizierter Form als Unterzungenflügel erwähnt, und die auch in der älteren Literatur andeutungsweise zu finden sind, lassen den Raum für das Zungenbändchen frei, sind am breitesten im Eckzahn-Prämolarenbereich und verlaufen, schmäler werdend, etwa in *halber* Höhe der Prothese bis zum letzten Molaren. Der Patient wird angeleitet,

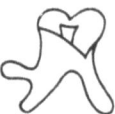 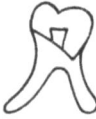 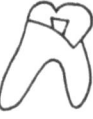 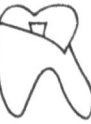
 a b c d

Abb. 610. Querschnitte durch Unterkieferprothesen im Molarenbereich. a Mit Lingualflügel; günstig. b Lingual- und Buccalfläche konkav; günstig. c und d sind ungünstige Querschnittsformen.

die Zunge auf diese Auflageflächen aufzulegen und mit der Zunge die Prothese auf den Kieferkamm zu drücken. Am besten eignen sich in der Fläche konkav gehaltene Auflageflächen mit abgerundetem, nicht zu dünnem Rand. Druckstellen an der Zunge deuten auf zu breite Auflageflächen hin, die verschmälert werden müssen. Ein Patient, der an eine so vervollkommnete Prothese gewöhnt ist, kann bessere Leistungen damit vollbringen als mit einer der bisher üblichen Prothesenformen. Patienten, die bereits jahrelang eine untere Prothese in der bisherigen Form getragen haben, bedürfen dieser Zungenauflageflächen im allgemeinen nicht, weil sie Erfahrung in der Handhabung einer Prothese haben, andere aber empfinden sie als wertvolle Hilfsvorrichtung. Neulinge im Prothesentragen pflegen ihre untere Prothese mit Zungenauflageflächen viel schneller zu voller Funktion zu bringen. Kann ein Patient sich nicht an diese Auflageflächen gewöhnen, so können sie leicht weggefräst und die Prothese in die bisher übliche Form umgestaltet werden. Man muß den Patienten natürlich den Sinn dieser Auflageflächen erklären, sie darauf hinweisen, daß der „Sitz" der Prothese dadurch wesentlich verbessert wird.

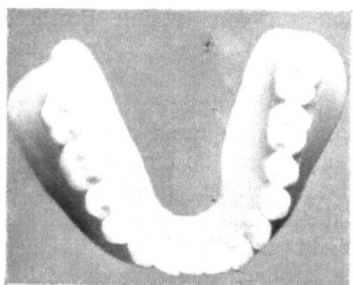
Abb. 611. Prothese mit Lingualflügel.

ι) Unterricht im Gebrauch der Prothese.

Setzt man einem Patienten eine Prothese in den Mund ein, so obliegt uns noch eine weitere Aufgabe, nämlich unterrichtende Erklärungen zu geben, die wir dem Prothesenneuling schuldig sind. Man beginnt damit bereits vor Herstellung der Prothesen. Niemals verspreche man sofortige volle Funktion der Prothesen, sondern weise darauf hin, daß erst nach 2—3—4 Wochen eine endgültige Gewöhnung an die Prothesen eintrete. Die psychische Einstellung des Patienten zur Prothese ist dann eine andere. Groß ist die Enttäuschung, wenn man zu viel versprochen hat, und die Erwartungen des Patienten sich nicht erfüllen. Wichtig ist es auch dem Patienten zu zeigen, wie er mit den Prothesen zu essen habe, daß er seine totale untere Prothese mit der Zunge, Lippe und Wange im Anfang festzuhalten habe, bis das Muskelspiel unwillkürlich erfolgt. Lehrreich ist es, einem geübten Prothesenträger beim Essen zuzusehen. Welch interessantes Muskelspiel bietet sich da!

Wird eine obere Prothese im Schneidezahnbereich belastet, so kann im allgemeinen nicht der Kaudruck so stark ausgelöst werden, als wenn im Eckzahn-Prämolarenbereich abgebissen wird, weil dann die Weichteile der Gegenseite durch ventilartigen Abschluß am Prothesenrand ein Abkippen der Prothese verhindern. Am hinteren Rand der Prothese ist ein ventilartiger Abschluß wie in der Umschlagsfalte nicht vorhanden. Infolgedessen kippt beim Abbeißen mit den Schneidezähnen die Prothese leichter. Man wird also empfehlen, beim Abbeißen von Brot zum Beispiel, die Eckzahn-Prämolarengegend wenigstens im Anfang des Prothesentragens zu benutzen.

ϰ) Kautschuk-, Kunstharz- und Metallbasis des Plattenersatzes.

Nachdem die allgemein für die Anfertigung totalen Plattenersatzes maßgebenden Richtlinien erörtert worden sind, muß sich noch die Besprechung eines besonderen Punktes anschließen:

Das ist die Frage, welches Material für die Platte zu bevorzugen ist. Es ist dies nicht ausschließlich eine Sache der wirtschaftlichen Leistungsfähigkeit des Patienten, wie ausdrücklich betont sei. Die hier zu treffende Entscheidung hängt auch von wichtigen sachlichen Gründen ab.

Wenn wir Metall- und Kautschukplatten oder Kunstharzplatten gegenüberstellen, so sprechen für erstere zunächst mechanische Erwägungen. Bei geringerer Plattendicke besitzen sie eine gleich große oder größere Festigkeit. Die geringere Plattenstärke kommt der Beweglichkeit der Zunge zugute und erleichtert die Sprachbildung schon in der ersten Zeit des Tragens der Prothese. Die geringere Dicke der Platte in Verbindung mit dem an sich besseren Wärmeleitungsvermögen der Metalle bringt eine geringere Beeinträchtigung der Sinnesempfindung der bedeckten Schleimhaut mit sich. Es kommt ferner in Betracht, daß an blanken Metallplatten gerade geringfügige Verunreinigungen weniger leicht haften als an Kautschuk- oder Kunstharzplatten, auch wenn bei der Verarbeitung keine Fehler gemacht worden sind. Auf diesen Faktor ist es wohl auch hauptsächlich zurückzuführen, wenn Kautschukprothesen von manchen Patienten subjektiv schlecht vertragen werden. Die Lösung von Farbstoffen, wie hier und da geäußert worden ist, dürfte dafür wohl weniger in Betracht kommen. An Kunstharzprothesen (Paladon, Propalat, Hekolith usw.) scheinen sich die Patienten besser zu gewöhnen als an Kautschukprothesen. Zum Teil hängt dies mit dem geschmackvolleren Aussehen und der größeren Schleimhautähnlichkeit zusammen. Auch haben Kunstharzprothesen nicht den unangenehmen Geruch, den Kautschukprothesen nach einiger Zeit stets annehmen. Für die Anwendung der Metallplatte ist aber ein derber, gleichmäßig dicker Schleimhautbezug des Kiefers erwünscht, der nicht in jeder zahnlosen Mundhöhle vorgefunden wird. Außerdem ist schließlich noch zu bedenken, daß die geringeren Kosten, die mit einer Kautschuk- oder Kunstharzplatte verknüpft sind, die Verarbeitung dieses Materials geraten erscheinen lassen, wenn die Formänderung des Kieferkammes nach Zahnverlust noch nicht völlig abgeschlossen ist, so daß mit einer baldigen Änderung der Prothese gerechnet werden muß.

Es lassen sich also Gründe für und gegen die Benutzung jedes Materials anführen. Unter den Metallen spielt heute neben Goldlegierungen der rostfreie Stahl eine große Rolle. Seine Festigkeit ist unübertroffen. Leider ist seine Verarbeitung an bestimmte Spezialeinrichtungen gebunden, ein Nachteil, der aber die mehr und mehr zunehmende Verbreitung der Stahlprothesen nicht hat aufhalten können. Die mechanischen und hygienischen Vorzüge des Materials gegenüber dem Kautschuk rechtfertigen es, von dem Stahl Gebrauch zu machen, wo eine Metallplatte indiziert ist, Gold aber nicht verarbeitet werden kann. Ein wesentlicher Nachteil für totale Metallplatten besteht darin, daß ihre Saugfähigkeit sehr gering ist.

Die Änderungen, die der Arbeitsgang durch die Anfertigung einer Metallplatte erfährt, sind im wesentlichen technischer Art und können hier übergangen werden.

λ) Biologische Grundlagen der totalen Prothese.

In den vorangestellten Abschnitten ist bereits mehrfach auf biologische Gesichtspunkte im Zusammenhang mit der totalen Prothese hingewiesen worden. Am Schluß des Kapitels „Totale Prothese" sei aber nochmals zusammenfassend darauf eingegangen.

Es ist nicht leicht, biologische Grundgesetze, die Wissenschaft vom organischen Leben, mit den Problemen um eine gewebsfremde Prothese in Einklang bringen zu wollen. Trotz der schädigenden Wirkung der Prothese auf ihre Unterlage erkennen wir doch andererseits ihre Zweckmäßigkeit an.

Die biologischen Voraussetzungen für eine totale Prothese sind teils gut, teils schlecht, sie beziehen sich auf die Kieferform, den Speichel, die Schleimhaut, das darunterliegende Drüsen- und Fettgewebe, den Knochen, aber auch auf das ganze Individuum selbst, seine persönliche Einstellung zur Prothese, seine Geschicklichkeit und Fähigkeit, damit umzugehen. Wir Zahnärzte befinden uns in der glücklichen Lage, Prothesen herstellen zu können, die der Prothesenträger noch am wenigsten als Fremdkörper fühlt, ganz im Gegensatz z. B. zu den Arm- und Beinprothesenträgern.

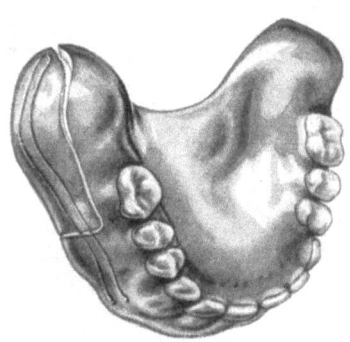

Abb. 612. Totale Prothese mit Zahnfleischklammer für einen Oberkiefer mit stark ausgeprägten Tubera. 0,6 mm federnder Stahldraht ist in den Randteil einpolymerisiert.

Bisher ist dargelegt worden, welche konstruktiven Bedingungen eine Prothese erfüllen muß, um nicht schädlich zu wirken. Beachten wir selbst auch immer die biologischen Grundgesetze? Stehen ihnen nicht auch materielle Schwierigkeiten entgegen? Müßten wir nicht viel mehr totale Immediatprothesen herstellen, um nach Extraktion der letzten, den Biß fixierenden Zähne Veränderungen im Gelenk zu vermeiden? Erfahrungsgemäß gewöhnen sich gerade Patienten, die längere Zeit zahnlos gewesen sind, schlechter an einen Ersatz als diejenigen, die einen Immediatersatz erhalten haben oder aber nur kurze Zeit zahnlos gewesen sind.

Wir betrachten die durch eine Prothese hervorgerufene Atrophie des Alveolarkammes als unbiologisch, und doch tragen auch wir manchmal stark ausgeprägte Tubera im Oberkiefer ab, weil sie einem funktionellen Abdruck hinderlich sind. Die Erfahrungen damit sind teilweise nicht gut. Die Atrophie der Tubera ist nach chirurgischer Abtragung überstehender Wülste manchmal stärker, als es erwünscht ist. Manchmal steht der Abtragung stark ausgeprägter Tubera die Ausdehnung der Kieferhöhle entgegen, die eröffnet werden könnte. Es empfiehlt sich deshalb, vor jeder Abtragung Röntgenaufnahmen der Tubera zu machen, nicht immer finden wir eine dicke spongiöse Knochenschicht, sondern eine Nebenbucht der Kieferhöhle.

Gewöhnlich stößt man auch auf Ablehnung der chirurgischen Tubera-Abtragung seitens des Patienten. Biologischer ist es deshalb, die beiden Tubera als ausgezeichnete Retentionsstellen für die totale Prothese mittels geeigneter Zahnfleischklammern zu benutzen, insbesondere, wenn es sich um sehr stark ausgeprägte beiderseitige Tubera handelt. Oft ist mit stark ausgeprägten Tubera ein Torus palatinus verbunden, es stehen gleich zwei Hindernisse gegen eine vollwertige Prothese. Während die Schwierigkeiten eines Torus palatinus allein durch Hohllegen und Verlagern des hinteren Prothesenrandes in den weichen Gaumen oder auch durch die gaumenfreie Prothese zu umgehen sind, ist das doppelte Hindernis, also Torus und Tubera, unerwünscht. Auch hier sind Zahnfleischklammern biologischer zu bewerten als die chirurgische Abtragung der Tubera. Insbesondere trifft dies für jene Fälle zu, bei denen der Alveolarkamm im Frontzahnbereich ungünstig ist.

Zahnfleischklammern dürfen nicht zu klein und nicht zu dünn konstruiert werden. Sie müssen federnd in der Umschlagsfalte dem Oberkiefer anliegen, der Patient muß sie mit der Wangen- und Lippenmuskulatur fühlen, der Muskeldruck muß sich zusätzlich festhaltend auf die Prothese auswirken. Für die federnde Befestigung der Zahnfleischklammern eignet sich am besten ein haarnadelförmig gebogener, 0,6 mm starker federnder Stahldraht, der passiv in den in der Umschlagsfalte verlaufenden Prothesenrand einpolymerisiert wird. Nach der Fertigstellung der Prothese werden die buccal oder labial verlaufenden Prothesenrandteile mit der Laubsäge so herausgelöst, daß nur die federnde Verbindung durch den doppelten, 0,6 mm starken Stahldraht zum Hauptteil der Prothese verbleibt. Diese Konstruktion hat sich vielfach dann bewährt, wenn ein Funktionsabdruck nicht genommen werden konnte (Abb. 612).

Nach Überwindung der wirtschaftlichen Schwierigkeiten des letzten Jahrzehnts bietet sich jetzt wieder die Möglichkeit, stark ausgeprägte Tubera und vorspringende Teile des Alveolarfortsatzes mit *weich bleibendem* Kautschuk oder Paladon umfassen zu lassen. Gute Retentionsmöglichkeiten werden dadurch ausgenutzt.

Ich erwähnte bereits, daß die biologischen Grundlagen der totalen Prothese sich nicht nur auf den Kiefer und seine nächste Umgebung beziehen, sondern daß darunter auch das ganze Individuum zu verstehen ist, sein Charakter, seine Psyche, seine Fähigkeit, mit unangenehmen Dingen des täglichen Lebens fertig zu werden. Leichter gestaltet sich die Behandlung des einfachen Menschen, viel schwieriger gewöhnen sich an die Prothese nervöse, anspruchsvolle Patienten, auch jene, die in ständiger Hast materielle Dinge höher einschätzen als ihre Gesundheit. Eitle Menschen erzwingen oft die Gewöhnung an eine Prothese, gleichgültige und kranke Individuen nehmen sie aus dem Mund, wenn sie ihnen unbequem erscheint. Das gilt besonders für die untere totale Prothese.

Zusammenfassend ist also zu sagen, daß bei Herstellung jeder Prothese im wesentlichen drei Faktoren Beachtung finden sollen: Der höchstmögliche *kaufunktionelle Nutzeffekt* muß verbunden sein mit der *Unschädlichkeit* der Prothese und mit *bester kosmetischer Wirkung*.

C. Kieferersatz.

1. Die Methoden des Kieferersatzes.

In dem einleitenden Überblick über das Gebiet der zahnärztlichen Prothetik ist bereits zum Ausdruck gebracht worden, daß unser Spezialfach mit dem Ersatz von Kronen und Zähnen nicht erschöpft ist, sondern noch Maßnahmen umfaßt, die darüber hinausgehen. Auch wenn Teile der Kiefer und im weiteren Sinne auch Abschnitte der ihnen benachbarten Weichteile und Gesichtspartien der Ergänzung bedürfen, muß die zahnärztliche Prothetik dem Patienten Hilfe bringen. Während aber der Kronen- und der Zahnersatz zur täglichen Arbeit jedes Zahnarztes gehören, werden Anforderungen auf dem Gebiet der zahnärztlich-chirurgischen Prothetik relativ selten an ihn gestellt. Es würde verkehrt sein, wollte man daraus den Schluß ziehen, der praktische Zahnarzt könne die Versorgung der einschlägigen Fälle völlig einigen wenigen Spezialisten und den zahnärztlichen Kliniken überlassen. Der Umstand, daß Hilfe oft sehr schnell notwendig ist, kann jeden Zahnarzt vor die Aufgabe stellen, an der Beseitigung von Defekten mitwirken zu müssen, die über das engere Gebiet der Zähne hinausreichen. Er muß daher auch mit den Grundzügen der Behandlung vertraut sein. Die wesentlichen Richtlinien dafür sollen deshalb hier niedergelegt werden Die Erfolge, welche die Kieferchirurgie auf dem Gebiete der Knochen- und Weichteilplastik im letzten Jahrzehnt zu verzeichnen hat, haben das Gebiet des Kiefer- und Weichteilersatzes durch Prothesen weitgehend eingeschränkt, ohne jedoch die chirurgische Prothetik ganz verdrängen zu können.

Ehe auf Einzelfragen eingegangen wird, nehmen wir zweckmäßigerweise wieder eine Gliederung des Arbeitsgebietes vor. Diese ergibt sich aus Art und Umfang der zu beseitigenden Defekte.

Da in Friedenszeiten ein großer Teil der Kieferdefekte durch verstümmelnde Operationen herbeigeführt wird, können die hierher gehörigen prothetischen Maßnahmen als *Resektionsprothesen* zusammengefaßt werden.

In das eigentliche Gebiet des Kieferersatzes fallen auch noch Maßnahmen, die dem Verschluß von Gaumendefekten dienen. Soweit sie den weichen Gaumen betreffen, gehen sie aber bereits über den engeren Bereich der Kiefer hinaus. Die innigen Beziehungen, die alle Gaumendefekte in funktioneller Hinsicht verbinden, rechtfertigen aber, ihre prothetische Behandlung zusammenhängend abzuhandeln. Den in Betracht kommenden prothetischen Verschlüssen, für die sich die Bezeichnung „*Obturatoren*" eingebürgert hat, müssen wir uns deshalb hier ebenfalls widmen.

Ergänzend müssen wir dann noch die dem Ersatz von Weichteilen im Bereich des Gesichts dienenden körperfremden Ergänzungen, welche zu den Kiefern direkt oder indirekt in Beziehung treten, ihres selbständigen Charakters wegen als *Gesichtsprothesen* unserer Besprechung anfügen.

2. Resektionsprothesen.

a) Allgemeine Gesichtspunkte.

Besser als jeder prothetische Ersatz ist fast immer der operativ-plastische Verschluß eines Kieferdefektes, entweder durch Knochen- oder Weichteilplastik, vielfach auch durch kombinierte Knochen-Weichteilplastik. Die Erfahrungen des letzten Krieges ermöglichen es uns, auch große Defekte des Gesichtes plastisch zu schließen, vor allem bei jüngeren Patienten (unter 40 Jahren). Es muß auch die Gewißheit vorhanden sein, daß der Patient den mehrfachen Operationen psychisch und physisch gewachsen ist. Falls der Kieferdefekt durch Entfernung eines Tumors entstanden ist, muß die Recidivfreiheit gesichert sein. Da diese Vorbedingungen besonders in der Friedenschirurgie nicht immer vorhanden sind, wird die chirurgische Prothetik trotz der Erfolge der plastischen Chirurgie ihre Bedeutung behalten.

Nicht selten wird der Chirurg gezwungen, wegen lebensbedrohender Erkrankungen — meist bösartiger Tumoren — einen Kiefer oder Teile eines solchen bei einem Patienten zu entfernen ohne Rücksicht darauf, welche Schädigungen lokaler Natur der verstümmelnde Eingriff im Kiefergebiet des Leidenden mit sich bringt. Selbstverständlich wird man aber danach trachten müssen, die nachteiligen Folgen der Operation — Aufhebung der Kaufunktion, Störung der Sprachbildung, Entstellung des Gesichts — möglichst einzuschränken. Von seiten des Zahnarztes durchzuführende prothetische Maßnahmen vermögen hierzu erheblich beizutragen. Ihrem Charakter nach lassen sie sich in zwei Gruppen teilen: *Immediatprothesen*, die unmittelbar nach Entfernung eines Kieferabschnittes an seine Stelle treten, um die aus dem eingetretenen Defekt sich ergebenden Folgeerscheinungen zu verhüten, und *Dauerprothesen*, die dem funktionellen Wiederaufbau des Kieferapparates dienen. In manchen Fällen vermag ein und dieselbe Prothese zugleich beiden Zwecken gerecht zu werden; die Immediatprothese wird zugleich Dauerprothese. Wo dies nicht zutrifft, muß aber der Immediatersatz des resezierten Kieferstückes weitgehend zur Anwendung gelangen, wenn der spätere Dauerersatz seine Aufgaben voll erfüllen soll.

Für die erfolgreiche Anwendung der Immediatprothese ist wieder von Bedeutung, daß die *Zusammenarbeit von Chirurg und Zahnarzt bereits in dem Augenblick einsetzt, in dem die Indikation für die Resektion gestellt wird.* Bereits bei der Aufstellung des Operationsplanes muß auf die prothetische Versorgung des Falles Rücksicht genommen werden. Der Chirurg muß die für die individuelle Herrichtung der Immediatprothese notwendige Zeit gewähren, der zahnärztliche Prothetiker aber muß sich bemühen, hinsichtlich der Dringlichkeit vieler Operationen den Zeitbedarf für seine Vorbereitungen auf ein Minimum zu reduzieren. Nur einfach herzustellende Prothesen können daher als Immediatersatz einem Patienten Nutzen bringen.

Neben der Regelung des Zeitpunktes kann bei der Aufstellung des Operationsplanes von den prothetischen Maßnahmen aber auch der Umfang der Resektion beeinflußt werden. Es ist selbstverständlich, daß die aus der Natur des Krankheitsprozesses sich ergebenden Grenzen des zu resezierenden Kieferabschnittes nicht mit Rücksicht auf die prothetische Behandlung enger gezogen werden dürfen. Es würde nicht zu verantworten sein, wollte man im Hinblick auf eine vorteilhafte prothetische Ergänzung des zu ersetzenden Defektes den Erfolg des operativen Eingriffes in Frage stellen. Sehr wohl kann aber eine Ausdehnung der Resektion gutgeheißen werden, wenn die Funktionsfähigkeit der Prothese und der Kieferstümpfe dadurch verbessert werden kann.

Diese allgemeinen Richtlinien gelten sowohl für Resektionen des Ober- wie des Unterkiefers. Im einzelnen weisen die zu ergreifenden prothetischen Maßnahmen aber weitgehende Unterschiede auf. Sie ergeben sich daraus, daß der Oberkiefer fest mit dem Schädel verwachsen ist, während der Unterkiefer beweglich mit ihm verbunden ist. Die Resektionsprothesen des Ober- und Unterkiefers sind daher nunmehr getrennt zu besprechen.

b) Die Resektionsprothesen des Oberkiefers.

Mit der partiellen oder totalen Resektion des Oberkiefers wird zwischen Mund- und Nasenhöhle eine Kommunikation geschaffen. Daraus ergibt sich ohne weiteres, daß die Nahrungsaufnahme behindert und die Sprache gestört wird. Schon um dies zu verhüten, ist der sofortige Verschluß des Defektes angezeigt. Der knöcherne Oberkiefer gibt aber auch für einen großen Bezirk der Gesichtsweichteile eine Stütze ab. Wenn er ganz oder teilweise in Verlust gerät, sind erhebliche Entstellungen des Gesichtes daher unausbleiblich. Sie verstärken sich noch, wenn die bei der Operation im Gesichtsbereich geführten Schnitte nach der Wundheilung der Narbenschrumpfung unterliegen. Um kosmetischen Mängeln so weit wie möglich vorzubeugen, ist die Anfertigung einer Immediatprothese dringend zu wünschen. Wenn der Immediatersatz zugleich die Basis für den Dauerersatz des Patienten abgeben soll, ist der Behandlungsgang so zu gestalten, wie er von BRUHN, ERNST, HAUPTMEYER, PICHLER, SCHRÖDER u. a. ausgearbeitet worden ist.

Vor Ausführung der Resektion wird von Ober- und Unterkiefer Abdruck genommen. Es werden Modelle hergestellt und an dem des Oberkiefers wird der Umfang der Resektion angezeichnet. Für den zu erhaltenden Teil des Oberkiefers wird eine partielle Platte angefertigt. Mit der notwendigen Klammerverankerung wird sie nach der Vulkanisation im Munde des Patienten einprobiert. Man bekommt dadurch die Gewißheit, daß dieser Prothesenabschnitt sicher sitzt.

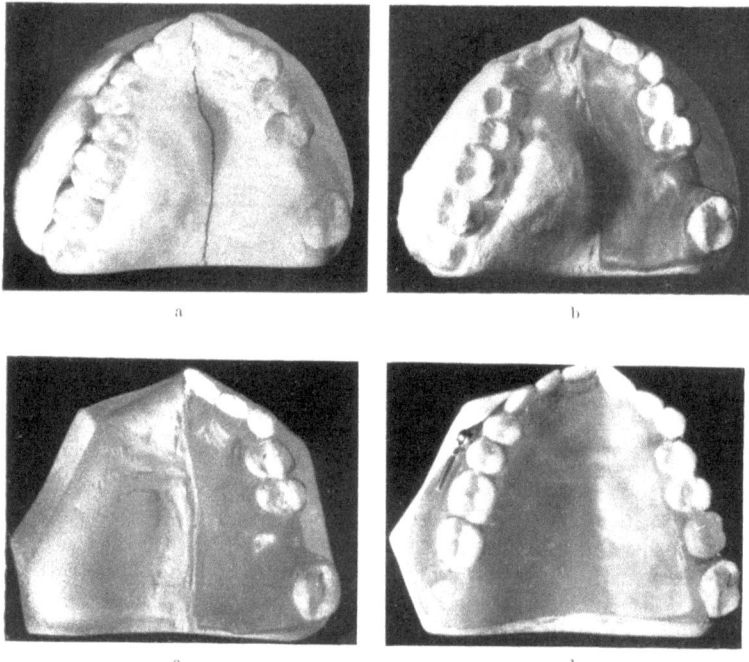

Abb. 613. Anfertigung einer Immediatprothese für eine rechtsseitige Oberkieferresektion.

Dieser Teil der Prothese wird sodann wieder auf das Modell gesetzt. Der zu resezierende Teil wird darauf so radiert, daß er die Gestalt eines normalen zahnlosen Oberkiefers annimmt. Der bereits einprobierte Prothesenteil wird nun hiernach durch Modellierung in Wachs vervollständigt und vulkanisiert oder polymerisiert. Diese Prothese kann dann unmittelbar nach der Operation dem Patienten in den Mund gesetzt werden. Sie verschließt die Öffnung nach der Nase zu und dient zugleich als Träger des Tampons. Bei der Modellierung der Prothese kann auf die Ausbildung der facialen Wand Rücksicht genommen werden, so daß neben dem sprachfunktionellen auch der kosmetische Effekt nach der Abnahme der Verbände in die Waagschale fällt. Die ausladenden Teile dieser Flächen dienen zugleich der Fixierung des Ersatzes. Eine solche Prothese genügt auch der Anforderung, in kurzer Zeit herstellbar zu sein. Sie ist ohne weiteres innerhalb eines Tages anzufertigen. Es macht auch nicht viel mehr Mühe und kostet nicht viel mehr Zeit, wenn gleich künstliche Zähne angebracht werden. Bei vielen Patienten geht eine psychisch vorteilhafte Wirkung davon aus (Abb. 614).

Erweist es sich während des Eingriffs als notwendig, den Umfang der Operation zu ändern, so verliert die Prothese keinesfalls an Wert. Wird im Bereich der Zahnreihe mehr vom Alveolarfortsatz fortgenommen als ursprünglich beabsichtigt war, lassen sich nachträglich noch leicht einer oder mehrere Zähne an die Prothese ansetzen. Bleibt mehr vom Kiefer stehen als vorgesehen wurde, so läßt sich von der Prothese schnell mit Feile, Fräse und Säge etwas fortnehmen.

Von Wichtigkeit ist, daß die Prothese an der resezierten Seite leicht nach unten absinkt. Die Stützung durch Federn ist hier daher meist unentbehrlich. Die Anbringung dieses Befestigungsmittels sollte stets vorgesehen werden. Das macht naturgemäß auch prothetische Maßnahmen im Gegenkiefer erforderlich. Fehlen Zähne im Mahlzahnbereich, so ist die Anfertigung einer Prothese das einfachste Mittel. Sind alle Zähne vorhanden, ist die Überkronung mehrerer Seitenzähne und die Anbringung des Federträgers an einem Quersattelinlay, welches lingual von einem Bügel gestützt wird, notwendig. Die Schaffung dieser Verankerung kommt aber für die Immediatprothese in der Regel nicht in Betracht, da sie zu viel Zeit erfordert. Bewegungen der Prothese in vertikaler Richtung werden so besser ausgeschaltet, wie wenn man zu ihrer Fixierung nur den Narbenzug ausnutzt, der sich in horizontal verlaufender Linie dem Prothesenkörper nahe dem unteren Rande anlegt.

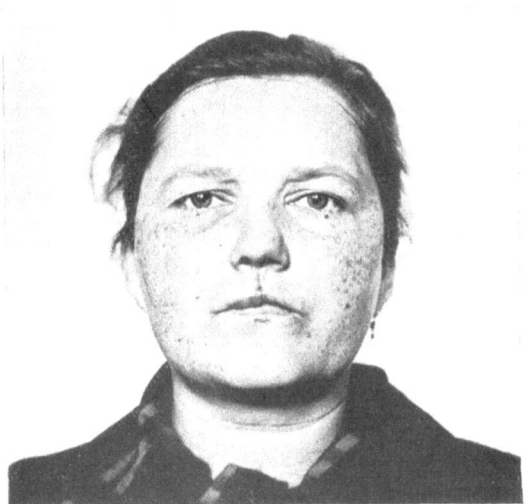

Abb. 614. Patientin mit Oberkieferresektionsprothese. (Aus Dtsch. zahnärztl. Wschr. *1928*, H. 13.)

Die Anfertigung der Immediatprothesen hat die Herstellung von Okklusivprothesen aus Celluloid, die auf dem Modell über die Zahnreihe gepreßt werden, fast verdrängt. In besonders eiligen Fällen kann man sich aber auch dieser Maßnahmen bedienen.

Sobald der die Wundhöhle ausfüllende Tampon verkleinert und allmählich fortgelassen wird, beginnt bei der Immediatprothese bereits die Ausgestaltung der Dauerprothese. Durch Auftragen von schwarzer Guttapercha wird ihr die Gestalt gegeben, derer sie zum völligen Abschluß der Mundhöhle und zur Stützung der Weichteile bedarf. Die Grenze nach dem weichen Gaumen zu erfordert besondere Aufmerksamkeit. Die äußeren Flächen des Guttaperchakloßes werden nach einigen Wochen durch Kautschuk oder Paladon ersetzt.

Bei der Totalresektion des gesamten Oberkiefers ist das Verfahren prinzipiell das gleiche. Die Erzielung einer guten Okklusion bereitet bei dem jedes festen Haltes beraubten Ersatzes aber nicht unbeträchtliche Schwierigkeiten.

c) Die Resektionsprothesen des Unterkiefers.

Die Resektion des Unterkiefers setzt der prothetischen Behandlung dadurch erheblich größere Widerstände als die des Oberkiefers entgegen, daß die Entfernung irgendeines Stückes der Mandibula auch die übrigen Abschnitte ihrer Funktionsfähigkeit beraubt. Die in den Gelenken beweglichen Stümpfe werden unter der Wirkung der an ihnen ansetzenden Muskeln disloziert, was jedes Zusammenwirken des Restes der Zahnreihe mit dem Oberkiefer unmöglich macht. Da die Zunge ihres festen Haltes verlustig geht, ist die Sprachbildung erschwert. Die Entstellung im Gesicht ist meist sehr auffallend. Oft zieht auch die Dislokation mangelnden Lippenschluß und damit Belästigung des Patienten durch Speichelfluß nach sich.

Die prothetische Behandlung muß daher erstreben, die Verlagerung der Stümpfe zu verhindern und den Weichteilen ihre Stütze wiederzugeben.

Dieses Ziel kann nicht nur durch Resektionsprothesen, sondern in geeigneten Fällen auch durch Resektionsverbände erreicht werden. Letztere, die nach den Prinzipien der Kieferbruchbehandlung gehandhabt werden, kommen aber nur für die selteneren Kontinuitätsresektionen in Betracht, bei denen beide Stümpfe noch einen hinreichenden Zahnbestand zur Aufnahme der Verbände besitzen und die spätere plastische Überbrückung des Defektes aussichtsreich erscheint.

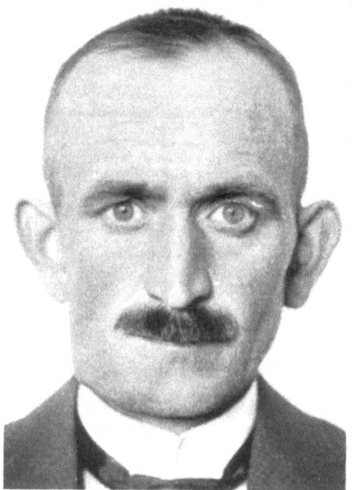 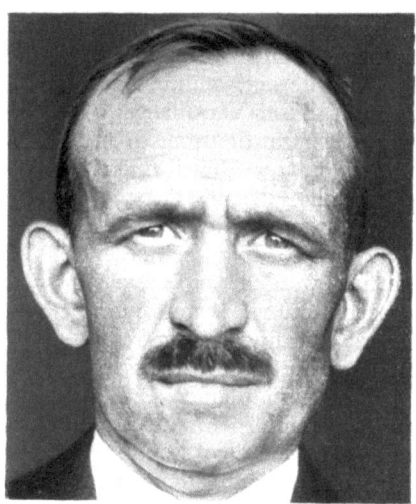

Abb. 615. Patient vor der rechtsseitigen Unterkieferresektion.

Abb. 616. Patient nach Ausführung der rechtsseitigen Exartikulation und prothetischen Versorgung.

Die Herrichtung der Resektionsverbände wird durch die Beschreibung der Kieferbruchschienungen genügend beleuchtet. Die gleichen Hilfsmittel leisten hier wie dort Dienste. An dieser Stelle braucht nicht näher darauf eingegangen zu werden.

Während die Indikation und die Ausführung der Resektionsprothesen nach Teil- oder Totalresektion des Oberkiefers sich in letzter Zeit nicht wesentlich geändert haben, so bewirkten andererseits die klinischen Erfahrungen, die man mit Unterkieferresektionsprothesen gemacht hat, eine vollkommene Abkehr von dem Hartgummi- oder dem Zinnkiefer und von deren starrer Verbindung mit dem Restbestand der Zahnreihe. Das Bestreben, den verlorenen Kieferteil in Form und Größe möglichst vollkommen zu ersetzen, hat den Nachteil, daß ein langer Hebelarm die noch vorhandenen Zähne des Unterkiefers lockert, die Schleimhaut reizt und zum Verschmutzen durch Ansetzen von Speiseresten Veranlassung gibt. Eine Kaufunktion kann diese Prothese aber nicht ausführen, sie hat nur kosmetische Bedeutung, indem sie das Einsinken der betroffenen Gesichtsseite verhindert. Die Erfolge der Funktionskieferorthopädie geben die Berechtigung, auch bei Kieferverletzten und Kieferresezierten diese Behandlungsart anzuwenden. Zwei Wege stehen dafür offen: 1. Die feste Schiene mit schiefer Ebene unter Verzicht auf den Ersatz des verlorenen Kieferteiles, und 2. die herausnehmbare Prothese, auch Prothesenschiene oder Scharnierschiene genannt, die ebenfalls schiefe Gleitflächen trägt und gleichzeitig den resezierten Kieferteil teilweise ersetzen kann.

Die feste Schiene mit schiefer Ebene wird vor der Operation aus 0,3 mm starkem Wachs modelliert. Die schiefe Gleitfläche, die den restlichen Kieferstumpf in die richtige Okklusion leiten soll, wird entweder gleich in Wachs anmodelliert oder nach Einprobe der gegossenen Kappenschiene angelötet. Die Kappenschiene ist nur temporärer Natur, trotzdem muß sie mit aller Sorgfalt gearbeitet werden. Die Kauflächen dürfen nach der Politur der Schiene nicht stärker als 0,1—0,2 mm sein, um die Bißerhöhung möglichst zu reduzieren. Der gingivale Rand berührt das Zahnfleisch nicht, sondern verläuft in 1 mm Entfernung. Die „schiefe Ebene" wird nicht als plane Fläche modelliert, sie paßt sich

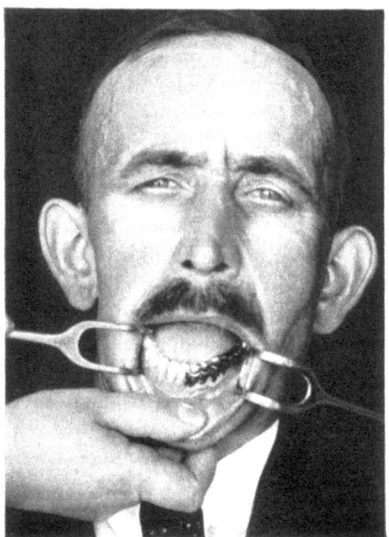
Abb. 617. Unterkieferresektionsprothese bei geöffnetem Munde.

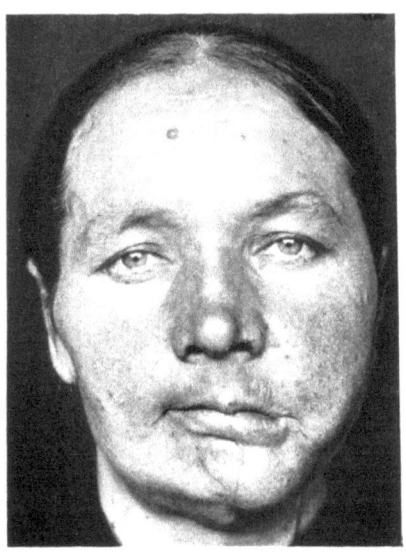
Abb. 618. Patientin nach Unterkieferresektion ohne prothetische Versorgung. Das Kinn ist nach der resezierten linken Seite verschoben.

(Aus Dtsch. zahnärztl. Wschr. *1928*.)

Abb. 615—617. Die Resektionsprothese erstreckt sich von der Mittellinie bis in die rechte Gelenkgrube. Sie wurde in Abständen von 4—12 Wochen herausgenommen und gesäubert. Ansatz von Speiseresten verursachte Entzündungen des Wundschlauches, das Einsetzen war stets schwierig. Kürzungen des aufsteigenden Kautschukkiefers waren notwendig. Lockerung und Caries der übrigen Unterkieferzähne durch die an ihnen ansetzende fortlaufende Klammer (Goldplatin).

vielmehr den Buccalflächen der oberen Gegenzahnreihe an und erstreckt sich ungefähr über 3—4 Zähne. Zum Guß verwendet man Silberlegierungen.

Ist die Narbenschrumpfung des Operationsgebietes beendet, hat der Patient inzwischen gelernt, mit Hilfe der schiefen Ebene den restlichen Kieferstumpf in die richtige Okklusion zu führen, so kann versuchsweise die Kappenschiene abgenommen werden. Wird eine Knochenplastik an Stelle des resezierten Kiefers aus irgendeinem Grunde nicht geplant oder nicht als zweckmäßig erachtet, stört den Patienten das Einsinken der Gesichtsweichteile an der operierten Stelle nicht, so kann die Behandlung als beendet betrachtet werden. Sinkt aber nach versuchsweiser Abnahme der Kappenschiene der verbliebene Kieferstumpf nach der operierten Seite ab, ist die Zahnreihe lückenhaft, so empfiehlt sich die Anfertigung einer Brücke oder 2—3 Kronen, an die eine den Buccalflächen der Gegenzahnreihe angepaßte Gleitfläche gelötet wird, die den Kieferstumpf in die richtige Okklusion führt. Diese Art der Behandlung ist besonders dann zu empfehlen, wenn die Resektion nicht über die Mittellinie hinausgeht, wenn vielleicht nur der aufsteigende Ast und vom horizontalen Ast nur der hintere Teil entfernt zu werden braucht, so daß der Eckzahn der resezierten Seite noch stehenbleibt. Kaufunktionell genügt der verbliebene Kieferstumpf, wenn noch genügend Zähne vorhanden sind. Die Entstellung ist meist auch nicht stark (Abb. 619, 620).

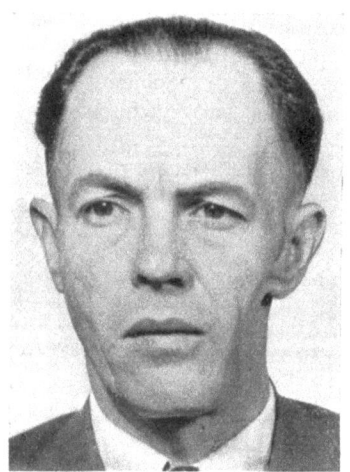

Abb. 619. Exartikulation des linken Unterkiefers vom Eckzahn ab wegen eines Adamantinoms mit carcinomatöser Entartung.

Kappenschienen, die nicht sorgfältig hergestellt werden, zu dick sind und den Biß erhöhen, auf dem Zahnfleisch aufsitzen und Gingivitiden verursachen, die zu lange (über $1/4$ Jahr) getragen werden, schädigen das Gebiß. Sie sind deshalb nicht allgemein zu empfehlen, manchmal auch gar nicht anwendbar, besonders dann nicht, wenn es sich um den Ersatz des resezierten Unterkiefermittelstückes (Kinn) handelt. Hier ist sofortige Hilfe nach der Operation notwendig, denn die Unterkieferseitenteile werden durch die Kontraktion des Musc. mylohyoideus einander genähert und berühren sich in hochgradigen Fällen. Die Zunge sinkt stark ab, wodurch für den Patienten Erstickungsgefahr, zumindest Atemschwierigkeiten bestehen. Unmittelbar im Anschluß an die Operation muß deshalb das Einsinken der Unterkieferreststümpfe verhindert werden, wofür sich sehr gut die Scharnierschiene nach KERSTING (siehe Abb. 637) mit ihren Modifikationen, wie sie vor allem von der Wiener Schule entwickelt wurden, bewährt haben. Der Arbeitsgang ist folgender:

Die Größe des zu resezierenden Unterkiefermittelstückes wird durch Röntgenaufnahmen und klinische Untersuchung genau festgelegt. Stehen in den restlichen Unterkieferstümpfen noch brauchbare Zähne, so werden einige, 2—3 je Kieferhälfte, mit Rasterbändern (Ringe mit buccal aufgelötetem Anschlag) versehen, die aufzementiert werden. Darüber wird ein Gipsabdruck vom Unterkiefer genommen, ebenso vom Oberkiefer. Beide Modelle werden miteinander im Okkludator oder Artikulator in Okklusion gebracht und vom unteren Gipsmodell dasselbe Stück (was Größe und Form anbetrifft) wie später bei der Operation am

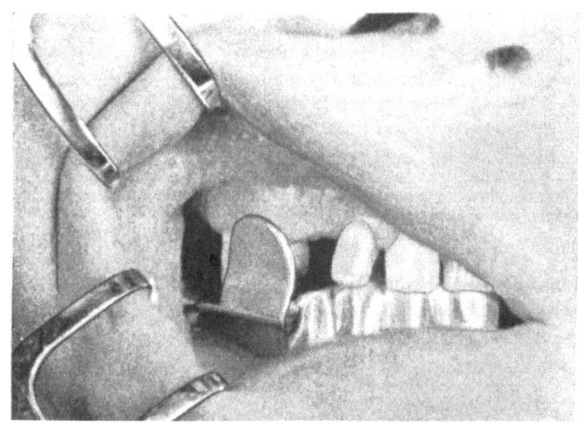

Abb. 620. Schiefe Ebene zur Vermeidung der Dislokation nach linksseitiger Exartikulation des Unterkiefers. Siehe Abb. 619.

Patienten weggeschnitten. Das resezierte Stück wird durch eine Prothese ersetzt, die mit Hilfe von Klammern an den Rasterbändern ihren Halt findet, oder die nach Art der Scharnierschiene die restlichen Zähne umfaßt und als Immediatersatz dient. Diese Art des Kieferersatzes bewährt sich nicht nur bei Resektionen des Mittelstückes, auch unbezahnte seitliche Reststümpfe können damit vor der Verlagerung bewahrt werden, indem schiefe Gleitflächen an die

Prothese anmodelliert werden. Dieser Ersatz ist aber nur temporärer Natur, ihm muß die Knochenplastik folgen, damit anschließend der endgültige Ersatz hergestellt werden kann.

Ist an einem unbezahnten Unterkiefer eine Kontinuitätsresektion kleineren oder größeren Umfanges vorzunehmen, so kann nur eine Prothese ähnlicher Konstruktion, wie sie als „Aktivator" in der Kieferorthopädie bekannt ist, Verwendung finden, um den Patienten vor schlimmster Entstellung zu bewahren. Diese Prothese muß natürlich die restlichen Kieferkämme umfassen, um eine Verlagerung zu verhindern.

Das Anbinden eines Kautschuk- oder Kunstharzkiefers an den Kieferreststümpfen mittels Drahtligaturen bringt, auch als temporär gedachte Maßnahme, nur Schaden, es ist davon dringend abzuraten.

3. Obturatoren.

a) Allgemeine Gesichtspunkte.

Als Obturatoren bezeichnen wir Prothesen, die dem Verschluß von Defekten im harten und weichen Gaumen dienen. Diese Defekte können erworben oder angeboren sein. Die prothetische Behandlung wird dadurch nur unbedeutend beeinflußt. Praktisch wichtig ist *die Lokalisation des Defektes*. Defekte des weichen Gaumens erfordern eine andere Versorgung als die des harten Gaumens. Das erklärt sich ohne weiteres daraus, daß Defekte des harten Gaumens von unbeweglichen Teilen begrenzt werden, während Defekte des weichen Gaumens innerhalb aktiv tätiger Muskulatur lokalisiert sind. Es muß sich daher als notwendig erweisen, die prothetische Behandlung der Gaumendefekte in der Besprechung nach ihrem Sitz zu trennen.

Bevor auf die Durchführung der prothetischen Therapie eingegangen wird, erweist es sich als notwendig, einige allgemeine Gesichtspunkte zu besprechen.

Hier ist zunächst die *Indikationsfrage* zu streifen. Diese berührt weniger die Entscheidung, ob überhaupt der Verschluß eines Gaumendefektes angezeigt ist. Mit Rücksicht auf die sich von ihm herleitende Störung der Nahrungsaufnahme und der Aussprache wird das Bedürfnis für den Abschluß des Defektes stets anerkannt werden müssen. Zu entscheiden wird aber sein, ob die *prothetische* Behandlung indiziert ist.

Die Antwort auf diese Frage wird weitgehend von der Art des Defektes abhängen. Bei angeborenen Spaltbildungen wird stets zu überlegen sein, ob der operative Verschluß des Defektes Aussicht auf Erfolg bietet. Wenn ein funktionell befriedigendes Resultat auf diesem Wege erzielt werden kann, wird dem Patienten das Tragen der Prothese erspart. Wo die Vorbedingungen gegeben sind, wird also dem Patienten zu der chirurgischen Behandlung zu raten sein. Welche Faktoren dabei eine Rolle spielen, kann an dieser Stelle nicht im einzelnen auseinandergesetzt werden. Daß die Aussichten auf erfolgreiche operative Behandlung eines Falles um so größer sein werden, je vertrauter der Operateur mit der Chirurgie der Mundhöhle ist, bedarf kaum der Erwähnung. Dieser Hinweis ist aber berechtigt, da dem Patienten mit einer operativen Überbrückung des Spaltes, die nicht auch einen funktionellen Erfolg einschließt, nicht geholfen ist. Insbesondere muß zum Ausdruck gebracht werden, daß eine Naht des weichen Gaumens, die eine narbige Verkürzung des Gaumensegels nach sich zieht, insofern auch ungünstig zu beurteilen ist, als die prothetische Versorgung eines solchen Falles prognostisch weit schlechter dasteht, als eine durchgehende Spaltbildung mit beweglichen Gaumensegelhälften. Dies muß *vor* der Ausführung einer Operation bedacht werden.

Die Indikation für die chirurgische oder prothetische Therapie richtet sich nach der jeweiligen anatomischen Beschaffenheit des gespaltenen Gaumens. Die Kieferchirurgie weist so gute Ergebnisse in der operativen Technik der Lippen-Kiefer-Gaumenspalten auf, daß man wohl sagen kann, jede Spalte könne auf operativem Wege geschlossen werden. Doch gibt es Gesichtspunkte, die mehr für die chirurgische, und solche, die mehr für die prothetische Therapie sprechen. Jedes Kind, daß mit einer Spalte behaftet, aber sonst gesund ist, gehört an erster Stelle in die Hand des erfahrenen Kieferchirurgen, dasselbe gilt für den gesunden erwachsenen Spaltträger. Kinder und Erwachsene, die krank sind, insbesondere eine Tuberkulose oder Lues haben, die bereits einmal oder mehrmals ohne Erfolg voroperiert sind und bei denen eine nochmalige Operation keinen funktionellen Erfolg haben würde, müssen einen Obturator erhalten. Er ist außerdem noch indiziert bei Patienten, die eine lückenhafte obere Zahnreihe haben und aus diesem Grunde auch einen Zahnersatz haben müßten. Auch psychologische persönliche Momente bedürfen hinsichtlich prothetischer oder chirurgischer Therapie der sorgfältigen Prüfung, sie können nicht alle hier genannt werden.

Ist die Frage nach der Art der Behandlung einer Spaltbildung zugunsten der zahnärztlich-prothetischen Versorgung beantwortet, so ist zu prüfen, ob der Zeitpunkt für ihre Durchführung geeignet ist. Im Interesse der Entwicklung eines Patienten mit angeborenem Defekt wird stets die möglichst frühzeitige Behandlung erwünscht sein. In der Praxis stehen dem aber oft erhebliche Hindernisse entgegen. Zur Zeit des Milchzahnbestandes bereitet die Fixierung eines Obturators Schwierigkeiten. Bei dem in Entwicklung begriffenen kindlichen Kiefer ist außerdem die Brauchbarkeit eines Obturators nur von kurzer Dauer. Die wiederholt notwendigen Änderungen sind dann oft schon aus wirtschaftlichen Gründen nicht durchführbar. Alles das ist zu erwägen, wenn zu entscheiden ist, welcher Zeitpunkt für die Obturatorenbehandlung geeignet ist. Oft wird leider abzuwarten sein, bis bleibende Zähne eine hinreichend feste Verankerung der Prothese ermöglichen. Da Defekte des harten Gaumens geringere Anforderungen an die Verankerung des Obturators stellen als die des weichen, wird für erstere oft die Behandlung früher aufgenommen werden können als bei letzteren.

Bei erworbenen Defekten des Gaumens können ähnliche Erwägungen bezüglich des Zeitpunktes der Obturatorenbehandlung Platz greifen, wenn die Entstehung des Defektes in das Kindesalter fällt. Bei älteren Patienten spielen sie keine Rolle. Mit dem Eintritt der Perforation zwischen Mund und Nase, bzw. zwischen Mund und Nasen-Rachenraum wird sofort die Notwendigkeit des Verschlusses anzuerkennen sein. Damit ist aber nicht gesagt, daß der Obturator das wesentliche therapeutische Hilfsmittel darstellen muß. Im Gegenteil wird meist zu erstreben sein, den Defekt durch die Körperkräfte zur Heilung zu bringen. Das gilt für alle Entstehungsarten der Defekte, unter denen luetische die Hauptrolle spielen. Der Obturator stellt hier also zunächst nur ein Provisorium dar, und erst wenn festzustellen ist, daß die regenerativen Kräfte nicht ausreichen, einen organischen Verschluß des Defektes herzustellen, muß der Dauerverschluß dem Obturator übertragen werden.

Sobald der Zeitpunkt für die Obturatorenbehandlung geeignet erscheint, muß selbstverständlich die Mundhöhle ebenso vorbereitet werden wie für die Anfertigung von Zahnersatz. Einzelheiten in dieser Beziehung brauchen hier nicht wiederholt zu werden. Verwiesen sei nur darauf, daß, soweit Spaltbildungen des harten Gaumens, die durch den Alveolarfortsatz hindurchgehen, Anlaß zur Obturatorenbehandlung geben, die Frage der Erhaltungsfähigkeit unregelmäßig stehender Zähne sorgfältig erwogen werden muß. Falls das Einrichten nicht in Betracht kommt, wird oft die Extraktion einzelner Zähne notwendig sein.

b) Obturatoren des harten Gaumens.

Der Verschluß von Defekten, die auf den harten Gaumen begrenzt sind, stellt an den zahnärztlichen Prothetiker in der Regel keine großen Anforderungen. Eine Platte, die bei der Anfertigung von Zahnersatz mittels der Plattenprothese die Gaumenfläche bedeckt, vermag sowohl bei angeborenen wie bei erworbenen Defekten einen geeigneten Verschluß abzugeben. Ihre Verankerung geschieht mit den dort erwähnten Mitteln. Besonderheiten ergeben sich fast nur beim Abdrucknehmen. Um das Eindringen von Abdruckmasse in die Nase zu verhüten, wird das bestehende Loch leicht mit einem Mulltupfer ausgestopft, der sich besser eignet als Watte. Er wird so in den Defekt eingelegt, daß er die Öffnung verschließt, ihre Ränder aber frei läßt, um ihre exakte Wiedergabe im Abdruck zu erzielen. Von Wichtigkeit ist ferner, daß die anzufertigende Verschlußplatte sich *nur eben an den Rand des Defektes anlegt, nicht aber in ihn hineinragt.* Das gilt ganz besonders für erworbene Defekte, deren Heilung durch einen sich in die Öffnung legenden Verschlußkloß nur verhindert werden würde. Soweit Zähne fehlen, können sie natürlich an der Platte gleich durch künstliche ersetzt werden.

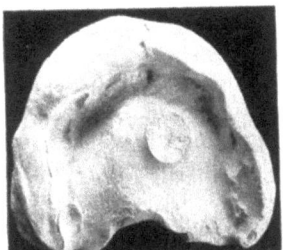 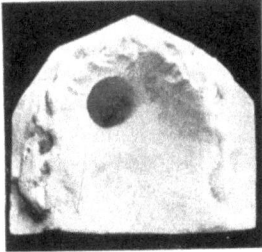 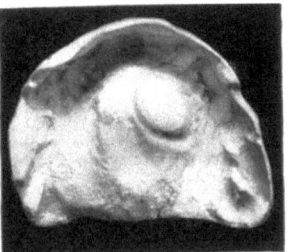

a b c

Abb. 621. Obturator für einen Defekt des harten Gaumens. a Abdruck. b Modell. c Gaumenplatte, die sich an den Rand des Defektes anlegt, als Obturator.

Schwierigkeiten können feine Spalten im Bereich des Alveolarfortsatzes machen, die noch im Mundvorhof nach der Nase durchgehen. Wenn der Rand der Prothese hier zur Erzielung eines luftdichten Abschlusses hochgeführt wird, ist die Bruchgefahr für den schmalen Teil sehr groß, oder die Lippe wird in entstellender Weise vorgewölbt. In der Regel ist aber der chirurgische Verschluß eines solchen Spaltes zu erreichen.

Neben der aus Kautschuk oder Kunstharz anzufertigenden Verschlußplatte spielt bei erworbenen Defekten auch noch die Celluloidprothese, die über die Zahnreihe gepreßt wird, als Verschlußmittel eine Rolle. Insbesondere bei traumatischen Defekten kann sie zugleich als Träger von Verbandstoffen (Jodoformgazetampons) dienen. Eine, nur den Gaumen bedeckende dünne Kautschukplatte vermag aber der Lösung dieser Aufgabe ebenso gerecht zu werden, und nach unserer Erfahrung wird sie auch in diesen Fällen von den Patienten angenehmer im Tragen empfunden. Wir haben daher von ihr mehr und mehr Gebrauch gemacht. Für die Praxis hat diese Art des Verschlusses den Vorteil, daß der Zahnarzt überall auf diese Technik eingerichtet ist.

Defekte, die auf die Grenze nach dem weichen Gaumen übergreifen, können noch mit den gleichen Mitteln abgedeckt werden, sofern der Rand der Prothese im Bereich des Defektes besonders nachgeformt wird. Nachdem eine Verschlußplatte nach dem oben angedeuteten Verfahren hergestellt worden ist, wird der Prothesenrand im Bereich des Defektes angerauht und mit einer geringen Menge schwarzer Guttapercha umkleidet. Der Rand des weichen Gaumens kann sich beim Tragen der Platte dann gut in ihr abprägen. Wird nachträglich die Guttapercha wieder durch vulkanisierten Kautschuk oder Kunstharz ersetzt, ist die Funktionsfähigkeit der Prothese gesichert.

c) Obturatoren für Defekte des weichen Gaumens.

Bei den Defekten des weichen Gaumens muß die prothetische Therapie andere Wege einschlagen. Je nach der Lokalisation des Defektes ergeben sich noch verschiedene Möglichkeiten. Einmal kommen die Fälle in Betracht, die vom hinteren Rande des weichen Gaumens bis an den harten Gaumen durchgehen. Eine große Zahl anderer Fälle begegnet uns derart, daß der an den harten Gaumen anschließende Teil des weichen Gaumens in der Medianebene geschlossen ist, aber noch zwischen hinterem Rand des weichen Gaumens und der Rachenwand ein Defekt besteht. Hierbei handelt es sich entweder um operierte angeborene Spalten des weichen Gaumens, die mit Verkürzung des Gaumensegels verheilt sind oder um erworbene Defekte, die gleichzeitig eine mehr oder weniger umfangreiche Verwachsung zwischen Gaumensegel und Rachenwandung herbeiführen. Außerdem kommen aber auch noch Fälle in Betracht, bei denen zentrale Defekte innerhalb des weichen Gaumens vorliegen oder der Defekt innerhalb des Gaumensegels den Rand des harten Gaumens berührt. Alle Fälle können mit Defekten des harten Gaumens in verschiedener Ausdehnung kombiniert sein. Für den Obturatorverschluß im Bereich des weichen Gaumens ist dies belanglos, wenn man die Defekte des harten Gaumens zunächst so behandelt, als ob sie isoliert vorhanden wären. Für diesen Teil der Obturatorenanfertigung gelten also die oben angeführten Richtlinien.

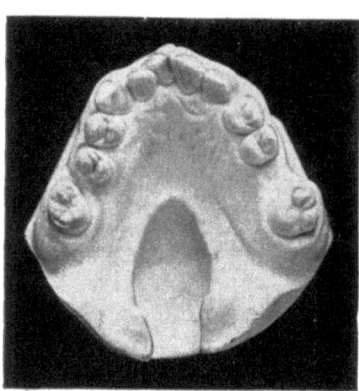

Abb. 622. Modell einer vom weichen Gaumen auf den Rand des harten Gaumens übergreifenden Spaltbildung.

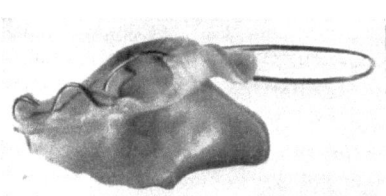

Abb. 623. U-förmig gebogener Stahldraht, um den der Obturator geformt wird.

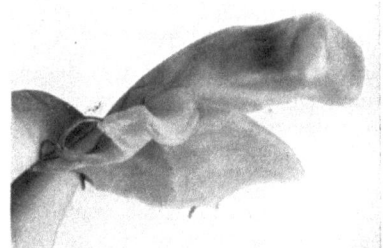

Abb. 624. Obturator nach WARNEKROS-SÜERSEN. Eindrücke der Muskulatur des gespaltenen Gaumens und des PASSAVANTschen Wulstes erkennbar.

Rücksicht zu nehmen ist bei Defekten des weichen Gaumens auf eine ausreichende Verankerung des Obturators. Die Befestigung an natürlichen Zähnen mittels Klammern, unter denen in der geschlossenen Zahnreihe insbesondere die Jacksonklammer und ihre Modifikationen Bedeutung erlangt haben, bewährt sich am besten. Um Überbeanspruchungen einzelner Zähne zu verhüten, sind nach Möglichkeit jederseits zwei Zähne zu benutzen und durch Kronen zu schützen, deren Form sich zur Aufnahme der Verankerung besonders vorbereiten läßt. Sind keine tragfähigen Zähne vorhanden, so kann in geeigneten Fällen die Gaumenplatte des Obturators im Nasenraum über der knöchernen Gaumenplatte durch zapfenförmige Ausläufer verankert werden. Die den Gaumen deckende Platte liefert die Basis für den Verschluß des weichen Gaumens.

Der Behandlungsgang stellt sich folgendermaßen dar: Vorbereitung der zur Verankerung dienenden Zähne, Einpassen der Kronen, Verschluß eventuell vorhandener Defekte des harten Gaumens durch Mulltupfer, Abdruck, Anfertigung der den harten Gaumen deckenden Platte. Am distalen Ende der Platte ist eine Vorrichtung zur Befestigung des für den Defekt des weichen Gaumens bestimmten Verschlusses vorzusehen.

Die aus Edelmetall hergestellten Scharniere (zur beweglichen Befestigung des Obturatorkloßes an der Gaumenplatte) nützen sich stark ab. Zweckmäßiger verwendet man daher Stahlgelenke oder wählt die starre Verbindung zwischen Platte und Kloß, indem man einen U-förmig gebogenen 1,2 mm starken Stahldraht in die Platte einarbeitet (Abb. 623, 624).

Sind diese Bedingungen erfüllt, wird der Anker für den Verschlußkloß mit Guttapercha als Abdruckmasse umkleidet und diese der Funktion der Gaumensegelreste ausgesetzt. So wird erreicht, daß die die Funktion hemmende Abdruckmasse fortgepreßt wird. Die Größe und Form des Kloßes kann dann dadurch ermittelt werden, daß die Weichteile noch an ihm eine Stütze finden müssen, sie selbst aber zur Funktion angeregt und dadurch mehr und mehr gekräftigt werden. Von Wichtigkeit ist auch, daß sich die Rachenwand bei der Phonation dem Obturator anlegt, während sie in der Ruhelage dem von der Nase kommenden Luftstrom freien Durchtritt gewährt. Die Abformung des PASSAVANTschen Wulstes, eines Abschnittes des Musculus constrictor pharyngis superior, soll erkennbar sein. Durch Sprachübungen, die sich auf eine Reihe von Sitzungen verteilen, ist der optimale Verschluß allmählich herzustellen. Eine Kontrolle über die richtige Ausdehnung des Kloßes kann dadurch ausgeübt werden, daß geringe Mengen von Abdruckmasse, die an seine Seitenflächen angesetzt werden, während der Phonation deformiert werden, während Einschnitte in die Oberfläche an der gleichen Stelle längere Zeit erkennbar bleiben. Die Grenzfläche nach dem Nasen-Rachenraum und nach der Mundhöhle kann frei gestaltet werden. Möglichste Freiheit der Luft- und Speisewege ist dabei anzustreben.

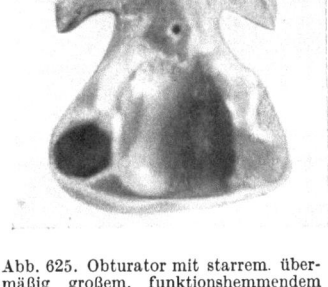

Abb. 625. Obturator mit starrem, übermäßig großem, funktionshemmendem Verschlußkloß. Die Abdrücke der Tuba Eustachii sind erkennbar.

Von der richtigen Gestaltung des Verschlusses hängt der Erfolg der prothetischen Behandlung ab. Ihn zu erreichen wird dadurch erschwert, daß weicher Gaumen und Rachen nicht nur bei der Sprachbildung, sondern auch beim Schlucken Bewegungen ausführen, die Eindrücke in dem Abdruckmaterial hinterlassen, und zwar Eindrücke, die anfangs tiefer sind als die durch die Sprachfunktion hervorgerufenen. Erst wenn sich die Bewegungen der Muskulatur durch systematische Sprachübungen kräftig ausgebildet haben, kann daher das funktionelle Resultat voll befriedigen.

Der Dauerverschluß wird sodann durch Kautschuk oder Kunstharz hergestellt. Daß der Verschlußkloß zur Verringerung des Gewichtes hierbei nicht massiv, sondern hohl zu machen ist, sei besonders erwähnt.

Defekte, die sich am hinteren Rande des weichen Gaumens lokalisieren, können naturgemäß auf diesem Wege nicht verschlossen werden. Die Verbindung des Verschlußkloßes über einen beweglichen Gaumenabschnitt hinweg stellt andere

Anforderungen. Hier gelangt das Prinzip zur Anwendung, das an die Namen SCHILTSKY und WARNEKROS geknüpft ist. Mit der Gaumenplatte wird eine bewegliche Spiralfeder verbunden, die über den geschlossenen Teil des weichen Gaumens hinweggeführt und seinen Bewegungen zu folgen vermag. Am Ende trägt sie einen Anker zur Aufnahme des Rachenverschlußkloßes, dessen Formung nach den gleichen Gesichtspunkten wie bei den durchgehenden Spalten geschieht. Die auswechselbare Anbringung der Feder nach dem Vorschlage HAUPTMEYERS erleichtert Reparaturen bei eintretenden Brüchen. Es darf nicht verschwiegen werden, daß diese Art von Fällen außerordentliche Geduld erfordert, bis es gelingt, einen befriedigenden Abschluß des Defektes bei ausreichender Freiheit des Nasen-Rachenweges herzustellen, da meist der weiche Gaumen durch Narbenbildung nicht beweglich genug ist. Die Wichtigkeit der gründlichen Sprachschulung sei auch hier hervorgehoben. Bei erworbenen Defekten mit eingetretenen Verwachsungen liegen die Verhältnisse noch ungünstiger. Operative Hilfe kann hier oft nicht entbehrt werden, um überhaupt leidliche Resultate zu ermöglichen.

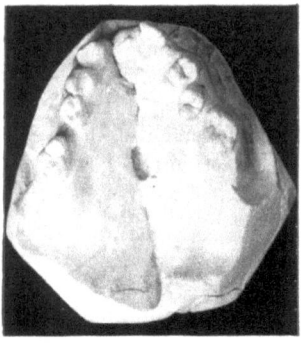

Abb. 626. In frühester Kindheit mehrmals vergeblich operierte Kiefergaumenspalte. Nochmalige Operation infolge narbiger Verwachsungen ist aussichtslos. Zur Anfertigung eines Obturators wird die hinterste, narbige, dünne Verbindung am weichen Gaumen durchtrennt.

Zentrale Defekte innerhalb des weichen Gaumens werden nach den gleichen Grundsätzen prothetisch behandelt. Für sie kann bezüglich des Ersatzes meist die Prognose recht günstig gestellt werden.

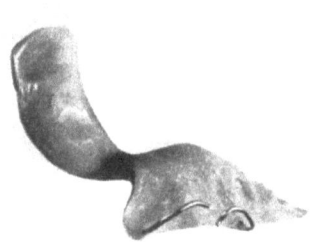

Abb. 627. Obturator zum Verschluß des unteren und mittleren Nasenganges. Seitenansicht.

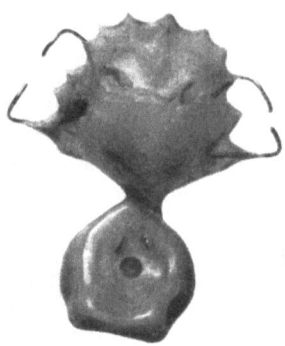

Abb. 628. Obturator zum Verschluß des unteren und mittleren Nasenganges mit Luftloch, Aufsicht.

Defekte, die unmittelbar an den harten Gaumen grenzen, erfahren schließlich dieselbe Behandlung, wie die an dieser Grenze, aber noch innerhalb des harten Gaumens liegenden Perforationen. Eine gelenkige Verbindung kann also entbehrt werden.

Eine besondere Einstellung muß der Prothetiker gelegentlich zu jenen Spalten einnehmen, bei deren Operation der Verschluß, insbesondere des weichen Gaumens, nur lückenhaft geglückt und chirurgisch nichts mehr zu verbessern ist. Die quer über den Gaumen verlaufenden Narben stören die Herstellung eines brauchbaren Obturators derart, daß sie durchtrennt werden müssen, und der vor der Operation vorhandene Zustand wieder als prothetische Aufgabe vor uns liegt (Abb. 626).

Außer den „Gaumenobturatoren", wie die nach WARNEKROS, SUERSEN und SCHILTSKY hergestellten Obturatoren kurz gekennzeichnet seien, finden seit 1928 auch die kombinierten Gaumen-Nasenobturatoren nach FRÖSCHELS und SCHALIT zunehmend Verwendung. Bei Herstellung der Gaumenobturatoren strebt man den Verschluß des Cavum pharyngo-nasale gegen das Cavum pharyngo-orale an. FRÖSCHELS hat gezeigt, daß für die Sprachbildung weniger dieser Verschluß, als vielmehr der Abschluß der Nasengänge wichtig ist. Bei Herstellung des MEAT-Obturators versucht man zunächst durch einen an der Gaumenplatte starr befestigten Guttaperchakloß einen dichten Abschluß der Meati nasi zu erzielen. Aus der Rhinolalia aperta aller Gaumenspalten-Patienten erreicht man dadurch eine Rhinolalia clausa. Zwischen diesen beiden Extremen klingt die Normalsprache, die zu finden nicht einfach ist und des Einsatzes unserer Kunst bedarf. Nach Angaben von FRÖSCHELS und SCHALIT durchbohrt man zunächst den Kloß in Stärke etwa eines dünnen Bleistiftes in Richtung des beim Gesunden verlaufenden Nasen-Pharynx-Luftweges. Bekommt der Patient beim Sprechen und Atmen durch die Nase zu wenig Luft, so wird das Loch trichterförmig nach der Nase zu erweitert, so daß der Patient durch beide Nasenlöcher genügend Luft erhält. Jetzt läßt man den aus plastischer Guttapercha geformten Obturator 1—2 Tage tragen und eifrig Sprechübungen ausführen. Klingt die Sprache verstopft (Rhinolalia clausa), so muß das Loch im Kloß erweitert werden, eventuell auch trichterförmig nach dem Pharynx zu. Es bedarf vieler Geduld von seiten des Patienten und des Behandelnden, um schließlich den richtigen Sprachklang zu finden. Manchmal genügt eine dünnere Platte zum Verschluß der Nasengänge allein, in anderen Fällen muß der Resonanzraum (Nasen-Rachenraum) eingeengt werden, was man durch Vergrößerung des Obturatorkloßes erzielt. Nach einigen Wochen der Gewöhnung sind gelegentlich Korrekturen des Obturatorkloßes notwendig (Abb. 627, 628).

4. Gesichtsprothesen.

Auf die prothetische Deckung von Defekten des Gesichts kann hier nur kurz eingegangen werden. Die Beschränkung der hierher gehörigen Ausführungen auf einen kleinen Raum rechtfertigt sich, weil wir erfreulicherweise nur selten vor die Aufgabe gestellt werden, Verstümmelungen des Gesichts prothetisch zu behandeln. In Friedenszeiten kommen derartige Defekte nicht oft vor, viele von ihnen werden aber auch auf dem Wege der plastischen Chirurgie behandelt. Wo jedoch hochgradige Entstellungen des Gesichts der prothetischen Ergänzung bedürfen, werden sie in der Regel der Klinikbehandlung zugeführt. Die einzelnen Fälle sind untereinander aber auch so verschieden, daß der verfügbare Raum weit überschritten werden müßte, wenn hier eine ausreichende Anleitung gegeben werden sollte. Wird der praktische Zahnarzt vor eine in das Gebiet der Gesichtsprothesen fallende Aufgabe gestellt, wird daher das Studium der Spezialliteratur nicht entbehrt werden können. Hier können daher nur Umrisse aufgezeichnet werden.

Am häufigsten wird noch die Hilfe des Zahnarztes zur Wiederherstellung einer durch Lupus zerstörten Nase in Anspruch genommen. In zweiter Linie kommen als Ursachen Lues, Tumoren und Traumen in Betracht.

Die prothetische Behandlung beginnt mit der Herstellung eines Gesichtsabgusses. Als Material eignen sich am besten Gips, der langsam erhärtet, sowie die amerikanischen Präparate *Zelex und Coeloid Powder*. Die Luftzufuhr durch die Nase wird mittels eines Gummischlauches freigehalten. Die Grenze des Abgusses, welcher nicht zu klein sein darf (er muß Kinn und Haargrenze enthalten), wird durch Tücher festgelegt. Behaarte Gesichtspartien werden gründlich eingefettet oder mit Seidenpapier abgedeckt.

Nach dem Abguß wird ein Gipsmodell des Gesichtes hergestellt. Auf ihm wird der fehlende Teil in Wachs oder Plastilin nachmodelliert. In der befriedigenden Lösung dieser Aufgabe liegt die Hauptschwierigkeit. Bilder des Patienten aus gesunden Tagen oder Vergleiche mit Verwandten können Anhaltspunkte liefern.

Von dem vervollständigten Modell wird durch Abguß eine Hohlform gewonnen, die die Grundlage für die Fertigstellung der Prothese abgibt. Diese kann aus Kautschuk, Celluloid, aus Gelatine und auf galvanoplastischem Wege erfolgen. TRITTERMANN hat über gute Erfahrungen mit Tridermalith berichtet, REICHENBACH hat sich für Hominit eingesetzt, PLÜSCHKE verwendete Gingivist und Hekolith, GERKE berichtete über gute Erfahrungen mit einer Mischung von Paladon-Palapont im Verhältnis 1:4. Jedes der Verfahren, deren Technik übergangen werden muß, hat seine Vor- und Nachteile. Besondere Beachtung erfordert in jedem Falle die Fixierung der Prothese. Die aus HENNINGscher Gelatine gefertigte wird angeklebt. Die übrigen bedürfen der mechanischen

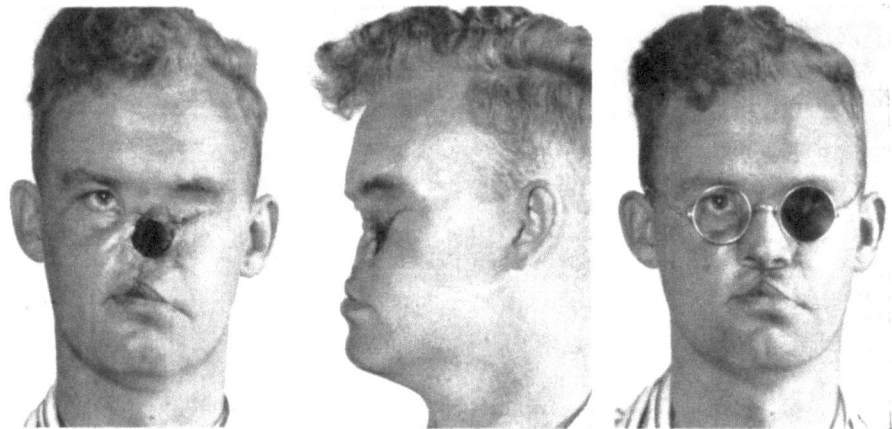

Abb. 629. Deckung eines Gesichtsdefektes durch prothetische Maßnahmen. (Aus GERKE: Dtsch. Z. Ztschr. 1947.)

Verankerung, die in der Nase, im Munde an einem künstlichen Gebiß oder durch ein Brillengestell gesucht werden kann. Der letztere Weg bewährt sich wohl am besten. Jeder Einzelfall stellt aber auch in dieser Beziehung neue Aufgaben. In großem Umfange hängt der Erfolg dann immer von der richtigen Färbung der Prothese ab. Aber auch dieser Teil der Behandlung kann bei guter Beobachtungsgabe zufriedenstellend gelöst werden. Daß es möglich ist, nötigenfalls den Ersatz auf die der Nase benachbarten Partien auszudehnen, bedarf nur der Erwähnung. Selbst der Verlust des Auges kann in Verbindung mit ihr in kosmetischer Beziehung behoben werden.

Wenn auch derartige Prothesen das Spiel der Muskulatur nicht wiedergeben können und ihnen dadurch immer etwas Totes anhaftet, vermögen sie doch den bedauernswerten Patienten den Umgang in der menschlichen Gesellschaft zu erleichtern.

D. Die Behandlung der Kieferfrakturen.

1. Allgemeine Richtlinien für die Therapie.

Es ist selbstverständlich, daß sich die Behandlung der Kieferfrakturen in die allgemeine Lehre von der Therapie der Knochenbrüche einfügen muß. Aus den besonderen anatomischen Verhältnissen des Kieferapparates ergeben sich aber auch eine Reihe von Besonderheiten bei der Therapie von Brüchen innerhalb seines Bereiches.

Allgemein muß zunächst hervorgehoben werden, daß bei jeder Bruchbehandlung zwei Phasen zu unterscheiden sind: Diejenige der *Reposition* der Fragmente und die ihrer *Retention*. Bei Brüchen der Kieferknochen müssen uns daher auch in der Regel beide Etappen beschäftigen. Je nach der Eigenart des Bruches können sich aber auch diese oder jene Maßnahmen und selbst beide erübrigen. Je nach dem klinischen Bild, das der Fall bietet, wird die Therapie sodann durch örtliche oder allgemeine Umstände beeinflußt.

Offene Brüche bedürfen besonderer Behandlung im Hinblick auf die Möglichkeit einer von der Weichteilwunde ausgehenden Blutung und einer sich hier einstellenden Infektion. Auf die für die Wundversorgung maßgebenden Regeln braucht hier nicht näher eingegangen zu werden. An die Gefahr der Tetanusinfektion muß bei äußeren Wunden immer gedacht werden. Verwiesen sei auch auf die Möglichkeit der Interposition von Fremdkörpern in den Bruchspalt; neben Weichteilen spielen hier Zähne, Zahnreste und Zahnfragmente eine besondere Rolle. Wenn eine Störung des Heilverlaufs nicht eintreten soll, müssen derartige Gebilde aus dem Bruchspalt möglichst bald entfernt werden. Zähne, die dadurch mit dem Bruchspalt in Berührung kommen, daß die Bruchlinie durch ihre Alveole hindurchführt, stören die Bruchheilung immer, wenn ihre Pulpa durch das Trauma zugrunde gegangen ist. Dieser Punkt bedarf daher sorgfältiger Prüfung. Zu beachten ist, daß die Untersuchung mit dem Induktionsstrom nicht immer beweisend ist, wenn die Nervenbahnen des Zahnes durch die Fraktur unterbrochen sind, die Gefäßversorgung aber nicht gelitten hat. Mit der Entfernung solcher Zähne, deren Pulpa noch lebt, soll man nicht zu voreilig sein. Wegen der günstigen Zirkulationsverhältnisse im Bereich der Pulpa bieten jugendliche Zähne oft Aussicht auf Erhaltung. In zweifelhaften Fällen wird jedoch die Sicherheit glatter Heilung eines Kieferbruches dem Verlust eines Zahnes vorzuziehen sein.

Vor allem ist bei den therapeutischen Maßnahmen aber auch stets *dem Allgemeinzustand des Patienten die nötige Beachtung zu schenken*. Die äußere Gewalt, die in der Regel den Kieferbruch ausgelöst hat, hat auch auf den ganzen Schädel, oft direkt auf den Hirnschädel gewirkt. Lebensbedrohende Komplikationen im Bereich des Zentralnervensystems liegen daher immer im Bereich der Möglichkeit (Commotio, Contusio, Compressio cerebri). Hinter der Bedeutung, die solchen Erscheinungen zukommt, tritt die Behandlung der Fraktur zurück, selbst wenn die Bruchheilung verzögert oder gestört wird. Die in solchen Fällen nötige Ruhe des Patienten darf in den ersten Tagen durch Anlegung von Schienen nicht gestört werden, so wünschenswert es an sich ist, die Schienung eines Bruches möglichst früh vorzunehmen. Ausdrücklich sei in diesem Zusammenhang betont, daß im Gegensatz hierzu *Schwellungen von Weichteilen allein keineswegs eine Kontraindikation für die Bruchbehandlung* abgeben.

An dieser Stelle muß schließlich auch noch auf die *richtige Ernährung des Patienten und seine Mundpflege* verwiesen werden. In den ersten Tagen kommt ausschließlich flüssige Kost in Betracht, die natürlich entsprechend gehaltreich sein muß. Erst später kann zu breiiger Nahrung übergegangen werden. Tägliche gründliche Säuberung des Mundes ist für den Erfolg der Therapie ebenfalls unerläßlich. Sie darf nicht dem Kranken überlassen werden, sondern ist durch das Pflegepersonal auszuführen. Auswischen mit Pinzette und Watte ist angebracht, Spülungen mit dem kräftigen Strahl eines Irrigators (verdünnte Wasserstoffsuperoxyd- und Natriumbicarbonicumlösungen) können unterstützend wirken.

2. Die Behandlung von Brüchen des Alveolarfortsatzes.

Diese Art von Frakturen pflegt der Therapie keine großen Schwierigkeiten zu bereiten. Die Reposition des meist mehrere Zähne einschließenden Fragments kann in der Regel mit der Hand durchgeführt werden. Alle Möglichkeiten der in Betracht kommenden Verlagerungen nach einwärts oder nach außen, in der Richtung der Kauflächen oder der Wurzelspitzen sind in frischen Fällen unmittelbar durch die Kraft der Finger zu beheben. Fast stets sind die Bruchstücke an ihren richtigen Platz zu bringen, wenn die Empfindlichkeit des Patienten durch Lokalanästhesie (Leitungsunterbrechung) ausgeschaltet worden ist. Bei älteren Fällen versagt mitunter die manuelle Reposition. Sie muß dann durch die schwache aber stetig wirkende Kraft eines Apparates ersetzt werden. Dieser besteht in einem an den gesunden Zähnen zu befestigenden Drahtbügel, von dem aus elastische Kräfte auf die verlagerten Zähne wirken. Ob die Elastizität durch den Bügel erzeugt wird, oder ob sie von besonderen Gummizügen geliefert wird, ist gleichgültig. Dadurch, daß die Zähne an dem Bügel in Passivlage festgebunden werden, nachdem sie ihre richtige Stellung erreicht haben, worüber bei bezahnten Kiefern die Okklusion den besten Aufschluß gibt, kann sich an die Reposition unmittelbar die Retention anschließen, ohne daß ein anderer Apparat benötigt wird. Ist die Reposition der Bruchstücke durch die Hand ausgeführt worden, ist die Anlegung eines solchen Drahtbügels als intraorale Schienung zum Zweck der Retention notwendig. Da gerade bei sehr kleinen Bruchstücken absolute Ruhigstellung notwendig ist, kann die Fixierung durch eine die ganze Zahnreihe einfassende, festzuzementierende, gegossene oder gestanzte Kappenschiene erwünscht sein. Die große Ausdehnung der Schiene schaltet die Nachteile einer Bißsperrung aus, sie darf nicht stärker als 0,2—0,25 mm sein. Bereits nach 3—4 Wochen ist in der Regel eine hinreichende Konsolidierung eingetreten, so daß die ganze Apparatur entfernt werden kann. Selbst bei kleineren Bruchstücken, deren Ernährungsverhältnisse ungünstig zu sein scheinen, wird manchmal die rechtzeitige sichere Schienung noch durch einen Erfolg belohnt. Die Nekrose der Pulpa der im Bruchstück stehenden Zähne erfordert baldige Wurzelbehandlung, und zwar sofort nach Ruhigstellung der gelockerten Zähne durch die Schienen. Die Vitalitätsprüfung muß natürlich vor dem Aufsetzen der Schiene vorgenommen werden.

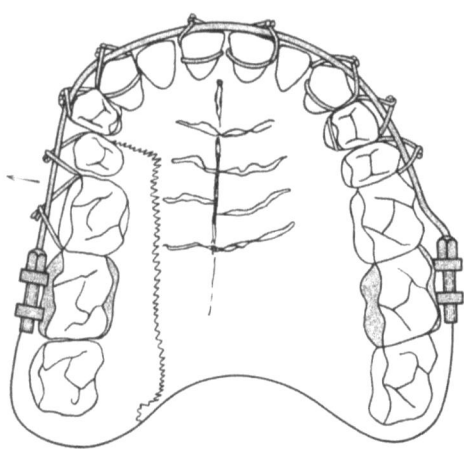

Abb. 630. Nach außen federnder Drahtverband zur Reposition und nachträglichen Retention eines nach palatinal verlagerten Bruckstücks des Alveolarfortsatzes.

3. Die Behandlung der Unterkieferbrüche.

Während die Therapie von Brüchen des Alveolarfortsatzes im Ober- und Unterkiefer Übereinstimmung aufweist und auch keine wesentlichen Unterschiede bei der Behandlung der einzelnen Fälle eintreten, weist im übrigen die Kieferbruchschienung des Unterkiefers prinzipielle Abweichungen von der des Oberkiefers auf. Die Differenzen ergeben sich aus der gelenkigen Verbindung des Unterkiefers mit dem Schädel, während der Oberkiefer unbeweglich mit ihm verwachsen ist. Je nach dem Charakter des Unterkieferbruches muß die Behandlung aber auch sehr verschiedene Wege beschreiten. Die folgende Besprechung muß sich also hiervon leiten lassen.

Allgemein sei hier nochmals betont, *genaue Reposition und sichere Retention der Fragmente sind für gute Heilung Vorbedingung.* Darüber hinaus müssen wir von jeder Schienung eines Bruches verlangen, daß sie hygienisch einwandfrei ist und die Heilung des Bruches nicht durch andere Nachteile erkauft. Bei der Behandlung der Unterkieferbrüche darf insbesondere die Schienung nicht durch wochenlange Immobilisierung des Kiefers erstrebt werden. Der dauernde Mundschluß erschwert die Ernährung sowie die Mundpflege und zieht Veränderungen im Gelenk nach sich, die die spätere Gebrauchsfähigkeit des Kiefers einschränken. Um das zu verhüten, müssen die anzuwendenden Schienungen also die Bewegung der Mandibula im Rahmen der physiologischen Grenzen ermöglichen. Sie müssen *funktionelle Verbände* sein. Alle Methoden, die eine weitgehende Ruhigstellung des Kiefers mit sich bringen, dürfen nur vorübergehend angewandt werden. Längere Inaktivität fördert die Bruchheilung und den Knochenneuaufbau nicht.

Alle *extraoralen Verbände,* die den Unterkiefer fest an den Oberkiefer heranpressen, *Kopfwickelverbände,* wie das Capistrum simplex und das Capistrum duplex sowie die Kinnschleuder kommen daher *höchstens als Notverband in Betracht.* Sie sind möglichst bald durch intraorale Verbände zu ersetzen, die einfach und dem Einzelfall angepaßt sein müssen.

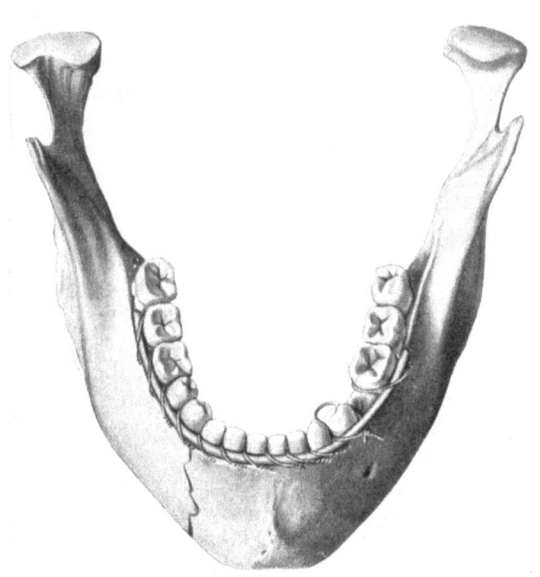

Abb. 631. SAUERscher Notverband.

Jedes Schema ist zu verwerfen. Sie finden an den mit den Kieferfragmenten in Verbindung stehenden Zähnen ihre Befestigung. Dadurch, daß diese klinisch fest mit dem Knochen verbunden sind, haben wir die Möglichkeit, die Bruchstücke von außen unmittelbar anzugreifen, einzurichten und zu fixieren. Bei allen Brüchen im bezahnten Teil der Kiefer machen wir uns diese Tatsache zunutze. Schon der Verlauf der einzelnen Zahnreihe gibt dann wesentliche Anhaltspunkte für die richtige Reposition der Fragmente. Berücksichtigen wir noch, daß obere und untere Zahnreihe richtig in Okklusion stehen müssen, so muß zugegeben werden, daß für die Kontrolle der Schienung bei bezahnten Kiefern die günstigsten Verhältnisse gegeben sind, während bei zahnlosen Kiefern oder solchen, die mit Stellungsanomalien behaftet sind, die Verhältnisse erheblich ungünstiger werden. Die Tatsache, daß die Okklusion der beiden Zahnreihen eine gute Einrichtung der Bruchstücke ermöglicht, hat man sich für die Retention der Fragmente dadurch zunutze gemacht, daß man sie mit der oberen Zahnreihe fest verbunden hat. Derartige intraorale intermaxilläre Verbände erkaufen aber wieder die richtige Einheilung der Bruchstücke durch ständigen Mundschluß und sind daher ebenso wie die nach diesem Prinzip wirkenden extraoralen Verbände kontraindiziert.

In einfachster Form kann eine intraorale dentale Schienung bereits mit Hilfe eines weichen, 1,5—2 mm starken runden oder ovalen Drahtes vorgenommen werden, der im Munde oder am Modell den Zähnen angebogen und mit weichem Ligaturendraht (0,3—0,4 mm) an diesen befestigt wird. Viel verwendet wird der halbrunde Draht nach JANTZEN oder die Profilschiene nach SCHLAMPP mit aufschiebbaren Häkchen. Die Schienung läßt sich damit ohne Hilfe eines Laboratoriums erledigen, doch müssen Zahnbestand und Kronenform einigermaßen normal sein, um die Schienen mit Ligaturen daran befestigen zu können. Es ist darauf zu achten, daß die Zahnfleischpapillen wie überhaupt das Parodontium durch die Ligaturen nicht geschädigt werden.

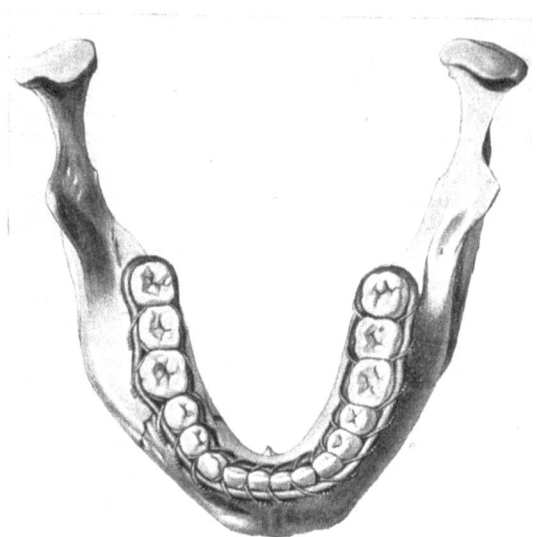

Abb. 632. HAMMONDscher Drahtverband.

Diese von SAUER als Notverband angegebene Schienung bewährt sich bei frischen einmaligen Brüchen bezahnter Kiefer ausgezeichnet, wenn die Bruchlinie nicht dem distalen Ende der Zahnreihe naheliegt. Da sie nur geringe Mittel benötigt, läßt sie sich sofort und in jeder Praxis herstellen.

Noch mehr wird die Sicherheit der Retention vergrößert, wenn der Drahtbügel buccal und lingual um die Zahnreihe herumgeführt wird, wie es HAMMOND angegeben hat. Die exakte Anpassung des Bügels ist dann aber nicht einfach. Am sichersten wird sie auf dem Modell vorbereitet. Der von SUERSEN angegebene Weg ist hierbei innezuhalten: Von den dislozierten Bruchstücken wird ein Abdruck genommen und gleichzeitig ein Modell der Gegenzahnreihe hergestellt. Das Modell des gebrochenen Kiefers wird alsdann an der Bruchstelle zersägt und die Bruchstücke werden nach der Okklusion mit dem Gegenkiefer zusammengefügt. In dieser Lage werden sie aneinander befestigt. Die Herrichtung des Bügels bereitet dann keine Schwierigkeiten. Um ihn einsetzen zu können, müssen natürlich die Bruchstücke im Munde in

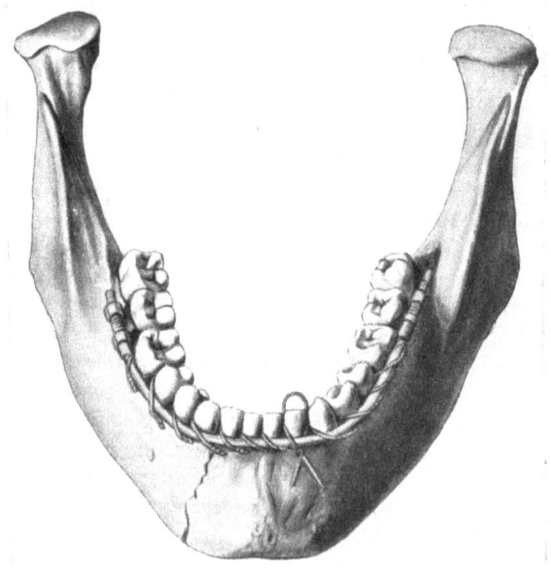

Abb. 633. Ringmutterdrahtverband n. SCHRÖDER. (Aus BORCHERS.)

ihre richtige Lage gebracht werden können. Gelingt die Reposition nicht völlig, verliert diese Art der Schienung ihren Wert. Die Fixation des Drahtbügels durch Drahtligaturen bereitet keine großen Schwierigkeiten mehr. Die Reposition der Fragmente kann durch eine um mehrere Zähne gelegte, aus dem Munde herausführende Drahtschlinge erleichtert werden. Sie gibt uns manuell größere Sicherheit in der Führung der Fragmente. Nach Anbringung der Schiene wird sie entfernt.

Hier sei auch nochmals darauf verwiesen, welche Vorteile die Anwendung der Leitungsanästhesie für die schonende und sichere Anlegung der Apparate mit sich bringt.

Die exakte Biegung des fortlaufenden Bügels ist nun aber keineswegs einfach. Eine andere Modifikation der Schienung, die den gleichen Erfolg verbürgt, ist ihr daher vorzuziehen. SCHRÖDER hat die Retention durch den SAUERschen Drahtverband dadurch verstärkt, daß er verschraubbare Ankerbänder auf je einen Molaren setzt und in den an ihnen angebrachten Röhrchen den Drahtbügel fixiert, der der Zahnreihe entlang läuft. Es können die gewöhnlichen ANGLEschen

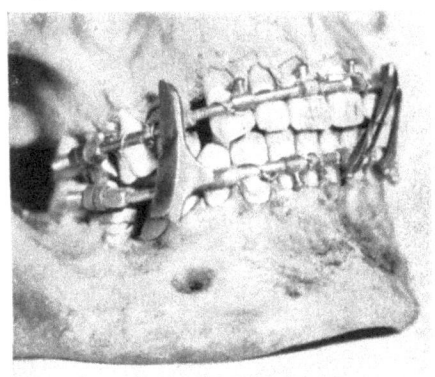

Abb. 634. Ringmutterdrahtverband mit Gleitschiene nach SCHRÖDER.

Ankerbänder verwandt werden, wenn nur diese zur Verfügung stehen. Besser eignen sich allerdings die etwas stärkeren LUKENSbänder. Bei ihnen ist die Verschraubung gleich mit dem Röhrchen zur Aufnahme des Bogens kombiniert. Dieser Ringmutterschienenverband kann in einer großen Zahl von Fällen zur Anwendung kommen. Einer anderen Modifikation der Schienung, bei der Vollbänder um mehrere Zähne gelegt werden, welche durch einen *angelöteten* Bügel untereinander verbunden sind, ist er durch seine einfache Herstellung und leichte Abnehmbarkeit bedeutend überlegen.

In hygienischer Beziehung besitzt der SCHRÖDERsche Ringmutterdrahtverband auch gegenüber den die Zähne in größerer Ausdehnung umfassenden und teilweise den Zahnfleischsaum abdeckenden Schienen aus Kautschuk, die an die Namen WEBER und HAUN geknüpft sind, große Vorzüge. Die Her-

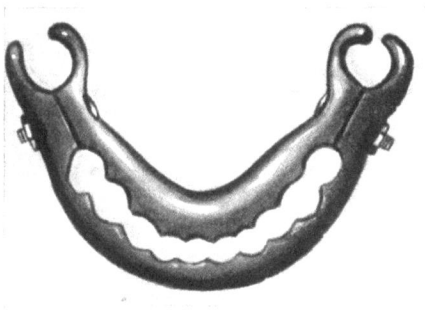

Abb. 635. Verschraubbare Kautschukschiene nach MERTINS.

stellung jener Schienen ist ohne Modell unmöglich. Ihre Fixierung läßt auch an Sicherheit zu wünschen übrig. Die von MERTINS angegebene Modifikation der Verschraubung eines lingualen Schienenteils mit einem buccalen sowie die von KERSTING geübte Methode, die Kautschukschiene mit Scharnieren auszustatten, was eine Ausnutzung der untersichgehenden Räume an den Zähnen ermöglicht, behebt zwar diesen Mangel, macht sie aber mit den Ringmutterdrahtverbänden heute nicht mehr konkurrenzfähig. Dasselbe gilt auch für die von HAUPTMEYER angegebene, nach gleichen Gesichtspunkten konstruierte geschlitzte Zinndrahtösenschiene. Ihre Herstellung ist zu umständlich, wenn ihnen auch der Vorteil zugesprochen werden muß, daß sie schnell und sicher angelegt werden können. Die Anwendung des ihnen zugrunde liegenden Prinzips kommt heute nur bei Gebissen in Betracht, die den Drahtverbänden nicht genügend Halt geben, z. B. beim Bruch des kindlichen Unterkiefers, der noch Milchzähne trägt. Statt des Zinnes wird dann nach dem Vorschlage SCHRÖDERS aber am besten Silber als Material verwandt, das gestattet, die Schiene zierlicher zu halten.

Ist eine vollkommene Reposition der Fragmente nicht möglich, bereitet die Anlegung der erwähnten Verbände Schwierigkeiten. Für die Schienung der Kieferfrakturen muß dann das gleiche Prinzip zur Anwendung kommen, das die Chirurgie bei Brüchen von Extremitätenknochen anwendet: *der Extensionsverband*. SAUER hat den Weg gewiesen, die einzelnen Fragmente zunächst getrennt mit Drahtverbänden zu versehen, die durch Ligaturen und Gummizüge eventuell auch durch Schrauben untereinander verbunden werden, Mittel, durch die die extendierende Wirkung in der gewünschten Richtung entfaltet werden kann. Die mit Kappen die Zähne der Fragmente umgreifende Hebelzugschiene von SCHELLHORN verfolgt das gleiche Prinzip.

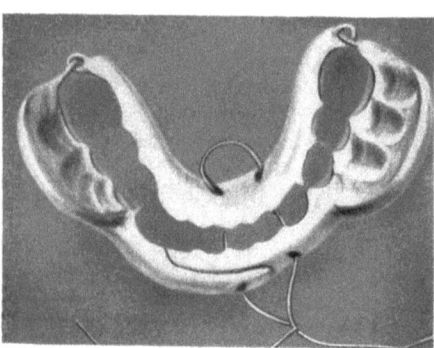

Abb. 636. Geschlitzte Zinndrahtösenschiene nach HAUPTMEYER. (Aus Handbuch der Zahnheilkunde. Bd. I, HAUPTMEYER.)

Bei veralteten Brüchen, die größere Kräfte der Reposition erfordern, können aus dem Munde herausgeführte, scherenförmig gekreuzte Hebelarme (BRUHN, STEINKAMM, HAUPTMEYER) die Erreichung des Zieles fördern.

Bei frischen Brüchen bedarf es dieser Mittel nicht. Mit Vorteil können hier, wenn die manuelle Reposition nicht gelingt, intermaxilläre Gummizüge wirken. In einfachster Form werden im Oberkiefer und an jedem Fragment mehrere Zähne durch eine Drahtligatur umfaßt, deren aufgedrehtes Ende nach der Angabe von ERNST zu einem Haken nach oben oder unten umgebogen wird. Diese Haken vermögen einen vom Oberkiefer zum Unterkiefer führenden Gummizug aufzunehmen, unter dessen Wirkung meist nach kurzer Zeit die völlige Reposition gelingt. Die Anlage solcher Gummizüge kann mangels anderer Hilfsmittel auch als erste Retention der Fragmente ausgeführt werden und verdient als Notverband größte Beachtung (Abb. 638—641).

In größerem Umfang kommt das Prinzip dieser Art der Schienung zur Anwendung, wenn der *Bruch durch den zahnlosen Teil des Kiefers* führt und eine

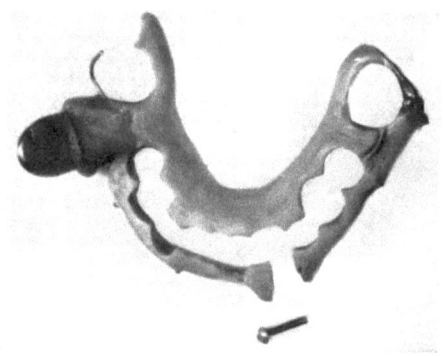

Abb. 637. Scharnierschiene nach KERSTING, hergestellt am Modell nach Reposition der Fragmente. In Leitungsanästhesie wird sie an der Zahnreihe des frakturierten Kiefers verschraubt, wobei gleichzeitig die Fragmente manuell reponiert werden. Zum besseren Halt der Schiene werden 3—4 Zähne mit Rasterbändern versehen. Die Scharnierschiene eignet sich auch gut als temporäre Resektionsprothese.

Dislokation besteht, also bei Brüchen vor dem Angulus, im aufsteigenden Ast und bei den sehr häufigen Frakturen des Proc. condyloideus. Obere und untere Zahnreihe werden mit einem Ringmutterdrahtverband versehen. An die Drahtbügel werden eine Anzahl Knöpfchen angelötet, von denen aus intermaxillär verlaufende Gummizüge geführt werden können, die der Dislokation entgegenwirken, ohne daß die Beweglichkeit des Unterkiefers völlig aufgehoben ist.

zumal mit fortschreitender Konsolidierung die Zahl der Gummizüge vermindert, werden kann. Ohne Verlagerung einhergehende Brüche im Kieferwinkel bedürfen allerdings oft gar keiner Schienung.

Ist der Unterkiefer genügend bezahnt und sind die Fragmente stark verlagert, die Reposition schwierig, so bewähren sich geteilte Schienen gut, die nach Herstellung der normalen Okklusion durch schonenden Zug von Gummiringen zu einer Schiene zusammengebunden werden können. Der Herstellungsgang ist

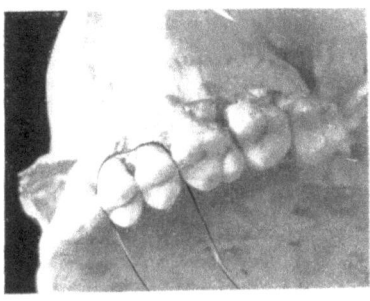 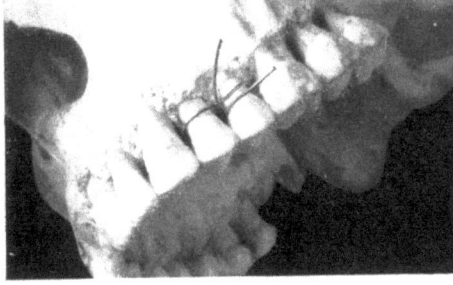

Abb. 638. Abb. 639.

Abb. 638. 0,5—0,6 mm starker Draht wird mesial und distal von 2 benachbarten Zähnen unterhalb des Kontaktpunktes durchgesteckt.
Abb. 639. Beide Drahtenden werden zwischen den umfaßten Zähnen wieder zurückgeführt.

folgender: Auf 2 oder 3 Zähne jedes Fragmentes werden nach Ringmaß hergestellte, 0,2 mm starke Ringe gesetzt, darüber von den Fragmenten ein Stentsabdruck gemacht und ein Gipsmodell hergestellt. An die Ringe werden 1,2 bis 1,5 mm starke Drahtbügel, an diese gleichzeitig Häkchen angelötet. Die beiden Drahtbügel liegen buccal den Zähnen gut an, an der Bruchstelle überkreuzen sie sich. Nun werden beide Schienen einzementiert und eventuell die mit Bändern

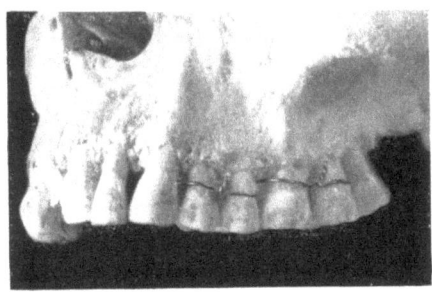 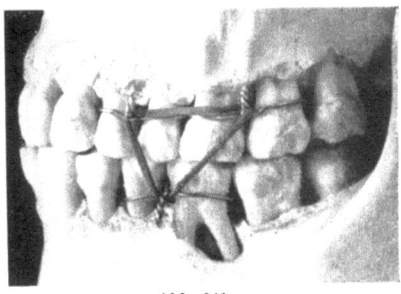

Abb. 640. Abb. 641.

Abb. 640. Die Drahtenden werden zu Häkchen zusammengedreht, an denen Gummizüge ansetzen.
Abb. 641. Gummizüge an 3 Häkchen, nach ERNST angesetzt.

nicht versehenen Zähne durch Ligaturen mit der Schiene verbunden. Im Oberkiefer wird eine ähnliche Schiene oder ein SAUERscher Drahtverband hergestellt. Durch intermaxillär gelegte Gummizüge kann auch die stärkste Dislokation der Fragmente ausgeglichen werden. Sobald die Okklusion hergestellt ist, können beide Schienenteile durch Drahtligaturen verbunden und die Gummizüge fortgelassen werden (Abb. 642—643).

Fehlen im Unterkiefer Molaren sowie Prämolaren und verläuft der Bruchspalt von distal nach mesial ansteigend vor dem Ansatz des Musc. masseter, so ist die durch den starken Muskelzug bedingte Verlagerung des distalen Bruchstückes nur durch eine Pelotte auszugleichen, die am besten im Gegenkiefer angebracht wird (Abb. 644—646).

Außerordentliche Bedeutung erlangt die intermaxilläre Schienung auch bei den mit Defektbildung einhergehenden Kontinuitätstrennungen des Kiefers, also bei Schußverletzungen mit Zertrümmerung des Kieferkörpers, bei Spontanfrakturen (Tumoren, Tabes, Osteomyelitis) und als Resektionsverband nach Operationen. Die prophylaktische Anlegung der Schienung oder ihre Vorbereitung kann dem Patienten große Nachteile ersparen.

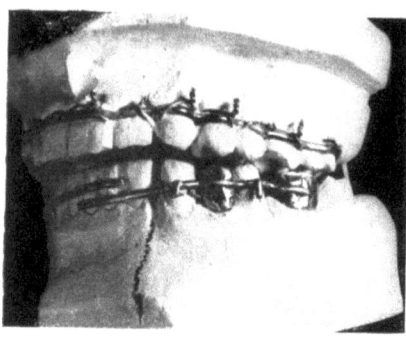 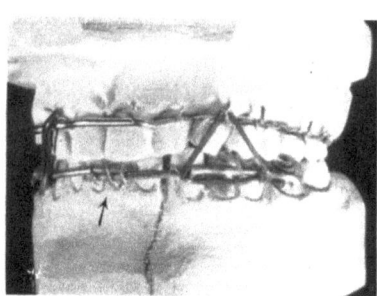

Abb. 642.   Abb. 643.

Abb. 642. Fraktur zwischen |2 und |3. Okklusion ist gestört. Oberkieferhilfsschiene aus halbrundem Stahldraht. Geteilte Bandschiene im Unterkiefer. Halbrunder Draht angelötet an Bändern auf 74|47. Ligaturen an den übrigen Zähnen.

Abb. 643. Nach Herstellung der Okklusion wird die geteilte Schiene im Unterkiefer durch Ligaturen zu *einer* Schiene verbunden.

Beschränkt wird leider die Anwendung der dentalen intermaxillären Schienung durch Mängel des Gebisses. Wenn hinreichend feste Zähne fehlen, ist die Anlegung eines dentalen Verbandes ausgeschlossen. Ist nur der Oberkiefer unzureichend bezahnt oder zahnlos, so können die fehlenden Zähne durch eine am Oberkiefer fixierte Platte, die an der buccalen Seite Knöpfchen zur Aufnahme der Gummi-

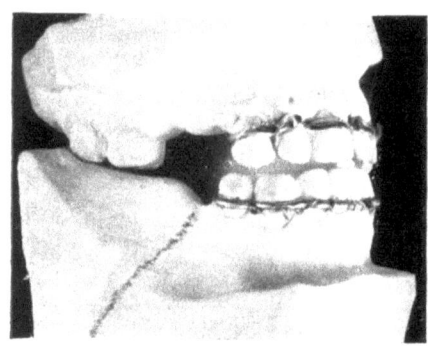 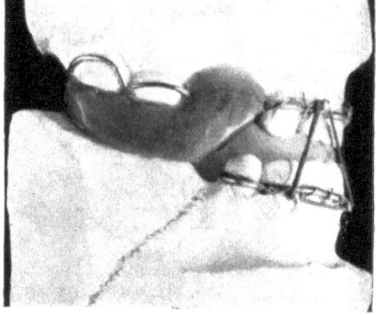

Abb. 644.   Abb. 645.

Abb. 644. Fraktur im unbezahnten Kiefer hinter dem 1. Prämolaren. Verlagerung des distalen Fragmentes durch Zug der Kieferschließer. Okklusion im Frontzahnbereich gestört.

Abb. 645. Zur Rückverlagerung des unbezahnten Fragmentes wurde im Oberkiefer eine Pelotte gefertigt, die mit Klammern an den Molaren befestigt wurde. Intermaxilläre Gummizüge reponieren das vordere Bruchstück.

züge erhält, ersetzt werden. Die Fixation der Platte muß dann aber mangels anderer Behelfe vom Schädel aus vorgenommen werden. Von der Platte aus dem Munde heraus nach dorsal geführte Bügel stehen mit einer sich auf das Schädeldach stützenden Kopfkappe in Verbindung. Der Verband wird also ein extraintraoraler, dem wir bei der Behandlung der Oberkieferbrüche wieder begegnen.

Fehlen im Unterkiefer geeignete Zähne, können intraorale Verbände überhaupt nicht mehr zum Ziele führen. Immobilisierende Verbände sind aber auch dann zu vermeiden. Schienungen, die unmittelbar am Knochen nach dem Prinzip der Nagelextension angreifen, treten in ihre Rechte, oder die Knochennaht muß zur Anwendung kommen. Auf diese Behandlungsarten näher einzugehen ist hier nicht mehr möglich. Für den praktischen Zahnarzt kommen sie nicht in Frage.

Er kann aber auch mit einfachen technischen Mitteln Unterkieferbrüche zur Ausheilung bringen, selbst wenn gar kein Zahn mehr im Munde vorhanden ist, an dem Schienen befestigt werden könnten. Sind Prothesen vorhanden, die bis zum Unfall getragen wurden, so können diese als Schienen dienen, sobald die Schwellung zurückgegangen ist. Stehen Prothesen nicht zur Verfügung, so wird nach Rückgang der Schwellung von Ober- und Unterkiefer Abdruck genommen und danach Kautschuk- oder Paladonplatten hergestellt. Während des Abdruckes bemüht man sich, die dislozierten Fragmente durch Fingerdruck zu reponieren. Auf die Kautschuk- oder Paladonplatten werden Wachsbißwälle aufgetragen und der Biß genau so festgelegt, als ob man eine totale obere und untere Prothese

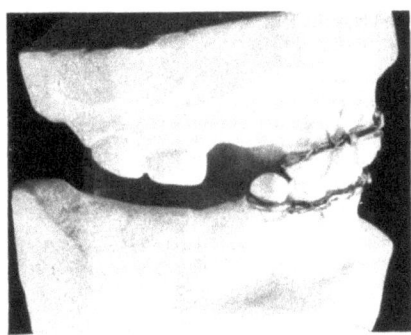

Abb. 646. Nach Herstellung der Okklusion der Frontzähne und Reposition des distalen Fragmentes.

herstellen wollte. Die Wachsbißwälle, in die im Schneidezahnbereich ein Futterloch ausgeschnitten wird, werden nachher durch Kautschuk oder Paladon ersetzt, poliert und eingesetzt. Eine Kinnschleuder, hergestellt aus Kofferdam oder Fahrradgummi, sorgt durch Druck von außen für Ruhigstellung und Reposition der Fragmente.

4. Die Behandlung der Oberkieferbrüche.

Auf Grund der anatomischen Verhältnisse verlaufen die Oberkieferbrüche sehr viel häufiger ohne Dislokation als die des Unterkiefers. Die Schienung wird uns dann also gänzlich erspart.

Frakturen in der Mittellinie können zu einer Verkeilung der Bruchstücke nach einwärts führen. Gelingt die manuelle Reposition, reicht zur Schienung oft der bei den Unterkieferbrüchen näher beschriebene Ringmutterdrahtverband aus. Eventuell kann eine Federwirkung des Bogens nach außen zur Reposition ausgenutzt werden. Bei stärkeren Widerständen kann eine in transversaler Richtung geführte Dehnungsschraube zur Anwendung kommen, die rechts und links an einer die Zähne umgreifenden Kappe ansetzt. Die Notwendigkeit hierzu besteht aber sicherlich höchst selten.

Sind die Kieferhälften nach außen auseinandergetrieben, ermöglicht ein nach innen federnder Ringmutterdrahtverband die Reposition und anschließend meist eine ausreichende Retention.

Nach abwärts abgesunkene Fragmente des Oberkiefers, also die am häufigsten vorkommenden *Transversalfrakturen*, müssen nach aufwärts gezogen werden. Dazu reicht eine intraorale Schienung nicht aus. Hier muß der bereits erwähnte extraintraorale Verband mit Kopfkappe benutzt werden. Nach einem Oberkieferabdruck wird eine die Zahnreihe umgreifende Kappenschiene gestanzt oder gegossen. Die nach rückwärts aus dem Munde herausführenden Bügel aus mindestens 3 mm starkem Draht werden angelötet und durch Gummizüge mit der Kopfkappe verbunden. Die Kopfkappe braucht nur aus wenigen aneinandergenähten, nicht zu schmalen Gurten zu bestehen. Die Verwendung einer Binde mit eingewebter Kante, an die mehrere Haken angenäht werden, als Kopfkappe, welche von WASSMUND empfohlen worden ist, hat sich auch uns gut bewährt. Die Fixierung des extraoralen Drahtbügels an einem Ringmutterdrahtverband des Oberkiefers erscheint uns nicht so praktisch. Die der oberen Zahnreihe anliegende Kappenschiene kann leichter in den Mund eingeführt und aus ihm herausgenommen werden (Abb. 647—649).

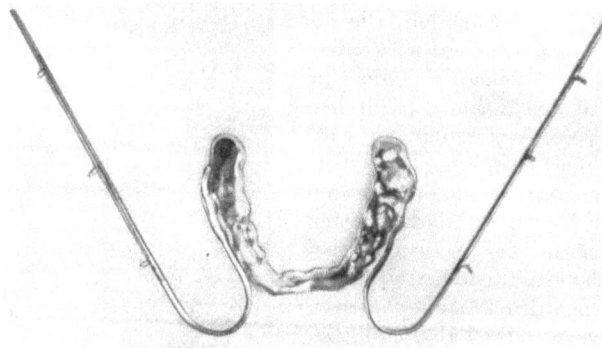

Abb. 647. Kappenschiene mit Außenbügel zur Reposition eines abgesunkenen frakturierten Oberkiefers.

Fragmente, die zugleich nach rückwärts verlagert sind, können nach vorn gezogen werden, wenn von der Kopfkappe aus vor dem Gesicht ein Bügel nach abwärts geführt wird, von dem aus Gummizüge in horizontaler Richtung zur Oberkieferschiene führen. Die Kappenschiene muß in diesen Fällen einzementiert

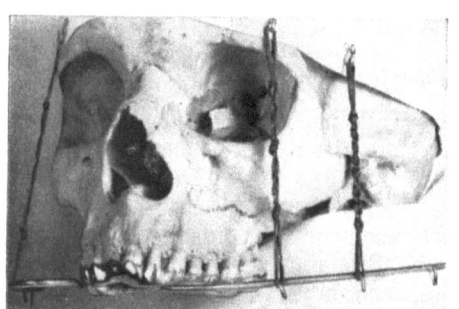 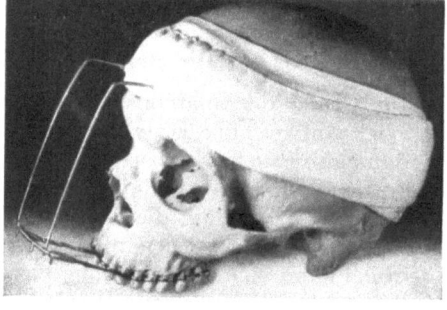

Abb. 648. Abb. 649.

Abb. 648. Transversale Absprengung des Oberkiefers. Eine Kappenschiene mit extraoralem Bügel drückt mit Hilfe von Gummizügen, die an einer Kopfkappe ansetzen, den abgesunkenen Oberkiefer in seine normale Lage.
Abb. 649. Extra-intraorale Schienung eines Oberkieferbruches bei Dislokation des Fragmentes nach hinten.

werden. Die Variationsmöglichkeiten sind natürlich nach dem Grad und der Richtung der Wirkung unbeschränkt. Das Prinzip dieser Schienungsart wird aber in fast allen Fällen innezuhalten sein.

Ergänzend sei bemerkt, daß auf der Basis dieser Schienung auch dann aufgebaut werden muß, wenn Ober- und Unterkieferbruch gemeinsam vorkommen. Nachdem der Oberkieferbruch am Schädel richtig retiniert ist, kann die Schienung der Unterkieferfraktur nach den gleichen Grundsätzen erfolgen, die für Unterkieferbrüche allein maßgebend sind.

Bei Ausführung der Schiene sowohl im Ober- als auch Unterkiefer ist es oft notwendig, von der Leitungsanästhesie oder von der subcutanen Injektion von 1 cm^2 SEE (schwach) Gebrauch zu machen. Man erleichtert sich die Arbeit und mildert die Schmerzen. Der oft starke Speichelfluß wird durch subcutane Injektion von 1 cm^2 Atropin. sulfuricum 0,0005 sehr gehemmt. Die Injektion erfolgt 1 Stunde vor Arbeitsbeginn.

Im Rahmen dieses Lehrbuches ist es nicht möglich die Diagnose und Therapie der Kieferfrakturen ausführlich darzustellen. Das Studium der einschlägigen Bücher von WASSMUND und REICHENBACH wird empfohlen.

5. Die orthopädische Behandlung der Kieferklemme.

Eine Komplikation, die den Erfolg der Kieferbruchbehandlung bei Fällen mit stärkeren äußeren Verletzungen (Schußbrüchen), aber auch bei anderweitigen Eingriffen in das Kiefergebiet außerordentlich zu beeinträchtigen vermag, ist die *Kieferklemme* in ihrer narbigen Form. Neben anderen Hilfsmitteln vermag hier die Schienenbehandlung gute Dienste zu leisten.

Narbige Kontrakturen, seien sie traumatischer oder infektiöser Genese, können so stark ausgeprägt sein, daß die Zahnreihen kaum auseinandergebracht werden können.

Sie finden sich aber auch in der Art einer ständigen Kieferklemme 1. oder 2. Grades. Die Patienten können den Mund nur beschränkt öffnen. Versuche, volle Mundöffnungsbewegungen zu erzielen, sind schmerzhaft. Je länger dieser Zustand besteht, desto mehr verringert sich die Öffnungsmöglichkeit. Man kann diese Art der zunehmenden Kontrakturen häufig bei Kindern beobachten, die Scharlach, Diphtherie oder Masern überstehen, eine Otitis media zusätzlich durchmachen, wobei sich die Infektion auch auf das Kiefergelenk überträgt.

Bei jugendlichen Patienten bis etwa zum Alter von 14—16 Jahren gelingt es meistens im kurzen Chloräthylrausch die Narben und Synechien zu trennen (vor allem, wenn eine gut erhaltene Zahnreihe im Backenzahnbereich gestattet, den Heister zweckmäßig anzusetzen). Sobald die Narben und Verklebungen im Gelenkspalt bei der Heisterung zerrissen sind, empfindet man ein deutliches Nachgeben. Sofort anschließend wird von der oberen Zahnreihe Abdruck genommen und eine Sperrprothese aus Paladon oder Kautschuk hergestellt, die die obere und untere Zahnreihe in zwei Drittel Mundöffnungsstellung voneinander entfernt hält. Es ist nicht zweckmäßig, sofort die volle Mundöffnung durch die eingesetzte Prothese erreichen zu wollen, denn dann hat der Unterkiefer keine Bewegungsfreiheit. Es besteht die Gefahr, daß das Gelenk abermals versteift, jetzt in Öffnungsstellung. Deshalb muß dem wieder mobilisierten Unterkiefer Bewegungsfreiheit gelassen werden. Die Sperrprothese muß so gearbeitet werden, daß alle Zähne des Gebisses mit den Kauflächen Aufbiß haben, und daß sie der Patient selbsttätig einsetzen und herausnehmen kann; dadurch zwingt er sich, indem er die Prothese oft herein- und herausnimmt, das ehemals versteifte Gelenk ständig zu bewegen und ihm die alte Funktion wiederzugeben. Keinesfalls darf die Sperrprothese nur im Bereich einzelner Zähne sperren, was zur Schädigung führen würde. Darauf weist auch FRÖHLICH hin, der die Sperrprothese in etwas anderer Form zuerst empfohlen hat.

Besonders bei Kindern, die eine narbige Kontraktur der Gelenke einerseits oder beiderseits aufweisen, zeigt sich die Anwendung einer derartigen Sperrprothese als sehr lohnend. Nicht immer braucht man mit dem Heister die narbigen Verwachsungen zu zerreißen, insbesondere dann nicht, wenn der Beginn der narbigen Kontraktur nicht länger als 3—6 Monate zurückliegt, und wenn noch der Mund etwa zur Hälfte geöffnet werden kann. In diesem Fall wird von der oberen Zahnreihe Abdruck genommen und eine Sperrprothese gefertigt, die das Kind zwingt, den Mund so weit wie möglich offen zu halten. Es ist erstaunlich, wie unter der Wirkung der Sperrprothese die Narben sich dehnen, die Verwachsungen sich lösen, so daß eine 2. Sperrprothese bei erweiterter Mundöffnung eingesetzt werden kann. Nach einigen Tagen empfindet das Kind und auch der Erwachsene die Prothese nicht mehr als störend, sie liegt lose im Munde, darf nicht klemmen, sie übt keinen aktiven Druck aus, wird zum Essen herausgenommen, auch sonst empfiehlt man dem Patienten, die Prothese für 10 Minuten herauszunehmen, sie dann wieder für 10 Minuten einzusetzen, usw. bis die Abstände soweit gesteigert werden, daß der Versuch gewagt werden kann, auch in der Nacht die Prothese fortzulassen. Gelingt am nächsten Morgen die Einführung der Prothese ohne Mühe, so ist damit das Ende der orthopädischen Behandlung erreicht.

Wie erklärt sich die Wirkung einer inaktiv im Munde liegenden Prothese? Das häufige Herausnehmen und Wiedereinsetzen veranlaßt eine Mobilisierung der Bänder und Muskeln, die die Öffnungs- und Schließbewegungen ausführen. Die Prothese liegt locker im Munde, sie ist eine Art Turngerät für die Unterkiefermuskulatur, die in ständiger Bewegung ist, so daß der Unterkiefer bestrebt ist, die von der oberen Zahnreihe abfallende Prothese wieder hoch zu drücken.

Anstatt der Sperrprothese ist es in geeigneten Fällen besser, sofort einen Aktivator zu konstruieren, vorausgesetzt, daß die beschränkte Mundöffnung dies gestattet. Kommt man mit der Sperrprothese allein nicht zum Ziel, erscheint es vor allem noch aussichtsreich, eine Abweichung des Unterkiefers auszugleichen. dann wird man der Sperrprothese immer den Aktivator folgen lassen. Die Sperrprothese, auf der alle Zähne des Gebisses gleichmäßigen Aufbiß haben, die sich auf den Gaumen gar nicht zu erstrecken braucht, hat aber den Vorteil, daß sie gegenüber einem Aktivator nicht so voluminös ist. Wenn bei narbigen oder muskulären Kontrakturen, insbesondere bei Kindern und Jugendlichen, der Mund nur wenig geöffnet werden kann, so erscheint es zweckmäßig, eine Sperrprothese einem größeren Aktivator vorangehen zu lassen. Operiert man die Ankylose oder narbige Kontraktur, so erzielt man gewöhnlich sofort volle Mundöffnung, kann Abdruck vom Ober- und Unterkiefer nehmen und danach einen Aktivator herstellen. STEHR empfiehlt bei beschränkter Mundöffnung einen horizontal geteilten Aktivator mit intraoral vorzunehmender Verschraubung oder Versplintung der beiden Teile. An Versuchen, narbige Kontrakturen des Kiefergelenks auf rein orthopädischem Wege auszugleichen, mangelt es nicht. Sie fanden auch vielfach zur orthopädischen Nachbehandlung nach Ankyloseoperationen Verwendung. Die bekanntesten sind: Der Dehnungs- und Mobilisierungsapparat von DARCISSAC, die STEINKAMMspreize, der Mundsperrer und Dehnapparat nach KNORR. Die vier genannten Apparate wirken durch Federkraft oder durch Einspannen besonderer Gummizüge. Sie haben den Nachteil, daß sie nur zeitweise getragen werden können, den Patienten beim Sprechen hindern, der Speichel fließt aus dem Munde heraus, die Zähne werden nicht alle gleichmäßig belastet, durch den starken Druck der Schraube oder der Gummizüge werden sie empfindlich, die Patienten sind mit diesen Apparaten auf das Zimmer angewiesen. Die mehrfachen Nachteile dieser Apparate veranlassen den Patienten, sie wenig zu tragen, die Patienten müssen einer ständigen Aufsicht unterzogen werden, da sonst das Rezidiv droht. Eine wesentliche Verbesserung gegenüber den Konstruktionen von DARCISSAC, STEINKAMM, HAUPTMEYER und KNORR ist die „Löffelspreize" und die „intraorale Federspreize" von SCHUCHARDT.

M. HERRMANN empfiehlt einen orthopädischen Pendelapparat, an dem zwei Mundlöffel angebracht sind, die zwischen die obere und untere Zahnreihe eingelegt werden. Durch mechanisch-maschinell ausgeführte Dehnübungen wird die Überwindung der Kieferklemme angestrebt.

In der Herstellung einfacher, in der Wirkung ebenbürtig scheint mir die einfache Sperrprothese zu sein, auch was die Kürze der Behandlungszeit anbetrifft. Gelingt es doch schon nach 2—4 Wochen eine wesentliche Lockerung einer myogenen oder narbigen Kontraktur zu erreichen und dann weitere Maßnahmen zu veranlassen.

Diese Prothese hat sich bei der Dehnungsbehandlung der narbigen Gelenkkontrakturen und bei der Nachbehandlung nach Ankyloseoperationen gut bewährt. Sie kann Tag und Nacht getragen werden, zum Essen kann sie der Patient

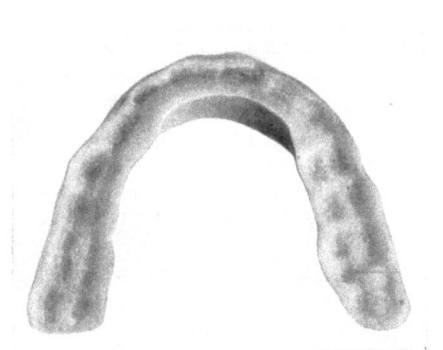

Abb. 650. Sperrprothese, in der Wirkung einem Aktivator ähnlich, zur Behandlung der narbigen Gelenkkontraktur und zur Nachbehandlung bei einer Ankyloseoperation.

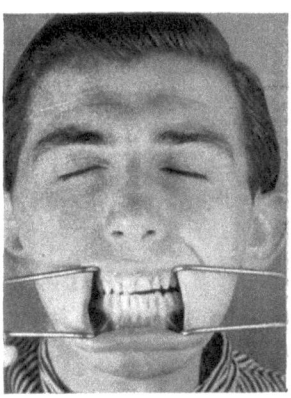

Abb. 651a. Ankylose rechts nach Splitterverletzung.

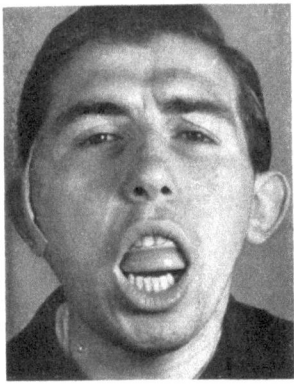

Abb. 651b. 4 Tage nach der Operation. Sperrprothese wird Tag und Nacht im Mund getragen, nur zum Essen wird sie herausgenommen.

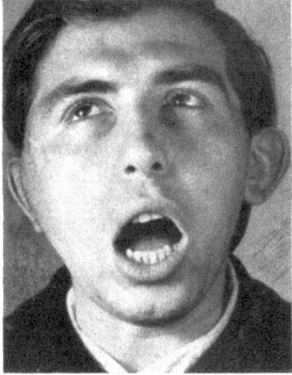

Abb. 651c. 2 Monate später. Die Prothese bleibt nur in der Nacht im Mund.

bequem herausnehmen, der Lippenschluß ist so weit möglich, daß der Speichel nicht herausfließt.

Hat sich aus der narbigen Kontraktur bereits eine Ankylose entwickelt, so muß an Stelle der orthopädischen Behandlung die chirurgisch-orthopädische Therapie treten.

Eine Verknöcherung des Kiefergelenks kann in dreifacher Form vorhanden sein: 1. als Ankylose zwischen Gelenkkopf und Pfanne, 2. zwischen Processus muscularis und Jochbogen oder 3. als massive Ankylose unter Einbeziehung von Gelenkkopf, Incisura semilunaris und Processus muscularis in Verbindung mit dem Jochbogen, Os temporale oder Tuber maxillare.

Nur kurz seien die Grundsätze der Ankyloseoperation gestreift, ohne näher darauf einzugehen. 1. Durchtrennung der Ankylose im Verlaufe des ehemaligen Gelenkspaltes, zusätzliche Einpflanzung von Muskel-, Fascien- oder Fettgewebe in den neugeschaffenen Gelenkspalt, um eine erneute Verknöcherung zu vermeiden. 2. Schaffung einer größeren Lücke im Bereiche einer breiten massigen Ankylose zwischen aufsteigendem Unterkieferast und Gelenkpfanne bzw. Jochbogen, um eine abermalige Verknöcherung zu verhindern. 3. Meistens wird bei beiden genannten Verfahren eine zusätzliche orthopädische Behandlung empfohlen.

Unterbleibt die orthopädische Nachbehandlung, so tritt vielfach ein Rezidiv ein. Die Unterlassung der Nachbehandlung ist gleichbedeutend einer schlecht durchgeführten.

Auch nach Rezidivoperationen hat sich die Sperrprothese gut bewährt. Gerade bei einem Rezidiv sind die Patienten gegenüber Dehn- und Spreizübungen sehr skeptisch eingestellt. Die oben angeführten Nachteile der bisherigen Dehnapparate sind ihnen lästig, sie empfinden eine gewöhnliche Sperrprothese als viel angenehmer. Sie braucht nicht aktiv betätigt zu werden, sondern sie wirkt durch ihre Anwesenheit selbst. Allein dieser Vorteil schützt wohl schon vor einem Rezidiv.

Eine Frage, die bisher in der Literatur noch keine Erwähnung und Bearbeitung gefunden hat, ist die nach dem Alter des Patienten, in dem Narben bzw. Ankylosen beseitigt werden sollen. Erwünscht ist stets die möglichst frühe Behandlung. Da man sowohl bei der orthopädischen als auch bei der kombinierten chirurgisch-orthopädischen Behandlung sehr auf die Mitarbeit des Patienten angewiesen ist, sind der Frühbehandlung Grenzen gesetzt. Die rein orthopädische Behandlung mit Hilfe einer Sperrprothese oder mit einem Aktivator kann erst beginnen, wenn das Milchgebiß voll ausgebildet ist, so daß die Prothese auf den Zähnen eine gute Auflage findet. In diesem Alter von 2½—3 Jahren sind die kleinen Patienten für eine orthopädische Behandlung kaum zugängig. Frühestens nach Schulbeginn wird man einen Versuch wagen dürfen, je nach dem Verhalten und der Psyche des Kindes. Der chirurgischen Beseitigung der Kontrakturen oder der Ankylosen sind im Alter keine Grenzen gezogen, doch ist der zu frühe Eingriff, dem nicht eine orthopädische Nachbehandlung folgen kann, selten erfolgreich. AXHAUSEN vertrat die Auffassung, daß ein Rezidiv sicher durch Fascieninterposition und nachherige orthopädische Behandlung zu vermeiden sei. Ich möchte hinzufügen, daß das Alter des Kindes bzw. überhaupt das Verständnis des Patienten für unsere Maßnahmen auch wesentlich zum Gelingen beitragen. Nach Möglichkeit wird man also bei Beginn der Behandlung auch darauf Rücksicht nehmen.

6. Die orthopädische Behandlung der Luxation.

Diese kommt nur für die habituelle Luxation in Betracht. Sie ist mit der Kieferbruchbehandlung insofern verwandt, als teilweise dieselben Apparate benutzt werden.

Einmal kommt die Anbringung intermaxillärer Ringmutterdrahtverbände in Betracht, die einseitig oder beiderseits eine SCHRÖDERsche Gleithülse tragen. Diese müssen so eingestellt sein, daß sie das Vorwärtsgleiten des Gelenkköpfchens hemmen. Ihre exakte Anordnung, die im Gelenkartikulator erfolgen muß, bereitet die größten Schwierigkeiten. Die Wirkung der Gleithülsen kann durch Gummizüge, die in gleichem Sinne arbeiten, unterstützt werden. Die Schiene muß mehrere Monate getragen werden, bis die Transformation des Tuber articulare so weit vorgeschritten ist, daß eine Luxation nicht mehr möglich ist. Oft scheitert der Erfolg an mangelnder Geduld des Patienten.

E. Die prothetisch-orthopädische Behandlung gelockerter Zähne.

1. Allgemeine Indikation für die Anwendung von Stützapparaten.

In dem Kampf gegen die Verstümmelung eines Gebisses durch Zerstörung des Halteapparates der Zähne spielt die prothetisch-orthopädische Behandlung durch Stützapparate eine nicht unwesentliche Rolle. Wer in der Erhaltung des natürlichen Gebisses das vornehmste Ziel der Zahnheilkunde erblickt, muß, um nicht eine wertvolle Waffe aus der Hand zu geben, mit der Anwendung dieser Hilfsmittel vollkommen vertraut sein. Wie jedes andere Rüstzeug unserer Therapie können sie nur dann ihren Zweck erfüllen, wenn sie am rechten Platz angewandt werden. Bevor wir auf einzelne Methoden der Stützung gelockerter Zähne zu sprechen kommen, müssen wir daher ihre *allgemeine Indikation* erörtern.

Diese ergibt sich daraus, daß die therapeutische Maßnahme mechanischen Charakter trägt. Sie kann also nur angebracht sein, wo die mechanische Wirkung Aussichten auf funktionellen oder prophylaktischen Erfolg eröffnet. Wenn wir im einzelnen analysieren wollen, in welchen Fällen dies zutrifft, müssen wir davon ausgehen, daß jeder Stützapparat eine starre Verbindung mehrerer Zähne untereinander schafft. Seine Wirkung muß darin bestehen, daß er eine an beschränkter Stelle der Zahnreihe wirkende Kraft auf eine größere Zahl von Zähnen verteilt, so daß an den Zähnen, auf die die Belastung unmittelbar wirkt, nur ein kleiner Teil zur Geltung kommt. Daraus ergibt sich, daß die Anwendung der Stützapparate dann in Betracht gezogen werden muß, wenn die Gefahr besteht, daß der Halteapparat eines oder mehrerer Zähne der Zahnreihe den an ihnen zur Geltung kommenden Kräften nicht gewachsen sein würde, und wenn andererseits Aussicht besteht, daß die Verbindung mehrerer Zähne untereinander eine Kraftverteilung herbeiführt, die der Leistungsfähigkeit der einzelnen Zahnglieder innerhalb des Stützapparates entspricht. Die Indikation der Stützapparate muß demgemäß nach zwei Richtungen geprüft werden: a) Wann ist ihre Anwendung bereits berechtigt? b) Wann ist ihre Anwendung noch möglich?

a) Wann ist die Anwendung der Stützapparate bereits berechtigt?

Bei der Beantwortung dieser Frage müssen wir uns an einige bei der Konstruktion von Zahnersatz erörterte Gedankengänge erinnern. Wir haben gesehen, daß der Halteapparat der menschlichen Zähne hohe Kräfte aufnehmen kann, wenn ihre Richtung mit der Längsachse der Wurzeln zusammenfällt, während die Druckaufnahmefähigkeit erheblich beschränkt wird, wenn die Beanspruchung quer zur Längsrichtung der Zähne erfolgt. Wir haben feststellen müssen, daß die Gefahr der Überlastung auf der Mehrbeanspruchung durch Hebelmomente beruht. Besonders haben wir aber auch hervorheben müssen, daß die Gefahr der Überschreitung der Druckaufnahmefähigkeit des Zahnes dadurch hervorgerufen wird, daß die senkrecht zur Zahnachse wirkenden Kräfte eine ungleichmäßige Verteilung der Belastung auf den Halteapparat mit sich bringen, während die in die Längsrichtung der Zähne fallenden Kraftanteile jeden Abschnitt der Aufhängung vollkommen gleichmäßig anspannen. Hier kann auch die in den Gewebslücken vorhandene Flüssigkeit als hydraulisches Polster wirken und die gleichmäßige Druckverteilung fördern, was bei horizontaler Beanspruchung eines Zahnes in Fortfall kommt. Da die Verteilung der Kräfte bei horizontaler Belastung des Halteapparates so vor sich geht, daß der Rand des Zahnfaches den am höchsten beanspruchten Bezirk darstellt, erklärt es sich, daß sich die Überlastung an dieser Stelle zuerst in einer Atrophie des Knochens äußert. Sobald eine Zerstörung des knöchernen Halteapparates der Zähne unter der Wirkung horizontaler Kräfte einsetzt, ist somit auch die Berechtigung zur Anwendung von Stützapparaten gegeben, die dieser Schädigung vorzubeugen vermögen, sofern sich die schädlichen horizontalen Kräfte nicht selbst ausschalten lassen.

Diejenigen Fälle, in denen die Zerstörung des Halteapparates der Zähne primär auf die Wirkung übermäßig starker Kräfte zurückgeführt werden kann, machen aber nur einen Teil aller an Schädigungen des Zahnhalteapparates leidenden Patienten aus. Eine Überbeanspruchung kann jedoch auch dadurch zustande kommen, daß die Druckaufnahmefähigkeit der Gewebe herabgesetzt sein kann. Horizontale Kräfte, die von einem gesunden Parodontium reaktionslos aufgenommen werden würden, erzeugen hier die gleiche Wirkung wie bei voller Gewebswiderstandsfähigkeit übermäßig hohe Belastungen. Auch in diesen Fällen ist somit die Berechtigung zur Anwendung der Stützapparate gegeben, wenn der fortschreitenden Zerstörung des Zahnhalteapparates vorgebeugt werden soll.

Wie steht es nun aber in denjenigen Fällen, in denen auf äußere Einwirkungen zurückzuführende Entzündungsprozesse zur Zerstörung des Parodontiums führen? Hier scheint zunächst ein mechanisch wirkendes Mittel nicht als Therapie in Betracht zu kommen. Da der Stützapparat nicht die zur Entzündung Anlaß gebenden Faktoren beseitigt, kann nicht erwartet werden, daß von ihm allein ein therapeutischer Erfolg ausgeht. Die entzündungsunterhaltenden Momente müssen also zuerst bekämpft werden. Aber auch in diesen Fällen tritt zu den ursächlich schädigenden Faktoren ein sekundärer hinzu. Einmal vermag die Beweglichkeit eines bereits gelockerten Zahnes die Entzündung zu unterhalten. Zweitens ändert sich aber mit der Vernichtung eines Teils des Halteapparates auch das Verhältnis zwischen Tragfähigkeit des Zahnes und Belastung. Mit der abnehmenden Tiefe der Alveole verringert sich die Zahl der Aufhängefasern, und es ändert sich die Größe des Moments der äußeren Kraft. Diese Faktoren sind aber noch unbedeutend gegenüber der Abnahme des Widerstandsmomentes des Zahnfaches. Wie wir bei den statischen Betrachtungen kennengelernt haben, spielt für seine Größe die Tiefe des Zahnfaches eine Rolle in der zweiten Potenz. Wenn also durch entzündliche Prozesse eine Abnahme der Alveolenhöhe eingetreten ist, so bringen die an dem Zahn zur Geltung kommenden Kräfte eine proportional über die Verringerung der Höhe des Zahnfaches hinausgehende gesteigerte Beanspruchung desselben mit sich. Soll die Zerstörung des Zahnfaches nicht durch Belastungseinflüsse fortschreiten, wird somit die Berechtigung zur Anwendung von Stützapparaten frühzeitig gegeben sein. In den ersten Stadien des Schwundes des Zahnfaches kann aber der Stützapparat noch entbehrt werden, wenn die entzündungsunterhaltenden Faktoren völlig beseitigt worden sind.

Art und Stadium der Zerstörung des Zahnhalteapparates müssen also berücksichtigt werden, wenn die Berechtigung zur Anwendung eines Stützapparates geprüft wird.

Das Stadium der Erkrankung ist zugleich ausschlaggebend für die Beantwortung der zweiten Frage:

b) Wann ist die Anwendung der Stützapparate noch möglich?

Die Behandlung gelockerter Zähne durch Stützapparate findet ihre Grenze, sobald die Zerstörung des Parodontiums einen Grad erreicht hat, der den Zahn jeglicher kaumechanischer Funktion beraubt. Ein zu erhaltender Zahn muß also mindestens noch zur Aufnahme vertikaler Kräfte geeignet sein. Ist das nicht mehr der Fall, dann ist auch der Wert des Zahnes so gering, daß seiner Entfernung nichts mehr im Wege steht. Wenn die übrigen Zähne sowieso das Kaugeschäft allein ausführen müssen, kann ein loser Zahn sie nur noch in ihrer eigenen Leistungsfähigkeit behindern. Die Möglichkeit, einen solchen Zahn durch Stützapparate zu erhalten, muß verneint werden.

Ist die Voraussetzung der vertikalen Druckaufnahmefähigkeit gegeben, so ist die Möglichkeit der Anwendung von Stützapparaten aber noch nicht uneingeschränkt vorhanden. Sie besteht nur dann, wenn der Bestand des Zahnes den übrigen Teilen des Gebisses keinen Schaden bringt und wenn die mangelnde Widerstandsfähigkeit in horizontaler Richtung durch die Verbindung mit anderen Zähnen ausgeglichen werden kann.

Ebenso wie für die Berechtigung zur Anwendung von Stützapparaten ist also für die Möglichkeit ihrer erfolgreichen Ausnutzung von Bedeutung, daß *alle entzündlichen Prozesse beseitigt werden*. Ist dieses Ziel nicht erreichbar, kann der Stützapparat günstigenfalls eine momentan gesteigerte Gebrauchsfähigkeit des Gebisses herbeiführen. Die dauernde Erhaltung des Zahnbestandes wird aber verfehlt.

Zu diesem Resultat muß man auch gelangen, wenn ein Stützapparat keine Aussicht bietet, die gefährlichen horizontalen Beanspruchungen auszuschalten. Für die Beantwortung der Frage, ob die Anwendung eines Stützapparates noch möglich ist, ist also zu entscheiden, ob die notwendige vollkommene Immobilisierung der Zahnreihe erzielt werden kann.

Hierfür ist keineswegs Voraussetzung, daß noch vollkommen feste Zähne vorhanden sind, an denen die lockeren ihren Halt finden, sondern auch wenn alle Glieder einer Zahnreihe bereits eine abnorme Beweglichkeit besitzen, kann die Möglichkeit der Stützung noch bestehen. Sie ergibt sich daraus, daß der Aufbau der Zahnreihen ihren einzelnen Gliedern gegenüber horizontalen Kräften nur eine Beweglichkeit in einer bestimmten Richtung läßt, während sie sich in einer hierzu im Winkel stehenden Richtung gegenseitig stützen. Der gekrümmte Verlauf der Zahnreihen bringt es aber mit sich, daß innerhalb der verschiedenen Abschnitte der Zahnreihe die Bewegungsrichtung der Zähne mit derjenigen Richtung zusammenfällt, in der die Zähne des benachbarten Abschnittes sich gegenseitig stützen. Werden also Glieder einer Zahnreihe in zwei benachbarten Abschnitten von verschiedener Verlaufsrichtung durch einen Stützapparat miteinander verbunden, so verlieren beide ihre Bewegungsmöglichkeit vollkommen. Wenn die Ausdehnung eines Stützapparates auf zwei zueinander im Winkel stehende Abschnitte des Zahnbogens beachtet wird, besteht also auch noch die Möglichkeit, die für den Erfolg der Therapie wichtige ausreichende Immobilisierung trotz Lockerung sämtlicher Zähne herzustellen. Kann dagegen dieser Verbindung nicht entsprochen werden, muß die Möglichkeit der Anwendung von Stützapparaten verneint werden. Die statisch günstige Konstruktion ist hier wie beim Brückenersatz von ausschlaggebender Bedeutung.

In diesem Zusammenhang muß darauf verwiesen werden, wie wichtig es ist, bei der Prüfung der Indikation für die Anwendung eines Stützapparates nicht nur die gelockerten Zähne zu berücksichtigen, sondern, wie bei allen unseren Maßnahmen, den *Zustand des gesamten Gebisses der Entscheidung zugrunde zu legen*.

Wenn sich die Überlastung einzelner Zähne aus der Verstümmelung eines Gebisses erklärt, dadurch daß den noch vorhandenen Zähnen Leistungen zugemutet werden, zu denen sie nicht befähigt sind, so muß der Stützapparat seinen Zweck verfehlen, falls nicht auch eine *prothetische Ergänzung der Zahnreihen* vorgenommen wird. Die so häufige Kombination von Stützapparaten mit Brückenersatz findet hier ihre Erklärung. Oft kann aber auch die Anfertigung von Zahnersatz schon allein den noch stehenden natürlichen Zähnen eine solche Entlastung bringen, daß sie der Stützung gar nicht mehr bedürfen.

Hier muß auch in Erinnerung gebracht werden, daß bei voll bezahnten Gebissen die Überlastung einzelner Glieder der Zahnreihe durch ungünstige oder mangelnde Artikulation hervorgerufen wird. Diese zu verbessern ist unerläßlich, bevor an die Stützung durch Apparate gedacht wird. Die sogenannte Schlittenartikulation nach KAROLYI verfolgt diese Idee in extremster Form. Die Herstellung des Gleitkontaktes der Zahnreihen durch Beseitigung eines starken Frontzahnüberbisses und Abtragung sämtlicher Höcker schaltet alle horizontalen kippenden Kräfte aus. Dadurch wohnt dieser Maßnahme ein hoher therapeutischer Effekt inne, auch wenn der kaumechanische Leistungsgrad des Gebisses durch Beseitigung der Höcker herabgesetzt wird. Leider wird sie oft zu spät angewandt, oft liegen aber auch die Bißverhältnisse so, daß sie ohne prothetische Maßnahmen nicht ausreichend verbessert werden können.

Ohne auf die Pathologie, Klinik und Diagnose der verschiedenartigen Erkrankungen des Parodontiums an dieser Stelle nochmals näher einzugehen, müssen wir noch kurz darauf zu sprechen kommen, von welchen Untersuchungsbefunden die Indikation eines Stützapparates für den einzelnen Zahn abhängig zu machen ist.

Das wichtigste Symptom bleibt hier in jedem Falle der *Grad der Lockerung*. Zähne, die auf vertikalen Druck sich ballotierend in dem Zahnfach auf und ab bewegen, sind für die mechanisch wirksame Therapie ungeeignet. Dasselbe ist von Zähnen zu sagen, die bereits bei geringem Kraftaufwand eine Drehung in der Alveole zulassen. Zähne, die nur in radiärer Richtung zum Zahnbogen beweglich sind, können für eine Stützung noch in Betracht gezogen werden, auch wenn die Lockerung bereits einen hohen Grad erreicht hat. *Hygienisch einwandfreie Verhältnisse am Zahnfleischsaum sind jedoch Vorbedingung*. Bei einwurzeligen Zähnen lassen sich diese sicherer herstellen als bei mehrwurzeligen. In zweifelhaften Fällen ist eine *provisorische Immobilisierung* vorzunehmen, bevor die Frage der Anwendbarkeit eines Dauerstützapparates bejaht wird. Von dem Erfolg der Maßnahme hängt die weitere Entscheidung ab. Dieser Weg ist auch zu beschreiten bei Zähnen mit geringfügiger Lockerung, wenn man sich im unklaren ist, ob bereits die Anlegung eines Dauerstützapparates verantwortet werden kann. In Verbindung mit lokaler konservierender Therapie wirkt oft die zeitweise Ruhigstellung gelockerter Zähne so günstig, daß eine ständige mechanische Verbindung mehrerer Zähne überflüssig wird. Ist die Festigung nicht von Bestand, muß die definitive Stützung eingeleitet werden.

Soweit *Zahnfleischtaschen* vorhanden sind, bietet ihre *Sondierung* einen ungefähren Überblick über den Grad der Zerstörung des Halteapparates der Zähne. Ausdrücklich sei aber nochmals betont, daß *die Beseitigung der Taschen Bedingung für die dauernd erfolgreiche Anwendung eines Stützapparates ist*.

Von außerordentlicher Wichtigkeit ist schließlich der *Röntgenbefund*. Er gewährt eine Übersicht über den Knochenbestand. Wenn mehr als zwei Drittel der Alveole in Verlust geraten sind, werden die Aussichten für die längere Erhaltung eines Zahnes schlecht. Im übrigen läßt eine gleichmäßige horizontale Atrophie des Knochens eine günstigere Prognose für die Stützung zu als eine ungleichmäßige, sei es, daß sie uns als intraalveoläre Knochentasche, als vertikale Randatrophie oder als diffuse Atrophie entgegentritt. Auf die Grenzen, die auch der Röntgendiagnostik gezogen sind, braucht nur hingewiesen zu werden. Die Indikation der prothetisch-orthopädischen Behandlung gelockerter Zähne darf daher nicht von einem Symptom allein abhängig gemacht werden, sondern auf ihrer Gesamtheit muß die Entscheidung ruhen.

2. Die Methoden der Stützung gelockerter Zähne.

Eine ganze Reihe verschiedener Stützapparate und ihrer Modifikationen sind in der Literatur beschrieben worden. Wenige haben allgemeine Verbreitung gefunden. Hier können nur die wichtigsten Prinzipien Erwähnung finden.

Ganz kurz sollen allgemein die Anforderungen erörtert werden, die wir an einen Stützapparat zu stellen haben. FALCK hat ihrer aus der Literatur 34 an der Zahl zusammengestellt, die ein einziger Apparat schon deshalb nicht erfüllen kann, weil sie sich zum Teil widersprechen. Nur wer bei seinen Maßnahmen individualisiert und nicht schematisiert, vermag im Einzelfall das richtige zu treffen.

Aus der wichtigsten Funktion des Gebisses ergibt sich zunächst die Forderung nach mechanischer Wirksamkeit. Ein Stützapparat, der die mechanische Leistungsfähigkeit nicht erheben würde, wäre unbrauchbar. In zweiter Linie muß der Stützapparat der Sprachbildung Rechnung tragen und drittens die kosmetische Funktion der Zahnreihe gewährleisten. Darüber hinaus muß er hygienisch einwandfrei sein. Seine Verankerung an den natürlichen Zähnen muß auf die Biologie der verschiedenen Gewebe Rücksicht nehmen. Schon diese Gesichtspunkte lassen sich nicht immer in Übereinstimmung bringen. Von Fall zu Fall muß also das Optimum erstrebt werden.

Die Frage, festsitzende oder abnehmbare Schiene war in den letzten Jahren der Gegenstand lebhafter Diskussionen. Sie ist zunächst nach dem Gesichtspunkt zu beantworten, welche Schienenart der Zahnlockerung am besten begegnet. Bei Berücksichtigung aller Faktoren dürfte es keinem Zweifel unterliegen, daß die Schienen, die an oder in den einzelnen Zähnen fest verankert sind, den Vorzug verdienen. Zwar kann ohne Einschränkung zugegeben werden, daß sich auch durch abnehmbare Schienen eine völlige Ruhigstellung aller von ihnen erfaßten Zähne erreichen läßt, solange sich diese an ihrem Platz in der Mundhöhle befinden, aber schon das täglich mehrmals erforderliche Herausnehmen und Einsetzen der Schiene setzt die geschienten Zähne Beanspruchungen und Bewegungen aus, die bei festsitzenden Schienen nicht auftreten.

Vom Standpunkt der Ruhigstellung und Fixierung müßte bei der Parodontosebehandlung die feste Schienung als die Methode der Wahl angesehen werden, wenn nicht noch andere Gesichtspunkte mitsprechen würden, wie Rücksichtnahme auf die unversehrte Erhaltung der Hartsubstanzen und der Pulpa der Zähne, Vermeidung der Caries und entzündlichen Erkrankungen des Zahnfachrandes, begünstigende Retentionsstellen, ästhetische und soziale Bedingungen, um nur die wichtigsten anzuführen.

In bezug auf diese Faktoren sind die verschiedenen Schienungssysteme recht unterschiedlich zu bewerten, so daß es notwendig ist, wenigstens kurz auf die einzelnen einzugehen.

Die von RESCH konstruierte Schiene besteht aus zwei miteinander verschraubten Bügeln, die der Labial- und Lingualseite der zu befestigenden Zähne anliegen. Sie schließt unter Ausnutzung der gewölbten Teile der Zahnoberfläche die zu fixierenden Zähne fest ein. Eingriffe in die Zahnsubstanz erfolgen nicht. Sie ist sehr auffällig, die Verschmutzungsgefahr der Interdentalräume nachteilig und cariesdisponierend.

In der Literatur werden noch vielfach die Schienen nach TRUEMAN-WITKOWSKI genannt, mit Modifikationen nach WOLF-STOCK. Sie haben sich nicht bewährt, aus didaktischen Gründen seien sie aber kurz charakterisiert. Sie finden ihre Verankerung an den zu befestigenden Zähnen durch Schrauben, die in labio-lingualer Richtung durch die Kronen der ruhigzustellenden Zähne hindurchgeführt werden und diese mit dem lingual verlaufenden Gußteil verbinden. Die Pulpa soll dabei nicht verletzt werden, was fraglich erscheint. Die Anlage der Schrauben ist zu kompliziert, es besteht die Gefahr des Absprengens des Schmelzes beim Anziehen der konischen Schraubenköpfe.

Unauffällig und haltbar haben sich bei fehlerfreier Anfertigung die RHEINschen Schienen erwiesen. Sie erfordern aber nicht nur einen Eingriff in die harten Zahnsubstanzen, sondern auch die Devitalisation der zu schienenden Zähne, da in den Wurzelkanälen ruhende Stifte die Verankerung übernehmen. Sie werden einzementiert.

In einer Zeit, in der uns die Lehre von der Fokalinfektion besonderen Respekt vor jeder gesunden Pulpa beigebracht hat, fällt dieser Gesichtspunkt besonders schwer in die Waagschale. Die Sauberhaltung der geschienten Zähne macht keine unüberwindlichen Schwierigkeiten. Wesentlich ist allerdings, daß der Anwendungsbereich der Schiene auf annähernd parallel zueinander stehende Zähne beschränkt ist, also vorwiegend auf die einwurzeligen Frontzähne, und zwar besonders wieder auf die des Unterkiefers.

Im Bereich der Backen- und Mahlzähne kommen für die Verankerung von Schienen fast ausschließlich die Mittel in Betracht, die auch bei der Brückenverankerung eine Rolle spielen, also vorwiegend Kronen, bei den Prämolaren in beschränktem Umfange Halbkronen und bei den Mahlzähnen gelegentlich Gußfüllungen.

Für die Anwendung der festen Schienen spielt in der Praxis der Parodontosebehandlung der Umstand eine große Rolle, daß in der Regel ein sehr umfangreicher Eingriff in das Gebiß notwendig wird, wenn die Indikation zur Schienung überhaupt besteht und wenn der Zweck der Schienung, der volle Belastungsausgleich, wirklich erzielt werden soll. Teilschienungen erreichen nur in einer beschränkten Zahl der Fälle diesen Zweck. Auch sie erfordern solche Eingriffe in das Gebiß, daß unsere Patienten sich nur schwer und oft erst spät zu ihnen entschließen. Die paradentale Erkrankung hat dann oft bereits solche Fortschritte gemacht, daß auch mittels einer Schiene nicht mehr alle Zähne gerettet werden können. Vor der Anfertigung einer ausgedehnteren Parodontoseschiene wird oft die Entfernung von Zähnen notwendig, jedoch nicht deshalb, weil ohne solche Extraktionen die Schienung technisch nicht durchführbar wäre, sondern um den Leistungsgrad des ganzen Gebisses möglichst lange auf den höchst erreichbaren Stand zu bringen. Da fortgeschrittene Stadien der Erkrankung einzelner Zähne für das Gebiß gefährlich werden können, ist es notwendig, die Indikation für die Erhaltungsfähigkeit der Zähne nicht zu weit zu ziehen. Der mit dem Blick auf das Dauerergebnis erfolgende Entwurf der Schienung rechtfertigt es, von der Opferung von Zähnen zu sprechen, die vielleicht noch einige Zeit erhalten werden könnten, wenn eine Schienung nicht erfolgte, deren Bestand ohne Vornahme einer Schienung aber auch nur von recht begrenzter Dauer wäre.

Um die Nachteile der nicht abnehmbaren festsitzenden Schienen zu vermeiden, insbesondere die Devitalisation unterer oder oberer Schneidezähne, ist es oft zweckmäßig, diese zu extrahieren und eine Brücke herzustellen. Dazu ist fast immer Gelegenheit vorhanden, denn praktisch kommt es nie vor, daß man nur die Frontzähne schient, wenn im Seitenzahnbereich keine Stützpfeiler mehr stehen. Eine Brücke zum Ersatz der Schneidezähne ist ohne Devitalisation der Pulpa und kosmetisch einwandfrei stets herstellbar, wenn Eckzähne und Prämolaren noch genügende Festigkeit aufweisen. Ist die Herstellung einer hygienisch und kosmetisch einwandfreien Schiene oder Brücke nicht möglich, so haben wir in der von ELBRECHT entwickelten abnehmbaren Parodontoseschiene noch immer eine Möglichkeit der prothetischen Therapie.

Zur Anfertigung abnehmbarer Schienen sind Eingriffe in die Zahnsubstanz nicht erforderlich. Auch können stärker gelockerte Zähne des Gebisses noch in die Schienung einbezogen werden, weil sie bei notwendiger Extraktion an der Schiene ersetzt werden können, was bei festsitzenden Schienen kaum möglich ist. Doch sollte bei weiterem Verlust von Zähnen die abnehmbare Schiene durch eine feste Schiene ersetzt werden, denn die Verbindung von abnehmbaren Schienen und Prothesen, insbesondere Freiendprothesen ist abzulehnen, auch wenn federnde Auflageklammern verwendet werden (GEIER). Das Gesamtergebnis, das durch abnehmbare Schienen zu erreichen ist, kann aber ungefähr nach 18jähriger Erprobung nicht als besser bezeichnet werden, wie es bei exakter Ausführung fester Schienen erzielt wird. Ein Gesichtspunkt fällt jedoch uneingeschränkt zugunsten der abnehmbaren Schiene in die Waagschale, das ist das soziale Moment.

Wenn die festen Schienen einwandfrei hergestellt werden sollen, erfordern sie einen großen Aufwand an Zeit und Mühe und damit auch an Kosten. Diese hohen Kosten aufzubringen, ist nur ein kleiner Teil aller Parodontosekranken in der Lage. Den Wunsch, auch dem sozial weniger gut gestellten Patienten paradental erkrankte Zähne noch zu erhalten, die verloren wären, falls eine teuere feste Schiene nicht herstellbar ist, rechtfertigt daher das Suchen nach einer Konstruktion, die den wesentlichen Zweck der Schienung zu erreichen ermöglicht, auch wenn sie nicht alle Vorzüge der festen Schiene besitzt.

Das ist der Gedanke, der 1930 von RYCHWALSKI verfolgt und von ELBRECHT systematisch entwickelt worden ist. Unter sozialen Gesichtspunkten betrachtet, ist der Wert der ELBRECHT-Schiene unbestreitbar, obwohl auch ihre Herstellungskosten nicht gerade gering sind. Ihr Nachteil ist außer dem oben Berührten ihre Auffälligkeit, die manchmal durch kleine Abwandlungen eingeschränkt werden kann.

So haben z. B. SCHALOW und GROHS an Stelle der labial sehr sichtbaren fortlaufenden Klammer die Konstruktion von Krallen oder Greifern empfohlen (Abb. 652, 653), die sich gut bewährt haben. In Verbindung mit der Abnehmbar-

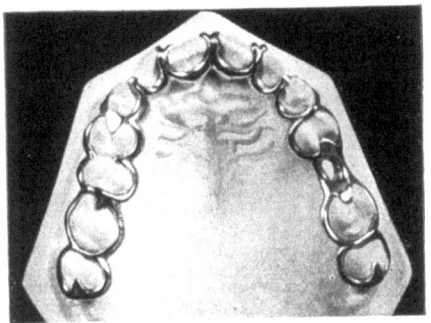
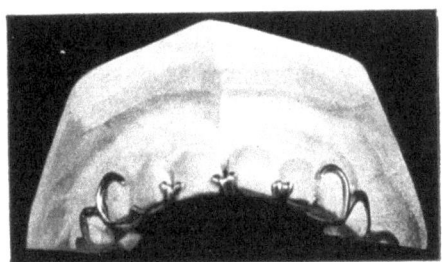

Abb. 652. Abnehmbare Parodontoseschiene nach ELBRECHT mit buccal übergreifenden Krallen.

Abb. 653. Parodontoseschiene nach ELBRECHT, Ansicht von labial.

keit bringt die Sichtbarkeit der ELBRECHT-Schiene dem Parodontosekranken die Mängel seines Gebisses aber viel stärker zum Bewußtsein, als dies bei einer festen Brückenschiene der Fall ist. Da der chronische Ablauf der Parodontosen den Kranken psychisch belastet, wird der festen Brückenschiene auch bei vorausgehender Opferung von Zähnen von dem Patienten in der Regel der Vorzug gegeben, wenn er selbst vor die Wahl gestellt wird, „feste oder abnehmbare Schiene?" Ohne daß dem Kranken diese Entscheidung eingeräumt werden soll, darf der Zahnarzt, der nicht nur das Gebiß, sondern den erkrankten Menschen behandelt, das psychische Moment bei der Wahl seiner therapeutischen Mittel nicht unberücksichtigt lassen.

Stellen wir abnehmbare Schienen und feste Brückenschienen in bezug auf Cariesverhütung und Paradentalhygiene einander gegenüber, so steht außer Frage, daß die Abnehmbarkeit der Schiene die Sauberhaltung des Gebisses und damit die Verhütung der Folgen der Verschmutzung erleichtert. Voraussetzung ist allerdings auch einwandfreie Herstellung und peinlichste Pflege des Gebisses. Ebenso wie bei den festen Schienen, sind beide Voraussetzungen auch bei abnehmbaren Schienen nicht immer erfüllt. Die beste Behandlung versagt, wenn der Patient sein Gebiß nicht dauernd überwacht, ihm nicht die sorgfältigste Pflege angedeihen läßt, und wenn die technische Herstellung der festen oder der abnehmbaren Schienen nicht mit höchster Vollendung vorgenommen wird.

Suchen wir abschließend die Frage „Parodontosebehandlung durch feste oder abnehmbare Schienen?" zusammenfassend zu beantworten, so kann folgendes Ergebnis festgestellt werden:

Parodontoseschienen sind ein wesentlicher Teil der Parodontosetherapie.

Ihr Einsatz ist vor allem bei der Bekämpfung der Spätstadien der Parodontosen notwendig und wertvoll.

Die Schienenbehandlung kann nicht ausschließlich durch die feste oder abnehmbare Form der Schienung erfolgen.

Beide haben bei richtiger Anwendung ihre Vorzüge und Nachteile.

Nicht feste *oder* abnehmbare Schiene kann daher die Frage lauten, sondern feste *und* abnehmbare Schiene, jede in ihrem Indikationsbereich, wobei unter fester Schiene die Brücke verstanden sei, die nach Extraktion der stark gelockerten Zähne und zur Schienung der weniger lockeren Zähne herzustellen ist. Jede Wurzelbehandlung wird möglichst dabei vermieden.

Ein Beispiel soll zur Erläuterung der Behandlung dienen, das sich uns bewährt hat:

1. Ein Patient in jüngeren Jahren (25—30 J.) klagt über Lockerung seiner Zähne. Neben der üblichen konservierenden Parodontosetherapie (siehe oben) wird ihm eine abnehmbare Schiene nach ELBRECHT mit Modifikationen nach SCHALOW-GROHS angefertigt. Die Therapie bewährt sich, der Patient glaubt geheilt zu sein und meldet sich nicht mehr zur regelmäßigen Kontrolle, auch infolge anderer hinderlicher Umstände.

Nach 10 Jahren stellt er sich wieder vor, die abnehmbare Schiene paßt nicht mehr, obere und untere Schneidezähne zeigen eine Lockerung mittleren Grades In den vergangenen Jahren sind extrahiert worden: $\frac{8\;6\,|\,5\;8}{8\;6\,|\,6\;8}$. Die übrigen Zähne sind vital, zeigen Lockerung 1. Grades.

Im Röntgenbild sieht man eine starke Vertikalatrophie im Bereiche der Schneidezähne, sie müssen extrahiert werden. Der Patient wünscht einen funktionstüchtigen Ersatz. Es werden im Ober- und Unterkiefer Brücken hergestellt, die sich auf folgende Pfeiler stützen:

$$\frac{7\;5\;4\;3\,|\,3\;4\;\;6\;7}{7\;5\;4\;3\,|\,3\;4\;5\;\;7}$$

Aus kosmetischen Gründen werden unter Schonung der Pulpa auf $3|3$ Halbkronen gefertigt, alle anderen Zähne werden überkront, die fehlenden Schneidezähne werden durch Facettglieder, die Seitenzähne durch Schwebeglieder ersetzt. Es wird sorgfältig darauf geachtet, daß der gingivale Rand der Kronenringe dem Stumpf gut anliegt und vom Zahnfleisch 1—2 mm entfernt verläuft, um jeden Reiz auf die Gingiva auszuschalten.

IV. Kieferorthopädie.

Einleitung.

Die *zahnärztliche Orthopädie* oder, wie wir kurz zu sagen pflegen, die *Orthodontie*, ohne daß der Wortsinn dieser Bezeichnung ihrem Inhalt ganz entspricht, ist derjenige Teil der Zahnheilkunde, der die Lehre von den Entwicklungsanomalien des Gebisses und den späteren Okklusionsanomalien umfaßt. Er sucht die funktionellen Störungen, die sich aus ihnen ergeben, zu beseitigen oder ihre Entstehung zu verhüten. Wer diesen Aufgaben des Spezialfaches gerecht werden will, muß daher in der Beurteilung anomaler Gebisse geschult sein und die Mittel beherrschen, die zu ihrer Behandlung dienen. Um die Therapie erfolgreich und zweckmäßig durchführen zu können, reicht die Verwertung eines Zustandsbildes aber noch nicht aus, und die Kenntnis von der Wirkungsweise bestimmter Apparate nützt nichts, wenn diese nicht an der rechten Stelle und im richtigen Zeitpunkt angewandt werden. Wer Anomalien behandeln will, muß daher auch nach ihrer Entstehung fragen. Die Kenntnis ihrer Entwicklung liefert die besten Hinweise für den Gang der Therapie. Noch viel bedeutungsvoller aber wird die genetische Betrachtungsweise von Okklusionsanomalien für den, der die Verschlimmerung einer Anomalie leichten Grades verhüten will. Wer das höchste Ziel der Prophylaxe im Auge behält, kann sich aber auch hiermit noch nicht begnügen, er muß den Ursachen der Entstehung nachgehen und diese auszuschalten trachten.

Schon diese kurze Betrachtung zeigt, daß derjenige, der nicht rein empirisch einen schiefstehenden Zahn „regulieren", sondern einer Okklusionsanomalie in ihrer ganzen Tragweite gerecht werden will, über mehr als einige handwerksmäßig zu erlernende Kenntnisse verfügen muß. Über dieses Stadium ist die zahnärztliche Orthopädie ebenso wie die anderen Zweige der Zahnheilkunde jetzt längst hinaus. Von der exakten Anlegung und Überwachung gewisser Apparate hängt zwar auch der Erfolg unserer Maßnahmen in hohem Grade ab, das Schwergewicht liegt aber auf Untersuchungen und Entscheidungen, die ihrer Anwendung vorausgehen. Den einzelnen an uns herantretenden Fragenkomplexen müssen wir uns daher zunächst zuwenden.

A. Entwicklung und Aufbau des normalen Gebisses.

Vorbedingung für die richtige Beurteilung von Anomalien ist selbstverständlich eine genaue Kenntnis des Normalen. Über die Stellung der einzelnen Zähne, ihre Anordnung innerhalb der beiden Zahnbögen, das Ineinandergreifen der beiden Zahnreihen und ihre Lage im Schädel müssen wir genau orientiert sein. Hier muß allerdings gleich hervorgehoben werden, daß wir uns bei der Unterscheidung anomaler Verhältnisse von normalen nicht an *absolut* feststehende Begriffe halten können, sondern daß gewisse *relative* Lagebeziehungen und Größenordnungen den Ausschlag geben müssen. Da alle Einzelmerkmale des normalen Gebisses innerhalb einer gewissen Variationsbreite Schwankungen unterworfen sein können, ist auch die gesamte Erscheinungsform des normalen Gebisses Veränderungen ausgesetzt.

Die im Rahmen des Normalen zulässigen Variationen müssen also bei der Beurteilung des Zustandes eines Gebisses Berücksichtigung finden. Der Gedanke SIMONS, einen als Norm anzusehenden *fiktiven* Gebißzustand durch Anwendung biometrischer Untersuchungsmethoden auf eine große Zahl anatomisch richtig gebauter Zahnreihen zu ermitteln, ist vom theoretischen Standpunkt interessant und beachtenswert, für die *praktische* Orthopädie bedürfen wir dieser Kenntnis aber sicher nicht.

Die Forderung einer genauen Kenntnis der normalen Verhältnisse gilt nicht nur für das bleibende Gebiß, sondern mindestens in gleichem Umfange auch für das Milchgebiß und ganz besonders für alle Vorgänge, die sich beim Zahnwechsel abspielen. Die große Bedeutung dieser Faktoren ist darin begründet, daß, wie wir noch sehen werden, die Zahl der Umwandlung des Milchgebisses in das bleibende für die Entstehung vieler Anomalien von größtem Einfluß ist.

Bezüglich des formalen Aufbaues des Gebisses zur Zeit der ersten und zweiten Dentition sowie hinsichtlich der wichtigsten Daten des Zahnwechsels kann auf den Abschnitt über normale Anatomie verwiesen werden. Diese Dinge bedürfen hier im allgemeinen keiner wiederholten Darstellung. Einige Punkte erfordern aber eine Betrachtung.

Hier sei zunächst die von A. M. SCHWARZ im Zusammenhang mit der Entstehung von Okklusionsanomalien untersuchte Beobachtung erwähnt, daß der

Unterkiefer in verschiedenen Zeitabschnitten der fetalen Entwicklung eine verschiedene Wachstumstendenz besitzt, während die Größenentwicklung des Oberkiefers einen stetigeren Verlauf nimmt. Daraus ergibt sich, daß zu der Zeit, in der der Unterkiefer dem Oberkiefer im Wachstum voraus ist, das Kinn eine als progen anzusprechende Lage zu ihm einnimmt, während in den Zeitabschnitten, in denen der Unterkiefer im Wachstum hinter dem Oberkiefer zurückbleibt, eine Stellung der beiden Kiefer zueinander hervorgerufen wird, die den Eindruck einer Prognathie hervorruft.

Zur Zeit der Geburt ist nach Untersuchungen von KORKHAUS der Unterkiefer mit großer Regelmäßigkeit im Längenwachstum gegenüber dem Oberkiefer zurückgeblieben. In den ersten Wochen des extrauterinen Lebens stellt sich aber in der Mehrzahl der Fälle der Ausgleich ein. Vereinzelt kann er jedoch ausbleiben, sei es, daß das Unterkieferwachstum nicht in ausreichendem Maße erfolgt oder den erforderlichen Umfang etwas über-

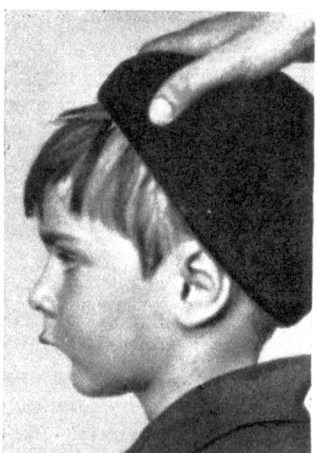

Abb. 654. Profilbild einer auf unzureichendem Längenwachstum des Unterkiefers beruhenden Bißanomalie.

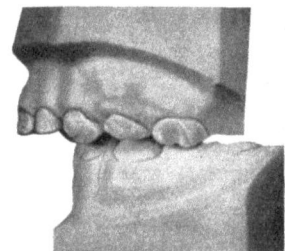

Abb. 655. Okklusion des Falls der Abb. 654 im Distalbiß.

schreitet. Wenn dann zu der Zeit, in der die Milchschneidezähne durchbrechen, die Frontzähne des Milchgebisses Einfluß auf die Lage des Unterkiefers erlangen, kann der durch das graduell verschieden große Wachstum der beiden Kiefer geschaffene Zustand in der Lagebeziehung der Frontzähne zueinander fixiert und damit die dauernde Stellung der Kiefer zueinander festgelegt werden. Differenzen in der Wachstumsintensität der beiden Kiefer können also Einfluß auf die Entstehung von Okklusionsanomalien erlangen.

Ausgleichend vermag hier allerdings der Umstand zu wirken, daß der Unterkiefer des Säuglings eine starke Veränderlichkeit der Lage in sagittaler Richtung besitzt. Beispielsweise kann ein zur Zeit des Durchbruchs der Milchschneidezähne zu lang entwickelter Unterkiefer etwas nach dorsal verlagert werden, so daß dann die Schneidezähne trotzdem so zusammentreffen, wie es dem normalen Gebiß entspricht. Damit wird die Funktion des Gebisses in normale Bahnen gelenkt. Der normale funktionelle Reiz bewirkt dann aber auch, daß die weitere Kieferentwicklung sich normal vollzieht, soweit sie unter dem Einfluß der Funktion steht.

Daß die starke Veränderlichkeit der Lage, die dem Säuglingskiefer eigentümlich ist, andererseits auch bei normalem Längenwachstum des Ober- und Unterkiefers die Gefahr einer Okklusionsanomalie erst herbeiführen kann, darf nicht übersehen werden. Wenn nach dem Durchbruch der Milchschneidezähne die Lage des Unterkiefers in anomaler Weise fixiert wird und dann die Muskulatur mit ihrem Funktionsreiz in nicht normaler Weise auf die sich entwickelnden Kieferknochen wirkt, muß das Gebiß eine anomale Gestaltung erfahren.

Schon im Säuglingsalter birgt also das Gebiß verschiedene Gefahren für die Entstehung von Okklusionsanomalien in sich.

Von den für die Kieferorthopädie bedeutungsvollen Umständen aus der Entwicklung des Gebisses sind in der späteren Zeit besonders diejenigen während des Dentitionswechsels von großer Wichtigkeit. Unter ihnen muß an erster Stelle die Tatsache hervorgehoben werden, daß der erste Zahn des bleibenden Gebisses, der Sechsjahrmolar, häufig am distalen Ende der Milchzahnreihe erscheint, bevor ein Milchzahn gewechselt hat. *Die distale Begrenzung der Milchzahnreihe schreibt also den Sechsjahrmolaren in sagittaler Richtung ihre Stellung vor.* Bemerkenswert ist nun weiter, daß die distalen Grenzflächen der oberen und unteren Zahnreihe im Milchgebiß ebenso wie im bleibenden ungefähr zusammenfallen, obwohl bereits vom seitlichen Schneidezahn ab die oberen Zähne sämtlich gegenüber den gleichnamigen unteren um eine halbe Zahn- bzw. Höckerbreite nach distal verschoben sind. Eine Erklärung finden wir in dem größeren Breitendurchmesser des oberen mittleren Schneidezahnes gegenüber dem unteren und in den geringeren

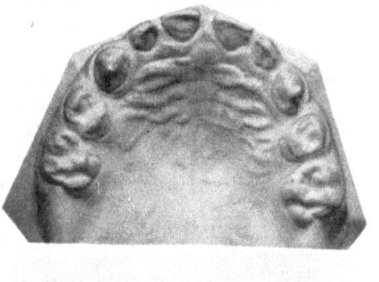

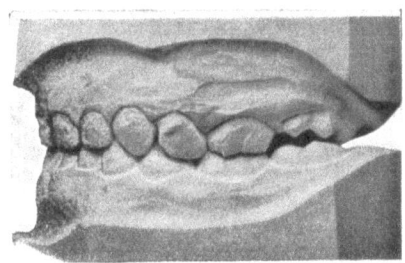

Abb. 656. Ausgebliebene Lückenbildung im Milchgebiß kurz vor Beginn des Zahnwechsels. Zusammenfallende distale Grenzflächen der oberen und unteren zweiten Milchmolaren. Durchbruch der Sechsjahrmolaren im Höckerbiß.

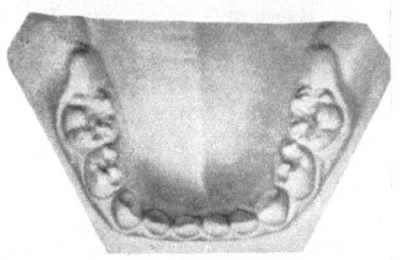

Abb. 657. Lückenbildung im Milchgebiß vor Beginn des Zahnwechsels.

mesiodistalen Ausmaßen des oberen letzten Molaren bzw. Milchmahlzahnes gegenüber dem unteren. Wenn der obere erste Molar bei seinem Durchbruch an der Distalfläche des vor ihm stehenden Milchzahnes entlang gleitet, sollte man annehmen, daß er in Höcker-auf-Höckerstellung auf den unteren träfe und die weitere Einstellung der Zähne zueinander schwanken müßte. In der Regel gleiten aber die oberen und unteren ersten Molaren im richtigen mesiodistalen Verhältnis zueinander ein. Wie finden wir eine Erklärung dafür?

Diese ist uns von ZIELINSKY gegeben worden. Sie berücksichtigt nicht nur, daß eine Differenz in der Summe der Breite der bleibenden Zähne gegenüber derjenigen ihrer Vorgänger besteht — nach WETZEL im Oberkiefer $+0{,}55$ mm, im Unterkiefer $-2{,}05$ mm Differenz zwischen oberer und unterer Zahnreihe bis zur Distalfläche des zweiten Prämolaren, also zugunsten der oberen 2,6 mm —, sondern auch die Tatsache, daß die richtige Einstellung bereits erfolgt, bevor der Wechsel der Milchzähne vor sich geht. Der wichtigste Punkt ist der, daß sich zwischen den Frontzähnen des Milchgebisses bereits *vor Eintritt des Dentitionswechsels Lücken bilden*, deren Größe im Verhältnis zur Differenz der Breite der bleibenden Zähne gegenüber ihren Vorgängern steht. Das Raumbedürfnis liefert die Erklärung hierfür. Dieses ist im Oberkiefer größer als im Unterkiefer. Die größeren Lücken des oberen Zahnbogens weiten diesen dann in seiner Gesamtheit stärker als den unteren. Der ganze untere Zahnbogen kann sich also in dem stärker erweiterten oberen etwas nach vorn schieben. Die Differenz in mesiodistaler Beziehung zwischen distaler Begrenzung des oberen und unteren Zahnbogens ist hergestellt. Der obere Sechsjahrmolar greift mit seinem mesialen buccalen Höcker sofort bei seinem Durchbruch zwischen die beiden Höcker seines gleichnamigen Antagonisten.

Diese Verhältnisse sind vom kieferorthopädischen Standpunkt aus so außerordentlich wichtig, *weil jede Abweichung vom richtigen Zusammenbeißen des Sechsjahrmolaren sich auf die Einstellung der übrigen bleibenden Zähne, die nach ihm durchbrechen, auswirken muß;* sowohl die Platzverteilung für die mesial von ihnen durchbrechenden Zähne wie für die distal von ihnen folgenden erfährt eine Störung. Die gesamte Einstellung der oberen zur unteren Zahnreihe wird schon bei einseitig falschem Biß der Sechsjahrmolaren bis über die Mittellinie hinaus in falsche Bahnen gelenkt. Bei doppelseitigen Abweichungen wird die ganze Lagebeziehung des Unterkiefers zum Oberkiefer, der gesamte Biß, in Mitleidenschaft gezogen, was in einer entsprechend hochgradigen Störung des Aussehens in Erscheinung tritt. Wie Untersuchungen von Korkhaus und Neumann ergeben haben, ist die Lückenbildung zwischen den Milchschneidezähnen allerdings nicht unbedingte Voraussetzung für den richtigen Durchbruch der breiteren bleibenden Schneidezähne. Das zur richtigen Einordnung der bleibenden Schneidezähne in den Zahnbogen erforderliche Breitenwachstum der Kiefer kann sich auch noch nach dem Ausfall der Milchzähne und vor dem Durchbruch der bleibenden seitlichen Schneidezähne vollziehen. Das Fehlen von Lücken zwischen den Milchschneidezähnen deutet also nicht immer an, daß das für den richtigen Aufbau des bleibenden Gebisses notwendige Kieferwachstum durch orthopädische Nachhilfe herbeigeführt werden muß. In einem nicht kleinen Prozentsatz der Fälle, in denen die Lückenbildung ausbleibt, wird der für die normale Stellung der bleibenden Schneidezähne notwendige Raum aber nicht mehr durch später einsetzendes Kieferwachstum geschaffen. Ein Engstand der bleibenden Frontzähne, deren Stellung der embryonalen Anlage der Zahnkeime entspricht, macht sich dann als Folge bemerkbar.

Schließlich sei hier noch auf den Umstand verwiesen, daß der untere zweite Milchmolar nicht nur erheblich breiter als sein Ersatzzahn, sondern auch verhältnismäßig breit gegenüber dem oberen zweiten Milchmolaren ist. Von Schwartz ist darauf verwiesen, daß auch diese Umstände auf das Ineinandergreifen der Sechsjahrmolaren Einfluß erlangen können. Nach dem Ausfall des zweiten Milchmolaren können die Sechsjahrmolaren um die Differenz, die die Breite der zweiten Prämolaren gegenüber derjenigen ihrer Vorgänger besitzt, nach vorn rücken, der untere also stärker als der obere. Tritt nun der Ausfall des oberen zweiten Milchmolaren früh ein, während sich der Ausfall des unteren zweiten Milchmolaren verzögert, wird der untere Sechsjahrmolar in der Lage zu seinem Antagonisten zu weit distal festgehalten, und es kann sich zwischen den Sechsjahrmolaren eine Verzahnung ausbilden, bei der der untere Sechsjahrmolar um eine Höckerbreite gegenüber dem oberen zu weit distal steht. Ein verzögerter Ausfall des unteren zweiten Milchmolaren ist für die Okklusion des bleibenden Gebisses also nicht ganz unbedenklich.

B. Ätiologie und Genese der Okklusionsanomalien.

In der Einleitung des Abschnittes ist bereits hervorgehoben worden, welche Bedeutung die Kenntnis von der Entstehung der Stellungs- und Bißanomalien nicht nur vom wissenschaftlichen, sondern auch vom praktischen Standpunkt aus besitzt. Kantorowicz gebührt das Verdienst, den Wert der genetischen

Betrachtungsweise einer Anomalie gegenüber der Gefahr, sie fast ausschließlich nach morphologisch-topographischen Gesichtspunkten zu erfassen, mit Nachdruck hervorgehoben zu haben. Darüber hinaus verdanken wir ihm und seinem Schüler KORKHAUS aber auch außerordentlich wertvolle eigene Beiträge zur Erforschung der Entwicklung anomal gebauter Gebisse. Seit dem Erscheinen der vorigen Auflage sind die einschlägigen Forschungsarbeiten weiter fortgesetzt worden. Sie haben zu neuen wertvollen Ergebnissen geführt, die bei der Abhandlung dieser Fragen besonders verwertet werden müssen. Neben ihnen hat sich vor allem noch A. M. SCHWARZ mit der Betrachtung der Okklusionsanomalien vom ätiologischen und genetischen Standpunkt aus befaßt und neue wertvolle Behandlungsmethoden, insbesondere die jetzt viel verwendeten abnehmbaren Plattenapparate angegeben. Große Verdienste haben sich ferner ANDRESEN-HÄUPL erworben, indem sie die Funktionskieferorthopädie begründeten, die von PETRIK, REICHENBACH, SCHEIDT, ESCHLER u. a. weiterentwickelt wurde.

Für die Gliederung des darzustellenden Stoffes ist davon auszugehen, daß die Entwicklung jedes Individuums einerseits durch die ihm mit dem Keimplasma erbmäßig vermittelte Anlage und andererseits durch die auf die Entwicklung einwirkenden Umwelteinflüsse bestimmt wird. Beide Faktoren bedürfen daher bei der Besprechung der Ätiologie und Genese der Okklusionsanomalien einer gesonderten Abhandlung.

1. Vererbung.

Ausgangspunkt für das Studium der Vererbung von Okklusionsanomalien müssen die *allgemeinen Gesetzmäßigkeiten der Vererbungslehre sein*. Auf Grund der Forschungen WEISMANNS fordert sie zunächst die wichtige Unterscheidung zwischen dem *Keimplasma* als dem Träger der Vererbung und der Gesamtheit der differenzierten Körperzellen, dem *Soma*.

Auf dieser Trennung fußt die Lehre, daß das Keim- oder Erbplasma kontinuierlich von Generation zu Generation vererbt wird. Die Tatsache, daß die der Vereinigung von Ei- und Samenzelle folgende Zellteilung zur Entwicklung eines selbständigen, weit differenzierten Lebewesens führt, steht hierzu nicht in Widerspruch. Nur eine Anzahl der aus der Verschmelzung der männlichen und weiblichen Geschlechtszelle, den beiden *Gameten*, entstandenen Zellen erfährt eine Differenzierung und bildet die verschiedenen Gewebe des erzeugten Individuums. Eine andere Anzahl der durch Zellteilung aus der Erstzelle entstandenen Zellen macht die Differenzierung nicht mit, sondern verharrt in undifferenziertem Zustand. Dieser Teil der Zellen geht als Keimplasma auf das erzeugte Individuum über. Das Keimplasma wird also von den Körperzellen nicht erst neu gebildet. Diese von WEISMANN begründete Lehre von der *Unabhängigkeit des Keimplasmas* besitzt ihre größte Bedeutung für die Erklärung des Umstandes, daß *erworbene Eigenschaften nicht vererbt werden können*.

Als weitere wichtige Grundlage der Erblichkeitslehre müssen die sogenannten MENDELschen *Regeln* angesehen werden. Ihre Aufstellung beruht auf der Erkenntnis, daß jedes auf Vererbung beruhende Merkmal eines Einzelwesens, das durch Vereinigung zweier Geschlechtszellen entsteht, eine *paarige* Anlage besitzt. In *jeder* der beiden Geschlechtszellen, die gemeinsam die *Erbmasse* bilden, aus der das Einzelwesen hervorgeht, sind die einzelnen Merkmale angelegt. *Jede erbliche Eigenschaft besitzt also eine doppelte Anlage.* Die Kenntnis dieses Umstandes ist Voraussetzung für das Studium der Erblichkeit eines Merkmales und seines Vererbungsmodus.

Die Frage nach dem Anteil der Vererbung an der Entstehung eines zur Beobachtung gelangenden Körpermerkmales wäre verhältnismäßig leicht zu beantworten, wenn die Form, in der dasselbe Merkmal bei den beiden Eltern angetroffen wird, einerseits sichere Schlüsse auf das Anlagepaar zuließe, durch das die Eigenschaft auf die Kinder übertragen worden ist, und wenn andererseits die Art, in der ein Merkmal bei einem Lebewesen in Erscheinung tritt, als das Produkt der Vermischung seiner beiden Anlagen anzusehen wäre. *Beide Voraussetzungen treffen aber in der Regel nicht zu.*

Nur verhältnismäßig selten begegnen wir einem Vererbungsmodus, bei dem der Zustand, in dem ein Körpermerkmal in Erscheinung tritt, dem Mittelwert

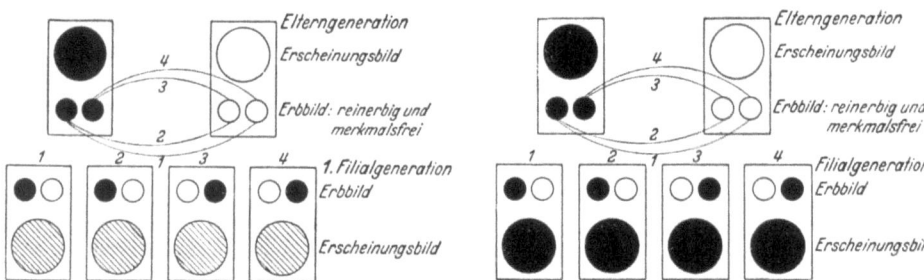

Abb. 658. Intermediärer Vererbungsmodus. Abb. 659. Dominanter Vererbungsmodus.

aus den beiden Anlagen entspricht. Als Muster eines solchen Vererbungsmodus, den wir als *intermediäre Vererbung* bezeichnen, könnte es gelten, wenn z. B. die rötliche Haarfarbe als Mischungsprodukt einer blonden und dunklen Anlage der Haarfarbe aufträte und anzusehen wäre (Schema Abb. 658).

Eine ganz andere Art der Vererbung würde dagegen vorliegen, wenn eine Mischung der dunklen und blonden Haarfarben nicht eintreten und entweder die dunkle oder die blonde Haarfarbe rein in Erscheinung treten würde. Die eine Farbe würde beherrschend, „*dominant*" und die andere überdeckt „*recessiv*" sein.

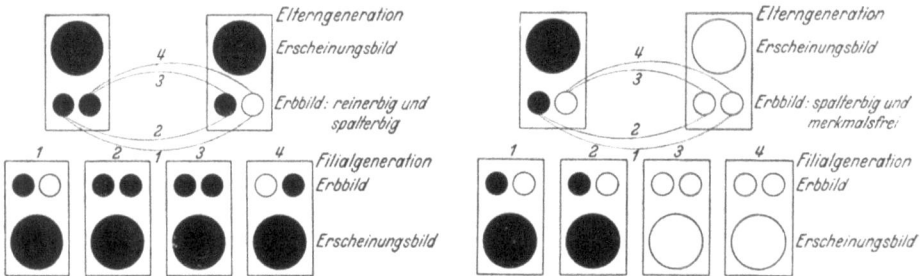

Abb. 660. Dominanter Vererbungsmodus. Abb. 661. Dominanter Vererbungsmodus.

Würde also z. B. die dunkle Haarfarbe in der Vererbung dominant in Erscheinung treten, müßten alle Abkommen der ersten Filialgeneration eines Elternpaares dunkles Haar besitzen, obwohl in dem Keimplasma des einen Elternteils auch die blonde Haarfarbe in reiner Form angelegt und demgemäß auch in dem auf die Filialgeneration übergegangenen Keimplasma, ohne äußerlich erkennbar zu sein, latent vorhanden wäre (vgl. Schema Abb. 659).

Dieser Umstand ist von Bedeutung, weil die überdeckte blonde Haarfarbe unter bestimmten Voraussetzungen in der zweiten Filialgeneration auch äußerlich wieder in Erscheinung treten kann. Die verschiedenen in Betracht kommenden Möglichkeiten seien ihrer grundsätzlichen Bedeutung wegen näher untersucht.

Zunächst sei der Fall ins Auge gefaßt, daß ein Glied der ersten Filialgeneration auf die die blonde Haarfarbe in verdeckter Anlage, die dunkle in dominanter Anlage übergegangen ist, also eine sogenannte spalterbige (heterozygote) Anlage des Merkmals der Haarfarbe besteht, mit einem anderen Individuum zur Fortpflanzung gelangt, bei dem das Keimplasma die Anlage der dunklen Haarfarbe wieder in reiner Form (reinerbig = homozygot) besitzt. Auch wenn in dieser Generation bei der Zeugung der nächstfolgenden Filialgeneration die überdeckte Anlage der blonden Haarfarbe mit der Anlage der dunklen Haarfarbe zusammentrifft, muß stets die dunkle Haarfarbe in Erscheinung treten. Es besteht also keine Möglichkeit des Wiederauftretens der blonden Haarfarbe (Schema Abb. 660).

Die zweite Möglichkeit wäre die, daß ein Glied der ersten Filialgeneration mit dominanter Anlage der dunklen und recessiven Anlage der blonden Haarfarbe mit einem Individuum zur Fortpflanzung gelangt, bei dem wieder die blonde Haarfarbe in reiner Form im Keimplasma angelegt wäre. Hier kann bei der Zeugung der zweiten Filialgeneration die reine Anlage der blonden Haarfarbe von einem Elternteil entweder mit der dominant angelegten dunklen Haarfarbe des anderen Elternteils zusammentreffen, dann werden die betreffenden Individuen der zweiten Filialgeneration dunkles Haar besitzen müssen, oder sie kann mit der recessiven Anlage der blonden Haarfarbe vereinigt werden. Diese Individuen der zweiten Filialgeneration müssen wieder blondes Haar besitzen. Nach der Wahrscheinlichkeitslehre müßten in der zweiten Filialgeneration die Hälfte der Individuen dunkles und die Hälfte blondes Haar besitzen (Schema Abb. 661).

Schließlich wäre noch der Fall in Betracht zu ziehen, daß sich in der ersten Filialgeneration zwei Individuen zur Fortpflanzung vereinigten, die beide die dunkle Haarfarbe als dominante, die blonde als recessive Erbanlage besäßen. Hier könnte in der zweiten

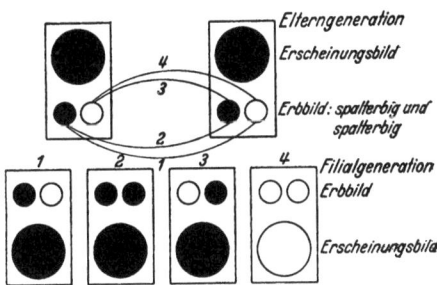

Abb. 662. Dominanter Vererbungsmodus.

Filialgeneration die dominante Anlage der dunklen Haarfarbe von einem Elternteil entweder ebenfalls mit der dominanten Anlage der dunklen Haarfarbe oder mit der recessiven Anlage der blonden Haarfarbe beim anderen Elternteil zusammenfallen. Jedesmal würde die dunkle Haarfarbe in Erscheinung treten. Es können unter vier Kombinationsmöglichkeiten aber auch einmal von beiden Elternteilen die recessiven Anlagen zusammentreffen und dementsprechend kann die überdeckte blonde Haarfarbe wieder in Erscheinung treten, obwohl beide Eltern dunkles Haar besessen haben (Schema Abb. 662).

Die Tatsache, daß die dominante Anlage eines Merkmals gegenüber der recessiven in der Filialgeneration beherrschend zum Durchbruch gelangt, wird in der Erblichkeitslehre als die *Prävalenzregel* bezeichnet.

Neben ihr besitzt die *Spaltungsregel* besondere Bedeutung, die wir am besten kennenlernen können, wenn wir die zuerst erwähnte intermediäre Vererbung bis in die zweite Filialgeneration verfolgen. Wir sind davon ausgegangen, daß durch intermediäre Vererbung aus der dunklen und blonden Anlage der Haarfarbe bei den Eltern in der ersten Filialgeneration die rötliche Haarfarbe auftreten würde. Da bei jedem Individuum dieser Generation die paarige Anlage der Haarfarbe sich aus je einer dunklen und einer blonden Anlage zusammensetzen müßte, müßten sämtliche Einzelwesen in gleicher Weise die rötliche Haarfarbe besitzen. In das auf diese Generation übergegangene Keimplasma ist aber nicht die rötliche Haarfarbe als neue Anlage der Haarfarbe übergegangen, sondern im Keimplasma der Filialgeneration treten ebenso wie bei der dominanten Vererbung lediglich die dunkle und blonde Anlage nebeneinander in den verschiedenen Gameten auf (Schema Abb. 663).

Daraus erklärt sich, daß bei der Vereinigung eines Individuums der ersten Filialgeneration mit rötlicher Haarfarbe mit einem anderen von ebenfalls rötlicher Haarfarbe in der zweiten Filialgeneration keinesfalls Nachkommen zu erwarten sind, die sämtlich ebenfalls die rötliche Haarfarbe besitzen, sondern daß die Haarfarbe verschieden ausfällt. Es können sich zwar wieder Gameten mit dunkler Anlage der Haarfarbe mit solchen vereinigen, die die blonde Anlage der Haarfarbe besitzen. Diese Nachkommen werden dann die rötliche Haarfarbe auch in der zweiten Filialgeneration aufweisen. Es können aber auch von beiden Elternteilen Gameten mit dunkler oder mit blonder Anlage der Haarfarbe vereinigt werden. Bei diesen Nachkommen der zweiten Filialgeneration tritt daher dann wieder die reine dunkle oder blonde Haarfarbe auf. Die durch intermediäre Vererbung zustande gekommene rötliche Haarfarbe spaltet sich in den folgenden Generationen teilweise wieder in die dunkle und blonde Anlage der Ursprungsgeneration auf. Da auch hier die Vereinigung der verschiedenartigen Gameten nach den Gesetzen der Wahrscheinlichkeitslehre erfolgt, ist es nicht verwunderlich, daß in der zweiten

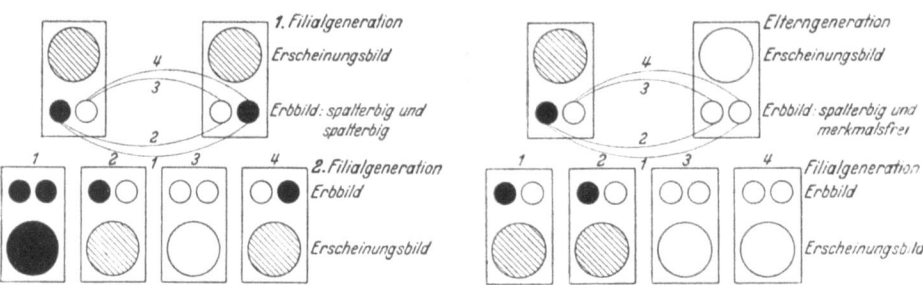

Abb. 663. Intermediärer Vererbungsmodus.   Abb. 664. Intermediärer Vererbungsmodus.

Filialgeneration zwei Viertel der Nachkommen die rötliche Haarfarbe und je ein Viertel die dunkle bzw. die blonde Haarfarbe besitzen würden (Schema Abb. 663). Es lassen sich dann aber auch die Verhältnisse überblicken, die sich in den folgenden Filialgenerationen ergeben müssen oder die bei der sogenannten *Rückkreuzung* eintreten, d. h. bei der Fortpflanzung von Individuen mit intermediär vererbten Eigenschaften in Gemeinschaft mit Individuen mit reinen Erbanlagen (Schema Abb. 664).

Dieser Überblick lehrt bereits, daß die Beantwortung der Frage, ob und welche Rolle die Vererbung bei der Entstehung eines Zustandsbildes spielt, das uns begegnet, keineswegs im Einzelfall sofort eine einfache Beantwortung finden kann. Die Verhältnisse komplizieren sich aber noch weiter, wenn wir berücksichtigen, daß eine Reihe verschiedener Merkmale an der Entwicklung eines komplizierteren Körperteils beteiligt sind und daß jedes Merkmal für sich selbständig vererbt wird (Unabhängigkeitsregel). Die Aufgabe, den Einfluß der Vererbung bei bestimmten Formen des Gebisses zu ermitteln, ist daher nicht leicht zu lösen. Zur Vermeidung von Fehlschlüssen seien folgende aus der Besprechung der Grundlagen der allgemeinen Vererbungslehre sich ergebenden Hinweise nochmals besonders hervorgehoben:

Die paarige Anlage jedes Erbmerkmales im Erbplasma liefert in Verbindung mit den beiden Möglichkeiten des intermediären oder des dominanten Vererbungsmodus eine Erklärung dafür, daß die bei einem Individuum zu beobachtenden Eigenschaften eines Erbmerkmals (Haarfarbe, Augenfarbe, Schädelform usw.) *nicht mit allen im Keimplasma übertragenen Anlagen und mit den Eigenschaften der Eltern übereinstimmen müssen* (Schema Abb. 658 u. 659). Die mit dem Keimplasma auf das Individuum übergegangene Anlage, das *Erbbild* (Genotypus), braucht nicht mit dem zur Beobachtung gelangenden *Erscheinungsbild* (Phänotypus) identisch zu sein. *Übereinstimmung von Merkmalen verschiedener Individuen derselben Familie weist noch nicht auf dieselbe erbbildliche Anlage hin.* Andererseits schließen *Unterschiede im Erscheinungsbild bei mehreren Gliedern einer Familie Vererbung nicht aus,* weil die Möglichkeit besteht, daß das Erbbild Unterschiede aufweisen kann (Schema Abb. 663). Außerdem besteht aber bei einer ganzen Anzahl von Merkmalen die Möglichkeit, daß Unterschiede im Erscheinungsbild trotz gleichen Erbbildes auftreten, weil Umwelteinflüsse auf die Ausbildung des Merkmals Einfluß erlangt haben. (Für die als Beispiel herangezogene Haarfarbe trifft das praktisch zwar nicht zu, wohl aber z. B. für die Schädelform oder Gebißform.) Die durch Umwelteinflüsse hervorgerufene Erscheinungsform bezeichnet die Vererbungslehre als den *Paratypus* (Nebenbild). *Erbbild und Nebenbild sind also auseinanderzuhalten.* Die Tatsache, daß bei einem Einzelwesen der Umfang der erbbildlichen und der nebenbildlichen Bedingtheit eines Merkmals nicht sofort erkennbar ist, hat bei der Beantwortung der Frage nach dem Einfluß der Vererbung schon zu zahlreichen Irrtümern geführt.

Das gilt auch für die Frage nach der Vererbung von Okklusionsanomalien. Übereinstimmung bei Eltern und Kindern in bezug auf eine Okklusionsanomalie rechtfertigt noch nicht die Annahme der Vererbung, sondern die Anomalie kann in beiden Generationen eine durch äußere Einflüsse bedingte paratypische Erscheinung sein. Das Fehlen einer bei einem Kinde zu beobachtenden Anomalie bei den Eltern schließt aber auch umgekehrt das Vorhandensein erblicher Einflüsse nicht aus (Schema Abb. 663). Ein auf beide Eltern recessiv übergangenes Merkmal kann ja in der folgenden Generation wieder in Erscheinung treten.

Unter diesen Umständen ist es nicht verwunderlich, daß in der orthodontischen Literatur lange Zeit unklare Vorstellungen über den Umfang geherrscht haben, in dem die Vererbung an dem Auftreten von Okklusionsanomalien beteiligt ist. Die vertretenen Ansichten entbehren bei der Betrachtung im Lichte der Vererbungslehre vielfach ausreichender Begründung. Daß sich lange Zeit irrige Anschauungen halten konnten, erklärt sich teilweise aus der Schwierigkeit der Beschaffung des zu systematischer Forschung verwertbaren Materials. Wesentliche Fortschritte sind erst erzielt worden, seitdem die *Zwillingspathologie* auch zur Erforschung der Okklusionsanomalien nutzbar gemacht worden ist.

Der Wert der Erhebungen beim Vergleich von Zwillingen beruht darin, daß mit einer gewissen Übereinstimmung der Erbmasse gerechnet werden kann, die bei eineiigen Zwillingen zu einer vollkommenen wird. Die bei letzteren zu erhebenden Befunde besitzen also besondere Beweiskraft. Diese geht nun aber keineswegs so weit, daß alle Übereinstimmungen, die bei einem Zwillingspaar auftreten, als vererbt angesehen werden können, sondern es kann die gleiche Gestaltung auch durch die gleichen äußeren Umstände (paratypisch) bedingt sein, da die beiden Glieder eines Zwillingspaares in der Regel unter den gleichen Verhältnissen aufwachsen und dadurch auch eine weitgehende Übereinstimmung in den gestaltenden Einfluß erlangenden Umweltbedingungen gegeben ist. Das Material besitzt aber dadurch seine große Bedeutung, daß alle Unterschiede, die bei eineiigen Zwillingen in der Form des Gebisses auftreten, *nicht* vererbt sein können, sondern durch Umweltfaktoren herbeigeführt sein müssen. Sieht man daraufhin das zur Verfügung stehende Material durch (SIEMENS, PRAEGER, KANTOROWICZ, LEWIN, KORKHAUS, RITTER u. a.), so läßt sich heute mit Sicherheit sagen, daß die Vererbung bei der Entstehung von Okklusionsanomalien zwar eine große Rolle spielt, daß der Einfluß der Vererbung aber nicht immer klar erkannt werden kann, weil zu viel Umwelteinflüsse während der Entwicklung und Funktion des Gebisses auf es einwirken (Abb. 665).

726   Kieferorthopädie.

Die äußeren Einwirkungen so gut wie ganz entzogene Entwicklung der Zahnform kann sicher als unter dem Einfluß der Vererbung stehend angesehen werden.

Daß die Form der Zahnbögen und die der Kiefer unter erblichem Einfluß steht, lehren Übereinstimmungen der Form bei normal okkludierenden Gebissen eineiiger Zwillinge.

Unbestreitbar ist nach den bereits vorliegenden Untersuchungsergebnissen die Vererbbarkeit des Diastema mediale, der Progenie und einiger Fälle von *Prognathie*. Als wahrscheinlich kann sie auch gelten für eine Reihe von Fällen des sogenannten Deckbisses.

Liegt eine genotypisch bedingte Disharmonie zwischen Zahnreihe und Kiefergröße vor, so können sich dadurch Stellungsanomalien einzelner Zähne aber auch Bißanomalien entwickeln. Diese Anomalien kommen zustande bei einer Kombination große Zähne × kleine Kiefer. Hat ein Ehepartner große Kiefer und große Zähne, der andere kleine Kiefer und kleine Zähne, so ergeben sich folgende Kombinationsmöglichkeiten bei den Kindern:

1. großkieferig-großzähnig, 2. großkieferig-kleinzähnig, 3. *kleinkieferig-großzähnig*, 4. kleinkieferig-kleinzähnig.

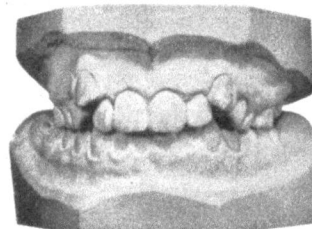 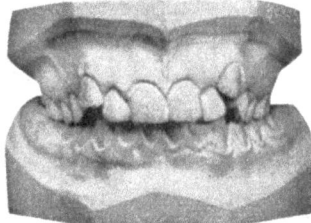

Abb. 665. Eckzahnhochstand bei eineiigen Zwillingen.

Die 3. Kombination ergibt die Anomalie, während die 2. Kombination zwar Lücken zwischen den Zähnen in einem zu großen Kiefer, aber keine Stellungs- oder Bißanomalien aufweist.

Genotypisch bedingt kann eine Gebißanomalie auch dann sein, wenn sie auf der Grundlage der Kombination verschiedener Kieferformen zustande kommt, z. B. breite Kieferbögen mit langen Kieferbögen. Tierzuchtversuche an Hunden und Kaninchen (RITTER) haben dafür den Beweis erbracht. Beim Menschen ist der Nachweis schwierig.

2. Umwelteinflüsse.
A. Konstitutionelle Momente.

Die Tatsache, daß das Körperwachstum durch das System der innersekretorischen Drüsen beeinflußt wird, hat dazu geführt, eine äußerlich als Wachstumsstörung imponierende Gebißanomalie mit einer *Störung der Funktion der endokrinen Drüsen* in Zusammenhang zu bringen. Die Annahme direkter Beziehungen zwischen beiden Faktoren ist wohl auch noch dadurch bestärkt worden, daß Forschungsergebnisse von ERDHEIM, FLEISCHMANN, KRANZ u. a. den Nachweis dafür erbracht haben, daß unmittelbare Zusammenhänge zwischen Dysfunktion endokriner Drüsen und der Struktur der Zahnsubstanz bestehen. Für die Gestaltung der Kiefer läßt sich der Beweis für eine direkte Beeinflussung durch das endokrine System aber kaum erbringen. Als feststehend kann bisher nur angesehen werden, daß eine Hyperfunktion der Hypophyse ein gesteigertes Längenwachstum des Unterkiefers auslösen kann und eine als *Akromegalie* bezeichnete Anomalie herbeiführt, die mit der uns als Bißanomalie beschäftigenden Progenie nur geringe

Ähnlichkeit besitzt, zumal sie auch mit Veränderungen an den Extremitäten einhergeht.

Soweit im übrigen Störungen der inneren Sekretion Veränderungen im Aufbau des Kieferapparates nach sich ziehen, können sie nur als indirekt wirkend angesehen werden. Hier ist insbesondere der Zusammenhang zwischen Rachitis und Kieferdeformitäten zu erwähnen. Wir wissen, daß die Fähigkeit des Körpers, Kalksalze aus dem gelösten Zustand in die ungelöste Form überzuführen, von der Funktion der Nebenschilddrüse beeinflußt wird. Ohne daß die Bildung der Knochengrundsubstanz gehemmt ist, führt die unzureichende Ablagerung von Kalksalzen eine mangelhafte Festigkeit des Knochens herbei. Er ist also viel stärker formverändernden mechanischen Einflüssen unterworfen als Knochen mit hinreichendem Kalksalzgehalt. Die Kräfte, die bei normaler Verkalkung zur normalen funktionellen Gestaltung des Knochens führen, erzeugen bei ungenügender Festigkeit erklärlicherweise bereits eine anomale Form. Da das gesamte Skelet von der Störung des Kalkstoffwechsels betroffen wird, zieht die die mangelhafte Verkalkung bedingende Störung der inneren Sekretion auch eine Ano-

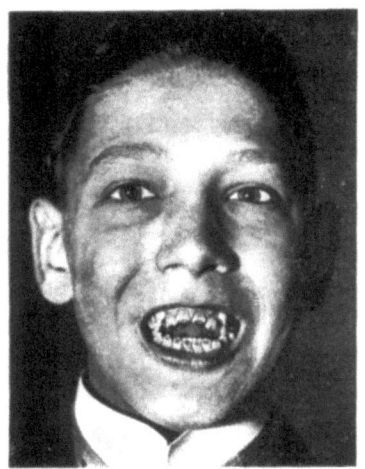

Abb. 666. Offener Biß mit stark ausgeprägten Hypoplasien an den Zähnen.

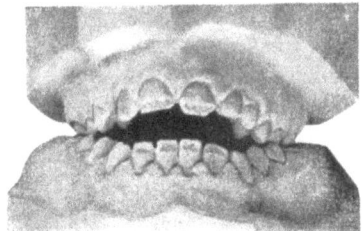

Abb. 667. Offener Biß mit Schmelzhypoplasien auf rachitischer Grundlage.

malie der Kiefer nach sich, wenn überhaupt mechanisch deformierende Kräfte an den Kiefern auftreten, die ihrer Größe nach sich von den auf normal verkalkte Knochen wirkenden nicht zu unterscheiden brauchen. Solche Kräfte sind in der Betätigung der Muskeln gegeben. Bei der Kontraktion der im Unterkiefermittelteil ansetzenden Zungenbeinmuskulatur wird das Mittelstück des Unterkiefers nach distal gezogen. Die in der Zugrichtung der Muskeln gelegenen seitlichen Teile des Kieferkörpers leisten ihrer Wirkung auf Grund der statisch günstigeren Anordnung hinreichenden Widerstand. Die Folge ist, daß das Mittelstück gegenüber den seitlichen Partien scharfwinklig abgeknickt wird, es entsteht eine eckige Unterkieferkörperform, wie wir sie bei Patienten, die Rachitis durchgemacht haben, nicht selten treffen. Wenn sich die Kaumuskulatur kontrahiert, übt sie auf den Kieferwinkel einen Zug nach oben aus. Da gleichzeitig die Zahnreihe dem Kaudruck Widerstand leistet, wird vorn auf den Unterkiefer eine Kraft nach abwärts, im Oberkiefer nach aufwärts ausgeübt. Als Endresultat begegnet uns das Bild des offenen Bisses (Abb. 666). Die Zahnreihen sind vorn auseinandergedrängt, während der Unterkieferwinkel abgeflacht ist. Daß der vom Masseter auf den Jochbogen ausgeübte Zug nach abwärts gleichzeitig eine Kompression des Oberkiefers herbeiführt, wie angenommen worden ist, erscheint nicht hinreichend begründet. Wenn eine Übertragung auf den Oberkiefer stattfinden würde, müßte der Jochbogen nach abwärts gebogen sein, was die Beobachtungen nicht bestätigen; der ebenfalls mangelhaft verkalkte Jochbogen erscheint zu der notwendigen Druckfortleitung aber auch wenig befähigt, und drittens liegen die Hauptdeformierungen des Oberkiefers bei offenem Biß im Frontzahngebiet, also vor der Einstrahlung des Jochbogens. Eine bestehende Oberkieferkompression dürfte also andere Ursachen haben.

Besonders zu erwähnen ist aber noch, daß der Einfluß der Rachitis auf Entstehung von Kieferdeformitäten schon sehr früh festzustellen ist. Bereits der Säuglingskiefer kann rachitisch deformiert sein. Der Saugakt gibt hier das auslösende Moment ab; bei der ätiologischen Betrachtung muß aber auf die Veränderung der mechanischen Eigenschaften der Knochensubstanz durch die Rachitis das Hauptgewicht gelegt werden. Die ersten Spuren von Rachitis sind vom 3.—4. Monat ab zu erkennen, einige Pädiater messen ihr erst vom 6. Monat ab Bedeutung bei. Normalerweise hat der Oberkiefer des Säuglings Halbkreisform, ist er ellipsenförmig, so kann dies ein Zeichen einer bestehenden Rachitis sein. Diese schmale Oberkieferform, die bereits bei Neugeborenen gefunden wird (die also mit Sicherheit keine Rachitis haben, denn die Rachitis wird erst erworben), kann aber auch der Vorbote einer späteren Langköpfigkeit oder eines Schmalgesichtes sein. Untersuchungen an voll ausgetragenen Totgeburten berechtigen zu dieser Schlußfolgerung.

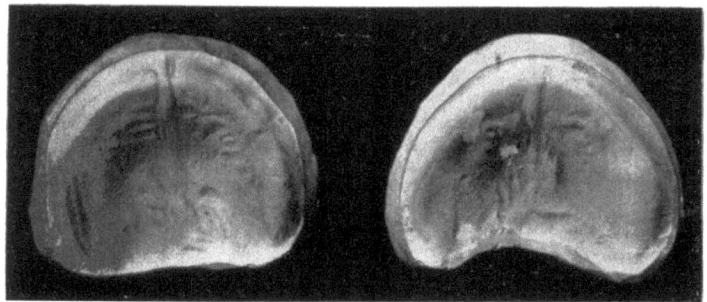

Abb. 668. Normaler und rachitisch deformierter Säuglingskiefer.

Bei dieser Darstellung ist zu beachten, daß die nach einer durchgemachten Rachitis zu beobachtenden Okklusionsanomalien ihrem Wesen nach nur Einzelanzeichen des sich am ganzen Skelet zeigenden Symptomkomplexes der konstitutionellen Erkrankung sind. Als Ätiologie der Okklusionsanomalie ist also nicht die Rachitis selbst, sondern die Ursache der Rachitis anzusprechen.

Diese braucht aber keineswegs primär in Störungen der inneren Sekretion zu liegen, denn auch die Störung der inneren Sekretion selbst muß wieder irgendwie bedingt sein. Mit Sicherheit wissen wir heute, daß die Symptome der Rachitis als Folge einer an Vitamin D freien oder armen Kost auftreten, so daß der zu Störungen des Kalkstoffwechsels führende Vitaminmangel das primäre, die dadurch bedingte Bereitschaft des Knochenskelets zu Deformierungen das sekundäre und die auf die Knochen einwirkenden mechanischen Kräfte das tertiäre Glied in der Kette der Faktoren wären, die innerhalb des als Rachitis zusammengefaßten Komplexes als Ursachen der Okklusionsanomalien in Frage kämen. Wieweit neben dem Vitaminmangel noch andere primäre Ursachen in Frage kommen, kann hier im einzelnen nicht weiter verfolgt werden.

Ergänzend sei noch darauf hingewiesen, daß man die bei Kretinen beobachteten Anomalien des Gebisses als besonderen Beweis dafür herangezogen hat, daß innersekretorische Störungen Anomalien der Zahnreihen nach sich ziehen. Die allgemein festzustellende Wachstumshemmung wirkt sich naturgemäß auch auf den Kieferapparat aus: Zähne und Kiefer werden von der Größenreduktion aber gleichmäßig betroffen, so daß dieser Faktor primäre Okklusionsanomalien nicht bedingt. Die oft zu beobachtende Persistenz der Milchzähne ist niemals die Ursache von Stellungsanomalien oder für anomalen Durchbruch der bleibenden Zähne, sondern die Persistenz ist die Folge davon, daß der bleibende Zahnkeim verlagert ist oder innersekretorisch eine Störung vorliegt, die den Zahnwechsel sich nicht normal vollziehen läßt. Ebenso kann die auf Grund struktureller Mängel begünstigte Zerstörung von Zähnen ihre vorzeitige Entfernung bedingen und dann sekundäre Anomalien auslösen. Soweit im übrigen die Störung der inneren Sekretion an anomaler Kieferbildung beteiligt ist, verläuft sie bei Kretinen in den gleichen Bahnen, wie wir sie oben bei der Rachitis besprochen haben.

B. Lokale Momente.
a) Intrauterine Einflüsse.

Die intrauterinen Schädigungen eines Individuums sind insofern von Interesse, als vielfach die Möglichkeit aus den Augen gelassen wird, daß bereits vor der Geburt Umwelteinflüsse auf seine Entwicklung einwirken können. Nicht alle Eigenschaften zur Zeit der Geburt müssen also vererbt, sondern sie können bereits erworben sein. Andererseits wird aber auch von der Möglichkeit der Erklärung bestimmter Eigenarten durch intrauterine Einflüsse oft mehr Gebrauch gemacht, als sich sicher begründen läßt. Das trifft in gewissem Umfange auch für Anomalien des Gebisses zu. Auf die einzelnen beschuldigten Faktoren (Mangel an Fruchtwasser, Uteruskontrakturen, Geburtstraumen) soll hier nicht näher eingegangen werden, da die von den einzelnen Autoren (WEINBERGER, GROTH) angeführten Momente schwer nachzuprüfen sind. Mit Recht dürfte KANTOROWICZ vor einer Überschätzung ihres Einflusses warnen.

Intrauterin bedingte Schädigungen des Kalkstoffwechsels, insbesondere durch mangelhafte Ernährung oder Krankheiten der Mutter während der Bildung der Zahnkronen, können die Ursache für gehäufte Caries, dadurch für vorzeitigen Verlust der Zähne und damit indirekt die Ursache für eine Anomalie sein.

b) Postembryonale Ursachen.
α) Die sogenannte erschwerte Nasenatmung.

Von den postembryonalen Ursachen sei zunächst die Behinderung der Atmung, insbesondere die *teilweise Verlegung des Nasenatmungsweges* behandelt. Daß Zusammenhänge zwischen Behinderung der Nasenatmung und Kieferdeformitäten bestehen, hat man schon lange erkannt. An Versuchen, diese dem Kausalzusammenhang nach darzulegen, hat es auch nicht gefehlt. Als gelungen können sie durchweg jedoch nicht bezeichnet werden. Größere Verbreitung hat eine von KANTOROWICZ gegebene Erklärung gefunden, gegen die aber auch wesentliche Einwände zu machen sind (siehe unten). Trotzdem sei sie hier kurz dargestellt. Gegenüber früheren Theorien, auf die nicht mehr eingegangen werden soll, unterscheidet sie sich vor allem dadurch, daß sie den Einfluß der verschiedenen Atmungsphasen berücksichtigt, die dort nicht zu ihrem Recht gekommen sind, und dadurch, daß sie zu dem Schluß gelangt, daß *nicht*, wie man früher annahm, die bei Anwesenheit eines Atmungshindernisses in dem Nasenweg sich einstellende *Mundatmung* die Kieferdeformierung auslöst, *sondern* daß diese bereits der *erschwerten Nasenatmung* zuzuschreiben ist.

Wenn wir die von KANTOROWICZ aufgestellte Theorie verstehen wollen, müssen wir uns zunächst daran erinnern, wie sich die Atmung durch die Nase normalerweise abspielt. Gehen wir vom Exspirationsstadium aus, so weitet sich zum Zweck der Einatmung der Brustkorb. In den seiner Volumvergrößerung folgenden Lungen entsteht infolgedessen eine Luftverdünnung; diese pflanzt sich auf den Respirationstractus bis zur Außenluft fort. In den gesamten Atmungswegen herrscht also ein gewisser negativer Druck. Infolge der Druckdifferenz strömt Außenluft in die Lungen ein und führt den Ausgleich herbei. Nach einem auf die Einatmung folgenden kurzen Stadium der Ruhe ist dann das Umgekehrte der Fall. Der Brustkorb und damit die Luft in den Lungen wird zusammengepreßt. Sie steht also unter höherem Druck als die Außenluft. Da die Atmungswege den Ausgleich zulassen, folgt die Luft in den Lungen dem abfallenden Potential auf dem Atmungswege und strömt aus. Solange die Atmungswege frei sind, geht der Druckausgleich zwischen Außen- und Innenluft in beiden Phasen außerordentlich schnell vonstatten; bei der Einatmung bildet sich in den Lungen kein erhebliches Vakuum, bei der Ausatmung kein bedeutender Überdruck. Infolgedessen herrscht auch im gesamten Atmungstractus kein wesentlich geringerer oder höherer Druck als außen (Abb. 669).

Von Bedeutung ist nun ferner, daß bei der Atmung durch die Nase der Rachen gegen die Mundhöhle durch den beweglichen weichen Gaumen und den Zungengrund abgeschlossen ist. Dieser Verschluß vermag gegenüber Druckschwankungen im Rachen nachzugeben. Die Änderungen der Druckverhältnisse im Rachenraum bei der Ein- und Ausatmung übertragen sich also auch auf das Innere der Mundhöhle. Ebenso wie im gesamten Atmungstractus sind diese bei freier Nasenatmung jedoch sehr gering.

Führt dagegen die adenoide Vegetation der Rachentonsille zur Bildung eines Atmungshindernisses, das an einer Stelle zwischen weichem Gaumen und Rachenwand lokalisiert ist, und bekommt der bei der Nasenatmung von der Luft zu nehmende

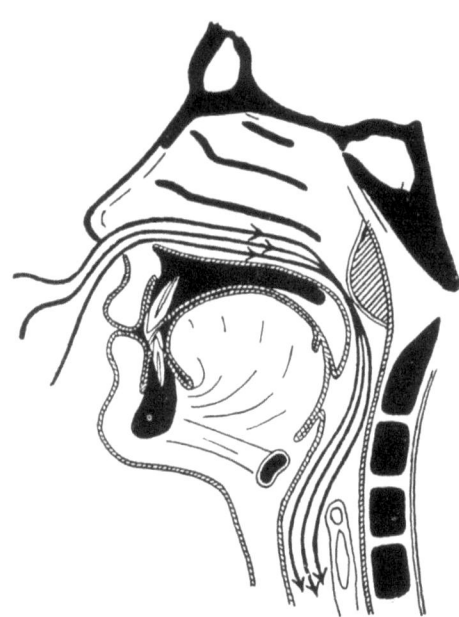

Abb. 669. Teilweise Verlegung des Atmungsweges im Nasen-Rachenraum durch Vergrößerung der Rachentonsille. (Nach KANTOROWICZ: Klinische Zahnheilk. Berlin 1924.)

Weg hier einen sehr kleinen Querschnitt, so vermag die Luft bei der Einatmung nur langsam der Weitung des Brustkorbes zu folgen. In der Lunge und in dem Luftweg bis zu dem Engpaß tritt also ein gesteigerter negativer Druck auf, während vor dem Engpaß der Druck der Außenluft herrscht. Der zwischen Atmungshindernis und Lunge sich ausbildende gesteigerte negative Luftdruck überträgt sich dann auf die gleiche Weise wie bei normaler Atmung auf die Mundhöhle und den Mundvorhof. Die Folge der Druckdifferenz zwischen Außen- und Innenluft ist alsdann, daß Wange und Lippen, die sich dicht aneinanderlegen, von dem größeren Außendruck allseitig an die Zahnreihe angepreßt werden. *Das gesamte Gebiß steht also unter allseitiger Kompression.*

Nach Abschluß der Einatmung kommt der Ausgleich zustande, es stellt sich einen Moment lang außen und innen Gleichgewicht her.

Bei der Ausatmung muß die Verengerung des Weges durch den Nasen-Rachenraum dann umgekehrt zunächst eine Drucksteigerung in Lunge und Atmungstractus bis zu dem Durchlaß von kleinem Querschnitt erzeugen, während in der Nase eine Drucksteigerung so gut wie ganz ausbleiben wird. Die Drucksteigerung überträgt sich wieder auf die Mundhöhle und preßt nun von innen auf Wange und Lippen. Diese werden bei mäßiger Drucksteigerung bereits auseinandergezwängt und lassen die Luft entweichen. Da die Weichteile von den Zähnen abgehoben werden, wird auf die Zahnreihen ein Druck nach außen nicht ausgeübt. Dem allseitig komprimierend wirkenden Druck der Einatmungsphase steht somit bei der Ausatmung eine kompensierende Kraft nicht gegenüber! *Der durch die Erschwerung der Nasenatmung in der Mundhöhle vor Eintritt der Mundatmung bei der Inspiration ausgelöste gesteigerte negative Luftdruck soll somit derjenige Faktor sein, der einseitig von außen nach innen komprimierend an den Kiefern in Erscheinung tritt.*

Die Darstellung von KANTOROWICZ wird durch die tägliche Beobachtung und einen Selbstversuch widerlegt. Ein Individuum, das sich in der Nasenatmung beeinträchtigt fühlt (Schnupfen, Polypen), atmet zusätzlich durch den Mund. Im Mund herrschen dann dieselben Luftdruckverhältnisse wie außerhalb. Legt man in die Nase Mullstreifen oder Watte ein, erschwert man also die reine Nasenatmung, so atmet jedes Individuum sofort durch den Mund, es herrschen überall dieselben Luftdruckverhältnisse, eine Kompression der Kiefer kann nicht erfolgen. Die Erklärung für Kompressionsanomalien muß eine andere sein.

Aus den Schriften von WILHELM ROUX und JULIUS WOLFF kennen wir das „Gesetz der Transformation der Knochen", d. h. der gesunde Knochen wird von der inserierenden Muskulatur zweckentsprechend geformt und strukturell gestaltet. Der rachitisch erweichte Knochen hält dagegen der Belastung durch den Muskelzug nicht stand, er wird deformiert, der Kieferbogen hauptsächlich komprimiert. Die Deformierung eines Knochens durch muskuläre Kraft

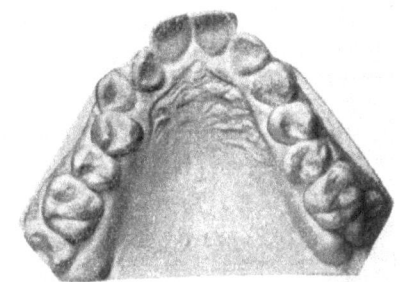
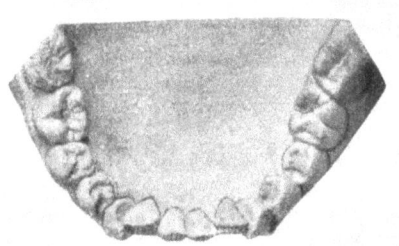

Abb. 670. Kieferkompression als Folge von Rachitis.

kann nur dann erfolgen, wenn der Muskel am Knochen ansetzt oder so dicht an ihm entlang läuft, daß der Muskel bei Anspannung einen Druck auf den Knochen ausübt. Für den Unterkiefer trifft diese Überlegung ohne weiteres zu.

Geniohyoideus, *Genioglossus* und *Digastricus* vermögen durchaus eine Abflachung im Kinnbereich und Retrusion herbeizuführen. Ihr entspricht die eckige Gestaltung des sonst parabelförmigen unteren Zahnbogens. *Geniohyoideus* und *Digastricus* bewirken ferner mit dem *Masseter* als Antagonisten eine Vergrößerung des Unterkieferwinkels, unter Erzeugung des offenen Bisses, des untrüglichen Zeichens einer überstandenen Rachitis.

Auf die Formgestaltung des rachitischen Oberkiefers hat der Ansatz der mimischen Muskulatur wesentlichen Einfluß. Das hauptsächlich aus *Spongiosa*knochen bestehende, durch Rachitis erweichte Oberkiefergerüst hält dem normalen Muskelzug nicht stand. Es kommt zur Kompression, hauptsächlich im *Prämolaren*bereich, wo die abstützende Wirkung des Jochbogens nicht mehr so zur Geltung kommt wie im *Molaren*bereich.

Nun kann dagegen eingewendet werden, daß fast jedes Kind, das unter erschwerter Nasenatmung leidet, auch gewöhnlich einen komprimierten Oberkiefer hat. Der komprimierte Oberkiefer dürfte aber nach den Darlegungen nicht die

Folge, sondern die Ursache der erschwerten Nasenatmung sein. Die Entstehung des Krankheitsbildes hat folgende Reihenfolge: 1. Erweichung des Knochens durch Rachitis, 2. seine Deformation durch die sonst normale Muskelfunktion (Zug und Druck), 3. dadurch Einengung des Nasen-Mundraumes, 4. adenoide Wucherungen im Nasen-Rachenraum vervollständigen den pathologischen Zustand.

Die *Veränderungen am Oberkiefer* verstehen wir, wenn wir die elliptisch angelegte Zahnreihe als Gewölbe betrachten. Die ihm eigene Form vermag aus statischen Gründen den auf die Seitenflächen wirkenden Kraftanteilen weniger Widerstand zu leisten als den auf dem Scheitel ruhenden. *Die Folge des allseitigen Druckes ist also zunächst eine seitliche Kompression.* Da die in dem Gewölbe angeordneten Bausteine, die einzelnen Zähne, nun aber nicht selbst komprimiert werden können, sondern ihren Raum weiter beanspruchen, mit der Annäherung der distalen Schenkel der Zahnreihen aneinander, andererseits aber die Entfernung vom Scheitel bis zu dem auf gleicher Höhe bleibenden Ende der Zahnreihe kleiner werden würde, muß notgedrungen der *Scheitel des Zahnbogens nach vorn ausweichen*, obwohl auch hier nach dem Mundinneren zu gerichtete komprimierende Kräfte am Werke sind.

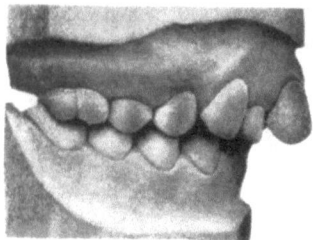

Abb. 671. Distalbiß bei rachitischer Kieferkompression.

Bei Kompression des Oberkiefers ist also die dabei zu beobachtende Protrusion der Front eine Folge der Kompression und nicht auf eine besondere andere Einwirkung zurückzuführen.

Aus der Tatsache, daß auf die Frontzähne von den komprimierten Seitenteilen der Kiefer eine protrudierende Wirkung nach vorn ausgeübt wird, ergibt sich zwangsläufig, daß die Frontzähne dicht aneinanderstehen müssen. Da der Druck zwischen den einzelnen Zähnen an gewölbten Flächen übertragen wird, erklärt sich aber auch ohne weiteres, daß *die Zähne an den Kontaktpunkten gegeneinander abgleiten und sich teilweise übereinander lagern*. Dieses Symptom ist bei der Protrusion als Folge der Kompression außerordentlich wichtig. Im Gegensatz zu anders gearteten Frontzahnprotrusionen ist *die mit Engstand der Frontzähne verknüpfte Protrusion stets als Folge überstandener Rachitis zu betrachten* (Abb. 671).

Nunmehr erweist es sich als zweckmäßig, den *Unterkiefer* unter der Wirkung der allseitigen Kompression zu beobachten. Obwohl an ihm die gleichen Kräfte zur Geltung kommen wie am Oberkiefer, sind die Veränderungen andere. Dies kann nur dadurch erklärt werden, daß die Widerstände anders beschaffen sind. Der kompaktere Unterkieferkörper gibt nicht so leicht deformierenden Kräften nach wie der Oberkiefer. Die wahrzunehmenden Veränderungen betreffen denn auch vornehmlich die Zahnreihen mit dem Alveolarfortsatz. Frontzähne und Seitenzähne weisen mit ihren Kronen eine Neigung nach lingual auf. Im Eckzahngebiet kommt dadurch eine starke Abknickung der Zahnreihe zustande. Die Schneidezähne unter sich sowie der seitliche mit dem Eckzahn schieben sich ein wenig übereinander. Da die Kompression der Kieferform ausbleibt, kann eine Protrusion der unteren Front im allgemeinen nicht erwartet werden. Nur ausnahmsweise ist im Unterkiefer eine Protrusion der Frontzähne als Folge einer Kompression der seitlichen Zahnbogenabschnitte zu beobachten. Regelmäßig vermögen jedoch die auf die Front wirkenden Kräfte den Unterkiefer im Längenwachstum zu beeinträchtigen und eine Distalverschiebung der unteren Zahnreihe gegenüber der oberen zu bewirken; es entwickelt sich der sog. *Distalbiß*.

Zur Vervollständigung des Bildes müssen wir schließlich noch Ober- und Unterkiefer gemeinsam betrachten. Die Protrusion der oberen Front und die Retrusion des Unterkiefers bedingen hochgradige sagittale Differenzen untereinander. Es entsteht das Bild, das in der Literatur vielfach als Prognathie bezeichnet worden ist, obwohl es sich mit dem Begriff aus der Anthropologie, der die Bezeichnung entlehnt ist, keineswegs deckt.

Einer Ergänzung bedarf die Darstellung der Folgen der erschwerten Nasenatmung nun insofern noch, als darauf verwiesen werden muß, daß das Bild der zur Beobachtung gelangenden

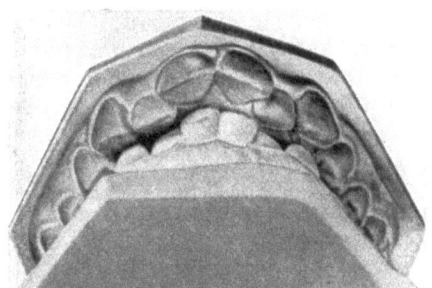

Abb. 672. Vertikale Anomalien im Gefolge der Rachitis. Die unteren Frontzähne berühren das Gaumendach.

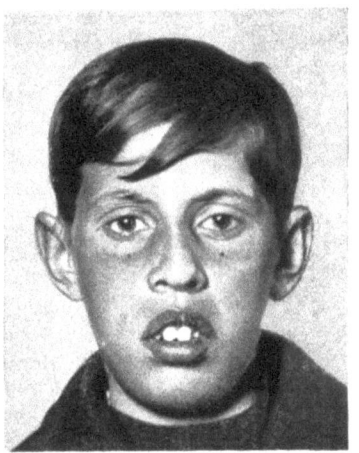

Abb. 673. Aufgehobener Lippenschluß bei Distalbiß mit Protrusion der oberen Front.

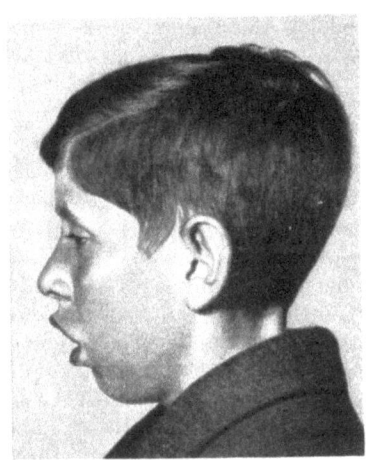

Abb. 674. Aufgehobener Mundschluß bei Distalbiß mit starker oberer Protrusion; aufgeworfene, atrophische, kurze Oberlippe, herabgepreßte Unterlippe.

Okklusionsanomalien nur selten monokausal bedingt ist, sondern seine Entstehung oft dem Zusammenwirken mehrerer Ursachen verdankt. Solche Fälle bereiten der Klärung der Ätiologie naturgemäß oft größere Schwierigkeiten als die seltenen rein monokausalen Krankheitsbilder. Auf einzelne Faktoren, die erfahrungsgemäß häufig sekundär gestaltenden Einfluß auf eine durch Rachitis hervorgerufene Anomalie erlangen, sei deshalb noch kurz eingegangen.

Besonders ist darauf zu verweisen, daß nach Ausbildung der oberen Protrusion mit Engstand der Front und der Distal-

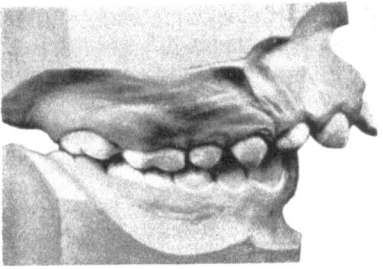

Abb. 675. Distalbiß als Folge von Rachitis mit Kompression und konsekutiver Protrusion sowie *sekundär* durch den Druck der Unterlippe auseinander gedrängten oberen Frontzähnen. (Vgl. Abb. 673 u. 674.)

verlagerung des Unterkiefers erhebliche sagittale Differenzen in der Stellung der Schneidezähne zueinander verknüpft sind. Die Schneidezähne berühren sich nicht. Der Ausfall einer wurzelspitzenwärts gerichteten Belastung führt dann zu einer über das Niveau der Kauebene hinausragenden Einstellung der Schneidezähne. *Zur transversalen und sagittalen Anomalie der Zahnreihen gesellt sich auch die vertikale.* Die unteren Schneidezähne berühren in voll entwickelten Fällen dann meist die Gaumenschleimhaut. Die oberen fallen durch ihre Länge auf, zumal die sagittalen Abweichungen im Frontzahngebiet zur Aufhebung des Lippenschlusses führen. Die Oberlippenmuskulatur verfällt der Inaktivitätsatrophie. Die Unterlippe legt sich zwischen Palatinalfläche der oberen und Labialfläche der unteren Schneidezähne. Beim Kieferschluß wird von dem Rand der Unterlippe ein Druck auf die oberen Frontzähne nach außen ausgeübt. Dadurch wird dann der Frontzahnengstand aufgehoben, und an seine Stelle tritt eine durch Kippung der Frontzähne nach vorn gekennzeichnete verstärkte Protrusion mit Lückenbildung. Auch eine durch Lücken charakterisierte Protrusion kann also ihre primäre Ursache in der Rachitis haben, die in einer geschlossenen Zahnreihe zunächst immer zu einer Protrusion mit Engstand führt (Abb. 672—675).

Wesentliche Änderungen kann das dargelegte rachitische Krankheitsbild auch erfahren, wenn sich zu diesem ätiologischen Faktor die Kontaktunterbrechung der Zahnreihen durch vorzeitigen Zahnverlust gesellt. Diese Ursache von Okklusionsanomalien erfordert aber zunächst eine selbständige Darstellung.

β) Die vorzeitige Entfernung von Zähnen.

Daß die Entfernung von Zähnen als Ursache für die Entstehung von Anomalien des Gebisses eine Rolle spielt, finden wir in der Literatur schon lange angegeben. Neben ANGLE muß vor allem auf GRÜNBERG verwiesen werden, der dieser Frage sein besonderes Augenmerk hat. In systematischer Weise sind die Folgen der Entfernung eines Zahnes je nach der Stelle und je nach dem Zeitpunkt der Extraktion von KANTOROWICZ dargestellt worden. Von ihm wird auch darauf hingewiesen, welche Bedeutung gerade diesem Faktor in der Praxis zukommt, weil er an der Entstehung einer außerordentlich großen Zahl von Anomalien beteiligt ist. Die überzeugenden Ausführungen KANTOROWICZ' müssen wir daher zur Grundlage der Abhandlung machen.

Um die Folgen einer Extraktion richtig würdigen zu können, müssen wir zunächst allgemein erörtern, daß an der räumlichen Entwicklung des Gebisses zwei Faktoren beteiligt sind: eine allgemeine Wachstumstendenz, die dem unreifen Organismus innewohnt, und zweitens speziell der Anreiz für das Kieferwachstum, der von den sich entwickelnden Zähnen ausgeht. Unter Zugrundelegung einer mechanischen Betrachtungsweise, die mindestens sehr zweckmäßig ist, wenn sie auch die natürlichen Vorgänge nicht erschöpft, bezeichnet KANTOROWICZ diesen Faktor als „Wachstumsdruck" der Molaren, der die vor ihnen stehenden Zähne vor sich herschiebt und das Längenwachstum der Kiefer beeinflußt. Von der relativen Mesialverschiebung, die die Milchzähne und ihre Ersatzzähne während des Durchbruchs der Molaren erleiden, bekommen wir eine Vorstellung, wenn wir bei einem Kinde von der Distalkante des zweiten Milchmolaren und bei einem Erwachsenen von der Distalkante des zweiten Prämolaren aus auf die *Frankfurter Horizontale*, eine anthropologische Schädelebene, eine Senkrechte fällen. Die Frankfurter Horizontalebene wird bestimmt durch die beiden Tragia und die beiden Foramina infraorb. (Ohr-Augenebene). Beim kindlichen Schädel verläuft die Senkrechte bis etwa zum 6. Lebensjahr hinter dem Jochbein, beim Erwachsenen davor. In Abb. 676 geht die Senkrechte bei einem 8jährigen Kind durch das Jochbein. Die unter dem Wachstumsdruck der sich entwickelnden und zum Durchbruch anschickenden Molaren erfolgende Mesialbewegung der vor ihnen bereits im Kiefer stehenden Zähne bezeichnet KANTOROWICZ als „Zahnverschiebung" und stellt sie in Gegensatz zu der im

Lückengebiß der Erwachsenen erfolgenden Lageveränderung einzelner oder mehrerer Zähne, die als „Zahnwanderung" beschrieben worden ist.

Die Zahnverschiebung kann sich an den in der Mundhöhle stehenden Zähnen erklärlicherweise nur so weit auswirken, wie sich der Wachstumsdruck des hinter ihnen folgenden Zahnes auf sie überträgt. Findet diese Übertragung nicht oder nur teilweise gegenüber normalen Verhältnissen statt, so muß die Entwicklung der Kiefer und des Gebisses in anomalen Bahnen verlaufen. Die Extraktion von Zähnen ist nun aber ein Faktor, der die Übertragung des Wachstumsdrucks der in der Entwicklung begriffenen Zuwachszähne auf die vor ihnen stehenden Zähne ganz oder teilweise auszuschalten vermag. Gerade für die Ausschaltung des von den in der Entwicklung begriffenen Zuwachszähnen ausgehenden Anreizes auf die Entwicklung der Kiefer gilt aber, was von KANTOROWICZ wiederholt ausdrücklich betont wird, daß die Charakterisierung des Einflusses als „Wachstumsdruck" den biologischen Korrelationen nicht voll entspricht. Das

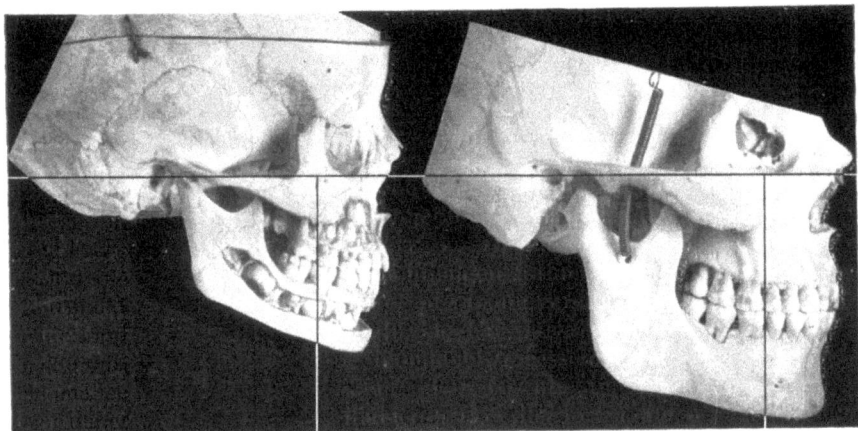

Abb. 676. Lage der Distalgrenze des Milchgebisses zum Schädel im Vergleich zur Lage der Distalfläche des 2. Prämolaren.

muß hier nochmals hervorgehoben werden. Darüber, daß nicht allein Druckkräfte den Vorgang beherrschen, muß man sich klar sein. Es leuchtet ein, daß z. B. die mit der Extraktion gesetzte Knochenwunde und die mit ihr einhergehenden Änderungen des Stoffwechsels an der Wachstumshemmung teilhaben müssen. Die Zusammenfassung des ganzen Komplexes als Wachstumsdruck rechtfertigt sich nur aus didaktischen Gründen. Den verschiedenen Umständen, unter denen seine Ausschaltung geschehen kann, müssen wir uns jetzt zuwenden.

Bei der systematischen Besprechung müssen wir verschiedene Möglichkeiten unterscheiden. Bezüglich des *Ortes der Extraktion* kommt in Betracht, ob der extrahierte Zahn am Ende oder innerhalb der Zahnreihe gestanden hat. Im ersteren Fall wird der von dem in der Entwicklung stehenden Zahn ausgehende Wachstumsdruck an der gesamten Zahnreihe in Fortfall kommen, im zweiten Fall wird der distal von der Lücke stehende Teil der Zahnreihe noch der Zahnverschiebung unterliegen, während der vor der Lücke stehende Teil ihr nicht mehr unterworfen ist.

Eine große Rolle spielt aber auch der *Zeitpunkt der Extraktion* eines Zahnes in Beziehung zum Entwicklungsstadium der am Schluß der Zahnreihe durchbrechenden Zuwachszähne. Wird der zu extrahierende Zahn in einem so frühen Entwicklungsstadium des nächstfolgenden Zuwachszahnes entfernt, daß von diesem ein Wachstumsdruck in mesialer Richtung überhaupt noch nicht ausgeübt worden ist, so wird die auf das Konto dieses Zahnes kommende Zahnverschiebung ganz ausbleiben. Erfolgt die Entfernung des Zahnes jedoch zu einer Zeit, in der sich der von den Zuwachszähnen ausgehende Wachstumsdruck schon völlig ausgewirkt hat, so ist die Zahnverschiebung so gut wie abgeschlossen.

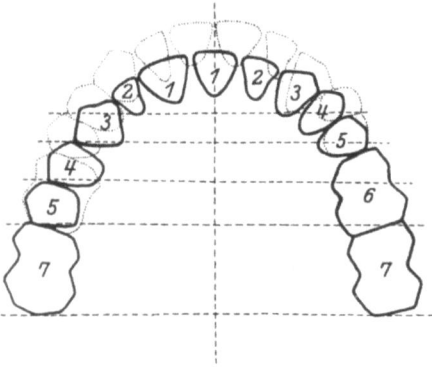

Abb. 677. Schematische Darstellung der Folgen der Extraktion eines Sechsjahrmolaren im 6. bis 8. Lebensjahr.

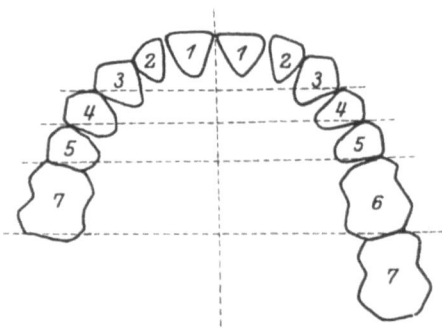

Abb. 678. Schematische Darstellung der Folgen der Extraktion eines Sechsjahrmolaren im 11. bis 12. Lebensjahr.

Die dritte Möglichkeit ist die, daß die Zahnentfernung zu der Zeit erfolgt, wo bereits teilweise der Wachstumsdruck gewirkt hat und die Zahnverschiebung teilweise erfolgt ist, wo aber auch ein Teil noch aussteht. Aus der Kombination der verschiedenen Möglichkeiten ergeben sich klinisch sehr verschiedene Bilder.

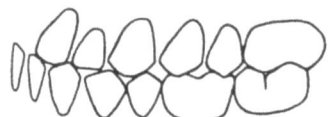

Abb. 679. Folgen der Extraktion der beiden oberen Sechsjahrmolaren im 6.–8. Lebensjahr („Falsche Progenie").

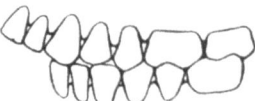

Abb. 680. Folgen der Extraktion der beiden unteren Sechsjahrmolaren im 6.–8. Lebensjahr; unterer Schneidezahnrückstand (scheinbare Prognathie) schematisch.

Betrachten wir zuerst die Entfernung eines am Ende der Zahnreihe stehenden Zahnes, und zwar zunächst die des Sechsjahrmolaren! Erfolgt die Extraktion bald nach seinem Durchbruch, also im 6.–8. Lebensjahr, so kann der zweite

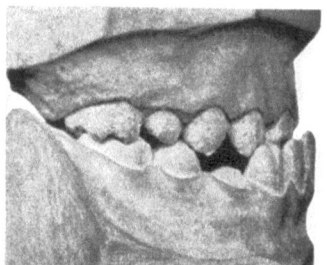

Abb. 681. Oberer Schneidezahnrückstand als Folge des frühzeitigen Verlustes der oberen Milchmolaren. (Eckzahndurchbruch im Oberkiefer noch nicht erfolgt.)

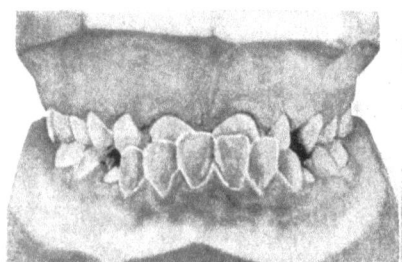

Abb. 682. Oberer Schneidezahnrückstand (scheinbare Progenie). Vgl. Abb. 681.

Molar einen Wachstumsdruck nach mesial nicht ausüben. Er kann ungehindert an den Platz des Sechsjahrmolaren treten. Alle vor ihm stehenden Zähne erfahren keine Mesialverschiebung. Wird die Extraktion nur in einer Kieferhälfte vorgenommen, stehen hier infolgedessen die vor ihm stehenden Zähne zu weit distal. Wir können uns davon überzeugen dadurch, daß wir auf der Gebißmittellinie Senkrechten errichten. Diese schneiden auf der rechten und linken Seite von den Schneidezähnen bis zu den Prämolaren nicht die gleichen Punkte; auf der von der Extraktion betroffenen Seite steht stets der homologe Punkt, durch den in der gesunden Kieferhälfte eine Transversallinie führt, weiter distal. Lediglich die beiden zweiten Molaren stehen auf den gleichen Transversallinien und schneiden mit ihren Distalkanten in gleicher Höhe ab. Nur diese beiden Zähne weisen in der Stellung Symmetrie auf, alle anderen stehen unsymmetrisch, da auf der einen Seite das Kieferwachstum in vollem Umfange ausgelöst worden ist, während es auf der anderen keinen Anreiz bekommen hat. Die Asymmetrie erstreckt sich zwangsläufig auf die Mittellinie der Zahnreihe. Die Gebißmittellinie muß nach der Extraktionsseite zu verschoben sein, da hier das Längenwachstum ausgeblieben ist (Abb. 677).

Erfolgt die Extraktion des ersten Molaren dagegen kurz vor dem Durchbruch des zweiten, also im 10.—12. Lebensjahr, so hat der Wachstumsdruck dieses Zahnes bereits die Mesialverschiebung aller Zähne herbeigeführt. Rückt er in die Lücke des Sechsjahrmolaren ein, stehen also alle Zähne vor den Sechsjahrmolaren symmetrisch angeordnet, auf der Extraktionsseite steht der zweite Molar asymmetrisch zu weit mesial gegenüber der gesunden Seite. Eine Asymmetrie der Mittellinie liegt nicht vor (Abb. 678).

Wird die Extraktion in dem Intervall vom 8.—10. Lebensjahr ausgeführt, müssen naturgemäß beide Veränderungen miteinander kombiniert sein, jede aber in geringem Grade bestehen.

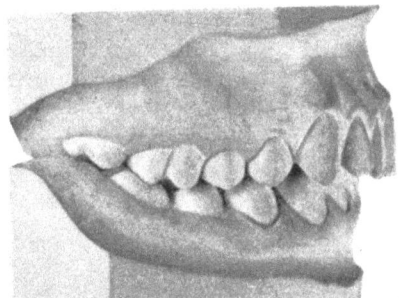

Abb. 683. Unterer Schneidezahnrückstand nach frühzeitiger Extraktion der beiden unteren Sechsjahrmolaren (scheinbare Prognathie).

Von besonderem Interesse sind noch die Fälle, bei denen die Extraktion in beiden Kieferhälften, aber nur im Ober- oder Unterkiefer ausgeführt worden ist. Werden z. B. im 6.—8. Lebensjahr im Oberkiefer beide Sechsjahrmolaren entfernt, so unterbleibt rechts und links die Zahnverschiebung, während diese im Unterkiefer vor sich geht. Nach Abschluß des Zahnwechsels steht alsdann die untere Zahnreihe mit Ausnahme der zweiten Molaren, die in richtigem mesiodistalen Verhältnis zusammentreffen, gegenüber der oberen relativ zu weit mesial, es entsteht das Bild der scheinbaren Progenie oder des *oberen Schneidezahnrückstandes*, wie es zutreffend von KANTOROWICZ genannt worden ist. Werden die Extraktionen im gleichen Zeitpunkt im Unterkiefer ausgeführt, während im Oberkiefer der Zahnbestand vollständig bleibt, so wird sich, wie sich zwanglos ergibt, das umgekehrte Bild, eine scheinbare Prognathie, entwickeln.

Werden dagegen oben und unten beiderseits die Zahnentfernungen vorgenommen, so wird das Wachstum in beiden Kiefern unvollkommen zur Entfaltung gelangen. Im Ober- und Unterkiefer werden die Frontzähne zu weit distal stehen, ohne daß eine Okklusionsanomalie vorliegt. In der Gesichtsbildung muß sich das natürlich auswirken, tritt aber meist nicht auffällig in Erscheinung.

Werden die Zahnentfernungen beiderseits oben oder unten oder in beiden Kiefern im 10.—12. Lebensjahr ausgeführt, so ist die Zahnverschiebung in allen Kieferhälften bereits eingetreten, nachteilige Folgen für die Okklusion können sich nicht mehr einstellen. Die Extraktion ist also vom orthodontischen Standpunkt aus ungefährlich.

In dem Intervall vom 8.—10. Lebensjahr kann der Effekt der Extraktion einmal mehr nach der einen, das andere Mal mehr nach der anderen Seite ausschlagen. Der Stand des Dentitionswechsels im Zusammenhang mit dem Grad der bereits eingetretenen Zahnverschiebung wird den Ausschlag geben.

Bei der Entfernung eines Zahnes am Schluß der Zahnreihe spielt nun außer dem ersten Molaren auch noch der zweite Milchmolar eine Rolle. Die Entfernung des bleibenden zweiten Molaren kommt praktisch nicht mehr in bezug auf störende Folgen in Betracht.

Verhängnisvoll für die Entwicklung des Gebisses ist natürlich auch der vorzeitige Verlust eines Milchzahnes. Betrachten wir zunächst die Folgen der

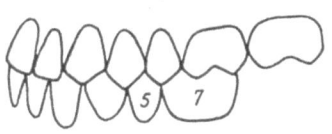

Abb. 684. Folgen der Entfernung der unteren Sechsjahrmolaren im 11. Lebensjahr.

verfrühten Extraktion des 2. Milchmolaren. In der Zeit, in der der nachfolgende Sechsjahrmolar Einfluß auf die Zahnverschiebung gewinnt, gleich nach dem Durchbruch des zweiten Milchmolaren am Ende des dritten Lebensjahres ist das Bedürfnis zur Extraktion dieses Zahnes selten gegeben. Wichtig ist dagegen die Zeit kurz vor dem Durchbruch des Sechsjahrmolaren. Fällt mit ihr die Extraktion des Milchmolaren zusammen, liegt sie also im 6. Lebensjahr, so ist die vom Sechsjahrmolaren ausgehende Zahnverschiebung bereits eingetreten. Rückt der Sechsjahrmolar dann an die Stelle des zweiten Milch-

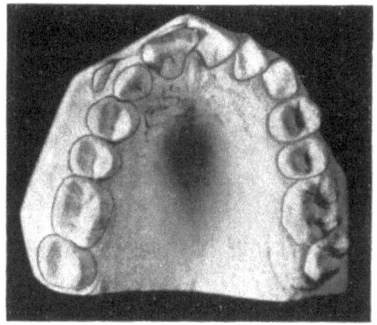
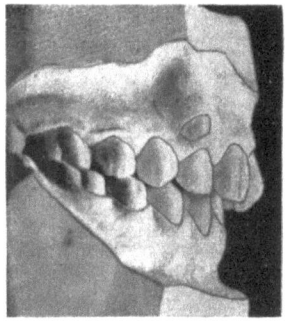

Abb. 685. Abb. 686.
Abb. 685 und 686. Eckzahnhochstand als Folge vorzeitigen Milcheckzahnverlustes.

molaren, so kann er diesen Platz nur teilweise einnehmen, da er von dem nachfolgenden Prämolaren daran gehindert wird. Da der vom Milchmolaren gegenüber dem Prämolaren in Anspruch genommene Raumüberschuß für das größere Raumbedürfnis des bleibenden Eckzahnes gegenüber seinem Vorgänger benötigt wird, hat der Verlust des Raumüberschusses durch Mesialwanderung des ersten Molaren zur Folge, daß der bleibende Eckzahn oder auch der zweite Prämolar nicht sein gutes Unterkommen findet. Einer von ihnen bricht außerhalb der Zahnreihe durch.

Zu berücksichtigen bleibt allerdings noch, daß die Entfernung des zweiten Milchmolaren kurz vor oder nach dem Durchbruch des ersten Molaren zugleich mit der ersten Entwicklungsperiode des Unterkiefers unter dem Wachstumsdruck des zweiten Molaren zusammenfällt. Macht sich sein Einfluß bereits geltend, so kann sich dieser zunächst nur auf den Sechsjahrmolaren auswirken. Die vor dem zweiten Milchmolaren stehenden Zähne unterliegen ihm nicht, sie bleiben also ein wenig zu weit distal stehen. Der dem zweiten Milchmolaren folgende Prämolar kann dann unter der Wirkung der Molaren wieder nach palatinal verdrängt werden.

Die Folgen nach Zahnentfernungen am Schluß der Zahnreihe, soweit sie für die Ätiologie der Anomalien des Gebisses bedeutungsvoll sind, sind hiermit besprochen.

Die Folgen nach der Extraktion eines Zahnes innerhalb der Zahnreihe sind nun nicht mehr schwer zu verstehen. Zahnverschiebung von distal her bis zur Lücke, Ausbleiben der Zahnverschiebungen an den mesial von der Lücke stehenden Zähnen charakterisieren den Vorgang. Zu beachten ist nur, daß erster und zweiter Molar auf die Stellungsänderung Einfluß gewinnen können, der des letzteren ist allerdings in der Regel der wichtigere. Wählen wir das von KANTOROWICZ zitierte Beispiel der Entfernung des Milcheckzahnes, so wird bei ihrer Ausführung im Alter von 6—8 Jahren der Mesialdruck des zweiten Molaren die Lücke zu schließen trachten. Der bleibende Eckzahn muß dann buccal durchbrechen. Im Alter von 8—10 Jahren wird Raumverlust geringeren Grades auch noch dazu führen können, während eine Extraktion des Milcheckzahnes im 10.—11. Lebensjahr keine Störungen des Eckzahndurchbruchs mehr nach sich ziehen wird.

Bei der Entfernung anderer Zähne liegen die Dinge ähnlich. Sie bedürfen keiner eingehenderen Analyse mehr. Der frühe Verlust des Milcheckzahnes tritt außer durch Extraktion, Caries oder Trauma manchmal dadurch ein, daß ein breiter bleibender seitlicher Schneidezahn nicht nur die Wurzel seines Vorgängers, sondern auch die des Milcheckzahnes beim Durchbruch resorbiert und den Platz besetzt, der dem bleibenden Eckzahn zukommt. Eckzahnhochstand ist die Folge! Wenn Abweichungen von den aufgestellten Regeln vorkommen, so erklärt sich das daraus, daß meist nicht nur eine, sondern mehrere Ursachen an der Entstehung einer Anomalie mitwirken.

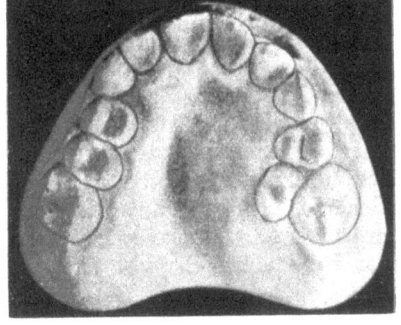

Abb. 687. Palatinale Verdrängung des 2. Prämolaren nach vorzeitiger Entfernung eines Milchmolaren.

Die Besprechung der Zahnentfernung als Ursache für die Entstehung von Anomalien des Gebisses hat einen großen Raum in Anspruch genommen. Dies rechtfertigt sich daraus, daß durch die Vermeidung von Zahnentfernungen zu ungünstigen Zeitpunkten bezüglich der Anomalien eine wirksame *Prophylaxe* getrieben werden kann. Die genaueste Kenntnis dieser Dinge ist also auch für *den* Zahnarzt von Bedeutung, der keine orthodontische Praxis betreibt. Wenn die Extraktion eines Zahnes aber nicht zu vermeiden ist, wird der mit diesen Fragen vertraute Praktiker durch geeignete Mittel eine spätere Schädigung des Patienten verhüten, unter Umständen einfach dadurch, daß er nicht einen Zahn extrahiert, sondern mindestens zwei oder gar vier. Von größter Wichtigkeit sind diese Kenntnisse für die Ausnutzung der Extraktion als therapeutisches Hilfsmittel. Darauf wird noch zurückzukommen sein (vgl. S. 775).

γ) Die Kopfhaltung.

In einer sehr eingehenden Studie hat SCHWARZ versucht, Anomalien der Kieferbildung durch bestimmte Haltungen des Kopfes zu erklären. Je nach der mit der Kopfhaltung sich ändernden passiven Anspannung bestimmter Muskelgruppen soll das Bild typischer Anomalien erzeugt werden.

Bei der Entstehung der Anomalie, die wir bei den Folgen der Rachitis kennengelernt haben, nimmt SCHWARZ z. B. folgende Zusammenhänge an: Es besteht im Schlaf Dorsalhaltung des Kopfes. Das führt zu einer Distalverlagerung des Unterkiefers durch den Zug der Muskeln, der Fascien und der Haut. Bei abgeschliffenen Milchmolaren im 5.—6. Lebensjahr wiederholt sich dieser Vorgang allnächtlich, ohne daß sich die nachts im Gelenk anbahnenden Veränderungen während des Tages wieder völlig ausgleichen, da die Zahnreihe keinen festen Ruhepunkt mehr gewährt. Die sich summierenden Wirkungen führen den ständigen Distalbiß herbei. Mit der Rückwärtsverlagerung des Unterkiefers werden die vestibulär geneigten oberen Zähne dem komprimierenden Druck der angespannten Weichteile ausgesetzt, insbesondere die durchbrechenden Prämolaren, sobald sie in die Mundhöhle eintreten. Die Kieferverengerung ist dadurch gegeben, die Protrusion der Front schließt sich an.

Da der nach dorsal verlagerte Unterkiefer sich im „Kraftschatten" des Oberkiefers befinden soll und die Dorsalneigung des Kopfes die Mundöffnung herbeiführt, sieht SCHWARZ hierin eine Erklärung für die Beschränkung der stärksten Formabweichungen auf den Oberkiefer. Daß erschwerte Nasenatmung oder Mundatmung mit Kompression und Protrusion des Oberkiefers kombiniert sind, wird als Begleiterscheinung gedeutet, die wesentliche Ursache jedoch in der Kopfhaltung gesehen. SCHWARZ erkennt allerdings die erschwerte Nasenatmung insofern als ätiologischen Faktor an, als diese nach seiner Ansicht recht bald die Mundatmung nach sich zieht, die ihrerseits wieder die verhängnisvolle Dorsalhaltung des Kopfes auslöst.

Dieser nur kurz skizzierten Anschauung SCHWARZ' wird man entgegenhalten können, daß man die dorsale Kopfhaltung doch wohl nicht so häufig und in dem Ausmaße antrifft, wie es dem Vorkommen der Anomalie entspricht und der Autor annimmt. KANTOROWICZ hat wohl mit Recht auch darauf hingewiesen, daß sich die Mundöffnung bei der Mundatmung in mäßigen Grenzen hält, die ebenso wie die topographischen Beziehungen der Wangenmuskulatur zu den Alveolarfortsätzen eine Druckeinwirkung auf die Zahnreihen nicht wahrscheinlich machen. Den Ergebnissen der von SCHWARZ angestellten Versuche mit Wachsprothesen wird eine ausreichende Beweiskraft nicht zuzuerkennen sein. Die von SCHWARZ angenommenen Zusammenhänge haben eine allgemeine Anerkennung deshalb auch nicht gefunden. Die Erklärung der Entstehung des Distalbisses mit Retrusion der Front bei geschlossenem Mund mit Dorsalneigung des Kopfes sowie der Progenie auf Grund ständiger Ventralneigung braucht hier einer kritischen Durchsicht deshalb nicht mehr unterzogen zu werden.

δ) Das Lutschen.

Als weiterer exogener Faktor, der ätiologische Bedeutung für die Entstehung von Okklusionsanomalien besitzt, bedarf das *Lutschen* der Besprechung.

Bei kleineren Kindern bildet sich nicht selten die als Unart anzusprechende Angewohnheit aus, an den *Fingern zu lutschen*. Der Daumen nimmt unter ihnen bekanntlich eine bevorzugte Stellung ein. Oftmals muß er aber auch mit dem Zipfel eines Tuches oder der Bettdecke in Konkurrenz treten. Für die Art der sich aus einer solchen Unart entwickelnden Anomalie sind die mechanischen Einwirkungen maßgebend, denen dabei das Kauorgan ausgesetzt ist.

Hier spielt einmal der Umstand eine Rolle, daß das Lutschen mit einer Saugwirkung einhergeht. Beim Ansaugen steht dem äußeren Luftdruck ein verminderter Druck innerhalb der Mundhöhle gegenüber. Durch die Druckdifferenz erlangt eine nach innen gerichtete Kraft auf die Zahnreihen Einfluß. Das Lutschen stellt nicht ausschließlich einen Saugakt dar, sondern es kommt noch ein von der Kieferschließmuskulatur ausgehender Druck auf den Lutschfinger hinzu. Der unter der Saugwirkung eintretenden Kompression der seitlichen Zahnbogenabschnitte gesellt sich deshalb von dem unter Druck stehenden Lutschfinger ein auf die oberen Frontzähne nach außen und auf die unteren nach innen gerichteter Gegendruck hinzu, der die oberen Schneidezähne nach außen, die unteren etwas nach innen kippt. Im Oberkiefer bildet sich also eine Protrusion aus, die aber *nicht* wie beim rachitisch deformierten Gebiß *die Folge* der Kompression ist. Daß bei der Lutschprotrusion der konsekutive Zusammenhang mit der Kompression fehlt, zeigt sich darin, daß *nie* ein Engstand, sondern stets ein Auseinanderdrängen der oberen Frontzähne zu beobachten ist. *Bei einer mit Engstand der Front verbundenen Kompressionsanomalie des Oberkiefers ist Lutschen als ätiologischer Faktor also ausgeschlossen. Nicht jede durch Lückenbildung charakterisierte Protrusion der oberen Frontzähne ist aber auf Lutschen zurückzuführen. Der Umstand, daß eine Protrusion durch Lücken charakterisiert ist, schließt nicht aus, daß die primäre Ursache ihrer Entstehung die Rachitis ist* (Abb. 688—690).

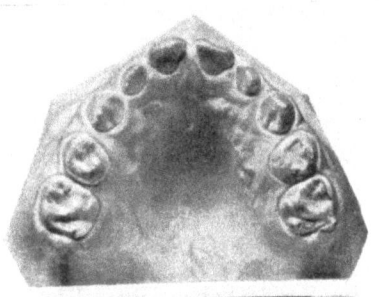

Um als ätiologischen Faktor einer mit Lücken ausgestatteten oberen Protrusion Lutschen annehmen zu dürfen, reicht also das Symptom der Lückenbildung allein nicht aus, sondern es müssen auch die übrigen Merkmale der Anomalie dafür sprechen, wenn nicht schon die *Anamnese* zweifelsfreie Angaben liefert. Hierbei ist zu beachten, daß die unteren Schneidezähne meistens etwas nach innen gekippt werden, wie bereits erwähnt worden ist. Die Kippung ist oft in einer Kieferhälfte etwas stärker ausgeprägt als in der anderen, wenn gewohnheitsmäßig ein und derselbe Finger zum Lutschen verwandt und etwas schräg in den Mund eingeführt wird.

Der von dem Finger auf die Schneidezähne ausgeübte Druck wirkt sich ferner nicht nur in sagittaler Richtung aus, sondern auch in vertikaler. Besonders im

Abb. 688. Lutschprotrusion im Milchgebiß; sagittale und transversale Deformierung des oberen Zahnbogens mit Lückenbildung.

Milchgebiß ist nicht selten zu beobachten, daß das Mittelstück der Zahnreihe im Oberkiefer etwas nach aufwärts, im Unterkiefer ein wenig nach abwärts gepreßt wird. Aber auch wenn dieses Symptom nicht ausgeprägt ist, verhindert der immer wieder zwischen die Zahnreihen gebrachte Finger wenigstens, daß die in sagittaler Richtung auseinandergedrängten und nicht mehr aufeinandertreffenden Schneidezähne eine Verlängerung erfahren. Solange er täglich in den Mund geführt wird, macht er es unmöglich, daß die des direkten Gegendrucks ihrer Antagonisten beraubten unteren Schneidezähne mit der Gaumenschleimhaut des Oberkiefers in Berührung gelangen können. Sobald die Lutschgewohnheit abgelegt wird, kann sich infolge der eintretenden Entlastung aber nachträglich auch noch eine Bewegung der Schneidezähne über das Niveau der Okklusionsebene hinaus und bei den unteren selbst bis zum Kontakt mit dem Gaumendach einstellen. Da in der Praxis viele Anomalien erst spät zur Vorstellung kommen, ist diese Feststellung nicht unwesentlich. Die primär durch Lutschen entstandene Okklusionsanomalie kann also auch in dieser Beziehung sekundär bedingte Veränderungen erfahren, welche die Feststellung der Ätiologie durch das Auge sehr erschweren.

Ein wichtiges Unterscheidungsmerkmal bleibt in vielen Fällen dann noch die Lage des Unterkiefers zum Oberkiefer. Während sich als Folge der Rachitis eine Distalverlagerung des Unterkiefers einstellt, bleibt diese bei der reinen Lutschprotrusion in der Regel aus. Ein rachitisch weicher Unterkiefer kann durch den Zug der am Kinn inserierenden Muskulatur nach distal verlagert werden (*Geniohyoideus, Genioglossus, Digastricus*). Bei der Unart des Fingerlutschens kommt der Druck der Hand noch hinzu. Ein gesunder Kiefer vermag diesen Kräften zu widerstehen, nur die Schneidezähne des Ober- und Unterkiefers

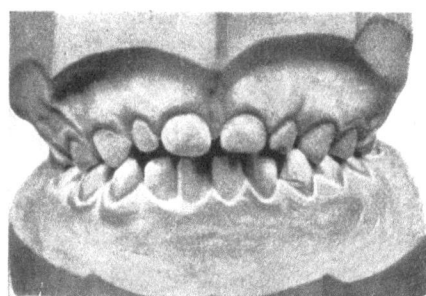

Abb. 689. Lutschprotrusion; vertikale Veränderung der Okklusion im Bereich der Front.

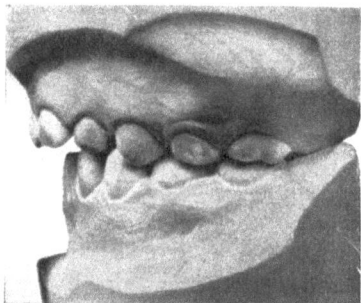

Abb. 690. Lutschprotrusion; Neutralbiß mit normalem Abschluß der oberen und unteren Milchzahnreihe.

werden durch den Lutschfinger verdrängt, aber bei Aufhören des Lutschens etwa im 2.—3. Lebensjahr vermag der Druck der Oberlippe von außen, der Zunge von innen die entstandene Stellungsanomalie wieder auszugleichen. Die Distalverlagerung der ganzen unteren Zahnreihe bleibt die Ausnahme. In diesen Fällen handelt es sich meistens um ältere vorgeschrittene Anomalien, zu deren Entstehung nicht nur das Lutschen geführt hat, sondern noch eine weitere

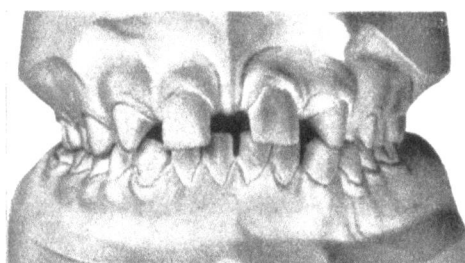

Abb. 691. Unterzahl; Nichtanlage der oberen seitlichen Schneidezähne.

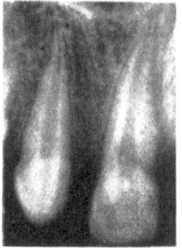

Abb. 692. Röntgenaufnahme zu Abb. 691.

Ursache, sei es, daß das Lutschen längere Zeit fortgeführt worden ist oder die zwischen die protrudierten oberen und die retrudierten unteren Frontzähne sich drängende Unterlippe eine Verlagerung des durch das Lutschen in seinen Gelenken bereits labiler gewordenen Unterkiefers nach distal auslöst, oder daß die exogene Ursache schon auf einen seiner Anlage nach zum Distalbiß neigenden Unterkiefer trifft.

Ergänzend sei bemerkt, daß nach Angaben der Literatur Kindern das Lutschen durch Flaschenernährung des Säuglings angewöhnt werde. Nach meinen Ermittlungen findet man das Lutschen bei Brustkindern nicht seltener als bei Flaschenkindern. Ich halte den angedeuteten Zusammenhang deshalb nicht für erwiesen. Das schließt nicht aus, die Ansicht zu teilen, daß der Mechanismus der Nahrungsaufnahme des Säuglings aus der Mutterbrust der Kieferentwicklung günstiger ist als die Flaschenernährung. Es ist jedenfalls denkbar, daß bei der nur auf das Saugen abgestellten Flaschenernährung die Gefahr der Entwicklung einer Kieferkompression größer sein kann als bei der nicht nur saugenden, sondern auch die Betätigung der Kieferschließmuskeln erfordernden Ernährung aus der Mutterbrust. Der Einfluß, den die Verschiedenheit der Nahrung selbst auf die Entwicklung des Knochensystems besitzen kann, ist daneben noch besonders zu berücksichtigen. Daß der Vergleich zugunsten der Brustnahrung ausfällt, ist heute allgemein bekannt.

ε) **Unterzahl und Überzahl von Zähnen.**

Die Anomalien der Zahnzahl sind bereits in dem Kapitel der speziellen Pathologie der Zahn- und Mundkrankheiten abgehandelt worden. Es bedarf hier deshalb nur des nochmaligen Hinweises, daß Anomalien der Zahl der Zähne auch

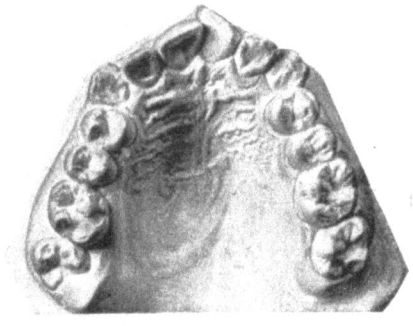

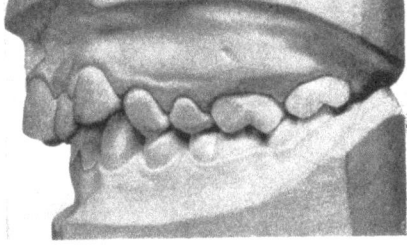

Abb. 694. Störung der Okklusion bei Nichtanlage eines unteren zweiten Prämolaren. Unterer Schneidezahnrückstand (scheinbare Prognathie). (Vgl. Abb. 693.)

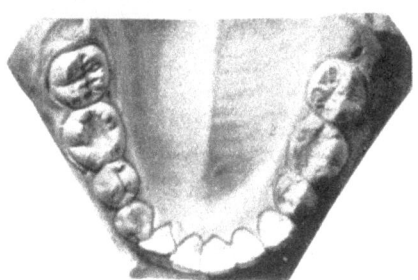

Abb. 693. Unterzahl: Nichtanlage der unteren zweiten Prämolaren. Störung im Aufbau der vollbezahnten oberen Zahnreihe. (Vgl. Abb. 694 u. 695).

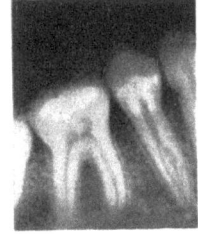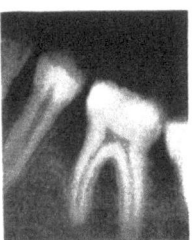

Abb. 695. Röntgenaufnahmen zu Abb. 693 u. 694.

die Okklusion des Gebisses zu beeinträchtigen vermögen. Zu Störungen der Okklusion kommt es besonders, wenn die Über- oder Unterzahl nur in einer Zahnreihe auftritt, während die Gegenzahnreihe normal bezahnt ist. Diese Folgen müssen sich aber nicht einstellen. Ohne Einzelheiten über das Vorkommen von Anomalien der Zahnzahl hier zu wiederholen, sei die orthodontische Bedeutung solcher Beobachtungen durch die bildliche Wiedergabe einzelner einschlägiger Fälle vor Augen geführt (Abb. 691—695).

ζ) **Persistenz von Milchzähnen.**

Die Persistenz von Milchzähnen bedarf im Zusammenhang mit der Ätiologie der Okklusionsanomalien einer etwas eingehenderen Würdigung. Wenn bei der Untersuchung eines Gebisses die Persistenz eines Milchzahnes und der anomale Durchbruch eines bleibenden Zahnes als Befund erhoben wird, ist der kausale Zusammenhang zwischen beiden Feststellungen nicht eindeutig gegeben. Die Milchzahnpersistenz kann nicht die Ursache, sondern meistens die Folge des anomalen Durchbruchs des bleibenden Zahnes sein. Mit Sicherheit wissen wir, daß die Resorption der Wurzel eines *pulpatoten* Milchzahnes eine Verzögerung erfahren oder ganz unterbleiben *kann* (nicht muß!). Bei *pulpatoten* Milchzähnen reicht der Durchbruchsdruck des Ersatzzahnes als Reiz für die Einleitung einer normalen Resorption allein oft nicht aus. Der Durchbruchsdruck des bleibenden Zahnes wird dann in eine anomale Richtung abgelenkt. Die Stellungsanomalie ist die *Folge* der Milchzahnpersistenz. Im ätiologischen Sinne ist die Milchzahnpersistenz aber auch hier noch nicht die Ursache der Okklusionsanomalie, sondern nur ein Glied in der Kette der Folgezustände, die als primäre Ursache die Pulpanekrose des Milchzahns bzw. vorzeitigen cariösen Zerfall des Milchgebisses besitzen. Nun lehren aber zahlreiche Beobachtungen, daß auch die Persistenz von pulpaintakten Zähnen nicht selten auftritt. Es bleibt deshalb zu prüfen, wieweit in diesen Fällen die Milchzahnpersistenz als *Ursache* von Okklusionsanomalien in Betracht kommt. Es scheiden hier die Fälle aus, in denen der bleibende

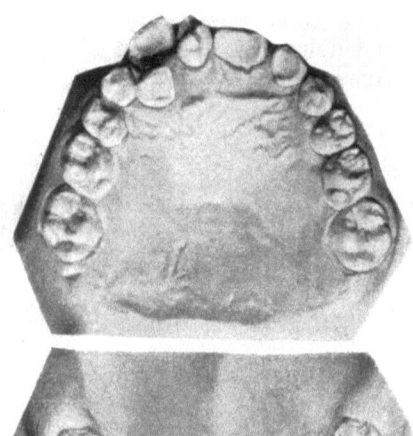

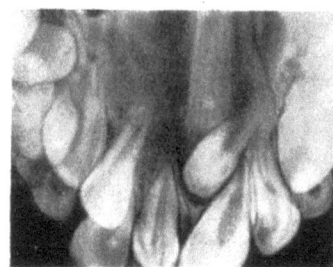

Abb. 696. Okklusionsanomalie durch überzähligen Zapfenzahn im Oberkiefer. (Vgl. Abb. 697.)

Abb. 697. Die Röntgenaufnahme zu Abb. 696 zeigt noch einen retinierten zweiten überzähligen Zahn.

Zahn nicht angelegt worden ist. Da sich die Milchzahnresorption unter dem Reiz des Durchbruchsdrucks des Ersatzzahnes vollzieht, ist ohne weiteres verständlich, daß die Resorption des Milchzahnes ausbleibt, wenn der bleibende Zahn fehlt. Der besonderen Erklärung bedarf es, weshalb auffallenderweise die Resorption von Milchzähnen in manchen Fällen auch trotz Nichtanlage des Ersatzzahnes vor sich geht. Doch braucht darauf hier nicht eingegangen zu werden.

In den Fällen, in denen ein pulpaintakter Milchzahn persistiert und der vorhandene bleibende Zahn an anomaler Seite durchbricht, läßt sich in überzeugender Weise aber die Okklusionsanomalie nicht als Folge der Persistenz erklären. Einleuchtend ist nur der umgekehrte Kausalzusammenhang, der von der Annahme einer anomalen Zahnkeimanlage ausgeht. Diese verleiht dem bleibenden Zahne eine anomale Durchbruchsrichtung. Der Reiz des Durchbruchsdrucks fällt für die Resorption des Milchzahnes fort, infolgedessen persistiert der Milchzahn. Pulpaintakte persistierende Milchzähne sind also nicht die Ursache, sondern die Folge der anomalen Lage der bleibenden Zähne. Die ätiologisch wichtige Frage nach der Ursache der Keimverlagerung des Ersatzzahnes bleibt hier natürlich noch offen. Sie kann selten eindeutig beantwortet werden.

Umwelteinflüsse.

η) Retention von Zähnen.

Erreicht die Verlagerung eines Zahnkeims nicht nur geringen, sondern etwas stärkeren Grad, kann es dazu kommen, daß bleibende Zähne überhaupt nicht durchbrechen, sondern im Kiefer retiniert bleiben. Bezüglich aller Einzelheiten sei wieder auf das Kapitel der speziellen Pathologie verwiesen. Orthodontisch

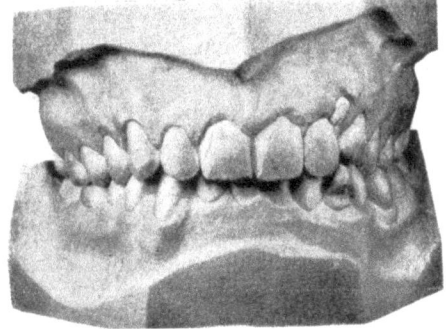

Abb. 699. Persistenz der beiden linken Milcheckzähne in Verbindung mit Halbretention des linken oberen und Retention des verlagerten linken unteren bleibenden Eckzahns.

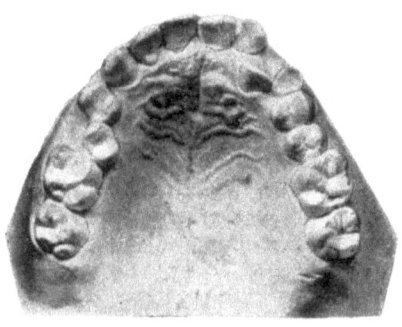

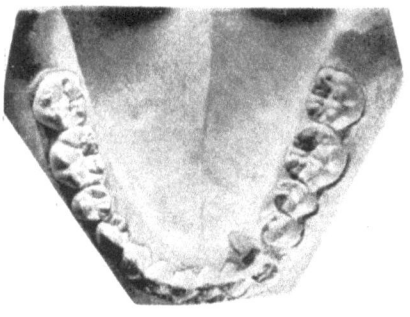

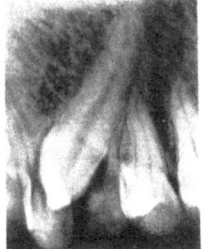 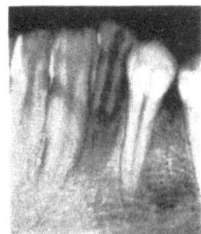

Abb. 698. Anomaler Durchbruch der beiden bleibenden linken Eckzähne in Verbindung mit Persistenz der beiden linken Milcheckzähne.

Abb. 700. Intraorale Röntgenaufnahme zu Abb. 699.

wichtig ist es, die Retention von Zähnen, Unterzahl und vorzeitige Zahnentfernung auseinanderzuhalten.

ν) Trauma.

Unter den lokalen äußeren Ursachen von Okklusionsanomalien muß unbedingt noch das Trauma erwähnt werden. Besonders hervorzuheben ist, daß traumatische Einwirkungen auf das Milchgebiß Schädigungen der Keime bleibender Zähne nach sich

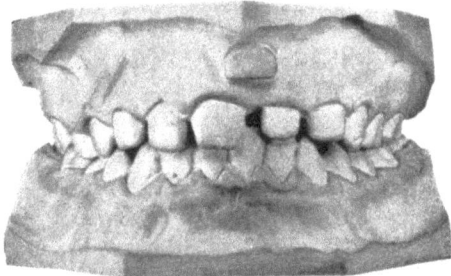

Abb. 701. Okklusionsanomalie als Folge traumatischer Schädigung des Milchgebisses.

ziehen können, die nicht nur ihre Entwicklung bezüglich der Form, sondern auch bezüglich des Durchbruchs beeinträchtigen und nicht selten eine erhebliche Störung der ganzen Okklusion nach sich ziehen (Abb. 701).

ι) Hemmungsmißbildungen, Osteomyelitis, Tumoren.

Daß Hemmungsmißbildungen (Hasenscharte, Gaumenspalte), entzündliche Kiefererkrankungen (Osteomyelitis) und Tumoren (follikuläre Cysten) im Entwicklungsalter erhebliche Okklusionsanomalien nach sich ziehen können, braucht hier auch nur erwähnt zu werden.

Die unregelmäßigen Zahnstellungen im Gefolge der Zerstörung eines primär normal gebauten Gebisses (Folgen des Zahnverlustes bei erwachsenen Patienten und der Parodontitis) liegen außerhalb des Rahmens der Orthodontie.

C. Allgemeine Grundlagen der kieferorthopädischen Behandlung.

Die Therapie der Gebißanomalien hat seit der Jahrhundertwende sich mehrfach geändert. Bevor die jetzt gebräuchlichen Behandlungsmethoden geschildert werden, sollen die allgemeinen Grundlagen jeder kieferorthopädischen Behandlung einer Besprechung unterzogen werden. Sie kann nicht so ausführlich erfolgen, wie in einem Handbuch der Kieferorthopädie und muß sich in den Grenzen dieses Buches halten. Sie ist nur für die Studenten und für den in orthopädischer Therapie noch nicht erfahrenen Zahnarzt gedacht. Die Fragen, die in jedem Falle einer Beantwortung bedürfen, sind in systematischer und präziser Form von KÖRBITZ gestellt und folgendermaßen formuliert worden:

1. Welche Unregelmäßigkeiten liegen vor?
2. Welchen Zustand wollen wir herstellen?
3. Welche Bewegungen müssen wir ausführen, um zu diesem Ziel zu gelangen?
4. Welche Apparate werden wir anwenden, um die Bewegungen auszuführen?

Der Inhalt der ersten drei Fragen ist von KÖRBITZ in nachstehenden Bezeichnungen für die einzelnen Abschnitte der Behandlung zusammengefaßt:

1. Diagnose.
2. Das Behandlungsziel.
3. Der Behandlungsplan.

Für den Inhalt der vierten Frage können wir hinzufügen:

4. Die Behandlungsart.

Es erscheint zweckmäßiger, anstatt einer kurzen Diagnose einen Befundbericht zu erheben, weil er die Anomalie umfassender charakterisiert. Alle angeführten Fragen müssen einzeln in der Reihenfolge ihrer Anordnung eine klare Beantwortung erfahren, da sonst die Lösung der ganzen Behandlungsaufgabe nicht gelingt. Die mit dem Inhalt der Fragen gegebene Stoffeinteilung wollen wir daher zur weiteren Grundlage unserer Besprechung machen.

1. Kieferorthopädischer Befund, Diagnose.

a) Nach der Untersuchung des Patienten.

Um bei der Untersuchung eines Patienten zu einem klaren und erschöpfenden Befund zu gelangen, ist es angebracht, in allen Fällen nach einem bestimmten System vorzugehen. Seine Innehaltung bewahrt davor, Einzelheiten zu übersehen, die unter Umständen für das Gesamturteil entscheidend werden können. Allgemein sei hier auch gleich vorausgeschickt, daß es für denjenigen, der eine größere Zahl von Patienten gleichzeitig in Behandlung hat, zweckmäßig ist, über jeden Fall ein kurzes Protokoll aufzunehmen, ein Krankenblatt anzulegen, in dem die wichtigsten Daten, soweit sie nicht auf andere Weise fixiert werden, stichwortartig niederzulegen sind. KORKHAUS, SCHEIDT, ANDRESEN u. a. haben zweckmäßige Untersuchungsblätter oder Behandlungsheftchen angegeben.

Die der Erschließung des kieferorthopädischen Befundes dienende Untersuchung beginnt mit der Aufnahme der *Anamnese*. Angaben über durchgemachte Erkrankungen können für uns von gewissem Wert sein. Sofern uns nicht spontan Angaben über eine erlittene Rachitis gemacht werden, ist stets danach zu fragen und wegen der Bedeutung, die dieser Erkrankung zukommt, auch stets eine negativ lautende Aussage zu vermerken. Oft wird die Frage nach Rachitis von den Eltern aus Unkenntnis verneint. Wird jedoch erwähnt, daß das Kind spät laufen gelernt hat, etwa erst nach dem 18. Lebensmonat, so hat das Kind ziemlich sicher Rachitis gehabt. Verbiegung der Wirbelsäule, O-Beine, ein eingesunkener Brustkorb, Verbiegungen des Schädels (*Caput quadratum*), Auftreibungen der Epiphysenfugen an den Knochenknorpelgrenzen der Rippen (rachitischer Rosenkranz) und hypoplastische Zähne sind sichere Kennzeichen.

Oft werden von den Eltern Hinweise auf Familienübereinstimmungen gegeben. Obwohl wir wissen, daß diese selten für wirkliche Vererbung sprechen, sind sie zu vermerken. Darüber hinaus können hier die verschiedenartigsten Einzelheiten Platz finden, wie z. B. Mitteilungen über die Entfernung von Zähnen.

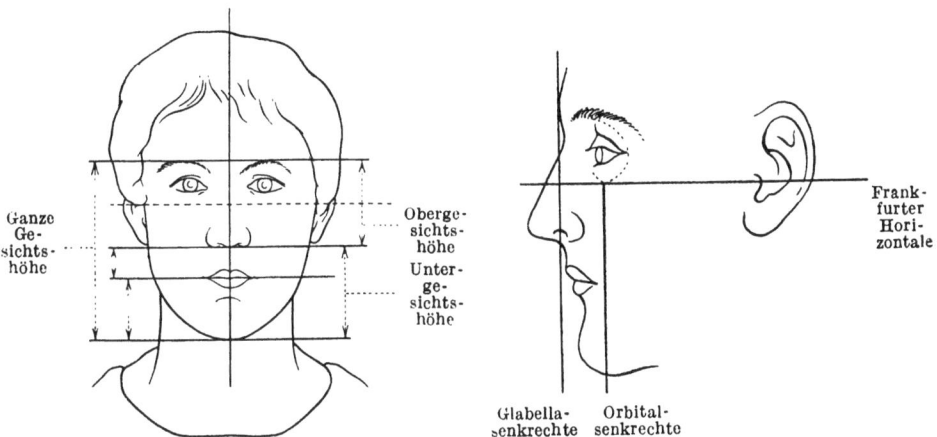

Abb. 702. Vertikale Gliederung des Gesichts. (Aus IZARD: Orthodontie.)

Abb. 703. Normales Profil mit eingezeichneter Frankfurter Horizontalen, Orbital- und Glabellasenkrechten.

Die Erfahrung lehrt jedoch immer wieder, welche Unsicherheit allen Angaben innewohnt. Sie dürfen daher nicht zu einer Voreingenommenheit in bestimmter Richtung führen.

Der Erhebung der Anamnese folgt die Aufnahme unseres *Befundes*. Sie beginnt mit der Feststellung sichtbarer *Anomalien der Gesichtsbildung*. Da letztere von dem formalen Aufbau des Gebisses beeinflußt wird und bei der orthopädischen Behandlung die kosmetische Funktion der Zahnreihen im Mittelpunkt steht, darf über diesen Untersuchungsabschnitt nicht hinweggegangen werden. Die Beobachtung durch das Auge muß sich auf zwei Richtungen erstrecken: erstens auf die Betrachtung von vorn zwecks Feststellung von Asymmetrien und Prüfung der vertikalen Proportionen des Gesichts; zweitens auf die Betrachtung von der Seite zur Ermittlung von Fehlern des Profils und zur nochmaligen Kontrolle der vertikalen Verhältnisse der einzelnen Gesichtsabschnitte zueinander. Bei der Profilbildung ist wieder zwei Punkten besonderes Augenmerk zu schenken: der Stellung des gesamten Gesichtsschädels zum Hirnschädel und der relativen Lage des Unterkiefers zum Oberkiefer. Die Mundpartie liefert in der Regel die charakteristischen Daten, Angaben, aus denen mindestens gewisse Alternativen geschlossen werden können. Besonders erwähnt sei die Stellung des Kinns, die Entscheidung, ob es gegenüber dem Lippenrot vorstehend, gerade oder fliehend gerichtet ist. Aber auch die Lippen selbst nehmen in vielen Fällen eine als pathognomon zu bezeichnende Lage ein: Der Lippenschluß, die Richtung der Lippen und die Stellung des Rots der Oberlippe zu dem der Unterlippe brauchen nur erwähnt zu werden. Aus der Betonung der Mundregion darf nun aber nicht geschlossen werden, daß die weiteren Partien des Gesichts für den Orthopäden ohne Interesse wären. Sie können bereits im Stadium der Voruntersuchung für ihn von Wichtigkeit sein, so daß sich die Notwendigkeit ergibt, sie im Protokoll aufzuzeichnen. KANTOROWICZ hat empfohlen, hierbei das in der Kriminalistik bei der Beschreibung eines Gesichts vielfach angewandte „Portrait parlé" von BERTILLON der Beurteilung zugrunde zu legen. Es liefert für die vollständige und eindeutige Beschreibung aller wesentlichen Merkmale eines Gesichts bestimmte Richtlinien, die an dieser Stelle aber nicht noch näher erörtert werden können (Abb. 702, 703).

Das Kernstück der Befunderhebung bildet sodann die *Untersuchung des Gebisses*. Sie zerfällt in vier Abschnitte: die Feststellung der Beschaffenheit der einzelnen Zähne, der einzelnen Zahnreihen, der Lagebeziehungen beider Zahnbögen zueinander und ihrer Lage zum Schädel.

Unter den *Anomalien der einzelnen Zähne* spielen solche der *Zahl*, der *Größe* und der *Form* eine Rolle. Um sie zu ermitteln, wird der Zahnbestand aufgenommen. Damit Irrtümer vermieden werden, wird stets an der Mittellinie begonnen. Für das Wechselgebiß, mit dem wir es sehr häufig zu tun haben, ist dies der Übersicht wegen wichtig. Zu beachten ist, daß nicht jede Lücke eine Anomalie der Zahl bedeutet! Extraktion und Retention eines Zahnes können hierzu nicht gerechnet werden und sind daher auszuschließen (Röntgenbild), bevor diese Diagnose gestellt wird. Milchzähne und bleibende Zähne sind sorgfältig auseinanderzuhalten. Die Persistenz eines Milchzahnes kann eine Überzahl vortäuschen. Bei der Beurteilung der Größe der Zähne ist auf die Variationsbreite Rücksicht zu nehmen, ehe eine Anomalie nach dieser oder jener Richtung konstatiert wird. Ähnlich liegen schließlich auch die Dinge bezüglich der Form einzelner Zähne. Formabweichungen auf krankhafter Basis finden wir dagegen ziemlich häufig. Die mit der Rachitis einhergehenden sind für uns die wichtigsten.

Wenn wir uns der *Beschaffenheit der einzelnen Zahnreihen* zuwenden, betrachten wir die beiden Zahnbögen je für sich wieder in zwei Richtungen: in der Aufsicht und in transversaler Richtung. Der Blick auf die Zahnreihe vermittelt uns Kenntnisse von Abweichungen der Zahnbögen in den beiden horizontalen Richtungen, der sagittalen und transversalen. Protrusion und Retrusion, Kompression und Expansion der einzelnen Teile der Zahnbögen sind durch das Auge wahrnehmbar, sobald sie einen gewissen Wert erreichen und die Form der normalen Halbellipse bzw. der Parabel gestört ist. Aber auch fast alle Stellungsabweichungen einzelner Zähne sind jetzt erkennbar. Die vertikalen Stellungsabweichungen einzelner Zähne sind jedoch bei der Betrachtung der Zahnbögen in transversaler Richtung sicherer zu ermitteln. Aber weder für die Art noch für den Grad der Anomalien in den verschiedenen Dimensionen gibt die Untersuchung der einzelnen Zahnbögen allein genügend sichere Auskunft (Abb. 704).

Bei der Prüfung der *Lagebeziehungen der beiden Zahnbögen zueinander* können wir unser Urteil jedoch ergänzen. Im Vordergrund des Interesses steht zunächst die Frage für uns, ob wir es nur mit einer *Stellungsanomalie* zu tun haben oder mit einer *Bißanomalie*. Im Gegensatz zu dem Patienten oder seinen Eltern, die dem Verhalten der Frontzähne zueinander die größte Bedeutung beimessen, da hiervon das Aussehen am meisten beeinflußt wird, richtet sich unser Blick zuerst auf das mesiodistale Verhältnis der Sechsjahrmolaren zueinander. Wir machen dabei die von ANGLE aufgestellten Klassen zur Grundlage unserer Einteilung, ohne mit ihr die Diagnose erschöpfen zu wollen. Wir bleiben uns dessen bewußt, daß die rein morphologische Systematik bei der weiteren Analyse des Falles der Ergänzung bedarf.

In der ANGLEschen Klassifikation finden wir das mesiodistale Verhältnis der unteren Zahnreihe zur oberen derart ausgenutzt, daß alle Fälle, bei denen anatomisch korrekte Beziehungen zwischen den Sechsjahrmolaren vorliegen, bei denen also der mesiobuccale Höcker des oberen ersten Mahlzahnes zwischen die beiden buccalen Höcker des unteren eingreift, die *Klasse I* bilden. Wir sagen, es liegt *Neutralbiß* vor, wohlgemerkt nicht Normalbiß, da die Stellung der Sechsjahrmolaren keineswegs unbedingt stets als normal angesehen zu sein braucht, ein I druck, der durch diese Bezeichnung sehr lei erweckt werden könnte. Es soll nur dai

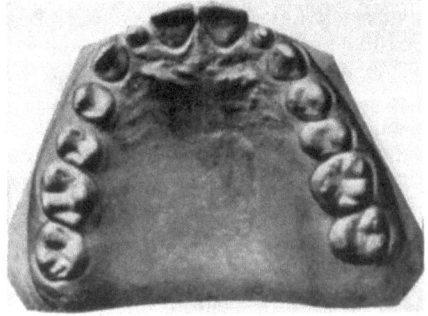
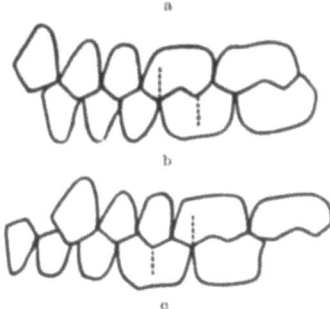

Abb. 704. Form- und Größenanomalien: zapfenförmige seitliche Schneidezähne; Lückenbildung infolge Größenreduktion der Zähne.

Abb. 705. Klassifikation nach ANGLE. a Neutralbiß Klasse I. b Distalbiß Klasse II. c Mesialbiß Klasse III.

verwiesen werden, daß die Sechsjahrmolaren zueinander z. B. noch in transversaler Richtung Stellungsabweichungen aufweisen können, ohne weitere Möglichkeiten komplizierterer Art hier anzudeuten.

Die weiteren Klassen ergeben sich daraus, daß der untere Sechsjahrmolar bei gestörten mesiodistalen Beziehungen als der verschobene betrachtet wird. Dabei können zwei Möglichkeiten in Betracht kommen. Ist der untere Molar gegenü dem oberen um eine Höckerbreite n: distal verschoben, erhalten wir den *Dis biß, Klasse II* nach ANGLE, erscheint um das gleiche Maß nach vorn gerüc so erhalten wir den *Mesialbiß, Klasse III* nach ANGLE.

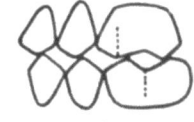

Abb. 706. Klassenzugehörigkeit bei Verschiebungen in mesiodistaler Richtung um weniger als eine Höckerbreite. a Distalverschiebung geringer als halbe Höckerbreite — Neutralbiß. b mehr als halbe Höckerbreite — Distalbiß.

Ergänzend muß hinzugefügt werden, daß es genügt, wenn in *einer* Gebißhälfte die erwähnten Änderungen der Lagebeziehung vorliegen, um den Fall der entsprechenden Klasse zuzuzählen. Schwierigkeiten können daraus also nicht entstehen.

Solche ergeben sich aber eventuell, wenn die relative Verschiebung der unteren Molaren gegenüber den oberen keine volle Höckerbreite ausmacht. Den Ausschlag geben dann die Höckerspitzen in ihrer Lage zueinander. Ist die untere mesiobuccale Höckerspitze bereits distal von der homologen oberen gelegen, gleitet sie also schon an der distalen Facette des oberen Höckers entlang, so ist die Lagebeziehung bereits als Distalbiß zu kennzeichnen, berührt sie noch die mesiale Facette, kann der Fall noch zum Neutralbiß gerechnet werden. Für die Mesialverschiebung gelten diese Regeln sinngemäß. Zweifel bleiben also nur bei ausgesprochenem *Höckerbiß*. Hier ist es stets angebracht, die Verschiebung als progredient zu betrachten; der Höckerbiß kann nur als ein Übergangsstadium angesehen werden. Die Fälle sind also bereits in die Klasse II bzw. III einzuordnen

Wir müssen nun aber auch noch darauf zurückkommen, was bereits bei der Unterscheidung von Stellungs- und Bißanomalien erwähnt worden ist: Eine einwandfreie Auswertung der mesiodistalen Beziehungen der Zahnreihen zueinander nach der Stellung der Sechsjahrmolaren ist nur im lückenlosen Gebiß möglich. Sobald Zähne fehlen, müssen wir die aus dem Zahnverlust sich ergebenden Folgen erst in Abzug bringen, bevor das Urteil gefällt werden kann. Diese von GRÜNBERG als *Rekonstruktion* bezeichneten Maßnahmen lassen sich nach der direkten Beobachtung der Mundverhältnisse nicht ausreichend sicher durchführen. Es tritt unmittelbar das Bedürfnis an uns heran, Modelle der Zahnreihen herzustellen und zu untersuchen.

Bevor wir diese in der Hand haben, können wir bei der Untersuchung der Stellung des oberen zum unteren Zahnbogen aber auch noch die transversalen und vertikalen Lagebeziehungen nachprüfen, die uns bereits bei den einzelnen Zahnbögen beschäftigt haben. Insbesondere die letzteren sind jetzt erst richtig erfaßbar. Die Feststellung eines offenen Bisses, d. h. die Tatsache, daß nur ein mehr oder weniger großer Teil der Zahnreihen wirklich Kontakt erlangt, oder des sog. Deckbisses — die Frontzähne greifen über das normale Maß hinaus übereinander — ist meist erst jetzt möglich, für die Beurteilung aber von außerordentlicher Wichtigkeit.

Setzt man schließlich noch die relative Lage von Unter- und Oberkiefer zueinander in Beziehung zu den am Gesicht, insbesondere am Profil beobachteten Merkmalen, so läßt sich auch über die Stellung beider Zahnreihen zum Gesamtschädel ein Urteil erlangen. Der wahre Charakter der Anomalie ist dann viel sicherer zu erfassen.

Mit diesen Feststellungen ist die Untersuchung zu einem gewissen Abschluß gelangt; sie vermag schon wichtige Teile des Befundes zu erschließen, wenn er auch, wie wir bereits mehrfach gesehen haben, in einer Reihe von Fällen nicht vollkommen gestellt werden kann. Der Wert dieses Teiles der Untersuchung, den man als *Voruntersuchung* bezeichnen kann, besteht darin, daß er uns bereits bei der ersten Konsultation gestattet, dem Patienten oder seinen Angehörigen gewisse Aufschlüsse zu geben. Die Bedeutung, die dem Grad der Anomalie beizumessen ist, und die Aufwendungen, die zu ihrer Beseitigung zu machen sein werden, lassen sich bereits einschätzen. Auch der viel beschäftigte praktische Zahnarzt kann sich auf Grund dieser Erhebungen ein ungefähres Urteil über den Fall bilden, die Angehörigen aufklären und, falls er nicht gewillt ist, die Behandlung zu übernehmen, die Überweisung an einen spezialistisch tätigen Kollegen vornehmen. Er kann also dasselbe tun, was der praktische Arzt bei der Feststellung einer Wirbelsäulenverkrümmung oder eines anderen der orthopädischen Behandlung bedürftigen Leidens meist zu tun pflegt. Der Orthopäde, der die Verkrümmung behandeln will, darf sich aber mit der Diagnose Kyphose oder Skoliose nicht begnügen. Er muß sie durch Messungen noch ergänzen.

Diese Aufgabe fällt auch dem Kieferorthopäden bei der Behandlung der Okklusionsanomalien zu. Modelle kann er dabei nicht entbehren.

b) Die Diagnose nach dem Modell.

Bevor wir das Modell speziell unter dem Gesichtspunkt der Diagnose betrachten, sei allgemein vorausgeschickt, daß seine Dienste in der Kieferorthopädie noch weiter reichen. Sie sind längst erkannt und immer wieder gewürdigt worden. KÖRBITZ hat den Wert der Modelle für die verschiedenen Zwecke vom zeitlichen Gesichtspunkt aus beleuchtet und hierbei folgende Etappen hervorgehoben:

Vor dem Beginn der Behandlung ermöglichen sie uns das eingehende Studium des Falles in Abwesenheit des Patienten, die Betrachtung der Zahnreihen von der Lingualseite, eine eventuelle Beratung mit Kollegen und die Demonstration der Stellungsabweichungen vor den Eltern. Während der Behandlung gestatten sie den Fortschritt festzustellen, wobei Vergleichsmessungen jeden Zweifel beheben können. Beim Abschluß der Behandlung geben sie Anhaltspunkte, wie einem Rückfall am besten vorgebeugt wird und nach ihrer völligen Beendigung zeigt der Vergleich entsprechender Modelle den Erfolg unserer Maßnahmen. Darüber hinaus besitzen sie aber einen bleibenden Wert durch die Erfahrungen, die mit ihnen verknüpft sind, und die Vergleiche, die sie mit späteren Fällen ermöglichen. ANGLE hat eine gute Sammlung von Modellen als die beste orthodontische Bibliothek bezeichnet.

Mit dieser Charakteristik ist der Wert des Modells in wesentlichen Zügen trefflich beleuchtet. Aus der Einzelbesprechung werden sich jedoch noch weitere Vorteile, die sie uns verschaffen, ergeben.

Bezüglich der Herstellung brauchbarer Modelle muß noch darauf verwiesen werden, daß der Abdruck alle der Abformung zugänglichen Teile enthalten muß. Richtung und Ausdehnung des Alveolarfortsatzes lassen oft wichtige Schlüsse zu. Das Abdruckmaterial muß daher gut nach der Wölbung des Mundvorhofes und nach dem Mundboden hochgepreßt werden.

Für die diagnostische Auswertung der Modelle sind nun eine Reihe von Vorbereitungen zu treffen. Schon um die Modelle ordnungsmäßig beschneiden zu können, ist die Festlegung der Mediansymmetrieebene und der Okklusion der Modelle von Wichtigkeit.

Zur Festlegung der Mediansymmetrieebene erweist sich die von KÖRBITZ gewählte Orientierung als zweckmäßig. Er geht von der Raphe des harten Gaumens aus, zeichnet sie mit einem spitzen Bleistift an und überträgt die Ebene, in der sie verläuft, durch Anvisieren auf die rückwärtige Grenzfläche des Modells. Senkrecht zu dieser Ebene und parallel zur sagittalen Verlaufsrichtung der Okklusionsebene, die allerdings in anomalen Gebissen oft nur mit Annäherung zu bestimmen ist, wird die Grundfläche des Modells beschnitten. Für die weitere Beurteilung ist dies von großer Wichtigkeit. Senkrecht zur Mediansymmetrieebene und zur Grundfläche wird sodann die distale Grenzfläche hergerichtet und die Markierung der Mediansymmetrieebene nachträglich wieder ergänzt. Die weiteren Grenzflächen werden senkrecht zur Grundfläche angelegt. Diese erhält im Oberkiefer siebeneckige Gestalt. Der vordere Eckpunkt fällt mit der Mediansymmetrieebene zusammen.

Die Modellherstellung wird jetzt wesentlich erleichtert durch Verwendung der Modellsockler von ANDRESEN, BERNKLAU, KLOEPPEL u. a.

Nunmehr ist der Zeitpunkt gekommen, daß oberes und unteres Modell zusammengesetzt werden. Durch Vergleich mit dem Munde des Patienten wird die richtige Stellung ermittelt. Wo sich die Zahnreihen nicht in genügendem Umfange stützen, wie beim offenen Biß, ist eine besondere Bißnahme durch Einbeißen in Wachs und Fixierung beider Modelle in einem Okkludator, der möglichst viel Übersicht gewährt, angezeigt. In der Mehrzahl der Fälle ist das unnötig. Beide Modelle werden mit der Hand fixiert, und nun wird zunächst die Basisfläche des unteren Modells parallel zu der des oberen beschnitten. An zweiter Stelle wird die distale Grenzfläche des unteren Modells in die gleiche Ebene mit der des oberen gebracht. Diese Maßnahme gibt uns die Möglichkeit, stets die Modelle wieder in das richtige mesiodistale Verhältnis zu bringen. Auf die distale Grenzfläche des unteren Modells wird durch Fällung eines Lotes vom Oberkiefer aus die Mediansymmetrieebene übertragen. Durch Verbindung dieser Linie mit dem Zungenbändchen läßt sie sich in das untere Modell selbst einzeichnen. Die Seitenflächen des Modells stehen wieder senkrecht zur Grundfläche.

die hier eine sechseckige Gestalt erhält; die Vorderkante läuft parallel zur rückwärtigen Kante.

Natürlich gibt es Abweichungen von dieser Modellherstellung. Sie können halbkreisförmig oder oval in der Grundfläche oder achteckig mit Hilfe eines Modellsocklers hergestellt werden. Doch ist stets darauf zu achten, daß die Rückflächen der in Okklusion befindlichen Modelle eine Ebene bilden. Setzt man die Modelle mit der Rückfläche auf eine Tischplatte, so erhält man auf diese Weise sofort die natürliche Okklusion, was bei Anomalien wichtig ist, besonders wenn man nach durchgeführter Behandlung die ursprüngliche Okklusion kontrollieren will.

Nachdem die Modelle auf diese Art vorbereitet worden sind, ermöglichen sie uns, den Befund durch Anstellung des *Symmetrievergleichs* zu vervollkommnen. Dieser erstreckt sich auf zwei Richtungen, auf die sagittale und die transversale.

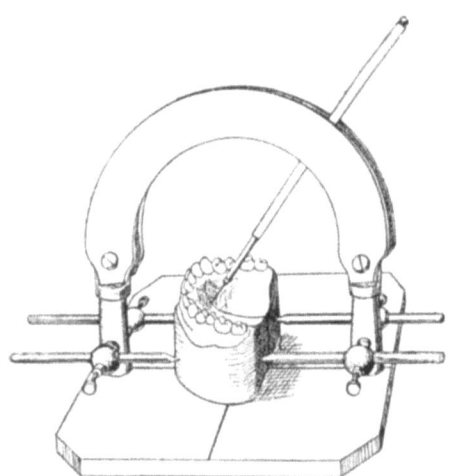
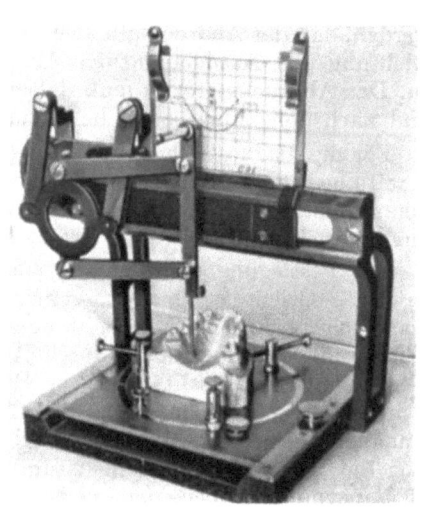

Abb. 707. Symmetrograph nach SIMON.
(Aus SIMON: Gebiß-Anomalien. Berlin 1922.)

Abb. 708. Symmetrograph nach KORKHAUS.
(Aus Handbuch der Zhlkd. Bd. 4.)

Wenn in sagittaler Richtung in beiden Gebißhälften Symmetrie bestehen soll, müssen senkrecht zur Medianebene gezogene gerade Linien stets bei den einander entsprechenden Zähnen homologe Punkte schneiden. Trifft das nicht zu, müssen Zahnverschiebungen oder Zahnwanderungen stattgefunden haben. Aus der Art der Zahnverschiebung und Zahnwanderung läßt sich unter Zugrundelegung der eingehend besprochenen Verhältnisse ein Rückschluß auf die Genese der Anomalien ziehen und die Rekonstruktion vornehmen. Zu diesem Ziel aber wollen wir ja gelangen.

Anstatt transversal verlaufende Symmetrielinien in das Modell einzuzeichnen, kann man sich auch der *Symmetroskope* oder *Symmetrographen* bedienen, wie sie von verschiedenen Autoren angegeben sind. KORKHAUS hat einen recht zweckmäßigen Symmetrographen eingehend beschrieben. Wie KANTOROWICZ betont, kommt man aber auch ohne solche Instrumente in der Praxis aus, wenn man das sogenannte *Orthokreuz* benutzt, eine Celluloidplatte, auf die zwei senkrecht stehende Linien eingezeichnet sind, von denen eine mit der Mediansymmetrieebene zur Deckung gebracht wird, während die Platte in sagittaler Richtung über dem Modell verschoben wird. Die dem Orthometer von KORKHAUS gegebene Form stellt eine sehr zweckmäßige Vervollkommnung dieses einfachen Instrumentes dar.

Kieferorthopädischer Befund, Diagnose.

Die Untersuchung auf transversale Symmetrie wird in einfacher Weise so durchgeführt, daß die senkrechte Entfernung homologer Punkte von der Mediansymmetrieebene gemessen wird. Jede Differenz bedeutet eine Asymmetrie. Da die einseitige Expansion eines Zahnbogens recht selten vorkommt, eine einseitige Kompression dagegen viel häufiger ist, kann eine bestehende Asymmetrie, soweit es sich nur um einzelne Zähne handelt, meist in diesem Sinne gedeutet werden. Damit ist aber noch nicht gesagt, daß nicht auch noch die andere Seite gleichzeitig komprimiert sein könnte. Diese Frage beantworten zu können, bzw. diejenige, ob und in welchem Grade im Einzelfall überhaupt eine beiderseitige Kompression anzunehmen ist, mußte sich erklärlicherweise als großes Bedürfnis herausstellen.

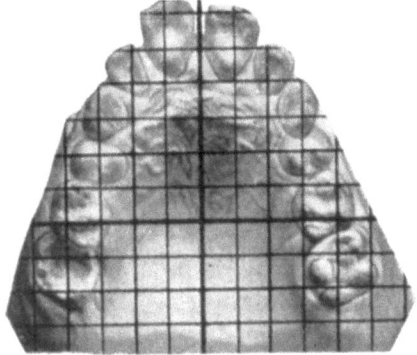

Abb. 709a. Symmetrievergleich; transversale und sagittale Symmetrie.

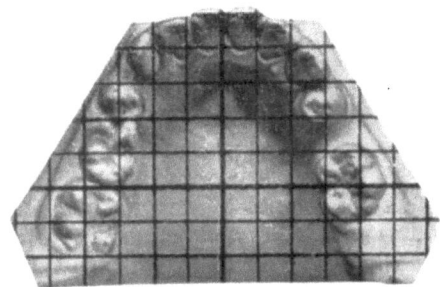

Abb. 709b. Symmetrievergleich: geringe transversale Asymmetrie im Bereich der Front, starke sagittale Asymmetrie.

Ein Hilfsmittel, auf das hierbei in weitem Umfange zurückgegriffen wird, stellt die als PONTscher Index bekannte Relation dar. Aus zahlreichen Messungen hat PONT gefunden, daß die Summe der Breite der vier oberen Schneidezähne in einem nahezu konstanten Verhältnis steht zum Abstand der ersten Prämolaren und der ersten Molaren voneinander. Der Abstand der Zentren der oberen ersten Prämolaren läßt sich aus der Summe der Schneidezahnbreiten errechnen, indem man diese mit 100 multipliziert und durch 80 dividiert; den Abstand der Zentren der oberen Sechsjahrmolaren findet man, wenn man mit 100 multipliziert und durch 64 dividiert. Der Vergleich der errechneten Werte mit den wirklich vorhandenen Prämolaren- bzw. Molarenabständen gibt über die transversalen Veränderungen des Zahnbogens und ihren Grad Aufschluß.

Eine von G. HARDT u. KORKHAUS vorgenommene Kontrolle der Gültigkeit des PONTschen Index hat jedoch zu dem Ergebnis

Summe J	Vordere Zahnbogenbreite			Hintere Zahnbogenbreite		
	PONT	KORKHAUS	Richtzahl	PONT	KORKHAUS	Richtzahl
27	33,5	32		42,5	41,5	
28	35	33	36	44	43	48
29	36	34	36,5	45,3	44,5	48,5
30	37,5	35,5	37	46,9	46	49
31	39	36,5	37,5	48,4	47,5	49 5
32	40	37,5	38	50	49	50
33	41	39	38,5	51,5	51	50,5
34	43	40	39	53	52,5	51
35	44	41,2	39,5	54,5	54	51,5
36	45	42,5	40	56,2	55,5	52

geführt, daß die Berechnung der *vorderen* und *hinteren Zahnbogenbreite* nach den PONTschen Indexzahlen etwas zu groß ausfällt. Es ist deshalb ihre Korrektur auf die Werte 85 und 65 vorgeschlagen worden.

Eine korrelationsrechnerische Nachprüfung der Beziehungen zwischen der Schneidezahnbreitensumme einerseits und der vorderen bzw. hinteren Zahnbogenbreite andererseits hat aber gezeigt, daß keineswegs so enge Beziehungen zwischen beiden Faktoren bestehen, wie vielfach angenommen worden ist. Auch wenn man berücksichtigt, daß man von einem Index keine absolute Genauigkeit im Einzelfall erwarten kann, sondern ihm eine gewisse Streuung zubilligen muß, erweist sich die Verbundenheit von Schneidezahnbreitensumme und Zahnbogenbreite nicht als eng genug, um durch die Indexzahlen die der klinischen Beobachtung sich nicht schon zweifelsfrei verratenden kritischen Grade einer Kieferkompression oder einer Kieferdehnung ermitteln zu können. Wenn überhaupt versucht werden kann, die Korrelation zwischen Schneidezahnbreitensumme und Zahnbogenbreite diagnostisch auszuwerten, erscheint es zweckmäßiger, statt der für alle verschiedenen Schneidezahnbreitensummen in gleicher Weise als Maßstab dienenden Indexzahlen für die einzelnen Schneidezahnbreitensummen getrennt das Streuungsintervall der zugehörigen Zahnbogenbreiten zu ermitteln und die Mitte der verschiedenen Intervalle als *Richtzahlen* anzugeben. In obenstehender Tabelle ist der Versuch gemacht worden, den Indexzahlen nach PONT und KORKHAUS Richtzahlen gegenüberzustellen. Da sich der Streuungsbereich der Zahnbogenbreiten stets bei mehreren benachbarten Schneidezahnbreitensummen stark überlagert, darf auch der praktische Wert der Richtzahlen bei der Ermittlung transversaler Anomalien der Zahnreihen gegenüber der klinischen Beobachtung nicht zu hoch eingeschätzt werden.

Neben dem PONTschen Index spielen für die Ermittlung der Kompression noch die HERBSTschen *Diagramme* eine Rolle. Sie stellen die geometrisch ermittelte Form des normalen Zahnbogens dar. Den individuellen Verhältnissen wird dadurch Rechnung getragen, daß die Konstruktion auf der Summe der beiden oberen Schneidezähne und des Eckzahns einer Kieferhälfte beruht. Das mit der Summe der Frontzahnbreiten gekennzeichnete Diagramm wird auf das Modell gelegt und der Vergleich durchgeführt. Ein höherer Grad diagnostischer Sicherheit als dem PONTschen Index dürfte auch den HERBSTschen Diagrammen nicht innewohnen.

Die Beurteilung des Unterkiefers macht naturgemäß keine Schwierigkeiten mehr, wenn ich über die Verhältnisse am Oberkiefer Aufschluß erhalten habe und den Unterkiefer mit dem oberen Modell in Okklusion bringe.

Sind die für erforderlich gehaltenen Messungen durchgeführt, kann der Befund in der Regel zusammengefaßt werden. Nachdem die Anomalien der einzelnen Zähne und der einzelnen Zahnbögen am Modell nochmals verglichen sind und der mutmaßliche Entwicklungsgang ermittelt ist, ist ein Bedürfnis hierfür gegeben. Hier ist noch nachzutragen, daß wir für vertikale Anomalien von Zähnen, die die Okklusionsebene überschritten haben, die Bezeichnung *Supraokklusion* gebrauchen, für solche, die sie nicht erreichen, den Ausdruck *Infraokklusion* anwenden. Für das typische Bild einer durch Rachitis entstandenen Bißanomalie würden wir z. B. zu folgendem Ergebnis gelangen: „Distalbiß mit seitlicher Kompression, Protrusion der oberen Front und Supraokklusion der unteren Schneidezähne". Es möge beachtet werden, daß die mesiodistalen Beziehungen ihrer Wichtigkeit nach an erster Stelle stehen, transversale und vertikale Anomalien folgen je nach der Art des Falles an zweiter oder dritter Stelle. Alle drei Dimensionen sind aber zu berücksichtigen, wenn Anomalien vorliegen. Dafür noch ein Beispiel: „Neutralbiß, Asymmetrie des Unterkiefers nach rechtsseitig ausgebliebener Zahnverschiebung infolge frühzeitigen Molarenverlustes, Retrusion der oberen Front mit Deckbiß". Es erübrigt sich, weitere Fälle zu zitieren.

Wir können die Ausführungen zum Befund hiermit aber noch nicht abschließen, sondern müssen noch auf die Bestrebungen zu sprechen kommen, ihn weiter zu vervollkommnen. Diese knüpfen daran an, daß möglicherweise zwei von den Zahnreihen gewonnene Modelle auch unter Verwertung des von dem Profil des Patienten gewonnenen Eindrucks noch keine ausreichend sichere Beurteilung der Lage des

Gebisses zum Schädel zulassen. Es ist deshalb versucht worden, schon die Modelle der Zahnreihen nach maßgeblichen Schädelpunkten außerhalb des Gebisses zu orientieren.

VAN LOON gebührt das Verdienst, als erster die Orientierung der Modelle zum Schädel unter Anlehnung an die in der Anthropologie gebräuchlichen Meßpunkte ausgearbeitet zu haben. Sein Verfahren ist aber so umständlich, daß es sich nicht allgemein eingeführt hat. Nach ihm haben sich eine große Zahl von Autoren an dem Ausbau der Diagnostik in dieser Richtung beteiligt (TRYFUS, WUSTROW, CIESCYNSKI, SCHWARZE, SCHEIDT u. a.). Die von SIMON entwickelte *Gnathostatik* und *Photostatik* hat wohl die meiste Beachtung gefunden.

Sie beruht auf einem System von drei Ebenen, die im rechten Winkel zueinander stehen. Die erste von ihnen ist die sogenannte *Frankfurter Horizontale*, eine von den Anthropologen festgelegte Ebene, die am Schädel durch den tiefsten Punkt des knöchernen unteren Augenhöhlenrandes, das sogenannte *Orbitale*, und durch die obere Mitte des äußeren Gehörloches, das *Porion*, hindurchführt und daher auch als *Ohr-Augenebene* bezeichnet wird (Abb. 676). Am Lebenden ermittelt SIMON die Lage der Ebene dadurch, daß er die Orbitalia abtastet, bzw. von der Mitte der Pupille ein Lot auf den Infraorbitalrand fällt, und dadurch, daß er an die Stelle des Porions das *Tragion* treten läßt, einen am oberen Rand der Ohrenklappe gelegenen Meßpunkt (Kreuzungsstelle einer an den Oberrand und an den Vorderrand gelegten Tangente). Als zweite Meßebene dient eine Medianebene, die durch zwei Punkte an der Raphe bestimmt wird und senkrecht zur Frankfurter Horizontalen steht. An diese sagittal gestellte *Raphenmedianebene* reiht sich als letzte Meßebene die frontal gestellte *Orbitalebene* an. Sie soll durch die beiden Orbitalia und senkrecht zur Ohr-Augenebene verlaufen, zugleich aber auch senkrecht zur Raphenmedianebene stehen, was mathematisch genau naturgemäß nur bei völlig symmetrischer Lage der Orbitalia zutreffen kann.

Die Orientierung der Zahnreihen zu den Meßebenen wird dadurch erreicht, daß bereits beim Abdrucknehmen vom Oberkiefer der Löffelgriff mit dem sogenannten *Gnathostatbogen* verbunden wird, ein Hilfsinstrument, das sich auf die vier Meßpunkte der Frankfurter Horizontalen einstellen läßt. Außerhalb des Mundes werden die beiden Orbitalpunkte dazu benutzt, den Verlauf der Orbitalebene auf den Abdruck zu übertragen, und nachdem der Gnathostatbogen durch eine Metallplatte ersetzt ist, kann der Abdruck so ausgegossen werden, daß seine Grundfläche der Lage der Ohr-Augenebene entspricht. Das Modell des Unterkiefers wird in Okklusion mit der oberen Zahnreihe gebracht und mittels Gips und einer zweiten Metallplatte die Grundfläche so hergerichtet, daß sie der Ohr-Augenebene ebenfalls parallel und stets in 8 cm Abstand von ihr verläuft. Mit Hilfe eines Symmetrographen wird die Raphenmedianebene auf oberem und unterem Modell angezeichnet. An den Modellen sind nunmehr unmittelbar Messungen zu allen drei Ebenen ausführbar. Die Lage jedes Punktes im Raum läßt sich also bestimmen. Durch verschiedene Modifikationen der Konstruktion des Gnathostaten hat das Verfahren in technischer Beziehung eine Vereinfachung erfahren, grundsätzliche Fragen sind durch die Änderungen der Apparatur aber nicht berührt worden.

Um den Charakter einer Anomalie nach Gnathostatmodellen ermitteln zu können, müssen wir aber noch die Lage des normalen Gebisses zu den drei Ebenen kennen. Diesem Bedürfnis hat SIMON durch Messung einer größeren Zahl anatomisch richtiger Gebisse unter Ausnutzung biometrischer Gesetzmäßigkeiten sich bemüht Rechnung zu tragen. Die notwendige Ergänzung zur diagnostischen Auswertung der Modelle ist damit gegeben. Auf die graphische Auswertung der Modelle soll nicht mehr eingegangen werden.

Trotz der großen Vorteile, die ein solches Verfahren zunächst zu bringen scheint, hat es an Kritik nicht gefehlt. Diese greift einmal an der Tatsache an, daß der Simonschen Gnathostatik nicht absolut genau die gleiche Orientierung zugrunde liegt wie den anthropologischen Messungen, wodurch eine Verwirrung entstehen könne. Sie bemängelt ferner, daß die Raphenmedianebene nicht die erforderliche Unabhängigkeit vom Gebiß besitze, und daß auch die Orbitalia der Einflußsphäre des Gebisses nicht entzogen seien. Ungenauigkeiten, die sich bei Messungen am Lebenden einstellen müssen, sind ferner Gegenstand von Ausstellungen gewesen und noch einige andere Faktoren.

Selbst wenn man die von Simon angegebene Art der metrischen Erfassung einer Anomalie für zulässig hält, bleibt aber die Frage offen, ob es zweckmäßig ist, in der Praxis von ihr Gebrauch zu machen.

Die Antwort hierauf wird verneinend lauten müssen. Wenn wir die Orientierung im Gebiß suchen, wie es zuvor beschrieben worden ist, und dann den Einfluß der

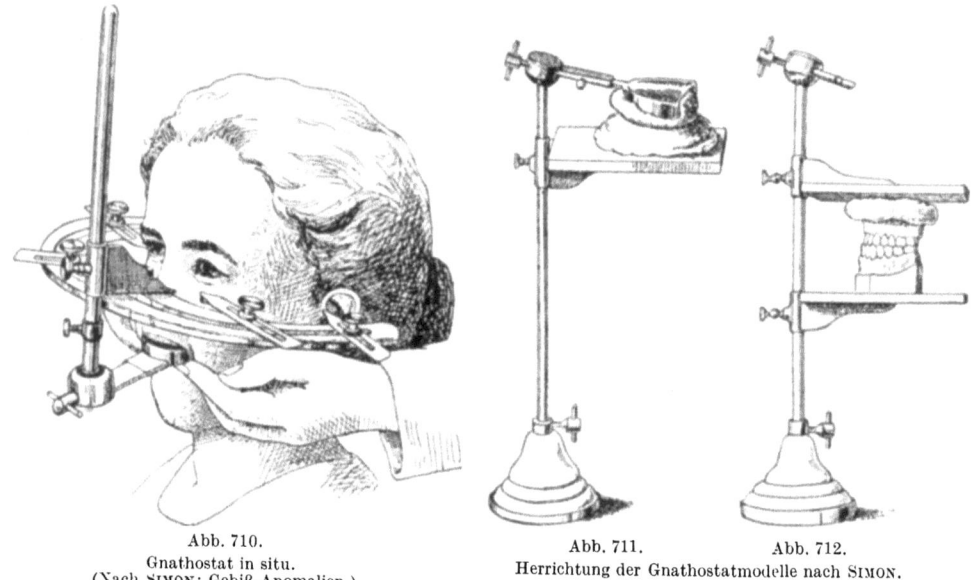

Abb. 710.
Gnathostat in situ.
(Nach Simon: Gebiß-Anomalien.)

Abb. 711. Abb. 712.
Herrichtung der Gnathostatmodelle nach Simon.

Zahnstellung auf das Gesicht beobachten, können wir stets völlig befriedigende Resultate erzielen. Da sich die Beeinträchtigung der kosmetischen Funktion des Gebisses durch eine Gebißanomalie nicht exakt erfassen läßt, führt uns in diesem Punkte auch ihre kephalometrische Messung nicht weiter. Die Praxis bestätigt, daß die Orientierung innerhalb des Gebisses in der Regel genügt. Es soll jedoch noch ausdrücklich hervorgehoben werden, daß die Gnathostatik bei der Lösung wissenschaftlicher Fragen sehr wertvoll sein kann.

In diesen Sätzen kommt bereits zum Ausdruck, daß die Abhängigkeiten zwischen Gesicht und Gebiß eine entscheidende Rolle spielen können. Ihnen müssen wir uns daher auch noch weiter zuwenden. Simon hat sie in seiner *Photostatik* berücksichtigt, einem Verfahren, das darin besteht, daß genaue Profil- und en face-Aufnahmen vom Gesicht des Patienten gemacht werden, während der Kopf so gehalten wird, daß die Ohr-Augenebene horizontal steht. Marken an den Orbitalia und eine kleine Apparatur ermöglichen die genaue Einstellung. Um den Vergleichswert der Aufnahmen zu erhöhen, werden alle Photographien in der gleichen Entfernung gemacht. Die Projektionen der Ohr-Augenebene und der Orbitalebene lassen sich nachträglich in die Kopie einzeichnen. Werden in dem

Gesicht vor der Aufnahme auch der Kieferwinkelpunkt, das *Gonion*, und der Kinnpunkt, das *Gnathion*, markiert, so lassen sich die Verbindungslinien der verschiedenen Punkte zu Winkelmessungen benutzen, die über die Gesichtsbildung Aufschlüsse zu geben vermögen. Durch Aufnahmen, die unter konstanten Verhältnissen gewonnen werden, kann jedenfalls die Gesichtsanalyse außerordentlich erleichtert werden. Von ihnen sollte daher stets Gebrauch gemacht werden. Mehr als der Charakter einer Hilfsmaßnahme kommt den Winkelmessungen aber nicht zu. Das gilt auch für den vielgenannten CAMPERschen *Gesichtswinkel*. Er wird von den beiden Linien eingeschlossen, die einerseits vom am weitesten vorspringenden Teil der Stirn zum vordersten Punkt des Gebisses und andererseits vom äußeren Gehörgang zur Spina nasalis verlaufen. Weitere Ausführungen dazu erübrigen sich (Abb. 714—715).

Ergänzend sei nur noch bemerkt, daß KANTOROWICZ statt der Orbitalsenkrechten die *Glabellalinie* in die Profilaufnahme einzeichnet, eine Linie, die von

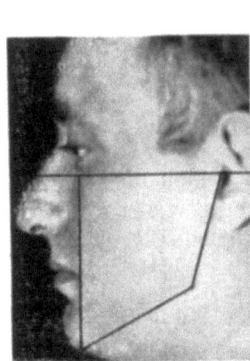

Abb. 713. Photostataufnahme nach SIMON. (Aus SIMON: Gebiß-Anomalien.)

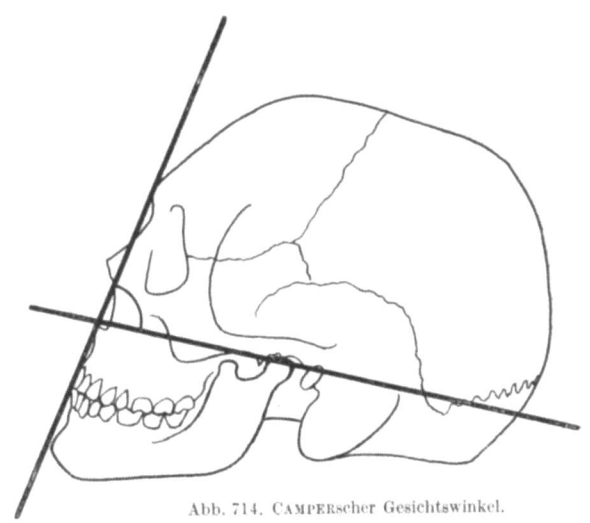

Abb. 714. CAMPERscher Gesichtswinkel.

der Stirnglatze, dem zwischen den Augenbrauen liegenden vorspringenden Punkt am unteren Rande des Stirnbeins, ausgeht und senkrecht zur Ohr-Augenebene steht. KANTOROWICZ spricht ihr physiognomisch größere Bedeutung zu, ein Urteil, dem man sich anschließen kann.

Dem Beispiel VAN LOONS und SIMONS sind andere Kieferorthopäden in der Entwicklung der cephalometrischen Diagnostik gefolgt. Die Systeme können nicht alle hier besprochen werden, nur die Namen seien genannt: KÖRBITZ, TRYFUS, KORKHAUS, R. SCHWARZ, DREYFUS, MARGOLIS, WINKLER, THIELEMANN, RENNINGER, C. SCHEIDT und ANDRESEN. Sie alle haben diagnostische und didaktische aber wenig praktische Bedeutung.

2. Das Behandlungsziel.

Der in der Kieferorthopädie Unerfahrene wird versucht sein, die Beantwortung der Frage nach dem Behandlungsziel damit abzutun, daß er sagt, eine Okklusionsanomalie müsse in die normale Okklusion umgewandelt werden. Es unterliegt keinem Zweifel, daß dieser Endzustand als das ideale Resultat unserer Therapie angesehen werden muß. Die genauere Beschäftigung mit dem Thema lehrt aber schon bald, daß dieses Ziel auf rein orthopädischen Wegen nicht immer erreichbar ist. Es braucht hier nur auf die Fälle verwiesen zu werden, bei denen bereits

Extraktionen vorgenommen worden sind. Nach dem Verlust eines oder mehrerer Zähne ist eine normale Okklusion ohne prothetische Ergänzung der Zahnreihen nicht mehr herzustellen. Wir sind daher gezwungen, unter solchen Umständen unserer Behandlung ein anderes Ziel zu setzen, wir streben dann das funktionell in dem betreffenden Fall noch mögliche Höchstmaß an.

Damit unsere Behandlung als eine erfolgreiche angesehen werden kann, müssen wir erwarten, daß alle funktionellen Störungen, die von der Okklusionsanomalie ausgehen, behoben worden sind. Jede Beeinträchtigung der Nahrungsaufnahme, des Abbeißens, und der Nahrungszerkleinerung, der Kautätigkeit, muß somit beseitigt sein. Die vorhandenen Zähne müssen also nicht nur in geschlossener Reihe in Okklusion treten, sondern *auch gut artikulieren.* Wenn wir an die schädlichen Folgen denken, die für den Zahnbestand durch Überlastung einzelner Zahngruppen bei mangelhafter Artikulation eintreten können, werden wir uns der Bedeutung dieser Aufgabe bewußt. Ebenso selbstverständlich ist, daß die sprachfunktionelle Leistung des Gebisses auf volle Höhe gebracht werden muß. Mit der Herstellung einer guten Artikulation geht die Erreichung dieses Zieles bereits Hand in Hand, so daß es nur dieser Erwähnung bedarf. Besonders hervorzuheben ist aber noch einmal, daß die kosmetische Funktion des Gebisses voll befriedigen muß. Gerade in der Kieferorthopädie steht diese Leistung der Zahnreihen meist im Vordergrund des Interesses. Harmonie in der Stellung der einzelnen sichtbaren Zähne und im gegenseitigen Verhältnis der beiden Zahnbögen zueinander, aber auch des ganzen Gebisses zum Gesicht muß also als Ziel unsere Maßnahmen beherrschen.

Damit ist jedoch das Behandlungsziel in den Fällen, in denen die normale Okklusion nicht zu erreichen ist, noch nicht vollkommen charakterisiert. Da das Gebiß nach der Behandlung den verschiedenartigsten funktionellen Einwirkungen ausgesetzt ist, müssen wir erwarten, daß es sich gegenüber diesen Kräften in einem Gleichgewichtszustand befindet. Alle Kräfte, die bewegend auf die regulierten Zähne einwirken können, müssen kompensiert sein. Mit der Erreichung guter Okklusion und Artikulation wird diese Bedingung immer erfüllt sein. Wir erheben sie daher zum Hauptmerkmal unseres Behandlungszieles. Da sie jedoch von der normalen Okklusion abweicht, stellen wir sie derselben als *gesicherte Okklusion* gegenüber.

Funktionell betrachtet kann ein Gebiß, bei dem es nicht möglich war, normale Okklusion herzustellen, trotzdem optimal leistungsfähig und auch kosmetisch fehlerfrei sein.

In jedem Einzelfall ist also bezüglich des Behandlungszieles zwischen normaler und gesicherter Okklusion mit funktionellem Optimum zu unterscheiden. Im Rahmen dieser allgemeinen Besprechung lassen sich genaue Richtlinien für die Wahl nicht aufstellen. Es kann aber noch auf Gesichtspunkte verwiesen werden, die immer Beachtung beanspruchen: der *Zahnbestand,* die *Art der Anomalie,* das *Alter des Patienten,* die *voraussichtliche Dauer* und *die Kosten der Behandlung.*

Bei der Beurteilung des Zahnbestandes sind nicht mehr erhaltungsfähige Zähne so zu bewerten, als ob ihre Reste bereits entfernt wären. Bezüglich der Art der Anomalie ist von ausschlaggebender Bedeutung, ob Neutralbiß vorliegt oder eine Bißanomalie (Distalbiß bzw. Mesialbiß). Das Alter erfordert insofern Berücksichtigung, als bei jüngeren Kindern das noch nicht beendete Wachstum der Kiefer zur Beseitigung der Anomalie ausgenutzt werden kann und zwar sowohl in dem Sinne, eine Bißanomalie in die normale Okklusion überzuführen, wie auch durch Hemmung des Längenwachstums eines Kiefers mittels vorzeitiger Zahnentfernungen eine Bißanomalie in eine gesicherte Okklusion umzuwandeln.

Würde das Erreichen der normalen Okklusion zu lange dauern und die Behandlungskosten zu sehr steigern, so ist es durchaus zu verantworten, wenn sie nicht, sondern ein funktionelles Optimum bei gesicherter Okklusion angestrebt wird. Die Extraktionstherapie bietet hier vielfache Möglichkeiten.

Aus diesen Gesichtspunkten ergibt sich, daß Stellungsanomalien bei vollständigen Zahnreihen im allgemeinen Anlaß zur Herstellung der normalen Okklusion geben werden. Im Lückenbiß wird dagegen meist die gesicherte Okklusion unser Ziel sein, obwohl wir unter Zuhilfenahme prothetischer Maßnahmen auch hier noch die normale Okklusion herstellen können. Eine gesicherte Okklusion, die uns die prothetische Ergänzung der Zahnreihe erspart, wird uns aber in vielen Fällen mehr wert sein. Ganz besonders gilt dies für jugendliche Patienten, die den Kieferorthopäden in der Hauptsache beschäftigen. Der Ausfall des Kauwertes eines einzelnen Kaupaares bei geschlossenen Zahnreihen setzt den Gebrauchswert des gesamten Gebisses so wenig herab, daß der Schluß einer Lücke durch eine Prothese überflüssig wird, wenn er sich auf orthopädischem Wege erreichen läßt. Dieser Standpunkt läßt sich auch noch damit rechtfertigen, daß der Verlust eines Zahnes in jeder Kieferhälfte kosmetische Störungen für das Gesicht nicht nach sich zu ziehen braucht.

Sinngemäß lassen sich diese Gedankengänge auch auf die Bißanomalien anwenden. In erster Linie wird also auch hier die Herstellung der normalen Okklusion in Betracht kommen. Vorhandene Lücken werden aber je nach dem Charakter der Bißanomalie schon etwas anders zu bewerten sein.

Die Lage der Lücke spielt hier eine sehr wesentliche Rolle. Bei Fällen der Klasse II z. B. können symmetrische Lücken im Oberkiefer die Herstellung der gesicherten Okklusion erleichtern, während die Herstellung der normalen Okklusion nach dem prothetischen Schluß der Lücke an den Patienten und Behandelnden hohe Anforderungen stellen würde, ohne daß sie gegenüber der einfach zu erreichenden gesicherten Okklusion einen entsprechenden Mehrwert für den Patienten besäße. Letztere wird also zu erstreben sein. Wir können sogar noch einen Schritt weiter gehen. Wenn noch kein Zahn im Oberkiefer fehlt, können wir eventuell in jeder Kieferhälfte einen entfernen, um durch Herstellung der gesicherten Okklusion die Behandlung in günstige Bahnen zu leiten. Dieser Entschluß wird uns erleichtert, wenn z. B. die Sechsjahrmolaren defekt sind. Die Entfernung der beiden Zähne zur richtigen Zeit, worauf noch im Kapitel „Extraktionstherapie" eingegangen wird, verhindert im Oberkiefer das Wachstum, während der Unterkiefer sich normal entwickelt. Der Verzicht auf die normale Okklusion kann dann den Ausgleich des Distalbisses herbeiführen. Vom zehnten Jahre ab wird dieses Ziel durch die Zahnentfernung allein nicht mehr sicher erreichbar sein. Trotzdem kann sie angewandt werden, wenn auf die Erleichterung, die die Herstellung der gesicherten Okklusion verschafft, Wert gelegt werden muß. Die Entfernung des ersten Prämolaren wird bei intakten Sechsjahrmolaren dann aber vorzuziehen sein. Ausnahmsweise können auch die buccal durchgebrochenen Eckzähne entfernt werden, wenn die Schneidezähne normal stehen und mit den Prämolaren Kontakt haben.

Bedeutend schwieriger liegen die Verhältnisse, wenn bei bestehendem Distalbiß im Unterkiefer jederseits ein Zahn fehlt oder entfernt werden muß. Die Herstellung der normalen Okklusion kann dann selbst beim prothetischen Schluß der Lücke noch Schwierigkeiten machen. Meist wird darauf verzichtet werden müssen, und wenn schon im Unterkiefer extrahiert ist, wird auch im Oberkiefer jederseits der Sechsjahrmolar zu entfernen sein. Auch dann kann die Erzielung der gesicherten Okklusion noch große Mühe bereiten.

Für Fälle der Klasse III gilt naturgemäß das Umgekehrte. Es braucht nur hinzugefügt zu werden, daß die Herstellung der normalen wie der gesicherten Okklusion in der Regel schwieriger ist als unter gleichen Bedingungen bei der Klasse II.

Allgemein betrachtet, strebt man nicht mehr nach der von ANGLE entschieden geforderten *normalen* Okklusion der 32 Zähne, die er mit mechanischen, festsitzenden Apparaten stets zu erreichen versuchte. Die neuzeitige Kieferorthopädie legt das Behandlungsziel individuell fest. In ein Schmalgesicht paßt kein in die Breite gedehnter Kieferbogen! Wir versuchen, in funktioneller und kosmetischer Hinsicht das funktionelle Optimum zu erreichen, wozu nicht die normale Zahnzahl mit normaler Okklusion gehört, wie es ANGLE und seine Anhänger forderten. Das Behandlungsziel der modernen Therapie entspricht dem oft zwiespältigen Genotypus des Gebißaufbaues. Der reduzierte Kiefer des Kulturmenschen bietet bei vielen Individuen nicht den notwendigen Platz für alle Zähne. Versuchen wir ihn mit mechanischen Mitteln zu erreichen, so droht das Rezidiv. Die Extraktion und damit die Abkehr von der *normalen* Okklusion ist die einzig mögliche Therapie bei solchen Patienten.

Zum Schluß sei nur noch die Mahnung von KÖRBITZ wiederholt, daß es von größter Wichtigkeit ist, sich frühzeitig zu einem Behandlungsziel zu entschließen, das dann fest im Auge zu behalten ist. Schwankungen im Ziel der Behandlung sind am schädlichsten, da sie wiederholte Änderungen des ganzen Behandlungsplanes nach sich ziehen müssen und dann oft mehr Zeit erfordern als die Innehaltung des mühevollsten Behandlungsweges.

3. Der Behandlungsplan.

Nachdem wir mit der Feststellung des Befundes wissen, welchen Charakter die Anomalie trägt, und nachdem wir uns bereits klar darüber geworden sind, welches Ziel wir unserer Behandlung setzen, bereitet die Aufstellung eines Behandlungsplanes in der Regel keine Schwierigkeiten mehr. Sie wird uns insbesondere dann erleichtert, wenn wir unserer Diagnosestellung die genetische Betrachtungsweise zugrunde gelegt haben. Mit Recht ist in der Literatur immer wieder betont worden, welche außerordentlichen Vorteile es für die Festlegung des Behandlungsplanes bietet, *jeden Fall nicht als ein Zustandsbild, sondern als das Resultat seiner Entwicklung zu betrachten*. Die Funktionskieferorthopädie baut ihre Therapie auf dieser Betrachtung auf. Wenn z. B. infolge *Rachitis* eine Kompression des Oberkiefers entstanden ist, daß diese die Protrusion der Frontzähne bedingt und aus der Protrusion sich bei dem bestehenden Retrusionsdruck auf die Front der Engstand der Zähne ergibt, so läßt sich ohne weiteres daraus folgern, daß der Engstand der Zähne nur behoben werden kann, wenn die Protrusion beseitigt wird, und daß die Protrusion wieder nur auszuschalten ist, wenn zuvor die Kompression ausgeglichen ist. Der Behandlungsplan hat also zunächst die Expansion des Kiefers vorzusehen, der sich die Retrusion der Front anzuschließen hat, wobei der Engstand der Frontzähne dann gleichzeitig ausgeglichen wird. Für alle anderen Anomalien läßt sich der Behandlungsplan in seinen wesentlichen Zügen ebenfalls aus ihrer Entwicklung herauslesen. Aus Diagnose und Behandlungsziel ergibt sich für den Behandlungsplan so bereits Umfang und Richtung der vorzunehmenden Umformung des Kiefers sowie die Antwort auf die Frage, in welcher Reihenfolge die einzelnen Bewegungen ausgeführt werden müssen. Es läßt sich dann vermeiden, daß Bewegungen eingeleitet werden, deren Durchführung sich als unmöglich erweist, weil ein anderer Teil der Zahnreihe sich ihnen hindernd entgegenstellt.

Dem in der Kieferorthopädie noch Unerfahrenen sei die schriftliche Aufzeichnung von Ätiologie, Diagnose und geplanter Therapie der Anomalie sehr empfohlen, wie bereits oben dargelegt wurde. Nach einigen Wochen oder Monaten wird man bereits die Reaktionsbereitschaft des Kindes und die Wirksamkeit des Apparates erkennen können, dies bedarf sorgfältiger Beurteilung, da sich wertvolle Rückschlüsse daraus ergeben können. Es gibt Kinder, die allgemein schlecht reagieren und solche, denen die Apparatur keine Schwierigkeiten macht. Aber auch am Kiefer selbst kann man verschiedene Reaktionstypen beobachten, und zwar solche, deren Umformung leicht vonstatten geht, während andere sowohl der funktionellen als auch der biologisch-mechanischen Therapie gegenüber sich als nicht oder schwach reagierend zeigen. Näheres folgt in dem Kapitel „Therapie".

Im Behandlungsplan müssen ferner eingeschätzt werden der Zahnwechsel, vorhandene Cariesdisposition, die Konstitution des Kindes, aber auch die Möglichkeit der häufigen oder seltenen Behandlung.

4. Therapie der Gebißanomalien, die Behandlungsart.

Kein Gebiet der Zahnheilkunde hat wohl in den letzten drei Jahrzehnten stärkere Veränderungen erfahren als das der Therapie von Gebißanomalien. Die seit der Jahrhundertwende vorherrschende ANGLE-Apparatur mit ihren Modifikationen wurde in den zwanziger Jahren abgelöst durch die biologisch-mechanisch wirkenden, vielschwächeren Apparate (MERSHON, KORKHAUS, SCHWARZ, SIMON, HAUPTMEYER, DE COSTER u. a.), die seit einem Jahrzehnt etwa in Wettstreit liegen mit der Funktionskieferorthopädie, welche auf muskulär-funktionellem Wege die Anomalien (*Dysgnathien*) mit Hilfe geeigneter Apparate behandelt. Es ist notwendig, dem Lernenden eine kurze Übersicht über die drei Behandlungsarten zu geben.

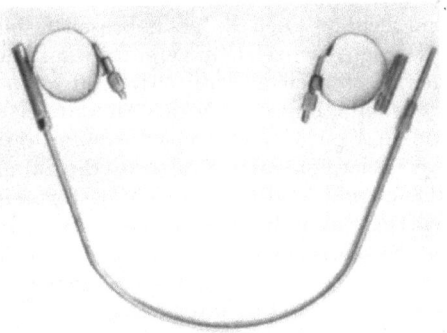

Abb. 715. Original ANGLE-Bogen aus 1,2 mm starkem Bronzedraht mit Schraubbändern.

Im allgemeinen wird der Amerikaner ANGLE als der Begründer der neueren Orthodontie angesehen. Zwar sind in der älteren Literatur (vor 1900) bereits Beschreibungen orthodontischer Apparate zu finden, aber sie lassen kein System erkennen. Erst ANGLE systematisierte Diagnose und Behandlung. Während seine diagnostische Einteilung der Gebißanomalien noch heute Gültigkeit hat, ist sein Universalgerät, der Labialbogen mit Schraubbändern und Ligaturen bereits wieder durch bessere Behandlungsarten übertroffen worden.

Der *klassische* ANGLE-*Bogen* wird jetzt kaum noch angewendet, aus historischen Gründen verdient er aber eine kurze Beschreibung.

Schraubbänder mit buccalen Kanülen dienen zur Befestigung und Führung des federnden labialen Bogens, Drahtligaturen, um Zähne und Bogen geschlungen, üben einen Zug aus, wodurch die Zähne an den Bogen heranbewegt und der Kiefer gleichzeitig gedehnt werden kann. Die Wirkung des Bogens und der Ligaturen ist unphysiologisch, es kommt zur Retention von Speiseresten, Caries wird gefördert. Trotz dieser Nachteile vermochte sich die Apparatur etwa drei Jahrzehnte zu halten, wird jetzt in Deutschland gar nicht mehr, in den übrigen europäischen Ländern wenig verwendet, während in Amerika die Originalapparate und Modifikationen noch im Gebrauch sind.

Die Apparatur ANGLES wird nicht mehr verwendet weil inzwischen bessere Behandlungsmethoden erfunden wurden, aber auch, weil durch die mehrfachen Ligaturen und Bänder Schäden der Zähne, des Zahnfleisches und des Parodontiums eingetreten sind. Bevor die Methode ganz aufgegeben wurde, bemühte man sich um Verbesserungen, die das Material und die Konstruktion betrafen. Während der Original-ANGLEbogen aus 1,4 mm starkem Neusilber bestand, trat allmählich eine Verfeinerung bis auf 0,7 oder sogar 0,6 mm Stahldraht (rostfrei, gut federnd) ein. Man trachtete ferner danach, Ligaturen und Bänder zu vermeiden, anstatt einzelner Zähne gleich mehrere Zähne zu bewegen und den Kiefer zu dehnen. Daraus entwickelte sich die *Schule der körperlichen Bewegung*, mit charakteristischen Apparaten, wie sie in Abb. 716a, 717a, 718 vertreten sind. Sie stellen bereits wesentliche Verbesserungen dar, haben aber als Basis den sichtbaren labialen Außenbogen, der trotz materieller und konstruktiver Verfeinerung bei nicht fachgemäßem Gebrauch Schäden am Zahn und Parodontium setzen kann.

Klinische und röntgenologische Beobachtungen an Gebissen bei denen eine „orthodontische Regulierung" mit ungeeigneten Mitteln durchgeführt wurde, ließen Bedenken gegen die Art der Regulierung aufkommen. Caries, hervorgerufen durch die jahrelang getragenen Bänder und Ligaturen sowie durch die Retention von Speiseresten an Zähnen und Apparaten, die schlechte Reinigungsmöglichkeit, Zahnfleischentzündungen, Papillenquetschungen waren unangenehme Folgen der ANGLEschen Apparatur und teilweise auch ihrer Modifikationen. Röntgenologisch ließen sich an den Wurzeln und dem Parodontium gar nicht so selten Resorptionen und manchmal auch Pulpennekrosen feststellen. Lockerungen der Zähne traten auf. Diese Alarmzeichen verstand man richtig zu deuten und erkannte sie als Folgen zu starker mechanischer Kräfte, die von Apparaten oder Ligaturen ausgelöst wurden. Man wandte sich ab von der rein mechanistisch orientierten Orthodontie und entwickelte *biologisch-mechanische Behandlungsmethoden*, deren Bestreben es ist, nur zarte Kräfte auf die Zähne zu übertragen, deren Funktion in der Okklusion und Artikulation nicht gestört sein darf. Man gewinnt durch den leichten Federdruck und die nichtunterbrochene Funktion einen Anreiz für die Umformung des Knochens. Leider gibt es kein Maß dafür, ob der Druck einer zarten Feder noch in physiologischen Grenzen liegt oder bereits überdosiert ist. Der Schmerz ist kein Indikator für das physiologisch zulässige Maß, denn wenn er auftritt, ist bereits eine Gewebsschädigung vorhanden. Auch Lockerungen dürfen an den Zähnen nicht spürbar sein. Die Umformung des Knochens und die Stellungsveränderungen der Zähne soll ganz allmählich vor sich gehen. In der Literatur findet sich die Angabe, daß innerhalb eines Monats Stellungsveränderungen der Zähne oder Kieferdehnungen um mehr als 1 mm nicht mehr als physiologisch zu betrachten sind. Die Praxis zeigt, daß manchmal $\frac{1}{2}$ mm bereits als zuviel gedehnt betrachtet werden muß. Man muß eben individuell behandeln, den Reaktionstyp richtig einschätzen. Er ist die große Unbekannte in unserem therapeutischen Handeln. Weiter unten wird darauf näher eingegangen.–

Der biologisch-mechanischen Schule gebührt das Verdienst, auf die nachteiligen Schäden der rein mechanischen Therapie zuerst hingewiesen zu haben. Die biologisch-mechanisch wirkenden Apparate wurden von MERSHON, KORKHAUS, LOURIE, A. M. SCHWARZ, SIMON, HAUPTMEYER u. a. zu größter Vollendung gestaltet. Was die Form der Apparate anbetrifft, so ist zu unterscheiden zwischen *den an der Zahnreihe festsitzenden Apparaten, die mit Ankerbändern an den Zähnen aufzementiert werden, und solchen, die vom Patienten herausgenommen werden können, es sind die aktiven Platten.*

Das System der aktiven Platten ist von A. M. SCHWARZ-Wien entwickelt worden und hat die festsitzenden Apparate vielfach verdrängt. Betrachten wir jedoch zuerst die vom Patienten nicht herausnehmbaren Apparate von biologisch-mechanischer Wirkung.

Die Behandlung mit dem Lingualbogen.

Es mag vorausgeschickt werden, daß sowohl die Lingualapparatur als auch der Labialbogen auf der Verwendung hochelastischen, vergütbaren Edelmetalls oder Stahls beruht, Legierungen, denen auch durch Hartlötungen ihre Elastizität bei geeigneter Wärmebehandlung nicht genommen wird. Seit mehreren Jahren ist es auch den deutschen Scheideanstalten gelungen, uns solche Legierungen zur Verfügung zu stellen.

An der *Lingualapparatur* haben wir drei wesentliche Teile zu unterscheiden: das der Verankerung dienende *Schloß*, einen als Basis dienenden lingualen *Hauptbogen* und die an ihm befestigten aktiven *Fingerfederchen*.

Da der Lingualbogen nicht wie der labiale Expansionsbogen in horizontaler Richtung in den Mund eingeführt werden kann, ergibt sich ohne weiteres, daß das *Schloß* die Verbindung des Hauptbogens mit den Ankermolaren in vertikaler Richtung ermöglichen muß. An ein für den Einzelfall herzustellendes Vollband, das auch bei der ANGLESchen Apparatur und ihren Modifikationen das Schraubband mehr und mehr verdrängt hat, werden die führenden Teile in vertikaler Richtung angelötet. Das von MERSHON angegebene Schloß besteht aus einem halbrunden Röhrchen, in das der an den Hauptbogen angelötete Schloßstift genau hineinpaßt. Ein kleines Schloßfederchen, das sich dem anderen Ende des Schloßröhrchens anlegt, verhindert, daß sich das Schloß löst. Hier sei gleich bemerkt, daß die exakte Führung des Schlosses für die Wirksamkeit der ganzen Apparatur wesentlich ist. Neben dem Schloß von MERSHON existieren eine ganze Reihe anderer Typen, von denen KORKHAUS in seinem Buch „Moderne orthodontische Therapie" eine größere Zahl abbildet. Die vertikalen Schloßkanülen und -dorne beanspruchen mehr Raum als Schlösser mit horizontaler Führung. Das Bolzenschloß, wie es den SIMONSchen Apparaten eigen ist, sowie das Kröpfschloß nach BIMMLER werden horizontal in buccale oder linguale, halbrunde, an Molarenbändern angelötete Kanülen eingeführt. Sie haben sich gut bewährt (Abb. 716 b).

Der *Hauptbogen* besteht aus 0,9 mm starkem Draht, der der Lingualseite der Zahnreihe folgt und dicht über der Schleimhaut verläuft.

Die *Fingerfederchen* sind schließlich 0,4—0,5 mm starke Goldplatin- oder Stahldrähte, durch deren Gestalt die aktiven Kräfte entfaltet werden. Es werden dabei drei Typen unterschieden, das einfache Federchen, das zurücklaufende Federchen und das Zwischenfederchen. Ihre Form ergibt sich aus der Abbildung. Das zweite unterscheidet sich vom ersten durch die größere Variationsfähigkeit, weshalb von ihm viel Gebrauch gemacht wird. Beide dienen zu Bewegungen quer zum Hauptbogen, während das Zwischenfederchen vorwiegend Bewegungen, die ihm parallel laufen, auslöst. Bei der Drehung von Zähnen können die Enden der Federchen auch auf die Labialfläche von Zähnen übergreifen.

Ergänzt wird die Apparatur schließlich noch durch *Führungssporne* für die Fingerfederchen. Bei größerer Ausdehnung sind sie jedenfalls erwünscht, damit die Federn nicht abrutschen. Um dies zu verhüten, ist grundsätzlich darauf zu achten, daß die Lotnaht des Fingerfederchens an die Lingualfläche des Hauptbogens zu liegen kommt. Von hier aus wird das Fingerfederchen dann *unter* dem Hauptbogen durch an die Lingualfläche der Zähne herangeführt. Damit auch das freie Ende des Federchens eine bestimmte Lage beibehält, wird in seiner Nähe ein in einen Interdentalraum hineingreifender Führungssporn auf die okklusale Fläche des Hauptbogens aufgelötet. Diese Führungssporne dienen gleichzeitig in manchen Fällen der Zusammenfassung von Widerständen mehrerer Zähne und so der Sicherung einer stationären Verankerung.

Über die Anwendung der Lingualapparatur kann hier nur noch gesagt werden, daß wir alle Bewegungen, für die eine intramaxilläre Verankerung zur Verfügung steht, mit ihr ausführen können. Einige Abbildungen mögen hierfür noch als Beleg dienen (Abb. 718—726).

Für die Behandlung von Bißanomalien genügt die Lingualapparatur nicht, sie muß in solchen Fällen mit einem Labialbogen und intermaxillären Gummizügen verbunden werden. Der Lingualbogen (0,6—0,8 mm stark) wird entweder an Molarenbändern angelötet oder an diesen mit Schlössern befestigt, was den Vorteil

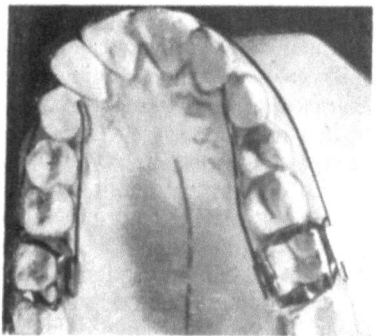

Abb. 716a. Wipla-Regulierungsapparatur (SIMON) mit palatinalen Balken (0,7 mm), Außenbogen (0,7 mm federhart). Zur Kieferdehnung (bei Prognathie) wird der Außenbogen aktiviert.

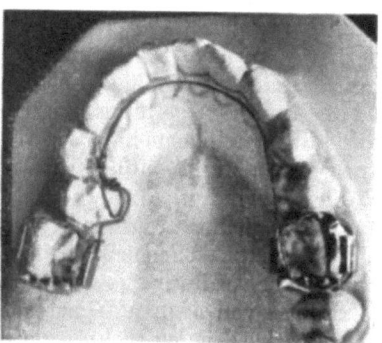

Abb. 716b. Wipla-Lingualapparat mit Bobzenschloß nach SIMON.

hat, daß der Bogen herausgenommen und aktiviert werden kann, falls eine Kieferdehnung außer dem Bißausgleich notwendig ist. Zur Beseitigung eines Distalbisses wird durch intermaxilläre Gummizüge die Neutralokklusion zu erreichen versucht. Die Gummizüge werden zwischen buccalen Häkchen an den unteren Molarenbändern und solchen an dem oberen Labialbogen gespannt, die in der Gegend des ersten Prämolaren angelötet sind. Der 0,6—0,8 mm starke Labialbogen, hergestellt ebenso wie der Lingualapparat aus elastischem Goldplatindraht oder noch besser aus federhartem Stahldraht, gleitet in zwei horizontalen Röhrchen, die tangential zum Zahnbogen an den Molarenbändern angelötet wurden. Ist der Bogen z. B. 0,7 mm stark,

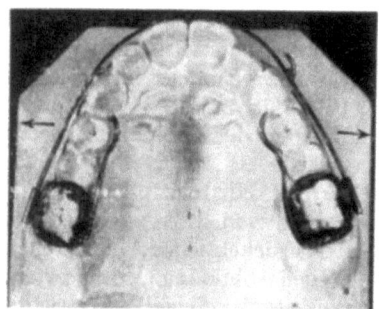

Abb. 717a. Labialbogen mit palatinalen Streben (0,7 mm Stahl), aktiviert zur Kieferdehnung.

muß der lichte Durchmesser der Kanülen 0,8 mm messen. Soll der Oberkiefer auch gedehnt werden, was meistens der Fall ist, so werden an die Molarenbänder

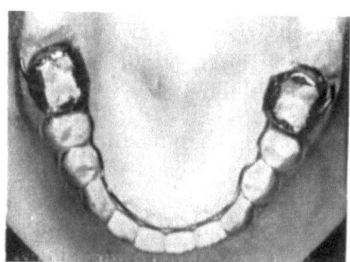

Abb. 717b. Lingualbogen, 0,7 mm, an Bändern auf den Sechsjahrmolaren angelötet. Zum Ansatz für intermaxilläre Gummiringe (Abb. 717c) sind an die Bänder buccal Häkchen angelötet.

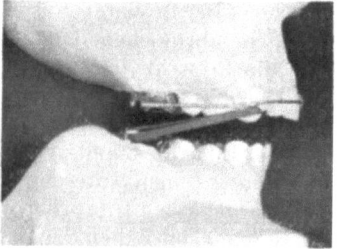

Abb. 717c. Intermaxilläre Gummizüge zur Beseitigung des Distalbisses.

zusätzlich palatinale Streben angebracht und der Labialbogen so aktiviert, daß jederseits eine Spannung von 1 cm besteht (Abb. 717a, b, c).

Die Gummizüge übertragen ihre elastische Kraft auf den Labial- bzw. Lingualapparat, wodurch eine Mesialwanderung der unteren und eine Distalverschiebung der oberen Zähne erstrebt wird. Gleichzeitig soll dadurch eine Umformung des Kiefergelenkes und des Unterkieferkörpers erfolgen, mit dem Ziel der Neutralokklusion. Nicht immer führt diese Therapie tatsächlich zum Bißausgleich,

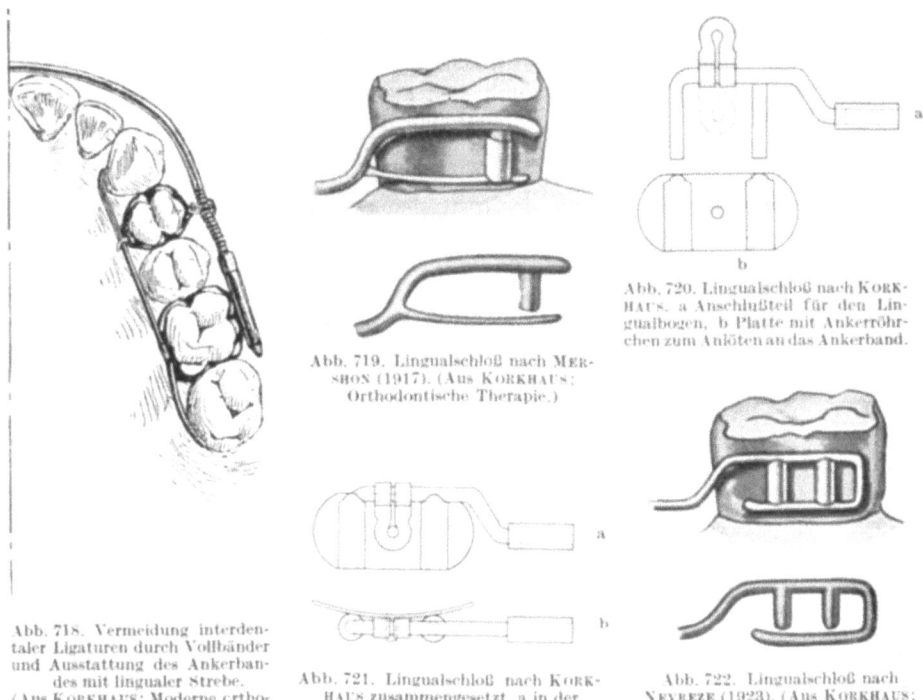

Abb. 718. Vermeidung interdentaler Ligaturen durch Vollbänder und Ausstattung des Ankerbandes mit lingualer Strebe. (Aus KORKHAUS: Moderne orthodontische Therapie. Berlin 1928.)

Abb. 719. Lingualschloß nach MERSHON (1917). (Aus KORKHAUS: Orthodontische Therapie.)

Abb. 720. Lingualschloß nach KORKHAUS. a Anschlußteil für den Lingualbogen, b Platte mit Ankerröhrchen zum Anlöten an das Ankerband.

Abb. 721. Lingualschloß nach KORKHAUS zusammengesetzt, a in der Ansicht, b in der Aufsicht.

Abb. 722. Lingualschloß nach NEVREZE (1923). (Aus KORKHAUS: Orthodontische Therapie.)

oft ist das F. K. O.-Gerät zweckmäßiger. Der erfahrene Orthopäde wird den geeigneten Apparat für den vorliegenden Reaktionstyp in den ersten Monaten der Behandlung herausfinden.

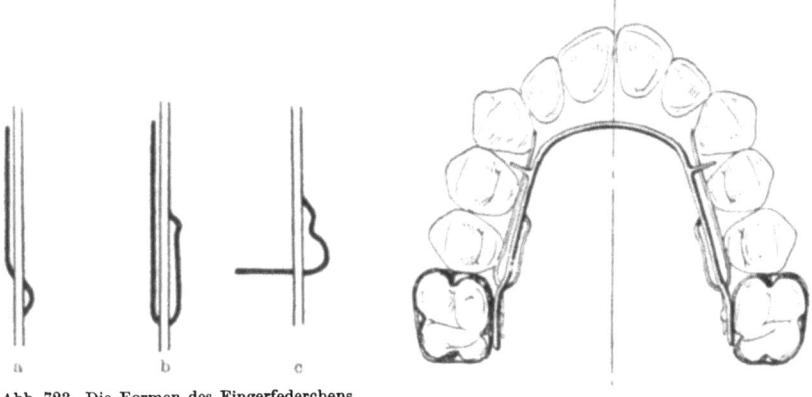

Abb. 723. Die Formen des Fingerfederchens. a einfaches Federchen, b zurücklaufendes Federchen, c Zwischenfederchen.

Abb. 724. Bilaterale Expansion durch den Lingualbogen.

Die von KORKHAUS, SIMON, LEMPERLE-FRANZMEYER und anderen entwickelten festsitzenden Apparate biologisch-mechanischen Prinzips haben sich gut bewährt (Abb. 716, 719—726).

Die Vermeidung von Ligaturen, die Konstanz der Wirkung, die feine Dosierbarkeit der Kräfte und die kosmetischen Vorzüge der Apparate seien nochmals hervorgehoben. Ausdrücklich sei auch bemerkt, daß bei richtiger Anlegung der Federchen eine unerwünschte Kippung von Zähnen nicht eintritt, obwohl diese aus theoretischen Erwägungen heraus zunächst befürchtet werden könnte. Die auf den Zahn einwirkenden funktionellen Kräfte verhindern sie offenbar.

Sowohl der Lingual- wie der Labialbogen lassen eine große Zahl von Modifizierungen zu, die den zahlreichen Variationen der Stellungsanomalien und der Okklusion beider Zahnreihen Rechnung zu tragen gestatten. Hier sei nur noch auf den Ersatz einfacher Hilfsfedern durch Schlingenfedern (A. M. SCHWARZ) und auf die systematische Verwendung des rostfreien Stahls in den diesem Material angepaßten Konstruktionsformen der Apparaturen SIMONS verwiesen. Im übrigen muß das Studium der Spezialwerke der orthodontischen Therapie (KORKHAUS, SIMON) empfohlen werden.

Die biologisch-mechanischen Apparaturen, die am Zahnsystem aufzementiert werden, können zwar nicht die groben mechanischen Kräfte wie die ANGLE-

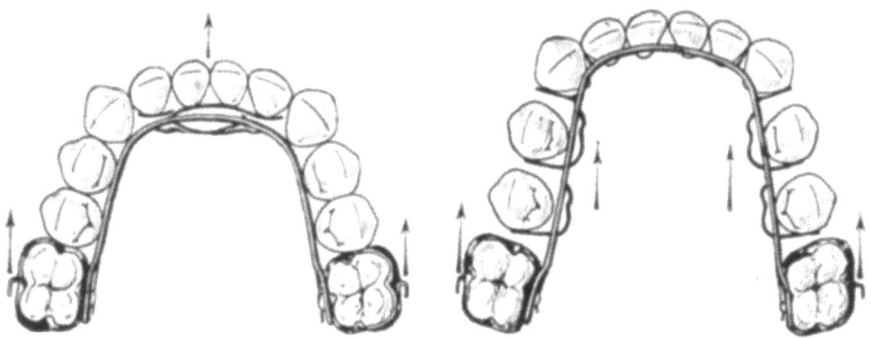

Abb. 725. Protrusionsbewegung der Frontzähne. Abb. 726. Mesialbewegung der Seitenzähne.
Abb. 725 und 726. Mesialbewegung sämtlicher Zähne eines Kiefers
(Aus KORKHAUS: Orthodontische Therapie.)

Apparate entwickeln, sie zeigen aber trotzdem Nachteile, die ihre Verwendung eingeschränkt haben. Die Vorteile sind bereits oben geschildert worden. Trotz der zarten Konstruktion der Apparate können bei unvorsichtiger Dosierung auch Schäden der oben geschilderten Art auftreten. Auch sie retinieren Speisereste, begünstigen Caries und verbiegen sich gelegentlich. Man verwendet festsitzende Apparate hauptsächlich bei Patienten, die abnehmbare aktive Platten oder funktionskieferorthopädische Apparate aus beruflichen, kosmetischen oder persönlichen Gründen nicht tragen können. Natürlich gibt es viele Kieferorthopäden, die mit der Lingual- oder Hochlabialapparatur so eingearbeitet sind, daß sie nur ungern zu einer anderen Behandlungsart sich entschließen. In der Hand des erfahrenen Meisters kann jeder Apparat kunstgerecht Verwendung finden. Wenn man nicht alle Methoden beherrscht, so soll man aber in einer vollkommen sein!

Die Behandlung mit aktiven Plattenapparaten.

A. M. SCHWARZ-Wien konstruierte die aktiven, abnehmbaren Platten, die nach etwa 15 jähriger Bewährung gegenüber den festsitzenden Apparaten einige Vorteile aufweisen. Sie sind leicht herzustellen, die Kieferdehnung und Bewegung der Zähne erfolgt mit zarten Kräften, wobei Zähne und Kiefer in voller Funktion bleiben, die Platten sind hygienisch und kosmetisch einwandfrei, begünstigen nicht die Entstehung von Caries. Nachdem sich der Patient an sie gewöhnt hat, beeinträchtigen sie auch nicht die Sprachfunktion. Ihr Nachteil besteht darin, daß sie von Kindern, die an der Behandlung nicht interessiert sind aus dem Mund herausgenommen und zeitweise nicht oder wenig getragen werden. Die Herausnehmbarkeit ist aber vom hygienischen Standpunkt betrachtet ein großer Vorteil. (Abb. 727—731).

Herausnehmbare Platten waren bereits in der Vor-ANGLE-Periode gebräuchlich, sie ließen aber kein System erkennen. Erst A. M. SCHWARZ hat sie zu einem wertvollen orthopädischen Apparat gestaltet. Eine Plattenkonstruktion älterer Art, die aber heute noch vielfache Verwendung findet, ist die KINGSLEYsche Vorbißplatte. Es ist eine Platte in Kautschuk oder Paladon, die mit gewöhnlichen Klammern oder Pfeilklammern nach SCHWARZ an den oberen Zähnen befestigt wird und hinter den Schneidezähnen eine schiefe Ebene hat, wodurch der im distalen Zwangsbiß befindliche Unterkiefer nach vorn entwickelt wird. Die schiefe Ebene sorgt gleichzeitig dafür, daß die unteren Schneidezähne, die infolge mangelnden Gegenbisses aus ihren Alveolen hervorgetreten sind, wieder in den normalen Überbiß mit den oberen Schneidezähnen gelangen. Diese Platte dürfte bereits ein Vorläufer der myofunktionell wirkenden, herausnehmbaren Platten

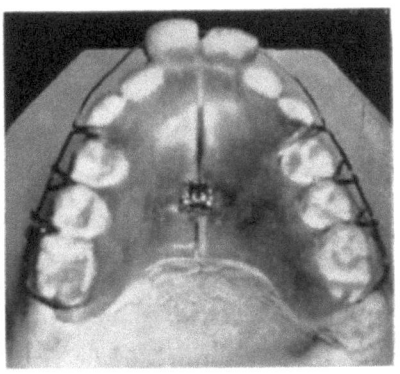

Abb. 727. Oberkieferdehnplatte mit Pfeilklammern nach SCHWARZ, Labialbogen und Dehnschraube nach ASCHER

sein, deren ausführliche Besprechung unten folgt. Sie ist nicht aktiv, sondern wirkt passiv durch ihre Anwesenheit, indem sie die Unterkiefermuskulatur zur veränderten Funktion und damit zur Umformung des Knochens veranlaßt. Aktive Platten jedoch wirken durch eingebaute Schrauben, Federn oder Klammern. Von

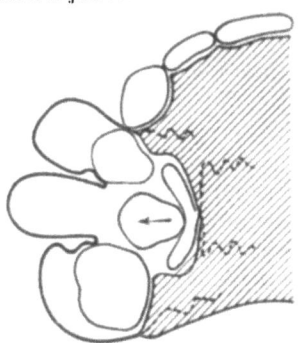
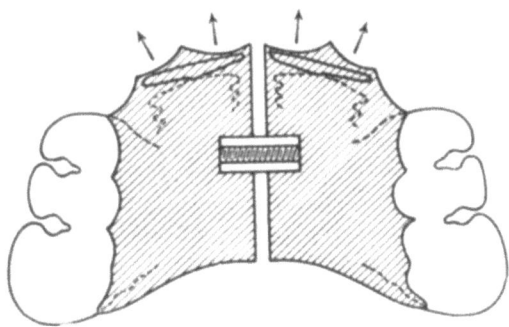

Abb. 728. Bewegen eines Prämolaren nach buccal. (Nach A. M. SCHWARZ.)

Abb. 729. Dehnplatte mit Schlingenfedern und Pfeilklammern. (Nach A. M. SCHWARZ.)

älteren, recht grob wirkenden Konstruktionen abgesehen hat NORD seine nach ihm benannte Schraube in die Kieferorthopädie eingeführt. Wie aus der Abb. 732 hervorgeht, werden Schraubenspindel und -mutter in die Dehnplatte einvulkanisiert. Bei der ersten Aktivierung der Platte um eine Gewindehöhe erfolgt eine Dehnung von 0,4 mm, was sich als zu grob erwiesen hat.

Die Drehbarkeit der Plattenhälften hat sich praktisch nicht bewährt. Von FISCHER, KARP, ASCHER und RETHMANN sind Schrauben mit Parallelführung konstruiert worden.

ASCHER hat zwei Schraubenkonstruktionen für aktive Platten herstellen lassen: Ausführung I und Ausführung II (Abb. 733 a u. b).

Als Vorteile der Ausführung I werden angeführt: 1. Sichere Führung der durchtrennten Plattenteile durch freie Führungsstifte in der Plattensubstanz, 2. Geringe Raumbeanspruchung in bezug auf die Plattendicke, 3. Keine Reparaturgefahr durch vorzeitige Lösung der Schraube aus der Plattenmasse.

Die Führungsstifte der Ausführung I haben eine Länge von 12 mm. In der Mitte der Schraubenkonstruktion, Führungsstifte und Schraubenspindel mit-

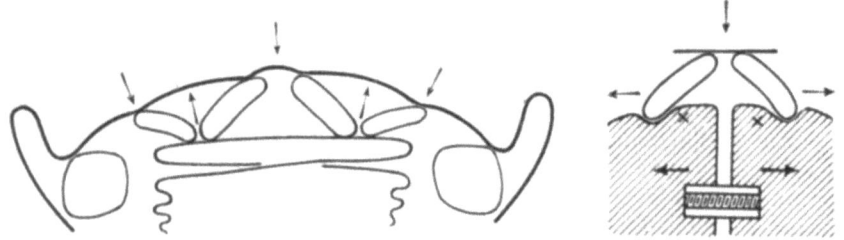

Abb. 730. Schlingenfeder mit Labialbogen zur Drehung von Zähnen. (Nach A. M. SCHWARZ.)

Abb. 731. Eine Platte dehnt den Oberkiefer und dreht dabei gleichzeitig die mittleren Schneidezähne, unterstützt durch einen Labialbogen. (Nach A. M. SCHWARZ.)

einander verbindend, ist ein 3 mm breiter und 4 mm dicker Steg. Die Führungsstifte werden direkt in der Platte geführt, so daß an den Seiten nur eine Stärke von 2 mm erreicht wird. Die Form des Steges ist dem Oberflächenverlauf der Platte angepaßt.

Die Schraube hat ein Gesamtdehnungsvermögen von 8 mm. Die Gewindesteigung beträgt 0,4 mm, so daß bei einer ganzen Umdrehung von 360° die Schraube

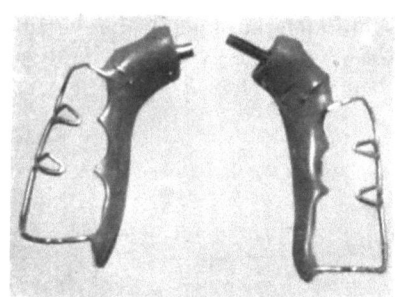

Abb. 732. Dehnplatte mit Pfeilklammern nach A. M. SCHWARZ und Dehnschraube nach NORD.

sich um 0,80 mm öffnet. Bei einer Viertelumdrehung von 90° öffnet sie sich demnach um 0,20 mm. Durch Kürzung der Führungsstifte und der Schraubenspindel mit Beißzange, Laubsäge oder Feile kann man sich jede gewünschte Schraubenlänge herstellen, so daß die gesonderte Anschaffung eines Kleinformates nicht notwendig ist.

Ausführung II unterscheidet sich von der Ausführung I dadurch, daß die Führungsstifte von einem Führungsstück umschlossen werden, das in die Plattensubstanz eingebettet wird. Durch entsprechende Aussparungen am Rand der Schraubenkonstruktion schmiegt sich die Plattenmasse im warmen Zustand an die Führungsstifte an und sorgt für sichere Führung und Retention. Die Führung bleibt auch nach Beendigung des Dehnungsvermögens bestehen.

Die Länge der KARPschen Schraube ist 13,5 mm; die Höhe einer ganzen Schraubenwindung, d. h. der Abstand, um den sich die von der Schraube bewegten Plattenteile bei einer ganzen Schraubenumdrehung um 360 Grad voneinander entfernen, beträgt 0,5 mm. Eine Viertelschraubenumdrehung um 90°, das ist die Strecke, um die man die Schraube an einem Führungsloch mit dem Schlüssel drehen kann, öffnet die Schraube also um 0,125 mm ($^1/_8$ mm). Das Gesamtdehnungsvermögen beträgt 6 mm, es lassen sich also zwölf ganze Umdrehungen oder 48 Viertelumdrehungen machen, ohne daß die Plattenhälften auseinanderfallen (Abb. 734a u. b).

Die FISCHER-Schrauben werden wie folgt beschrieben:

Die Ausführung A hat eine Dicke von 4,3 mm und eine Länge von 12 mm, die Ausführung B eine Dicke von 3 mm und eine Länge von 11 mm. Die Ausführung A hat ein Gesamtdehnungsvermögen von 6,4 mm bei einer Gewindehöhe von 0,32mm d. h. je Umdrehung um 360 Grad werden 0,64 mm Raum gewonnen. Es sind also zehn ganze Umdrehungen möglich, sodann läuft c Schraube leer, ohne daß at die Plattenhälften auseina derfallen. Die Führung blei somit auch in der Endstellu der Schraube, d. h. bei weit ster Öffnung erhalten (Ab 735 a u. b).

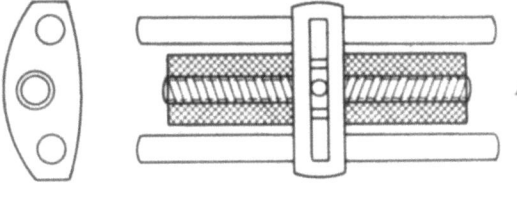

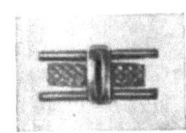
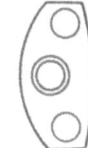

Abb. 733 a. Dehnschraube nach ASCHER (natürliche Größe).

Abb. 733 b. Konstruktionszeichnung der Dehnschraube nach ASCHER.

Die Dehnfähigkeit der Ausführung B ist 5,4 mm. Außer der gewöhnlichen gibt es eine besonders starke und eine zierliche Ausführungsart.

Auch RETHMANN hat Dehnschrauben konstruiert. Näheres sieh Abb. 736.

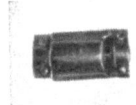
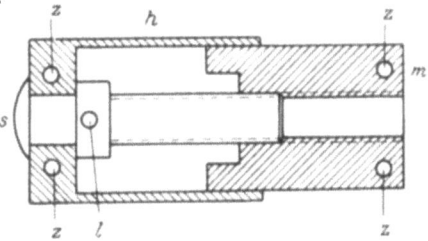

Abb. 734 a. Dehnschraube nach KARP in natürlicher Größe.

Abb. 734 b. Konstruktionszeichnung zur Dehnschraube nach KARP. (Aus A. M. SCHWARZ, Gebißregelung mit Platten 1947.)

Wenn man innerhalb von 30 Tagen nur um $1/2$ mm dehnt, überschreitet man das biologisch zulässige Maß sicherlich nicht.

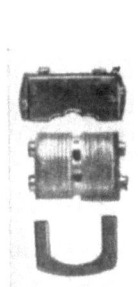
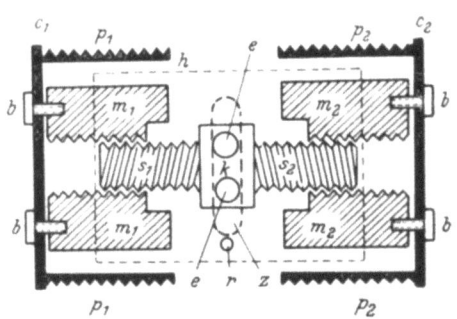

Abb. 735 a. Dehnschraube nach FISCHER in natürlicher Größe (mit Vulkanisiervorrichtung).

Abb. 735 b. Konstruktionszeichnung der Dehnschraube nach FISCHER. (Aus A. M. SCHWARZ, Gebißregelung mit Platten 1947.)

A. M. SCHWARZ bezeichnet den capillaren Blutdruck, der nicht durch Feder- oder Plattendruck unterbrochen werden darf, als biologische Grenze. Man kann ihn nicht lokal messen und ist infolgedessen auf Angaben des Patienten und objektive eigene Beobachtung angewiesen. Weder darf der Patient, noch dürfen wir den Eindruck haben, daß die Platte schmerzhaft klemmt. Die geringe Kraftübertragung der Federn oder der Platte erfolgt mit Unterbrechungen, da die Platte zum Essen, Zähneputzen und wohl auch sonst mal herausgenommen wird. Diese Art der Dehnung hat sich bestens bewährt, die Dehnplatten sind einfach herzustellen, ähnlich wie jede andere Ober- oder Unterkieferprothese. Lingual oder labial in der Platte angebrachte Federn oder Schlingen aus 0,4 mm starkem, gut federndem Stahldraht lassen die Platte viele Aufgaben unserer orthopädischen Behandlung übernehmen. A. M. SCHWARZ hat sehr praktische Modifikationen dieser Apparate entwickelt.

Etwa seit 1934 ist *die Funktionskieferorthopädie oder die myofunktionelle Therapie* mit allen anderen Arten kieferorthopädischer Therapie in lebhafte Konkurrenz getreten. Wir verdanken sie V. ANDRESEN und K. HÄUPL.

Der Gedanke, die Muskelfunktion zur Therapie der Gebißanomalien zu verwerten, wurde bereits von P. ROBIN in praktische Form gebracht, indem er den *Monobloc* einführte, den WATRY weiterentwickelte. Der *Monobloc* ist dem noch zu beschreibenden ANDRESEN-HÄUPL-Gerät ähnlich. ROGERS veranstaltete mit seinen kleinen Patienten systematische Unterkieferstreckübungen, auch Übungen der mimischen Muskulatur, die er „lebende Regulierungsapparate" nennt.

Die Versuche gerieten teils in Vergessenheit, teils hatten sie kein System und keinen Erfolg, und überlebten ihre Erfinder nicht.

Ähnlich, aber doch viel grundlegender, wissenschaftlich begründet und von überzeugendem Erfolg begleitet, haben ANDRESEN und HÄUPL die Funktionskieferorthopädie (F. K. O.) entwickelt. Während alle bisherigen Behandlungssysteme dem mechanischen, bzw. biologisch-mechanischen Prinzip treu blieben, erblickt die F. K. O. ihr Ziel darin, den für die Umformung der Kiefer notwendigen Gewebsumbau durch *funktionelle*, physiologische Reize zu erreichen. In der allgemeinen Orthopädie ist die funktionelle Therapie altbekannt. Auf unserem Gebiet übernehmen Lippen-, Wangen-, Zungen- und die gesamte am Unterkiefer ansetzende Muskulatur die Umformung des Ober- und Unterkiefers einschließlich des Gelenks mittels einer nicht-aktivierten Plattenapparatur.

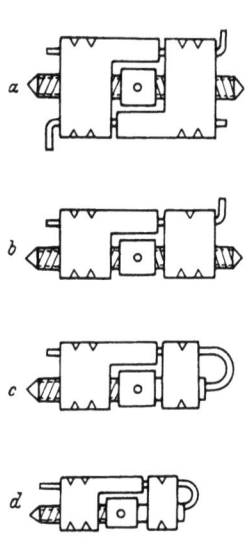

Abb. 736. Dehnschrauben nach RETHMANN (D.Z.Z. 1947).

Hier bedarf es eines kurzen Vergleichs der Wirkungsweise der biologisch-mechanischen Apparaturen gegenüber den F. K. O.-Plattenapparaturen. Über die Wirkungsweise mechanischer Apparate geben erstmalig die Tierversuche von C. SANDSTEDT (1904) Auskunft, und zwar kommt es auf der *Druckseite* durch zahlreiche *Osteoclasten* zur Resorption des Knochens. Diese Resorption hält sich im physiologischen Rahmen bei schwachem Druck des Apparates. Bei Überdosierung des Apparates zeigen sich Blutungen im Gewebe, Nekrose des Periodontiums, unterminierende Resorptionen des Knochens, auch die Wurzeloberfläche des bewegten Zahnes wird angegriffen. Auf der Zugseite sorgen *Osteoblasten* an der Alveolarinnenwand für Knochenanbau. SANDSTEDTs Untersuchungen sind später von OPPENHEIM und anderen Autoren bestätigt und erweitert worden. Insbesondere hat KETCHAM röntgenologisch Wurzelresorptionen an vitalen, bleibenden Zähnen nach orthodontischen Maßnahmen festgestellt, was allgemein dazu führte, den Wirkungsgrad der verwendeten Apparate auf ein physiologisches Maß herabzumindern. Auf Grund seiner Befunde fordert A. M. SCHWARZ wie bereits erwähnt, daß die Kraft des Regulierungsapparates den capillaren Blutdruck nicht überschreiten darf. Als Höchstmaß nennt er einen Druck von 20 g je Quadratzentimeter bei kippender Zahnbewegung, bei körperlicher Bewegung 40—50 g. Gegen diese Regulierungskräfte sind bereits Bedenken erhoben worden, insbesondere von den Anhängern der F. K. O.-Therapie. Sie behaupten auch, daß Gewebsumbildungen nicht durch elastische Kräfte von Federn und Gummizügen zustande kommen, sondern nur durch funktionelle Reize. Ihre Erfolge bestätigen die Behauptung, doch ist einzuwenden, daß transversale Kieferdehnungen und manche Zahnbewegungen nur mit funktioneller Therapie nicht zu erreichen sind. Bei Verwendung aktiver Apparate stehen die Zähne bei richtiger Dosierung der Apparate auch unter funktioneller Einwirkung, was wohl entscheidend ist.

ANDRESEN, HÄUPL, ESCHLER, PETRIK, SCHEIDT u. a. betonen, daß bei der funktionellen Therapie die Zähne und ihr Parodontium mit Hilfe des passiven Apparates von intermittierenden Reizen getroffen werden. Obwohl allmählich doch das Ziel der Umformung erreicht wird, so geschieht dies langsam, niemals wird das Parodontium eingeengt, wie dies bei aktiven Apparaten erfolgt, selbst wenn man nur einen kleinen Maßstab anlegt.

Obwohl von den F. K. O.-Geräten keine aktiven Kräfte ausgelöst werden, so konnten doch HÄUPL, PSANSKY und ESCHLER bereits nach drei Nächten Gewebsveränderungen, und zwar vor allem Gewebsneubildungen im Parodontium entdecken. Niemals treten bei Verwendung funktions-orthopädischer Apparate Gewebsschäden, etwa in Form von Entzündungen und Nekrosen im Knochen, Resorptionen und Verkürzungen der Zahnwurzel auf, wie dies bei zu stark aktivierten Apparaten vorkommt.

Die Behandlung mit Apparaten der Funktions-Kieferorthopädie (F. K. O.).
Abb. 737—745.

Wie bereits erwähnt, sind die F. K. O.-Apparate inaktive Platten, die durch Muskelfunktion erst aktiviert werden. Sie stellen ein System sinnvoll angeordneter schiefer Ebenen dar, es sind Kautschuk- oder Paladonplatten für Ober- und Unterkiefer zu einem Monobloc verarbeitet. In diesem Plattenapparat können nichtaktivierte Drahtschlingen (0,4 mm Stahldraht) eingearbeitet werden, die den zu bewegenden Zähnen anliegen. Sobald der lose im Munde liegende Apparat durch die Zungen-, Lippen-, Wangen- und (oder) Unterkiefermuskulatur bewegt wird, werden intermittierende Reize auf die Zähne, ihr Parodontium und den Knochen übertragen, der Kiefer allmählich umgeformt. Ein praktisches Beispiel soll die Behandlung mit dem F. K. O.-Gerät erläutern, und zwar *bei einer Anomalie mit Distalbiß, Kompression im Prämolaren-Molarenbereich, starker Protrusion der oberen Front*.

Einige technische Voraussetzungen bedürfen vorher noch der Erklärung.

Für eine gutsitzende Apparatur sind exakte Modelle notwendig. Elastische Abdruckmasse (Zelex usw.) oder Gips ist für den Abdruck zu empfehlen, nur bei ängstlichen Kindern verwende man Gips nicht, notfalls genügt auch Stents. Die Abdrücke werden mit Hartgips ausgegossen und Modelle mit Hilfe eines Sockelapparates (ANDRESEN, BERNKLAU, KLOEPPEL) hergestellt. Die Verwendung von Sockelgeräten hat den Vorteil, daß man ohne Schwierigkeiten sofort die individuelle Okklusion findet, wenn die Modelle auf die Rückfläche gestellt werden. Dies erweist sich besonders dann als vorteilhaft, wenn bei stark ausgeprägten Anomalien die individuelle Okklusion nicht einwandfrei ersichtlich ist. Außer Anschauungsmodellen ist es natürlich immer notwendig, noch Arbeitsmodelle herzustellen, denn Anschauungsmodelle dienen zum Vergleich und zur Kritik der erzielten Behandlungsergebnisse, dürfen also nicht beschädigt werden.

772 Kieferorthopädie.

Bei der Behandlung einer Prognathie mit Distalokklusion, Kompression im Prämolaren- und Molarenbereich besteht als Behandlungsziel die Befreiung des Unterkiefers aus seiner distalen Lage, die Bißhebung, Streckung des Unterkiefer-

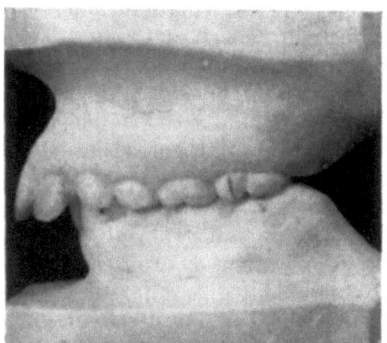

Abb. 737. Distalbiß mit lückiger Protrusion der oberen Frontzähne, tiefem Überbiß, Kompression im Seitenzahngebiet.

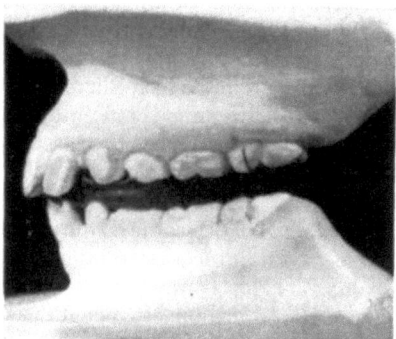

Abb. 738. Konstruktionsbißnahme, man sieht den Wachswall zwischen oberer und unterer Zahnreihe.

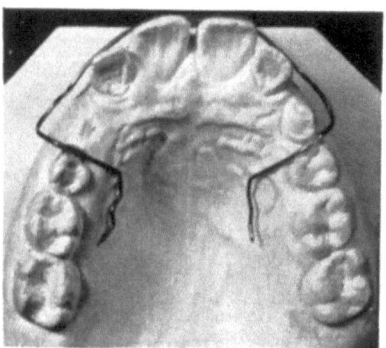

Abb. 739. Vorbereitung des Labialbogens für den Aktivator.

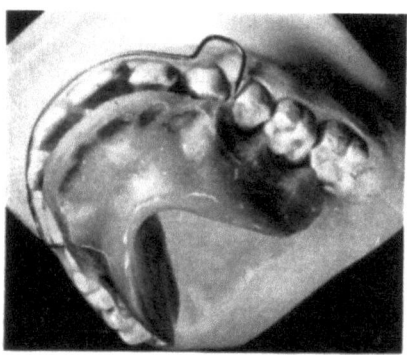

Abb. 740. Man sieht die Aufbißrille und die Gleitflächen für die unteren Zähne, gleichzeitig die mesialen Berührungspunkte des Aktivators an den oberen Seitenzähnen.

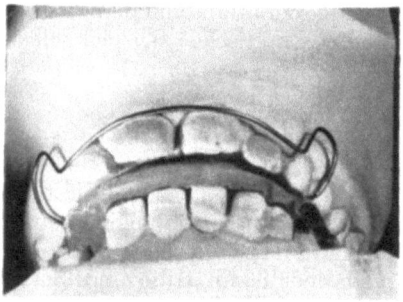

Abb. 741. Die unteren Schneidezähne beißen in eine Aufbißrille. Hinter den oberen Schneidezähnen ist die Platte hohlgeschliffen. Der Labialbogen liegt buccal den oberen Frontzähnen an.

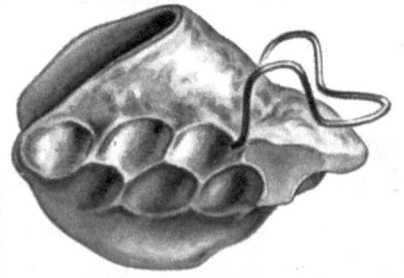

Abb. 742. Aktivator mit Gleitflächen für die Seitenzähne und Labialbogen.

winkels, Umbau des Gelenks und Dehnung des komprimierten Kiefers. Es müssen ferner die oberen Frontzähne nach palatinal bewegt und der Oberkiefer insgesamt zurückverlegt werden. Durch diese Maßnahmen kann im Laufe von Monaten oder Jahren die Umwandlung der Anomalie mit Distalokklusion in den Neutralbiß mit

Therapie der Gebißanomalien, die Behandlungsart.

normaler Bißhöhe und normaler Zahnstellung erreicht werden. Technisch gliedern sich unsere Maßnahmen am Patienten wie folgt:

Man stellt für den Oberkiefer eine Bißprobe her, indem man ähnlich wie in der Prothetik eine Plexiglas- oder Schellackplatte mit einem Wachswall versieht, der die Kauflächen der Molaren und Prämolaren in $1/2$—1 cm Höhe bedeckt. Abb. 738 Das Wachs wird erweicht und der Konstruktionsbiß genommen, d. h. man veranlaßt den kleinen Patienten, den Unterkiefer so weit nach vorn zu schieben, daß die Molaren sich im Neutralbiß gegenüberstehen. Die Kauflächen der unteren und oberen Molaren und Prämolaren haben dabei einen Abstand voneinander von 3—6 mm. Mit Hilfe der so gewonnenen Konstruktions-Bißprobe werden die Modelle in dieser Bißlage fixiert. Dies kann in einem Okkludator mit feststellbarer Schraube oder einfacher und für die Verarbeitung bequemer in einem Fixator geschehen.

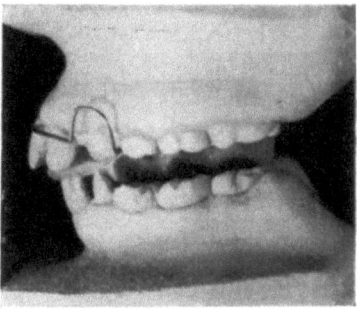

Abb. 743. Aktivator im Konstruktionsbiß, Neutralbißstellung noch nicht erreicht.

Die technische Laboratoriumsarbeit zur Herstellung eines F. K. O.-Gerätes kann hier nicht beschrieben werden. Es sei auf das bekannte Buch von ANDRESEN-HÄUPL verwiesen.

Der Kieferorthopäde empfängt den Apparat aus dem Laboratorium in noch nicht vollendetem Zustand. Die Feinheiten muß er selbst ausarbeiten, insbesondere die Führungsflächen für die Zähne einschleifen. Oberkiefer und Unterkiefer sollen in ihren mesiodistalen Beziehungen gegeneinander ausgeglichen werden. Der Apparat führt den Unterkiefer nach vorn, aber auch die unteren Zähne sollen nach

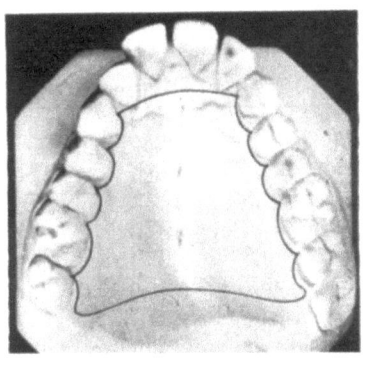
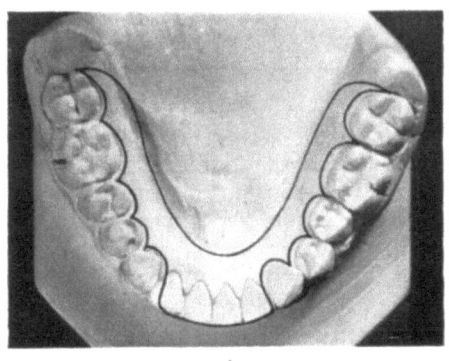

a   b

Abb. 744 a und b. Die Führungsflächen des Aktivators werden so eingeschliffen, daß die Seitenzähne im Oberkiefer mesial, im Unterkiefer distal berührt werden. Diese Maßnahme hilft, den Bißausgleich zu erreichen.

mesial wandern. Dies kann man durch entsprechende Gestaltung der unteren Führungsflächen erzielen. (Abb. 744 b) Den oberen Seitenzähnen gibt man eine nach distal gerichtete Führung (Abb. 744 a). Um die protrudierten oberen Frontzähne nach palatinal und distal bewegen zu können, muß ihnen gegenüber die Platte ausgeschliffen werden, während die verlängerten unteren Frontzähne auf die Platte aufbeißen müssen, um eine Verkürzung zu erreichen.

Wie wirkt nun der Apparat? Durch die Funktion der Muskeln, der Apparat liegt locker im Mund, wenn der Patient den Mund öffnet, so fällt er vom Oberkiefer ab, nur die Dehnung erfolgt mechanisch durch die eingebaute Schraube. Treten dagegen die Kau-, Zungen-, Wangen- und Lippenmuskulatur in Tätigkeit, so übertragen sich ständig wechselnde Kräfte auf Zähne und Kieferkörper. Eine Auflockerung des Kieferskelets, ein Gewebsumbau ist die Folge. Die bisher pathologische Funktion der Muskulatur erzeugte eine Anomalie, mit der Normalisierung der Funktion muß sich auch das Kiefergerüst normalisieren und damit auch die Stellung der Zähne.

Im einzelnen erklären ANDRESEN-HÄUPL die Wirkung des F. K. O.-Gerätes etwa so:

Der vorverlagerte Unterkiefer hat die Neigung wieder nach distal zurückzugleiten, dadurch tritt der Apparat in Funktion indem er obere Molaren und Prämolaren nach distal bewegt, während die unteren nach mesial geleitet werden. Durch die Bewegung der Zähne werden wohl die beiden Zahnbögen etwas vergrößert, ein Ausgleich des Distalbisses erfolgt dabei verhältnismäßig leicht im Wechselgebiß. Meistens ist außerdem noch ein Umbau des Gelenks und eine Streckung im Kieferwinkel notwendig. Streckung und Gelenkumbau werden dadurch erreicht, daß die unteren Schneidezähne in Vorbißstellung auf eine Rille aufbeißen. Der Unterkiefer ist auf diese Weise nur in zwei Punkten abgestützt, nämlich an den Schneidezähnen und am Gelenkköpfchen, das etwas aus der Pfanne herausgetreten ist.

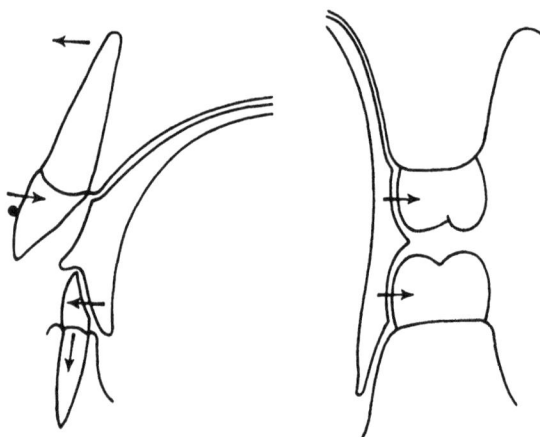

Abb. 745. Lage des Aktivators im Sagittal- und Transversalschnitt.

Die Seitenzähne stehen außer Okklusion, die Folge ist eine Streckung im Kieferwinkel und ein Umbau des Gelenks, indem an der Rückfläche des Kieferköpfchens und an der gegenüberliegenden Fläche der Pfanne Knochen angebaut wird. Wahrscheinlich sind die Umbauvorgänge im Knochen insgesamt noch komplizierter, denn fast alle am Unterkiefer und am Gesichtsskelet ansetzenden Muskeln werden durch den Apparat und die Bißverlagerung zur Funktionsumstellung gezwungen. Damit ändert auch der Knochen seine Form, die sich normalisiert, mit dem Behandlungsziel der Neutralokklusion.

Die unteren Schneidezähne haben sich durch das jahrelange Fehlen des normalen Gegenbisses gehoben. Der entstandene tiefe Überbiß kann verhältnismäßig leicht durch die Aufbißrille beseitigt werden: Die unteren Frontzähne senken sich, während die miteinander nicht in Okklusion stehenden Seitenzähne einander zum Teil entgegenwachsen bzw. durch den Umbau des Kiefers wieder miteinander in Okklusion treten, diesmal jedoch in normaler Bißhöhe.

Dem Patienten und seinen Angehörigen imponiert natürlich am meisten das Zurückweichen der protrudierten oberen Frontzähne. Die Rückführung wird hervorgerufen durch den Labialbogen, der den Zähnen passiv anliegt, jedoch aktiviert wird, durch die den Unterkiefer zurückführenden Muskeln, Digastricus, Genioglossus, Geniohyoideus, aber auch durch die Oberlippe, die dem Bogen anliegt sowie durch die Kieferschließer, Masseter, Temporalis, Pterygoideus int. Die bewegenden Kräfte wirken nicht massiv, die Reize sind vielmehr intermittierend, entsprechen dem ständigen Wechselspiel der Muskulatur. Wird der Apparat herausgenommen oder ist die Muskulatur entspannt, so treten Ruhepausen ein, auch sie sind für den physiologischen Gewebsumbau nötig.

Der F. K. O.-Apparat wirkt wie ein orthopädisches Turngerät, an dem das verkrüppelte oder unterentwickelte Kind (Ober- und Unterkiefer) täglich übt, um zu gesunden und normale Körperform zu erreichen. Wie es Kinder gibt, denen das orthopädische Turnen Freude macht, so gibt es leider auch solche, die nicht gern turnen oder darin nachlässig sind. Sie werden gar keine oder wenig Fortschritte in der Normalisierung ihrer Körperformen machen. Bei manchen ist trotz allem Eifer die Reaktionsweise gering. Genau so ist es in der Kieferorthopädie, besonders jedoch in der Funktionskieferorthopädie. Der persönliche Wille des Kindes und der Eltern zur Mitarbeit sind wesentliche Faktoren für den Erfolg mit F. K. O.-Geräten. Manchmal ist aber trotz allem Eifer und viel Mühe unsererseits die Reaktionsbereitschaft des Organismus gering, auch bei der Behandlung mit aktiven Apparaten. Es würde zu weit führen, wollte ich hier eine Erklärung geben. Reaktionsbereitschaft und Wille des Kindes zur Mitarbeit sind die beiden Unbekannten bei Beginn jeder orthopädischen Behandlung. Nach den ersten Monaten klärt sich das Bild. Die Entscheidung muß dann zugunsten der F. K. O.-Therapie oder der Behandlung mit aktiven Apparaten oder aber mit Hilfe von Extraktionen vorgenommen werden. Der F. K. O.-Apparat ist besonders zur Behandlung des Distalbisses, Deckbisses, der Prognathie und Progenie geeignet.

Die Beseitigung von Stellungs- und Bißanomalien durch Extraktion von Zähnen.

ANGLES Behandlungsziel war die normale Okklusion aller Zähne 2. Dentition. Die moderne Kieferorthopädie strebt dieses Behandlungsziel nicht mehr an, sondern das *„individuelle Optimum"* was Funktion und Kosmetik anbetrifft. Vielfach wird damit auch die normale Okklusion erreicht. Das individuelle Optimum ist dann erreicht, wenn die Zähne in regelmäßigem Zahnbogen orthognath stehen, der Überbiß gering (1—3 mm) und im Seitenzahngebiet eine gute Verzahnung vorhanden ist. Das Fehlen von 1—4 Zähnen braucht dabei nicht störend zu wirken.

Bekannt und oben bereits ausgeführt sind die nachteiligen Folgen die durch vorzeitigen Verlust von Milch- und bleibenden Zähnen für die Form und die Entwicklung der Kiefer entstehen. Andererseits können wir ein pathologisches Wachstum des Kiefers in geeigneten Fällen durch prophylaktische Extraktionen aufhalten. Extraktionen waren deshalb schon immer ein therapeutisches Mittel, aber nur in der Hand des Erfahrenen! Mißerfolge und Erfolge führten dazu, gewisse Extraktionsregeln in der Kieferorthopädie aufzustellen.

Zweifellos sind die meisten Anomalien nur durch Apparate zu behandeln, doch gibt es solche, die vorteilhafter durch geeignete Extraktionen beseitigt werden können, in kürzerer Zeit, mit geringem Kostenaufwand. Besonders betont muß aber werden, daß eine Extraktion an falscher Stelle oder zu ungeeigneter Zeit ausgeführt, einen nicht wieder gut zu machenden Fehler darstellt.

Vier Fragen interessieren vor Ausführung von Extraktionen im wachsenden Gebiß:

1. Welche Zähne können extrahiert werden um eine Anomalie günstig zu beeinflussen?
2. In welchem Alter darf extrahiert werden?
3. Was kann mit Extraktionen erreicht werden?
4. Welche Anomalien können durch Extraktionen therapeutisch günstig beeinflußt werden?

Das Ziel, das uns vorschwebt, ist die Auflockerung der Zahnreihen, Vorbeugung gegen Caries infolge von Engstand und damit verbundener schlechter Reinigungsmöglichkeit, ein besseres kosmetisches und kaufunktionelles Ergebnis. Devitalisierte oder cariöse Zähne sollen anstatt gesunder, aber in falscher Lage durchbrechender Zähne entfernt werden. Wenn die Extraktion nicht zu früh und nicht nach beendetem Kieferwachstum erfolgt, so sind diese Ziele erreichbar. Erinnert sei an die beiderseitige Extraktion der oberen ersten Prämolaren zugunsten der buccal erscheinenden oberen Eckzähne, die man möglichst nicht extrahiert, weil ihr Fehlen sich kosmetisch und kaufunktionell nachteilig auswirkt. Häufiger als die Extraktion der ersten oberen Prämolaren erfolgt wohl die Entfernung der Sechsjahrmolaren, weil sie oft schon cariös sind, wenn eine prophylaktische Extraktion sich als notwendig erweist. Einzelne, stark aus der Zahnreihe gedrängte Zähne wird man ebenfalls extrahieren, so z. B. einen palatinal oder lingual durchgebrochenen Prämolaren, den extrem buccal stehenden Eckzahn, wenn seitlicher Schneidezahn und Prämolar bereits harmonisch im Zahnbogen stehen. Diese Vorschläge erschöpfen jedoch die therapeutischen Möglichkeiten mit Hilfe von Extraktionen nicht.

Während ein einzelner, anormal stehender Zahn gewöhnlich dann extrahiert wird, wenn er sich als störendes kosmetisches oder Wachstumshindernis für die Nachbarzähne erweist, bedarf die sogenannte systematische Extraktion der Sechsjahrmolaren und auch der oberen ersten Prämolaren einer genaueren Planung. Unter systematischer Extraktion der Sechsjahrmolaren versteht man die prophylaktische Extraktion der vier Sechsjahrmolaren oder der beiden rechten oder linken Sechsjahrmolaren (oben und unten). Zu dem Begriff der systematischen Extraktion kann man auch die Extraktion der oberen Sechsjahrmolaren bei prognather und der unteren Sechsjahrmolaren bei progener Kieferstellung rechnen. Doch darf man einen Erfolg nur während der Entwicklung einer Anomalie, aber nicht in vollendetem Zustand allein durch Extraktionen erwarten. Ähnliches gilt von den Prämolaren.

Wann und bei welchem klinischen Bild soll extrahiert werden?

Die Zeit der Extraktion läßt sich nicht nach Jahren angeben, man muß sich nach dem Okklusionsbefund richten. Die Extraktion aller Sechsjahrmolaren darf erst dann vorgenommen werden, wenn eine Abstützung des Bisses vorhanden ist, wenn also Zwölfjahrmolaren und Prämolaren oder wenigstens die Prämolaren die Okklusionsebene stützen. Bei der einseitigen Extraktion des oberen und unteren Sechsjahrmolaren kann von dieser Grundregel abgewichen werden, wenn die andere Seite gut abgestützt ist. Es empfiehlt sich nicht, die Extraktion der Sechsjahrmolaren vor dem Durchbruch der Zwölfjahrmolaren vorzunehmen, da gewöhnlich der Zwölfjahrmolar schneller die Extraktionslücke besetzt hat als die vor der Lücke stehenden Zähne Gelegenheit gehabt haben, den Engstand vollkommen zu überwinden und nach distal in die Lücke auszuweichen.

Gegen diese Grundregeln wird leider oft verstoßen. Häufig werden die Sechsjahrmolaren zu früh extrahiert, Bißsenkung ist die Folge, Platz wird nicht gewonnen. Gedankenlos ist auch die Extraktion eines Sechsjahrmolaren in nur einem Kiefer, in der Erwartung, dadurch eine Auflockerung gedrängt stehender Frontzähne oder Beseitigung eines Eckzahnhochstandes zu erreichen. Sobald die unteren Prämolaren mit den oberen verzahnt sind, kann nur noch die systematische Extraktion der Sechsjahrmolaren im Ober- *und* Unterkiefer eine Auflockerung im vorderen Bereich der Zahnreihe herbeiführen, aber nur im wachsenden Kieferbogen! Ist das Wachstum abgeschlossen, so ist die Extraktion der Prämolaren, eventuell mit Korrektur durch Apparate zweckmäßiger.

Bei der Extraktion der 1. Prämolaren zur Beseitigung des Eckzahnhochstandes unterscheidet man drei Stadien:

1. Extraktion des 1. Prämolaren kurz vor dem Durchbruch der Eckzahnspitze durch die Schleimhaut. Gelegentlich muß aber in diesem Stadium ein Lückenhalter zwischen 2. Prämolaren und seitlichem Schneidezahn eingesetzt werden, um zu verhindern, daß die entstandene Lücke verkleinert wird.

2. Es ist also zweckmäßiger, den Durchbruch etwa des ersten Kronendrittels abzuwarten, da der Eckzahn dann schneller in die Eckzahnlücke hineinwächst.

3. Bei vollendetem Durchbruch des Eckzahnes genügt die Extraktion des 1. Prämolaren allein meist nicht. Eine kurze Behandlung mit einem entsprechend vorbereiteten Apparat schließt sich häufig an die Extraktion an.

Sind jedoch die oberen 2. Prämolaren und Molaren mit den unteren gut verzahnt und ist ihre Mesialwanderung nicht möglich, so ist eine Apparatbehandlung nicht nötig. Durch den Oberlippendruck wird der buccal stehende Eckzahn, allerdings in viel längerer Zeit als bei Apparatbehandlung, allmählich in die Extraktionslücke des 1. Prämolaren hineinbewegt.

Was leistet die Extraktionstherapie und welche Anomalien können damit behandelt werden?

In den meisten Fällen stellt die Extraktionstherapie einen Notbehelf dar und kann natürlich mit der Apparatbehandlung allgemein nicht verglichen werden. Sie ist aber trotzdem ein wertvolles therapeutisches Hilfsmittel und verdient eine entsprechende Würdigung, um einer falschen Indikationsstellung vorzubeugen; denn eine Extraktion zu unpassender Zeit oder an falscher Stelle ist meistens ein schwerer, nicht wieder gutzumachender Fehler.

Bekannt sind die Erfolge bei systematischer Extraktion der Sechsjahrmolaren besonders im wachsenden Kiefer, wenn ein allgemeiner Engstand im Frontzahnbereich oder ein Eckzahnhochstand zu beseitigen ist. Wenn auch ein Erfolg erst nach viel längerer Zeit als bei Apparatbehandlung zu erwarten ist, so ist er doch stets rezidivfrei.

Allgemein kann man also sagen, daß Stellungsanomalien, wie Engstand der Frontzähne oder Eckzahnhochstand der Extraktionstherapie zugängig sind. Anders verhält es sich mit den Bißanomalien.

Gänzlich ungeeignet für die Extraktionstherapie ist ein Deckbiß oder der tiefe Biß. Jede Extraktion im Unterkiefer verschlimmert hier den Zustand, im Oberkiefer erreicht sie keine Verbesserung.

Bei offenem Biß kann durch Extraktion der Sechsjahrmolaren eine Bißsenkung erzielt werden. Da aber bei offenem Biß die Aufbißfläche der Zahnreihe bereits vermindert ist, entschließt man sich zu dieser Therapie nur dann, wenn die Sechsjahrmolaren zerstört sind oder wenn das Klaffen der Zahnreihen sich nur auf die sechs oberen und unteren Frontzähne beschränkt. Da der echte offene Biß für die Apparatbehandlung wegen seiner Rezidivneigung wenig zugängig ist, sollte man aber stets von der Extraktionstherapie Gebrauch machen, wenn sie bei dieser Anomalie wie beschrieben in Frage kommt.

Die Extraktion der unteren Sechsjahrmolaren erfolgt gelegentlich, wenn es sich darum handelt, bei *progener* Kieferstellung eine Wachstumshinderung zu erzielen. Wenn auch ein voller Erfolg, auch im wachsenden Kiefer, von der Extraktion nie zu erwarten ist, so stellt sie doch eine unterstützende Maßnahme in der Progeniebehandlung dar.

Bei der Prognathie dagegen kann die beidseitige Extraktion der oberen Sechsjahrmolaren in geeigneten Fällen noch gute Ergebnisse zeigen, wenn sie nicht zu spät erfolgt. Dafür kommen aber nur Gebisse in Frage, die im Prämolarenbereich keine feste Verzahnung aufweisen oder im Höckerbiß okkludieren, so daß die oberen Prämolaren Gelegenheit haben, nach distal abzugleiten. Mit einem vollen Erfolg kann man natürlich auch hier nicht immer rechnen, es kann meistens nur eine

Verminderung der prognathen Stellung der oberen Frontzähne erzielt werden. Niemals aber darf bei Prognathien, besonders bei distaler Stellung des Unterkiefers, eine systematische Extraktion der vier Sechsjahrmolaren vorgenommen werden. Die Anomalie wird dadurch nicht beeinträchtigt, wahrscheinlich verschlimmert.

Auf eine Möglichkeit der Extraktionstherapie sei noch hingewiesen.

Gehen im normalen wachsenden Gebiß die oberen ersten Milchmolaren und vor allem die Milcheckzähne durch Caries, Extraktion oder Resorption durch die durchbrechenden seitlichen Schneidezähne vorzeitig verloren, so ergibt sich daraus für das bleibende Gebiß entweder ein oberer Schneidezahnrückstand oder ein Eckzahnhochstand. Werden bei prognather Kieferstellung die Milcheckzähne nach dem Durchbruch der oberen bleibenden Schneidezähne extrahiert, so bewirkt der Lippendruck eine Retrusion der oberen Front. Natürlich entwickelt sich infolge Platzmangels durch Entfernung der Milcheckzähne ein Eckzahnhochstand im bleibenden Gebiß, der wieder durch Extraktion der ersten oberen Prämolaren oder in geeigneten Fällen der oberen bzw. aller Sechsjahrmolaren beseitigt werden kann. Diese Art der Extraktionstherapie fordert aber viel Erfahrung, richtige Beurteilung der vorliegenden Bißverhältnisse und soll auch nur dort zur Anwendung kommen, wo keine Möglichkeit zur Behandlung mit Apparaten besteht. Sie scheitert häufig daran, daß die mehrfache Extraktion von den Eltern als zu krasser Eingriff abgelehnt wird.

Die Extraktionstherapie kann also nur in beschränktem Umfange angewendet werden, und soll auch nur dort erfolgen, wo alle Möglichkeiten für eine Behandlung mit Apparaten erschöpft sind. Meistens werden soziale oder berufliche Verhältnisse, entfernt gelegener Wohnort sie notwendig machen. Bei richtiger Indikation und zu rechter Zeit ausgeführt zeigt aber auch die Extraktionstherapie gute, zumindest jedoch ausgleichende Ergebnisse. Oft ist ein Erfolg schon nach Monaten, in der Mehrzahl der behandelten Fälle, besonders nach systematischer Extraktion der Sechsjahrmolaren, aber erst nach Jahren zu erkennen, worauf die Eltern oder die Patienten selbst stets hinzuweisen sind.

Einige Grundregeln seien hervorgehoben: Bei Distalbiß extrahiere man nicht im Unterkiefer, bei Mesialbiß nicht im Oberkiefer, wenn das Kieferwachstum noch nicht vollendet ist.

Niemals zu früh extrahieren, dadurch wird Platz verloren, aber nicht gewonnen, denn der Platzhalter wird beseitigt! Der Wachstumsdruck der Weisheitszähne gefährdet gelegentlich das auf orthopädischem Wege erreichte Ergebnis (Prognathie- oder Engstandrezidiv). Ist ein Rezidiv zu befürchten, so entferne man rechtzeitig auch den noch unter der Schleimhaut steckenden Weisheitszahn.

Der Zeitpunkt der kieferorthopädischen Behandlung.

Aus unserer bisherigen Beschäftigung mit der Therapie der Okklusionsanomalien geht bereits hervor, daß sie mit der Erörterung der Anwendung wirksamer Apparate nicht erschöpft ist. Es treten daneben eine Reihe anderer Fragen an uns heran, deren Beantwortung hier teilweise noch zusammenfassend erfolgen muß.

Zu ihnen gehört diejenige nach dem *Zeitpunkt der Behandlung*.

Während man in der Praxis noch immer wieder auf die Ansicht stößt, eine erfolgreiche Behandlung könne erst durchgeführt werden, nachdem der Zahnwechsel ganz oder nahezu abgeschlossen sei, kann nicht stark genug betont werden, daß *die meisten Anomalien grundsätzlich so bald zu behandeln sind, wie sie erkannt werden*. Wenn wir jede Anomalie als etwas Gewordenes betrachten, müssen wir damit rechnen, daß jedes Abwarten bezüglich des therapeutischen Eingriffs den bestehenden Zustand verschlimmern kann. Je früher wir einen Fall in Behandlung nehmen können, um so einfacher wird diese im allgemeinen verlaufen. Die genetische Betrachtung der Anomalien und ihre ätiologische Erforschung liefert hierfür die besten Hinweise. Der Wert der frühen Behandlung einer Anomalie erfährt aber auch seine rechte Würdigung, wenn wir uns dessen bewußt werden, daß unsere Apparate im Sinne eines entwicklungsmechanischen und funktionellen Reizes wirken und damit das Knochenwachstum in bestimmte Bahnen lenken. Dieser Gedankengang hat sich bereits weitgehend durchgesetzt, und es ist verständlich, daß er zu der Konsequenz geführt hat, überhaupt nicht erst die Entstehung einer Anomalie abzuwarten, sondern ihr bereits durch die Prophylaxe entgegenzutreten, ein Standpunkt, der sich in der gesamten Heilkunde bereits längst als sehr fruchtbar erwiesen hat. KORKHAUS hat darauf verwiesen, daß mit der Verwirklichung dieser Gedanken die Durchführung kieferorthopädischer Behandlungen allen Bevölkerungsschichten zugute kommen könne. Das innezuhaltende Prinzip hat er in die Worte gekleidet, „mit möglichst geringen künstlichen Mitteln die Anomalie im allerersten Beginn abzufangen und nach Möglichkeit natürliche Kräfte zu benutzen"!

KORKHAUS' statistische Erhebungen weisen jedoch darauf hin, daß nicht jede Abweichung der Okklusion vom Normalen bereits im Milchgebiß des orthodontischen Eingriffs bedarf. Auf den zahlenmäßigen Rückgang der Beobachtung von Lutschprotrusionen in der Zeit vom 6. bis zum 14. Lebensjahr ist bereits hingewiesen worden. Hier kann also bei vielen Fällen von einer Selbstausheilung gesprochen werden. Ähnlichen Verhältnissen, wenn auch nicht in prozentual gleichem Maße, begegnen wir nach KORKHAUS beim offenen Biß, Kreuzbiß und bei der Progenie. Trotzdem wird es nicht ratsam sein abzuwarten, ob die Möglichkeit der Selbstausheilung bei einem Patienten auch Wirklichkeit werden wird. Wenn sie ausbleiben würde, würden wir uns die Vorzüge der Frühbehandlung entgehen lassen haben, die meist geringe Mühe macht, während die Therapie der vollentwickelten Anomalie oft außerordentliche Aufwendungen bedingt.

Hier mag noch darauf hingewiesen werden, daß KANTOROWICZ für die Frühbehandlung der Progenie lediglich eine geringe Beschleifung der unteren Milcheckzähne empfiehlt, da einige Beobachtungen ihn gelehrt haben, daß diesen Zähnen für die Entstehung des Mesialbisses eine entscheidende Bedeutung zukommen soll, wenn der Unterkiefer an sich etwas groß entwickelt ist, eine progene Stellung der unteren Milchschneidezähne daraus resultiert und dann die Lückenbildung im Oberkiefer im 5. Lebensjahr den Unterkiefer zwangsweise an den unteren Eckzähnen nach vorn führt, was durch eine Beschleifung unmöglich wird.

Die frühzeitige Behandlung bietet so viele Vorteile, daß es unklug sein würde, sie durch Zögern aus der Hand zu geben. Unter anderem haben KÖRBITZ und SCHRÖDER-BENSELER bereits seit Jahren die Frühdehnung der Kiefer gefordert. Auch im Wechselgebiß läßt sie sich ebenso wie Bewegungen in allen anderen Dimensionen bequem durchführen, wenn wir nur zarte Kräfte anwenden und überhaupt Zähne vorhanden sind, die die notwendigen Apparate aufnehmen können.

Die funktionskieferorthopädischen Apparate nach ANDRESEN-HÄUPL sind praktisch wenig vom Zahnwechsel abhängig, sie sind für Frühbehandlungen sehr geeignet, vorausgesetzt natürlich die Mitarbeit von Kind und Eltern sowie das richtige Verständnis gegenüber dem herausnehmbaren Apparat.

Leider müssen wir damit rechnen, daß wir nur einen geringen Prozentsatz der Okklusionsanomalien früh genug erfassen, da meist den Eltern der Kinder das richtige Verständnis fehlt und gewartet wird, ob nicht von selbst eine Besserung eintritt. Die Schulzahnpflege wird sich der kieferorthopädischen Aufgaben in Zukunft daher noch mehr anzunehmen haben. Oft wird der Wunsch zur Beseitigung einer Anomalie erst im vorgeschrittenen jugendlichen Alter wach. Es erhebt sich damit die Frage, bis zu welchem Zeitpunkt eine Behandlung noch aufgenommen werden kann.

Eine präzise Antwort wird hierauf nicht erwartet werden können, da der Charakter der Anomalie zu verschieden sein kann. Allgemein kann nur darauf verwiesen werden, daß die *Prognose mit zunehmendem Alter immer ungünstiger wird*. Die Möglichkeit der Behandlung ist zwar gegeben, der Zeitaufwand ist aber ein ungleich größerer. Es kommt hinzu, daß das Tragen von Apparaten im nachschulpflichtigen Alter meist als lästig empfunden wird, so daß vor allem Gründe, die nicht unmittelbar auf kieferorthopädischem Gebiet liegen, die Behandlungsaussichten verringern. Behandlungen am Ende des zweiten Lebensjahrzehnts soll man daher nur dann aufnehmen, wenn man auch die Gewißheit hat, daß der Patient wirklich gewillt ist, sie durchzuführen. Enttäuschungen sind sonst unvermeidlich.

Die Dauer und Geschwindigkeit der kieferorthopädischen Bewegungen.

Eine andere Frage, deren zusammenfassende Beantwortung nicht unterlassen werden darf, ist diejenige nach dem zeitlichen Ablauf einer orthopädischen Behandlung. Es ist verständlich, daß sowohl bei dem Patienten wie bei dem Behandelnden der Wunsch besteht, sie auf das kürzeste zulässige Zeitmaß zu beschränken. Die Abkürzung der gesamten Behandlungsdauer durch Beschleunigung der Bewegung der Zähne darf aber naturgemäß nur so weit getrieben werden, wie nachteilige Folgen für das Gebiß nicht zu befürchten sind. Bei der Besprechung der Entwicklung der Behandlungsapparate ist bereits darauf Bezug genommen worden, daß sich die Bewegung der Zähne durch Umbau des Knochens vollziehen muß, d. h. durch Resorption von Knochen an der der Bewegungsrichtung entgegenstehenden und durch Neubildung von Knochen an der der Bewegung folgenden Seite der Zahnfächer, wenn auf biologisch-mechanischem oder auf funktionellem Wege behandelt wird. Damit die Einheit des Zahnes mit seinem bindegewebigen und knöchernen Halteapparat erhalten bleibt, müssen Knochenab- und -anbau also gleichen Schritt halten. Störungen müssen sich ergeben, wenn sich die Resorption schneller vollzieht, als die Neubildung von Knochen. Diese Gefahr besteht aber, wenn die von den Apparaten entfalteten Kräfte zu groß bemessen werden. Sie äußert sich nicht nur in einer den Gebrauch des Gebisses vorübergehend störenden Lockerung der Zähne, sondern die durch die mechanischen Kräfte ausgelösten Resorptionsprozesse bleiben unter Umständen auch nicht auf den Knochen beschränkt und greifen auf den Zahn selbst über. Durch zu hoch dosierte Kräfte entsteht also die Gefahr, daß der Zahnbestand Schäden erleidet, die nicht vollkommen reparabel sind. Insbesondere von KETCHAM ist auf Resorption an den Wurzelspitzen orthodontisch bewegter Zähne hingewiesen worden. Nach seinen an einem großen Material vorgenommenen Untersuchungen ist die Gefahr des Auftretens von Resorptionsprozessen an den Wurzelspitzen besonders groß bei der Anwendung von Apparaten, deren Konstruktion nicht eine feine Dosierung der Kraft zuläßt. Bei den mit zarten Kräften arbeitenden Lingualapparaten ist dieses Risiko also am geringsten. Die Ansicht, daß die Art der Apparatur für den Grad der Gefahr des Auftretens von Resorptionsprozessen an den Wurzelspitzen regulierter Zähne den Ausschlag gebe, hat in der Literatur zwar nicht allgemeine Zustimmung gefunden, und es wird nicht mit Unrecht darauf verwiesen, daß es sehr auf die Handhabung der verschiedenen Apparaturen ankomme. Vereinzelt wird auch noch der Schnellregulierung durch starke orthodontische Kräfte das Wort geredet. Daß eine schnelle Bewegung von Zähnen die Resorptionsgefahr erhöht, dürfte aber keinem Zweifel unterliegen und vor allem durch die Untersuchungen von A. M. SCHWARZ eine Bestätigung gefunden haben. Für die praktische Ausübung der Orthodontie *muß daher* vor der Anwendung zu starker Kräfte und *vor einer zu schnellen Durchführung orthodontischer Bewegungen gewarnt werden*.

Die Bedeutung von Muskelübungen für die kieferorthopädische Behandlung.

Im Anschluß an die Besprechung der Behandlung von Okklusionsanomalien durch Apparate muß noch einer Idee Erwähnung getan werden, die an den Namen ROGERS geknüpft ist. In der Erkenntnis von der Bedeutung der Funktion für den Aufbau des Gebisses sind von ihm Muskelübungen als Behandlungsmethode für die Beseitigung von Okklusionsanomalien empfohlen worden. Die gesamte Kaumuskulatur wie die mimische Gesichtsmuskulatur soll durch ein regelrechtes Training gekräftigt werden. Der von der Stärkung des Muskelsystems ausgehende Reiz soll in der Lage sein, den Aufbau eines in anomaler Entwicklung stehenden Kieferapparates in normale Bahnen zu lenken. Für die einzelnen Muskelgruppen wird eine ganze Anzahl verschiedener Übungen, zum Teil unter Verwendung besonderer Apparate vorgeschrieben. Da die Kräftigung der Muskulatur die Gesamtentwicklung der Kiefer fördert, wird den Übungen besonders auch für die Retention ein hoher Wert beigemessen. Die einzelnen empfohlenen Leistungen bestehen z. B. in wiederholtem kräftigen maximalen Vorschieben des Unterkiefers bei nach rückwärts geneigtem Kopf. Masseter und Temporalis werden bei richtiger Unterkieferlage mehrfach kräftig angespannt: zur kräftigen Betätigung der mimischen Muskeln wird empfohlen, eine heiße Lösung von Natrium bicarbonicum bei geschlossenem Munde zwischen den Zähnen hindurch aus der eigentlichen Mundhöhle in den Mundvorhof zu pressen und umgekehrt. Zur Illustrierung des Charakters der Übungen mögen diese Beispiele genügen. Der Erfolg der Methode als selbständige Behandlungsmaßnahme beruht in frühzeitigem Beginn und systematischer Durchführung. Leider hängt beides weitgehend von dem Patienten ab. Wenn ein solches Muskeltraining konsequent innegehalten wird, kann ihm aber sicherlich ein unterstützender Wert für unsere Therapie, insbesondere für die

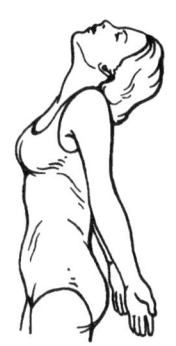

Abb. 746. Kopfhaltung bei einer Muskelübung nach ROGERS. (Nach Fortschr. Zahnheilk. 1.)

Sicherung eines erzielten Behandlungserfolges zuerkannt werden. Wir werden daher auch der Ausnutzung und dem Ausbau dieses Behandlungsmittels Beachtung schenken müssen.

Rhythmische Atemübungen, wie sie zur funktionellen Unterstützung der kieferorthopädischen Behandlung von TIETZE empfohlen werden, üben sicherlich auch einen physiologischen Anreiz auf das Kieferwachstum aus. Für die Kieferorthopädie bedeuten diese Atemübungen eine Ausnützung physiologischer Kräfte für die Therapie.

Die Retention.

Da gleich nach Abschluß der Behandlung mit der Möglichkeit zu rechnen ist, daß die regulierten Zähne die Tendenz haben, in die alte Stellung zurückzukehren, müssen sie einige Zeit in der neuen festgehalten werden. Dieses Stadium der Behandlung bezeichnen wir als das der *Retention*.

Während früher der Retention viel Beachtung geschenkt wurde, hat sie heute einen großen Teil ihrer Bedeutung verloren. Es ist das darin begründet, daß die Bewegung der Zähne durch zarte Kräfte den biologischen Verhältnissen Rechnung trägt. Obwohl eine äußere mechanische Kraft auf die in Bewegung begriffenen Zähne einwirkt, unterdrückt diese nicht die funktionellen Reize, denen der Aufbau des Zahnfaches sich anpaßt. Es ist bemerkenswert, daß von MERSHON auf eine Retention überhaupt verzichtet wird. Auch GRÜNBERG betont, daß die Retention des durch Mesialbewegung des Unterkiefers behobenen Distalbisses ihm gar keine

Sorge mehr mache. Das ist für die Behandlung in ihrer Gesamtheit ein außerordentlicher Gewinn.

Soweit überhaupt eine Retention angebracht werden muß, wird auch sie daher durch sehr zarte Apparate zu bewerkstelligen sein. Wenn wir berücksichtigen, daß der Rückgang eines Zahnes aus der nach Abschluß einer Bewegung erreichten Stellung in die ursprüngliche durch latente Kräfte bewirkt wird, welche den Geweben des Parodontiums innewohnen, so wird die Kraft der Retentionsapparate so groß sein müssen, daß sie den inneren Kräften gerade das Gleichgewicht hält und ihnen entgegengesetzt gerichtet ist. Da wir weiter aber wissen, daß der Kiefer ebenso wie die anderen Teile des Skelets unter der Einwirkung der funktionellen Kräfte diejenige Form erhält, die als Ausdruck des statischen Gleichgewichts anzusehen ist, werden wir danach trachten, das Gebiß schon während der ganzen Behandlungszeit, besonders aber während der Zeit der Retention möglichst in vollem Umfange den funktionellen Kräften auszusetzen.

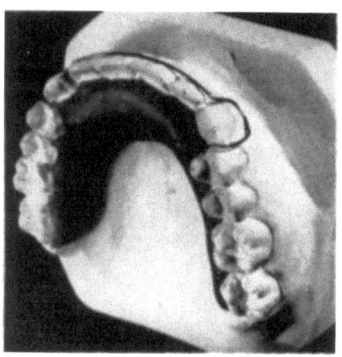

Abb. 747. Retentionsapparat nach Behandlung einer Prognathie. (HAWLEY-RETAINER.)

Der von ihnen ausgehende Reiz lenkt den Knochenumbau so, daß jede Spannung, die innerhalb der Gewebe von den äußeren Kräften ausgelöst wird, als vollkommen kompensiert gelten kann.

Aus diesen Gedankengängen ergibt sich, daß der Retentionsapparat keineswegs ein völlig starres System der bewegten Zähne untereinander oder der gerichteten Zähne mit den übrigen Teilen des Gebisses schaffen darf. Die *Starrheit müßte die völlige Anpassung an die Funktion geradezu verhindern.* Dieses Prinzip, das früher häufig empfohlen worden ist, ist völlig verlassen. Der Wunsch, jeden unnötigen Zwang zu vermeiden, hat vielmehr zu Retentionsapparaten geführt, die überhaupt nur lose mit den Zahnreihen in Verbindung stehen und auch für den Patienten abnehmbar sind. Von ANDRESEN ist diese Art der Retention propagiert worden. Aber auch eine Reihe amerikanischer Kieferorthopäden, wie z. B. HAWLEY, treten für sie ein. Technisch wird die Aufgabe verschieden gelöst. Sehr gebräuchlich ist das Verfahren, eine schmale Kautschukplatte der lingualen Fläche der Zahnreihe folgen zu lassen, die gegen Retrusions- und Kompressionsbewegungen sichert. Soll dagegen eine Protrusion der Front verhindert werden, wird ein dünner Drahtbügel in die Platte einvulkanisiert, der zwischen erstem Prämolar und Eckzahn nach dem Mundvorhof durchtritt und der Labialfläche der Frontzähne entlang läuft (Abb. 747).

Daß man bei der Behandlung von Stellungsanomalien einzelner Zähne mit noch einfacheren Retentionsvorrichtungen auskommt, bedarf kaum der Erwähnung. Dorne, die an ein Vollband angelötet werden und sich an Nachbarzähne der Drehungs- oder Verschiebungsrichtung entgegen anlehnen, sind die geeigneten technischen Mittel.

Zum Schluß wird sich nun noch eine Frage aufdrängen, die nach der *Dauer der Retention*. Eine präzise Antwort kann darauf aber wieder nicht gegeben werden. Es ist bereits erwähnt, daß in manchen Fällen auf eine apparative Retention überhaupt verzichtet werden kann. Wann dies möglich ist, hängt von der Art des behandelten Falles ab. Erfahrungsgemäß liefern stärkere Kräfte zwar einen schnelleren Bewegungsablauf, bedingen aber dafür eine entsprechend lange Retentionszeit und umgekehrt. Da ein schnell bewegter Zahn den vollen Grad seiner Funktionsfähigkeit vorübergehend einbüßt, wird die langsame Regulierung mit kürzerer Retention das optimale Resultat darstellen. Wenn man bisher die Zeit hierfür nach einer Reihe von Monaten bemessen hat, wird man nach allgemeiner Anwendung schwächerer Kräfte wahrscheinlich die jetzt bereits von einzelnen Autoren vertretene Ansicht bestätigt finden, daß wesentlich kürzere Zeiträume ausreichend sind. Im Zweifelsfalle wird man natürlich lieber etwas zu lange retinieren als zu kurze Zeit.

Anomalien, die mit Hilfe von F.K.O.-Apparaten behandelt wurden, rezidivieren nach bisherigen Erfahrungen nicht. Die Erklärung dafür liegt im Wesen der F.K.O.-Therapie: Allmählicher *funktioneller* Umbau der Anomalie zur Normalform mit normaler Funktion der am Kiefer ansetzenden Muskeln.

Zum Rezidiv neigen besonders Zähne, die um die Längsachse gedreht wurden, ferner Prognathien, bei denen es nicht gelang, den Distalbiß zu beseitigen. Fast jeder orthopädischen Behandlung trotzt der echte, auf rachitischer Grundlage entstandene offene Biß. Wahrscheinlich ist die Ursache zum Teil darin zu suchen, daß die natürliche Funktion der Zahnreihen beim Abbeißen unseren orthopädischen Maßnahmen entgegenarbeitet. Auch die Progeniebehandlung kann mit einem Rezidiv enttäuschen (siehe nächstes Kapitel).

D. Die spezielle Therapie der Okklusionsanomalien.

Im Anschluß an die allgemeinen Grundlagen der kieferorthopädischen Behandlung bedarf die Therapie der verschiedenartigen Okklusionsanomalien, die wir ihrer Entstehung nach kennengelernt haben, noch einer speziellen Besprechung.

Die Progenie

Unter den Okklusionsanomalien, die ihrer Entstehung nach erblich bedingt sein können, ist an erster Stelle die Progenie genannt worden.

Im Gesicht der Patienten findet sie ihren charakteristischen Ausdruck durch das Vorstehen des Kinns. Der Rand der Unterlippe steht vor dem der Oberlippe; der Unterlippensaum ist daher meist stärker sichtbar als der der Oberlippe. Die Kinnlippenfurche ist verstrichen oder nur schwach ausgebildet. Der Abstand des Kinns von der Mundspalte ist in vielen Fällen auffallend groß.

Die Okklusion der Zahnreihen ist in allen Fällen echter Progenie durch den Mesialbiß gekennzeichnet. Sie gehört dann also in die Klasse III nach ANGLE. Aus der Mesial-

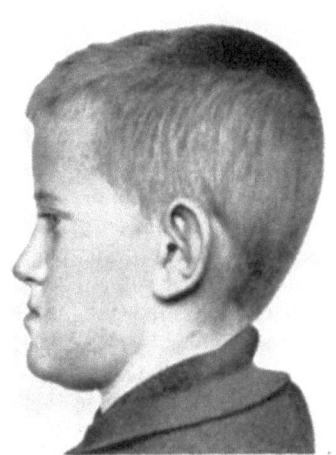

Abb. 748. Profilbild einer Progenie.

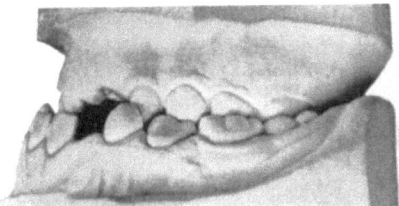

Abb. 749. Progenie im beginnenden Zahnwechsel. Okklusion im Mesialbiß.

verschiebung des Bisses ergibt sich, daß die unteren Frontzähne vor den oberen stehen. Die anomale Stellung der unteren Schneidezähne vor den oberen bringt es nicht selten mit sich, daß im Mittelstück der Zahnbögen ein Kontakt zwischen den Gliedern der beiden Zahnreihen nicht zustande kommt.

Sowohl die oberen wie die unteren Schneidezähne überragen dann oft das Niveau der Okklusionsebene, und bei geschlossenen Zahnreihen werden daher die oberen Zähne von den unteren verdeckt. Trotz mangelnden Schlusses der Frontzähne können die vertikalen Anomalien hier jedoch auch fehlen. Die Form der Zahnbögen weist vielfach keine auffallenden Veränderungen auf. Meistens ist allerdings die Größe des unteren Zahnbogens bemerkenswert. Gelegentlich weist der obere geringen Engstand der Frontzähne auf. Mitunter ist die übermäßige Entwicklung des Unterkiefers durch einzelne Lücken zwischen den Zähnen, insbesondere zwischen unterem Eckzahn und erstem Prämolaren gekennzeichnet.

Solche Lücken sind vor allem in den Fällen festzustellen, die in der Gesichtsbildung und in der Stellung der Frontzähne zueinander die charakteristischen Merkmale der Progenie tragen, bei denen aber der Mesialbiß fehlt und die Molaren im Neutralbiß stehen. Mit einiger Wahrscheinlichkeit ist anzunehmen, daß es sich hier nicht um eine echte Progenie auf erblicher Grundlage, sondern um die Anomalien handelt, bei denen die progene Stellung der unteren Schneidezähne auf einem durch Differenzen im Längenwachs-

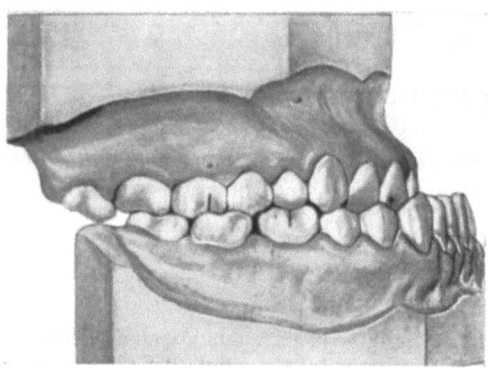

Abb. 750. Progenie im bleibenden Gebiß. (Nach ANGLE: Behandlung der Okklusionsanomalien. Berlin 1908.)

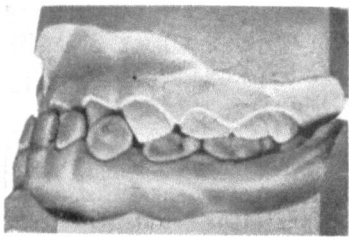

Abb. 751. Progener Zwangsbiß; Okklusion im Neutralbiß, Lücken hinter den unteren Milcheckzähnen.

tum von Ober- und Unterkiefer entstandenen Zwangsbiß der Schneidezähne beruht. Es sei besonders hervorgehoben, daß wir Fällen dieser Art ebenso wie denen der echten Progenie nicht nur im bleibenden Gebiß begegnen, sondern auch bereits im Milchgebiß. Die progene Stellung der unteren Schneidezähne ist also nicht durch Behinderung des Längenwachstums des Oberkiefers infolge vorzeitiger Zahnentfernungen in der oberen Milchzahnreihe hervorgerufen.

Für die Therapie ist festzustellen, daß der Beseitigung der vollentwickelten Progenie mit Mesialbiß große Schwierigkeiten entgegenstehen. Die erforderliche Distalverschiebung der unteren Molaren gehört zu denjenigen Bewegungen, denen der Kieferknochen den größten Widerstand entgegensetzt, oft unmöglich ist. Die echte Progenie, also die ererbte, ist orthopädisch allein nicht erfolgreich zu behandeln. Wohl kann man ihre Manifestation behindern; durch prophylaktische Extraktionen das Größenwachstum des Unterkieferbogens hemmen, der Eindruck des massigen Unterkiefers aber bleibt meistens bestehen.

Von allen verwendeten Apparaturen hat sich das F.K.O.-Gerät als das erfolgreichste erwiesen, Mitarbeit des Patienten und möglichst früher Beginn der Behandlung vorausgesetzt (6.—7. Lebensjahr).

Erheblich günstiger sind die Aussichten der Therapie für die mit progener Kinnbildung und Schneidezahnstellung einhergehende Anomalie zu beurteilen, die auf einem Zwangsbiß beruhen und Neutralbiß aufweisen. Hier verspricht die kieferorthopädische Behandlung auch noch im vorgeschrittenen Alter Erfolg

Die spezielle Therapie der Okklusionsanomalien.

ohne Opferung von Zähnen. Die Behebung des Zwangsbisses muß Ausgangspunkt der Therapie sein, was sich durch ein F.K.O.-Gerät leicht ermöglichen läßt. Unter der Einwirkung der funktionellen Kräfte stellen sich beide Zahnreihen im normalen Scherenbiß aufeinander ein. Die geringste Mühe verursacht die Therapie, wenn die Anomalie früh zur Behandlung gelangt. Zur Zeit der ersten Dentition bedarf es oftmals nur der Beseitigung des Zwangsbisses, indem die störenden Milcheckzähne etwas beschliffen werden oder durch ein F.K.O.-Apparat der Zwangsbiß in normale Bahnen geleitet wird.

Aber auch in den Fällen, in denen ein Mesialbiß vorliegt, sind die Erfolgsaussichten bis in die erste Hälfte des Zahnwechsels noch günstige. Neben der Bißsperrung und eventueller Labialbewegung der oberen Schneidezähne kann die Verwendung einer Kinnkappe oder der von A. M. Schwarz empfohlenen Kinnbinde zur Herbeiführung einer Ventralneigung des Kopfes die Therapie unterstützen.

Ergänzend sei noch angeführt, daß bei erwachsenen Patienten an Stelle der orthopädischen Behandlung der Progenie die chirurgische treten kann. Da die Operation einen nicht unerheblichen Eingriff darstellt, wird die Indikation zu dieser Therapie aber nur dann gegeben sein, wenn einerseits der Patient auf die Beseitigung der progenen Kinnbildung großen Wert legen muß, ande-

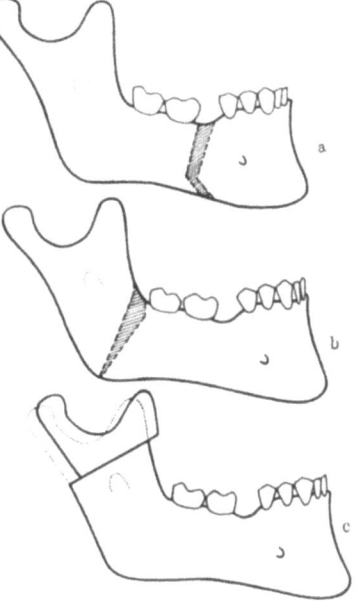

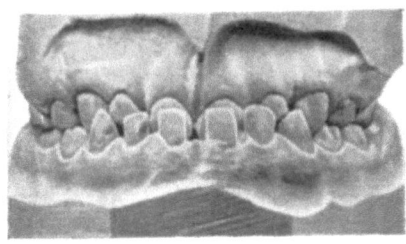

Abb. 752. Progener Zwangsbiß; Lücken zwischen den unteren Frontzähnen und vertikale Störungen der Okklusion.

Abb. 753. Schematische Darstellung der Eingriffe am Unterkieferknochen zur chirurgischen Behandlung der Progenie. a Excision aus dem Kieferkörper (ältere Methode Pichlers). b Keilexcision im Kieferwinkel (Ernst). c Durchtrennung des aufsteigenden Astes (Lindemann, Pichler.)

rerseits die Distalverlagerung des Kieferkörpers auch eine einwandfreie Okklusion ohne zeitraubende Nachbehandlung herzustellen gestattet. Studienmodelle, an denen der Erfolg des Eingriffs geprüft wird, sind bei der zu treffenden Entscheidung unentbehrlich. An Stelle der Keilexcision im Kieferwinkel und der Kürzung des Kieferkörpers ist in den letzten Jahren das Verfahren getreten, den aufsteigenden Ast zwischen Foramen mandibulare und Incisura semilunaris schräg zu durchtrennen. Die Operationsverfahren sind von Axhausen, Kostečka, Lindemann, Pichler und Wassmund ausgearbeitet worden. Die Gefahr der Wundinfektion ist dabei auf ein Minimum reduziert, da das Risiko der Kommunikation der Knochenwunde mit der Mundhöhle nicht besteht. Der Eingriff läßt aber auch keine entstellenden oder auffallenden Narben zurück. Vorbedingung für den Erfolg der Operation ist jedoch während des Heilungsprozesses eine gute Fixierung des Unterkieferkörpers in seiner neuen Lage durch intermaxilläre Schienung.

Ernst, auch Pichler, haben den progenen Unterkiefer im horizontalen Ast gekürzt, wobei eine Durchtrennung des Nervus mandibul. fast unvermeidlich und Anästhesie im Kinn-Lippenbereich die Folge ist.

Die Durchtrennung des aufsteigenden Astes zwischen Foramen mandibulare und Incisura semilunaris schließt Rezidive nicht aus, wenn die Verzahnung des rückverlagerten Unterkiefers nicht intensiv erfolgt und die intermaxillären Schienen zu zeitig abgenommen werden. Die Rezidivneigung hat ihre Ursache wahrscheinlich in der Funktion der beiden Musculi masset. und Pterygoidei interni.

Spätbehandlung der Prognathie.

Chirurgie und Orthopädie ergänzen sich oft, dieser Hilfe bedarf auch die Kieferorthopädie. Es wurde bereits erwähnt, daß die Behandlung der Progenie des Erwachsenen orthopädisch allein nicht möglich ist, daß dazu erhebliche chirurgische Eingriffe notwendig sind. Ähnliches gilt auch für die Spätbehandlung der Prognathie. Mit zunehmendem Alter nimmt die Möglichkeit der Umgestaltung des Knochens ab, es ist aber nicht zweckmäßig, eine Altersgrenze festzusetzen, besser vielmehr, den Einzelfall zu beurteilen. Das kritische Alter liegt zwischen 14—16 Jahren. Bis zu 14 Jahren versucht man wohl allgemein die Prognathie

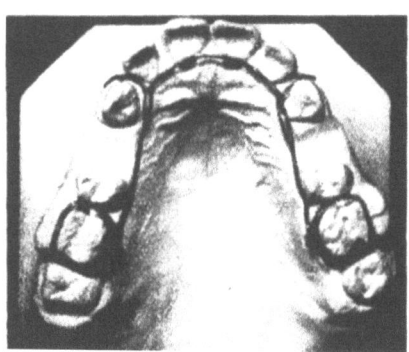 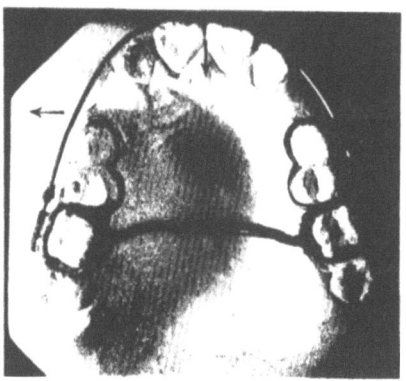

Abb. 754. Lingualapparat mit Fingerfederchen zur Distalbewegung von 3|3 in die frischen Extraktionslücken von 4|4. Es kann auch eine abnehmbare Platte (SCHWARZ) benutzt werden, mit Fingerfederchen um 3|3.

Abb. 755. Nachdem 3|3 in die Lücken von 4|4 bewegt worden sind, werden sie durch 2 palatinale Streben in Retention gehalten. Ein *aktivierter* Labialbogen (0,7 mm) gleitet in Kanülen (0,9 mm) an Bändern auf 6|6, um die Schneidezähne zurückzudrücken. Ein Gaumenbügel 1,5 mm stark, dient zur stationären Verankerung von 6|6.

orthopädisch zu behandeln, oft unter zusätzlicher Extraktion der ersten Prämolaren 4|4. Nach dem 16. Lebensjahr ist die alleinige orthopädische Behandlung meistens aussichtslos, oft sogar nicht von Erfolg begleitet, wenn 4|4 zusätzlich entfernt werden. In diesem Alter ist bereits ein größerer chirurgischer Eingriff erforderlich. Vorschläge entsprechender Art stammen von CUNNINGHAM, COHN-STOCK, HAUBERISSER, IMMENKAMP, KRETZ, MEISSNER, SCHMUTZIGER, SPANIER WASSMUND, BICHLMAYR und jetzt hat sich ASCHER diesem Thema erneut mit Erfolg zugewandt. Er fordert vor allem eine genaue Modellanalyse. Alle im Munde des Patienten notwendigen Bewegungen der Frontzähne müssen zuerst auf dem Modell ausgeführt werden. Es wird untersucht, ob durch Beschleifen der verlängerten unteren Frontzähne ein Ausgleichen des tiefen Überbisses möglich ist. Meistens wird sich die Extraktion der ersten Prämolaren als notwendig erweisen. Ist dies der Fall, so werden sie am Modell wegradiert, dann werden die oberen 6 Frontzähne mit der Laubsäge oder einem HERBSTschen Sägeblatt herausgeschnitten, ohne sie in der Breite zu beschädigen. Sie werden mit Wachs in dem neu zu schaffenden Zahnbogen am Modell angeklebt.

Die Modellanalyse gestattet eine bessere Übersicht über die vorzunehmenden Bewegungen der Zähne, sie gibt auch dem Patienten eine gewisse Vorstellung

Die spezielle Therapie der Okklusionsanomalien.

der notwendigen Behandlung. Wie bereits oben gesagt wurde, erfordert natürlich auch das Profil eine sorgfältige Kritik. Steht der Unterkiefer zu weit zurück, liegt nur eine scheinbare oder relative Prognathie vor, so ist jede Behandlung des Oberkiefers allein falsch. Zeigt aber die Profilanalyse, daß die Rückbewegung der oberen Frontzähne für das Profil von Vorteil sein würde, so kann auch bei Erwachsenen durch kombiniert chirurgisch-orthopädische Behandlung ein guter kosmetischer und funktioneller Erfolg erzielt werden. Am Patienten gliedern sich die Behandlungsmaßnahmen wie folgt:

Nach Herstellung eines orthopädischen Gerätes (Abb. 754, 755) werden die 4|4 extrahiert und die bukkale Wand der Alveole bis zur Wurzelspitze abgetragen, um die Eckzähne leichter an den Platz der extrahierten Prämolaren bewegen zu können. Sobald die Eckzähne mit den 5|5 Kontakt haben, folgt der 2. Teil der von BICHLMAYR angegebenen chirurgischen Behandlung. Nach palatinalem Zahnfleischrandschnitt von 3| zu |3 erfolgt die Ablösung der Gaumenschleimhaut sowie des Periostes, dann werden gegenüber von den Schneidezähnen 2—3 mm breite sagittale Rillen in den palatinalen Knochen gebohrt, ohne jedoch die Wurzel selbst zu verletzen. Die Rillen erstrecken sich bis zum apikalen Wurzeldrittel. Nach Anlage der Rillen wird die Schleimhaut vernäht. Etwa eine Woche später beginnt man mit der

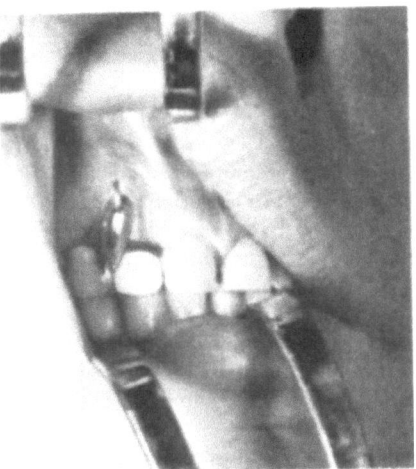
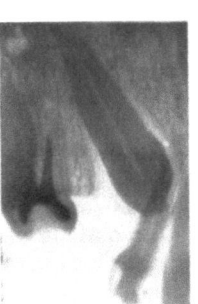
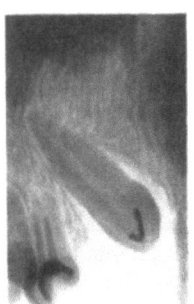

Abb. 756a. Hervorholen eines retinierten oberen Eckzahnes mit einem Gummiring, der an einer abnehmbaren Platte ansetzt, die vorläufig mit Facetten versehen ist. In den Eckzahn wurde ein Häkchen einzementiert, nachdem er durch Schleimhautschnitt freigelegt wurde.

Abb. 756b. Röntgenbilder zu Abb. 756a, vor und nach dem Einzementieren eines Häkchens in den Eckzahn. Der seitliche Schneidezahn wurde extrahiert.

Aktivierung des Apparates (Abb. 755). Die Zähne gleiten jetzt leicht in die ihnen zugedachte Stellung. ASCHER und BICHLMAYR geben Behandlungszeiten von 3—6 Monaten an, was ich bestätigen kann. Die Gefahr des Rezidivs ist gering, bedingt durch die chirurgisch-orthopädische Umgestaltung des Zwischenkiefers und seiner Nachbarschaft. Sehr wichtig ist, daß der tiefe Überbiß der Frontzähne auf 1—2 mm normalisiert wird, um auf diese Weise eine normale funktionelle Belastung der Frontzähne zu erreichen. Dadurch wird einem Rezidiv ebenfalls vorgebeugt. Natürlich muß eine Retentionsplatte für $1/_2$—1 Jahr getragen werden (Abb. 747).

Chirurgisch-orthopädische Therapie für retinierte Zähne.

Eck- und Schneidezähne, die aus irgendeinem Grunde nicht in den normalen Zahnbogen hineinwachsen, können durch chirurgisch-orthopädische Maßnahmen in die Zahnreihe hineingeleitet werden. Versperren überzählige Zapfenzähne den Weg, so müssen sie extrahiert werden, am besten gleichzeitig mit der Freilegung der Krone des retinierten Eck- oder Schneidezahnes. Die Behandlung vollzieht sich wie folgt: Lokalanästhesie, Schleimhautschnitt ähnlich wie bei der Wurzelspitzenresektion zur Freilegung des retinierten Zahnes. Liegt die Krone nicht bereits unter der Schleimhaut, ist sie noch im Knochen impaktiert, so wird der Knochen vorsichtig mit einem scharfen Handinstrument oder mit einem Rosenbohrer abpräpariert. Ohne die Pulpa zu verletzen, wird an geeigneter Stelle (je nach Lage des Zahnes), meistens über die Eckzahnspitze oder über die Schneide, mit einem 0,8 oder 0,7 mm starken scharfen Rosenbohrer ein 2 mm tiefes Loch gebohrt und in dieses anschließend ein Häkchen von 0,7 bzw. 0,6 mm Durchmesser einzementiert. Absolute Trockenheit im Bohrloch und seiner Umgebung ist notwendig, da sonst das Zement nicht normal abbindet und das Häkchen dem Zug des Gummiringes oder dem Druck der Feder nicht standhält. Das Herunterholen des Eckzahnes darf nicht mit einem zu kräftigen Gummizug oder einer zu starken Feder geschehen. Der am Häkchen angreifende Gummiring setzt entweder an einer kleinen Schiene an, die auf die Nachbarzähne zementiert wird, oder an einer abnehmbaren Platte. Ähnliches gilt von einer den retinierten Zahn erfassenden Feder.

Es können nur solche Zähne in die Zahnreihe bewegt werden, die einigermaßen in der Wachstumsrichtung stehen, und für die der notwendige Platz vorhanden ist oder geschaffen werden kann (Abb. 756a u. b).

Der Deckbiß.

An zweiter Stelle ist unter den Anomalien, deren Entstehung auf Vererbung beruhen kann, der Deckbiß aufgeführt. Der Name der Anomalie geht auf ein für sie charakteristisches Symptom zurück: Die über das Niveau der Kauebene durchgebrochenen und nach einwärts geneigten oberen Frontzähne verdecken beim Schluß der Zahnreihen die unteren.

Im Gesicht des Patienten äußert sich die Anomalie durch eine stark verminderte Untergesichtshöhe. Die Unterlippe ist nach abwärts und vorn gedrängt, die Kinnlippenfurche erscheint deshalb stark ausgeprägt und das Kinn selbst nimmt oft eine auffallend spitze Form an. Die meist schwach ausgebildete Oberlippe besitzt einen fliehenden Verlauf.

Die Okklusion der Zahnreihen ist fast ausnahmslos der Distalbiß, ANGLE Klasse II. Nach Angabe von KANTOROWICZ soll ein geringer Prozentsatz der Fälle auch den Neutralbiß besitzen, was auch unseren Beobachtungen entspricht. Die Verschiebung des Unterkiefers nach distal braucht allerdings nicht immer eine volle Höckerbreite zu betragen. Der obere Zahnbogen erfährt durch die bereits erwähnte Inversion der Schneidezähne eine auffallende Verkürzung, die um so stärker bemerkbar wird, als die transversale Verschmälerung des Zahnbogens nur einen geringen Grad erreicht oder ganz fehlt. Der untere Zahnbogen weist im Gebiet der Eckzähne in der Regel eine deutliche Abknickung auf. Oft sind auch die unteren Schneidezähne leicht nach zungenwärts geneigt.

Obere und untere Schneidezähne überragen das Niveau der Kauebene meist in stärkerem Grade. Die Schneiden der unteren berühren die Gaumenfläche, die der oberen den Zahnfleischsaum der unteren.

Genetisch ist nach meinen Beobachtungen eine erblich beeinflußte Unterentwicklung des Unterkiefers, die bis zum Durchbruch der Milchschneidezähne nicht eingeholt wird, der Ausgangspunkt der Anomalie. Die durchbrechenden Milchschneidezähne gleiten aneinander vorbei, und beim Durchbruch der Milchmolaren wird eine unternormale Bißhöhe fixiert. Beim Übergang der ersten in die zweite Dentition wiederholt sich das Spiel. Im Milchgebiß kann jedoch auch die Okklusion normal sein. Gelangen dann aber die Molaren unter den am Anfang des Abschnitts angedeuteten Umständen im Distalbiß zur Okklusion, so bildet sich in der zweiten Dentition der Deckbiß aus. Die Inversion der oberen Schneidezähne wird möglicherweise durch die Anlage der Zähne begünstigt oder allein unter dem Einfluß der Lippenmuskulatur herbeigeführt. Die Fälle, in denen nur die mittleren Schneidezähne einwärts geneigt sind, nicht aber ein oder beide seitliche Schneidezähne, dürften nach dem Durchbruch der mittleren Schneidezähne noch in geringem Maße einer Kompressionswirkung unterworfen gewesen sein (Abb. 757, 758).

Als Behandlungsziel kommt bei vollständig erhaltenem Zahnbestand stets die normale Okklusion in Betracht. Nach geringer Dehnung der oberen Zahnreihe werden die Schneidezähne, ebenso der Unterkiefer nach vorn bewegt. Die wichtigste Aufgabe der Therapie bleibt aber die Hebung der vertikalen Anomalien. Zur Ausschaltung der schädlichen Folgen, die der Deckbiß für den Halteapparat der betroffenen Frontzähne haben kann, ist diese Maßnahme unerläßlich. Sie muß teils in einer Kürzung, d. h. in einer wurzelspitzenwärts gerichteten Bewegung der Schneidezähne, teils in einer Verlängerung der Backen- und Mahlzähne bestehen. Erforderlichenfalls wird auch die untere Zahnreihe etwas gedehnt und dann

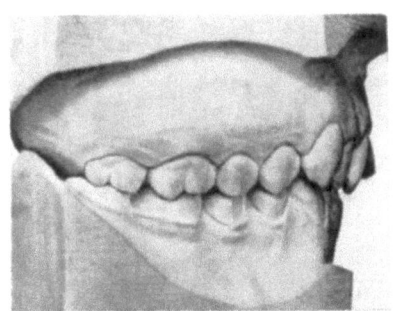
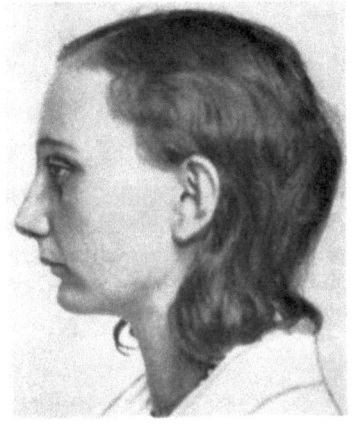

Abb. 757. Deckbiß; Okklusion im Distalbiß.

Abb. 758. Profilbild bei Deckbiß; Verringerung der Untergesichtshöhe, tiefe Kinnlippenfurche.

der Distalbiß durch Bißverschiebung nach mesial mittels Aufbißplatte mit schiefer Ebene (nach A. M. SCHWARZ) oder mit F.K.O.-Apparat behoben. Ein Labialbogen verhindert den Lippendruck auf die nach palatinal geneigten Schneidezähne, wodurch sie leichter aufgerichtet werden (Abb. 759 bis 764).

Die Beseitigung des voll entwickelten Deckbisses gehört mit zu den schwierigeren Aufgaben. Am besten wird er zur Zeit der Entstehung bekämpft, d. h. spätestens zu Beginn des Zahnwechsels. Zu dieser Zeit ist die Labialbewegung der eben durchgebrochenen oberen Schneidezähne leicht durchführbar und mittels einer mit schiefer Ebene versehenen Aufbißplatte läßt sich dann ohne Mühe die Vergrößerung der Bißhöhe wie die Beseitigung des Distalbisses ausgleichen. Systematische Muskelübungen — Vorschubbewegungen des Unterkiefers, Fixierung eines auf einer kleinen Stange gleitenden Gewichts zwischen den Frontzähnen — können die Erzielung eines Erfolges wesentlich erleichtern. Das Gebiß bedarf jedoch meistens der Überwachung bis zum Abschluß des Zahnwechsels.

Das Diastema.

Mit Sicherheit ist der Einfluß der Vererbung beim Auftreten des Diastemas nachgewiesen. Nach Angabe von KANTOROWICZ, KORKHAUS und RITTER wird das in einer zwischen den mittleren Schneidezähnen auftretenden Lücke bestehende Merkmal wahrscheinlich dominant vererbt. In verschieden hohem Grade kann die die beiden Kieferhälften trennende Lücke sowohl im Ober- wie im

Unterkiefer auftreten. In der Mehrzahl der Fälle wird nur ein Kiefer betroffen, die obere Zahnreihe häufiger als die untere. Hin und wieder wird die schon in einem Kiefer als selten zu bezeichnende Anomalie aber auch im oberen und unteren Zahnbogen gleichzeitig angetroffen (Abb. 765—768).

Bei geschlossenem Munde erfährt das Gesicht des Patienten durch ein Diastema keine Veränderung. Beim Lachen und Sprechen wird eine Lücke stärkeren Grades im Scheitelpunkt des Zahnbogens

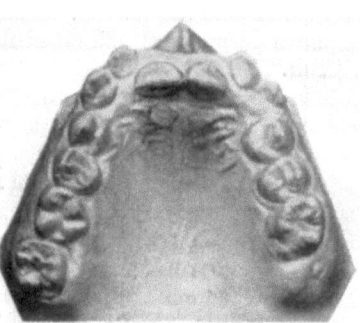

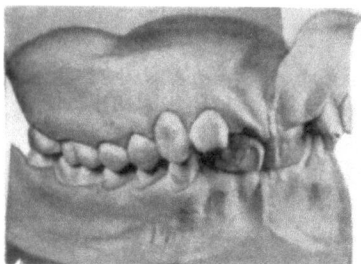

Abb. 759a. Deckbiß mit störender Labioversion der seitlichen Schneidezähne.

aber als störend empfunden. Die Okklusion der Zahnreihen erleidet durch das Diastema keine Beeinträchtigung, sondern alle Teile des Gebisses greifen gut ineinander.

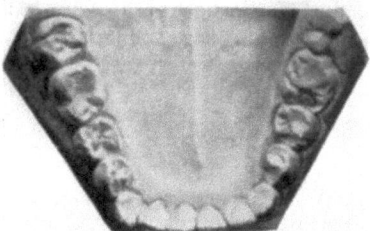

Abb. 759b. Zahnreihen der Abb. 759a in der Aufsicht.

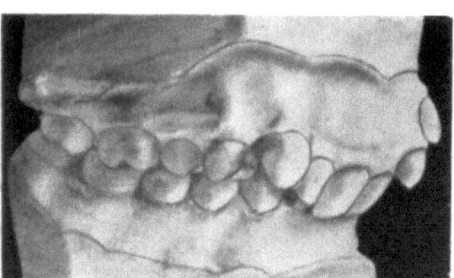

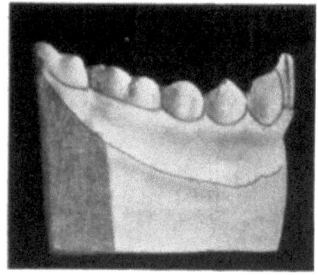

Abb. 760. Deckbiß bei Distalbiß.

Abb. 761. Vertikale Abweichungen im Unterkiefer bei bestehendem Deckbiß.

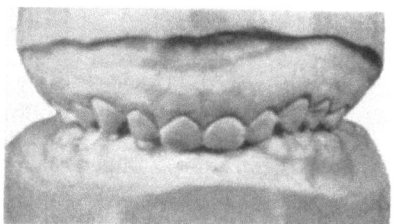

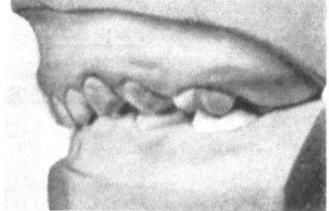

Abb. 762. Starker Deckbiß im Milchgebiß.

Abb. 763. Fall der Abb. 762 Okklusion im Distalbiß.

Eine andere Beurteilung erfahren allerdings Lücken in der Mittellinie der Zahnreihe, die im bleibenden Gebiß nach Zahnentfernungen auftreten und als Folge der Wanderung von Zähnen auf eine Extraktionslücke zu anzusehen sind. Sie gehören in die Pathologie des verstümmelten Gebisses.

Als echtes Diastema dürfen auch die während des Zahnwechsels vorübergehend zwischen den durchbrechenden bleibenden Schneidezähnen auftretenden Lücken nicht angesprochen werden, denen wir z. B. nach vorzeitigem Ver-

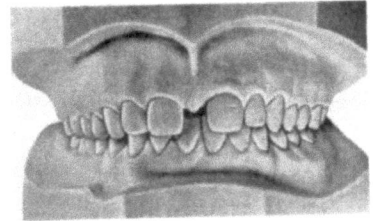

Abb. 765. Echtes Diastema.

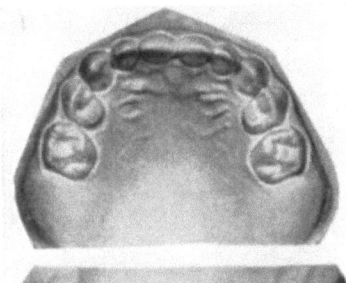

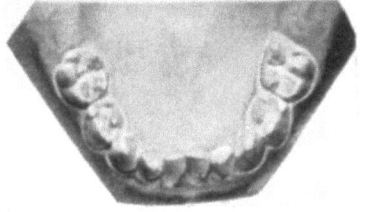

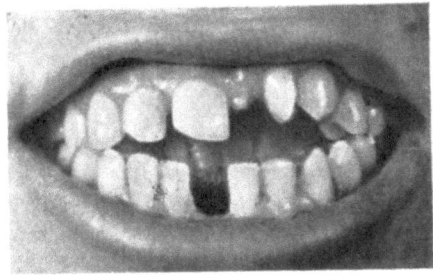

Abb. 764. Zahnbögen des Falls der Abb. 762 u. 763 in der Aufsicht.

Abb. 766. Diastema im Unterkiefer. Verlagerung von |1, der |2 wurde extrahiert.

lust der seitlichen Milchschneidezähne gelegentlich begegnen. Daß Lücken in der Medianebene bei Nichtanlage der bleibenden seitlichen Schneidezähne einen besonderen Charakter tragen, ergibt sich schon daraus, daß sie meist nicht für sich auftreten, sondern gemeinsam mit Lücken zwischen anderen benachbarten Zähnen. Das echte Diastema ist in einem Teil der Fälle mit einem auf den Kamm des Alveolarfortsatzes übergreifenden Ansatz des Lippenbändchens verbunden. Ob in diesen

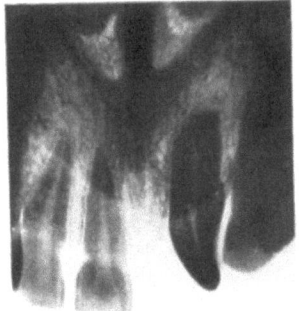

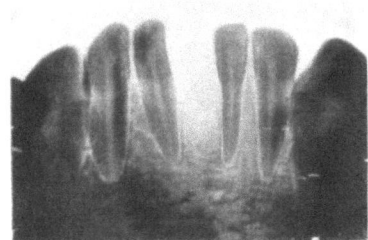

Abb. 767. Röntgenbild des Oberkiefers zu Abb. 766.

Abb. 768. Röntgenbild des Unterkiefers zu Abb. 766.

Fällen ein Kausalzusammenhang zwischen beiden Faktoren besteht und in welcher Richtung, kann noch keineswegs als geklärt angesehen werden.

Bezüglich der Therapie ist zu sagen, daß beim echten Diastema eine Behandlungsbedürftigkeit nur besteht, wenn der Patient selbst die Lücke als störend ansieht. Ein Diastema geringen Grades wird im allgemeinen keine Behandlung erfordern, weil der Gebrauchswert des Gebisses nicht herabgesetzt ist und nachteilige Folgen sich nicht aus ihm entwickeln. Wenn die Beseitigung des Diastemas angestrebt wird, genügt es aber nicht, die Zähne nach der Mittel-

792   Kieferorthopädie.

linie zusammenzudrücken. Ein Dauererfolg bleibt dann meist aus. Trotz langer Fixierung weichen die Zähne oft schnell wieder auseinander. Durch einen chirurgischen Eingriff kann dem jedoch entgegengewirkt werden. Nach Aufklappung der Schleimhaut wird mit einem Fissurenbohrer der Knochen zwischen den beiden zentralen Schneidezähnen in der Stärke eines etwa 2 mm breiten Einschnittes fortgenommen. Erst dann verspricht die

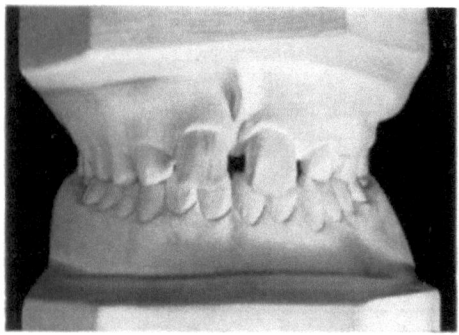
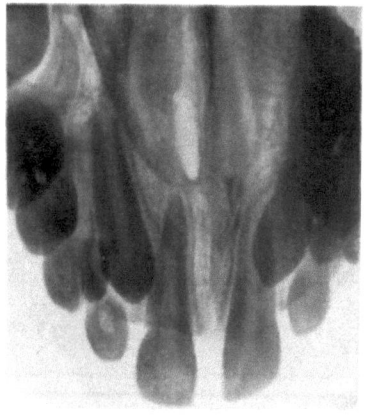

Abb. 769. Unechtes Diastema infolge Nichtanlage von 2|2.   Abb. 770. Röntgenbild zu Abb. 769.

Fixierung der orthodontisch einander genäherten Schneidezähne, daß sie nachträglich nicht wieder in ihre alte Lage zurückkehren. Vereinzelt ist auch der prothetische Schluß der Lücke durch Jacketkronen auf 1|1 vorgenommen worden.

Der offene Biß.

Als offener Biß wird eine Okklusionsanomalie bezeichnet, die beim Kieferschluß durch das Klaffen der Frontzähne gekennzeichnet ist. Er ist bereits als Spätsymptom der auf verschiedene Ursachen zurückzuführenden Rachitis dargestellt worden.

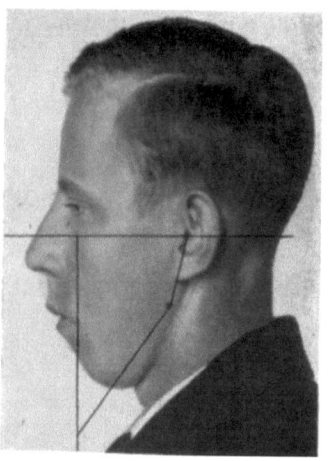
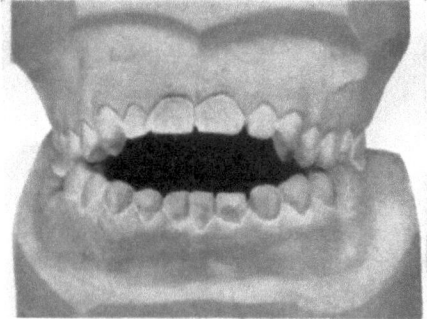

Abb. 771. Profilbild eines offenen Bisses; Vergrößerung der Untergesichtshöhe und des Kieferwinkels, gezwungener Lippenschluß, fliehendes Kinn.   Abb. 772. Offener Biß, starke vertikale Abweichungen im Bereich der Front.

Bei der Untersuchung der mit einem offenen Biß behafteten Patienten fällt eine übergroße Untergesichtshöhe auf. Vielfach ist der Lippenschluß nur gezwungen zu erreichen. In solchen Fällen wird die Lippenmuskulatur infolge Inaktivität nicht kräftig entwickelt. Beim Lachen und Sprechen gibt dann die zu kurze Oberlippe auch Teile des Zahnfortsatzes frei. Meistens fallen sofort stark hypoplastische Schneidezähne auf. Bei der Betrachtung des Profils ist die Abflachung des Kieferwinkels neben der Veränderung der Höhenverhältnisse das am deutlichsten wahrnehmbare Symptom.

Die Okklusionsverhältnisse sind an eine bestimmte ANGLEsche Klasse nicht gebunden. Neutralbiß kommt ungefähr ebenso häufig vor wie Distalbiß. Außer den Frontzähnen klaffen oft auch noch die Prämolaren, so daß in extremen Fällen nur die Mahlzähne in Kontakt stehen. Dadurch, daß das Mittelstück der oberen Zahnreihe nach oben und das der unteren nach abwärts gebogen ist, beträgt der Abstand zwischen den Schneiden der Frontzähne nicht selten über 1 cm. Daß neben den vertikalen Deformierungen der Zahnreihen auch transversale und sagittale einhergehen, ist im Zusammenhang mit der Besprechung der Ätiologie gesagt worden. Es sei hier darauf verwiesen.

Wie bereits erwähnt, ist die alleinige orthopädische Behandlung des echten offenen Bisses erfolglos. Die Verlängerung der Frontzähne, die Annäherung der Frontzahnkieferkämme stößt auf funktionelle Widerstände. Eine Abflachung des Kieferwinkels ist zur Zeit der zweiten Dentition nicht mehr zu erreichen, wenn nicht zu chirurgischen Maßnahmen ähnlicher Art gegriffen wird, wie sie bereits bei Behandlung der Progenie erwähnt worden sind, jedoch kann der chirurgische Eingriff statt am Unterkiefer in geeigneten Fällen auch am Oberkiefer ausgeführt werden. Zusätzliche orthopädische Behandlung für mehrere Wochen ist notwendig. Näheres ist in der Fachliteratur nachzulesen.

Die Beseitigung des Klaffens der Zahnreihen durch Abschleifen der den Schluß der Frontzähne sperrenden Molaren oder durch Extraktion der Mahlzähne, chirurgische Abtragung der Alveolarfortsätze sind Behelfsmaßnahmen, zu denen man sich auch in der sozialen Zahnheilkunde nur entschließen wird, wenn die Beseitigung des auffallendsten Symptoms des offenen Bisses dringend erforderlich ist.

Da die Spätbehandlung des offenen Bisses die größte Mühe bereitet und große Aufwendungen erfordert, andererseits aber gerade Patienten, die mit so auffallenden Okklusionsanomalien wie dem offenen Biß mittleren oder stärkeren Grades behaftet sind, in ihrem Fortkommen am meisten behindert sind und die Behandlungsbedürftigkeit bei ihnen am größten ist, lenken diese Fälle die Aufmerksamkeit am stärksten auf die vorbeugende Krankheitsbekämpfung. Für den offenen Biß besteht sie vorwiegend in der allgemeinen Rachitisbekämpfung. Die Ausschaltung abnormer Belastungseinflüsse, die jedoch nicht vorzuliegen brauchen, da schon unter der normalen Beanspruchung der Kiefer die zum offenen Biß führenden Deformierungen eintreten können, ist der zweite Faktor, der Beachtung erfordert. Leider ist die Mithilfe des Zahnarztes dabei nur in geringem Maße möglich, da die Kleinkinder nur ausnahmsweise zahnärztlicher Fürsorge unterstehen. Erfreulicherweise wird sie aber auch durch die aus ärztlichen Gründen nicht weniger gebotene Rachitisbekämpfung in weitem Maße ersetzt.

Kieferkompression mit konsekutiver Protrusion.

Als ätiologischen Faktor dieser zu den erworbenen Anomalien gehörenden Störung der Okklusion haben wir in erster Linie die Rachitis genannt. An dieser Stelle muß aber noch einmal wiederholt werden, daß die meisten zur klinischen Beobachtung gelangenden Anomalien nicht monokausal bedingt sind, sondern daß vielfach mehrere Umstände gleichzeitig oder auch nacheinander zur Deformierung der Kiefer und Zahnreihen beitragen. Das gilt auch ganz besonders für diejenigen Störungen der Okklusion, deren charakteristische Symptome die Kieferkompression und eine daraus folgende Protrusion sind.

In Fällen geringeren Grades weist das Gesicht äußerlich keine Merkmale auf, die sofort den Schluß auf das Vorhandensein einer Okklusionsanomalie und

794　Kieferorthopädie.

ihren Charakter zuließen. Sobald die Anomalie etwas stärker ausgebildet ist, sind aber auch im Gesicht charakteristische Veränderungen wahrnehmbar. Während die Kompression der Zahnreihen nur geringe, oft wenig auffallende Spuren in der Schmalheit der Gesichtsbildung zurückläßt, macht sich sowohl

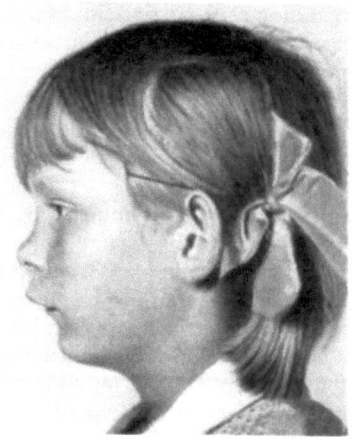
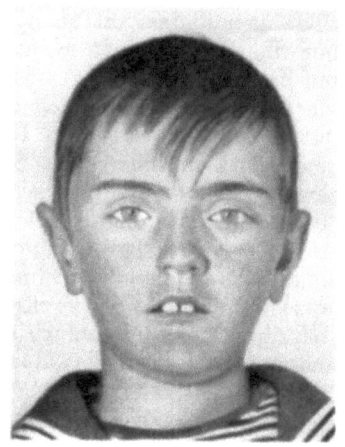

Abb. 773. Profilbild einer Kieferkompression mit konsekutiver Protrusion; leicht aufgeworfene Oberlippe, herabgepreßte Unterlippe und distal verlagertes Kinn.

Abb. 774. Aufhebung des Lippenschlusses durch eine Kieferkompression mit konsekutiver oberer Protrusion; Auseinanderdrängung der oberen Schneidezähne durch die Unterlippe.

die graduell zunehmende Protrusion im Oberkiefer wie die sich einstellende Distalverlagerung des Unterkiefers im Profil stärker bemerkbar. Da in der Regel beide Symptome zusammentreffen, lenken sie das diagnostische Urteil des Erfahrenen schon bei Beginn der Untersuchung in eine bestimmte Richtung. Durch die Protrusion der oberen Frontzähne wird die Oberlippe nach vorn

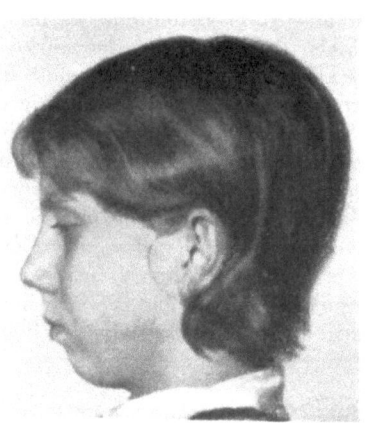
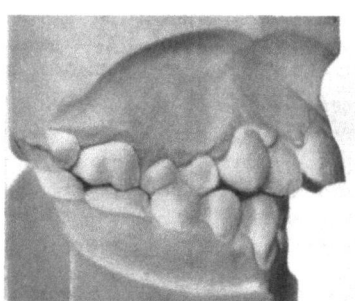

Abb. 775. Profilbild einer Kieferkompression mit konsekutiver Protrusion; fliehende Unterlippe und fliehendes Kinn.

Abb. 776. Kieferkompression mit konsekutiver Protrusion im Neutralbiß.

gedrängt. Von dem fast senkrechten normalen Verlauf nimmt sie eine nach vorn abweichende schräge Richtung an. Während sie normalerweise hinter der Glabellasenkrechten verläuft, wird sie bei stärkerer Protrusion der oberen Frontzähne von ihr geschnitten. Da der Mundschluß aufgehoben wird, unterliegt die Lippenmuskulatur der schon bei anderen Anomalien festgestellten Inaktivitätsatrophie. Die Oberlippe wird dünn und kurz. Die Schneiden der oberen Incisivi treten passiv über den Rand der Oberlippe hinaus und werden sichtbar. Zum Teil übertragen sie aber auch das Niveau der Kauebene, da ihrem Durchbruch mangels Zusammentreffens mit Antagonisten nicht rechtzeitig Einhalt geboten wird.

Die im Gefolge der Kompression sich einstellende Distalverlagerung des Unterkiefers äußert sich in einer nach dorsal verschobenen Stellung des Kinns. Wenn die komprimierende Wirkung auf die Kiefer nur verhältnismäßig kurze Zeit bestanden hat, kann die Distalverlagerung der Zahnreihe aber auch fehlen und da-

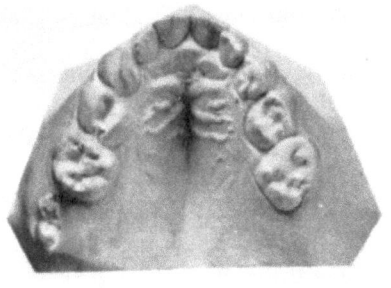

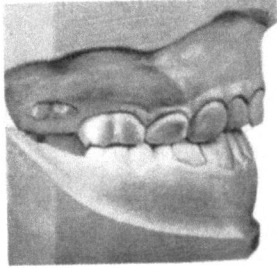
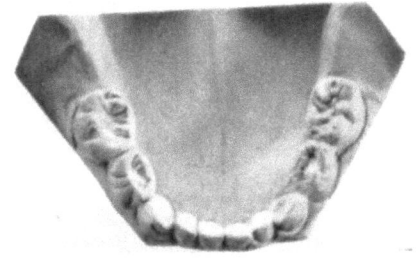

Abb. 777. Kieferkompression mit konsekutiver oberer Protrusion des Milchgebisses; Okklusion im Neutralbiß. (Vgl. Abb. 778.)

Abb. 778. Kieferkompression mit konsekutiver oberer Protrusion und frontalem Engstand des Milchgebisses; enger, hoher Gaumen. (Vgl. Abb. 777.)

mit ebenfalls die von der Verschiebung des Kinns nach rückwärts ausgehende Wirkung auf das Profil. Daß Übergangsstadien jeden Grades zur Beobachtung gelangen, bedarf nur der Erwähnung

Aus der Stellung des Unterkiefers zum Oberkiefer ergeben sich die verschiedenen Beobachtungen an der Unterlippe. Diese kann fast normalen Verlauf besitzen, bei voll ausgebildetem Distalbiß aber auch schräg nach distal vom Lippenrot zum Kinn ziehen und diesem fliehenden Charakter verleihen.

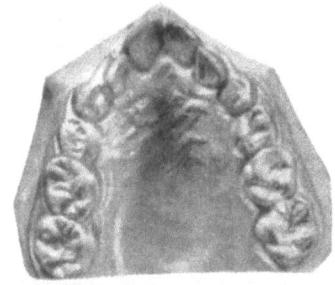

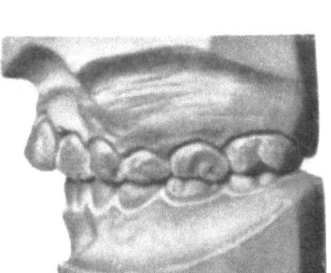
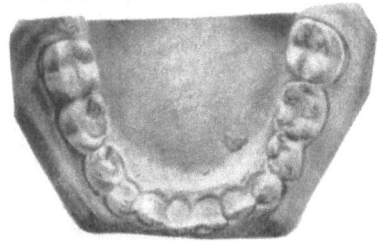

Abb. 779. Kieferkompression mit konsekutiver oberer Protrusion und frontalem Engstand; Sechsjahrmolaren im Höckerbiß. (Vgl. Abb. 780.)

Abb. 780. Kieferkompression mit konsekutiver oberer Protrusion und frontalem Engstand (spitzbogenförmige obere Zahnreihe). (Vgl. Abb. 779.)

Die Kinnlippenfurche ist dann fast verstrichen. Sobald sich die oberen Schneidezähne auf das Rot der Unterlippe stellen, wird die Unterlippe nach abwärts gedrückt und schräg nach vorn gepreßt. Die an der Grenze von Kinn und Unter-

Lippe liegende Ansatzstelle der Lippenmuskulatur hebt sich dann als tiefster Punkt einer stark ausgeprägten Kinnlippenfurche besonders deutlich ab, in gesteigertem Maße, wenn mit der während des Zahnwechsels sich einstellenden Distalverlagerung des Unterkiefers auch eine Bißsenkung eintritt, die sich am Profil in einer Verminderung der Untergesichtshöhe äußert. Hat die wechselseitige Druckwirkung zwischen oberen Schneidezähnen und Unterlippe schon längere Zeit bestanden, kann die als Folge der Kompression eingetretene Protrusion der oberen Frontzähne noch verstärkt werden. Letztere werden durch den Druck der Unterlippe schräg vorwärts gekippt. Hierbei wird der Engstand aufgehoben, und in hochgradigen Fällen bilden sich sogar zwischen den Schneidezähnen Lücken aus. Bei der Untersuchung des Gesichts von vorn kann als erstes Symptom der Okklusionsanomalie im Bereich der Zahnreihen daher die mit Lückenbildung einhergehende Protrusionsstellung der oberen Schneidezähne auf dem Rot der Unterlippe zur Beobachtung gelangen.

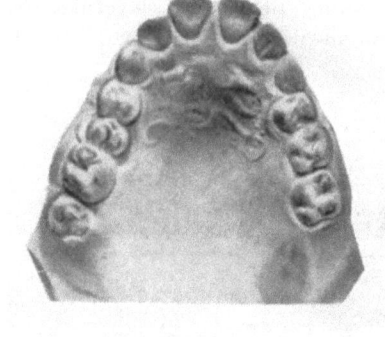

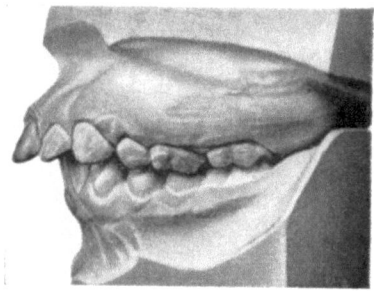
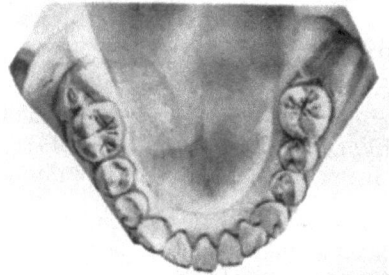

Abb. 781. Kieferkompression mit bimaxillärer konsekutiver Protrusion. (Der verspätete Ausfall des oberen zweiten Milchmolaren erklärt den Höckerbiß; nach seinem Verlust und dem Durchbruch der zweiten Prämolaren würde Distalbiß zu erwarten sein.)

Abb. 782. Kieferkompression mit bimaxillerer konsekutiver Protrusion.

In den bis an die Grenze des beginnenden Zahnwechsels reichenden Kinderjahren sind die im Gesicht wahrnehmbaren Folgen einer Kompressionsanomalie der Kiefer meist geringen Grades. In den Fällen, in denen noch vor dem Ausfall der Milchschneidezähne als Folge der Kompression eine Protrusion zur Ausbildung gelangt, sind aber die nach vorn gedrängte Oberlippe und der behinderte Lippenschluß nicht zu übersehende Merkmale.

Die bei der Untersuchung des Gebisses wahrnehmbaren Symptome der Anomalie sind im wesentlichen bereits bei der Besprechung der Ätiologie und Genese zur Darstellung gelangt. Hier sei nur nochmals hervorgehoben, bzw. ergänzt, daß die Okklusion in vollentwickelten Fällen in der Regel im Distalbiß steht (vgl. Abb. 671). Im Milchgebiß ist dagegen viel häufiger der Neutralbiß anzutreffen. In einem ziffernmäßig noch nicht anzugebenden Prozentsatz der Fälle bleibt aber auch nach dem Zahnwechsel der Neutralbiß bestehen. Kurz nach dem Durchbruch stehen die Sechsjahrmolaren nicht selten im Höckerbiß.

Die Kompression verleiht dem Zahnbogen des Oberkiefers verschiedene Konturen. Diese weichen je nach der Stellung der Schneidezähne voneinander ab, aber auch je nach dem Grad der Kompression im Gebiet der Prämolaren.

Im Bereich dieser Zahngattung erreicht die Kieferverengerung im Verhältnis zur normalen Breite des Zahnbogens jedoch stets ihren höchsten Wert. Zur weiteren Charakteristik der verschiedenen Zahnbogenformen sei auf die älteren Bezeichnungen der spitzbogenförmigen und omegaförmigen Kiefer verwiesen. Die transversale Annäherung der Schenkel des Zahnbogens aneinander verleiht dem Gaumengewölbe eine auffällige Höhe, solange der Engstand der Frontzähne aufrecht erhalten ist. Wenn die oberen Schneidezähne unter dem Druck der Unterlippe nach vorn oben gekippt werden, wird dieser Eindruck durch die schräge Stellung des Zahnfortsatzes allerdings wieder stark gemildert. Im Milchgebiß kann die spitzbogenförmige Gestalt der oberen Zahnreihe als die typische Deformation bezeichnet werden. Unter dem Einfluß der geringen Größe der Milchzähne und der innerhalb des Kiefers zur Entwicklung kommenden Kronen der bleibenden Schneidezähne gelangt der Engstand der Frontzähne nur selten in charakteristischer Weise zur Wahrnehmung.

Im Unterkiefer sind die Veränderungen der Zahnbogenform, wie bereits erwähnt worden ist, geringeren Umfanges, weil der massivere Unterkieferkörper den deformierenden Kräften weniger nachgibt. Die Einwärtskippung der Seitenzähne und die steile Stellung der Incisivi führt oft zu einer starken Abknickung des unteren Zahnbogens im Gebiet der Eckzähne. Oft ist aber die vertikale Stellungsveränderung der unteren Schneidezähne, die meist das Niveau der Kauebene erheblich überragen und vielfach bis zur Berührung mit der Gaumenschleimhaut gelangen, das einzige dem Auge sofort erkennbare Symptom einer Auswirkung der Kompression auf die untere Zahnreihe. In selteneren Fällen führt die transversale Verengerung des unteren Zahnbogens auch zu einer auf Kippung beruhenden Protrusion der unteren Schneidezähne.

Zur Zeit des Milchzahnbestandes sind die Auswirkungen der Kompression auf die untere Zahnreihe noch geringer als im Oberkiefer. Kurz vor dem beginnenden Zahnwechsel ist das Ausbleiben der Lückenbildung aber ein Symptom, das Beachtung verdient.

Den zahlreichen Variationen der Anomalie in einzelnen Zügen muß naturgemäß auch die Therapie Rechnung tragen. Das Behandlungsziel kann sowohl die normale wie die gesicherte Okklusion sein.

Bis zum beendigten Durchbruch der bleibenden Schneidezähne wird das Behandlungsziel mit seltenen Ausnahmen immer die normale Okklusion sein. Aber auch im späteren Alter bestimmt sie noch oft den Weg der Therapie. In Fällen, in denen Distalbiß besteht mit protrudierten oberen Schneidezähnen und vor der Profilsenkrechten liegenden Oberlippe, in denen aber das Kinn eine annähernd normale Lage zum Profil einnimmt, ist es jedoch geboten, eine gesicherte Okklusion nach Opferung je eines Zahnes, meistens des ersten Prämolaren, in der rechten und linken oberen Zahnreihenhälfte anzustreben. Wenn es bereits zur Entwicklung starker vertikaler Anomalien im Bereich der Frontzähne gekommen ist, fordert die unerläßliche Kürzung der Incisivi aber eine so lange Behandlungsdauer, daß auch alle zur Herstellung einer normalen Okklusion notwendigen Zahnbewegungen ihr parallel laufen können. Man darf sich allerdings nicht der Tatsache verschließen, daß die äußeren Umstände uns oft zwingen, durch Extraktion zweier Zähne im Oberkiefer einen Weg einzuschlagen, der uns eine kosmetische Verbesserung des Profils beschert, auch wenn das Behandlungsresultat nicht allen Anforderungen gerecht wird. Wenn der Umfang der orthopädischen Behandlung durch Extraktionen eingeschränkt werden kann, eine kosmetische Verbesserung zu erwarten ist, und die Gefährdung des Gebisses durch Beseitigung des die Caries begünstigenden Frontzahnengstandes behoben werden kann, wird die orthopädische Behandlung in Verbindung mit Zahnextraktionen als eine gerechtfertigte Methode anerkannt werden müssen.

Therapeutisch bieten sich also folgende Möglichkeiten: Bißausgleich auf funktionskieferorthopädischem Wege, wie er oben bereits beschrieben wurde, Umbau des Kiefers und des Gelenkes. Bewegung der Zähne durch funktionelle Kräfte mittels des F.K.O.-Gerätes, langsame Dehnung des Kiefers durch die in den Apparat eingebaute Schraube.

Versagt die funktionelle Therapie infolge Nervosität des Kindes, Interesselosigkeit, ungünstiger häuslicher Umgebung, ungeeigneten Reaktionstyps (die Entscheidung fällt in den ersten Monaten der Behandlung), so ist der Übergang zur aktiven Therapie notwendig. Dehnplatten nach A. M. SCHWARZ mit schiefer Aufbißfläche in der oberen Platte zur Vorschubbewegung des Unterkiefers und Bißausgleich, Labialbogen zur Retrusion der oberen Front sind die Apparate der Wahl. Erweisen sich abnehmbare aktive Apparate ebenfalls als ungeeignet, da sie nicht regelmäßig getragen oder unsachgemäß behandelt werden, so müssen festsitzende Apparate zur Verwendung gelangen.

Bei dem geschilderten Krankheitsbild pflege ich, soweit es das Profil gestattet, den Unterkiefer in seiner Distallage zu lassen und nur den Oberkiefer zu behandeln. Der erste Prämolar rechts und links wird extrahiert, beide Eckzähne sofort anschließend mit einem an allen vorhandenen Oberkieferzähnen abgestützten Lingualapparat mittels Fingerfederchen nach distal in die Extraktionslücken bewegt. Die Eckzähne haben sehr kräftige Wurzeln, ihre Bewegung bedarf intensiver stationärer Verankerung des Apparates. Deshalb darf die Retrusion der oberen Schneidezähne erst in Angriff genommen werden, wenn die distalbewegten oberen Eckzähne mit den 2. oberen Prämolaren Kontakt erreicht haben, der Lingualapparat wird jetzt gekürzt und hält die oberen Eckzähne durch zwei sie mesial berührende Dorne in Retention. Mit einem aktiven, 0,7 mm starken Außenbogen, der in 2 Kanülen von 0,9 mm gleitet, die an den Ankerbändern für 6|6 angelötet sind, gelingt die Retrusion der oberen Schneidezähne mit zarten Kräften. Die aus ihren Alveolen infolge mangelnden Gegenbisses emporgewachsenen unteren Frontzähne werden in die normale Okklusionskurve zurückbewegt, sobald sie mit der oberen Front in Okklusion kommen. Eine Retentionszeit von etwa einem Jahr schließt sich an.

Wird die Extraktion von 4|4 nicht gestattet, oder ist sie nicht zulässig, weil das Profil anstatt Retrusion der oberen Front ein Vorziehen des distal verlagerten Unterkiefers verlangt, so werden, falls die F.K.O.-Therapie oder die Behandlung mit aktiven Platten aus den oben dargelegten Gründen sich bereits als unmöglich gezeigt hat, festsitzende Apparate mit intermaxillären Gummizügen eingesetzt. Als Bandmaterial wird 0,15 mm starkes Edelmetall- oder Stahlband verwendet und mit größter Sorgfalt die Bänder adaptiert. Sie dürfen den Biß nicht stören, sollen aber andererseits auch über die Kaufläche hinübergreifen, um nicht nach längerem Tragen abzusinken und das Zahnfleisch zu reizen. Der untere Rand darf über die physiologische Zahnfleischtasche nicht hinausgehen.

Die Lutschprotrusion.

Der bei dieser Okklusionsanomalie zu erhebende Befund der nach vorn auseinandergedrängten oberen Schneidezähne verleiht in voll entwickelten Fällen dem Gesichte der Patienten die entsprechenden Züge. Die Oberlippe steht schräg nach vorn vor der Profilsenkrechten. Die durch Lücken getrennten oberen Incisivi werden oft auf dem Rot der Unterlippe sichtbar. Das Kinn nimmt meistens die normale Stellung zum Profil ein. Nur wenn die Anomalie ausnahmsweise in den Distalbiß übergegangen ist, kann auch das Kinn nach dorsal verlagert sein. Bei Fällen, die noch in der Entwicklung stehen, insbesondere bei Anomalien des Milchgebisses, sind die äußerlich erkennbaren Merkmale oft geringen Grades. Am ersten wird der Saum der Oberlippe vor den der Unterlippe gedrängt, so daß bei zwangslosem Lippenschluß der stufenförmige Absatz der Oberlippe gegenüber der Unterlippe wahrnehmbar ist (Abb. 783, 784).

Die am Gebiß festzustellenden Veränderungen sind in genetischem Zusammenhang ausreichend beschrieben worden und bedürfen hier keiner Ergänzung mehr.

Therapeutisch ist die Herstellung der normalen Okklusion so gut wie immer als Behandlungsziel zu wählen, wenn nicht außer der Unart des Lutschens noch andere Faktoren (vorzeitige Zahnentfernungen) zur Entwicklung der Okklusionsanomalie beigetragen haben. Die Dehnung der oberen Zahnreihe ist dann die wichtigste Maßnahme. Nach ausreichender Verbreiterung des Oberkiefers bereitet die Retrusionsbewegung der oberen Frontzähne keine Mühe. Sie wird durch den Druck der Oberlippe unterstützt, wenn die Unart des Lutschens abgelegt ist. Das ist für die Behandlung die wichtigste Voraussetzung. Ist sie erfüllt, gelangen viele noch in der Entwicklung stehenden

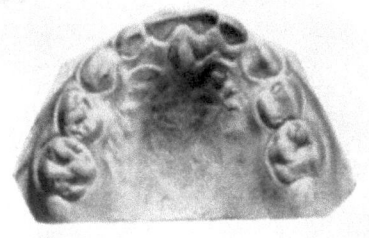
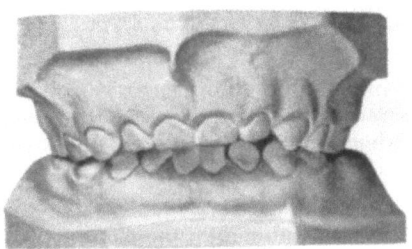
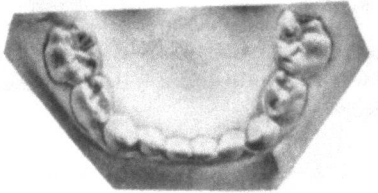

Abb. 783. Lutschprotrusion mit vertikaler Deformierung der oberen Zahnreihe.

Abb. 784. Lutschprotrusion: Lücken zwischen den oberen Frontzähnen, Asymmetrie der Zahnbögen.

Lutschprotrusionen sogar ohne mechanische Nachhilfe durch orthodontische Apparate zur Ausheilung. Prophylaktisch ist daher die Bekämpfung des Lutschens von größter Wichtigkeit. Es gibt allerdings kein Mittel, das sicher zur Erreichung dieses Zieles führt. Alle Hindernisse, die der Ausübung der Angewohnheit entgegengestellt werden (Einbinden der Hände in Beutel, Verhinderung der Armbeugung durch Einnähen von Drahtgestellen in die Ärmel des Nachtgewandes, Verbinden beider Hände durch ein unter dem Rücken durchgeführtes Band usw.) werden von den kleinen Patienten vielfach überwunden. Abschreckungsversuche (Bestreichen des Lutschfingers mit bitterschmeckenden oder färbenden Substanzen) wirken in der Regel nur vorübergehend.

Im Unterkiefer sind die nach lingual gekippten Schneidezähne aufzurichten. Eine ausnahmsweise erforderliche Verkürzung der Schneidezähne und Beseitigung des Distalbisses geschieht nach den gleichen Richtlinien, wie sie für die Kieferkompression mit konsekutiver Protrusion gegeben worden sind.

Der obere Schneidezahnrückstand.

Eine Anomalie, die verhältnismäßig leicht zu behandeln ist, ist der Rückstand der oberen Schneidezähne, die also hinter den unteren okkludieren, so daß teilweise der Anschein einer Progenie entsteht. Am einfachsten ist die Therapie, wenn die Anomalie in der Entwicklung begriffen ist, im 6.—8. Lebensjahr. Sehr zweckmäßig ist die Verwendung einer schiefen Ebene, die auf die unteren Schneidezähne aufzementiert wird. Auf ihr gleitet der obere Schneidezahn leicht in die normale Okklusion. Ist der Rückstand eines oder aller vier Schneidezähne sehr ausgeprägt und würde durch eine schiefe Ebene der Biß zu weit gesperrt werden, so müssen die zurückstehenden Schneidezähne mit Lingualfederchen (SCHWARZsche Platte oder Lingualapparat nach KORKHAUS) vorbewegt werden, bis sie mit den unteren fast in Kopfbiß stehen. Wird jetzt eine schiefe Ebene unten eingesetzt, so vollzieht sich die Normalokklusion ohne weitere Schwierigkeiten (Abb. 785, 786).

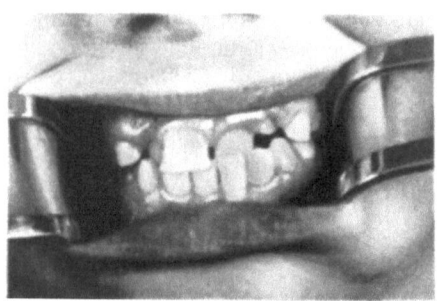

Abb. 785. Rückstand von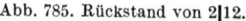

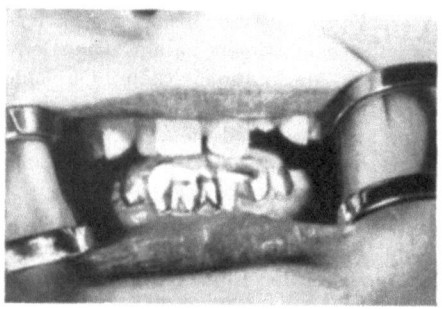

Abb. 786. Schiefe Ebene zur Behandlung des oberen Schneidezahnrückstandes auf den unteren Frontzähnen aufzementiert.

Anstatt der schiefen Ebene, die auf den unteren Schneidezähnen aufzementiert ist, kann auch der Aktivator oder die SCHWARZsche Platte verwendet werden. Nur durch Erfahrung kann entschieden werden, welchem Apparat der Vorzug zu geben ist.

Die Okklusionsanomalien nach vorzeitigen Zahnentfernungen.

Die genetische Beschreibung der durch vorzeitige Zahnentfernungen hervorgerufenen Okklusionsanomalien hat uns gelehrt, daß die Störung der Okklusion zu sehr verschiedenen Bildern führen kann je nach dem Zeitpunkt und nach dem Ort der Extraktion. Alle Anomalien, deren Entstehungsursache in vorzeitigen Zahnentfernungen zu suchen ist, haben aber miteinander gemein, daß

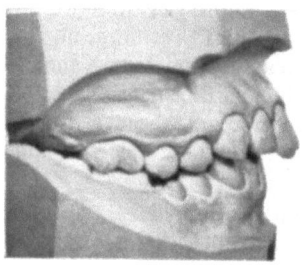 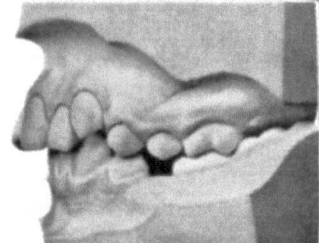

Abb. 787. Unterer Schneidezahnrückstand.

das Kieferwachstum in der Kieferhälfte, in der die Extraktion ausgeführt worden ist, eine Hemmung erfährt. Der Grad der Wachstumshemmung ist verschieden je nach der Zeit, in der sich die Hemmung noch auswirken kann, d. h. nach dem Zeitraum, der zwischen der Vornahme der Extraktion und der Beendigung der normalerweise unter dem Reiz des am Ende der Zahnreihe durchbrechenden Zuwachszahnes erfolgenden Kieferverlängerung liegt.

Als typische Bilder haben wir den oberen bzw. unteren Schneidezahnrückstand, die scheinbare Progenie bzw. scheinbare Prognathie kennengelernt, Anomalien, die vor allem nach sehr frühzeitiger Entfernung beider Sechsjahrmolaren im Ober- bzw. Unterkiefer zur Ausbildung gelangen, während die einseitige Zahnentfernung die Verschiebung der Mittellinie der Zahnreihe in diesem Kiefer nach der Extraktionsseite zu nach sich zieht.

Die Hemmung des Längenwachstums kann aber auch bei einseitiger, sehr frühzeitiger Extraktion bereits eine so starke Verkürzung des Kiefers nach sich ziehen, daß die Stellung der oberen und unteren Schneidezähne zueinander eine Progenie bzw. eine Prognathie vortäuschen kann.

Da die Hemmung des Längenwachstums eines Kiefers die relative Lage beider Kiefer zueinander in gleicher Weise beeinflußt wie die Überentwicklung der Länge des anderen Kiefers, sind auch die Veränderungen des Profils der Patienten im Bereich der Mundpartie in der Stellung der einzelnen Profilelemente zueinander in beiden Fällen die gleichen. Bei der Prüfung der gesamten Profillinie ergibt sich aber aus der Stellung der Oberlippe und des Kinns zur Profilsenkrechten vielfach doch bereits ein Hinweis darauf, ob eine Progenie bzw. eine obere Protrusion vorgetäuscht wird, oder ob sie wirklich besteht. Die Untersuchung des Zahnbestandes kann aber manchmal erst sicheren Aufschluß über den wahren Charakter der Anomalie geben.

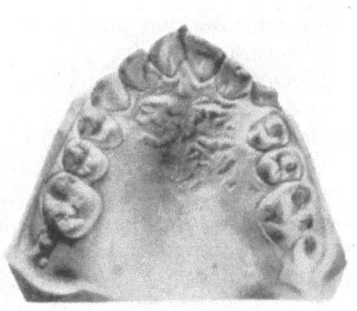
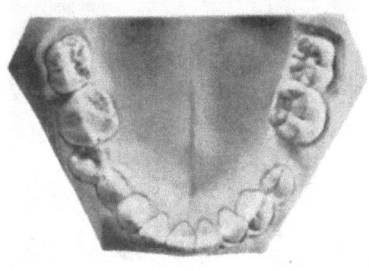

Abb. 788. Die Verkürzung des unteren Zahnbogens durch vorzeitige Milchzahnentfernung in ihrer Folgewirkung auf den oberen Zahnbogen. (Vgl. Abb. 787.)

Als wichtigste Folge vorzeitiger Milchzahnentfernungen ist noch der *Eckzahnhochstand* genannt worden. Bei geschlossenem Munde ist diese Anomalie meistens

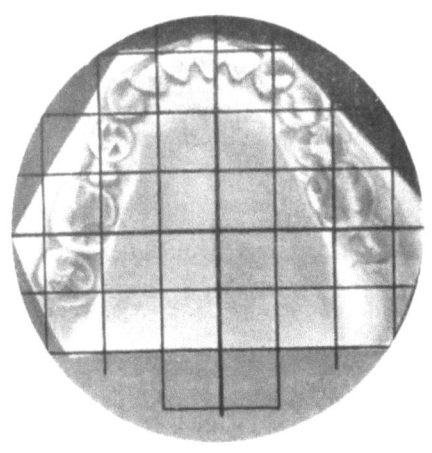
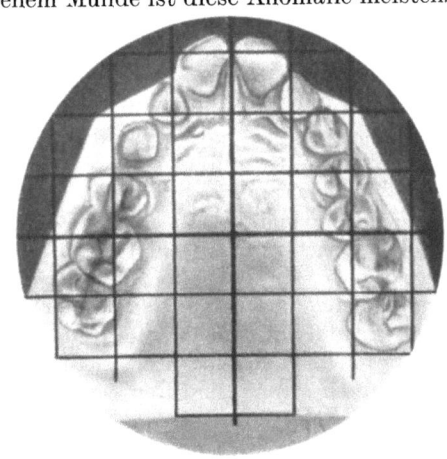

Abb. 789. Verschiebung der Mittellinie und sagittale Asymmetrie der Zahnstellung nach linksseitiger vorzeitiger Milchzahnentfernung.

Abb. 790. Sagittale Asymmetrie der Zahnstellung nach vorzeitiger rechtsseitiger Milchzahnentfernung.

noch nicht erkennbar. Beim Sprechen und Lachen stört sie aber die Harmonie des Gesichts oft stärker als manche Anomalien, die mit wahrnehmbaren Veränderungen des Gesichts einhergehen.

Für die Therapie ergeben sich 4 Möglichkeiten:

1. Dehnung der Kiefer mit aktiven Plattenapparaten nach A. M. SCHWARZ. Sobald genügend Platz vorhanden ist, wächst der Eckzahn von selbst in den Zahnbogen hinunter, oder er wird durch den in der Platte eingebauten Labialbogen heruntergeleitet

2. Sehr häufig wird der erste Prämolar extrahiert, und der Eckzahn durch ein in der SCHWARZschen Platte befestigtes Fingerfederchen (0,6 mm) heruntergeliert.

3. Selten wird der seitliche Schneidezahn entfernt, und der Eckzahn an seine Stelle geleitet. Der seitliche Schneidezahn gehört zur Harmonie des Frontzahnbogens. Er wird nur dann extrahiert, wenn er cariös ist, wenn der Eckzahn direkt über ihm labial durchbricht und der seitliche Schneidezahn eventuell bereits hinter den unteren Frontzähnen okkludiert.

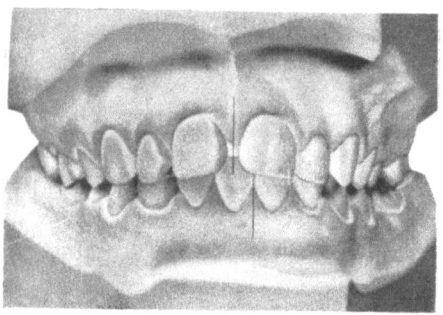
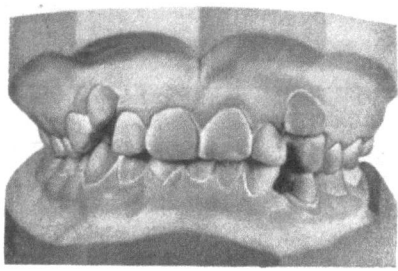

Abb. 791. Verschiebung der Mittellinie nach vorzeitigem linksseitigem unteren und rechtsseitigem oberem Milchzahnverlust.

Abb. 792. Eckzahnhochstand als Folge vorzeitigen oberen Milchzahnverlustes; Verschiebung der Mittellinie der unteren Zahnreihe als Folge vorzeitigen unteren linksseitigen Milchzahnverlustes. (Vgl. Abb. 793 u. 794.)

4. Zur Extraktion des anomal durchbrechenden Eckzahnes entschließt man sich nur dann, wenn bei älteren Patienten er weit oberhalb der Zahnreihe durchbricht, wenn zwischen seitlichem Schneidezahn und erstem Prämolaren bereits dichter Kontakt besteht, und wenn der Patient die Extraktion aus wirtschaftlichen oder anderen Gründen der Behandlung mit Apparaten vorzieht.

Da der ätiologische Faktor der zu besprechenden Anomalien ein zahnärztlicher Eingriff ist, muß bei dieser Gruppe die Erörterung der *Prophylaxe* derjenigen der Therapie vorangestellt werden. Es bedarf nur des Hinweises darauf, welche Bedeutung die *Cariesbekämpfung* für die Verhütung von Okklusionsanomalien besitzt und welche große Rolle in kieferorthopädischer Beziehung auch die *konservierende Behandlung des Milchgebisses* spielt. Es sei in diesem Zusammenhang besonders hervorgehoben, daß nicht nur die Extraktion von Zähnen, sondern auch die Aufhebung der Kontakte der Milchzähne untereinander durch Approximalcaries bereits zur teilweisen Ausschaltung des Wachstumsdrucks der Zuwachszähne führen kann. Im Interesse der orthopädischen Prophylaxe müssen auch bei Kindern alle Mittel der Zahnheilkunde erschöpft sein, bevor zur Zange gegriffen wird. Wenn aber die Extraktion eines Zahnes im kindlichen Kiefer unvermeidlich ist, muß dafür gesorgt werden, daß auch dann die Auslösung einer störenden Okklusionsanomalie vermieden wird. Hierbei kommen zwei Möglichkeiten in Betracht: Wenn ein Zahn innerhalb der Zahnreihe entfernt werden muß, kann die Kontaktunterbrechung zwischen den vorhandenen Zähnen durch Einschaltung einer künstlichen Verbindung behoben werden. Schon ein Draht, der an einem der Lücke benachbarten Zahne mittels eines Ringes befestigt wird, und sich an den auf der anderen Seite der Lücke stehenden Zahn anlegt, kann diesen Zweck erfüllen. Hat der zu extrahierende Zahn am Ende der Zahnreihe gestanden, besteht dagegen keine Möglichkeit, diesen Weg zu beschreiten. Eine Störung des Längenwachstums in dieser Zahnreihe ist also unvermeidlich. Dann kann aber wenigstens erreicht werden, daß nicht auch das Ineinandergreifen der Glieder der beiden Zahnreihen noch eine Störung erfährt, indem in derselben Kieferhälfte auch im Gegenkiefer der homologe Zahn extrahiert wird, mit anderen Worten, es kommen die Maßnahmen in Betracht, die unter dem Begriff der „systematischen Extraktion" seit langem zusammengefaßt worden sind, deren Handhabung aber im Laufe der Zeit einer Wandlung unterworfen gewesen ist. Es tritt dann zwar eine Verschiebung der Mittellinie nach der Extraktionsseite zu ein. Da sie in beiden Kiefern erfolgt, ist sie aber nicht in störender Weise auffällig, und selbst die eintretende Kieferverkürzung wirkt sich nicht so

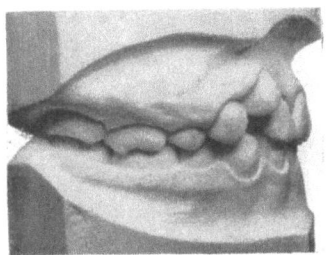
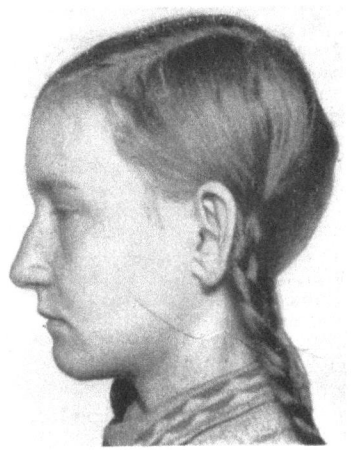

Abb. 793. Eckzahnhochstand; Okklusion der Molaren im Neutralbiß. (Vgl. Abb. 792 u. 794.)

Abb. 794. Normale Profilbildung trotz Eckzahnhochstandes. (Vgl. Abb. 792 u. 793.)

nachteilig auf das Gesicht aus, daß daraus eine Kontraindikation für die Entfernung zweier homologer Zähne in einer Kieferhälfte abgeleitet werden könnte. Das ist selbst dann nicht der Fall, wenn in allen vier Kieferhälften je ein Zahn ausgezogen wird. Die Verkürzung des ganzen Untergesichts um etwa eine Prämolarenbreite ist insbesondere für Laien nicht bemerkbar. Wenn die Notwendigkeit zur Extraktion eines Zahnes gegeben ist, kann somit durch Entfernung homologer Zähne derselben Kieferhälfte oder durch die systematische Extraktion von vier Zähnen (insbesondere hypoplastischer Sechsjahrmolaren) der Entwicklung von Okklusionsanomalien vorgebeugt werden. Bei der systematischen Extraktion der Sechsjahrmolaren in der Periode des Zahnwechsels darf aber nicht übersehen werden, daß diese Maßnahme sehr leicht zur Bißsenkung (starkem Überbiß der Schneidezähne) führt. Sie sollte also nur dann in Betracht gezogen werden, wenn die Extraktion eines Zahnes nicht zu vermeiden und die Bißhöhe ausreichend gesichert ist.

Darüber ist oben bereits berichtet worden. Es ist nicht die Aufgabe dieses Lehrbuches, zu viele Einzelheiten der Therapie auf kieferorthopädischem Gebiet zu bringen. Hier wurden nur die wichtigsten therapeutischen Möglichkeiten besprochen. Wer sie beherrscht, wird in der Therapie der einfachen Anomalien erfolgreich sein. Es ist auffällig, daß bisher verhältnismäßig wenig Zahnärzte sich der Kieferorthopädie gewidmet haben. Vielleicht ist es eine Folge davon, daß sie nicht an allen Universitätsinstituten früher gelehrt wurde. Doch sei nicht vergessen, daß zur Kieferorthopädie eine besondere Neigung gehört, verbunden mit einem Einfühlungsvermögen in das Gemüt des behandelten Kindes. „Wenn Ihr's nicht fühlt, Ihr werdet's nicht erjagen" (Goethe).

Sachverzeichnis.

Abbeißen 131.
Abdruck, anatomischer 657.
— Funktions- 657.
Abdruckgips 658.
Abdrucknehmen bei gestützter Prothese 651.
— bei totalem Zahnersatz 656.
— mit Guttapercha 659.
Abkauung, verstärkte 213.
Absceß, chronisch-apikaler 294.
— dentaler Mark- 285.
— interradikulärer 326.
— paradentärer nach Wunschheim 331.
— perimandibulärer 288.
Abschleifung durch übertriebene Zahnpflege 215.
Abschrägung der Schmelzränder 514.
Adamantinom 487.
Adenoide Vegetation 730.
Adenom 479.
Agranulocytose 423.
Akromegalie 692.
Akrylate 522.
Aktinomykose der Kiefer 447.
Aktivator 706, 772.
Allgemeinerkrankungen und Zähne 497.
Alveole 97.
Alveolaratrophie diffuse 321, 334.
Alveolarfortsatz 8, 12.
— Arsenentschädigung 329.
— bakterielle Schädigung 330.
— Pathologie 328.
Alveolarpyorrhoe 309.
Alveolarrandatrophie 332.
Amalgame 517.
Ameloblasten 115.
Amputationsmethode 539.
Anachorese 263.
Anämie, perniciöse 421.
Anamnese 145.
Anästhesie 370.
— allgemeines 370.
— Flüssigkeit 371.
— Indikation 389.
— Komplikationen 389.
— Technik 376.
— terminale 377.
Anatomie der Zähne 55.
— mikroskopische 75.
Angina Ludovici 407.
Angiom 475.
Angle-Bogen 761.
— Klassifikation 749.
Ankerband 764.
Ankylose des Kiefergelenks 463, 703.
Anodontie 56.
Anomalien der Zähne 178.
— einzelne Zähne betreffend 180.
— Größe und Form 179.
— Wurzelgröße 181.
— Wurzelzahl 180.
— Zahnzahl 183.

Antrumempyem 457.
Aphthen, Bednarsche 429.
Apposition, abnorme des Zements 266.
Approximalflächen 514.
Approximalfüllungen 514.
Arsen 250.
— parodontitis 277.
— trioxyd 534.
Arteria alveol. infer. 27.
— dentalis 28.
— facialis 26.
— incisiva 28.
— infraorbitalis 28.
— lingualis 25.
— mandibularis 27.
— maxillaris 26.
— mentalis 28.
— palatina descendens 28.
— — major 28.
— pterygopalatina 28.
Arterien der Pulpa 89.
Arthritis deformans des Kiefergelenks 463.
Artikulation, phonetische 138.
— bei totaler Prothese 663.
— der Zähne 123.
Artikulator 666.
— nach Balters 672.
— — Bonwill 666.
— — Fehr 669.
— — Gysi 667.
— — Hansen 669.
— — Schröder-Rumpel 668.
— — Trubyte 671.
Atrophie der Alveole 333.
— der Pulpa 255.
Auflageklammern 645.
Aufstellung der Zähne 673.
Auge und Zahn 493.
Augenwinkelfistel 293.
Avitaminose C 122.
— D 199, 202.

Backen, buccae 43.
Bakteriologie der Parodontitis 280, 282, 306
Bandapplikation 579.
Bandklammer 645.
Bandkrone 574.
— Modifikationen 583.
— Stumpfpräparation 576.
Bandstiftkrone 593.
— Anwendung 593.
— Modifikationen 594.
— Vorbereitung 593.
Basisbrücke 602.
Bednar'sche Aphten 429.
Behandlung, orthodontische 757.
— Art 761.
— Plan 760.
— Ziel 757.
Beläge 308, 397.
— harte 308.

Sachverzeichnis.

Beläge, weiche 398.
Bennet-Bewegungen 667.
Bewegung der Kiefer 122.
— der Zähne 766.
Biegungsbruch 433.
Bindegewebszyste der Pulpa 259.
Biß, offener 727.
Bißanomalien 720.
Bißnehmen 660.
— bei gestützter Prothese 651.
Bißplatte 660, 677.
Bißwall 660.
Bleisaum 409.
Bluterkrankungen 421.
Brückenanker 603.
— Indikation und Konstruktion des Brückenersatzes nach Art des — 624.
Brückenersatz 600.
— Behandlungsgang 630.
— Belastung 605.
— Elementarteile 600.
— einspannig 608.
— Indikation 603, 611.
— Konstruktion 603, 611.
— Kosmetik 621.
— mehrspannig 608.
— mehrzähnig 612.
— Sprachfunktion 621.
— zusammengesetzte 602.
Brückenfundament 601.
Brückenglied 612.
Brückenkörper 602, 619.
— Indikation und Konstruktion d. Brückenersatzes nach Art des — 619.
Brückenpfeiler 601.
Bügelprothese 645.
Bürsttechnik 561.
Bürzel 393.

Calcium-D-Redoxon 560, 563.
Calxylpaste 538, 541.
Campers'scher Gesichtswinkel 757.
Canalis infraorbitalis 12.
— mandibularis 9.
— mentalis 10.
— pterygopalatinus 12.
Canini 61.
Capistrum duplex 697.
— simplex 697.
Capitulum mandibulae 123.
Carcinom 481.
— der Haut 482.
— der Lippe 483.
— Metastase im Kiefer 481.
— der Schleimhaut 482.
Caries, akute 224.
— — des Dentins 232.
— — des Schmelzes 230.
— — des Zementes 236.
— chronische 237.
— Diagnose 502.
— flächenförmige 508.
— Klinik 500.
— penetrierende 502.
— Prophylaxe 509.
— Therapie 501.

Caries, unterminierende 502.
— Untersuchungsinstrumente 505.
— zirkuläre 502.
Carieszonen 234.
Carmichaelkrone 627.
Carotis externa 26.
— interna 25.
Cavum oris 39.
— proprium 39.
Cavitätenpräparation 503.
— Widerstandsform 510.
— Retentionsform 512.
Celluloid 683.
Cephalothorakopagus 391.
Cheilitis glandularis 428.
Chloraminspitzen RÖSCHEISEN 544.
Chlorose 422.
Chondrom 476.
Christensen-Artikulator 657.
— -Phänomen 657.
Chronisch-granulierende Periodontitis nach Partsch 291.
Coeloid Powder 693.
Commotio cerebri 695.
Compressio cerebri 695.
Condylenbahn 126.
— führung 666.
Contusio cerebri 695.
Corpus mandibulae 7.
Cystadenom 479.
Cyste follikuläre 485.
— fungöse 294.
— der Pulpa 259.
Cystenoperation 362.
— nach Partsch I 363.
— nach Partsch II 362.

Daueranästhesie 389.
Débris epitheliaux paradentaires 97.
Deckbiß 788.
Defekt keilförmiger 215.
Degeneration der Pulpa 253.
— amyloide 254.
— hyaline 254.
— kalkige 254.
— vakuoläre 253.
Dehnplatten 767.
Dehnschraube nach Ascher 767.
— nach Fischer 769.
— nach Rethmann 769.
Dekubitalgeschwür in der Oberlippe 175.
— an der Zunge 424.
Dentes decidui 71.
— permanentes 58.
Dentikel 259.
— freie 260.
— interstitielle 260.
— nachträglich entstandene 260.
— niedrigstehende 260.
— wahre 260.
— wandständige 260.
Dentin 55.
— Histologie 82.
— irreguläres 87.
— Kanälchen 83.
— Nerven 86.

Dentin, Odontoblastenfortsätze 82.
— sensibles 523.
Dentinempfindlichkeit 522.
Dentinkaries 233.
— chronische 237.
Dentitio difficilis des untern Weisheitszahnes 175.
Dentitio praecox der 1. Dentition 171.
—— praecox der 2. Dentition 174.
—— tarda der 1. Dentition 172.
—— der 2. Dentition 174.
Dentition 118.
—— erste 119.
—— —— Abweichung von der normalen Durchbruchszeit 171.
—— —— Störung im Befinden 172.
—— zweite 120.
—— —— Abweichung von der normalen Durchbruchszeit 174.
—— —— Störung im Befinden 175.
Dentitionskrankheiten 172.
Dermatosen 413.
Dermoidcysten 480.
Desensibilisierung der Pulpa 533.
— durch Anästhesie 533.
—— durch Nekrotisierung 534.
Devitalisierung der Pulpa 534.
Diabetes mellitus 423.
Diagramm nach Herbst 754.
Diastema 789.
—— echtes 791.
Diathermie 295, 447.
Diazonien 76.
Discus articularis 123.
Dislokation bei Frakturen 434.
Distalbiß 733, 749.
Doppelmißbildungen 391.
Drahtklammern 645.
Drehmoment bei Brückenpfeilern 612.
Dreipunktartikulator 667.
Durchbruchsstörungen 162, 171.
—— während der 1. Dentition 171.
—— —— —— 2. Dentition 174.
Durchbruchszeiten 120.
Dysostosis cleidocranialis 191.

Eckzahnhochstand 726.
— Therapie 801.
Einlagefüllungen 626.
Einspeichelung der Nahrung 135.
Einzelmißbildungen 391.
Eiweißumsatz, spezifisch-dynamischer 311.
Elbrechtschiene 714.
Endpfeilerbrücken 602.
Entfernung gesunder Nachbarzähne bei Extraktion 343.
Entzündung, chronisch granulierende der Wurzelhaut 291.
— progressive Form 291.
—— stationäre Form 292.
Epignathus 391.
Epithelansatzverschiebung 316.
Epithelkörperchen 169.
Epithelreste Malassez 110.
Epithelwurzelscheide 110.
Epulis 466.

Epulis fibromatosa 68.
— gigantocellularis 469.
— granulomatosa 468.
Erbfaktor 721, 725.
Ernährung, Bedeutung für die Zähne und deren Durchbruch 162.
Ernst'sches Häkchen 701.
Ersatzdentin 87.
Ersatzleiste 103, 114.
Ersatzmaterial für Füllungen 516.
— Eigenschaften 516.
— füllungstechnischer Natur 517.
— funktioneller Natur 516.
— kosmetischer Natur 517.
Ersatzzähne, Entstehung 112.
Exostosen 474.
Expansion bilaterale 765.
Exstirpationsmethode 536.
Extension präventive der Kavität 511.
Extraktion 335.
— Indikation 335.
—— Instrumentarium 337.
— Normalwundheilung 340.
— Systematische 775.
— schwierige 350.
— Vorbereitung der Mundhöhle 340.
— vorzeitige 734.
Extraktionswundheilung 340.
— normale 340.
— gestörte 341.
—— —— durch Infektion 348.
—— —— durch Nachblutung 346.
—— —— durch Weichteilverletzung 343.

Faltenzunge 426.
Faserfortsatz Tomes'scher 115.
Faserknochen 99.
Fasern v. Korff 117.
Faulecke 429.
fausse route 280.
Federspreize, interoral nach Schuchardt 706.
Fensterkrone 626.
Fibroblasten 96.
Fibrom 472.
Filmhalter 152.
Fingerfederchen 765.
Finieren der Schmelzränder 514.
Fissurenkaries 231.
Fistelbildung 292.
Flächenkaries 231.
Fluor im Schmelz 75.
Foetor ex ore 399.
Fokalinfektion 497.
Fokaltoxikose 498.
folliculitis expulsiva 428.
foramen apicale, Pulpitisbeginn 248.
— infraorbitale 12.
— mandibulare 7.
— mentale 6.
— Leitungsanästhesie 385.
fossa digastrica 8.
Fournierkrone 627.
Fraktur der Kiefer 342, 432.
Fraktur der Zähne 207, 301.
Frankfurter Horizontale 747.
Freiendbrücken 602.

Sachverzeichnis.

Freiendglied 608.
Freiendprothese 646.
frenulum labii infer. 43.
— labii super. 43.
— linguae 50.
Füllungskunde 516.
Füllungsmaterialien 517.
— nichtplastische 521.
— plastische 517.
Funktionsabdruck 657.
— Guttapercha 659.
— Löffel 658.
Funktionskieferorthopädie (FKO) 770.
— apparate 770.
— Behandlung 771.

Gameten 721.
Ganglion oticum 37.
— submandibulare 37.
Gangrän der Pulpa 261. 543.
— Behandlung 543.
Gaumen 44.
Gaumenabsceß 285.
Gaumenbein 19.
Gaumenmandel 53.
Gaumenspalte 394.
Gebiß als Ganzes 73.
Geißfuß 339.
Gelenkbahn 128.
Gelenkgrube 122.
Gelenkscheibe 123.
Genotypus 724.
Geschiebe nach Roach 443.
Geschmackssinn 142.
Gesichtsabguß 693.
Gesichtsfisteln 292.
Gesichtsprothesen 693.
— material 693.
Gesichtsspalten 392.
— quere 392.
Gesichtswinkel nach Campers 757.
Gestützte Prothese 632.
Gilmorereiter 642.
Gingivektomie 368.
Gingivitis marginalis 401.
— hypertrophicans 402.
— marginalis chronica 402. 561.
— — Therapie 562.
— simplex 401. 561.
— ulcerosa 403.
Gipsabdruck 658.
Gipsunterfütterungsabdruck 658.
Glabellalinie 747.
Glandula saliv. Parotis 52.
— sublingualis 53.
— submandibularis 53.
Glandulae parathyreoideae 169.
— salivales 52.
— — des Mundvorhofs 52.
Glossitis, Möller-Hunter'sche 422. 425.
— migrans 425.
— superficialis 424.
Gnathion 757.
Gnathostat 756.
Gnathostatik 755.
Goldersatzmetalle 522.

Goldfolie 521.
Goldschwamm 521.
Gonion 757.
Granulationsgeschwülste 446.
— riesenzellhaltige 469.
— zentrale 470.
Granulom apikales 292.
— epithelisiert 294.
— internes 257, 528.
Grenzgebiete 492.
Grübchen bei Rachitis 204.
Grundumsatz bei Parodontose 311.
Gumma 420.
Gummizug intermaxillär 702. 764.
Guttapercha 520.
— Abdruck 659.
Gysi-Artikulator 667.

Haarzunge 426.
Halbkrone nach Rank 628.
Halbretention 191.
Halbringstiftkrone 626.
Halteapparat 91.
Hammond'scher Drahtverband 698.
Hämangioma cavernosum 475.
— simplex 475.
Hämophilie 422.
Hasenscharte 392.
Hautkarcinom 482.
Hebel zur Zahnextraktion 339.
Hekolith 677.
Hemmungsmißbildungen 391.
— und Okklusionsanomalien 745.
Herbst'sches Diagramm 754.
Herpes labialis 414, 427.
— zoster 414.
Heterodontie 56.
Heterozygot 722.
Histogenese des Dentins 116.
— des Schmelzes 114.
— des Zements 117.
— des Zahnhalteapparates 116.
Höckerbiß 749.
Homoiodontie 56.
Homozygot 723.
Horizontale, Frankfurter 747.
Hülsenkrone 573, 625.
— bandlose 584.
— aus Metall 585.
— aus Porzellan 586.
Hutchinson-Zähne 200.
Hyperämie der Pulpa 240.
— peristatische 524.
— der Wurzelhaut 276.
Hyperästhesie des Zahnbeins 522.
Hyperzementose 266.
Hypophyse 168, 170.
Hypoplasien 199, 202.
— des Schmelzes 203.

Idiosynkrasie 413.
Incisivi 58.
Index nach Pont 753.
Induktionsstrom 262.
Infektion der Extraktionswunde 348.
— fokale 497.

Infraokklusion 754.
Immediatprothese 653.
Injektionsanästhesie 371.
- Flüssigkeit 371.
- Instrumentarium 375.
- Technik 376.
Innervation 31.
Interdentalraum 514.
Interkolumnarbrücke 78.
Interposition 695.
Interprismatische Substanz 75.
Intrauterine Einflüsse 720.
Irregulärdentin 87.

Jacketkrone 586.
Jackson-Klammer 646.

Kalk, kohlensaurer im Schmelz 75.
- phosphorsaurer im Schmelz 75.
Kalkstoffwechselstörung und ihre Folgen für die Zähne 201.
Kälteanästhesie 371.
Kanülen 375.
- bruch 390.
Kappenschiene bei Oberkieferbrüchen 704.
Karolyieffekt 305.
Kauakt 131.
Kauapparat, Kraftentfaltung 133.
Kaudruck 134.
Kauflächengestaltung 581.
Kaufunktion 121.
Kaumuskeln 22.
Kautschuk 679.
Kavität, Reinigung 514.
Kavitätenpräparation 503.
Keilförmiger Defekt 215.
Keilzange 339.
Keimdrüsen 170.
Kerrschlüsselstückmethode 650.
Kieferaktinomykose 447.
Kieferbewegungen 664.
Kieferbrüche 432.
- Oberkiefer 436.
- Unterkiefer 433.
Kieferentzündungen 442.
- spezifische 443.
- unspezifische 447.
Kieferersatz 679.
- Methoden 679.
Kieferfrakturenbehandlung 694.
Allgemeines 694.
- bei Alveolarfraktur 696.
- nach Hammond 698.
- nach Hauptmeyer 700.
- nach Kersting 700.
- bei Oberkieferbrüchen 702.
- nach Schröder 698.
- bei Unterkieferbrüchen 696.
Kiefergelenk 122.
— Erkrankungen 460.
Kiefergelenksknacken 461.
Kieferhöhle 14.
— Empyem 457.
- entzündliche Prozesse 457.
- Erkrankungen 456.
- Eröffnung durch Extraktion 345.

Kieferhöhle, traumatische Schädigung 456.
Kieferhöhle und Zyste 297.
Kieferklemme 462.
- orthopädische Behandlung 705.
Kieferknochen 6.
— Erkrankungen 432.
— traumatische Schädigung 432.
- — Entzündungen 442.
Kieferorthopädie 716.
- - Befund 746.
- Diagnose 746.
- — nach dem Modell 750.
Kieferorthopädie-Behandlung 746.
— allgemeine Grundlagen 746.
— Art 761.
- — mit Aktivplattenapparaten 766.
— - biologisch-mechanisch 762.
- — durch Extraktion 775.
— - mit Funktionskieferapparaten 771.
- — mit Lingualbogen 762.
— Plan 760.
— Zeitpunkt 778.
— Ziel 757.
Kieferorthopädische Bewegungen 780.
- - Dauer und Geschwindigkeit 780.
Kieferschußverletzung 438.
Kiefertuberkulose 450.
Kinnfistel 292.
Kippmeider 647.
Kippmoment bei Brückenpfeilern 612.
Kittsubstanz 58.
Klammern 644.
— Material 646.
Knochenmark-Entartung 332.
Kollaps 346.
Kompression der Kiefer 730.
- mit konsekutiver Progression 793.
Kondylenbahn 126.
Kondylenführung 666.
Konservierende Zahnheilkunde 500
Konstitution 313, 726.
Konstitutionsbiß 773.
Kontaktflächen 514.
- Aufbau 516.
- Lage der 515.
Kontaktpunkte 515.
Konturfüllung 514.
Kopfhaltung mit Okklusionsanomalie 739.
Kopfkappe 704.
Körnerschicht 86.
Kraftübertragung 761.
Kralle 339.
Kreuzbißstellung der künstlichen Zähne 673.
Kronenaufdrücker 580.
Kronenersatz 568.
— Berechtigung 568.
— Einteilung 573.
- Indikation 568.
- Methoden 572.
- Möglichkeiten 569.
- systematische Stellung 568.
Kronenring 579.
Krümmungsmerkmal 58.
Kunstharzbrücken 621.
Kunstharzstoffe 677.

Labialbogen 764.
Lachlinie 662.
Lamellen des Schmelzes 80.
Längerwerden der Zähne bei Parodontose 317, 324.
Leitungsanästhesie 386.
— Indikationsstellung 389.
— Komplikationen 389.
— am Oberkiefer 380.
— an der Schädelbasis 387.
— am Unterkiefer 383.
Leukämie 423.
— akute 423.
— myeloische 423.
Leukoplakie 415.
Ligamentum circulare 99.
— sphenomandibulare 25.
— stylomandibulare 23.
— temporomandibulare 24.
Ligaturen 698, 725.
Limbus alveolaris 98.
Linea mylohyoidea 7.
Lingua geographica 425.
— nigra 426.
— plicata 426.
Lingualapparatur 763.
Lingualbogen 762, 764.
Lingualbügel 648.
Lingualschloß 765.
Lingula 7.
Lipom 476.
Lippen labia 42.
— chronisch entzündliche Verdickung 428.
— Entzündungen 427.
— Verletzungen 427.
Lippenekzem 427.
Lippenfurchenleiste 106.
Lippenfurunkel 427.
Lippenkiefergaumenspalte 392, 394.
Lippenkieferrandspalte 392.
Lippenspalte 25.
Lockerung der Zähne bei Parodontose 324.
Löffelspreize bei Kieferklemme 706.
Logenabscesse 408.
Lokalanästhesie 370.
— Instrumentarium 375.
Luc Caldwell-Operation 459.
Lückenschmerz 349.
Lues der Mundschleimhaut 419.
— der Kiefer 452.
— Tertiärsymptom 420.
— ulcerosa 419.
Lüftung periapikal 287.
Lupus der Mundschleimhaut 416.
Lutschfolgen 741.
Lutschprotrusion 472.
— Therapie 798.
Luxation, orthopädische Behandlung 708.
— des Unterkiefers 343, 441.
— von Zähnen 343.
Lymphadenitis 281.
Lymphadenose 423.
Lymphangiom 476.
Lymphgefäße 30.
Lymphknoten 30.

Lymphoglandulae submaxillares 30.
— submentales 30.
Mahlzähne 66.
Makrocheilie 476.
Makroglossie 476.
Malassez'sche Epithelreste 110.
Mandibula 6.
— Ramus 6.
Markabsceß 285.
Massage bei Parodontose 327.
Maul- und Klauenseuche 412.
Maxilla 12.
M-B-Puder 541, 564.
Mediansymmetrieebene 731.
Melanosarkom 478.
Mendel'sche Gesetze 721.
Mesialbewegung 766.
Mesialbiß 749.
Metallplatten 677.
Metaplasie der Pulpa 255.
Methylenchlorid 514.
Mikulicz'sche Krankheit 431.
Milchzähne 56.
— allgemeines 71.
— Milcheckzähne 72.
— Milchmolaren 73.
— Milchschneidezähne 72.
— Schwund 112.
Milchzahnpersistenz 185.
— Okklusionsanomalien 744.
Milchzahnverlust, Folgen 738.
Mischgeschwülste 483.
Mißbildungen 391.
— im Bereich des Oberkiefers 391.
Modellsockler 751.
Molaren 66.
Molarenbildung 114.
Molekularpathologie 304.
Möller-Barlow'sche Erkrankung 422.
Monobloc 770.
Monophyodontie 56.
morbus maculosus Werlhof 422.
Mortalamputation 540.
Mumifikation der Pulpa 261.
Mundboden 51.
Mundbodenphlegmone 284, 407.
Mundbucht primitive 1.
Mundhöhle Anatomie 39.
— Bildung 1.
— Physiologie 121.
— Sinnesempfindungen 140.
Mundpflege 552.
Mundschleimhaut 41.
— Erkrankungen 400.
— spezifische Erkrankungen 411.
— unspezifische Erkrankungen 411.
— Verätzungen 401.
— Verbrennungen 401.
— Verletzungen 400.
Mundvorhof 39.
Muskelübung bei kieferorthopädischer Therapie 781.
Musculus biventer 22.
— buccinator 21.
— digastricus 23.
— geniohyoideus 22.

Musculus incisivi labii sup. et inf. 22.
— masseter 23.
— mentalis 21.
— mylohyoideus 22.
— nasalis 21.
— orbicularis oris 21.
— pterygoideus externus 24.
— pterygoideus internus 23.
— quadratus labii inferior. 20.
— — labii superior. 20.
— risorius 20.
— temporalis 23.
— triangularis 20.
— tensor veli palatini 46.
— zygomaticus 20.
Myelose 423.
Myxom 477.

Nachblutung 346.
Nachschmerz und Extraktion 349.
Nahrungsaufnahme 121. 137.
Nahrungseinspeichelung 135.
Nahrungsergreifen. Abreißen 121.
Nase und Zahn 492.
Nasenatmung, erschwerte 729.
Nasenersatz 693.
Nasenlaute 138.
Nekrose der Pulpa 261.
— trockene 261.
— faulige 261.
Nervus alveolaris mandibularis 34.
— alveolaris maxillaris anterior 33.
— — maxillaris medius 34.
— — — posterior 34.
— auriculotemporalis 35.
— buccalis 38.
— facialis 37.
— glossopharyngeus 37.
— hypoglossus 38.
— infraorbitalis 33.
— lingualis 35.
— masticatorius 34.
— maxillaris 33.
— mentalis 35.
— mylohyoideus 36.
— ophthalmicus 32.
— trigeminus 32.
— zygomaticus 33.
Neumann'sche Scheide 83.
Neumann-Widman'sche Operation 369.
Neurom 477.
Neutralbiß 749.
Nitrierer-Zahnschädigung 218.
Noma 407.
Notverband (Sauer) 697.
Novocain 372.

Oberflächenanästhesie 371.
Oberkiefer 12.
— Altersverschiedenheit 17.
— Dehnplatte 762.
— Rassenverschiedenheit 18.
Oberkieferfrakturen 436.
— Behandlung 437. 703.
Obturatoren 687.
— allgemeine Gesichtspunkte 687.

Obturatoren nach Froechels u. Schalit 693.
— des harten Gaumens 689.
— nach Warnekros-Suersen 690.
— des weichen Gaumens 690.
— Verankerung 690.
Odontoblasten 88. 116.
Odontom 490.
Offener Biß 727. 792.
Öffnungsbewegung 124.
Ohnmacht 346.
Ohr und Zahn 493.
Okkludator 651, 660.
Okklusion traumatische 309.
Okklusionsabdruck 581.
Okklusionsanomalien 720.
— Ätiologie 720.
— Genese 720.
— spezielle Therapie 783.
— Umwelteinflüsse 726.
— Vererbung 721.
Okklusionsanomalien und Konstitution 726.
— und lokale Ursachen 729.
— intrauterine Einflüsse 729.
— postembryonale Einflüsse 729.
— Anomalie der Zahnzahl 742.
— Hemmungsmißbildungen 745.
— Kopfhaltung 739.
— Lutschen 740.
— Milchzahnpersistenz 743.
— Nasenatmung erschwerte 729.
— Trauma 745.
— Zahnentfernung, vorzeitige 734.
— Zahnretention 745.
Okklusionsanomalien und Umwelteinflüsse 726.
Okklusionskurve 128.
Orbitalebene 755.
Orbitalsenkrechte 747.
Orthokreuz 752.
Ortonkrone 785.
Os incisivum 16.
— palatinum 19.
Osteodystrophia fibrosa 453.
Osteogenesis imperfecta 206.
Osteom 473.
Osteomyelitis der Kiefer 443.
— Auftreibung bei O. 446.
— bei Jugendlichen 445.
— Sequesterbildung 444.
Osteozementom 490.
Ostitis deformans Paget 454.
Ostitis, paradentäre nach Melchior 331.
Otalgia nervosa 493.

Paget'sche Krankheit 545.
Paladon 677.
Palapontkrone 586.
Palatum 44.
— durum 45.
— molle 45.
Panostitis periapicalis 284.
Pantocain 388.
Papilla incisiva 45.
Papillae linguae 47.
Papillom 479.
Paradentalpyorrhoe 309.

Paradentose, siehe Parodontose.
Paraformaldehyd 534.
Parallelität 631.
Parästhesien nach Injektion 390.
Paratyphus 725.
Parazonien 76.
Parodontitis acuta apicalis 283. 545.
— acuta marginalis 288, 546.
— chronica apicalis 288. 547.
— marginalis progressiva 299.
Parodontium 91.
— Pathologie 264.
Parodontose (Paradentose) 299.
— ätiologie (s. daselbst) 305.
— Behandlung (s. daselbst) 326, 576.
— Diagnose 320.
— Klinik 320.
— Pathohistologie 314.
Parodontoseaetiologie 305.
— Blutbeschaffenheit 310.
— Innere Krankheiten 313.
— Innere Sekretion 311.
— psychischer Faktor 312.
— Stoffwechselstörungen 311.
— Vitaminmangel 312.
Parodontosebehandlung 326, 556, 576.
— chirurgische 366.
— — Indikation 366.
— — Technik 369.
— innere Behandlung 560.
— konservierende Behandlung 556.
— lokalmedikamentöse Behandlung 557.
— lokale Reizbehandlung 560.
— mechanische Behandlung 557.
— Nachbehandlung 560.
— prothetische 713.
Parotismischtumoren 483.
Parotitis epidemica 431.
— sekundäre 432.
Parulis 284.
Passavant'sche Wulst 137, 691.
Penicillin 546, 550 564.
Perforation der Wurzel 280.
Pergamentknittern 298.
Perikymatien 80.
Perilymphadenitis 282.
Periodontium 94.
— Gefäßnervenspalten 96.
Periostitis bei Perlmutterdrechslern 329.
Persistenz der Milchzähne 185.
Pfeifenraucherkrebs 482.
Pfeilerbeanspruchung bei Brücken 610.
Pfeilersystem 611.
Pfeilklammern 762.
Phänotypus 725.
Phosphatase 163.
Phosphatzemente 518.
Phosphornekrose 328.
Photostatik 755.
Pink spots 528.
Pionierpilzzone 236.
Plattenersatzbasis 677.
Platysma 19.
Plexiglas 773.
Plexus pterygoideus venosus 29.
Polyphyodontie 56.

Pont-Index 753.
Pontics 623.
Porion 755.
Porzellanflachzähne 592.
Porzellankörperzahn 591.
Porzellanmantelkrone 587.
Praedentin 116.
— zone 116.
Praeemail 115.
Praemolaren 62.
Präparationsgesetz bei Caries 505.
Praevalenzregel 723.
Primäraffekt der Lippe 418.
Profilbild bei Bißanomalien 718.
Progenie 783.
— Behandlung 761 ff.
— falsche 736.
Prognathie 786.
— Behandlung 761 ff.
Progressive marginale Parodontitis 299.
— Ätiologie 305.
— Behandlung 326, 576.
— Diagnose 320.
— Klinik 320.
— Pathohistologie 314.
Proteolytiker 222.
Prothese, gestützte 632.
— Artikulation 653.
— Behandlungsgang 649.
— Fundament 637.
— Indikation 632.
— Konstruktion 637.
— Modelle 650.
— Pfeiler 638.
— Verankerung 641.
Prothese totale 654.
— Abdrucknehmen 656.
— Artikulation 663.
— Aufstellen der Zähne 673.
— Bißnahme 660.
— Einprobe und Ablieferung 674.
— Funktion 675.
— Grundlage, biologische 678.
— Indikation 654.
— Mundvorbereitung 655.
— Unterricht im Gebrauch 676.
— Zahnauswahl 662.
Prothesenkörper 639.
— Konstruktion 639.
Prothetik, zahnärztliche 565.
— Umfang und Gliederung 565.
Protrusion 732.
Protuberantia mentalis 6.
Pseudarthrose 440, 443.
Pulpa 87.
— Capillaren 90.
— Gefäße 89.
— Histologie 87.
— Nerven 91.
— Randpartie 80.
Pulpaatrophie 255.
Pulpadegeneration 252.
Pulpadesensibilisierung 533.
— durch Druckanästhesie 533.
— durch Injektion 533.
— durch Kontaktanästhesie 533.

Pulpadesensibilisierung
  durch Leitungsanästhesie 533.
Pulpadevitalisierung 534.
Pulpaerkrankungen 237, 523.
  - Therapie 531.
Pulpagangrän 261, 543.
  -- Behandlung 543.
Pulpagranulom, internes 527.
  -- externes 528.
Pulpahyperämie 240.
Pulpahyperämie, peristatische 524.
Pulpametaplasie 255.
Pulpanekrotisierung 533.
Pulpapolyp 245.
Pulpaschädigung auf chemisch-toxischer Grundlage 250.
Pulpatod 261, 530.
Pulpatumoren 257.
Pulpazyste 259.
Pulpitis 237, 524.
  - acuta partialis 241.
    -- serosa partialis 525.
       totalis 525.
    - serosa totalis 241.
    -- purulenta 526.
  - chronica alterativa 527, 528.
    -- aperta 245, 528.
    - clausa 244, 527.
    -- granulomatosa 527.
    -- purulenta 526.
    -- ulcerosa 528.
  auf atypischem Weg entstandene 529.
  - am foramen apikale beginnend 248.
  - hämatogen bedingt 248.
  - auf infektiöser Grundlage 239.
  - auf traumatischer Grundlage 249.
Pulpitisausgänge 530.
Pulpitisbakteriologie 248.

Querstreifung der Prismen 79, 230.

Rachenmandel 54.
Rachenring lymphatischer 53.
Rachitis 727.
Rank'sche Halbkrone 628.
Ranula 417.
Raphe 45.
Recessiv 722.
Reflex 144.
Regio ramifikationis 58.
Regulierung orthodontische 762.
Reinfektion 544.
Replantation 359.
  -- Indikation 359.
  - Prognose 361.
  - Technik 360.
  - Vorbereitung 360.
Resektionsprothesen 680.
  - allgemeines 680.
  - des Oberkiefers 681.
  - des Unterkiefers 683.
Resilienz 671.
Resilienzgelenk 646.
Resonanten 138.
Resorption der Milchzähne 113.
  - - bei lebender Pulpa 273.
  - des Zementes 270.

Resorptionsorgan 113.
Retention 188.
  - - nach Behandlung 781.
  - chirurgisch-orthopädische Behandlung 787.
  - und Okklusionsanomalien 745.
  -- Resorption und Apposition bei - 190.
Retentionsdauer 782.
Retentionsform der Kavität 512.
Retentionsstellen 501.
Retentionszyste 430.
Rethmann-Dehnschraube 770.
Retziusstreifen 79.
Rhinolalia clausa 693.
Richtzahlen 754.
Riesenzellensarkom 477.
Ringmaß 580.
Ringmutterdrahtverband 700.
Ringverankerung 626.
Roach-Kugelkanülengeschiebe 642.
Röntgenaufnahmen 148.
  - - -deutung 155.
  -- extraoral 153.
  - intraoral 149.
  - Oberkiefer 150.
  -- stereoskopische 154.
  - - Technik 150.
  - - Unterkiefer 151.
Röntgenologie 146.
  - Apparatur 147.
Röntgenröhre 148.
Röntgenstrahlen, Härte 146.
  - schädigende Wirkung 161.
  - therapeutische Wirkung 160.
  - Wesen 147.
Röntgentherapie 160, 550.
Rosaflecken 528.
Roseola syphilitica 419.
Rückkreuzung 724.
Rückschubbewegung 125.
Rumpel-Artikulator 668.
Rundzellensarkom 477.

Sarkom 477.
  - halbreif 478.
  --- unreif 477.
Sauer'scher Drahtverband 699.
Saugen 137.
Schädigung der Zähne 196.
  -- in der Entwicklungszeit 196.
    - durch Entzündung 198.
    - durch Trauma 196.
    - nach der Entwicklungszeit durch chemische Einflüsse 217.
Schalenknochen 97.
Schalow-Groß-Schiene 715.
Schalow-Kralle 715.
Scharnierokkludator 672.
Scharnierschiene Kersting 637.
Schellackplatte 773.
Schiefe Ebene 686.
Schienung 696, 713.
Schilddrüse 169.
Schiltsky-Obturator 693.
Schleifenauflagekammer 646.
Schleifhülse nach Oettinger 577.

Schleifkörper 577.
Schleimhaut der Mundhöhle 44.
Schleimhauterkrankungen 400.
— innere Behandlung 563.
— lokal irritierende Behandlung 563.
— mechanisch-chemische Reinigung 562.
— Nachbehandlung 563.
— schmerzstillende Maßnahmen 562.
Schließbewegung 124.
Schlingenfeder 767.
Schlittenartikulation 326, 558.
Schloß bei Lingualbogen 763.
Schluckakt 136.
Schlußleistennetz 115.
Schmelz 55.
— Büschel 81.
— Histologie 75.
— Karies 230.
— Lamellen 80.
— Prismen 76.
— Querstreifung 79.
— Prismenzwischensubstanz 78.
Schmelzbeile 504.
Schmelzepithel 103.
— vereinigtes 111.
Schmelzhypoplasien 199, 202.
Schmelzkaries 230.
Schmelzkeim 103.
Schmelzknoten 107.
Schmelzmeißel 504.
Schmelzoberhäutchen 78.
— bei Karies 229.
Schmelzpulpa 105.
Schmelzstrang 107.
Schmelztropfen 192.
Schmerzempfindung 143.
Schmutzpyorrhoe 299, 309, 315.
Schneidezähne 58.
Schneidezahnrückstand 736.
— oberer 799.
Schnellregulierung 786.
Schrägfraktur des Unterkiefers 433.
Schregerstreifen 79.
Schröder-Artikulator 668.
Schwalbenschwanzverankerung bei Füllungen 513.
Schwebebrücken 602.
Schwielige Verdickung der Wurzelhaut 290.
Schutz des Stumpfes 582.
Seitwärtsbewegung 129.
Sekretion, innere, Bedeutung für Zahnentwicklung und Zahndurchbruch 168.
— und Parodontose 311.
Sensibilitätsstörung nach Injektion 390.
Sequesterbildung bei Osteomyelitis 444.
Silikatzemente 519.
— Fülltechnik 519.
Solästhin 514.
Sinnesempfindungen 146.
Sinusitis maxillaris 457.
Skeletierung 640.
Skorbut 422.
Silca 522.
Soor 411.
Spaltungsregel 723.
Speichel, Rolle bei Karies 224.

Speicheldrüsen 52.
Speicheldrüsenerkrankungen 629.
Speichelsteine 429.
Sperrprothese bei Kieferklemme 706.
Spezialzangen 338.
Spirillose 306, 404.
Sprachbildung 137.
Spritze für Injektionen 375.
Spülwasser 555.
Stahl rostfreier 677.
Statik bei Brückenersatz 605.
Statistisches zu Karies 227.
Stellungsanomalien 716.
Stiftkrone 587, 625.
— Anwendung 587.
— Behandlungsgang 589.
— Methoden 591.
— mit Palapontmantelkrone 592.
— — Porzellanflachzahn 592.
— — Porzellankörperzahn 591.
Stoffwechselstörung nach Parodontose 311.
Stomacace 405.
Stomatitis aphthosa (maculo-fibrinosa) 410.
— bismutica 409.
— catarrhalis (simplex) 405, 561.
— — Behandlung 561.
— diphtherica 412.
— epidemica 412.
— erysipelatosa 413.
— gangraenosa 407.
— gonorrhoica 412.
— herpetica 414.
— mercurialis 408.
— oidica 411.
— ulcero-membranacea 405.
— ulcerosa 405.
— — Therapie 561.
Stoßbrecher (Stress-breaker) 644.
Stratum intermedium 107.
Stufenkrone 585.
Stumpfpräparation 576.
— und Vitalität der Pulpa 577.
Stützung gelockerter Zähne 713.
Sulfonamid 541, 546, 564.
Supraocclusion 754.
Suprarenin 373.
Sutura incisiva 16.
— interincisiva 16.
— palatina mediana 16.
Symmetrieebene 753.
Symmetrievergleich 752.
Symmetrograph nach Korkhaus 752.
— nach Simon 752.
Symmetroskop 752.
Syphilis 418.
— Primäreffekt 418.

Tasche des Zahnfleischs 302.
— pathologische 303.
— physiologische 302.
Tastempfindung 140.
Telaplatte 646.
Thermometrie 524.
Tomes'sche Faserfortsätze 114.
Tonsilla lingualis 54.
— palatina 46.

Tonsilla pharyngea 54.
Tragfähigkeit bei Brückenersatz 613.
Tragion 755.
Trajektorien 10.
Transparenz 235.
Transversalfrakturen 703.
Trauma am Zahn 206.
— chronisches 213.
— einmaliges 207.
— und Okklusionsanomalien 745.
Traumatische Okklusion 309.
Temperaturempfindung 141.
Trigeminus 32.
Trigeminus, Neuralgie 494.
Trigonum retromolare 7.
Trioxymethylen 535.
Trubyte-Artikulator 671.
Tuber maxillare 12.
Tuberculum articulare 123.
— Carabelli 67.
Tuberkulose der Kiefer 450.
— der Mundschleimhaut 416.
Tumoren im Mundhöhlenbereich 465.
— allgemeines 465.
— der Bindegewebsreihe 472.
— der Epithelreihe 479.
— und Okklusionsanomalien 745.
— vom Zahnsystem ausgehend 485.
— nicht vom Zahnsystem ausgehend 471.
Tumoren der Pulpa 257.
Turnerzahn 199.
Typhus und Mundschleimhaut 420.

Überbiß 127, 788.
Überkappung 542.
Überzahl von Zähnen 183.
Ulcus frenuli linguae 428.
— pterygoideum palati 429.
Umwelteinflüsse und Karies 226.
— und Kieferorthopädie 726.
Unterkiefer 6.
— Altersunterschied 10.
— Gelenkfortsatz 7.
— Muskelfortsatz 7.
— Rasseunterschiede 11.
Unterkieferbewegungen 124.
— Öffnungs- u. Schließungsbewegungen 124.
— Seitwärtsbewegung 129.
— Vorschub- u. Rückwärtsbewegung 129.
Unterkieferfrakturen 432.
— Behandlung 436, 696.
— Dislokationen 434.
— Komplikationen 435.
Unterkieferluxation 441.
Unterkieferosteomyelitis 284.
Untersuchung des Patienten 145.
— intraoral 146.
Untersuchungsinstrumente 505.
Unterzahl von Zähnen 187.
Usuren habituelle 217.
— professionelle 217.
Uvula 45.

Vegetation adenoide 730.
Venae 29.
— angularis 29.
— facialis 29.

Venae jugularis 29.
— maxillaris interna 29.
— ophthalmica 29.
— der Pulpa 90.
Veränderungen, regressive der Pulpa 252.
Verankerungen extraorale 704.
— Haken- 513.
— unterminierende 513.
Verätzung der Mundschleimhaut 401.
Verbände funktionelle 697.
— immobilisierende 702.
Verbrennung der Mundschleimhaut 401.
Vererbung von Okklusionsanomalien 721.
Vererbung, dominante 722.
— heterozygote 723.
— intermediäre 722.
— regressive 722.
Verfettung der Pulpa 253.
Verkalkung der Pulpa 254.
Verknöcherung nach Pulpaamputation 540.
Verletzung der Mundschleimhaut 400.
Verschiebungsplastik 440.
Verschlußlaute 138.
Verschmelzung 193.
Verschwinden der Zähne 344.
Verstümmelung rituelle 213.
Verwachsung von Zähnen 193.
— zwischen Zahn und Knochen 268.
Vestibularbügel 648.
Vestibulum oris 39.
Vitalamputation 540.
Vitalität der Pulpa 571.
Vitamine, Bedeutung für Zahnentwicklung und Durchbruch 164.
Vogelgesicht 446.
Vokalbildung 138.
Vollzangen 338.
Vorhofleiste 106.
Vorschubbewegung 125.
Vorwärtszieher 25.

Wachstumsdruck 735.
Wanderung der Zähne bei Parodontose 324.
Wangenfistel 292.
Weichteilschwellung nach Extraktion 347.
— nach Verletzung 343.
Weil'sche Schicht 89.
Weisheitszahn 71.
Widerstandsform der Zahnkavität 510.
Widmann-Neumann'sche Operation 369.
Winkelmerkmal 59.
Wipler-Lingualapparat 764.
— Regulierungsapparatur 764.
Wolfsrachen 394.
Wuchsstoffe 163.
Wurzelfüllungsmasse 544.
Wurzelhaut 95.
— Erkrankungen 274, 545.
— Therapie 548.
— — der akuten apikalen Form 548.
— — der chronischen apikalen Form 550.
Wurzelhautpathologie 274.
— bakterielle Schädigung 280.
— chemisch-toxische Schädigung 276.
— traumatische Schädigung 280.
Wurzelkanalerweiterung 549.
Wurzelmerkmal 58.

Wurzelodontom 491.
Wurzelresorption größeren Umfangs 273.
— pathologische 271.
Wurzelspitzenresektion 353.
— Indikation 353.
— Komplikationen 359.
— Nachbehandlung 358.
— Technik 355.
— Vorbereitung 355.
Wurzelstift 626.
Wurzelzangen 338.

Zahnbogen, oberer, unterer 74.
Zahnbürste 553.
Zahndurchbruch 118.
Zähne, bleibende 50.
— Eckzähne 61.
— Prämolaren 62.
— Molaren 66.
— Schneidezähne 58.
Zähne und Auge 493.
Zähne und Nase 492.
Zähne und Ohr 493.
Zahnbein 82.
— sensibles 523.
Zahnentwicklung 101.
Zahnersatz des Lückengebisses 596.
— Indikation 596.
— Methoden 598.
Zahnersatz, totaler 654.
— — Abdrucknehmen 656.
— — Artikulation 663.
— — Auswahl der künstlichen Zähne 662.
— — Indikation 654.
— — Mundvorbereitung 655.
Zahnextraktion 335.
— Indikation 335.
— Instrumentarium 337.
— Vorbereitung der Mundhöhle 340.
— vorzeitige 734, 800.
— Wundheilung 340.
— Zufälle, üble 341.
Zahnfleischabsceß 284.
Zahnfleischfistel 286.
Zahnfleischklammern 648.
Zahnfleischsaum 99.
— tasche 101.
Zahnfleischtasche, pathologische 322.
Zahnformel 56.
Zahnformen 58.
— heterodonte 56.
Zahnfraktur 207, 341.
Zahnhalteapparat 91.
Zahnhebel 339.
Zahnkaries 218.
— akute 229.
— Ätiologie 222.
— — kausale Momente 222.
— — konditionale Momente 223.
— Geschichte 218.
— Lokalisation 227.
— Pathologie und Pathohistologie 228.

Zahnkaries und Schmelzoberhäutchen 229.
— Statistisches 227.
— Wesen 220.
Zahnkeime 102.
— Entfernung bei Extraktion 343.
Zahnleiste 103.
— generelle 103.
Zahnleiste, laterale 103.
Zahnlockerung 310. 708.
— Behandlung 708.
— — mit abnehmbaren Schienen 714.
— — mit festen Schienen 714.
— — mit prothetisch-orthopädischer Behandlung 708.
— — mit Stützapparaten 708.
Zahnluxation 211, 343.
Zahnmaße 71.
Zahnpflege 552..
— übertriebene 215.
Zahnputzmittel 554.
Zahnretention 188.
Zahnstein 307.
Zahnverschiebung 734.
Zahnwanderung 735.
— bei Parodontose 324.
Zahnzangen 338.
Zahnzemente 518.
— Aluminiumphosphat- 519.
— Zinkphosphat- 519.
Zahnzyste follikuläre 485.
— fungöse 294.
Zelex 693.
Zement 91.
— abnorme Apposition 266, 272.
— -Histologie 91.
— -Karies 236.
— -Pathologie 264.
— -Vitalität 265.
— zellfreies 92.
— zellhaltiges 93.
Zementikel 269.
Zementkörperchen 93.
Zementome 491.
Zementresorption 270.
Zementrißfraktur 208.
Zinkoxyd-Eugenol 514, 519.
Zinkphosphatzement 518.
Zinn 521.
— gold 521.
Zitterlaute 139.
Zungenerkrankungen 424.
— entzündliche 424.
— traumatische 424.
Zungenmuskulatur 50.
Zwangsbiß progener 784.
Zwillingsbildung 193.
Zwillingspathologie 725.
Zysten follikuläre 485.
— fungöse 294.
Zystenoperation 362.
— nach Partsch I 363.
— nach Partsch II 362.

.

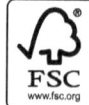

MIX
Papier aus verantwortungsvollen Quellen
Paper from responsible sources
FSC® C105338

If you have any concerns about our products,
you can contact us on
ProductSafety@springernature.com

In case Publisher is established outside the EU,
the EU authorized representative is:
Springer Nature Customer Service Center GmbH
Europaplatz 3, 69115 Heidelberg, Germany

Printed by Libri Plureos GmbH
in Hamburg, Germany